HANDBUCH DER MEDIZINISCHEN RADIOLOGIE

ENCYCLOPEDIA OF MEDICAL RADIOLOGY

HERAUSGEGEBEN VON · EDITED BY

L. DIETHELM O. OLSSON F. STRNAD
MAINZ LUND FRANKFURT/M.

H. VIETEN A. ZUPPINGER
DÜSSELDORF BERN

BAND / VOLUME XIX
TEIL / PART 1

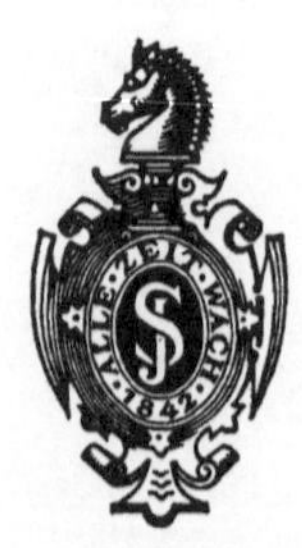

SPRINGER-VERLAG BERLIN · HEIDELBERG · NEW YORK 1972

SPEZIELLE STRAHLENTHERAPIE MALIGNER TUMOREN
Teil 1

RADIATION THERAPY OF MALIGNANT TUMOURS
Part 1

VON · BY

C.-M. ENEROTH · R. GIBB · W. HELLRIEGEL · K. HOHL
F. JACOBSSON · H. OESER · F. OTT · R. C. S. POINTON
E. SCHERER · W. SCHLUNGBAUM · K. SCHWARZ · H. STORCK
G. J. VAN DER PLAATS · I. D. H. TODD · A. ZUPPINGER

REDIGIERT VON · EDITED BY

A. ZUPPINGER
BERN

E. KROKOWSKI
KASSEL

MIT 270 ABBILDUNGEN
WITH 270 FIGURES

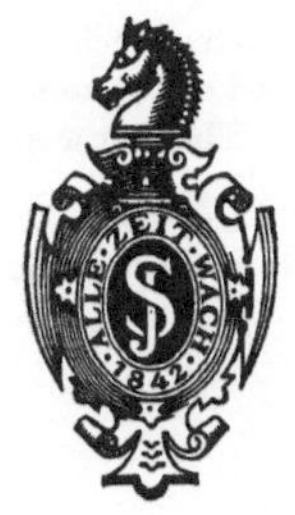

SPRINGER-VERLAG BERLIN · HEIDELBERG · NEW YORK 1972

ISBN-13: 978-3-642-95222-7 e-ISBN-13: 978-3-642-95221-0
DOI: 10.1007/978-3-642-95221-0

Softcover reprint of the hardcover 1st edition 1972
Library of Congress Catalog Card Number 62-22437.

Vorwort

Die Strahlentherapie der bösartigen Geschwülste befindet sich seit mehr als zwei Jahrzehnten in besonders lebhafter Entwicklung, im wesentlichen bedingt durch die neuen, noch nicht voll ausgeschöpften Möglichkeiten der Hochvolttherapie und durch zunehmende Anwendung strahlen- und tumorbiologischer Erkenntnisse. Deshalb sollte für alle, die sich für eines der behandelten Themen interessieren, diese umfassende handbuchmäßige Beschreibung nützlich sein, weil selbst bei Änderung mancher Methoden gesicherte Grundlagen erarbeitet wurden, die Bestand haben. Auch die Kenntnis früherer Auffassungen und der künftigen Entwicklungstendenzen ist für Arbeiten auf diesem Gebiet wertvoll.

In der gleichen Zeitperiode hat sich aber noch ein weiterer Wandel in der Behandlung bösartiger Geschwülste vollzogen. Während bis in die fünfziger Jahre Chirurgie und Strahlentherapie vielfach konkurrierten, hat sich weitgehend, wenn auch leider noch nicht überall, der einzig richtige Standpunkt durchgesetzt, daß das Behandlungsvorgehen — mit Ausnahme von Notfallsituationen — gemeinsam zwischen Chirurg und Radiologen und eventuell auch mit dem Chemotherapeuten erörtert werden muß. Wir kennen heute Tumorlokalisationen, bei denen die Strahlentherapie — kaum oder nur wenig umstritten — als kurative Behandlung in Frage kommt, während bei anderen Tumorformen chirurgisches Vorgehen im Vordergrund steht. Bei nicht wenigen Geschwulstarten sind die Heilungsaussichten sehr ähnlich, so daß oft funktionelle Gesichtspunkte den Ausschlag für das zu wählende Verfahren geben. Es bleibt aber ein großes Gebiet mit vielen Möglichkeiten für die assoziierte und kombinierte Behandlung, wobei die Grenzen vielerorts stark fluktuieren oder — wie etwa bei der Vorbestrahlung — die bisherigen Erfahrungen noch keineswegs für eine objektive und klinisch stichhaltige Begründung ausreichen.

Bei den Tumorkranken steht die Frage der Möglichkeit einer kurativen Therapie im Vordergrund. Schon bei der primären Bewertung wie auch im weiteren Verlauf ergeben sich häufig, oft sogar bei der Mehrzahl der Patienten, Situationen, in denen nur palliative Beeinflussungen möglich sind. Hier findet die Strahlentherapie ein weites Anwendungsgebiet. Die Kenntnis ihrer Leistungsmöglichkeiten und Grenzen ist für den Arzt außerordentlich wichtig.

Andere Fragen, wie der Einsatz der Chemotherapie, die hormonale Beeinflussung und weitere tumorbiologische Erkenntnisse werden — soweit ausreichende Unterlagen schon zur Verfügung stehen — ebenfalls erwähnt. Die Bedeutung der Tumorbehandlung im Stadium der Präcancerosen wird bei den Hauttumoren eingehend diskutiert.

Der vorliegende Band behandelt die Geschwülste der Haut und des Magendarmtraktes mit Ausnahme der Pharynxtumoren, die im Zusammenhang mit den Larynxgeschwülsten besprochen werden. Herausgeber und Bearbeiter der nach Tumorlokalisation geordneten Abschnitte sind sich bewußt, daß angesichts der vielen noch ungelösten Fragen die Behandlung nicht erschöpfend sein kann. Der Band vermittelt den gegenwärtigen, wissenschaftlich begründeten Stand unseres Wissens und soll damit zugleich einen Beitrag zur weiteren Entwicklung leisten.

Bern und Kassel, Juli 1972

A. Zuppinger und E. Krokowski

Preface

Radiation therapy of malignant tumours has been undergoing extensive evolution for more than two decades now. This is mainly the result of the emergence of supervoltage therapy, the possibilities of which are, even today, not fully exhausted. The second major factor is the acquisition of new knowledge concerning radiation and tumour biology. The consequent need to update methods has involved a revision of basic principles. Anybody interested in these aspects will find useful information in this volume. Older theories and an insight into tendencies of future developments are reflected here, too.

During the same period, another development has occurred in the treatment of malignant tumours. Up to the 1950's, surgery and radiation therapy often competed with each other, but now a different attitude is beginning to prevail. Today, except in emergency situations, the proper treatment is discussed by a team of surgeons, radiologists, and frequently chemotherapists. We know for which tumours radiation therapy is, in general, indicated as the curative treatment and for which surgery remains the treatment of choice. On the other hand, for certain tumours, the prognosis is similar whether treated by radiation therapy or surgery, and in these, functional considerations may be the determining factor as to which modality would be preferable. There remains, however, and often ill-defined, a large group of tumours where combined treatment should be considered. The indications for such programs often are still controversial (e.g. a pre-surgical radiation treatment course) and experience to date is not adequate for an objective clinical evaluation of any specific technique.

The optimal goal in a tumour patient is curative therapy. After the initial examination, but also during the course of the treatment, it may become obvious that in many cases only palliation is attainable. Here radiation therapy has a wide-open field, but the physician must recognize the indications and limitations for such treatment.

Other topics, such as the use of hormonal or chemotherapy, as well as the results of research in tumour biology, are also discussed in this volume. The importance of treatment in precancerous stages is stressed in the chapter on "Skin Tumours".

The present book encompasses tumours of skin and of the gastrointestinal tract with the exclusion of tumours of the pharynx, which are reviewed together with tumours of the larynx. The sections are arranged according to tumour localization. Both editors and contributors are only too well aware that, in view of the many problems which remain unsolved, the coverage cannot be exhaustive. It is hoped that this volume, in setting out the present state of knowledge and the scientific principles on which it is based, will at the same time make a contribution to further progress.

Bern and Kassel, July 1972 A. Zuppinger and E. Krokowski

Inhaltsverzeichnis — Contents

A. Präcancerosen. Von G. J. VAN DER PLAATS 1
I. Die Präcancerosen der Haut 1
II. Die Präcancerosen der Schleimhaut 9
Präcarcinosen in der Gynäkologie 13
III. Präcancerosen der inneren Organe 14
Literatur 16

B. Haut. Von H. STORCK, F. OTT und K. SCHWARZ 17
I. Allgemeiner Teil 17
1. Gutartige, präcanceröse, semimaligne und maligne Hauttumoren 17
a) Einleitung 17
b) Die Hypertrophien 18
c) Die Hyperplasien 18
d) Die Neoplasien 19
e) Die Präcancerosen 20
2. Klassifikation 22
a) Die epithelialen Geschwülste 22
α) Einleitung 22
β) Naevoide und gutartige Hyperplasien 24
γ) Präcancerosen und semimaligne Neoplasien 25
δ) Die Carcinome 25
b) Mesenchymale Hautgeschwülste 25
3. Die experimentellen Malignome der Haut 26
a) Spontantumoren der Haus- und Laboratoriumstiere 27
b) Der experimentelle Tierkrebs 28
α) Chemische Cancerogene 29
αα) Die polycyclischen Kohlenwasserstoffe 29
ββ) Heterocyclische aromatische Kohlenwasserstoffe 31
γγ) Alkylierende Agentien 31
δδ) Aromatische Amine 34
εε) Verschiedene Kunststoffe 34
ζζ) Lactone und verwandte Substanzen 34
ηη) Nitroseverbindungen 35
ϑϑ) Natürlich vorkommende Stoffe, Pharmazeutica und Chemikalien der Landwirtschaft 35
β) Physikalische Cancerogene 37
αα) Ultraviolett 37
ββ) Ionisierende Strahlen 38
γ) Tumorbildung durch Viruseinwirkung 38
δ) Co-Carcinogenese 39
ε) Immunologische Faktoren bei der Carcinogenese 40
4. Zur Strahlenempfindlichkeit von Zellen und Hauttumoren 43
5. Nichtradiologische Behandlungsmethoden 49
a) Chirurgische Methoden 49
α) Klassische Chirurgie 49
β) Kryo-Chirurgie 50
γ) Elektrochirurgie 50
b) Chirurgie kombiniert mit Chemotherapie 51
α) Chirurgie plus Lokalchemotherapie 51
β) Chemosurgery nach MOHS 51
c) Chemotherapie 51
α) Lokale Chemotherapie 51
β) Die regionäre Chemotherapie 52
γ) Die systemische Chemotherapie 52

d) Immunochemotherapie . . . 53
e) Immunotherapie . . . 53
f) Schlußfolgerungen . . . 53
6. Grundlagen der Röntgentherapie von Hauttumoren . . . 53
a) Einleitung . . . 53
b) Allgemeine Gesichtspunkte zur Röntgentherapie der Neoplasien der Haut . . . 54
c) Diagnose . . . 54
d) Bestrahlungsplanung . . . 54
α) Feldgröße . . . 55
β) Strahlenqualität . . . 55
γ) Wahl des geeigneten FHA . . . 57
δ) Dosis und deren zeitliche Verteilung . . . 57
ε) Schutz benachbarter oder unterliegender Organe . . . 59
e) Methoden der dermatologischen Röntgentherapie . . . 60
α) Grenzstrahlen . . . 60
β) Weichstrahltherapie . . . 61
γ) Nah- und Kontaktbestrahlung . . . 61
δ) Konventionelle Röntgentherapie und Behandlung mit ultraharten Röntgenstrahlen 62
ε) Schnelle Elektronen . . . 62
ζ) Radioaktive Substanzen . . . 63
αα) Alpha-Strahler . . . 63
ββ) Beta-Strahler . . . 63
γγ) Gamma-Strahler . . . 64

II. Spezieller Teil: Röntgentherapie bösartiger Geschwülste . . . 66

1. Epitheliale Malignome (Carcinome) . . . 66
a) Präcancerosen . . . 66
α) Keratosis senilis, Keratoma senile . . . 67
β) Arsen-, Teer-, Röntgenwarzen . . . 68
γ) Leukoplakie, Kraurosis . . . 68
b) Intraepitheliale Carcinome . . . 69
α) Morbus Bowen . . . 69
β) Erythroplasie Queyrat . . . 70
γ) Morbus Paget . . . 71
αα) Mammärer Morbus Paget . . . 71
ββ) Extramammärer Morbus Paget . . . 72
c) Carciome . . . 73
α) Spinaliome . . . 73
β) Spinaliome auf pathologisch vorgeschädigtem Terrain . . . 75
γ) Basaliome . . . 78
δ) Metatypische Carcinome . . . 79
ε) Carcainome der Anhangsgebilde . . . 79
d) Spezielle Lokalisationen . . . 80
α) Behaarter Kopf, Schläfe, Stirne . . . 80
β) Nase . . . 80
γ) Ohren . . . 82
δ) Augen . . . 84
ε) Rumpf und Extremitäten . . . 86
ζ) Lippen, Mundschleimhaut . . . 87
η) Anogenitale Carcinome . . . 92
αα) Anale und perianale Carcinome . . . 92
ββ) Peniscarcinom . . . 92
γγ) Vulvacarcinom . . . 95
e) Lymphogene Metastasierung (Hals-Lymphknoten) . . . 97
α) Alleinige chirurgische Behandlung, therapeutische Neck dissection . . . 97
β) Alleinige Strahlentherapie . . . 97
γ) Prä- und postoperative Bestrahlung bei therapeutischer Neck dissection . . . 98
f) Rezidive, Pseudorezidive; Heilung, Spätresultate . . . 98
α) Rezidive . . . 98
β) Pseudo-Rezidive . . . 99
γ) Heilung. Spätresultate . . . 99
g) Metastatische Carcinome . . . 101
h) Schlußbemerkungen . . . 102

2. Mesodermale Neoplasien (Sarkome) . . . 102
a) Einleitung . . . 102
α) Nomenklatur . . . 102
β) Ausgangspunkte der Tumoren . . . 102
γ) Tumorfrequenz . . . 102
b) Fibrosarkome . . . 103
α) Echtes Fibrosarkom . . . 103
β) Dermatofibrosarcoma protuberans . . . 103
c) Myxosarkom . . . 103
d) Sarkome der Gefäße . . . 104
α) Malignes Hämangioendotheliom . . . 104
β) Malignes Hämangiopericytom . . . 104
γ) Kaposi-Sarkom . . . 105
δ) Lymphangiosarkome . . . 106
e) Sarkome des Fettgewebes . . . 107
f) Leiomyosarkom . . . 107
g) Maligner Abrikosoff-Tumor (malignes Granularzellmyoblastom) . . . 107
h) Übrige Sarkome . . . 107
i) Schlußfolgerungen . . . 108
3. Neoplasien des lympho-retikulären Systems . . . 108
a) Einleitung . . . 108
b) Primär cutane Retikulosen, Lympho- und Reticulosarkome . . . 109
α) Die Strahlentherapie der malignen Lymphome . . . 111
αα) Konventionelle Strahlentherapie . . . 112
ββ) Röntgenweichstrahlen . . . 113
γγ) Schnelle Elektronen . . . 115
δδ) Künstliche Radioisotope . . . 118
β) Chemotherapie . . . 119
c) Die malignen Granulomatosen . . . 119
α) Die Mycosis fungoides . . . 119
αα) Zu Klinik, Verlauf und Therapie der Mycosis fungoides . . . 119
ββ) Strahlenempfindlichkeit der Mycosis fungoides-Zellen . . . 121
γγ) Röntgenweichstrahlen . . . 123
β) Die Lymphogranulomatose der Haut . . . 132
αα) Primäre Lymphogranulomatose der Haut oder der hautnahen Drüsen . . . 132
ββ) Multilokuläre Haut-Lymphogranulomatosen beim visceralen Morbus Hodgin 133
γγ) Unspezifische Hautveränderungen . . . 133
d) Die Hämatodermien (Hämoblastosen der Haut) . . . 133
α) Lymphocytäre Hämoblastosen der Haut (Hautveränderungen bei lymphatischen Leukämien) . . . 134
αα) Unspezifische Hautveränderungen . . . 134
ββ) Spezifische Infiltrate . . . 134
β) Myeloische Hämoblastosen der Haut . . . 134
αα) Spezifische Hautveränderungen . . . 134
ββ) Unspezifische Hautveränderungen . . . 135
e) Histiocytosis X . . . 135
α) Histiocytosis vom Typus Hand-Schüller-Christian . . . 135
β) Proliferative Letterer-Siwe-Krankheit . . . 136
γ) Eosinophiles Granulom . . . 136

Literatur . . . 137

III. Maligne Melanome . . . 161

1. Nomenklatur . . . 161
2. Historischer Überblick . . . 162
3. Zur Biologie der Melanome . . . 163
a) Abstammung der Zellen des pigmentbildenden Apparats . . . 163
b) Pigmentbildung . . . 164
α) Die Melanocyten . . . 164
β) Melaninbildung . . . 164
γ) Hemmung und Förderung der Melaninbildung . . . 167
c) Abhängigkeit der Melanocyten von hormonellen Einflüssen . . . 168
d) Tierversuche . . . 170
α) Zur Biologie der Tiermelanome . . . 170
β) Experimentelle Erzeugung der Hamstermelanome . . . 171

4. Klinik, Differentialdiagnose und Histologie 172
a) Klinik der malignen Melanome 172
α) Häufigkeit von Pigmentnaevi und malignen Melanomen 174
β) Alter der Patienten und Häufigkeit der malignen Melanome 176
γ) Geschlecht und Häufigkeit der malignen Melanome 177
δ) Lokalisation der Melanome 177
ε) Häufigkeit der Entstehung maligner Melanome aus Pigmentnaevi 178
ζ) Trauma und Entstehung maligner Melanome aus Pigmentnaevi 179
b) Differentialdiagnose der malignen Melanome 180
α) Vorgehen bei unsicherer Diagnose 182
β) Die Bedeutung des Melaninnachweises im Urin 183
c) Histologie der Pigmentnaevi und Melanocytenblastome 184
α) Zur Histologie der Pigmentnaevi 184
β) Zur Histologie der Melanocytoblastome 185
γ) Zur Histologie der juvenilen Melanome 189
δ) Zur Histologie der melanotischen Präcancerosen 189
d) Neuere Hilfsmittel zur Diagnose der Melanocytenblastome 190
α) Diagnostik mit ^{14}C-markiertem Tyrosin 190
β) Messung der Antityrosinasewirkung des Serums mittels radioaktiven Tyrosins . . . 190
γ) Messung der Speicherung radioaktiver Isotope durch Melanome 191
δ) Elektrometrische Messung des Potentialwiderstandes des Gewebes 192
ε) Infrarotphotographie und Thermographie 193
5. Therapie 193
a) Verlauf der malignen Melanome unabhängig von der Art der Therapie 193
α) Stadien I, II, III und Prognose 193
β) Größe des Primärtumors und Prognose 195
γ) Lokalisation des Primärtumors und Prognose 196
δ) Traumatisierung des Primärtumors und Prognose 198
ε) Geschlecht, Pubertät, Gravidität und Prognose 199
ζ) Alter der Patienten und Prognose 201
η) Behandlung der regionalen Lymphdrüsen und Prognose 201
ϑ) Immunologie, Spontanregression 204
b) Therapeutische Methoden 206
α) Strahlentherapie 206
αα) Nahbestrahlung, Weichstrahlen 207
ββ) Sehr weiche (Grenz-)Strahlen 211
γγ) Behandlung der Melanome mit schnellen Elektronen und ^{60}Co-Teletherapie . . . 213
δδ) Zur Strahlenresistenz der Melanocytoblastome 213
εε) Strahlenschädigungen 215
β) Chirurgische Therapie 216
γ) Kombinierte Therapie 217
δ) Behandlung der Melanome mit besonderer Lokalisation 219
αα) Melanocytoblastome der Augen 219
ββ) Melanocytoblastome der Schleimhäute 220
ε) Versuche der Melanombehandlung mit Cytostatica, insbesondere mit der Perfusionsmethode 221
αα) Experimentelle Untersuchungen 221
ββ) Perorale und intravenöse Gaben der Cytostatica 222
γγ) Cytostatica durch Perfusion verabreicht 223
δδ) Cytostatica, durch intraarterielle Dauerinfusion verabreicht 224
ζ) Behandlungsversuche der Melanome mit radioaktiven Isotopen 225
η) Behandlungsversuche mit Hypophysenbestrahlung, Hypophysektomie, Rabies- und Vaccineimpfung, Vereisung durch CO_2-Schnee 226
ϑ) Behandlungsversuche der Melanome mit „Laser“ 227
ι) Statistische Auswertung der therapeutischen Resultate 228
6. Schlußbetrachtungen 231
Literatur 232

C. Augenmalignome. Von K. Hohl 258
I. Einleitung 258
1. Strahlenfrüh- und -spätveränderungen 259
a) Augenwimpern und Augenlider 259
b) Tränendrüse 259

c) Ductus und Saccus nasolacrimalis . . . 259
d) Bindehaut und Cornea . . . 259
e) Linse . . . 260
f) Iris und Aderhaut . . . 261
g) Netzhaut und Sehnerv . . . 261
2. Schutz des Auges bei verschiedener Strahlentechnik . . . 262

II. Maligne Augenlid- und Augenwinkeltumoren . . . 263
1. Klinik . . . 263
2. Bestrahlungstechnik und Therapie . . . 265
3. Erfolgsstatistik . . . 269

III. Epibulbäre Tumoren . . . 272
1. Klinik . . . 272
2. Bestrahlungstechnik und Erfolgsstatistik . . . 273

IV. Intraoculäre Tumoren . . . 276
1. Klinik . . . 276
a) Chorioidea-Ciliarkörper-Irismelanom . . . 277
b) Das Retinoblastom . . . 277
c) Metastasen . . . 278
2. Bestrahlungstechnik und Erfolgsstatistik . . . 280
a) Das intraoculare Melanom . . . 280
b) Das Retinoblastom . . . 282
c) Intraoculäre Metastasen . . . 284

V. Retrobulare und intraorbitale Tumoren . . . 285
1. Klinik . . . 285
2. Therapie . . . 288

Literatur . . . 291

D. Nasenhöhle und Nasennebenhöhlen. Von H. OESER und W. SCHLUNGBAUM . . . 298

Vorbemerkung . . . 298

I. Anatomie und Physiologie . . . 298

II. Vorkommen, Lokalisation und Art der Tumoren . . . 302
1. Gutartige Tumoren . . . 304
2. Bösartige Tumoren . . . 305

III. Symptomatologie, Diagnostik und Stadieneinteilung . . . 308
1. Tumoren der Nasenhöhle . . . 309
2. Tumoren der Kieferhöhlen und übrigen Nasennebenhöhlen . . . 311
3. Einteilung, Klassifizierung, klinische Stadieneinteilung . . . 311

IV. Therapie . . . 321
1. Historischer Rückblick . . . 321
2. Chirurgische Therapie . . . 322
a) Die Ausräumung der Kieferhöhle nach CALDWELL-LUC . . . 322
b) Die Teilresektion des Oberkiefers von der Mundhöhle her nach DENKER . . . 323
c) Die klassische Resektion des Oberkiefers nach DIEFFENBACH-WEBER . . . 323
d) Radikale Entfernung des Tumors . . . 323
e) Chirurgische Therapie der Lymphknotenmetastasen . . . 323
3. Strahlentherapie . . . 324
a) Tumoren der Nasenhöhle . . . 324
b) Tumoren der Kieferhöhle . . . 327
α) Dosierung bei präoperativer Bestrahlung . . . 333
β) Dosierung bei alleiniger percutaner Strahlenanwendung . . . 333
γ) Dosierung bei postoperativer Bestrahlung . . . 333
c) Tumoren des Siebbeins und der Keilbeinhöhle . . . 333
d) Tumoren der Stirnhöhle . . . 334
e) Die Strahlentherapie der Lymphabflußwege bzw. der Lymphknotenmetastasen . . . 334
4. Chemotherapie . . . 335
5. Zusätzliche Allgemeinbehandlung . . . 336

V. Komplikationen infolge und nach Therapie . . . 336
1. Komplikationen nach chirurgischer Behandlung . . . 336
2. Komplikationen nach Strahlentherapie . . . 337

VI. Prognose und Behandlungsergebnisse 338
VII. Wahl des Behandlungsverfahrens 342
VIII. Zusammenfassung 347
Literatur 347

E. Oral cavity cancer. By R. Gibb and I. D. H. Todd 357
I. Preamble 357
II. Pathology 357
III. Incidence 357
IV. Aetiology 359
V. Diagnosis 361
VI. Differential diagnosis 362
1. Benign lesions 362
2. Malignant lesions 363
VII. Secondary lymph node involvement 364
VIII. Clinical staging 364
IX. Principles of treatment 365
X. Treatment methods 366
1. Radioactive applicators (moulds) 367
2. Interstitial radiation 370
3. Selection of implant method 376
a) Single plane needle implant 376
b) Single plane gold seed, or gold grain implant 378
c) Two-plane implant 379
d) Volume implant 379
4. Roentgen therapy 380
a) High energy methods 380
b) The use of short SSD units and orthovoltage 392
c) Electron beam therapy 392
5. Management of patient undergoing external radiation therapy 394
6. Radical treatment of secondary nodes 394
7. Palliative treatment of primary nodes 395
8. Treatment of recurrent carcinoma of the mouth 397
9. Oral hygiene and dental sepsis 398
XI. Complications of treatment 399
1. Soft tissue necrosis 399
2. Bone necrosis 399
XII. Rare malignant tumours of the mouth 399
1. Malignant melanoma 399
2. Sarcoma 400
3. Plasmocytoma 400
XIII. Salivary tumours 400
XIV. Results 402
References 403

F. Cancer of the lips. By R. C. S. Pointon 405
I. Introduction 405
1. History of therapy 405
2. Incidence 405
3. Age 406
4. Sex 406
5. Site 407
II. Causative factors 407
1. Occupational 407
2. Climatic 407
3. Tobacco 408
4. Syphilis 408
5. Leukoplakia 408

6. Nutritional deficiency . . . 408
7. Miscellaneous factors . . . 408
III. Pathological anatomy . . . 408
IV. Lymphatic drainage of the lip . . . 410
V. Distant metastases from lip cancer . . . 412
VI. Other tumours of the lip . . . 412
1. Basal cell carcinoma . . . 412
2. Mucous gland tumours . . . 412
3. Malignant melanoma . . . 412
4. Kerato-acanthoma . . . 412
VII. Staging . . . 412
VIII. Treatment . . . 414
1. Treatment of the primary lesion . . . 414
2. Radiation therapy . . . 414
3. Radium methods . . . 415
a) Radium applicator or mould . . . 415
α) Details of construction . . . 415
β) Inner mould . . . 415
γ) Outer plane . . . 416
δ) Dose . . . 418
ε) Calculation . . . 418
ζ) Distribution . . . 419
4. Interstitial treatment . . . 420
a) Radium implant . . . 420
b) Radon seed implant . . . 422
5. Telecurie therapy . . . 423
6. X-ray therapy . . . 423
a) Medium voltage X-ray therapy . . . 424
b) High voltage X-ray therapy . . . 425
IX. Complications . . . 425
1. Dental hygiene . . . 425
2. Leukoplakia . . . 425
3. Development of second primary carcinoma of the lip . . . 425
4. Syphilis . . . 426
5. Anaemia . . . 426
6. Necrosis . . . 426
X. Surgical treatment of the primary lesions . . . 426
XI. Treatment of involved lymph nodes . . . 426
1. No clinical evidence of involved lymph nodes . . . 426
2. Mobile discrete involved nodes . . . 426
3. Fixed nodes . . . 428
XII. Results . . . 428
References . . . 434

G. Die percutane Bestrahlung bei Lippengeschwülsten. Von W. HELLRIEGEL . . . 435
I. Historie . . . 435
II. Anatomie . . . 435
III. Klinik und Pathologie der Lippengeschwülste . . . 439
1. Gutartige Neubildungen der Blutgefäße . . . 439
2. Gutartige Neubildungen, Pseudoblastome . . . 440
3. Wahrscheinliche Infektionskrankheiten . . . 441
4. Pigmentbildende Naevi . . . 441
5. Gutartige Geschwülste des Bindegewebes . . . 441
6. Entzündlich degenerative Atrophien . . . 441
7. Granulomatosen unbekannter Genese . . . 442
a) Sarkoidose (Morbus Besnier — Boeck — Schaumann) . . . 442
b) Granuloma faciale eosinophilicum . . . 443
8. Präcancerosen . . . 443
a) Leukoplakien . . . 444
b) Keratoma senile . . . 444
c) Cornu cutaneum . . . 444

d) Morbus Bowen 445
e) Melanosis circumscripta praeblastomatosa 445
9. Semimaligne Neubildungen 446
a) Basaliome 446
b) Ulcus terebrans 446
10. Maligne Neubildungen 447
a) Das Plattenepithelcarcinom 447
b) Maligne Melanome 448
11. Maligne Granulomatosen 448
Mycosis fungoides 449
12. Maligne Leukosen und Retikulosen 449
IV. Die Therapie 450
1. Nahbestrahlungstechnik 450
2. Elektronentherapie 453
3. Bestrahlung der regionären Lymphknotenmetastasen 454
4. Häufigkeit der Metastasen 455
5. Bestrahlungstechnik der Metastasen 456
6. Tumordosis 456
7. Therapieergebnisse 458
V. Beurteilung der Bestrahlungsmethoden 460
VI. Nachsorge 461
Literatur 462

H. Große Speicheldrüsen. Von C.-M. Eneroth und F. Jacobsson 465
I. Allgemeines 465
1. Vorkommen 465
2. Alter 466
3. Geschlecht 466
4. Dauer und Symptome 466
II. Diagnose und Differentialdiagnose 467
1. Schmerz und Empfindlichkeit 467
2. Spontan auftretende Facialisparese 467
3. Die Sialographie 467
4. Die Biopsie 468
III. Histologische Klassifizierung 468
1. Mischtumoren (Pleomorphe Adenome) 469
2. Papilläre Cystadenolymphome 472
3. Onkocytome (Acidophile Adenome) 473
4. Mucoepidermoide Carcinome 473
5. Adenoidcystische Carcinome 474
6. Acinuszellcarcinome 476
IV. Behandlung 476
1. Chirurgie 476
2. Strahlenbehandlung 477
Radiosensibilität 479
3. Behandlungskomplikationen 480
a) Facialisparese 480
b) Speichelfistel 480
c) Auriculo-temporales Syndrom (Freysches Syndrom) 480
V. Prognose 480
Literatur 482

J. Oesophagus. Von W. Hellriegel 483
I. Anatomie und Topographie des Oesophagus 483
II. Pathologie und Histologie 486
III. Ausdehnung des Oesophaguscarcinoms 490
IV. Ausbreitung des Tumors 491
V. Häufigkeit des Auftretens 495
VI. Ort der Erkrankung 497

VII. Erkrankungsalter und Verteilung auf die Geschlechter . . . 499
VIII. Anamnesendauer . . . 500
IX. Klinik des Oesophaguscarcinoms . . . 503
X. Diagnostische Untersuchungsmethoden . . . 505
Differentialdiagnose . . . 505
XI. Stadieneinteilung . . . 505
XII. Behandlungsmethoden . . . 506
Methoden der Strahlentherapie . . . 507
a) Kontaktbestrahlung . . . 507
b) Interstitielle Bestrahlung . . . 509
c) Percutane Bestrahlung . . . 510
XIII. Dosierung . . . 512
XIV. Ergebnisse . . . 514
1. Ausdehnung des Tumors . . . 515
2. Ort der Erkrankung . . . 515
3. Alter des Patienten . . . 516
4. Bestrahlungstechnik . . . 516
a) Bewegungsbestrahlung mit konventionellen Röntgenstrahlen . . . 517
b) Megavoltbestrahlung . . . 519
5. Strahlenart . . . 524
6. Tumordosis . . . 525
XV. Palliativer Bestrahlungseffekt . . . 525
XVI. Präoperative Bestrahlung . . . 526
XVII. Wert der Probeexcision . . . 529
XVIII. Problem der Gastrostomie . . . 530
XIX. Komplikationen nach der Bestrahlung und infolge des Tumorwachstums . . . 531
XX. Einfluß der Strahlen auf das Carcinom . . . 536
Literatur . . . 536

K. Magen, Dünndarm, Colon. Von A. ZUPPINGER . . . 543
I. Tumoren des Magens . . . 543
1. Allgemeines . . . 543
2. Magensarkome . . . 553
a) Behandlung und Behandlungsergebnisse des Magensarkoms . . . 562
α) Leiomyo-, Spindel-, Fibro- und seltene Sarkome . . . 563
β) Maligne Lymphome . . . 565
Die Strahlentherapie der malignen Lymphome des Magens . . . 575
γ) Die Chemotherapie der Magensarkome . . . 577
3. Die Magencarcinome . . . 578
a) Bemerkungen zur Diagnostik der Magencarcinome . . . 585
b) Die Therapie der Magencarcinome . . . 589
α) Die Strahlentherapie der Magencarcinome . . . 590
β) Die Chemotherapie der Magencarcinome . . . 598
II. Tumoren des Dünndarms . . . 598
1. Die Röntgenuntersuchung des Dünndarms . . . 603
2. Behandlung und Ergebnisse . . . 605
III. Tumoren des Dickdarms . . . 610
1. Die Sarkome des Dickdarms . . . 610
Therapie der Colonsarkome . . . 614
2. Die Coloncarcinome . . . 615
a) Allgemeine Betrachtungen . . . 615
b) Die Strahlentherapie der Coloncarcinome . . . 621
Literatur . . . 627

L. Rectum. Von E. SCHERER . . . 635
I. Allgemeiner Teil . . . 635
1. Klinik des Rectumcarcinoms . . . 635
a) Ätiologie . . . 636
b) Histologie und Metastasierungswege . . . 637

c) Stadieneinteilung und prognostische Kriterien 639
d) Symptomatologie und Diagnostik 640
e) Differentialdiagnose 642
II. Therapeutischer Teil 643
1. Spezielle Operationsverfahren 643
2. Strahlenbehandlung 643
a) Allgemeines 643
b) Methodische Einzelheiten der Strahlenbehandlung des Rectumcarcinoms 644
α) Percutane Behandlung 644
β) Lokale Behandlung 648
c) Die kombinierte Anwendung von Strahlen und Radikaloperation 651
3. Therapeutische Schlußbetrachtung 653
Literatur 654

M. Pankreas. Von E. SCHERER 659
I. Einleitung 659
II. Die wesentlichen anatomischen Daten über die Bauchspeicheldrüse 659
III. Allgemeines über das primäre Pankreascarcinom 660
1. Häufigkeit 660
2. Alter und Geschlecht 660
3. Ätiologie 661
4. Pathologie 661
IV. Das klinische Bild 664
V. Therapie 670
1. Chirurgie 670
2. Strahlentherapie 672
Literatur 676

N. Leber. Von E. SCHERER 683
I. Einleitung 683
II. Verbreitung und Entstehungsbedingungen 683
1. Häufigkeit 683
2. Altersverteilung 683
3. Geschlechtsverteilung 687
4. Ätiologie 687
III. Pathologie und Histologie der Lebertumoren 691
1. Allgemeines 691
2. Histologie 693
3. Metastasierung 695
IV. Klinik der Lebertumoren 696
1. Klinisches Bild 696
2. Radiologische Diagnostik 698
3. Differentialdiagnose und Prognose 699
V. Therapie 700
1. Chirurgische Behandlungsmethoden 700
2. Chemotherapie 701
3. Strahlentherapie der Lebertumoren 704
Literatur 707

O. Gallenblase und Gallenwege. Von E. SCHERER 715
I. Allgemeines 715
II. Das primäre Carcinom der Gallenblase 716
1. Häufigkeit 716
2. Alter und Geschlecht 716
3. Ätiologie 717
4. Pathologie 719
5. Klinisches Bild 720
6. Therapie 722

III. Das primäre Carcinom der extrahepatischen Gallengänge 723
1. Häufigkeit 723
2. Alter und Geschlecht 724
3. Ätiologie 724
4. Pathologie 724
5. Klinisches Bild 725
6. Therapie 726

Literatur 727

Namenverzeichnis — Author Index 733

Sachverzeichnis 787

Subject Index 806

Mitarbeiter von Band XIX/1 — Contributors to Volume XIX/1

PD Dr. C.-M. Eneroth, Oberarzt an der HNO-Klinik, Karolinska sjukhuset, S-10401 Stockholm (Schweden)

Dr. R. Gibb, Christie Hospital & Holt Radium Institute, Withington, Manchester M209BX (England)

Professor Dr. W. Hellriegel, Ärztl. Direktor der Strahlenklinik im Katharinenhospital, D-7000 Stuttgart, Kriegsbergstraße 60

Professor Dr. K. Hohl, Röntgendiagnostisches und radiotherapeutisches Zentralinstitut, Kantonsspital, CH-9000 St. Gallen (Schweiz)

D. F. Jacobsson, HNO-Klinik, Karolinska sjukhuset, S-10401 Stockholm (Schweden)

Professor Dr. H. Oeser, Direktor der Strahlenklinik, Klinikum Steglitz der Freien Universität Berlin, D-1000 Berlin 45, Hindenburgdamm 30

Dr. F. Ott, Dermatologische Universitätsklinik, Kantonsspital Zürich, Gloriastraße 21, CH-8006 Zürich (Schweiz)

Dr. R. C. S. Pointon, Christie Hospital & Holt, Radium Institute, Withington, Manchester 20 (England)

Professor Dr. E. Scherer, Direktor des Röntgeninstituts und der Strahlenklinik, Städtische Krankenanstalten, D-4300 Essen-Holsterhausen, Hufelandstr. 55

Professor Dr. W. Schlungbaum, Facharzt für Röntgenologie und Strahlenheilkunde, Dirig. Arzt des Strahleninstituts des Städtischen Krankenhauses Spandau, D-1000 Berlin 20, Lynarstraße 12

Dr. K. Schwarz, Dermatologische Universitätsklinik, Kantonsspital Zürich, Gloriastraße 31, CH-8006 Zürich (Schweiz)

Professor Dr. H. Storck, Dermatologische Universitätsklinik, Kantonsspital Zürich, Gloriastraße 31, CH-8006 Zürich (Schweiz)

Professor Dr. G. J. van der Plaats, Ursulinenweg 3, Maastricht (Niederlande)

Dr. I. D. H. Todd, Christie Hospital & Holt Radium Institute, Withington, Manchester M209BX (England)

Professor Dr. A. Zuppinger, Direktor des Zentralen Strahleninstitutes und der radiotherapeutischen Abteilung des Inselspitals und der Universität Bern, CH-3008 Bern (Schweiz)

A. Präcancerosen

Von

G. J. van der Plaats

Mit 3 Abbildungen

Der Ausdruck „Präcancerosen" bezieht sich auf eine bunte Menge von pathologischen Veränderungen, die als Vorstadien einer carcinomatösen Entartung zu betrachten sind. Die Verschiedenheit betrifft nicht nur das Gewebe, in dem die Veränderungen auftreten, sondern auch deren Entstehung, Lokalisation und Erscheinungsform. Auf Grund dieser Verschiedenheit kann die Diagnosestellung unter Umständen sehr schwierig, ja unmöglich sein, weil ja die Abgrenzung benignen Prozessen gegenüber durchaus verschwommen und ihr Übergang fließend ist. Wird die Diagnose „Präcarcinom" jedoch gestellt, dann bedeutet das, daß man felsenfest davon überzeugt ist, daß die beobachtete, vielleicht in diesem Zeitpunkt noch harmlose Veränderung zwangsläufig ein Carcinom wird und dementsprechend behandelt werden muß. Die rechtzeitige Diagnosestellung einer Präcancerose ist somit eine sehr verantwortungsvolle Aufgabe, die Konsequenzen nach sich zieht, die den Patienten viel Leiden, Sorgen, Zeit und Geld sparen, ja ihnen sogar das Leben retten können. Wird jedoch die gefundene pathologische Veränderung als harmlos betrachtet, dementsprechend behandelt oder nicht behandelt, dann ist es durchaus möglich, daß der für eine kurative Behandlung günstige Zeitraum versäumt wird und nur eine palliative Behandlungsmöglichkeit übrigbleibt. Aus diesen Erwägungen folgt logischerweise, daß besonders der Hausarzt und der Zahnarzt auf die Diagnose „Präcancerose" gefaßt sein müssen, weil ja meistens bei ihnen die bestehenden Veränderungen zum erstenmal medizinisch beobachtet werden können. Dabei ist es oft so, daß der Patient nicht wegen der präcancerotischen Veränderungen in die Sprechstunde kommt, sondern wegen anderer Beschwerden. Beiläufig wird dann vielleicht eine kleine Schwellung, ein kleines Geschwür oder dergleichen erwähnt oder sogar erst vom Arzt selbst als Nebenbefund entdeckt. Obwohl eine Prophylaxe gegen den Krebs noch nicht entdeckt ist und also nach unseren heutigen Kenntnissen noch nicht durchgeführt werden kann, ist die Lage in bezug auf die weitere Entwicklung einer Präcancerose zum ausgesprochenen Krebs viel günstiger. Man könnte sogar in vielen Fällen von einer wirksamen Prophylaxe einer Krebsentstehung sprechen, weil ja durch adäquate Behandlung der Präcancerose die Möglichkeit genommen wird, zu einem Krebs auszuwachsen. Nicht nur der Hausarzt, sondern auch der mehr spezialistisch tätige Arzt, sei er Betriebsarzt, Gynäkologe, Internist oder Chirurg, soll unablässig an die Diagnose „Präcancerose" denken. Besonders aber gilt dieses für den Hautarzt und den Gerontologen, weil einerseits die Haut bei weitem die häufigste Stelle ist, an der sich Präcancerosen entdecken lassen und andererseits das hohe Alter besonders für Präcancerosen prädisponiert ist.

Die Präcancerosen können am besten nach dem Ort, an dem sie auftreten, eingeteilt werden. Man unterscheidet:

I. Präcancerosen der Haut
II. Präcancerosen der Schleimhaut
III. Präcancerosen im Körperinnern.

I. Die Präcancerosen der Haut

Wenn wir die Haut von der Oberfläche nach der Tiefe durchdringen, treffen wir bekanntlich erst das Stratum corneum, dann das Stratum lucidum, das Stratum granulosum, das Stratum mucosum (= Rete Malpighi = Stratum spinosum oder Stachelzellenschicht) und das Stratum germinativum (Basalschicht); diese 5 Schichten bilden die Epidermis. Es schließen sich das Stratum reticulare und das Stratum papillare an. Diese 2 Schichten bilden zusammen das Corium. Die Haut besteht somit aus insgesamt sieben Schichten. Nach der Tiefe zu folgt die mehr oder weniger entwickelte, vorwiegend aus Fettgewebe bestehende Subcutis.

Der Werdegang der fünf Epidermisschichten beginnt im Stratum germinativum. Hier sind die Zellen dauernd in Teilung begriffen, wobei die älteren Teile nach der Oberfläche weggedrückt werden, ihren Aspekt ändern und so nacheinander die folgenden Schichten bilden, bis sie schließlich das Endstadium erreicht haben und als tote, verhornte Zellreste abgestoßen werden. Die ganze Entwicklung der in der Basalschicht erzeugten Zellen ist durch Umänderung der Zellen und schließlich durch Verhornung gekennzeichnet. Bei abnormalem Ablauf oder Ausbreitung der Verhornung spricht man von Dyskeratosis und Hyperkeratosis. Bei der Dyskeratosis treffen wir eine unvollständige Verhornung an, die schon vorzeitig im Stratum spinosum auftritt, während normalerweise in dieser Schicht noch keine Verhornung nachweisbar ist. Bei der Hyperkeratosis bildet die Basalschicht mehr Tochterzellen als sonst. Diese gleichsam übereilt entstandenen Zellen fallen oft einer vorzeitigen und unvollständigen Verhornung anheim. Die Hyperkeratosis äußert sich in einer Hypertrophie des Stratum corneum.

Hyperkeratosis und Dyskeratosis sind, wann und wo sie auftreten, potentielle Vorläufer eines Präcarcinoms. Es wäre aber bestimmt unrichtig, jede Hyperkeratosis als Präcarcinom zu betrachten und dementsprechend anzugehen! Es bestehen ja sowohl allgemeine als lokale Formen von Hyperkeratose, welche nie maligne degenerieren. So ist z. B. die „essentielle Hyperkeratosis" eine Erscheinungsform eines hereditären Zustandes, der für die Betroffenen mehr oder weniger lästig und kosmetisch störend sein kann, aber nie carcinomatös entartet.

Betrachten wir jetzt die Hyperkeratosen, die durchaus als prädisponierend für Präcancerosen anzusprechen sind.

An erster Stelle steht die Dermatitis chronica durch Lichteinwirkung. Durch exzessive Bestrahlung, besonders durch den ultravioletten Anteil des Lichtes, wird die Haut zu erhöhter Wirkung gereizt, die Zellteilungen vollziehen sich in einem gesteigerten Tempo, der normale Werdegang wird gefährdet, und kann unter Umständen dyskeratotisch oder/ und hyperkeratotisch entgleisen. Auch der normale Chemismus der Schichten wird gestört. Der Wassergehalt und die Beschaffenheit der Zellen und des Zwischenstoffes ändern sich, wodurch die Haut als Ganzes trocken, dünn und unelastisch werden kann. Durch wiederholte Bestrahlungen können schon vorzeitig Veränderungen auftreten, wie Elastizitätsverlust der elastischen Fasern usw., die sonst erst in einem hohen Alter als mehr oder weniger physiologisch betrachtet werden (senile skin). Ist man aus irgendeinem Grund viel dem Lichte ausgesetzt, dann vollzieht sich das Altern der Haut in beschleunigtem Tempo, und es kann dabei schon vor dem 40. Jahre ein Zustand erreicht werden, der unter normalen Lichteinwirkungsverhältnissen erst um Jahrzehnte später, wenn überhaupt, erreicht würde. So stellt z. B. jeder Sonnenbrand ein Trauma dar, dessen Ausheilung die Reservekräfte der Haut beansprucht. Diese Tatsache sollte denjenigen, die aus kosmetischen Gründen einen wahren Sonnenkultus treiben, vor die Augen gestellt werden! Die übertriebene „Besonnung" am Strand, beim Wintersport nagt an den Reserven der Haut und wird sich vielleicht eines Tages in unerfreulicher Weise als Schädigung der Vitalität oder schlimmer noch als eine Prädisposition für Hautkrebs auswirken. Ist die starke Besonnung mit, gleichfalls die Reservekräfte der Haut belastenden, klimatologischen Einflüssen kombiniert, wie starken Temperaturunterschieden, Frost, Hitze, Wind usw., dann ist das Resultat eine chronisch geschädigte Haut, die bei Seeleuten als „sailor skin" und bei Landleuten als „farmer skin" schon lange bekannt ist (Abb. 1a—c und Abb. 2a und b).

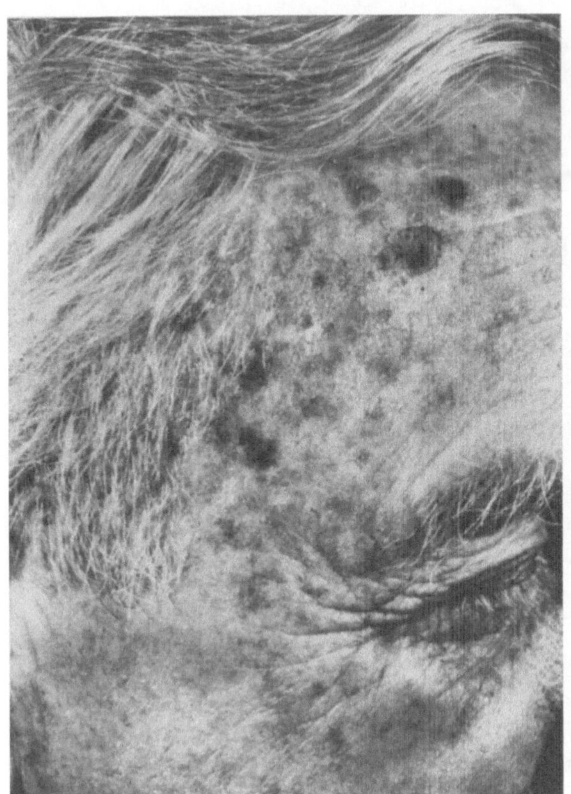

a

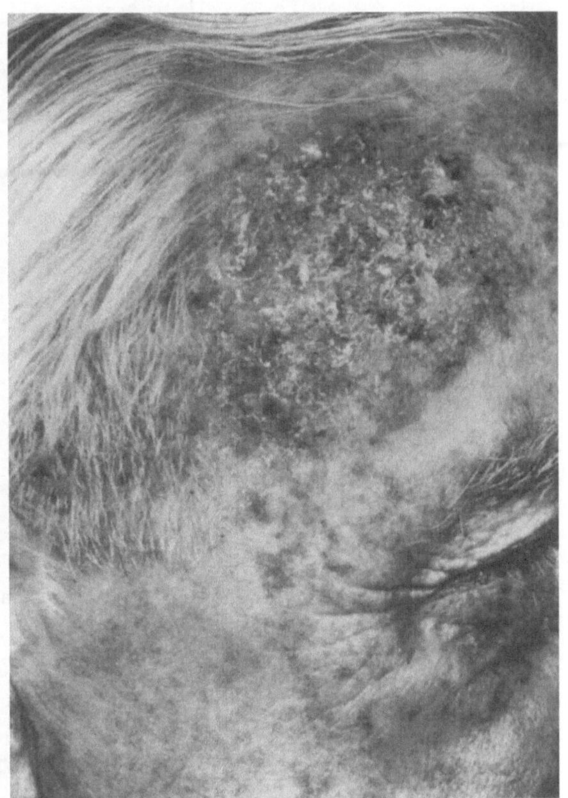

b

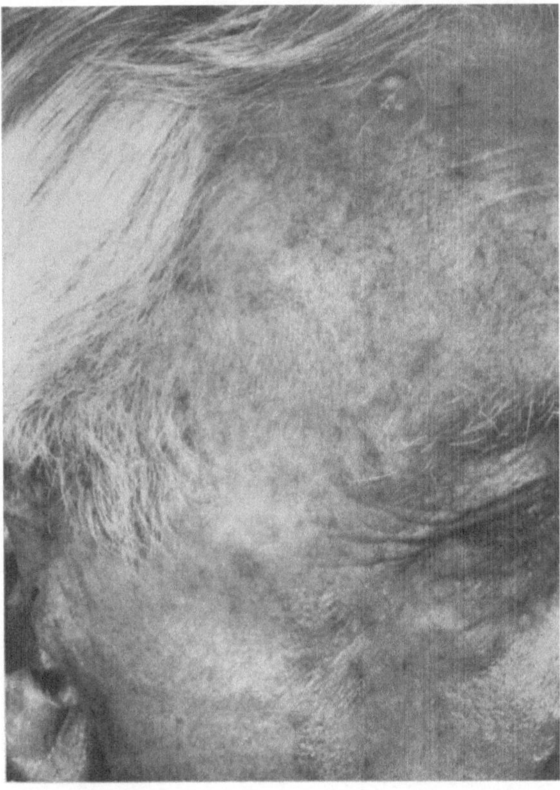

c

Abb. 1a—c. O. E. a Ausgedehnte Präcancerose im Schläfenbereich rechts. Bestrahlung mit 3×800 R, 37 kV, 0,4 Al Filter während 5 Tagen. b Zustand in Strahlenreaktion. Die Präcancerosen sind noch sehr deutlich sichtbar. c Zustand 3 Jahre später. Die Präcancerosen sind verschwunden. Weitere kleine Präcancerosen tiefer unten im Gesicht

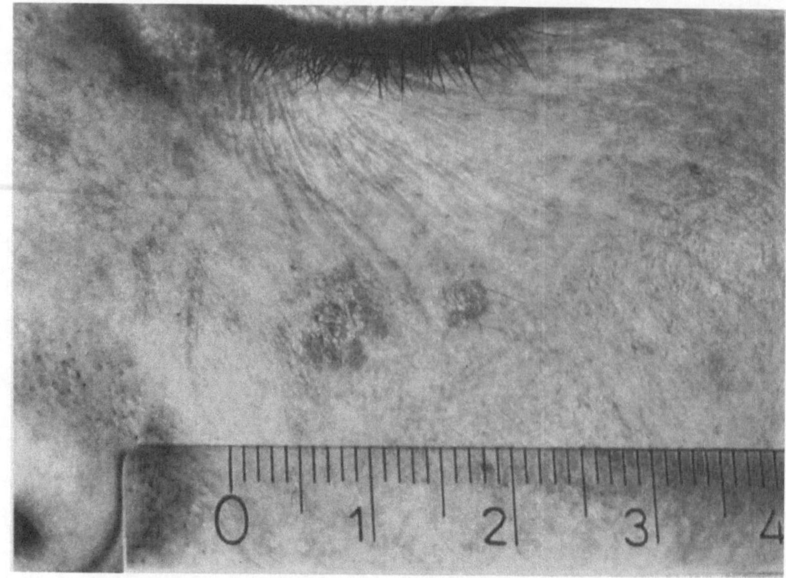

a

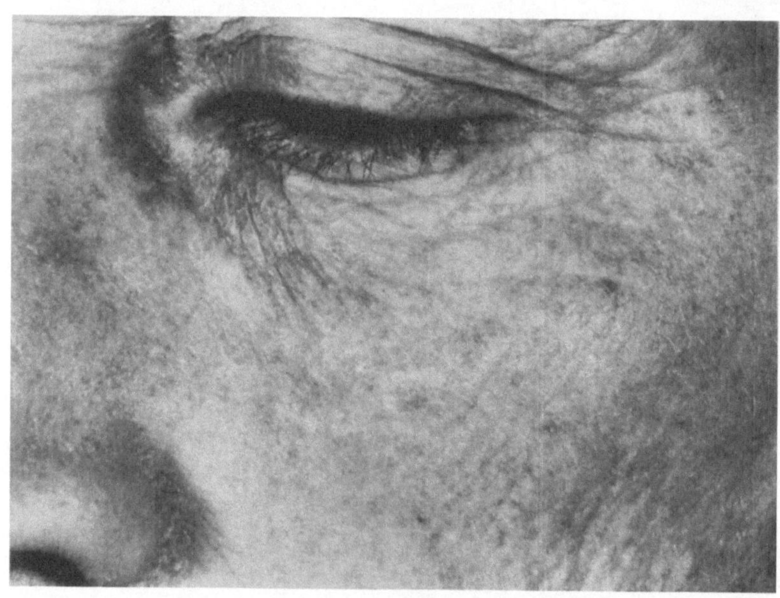

b

Abb. 2a u. b. H. F. a Präcancerose an der linken Wange. Bestrahlung mit 3×1000 R, 50 kV. b Zustand 5 Jahre später. Kaum sichtbare, leichte Pigmentation

Am ausgeprägtesten werden diese Altersveränderungen der Haut schon in einem jugendlichen Alter gesehen bei dem, glücklicherweise, seltenen Morbus Kaposi (Xeroderma pigmentosum). Diese Krankheit, die schon in den Kinderjahren manifest wird, beruht auf einem Fehlen der Abwehr des Organismus gegen zu starke Einwirkung des UV-Lichtes und hat, wie das gelegentliche Auftreten mehrerer Fälle in einer Familie zeigt, einen erblichen Faktor. Es treten Pigmentverschiebungen, Teleangiektasien, keratotische und papillomatöse Wucherungen besonders im Gesicht, am Hals und an den Armen auf und entarten ausnahmslos krebsig. Besonders die Nase, Augenlider, Backen und Stirn sind mit sommersproßartigen Fleckchen verschiedener Farbe bedeckt, abwechselnd mit weißen, pigmentlosen Stellen (Lentigines), mit lokalen Gefäßerweiterungen, epithelialen und gefäßreichen Auswüchsen. Klinisch besteht ein schreckliches Krankheitsbild mit starker Photophobie, Keratitis und Tränenfluß, die zu Blindheit führen. Schließlich entstehen lokal und durch Metastasierung multiple Carcinome, und die bald auftretende Kachexie führt unaufhaltsam zum Tode. Die Krebse sind bei dieser Krankheit immer Stachelzellenkrebse.

In dasselbe Gebiet der Strahlennoxen, sei es wellenlängenmäßig auf einem anderen Niveau, gehören Präcancerosen, denen eine Röntgen- oder Radiumdermatitis zugrunde liegen. Schon 5 Jahre nach der Entdeckung der Röntgenstrahlen (also 1900) wurde ein Röntgenkrebs bei einem Röntgenologen festgestellt. Es folgten viele, viele Opfer als Folgen der damaligen Unkenntnis der schädigenden Strahlenwirkung, von denen uns nur ein kleiner Prozentsatz als Pioniere der Radiologie bekannt ist, die ausnahmslos den Leidensweg über Hyper- und Dyskeratosis, Präcancerosen, Krebsentstehung und Metastasierung zum Tode geschritten sind. Das Heimtückische der schädigenden Wirkung der Strahlungen dieser Wellenlängenordnung ist ihre Latenzzeit, die sich über Jahre erstrecken kann. Sie ist einigermaßen abhängig von der Beschaffenheit der Strahlung, der Strahlenmenge, der zeitlichen Verteilung, der Empfindlichkeit der Haut in dem Sinn, daß einer weicheren Strahlung und einer größeren Dosis im allgemeinen eine kürzere Latenzzeit entspricht. Die lokalen klinischen Erscheinungen fangen mit einer Pigmentierung bzw. einer Pigmentverschiebung in den der Strahlung ausgesetzten Hautabschnitten, also besonders an den Händen, an. Die Hyperpigmentierung kann jahrelang stationär bleiben, besonders bei an sich schon dunkelhäutigen Individuen; sie stellt die erste noch harmlose Stufe der Strahlenschädigung dar. Es kommt aber meistens zu einer Funktionsstörung der Schweißdrüsen, die ihre Tätigkeit ganz oder teilweise einstellen, wodurch der Wasserhaushalt der Hautschichten stark beeinträchtigt und der Weg zur Eintrocknung, zum Sprödewerden, zur vorzeitigen und abnormen Verhornung frei wird. Besonders bei stark fraktionierter Dosierung — wie sie fast in extremo bei der täglichen Arbeit des Röntgenologen (falls er ungenügend geschützt ist!) erfolgt — werden diese Veränderungen auf die Dauer manifest. Es ist zu betonen, daß dabei kein Erythem aufzutreten braucht. Man befindet sich aber knapp an der Erythemschwelle.

Die dritte Veränderung bei einer Strahlenschädigung ist die Epilation. Die Dosis, die die Haarfollikel veranlaßt, ihre Haare abzustoßen, liegt — ebenso wie die schweißsekretionshemmende Dosis — knapp unterhalb der Erythemdosis. Ist die Erythemdosis erreicht oder überschritten, dann ist es fraglich, ob die Haarbälge noch regenerationsfähig sind, und es droht eine Dauerepilation. Die Epilation an sich hat eine Latenzzeit von 16—21 Tagen, sie ist nahezu unabhängig von der applizierten Dosisgröße, insoweit sie nur einen Mindestwert (an den Haarbälgen) überstiegen hat. Die Neubildung der Haare vollzieht sich vom 1.—4. Monat nach dem Haarausfall. Selbstverständlich können die Haarfollikel nur geschädigt werden von einer Strahlung, die sie in ihrer tiefen Lage in genügender Dosis erreicht. Bekanntlich versagen in dieser Hinsicht die weichen Grenzstrahlen und die weichen Strahlungen der radioaktiven Elemente, sogar ungeachtet der Tatsache, daß diese Strahlungen wohl ein Erythem hervorrufen können! Jede Epilation durch Strahlung ist als eine beträchtliche Beanspruchung der Reservekräfte der Haut, ja oft sogar als eine erhebliche Schädigung aufzufassen, die den Keim einer Präcancerose in sich tragen kann.

Als viertes Symptom soll die vasculäre Reizbarkeit der Haut betrachtet werden. Sie äußert sich in einer Bereitschaft zu Hyperämie und dies schon bei geringer Beanspruchung. Auch hier befindet man sich dicht an der Erythemschwelle. Wiederholte kleine Dosen können ihre kumulierte schädigende Wirkung fortsetzen ohne je ein Erythem hervorzurufen. Im Krankheitsbild selbst kann eine akute und eine chronische Form unterschieden werden, ein Unterschied, der auch einigermaßen in der verschiedenen Bereitschaft zum Übergang in Präcancerosen zum Ausdruck kommt.

Die *Radiodermitis acuta* tritt nach einmaliger Hochdosierung (resp. Überdosierung) oder nach in einer kurzen Gesamtzeit mit hohen Dosen fraktioniert durchgeführter Bestrahlung auf.

a) Die trockene Form: Radiodermitis sicca. Ist die Dosierung nicht exzessiv hoch gewesen, dann zeigt sich nach einigen Tagen bis Wochen ein Erythem, das mit einem Gefühl von Brennen und Jucken verbunden ist und dann abklingt. Die Haare in dem bestrahlten Bereich fallen aus, die Schweißsekretion hört auf, die Haut wird trocken und schuppt. Alle diese Veränderungen können sich ganz oder teilsweise zurückbilden, und die Haut kann wieder anscheinend normal werden. Nichtsdestoweniger bedeutet eine Epidermitis sicca einen schweren Vorstoß in die Gesamtvitalität des betreffenden Hautabschnitts, und es können Spätveränderungen, wie Atrophie und Störungen in der Gefäßversorgung (Teleangiektasien usw.), selbst nach 10 Jahren noch eine Präcancerose zur Folge haben.

b) Die nässende Form: Radiodermitis exsudativa. Bei noch höheren Dosen sind alle unter a) beschriebenen Symptome stärker ausgeprägt. Das Erythem ist intensiv, dunkelrot, die betroffene Partie ödematös. Es bilden sich Blasen, die zu einer Epitheliolyse führen. Es besteht eine starke Exsudation, die Schweiß- und Talgdrüsen sind stark und sehr oft endgültig geschädigt oder vernichtet, der Haarausfall geht meistens in eine Alopecia permanens über, und die Ausheilung der Haut ist auch in anderer Hinsicht verzögert und unvollständig. Schon einige Monate später zeigt sich die schwere Schädigung in einer deutlich atrophischen, pergamentähnlichen Beschaffenheit der Haut und später im Auftreten von Lentigines, Teleangiektasien und hyperkeratotischen Wucherungen. Besonders letztere bilden den Ausgangspunkt für Präcancerosen.

c) Nekrose und Geschwürsbildung. Bei exzessiver Dosierung tritt, mit oder ohne ausgesprochenem Übergang, nach einem exsudativen Stadium mit starker Blasenbildung und Ablösung der Haut eine Geschwürsbildung auf, die durch das Absterben der oberen Hautschichten verursacht wird. Die Geschwüre sind schmerzhaft, besonders wenn der darunter liegende Knorpel oder Knochen in Mitleidenschaft gezogen wird. Es kann zu einer Überhäutung der Defekte kommen, vorausgesetzt, daß keine Sequesterbildung in der Tiefe auftritt. Die bedeckende Haut ist dünn, atrophisch, teleangiektatisch, durchscheinend und äußerst verletzbar, wodurch häufig chronisch rezidivierende Ulcera entstehen. Greift die Schädigung tiefer, dann treten degenerative Veränderungen im Bindegewebe in den Vordergrund. Es entstehen ein induratives Ödem und Sklerosierung der betroffenen Schichten. Die Ernährung ist infolge der Gefäßarmut so schlecht — und wird meistens progressiv schlechter —, daß torpide Geschwüre entstehen, die kaum oder überhaupt nicht ausheilen. Wir haben es hier mit einer neuen Bereitschaft zur Präcarcinose bzw. zur Krebsbildung zu tun: Jedes chronische Geschwür ist durch die Reizung des Epithels dazu geneigt, auf die Dauer maligne zu degenerieren. Dieses trifft sowohl für die primär chronischen Strahlenulcera zu, wobei also in keiner Phase eine Ausheilung stattgefunden hat, wie für die chronisch rezidivierenden Geschwüre, wobei Ausheilungs-Noxe-Geschwüre sich in einer geschädigten Haut abwechseln können.

Die *Radiodermitis chronica* entwickelt sich aus einem oder mehreren der oben beschriebenen akuten Krankheitsbilder oder ist primär chronisch. In diesem Fall kommt sie durch Summation zahlreicher kleiner Einzeldosen zustande. Das Schulbeispiel stellt die professionelle Röntgen- und/oder Radiumdermatitis dar. Die Haut — meistens der Hände — ist trocken, glatt, die inerten venösen und arteriellen Gefäße schimmern als blaue bzw. rote Linien durch, die Haare sind verschwunden, es besteht ein Gefühl von Brennen und Jucken, und die Haut ist leicht verletzbar. Die Beschwerden steigern sich im Winter. Die Fingernägel sind spröde, streifig verfärbt, und oft führt eine Sekundärinfektion zum Nagelverlust. Es treten Teleangiektasien und Hyperkeratosen auf. Wenn man diese Keratosen, die hart, flach, dunkelbraun bis schwarz sind, abträgt, zeigt die untere Fläche gleichsam kleine Hornstachelchen, die in der Oberfläche, in der sie eingebettet waren, entsprechende Grübchen zurücklassen. Sie rezidivieren immer und sind als Präcancerosen anzusprechen. Der aus ihnen entstehende Krebs ist meistens ein infiltrierendes Basalzellcarcinom (squamous carcinoma, basal-cell carcinoma). Die maligne Degeneration kann jedoch auch von anderen Schichten ausgehen und so zur Bildung von Sarkomen und Melanomen führen.

Diese aus einer Radiodermitis chronica hervorgehenden Krebse entstehen oft aus der Infiltration, welche die Basis einer durch andauernden Reiz entstandenen Hyperkeratose umgibt. Es ist unmöglich den genauen Zeitpunkt anzugeben, wann die Wucherung bzw. Entzündung zur Malignität übergeht. Nicht nur die makroskopische Untersuchung mit Inspektion und Palpation läßt uns im Stich, sondern wir können uns auch auf den mikroskopischen Befund nach Probeeczision nicht verlassen, wenn diese keine Malignität angibt. Es ist ja durchaus möglich, daß die Gewebsentnahme gerade in einem harmlosen Abschnitt des Tumors stattgefunden und den malignen Bezirk nicht getroffen hat. Nur der positive Tumorbefund ist somit direkt beweisend!

Auch chronische Spalten und Risse in der dünnen atrophischen Röntgen- oder Radiumhaut können den Ausgangspunkt für Präcancerosen bilden. Ist das tiefere Gewebe sklerosiert (mit oder ohne Oedema indurativum), dann macht sich das Präcarcinom als ein kleines, sich schnell ausbreitendes Knötchen bemerkbar, das schon bald seinen malignen Charakter offenbart. Wie schon bei den akuten Schädigungen besprochen, besteht bei chronischen Geschwüren — wofür die schwer geschädigte Haut in diesen Fällen geradezu prädisponiert — Anlaß zur krebsigen Entartung über ein präcanceröses Stadium, das oft als solches nicht diagnostizierbar ist. Die Krebsbildung kann dabei vom Ulcusboden oder von den Geschwürsrändern ausgehen. An der betreffenden Stelle fällt die Härte des Gewebes oft auf.

Es wäre falsch, die Strahlenschädigung der Radiologen als eine ,,Berufskrankheit" darzustellen, weil man sich ja genügend gegen die Strahlenwirkung schützen kann. Beim heutigen Stand unserer Kenntnisse des Strahlenschutzes muß somit eine Strahlenschädigung röntgender Ärzte, Ingenieure und des Hilfspersonals als Folge eines groben Kunstfehlers betrachtet werden. Bei ungenügenden röntgentechnischen Fachkenntnissen, wie es z.B. im Röntgen-Halbspezialismus die Regel ist, sind weitere Opfer der Strahlenwirkung in den nächsten Jahrzehnten zu erwarten. Man denke z.B. an die kumulierenden, nicht unerheblichen Dosen, die der Arzt (und seine Umgebung) bei nicht streng durchgeführtem Strahlenschutz und Strahlenbeschränkung bei der Herzkatheterisierung abkriegt! Der Strahlenschutz ist die Vorbedingung des Röntgens und muß dementsprechend gelernt und geübt werden!

Mehr als ,,Berufskrankheit" wäre eine Reihe von degenerativen Hautveränderungen bzw. Präcancerosen und Krebsen anzusprechen, die mit bestimmten Berufen einhergehen. Am bekanntesten ist der *Schneeberger*-Lungenkrebs, der bei den Bergleuten, die in den uranhaltigen Gruben arbeiten, auftritt. Als Ursache wird die Einwirkung der stark ionisierten Luft angesprochen. Es ist wahrscheinlich, daß man es hier mit einem ,,Elektronenkrebs" (im Sinn von SCHINZ) zu tun hat. Ein präcanceröses Stadium ist leider nicht feststellbar. Sehr bekannt ist die Einwirkung von Kohlenteer und Pech bei Arbeitern an asphaltierten Straßen, an Dächern usw. Diese Stoffe wirken photosensibilisierend und geben zu Epithelwucherungen Anlaß. Es entsteht eine acneförmige Folliculitis mit Keratosis, die in Carcinome übergehen können. Auch Ruß verursacht eine trockene Dermatitis, wobei warzenförmige Gebilde (warty outgrowths) entstehen, die krebsig entarten. Dieser ,,Schornsteinfegerkrebs" wurde schon 1790 von POTT beschrieben, er kommt besonders in England häufig vor. Die Prädilektionsstelle ist das Scrotum, wo Ruß, Sebum und Schmutz gemeinsam die Haut zur Degeneration reizen können.

Bei Arbeitern in der Ölindustrie (shale oil workers), besonders bei Rohöl und Paraffin, können sich schwarze Follikel bilden, die wie Comedonen aussehen, in harte, juckende, acneförmige Pusteln übergehen, eventuell vernarben und Keratosen bilden, die in Krebs übergehen. Auch kann der Weg zu den Präcancerosen über eine erythematöse follikuläre

Eruption und anschließende Keratosenbildung führen, ohne daß Pusteln bzw. Vernarbungen auftreten.

Es gibt noch eine ganze Reihe von Stoffen, u.a. in der Farbstoffindustrie, die als carcinogen anzusprechen sind. Warzen- bzw. Keratosenbildung soll stets als ein präcarcinomatöses Stadium angesprochen werden.

Von den üblichen Pharmaka ist besonders das Arsen als krebsinduzierend bekannt. Es entsteht ein Reizzustand der Haut, in ihrer meist ausgesprochenen Form als Arsendermatitis bekannt. Merkwürdig ist ihre mitunter äußerst lange Latenzzeit (sogar nach Absetzen des Medikamentes!), die sich über mehrere Jahre erstrecken kann. Es entsteht eine epitheliale Hyperplasie mit Hyperkeratosis. Handfläche und Fußsohle sind Prädilektionsstellen, meist verbunden mit einer Hyperhidrosis. Verhornende Warzen können sich bilden, die in Ulceration übergehen und gelegentlich metastasieren. Die Arsenhyperkeratosen können auch mehr diffus auftreten (z.B. am Rumpf), bei den Ausfuhrgängen von Schweißdrüsen und in Rhagaden. Das Arsen ist in den Hyperkeratosen chemisch nachweisbar. Wenn die Hyperkeratose entfernt wird, bleiben Grübchen zurück. Der Arsenkrebs ist meistens vom spinocellulären Typus (a squamous-cell variety), kann jedoch auch ein Basal- oder Drüsenkrebs sein. Er entsteht aus den Arsenhyperkeratosen selbst oder in Rhagaden im keratotischen Gebiet. Die oft am Rumpf gefundene diffuse Ausbreitung kann einem M. Bowen sehr ähnlich sein.

Besonders sei die Gefahr der Arsenkrebsbildung bei Psoriasispatienten erwähnt, die bekanntlich mit Arsenpräparaten behandelt werden können. Diesen Patienten droht bei ihrer hartnäckigen Krankheit durch die oft über Jahre sich erstreckende Behandlung mit Arsen oder/und Röntgenstrahlen sowohl ein Arsen- wie ein Strahlenkrebs oder ein Kombinationsschaden. Besondere Vorsicht ist hier am Platz. Andere Behandlungsweisen sind als Routinemethode entschieden vorzuziehen.

Eine andere chronische Krankheit, welche durch die chronisch entzündlichen Reize der betroffenen Hautstellen oft Präcancerosen bildet, ist der Lupus. Auch bei dieser Krankheit wird Licht- und Röntgentherapie angewandt, wodurch auf die Dauer eine, maligne Entartung des Gewebes zustande kommen kann. Dyskeratotische und hyperkeratotische Veränderungen werden schließlich unzweifelhaft Carcinome, meistens vom spinocellulären Typ. Erfahrungsgemäß reagiert ein nasser ulcerierender Lupus schon auf kleine Röntgendosen. Die trockene Form jedoch fordert eine hohe Dosierung, und gerade diese kann, sogar in der früher für relativ unschuldig gehaltenen Form der Grenzstrahltherapie, als Schrittmacher der Präcancerosierung angesehen werden. Der Lupus erythematodes erfüllt gleichfalls die Voraussetzungen, die zur Präcancerosenbildung führen können: chronisch gereizter Zustand der Haut, oft durch starke Besonnung oder andere Noxen hervorgerufen und bisweilen mit Röntgen- oder Radiumstrahlen behandelt. Es bildet sich ein Stachelzellenkrebs. Bei der physiologisch im hohen Alter auftretenden Atrophie der Haut (Atrophia cutis senilis) wird die Haut durch das Nachlassen der sezernierenden Drüsen trocken, dürr und pergamentartig unelastisch. Es bilden sich flache oder warzenähnliche Hyperkeratosen, die schleichend in Präcancerosen übergehen können. Besonders befallen sind das Gesicht (Temporal- und Stirngegend) und der Handrücken. Der Übergang in das deutliche Keratoma senile vollzieht sich langsam, kann aber auch ausbleiben. Ein Keratoma senile wird in 25% ein Carcinoma cutis und ist somit stets als präcarcinomatös aufzufassen, zu beobachten bzw. zu behandeln. Als stark hyperkeratotische Wucherung ist das *Cornu cutaneum* bekannt, das oft an den Ohren, der Nase, jedoch auch an anderen Stellen von selbst entsteht oder sich aus einem Keratoma senile entwickelt. Es ist immer unverzüglich als ein Präcarcinom anzugehen. Die Kraurosis penis ist gleichfalls eine Krankheit, die über Schrumpfung der oberflächlichen Schichten, mit Rhagadenbildung und chronischer Irritation einhergehend, zu einer Präcancerose wird. Die seltenen Dermoidcysten, die als kongenitale Fehlbildungen sich sehr lange symptomlos verhalten können, kommen subcutan im Gebiet der Nase und der Augen vor.

In einer seborrhoischen Haut können bei fortschreitendem Alter Hyperkeratosen auftreten, die sich von senilen Hyperkeratosen durch größere Weichheit unterscheiden. Auch sind sie leichter zu entfernen und kommen oft in großen Mengen im Gesicht und auf dem Rücken und Bauch vor. Klinisch besteht starkes Jucken. In einem kleinen Prozentsatz können auch diese seborrhoischen Warzen Präcancerosen sein. Wachsamkeit ist somit geboten; gegebenenfalls klärt eine (positive) Probeexcision den Zweifelsfall auf.

Ausnahmsweise kann ein chronisch reaktiver Vorgang — wie Infiltration und Induration —, der sich um einen eingedrungenen oder eingebrachten Fremdkörper abspielt, Ausgangspunkt für eine maligne Entartung werden. Auch hierbei wird also ein Stadium durchlaufen, das als Präcancerose anzusprechen ist.

Zur chronischen Radiodermitis bzw. zu Präcancerosen prädisponiert auch eine Reihe von Erkrankungen, die oft einer chronisch rezidivierenden therapeutischen Bestrahlung unterzogen werden. Es sind das die meistens äußerst hartnäckig und chronisch verlaufenden Ekzeme, Psoriasis und Lupus vulgaris. Bekanntlich wird bei Ekzemen und Psoriasis, beim Versagen aller sonstigen Mittel, öfters auch die — allerdings auch nur palliativ wirkende — Röntgenbestrahlung eingeschaltet. Die durch unsachgemäße Technik — wobei vor allem an die Unterbewertung bzw. Vernachlässigung der kumulierenden Wirkung der zeitlebens gegebenen Einzeldosen gedacht ist — auftretende Strahlenschädigung der Haut kann diese quoad vitam prognostisch günstigen Krankheiten in Krebs übergehen lassen und das Leben direkt gefährden. Beim Lupus war vor der Vitamin-D-Stoß-Epoche die Grenzstrahlenbehandlung beliebt, weil anscheinend in bezug auf Krebsinduktion harmlos. Diese Annahme hat sich als falsch erwiesen. Auch die übermäßige Grenzstrahlenbehandlung führt zu Präcancerosen. Zwar kommt carcinomatöse Degeneration auch bei Lupuspatienten vor, die nie mit Strahlen behandelt wurden, aber es ist ohne Zweifel, daß der chronische Reizzustand der Haut infolge der Entzündung, kombiniert mit inadäquaten chronischen Strahlennoxen, die krebsige Entartung gleichsam herbeirufen kann. Bei den hier erwähnten Kombinationen kann also nicht von einem Strahlenkrebs sensu strictiore gesprochen werden. Mikroskopisch finden sich große Unterschiede in dem Reifungsstadium der Zellen, in der Keratosenbildung und in der eventuell vorhandenen Perlbildung.

Der echte Strahlenkrebs tritt selten nach einmaliger, häufig nach fraktionierter Überdosierung auf. Oft sind anamnestisch einige Erythembildungen zu verzeichnen. Die lange Latenzzeit (selten kürzer als 5 Jahre und bis zu 20 Jahre und mehr) zeigt, daß die Neigung zur Degeneration in den im Lauf der Jahre auftretenden Zellteilungen allmählich zunimmt und schließlich in ein auch unseren diagnostischen Möglichkeiten zugängliches (prä)-carcinöses Stadium übergeht.

II. Die Präcancerosen der Schleimhaut

Angesichts der Tatsache, daß es viele Hautkrankheiten gibt, die oft mit maligner Entartung einhergehen, ja, bei denen sie selbst Regel ist, wäre es logisch, beim Integument der inneren Oberfläche ähnliche pathologische Veränderungen, nämlich Präcancerosen zu erwarten. Betrachten wir die Beschaffenheit der Schleimhaut, dann fällt vor allem die große Verschieblichkeit, die Weichheit und der hohe Flüssigkeitsgehalt auf, während die bei der Haut dominierende, von Verhornungsvorgängen bedingte Eigenschaft der relativen Festigkeit fehlt. Insofern es sich um mehrschichtiges Epithel handelt, schält es sich zwar regelmäßig, aber die verschwindende Schicht besteht dabei nicht, wie bei der Epidermis, aus toter kernloser Substanz, sondern aus meistens noch kernhaltigen, allerdings nicht mehr lebensfähigen, geschwollenen, weichen Epithelzellen.

Genau wie bei der Haut, können auch in der Schleimhaut hyperkeratotische — und dyskeratotische — Veränderungen auftreten; sie sind allerdings viel seltener. Normalerweise finden auch in der Schleimhaut, besonders an mechanisch stark in Anspruch genommenen Stellen, Verhornungsprozesse statt, — vor allem bei den Zungenpapillen, die der Zungenoberfläche eine raspelartige Beschaffenheit geben können. Sie erreichen jedoch nur selten pathologische Ausmaße. Findet eine Keratinisierung der Schleimhaut statt, dann kann es zu weißlichen Trübungen des Epithels kommen, welche die normale rötliche Unterlage nicht mehr durchschimmern lassen. Es wird die Diagnose *Leukoplakie* gestellt. Besonders muß betont werden, daß der Begriff Leukoplakie keineswegs für nur *eine* Krankheit pathognomonisch ist: sie stellt in weitaus den meisten Fällen nur ein Symptom dar, dem vollkommen verschiedene Krankheiten zugrunde liegen können. Während früher die Leukoplakie als Folgezustand einer Lues angenommen wurde, hat sich klar herausgestellt, daß sie bei chronischen Entzündungen ganz verschiedener Art, wie Tuberkulose, Glossitis granulomatosa usw., auftreten kann. Auch bei hyper- und dyskeratotischen Prozessen der Haut kann eine Leukoplakie der Schleimhaut beobachtet werden, mitunter sogar als Einzelsymptom. Nur wenn der Leukoplakie keine entzündliche Veränderung zugrunde liegt, was übrigens nur mit großer Zurückhaltung ausgesprochen werden kann, dürften wir von einer Leukoplakie als selbständigem Krankheitsbild sprechen. In bezug auf die Frage, ob und inwiefern die Leukoplakie als Präcancerose betrachtet werden soll, sei hier für die Lippen und Mundhöhle Schuermann zitiert: „Je hochgradiger die entzündlichen Veränderungen sind und je mehr die subepithelialen Gewebsanteile am Entzündungsvorgang teilhaben, um so mehr gibt die Leukoplakie den Boden ab zur Entwicklung eines Carcinoms.“ Die tertiär luischen Veränderungen der Zunge (mit der Leukoplakie als Symptom) ergeben somit oft eine Präcancerose, während bei geringen entzündlichen Veränderungen und a fortiori bei der Leukoplakie „an sich“ eine Krebsentstehung vielmehr eine Seltenheit ist. Wie bei der Haut, können jedoch chronisch einwirkende Reize schließlich doch ein Carcinom hervorrufen. Die Leukoplakie soll erstens Anlaß geben zu einem gründlichen Fahnden nach dem Grundleiden und zweitens nur unter den oben angeführten Umständen als Präcancerose betrachtet bzw. behandelt werden.

Eine seltene Präcancerose ist die Erythroplasia von Queyrat. Einige Schleimhäute sind öfters betroffen als die Haut (Genitalien, Mund und Lippen). Mikroskopisch findet sich Acanthose und starke Infiltration in der oberen Cutis.

Bei der Entscheidung, benigne oder schon maligne, spielt vor allem der mikroskopische Befund die Hauptrolle, leider läßt er uns öfters im Stich. Es ist ja nicht immer möglich, aus dem morphologischen Aspekt einer Zellgruppe oder eines Zellkonglomerats richtige Schlüsse auf ihr physiologisches Verhalten zu ziehen, und die Aussage gut- oder bösartig ist bisweilen nur ein auf Erfahrung fußendes Hineininterpretieren!

Als Haupttypen werden der Basalzellen- und der Stachelzellenkrebs betrachtet. Das *Ulcus rodens* ist ein Basalzellenkrebs, von den basalen Schichten des Rete Malpighi ausgehend. Es wächst langsam und rezidiviert hartnäckig. Der Anfang ist eine Hyperkeratose mit Krustenbildung. Wird diese weggenommen, dann zeigt sich ein blutendes, granulierendes Geschwür. Typisch sind die wachsartigen, makroskopisch sichtbaren und als kleine Verdickungen tastbaren, weiß durchschimmernden Knötchen. Das Ulcus ist nicht schmerzhaft, metastasiert nicht, breitet sich jedoch arrodierend in Fläche und Tiefe aus. Verhornung und mikroskopische Perlbildung kommen beim Ulcus rodens *nicht* vor. Das mikroskopische Präparat zeigt eine Verdickung der Basalschicht, von der tieferwachsende Zellgruppen ausgehen. Die peripheren Zellen haben eine typische Palisadenform. Der Unterschied gegenüber dem Stachelzellenkrebs kann recht schwierig sein. Entwickelt sich der Tumor schnell und erreicht z. B. innerhalb eines Jahres einen Durchmesser von 1 cm, so ist *mit Sicherheit* ein Carcinoma spinocellulare anzunehmen (allerdings muß die oft zeitmäßig äußerst ungenaue Anamnese berücksichtigt werden). Besteht das Geschwür schon über drei Jahre, dann spricht das sehr für ein Carcinoma basocellulare. Verhornung ist typisch für den Stachelzellenkrebs, der Rand ist infiltriert hart. Beim Basalzellenkrebs ist der Rand gleichsam ein Konglomerat von den erwähnten relativ weichen, weißlich durchschimmernden Zellnestern. Bezüglich der Lokalisation werden Präcancerosen auf der Lippe, der Vulva und dem Penis (Schleimhaut-, Hautübergänge) und auf den Extremitäten meistens zu Carcinoma spinocellulare, wobei ein jugendliches Alter keine Kontraindikation für die Diagnose zu sein braucht. Der Basalzellenkrebs kann — wie übrigens auch der Stachelzellenkrebs — überall vorkommen. Das hohe Alter wird bevorzugt. In etwa 12% fehlen die markanten Bilder der einen oder anderen Gruppe. Man hat es dann mit einer Übergangsform zu tun. Diese der Basalzellengruppe ähnlichste Form spricht auf Bestrahlung viel weniger gut an.

Eine typische Präcancerose ist das seltene „Paget's disease of the nipple", ein ekzemartiger Zustand der Papilla mammae und deren Umgebung, der Areola. Der Beginn ist mit einem ekzemähnlichen, juckenden, nässenden Ausschlag, mit Krustenbildung, die sich langsam infiltrierend fortsetzt. Behandelt wie ein Ekzem, tritt keine Besserung auf. Die (notwendige!) Probeexcision zeigt große hydropische Zellen im Rete Malpighi („Paget's cells"), Ödem und Dyskeratosis. Oft ist diese Präcancerose mit einem tieferliegenden Brustkrebs kombiniert.

Auch der Morbus Bowen muß als eine typische Präcancerose aufgefaßt werden. Diese Krankheit befällt meistens die Haut, seltener die Schleimhaut und zeigt sich als rötliche, oft krustenbildende, dunkelrote Flecken und Warzen. Invasives Wachstum und Metastasierung sind selten. Werden die Krusten entfernt, zeigt sich eine feuchte, mattrote Oberfläche. Mikroskopisch besteht eine starke Unruhe im Rete Malpighi: viele Mitosen, Zellen verschiedener Größe, Vacuolenbildung und von Bowen selbst beschriebene große Zellen mit vielen verklumpten Kernen. Durch die fast fehlende Infiltrierung der Umgebung wird man oft erst im Moment, in dem Metastasierung bereits stattgefunden hat, auf die Umbildung in Carcinom aufmerksam.

Mitunter kann bei der Schleimhautform des M. Bowen die Differentialdiagnose gegenüber einer Leukoplakie recht schwierig sein.

Wichtig ist die Frage, ob Pigmentnaevi aufgrund der Beobachtung, daß mitunter eine Degeneration in ein Naevocarcinom auftritt, als Präcancerosen zu betrachten sind. Die ziemlich großen, kongenitalen, halbbraunen, mit Haaren besetzten Naevi degenerieren selten und brauchen also kaum eine Überwachung. Demgegenüber sind die unbehaarten, flachen oder leicht erhabenen, tiefschwarzen Naevi als besonders zur malignen Degeneration disponiert anzusehen (Abb. 3a u. b). Als Alarmzeichen des Übergangs in das (behandlungsbedürftige) präcanceröse Stadium (besonders nach einem Trauma) können gelten: Blutung, oberflächlicher Zerfall oder Geschwürbildung, Ausbreitung, Krustenbildung, intensivere Färbung und Bildung von Tochterflecken in der Umgebung. Meistens stellen diese Symptome leider keine Frühsymptome mehr dar, sondern sind in vielen Fällen schon von unaufhaltbarer Fernmetastasierung begleitet.

Betrachten wir auch einmal die Ursachen, die das Hautgewebe derartig verändern können, daß von Präcancerosen gesprochen werden muß. Disposition und Exposition spielen eine wichtige Rolle. Sehr deutlich ist der ursächliche Zusammenhang zwischen chemischen Mitteln, sei es in Form gewisser Substanzen, womit man nur äußerlich in Berührung kommt, sei es in Form von Arzneimitteln und Krebsentstehung. Besonders der chronisch einwirkende, also kumulative Reiz spielt die Hauptrolle. So entstehen der Arsenkrebs, der Anilinkrebs, der Schornsteinfegerkrebs und viele andere oben erwähnten Formen, denen irgendeine chemische Entgleisung des Stoffwechsels der betroffenen Zellen zugrunde liegt.

Zu dieser Gruppe müssen auch die präcarcinomatösen Veränderungen gerechnet werden, die bei chronischen Geschwüren und Fisteln schließlich zu manifester Malignität führen können. Der chronische Reiz des Sekrets kann als ein durchaus unerwünschter chemischer Einfluß auf das lokale Geschehen betrachtet werden. Aber auch geschlossene chronische Entzündungen können, wie der Lupus und die Syphilis beweisen, zu dieser Präcarcinosierung führen.

Eine andere Form chronischer Noxen ist die mechanische. Der Nasenrückenkrebs der Brillenträger, der Unterlippenkrebs der Pfeifenraucher usw. sind die langsamen, aber eindringlichen Antworten der betroffenen Gewebe auf den chronisch-mechanischen Reiz.

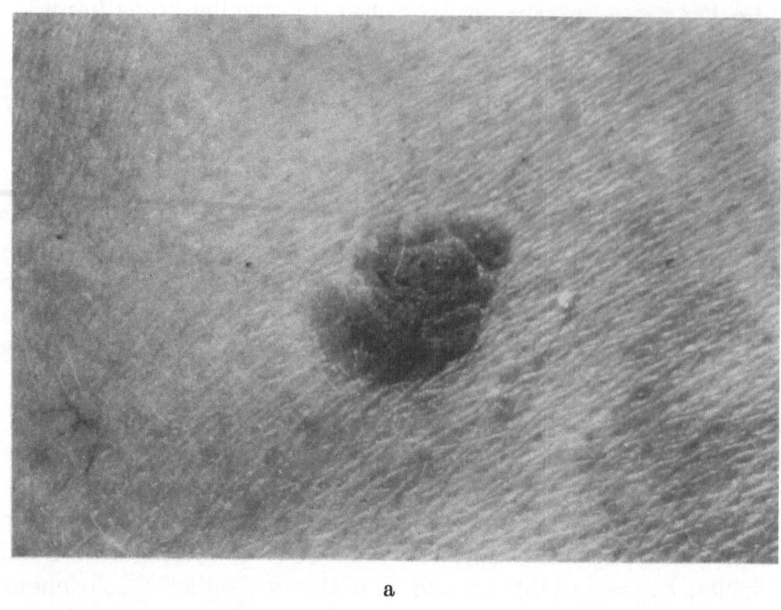

a

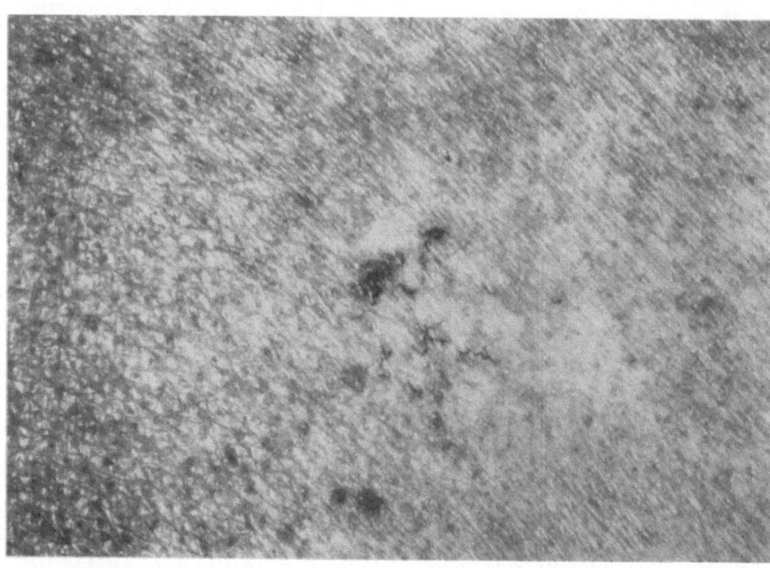

b

Abb. 3a u. b. M. K. a Melanotische Präcancerose bei 75jähriger Frau am Rücken. Bestrahlung mit 10×500 R, 50 kV, 1 mm Al, in 13 Tagen. b Zustand 7 Jahre später. Geringe Teleangiektasien mit leichter Depigmentation

Offenbar beeinträchtigen diese Reize den normalen Ablauf der Zellteilungen bzw. des lokalen Stoffwechsels.

Auch die Reizung der Mundschleimhaut durch abgebröckelte, cariöse Zähne führt zu einer Carcinombereitschaft der lädierten Stellen. Daß chronisch-physikalische Noxen, wie Bestrahlung mit Sonnenlicht oder anderen Wellenlängen (besonders im Röntgen- und Radiumgebiet), zu Präcancerosen Anlaß geben, ist bekannt. Aber auch lokale Wärmeapplikation (der Kangrie-Krebs der Bauchdecken durch lokale Erwärmung) und sich lokal auswirkende Kälte (erfrorene Ohren usw.) sind potentielle Krebserreger, wenn Exposition und Disposition zusammenwirken.

Zusammenfassend kann man also sagen, daß chronisch einwirkende chemische, mechanische und physikalische Mittel und Vorgänge imstande sind, an jeder Stelle des Integuments bei einer bestimmten Konstellation von Disposition und Exposition eine bis dahin harmlose Hautpartie, gesund oder von einer quoad vitam unschuldigen Krankheit befallen, in eine Präcancerose umzuwandeln, die verhängnisvoll werden kann.

Präcarcinosen in der Gynäkologie

Die Frühdiagnose eines Genitalkrebses bei der Frau ist wegen der im allgemeinen guten Heilbarkeit im Frühstadium besonders wichtig. Es lohnt sich darum, nach Präcancerosen zu fahnden. Bei den äußeren Genitalien, den Labien und der Vulva, hat man es mit Veränderungen der Haut und des Plattenepithels dieser Gebiete zu tun. Als Präcancerose sind somit die dyskeratotischen und hyperkeratotischen Prozesse anzusehen, die — sei es sui generis, sei es durch chronische Reize — auftreten. Besonders das Genitalekzem, andauernder Fluor, aber auch Vitamin- und Hormonmangel können zu der Kraurosis vulvae führen, die durch unerträgliches Jucken und durch Schrumpfung der äußeren Genitalien gekennzeichnet ist. Die Kraurosis vulvae und die derselben Ursache entstammende Leukoplakie der Genitalschleimhaut sind als Präcancerosen zu betrachten. Daß eine zu lange durchgeführte Strahlenbehandlung eines Pruritus vulvae besonders den Weg zu einer Kraurosis bzw. einer Präcancerose vorbereitet, sollte allmählich nur noch historisches Interesse haben, weil derartige Behandlungen, im Lichte unserer heutigen Kenntnisse der Spätwirkungen, wohl als Kunstfehler gebrandmarkt sind.

Wichtiger vielleicht noch als diese mehr oder weniger äußerlichen Präcancerosen, ist der präcanceröse Zustand der Portio uteri. Zahlenmäßig stellt die Portio uteri den Entstehungsort einer bedeutsamen Gruppe von Krebsen dar. Bekanntlich ist der an der Portio befindliche Übergang vom Pflaster- zum Cylinderepithel eine durchaus „unruhige" Stelle. STÖCKEL spricht sogar vom „Grenzgeplänkel am äußeren Muttermund". Palpatorisch kann man die Präcancerose hier nicht erfassen. Weder eine weiche oder normale noch eine härtere Beschaffenheit der Portio erlaubt einen Schluß bezüglich der Benignität oder Malignität eines sich eventuell entwickelnden Prozesses. Auch die makroskopische Betrachtung bringt uns kaum weiter: die Portio kann hyperämisch erscheinen mit oder ohne Entzündung, den Eindruck einer gutartigen Erosion machen oder sogar leukoplakische Stellen aufweisen, ohne für Präcancerose etwas Eindeutiges zu zeigen. Mikroskopisch kann man weiter kommen, wenn man die richtige Stelle erfaßt. Fast alle denkbaren Epithelveränderungen sind nebeneinander möglich. Die einfache Hyperkeratose, atypisches Epithel, atypische Form der Kerne, Mitosenbildung, hochgradige Atypie und gegebenenfalls deutliches Carcinom. An den Zellatypien kann der Pathologe nur dann eindeutig den Übergang in Carcinom feststellen, wenn invasives Wachstum vorliegt. Es ist nicht gerechtfertigt, die Atypien bzw. die Hyperkeratose und sogar die Leukoplakie als Präcancerose zu betrachten. Die Mehrzahl kann durchaus stationär bleiben oder sich derart langsam weiterentwickeln, daß das Entartungsstadium klinisch nicht erreicht wird. Bei einer derartigen Buntheit und Zweideutigkeit des pathologischen Befundes ist es durchaus verständlich, daß der negative Befund einer Probeexcision nur einen exklusiven Wert hätte, wenn Serienschnitte der ganzen Portio histologisch untersucht worden wären, eine Forderung, die nur autoptisch oder am operativ entfernten Organ erfüllt werden kann. Unter diesen Voraussetzungen bleibt unsere Aufgabe, die Diagnose Präcancerose schon mit der größten Wahrscheinlichkeit an der Portio selbst zu stellen. HINSELMANN und seine Schüler haben gezeigt, daß mit starker Vergrößerung, wie sie das Kolposkop gestattet, die Möglichkeit einer Diagnosestellung erleichtert wird. Das submakroskopische Bild (10—12fach vergrößert) gestattet, die Schleimhautveränderungen besser zu studieren, das Muster der Felderung zu betrachten und — was besonders wichtig ist — dieselbe Stelle einer periodischen optischen Kontrolle zu unterziehen und photographisch festzulegen. Die von GANSE (1953) als Wendepunkt in der Kolposkopie bezeichnete Kolpophotographie kommt in schönen Farbbildern zum Ausdruck und wird bestimmt die unblutige Diagnostik der Portio fördern, bzw. gegebenenfalls die Diagnose „Präcancerose" erleichtern. Durch diese Methode werden die Befunde objektiviert, die submakroskopischen Veränderungen gebührend gewertet. Besonders eindrucksvoll ist in dieser Hinsicht die laufende Beobachtung einer Leukoplakie. Dieser liegt immer ein verhornendes Plattenepithel zugrunde, das aber derart verschieden sein kann, daß es nicht ohne weiteres in Beziehung zum Carcinom gebracht werden kann. Es ist überhaupt nicht zu sagen ob, wie und wann eine Leukoplakie als Präcarcinom anzusprechen ist. Der als Leukoplakie bezeichnete weiße Fleck ist, wenn Hornauflagerungen vorhanden sind, leicht zu erkennen. Wenn diese fehlen, erscheint die Stelle (im Kolposkop) als eine eigentümlich getüpfelte Schleimhautveränderung. Diese zeigt bei der Schillerschen Jodprobe ein stummes Verhalten (keine Blaufärbung, weil die Glykogenbildung fehlt) und ist scharf begrenzt. Dieser Leukoplakiegrund kann eventuell wieder verhornen, sich zurückbilden, stationär bleiben oder sich weiter ausdehnen, eventuell in Krebs übergehen. Wenn man mit Deelman unterscheidet zwischen einer Präcancerose (welche sozusagen per definitionem oder obligatorisch in ein Carcinom übergehen *muß*) und einem präcancerösen Zustand (der sich noch rückbilden oder stationär bleiben oder sich derart langsam weiterentwickeln kann, daß der deutliche Krebs zeitlebens nicht zustande kommt), ist jede Leukoplakie als ein präcanceröser Zustand oder eine „fakultative Präcancerose“ anzusprechen. Die Leukoplakie bedarf daher einer sorgfältigen periodischen Beobachtung und Überwachung, damit ein etwaiger Übergang in eine „obligate Präcancerose“ bzw. in ein „Mikro-Carcinom“ rechtzeitig bemerkt wird.

III. Präcancerosen der inneren Organe

In Anbetracht der Tatsache, daß die Diagnose Präcancerose meistens auf sehr subtilen, meist mikroskopischen und unter Anwendung verfeinerter Hilfsmethoden errungenen Informationen fußt, ist es klar, daß sie für das Körperinnere ungleich schwieriger, ja meistens unmöglich sein wird. Sogar die raffinierteste Magenuntersuchung kann nicht den Genauigkeitsgrad des Befundes bei einem Ulcus rodens erreichen. Wir sind somit auf im allgemeinen ziemlich grobe Veränderungen angewiesen, bei denen die Erfahrung eine Prädisposition zur krebsigen Entartung erkennen läßt. Klinisch macht sich eine Präcancerose wohl sehr selten bemerkbar, bekanntlich ist das Allgemeinbefinden meistens nicht gestört, es können sogar eine Gewichtszunahme, ein normales Blutbild usw. vorhanden sein. Eine prophylaktische Erfassung — nach Analogie der Tuberkulose-Diagnostik bei Reihenuntersuchungen — ist nicht durchführbar und würde, bei klarer Symptomatologie, auch keineswegs das präcanceröse Stadium aufdecken, sondern einen schon mehr oder weniger ausgebildeten Tumor. Es bleiben also nur die Veränderungen übrig, die erfahrungsgemäß die Vorläufer eines Krebses sind. Man kann sie, genau wie bei den anderen dermatologischen und gynäkologischen Präcancerosen, eventuell in obligate und fakultative Präcancerosen trennen, oder — nach Deelman — in Präcancerosen und präcanceröse Zustände.

Beim Fehlen der Initialerscheinungen muß man vor allem auf Präcancerosen gefaßt sein, wenn deutliche krebsfördernde Faktoren vorliegen, Als solche sind zu erwähnen: hormonale Überproduktion, bzw. zu weit durchgeführte Hormontherapie, besonders wenn (nach Lacassagne) die Hypophyse mitspielt und vor allem auch bestimmte Berufe. Für den inneren Körper sind zu erwähnen: der *Schneeberger* Lungenkrebs und der Urankrebs, die wohl auf die starke Ionisation der Luft zurückgehen, der Blasenkrebs bei Anilinarbeitern und die Prädisposition von Gastwirten und Kellnern für Zungen-, Speiseröhren- und Magenkrebs. Auch der Lungenkrebs bei starken Rauchern (besonders von Zigaretten) ist in den letzten Jahren besonders hervorgetreten. Es ist jedoch nicht möglich, hier die Diagnose Präcancerose zu stellen, höchstens könnte das Ausüben eines krebsgefährdeten Berufs als ein präcanceröser Zustand bezeichnet werden. Im Bereiche des Tractus intestinalis kennen wir als Präcancerose die Leukoplakie der Mund- und Zungenschleimhaut. Auch hier jedoch soll man zwischen obligaten und fakultativen präcarcinomatösen Formen unterscheiden. Auf die Frage „wie“, gibt oft nur der weitere Verlauf Antwort.

Das *Plummer-Vinsonsche* Syndrom (Dysphagie, Glossitis und Anämie) stellt eine unzweideutige Präcancerose (AHLBOM) dar, und zwar für Krebse der oberen Luft- und Speisewege. Vor dem genannten Trias bestehen viele Varianten, eine Atrophie der Lippen kann die der Zunge weit übertreffen, und die Cheilitis kann unter Umständen das erste Symptom darstellen. Auch können löffelförmige Fingernägel die Aufmerksamkeit auf das Syndrom lenken.

Auffallend ist, daß bei einem Tumor im Bereich der Mundhöhle und des Hypopharynx (nicht Epipharynx!) die Wahrscheinlichkeit des Vorhandenseins eines zweiten Tumors im Oesophagus 50/100mal größer ist als sonst (ZUPPINGER). Auch das Umgekehrte trifft zu. Es wäre jedoch nicht angebracht, hier von Präcancerose zu sprechen, weder fakultativ, noch obligat.

Im Magen sind die Achylia gastrica im Rahmen einer Perniciosa, chronische Geschwüre und chronische Gastritis zwar oft von krebsiger Entartung der Magenwand gefolgt, aber es wäre verfehlt, diese Veränderungen als Präcancerosen zu betrachten. Es gibt jedoch als obligate Präcancerosen aufzufassende und dementsprechend therapeutisch anzugehende pathologische Veränderungen im Magen. Erstens stellen große Polypen an der großen Kurvatur Präcarcinome dar, weil sie ausnahmslos maligne degenerieren. Zweitens sind Magengeschwüre mit einem Durchmesser von 2,5 cm und mehr als Präcarcinome aufzufassen, weil bei diesem Ausmaß des Defekts die chronische Reizung fast ausnahmslos die Entartung der Wände bzw. des Bodens herbeiführt.

Das weitaus häufigste, leider schwer einwandfrei diagnostizierbare Präcarcinom im Magen ist die chronische hypertrophische — atrophische Gastritisform, die mit ihren beet- und warzenförmigen Schleimhautveränderungen von BERG, KONETZNY u. a. beschrieben wurde. Sowohl röntgenologisch als gastroskopisch ist die Diagnose mitunter schwer zu stellen. Sie erfordert regelmäßige Kontrolluntersuchungen, die sowohl in bezug auf die Strahlengefahr als auf das Befinden des Patienten bei der Gastroskopie nicht ohne strenge Indikation durchgeführt werden dürfen. Der Circulus vitiosus ist hier offensichtlich: die wiederholte Untersuchung steigert die Abneigung, die schließlich das Verpassen des richtigen Moments zur Folge hat. Hier soll jedoch der Grundsatz lauten: Lieber zehnmal eine Laparotomie mit negativem Krebsbefund vornehmen als „Lehrbuchsymptome“ abwarten!

Im Bereich der Gallenblase stellt Cholecystitis und Cholelithiasis präcanceröse Zustände im Sinn DEELMANS dar, weil auch hier die chronische Reizung der Wand einen krebserregenden Faktor bilden kann. Klinische Symptome sind: Müdigkeit, Blässe, Druckgefühl im Oberbauch. Ein allmählich zunehmender Ikterus muß dagegen als Spätsymptom angesehen werden. Ob Divertikel, die einzeln oder gehäuft im ganzen Tractus intestinalis vorkommen, als fakultative Präcancerosen anzusprechen sind, wird allgemein verneint. Für die unteren Darmabschnitte mag jedoch ein Zusammenhang bestehen angesichts der Tatsache, daß im Sigma die Divertikelbildungstendenz mit der auffälligen Krebshäufigkeit zusammenfällt (FRANKE, OESER).

Die Polypen im ganzen Magen-Darm-Trakt werden, besonders in den unteren Darmabschnitten, als Präcarcinome betrachtet. Weil etwa drei Viertel von allen Coloncarcinomen im Sigma und besonders im Rectum vorkommen, soll gerade hier nach als obligate Präcarcinomen aufzufassenden Polypen gefahndet werden. Noch viel zu wenig wird von der Möglichkeit, durch Rectoromanoskopie hier eine Epignose zu stellen, Gebrauch gemacht. Daß schon die einfache Untersuchung des Rectums durch Digitaltouchée manche Katastrophe vorbeugte, indem sie das Präcarcinom aufdeckte, kann nicht genug — besonders für die praktischen Ärzte — betont werden. Wird auf Schleim und Blut gewartet, dann hat, wie RIEGEL sich ausdrückt, in vielen Fällen die Diagnose „Krebs“ nicht viel mehr Bedeutung als eine Leichendiagnose. Im Tractus uropoeticus kennen wir als Präcancerose nur das Blasenpapillom, den Blasenpolyp. Es kann selbst — sogar alarmierende — Symptome verursachen, wie Obstruktion oder Blutung, oder wird als Nebenbefund bei einer Cystoskopie entdeckt. Es soll als ein obligates Präcarcinom aufgefaßt werden.

Zusammenfassend können wir also sagen, daß es beim Menschen, sowohl in seinem Integument wie in seinem Innern, eine ganze Reihe von pathologischen Veränderungen gibt, die als präcarcinomatös aufzufassen sind. Bei vielen davon, besonders bei den dermatologischen Fällen, ist weiteres Abwarten — vorausgesetzt unter ständiger bzw. periodischer Überwachung — zu verantworten, bei anderen jedoch ist sofortiges Handeln geboten. Die Diagnose „Präcancerose" gehört in erster Linie in das Sprechzimmer des praktischen Arztes, der besonders im krebsgefährdeten Alter jedem Symptom mißtrauisch gegenüberstehen soll. „Vertrauen ist gut, Mißtrauen ist besser" soll es hier heißen, und er soll die Vermutungsdiagnose Präcarcinom nicht eher aufgeben, bevor der Unschuldsbeweis der betreffenden pathologischen Veränderung erbracht ist. Es kann nicht genug betont werden, daß die Sprechstunde des praktischen Arztes der Hauptfangarm für die Präcarcinome sein kann und sein soll, und daß sie dadurch wohl den allerwichtigsten Beitrag zu der Krebsbekämpfung überhaupt leisten kann. Für alle Formen der krebsartigen Entartung gilt sowohl für die Untersuchung und Behandlung durch den Hausarzt wie durch den Spezialist die Unbeeinflußbarkeit der Symptome durch übliche, nicht auf Krebs abgestimmte Behandlungsmethoden. Mit dieser Tatsache vor Augen werden mehr Ulcera rodentia, aber auch mehr Magen- und besonders Mastdarmkrebse einer rechtzeitigen, lebensrettenden Behandlung zugeführt werden können. Eine stetige Warnung bilden die Worte Oberlings in seinem Buche „The riddle of Cancer": "How much time may be lost by expectant waiting and useless treatment! The golden hour passes and with it the last chance of the patient".

Literatur

Andrews, G. C.: Disease of the skin. Philadelphia and London: Saunders Company.

Aufdermaur, M.: Präcanceröse Veränderungen der weiblichen Brustdrüse, mit besonderer Berücksichtigung der Zystenmamma. Schweiz. med. Wschr. **99**, 1779—1784 (1969).

— Präcanceröse Veränderungen der weiblichen Brustdrüse. Wien. klin. Wschr. **82**, 442—444 (1970).

Becker, Th., Bartel, M.: Organkrebs und Praecancerose in ihren Beziehungen zu Geschlecht und Lebensalter. Z. Alternsforsch. **17**, 333—344 (1964).

Bowen, G. T.: Statistik-Massachusetts General Hospital. Boston 1903.

Chirurco, G. A.: Precancerogenesi e Tumori professionali. — Prevenzione — Profilassi e Diagnosi precore. Milano: Ed. Lito — Tipografia I. N.A.I.L. 1968.

Franke, H.: Frühdiagnostik des Karzinoms in der Inneren Medizin. Berlin: Walter de Gruyter & Co. 1953.

Ganse, R.: I. Ergänzung der Kolposkopie bei der Prophylaxe des Portiocarcinoms durch das Kolpofoto; II. Einführung in die pathologischen Veränderungen der Portioschleimhaut (Kolpofotogramme). Berlin: Akademie-Verlag 1953.

Glatthaar, E.: Gynaecologia (Basel). Suppl ad vol. **134**, 196—219 (1952).

Herrmann, D.: Präcancerosen der Mundschleimhaut. Berl. Med. **16**, 191—197 (1965).

Jung, H. D., Kölzsch: Zur Epidemiologie von Präcancerosen und bösartigen Tumoren der Haut. III. Basaliome der Haut. Hautarzt **19**, 215—219 (1968).

— — Zur Epidemiologie von Präcancerosen und bösartigen Tumoren der Haut. IV. Sarkome der Haut. Hautarzt **19**, 515—517 (1968).

Kúta, A.: Multiple carcinomatous growths and skin sarcoma in a patient with chronic Röntgenraydermatosis. Radiobiol.-Radiother. (Berl.) **4**, 231—239 (1963).

Mestwerdt, G.: Atlas der Kolposkopie. Jena: VEB Gustav Fischer Verlag 1953.

Müller, J. H.: Cancer of the cervix. Diagnosis of early forms. London: Ciba Foundations 1959.

Perret, Ch. A.: Diagnostic clinique, pronostic et traitement des tumeurs bénignes et malignes. Leur diagnostic précose en consultation. Paris: G. Doin & Cie. 1958.

Steigleder, G. K.: Die Präcancerosen in moderner Sicht. Hautarzt. **14** 87—94 (1963).

Vernole, B.: Aspetti ultrastrutturali degla stati di precancerosi della lingua. Minerva stomat. **16**, 401—406 (1967).

Wespie: Entstehung und Früherfassung des Portiocarcinoms. Basel: Benno Schwabe & Co. Verlag 1946.

B. Haut

Von

H. Storck, K. Schwarz und F. Ott*

Mit 34 Abbildungen

I. Allgemeiner Teil

Aus jeder ektodermalen und mesodermalen Komponente der Haut können Fehlbildungen (Naevi) sowie benigne, präcanceröse, semimaligne oder maligne Geschwülste entstehen. Zur Strahlentherapie eignen sich, bis auf wenige Ausnahmen, nur die semimalignen oder malignen Geschwülste, weswegen im speziellen Teil nur auf diese eingegangen sei.

1. Gutartige, präcanceröse, semimaligne und maligne Hauttumoren

a) Einleitung

Die tumorösen Veränderungen der Haut sind außerordentlich mannigfaltig. Die Zahl der Neoplasien ist wegen der riesigen Variabilität der Typen weit größer als das Ausgangsgewebe. Die Diagnose beruht auf der klinischen Erscheinungsform, deren Entwicklung und Histologie. Die Entscheidung, ob es sich um eine benigne oder maligne Veränderung handelt sowie deren Ableitung vom Ursprungsgewebe, ist klinisch und histologisch meist möglich. Voraussetzung dazu ist aber große klinische und histologische Erfahrung. Auch die Hautgeschwülste gehorchen, wie andere Gewebe, den allgemeinpathologischen Grundsätzen. Da die Hautveränderungen klinisch und histologisch gut verfolgbar sind, kann jederzeit eine differenzierte Diagnose gestellt und die Entwicklung von gut- zu bösartig oft in allen Stadien exakt beobachtet werden. Aus diesem Grund wird der Begriff der Präcancerose in der Dermatologie häufiger als bei anderen Organsystemen gebraucht.

Bei der Geschwulstbildung sind normales Zellwachstum und Multiplikation durch die verschiedensten endogenen und exogenen Faktoren gestört. Wie bei allen proliferationsfähigen Geweben muß auch bei den epidermalen und mesenchymalen Hautzellen zur Geschwulstbildung die normale Sequenz von DNS-, RNS- und Proteinsynthese in den 4 Phasen S_1, G_2, Mitose und G_1 gestört sein, denn sonst blieben Wachstum, Struktur und Funktion normal. Experimentell lassen sich diese Phasen bekanntlich durch Angebot falscher Nucleotide und Aminosäuren oder durch Einwirkung cytostatischer Antibiotica oder ionisierender Strahlen selektiv hemmen, wobei spezielle Zellalterationen, wie Tetraploidie, pathologische Mitosen und Riesenzellen, entstehen (H. Harris, 1970; E. P. Abraham und R. J. Berry, 1970), also Veränderungen, welche die Geschwulstbildung zum Teil nachahmen und dem Verständnis näher bringen könnten. Welche dieser Phasen aber natürlicherweise bei der Hautgeschwulstbildung, durch welche Faktoren und mit welcher molekularbiologischen Wirkung gestört sind, ist noch nicht genügend bekannt. Vielleicht führen in Zukunft einige Erkenntnisse der experimentellen Tumorforschung bei Mensch und Tier weiter (s. auch Abschnitt 3, S. 28—40).

---

* H. Storck: Abschnitte B.I.: 1., 2., 3., 4.; II: 3. K. Schwarz: Abschnitte B.I.: 6.; II: 1. F. Ott: Abschnitte B.I.: 5.; II: 2.

H. Storck unter Mitwirkung von K. Schwarz und F. Ott: Abschnitt B: III.

Entscheidend für das Verständnis der Genese von Hauttumoren wäre die Kenntnis der normalen Regulation der Zellmultiplikation verschiedener Gewebsschichten, was aber bisher nur in einzelnen Anfängen erarbeitet werden konnte. Abgesehen von noch unbekannten, übergeordneten Regulationsmechanismen für Form, Struktur und Funktion der verschiedenen Organe, scheint dem gegenseitigen Kontakt der Zellen im Sinne einer Wachstumshemmung eine wichtige Rolle zuzukommen. Der Mechanismus der „Kontaktinhibition" ist zum Teil noch rätselhaft. Vereinzelt wurden großmolekulare Stoffe nachgewiesen, welche bei normalem Zellkontakt via Membrantransport in der Nachbarzelle das Wachstum hemmen. Fehlt dieser Kontakt, z.B. nach Verletzung, tritt mitotische Zellteilung auf (z.B. Wundheilung). Eine überschießende Zellteilung wäre auch denkbar, wenn diese Stoffe fehlen, wenn die Membrandurchlässigkeit oder die entsprechenden Zellreceptoren verändert sind (z.B. Zellanaplasie). Durch Einwirkung verschiedenster Faktoren (Hormone, Carcinogene, Viren) kann ein solcher Regenerationsmechanismus entgleisen und durch Wegfall der normalen Wachstumshemmung zur Hyperplasie oder gar Neoplasie führen (H. Harris, 1970).

Es ist möglich, daß bei der Zellwachstumsregulation ähnliche enzymatische Vorgänge wirksam sind, wie die bei Bakterien von Monod und Jakob (1961) gefundenen Repressoren, welche bekanntlich die Aktivität gewisser struktureller Gene (Operon) unterdrücken, und durch bestimmte Effektorsubstanzen aktiviert oder gehemmt werden können. Auch bei den Säugetieren werden neuerdings ähnliche Mechanismen angenommen. In der Embryonalzeit z.B. sind vorerst alle Gene, außer diejenigen für die Synthese der essentiellen Grundstoffwechselenzyme oder diejenigen für das mitotische Wachstum, blockiert. Die vollständige Aktivierung des „Mitosisoperons" inaktiviert das Gen für das „Gewebsoperon" und umgekehrt, d.h. für Gewebsdifferenzierung und spezielle Zellfunktion. Solche komplexen, großmolekularen Stoffe, welche als Effektoren im Cytoplasma verschiedener Gewebe spezifisch die Mitosen hemmen und somit die Zelldifferenzierung fördern, nennen W. S. Bullough u. Mitarb. „Chalone". Bei Fehlen solcher Chalone tritt die Zelle in Mitose unter Hemmung der Differentiation. Bei Aktivierung der „Chalone" z.B. durch die Nebennierenstreßhormone wie Adrenalin, wird die Differentiation gefördert und die Mitose gehemmt. Es wäre denkbar, daß bei der Carcinogenese der Chalonmechanismus gestört wird, wie dies Versuche beim Shope Virus V×2 Papillom des Kaninchens vermuten lassen (W. S. Bullough und E. B. Laurence, 1968), und daß Carcinomzellen u.a. durch Streßhormone im Sinne einer Aktivation der Chalone in schlummerndem Zustand gehalten werden. Auch Hemmung von Melanomen und Chloromen durch spezifische Chalone im Tierversuch wurden beschrieben (T. Rytömaa und K. Kiviniemi, 1969). Ob spezifische Chalone bald synthetisiert werden können und therapeutisch zur Verwendung kommen, muß die Zukunft lehren (W. S. Bullough und E. B. Laurence, 1966).

Auch beim Hautorgan entstehen durch abnorme Wachstumsförderung Hypertrophien, Hyperplasien und Neoplasien der verschiedensten Gewebsschichten.

b) Die Hypertrophien

Die Hypertrophien entstehen kompensatorisch oder hormonell durch Mehrbeanspruchung mit vermehrter Funktion, in der Regel als Zellvergrößerung, bei nicht proliferativen Geweben infolge Vermehrung von RNA- und Proteinsynthese mit vergrößerten Mitochondrien. Struktur und Organbau bleiben ungestört. Solche Veränderungen finden sich in der Haut selten, abgesehen von gewissen Naevi, am ehesten im Fettgewebe (Adipositas).

c) Die Hyperplasien

Die Hyperplasien (Überschußbildung) kompensieren bei teilungsfähigen Zellen funktionelle Mehrbelastung durch Zellvermehrung, zum Teil durch fehlerhafte Steuerungsimpulse (z.B. Keloide), entstehen auch nach den verschiedensten Irritationen (z.B. Acanthose beim Ekzem, d.h. Hyperplasie der Epidermis nach chronischen mechanischen Reizen oder chronischer Entzündung) und sind oft hormonabhängig. Sie treten auch als angeborene örtliche Fehl- oder Mißbildungen in Erscheinung (epidermale und mesenchymale hyperplastische Naevi, auch Genodermatosen wie Keratosen, verschiedene Formen der Hämangiome, kongenitale Hypertrichosen, Elephantiasis congenita etc.).

Hypertrophien und Hyperplasien sind, abgesehen von naevoiden Fehlbildungen, reversibel, gehören eigentlich nicht zu den Geschwülsten. In der Regel besteht ein abnormes Gleichgewicht zwischen Zellteilung und Zelltod. Außer z.B. beim frischen Keloid oder bei zellreichen Hämangiomen, sind sie nicht strahlensensibel, weshalb im speziellen Abschnitt dieses Beitrages, S. 66, nicht näher auf solche Veränderungen eingegangen sei.

d) Die Neoplasien

Die Neoplasien können auch als echte Geschwülste bezeichnet werden. Von den verschiedensten Autoren wurden verschiedene Definitionen gegeben. Es seien hier nur deren zwei erwähnt.

Die „echten" Geschwülste sind irreversible, autonome Wachstumsexzesse körpereigener Gewebe (A. v. ALBERTINI, 1955). Diese allgemeine Definition betrifft gutartige, semimaligne wie auch maligne Geschwülste. Werden hauptsächlich die malignen Tumoren anvisiert, scheint folgende Definition von BERENBLUM (1962, 1970) treffend: „Die malignen Tumoren bestehen aus aktiv wachsendem Gewebe, zusammengesetzt aus Zellen, die von einer Zelle abstammen, welche einen abnormen Typ einer irreversiblen Differentiation durchmachte. Das Wachstum ist wegen fortwährender Verzögerung der Reifung seiner Stammzellen progressiv."

Im Gegensatz zu Hypertrophie, Hyperplasie, Überschußregeneration, entzündlichen Gewebsneubildungen, können sich die echten Geschwülste nicht spontan in ihr Ausgangsgewebe zurückverwandeln.

Die *gutartigen Geschwülste* zeigen determinierte Wachstumsexzesse mit Wachstumsstillstand nach gewisser Größe, d.h. Einstellung eines neuen Gleichgewichtes. Sie wachsen expansiv oder verdrängend, nicht invasiv zerstörend, nicht metastasierend. Auch sie sind in gewissem Sinne autonom, d.h. unabhängig von den normalen Wachstumsregulationen, gelegentlich aber abhängig von hormonellen Einflüssen. Die *malignen Geschwülste* hingegen zeigen nicht determiniertes, sondern unbegrenztes Wachstum, sind zu Beginn expansiv, dann aber früher oder später invasiv, zerstörend und bilden Metastasen, indem sich die Krebszellen auch in abnormer Umgebung am Leben erhalten, oder gar teilen können. Die gutartigen wie auch die bösartigen Geschwülste bestehen aus körpereigenem Gewebe, aus mehr oder weniger veränderten, lebenden Zellen mit Stroma und Gefäßen. Mit zunehmender Malignität zeigen sie zunehmende strukturelle Variabilität, Zellpolymorphismus mit Größenabnormität von Cytoplasma und Kernen, Strukturabnormitäten und Störung der normalen räumlichen Zellbeziehung. Es finden sich Verminderung der spezifischen Funktionen, Zunahme der vegetativen Funktionen im Sinne der proliferativen Fähigkeit, schließlich Erwerb neuer Funktionen, welche Invasion und Zerstörung des umgebenden Gewebes oder Proliferation nach Verschleppung ermöglichen. Man sollte vielleicht nicht von Entdifferenzierung oder Dedifferenzierung sprechen, sondern eher von Verzögerung der Reifung auf Stammzellstufe, eventuell mit inadäquater neuer Differentiation (BERENBLUM, 1970).

Jede Tumorzelle hat ein normales und ein neoplastisches Erbe. Die Abweichung von der Norm kann minimal bis ausgesprochen sein. Die benignen Geschwülste zeigen oft bindegewebige Kapseln mit neugebildeten Fasern, wogegen bei den malignen Geschwülsten Basalmembran und Kapseln in der Regel fehlen, d.h. zerstört wurden. Die Autonomie ist allerdings relativ, denn nur die wenigsten Tumorzellen sind vollkommen unabhängig von hormonellen Einflüssen oder anderen mitosehemmenden Faktoren, wie dies z.B. in Zellkulturen gezeigt werden konnte (PINKUS, 1966).

Charakteristisch für Malignität ist *Anaplasie*. Struktur und Organisation der Gewebe sowie ihre Beziehung zu den Gefäßen und die Zellen selbst sind atypisch. Die Strukturvariabilität ist an verschiedenen Stellen meist unterschiedlich. Die Zellen zeigen Variation in Größe, Form und Färbbarkeit von Zellkern und Cytoplasma mit Erhöhung des Kern-Protoplasmaquotienten. Es findet sich Tendenz zu Kernhyperchromasie, Prominenz der Nucleolen, Auftreten vermehrter oder pathologischer Mitosen. Keine der genannten Veränderungen ist jedoch für Malignität pathognomonisch. Entscheidend ist nur der maligne Verlauf mit infiltrativem, unbeschränktem, zerstörendem Wachstum und der Möglichkeit von Metastasenbildung. Daß der Verlauf entscheidend ist, zeigen die neueren Erkenntnisse über die „Pseudocarcinome“ (Keratoacanthome) der Haut, welche trotz Anaplasie mit invasivem Wachstum, welches an Spinalzellcarcinome erinnert, gutartig sind und sich nach monatelangem Bestand spontan vollkommen zurückbilden (PINKUS, 1970). Dasselbe ist vom juvenilen Melanom zu sagen, welches im allgemeinen trotz Anaplasie gutartig verläuft.

Folgende biochemische und strukturelle Abnormitäten der Krebszelle wurden besonders diskutiert: Vermehrte anaerobe und aerobe Glykolyse, Verminderung des Calcium- und Magnesiumgehaltes (verminderte Adhäsion der Krebszelle), quantitative und qualitative Änderungen von Zentrosphären (z.B. Verminderung der Polarität), Änderung des Golgi-Apparates, der Mikrosomen, erhöhte Empfindlichkeit und Verminderung der Mitochondrien, Verminderung der Organisation des Ergastoplasmas, Vermehrung der Cytoplasma-Basophilie durch Zunahme der osmiophilen Körnchen, die sich aber nicht als pathognomonische Veränderungen erweisen. Viele dieser Veränderungen lassen sich lediglich als Manifestation des veränderten Zellmetabolismus interpretieren (ANDRADE, 1964). Unterschiede der Ultrastruktur von Kernmembran, Nucleolen und Zellmembran gegenüber der Norm konnten bisher keine gefunden werden.

e) Die Präcancerosen

In der Dermatologie ist es üblich, gewisse Läsionen, die früher oder später in Carcinome übergehen können, als Präcancerose zu bezeichnen (s. Tabelle 1, 2). Gewisse Malignome, die invasiv wachsen, aber sozusagen nie metastasieren, kann man als *semimaligne* bezeichnen (s. auch Tabelle 3, z.B. Basaliome).

Der Begriff *Präcancerosen* wurde 1896 von DUBREUILH für dermatologische Affektionen geprägt, bei welchen gut beobachtbare, vorbestandene Läsionen früher oder später in ein Carcinom übergehen können. Er wird seither von den meisten führenden Dermatologen für pathologische Hautveränderungen verwendet, welche, ohne selbst Krebs zu sein, die Tendenz haben, früher oder später in Krebs überzugehen (B. BLOCH, 1932). Wahrscheinlich handelt es sich meist um ein Carcinom *in situ*, welches sich aber häufig nicht identifizieren läßt, da die charakteristischen biochemischen Änderungen einer Carcinomzelle noch unbekannt sind (MONTGOMERY, 1967).

Die Existenz der Präcancerose entspricht der praktischen Erfahrung, daß gewisse klinisch definierte Krankheitsbilder früher oder später mit größerer Wahrscheinlichkeit in Carcinom übergehen können, wobei nach MIESCHER (1943) im allgemeinen drei Faktoren von Bedeutung sind:

1. Karyotroper Reiz, 2. schicksalshafte Realisationsfaktoren, 3. qualitativer und quantitativer Widerstand des umgebenden Gewebes, welcher sich aber noch schwer fassen läßt.

Tabelle 1. *Präcancerosen* (nach G. MIESCHER, 1943)

1. *Präcancerose im engeren Sinn*	
Umschriebene Gewebsveränderungen, welche häufig früher oder später in Krebs übergehen	Teer-, Röntgen-, Arsen-Warzen Keratoma senile verrucöse Präcancerose (Cornu cutaneum) Warzen bei Xeroderma pigmentosum Morbus Bowen[a] Morbus Paget[a] melanotische Präcancerose Leukoplakie, umschriebene verrucös-vegetierende Form Erythroplasie
2. *Präcancerose im weiteren Sinn*	
Diffuse Gewebsveränderungen, auf deren Boden sich an umschriebenen Stellen und meist aus Vorstadien der unter 1. genannten Art Krebse entwickeln können	chronische Teer-, Röntgen-, Arsen-Haut chronische Lichtatrophie (senil-atrophische Haut) atrophische Haut bei Xeroderma pigmentosum regressiv-atrophische Zustände: Kraurosis penis, Kraurosis vulvae, Balanitis xerotica obliterans
3. *Nicht mehr in den Begriff der Präcancerose fallend*	
Gewebsveränderungen, bei welchen nur in vereinzelten seltenen Fällen Krebsbildung vorkommt	chron.-infektöse Granulome, Lues, Tuberkulose, Narben gutartige Neubildungen benigner Epitheliome Atherome, Pigment-Naevi

[a] Nach der heutigen Auffassung sind die Bowen- und Paget-Zellen bereits als Carcinom-Zellen und nicht als Präcancerose anzusehen.

Es ist fraglich, wie weit die entscheidenden strukturellen und biologischen Zellveränderungen nach Einwirkung eines Carcinogens während der Latenzphase bis zur Manifestation im Sinne eines präcancerösen Zustandes in Zukunft faßbar werden. Nach v. ALBERTINI (1955) bestehen bei den Präcancerosen zu Beginn keine morphologischen Kriterien für einen Umschlag in die maligne Proliferation. Entsprechend den großen Schwankungen der Krebswahrscheinlichkeit ordnete G. MIESCHER die Präcancerosen 1. in Präcancerosen im engeren Sinn, 2. Präcancerosen im weiteren Sinn und 3. in nicht mehr in den Begriff der Präcancerosen fallende Gewebsveränderungen (Tabelle 1). Eine ähnliche Einteilung wurde von H. Z. LUND (1957), ANDRADE (1964), H. MONTGOMERY (1967), H. PINKUS (1969) aufgestellt. Beim Morbus Bowen handelt es sich zweifellos um ein intraepitheliales Carcinom, welches allerdings häufig lokalisiert bleibt und als semimaligne bezeichnet werden kann. Der mammilläre Morbus Paget geht häufig von den tiefen Milchgängen aus, so daß hier kaum mehr von einer Präcancerose gesprochen werden kann, denn er kann wie ein Mammacarcinom früh metastasieren.

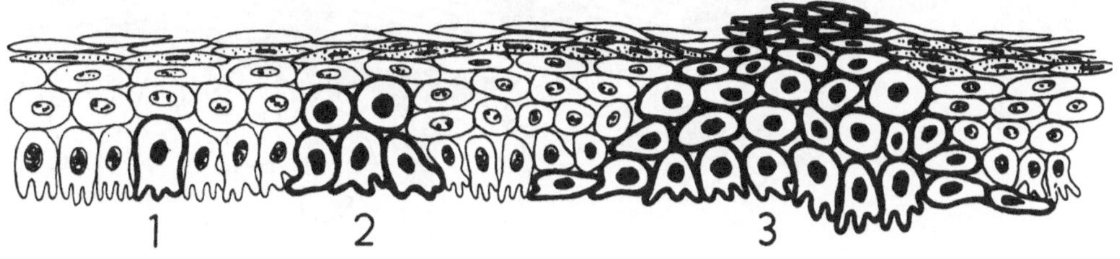

Abb. 1. Aktinische Keratose. Entwicklung einer aktinischen Keratose aus einer einzelnen Keimzelle der Basalis, welche den ersten Schritt zur malignen Entartung genommen hat (*1*). Diese Mutterzelle produziert mehr maligne Basalzellen sowie Stachelzellen wegen einer etwas höheren mitotischen Rate (*2*). Wenn die Stachelzellen die Oberfläche erreicht haben, kommt es zu einer klinisch sichtbaren Läsion (*3*), weil sie parakeratotisch werden und eine Schuppe bilden. Dunkle Umrandungen zeigen Krebszellen (nach PINKUS u.a., 1969)

Daß die *Präcancerose* wie auch das *Carcinom* von einzelnen alterierten Zellen und nicht von flächigen Zellkomplexen ausgeht, hat in überzeugender Weise H. PINKUS am Beispiel der aktinischen Präcancerose histologisch nachgewiesen (H. PINKUS, 1966, 1967). Er fand bei sorgfältiger Untersuchung von Frühstadien einzelne umgewandelte Keratinocyten mit hellerem, eosinophilerem Protoplasma, welche durch raschere Multiplikation in der Basalzellschicht Inseln bilden, die nach der Oberfläche kegelförmig ohne Bildung von Keratohyalinkörnchen zu umschriebener Parakeratose führen (Abb. 1). Da diese in der Folge von Anaplasie durch die angrenzenden normalen, epidermalen Zellen von Haarfollikeln und Schweißdrüsenausführungsgängen nicht als „selbst" erkannt werden und somit keine Kontaktinhibition herbeiführen, entstehen schirmartige, hyperplastische Regenerationsversuche, welche die anaplastischen Zellen nach unten verdrängen (Abb. 2). Dadurch wird Invasion zwischen Follikeln und Schweißdrüsen oder entlang der Follikel erleichtert. Zusätzlich bildet sich in der angrenzenden Papillarschicht durch Erkennen von „fremd" entzündliche Gegenreaktion mit Lymphocyten, Plasmazellen und Eosinophilen.

Es muß betont werden, daß der Ausdruck einer Präcancerose ein klinisch statistischer Begriff ist mit prospektivem Ausblick, daß je nach Hautveränderung nach so und so viel Jahren mit einer invasiven, später eventuell metastasierenden, krebsigen Umwandlung zu rechnen ist. Es ist noch nicht bekannt, welche Faktoren bei den einzelnen Hautgeschwülsten für die Dauer der Inkubationszeit, d.h. Einwirkung von Carcinogen mit irreversiblem Schaden bis zur histologisch oder klinisch erfaßbaren präcancerösen oder krebsigen Umwandlung verantwortlich sind. Zweifellos spielt die von vielen Autoren immer wieder diskutierte und vorläufig noch spekulative Krebsabwehr eine Rolle, wobei neuerdings besonders immunologische Mechanismen, vor allem im Sinne der cellulären Immunität diskutiert werden. Eine solche Möglichkeit stimmt eventuell mit der Beobachtung überein, daß sich in den Anfangszuständen meist wenige spezifisch-anaplastische Zellen finden, jedoch mit relativ starker entzündlicher Gegenreaktion. Mit der Zeit finden sich immer mehr anaplastische Zellen bei abnehmender entzündlicher Gegenreaktion und damit klinisch meist zunehmend malignem Verlauf. Auffällig sind solche Beobachtungen bei den Präcancerosen, ganz besonders auch bei einzelnen Malignomen des lympho- und hämopoetischen Apparates, wie z.B. der Mycosis fungoides und den Retikulosen. Eine solche Mitbeteiligung der Krebsabwehr, möglicherweise immunologischer Art durch Entzündung mag auch den Umstand erklären, daß bei Hautpräcancerosen in der Regel kleinere Röntgendosen therapeutisch wirksam sind, obwohl die anaplastischen Zellen auch hier bereits als Carcinomzellen zu betrachten sind, allerdings erst mit begrenzter Ausbreitung, und vorläufig ohne Invasion oder Metastasierung.

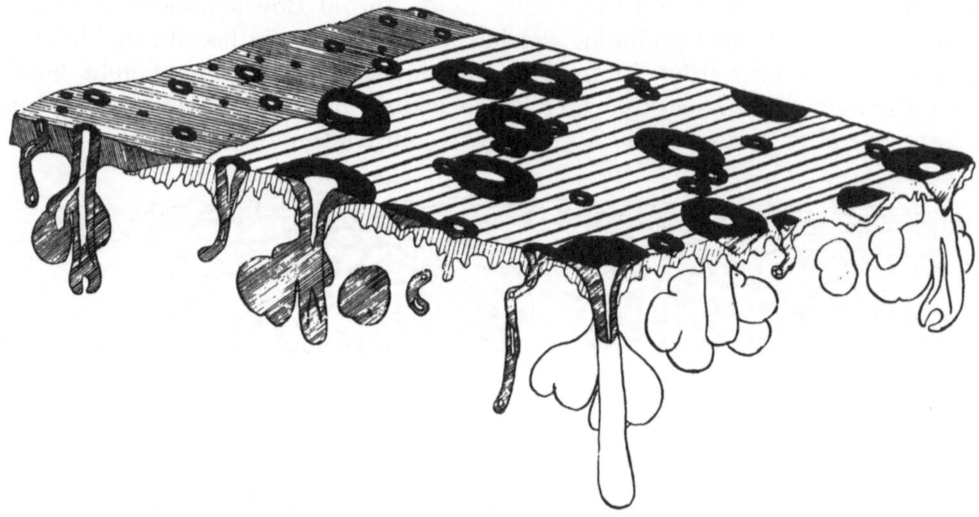

Abb. 2. *Links:* Normale Symbiose der Epidermis und Öffnungen der Anhangsgebilde. *Rechts:* Konkurrenzierung zwischen dysplastischer Epidermis und Hyperplasie der Epithelanhangsgebilde bei aktinischer Keratose (nach PINKUS u.a., 1969)

2. Klassifikation

Im allgemeinen ist es klinisch und besonders histologisch möglich, bei benignen, präcancerösen, semimalignen und auch malignen Hauttumoren das Ursprungsgewebe zu diagnostizieren, d.h. die Histogenese zu verstehen. Bei den gutartigen Tumoren finden sich in der Regel wenig formale und strukturelle Abweichungen von der Norm, ebenso bei den präcancerösen und semimalignen Veränderungen, wogegen bei den bösartigen Geschwülsten eine ausgesprochene Anaplasie mit mangelnder Differenzierung die histogenetische Diagnose fast verunmöglichen kann. Aber auch hier ist es im allgemeinen möglich, an einzelnen Stellen trotz Polymorphie und Pleomorphie Zellverbände mit mehr oder weniger charakteristischen Strukturen zu finden, welche eine Diagnose erlauben. Dem Histopathologen werden sich folgende Fragen stellen: Handelt es sich um eine Geschwulst? Welches ist der Typus? Welche Variation liegt vor? Handelt es sich um eine epidermale oder mesodermale Veränderung? Wie ist das Geschwulstparenchym? Welche cellulären Leistungen sind nachweisbar? Und schließlich stellt sich die prospektive Frage der Gut- oder Bösartigkeit (A. v. ALBERTINI, 1955).

Die primäre diagnostische Entscheidung betrifft die Frage, ob die tumoröse Hautveränderung epithelialer oder mesenchymaler Herkunft ist.

a) Die epithelialen Geschwülste

α) *Einleitung*

Bei den *epithelialen Veränderungen* liegen die Zellen mosaikartig nebeneinander, ohne Zwischenschaltung von bindegewebigen Elementen oder Kittsubstanz, höchstens von intercellulärer Flüssigkeit. Bei den mehr oder weniger anaplastischen *epidermalen Keratino-*

cyten mit mehr oder weniger Ansätzen zu normaler oder pathologischer Verhornung findet sich Ortho- oder Parakeratose. Mit zunehmender Strukturanaplasie kann die Verhornung vollkommen desorientiert sein, mit Bildung von Hornperlen oder individueller Zell-Dyskeratose bei funktioneller Zwecklosigkeit (Tabelle 2).

Tabelle 2. *Epidermale Geschwülste (exklusive Melanome)*

	Gutartig naevoid	Präcancerös semimaligne	Maligne (Carcinome)
Keratinocyten	Naevus verrucosus Papillome Epitheliome Pseudocarcinom (Keratoakanthom)	Keratoma senilis wuchernde Papillome Morbus Bowen (intraepitheliales Ca) Leukoplakie Erythroplasie	Spindelzellcarcinom differenziert undifferenziert
Basalzellen (basaloide Zellen)	Verruca seborrhoica Adenome und Epitheliome mit Differentiation in Richtung Talg- und Schweißdrüsen oder Haarfollikel	Basaliome	Morbus Paget Talgdrüsencarcinom Schweißdrüsen-carcinom

Die epidermalen Gebilde können aber auch von normalen oder anaplastischen *Basalzellen* (Basaloidzellen, H. PINKUS, 1969) ausgehen, wobei relativ normale Basalzellenhyperplasie wie bei den verschiedenen Formen der seborrhoischen Warzen (solid, papillomatös, retikulär) oder mit leicht anaplastischen Veränderungen wie beim semimalignen Basaliom entstehen (Tabelle 2). Die pluripotenten Basalzellen behalten mehr oder weniger die Möglichkeit einer Differentiation in Richtung der Anhangsgebilde, nämlich Haarfollikel, Talgdrüsen und Schweißdrüsen. Mit abnehmender Differentiation finden sich Fehlbildungen, adenomatöse, epitheliomatöse und basaliomatöse Geschwülste mit Differentiationsansätzen in Richtung Talgdrüsen, Haarfollikel, apokrine und ekkrine Schweißdrüsen (H. PINKUS, 1969) (Tabelle 3). Von der Hyperplasie mit zunehmender Anaplasie kann man mit W. LEVER (1968) auch von organischen (Naevi), organoiden (Adenome), suborganoiden (Epitheliome) und schließlich nicht organischen (Basaliom) Malformationen (Hamartome) sprechen.

Als Ausgangspunkte gelten mehr oder weniger anaplastische pluripotentielle Basalzellen oder Stammzellen (basaloide Zellen) mit Bildung der in Tabelle 2 angeführten gutartigen bis semimalignen Geschwülste. Die klinische und histologische spezielle Diagnostik erfordert viel Erfahrung und kritische Zurückhaltung in der Interpretation, ob die Ursprungszellen liegen gebliebene embryonale Zellen der Epidermalknospen oder neue naevoide oder anaplastische Umwandlungen darstellen, die letzteren als semimaligne Basaliome nach Einwirkung verschiedenster Carcinogene (UV, anorganisches Arsen). Nach H. PINKUS (1969) sind diese Neoplasien jedoch nicht rein epithelialer Natur, sondern es sind fibroepitheliale Veränderungen mit enger epithelial-mesenchymaler Beziehung. Die basaloiden Zellen der Basaliome zeigen keine normalen intercellulären Brücken, keine Tonofibrillen, jedoch noch Desmosomen. Das Stroma ist *weniger reif* und fibrös, jedoch cellulärer. Hyaluronsäure und Mucin sind vermehrt, wodurch sich um das epitheliale Parenchym nach Fixation durch Retraktion die charakteristischen Hohlräume bilden. Das Pigment liegt wie üblich in den dendritischen Zellen oder Melanophoren, wobei die basaloiden Zellen dasselbe weniger oder auch mehr als normal aufnehmen. Eventuell findet sich *vermehrtes Mucin und Hyalin* oder auch Zellauflösung mit cystischen, adenoiden Formationen. Wie bei den aktinischen Präcancerosen gehen auch die Basaliome von umschriebenen anaplastischen Zellen der Basalzellschicht aus und nicht von reifen Zellen der Anhangsgebilde (A. MADSEN, 1955; H. S. ZACKHEIM, 1963).

Die organischen, organoiden und suborganoiden Neoplasien sind kaum strahlenempfindlich, wohl aber die nicht organischen Neoplasien, d.h. die semimalignen Basaliome. Obwohl sich diese Zellen abnorm mitotisch teilen, die Gebilde zuerst expansiv, dann aber auch invasiv wachsen und das umliegende Gewebe, insbesondere Knorpel und Knochen zerstören (z.B. terebrierendes Basaliom), können sie mangels Metastasenbildung als semimaligne bezeichnet werden. Lediglich gemischte atypische Formen führen selten zu Meta-

Tabelle 3. *Klassifizierung von epithelialen Naevi und Neoplasien* (nach PINKUS, 1969)
Richtung der Differenzierung

Stufe der Entwicklung	Epidermis	Talgdrüse	Follikel-Komplex		Ekkriner Apparat
			Haarfollikel	Apokriner Apparat	
Malformation	Verrucöser epidermaler Naevus	Naevus sebaceus	Haarnaevus	Apokriner Naevus	Ekkriner Naevus
			Haarfollikel-Naevus		
Adenomatös	Klarzell-Akanthom		Trichofollikulom	Cystadenome	Ekkrine Porome
	Melanoakanthom		Trichoadenom		Tubuläre Adenome
	Seborrhoische Verruca papillomatöser Typ		Tumor des Follikel infundibulums		Noduläre Adenome
	Seborrhoische Verruca solider Typ	Adenoma sebaceum	Intrafollikuläre Keratose	Adenoma papilliferum	
	Seborrhoische Verruca retikulärer Typ		Tricholemom	Syringom	
Epitheliomatös		Epithelioma sebaceum	Epitheliom Malherbe		
			Trichoepitheliom	Cylindrom	Klarzell-Hydradenom
Basaliomatös		Basalzell-Epitheliom			

stasen, so die Basaliome der Anogenitalregion. Je nach Wachstumsgeschwindigkeit und Lokalisation zeigen die Basaliome Tendenz zu scirrhösem Wachstum mit weitverzweigten Verästelungen und Tendenz zu Randrezidiven oder zu papulösen bis großtumorösen Wucherungen mit zentralen Nekrosen infolge Ernährungsstörung (Ulcus rodens). Sie können auf den ganzen Körper verteilt multilokulär in Erscheinung treten, besonders dann, wenn die gesamte Haut von einem Carcinogen geschädigt wurde (Arningsches Carcinoid, z.B. Jahre nach Einnahme von anorganischem Arsen in Form von Liquor Fowleri).

Die epidermalen Geschwülste vom Typ der Keratinocyten und Basalzellen lassen sich zusammenfassend klinisch, histologisch und nach Verlauf in gutartige, zum Teil naevoide, in präcanceröse, zum Teil semimaligne und in maligne Veränderungen klassifizieren (Tabelle 2, 3).

β) Naevoide und gutartige Hyperplasien

Die naevoiden Hyperplasien zeigen keine Änderungen von Struktur und Zellreifung und entstehen anlagemäßig ohne äußeren Grund. Die *gutartigen umschriebenen Hyperplasien* sind in der Regel verbunden mit verzögerter, aber qualitativ normaler Zellmaturation und zeigen gewisse Änderungen der Struktur.

Die *epidermalen verrukösen Naevi* oder Papillome sind meist derb (Papillomatosis Gougerot-Carteau, Acanthosis nigricans, lokalisierte Ichthyosis histrix, Naevus unius lateralis). Bei den benignen Veränderungen, wie Verruca seborrhoica, findet sich Hyperplasie des geschichteten Epithels mit verzögerter Maturation und dadurch Vermehrung der dunkleren Basalzellen. Die Veränderungen sind solid, papillomatös, retikulär oder retikuliert, d.h. es findet sich Kombination von Hyperplasie der Epidermis und der papillären Dermis. Finden sich solche Veränderungen lediglich follikulär (akrotisch), dann spricht man von follikulärem Porom.

γ) *Präcancerosen und semimaligne Neoplasien*

Die *Präcancerosen* zeigen die bereits beschriebenen Nester von anaplastischen Stachelzellen und treten klinisch als flache, entzündliche Keratosen in Erscheinung (H. PINKUS, 1969). Der Morbus Bowen mit „clumping cells" ist als intraepitheliales Carcinom anzusprechen, welches nicht unbedingt in das invasive Stadium mit lymphogenen Metastasen übergehen muß. Die Leukoplakien mit Zellanaplasie, Orthokeratose und Entzündung kommen mit verschiedenen entzündlichen Schleimhautaffektionen in Differentialdiagnose (Lichen ruber planus, Lupus erythematodes, Erythema exsudativum multiforme, Lues II und III etc.). Die Erythroplasie der Genitalien zeigt bowenoide Veränderungen. Die Basaliome sind mangels Metastasenbildung als semimaligne zu bezeichnen.

δ) *Die Carcinome*

Die *malignen Neoplasien*, die *Carcinome* zeigen mehr oder weniger differenzierte Keratinocyten. Offenbar steigt, wie bei anderen Malignomen, die Bösartigkeit mit der Abnahme der Differentiation. Ein Gradationsversuch, wie ihn BRODERS (1920, 1932) versuchte, hat sich wegen der unterschiedlichen Anaplasie (Pleomorphismus) in ein und demselben histologischen Schnitt nicht durchgesetzt und täuscht Exaktheit vor (v. ALBERTINI, 1955). Er klassifiziert als Grad 1, wenn mehr als 75% der Zellen differenziert sind, als Grad 2 bei 50%, Grad 3 bei 25% und Grad 4 bei 0—25% Vorhandensein differenzierter Zellen. Besser ist vielleicht die empirisch aufgestellte finale Beurteilung der Malignität nach H. E. WALTHER (1948). Er berechnete anhand eines großen Sektionsmaterials die Malignität nach der Formel $M = \frac{1c + 2l + 10h}{100}$ (c = kontinuierliche, l = lymphogene, h = hämatogene Metastasen). Die seltenen Carcinome der Talg- und Schweißdrüsen mit entsprechender Anaplasie sind so bösartig wie alle Carcinome und dürfen nicht zu den Basaliomen gerechnet werden (H. PINKUS, 1969).

b) Mesenchymale Hautgeschwülste

Jede mesodermale Komponente der Haut kann Ausgangspunkt für Neoplasien sein. Diese mesenchymalen Veränderungen zeigen jedoch meist weniger Variabilität als die epithelialen. Die gutartigen Neoplasien sind wesentlich häufiger als die malignen. Alle mesodermalen Neoplasmen enthalten Gefäße. Differentialdiagnostisch kommen stets reaktive Proliferationen des Bindegewebes und naevoide Bildungen in Frage (H. PINKUS, 1969). Histologisch findet sich offene Netzstruktur der mesenchymalen Zellen, meist auch Faserung und Grundsubstanz zwischen den Zellen, im Gegensatz zu den epidermalen Geschwülsten, bei welchen geschlossene Zellverbände ohne Zwischensubstanz eng aneinander liegen (v. ALBERTINI, 1955).

Die *gutartigen bindegeweblichen Neoplasien* sind meist klein, oft multipel (Tabelle 4) wie z.B. Fibrome, Leiomyome, Lipome, Dermatofibrome, Hämangiome. Die *bösartigen bindegeweblichen Neoplasien* penetrieren mit fingerförmigen Ausläufern oft weit in die Umgebung, weswegen sie im allgemeinen weit im Gesunden excidiert oder bestrahlt werden müssen. Sie metastasieren häufiger hämatogen als lymphogen. Es findet sich mäßiger bis starker Zellpolymorphismus, in der Regel mit wenig Kollagen (z.B. Myxosarkom, Fibrosarkom etc.). Sowohl bei den gutartigen wie bei den malignen bindegeweblichen Neoplasien finden sich häufig Kombinationen verschiedener Differentiation, wie z.B. beim Leiomyo-Fibrom, beim Fibro-Lipo-Myxosarkom.

Bei den *Neoplasien des hämopoetischen lympho-retikulären Gewebes* finden sich nur ausnahmsweise gutartige Veränderungen, denn dieses System ist von Natur aus invasiv und entwickelt sich an sämtlichen hämatogen und lymphogen zugänglichen Stellen und ist deshalb an sich schon metastasierend (A. C. RITCHIE, 1970).

Es würde den Rahmen dieses Handbuches sprengen, wollte man die charakteristischen, histologischen und klinischen Hautveränderungen dieser großen Gruppe schildern. Die

Tabelle 4. *Mesenchymale Hautgeschwülste (exklusive Melanome)*

	Gutartig naevoid	Semimaligne	Maligne (Sarkome)
Bindegewebe			
Embryonales Bindegewebe	Myxom Myxofibrom		Myxosarkom
Lockeres (interstit.) Bindegewebe	weiche Fibrome Lipofibrome		Sarkom (Rund-, Spindel-polymorphzelliges Sarkom)
Fibrillöses Bindegewebe	Fibroma simplex harte Fibrome Histiocytome Keloide	Dermatofibroma protuberans	Fibrosarkom (zell- oder faserreich)
Gefäße	Hämangiome Angiokeratome Lymphangiome Glomustumor		Hämangio-Endotheliom Hämangio-Pericytom Sarcoma idiopathicum haemorrhagicum multiplex (Kaposi)
Fettgewebe	Lipome Hibernom		Liposarkom
Nervengewebe	Neuroma Neurofibroma Granularzell-Schwannom (Abrikossoff) cutane Meningeome	Neurolemmone	malignes Granularzell-Schwannom
Muskelgewebe	Leiomyom		Leiomyosarkom
Knochengewebe	Osteoma cutis		
Hämopoetische Gewebe			
Lympho-retikuläres Gewebe	follikuläres Lymphom		Reticulose Lymphosarkom Retikulosarkom Morbus-Hodgkin Mycosis fungoides
Lymphocytäre und myeloische Infiltrate			leukämische Hautinfiltrate (lymphatisch, myeloisch)
Mastzellen	Mastocytosis localisata (Urticaria pigmentosa)	generalisierte Mastocytosis	
Hystiocytosis Lipoidosis	Eosinophiles Granulom	Hand-Schüller-Christian	proliferative Letterer-Siwe-Krankheit

Diagnosen müssen von dermatologisch geschulten Klinikern und Histopathologen gestellt und gesichert werden. Als ausgezeichnete histopathologische Leitfaden sei auf die Werke von A. v. Albertini (1955, 1970), O. Gans und G. K. Steigleder (1957), W. F. Lever-(1968), H. Z. Lund (1957) und H. Montgomery (1967) verwiesen. Klinische und histologische Hinweise finden sich auch in den beiden Ergänzungsbänden des Handbuches der Haut- und Geschlechtskrankheiten von J. Jadassohn, Band I, 1. und 2. Teil über normale und pathologische Anatomie der Haut, sowie im Handbuch über Dermatologie und Venerologie von Gottron-Schoenfeld, Band IV.

3. Die experimentellen Malignome der Haut

Das Verständnis für die Behandlung von Hautmalignomen wird gefördert, wenn neben den mannigfaltigen klinischen Veränderungen, die in dermatologischen Lehr- und Handbüchern beschrieben sind (s. Handbuch Jadassohn und Gottron-Schoenfeld) auch das experimentelle Carcinom berücksichtigt wird.

Im folgenden soll deshalb übersichtsweise die Erforschung der bei Tieren mittels chemischer, physikalischer und viraler Cancerogene experimentell induzierten Neoplasien dargestellt werden.

Die aktuelle experimentelle Krebsforschung hat ihre Erkenntnisse der allgemeinen Zell- und Molekularbiologie zu verdanken; sie wird aufgrund einfacher Modelle mittels Zellkulturen mit onkogenen Viren oder chemischen Carcinogenen neues Licht bringen in Fragen, bei welchen selbst elektronenmikroskopische Strukturanalysen bisher keine für die Krebszelle pathognomonischen Veränderungen erfassen ließen (BERNHARD, 1968). Obwohl die Neoplasie ein celluläres Phänomen ist (läßt sich doch im Tierexperiment die Leukämie durch eine einzige Zelle übertragen), ist jedoch nach neuerem Wissen die Autonomie des neoplastischen Gewebes oft begrenzt und von der Umgebung abhängig (KNOX, 1966).

Die künstliche Erzeugung maligner Geschwülste, insbesondere der Haut, wurde schon früh im Tierversuch studiert, und zwar mittels Einwirkung cancerogener Stoffe, vor allem Teerabkömmlinge, UV-, ionisierende Strahlen und schließlich Viren. Vereinzelt wurden auch Spontantumoren von Haus- und Laboratoriumstieren beobachtet. Bei Beurteilung des Effektes cancerogener Stoffe soll stets berücksichtigt werden, daß auch während des Experimentes spontane, von der künstlichen Noxeneinwirkung unabhängige Tumoren entstehen können.

a) Spontantumoren der Haus- und Laboratoriumstiere

Zur Orientierung sei kurz auf die Spontantumoren verschiedener Tierarten hingewiesen, unter besonderer Berücksichtigung der Hauttumoren. Ausführliche Angaben sind bei KIMMIG und JÄNNER (1969), DOBBERSTEIN (1953, 1955), DOBBERSTEIN und TAMASCHKE (s. COHRS u.a., 1958), aber auch schon bei STICHER (1904) zu finden. Bei allen Tieren, Wirbellosen wie Vertebraten, bei fleisch- wie bei pflanzenfressenden Lebewesen wurden bisher mehr oder weniger häufig Spontantumoren festgestellt.

Unter den *Haustieren* fanden sich nach DOBBERSTEIN (1955) Tumoren besonders bei solchen Arten, die ein verhältnismäßig hohes Alter erreichen, vergleichend und in relativer Häufigkeit bei Hund 216, Pferd 153, Rind 10 und Schwein 1. Das Spektrum der Tumoren beim Hund gleicht demjenigen des Menschen; speziell häufig sind aber Hautsarkome. Die Katze zeigt vor allem Mamma- und Gallenblasencarcinome, letztere vermutlich wegen der häufigen Infektionen mit Leberegeln. Pferde erkranken an Tumoren der Nasen- und Kieferhöhlen, Schweine an Keratomen, Rinder an Tumoren des Genitaltraktes sowie an Sarkomen besonders traumatisierter Hautstellen, wie Brandzeichen oder Verwundung von Zugtieren an Hornwurzel [Tabellen auch bei GRAFFI und BIELKA (1959)]. Die Beteiligung der diversen Organe am Krebsbefall ist der Tierart entsprechend unterschiedlich. Vor allem ist die Haut befallen bei Rind (12,5%), Hund (9,5%) und Pferd (4%) (DOBBERSTEIN, 1955).

Wie Tabelle 5 zeigt, finden sich unter den Laboratoriumstieren nach DOBBERSTEIN und TAMASCHKE (1958) bei der Maus relativ selten Hautsarkome, häufiger aber Carcinome. Seltener ist die Haut bei Kaninchen, Meerschweinchen und Ratten befallen. Die spontane Tumorentstehung betrifft hier hauptsächlich andere Organe, wie Magen-Darmtrakt, Leber, Urogenitalsystem usw. Gewisse genetisch reine Zuchtstämme scheinen anfälliger zu sein

Tabelle 5. *Spontane Hauttumoren der Laboratoriumstiere* (nach DOBBERSTEIN und TAMASCHKE, 1958, vom Autor zusammengefaßt)

	Tumoren Gesamt	Haut Sa	Haut Ca	Haut Fibrom	Haut Lipom	Haut Adenom
	N	n_1	n_2	n_3	n_4	n_5
Kaninchen	98	2	3	—	—	—
Meerschweinchen	28	2	—	—	—	—
Ratte	184	2	3	23	2	—
Maus	645	30	197	1	—	41
Affe	43	—	—	—	—	—

als andere. Die Spontanmalignome treten gehäuft im mittleren bis späteren Lebensalter auf. Nach BLUMENTHAL und ROGERS (1967) sind bei Meerschweinchen nach dem 3. Altersjahr Spontantumoren sowie Metastasierungen häufig.

Allgemein bevorzugen die Hautmalignome bei den Tierarten folgenden Typus: beim *Kaninchen* Hautpapillome, Plattencellcarcinome der Scrotalhaut, Basaliome, Talgdrüsencarcinome, Spindelzellsarkome; beim *Meerschweinchen* Lipo- und Spindelsarkome; bei den *Ratten* neben den gutartigen Fibromen und vereinzelten Lipomen Carcinome und Sarkome; bei den *Mäusen* neben den benignen Adenomen vereinzelt auch Plattenepithelzellcarcinome der Hautanhangsgebilde, wie Adenocarcinome, Carcinome der Schweißdrüsen, sog. Jensen-Tumoren (Adenocarcinome mit Verhornungstendenz), ferner Hornstrahlentumoren und Spindelzellsarkome, besonders der Bauchhaut. Beim *Affen* wurden nur ganz vereinzelt Epitheliome beschrieben, beim *Hamster* sind die spontanen Hautcarcinome und Sarkome weniger erforscht als die im Melanom-Handbuchbeitrag abgehandelten Melanomalignome.

b) Der experimentelle Tierkrebs

Chemische, physikalische und virale Carcinogene wurden seit vielen Jahren im Tierversuch angewandt, um die ersten Manifestationen der Carcinombildung mit den charakteristischen biochemischen und strukturellen Veränderungen zu studieren (HOMBURGER, 1963; GRAFFI, 1959, 1966; KÜHL, 1958; STEWART, 1953; RAVEN, 1953; SCHRAMM, 1966; u.a.). Über 300 Verbindungen verschiedener Gruppen chemischer Cancerogene, wie *Azofarbstoffe, polycyclische Kohlenwasserstoffe, alkylierende Agentien, aromatische Amine, Kunststoffe, Hormone, Lactone, Nitrosoverbindungen oder natürliche Carcinogene* erwiesen sich bei verschiedenen Tierarten (z.B. Mäusen, Ratten, Hamstern, Meerschweinchen und Kaninchen) zur experimentellen Erzeugung besonders von Hautcarcinomen vom Spindelzell-, seltener vom Basalzelltypus oder von Hautsarkomen als wirksam (Tabelle 6, es wurden hier jeweils nur die ersten Beobachter aufgeführt). Häufig entstehen zuerst „*Präcancerosen*" (maligne Epidermisveränderungen in der klinisch noch latenten Periode), dann *Carcinome* oder *Sarkome*. Durch Einwirkung der verschiedenen Carcinogene vermehren oder vermindern sich gewisse organische und anorganische Stoffe, Vitamine und Fermente, möglicherweise durch induzierte Mutationen in den Hautzellen (COWDRY, 1953; KNOX, 1967).

Besonders hoffnungsvoll erschienen zunächst die *carcinogenen Kohlenwasserstoffe*, weshalb man sich bemühte, eine Korrelation zwischen chemischer Konstitution und biologischer Aktivität der verschiedensten Mono- und Di-Benzophenanthrene (Chrysene, Pyrene und Benzanthrazen) zu finden (HADDOW, 1953, 1964). Die Spekulation, daß Größe, Form und plane Konfiguration dieser chemischen Carcinogene ihre Wirkung auf die ebenfalls planen Nucleotide erklären würden, ließ sich aber am Beispiel des 9,10-Dimethyl-1,2-Benzanthrazens nicht aufrecht erhalten; allerdings scheinen viele Purine und Nucleinsäuren die Löslichkeit solcher Kohlenwasserstoffe zu erhöhen und damit ihr Eindringen zwischen benachbarte Basenpaare der DNS zu erleichtern.

Obwohl bei den carcinogenen *aromatischen Aminen* der metabolische Abbau zunehmend verstanden wird, ist auch hier der eigentliche carcinogene Mechanismus noch unbekannt. Besonders viel Arbeit wurde auf das Studium der cancerogenen Wirkung der relativ einfachen *alkylierenden Substanzen* verwendet, mit ihrer Einwirkung auf die Desoxyribonucleinsäure-Helix, im Sinne einer Änderung der Basensequenz mit Auftreten von Brückenbildungen und anderen chromosomalen Veränderungen. Neuerdings sind als Cancerogene noch andere Substanzen hinzugekommen, wie *Dimethylnitrosamine*, ferner die *Lactone*, die *Äthylenimine* und gewisse *Metallverbindungen*. Schließlich wurden *natürliche Carcinogene* gefunden, z.B. aus Schimmelpilzen und pflanzlichen Ölen.

Die carcinogene Wirkung von *Ultraviolett* und *ionisierenden Strahlen* wurde sehr früh experimentell erfaßt und später weiter verfolgt, besonders im Anschluß an die tragischen Atombombenexplosionen mit Erzeugung von Leukämien nach dosisabhängigen Latenzzeiten.

Ganz enorm hat sich das Forschungsfeld in bezug auf *onkogene Viren* entwickelt. Es wird allgemein angenommen, daß die DNS-Viren neue Informationen auf eine „messenger"-

Ribonucleinsäure übertragen, während RNS-Viren selbst als neue und zellfremde „messenger"-Ribonucleinsäure wirken. Neu ist die Erkenntnis, daß z.B. beim Hamster-Fibrosarkom für eine einzige irreversible Transformation die große Menge von 1 Million DNA-Viren notwendig ist, ferner, daß Unterschiede bestehen zwischen unmittelbarer Änderung der Genome mit Verschwinden der Viren oder mittelbarer langzeitiger Änderung mit Persistenz des Virus, z.B. beim Roux-Sarkom.

Auch die *immunologischen Vorgänge bei der Cancerogenese* wurden eingehend studiert, scheinen aber nach BURNET (1964) bei der Entstehung der Malignome nicht von entscheidender Bedeutung zu sein. Es konnte nach BERENBAUM (1964) auch keine überzeugende Korrelation zwischen carcinogener Wirkung verschiedener Cancerogene und Inhibition der Immunvorgänge festgestellt werden.

Wahrscheinlich muß der carcinogene Prozeß in *mehreren Schritten* ablaufen, wobei die „Initiation" dieses Prozesses im Sinne einer irreversiblen chemischen Einwirkung auf normale, genetische Receptoren von Bedeutung ist, dann ohne Manifestationen latent bleibt, um schließlich erst durch spezifische „Promotoren", vorerst meist unter dem Bilde einer Hyperplasie, zum Ausdruck zu kommen. Oft ist es schwierig oder gar unmöglich, die Initiator- (Carcinogene) Wirkung von derjenigen der Promotoren (Co-Carcinogen) abzugrenzen. Vermutlich entsteht beim ersten Schritt eine molekularbiologische, noch nicht sicher identifizierte irreversible Störung, welche die normale Regulierung des Wachstumspotentials enthemmt und damit die Differenzierung einschränkt, wodurch eher primitive, synthetische Zelleistungen mit Teilung der entdifferenzierten Zellen zustande kommen. Dazu kann noch die Bildung neuer individueller Proteine und Enzyme mit neuen Antigenen kommen. Das therapeutische Problem der Zukunft mag die Aufgabe sein, solche entdifferenzierten Krebszellen wieder in den Zustand einer chemischen Redifferenzierung zurückzuführen.

Heute ist es möglich geworden, mit vielen Substanzen fast in jedem Tierorgan Neoplasien zu erzeugen, die den menschlichen Malignomen gleichen.

Eine auffällige *Organotropie* ist oft durch die chemische Konstitution des Carcinogens bedingt, wie z.B. die Methylverbindung des Cycasins ($H_3C—N=N—CH_2OH$) für den Magen-Darmtrakt, oder die enzymatische Demethylierung des inaktiven Dimethylnitrosamins (in der Industrie als Lösungsmittel verwendet) in der Leber mit Bildung des Carcinogens Diazomethan. Durch kleine Mengen chemischer Carcinogene gelingt auch die Erzeugung pränataler Malignome, besonders des Nervensystems, ohne daß diese Substanzen irgendwelche Wirkung auf das Muttertier haben. Wahrscheinlich wird eine Mutation, z.B. am Guanin der DNS ausgelöst, welche dann infolge der irreversiblen genetischen Veränderung ohne weitere Einwirkung des Carcinogens zur „autonomen" Malignität führt (DRUCKREY, 1969).

α) *Chemische Cancerogene*

αα) Die polycyclischen Kohlenwasserstoffe

Die experimentelle Krebsforschung mit diesen Substanzen ging von den klinischen Beobachtungen über Lippencarcinome bei Pfeifenrauchern, Scrotalcarcinome bei Schornsteinfegern sowie Teercarcinome aus, die schon im 19. Jahrhundert bekannt waren.

Obwohl die carcinogene Wirkung der polycyclischen Kohlenwasserstoffe schon seit den 20er Jahren experimentell untersucht wurde, ist deren Mechanismus noch weniger geklärt als beispielsweise derjenige der erst später experimentell verwendeten alkylierenden Substanzen oder der aromatischen Amine (HADDOW, 1953; BOYLAND, 1964).

Einzelne Azofarbstoffe wie das O-Amino-Azo-toluol wurde schon 1906 von FISCHER für die Cancerogenese benutzt. Besonders aussichtsreich erwies sich dann der Teer, den YAMAGIWA und ISHIKAWA (1914) am Kaninchenohr mittels lange fortgesetzter Pinselung zur Cancerogenese benutzten. B. BLOCH untersuchte (1922) als einer der ersten verschiedene hochsiedende Teerabkömmlinge auf ihre cancerogene Wirkung. Beim experimentellen Tiercarcinom findet sich vor Auftreten eines Carcinoms eine längere oder kürzere entzündliche, noch reversible Zustandsphase, die als *Präcancerose* angesehen werden kann und morphologisch z.B. als Pachydermie, Follikelwucherung, Erosion oder Warze in Erscheinung tritt (SCHÜRCH, 1930). Erst später entstehen die eigentlichen carcinomatösen

Papillome. Der Erfolg der experimentellen Carcinogenese ist von Tierart und genetischer Konstitution abhängig. Meist entstehen zuerst gutartige Papillome und erst nach wiederholter Einwirkung Carcinome, die sich beim Kaninchen, im Gegensatz zur Maus, wieder zurückbilden können. Bei der Ratte benötigt der Kontakt mit dem Carcinogen über 1, beim Hund über 5 Jahre (Berenblum, 1970).

Für die *Carcinomerzeugung* wurden die polycyclischen Kohlenwasserstoffe in löslicher Form (z.B. Benzol oder Aceton als Lösungsmittel) 1—2mal pro Woche aufgetropft oder gepinselt, meist 6 oder mehr Monate lang. Bei Kaninchen und Mäusen ist die Ausbeute meist gut, bei Meerschweinchen und Hamstern kommen vermehrt Melanome zur Bildung. Für die Sarkomerzeugung wird die Substanz in öliger Lösung einmal subcutan injiziert. Mäuse eignen sich für Carcinome oder Sarkome, Kaninchen für Carcinome und Ratten für Sarkome (Berenblum, 1970).

Die früheren Experimente über die cancerogenen Fraktionen des Teers von Bloch (1922) u.a. haben sich insofern bestätigt, als heute die Destillate leichter Gas-Öle von 450—650° Siedepunkt als Cocarcinogene, diejenigen bis 850° (schwere Gas-Öle) als Carcinogene betrachtet werden. Die Öle verschiedener Viscosität, Schwefel- und Benzpyrengehaltes, nach verschiedenen Raffinierungsprozessen erzeugen Tumoren in 0—90% (Bingham und Horton, 1966). Beim Benzpyrenkrebs sind nach Miescher (1946) u.a. Treffereignisse im Spiele, denn die Dosiswirkungskurve ist eine Gerade. Die carcinogene Wirkung der Teere geht dem spektralanalytisch bestimmten Gehalt an Benzpyren parallel (Miescher, Almasy, Zehender, 1941).

Der erste chemisch definierte polycyclische Kohlenwasserstoff mit cancerogener Wirkung war das 5 Ringe enthaltende synthetische *Dibenzanthrazen* (1,2—5,6-Dibenzanthrazen; Kennaway, 1930) und das in Teer und Mineralölen vorkommende 3,4-Benzpyren (Cook u.a., 1933) (Tabelle 6).

Die Forschung über die cancerogene Wirkung verschiedener polycyclischer Kohlenwasserstoffe wurde in der Folge durch das Studium der charakteristischen Fluorescenzspektren erleichtert. In der Regel erwiesen sich 5 Ringe als Carcinogen (3,4-Benzpyren, 1,2,5,6-Dibenzanthrazen, 1,2,3,4-Dibenzphenanthren), oder auch 4-ringige, methylsubstituierte Abkömmlinge von Phenanthren. Dies besonders, wenn beim 1,2-Benzanthrazen in Stellung 1 und 2 oder beim Chrysen in Stellung 1 und 2 substituiert wurde. Als stärkstes Cancerogen erwies sich das 9,10-Dimethyl-1,2-Benzanthrazen (DMBA). Die carcinogene Wirkung des 9,10-Dimethylanthrazens erwies aber, daß nicht nur die Phenanthren-Abkömmlinge wirksam sind. Weniger zur Substitution eigneten sich Äthyl- und Propyl. Polare Substituenten sowie Halogene erschwerten meist die Carcinogenese (J. Berenblum, 1970).

Es ist nicht sicher, ob die polycyclischen Kohlenwasserstoffe als solche oder erst nach Metabolisierung wirken, wie z.B. nach Oxydation, evtl. unter Bildung von Epoxyden als Zwischenprodukte. Über 30 Metaboliten von Phenanthren und Benzanthrazen sind heute bekannt, von welchen besonders die sog. K-Region (die 5,6-Bindung mit hoher Bindungszahl oder Elektronendichte) von Bedeutung zu sein scheint (Steiner, 1952; u.a.) oder beim Phenanthren die 9,10-Doppelbindung. Aber auch die L- und M-Regionen sind Anlagerungen und biologischen Oxydationsreaktionen zugänglich (Heidelberger u. a., 1966).

Die aromatischen Carcinogene können Komplexe mit Purinen, somit mit Nucleinsäuren bilden, z.B. durch Bindung von 3,4—7,8-Dibenzopyren mit den Adenin-Thymin-Basenpaaren der DNS oder mit Proteinen. Es ist jedoch auch möglich, daß die Carcinogene in den Zellen gewisse Repressoren inaktivieren, welche u. a. die Produktion von Enzymen regulieren (Aktivierung von Viren oder Hemmung der Produktion von Interferon) (siehe Abschnitt 9).

Die carcinogenen Kohlenwasserstoffe dringen über die Lipide der Haartalgdrüsen in die Haut ein, aber auch bei haarlosen Mäusemutanten gelingt die Tumorinduktion mit DMBA, mit dem stärksten Carcinogen Dimethyl-Benzanthrazen (Arundell, 1968, u. a.). Schon innerhalb von Tagen treten folgende Veränderungen auf: nach Stunden Hemmung der Mitochondrien und Änderung des SH-Gehaltes, innerhalb des 1. Tages Stimulation der Enzymsynthese in den Mikrosomen und innerhalb von 4 Tagen Unterdrückung der Talgdrüsen (Bock, 1964). Unmittelbar nach Carcinogenapplikation findet vorübergehende Hemmung der DNS-Synthese statt, Absterben eines großen Teils der differenzierten Malpighi- und einzelner Basalzellen infolge Einwirkung des Carcinogens auf die Mitochondrien, dann kompensatorische Erneuerung der Zellen mit passagerer Hyperplasie. Ob diese Reaktion für die Cancerisierung kausal ist, kann noch nicht entschieden werden (Iversen, 1964). Die carcinogenen Kohlenwasserstoffe binden sich spezifisch an die epithelialen Zellen vom Stratum Malpighi und Str. basale, jedoch nicht mittels der carcinogenen K-Region (Heidelberger u.a., 1966; u.a.). DMBA vermag auch in kleinen Dosen die Mitosefrequenz mehr als 20 Wochen hindurch zu steigern und führt bei Mäusen am häufigsten zu epidermoiden, gelegentlich auch zu basalzelligen Carcinomen, doch nur selten zu Tumoren der Anhangsgebilde. Bei kleinen Dosen entstehen latente Tumorzellen (Initiation), die erst nach Applikation von Crotonöl manifest werden (Promotion), dann aber bis zu 50% völlige Regression zeigen (SHUBIK, 1962). Beim Haarcyclus ist das Carcinogen eigenartigerweise während der Ruhephase wirksamer als in der Wachstumsphase (WEIDERICH u.a., 1964).

Nach 14tägiger Applikation von 0,6% *Methylcholanthren* läßt sich bei Mäusen nach 7—12 Wochen eine starke Zunahme der epidermalen Mitosenrate beobachten, was auf Verlängerung der Mitosendauer zurückzuführen ist (IVERSEN, 1964).

Die verschiedenen Kohlenwasserstoffe haben die Tendenz, epidermale Carcinome mit unterschiedlichem Typus zu erzeugen. So führt bei der Ratte Anthramin hauptsächlich zu Neoplasien der Hautadnexe, Methylcholanthren zu Basalzell- und Talgdrüsenneoplasien, und Dimethylbenzanthrazen zu Pflasterzellcarcinomen (ZACKHEIM, 1964).

Ein Fortschritt der experimentellen Krebsforschung bedeutet zweifellos die Möglichkeit von *in vitro-Cancerisierungen* durch chemische Substanzen. So gelang BERGWALD und SACHS (1965) die krebsige Umwandlung von kultivierten embryonalen Zellen (Maus und Hamster) durch Benzpyren, Methylcholanthren oder DMBA (HEIDELBERGER, 1967) und von kultivierten Prostatazellen der Maus.

Eigenartige *Interferenzphänomene* an Zellreceptoren wurden neuerdings beobachtet. Beispielsweise wird bei Mäusen die Entwicklung von Benzpyren-induzierten Hauttumoren gehemmt, wenn gleichzeitig mit 1—2,3—4-Dibenzanthrazen oder Perylen behandelt wird, welche Substanzen selbst nicht carcinogen sind, aber stabil an die wahrscheinlich für Carcinogenese verantwortlichen Zellproteine gebunden werden. Vielleicht besteht eine Kompetition zwischen der reaktiven K-Region der Carcinogene und der reaktiven L-Region der Nichtcarcinogene (FINZI, 1968; u.a.).

$\beta\beta$) Heterocyclische aromatische Kohlenwasserstoffe

Bei den heterocyclischen aromatischen Verbindungen, wie carcinogene Acridine und Carbazole, sind einzelne Benzolkerne durch heterocyclische Ringe wie Pyridin, Pyrimidin, Thiophen und Pyrrol ersetzt (Tabelle 6). Meist bleibt dadurch die cancerogene Wirksamkeit der cyclischen Kohlenwasserstoffe bestehen, wird häufig aber auch abgeschwächt.

Einzelne Acridine sind so stark cancerogen wie die stärksten polycyclischen Kohlenwasserstoffe, z.B. das Methylderivat des 1,2-, in geringerem Maße des 3,4-Benzacridins. Die Einführung eines Pyrimidinringes in Mesostellung hebt die cancerogene Wirkung vollständig auf, wie z.B. beim 1,2- oder beim 5,6-Dibenzphenacin, wohingegen die Einführung des Pyrrolringes in Mesostellung, z.B. beim 1,2,5,6- oder auch beim 1,2,7,8-Dibenzcarbazol die cancerogene Wirkung nicht vermindert. Bei Ersatz eines Benzolringes durch einen Thiophenring kann die cancerogene Wirkung fast unverändert bestehen bleiben.

$\gamma\gamma$) Alkylierende Agentien

Es handelt sich hier hauptsächlich um einfache, sehr reaktive chemische Substanzen, wie Senfgas, Nitrogen mustard, Diepoxyde, Äthylenimine, Methansulfonate und einzelne Lactone (HADDOW, 1953; BOYLAND, 1960; BROOKES, 1964; u.a.). Man hoffte, durch Studium der Carcinogenese mittels solcher einfacherer Reagentien nach subcutaner oder intravenöser Injektion den Mechanismus der Krebsentstehung besser als durch die komplizierteren Kohlenwasserstoffe zu erkennen. Durch subcutane Injektion einer Anzahl von bifunktionellen aromatischen Stickstoffverbindungen sowie Diepoxyden wurden hauptsächlich subcutane Sarkome bei Maus, Ratte und auch beim Hamster erzeugt (Tabelle 6). Offenbar sind bifunktionelle Verbindungen bessere Carcinogene als monofunktionelle, da sie besonders gerne zu Brückenbildungen zwischen den Guaninen der DNS-Helix führen, wobei allerdings die alkylierenden Substanzen im allgemeinen keine starken Carcinogene darstellen. Im Rattenversuch konnte SCHMÄHL (1967) nachweisen, daß auch Cyclophosphate (Endoxan) und Trazichon (Trenimon) nach i.v.-Gaben carcinogen wirken (Sarkome der Bauchhöhle, maligne Lymphadenose, myeloische Leukämie, Hautcarcinome) und die Lebenszeit verkürzten.

Der Mechanismus der Krebsbildung durch alkylierende Agentien ist noch nicht klar. Nach BISCHOFF (1963) ist Epoxyd an sich nicht carcinogen, sondern erst als Cholesterol α-Oxyd ($5\alpha,6\beta$-Epoxy-3β-Cholesterol). Möglicherweise wird die DNS in den Chromosomen durch die alkylierenden Substanzen verändert, vielleicht auch die RNS im Cytoplasma. Die Möglichkeit einer induzierten Mutation ist noch nicht bewiesen, weil die heutigen

Tabelle 6. *Erzeugung von Hauttumoren durch einige Gruppen chemischer Carcinogene*, zusammengestellt nach A. GRAFFI und H. BIELKA (1959) sowie A. HADDOW (1964)

Gruppe	Substanz	Tier	Anwendung	Haut-geschwulst	Autor	Mögliche Wirkungsweise
Azofarbstoffe	O-Amino-azo-toluol	Kaninchen	s.c.	Hauttumor	FISCHER	
	Trypanblau	Ratte	s.c.	Retic. Sarkom	BROWN u.a.	
Poiycyclische Kohlen-wasserstoffe	1,2,5,6-Dibenzanthrazen	Maus	Tropfung	Sarkom	KENNAWAY u.a.	
		Maus	s.c.	Sarkom	HIEGER	
		Ratte	s.c.	Fibrosarkom	HAAGENSEN u.a.	Bindung an Nucleinsäuren?
	1,2-Benzanthrazen	Maus	s.c.	Sarkom	STEINER u.a.	Bindung an Proteine?
	3,4-Benzpyren	Maus	Tropfung	Sarkom	COOK u.a.	
		Maus	s.c.	Sarkom	WARREN u.a.	Bindung an Repressoren?
	1,2,3,4-Tetramethyl-Phenanthren	Maus	Tropfung	Hauttumor	BADGER u.a.	Unterdrückung der Bildung von Interferon
	Cholanthren	Maus	Tropfung	Hauttumor	COOK	
	20-Methylcholanthren	Maus	s.c.	Sarkome	COOK	
	1,2-Dimethylchrysen	Maus	Tropfung	Hauttumor	BADGER u.a.	
Heterocyclische aromatische Verbindungen	1,2,5,6-Dibenzacridin	Maus	Pinselung	Hauttumor	BARRY u.a.	
	5,7-Dimethyl-1,2-Benzacridin	Maus	Tropfung	Hauttumor	LACASSAGNE u.a.	
	1,2,5,6-Dibenz-Carbazol	Maus	Pinselung	Hauttumor	BOYLAND u.a.	
	3,4,5,6-Dibenz-Carbazol	Maus	Pinselung	Hauttumor	BOYLAND u.a.	
Alkylierende Agentien	N-Lost (β-Naphthyt-bis-2-Chloräthylamin)	Maus	s.c.	lokal Sarkom	HADDOW u.a. BOYLAND u.a.	Bindung an verschiedene chemische Gruppen?
	4-Vinyl-cyclo-hexan-dioxyd	Maus	Pinselung	Sarkom	HENDRY u.a.	Bindung an DNS mit Deletion des genetischen Materials, Brückenbildung der Chromosomen
	Aethylenimin	Ratte	s.c.	Sarkom	HENDRY u. WALPOLE	
Kunststoffe	Bakelit	Ratte	s.c. Impl.	Sarkom	TURNER	Oppenheimer Effekt?
	Cellophan	Ratte	s.c. Impl.	Sarkom	OPPENHEIMER u.a.	unspezifisch physikalisch
	Cellulose	Ratte	s.c. Impl.	Sarkom	DRUCKREY	
	Methyl-Methylacrylat	Maus	s.c. Impl.	Sarkom	LASKIN	

Tabelle 6 (Fortsetzung)

Lactone	4-gliederig: β-Propiolactone	Ratte	s.c.	lokal Sarkom	WALPOLE u.a. ROE u.a.	Verbindungen mit SH Purinen und Aminogruppen ?
	5-gliederig: Methyl-protoanemonin	Ratte	s.c.	lokal Sarkom	DICKENS u.a.	
	6-gliederig: Parasarbinsäure	Ratte	s.c.	lokal Serum	DICKENS u.a.	Bindung an DNS ?
	Aflatoxin	Ratte	s.c.	s.c. Sarkom	DICKENS u.a.	
Aromatische Amine	β-Naphthylamin	Maus	s.c.	lokal Sarkom	HACKMAN	Metaboliten binden sich z.T. an Proteine Bindung an Nucleinsäuren ?
	β-Anthramin	Ratte	Pinselung	Carcinom	BIELSCHOWSKY	
	4-Dimethylaminodiphenyl	Ratte	s.c.	Sarkome	WALPOLE u.a.	
Natürliche Carcinogene	a) *Hormone*					
	Hypophysen-Wachstums-hormon	Ratte	s.c.	Lymphosarkom	MOON u.a.	
	Progesteron	Maus	s.c.	Sarkom	BISCHOFF u.a.	
	Desoxycorticosteron	Maus	s.c.	Sarkom	MIRAND u.a.	
	Cholesterin	Maus Hamster	s.c. s.c.	Sarkom Sarkom	HIEGER HOMBURGER u.a.	
	b) *Metalle*					
	Arsen Nickel	Maus Ratte	Pinselung s.c.	Carcinom Sarkom	LEITCH u.a. HUEPER	z.T. als Oppenheimer-Effekt ?
	Silber, Gold, Platin	Ratte	s.c. Impl.	Sarkom	NOTHDURFT	
	Kobalt	Ratte	s.c.	Rhabdomyo-sarkom	HEATH	
	Stahl	Ratte	s.c. Impl.	Fibrosarkom	OPPENHEIMER u.a.	

biochemischen Methoden noch nicht erlauben, in der DNS einzelne Veränderungen der Basensequenzen nachzuweisen, weshalb feinere Aberrationen dem Nachweis heute noch entgehen; in seltenen Fällen treten Chromosomenaberrationen in Erscheinung. Vielleicht spielen aber auch Änderungen der Repressoren im Sinne von Monod und Jacob (1961) durch Einwirkung solcher kleinmolekularer Substanzen eine Rolle oder Änderungen an den Proteinen mit entsprechenden immunologischen Störungen, z.B. im Sinne der Unterdrückung einer normalen, cellulär-immunologischen Abstoßung von mutierten Zellen. Es könnte auch sein, daß die alkylierenden Carcinogene ein latentes, onkogenes Virus mobilisieren. Sicher ist, daß sowohl DNS als auch RNS oder die Proteine selbst alkylieren, d.h. verändert werden, und biochemisch somit für die Cancerogenese in Frage kommen.

δδ) Aromatische Amine

Die aromatischen Amine verursachen beim Menschen hauptsächlich Blasenkrebs, was bereits 1895 von Ludwig Rehn bei Anilinarbeitern beobachtet wurde (zit. nach Shimkin u.a., 1969). Diese Substanzen wurden neuerdings tierexperimentell auch zur Erzeugung von Hauttumoren, nämlich durch Pinselung von Carcinomen, und durch subcutane Injektion von Sarkomen verwendet (Tabelle 6). Es handelt sich z.B. um β-Naphtylamin, β-Anthramin oder 4-Dimethylaminodiphenyl. Theoretisch kann jedes aromatische Ringsystem mit einer Aminogruppe cancerogen wirken. Zum Teil sind die Ortho-Aminophenole cancerogener als diejenigen in Metastellung.

Nach Resorption der aromatischen Amine treten hauptsächlich entlang der Exkretionswege, wahrscheinlich infolge von Metaboliten (evtl. Bildung von N-hydroxy-arylacetamiden oder Aryl-hydroxylaminen) Neoplasien in Erscheinung, meist aber erst nach längerer Verabreichung. An allen Stellen, wo solche Aryl-hydroxylamine zur Wirkung kommen, entstehen Carcinome, so auch in den Harnwegen, wobei dann bei den betreffenden Versuchstieren diese Substanz im Urin stets nachweisbar ist.

Obwohl zuerst angenommen wurde, daß *in vivo* die carcinogene Wirkung der Komplexbildung dieser aromatischen Amine mit Proteinen parallel gehe, konnte später keine eindeutige Korrelation gefunden werden, was evtl. für chemische Bindung an Nucleinsäuren spricht.

εε) Verschiedene Kunststoffe

1941 wurden von Turner durch subcutane Implantation von Bakelit bei Ratten erstmals Sarkome erzeugt, später von Oppenheimer (1955) u.a. durch subcutane Implantation von anderen organischen Kunststoffolien, wie Cellophan, Polyäthylen sowie Polyvinylchlorid, und schließlich durch Druckrey (1952) u.a. von Nitrocellulose (Tabelle 6), Polyamidfolien, Acrylplastikkapseln sowie Gummi und Quarz. Die verwendeten carcinogenen Substanzen sind chemisch nicht miteinander verwandt, stellen aber Polymere von großem Molekulargewicht dar. Sicher sind nicht kleinmolekulare Verunreinigungen carcinogen, sondern die großmolekularen Polymere selbst, denn der carcinogene Effekt blieb auch nach ergiebiger Soxleth-Extraktion mit organischen Lösungsmitteln unverändert bestehen (Oppenheimer, 1955; u.a.). Die kleinmolekularen Monomere selbst, wie Styren, Methylmetacrylat, Hexamethylendiamin, sind nicht carcinogen.

Die Erklärung der cancerogenen Wirkung dieser wasserlöslichen, chemisch wenig aktiven Substanzen ist schwierig, da rein mechanische Reizungen, z.B. mittels Zinnfolien oder Paraffin keine Carcinome erzeugen. Es findet sich auch keine Korrelation zwischen Steifigkeit der verwendeten Kunststoffe zur Carcinomausbeute. Die Polymeren werden aber metabolisch abgebaut, wie dies mit markierten Molekülen nachgewiesen werden konnte, so daß vielleicht doch eine chemische Beziehung zwischen degradiertem Polymer (freie Radikale ?) mit entscheidenden Zellkomponenten (Nucleinsäuren ?) denkbar wäre. Möglicherweise bilden sich auch chemisch aktive Zentren in den Polymeren, die sich dann an Proteine und andere Gewebskonstituenten binden. Auffällig ist bei den Kunststoffen jedenfalls die lange Latenzperiode bis zur Carcinombildung, da offenbar zur Bildung von freien Radikalen lange Zeit benötigt wird (Oppenheimer, 1955; u.a.).

ξξ) Lactone und verwandte Substanzen

Neben der großen biologischen Aktivität der Lactone (Wachstumsinhibition, antibiotische und kardiotherapeutische Eigenschaften etc.) findet sich offenbar auch carcinogene Aktivität (Dickens, 1964). Nach wiederholten, subcutanen Injektionen von β-Propiolacton bei der Ratte und bei der Maus entstehen Sarkome, wahrscheinlich nicht infolge der ungesättigten Atome im Molekül, sondern durch Spannung des 4gliedrigen β-Lactonringes. Ähnliche carcinogene Wirkung findet sich auch bei gespannten 3gliedrigen Ringsystemen, wie z.B. den Äthyleniminen und Epoxyden (WALPOLE u.a., 1954; ROE u.a., 1956), oder bei 5- und 6gliedrigen Lactonringsystemen (z.B. Parasorbinsäure oder das von infizierten Erdnüssen stammende Aflatoxin (Tabelle 6).

Das Aflatoxin inbibiert *in vitro* die DNS-Matritze und führt wahrscheinlich deshalb zu Mutationen (MAHER u.a., 1970). Allen diesen Substanzen ist die erhöhte chemische nucleophile Aktivität gemein. Zum Teil reagieren sie mit Purinen-, Aminogruppen und SH-Verbindungen, z.T. ist der Mechanismus unbekannt. Wahrscheinlich findet rasch nach Injektion ins Gewebe initial eine selektive Reaktion statt. Zur Carcinogenese sind aber wiederholte Einwirkungen während längerer Perioden notwendig. Es ist nicht ausgeschlossen, daß gewisse spontane Tumoren durch Bildung von carcinogenen Lactonen im Stoffwechsel entstehen.

ηη) Nitrosoverbindungen

Die Entdeckung der carcinogenen Wirkung von Dimethylnitrosamin durch MAGEE und BARNES (1956) führte zur Untersuchung ähnlicher, relativ einfacher, solider und öliger Substanzen mit verschiedener Löslichkeit, die durch Additionsprodukte unstabile, sehr reaktive und alkylierende Agentien entstehen lassen. Sie wurden jedoch erst neuerdings zur experimentellen Erzeugung von Hauttumoren verwendet und figurieren deshalb nicht in Tabelle 6 (N-Nitroso-N-methylurea bei Maus und Hamster, GRAFFI und HOFFMANN (1966) und Äthyldiazoacetat bei Ratten (DRUCKREY, 1965; u.a.), zit. nach MAGEE und BARNES (1967).

Neben Lebernekrosen mit Fettanreicherung und Glykogenverarmung führen diese Substanzen bei der Ratte zu Lebercarcinomen oder Spinalzellcarcinomen des Oesophagus, bei der Maus zu Hämangiosarkomen, bei Hamstern und Menschen zu Lungen- und Lebercarcinomen (MAGEE und SCHOENTAL, 1964). Sowohl Dipropyl-, Dibutyl- als auch Diamylnitrosamine sind carcinogen, wahrscheinlich auch mutagen.

Obwohl diese Substanzen sehr rasch abgebaut werden, können einzelne dieser Produkte auch nach einmaliger Gabe Carcinome erzeugen. Ob die Carcinogenese via Alkylierung zustande kommt, bleibt noch abzuklären. Da Nitrosamine auch im Tabak vorkommen, könnte der Raucherkrebs z.T. durch diese Stoffe verursacht werden. Möglicherweise spielen Nitrosamine bei gewissen Nußmehlen (Cycas circinalis) eine Rolle, da das darin enthaltene aktive Carcinogen Methyl-azooxy-methanol eine ähnliche Struktur wie ein Metabolit des Dimethylnitrosamins hat. Es ist nicht ausgeschlossen, daß Nitrosamine auch im Magen nach Einnahme entstehen, z.B. nach N-Methylbenzylamin, oder nach Morpholin zusammen mit Nitrit, welches in Arzneistoffen und Kosmetica enthalten sein kann (SANDER, 1969). Neuerdings wurde gefunden, daß auch die Aryl-dialkyltriazene cancerogen sind (PREUSSMANN, 1969). An den durch Diäthylnitrosamin und N-Nitrosomorpholin cancerisierten Rattenleberzellen konnte einwandfrei ein zunehmender Gehalt an Heterochromatin, d.h. an der inaktiven Form von DNS nachgewiesen werden, ähnlich wie dies z.B. beim Walker-Carcinom, Yoshida-Sarkom und Ehrlich-Ascitestumor der Maus beobachtet wurde (HARBERS, 1969).

ϑϑ) Natürlich vorkommende Stoffe, Pharmazeutica und Chemikalien der Landwirtschaft

In neuerer Zeit wurden natürlich vorkommende Stoffe wie Hormone sowie auch gewisse Metallverbindungen sowie Pilz- und Pflanzentoxine als Carcinogene erkannt (ROE und LANCASTER, 1964).

Hormone. Zur Erzeugung von experimentellen Hauttumoren im Tierversuch wurden hauptsächlich Hypophysenwachstumshormon, Progesteron, Oestrogen, Desoxycorticosteron und Cholesterin verwendet (Tabelle 6). Zum großen Teil handelt es sich hier um Steroide. Die Applikation der erwähnten Substanzen erfolgte aber in Mengen, die unter physiologischen Verhältnissen niemals vorkommen. Inwieweit diese Hormone an sich bei Überdosierung Krebs erzeugen oder erst nach Abbau gewisse, den cancerogenen Kohlenwasserstoffen ähnliche Stoffe entstehen, ist nicht abgeklärt.

Metallverbindungen. Abgesehen von radioaktiven Elementen können viele Metallverbindungen Carcinome hervorrufen (ROE u.a., 1964), wovon nur einzelne für die experimentelle Erzeugung von Hauttumoren Verwendung fanden (Tabelle 6). Andere Metalle vermögen aber außerdem in diversen Organen Malignome zu erzeugen.

Aluminium. Bei der Ratte führen Injektionen von Aluminium-Dextran an der Injektionsstelle zu chronischer Entzündung, Granulom mit Übergang in Malignome (HADDOW, 1960).

Arsen. Besonders dessen anorganische Verbindungen führen zu Hautkrebs (z.B. bei der Maus, s. LEITCH u.a., 1922); VON ESCH et al., 1959; zit. nach BOYLAND, 1960), vereinzelt auch zu Lungenkrebs (CURRIE, 1947; NEUBAUER, 1947; FIERZ, 1963; DOBSON und PINTO, 1966).

Beryllium. Berylliumsalze können, je nach Applikationsart, zu Lungencarcinomen, Reticulumzellsarkomen und osteogenen Sarkomen führen (Schepers, 1961).

Blei als Phosphat kann bei Ratten nach Injektion oder Verfütterung Malignome erzeugen; ferner entstehen Adenome oder Adenocarcinome der Nierenrinde (Zollinger, 1953; Tönz, 1957).

Cadmium führt bei der Ratte nach wiederholten subcutanen Injektionen zu Sarkomen, nach per os-Gaben auch zu Neoplasie der Leydig-Zellen (Haddow u.a., 1962).

Chrom kann bei Maus, Ratte, Meerschweinchen, Kaninchen und Hund in III- und VI-valenter Form carcinogen wirken (Hueper, 1955; Payne, 1960).

Eisen-Dextrankomplexe führen bei Ratten, Mäusen und Hamstern nach wiederholten subcutanen oder intramuskulären Injektionen an der Einstichstelle zu Tumoren (Richmond, 1957; Hueper, 1959). Das großmolekulare Dextran wirkt vermutlich nur als Schlepper. Im allgemeinen sind die cancerogenen Dosen des Eisens wesentlich höher als diejenigen, die bei der Humantherapie zur Verwendung kommen. Stahl führt nach subcutaner Implantation bei der Ratte zu Fibrosarkomen (Oppenheimer u.a., 1955). Bei Menschen entstehen möglicherweise histiocytäre und maligne Sarkome ohne Metastasierungstendenz.

Kobalt erzeugt bei der Ratte nach i.m. Injektion in Pulverform an der Injektionsstelle Rhabdomyofibrosarkome oder auch Sarkome anderen Typs (Heath, 1954).

Nickel kann bei Ratten und Meerschweinchen nach Inhalation als zerstäubtes Metall adenomatöse Lungentumoren hervorrufen, bei der Ratte nach i.m. Injektion Rhabdomyosarkome (Sundermann u.a., 1959).

Selen erzeugt bei Ratten nach Verfütterung als organische Verbindung mit Mais und Weizen Lebercirrhose und Tumoren (Nelson u.a., 1963; Tscherkes u.a., 1963).

Silber und Gold verursachen nach i.v.und s.c. Injektionen in Form kolloidaler Präparate an der Einstichstelle maligne Tumoren bei Ratte und Maus Lebercarcinome (Schmähl und Steinhoff, 1960).

Zink erzeugt bei der Maus nach Beimischung zu Trinkwasser Brustdrüsencarcinome (Halme, 1961), bei Geflügel und Ratten häufig Anämien und Hodenkeratome (Guthrie, 1956).

In neuerer Zeit wurde auch die carcinogene Wirkung weiterer Metalle, wie *Magnesium*, *Titanium* und *Kupfer*, diskutiert.

Obwohl der carcinogene Mechanismus noch unbekannt ist, scheinen die Metalle als Ionen auf Enzyme und Struktur der Nucleinsäuren einzuwirken. Die Metalle beeinflussen ja schon normalerweise gewisse Enzyme. Aber auch RNA verschiedener Herkunft enthalten diverse Metallionen, so z.B. Nickel, Chrom und Cadmium (Fürst und Haro, 1969).

Pilztoxine (Mycotoxine) sind in der Tabelle 6 nicht aufgeführt, da sie in der Regel keine Hauttumoren hervorrufen.

1960 gingen viele Truthähne nach Verfütterung von Erdnußmehl zugrunde, welches durch toxische Metaboliten von *Aspergillus flavus* und *ochraceus* verunreinigt war (Sargeant u.a., 1961). Es handelte sich um das *Aflatoxin B und D*, welches neben toxischer Lebernekrose auch Lebercarcinom erzeugt. Auch das *Penicillium islandicum*, welches in Japan gelegentlich Reis verunreinigt und gelb verfärbt, kann neben toxischen Hepatopathien zu Lebercarcinomen führen (Uragushi, 1961; u.a.). Schließlich kann das moderne Antimykoticum *Griseofulvin* aus *Penicillium griseofulvium* bei Meerschweinchen und Maus nach parenteraler Injektion in hoher Dosierung neben Porphyrie, Lebervergrößerung und Nekrose auch Lebercarcinome erzeugen (De Matteis und Rimington, 1936).

Pflanzliche Toxine (in Tabelle 6 ebenfalls nicht aufgeführt, da in der Regel keine Erzeugung von Hautcarcinomen).

Die Mycotoxine und Adlerfarne sind in der Welt weit verbreitete Stoffe, wogegen das pflanzliche Cycasin nur begrenzt gefunden wird. Die Krebsforschung über diese Stoffe wurde angeregt durch die Beobachtung akuter Vergiftungen mit Blasentumoren bei Kindern in vielen Gegenden der Erde (Adlerfarne), ökonomische Verluste an Geflügel in England (Mycotoxine) und durch die Suche nach neurotoxischen Umweltfaktoren zur Abklärung der amyotrophischen Lateralsklerose (Cycasin). Vermutlich gibt es noch viele andere unbekannte Naturstoffe mit carcinogenem Effekt.

Die Senecio-Alkaloide (Pyrrolizidin-Alkaloide) erzeugen Hepatome (Barnes u.a., 1958). *Cycasin*, welches in den Tropen als Mehlersatz Verwendung findet, hat durch das Glykosid Cysasin mit Nitrosamin-ähnlicher Struktur (1,2-Dialkyl-Hydrazine) hepatotoxische Wirkung und verursacht Tumorbildung in Leber und Nieren (Nishida u.a., 1960; Druckrey, 1969; Laqueur, 1969). Das *Carrageenin*, ein Extrakt aus dem Irishmoos oder aus Chondrus crespus führt beim Meerschweinchen nach subcutanen Injektionen zu rasch wachsenden „Granulomen", bei Ratten zu Sarkomen (Cater, 1961); Safrol, ein 4-allyl-1,2-methylen-Dioxybenzen, welches in Nordamerika als Bierbeimischung Verwendung findet und natürlicherweise im Safran vorkommt, kann bei der Ratte Lebertumoren und Cirrhose erzeugen (Homburger u.a., 1961). Schließlich vermag der offenbar weit verbreitete Adlerfarn (Pteris admilina) Adenocarcinome des Ileums, der Lungen und der Harnblase, nicht aber der Haut, hervorzurufen. Auch *Tannine, Zitronen-* und *Crotonöle* sind pflanzliche Stoffe, die carcinogene Wirkung haben können (s. Abschnitt 8, Cocarcinogene). *Tannine* können nach Behandlung von ausgedehnten

Hautverbrennungen (Tanninsäure) Lebercarcinome erzeugen, vermutlich nach toxischer Wirkung der Gallotanninsäure (KORPÁSSY, 1961). *Crotonöl* (Euphorbia latices) und *Citrusöle* rufen gelegentlich bei Tieren Neoplasien hervor. Ebenso können *Parasorbinsäure* und andere natürlich vorkommende Lactone aus Sorbus aucuparia (eine Bergbeere) cancerogen wirken.

Pharmazeutica

Isonicotinsäurehydrazid und andere Hydrazide können bei der Maus nach Injektion Lungentumoren hervorbringen, dies ebenfalls nach Verfütterung der Substanz in wäßriger Lösung, wahrscheinlich durch Freiwerden von Hydrazinen während des metabolischen Abbaus (JUHASZ u.a., 1957).

Thiourea und Thiouracil als Thyreoidea-hemmende Stoffe erzeugen bei Ratten vereinzelt Schilddrüsentumoren (DONIACH, 1950), aber auch Carcinome und Sarkome des Gesichts (ROSIN u.a., 1954).

In der Landwirtschaft verwendete Chemikalien

Die *chlorierten Insecticide* wie *Aldrin* und *Dieldrin* erzeugen bei der Maus Lebertumoren (DAVIS und FITZHUGH, 1962), vereinzelt auch bei Hund und Ratte, wobei hier besonders die Gallenwege befallen werden (JUHASZ u.a., 1957). *Aminotriazole* begünstigen die Kropfbildung, wobei auch maligne Entartung gesehen wird.

β) Physikalische Cancerogene

Von den physikalischen Reizen sind für die Cancerogenese hauptsächlich das ultraviolette Licht und ionisierende Strahlen von Bedeutung, nämlich Röntgen-, γ- sowie Corpuscular-Strahlen. Experimentelle Untersuchungen liegen erst mit den beiden erstgenannten Strahlenarten vor.

αα) Ultraviolett

1928 wies FINDLEY bei der Maus nach, daß nur der *ultraviolette Anteil des Sonnenlichts* Krebs erzeugt. Im allgemeinen sind jedoch lange Bestrahlungsserien notwendig, wobei Einzeldosis, Größe der Gesamtdosen und Anpassungsfähigkeit der Haut von Bedeutung sind. In der Regel ist eine Carcinombildung dann nicht zu erwarten, wenn die Bestrahlungen nur schwache Hautreaktionen hervorrufen, welche in der Nähe der Reizschwelle liegen, und wenn bei serienweiser Bestrahlung die Grenze der natürlichen Gewöhnungsfähigkeit nicht überschritten wird. Andererseits ist die Tumorbildung um so eher wahrscheinlich, je überschwelliger die Strahlendosierung ist und je mehr sie die Grenze der natürlichen Gewöhnungsfähigkeit überschreitet (MIESCHER, 1939). Vom Durchdringungsvermögen der UV-Strahlen hängt es ab, ob die Geschwülste von Epidermis oder Cutis ausgehen, ob es zum Carcinom oder Sarkom kommt (KIRBY-SMITH u.a., 1942[4]). Am aktivsten scheinen die Wellenlängen um 290 mμ zu sein (FRIEDRICH, 1949). Für monochromatisches Licht bei 297 mμ wurde am Mäuseohr als Minimaldosis für Carcinogenese 2×10^7 Erg/cm^2 oder wiederholt 3×10^5 Erg/cm^2 festgestellt. Der Mechanismus der Krebserzeugung auch auf UV ist noch unbekannt, doch muß an die Bildung von Thymidin-Dimeren der DNS als Photoeffekt gedacht werden, wobei vielleicht bei Überdosierung der Dunkel- oder Photorepair ungenügend ist, und somit eine bleibende Mutation zustande kommt.

Eine solche verminderte Repairmöglichkeit wurde von ROTH und SAGE (1969) bei 34 Patienten mit Krebs der Mundschleimhaut mittels einer Acridinmarkierung für Thymidin-Dimeren tatsächlich gefunden. Daß das UV carcinogen ist, wurde auch mittels neuester Monochromatoren und Dosimetern erwiesen. Die Hälfte aller biologisch aktiven Ultraviolettstrahlung der Sonne erreicht tatsächlich die Erde und wird von verschiedenen Oberflächen, besonders Sand und Schnee, reflektiert. Obwohl beim Menschen Carcinome hauptsächlich an den belichteten Hautpartien vorkommen, sind noch weitere Carcinogene in Betracht zu ziehen (URBACH, DAVIES, FOREST, 1966). Nach neueren Untersuchungen sind nicht nur Strahlen von 2800—3200 Å cancerogen, sondern auch länger-wellige in Anwesenheit von Photosensibilisatoren mit entsprechenden Aktionsspektren, die durch Crotonöl als Promotor verstärkt werden können. Auch chemische und physikalische Carcinogene wirken additiv. Bei der haarlosen Maus gehen mit Entwicklung des UV-Carcinoms Vermehrung der Mucopolysaccharide und Verlust des reifen Kollagens in der oberen Dermis einher, ferner Proliferation von Mastzellen und Fibroblasten zuerst mit Verdickung, dann Auflösung der Basalmembran (J. H. Epstein, 1966).

ββ) Ionisierende Strahlen

Nachdem Clunet (1910) erstmals bei der Ratte Röntgencarcinome hervorgerufen hatte (zit. nach Shimkin u.a., 1969), konnte B. Bloch (1924) nachweisen, daß die Krebsentstehung durch Röntgenstrahlen von der Quantität des additiven Strahlenreizes abhängig ist. Er beobachtete Carcinomentstehung am Kaninchenohr nach einer auf 1—2 Jahre verteilten Gesamtdosis von 1000—2000 R, wobei die Einzeldosen keine besondere Bedeutung hatten. Werden die Einzeldosen zu rasch nacheinander oder allzu hoch dosiert appliziert, entstehen lediglich massive Nekrosen und Ulcera, jedoch ohne proliferative Neubildungen. Ist die Gesamtdosis zu klein, beispielsweise 800—900 R, kommt es zu chronischer Röntgendermatitis, vereinzelt zu verrukösen Präcancerosen, jedoch nicht zu wirklichen Carcinomen. Beim Kaninchen entstehen nach Monaten bis Jahren fortgesetzter, regelmäßiger Röntgenbestrahlung mit relativ kleinen Dosen, ähnlich wie durch Teer, Präcancerosen, z.B. in Form von Warzen (Schürch, 1930).

In der Regel beträgt die Latenzzeit zwischen Aufhören des Reizes und klinischer Manifestation des Carcinoms mehrere bis zu 10 Monate.

In neuerer Zeit wird vermutet, daß strahlenbedingte Bindegewebsdegeneration und Gefäßveränderungen (Endarteriitiden, Periarteriitiden) für die Carcinombildung entscheidend seien, und daß die Ausbildung solcher Alterationen auch die wesentlich längere Induktionsperiode, verglichen mit den chemischen Carcinogenen, erklären (Casarett, 1965).

So erzeugen 8000 rad nur mit tieferreichenden 0,7 MeV-Elektronen bei der Maus Carcinome, nicht aber mit oberflächlich wirkenden 0,3 MeV-Elektronen (Glückmann, 1963; zit. nach Casarett, 1965).

Bei Mäusen ließen sich durch Röntgenstrahlen sowohl Carcinome als auch Sarkome erzeugen (Jonkhoff u.a., zit. nach K. H. Bauer, s. Fischer und Kühl, 1958). Selten entstehen bei der Wistar-Ratte schon nach einmaliger Bestrahlung von einmal 66 R Carcinome (Spontan-Carcinome). Allgemein sind Totaldosis und Fraktionierung von Bedeutung. Bei der Ratte beginnt eine Carcinombildung z.B. nach 2000 rad, erreicht ein Maximum bei 4000 rad und sinkt dann wieder ab, da durch Nekrose alles geschädigte Gewebe abgestoßen wird (Albert u.a., 1961; zit. nach Casarett, 1965).

Erwartungsgemäß werden zur Carcinomerzeugung mit *Grenzstrahlen* etwa 5mal höhere Dosen benötigt als mit 80 kV Weichstrahlen. Zackheim (1964) u.a. benötigten bei der Ratte zur Bildung von Spinalzellcarcinomen und Fibrosarkomen durch einmalige Bestrahlung 5000—9000 R Grenzstrahlen. Bei fraktionierter Bestrahlung mit wöchentlich 300—600 R Grenzstrahlen waren total 7800—26400 R nötig, gegenüber monatlich 400 bis 1000 R 80 kV Weichstrahlen mit total nur 2500—7000 R. Gelegentlich entstanden auch „clear cell-Tumoren", pigmentierte Basalzellepitheliome und keratinisierende „sebaceous"-Adenome. Bei Ratten treten allerdings auch ohne Bestrahlung maligne epitheliale Tumoren auf, jedoch seltener und erst später als nach Grenzbetrahlung oder *schnellen Elektronen,* wobei dann gegenüber den Kaninchen Nacken, Flanken und Schwanz vermehrt befallen sind (Jones, 1968).

Die Carcinomerzeugung gelingt auch mit radioaktiven *Isotopen,* so nach subcutaner Injektion von Thorotrast bei Ratten, Meerschweinchen und Kaninchen, nach ^{32}P, ^{91}Y und ^{90}Sr bei Ratten und Mäusen (zit. nach I. Kühl, 1958). Auch Radium erzeugt beim natürlichen radioaktiven Zerfall mit Aussendung von β- und γ-Strahlen Hautgeschwülste; durch Einatmung von Radon kann es nach Rajewski u.a. zu Lungentumoren kommen (zit. nach Kimmig und Jänner, 1969). Die eindrücklichsten „Massenexperimente" bei Menschen waren die beiden Atombombenexplosionen in Japan 1945, wobei die Spätresultate abgestuft nach 3 Gruppen der Überlebenden kollektiv beurteilt werden, welche 200 rad, 90 rad oder weniger als 1 rad erhalten hatten.

γ) Tumorbildung durch Viruseinwirkung

Die Virustheorie bei Neoplasien verschiedener Tierarten wird erst seit 1960 allgemein anerkannt, ist aber beim Menschen vorläufig noch eine Arbeitshypothese. Lediglich beim afrikanischen Burkitt-Lymphom scheint ein herpesähnliches Virus ursächlich mehr oder weniger gesichert zu sein (Epstein, 1965).

Folgende Experimente führten zu den neuen, grundlegenden Erkenntnissen: acelluläre Übertragung der Vogel-Leukämie durch Ellerman und Bany (1908), Übertragung des Hühnersarkomes mittels Filtraten durch P. Rous (1912), Übertragung des Kaninchenfibroms und -Papilloms mittels Filtraten durch Shope, Nachweis eines extrachromosomalen und filtrierbaren Faktors beim Maus-Mammacarcinom durch Bittner, und Nachweis eines Virus, welches die spontane, lymphoide Leukämie bei der Maus erzeugt (L. Gross, 1951).

Fast alle Viren konnten elektronenmikroskopisch in den infizierten Tumorzellen nachgewiesen werden (BERNHARD, 1967).

Das Virus führt zu Tumorbildung durch Addition fremden genetischen Materials, „infektive Hereditát" (NEGRONI, 1963; STOCKER, 1964; LURIA, 1964; zit. nach BERNHARD, 1968). Zum Teil läßt sich der Mechanismus gut erforschen, da die Bildung einer Neoplasie *in vitro* mittels virusinfizierter Zellkulturen beobachtet werden kann; diese haben nach BERNHARD (1968) den Vorteil der quantitativen, genetisch reinen und selektiven Verhältnisse, und sie lassen auch virusinduzierte Tumorantigene nachweisen.

Beim Warmblüter werden u.a. folgende Neoplasien auf virusartige Agentien zurückgeführt: *Huhn:* Rous-sches Sarkom und verschiedene verwandte Sarkome, Murray-Beggsches Endotheliosarkom, Erythroblasten-Leukämie, Myeloblastose, Lymphoblastose. *Maus:* Mammacarcinom (Bittner-Faktor), lymphatische Leukämie, bilaterale Speicheldrüsentumoren (Polyomavirus von STEWART und EDDY). *Kaninchen:* Papillome und Fibrome (SHOPE) Myxomatose; *Rind:* Lymphadenose (NASEMANN, 1962).

Bei einigen Tierarten sind onkogene Viren einerseits DNA-Viren mit kubischer Symmetrie von einfachem Typ (z.B. 42 Papova und 252 Adenoviren), die im Tumor nicht mehr nachweisbar sind, und andererseits RNA-Viren (z.B. ROUS, BITTNER, GROSS, „avian myeloblastosis") mit zusammengesetzter helikaler Struktur, die in den Tumorzellen nachweisbar bleiben (ALMEIDA u. HAM, 1965). Oft ist es sehr schwierig, das Virus elektronenmikroskopisch zu identifizieren, geschweige denn dessen pathogenetische Bedeutung zu beurteilen (BERNHARD, 1958).

Es ist auch möglich, daß nichtcarcinogene Viren durch chemische Carcinogene oder Strahlen zur Transformation befähigt werden (DURAN-REYNALS, 1963), vermutlich durch gemeinsame Wirkung mit dem chemischen oder physikalischen Initiator auf Nucleinsäuren (MARTIN, 1964).

Vielleicht muß die Infektion mit einem potentiellen Tumorvirus in utero bzw. früh in der Kindheit erfolgen, damit die notwendige „kritische Masse" von Tumorzellen vor Erreichung der immunologischen Reife vorhanden ist. Bei Menschen ist es wahrscheinlich schwierig, DNS-haltige Tumorviren zu isolieren, da bei der Transformation mit defekten, unvollständigen, daher nicht nachweisbaren Vermehrungscyclen zu rechnen ist (FALKE, 1965).

Allgemein wird zwischen *cytopathischem Effekt* einer virusinfizierten Zelle mit starker Virusvermehrung und Zugrundegehen der Zelle, und *Transformation* zur Tumorzelle unterschieden, wobei das Virus nicht mehr nachweisbar ist (HARBERS, 1969). Es ist nicht sicher bekannt, unter welchen Umständen cytopathische oder Transformationseffekte auftreten. Bei der Transformation bleibt ein Teil der Virus-DNS funktionell wirksam und der Teil für die Proteinsynthese der Virushülle ist blockiert, d.h. der normale Ablauf der Virusvermehrung wird frühzeitig abgebrochen.

Wirksam für die Cancerogenese sind wahrscheinlich nur wenige virale Genprodukte, besonders die Oberflächengene des Virus und ein Gen, welches die Regulationsvorgänge der Zelle beeinflußt. Die Tumorviren, z.B. Adenovirus Typ 12 und 18 zeichnen sich oft durch geringeren Gehalt an Guanin und Cytosin der DNS aus, d.h. Adenin-und Thymin-reiche DNS-Bereiche sind offenbar für die Tumorbildung von Bedeutung. Bei RNS-Viren, z.B. beim Rous-Sarkom, laufen Transformationen und Virusvermehrung gleichzeitig ab.

Da sowohl RNS- wie auch DNS-Viren zu Tumoren führen können, gibt es wohl keine unitarische Theorie für die Carcinogenese. Die Virus-DNS stört die Transkription auf die Messenger-RNS, Virus-RNS kann direkt als m-RNS wirken, wodurch offenbar die Translation gestört wird. Fraglich ist aber der Mechanismus der Fortdauer der „falschen" Information.

Als Erklärung einer Persistenz der durch Viren induzierten Veränderung könnte der „hit-and-run"-Mechanismus erwogen werden, d.h. das Virus ändert permanent das genetische Material nach kurzem Kontakt, z.B. im Sinne von Transkription von vorher repressierten Bezirken, womit eine fortdauernde Wirkung ohne weitere Anwesenheit der Viren möglich wäre; aber auch die Persistenz von Virus-RNA und -DNS ist denkbar. Diese Verhältnisse wurden besonders erforscht in Fibroblastenkulturen mittels RNS-haltigem Rous-Sarkom-Virus, ferner mit DNS-haltigem Polyoma-Virus oder SV-40-Virus. Gewisse Tumorviren wirken direkt *in vitro* als Erzeuger von Tumorzellen, führen also nicht zur Selektion von präexistenten Tumorzellen oder Absonderung von nicht-viralen Carcinogenen in die Umgebung.

δ) Cocarcinogenese

Offenbar kommen Tumoren aufgrund mehrerer Faktoren zustande, welche die normale Kontrolle der Wachstumsvorgänge und die Differenzierung irreversibel schädigen, zum großen Teil durch Beeinflussung der Nucleinsäuren. Faktoren, welche eine solche Änderung in Gang bringen, werden „*Initiatoren*" genannt, diejenigen, welche die Antwort auf solche Stimuli verstärken oder die Manifestation derartiger Aberrationen fördern „*Promotoren*" oder „*Cocarcinogene*" (ROUS und KIDD, 1941). Verlangsamend können z.B. Diätrestriktionen, Stress-Situationen, hormonelle Einflüsse wirken, verstärkend im Sinne von Cocarcinogenen ebenfalls diätetische Maßnahmen, gewisse Lösungsmittel, Blockierung von Ausscheidungen oder Verzögerung von Entgiftungsvorgängen. Oft ist aber die Wirkung von „Initiatoren“ und „Promotoren“ nicht streng unterscheidbar und fließt ineinander über, wobei die „Initiatoren“ rasch und irreversibel wirken, durch calorische Einschränkungen nicht geschwächt werden können, die „Promotoren“ hingegen langsam arbeiten, eine verlängerte Einwirkungszeit benötigen und sich durch calorische Restriktionen vermindern lassen. Als „Promotoren“ sind Vorgänge bekannt, welche allgemein zur Hauthyperplasie führen (Setaelae, 1960), beispielsweise entzündliche Hyperplasien, chronische Traumatisation, Einwirkung pflanzlicher Toxine, wie Citrus- und Crotonöl; ferner Anthralin, oberflächenaktive Stoffe, wie Tween. Die Wirkstoffe im Crotonöl sind Diester desselben Grundalkohols, nämlich des Phorbals (Salaman und Roe, 1964).

Die Ansprechbarkeit sowohl auf die „Initiation“ als auch auf die „Promotion“ ist genetisch verankert, denn es gelingt, resistente oder empfindliche Mäusestämme zu züchten. Die Faktoren, welche die „Promotion“ verändern, haben jedoch keinen Einfluß auf die „Initiation“ (Boutwell, 1964).

Chronische Traumatisierung, z.B. in Form von wiederholtem Kratzen der Innenseite des Kaninchenohrs, ist nicht carcinogen und fördert auch bei anschließender Teerapplikation das Tumorwachstum nicht. Folgt jedoch systematisiertes Kratzen auf präblastomatösen Zustand, entsteht Realisation (Waser, 1946). Beim Walker-Carcinom der Ratte wirkt Traumatisierung als Lokalisationsfaktor der Metastasen und ist also hier kein eigentliches Cocarcinogen (Fischer u.a., 1967).

Beim experimentellen Hautcarcinom der Maus wirken auch elementarer Schwefel, etwas weniger Benzyldisulfid und tert.-Butylpolysulfid als Cocarcinogen, wobei ein Teil des carcinogenen Effekts von Teerölen auf solche schwefelhaltige Cocarcinogene zurückzuführen ist (Horton u.a., 1965). Bei anderen Cancerogenen, wie Urethan, muß wahrscheinlich eher eine „Promotion“ als eine „Initiation“ angenommen werden (Tannenbaum, 1964).

Möglicherweise können auch Viren als Cocarcinogene wirken, welche chemisch oder physikalisch erzeugte Tumoren verstärken, wie z.B. Shope-Fibromavirus und Teer oder Dimethylbenzanthrazen, oder umgekehrt, aber auch Cancerogen und nichtonkogenes Virus, z. B. MG und Vaccinia, DMBA und Vaccinia oder Poliomyelitis-Virus. Wahrscheinlich führt das chemische oder physikalische Agens zu einer Resistenzverminderung der Wirtszelle und dadurch zur Erleichterung des Viruseintrittes; möglicherweise wird durch das Carcinogen die Produktion des schützenden Interferons vermindert. Vielleicht haben aber auch alle Zellen an sich genetisch die Fähigkeit einer neoplastischen Umwandlung, welche jedoch normalerweise inhibiert wird.

ε) Immunologische Faktoren bei der Carcinogenese

Es wird heute angenommen, daß besonders das phylogenetisch ältere celluläre Immunsystem bei der Abstoßung von mutierten Zellen und somit auch bei der Carcinomabwehr eine Rolle spielt (Burnet, Berenbaum, 1964), daß also hier der gleiche Mechanismus wirksam ist wie bei der Transplantationsimmunität. Voraussetzung wäre, daß bei der Krebszelle Antigene entstehen, die vom Organismus als fremd empfunden werden. Solche Antigene sind am ehesten in den Lipoproteinen der Membranen zu erwarten. Sollten derartige Antigene von Bedeutung sein, wäre eine Carcinogenese nur dann möglich, wenn dieser immunologische Abwehrprozeß überwunden würde, wenn solche als „fremd“ empfundene Antigene verloren gingen, oder wenn das Wachstum so stark wäre, daß die immunologische Regulation unwirksam würde. Bisher ist aber nicht mit Sicherheit erwiesen, daß solche immunologische Faktoren in der Cancerogenese eine entscheidende Rolle spielen. Vielleicht könnte die Tatsache, daß Malignome in der perinatalen Periode oder im hohen Alter häufiger auftreten und schwerer verlaufen, auf ein immunologisches Geschehen hinweisen, in der Frühperiode wegen mangelnder immunologischer Reifung, im Alter wegen progressiver Abnahme der immunologischen Reaktionsfähigkeit. Es ist anzunehmen, daß bei Ausbildung einer Neoplasie einzelne neue Antigene entstehen, andere auch verschwinden können.

Der Nachweis von krebsspezifischen Antigenen mittels serologischer Methoden und Hauttesten führte früher beim komplexen Antigenmuster oft zu Irrtümern und bewies lediglich das Vorliegen verschiedener Gewebsantigene. Erst mit den heutigen verbesserten immunologischen Methoden und Verwendung von isogenetischen Tieren konnten einzelne carcinomspezifische Antigene nachgewiesen werden (Southam, 1967; Richards, 1968).

Daß immunologische Faktoren von Bedeutung sind, zeigen folgende Beobachtungen: 1. die spontanen Tumoren sind gewöhnlich nur auf syngenetische (isogenetische) Individuen übertragbar, 2. bei wiederholten Passagen findet sich oft ein Verlust von histokompatiblen Antigenen, wodurch sich das Spektrum der tolerierenden Empfänger erweitert, 3. die Tumoren können sowohl weniger als auch mehr Antigene besitzen als Normalzellen.

Vereinzelt wurde eine Änderung der Zellantigene unter Einwirkung von Cancerogenen, wie Methylcholanthren, oder Tumorviren nachgewiesen. In Einzelfällen wurde beobachtet, daß durch Abschwächung der immunologischen Reagibilität die Cancerogenese oder die Tumorimplantation erleichtert wurde, z.B. kann es bei Mäusen zu größerer Tumorausbeute nach onkogenen Viren, DMBA oder ionisierenden Strahlen in der postnatalen Periode oder bei postnatal thymektomierten Tieren kommen.

Nach BERENBAUM (1964) wurde aber keine sichere Korrelation zwischen mutagener Wirkung von Carcinogenen und ihrer Hemmung immunologischer Vorgänge gefunden. Nach RUBIN (1964) führen aber bei der Maus carcinogene polycyclische Kohlenwasserstoffe zu verminderter Rejektion von Homotransplantaten, was möglicherweise als Immunphänomen betrachtet werden kann, da sich diese induzierte Toleranz mit Seren passiv übertragen läßt.

Die Dosen der Carcinogene, die zur Tumorinitiation genügen, sind jedoch weit geringer als diejenigen, welche sich zur Erreichung von Immunotoleranz notwendig erwiesen. Ebenso sind hochwirksame Immuninhibitoren, wie Antimetaboliten und Corticosteroide, nicht cancerogen. Schließlich stellt die immunologische Inhibition eine Allgemeinreaktion dar, wogegen die Wirkung der meisten Carcinogene, selbst nach systematischer Verabreichung, als Lokalphänomen anzusehen ist.

Immerhin muß bei der Krebstherapie mit Cytostatica die ungünstige Beeinflussung der immunologischen Abwehr in Betracht gezogen werden.

Trotz der erwähnten Schwierigkeiten einer exakten Bestimmung der Tumorantigene, der spezifischen Antikörper und der cellulären Reaktionen auf dieselben sowie deren Bedeutung in der Cancerogenese oder der Krebsabwehr scheint die Frage der cellulären Immunität gegen Tumorantigene in neuerer Zeit von theoretischen und praktischen Gesichtspunkten aus immer wichtiger zu werden (s. auch CASO, 1965; HELLSTRÖM u.a., 1969). Es ist aber sicher noch verfrüht, entscheidende therapeutische Wirkungen durch eine Immunotherapie der Neoplasien zu erwarten, da die heutigen Methoden noch keine Unterscheidung darüber gestatten, ob der Patient aktiv gegen spezifische Antigene seines Tumors reagiert, ob er spezifisch gegen die Tumorantigene tolerant geworden ist, oder ob er an einer allgemeinen Immunparalyse leidet. Es ist auch momentan wenig wahrscheinlich, daß immunologische Methoden in der Lage sind, große Tumormengen zu vernichten (ALEXANDER, 1968).

Aus den vorgängigen, kurz gefaßten Abschnitten über die experimentelle Carcinogenese könnten folgende Schlüsse gezogen und Theorien aufgestellt werden:

Wir haben es einerseits mit cellulären Phänomenen zu tun, andererseits mit den Beziehungen von Zellen zur Umgebung.

1. Bei der *Einwirkung auf die Zellen* wirkt das Carcinogen als „Initiator". Weitere Faktoren, welche die Krebsentstehung realisieren oder beschleunigen, sind „Promotoren" (MCKENZIE und ROUS, 1941; DANIELS u.a., 1943). Möglicherweise wirkt die Initiation als somatische Mutation, die Promotion als Störung eines „feed-back" oder Wachstumsinhibitionsmechanismus. Bei der Initiation wird hauptsächlich die Einwirkung des Cancerogens auf die Reduplikation, d.h. auf die Nucleinsäure diskutiert, die zu somatischer Genmutation führt, und die nach TIMOFFEEF und REESOVSKY bestimmte Treffer einer gegebenen biologischen Einheit darstellt, wobei dann bestimmte Faktoren das beschleunigte Wachstum der entarteten Zellen bis zur Tumorbildung erzeugen (v. EULER, 1962). Obwohl morphologisch keine für Malignome pathognomonischen Veränderungen bekannt sind, die nicht auch bei gutartigen Neubildungen zu beobachten wären, finden sich vermehrt Aneuploidie, Vermehrung des Heterochromatins im Zellkern und schließlich Erhöhung der DNS- und RNS-Synthese. Die Zunahme des Heterochromatins deutet auf Einschränkung der Chromosomenaktivität, was zu Enzymausfällen führen kann; aber Fermentsysteme können auch aktiviert werden, wie z.B. RNS-methylierende Enzyme, Kollagenasen (evtl. Erklärung der verstärkten Invasion und Hemmung der Kontaktinhibition bei Neoplasien). Nicht nur die DNS der Kerne, sondern auch der Mitochondrien sind verändert. Chemisch reagieren die Carcinogene sowohl mit Nucleinsäuren als auch mit Proteinen. Bei den Viren werden neue DNS oder RNS in die Zellen eingeführt. Sie erzeugen also durch Änderung der DNS somatische Mutationen, durch Reaktion mit den Proteinen möglicherweise Änderungen des noch unbekannten Wachstumsregelkreises und schließlich durch Heterochromatisierung Ausschaltung gewisser Stoffwechselleistungen im Sinne von Entdifferenzierung (Harbers, 1969). Zum Teil sind die entsprechenden Fermentaberrationen bereits bekannt. Die glykolytischen Enzyme persistieren in den Tumoren. Meist finden sich jedoch einfachere Enzymmuster als normal. Es ist aber durchaus möglich, daß bei besseren Kenntnissen des Kohlenhydrat- und Proteinstoffwechsels der Neoplasien spezifische Änderungen gefunden werden (Knox, 1967). Hingegen scheinen die SH- und SS-Gruppen der Fermente durch die Carcinogenese gestört zu werden, wobei jedoch noch nicht gesichert ist, ob diese Störungen primär oder sekundär in Erscheinung treten (Harrington, 1967).

2. Wenn auch einzelne Krebszellen, z.B. bei der Leukämie, genügen, um die Krebskrankheit zu erzeugen, ist doch zweifellos die *Beziehung von Zelle zur Umgebung* für die Entstehung und Progression des Leidens von Bedeutung. Nach Smithers ist die Krankheit nicht eine Frage der Zellaberration, sondern der Organisation des gesamten Zellkomplexes. Entscheidend wäre das Problem der normalen Wachstumskontrolle, das molekularbiologisch leider noch nicht gelöst ist. Von Wichtigkeit sind vermutlich immunologische Reaktionen des phylogenetisch älteren Systems der cellulären Immunität, die offenbar nicht nur bei der Transplantatabstoßung sondern auch bei der Entfernung mutierter Zellen wesentlich ist. Einige neuere Untersuchungen haben bestimmte Mechanismen der Wachstumsregulation in den Vordergrund gestellt.

So fanden Szent-Györgyi u.a. in Extrakten von Thymus und Muskeln Substanzen, welche die Zellteilung hemmen und die sie „*Retine*" nannten. Chemisch sollen es Methylglyoxale sein. Durch Carcinogene können solche Retine zerstört werden (Szent-Györgyi, 1963, 1965); sie scheinen eine gewisse Bedeutung bei der normalen Wachstumsregulation zu haben und hemmen offenbar die Proteinsynthese in den Ribosomen (Szent-Györgyi, 1967). Solche wirksamen Glyoxale lassen sich nach neueren Untersuchungen auch synthetisch herstellen.

Einen anderen wachstumsregulierenden Faktor fanden Bullough (1966/68) u.a. in den sog. *Chalonen*, d.h. wasserlösliche, hitzelabile, in ihrer Struktur noch nicht identifizierte Substanzen aus verschiedenen Geweben, welche Gewebsenzyme und damit Gewebsdifferenzierungen aktivieren, und nur bei Anwesenheit von Adrenalin und Glucocorticoiden zur Wirkung kommen. Bei Fehlen solcher Chalone tritt vermehrte mitotische Tätigkeit mit Wachstumsexzessen in Erscheinung. Mit Chalonen aus Schweinehaut konnten bei Kaninchen-Hauttumoren Mitosehemmungen erzeugt werden (Bullough u.a., 1966). Es scheinen auch melanocytenspezifische (Bullough u.a., 1968) wie auch granulocytenspezifische (Rytömaa u.a., 1968) Chalone vorzukommen. Möglicherweise wirken die Chalone im Sinne negativer Rückkoppelung, d.h. Wachstumshemmung in den Zellen (Bullough u.a., 1968). Inwieweit sich solche Chalone therapeutisch zur Tumorinhibition bewähren, wie dies z.B. anhand von Versuchen an Hamstermelanomen vermutet wurde, muß die Zukunft lehren (Mohr u.a., 1968).

Offenbar bestehen auch *Beziehungen zwischen normalen Zellen und Tumorzellen*, z.B. im Sinne von Hemmung des Tumorwachstums durch RNA aus normalem Gewebe (Aksenova u.a., 1965) oder im Sinne einer Aktivierung von normaler Epidermis durch RNA aus Tumorzellen oder verstärkter Malignität von relativ gutartigen Melanomzellen nach Injektion von RNS aus bösartigen ME-Zellen (G. Lipkin, 1969). Auch dem *Bindegewebe* scheint eine *wachstumsregulierende Funktion* zuzukommen, wobei z.B. der konstante, normalisierende Impuls der Umgebung auf die Epidermis bei der Altersatrophie der Haut mit Regression der Papillen verschwindet und Präcancerosen oder Carcinome fördert (van Scott, 1966). Das mesenchymale System scheint das normale Wachstum durch einen homöostatischen oder „feed-back"-Mechanismus zu regulieren, wobei möglicherweise die kleinen Lymphocyten mit einem humoralen Faktor in der α_2-Globulinfraktion die Effektoren darstellen (Burch, 1970). Durch den noch unbekannten Wachstumsregulationsmechanismus werden die Transkriptionen in normalen Sequenzen gehalten, wobei die Erforschung der molekularbiologischen Einzelkomponenten noch zu keinem eindeutigen Resultat führte (Prescott, 1968).

Es ist denkbar, daß den *Zellmembranen* bei den intercellulären Wachstumsregulationen eine besondere Rolle zukommt (Vasiliev u.a., 1966); z.B. agglutinieren alle bis anhin untersuchten aufgeschwemmten Neoplasmazellen bei Zusatz eines Agglutinins (wahrscheinlich ein Glucoprotein mit Mol.-Gewicht von 26000), wobei der Membranreceptor ein N-Acetyl-Glutamin mit Sialinsäure darstellt, was bei Aufschwemmung von Normalzellen nicht beobachtet wird (Burger, 1967).

Auch hormonale Faktoren sind von Bedeutung, wie dies z.B. anhand der chemischen Cancerogenese entsprechend dem Haarcyclus bei der Maus nachgewiesen wurde (WEIDENREICH und HERRMANN, 1964), aber auch aufgrund der Abhängigkeit der chemischen Carcinogenese von Nebennierenhormonen bei der Maus (TRAININ, 1969). Interessante Beziehungen bestehen ferner zwischen *Cancerogenese und Sensibilisierung vom „delayed"-Typus*, wie dies durch erste Untersuchungen von SULZBERGER (1962) u.a. am Beispiel der ekzematösen Sensibilisierung auf Methylcholanthren und Dimethylbenzanthrazen nachgewiesen wurden.

4. Zur Strahlenempfindlichkeit von Zellen und Hauttumoren

Auch bei der Bestrahlung der Hautgeschwülste sind die allgemeinen physikalischen und biologischen Gesetze der Strahlenwirkung von Bedeutung. Auch hier finden sich je nach Testobjekt große Unterschiede in der Strahlenempfindlichkeit. Man kann mit CIPOLLARO und CROSSLAND (1967) folgende charakteristischen Punkte erwähnen:

1. Jede Zellart hat eine verschiedene Strahlenempfindlichkeit.
2. Zellen mit kurzem Lebenscyclus oder welche sich häufig teilen, sind viel strahlenempfindlicher als Zellen mit langem Cyclus oder nur seltener Zellteilung.
3. Undifferenzierte, unreife Zellen, welche biologisch sehr aktiv sind, sind sehr strahlenempfindlich.
4. Die Zellen sind am empfindlichsten, wenn sie sich der aktiven Phase der Mitose nähern oder wenn sie die Mitose durchlaufen.

Die Strahlenempfindlichkeit ist also abhängig von der Gewebsart und vom momentanen Entwicklungscyclus der Zelle. Die alte Feststellung von BERGONIÉ und TRIBONDEAU (1906), nämlich: „Die Empfindlichkeit der Zellen gegenüber einer Bestrahlung ist direkt proportional ihrer reproduktiven Aktivität und umgekehrt proportional dem Grad ihrer Differenzierung", hat also immer noch Gültigkeit. Ausnahmen bestehen aber insofern, als einerseits die kleinen, langlebigen Lymphocyten, die sich nicht teilen und als reifstes Glied der lymphatischen Reihe angesehen werden, zu den strahlenempfindlichsten Zellen gehören, und andererseits Reticulumzellen relativ strahlenresistent sind (C. STREFFER, 1969). Die Abhängigkeit der Strahlenempfindlichkeit vom Zellcyclus konnte im modernen Kulturverfahren von HeLazellen genauer studiert werden. Darnach ist die DNS-synthetisierende S-Phase und die Mitose selbst am strahlenempfindlichsten, wogegen die postmitotische G_1- und prämitotische G_2-Phase resistent ist (T. TERASIMA und L. J. TOLMACH, 1963).

Die neuere technische Ermöglichung verschiedener ionisierender Strahlen, nämlich neben den klassischen elektromagnetischen Röntgen- und γ-Strahlen auch die corpuscularen α-, β-, Protonen- und Neutronen-Strahlen, in näherer Zukunft vielleicht auch der π-Mesonen mit den verschiedensten Quantenenergien von 0,1 bis über 17 MeV, unterschiedlichem linearem Energietransfer (LET) und unterschiedlicher Dosisleistung hat neuerdings sehr differenzierte Einblicke in die Beziehung von physikalischer Absorption der Strahlenquanten und biologischer Zellwirkung gestattet. Es zeigte sich, daß die Wirkung davon abhängig ist, ob eine einzelne oder mehrere Ionisationen für den Effekt notwendig sind, ob die biologische Wirkung direkt auf die Quantenabsorption oder indirekt auf die Aktivation von Radikalen des wäßrigen Milieus beruhen (H_2O^+, H_3O, OH^-, HO_2, H_2O_2). Es zeigte sich auch, wann die Treffertheorie z.B. bei den Strahleneffekten auf Viren, Gene und Chromosomen infolge einer einzigen oder mehreren Ionisationen erklärbar ist, und daß solche Effekte von der Größe der Zielmoleküle abhängig sind. Die Strahlenwirkung auf Proteine und Enzyme ist in wäßriger Lösung eine indirekte, in konzentrierter Lösung eine direkte und scheint für die Strahlenreaktion von entscheidender Bedeutung zu sein, indem z.B. die nucleäre Phosphorylisierung (ATP-Synthese) enzymatisch inaktiviert wird, was zur hohen Strahlenempfindlichkeit in der S-Phase infolge Hemmung der DNS-Synthese führt. Da diese Enzyme im wäßrigen Zellmilieu aktiv sind, sind sie als indirekte Strahlenwirkung sauerstoffabhängig, mit der Möglichkeit von strahlenschützender Wirkung reduzierender Stoffe, wie Cysteinen oder Glutathionen, sowie verminderter Wirkung bei Anoxämie, z.B. in zentralen Nekroseherden von Tumoren.

Es finden sich außerordentlich große Unterschiede der Strahlenempfindlichkeit von Viren (mittlere letale Dosis von 10000—10000000 R), von Bakterien (DL 50 zwischen 1000—10000 R) und der hochdifferenzierten Säugetierzellen 400—2000 R (E. P. ABRAHAM und R. J. BERRY, 1970). Allgemein läßt sich die Regel aufstellen, daß die Strahlenempfindlichkeit von Warmblütern über Kaltblüter, von Wirbellosen bis zu den Einzellern rapid abnimmt, ohne daß dafür eine stichhaltige Erklärung möglich wäre. Bei den Warmblütern ist die letale Wirkung zusätzlich von der bestrahlten Region abhängig. So beträgt bei der Maus die DL 50 bei Ganzbestrahlungen 600 R, bei Rumpfbestrahlung 1400 R und bei Kopfbestrahlung 2000 R. Je gleichmäßiger die Dosis über den Gesamtorganismus

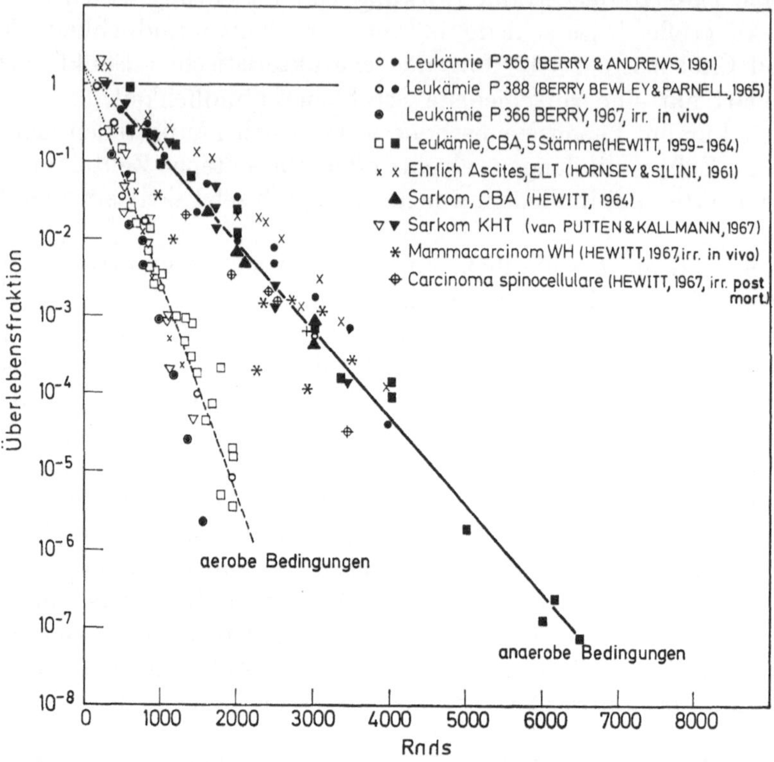

Abb. 3. Überleben von der Zellproduktionsmöglichkeit nach X- oder Y-Bestrahlung von mehreren Typen von Murinezelltumoren. Die Beurteilung von überlebenden Zellen wurde in vivo gemacht, mit der Methode von Serienuntersuchungen nach HEWITT und WILSON entwickelt (nach ABRAHAM u. BERRY, 1970)

verteilt ist, desto größer der Effekt. Entscheidend ist offenbar die Schädigung des in den Organen liegenden empfindlichsten Zellsystems, so z.B. des hämatopoetischen Systems von Knochenmark und lymphatischem Gewebe (Milz, Thymus), der Keimdrüsen und Krypten von Duodenum, welche schon unterhalb 400 R geschädigt werden. Weniger empfindlich sind Leber, Niere, Herz, quergestreifte Muskulatur, und am resistentesten ist das Nervengewebe. Am strahlenempfindlichsten sind die Zellen mit relativ wenig Cytoplasma und Mitochondrien, hingegen viel Zellkern und DNS (STREFFER, 1969). Werden aber für die Strahlenempfindlichkeit auch funktionelle Kriterien berücksichtigt, dann ändert sich etwas die Reihenfolge, indem die Haarpapille am empfindlichsten wird (Tabelle 7). Offenbar ist die Empfindlichkeit der einfachen bis zu den komplizierten Organismen abhängig von der Komplexität der Organisation und vom totalen Gehalt der Zellen an Nucleinsäure.

Entsprechend der vermehrten Zellteilung und der verminderten Differentiation sind die Tumorzellen relativ strahlenempfindlich. Da die indirekte Strahlenwirkung in wäßriger Lösung entscheidend ist, ist auch die Oxygenisation wirkungsbefördernd. Die Empfindlichkeit der Tumorzellen verschiedenster Herkunft liegt auf zwei abfallenden Geraden, je nachdem, ob unter aeroben oder anaeroben Bedingungen bestrahlt wird (Abb. 3). Die stärkere Strahlenempfindlichkeit unter aeroben Bedingungen zeigt sich in der stärkeren Neigung der Geraden. Die verschiedenen geprüften Malignome, wie Leukämie, Ehrlich Ascites, Sarkome und Carcinome, verhalten sich aber in ihrer Strahlenempfindlichkeit gleich und liegen auf derselben dosisabhängigen Geraden.

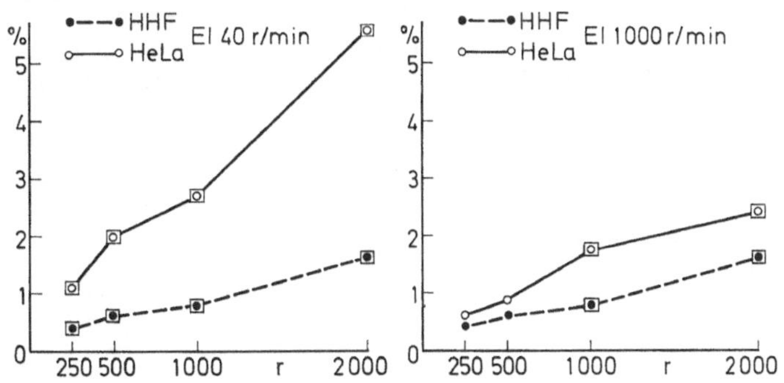

Abb. 4. Dosisabhängigkeit der Letalschädigung in Gewebekulturen von Hühnerherzfibroblasten und Carcinomzellen (Stamm HeLa) nach Einwirkung steigender Dosen 15 MeV-Elektronen (40 R/min und 1000 R/min). *HHF* Hühnerherzfibroblasten, *HeLa* Carcinomzellen des Stammes HeLa (nach GÄRTNER, 1959)

Ziel der strahlenbiologischen Forschung ist es, die unterschiedlichen Empfindlichkeiten der Entwicklungscyclen normaler und neoplastischer Zellen zu studieren und für die Therapie auszuwerten, wobei z. B. die malignomatösen Zellen durch starke Protrahierung eventuell selektiv stärker geschädigt werden könnten als normale Zellen, wie dies z. B. nach H. GÄRTNER bei Carcinomzellen verglichen mit Hühnerherzfibroblasten nachgewiesen werden konnte (Abb. 4). Da die neoplastischen Hautveränderungen der Strahlentherapie von außen meist gut zugänglich sind, müssen unter Ausnutzung der erhöhten Empfindlichkeit der krankhaften Zellen die physikalischen Bedingungen so gewählt werden, daß das gesunde umgebende Gewebe nicht bleibend geschädigt wird (Tabelle 7, 8, s. auch Abschnitt 6, S. 53).

Es ist denkbar, daß sich hier in Zukunft wegen der günstigeren Dosisverteilung *schnelle Elektronen* von 2—6 MeV bewähren würden, obwohl die relative biologische Wirksamkeit (RBW) bei biologischen Mehrtreffereignissen nur ca. 0,75 beträgt (A. ZUPPINGER, 1964; H. G. BODE, 1964; W. HELLRIEGEI, 1964; C. G. SCHIRREN, 1964; Abb. 5), was aber durch höhere Dosierung ausgeglichen werden kann. Die Strahlenreaktion des gesunden

Tabelle 7. *Skala abnehmender Strahlengefährdung* (nach W. LORENZ)

Fermente (z. B. der DNS-Synthese), Vegetativum	Haarpapille
ZNS, Nebenniere, Schilddrüse	Knochenwachstumszonen
Lymphatisches Gewebe	Augenlinse
Knochenmark	Schweiß- und Talgdrüse
Intestinaltrakt	Epidermis
Capillarwand	Seröse Häute, Lunge
Keimdrüsen	Bindegewebe
Fetus	Periphere Nerven
Leber, RES, Niere	Knorpel
Schleimhäute, Speicheldrüsen	Erwachsener Knochen Muskelgewebe

[Tabelle aus H. GÄRTNER im Hdb. Haut- und Geschlkrh., Ergänzungswerk V/2, S. 789 (1959)].

Tabelle 8. *Tabelle über die Hautschäden* (bei 180 kV, 0,5 mm Cu. Feldgröße meist 6mal 8 cm). (Nach HUG u. FEINE)

35 R:	Abnahme der Mitoserate im Stratum germinativum
200 R:	Makroskopisch: keine Veränderungen; mikroskopisch: vereinzelt Kernuntergänge
300 R:	Früherythem selten. Nach 6—8 Tagen Kernverklumpungen und atypische Mitosen. Mitosestop für etwa 20 Tage
375—400 R:	Reversible Epilation; Früherythem. Zelluntergänge im Haarbalg
600—700 R:	Früherythem nach einigen Stunden, dann Abklingen oder Übergang in stärkere Rötung mit Maximum nach 12—14 Tagen, Abklingen nach 28—32 Tagen; dauernde Pigmentierung. Mikroskopisch zunehmende Kerndegeneration und entzündliche Erscheinungen in den subpapillären Schichten
800 R:	3 Erythemwellen nach MIESCHER; zunehmende Entzündung, Rundzelleninfiltrate
ab 850 R:	Dauerdegeneration der Haut auch makroskopisch sichtbar. Hautatrophie
ab 1200 R:	Zunehmende Gefäßschäden, Gefäßwanddegeneration
5000—8000 R:	Nicht heilende Hautulcerationen

(Nach GÄRTNER, 1959).

Umgebungsgewebes scheint geringer zu sein, was sich auf anschließende operative Eingriffe oder auch Vorbestrahlung günstig auswirken mag (Abb. 6a—g). Leider werden bisher geeignete Elektronenschleudern nur vereinzelt hergestellt. Der Ersatz mit Abstandserhöhungen mittels Plastikkörpern bei energiereicheren Elektronen ist ungenügend (s. Abschnitt 6).

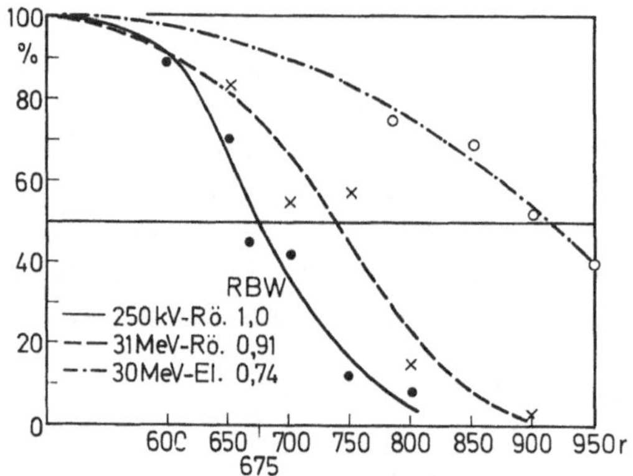

Abb. 5. Relative biologische Wirkung bei Totalbestrahlung weißer Mäuse. Die Kurven geben die Überlebensprozente nach 30 Tagen wieder. Die RBW bezieht sich auf die LD_{50}^{30} (nach ZUPPINGER, 1964)

Die *α-Strahler* mit der sehr geringen Gewebshalbwertstiefe (GHWT) von unter $^1/_{10}$ mm haben in der Dermatologie gegenüber Grenz- und Weichstrahlen keine Vorteile, verbieten sich aber nach C. G. SCHIRREN (1962) und TH. THORMANN (1964) wegen der die Umgebung und den Patienten gefährdenden hohen γ-Strahlung und die Umgebung verunreinigenden strahlenden Partikel bei tagelang dauernder Applikation. Theoretisch wäre denkbar, daß die hohe Ionisationsdichte der α-Strahlen, die z.T. aber auch annähernd durch Grenzstrahlen erreicht werden kann, bei gewissen Situationen Vorteile bieten könnte.

Die *β-Strahler* (^{90}Sr, ^{90}Y, ^{32}P) mit einer GHWT von 1 mm in Form von Trägern, Folien oder Platten leisten nicht mehr als Grenz- oder Weichstrahlen mit 10—30 kV, benötigen aber wegen der relativ harten Bremsstrahlen genügenden Strahlenschutz. Die Ansichten über den Nutzen dieser β-Strahler in der Dermatologie sind geteilt (K. H. KÄRCHER, 1964), aber eher ablehnend (C. G. SCHIRREN, 1962, 1964; W. G. BORN, 1962).

Die *γ-Strahler* (Ra, ^{60}Co) sind heute in der Dermatologie durch Röntgenstrahlen verschiedener Qualitäten ersetzbar und leisten höchstens zur Bestrahlung von Tumoren über Knochen Vorteile. Aber auch hier sind die Ansichten noch geteilt (K. H. KÄRCHER, 1964; C. G. SCHIRREN, 1962, 1964) (s. auch Abschnitt 6).

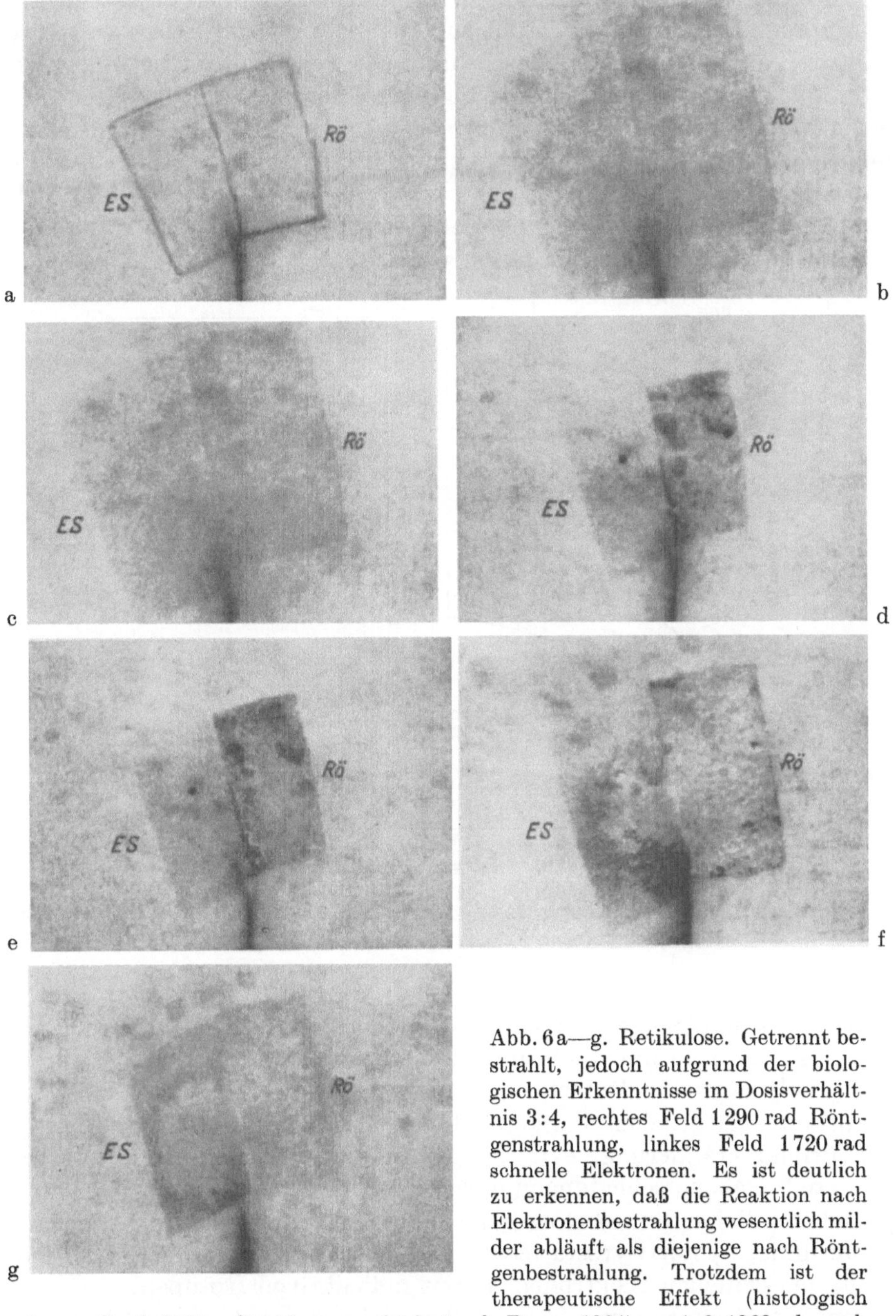

Abb. 6a—g. Retikulose. Getrennt bestrahlt, jedoch aufgrund der biologischen Erkenntnisse im Dosisverhältnis 3:4, rechtes Feld 1290 rad Röntgenstrahlung, linkes Feld 1720 rad schnelle Elektronen. Es ist deutlich zu erkennen, daß die Reaktion nach Elektronenbestrahlung wesentlich milder abläuft als diejenige nach Röntgenbestrahlung. Trotzdem ist der therapeutische Effekt (histologisch kontrolliert) beider Strahlungen gleich (nach BODE, 1964). a 4. 6. 1962; b nach 8 Tagen; c nach 15 Tagen; d nach 22 Tagen; e nach 25 Tagen; f nach 42 Tagen; g nach 58 Tagen

Bei der Bestrahlung von *komplexen Säugetierzellen* ist, im Gegensatz zur Bestrahlung von Viren und Bakterien, der Zeitfaktor von Bedeutung, indem durch übermäßige Protrahierung ein repair von ionisierenden Strahlen möglich ist. Dies ist im allgemeinen bei corpusculären oder sehr weichen Strahlen mit hoher Ionisationsdichte, d.h. hoher LET, nicht der Fall.

Die *Strahlenwirkung auf den mitotischen Zellkern* in der Prophase, Metaphase, Anaphase und Telophase führt zu den charakteristischen strahlenbedingten Veränderungen, wie Störung der Karyokinese, mit Chromosomenbrücken, Verklebungen, Translokationen,

Zentrosomenstörungen etc. (H. GÄRTNER, 1959), welche zu letalen bis latenten Störungen der Genetik führen. Die Bestrahlung mit subletalen Dosen der Zellen verschiedener Gewebe und Organe, auch in kleinsten Dosen führen zu genetischen Störungen, welche auch in der Dermatologie von großer Bedeutung sein können (H. FRITZ-NIGGLI, 1966). Es würde hier zu weit führen, auf die bereits als selbständiges Fach entwickelte Strahlengenetik einzugehen, die jedoch bei Bestrahlungen der Haut von Bedeutung sein kann.

Wenn der *Wert und die Technik der Strahlentherapie bei den verschiedenen Hautgeschwülsten* beurteilt werden soll, wie dies der Zweck des vorliegenden Handbuchbeitrages ist, wäre die Erfüllung goldender Kriterien wünschbar:

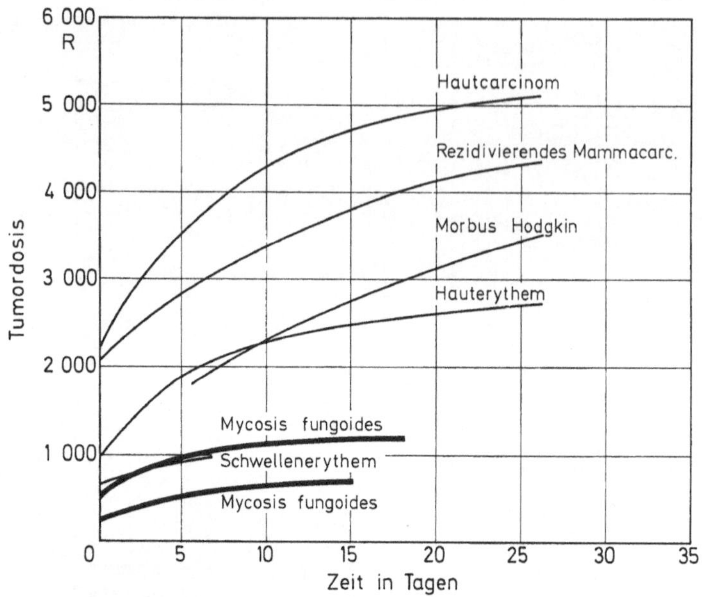

Abb. 7. Zwei Mycosis fungoides-Iso-Effektkurven werden mit Kurven anderer Malignome oder Erythemdosen verglichen (nach FRIEDMAN und PEARLMAN, 1956)

1. Kenntnis des natürlichen Verlaufes der betreffenden Geschwulstkrankheit ohne Behandlung (z. B. zeitliche und quantitative Verhältnisse der lokalen Ausbreitung: unizentrisch oder polyzentrisch; Metastasenbildung, spontane Regression etc.).

2. Änderung des natürlichen Verlaufes durch die in Frage stehende Therapie (Rückbildung der Primärveränderung, evtl. Metastasen, beschwerdefreie Intervalle, Ausmaß der Rezidive etc.), Nebenerscheinungen durch die angewandte Therapie.

3. Vergleich des Behandlungserfolges der verschiedenen Therapien, nämlich:

a) mit Chirurgie, b) mit Cytostatica, c) mit Strahlentherapie; α) mit Röntgen- und γ-Strahlen, β) mit schnellen Elektronen, γ) mit radioaktiven Isotopen.

Es wäre möglichst einwandfrei festzustellen, bei welchen Geschwülsten welche maximale Dosis, ein- oder mehrmals fraktioniert gegeben, mit welcher Qualität und Strahlentechnik optimal zur Wirkung kommt.

Einen aussichtsreichen Anfang hatte 1944 M. STRANDQVIST mit der graphischen und mathematischen Auswertung der kumulativen Wirkung der Röntgenstrahlen bei Fraktionierung gemacht mit Erfahrungen von 280 bestrahlten Haut- und Lippencarcinomen, was dann 1956 von M. FRIEDMAN und A. W. PEARLMAN auf das Brustcarcinom, auf Morbus Hodgkin und Mycosis fungoides erweitert wurde, verglichen mit der Haut-Erythemkurve (Abb. 7). Darnach läßt sich durch genügende Anzahl von einzeitigen oder fraktionierten Bestrahlungen die kumulative minimale letale Dosis in Abhängigkeit der Bestrahlungszeit für die betreffenden Tumoren bestimmen und graphisch darstellen (auf doppellogarithmischem Papier liegen die Punkte auf einer Geraden). So scheint z. B.

die Strahlenempfindlichkeit von den Hautcarcinomen zum Brustcarcinom, zum Morbus Hodgkin, bis zur Mycosis fungoides zuzunehmen, wobei allerdings einzuwenden ist, daß die Bestrahlung der Mycosis fungoides nur „palliativ", nicht aber „letal" wirkt wie beim Hautcarcinom (s. Abschnitt II. 3. b) α), S. 111).

Es besteht kein Zweifel, daß die Möglichkeit solcher relativ exakter statistischer Vergleiche aufgrund von klinischen Beobachtungen im heutigen Zeitpunkt kaum vorhanden ist, denn z.B. der natürliche Verlauf ohne Therapie ist aus ethischen Gründen oft ungewiß. Es stehen auch selten genügend große vergleichbare Kollektive mit den verschiedenen Therapiemethoden bzw. Dosierungen oder Bestrahlungstechniken zur Verfügung. Nur vereinzelt finden sich bei multiplen Hautgeschwülsten, z.B. bei der Mycosis fungoides, durch ein und denselben Autor Vergleiche mit verschiedenen Behandlungstechniken, was am ehesten eine kritisch-therapeutische Beurteilung zuließe. Wie so häufig in der klinischen Medizin muß sich deshalb die Auswertung der Strahlentherapie auch in diesem Handbuchbeitrag auf möglichst kritisch ausgewertete Empirie beschränken.

Abschließend lassen sich bei den Hauttumoren mit CIPOLLARO und CROSSLAND (1967) folgende Gesetzmäßigkeiten der Strahlenempfindlichkeit aufstellen:

Die Tumoren aus den lymphoiden Geweben sind empfindlicher als diejenigen aus Nervengewebe. Lymphoblasten sind empfindlicher als Basalzellen, diese empfindlicher als Spinalzellen und diese wiederum empfindlicher als Fibrome, Myome oder Neurome. Die benignen epithelialen Tumoren, wie Syringome, Trichoepitheliome, multiple benigne cystische Epitheliome sind sozusagen nicht empfindlich.

Beim Bindegewebe sind die Endotheliome empfindlich, ebenso die Lymphosarkome und das Sarcoma idiopathicum haemorrhagicum multiplex Kaposi.

Wie überall ist die Sensibilität abhängig vom Zelltypus und der Reifung. Benigne epitheliale Tumoren reagieren relativ schlecht, da sie reif, gut differerenziert sind und keine rasche Teilung zeigen. Die Basaliome hingegen bestehen aus Zellen, die aus dem Stratum germinativum entspringen, d.h. relativ unreif, nicht spezialisiert und relativ stark mitotisch aktiv sind, mit viel Entzündung, weswegen sie relativ strahlenempfindlicher sind als die Zellen der Spinalcarcinome, welche trotz rascher Teilung vom embryologischen Zustand entfernter und somit differenzierter sind.

Das Bindegewebe mit Wachstumsexzessen und Hyperplasie ist relativ radioresistent, auch wenn es sich um zusammengesetzte junge, rasch wachsende Zellen handelt, wie z.B. junge Keloide.

5. Nichtradiologische Behandlungsmethoden

Neben den strahlentherapeutischen Methoden sind noch verschiedene Behandlungsarten von Bedeutung. Die Indikationen für diese anderen Therapietypen werden teils bei bestimmten Tumorlokalisationen oder Tumortypen, teils aufgrund persönlicher Preferenzen der betreffenden Autoren gestellt.

Die heute noch in Frage kommenden Behandlungsarten sind nachfolgend besprochen. Diese Ausführungen erheben keineswegs Anspruch auf Vollständigkeit, sondern sollen nur dazu dienen, dem interessierten Radiotherapeuten anhand der neueren Literatur einen raschen Einblick in andere Therapiemethoden zu ermöglichen.

a) Chirurgische Methoden

α) Klassische Chirurgie

Die klassische chirurgische Methode der Excision mit primärem Wundverschluß hat noch immer ihre Berechtigung. Je nach Lokalisation und Ausdehnung wird das operative Vorgehen modifiziert und der Defekt nicht mehr durch direkte Naht, sondern Rotationslappen oder freie Transplantate geschlossen.

Einzelne Autoren bevorzugen ganz allgemein bei der Behandlung von Hautcarcinomen die chirurgischen Methoden. Dieses aktivere Vorgehen wird durch die in letzter Zeit verbesserten Operations- und Narkosetechniken ermöglicht. Auch das hohe Alter ist heute praktisch keine Kontraindikation mehr für chirurgisches Vorgehen. Als besondere Vorteile werden angeführt: schnelle Wiederherstellung der Arbeitsfähigkeit, kurze Behandlungszeiten und die Möglichkeit einer nachfolgenden eingehenden histologischen Untersuchung (FRIEDERICH, 1961).

Über die *operative Behandlung von Hautcarcinomen* liegen aus verschiedenen Ländern, aus Europa wie auch aus dem ganzen angelsächsischen Sprachgebiet, Zusammenstellungen vor (FRIEDERICH, 1967; HAAS, 1962; WILFINGSEDER; DE BOER et al.; ROSSELLI; AZZOLINI et al.; DENECKE; SUNDELL et al.; MCINNE FREEMAN und ENGLER; GUMPORT; MCKEE; LYNCH et al.; GOODING; DE DULANTE et al.).

FRIEDERICH (1967) berichtet über 5-Jahres-Heilungsquoten bei primär chirurgisch behandelten Basalzellcarcinomen von 94,3% und bei Spinalzellcarcinomen von 93,6%.

Gewisse Lokalisationen werden vielfach als spezielle Indikation für chirurgische Therapie betrachtet. Am häufigsten werden die nachfolgenden Körperstellen erwähnt:

a) Handrückencarcinome (FRIEDERICH und SCHNELLEN, DÜBEN).

b) Lippencarcinome (FRIEDERICH, 1969, 1965; HAAS, 1965; TOBIA; PETRES und HAASTERS; CILINGIROGLU).

c) Lid-Carcinome (KREIBIG; MARQUARDT).

d) Ohrmuschelcarcinome (ROSSBERG und ZIMMER; THIEL VAN DER AUWERA; VAN WESTERNHAGEN; CONLEY und NOVAK).

e) Carcinome der Anogenitalregion (BRENNHOVD und POPPE; PETTAVEL; TOURENC; GOPLERUD und KEETTEL; WEGHAUPT; FEGEN und PERSKY).

Aber auch für diese speziellen Lokalisationen wird oft nicht ein prinzipielles, sondern ein der Tumorausdehnung entsprechendes Vorgehen empfohlen. So haben z.B. HURIEZ et al. (1967) bei Nasencarcinomen, HETCH sowie RAVASZ und KARPATI bei Lippen- und wiederum HURIEZ et al. (1965) bei Ohrcarcinomen eine differenzierte Stellungnahme gezeigt. Ähnliche Auffassungen wurden von POLLACK, LARSON und LEWIS, SCHRIRE sowie WRONKOWSKI publiziert.

Von besonderer Bedeutung ist die Chirurgie bei der Behandlung der *malignen mesodermalen Tumoren* der Haut. Wie im entsprechenden Kapitel der Strahlentherapie, S. 102) dargestellt ist, wird die Chirurgie praktisch bei allen diesen Tumoren, außer bei Morbus Kaposi, als die Therapie der Wahl betrachtet.

β) Kryo-Chirurgie

Bei der Kryotherapie wird die Empfindlichkeit des lebenden Gewebes gegenüber Kälteeinwirkungen ausgenützt. Als Kühlmittel werden CO_2-Schnee, flüssige Luft und am häufigsten flüssiger Stickstoff verwendet. In neuester Zeit hat die Kryochirurgie großen Auftrieb erhalten, da dank neu entwickelter Apparate die zerstörende Kältewirkung sehr genau lokalisierbar ist und in verschiedenste chirurgische Bereiche Eingang gefunden hat. Eine umfassende Darstellung historischer und technischer Daten stammt von ZACARIAN. Über die Kryotherapie bei Hautcarcinomen haben verschiedene Autoren berichtet, so HURIEZ et al. (1961), KLEINE-NATROP, SLADKOWITSCH, wie auch GILL et al. Über die größte Untersuchungsreihe und die besten Resultate berichtete ZACARIAN: Bei 240 Patienten mit 405 Hautcarcinomen konnte er eine 1-Jahres-Heilungsquote von 96% erreichen.

γ) Elektrochirurgie

Es werden zur Zeit drei Varianten der Elektrochirurgie angewandt: die Elektrotomie, die eigentliche Elektrokoagulation und die sog. Elektrodessication.

Französische Autoren, wie DEGOS und GRACIANSKY und BOULLE, ziehen die Elektrokoagulation bei der Hautcarcinombehandlung allen anderen Methoden vor. Über die Elektrodessication liegen besonders Berichte in der amerikanischen Literatur vor. Meistens wird dabei der Tumor zuerst mit einer Curette entfernt, der Grund verschorft und der Schorf wieder entfernt und das Tumorbett nochmals „elektrodessiciert". In der Regel wird die Methode „Curettage and Electrodessication" genannt. Kleine Läsionen von weniger als 2,5 cm Durchmesser eignen sich am ehesten für diese Therapie; allerdings haben FREEMAN und KNOX auch bei größeren Läsionen gute Resultate erzielt.

Die Erfolge sind im allgemeinen gut bis sehr gut, und die 5-Jahresheilungsquoten liegen zwischen 90 und 98,5% (TROMOVITCH, 1965; SIMPSON, MITCHELL und HARDIE, WILLIAMSON und JACKSON, 1962; 1964, SWEET, FREEMAN und KNOX).

b) Chirurgie kombiniert mit Chemotherapie

α) Chirurgie plus Lokalchemotherapie

Bei diesem Vorgehen wird im allgemeinen der Tumor zuerst durch Curettage oder Elektrokaustik mehr oder weniger zerstört, die evtl. noch verbleibenden Tumorteile werden dann durch Auftragen von ätzenden oder cytostatisch wirkenden Substanzen vernichtet. Als Ätzsubstanz wird in der Regel eine Chlorzinkätzpaste (SCHREUS; KLEINE-NATROP; KLEINE-NATROP et al.; SCHIRREN) angewandt. Über die Anwendung von Cytostatica nach vorheriger mechanischer Teilentfernung des Tumors hat besonders BELISARIO berichtet. Dieser Autor hat sowohl Spindelgifte, Antimetaboliten wie auch andere Cytostatica geprüft (BELISARIO, 1961, 1963a, b, 1965). Infolge der raschen Entwicklung auf dem Gebiete der lokalen Chemotherapie erübrigt sich eine Aufzählung der verschiedenen bis heute geprüften Substanzen.

β) Chemosurgery nach MOHS'

Die Chemosurgery nach MOHS' verwendet ebenfalls eine Chlorzinkätzpaste. Mit dieser wird das kranke Gewebe *in vivo* geätzt und damit auch fixiert. Daraufhin wird diese fixierte Haut flach abgetragen, an verschiedenen Stellen histologisch untersucht und die Excisionsstelle erneut mit Chlorzink bestrichen. Dieses Vorgehen wird solange weitergeführt, bis die histologischen Untersuchungen negativ ausfallen. Diese Methode ist außerordentlich arbeitsintensiv, kann aber in geübten Händen sehr schöne Resultate ergeben (MOHS, 1941a, b, 1948; HELM et al., 1964; PHELAN und MILGROM). Eindrücklich sind die Resultate von TROMOVITCH et al., welche bei 102 Basalzellcarcinomrezidiven eine 5-Jahres-Heilungsquote von 93% erzielten. Bei primär chemochirurgisch behandelten Basalzellcarcinomen erzielten HELM et al. eine 5-Jahres-Heilungsquote von 98,2% und von 84,5% bei Spinalzellcarcinomen.

c) Chemotherapie

Die Einführung der modernen Cytostatica hat auch zu deren Erprobung bei den malignen Hauterkrankungen geführt. Zahlreiche Therapieversuche mit den verschiedensten Substanzen sind bei den diversen malignen Neubildungen der Haut vorgenommen und dabei die Unterschiede zwischen den verschiedenen Anwendungsformen studiert worden.

α) Lokale Chemotherapie

Für die Behandlung von *Prächancerosen und Carcinomen* sind Substanzen aus allen Wirkstoffgruppen in Salben oder Lösungen inkorporiert und geprüft worden. Spindelgifte wurden einzeln (FISCHER, MÉSZAROS et al.; BRANDL und SCHNEIDER) sowie auch in Kombinationen (BELISARIO, 1963a, b, 1965; NELSON) geprüft. Alkylierende Stoffe, wie Trenimon, zeigten keine guten Resultate und eine zu hohe Ekzematisierungsfrequenz (HELM et al., 1965; MATANIC). Antibiotica wurden von KLEIN et al. (1962, 1965a, b) ohne gute Erfolge untersucht.

Die weitaus besten Ergebnisse wurden mit Antimetaboliten erzielt. BELISARIO (1965) ist der Ansicht, daß der Zusatz von Methotrexat zu anderen Cytostatica eine deutliche Wirkungsverbesserung ergebe.

Die Lokalinfiltrationen von Hautcarcinomen mit E 39 (PILLAT) oder Trenimon (HELM et al., 1965; SCHIRREN et al.) haben sich nicht bewährt.

Aufgrund sehr ausgedehnter Prüfungen ist heute anzunehmen, daß zur Zeit 5-Fluorouracil in Salbenform das beste Lokaltherapeuticum ist. Besonders die Arbeitsgruppen von KLEIN und DILLAHA haben systematische Untersuchungen vorgenommen (KLEIN et al., 1962, 1965a, b, 1966; STOLL et al., 1967, 1969; DILLAHA et al., 1963, 1965). Daneben liegen aber noch viele andere diesbezügliche Berichte mit guten Resultaten vor, so von KLEIN et al., 1970; EBNER; ACHTEN et al.; DE MORAGAS et al.; LANDES, SCHULZ und FALKSON; OTT et al.

Aus praktisch allen Arbeiten geht eindeutig hervor, daß nur oberflächliche Basalzellcarcinome und Präcancerosen für diese Salbenbehandlung in Frage kommen. Möglicherweise sind auch kleine ulcerierte Rezidivcarcinome in Strahlenhaut eine gute Indikation (ACHTEN et al.; OTT et al.). Bei oberflächlichen Basalzellcarcinomen sind mehr als 80% sehr gute Resultate zu erwarten (KLEIN et al., 1970). Bei Spinalzellcarcinomen (BELISARIO, 1970) und bei nodösen Basalzellcarcinomen (ACHTEN et al., DE MORAGAS et al.) liegt die Heilungsquote unter 50%.

Die lokale Chemotherapie kann gelegentlich einmal auch bei Hautmetastasen eine gute Palliativbehandlung sein (KLEIN et al., 1962).

Die lokale Behandlung bei *nichtepithelialen Neoplasien* der Haut hat bis jetzt nur eine gewisse Bedeutung bei der Mycosis fungoides erlangt. So wurde die lokale Bepinselung von MF-Herden mit Nitrogen-Mustard versucht (WATSON et al., SIPOS), die Wirkung von Thiotepa als externes Therapeuticum untersuchten GRUPPER und SIRKIS sowie MICHEL et al., und die lokale Infiltration mit Triamcinolon wurde z.B. von MARMELZAT geprüft.

Diese Behandlungen können wohl eine Besserung des Lokalstatus ergeben, beeinflussen aber den Ablauf des Leidens keineswegs.

β) Die regionäre Chemotherapie

Die regionäre Therapie als intraarterielle Dauerinfusion oder als extracorporelle Perfusion wird bei *Hautcarcinomen* selten in Frage kommen (BANZET et al., HELL und BOECKL). Sie kann gelegentlich bei *Sarkomen* versucht werden. Die Erfahrungen von COOK beim Morbus Kaposi mit Nitrogen-Mustard haben gezeigt, daß sich eine recht gute lokale Wirkung erzielen läßt, der Gesamtablauf des Leidens aber nicht verändert wird (COOK, MONACO et al.).

γ) Die systemische Chemotherapie

Die systemische Behandlung von unkomplizierten *Hautcarcinomen* ist vorläufig noch eine reine Versuchstherapie. Die erzielten Resultate in verschiedenen Untersuchungsreihen (VAN SCOTT et al., 1960; HIGUCHI, GROS et al.; ICHIKAWA et al.) sind bis jetzt unbefriedigend. Die Resultate mit Bleomycin sind wegen der zu kurzen Kontrollzeit noch nicht sicher zu beurteilen (MATHÉ).

Bei metastasierenden Carcinomen kann die allgemeine Cytostaticabehandlung versucht werden. Gute Resultate sind aber, wie auch sonst bei metastasierenden Pflasterzellcarcinomen, kaum zu erwarten.

Von den *nichtepithelialen malignen Neubildungen* kommen Retikulosen, maligne Lymphome mit Hautbeteiligung, der Morbus Kaposi und die Mycosis fungoides für eine Systemtherapie am ehesten in Frage. Gute Resultate sind nur bei Retikulosen und malignen Lymphomen zu erwarten (HORNSTEIN).

Beim Morbus Kaposi ist über gute Palliativresultate mit der von PIERINI et al. eingeführten Penicillinbehandlung, mit Arsen (DEGOS et al., 1964) sowie mit Cyclophosphamid (SPENCER) berichtet worden. Die besten Resultate scheinen sich mit Chlorambucil zu ergeben (DEGOS et al., 1966, 1967).

Die Resultate bei der Mycosis fungoides sind enttäuschend; am ehesten scheinen noch Endoxan, Stickstofflost und Corticosteroide in der Lage zu sein, eine Remission herbeizuführen (Krebs und Landes, 1965; Abele et al.; Wright et al. Schirren und Gruber; van Scott et al., 1962; Lapière). Auch bei Sarkomen ist nur eine palliative Wirkung zu erwarten (Molander).

d) Immunochemotherapie

Über eine spezielle Behandlungsmodalität hat Klein berichtet. Nach epicutaner Sensibilisierung des Patienten, z.B. auf TEM, läßt sich mit einer sehr niedrigen TEM-Konzentration in einer Salbe an den erkrankten Hautstellen eine ganz massive Reaktion auslösen. Diese führt in einem Zehntel der Zeit, welche für eine konventionelle Lokalchemotherapie nötig wäre, zu einem sehr schönen Lokalerfolg.

e) Immunotherapie

Diese Behandlungsmöglichkeit ist bis heute noch nicht über das experimentelle Stadium hinausgekommen.

f) Schlußfolgerungen

Die Entscheidung, ob chirurgisches oder strahlentherapeutisches Vorgehen angezeigt ist, kann bei Carcinomen wohl selten prinzipiell festgelegt werden (Krüger). Beide Therapien geben ausgezeichnete Resultate, vorausgesetzt, daß man die Methoden einwandfrei beherrscht.

Extreme Stellungnahmen, in denen das eine oder das andere Vorgehen als generell falsch bezeichnet wird, sind abzulehnen. Sie beweisen nur, daß der betreffende Autor die abgelehnte Methode mit ungenügendem Können angewandt hat, oder daß er sich über deren Vor- und Nachteile nicht im Klaren gewesen ist.

Dermatologen mit großer Erfahrung betrachten denn auch die verschiedenen Therapiemethoden als weitgehend gleichwertig. So schreibt Degos, welcher der Elektrochirurgie den Vorzug gibt: „Le choix de la méthode thérapeutique pour les épithéliomas tout au moins, est parfois dicté par le siège ou par l'étendue du cancer. Dans les cas habituels, les résultats sont pratiquement identiques avec les trois types des traitements et l'adoption de l'un d'entre eux dépend le plus souvent des possibilités matérielles et de l'orientation médicale du thérapeute. Nous donnons cependant notre préférence à l'électrocoagulation chaque fois que celle-ci est possible."

C. Schirren, welcher der Strahlentherapie den Vorzug gab, schrieb: „Beide Behandlungsmethoden sind dann erfolgreich, wenn sie von genügend Sachkundigen angewandt werden."

Bei den *Sarkomen* (mit Ausnahme des Morbus Kaposi) wird die Chirurgie von den meisten Autoren als Therapie der Wahl bezeichnet.

Bei den malignen Lymphomen und malignen Retikulosen spielt die Chirurgie eine kleine Rolle.

Die Chemotherapie hat in letzter Zeit zunehmende Bedeutung bei der Lokalbehandlung von Präcancerosen und oberflächlichen Basalzellcarcinomen erhalten. Bei allen anderen malignen Erkrankungen ist sie bis jetzt praktisch nur als Palliativbehandlung einzusetzen, wobei die schönsten Resultate bei den Lymphomen und Retikulosen zu erzielen sind.

6. Grundlagen der Röntgentherapie von Hauttumoren

a) Einleitung

Die Röntgentherapie von Hautveränderungen, eingeschlossen von Hauttumoren, ist praktisch so alt wie die Entdeckung der neuen Strahlenart durch W. C. Röntgen (1895) in Würzburg. In den 75 seither verflossenen Jahren hat sich naturgemäß eine große Menge gesicherter Kenntnisse angehäuft, welche zuletzt 1959 durch C. G. Schirren eine kompetente handbuchmäßige Bearbeitung im Ergänzungswerk zum Handbuch der Haut- und Geschlechtskrankheiten von J. Jadassohn, Bd. V/2, herausgegeben von A. Marchionini und C. G. Schirren, erfahren haben. Seither sind trotz Fortschritten in technischer, physikalischer und strahlenbiologischer Hinsicht relativ wenig entscheidende Neuerungen bekannt geworden, doch ist nicht zu verkennen, daß sich in erfreulicher Weise das schon lange inaugurierte *Prinzip der Strahlenökonomie* (Schreus, Miescher, Chaoul, Schirren, Proppe) vollends durchgesetzt hat.

Für das Folgende dürfen wir uns, um Wiederholungen möglichst zu vermeiden, auf die Beiträge in diesem Handbuch, Bd. XVI, Teil 1 und 2, über die allgemeine strahlentherapeutische Methodik stützen, wobei die Arbeiten von Wachsmann und Vieten; Gahlen; van der Plaats; Barth; Wachsmann und Kallert; Weitzel und Kärcher; Scheer für die praktischen Belange einer modernen Dermatoröntgentherapie grundlegend sind. Daneben ist nicht zu vergessen, daß eine ökonomische optimale Röntgenbehandlung der Neoplasien der Haut nur dann gelingen kann, wenn sich ein profundes dermatologisches Wissen der klinischen und histologischen Grundlagen mit einem ebensolchen der physikalisch-technischen Seite paaren, so daß der Dermatologe die Möglichkeiten seines Weichstrahlenbereiches nicht überfordert und der Radiologe ganz oberflächliche Prozesse nicht mit unnötig harten Strahlenqualitäten belegt.

Im vorliegenden Beitrag ist das Melanom ausgeklammert, da es Gegenstand einer separaten Bearbeitung durch Storck u. Mitarb. ist, s. S. 161.

b) Allgemeine Gesichtspunkte zur Röntgentherapie der Neoplasien der Haut

In dem Maße, in welchem die plastische Chirurgie und die Möglichkeiten der lokalen und systemischen Applikation von Cytostatica und Antimetaboliten fortschreiten, hat der Strahlentherapeut nicht nur allfällig statistisch gesicherte Indikationen mit besseren Heilungsquoten als mit den anderen Methoden zu behandeln, sondern muß vermehrt bei gleichwertiger Indikation darauf achten, daß auch das kosmetische und funktionelle Spätresultat nicht abfällt. Dieses hängt nicht nur von der Ausdehnung und der Art des Tumors, der Strahlenqualität und -quantität, sondern sehr stark von der Lokalisation ab, indem nach Miescher, Plüss und Weder die Haut des Stammes im Vergleich zur Gesichtshaut schneller und intensiver Spätveränderungen, insbesondere Teleangiektasien ausbildet. Besondere topographische Gesichtspunkte werden im Kapitel über die speziellen Lokalisationen eingehender zu besprechen sein.

c) Diagnose

Auch wenn der Erfahrene mit einer gewissen Sicherheit Präcancerosen und bösartige Hauttumoren klinisch zu diagnostizieren vermag, sollte doch bei allen Tumoren, welche nicht durch eine totale Excision zu beseitigen sind, eine Biopsie zur histologischen Absicherung entnommen werden (Lever, 1960). Eine Ausnahme bildet nur das Melanom (Storck). Ein solches Vorgehen schafft nicht nur eine willkommene Deckung für den Arzt, sondern in vielen Fällen auch die nötigen Grundlagen für die Planung der Bestrahlung, weil die Biopsie nicht nur über den Typus der Neoplasie und eventuell deren Strahlenempfindlichkeit, sondern auch über die Ausdehnung nach Tiefe und Seite bei Entnahme aus dem Randgebiet Informationen liefert. Gleichzeitig werden auch die klinischen Irrtumsmöglichkeiten ausgeschaltet, welche nicht zu unterschätzen sind. Eine Biopsie wird z.B. verhindern können, daß ein Erythematodes chronicus discoides der Haut als Präcancerose bestrahlt, oder umgekehrt ein Morbus Paget der Mamma zu lange als chronisches Ekzem mit Salben behandelt wird.

d) Bestrahlungsplanung

Im Gegensatz zur Bestrahlungsplanung bei Tumoren des Körperinneren reduzieren sich die zu berücksichtigenden Parameter bei Tumoren, welche das Hautorgan nicht überschreiten, beträchtlich. Klinisch bestimmender Faktor ist die Ausdehnung der Neoplasie in der Fläche und nach der Tiefe. Durch eine exakte Untersuchung durch Inspektion und

Palpation, ergänzt durch allfällige histologische Daten und Röntgenbilder (Knocheninfiltrationen), wird es bei einiger Erfahrung immer möglich sein, die Ausdehnung abzuschätzen.

Die Bestrahlungsplanung hat sodann folgende Punkte festzulegen:

α) Feldgröße,
β) Strahlenqualität (HWD resp. GHWT),
γ) Dosis und deren zeitliche Verteilung,
δ) Schutz benachbarter oder unterliegender strahlenempfindlicher Gewebe.

α) Feldgröße

Hauttumoren haben oft recht bizarre Begrenzungen, so daß in der Regel individuelle Bleischablonen von 0,5—1 mm Dicke ausgeschnitten werden müssen, welche den wünschenswerten *Sicherheitsabstand Tumor—gesundes Gewebe* genau umgrenzen und welche bei fraktionierter Bestrahlung immer wieder verwendet werden können. Die von KNIERER angeregte Abdeckung der Umgebung mit Bariumbrei von 2—5 mm Dicke ist gewiß auch genügend, doch bei vielfacher Fraktionierung eher umständlicher (MIESCHER, 1937).

Eine *ausreichende Feldgröße* muß unbedingt angestrebt werden. Mag 1 cm Sicherheitszone bei kleinen oberflächlichen Herden bis 2 cm Durchmesser genügen, ist bei großflächigen und tiefer reichenden Herden eine solche von 2—3 cm im Falle von Carcinomen, eine noch größere bei malignen Lymphomen angebracht (PATERSON, 1963). Nicht zu vergessen ist die reichliche Bemessung der Feldgröße gegen die Tiefe bei großen Tumoren (SCHIRREN, 1960), doch leitet diese Anregung bereits über zum nächsten Kapitel.

Vorbehaltlos sei auch der Satz desselben Autors (1959) wiedergegeben: „Nichts bereut man bei der Strahlentherapie bösartiger Geschwülste so sehr wie ein zu klein bemessenes Strahlenfeld!“, der keineswegs als Aufforderung zum bedenkenlos großen Feld verstanden sein will.

Mit der Wahl des Strahlenfeldes und der Feldgröße ist praktisch immer auch die *geometrische Anordnung*, Einstellungspunkt und Richtung des Zentralstrahles festgelegt, weil es fast immer gelingt, aus einer Einstellung heraus so zu bestrahlen, daß eine homogene Feldbelegung durch genügenden FHA möglich ist. Nur in wenigen Fällen mit sehr ausgedehnten Veränderungen an stark gekrümmten Oberflächen und anatomisch verwinkelten Regionen wird man zu den der Situation angepaßten Techniken der Kreuzfeuermethode, Tangentialbestrahlung mit oder ohne Streukörper, Moulagen mit strahlenden Isotopen und zur Hochvolt-Therapie gezwungen sein (s. WACHSMANN und VIETEN, Bd. XVI/1, dieses Handbuches).

β) Strahlenqualität

Unabhängig von der schließlich verwendeten Strahlenart erhebt sich in jedem Fall die Frage, unter welchen technischen Bedingungen ein Hauttumor bestrahlt werden soll, damit das Gesetz der größtmöglichen Ökonomie erfüllt wird.

In dieser Beziehung bietet sich, wie bei WACHSMANN und VIETEN; GAHLEN ausführlich begründet, als *spezielle Maßzahl der Begriff der Gewebehalbwerttiefe* an, eingeführt von WACHSMANN (1949) und KALKOFF (1949), weil er nicht nur eine praktisch sehr anschauliche Größe darstellt, sondern auch den Vorteil hat, den Dosisabfall in der Haut sowohl unter Berücksichtigung von Spannung und Filterung = HWD als auch der Variablen FHA und Feldgröße hinreichend zu charakterisieren.

In der Praxis hat sich die *Wahl einer Strahlung mit einer GHWT, welche der Tiefenausdehnung (Schichtdicke) der pathologischen Veränderung entspricht*, weitgehend durchgesetzt (EBBEHØJ, 1951; PROPPE und WAGNER, 1954; PROPPE, 1955; SCHIRREN, 1959; WACHSMANN, 1962), selbst wenn dies nach GAHLEN (1964) einer Simplifikation entspricht. Statt dessen empfiehlt dieser Autor eine Bestrahlung mit der GWHT = ca. 0,7 Schichtdicke als optimal im Sinne des Ökonomieprinzipes von MIESCHER. Dabei würde an der unteren Begrenzungsebene der Schicht = Tumorunterfläche eine relative Tiefendosis von

37 % der Oberflächendosis wirksam sein. In Anlehnung an die Corpuscularstrahlen nennt Gahlen die zur Schwächung auf 37 % führende Wegstrecke „mittlere Reichweite". Zur Evaluation der im Bd. XVI/1 näher begründeten Auffassung wären allerdings vergleichende Bestrahlungsresultate an einem großen repräsentativen Krankengut notwendig. Eine Entscheidung ist nicht so dringend, weil die Tiefenausdehnung eines Malignoms praktisch doch nicht mit der wünschenswert exakten Genauigkeit festgelegt werden kann und es heute noch vorteilhafter ist, einen tiefer reichenden Tumor etwas härter zu bestrahlen als theoretisch unbedingt notwendig erscheint.

Für jeden Röntgentherapeuten ergibt sich — will er die GHWT seiner Strahlentherapie zugrunde legen — die Notwendigkeit, nicht nur wie früher die HWD seiner bevorzugten Strahlenqualitäten zu messen und zu kennen, sondern auch deren GWHT als Funktion von FHA und Feldgröße, bestimmt in Wasser oder gewebeäquivalentem Material. Die Werte für die GWHT können mit für die Praxis ausreichender Genauigkeit auch dem Tabellenwerk von Wachsmann und Dimotsis (1957) entnommen werden, sofern die HWD der verwendeten Strahlenqualitäten bekannt sind. Aus dem Diagramm ist auf einen Blick klar ersichtlich, daß bis zu einer HWD von etwa 0,3 mm Al vorwiegend die Veränderung des FHA, darüber aber zunehmend auch die Feldgröße (Streuzusatz!) bestimmend für die GWHT werden (vgl. Abb. 40 bei Gahlen, 1970; Schirren, 1959; Wichmann, 1966). In Anlehnung daran geht aus der Tabelle 9 klar hervor, daß mit den Mitteln der

Tabelle 9. *Übersicht über die mit den üblichen Bedingungen resultierenden GHWT als Funktion von HWD, FHA und Feldgröße.* (In Anlehnung an Schirren, 1959 und Wachsmann und Vieten, 1970)

	Spannung (kV)	Filterung	HWD (cm)	FHA (cm)	Feldgröße (cm^2)	GHWT (mm)
Grenzstrahlen	4—15	0—1,0 Cellon	0,1—0,8 Cellon	10—30	10—400	0,2—0,8
Weichstrahlen	20—50	0,1—2,0 mmAl	0,1—2,0 mmAl	10—30	10—400	1—24
Nahbestrahlung	60	0,15—0,2 mmCu	3,75 mmAl	1,5—5,0	⌀ = FHA	4,8,12
Halbtiefentherapie	60—150	2,0 mmAl—0,5 cmCu	2 Al—0,8 Cu	10—50	10—400	15—45
Tiefentherapie	150—400	0,5—2,0 mmCu	0,8—2,0 mmCu	30—50	10—400	50—80

Weichstrahltechnik von einigen seltenen Ausnahmen abgesehen, die überwiegende Hauptmasse der zu bestrahlenden Hauttumoren ökonomisch angegangen werden kann, da sie ja selten tiefer als 2 cm reichen, so daß die verfügbaren GWHT an den Berylliumröhren bei entsprechender Filterung und Wahl der Spannung genügend sind und sehr einfach der Tiefenausdehnung angeglichen werden können. Nur selten wird man zu den Mitteln der konventionellen Halbtiefen- und Tiefentherapie sowie zur Hochvolttherapie greifen *müssen*, in Situationen, die später noch zu erörtern sein werden. Wie bei Gahlen (1970) im Detail beschrieben, ist es aus praktischen Gründen üblich geworden, Weichstrahlapparate eines bestimmten Typs nur mit einer kleinen Anzahl fixer Kombinationen von Spannung und Filterung zu betreiben, die so ausgewählt sind, daß die Aufgaben der Haut-Röntgentherapie ohne Zwang gelöst werden können. Das Prinzip dieser Beschränkung setzte sich in den 50er Jahren wohl darum in europäischen Ländern so schnell durch, weil die von Herbert und Marshall (1951) empfohlene „*Filtersicherung*" damit kombiniert werden konnte. Diese Sicherheitsvorrichtung macht ein Vergessen oder das Einsetzen eines falschen Filters praktisch unmöglich, weil die Hochspannung nur dann eingeschaltet werden kann, wenn das richtige, einer Spannungsstufe zugeordnete Filter eingelegt ist. Die trotzdem noch möglichen Irrtümer beschränken sich auf das falsche Einstellen der Uhr, Fehler im Ablesen aus den Tabellen, sofern verschiedene FHA vorgesehen sind, u. a. m., doch sind sie nicht so gravierend wie Filterfehler (Bonse, 1956; Miescher, 1953; Undeutsch, 1960; Wagner, 1955), welche z.B. bei 50 kV ohne Filter statt 2,0 mm Al-Filterung Überdosierungen um einen Faktor 60 ergeben (Miescher, 1953).

γ) *Wahl der geeigneten FHA*

Weil die GWHT eine Funktion der Feldgröße und der Strahlenqualität (HWD) darstellt, ergibt sich von selbst die Notwendigkeit, daß der *Therapeut die FHA individuell festlegt*, wenn der verwendete Apparatetyp für verschiedene FHA vorbereitet und ausgemessen ist („Dermopan" Siemens 15 + 30 cm, „RT 100" Müller, Hamburg, 10—30 cm; „Dermax" Purtschert resp. Liechti AG, Luzern, 6—24). Im Vordergrund steht für die Wahl des FHA im Interesse einer homogenen Durchstrahlung des Herdes zwar die Feldgröße, weil nach WACHSMANN (1959) am Feldrand „bei guten Röhren" bei FHA = 2 × Felddurchmesser mit 90%, bei FHA = 3 × Felddurchmesser mit 95% der Dosis des Zentralstrahles gerechnet werden darf und sie bei FHA = Felddurchmesser auf 50% absinken kann. Der Einfluß des FHA auf die GWHT macht sich erst bei den härteren Strahlenqualitäten geltend. So variiert die GHWT nach SCHIRREN (1959) bei 100 kV 1,7 mm Al, HWD 2,3 mm Al mit dem FHA von 15—50 cm zwischen 18 und 37 mm!

δ) *Dosis und deren zeitliche Verteilung*

Aus sehr vielen Publikationen geht leider nicht hervor, ob es sich bei den aufgeführten Dosen um die *Einfalldosis* (= Dosis gemessen frei in Luft) oder um die *Oberflächendosis* (Einfalldosis + Streuzusatz) handelt, sofern es sich um *Weichstrahlenqualitäten* handelt, während die Angaben im konventionellen Röntgentherapiebereich Oberflächendosen darstellen, bei denen der Streuzusatz schon immer berücksichtigt wurde. Die Dermatologen pflegen auch heute noch Einfalldosen zu benutzen, obwohl WACHSMANN, HECKEL und SCHIRREN (1954); WACHSMANN und DIMOTSIS (1957) sowie CIPOLLARO und CROSSLAND für eine Reihe üblicher HWD die Rückstreufaktoren angeben, welche für die härteren Qualitäten mit einer HWD von 0,5—2,0 mm Al je nach Feldgröße 10—30% betragen und deshalb nicht mehr vernachlässigt werden dürften, sobald große Dosen in der Tumortherapie verwendet werden.

Die *Höhe der Gesamtdosis und der Einzeldosis ist immer individuell*, ausgerichtet auf den Einzelfall. Zwar existieren für die verschiedenen Formen der Hauttumoren *ungefähre Richtwerte*, doch ist ein *starres Schema als zu gefährlich* für die Dermato-Röntgentherapie *abzulehnen* (MIESCHER, 1953), und es ist unmöglich, von einer in R-Einheiten definierten Carcinomdosis zu sprechen (PROPPE, 1958).

Die früher eine Zeitlang geübte „*einzeitige Intensivbehandlung*" mit 2000—3000 R hat heute ihren Platz nur noch in Ausnahmesituationen, z.B. bei der Bestrahlung umschriebener einzelner Präcancerosen oder sehr kleiner Carcinome, ist sonst jedoch verlassen (SCHIRREN, 1959).

Die *Protrahierung* ist zugunsten der *Fraktionierung* vollständig aufgegeben worden und spielt nur noch eine Rolle bei der Anwendung von Radium und anderen Isotopen, also dort, wo sie sich aus technisch-physikalischen Gründen ohnehin nicht vermeiden läßt. Die Begründung des Prinzipes der Fraktionierung wurde von WACHSMANN und VIETEN (1970) (Bd. XVI/1) ausführlich gegeben und leitet sich einerseits aus klinischen Beobachtungen und andererseits aus experimentellen Daten her, wobei für die Hauttherapie vor allem der Einfluß der Fraktionierung auf Erythem, Epilation und Späteffekte richtunggebend waren (REISNER, 1932; MIESCHER, 1935; WACHSMANN, 1943; STRANDQUIST, 1944; SCHIRREN und CAN, 1957). Durch eine optimale Fraktionierung soll ein maxialer Elektivitätsfaktor (WACHSMANN, 1943), „zulässige Dosis in der gesunden Umgebung: zur Tumoreinschmelzung erforderliche Dosis", erreicht werden, der seine Begründung in der differentiellen Strahlenempfindlichkeit und Erholungsfähigkeit zwischen Tumor und Umgebung findet, wobei der Gefäßbindegewebsapparat vielleicht entscheidend ist (SCHIRREN, 1959).

Auf dem Gebiete der Hauttherapie haben sich für die verschiedenen Tumoren und präcancerösen Vorstadien zwar für die *Gesamtdosis Richtwerte* aus der Erfahrung herauskristallisiert. Hingegen läßt die *Festsetzung der Einzeldosis und der optimalen Intervalle* einen *weiten Spielraum*, wenigstens was die oberflächlichen und kleinen Veränderungen betrifft, während bei nach Fläche und/oder Tiefe ausgedehnten Neoplasien sich die Tendenz zur allgemein üblichen Fraktionierung in tägliche Einzeldosen von 200 R durchgesetzt hat. Proppe (1958) ist voll beizustimmen, wenn er bemerkt, daß die Varianten in der Aufteilung und in der Höhe der Gesamtdosis der fraktionierten Bestrahlungsmethoden unübersehbar sind und daß man für jeden denkbaren Rhythmus im Schrifttum einen Beleg, eine Begründung und eine Empfehlung für die Praxis findet. Diese Mannigfaltigkeit wird dadurch noch vergrößert, daß die empfohlenen Fraktionierungsschemen je nach der verwendeten Technik — Grenzstrahlen, Weichstrahlen, Nah- und Kontakttherapie, konventionelle Therapie, Hochvolt- und Isotopen — in großen Bereichen schwanken. Wie das Beispiel von Sambrook, Thackray und Woodyatt (1950) zeigt, welche genügend große Basaliome und Mammacarcinome 2—4teilten und mit verschiedener Fraktionierung bestrahlten (5mal 200 R/Woche, 2mal 500 R/Woche und einmal 1000 R/Woche) hängt die günstigste Fraktionierung auch von der Tumorart ab, indem sich für die Basaliome klinisch und histologisch die 200 R-Einzeldosis, für die beiden anderen jedoch eher die 500 R-Dosen überlegen erwiesen!

Weil in den großen Erfolgsstatistiken vom Klinischen und Technischen her so sehr ungleiche Dinge miteinander verglichen werden und die Erfassung der therapeutischen Erfolge bei den Hautgeschwülsten ohnehin ihre besonderen Schwierigkeiten bietet (Proppe, 1958), kann kein allgemein gültiges Schema der Fraktionierung daraus abgeleitet werden.

Die Fraktionierung wird wegen des Streuzusatzes und der Wirkung auf die gesunde Umgebung in erster Linie durch die Feldgröße (Miescher, 1953; Proppe, 1958; Schirren, 1959; Cipollaro und Crossland, 1967; Wachsmann und Vieten, 1970) bestimmt. Daneben soll sie mithelfen, die Gesamtdosis so ökonomisch wie möglich zu gestalten, indem die Fraktionierung so gewählt wird, daß der klinische Tumorschwund mit oder ohne erosive Reaktion als Kriterium für die Heilung mit einem Minimum an Gesamtdosis pro Behandlungszeit erreicht wird. Als Beispiel möge das oberflächliche Basaliom dienen. Es ist wirklich wenig sinnvoll, ein solches mit an die Chaoulsche Nachbestrahlung angelehnten 6000 R in täglichen Einzeldosen von 500 R schematisch zu bestrahlen, wenn es zuverlässig gelingt, die Abheilung mit 7—10mal 400 R, 2—3mal pro Woche mit derselben adäquaten Strahlenqualität zu erreichen (Miescher, 1953, 1957; Proppe, 1958). Dadurch behält der Therapeut gleichzeitig die absolut notwendige Flexibilität der individuellen Dosierung und das Prinzip der Ökonomie in der Hand.

Als mögliches, praktisch bewährtes Fraktionierungsschema sei trotzdem in der Tabelle 10 das an der Strahlenabteilung der Zürcher Dermatologischen Klinik von Miescher aufgestellte und von uns nur geringfügig modifizierte Verfahren aufgeführt, welches die erwähnten Prinzipien vollumfänglich berücksichtigt und welches sowohl für den Weichstrahlenbereich als auch für die Nahbestrahlung über kleinen Feldern gilt.

An dieser Stelle muß auf die Bedeutung der Genauigkeit der strahlentherapeutischen Dosimetrie (s. Wachsmann und Kallert, Bd. XVI/1), welche gerade im Bereich der

Tabelle 10. *Fraktionierungsschema nach* Miescher

Feldgröße (Durchmesser)	Einzeldosis	Intervall	Insgesamt	Totaldosis
bis 2 cm	1000 R	7 Tage	3—5	3000—5000
bis 4 cm	800 R	(5)—7 Tage	4—6	3200—4800
bis 8 cm	400 R	2—3 Tage (2—3mal/Woche)	8—14	3200—5600
über 8 cm	200 R	1 Tag (5—6mal/Woche)	20—24—(28)	4000—5600

weichen Strahlenqualitäten und der Nahbestrahlungsgeräte nicht ganz einfach zu erreichen ist, hingewiesen werden. Wie MIESCHER und WEDER (1951) anhand ihrer eigenen Erfahrungen betont haben, erhebt sich die wichtige Frage, ob nicht manche in der Literatur angetroffenen Dosenangaben für die Kontakttherapie mit ähnlichen Irrtümern behaftet sind, wie sie ihnen unterlaufen waren, indem die von 1940—1950 verabfolgten *effektiven* Dosen um 30—40 % tiefer liegen als die ursprünglichen Meßwerte und publizierten Daten angegeben hatten. Wer aber macht gerne solche retrospektiven Korrekturen? Und doch wäre nichts gefährlicher, als mit den heute exakt ausgemessenen Apparaten alte Dosierungen unbesehen übernehmen zu wollen.

ε) *Schutz benachbarter oder unterliegender Organe*

Wenn auch bei der Strahlentherapie bösartiger Veränderungen der Haut nicht die absolut strengen Maßstäbe wie bei denjenigen von gutartigen, vorwiegend entzündlichen Zuständen angelegt werden müssen, sind deren Grundsätze trotzdem so strikte wie möglich zu beachten. Der Strahlenschutz bezieht sich dann im wesentlichen auf

Gonaden,
Auge,
Knorpel,
Knochen,
Epiphysenfugen beim Säugling und Kind,
Zahnanlagen.

Obwohl der größere Teil der Patienten mit Präcancerosen und Carcinomen bei der Bestrahlung jenseits des generationsfähigen Alters steht (BORN, 1958; WAGNER, 1962), kommen auch jüngere Leute mit solchen zur Beobachtung. In vermehrtem Maße trifft dies sodann für die Fälle mit mehr oder weniger großflächigen Retikulosen, incl. Mycosis fungoides und Leukämien zu (WAGNER, 1962).

Für den *Schutz der Gonaden* im generationsfähigen Alter wird man in erster Linie darauf zu achten haben, daß diese *nicht im direkten Strahlengang* liegen, was nicht nur die anogenitalen Lokalisationen sondern auch den entfernteren Sitz betrifft. Nach SCHIRREN, HAUMAYR und DITTMAR wurden z.B. an liegenden Patienten bei der Verabfolgung einer Gesamtdosis von 7000 R, HWS 0,2 mm Cu an der Unterlippe im Liegen 35 mR an den Gonaden gemessen, bei Bestrahlung im Sitzen ohne zusätzliche Bleiabdekkung würden jedoch 13 R das kritische Organ erreichen. Beim Mann sind die Schutzmöglichkeiten bedeutend besser, indem bei Bestrahlungen am Scrotum die *Testes* vom Patienten im Leistenkanal zurückgehalten und durch eine gute zusätzliche Abdeckung weitgehend geschützt werden können. Bei Analsituationen genügt die sonst übliche Abdeckung mit Bleiplatte über den Unterbauch und Verwendung geschlossener Tubusse (AIDEN, WEENS und YOUMANS; ANDREWS und DOMONKOS; CIPOLLARO, KALLOS und RUPPE) nicht, sondern muß durch einen das Genitale umhüllenden Bleibeutel vervollständigt werden (MIESCHER, 1957), um die Streustrahlung aus dem Körper entscheidend zu reduzieren. Die *Ovarien* können natürlich durch Blei bei Lokalisationen des Feldes anogenital — Unterbauch — nicht geschützt werden (SCHIRREN, 1961), so daß je nach GHWT der Strahlung zu erwartende Ovariendosis bei jungen Frauen sogar die Indikation zu chirurgischer Therapie sein könnte. Für weitere Einzelheiten darf auf die umfassende Darstellung der Strahlengenetik aus dermatologischer Sicht durch FRITZ-NIGGLI (1966) verwiesen werden.

Der Schutz der *Augenlinse* bei Röntgenbestrahlungen im Bereiche des Auges (KLEBERGER, GERSTENBERG und KROKOWSKI 1969) kann im Weichstrahlenbereich mit Bleiglasschalen (KNIERER und SCHIRREN, 1953; KÖLLING und REUTER, 1960) erreicht werden, welche nach Desinfektion und vorgängiger Oberflächenanaesthesie über den Bulbus gelegt werden. MIESCHER zog wegen der leichteren Sterilisierbarkeit und wegen der besseren Schutzwirkung im konventionellen Bereich Silber-Goldschalen vor (WEDER, 1955), welche bei 180 kV/0,5 Cu nur 6,2 % gegenüber 46,7 % der Bleiglasschalen durchließen. Feine Halterungsfäden auf einer Breitseite sind für das Einführen und Entfernen praktisch.

Wo *Knorpel* und *Knochen* einem dünnen Corium direkt unterliegen (Ohrmuschel, Nasenspitze, Schädelkalotte evtl. mit Glatzen-atrophischer Haut, Hände, Füße und über Dornfortsätzen der Wirbelsäule) ist deren im Weichstrahlen- und konventionellen Bereich im Vergleich zur Haut verschiedene Energieabsorption in Rechnung zu stellen (Wachsmann und Dimotsis, 1957; Wachsmann und Vieten, 1970; Trübestein, 1960). Wachstumsstörungen an kindlichen Epiphysenfugen, schmerzhafte Radiochondritis am Ohrknorpel können durch die Wahl von Strahlungen geringer GHWT vermieden werden. Für ausgewachsene Knochen gilt, daß Weichstrahlenqualitäten in den äußersten Knochenschichten schon stark absorbiert werden, so daß praktisch keine Knochenschädigungen gesehen werden (Schirren, 1959). Nach den klinischen Erfahrungen sind aber vermehrt spätere trophische Störungen bei größeren Feldern über Knochenpartien mit dünner Haut zu erwarten.

e) Methoden der dermatologischen Röntgentherapie

Für die Strahlentherapie der Hauttumoren steht im Prinzip das ganze Spektrum der radiologischen Möglichkeiten — Einzelheiten s. Bd. XVI/1 und 2 dieses Handbuches — zur Verfügung, und es gibt keine, welche nicht auch an der Haut zur Anwendung gelangt wäre. Es mag vor allem in der historischen Entwicklung begründet liegen, in welchen Ländern und Kontinenten auf bestimmten Methoden der Schwerpunkt liegt. Entscheidend mag der Umstand mitgespielt haben, ob an dieser Entwicklung, wie im deutschsprachigen Raum, die Dermatologie seit jeher eine eigene, von der allgemeinen Radiologie selbständige Strahlentherapie getrieben hat, oder ob diese vorwiegend oder ganz in den Händen des Fachradiologen lag (Schreus, 1955). So versteht sich vielleicht auch, daß im anglosächsischen Bereich mit „superficial x-rays" Qualitäten von 50—140 kV (Paterson, 1963), von 50—100 kV (Cipollaro und Crossland, 1967) und im französischen Sprachgebiet mit „Radiothérapie superficielle" solche von 70—140 kV (Lepennetier und Rabeau, 1961) mit entsprechender Al- oder Cu-Filterung verstanden werden, und daß sich der Begriff der „Weichstrahlen" von 10—60 kV entscheidend vor allem im deutschen Raum durchgesetzt hat.

α) Grenzstrahlen

Die überweichen Röntgenstrahlen, welche von Bucky (1928) infolge ihrer Mittelstellung zwischen UV- und konventionellen Strahlen „Grenzstrahlen" benannt wurden und zunächst von ihm bei 5—6 KVP („peak kilovolt") in einer Coolidge-Röhre mit Lindemann-Fenster erzeugt worden waren, können a priori wegen ihrer starken Absorption an der Oberfläche (Hornschichtdicke!) nur für die Bestrahlung sehr oberflächlich gelegener Veränderungen in Frage kommen, denn definitionsgemäß resultiert bei Verwendung der moderneren Berylliumröhren bei 8—20 kV und Filterungen zwischen 1,0 Be bis 0,1 Al eine GHWT von nur 0,2—2,0 mm. Ebbehøj hatte schon 1936 mit Nachdruck darauf verwiesen, daß Hauttumoren mit einer Schichtdicke über 1 mm auf die Dosis von 20000 R/12 kV einzeitig nicht mehr ansprechen. Nach der Mitteilung von Ebbehøj (1951) über 5-Jahres-Heilungsziffern von 208 Hautcarcinomfällen der Jahre 1933—1936 erhob sich in den 1950er Jahren die Frage, ob man noch gewöhnliche Röntgenstrahlen anwenden dürfe, wo Grenzstrahlen zur Erzielung des therapeutischen Effektes ausreichen, während vorher, überschattet von Überdosierungen infolge ungenügender Meßmöglichkeiten, vielmehr diskutiert wurde, ob man nicht besser auf überweiche Röntgenstrahlen überhaupt verzichten solle (Proppe, 1955; Baer und Witten, 1956). Daß die Therapie mit „ultrasoft x-rays" auch heute noch aktuell ist, zeigt die Monographie von Hollander (1968), welche einen historischen und kritischen Überblick über die weltweiten Erfahrungen (418 Literaturzitate) mit dieser Methode gibt. Als Indikationen, welche hier interessieren, hebt der Autor oberflächliche Epitheliomatosen, intraepidermale Carcinome, aktinische und senile Keratosen, Morbus Bowen und Leukoplakie, Lidcarcinome, prätumoröse Mycosis fungoides und Kaposi-Sarkom hervor. Der anspruchsvollere Therapeut, welcher auch im Corium lokalisierte Veränderungen beeinflussen will, wird es begrüßen, mit den moderneren Weichstrahlgeräten ebenfalls „Grenzstrahlentherapie" in ausgewählten Fällen betreiben zu können (JACOBY, 1936) und dabei den Vorteil der besseren Dosisleistung der Berylliumröhren gegenüber den alten reinen Grenzstrahlenapparaten mit Lindemann-Fenster gerne auszunützen. Für die Wahl von Grenzstrahlenqualitäten werden heute wegen der geringeren Gonadenbelastung vor allem noch strahlensensible, oberflächliche Veränderungen im Anogenitalbereich in Frage kommen (WAGNER, 1962).

β) *Weichstrahltherapie*

Mit der Nutzbarmachung des Bereiches zwischen 20—50—(60) kV durch die modernen Weichstrahlgeräte wird den Bedürfnissen der Hautröntgentherapie ausreichend Rechnung getragen. Das *Weichstrahlgerät* stellt eine sinnvolle *apparative Abgrenzung der Hautröntgentherapie und der allgemeinen Radiologie dar* (SCHIRREN, 1963). Es vereinigt in sich nicht nur die Möglichkeit zur Grenzstrahltherapie, sondern auch zur Nahbestrahlung mit FHA herunter bis auf 6 cm (Dermax-Apparat) dank der schlanken Röhrenkonstruktion mit axialem Austrittsfenster und fensternaher Anode — sofern dies überhaupt noch wünschbar erscheint (vgl. Abschnitt c). Überall, wo in einem Institut die ganze Palette der apparativen Möglichkeiten zur Verfügung steht, hat sich die Weichstrahltechnik entscheidend durchgesetzt (WAGNER, 1962; SCHIRREN, 1963; MIESCHER, 1959), nicht nur, weil sie dem Ökonomieprinzip so gut gerecht wird, sondern auch, weil sich inzwischen ein umfangreiches therapeutisch befriedigendes Erfahrungsgut angesammelt hat (MIESCHER, 1950, 1953, 1957, 1959; WISKEMANN, 1951; SCHREUS, 1950, 1953; POLANO, 1957; PROPPE, 1953, 1957, 1958; PILLSBURY, BLANK und MADDEN, 1954; BOHNSTEDT, FÜLLER, KAFKA und SCHMIDT, 1958; WAGNER, 1955; SCHIRREN, 1954, 1959, 1963; BAER und WITTEN, 1956; CIPOLLARO und CROSSLAND, 1967 u.a.m.). Ein praktisch wichtiger Vorteil der Weichstrahlentechnik besteht in der Möglichkeit, selbst sehr große Felder aus *einer* Einstellung heraus homogen bestrahlen zu können, wobei der günstige Dosisabfall im Gewebe erhalten bleibt. Die extreme Ausnützung dieser Möglichkeit erfährt sie in der mit den Namen von SCHIRREN, WISKEMANN und WAGNER verknüpften Röntgen-Fernbestrahlung resp. Großfeldtechnik mit ungefilterter 50 kV-Strahlung, welche bei Retikulosen, Mycosis fungoides, Hämatodermien mit großflächigem Befall indiziert sein kann (s. GAHLEN, 1970; TESCHENDORF, 1970, Bd. XVI/1).

γ) *Nah- und Kontaktbestrahlung*

Das Wesentliche über die Kontaktbestrahlung ist von VAN DER PLAATS über die Nahbestrahlung und von BARTH in ihren Beiträgen in Bd. XVI/1 ausgesagt worden. Deren Bedeutung ist in den letzten 10—15 Jahren andauernd zurückgegangen, so daß SCHIRREN (1963) der Nahbestrahlungsröhre nach CHAOUL für den Hautbereich keinerlei Bedeutung mehr beimessen kann. Es entbehrt nicht einer gewissen Ironie, wenn derselbe WACHSMANN, welcher 1953 mit CHAOUL die bekannte Monographie über die Nahbestrahlung veröffentlichte, 1961/62 beim Vergleich des Weichstrahlverfahrens mit der Nahbestrahlungstechnik überzeugend darlegt, daß jener unbedingt der Vorzug zu geben sei: Die Dosisabfallkurven für die gebräuchlichen Weichstrahlqualitäten entsprechen fast genau denen der Chaoul-Röhre bei FHA 1,5, 3 und 5 cm (s. Abb. 53 bei GAHLEN, 1970). Das *Ökonomieprinzip* wird durch Weichstrahlen viel besser gewahrt, indem sich bei *gleicher Feldgröße die Raum- oder Integraldosen für Weichstrahlen: Nahbestrahlung: Radium ungefähr wie 1:3:10 verhalten. Der Vorteil* des *steilen Dosisabfalls* durch Divergenz der Strahlung bei sehr kurzen FHA wird entscheidend *aufgehoben, sobald bei größeren Herden 2—7 Nahbestrahlungsfelder aneinander gelegt* werden, so daß bei 7 Feldern die Dosisabfallkurve fast identisch ist mit einer 80 kV-Strahlung (HWD = 4,5 mm Al, 100 cm² Feldgröße und FHA = 30 cm!). Bei der Kontakt- und Nahbestrahlung bedingen sodann bei den kurzen FHA von 1,5—5 cm kleine *Fehler der Einstellung* um einige Millimeter *große Fehler* auf die wirklich verabreichte *Dosis*.

Gerade bei der Bestrahlung von Tumoren über konkav gewölbten Flächen (z. B. Nasenaugenwinkel) wird der Sollabstand beim Aufsetzen der Tubusse leicht um 3—5 mm überschritten, womit eine Unterdosierung von 15—30 % zustande käme! Umgekehrt *muß* der FHA größer als 5 cm gewählt werden, wenn konvex gewölbte Oberflächen auch an den abfallenden Rändern noch vertretbar homogen durchstrahlt werden sollen (vgl. Abb. 10, Wachsmann und Vieten, 1970). Um nicht mißverstanden zu werden, sei hervorgehoben, daß diese Kritik der Kontakttherapie für die *Hautoberfläche*, nicht für die Indikationen in Körperhöhlen gilt.

δ) Konventionelle Röntgentherapie und Behandlung mit ultraharten Röntgenstrahlen

Die Behandlung mit konventionellen (Halbtiefen- und Tiefentherapie, s. Beitrag Barth und Ringleb, Bd. XVI/1) und mit ultraharten Röntgenstrahlen inkl. Kobalt-60- und Caesium 137-Quellen (s. Beitrag Fletscher, Bd. XVI/1) spielt für die Hauttumoren zahlenmäßig eine untergeordnete Rolle, insofern als sie nur in sehr schwierigen und glücklicherweise seltenen Situationen indiziert ist. Hauptindikationen stellen sehr große Carcinome in von Natur aus strahlenempfindlichen Regionen, wie Genital-Leistenregionen (Zuppinger, 1964), Lymphknotenmetastasierungen von Carcinomen und malignen Lymphomen, den Knochen infiltrierende ausgedehnte Hautcarcinome im Schädelbereich sowie eventuell tiefreichende Rezidive in alten Strahlenfeldern dar. Damit überschneiden sich die Indikationen vollständig mit denjenigen für schnelle Elektronen (vgl. Weitzel, Bd. XVI/2). Die genannten Situationen erfordern ein gutes Einvernehmen in der Therapieplanung zwischen Dermatologen, „zünftigen" Strahlentherapeuten und Chirurgen, einmal um die aussichtsreichste Methode zu finden, dann aber auch um Kombinationen von Strahlentherapie und Chirurgie optimal zu koordinieren. Wenn für die meisten rein dermatologischen Indikationen die bisherigen Methoden auf Jahre hinaus bestehen bleiben, ist die Frage für viele der oben erwähnten Ausnahmesituationen noch offen, welche Indikationen nun geeigneter für Hochvolttherapie oder schnelle Elektronen sind (Zuppinger, 1964; Zatz, von Essen und Kaplan, 1961).

ε) Schnelle Elektronen

Es wäre der Traum des Dermatoröntgentherapeuten, eine kostenmäßig tragbare und technisch einwandfrei funktionierende, regelbare Quelle für schnelle Elektronen über den Bereich von 1—5—10 MeV zur Verfügung zu haben (Wachsmann, 1962; Schirren, 1964; Bode, 1964), weil mit monoenergetischen Elektronen die günstige Dosisverteilung im Gewebe und der steile Dosisabfall auf Null nach Erreichung der therapeutischen Reichweite theoretisch und praktisch dem Prinzip der Schreusschen Schichtbestrahlung am nächsten käme und die Absorptionsverhältnisse im Knochen gegenüber Röntgenstrahlen bedeutend günstiger sind (Markus, 1964). Nach Bode (1964), beträgt die relative biologische Wirksamkeit von Röntgen- und Elektronenstrahlungen, die bei gleicher Oberflächendosis und gleicher GHWT von mindestens 5 mm einen ähnlichen Tiefendosisverlauf von der Oberfläche bis zur Halbwerttiefe aufweisen, bei gleicher Dosisleistung für verschiedene Neoplasien der Haut etwa 3 (Röntgen) zu 4 (Elektronen). Aufgrund seiner großen klinischen Erfahrungen an einem sehr großen Krankengut seit 1949 betont er die Überlegenheit schneller Elektronen über die Röntgenstrahlung aufgrund ihrer unterschiedlichen Dosisverteilungen, wobei bei 4 MeV und einer Dosis an der Oberfläche von 2000 R die Tiefendosis im Tumor maximal 130 % = 2600 R beträgt. Bei keiner anderen Bestrahlungsart ist eine so homogene Durchstrahlung einer Geschwulst mit so hohen Dosen und so weitgehender Schonung der Tiefe möglich, wenn die therapeutische Reichweite der Elektronen = Tumordicke gewählt wird (Bode und Markus, 1958). Während Bode die Einzeitbestrahlung kleiner und mittlerer Tumoren mit 2000 R bevorzugt, werden für größere Volumina und für Lymphknotenmetastasen fraktioniert etwa 6000 bis 8000 R in 4—6 Wochen angegeben (WEITZEL und BECKER, 1964; BAUER und SCHOEN, 1966; TURANO, 1965; TURANO, BIAGINI, BOMPIANI und PALEANI-VETTORI, 1959; VAN VAERENBERGH und SCHELSTRAETE, 1964). Die fraktionierte Anwendung wird von ZUPPINGER besonders für die Rezidive von Hauttumoren in alten Strahlenfeldern, z. B. 5600 R in 14 Tagen, und für die präoperativen Bestrahlungen empfohlen. Hervorgehoben werden sodann gute Resultate von Tumoren der Vulva, des Penis und der Mundhöhle. Mit niederenergetischen schnellen Elektronen um 2 MeV, erzeugt in Linearacceleratoren, lassen sich auch das ganze Integument befallende maligne Retikulosen, z. B. die Mycosis fungoides, erfolgreich angehen, ohne daß es zu Allgemeinschäden käme (BAGSHAW; SCHNEIDMAN; FARBER und KAPLAN, 1951; TRUMP; WRIGHT; EVANS; ANSON; HARE; FROMER; JAQUE und HORNE, 1953; FROMER; SMEDAL; SALZMANN; TRUMP und WRIGHT, 1962). So wie die Dinge heute liegen, wird es in naher Zukunft noch immer nur Wenigen vergönnt sein, optimale Elektronentherapie an der Haut mit Energien von 2—10 MeV zu betreiben. Um die monetären, personellen und strahlentechnischen Aufwendungen bei der Anschaffung von Elektronenbeschleunigern für die Dermatoröntgentherapie beurteilen zu können, wäre es schließlich unbedingt wünschenswert, wenn große Vergleichsserien von Kurz- und Langzeitresultaten mit Weichstrahlen und schnellen Elektronen vorgelegt würden.

ζ) *Radioaktive Substanzen*

Von seltenen tastenden Versuchen bei generalisierten Retikulosen, inkl. Mycosis fungoides, abgesehen, hat die *offene* Applikation von strahlenden Isotopen auf dermatologischem Gebiet, im Gegensatz zu anderen Disziplinen, keinerlei Bedeutung erlangt (s. Beitrag HAHN, Bd. XVI/2), weil ihre therapeutische Breite für diese Indikationen kleiner ist als diejenige von modernen Cytostatica und Antimetaboliten. Dagegen behauptet für einige Belange der Haut die *Nah- und Kontaktbestrahlung mit natürlichen und künstlichen radioaktiven Stoffen* (vgl. SCHEER, Bd. XVI/2) und die *interstitielle Implantationstherapie* (vgl. HENSCHKE, ebenda) einen gewissen Platz.

αα) Alpha-Strahler

Nachdem der früher noch weitverbreitete α-Strahler *Thorium X* wegen der Gefahr der Strahlenbelastung der Generationsorgane des Patienten (SCHIRREN, 1960), der Verschleppung der Substanz in Wäsche und Wohnung, der radioaktiven Verseuchung der Luft (WISKEMANN und JANSSEN, 1961; WYARD, NIGHTINGALE, AUSTIN, 1955) mit Gefährdung von Arzt und Patient und der Schwierigkeit der exakten Dosierung völlig obsolet geworden ist (SCHIRREN, 1963), beschränkt sich die Anwendung auf einige wenige β- und γ-Strahler in geschlossener Form.

ββ) Beta-Strahler

Phosphor-32. Für dermatologische Zwecke kommt für ^{32}P, wäßrige Lösung von $NaHPO_4$, die Kontakttherapie mit der Löschblattmethode in Betracht, wobei ein gleichmäßig beschicktes Papier in einer Plastikfolie verschlossen und verschweißt wird. Maximale Energie der Elektronen 1,7 MeV, praktische GHWT $\approx$ 1 mm (WACHSMANN, 1962).

Nachteil: Das Präparat ist kurzlebig mit einer Halbwertzeit von 14,2 Tagen, so daß der vom Hersteller für eine bestimmte Aktivität genannte Termin genau einzuhalten ist.

Obwohl oberflächliche Läsionen, Präcancerosen und Basaliome mit 3000—5000 $\mu Ci/cm^2$ primär günstige Heilungsziffern ergaben (LOW-BEER, 1947, 1954; SINCLAIR und BLONDAL, 1952), hat sich die Methode wohl wegen Kosten und Umständlichkeit nicht durchgesetzt (SCHIRREN, 1964).

Strontium-Yttrium. Die lange Halbwertzeit (HWZ) des Strontium-90 von 28 Jahren läßt die rationelle Verwendung in Folien eingeschweißt wie ^{32}P oder in Applikatoren (Dermaplatten) zu, wobei in letzterem Fall nur die β-Strahlung der Tochtersubstanz

Yttrium-90 mit einer maximalen Energie von 2,2 MeV (HWZ 2,7 Tage) ausgenützt wird, während die ^{90}Sr-Strahlung von 0,54 E_{max} durch 0,1 mm Nickel abgefiltert wird. Die Beschränkung dieser „Hochvolttherapie" des kleinen Mannes (KÄRCHER, 1964) liegt damit ebenfalls in der geringen GHWT von 1 mm. Die Indikationen sind dieselben wie für Phosphor-32 und Affektionen des Auges, der Anogenitalregion. Für großflächige Bestrahlungen haben BECKER und SCHEER (1955) einen sog. Strontium-Schlitten empfohlen, welcher das Aneinandersetzen von Einzelfeldern überflüssig macht, aber vorzugsweise entzündlichen Dermatosen oder Retikulosen reserviert bleiben wird.

Die geschlossenen Applikatoren in verschiedener Größe und mit verschiedener Beladung mit Isotop/cm² haben hohe Dosisleistungen, welche einige 100—1 000 rep/min erreichen. Besondere Beachtung verdient die Entstehung von Bremsstrahlung im Gewebe bei der Anwendung von β-Strahlern. Die Dosisleistung dieser Bremsstrahlung beträgt für ein Strontium-90-Yttrium-90-Präparat mit 100 mCi-Aktivität seitlich in 20 cm Distanz 100 mr/h, in 40 cm Abstand noch 11 mr/h. Qualitativ handelt es sich um eine recht harte Strahlung mit einer 1. HWD von 1,65 mm Cu und einer 2. HWD von 1,8 mm Pb (SCHIRREN, 1964). Genügt die Armierung der gebräuchlichen Plattenträger mit einer ca. 1 cm dicken Plexiglasscheibe, um die Hand des Therapeuten während der Bestrahlung zu schützen, empfiehlt SCHIRREN bei größerem Patientendurchgang in Anbetracht der möglichen Gonadenbelastung des Personals die Verwendung einer fahrbaren Schutzkanzel mit einem Bleiäquivalent von etwa 2 mm. Die Abdeckung der gesunden Haut erfolgt zweckmäßigerweise nicht mit dicken Bleischablonen, sondern besser mit 0,2 mm dicken Goldfolien, z.B. in Form des Goldblendenfächers nach BORN.

Bei der geringen GHWT von 1 mm gelten als Indikationen für ^{90}Sr—^{90}Y naturgemäß Präcancerosen inkl. M. Bowen und oberflächliche Basaliome und Spinaliome, wobei für die ersteren Gesamtdosen zwischen 3000 und 12000, für die letzteren solche von 3000 bis 21000 R empfohlen werden (ANGER, 1960; BORN, 1959; KÖRBLER, 1961; LEVAN, 1957; PERSCHMANN, 1955, 1957; PIERQUIN, 1968; SEVIN und DIETZ, 1964; SEVIN und ANGER, 1959). Für hohe Dosen ist Fraktionierung zweckmäßig (YIANNAKOPOULOS und SCHEER, 1956).

γγ) Gamma-Strahler

Für die Belange der Dermatotherapie haben ^{60}Co, Iridium-192, Tantalum-182, Gold-198 in den letzten 20 Jahren begonnen, das gute alte Radium zu konkurrieren, weil sie im Atomzeitalter in vergleichsweise großen Mengen erzeugt werden können und erst noch viel billiger zu stehen kommen als das natürliche Radium. Wegen der umständlichen technischen Handhabung, der größeren Strahlengefährdung des ärztlich-technischen Personals und der hohen Anforderungen des Gesetzgebers an den Strahlenschutz ist die Anwendung von Radium und der erwähnten gammastrahlenden Isotope auf qualifizierte Institute und auch in diesen wiederum nur auf Ausnahmefälle beschränkt, in denen es darauf ankommt, dichtere Medien, wie z.B. Knochen, bei strahlentherapeutischen Maßnahmen weniger zu belasten (SCHIRREN, 1963, 1964). Der Ansicht dieses Autors, wonach γ-Strahler in der Hauttherapie heute in Form der Kontaktmethoden als überholt und nicht mehr vertretbar zu bezeichnen seien, stehen allerdings optimistischere Auffassungen gegenüber, die meist von Nichtdermatologen verfochten werden und welche die Indikationen viel weiter fassen (BECKER und SCHEER, 1951, 1952; SCHEER und ENDRES, 1958; CIPOLLARO und CROSSLAND; PATERSON; TAPPEINER und WODNIANSKY; KÄRCHER; BORN, 1959; JAKOB und HILLER, 1955 u.v.a.m.). Die ausführliche Begründung findet sich bei SCHEER in Bd. XVI/2 d. Hb. In diesem Zusammenhang wäre vom Standpunkt der Strahlenökonomie nochmals auf die Tatsache zu verweisen, daß sich bei gegebener Feldgröße die Raum- und Integraldosis für Weichstrahlen zu Radium wie 1:10 verhalten (WACHSMANN, 1961, 1962). Der Entscheid über die zu wählende Methode wird dadurch im Einzelfall überall da leicht fallen, wo die Weichstrahlentherapie anerkanntermaßen dieselben Heilungsaussichten ergibt wie die γ-Strahler.

Radium und Radon. Radium-226 und sein gasförmiges Folgeprodukt Radon sind die wichtigsten heute noch verwendeten, natürlich vorkommenden, radioaktiven Substanzen. Die dosimetrischen und biologischen Grundlagen sind hinreichend genau erarbeitet (vgl. MARINELLI, Bd. XVI/2), so daß der Vergleich zur konventionellen Strahlentherapie ohne Schwierigkeiten möglich ist. Für dermatologische Indikationen wird Radium in Plattenträgern, Röhrchen und Nadeln absolut luftdicht verschlossen und gefiltert, in der Regel mit 0,5 mm Pt, Radon in Form der sog. „seeds", gefiltert durch 0,5 mm Pt-äquivalentes Gold, vorwiegend für interstitielle Applikationen, weniger als Elastoplast-Moulagen verwendet. Physikalisch gesehen existiert hinsichtlich der Strahlenqualität zwischen Radium und Radon kein Unterschied, weil nach der Abfilterung der α- und β-Anteile die therapeutisch ausgenützte γ-Strahlung durch dieselben Zerfallsprodukte geliefert wird (Radium B und C resp. ^{214}Pb, ^{214}Bi). Der praktische Unterschied liegt in der Halbwertzeit (Radium 1620 Jahre, Radon 3,824 Tage). Ist die genaue Dosisberechnung für Radon kaum schwieriger, so doch dessen Beschaffung mit einer bestimmten therapeutisch erwünschten Aktivität für den Moment des Therapiebeginns.

Als *Indikationen* kommen weniger die kleinen, oberflächlichen Läsionen in Betracht, sondern tiefer reichende Neoplasien an stark gekrümmten Oberflächen, besonders da, wo Knorpel oder Knochen unterliegt. Generell wird man über konvexen Oberflächen eher zu Moulagen, über konkaven und sehr unregelmäßig geformten zu interstitiellen Methoden greifen (PATERSON, 1963). Für eine Radiumtherapie kommen deshalb Tumoren über der Schädelkalotte, Hände, Carcinom der Lippen, Zunge, Mundschleimhaut und der Vulva am ehesten in Betracht, während in Augennähe Radium wegen der Gefahr für die Linse für Tumoren der Haut nicht mehr indiziert erscheint (BORN, 1959; PATERSON, 1963; CIPOLLARO und CROSSLAND, 1967; TAPPEINER und WODNIANSKY, 1958; SCHEER, d. Hdb XVI/2).

Die anzustrebende *Gesamtdosis* für die zur Diskussion stehenden größeren Tumoren ist 5000—6000 R in 7—8 Tagen. Sofern keine homogene Durchstrahlung möglich ist, sollte die Dosis im Minimum 4500 R nicht unter-, im Maximum 7000—7500 R nicht überschreiten (PATERSON, 1963).

Kobalt-60. Aus physikalischen und kommerziellen Gründen ist ^{60}Co durchaus geeignet, ^{226}Ra in allen seinen geschlossenen Applikationsformen für die Kontakt-, Nah- und Implantationstherapie zu ersetzen und bietet erst noch einige Vorteile. Bei seinem Zerfall liefert es energiemäßig ca. zehnmal energieärmere β-Strahlung als Radium, und seine γ-Strahlung ist praktisch homogen mit einer Energie von 1,17 und 1,33 MeV (Ra zwischen 0,184—2,198 MeV.) Beim Zerfall zu inaktivem Nickel entstehen sodann keine gasförmigen Zwischenprodukte, wodurch an die Güte des Verschlusses der Präparate weniger hohe Anforderungen gestellt sind. In Form der „Cobanic" genannten metallischen Legierung aus 45% Co + 55% Ni (MYERS) läßt sich ^{60}Co relativ einfach verarbeiten. Sein Nachteil ist die kurze HWZ von 5,3 Jahren, was eine Reaktivierung alle 4 Jahre notwendig macht.

BECKER und SCHEER haben 1951 und 1952 eine ^{60}Co enthaltende formbare Moulagenmasse unter dem Handelsnamen „Plastobalt" angegeben, welche den Formen des zu bestrahlenden Herdes genau angepaßt werden kann. Beim neuen „Plastobalt G" ist das ^{60}Co in Kügelchen von 2 mm Durchmesser aus 20karätigem Gold mit einer Wandstärke von 0,5 mm eingeschlossen. In ca. 25 cm^3 plastischer Masse sind etwa 1000 Kügelchen homogen verteilt enthalten, so daß das Präparat als geschlossen gelten darf und eine Gesamtaktivität von ca. 62,5 mCi ^{60}Co resultiert (BECKER, SCHEER und SCHICK, 1957).

Während im Plastobalt G das Isotop in der Moulagenmasse verbleibt, haben BECKER, SCHEER und BEKERUS (1958) die Einbettung von ^{60}Co-Perlen aus Gold mit 6 mm Durchmesser und einer γ-Aktivität von 5 mCi in eine Moosgummiplatte von 6 mm Stärke, unten und oben verklebt mit einer Folie aus Weichgummi von 0,5 mm Dicke und versehen mit Stanzlöchern von 5 mm Durchmesser im Abstand von 12 mm empfohlen. Durch verschiedene Beschichtung der Stanzlöcher mit den Perlen können homogene oder nichthomogene Dosisverteilungen an der Oberfläche erzielt werden. Als *Hauptindikationen* geben die Autoren die Lymphangitis carcinomatosa nach Mammacarcinom an, während KÄRCHER noch ausgedehnte Carcinomata terebrantia nennt.

Als *Indikationen* für Plastobalt G kommen Neoplasien, deren Tiefenausdehnung 1,5 cm nicht überschreitet, entsprechend den ungefähren GHWT dieser Moulagen (SCHEER und ENDRES, 1958), in Frage. Klinisch werden dieselben Vorteile wie für Radium an gekrümmten Oberflächen über Knochen und Knorpel (AICHINGER, 1953; WISKEMANN, 1955), Nasen-Lippen-Ohren-Carcinome, Mundschleimhaut (ENDRES, 1955), Penis-Carcinom (LEHRNER und PSENNER, 1955), Vulva-Carcinom (BÖTTGER, 1955) gerühmt.

Je nach Art und Ausdehnung des Herdes werden für Basaliome eine OD von 3500 bis 5000 R, für Spinaliome 5000—6000 R empfohlen, wobei an der Schleimhaut eine Reduktion um 30% sinnvoll ist. Oberflächendosen bis etwa 5000 R können nach SCHEER und ENDRES (1958) einzeitig in 1—2 Tagen, bei höherer Dosierung besser in einer Fraktionierung auf 2—3 Sitzungen im Abstand von ein bis mehreren Tagen verabfolgt werden.

Iridium-192, Tantal-182, Gold-198. Die interstitielle Therapie mit entfernbaren Implantationen in Form von Fäden, Drähten, „seeds" usw. ist die Domäne von ^{192}Ir und Tantal-182, während ^{198}Au zusätzlich auch für verbleibende Implantationen geeignet ist (HENSCHKE, Bd. XVI/2; JAKOB und HILLER, 1955; CIPOLLARO und CROSSLAND, 1967; SCHEER und ENDRES, 1958). Dem *Iridium-192* wird dabei der große Vorteil der Flexibilität im Gewebe und des infolge der weicheren γ-Strahlung zwischen 300 und 600 KeV einfacheren Strahlenschutzes zugesprochen. PIERQUIEN empfiehlt für T_3-T_4-Tumoren der Haut für ^{192}Ir 7500 γ-rad und hebt die rasche Reepithelisation von Läsionen, welche 3—7 cm im Durchmesser nicht überschritten hatten, hervor. Größere, tief ulcerierende Tumoren bis 10 cm brauchen nach der zentralen primären sterilisierenden Ulceration bis zur Heilung allerdings Monate bis Jahre. Vgl. auch PIERQUIN et al. (1969).

Anhang: Schnelle Neutronen. Die Therapie mit Corpuscularstrahlen hat in der Dermatologie praktisch noch keine Bedeutung erlangt, indem Deuteronen und Protonen gegenüber den anderen Methoden keine entscheidenden Vorteile erkennen lassen (BORN, 1959; WELCH, d. Hdb. XVI/2) und in erster Linie für tief gelegene Herde konzipiert sind. Mehr Beachtung finden wieder die schnellen Neutronen (HAZEL, 1964), obwohl sie von BORN (1959), vor allem gestützt auf die Janeway Memorial Lecture 1947, von STONE (1948) wegen der als untragbar bezeichneten Spätveränderungen als überholt bezeichnet wurden. Nachdem in den letzten Jahren ihre physikalischen und strahlenbiologischen Eigenschaften von vielen Autoren neu überarbeitet sind, hebt BEWLEY in seiner umfassenden Darstellung von 1970 vor allem die therapeutischen Vorteile aus dem „gain factor" dem Verhältnis der RBW der Neutronen für anoxysche Tumorzellen zur RBW für aerobes Normalgewebe hervor. Ein „gain factor" von durchschnittlich 1,6 würde somit bei einzeitiger Bestrahlung hypoxischer und anoxyscher Tumorzellen die Quote der überlebenden Fraktion bedeutend herabsetzen, sofern mit einer in ihrem biologischen Effekt auf aerobes Gewebe mit Röntgenstrahlen äquivalenten GD schneller Neutronen bestrahlt würde. Der Vorteil aus der kleineren OER (oxygen enhencement ratio) der Neutronen gegenüber von Röntgenstrahlen geht bei der Fraktionierung wieder verloren, so daß es heute noch verfrüht wäre, bestimmte Tumoren als Indikation für Neutronen zu bezeichnen, auch wenn sich hierfür aus biochemisch-strahlenbiologischen Gründen das Melanom anbietet (STORCK u. Mitarb., s. S. 161).

II. Spezieller Teil: Röntgentherapie bösartiger Geschwülste

1. Epitheliale Malignome (Carcinome)

a) Präcancerosen

Der Begriff der Präcancerose (P.) ist aus der alten klinischen Erfahrung heraus entstanden, wonach ein nicht unerheblicher Teil der Carcinome der Haut und Schleimhaut aus der Grundlage einer Reihe von klinisch definierten Veränderungen hervorgeht, welche auch histologisch charakterisiert sind (MIESCHER, 1943; ANDRADE, 1964; PINKUS, 1967). Trotz der Tatsache, daß nur ein relativ kleiner Prozentsatz von P. in ein echtes Carcinom übergeht, stellt ihre Erkennung und Frühbehandlung eine echte Krebsprophylaxe dar und weist eine an 100% grenzende Erfolgsquote der strahlentherapeutischen Maßnahmen dar. Von besonderem Interesse sind nur die *P. im engeren Sinne* MIESCHERs, d.h. die Keratosis senilis seu actinica, das Keratoma senile, die verruköse P. incl. Cornu cutaneum, die umschriebene verrukös-vegetierende Leukoplakie, sehr bedingt die Arsen-, Röntgen- und Teerwarzen, kaum die präcancerösen Veränderungen auf der Grundlage einer Kraurosis der Vulva und des Penis (MIESCHER, 1943; SCHIRREN, 1959, 1963; CIPOLLARO und CROSSLAND; PATERSON; BODE, 1970).

α) *Keratosis senilis, Keratoma senile*

Diese Form der P. kommt praktisch selten in der Einzahl, sehr oft jedoch in einer Vielzahl und dann vorwiegend im Bereiche der dem Licht ausgesetzten Hautpartien älterer Menschen vor. Ihre Prädilektionsstellen sind somit Gesicht, Hände, Vorderarme und die Glatzenhaut.

Bei einzelnen kleinen Läsionen ist die Strahlentherapie oft entbehrlich, weil die Entfernung mit oberflächlichen elektrochirurgischen Methoden, CO_2-Schnee, Dermabrasio, 5-Fluorouracil etc. leicht und schonend gelingt (vgl. Abschnitt I. 5). Andererseits reagiert die Keratosis senilis in geradezu idealer Weise auf weiche Röntgenstrahlen mit ausgezeichnetem kosmetischem Resultat, und Versager kommen bei richtiger Durchführung überhaupt nicht vor (MIESCHER, 1943).

Für *Einzelherde* kommen Grenzstrahlen mit einer GHWT von 0,6—1,5 mm, leicht gefilterte Weichstrahlen mit einer GHWT von 2—3 mm oder Betastrahler in Frage, da das Objekt intraepithelial absolut oberflächlich gelegen ist. Härtere Qualitäten sind heute als überholt anzusehen (SCHIRREN, 1959, 1963). Übersteigt der Durchmesser 2,5—3 cm nicht, kann *einzeitig* bestrahlt werden: 3000—(4000) R Grenzstrahlen (MIESCHER, 1947), 1000—1200 R Weichstrahlen (HWD 0,2—0,3 mm Al) (CIPOLLARO und CROSSLAND), 1000—1500 R (BODE, 1970), 1200—1800 R (MIESCHER). Beta-Strahler: 3000 R (LEVAN, 1957), bis 6000—12000 R an der Oberfläche (ANGER, 1960; SEVIN und DIETZ, 1964), 20000 „rad" mit ^{32}P und ^{90}Sr—^{90}Yt (PIERQUIN, 1968).

Für größere Herde empfiehlt sich Fraktionierung, z.B. 2—(3)mal 2000 R Grenzstrahlen an aufeinanderfolgenden Tagen (SCHIRREN, 1963; MEYER, 1964).

Für sehr *ausgedehnte Befunde* mit einer *Vielzahl* von Einzelelementen hat MIESCHER (1947) eine Art „*Präcancerosen-Sanierungsbestrahlung*" angegeben, welche zu den dankbarsten Aufgaben des Strahlentherapeuten gehört, weil sie ausgezeichnete Resultate ergibt und man sich damit für allfällige spätere Rezidive infolge der niedrigen Dosis die Wege für eine erneute Strahlentherapie nicht verbaut. Weil bei dieser Methode größere Felder über nichtplanen Oberflächen (Gesicht, Schläfen, Stirne, Kopfhaut) bestrahlt werden, drängt sich die Fraktionierung unbedingt auf. Nach seiner ersten Empfehlung (1947) von 2—3mal 2000 R/12 kV/1,0 Cellon oder 3mal 1500 R über altersatrophischer Haut bei 1wöchigem Intervall, tendierte MIESCHER (1959) zu Weichstrahlenqualitäten, d.h. 4—5mal 400 R/30 kV/0,5 mm Al, 2mal pro Woche. Dies hat den Vorteil, nach der für die P. ausreichenden Dosis an carcinomatösen Stellen bis zu deren Schwund fortfahren zu können, ohne die Strahlenqualität ändern zu müssen. Die Abheilung erfolgt über ein mäßiges Erythem der gesunden Haut, in welchem die P. vorübergehend erosiv werden und für das Auge stärker hervortreten als vor Behandlungsbeginn. Im Hinblick auf die schwächere Dosierung bei den multiplen P. sind die Resultate im Gesicht einwandfrei, ohne Atrophien und Teleangiektasien (MIESCHER, 1947) (vgl. Abb. 8a und b). Demgegenüber bezeichnen BAER und WITTEN die Alters-, Seemanns- und Landmannshaut als Kontraindikation für die Strahlentherapie.

Das „*Cornu cutaneum*" als einleuchtende klinische Bezeichnung betrifft nach KORTING (1966) einen „anonymen" Krankheitszustand, der weiterer histologischer Analyse

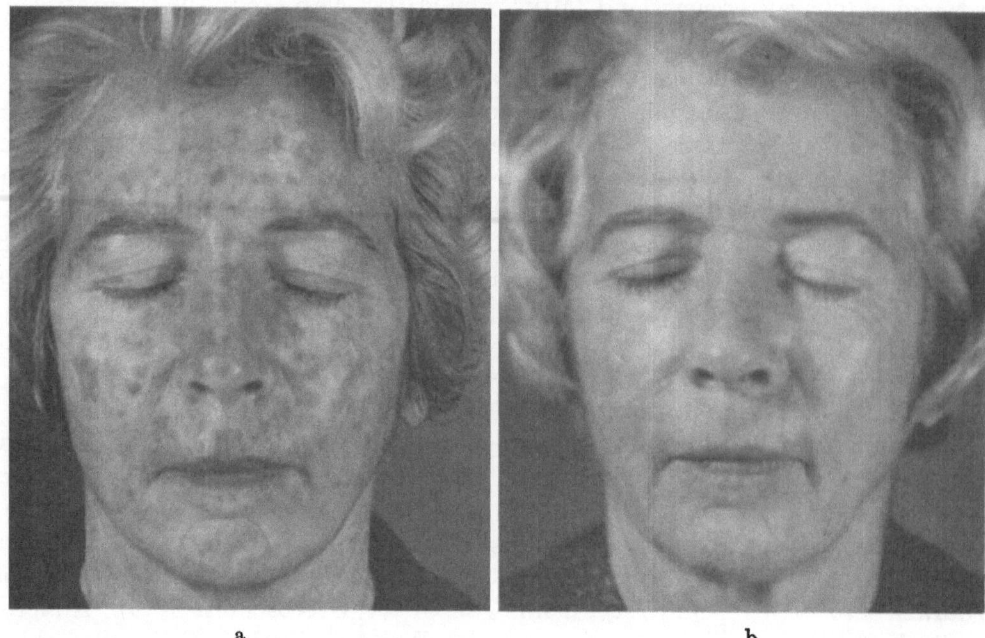

a b

Abb. 8a u. b. „*Präcancerosen-Sanierungsbestrahlung*“ bei M.I. (1909). a Disseminierte Präcancerosen der Stirn- und gesamten Gesichtshaut. b Status $^3/_4$ res. $1^1/_2$ Jahre nach Sanierungsbestrahlung mit 5mal 400 R/ 30 kV/0,5 mm Al 3mal pro Woche über 8 Feldern (Stirne, linke Gesichtshälfte) vom 14. 2.—27. 2. 1967 resp. 7 Feldern (re. Gesichtshälfte, Kinn, Nasenwurzel) vom 28. 11.—12. 12. 1967: vollständige Sanierung mit glatter Haut und verjüngtem Aussehen der Patientin

zugeführt werden muß. Oft mit multiplen senilen Keratosen vergesellschaftet, haftet die hornartige mächtige Hyper- und Parakeratose einer kleinen Läsion fest an, welche sich histologisch zumeist als P. oder schon als kleines spinocelluläres Carcinom erweist. Die Therapie der Wahl ist die Excision. Ergibt der feingewebliche Befund eine nicht sicher im Gesunden erfolgte Excision, wäre eine Nachbestrahlung mit einer adäquaten Dosis anzuschließen (SCHIRREN, 1959).

β) Arsen-, Teer-, Röntgenwarzen

Auf der Arsen-, Teer- und Röntgenhaut als P. im weiteren Sinne MIESCHERs können sich einerseits direkt Carcinome, andererseits aber auch warzenartige Gebilde als P. im engeren Sinne entwickeln. Teer- und Arsen-Keratosen sind gewöhnlich multipel und können ausgedehnte Areale befallen, die Arsenwarzen vorwiegend die Handteller und Fuß-Sohlen, die Teerwarzen neben anderen Stigmen der beruflichen Exposition an lichtbelasteten Stellen.

Strahlentherapeutische Maßnahmen sind bei den rein verrukösen Veränderungen nicht indiziert und auch nicht sinnvoll, da man erstens auf ein bereits präcanceröses Terrain eine weitere cancerogene Noxe setzen würde und zweitens die Resultate der Strahlentherapie bescheiden sind (BAER und WITTEN; SCHIRREN, 1959; CIPOLLARO und CROSSLAND; MIESCHER, 1943). Selbstverständlich sind die Röntgen- und Teerwarzen chirurgisch oder elektrochirurgisch zu entfernen, Arsenkeratosen der palmae und plantae auf maligne Entartung gut zu kontrollieren.

γ) Leukoplakie, Kraurosis

Unter dem vieldeutigen und mißverständlichen Begriff der *Leukoplakie* wird eine große Anzahl auf Schleimhaut und Übergangsepithel lokalisierter Veränderungen zusammengefaßt, welche ihr Pendant auf der Haut haben können. In Anlehnung an SCHUER-

MANN gibt GREITHER (1966) eine Einteilung in idiopathische, symptomatische und präcanceröse Leukoplakien. In diesem Zusammenhang interessieren nach ihrer nosologischen Bedeutung als *fakultative P.* einige chronische, traumatisch-irritative Reaktionen (Raucherleukokeratose, Betelnuß-Kautabak-Leukokeratose, Prothesenleukoplakie, Leukoplakien über cariösen Zähnen und bei galvanischen Strömen), welche von MIESCHER (1943) als *plane* Leukoplakien bezeichnet wurden. Sie sprechen auf die Strahlentherapie in vernünftigen Dosen nicht an, heilen jedoch oft spontan nach Ausschaltung der auslösenden Noxe (TAPPEINER, 1966; KEINING und BRAUN-FALCO, 1969).

Im Gegensatz dazu führt die *verruköse Leukoplakie* zu den P. im engeren Sinne und führt unbehandelt in einem Teil der Fälle zum Carcinom (MIESCHER, 1943; GREITHER, 1966). Ob und wie weit eine solche Umwandlung bereits im Gange ist, muß im Einzelfall bioptisch abgeklärt werden. Die verruköse Leukoplakie stellt trotzdem nach SCHIRREN (1963) *keine* Indikation zur Strahlentherapie dar. Sie wird viel besser durch Elektrokoagulation oder Excision mit nachfolgender plastischer Deckung behandelt, unabhängig vom Sitz auf Mund- oder Genitalschleimhaut (MIESCHER, 1943; REHRMANN und PAPE, 1966; BODE, 1970).

Soll in Ausnahmefällen doch bestrahlt werden, sind hohe Gesamtdosen notwendig. So verabreichten TENTSCHOW und ANDREEV (1956) in 12 Fällen von verruköser Leukoplakie mit der Chaoulschen Nahbestrahlung 5—6mal 1000 R oder 16—20mal 500 R in täglichen Fraktionen und konstatierten 0,5—2,5 Jahre nachher Abheilung. Dabei muß eine ca. 45 Tage dauernde erosiv-nekrotische Reaktion in Kauf genommen werden, wenn die GD 8000 R erreicht. Nach so hohen Dosen, auch nach Radium, sind spätere Kombinationsschäden häufig, welche die Gefahr des Rezidives erhöhen (SCHIRREN, 1959; CIPOLLARO und CROSSLAND). Optimistischere Resultate mit wöchentlichen Dosen von 300 bis 500 R Grenzstrahlen bis zu einer ungenannten GD hat HOLLANDER (1968) gesehen. VON SALIS (1964) empfiehlt, Radiostrontium-Applikatoren der Kontaktröntgentherapie vorzuziehen.

Die *Kraurosis der Vulva* und des *Penis* sowie die *Balanitis xeroticans obliterans* Stühmer als P. im weiteren Sinne stellen atrophisierende Zustände dar, welche zum Formenkreis des Lichen sclerosus et atrophicans gehören und im Falle der Kraurosis vulvae mit quälendem Juckreiz verbunden sind. Durch Kratzen entstehen Excoriationen, Ekzematisation und leukoplakische, oft flächenhafte Veränderungen. Als strahlentherapeutische Maßnahmen kommen nur antientzündlich-antipruriginöse Weichstrahlendosen um 75 R pro Woche in Frage (SCHIRREN, 1959; RIES, 1957; CIPOLLARO und CROSSLAND).

Bei beginnender maligner Entartung sind chirurgische Maßnahmen indiziert (OESER, 1954), bei ausgedehnter Entartung auf dem Terrain einer Kraurosis vulvae die Vulvektomie durch den Gynäkologen. Eine kurative Strahlentherapie mit Weichstrahlqualitäten führt auch nach eigener Erfahrung wegen kaum erträglicher Lokalreaktion nur zu Enttäuschung und Rezidiven. Ob schnelle Elektronen, in Anlehnung an die Erfahrungen beim Vulvacarcinom, an dieser Situation etwas ändern werden, erscheint sehr ungewiß.

b) Intraepitheliale Carcinome

α) Morbus Bowen

Der M. Bowen der Haut kommt an allen Stellen, bevorzugt jedoch im Gesicht und am Stamm, vor und ist nach der allgemeinen Erfahrung durch eine hohe Strahlensensibilität ausgezeichnet. Nach GRAHAM und HELLWIG bestehen enge Korrelationen zu Carcinomen innerer Organe, welche in ihrem Krankengut in einer Häufigkeit von 25% nach einer mittleren Beobachtungszeit von $5^1/_2$ Jahren auftraten. Unter ihren 155 Patienten war der M. Bowen bei 68 Patienten solitär, während bei 53 Patienten der M. Bowen mit allen möglichen P. und Carcinomen der Haut kombiniert war. Die *Diagnose* kann bei der Vielgestaltigkeit des klinischen Bildes nur histologisch gesichert werden (BELISARIO, 1959). Für die *Planung der Therapie* ist natürlich entscheidend, ob der Prozeß

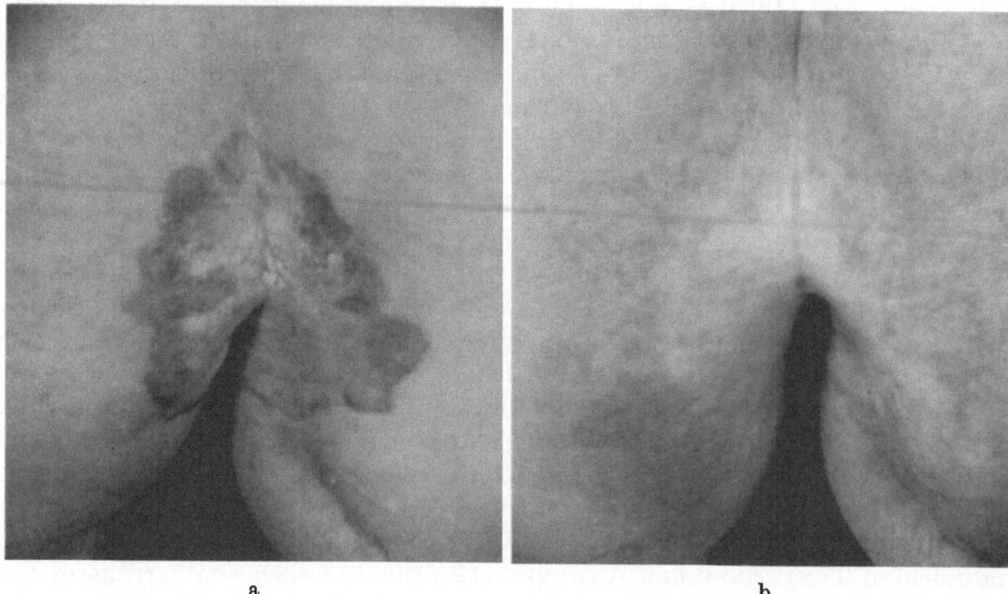

Abb. 9a u. b. *Morbus* Bowen *perianal.* a Polycyclischer, ca. 7×7 cm messender Herd mit scharfer Begrenzung, unregelmäßiger Pigmentierung, Rötung, Infiltration und Hyperkeratose. b Glatte Abheilung nach 24mal 200 R/30 kV/0,5 mm Al unter Hinterlassung des üblichen Leukomelanoderms, 5 Monate nach Abschluß der Weichstrahlentherapie (14. 4. 1970)

tatsächlich noch als strikte intraepithelial angesprochen werden darf oder ob die Basalmembran durchbrochen wurde und bereits ein Bowen-Carcinom vorliegt. Im ersteren Falle genügen Strahlenqualitäten mit einer GHWT von 1—2 mm, während härtere Qualitäten überflüssig sind (Schirren, 1963). Für sehr oberflächliche Herde werden 5—8mal 950 R, HWD 0,022 mm Al, 4—6mal 1000 R, HWD 0,022—0,036 mm Al in einwöchigem Intervall (Hollander, 1968), 3—4mal 2000 R Grenzstrahlen mit GHWT von 1 mm (Meyer, 1964; Schirren, 1959) empfohlen. Für Weichstrahlen, HWD 0,1 bis 0,3 mm Al, werden Gesamtdosen von 4000—6000 R (Abb. 9a und b) (Proppe, 1958; Cipollaro und Crossland; Miescher, 1959) als ausreichend angenommen, während Oeser (1954) 6000—8000 R einer härteren Strahlung empfahl. Die Fraktionierung der GD in Einzeldosen von 200—1000 R wird durch die Flächenausdehnung bestimmt. Oeser hat noch speziell darauf hingewiesen, daß ein Erfolg zwar manchmal mit erstaunlich niedrigen Dosen primär zu erzielen ist, daß aber in hohem Maße mit Rezidiven in Form von spinocellulärem Carcinom zu rechnen ist. Mit der ^{90}Sr-Dermaplatte genügten Anger (1960), Sevin und Dietz (1964) 6000 rep einzeitig oder 4mal 2000 rep fraktioniert zur sicheren Abheilung.

Grenzstrahlen und Betastrahler sind schließlich die adäquaten Qualitäten für die seltenen Lokalisationen des M. Bowen an der Conjunctiva bulbi und auf der Cornea (Schirren, 1959).

Die Häufigkeit der Umwandlung in ein Bowen-Carcinom ist eher selten, sahen doch Graham und Hellwig unter 155 Fällen eine solche nur 8mal, davon in 3 Fällen mit Metastasen.

β) Erythroplasie Queyrat

Die Erythroplasie wird heute nach ihren histologischen Kriterien nosologisch als Bowen der Schleimhaut und Übergangsschleimhaut aufgefaßt. Klinisch handelt es sich um meist recht scharf begrenzte, hellrote bis weißliche, an der Oberfläche plane bis feinpapilläre Herde mit geringer Konsistenzvermehrung. Das intraepitheliale Carcinom ist in erster Linie von der Balanitis plasmocellularis Zoon abzugrenzen. Am häufigsten an der

Glans penis lokalisiert, kommt die Erythroplasie auch an der Vulva und sehr selten an der Mundschleimhaut vor. Sobald Vegetationen oder Ulcerationen auftreten, muß die Behandlung unverzüglich eingeleitet werden.

Die Erythroplasie ist im allgemeinen viel *strahlenrefraktärer* als der Bowen der Haut, und die erforderlichen Dosen werden verschieden beurteilt. Im Weichstrahlenbereich sind Carcinomdosen, fraktioniert mit einer GHWT von 1—3 mm bis zur erosiven Reaktion (BODE, 1970), 6000—8000 R/GHWT 2—4 mm in Fraktionen zu 500 R (SCHIRREN, 1959, 1963) nötig. WOLFRAM (1956) gibt 5000 R, Chaoulsche Nahbestrahlung, 1000 R pro Woche, oder Grenzstrahlen, 1500—2000 R bis zur GD von etwa 10000 R. OESER fordert, gestützt auf die Befunde von RYZLEWICZ (1949), eine kurative Dosis von über 9000 R Nahbestrahlung. CIPPOLLARO und CROSSLAND halten eine GD von 3600—4200 R (6—7mal 600 R in 2—3 Wochen, HWD 1—3 mm Al) für ausreichend. Welche Enttäuschungen man erleben kann, illustriert nicht nur das Beispiel von RYZLEWICZ mit nur 2 Dauerheilungen aus 13 Fällen nach 10—14mal 400—500 R Chaoulsche Nahbestrahlung, sondern auch der totale Mißerfolg von REICH und BONSE (1955) bei einer ausgedehnten oralen Erythroplasie, welche nach 6500 R Nahbestrahlung in 13 Tagen in einer zweiten Strahlentherapie nach 9 Wochen mit nochmals 8000 R und Radiumkontakttherapie der Umgebung mit 6000 R ein Weiterwachstum der tumorös gewordenen Veränderungen zeigte, so daß nach einer letzten percutanen Kurzdistanzbestrahlung mit 3000 R die radiologischen Bemühungen eingestellt werden mußten.

Wenn man in Anbetracht der hohen kurativen Gesamtdosen nicht die Elektrokoagulation vorziehen will, ist einer ausreichenden Feldgröße besondere Beachtung zu schenken (SCHIRREN, 1959) und die Wahl von Weichstrahlenqualitäten bei sich überschneidenden Feldern am Penis wegen der Kreuzfeuerwirkung im Innern (Urethra!) besonders wichtig (BODE, 1970).

γ) Morbus Paget

Klassische Lokalisation ist die *mammäre*, an Brustwarze und Warzenhof meist bei Frauen jenseits des 4. Lebensjahrzehnts, sehr selten bei Männern. Die typischerweise einseitigen Veränderungen entstehen sehr langsam und imponieren über Jahre als ekzemähnliche Plaques mit Rötung, Nässen, Krustenbildung. Erst wenn Einziehung der Mamille oder deutliche Verhärtungen dazutreten, wächst der Verdacht auf Carcinom und kommen die Patienten zum Arzt.

Beim seltenen *extramammären* Sitz ist die Lokalisation am weiblichen Genitale nach LÜDERS 3mal häufiger als beim männlichen und umgekehrt perianal doppelt so häufig beim Mann als bei der Frau, während axilläre Manifestation excessiv selten ist. Bei ebenfalls sehr langsamer Evolution an der Oberfläche, oft mit starkem Pruritus, wird die Erkrankung zu lange als chronisches Ekzem, Psoriasis inversa oder als Mykose vom Nichtgeübten verkannt. Steht die Pigmentierung klinisch im Vordergrund, reicht die Differentialdiagnose bis zur melanotischen Präcancerose (MIESCHER, 1957).

αα) Mammärer Morbus Paget

Weil der neoplastische Prozeß sich nicht nur am Oberflächenepithel, sondern in unkontrollierbarer Weise an den tiefen Milchdrüsen und Milchdrüsenausführungsgängen entwickeln kann, hat der mammäre M. Paget prinzipiell die Prognose des Mammacarcinoms (OESER, 1954) und stellt somit nach allgemeiner Ansicht *keine* Indikation zur Röntgentherapie dar, sondern muß der radikalen Operation zugeführt werden (MIESCHER, 1943, 1947; DEGOS; WOLFRAM, 1956; SCHIRREN, 1959, 1963; PROPPE, 1958; CIPOLLARO und CROSSLAND; KEINING und BRAUN-FALCO, 1968; BODE, 1970).

Natürlich gibt es *Ausnahmesituationen*, in denen ein großer chirurgischer Eingriff einem hinfälligen Patienten nicht zugemutet werden soll oder aber verweigert wird.

Bei *oberflächlichen* Pagetfällen wird man die Veränderungen mit einer Nahbestrahlung (GHWT um 12 mm), Gesamtdosis 10000 R = 20mal 500 R in 40 Tagen (WOLFRAM, 1956)

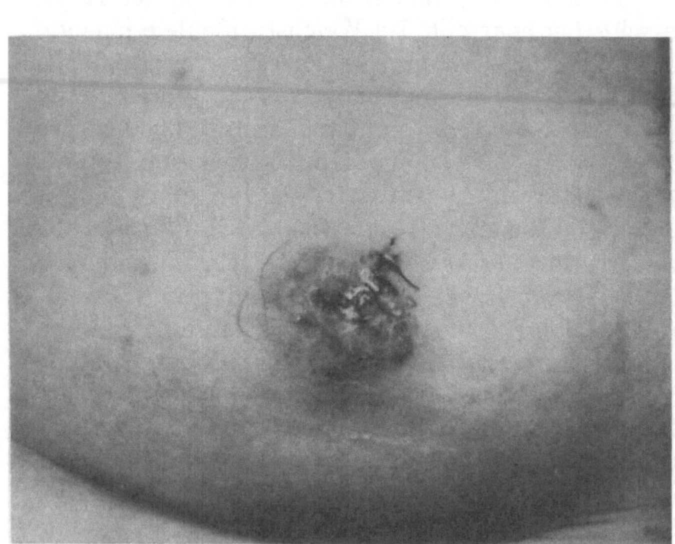

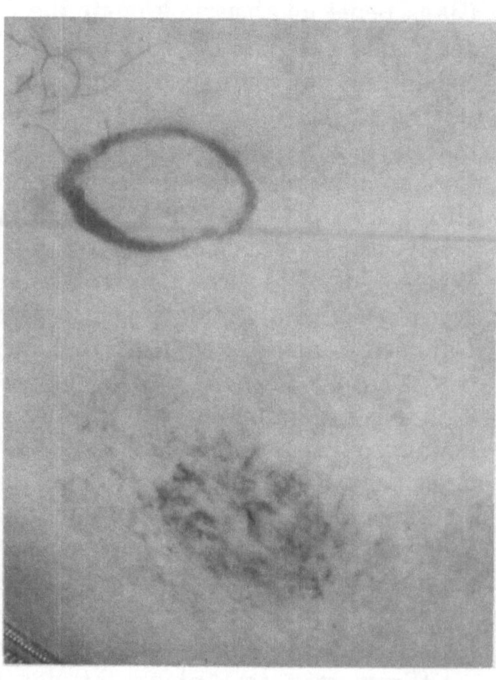

a b

Abb. 10a u. b. *Mammärer Morbus* Paget. a 2,0 × 2,5 cm haltender M. Paget mit Einziehung der Mamille, 23. 11. 1961. b Vom 8. 9. 1970: Leukomelanoderm mit Teleangiektasien im Bestrahlungsfeld nach 22mal 200 R/160 kV/0,2 mm Cu vom 23. 11.—18. 12. 1961. Neun Jahre nach der Strahlentherapie des M. Paget kirschgroßes Carcinoma solidum mammae im medialen, oberen Quadranten (Kreis), welches zur Ablatio mammae (Prof. F. DEUCHER, Aarau) führte

oder sogar 12500 R (v. BRAUNBEHRENS, 1953) beseitigen können. Voraussetzung ist nach HORNBERGER (1951), daß keine verdächtigen Knoten im Mammaparenchym zu palpieren sind, daß regionäre Lymphknoten-Metastasen fehlen und auch histologisch nur das Epithel befallen ist. In den Fällen mit Befall der Tiefe wird man heute weniger zur konventionellen Radiotherapie (vgl. aber die 2 Fälle von MIESCHER, 1947) als zur Hochvolt- und Elektronentherapie neigen und die Regeln der Mammacarcinombestrahlung befolgen. Schnelle Elektronen wären nach BODE (1970) auch die Therapie der Wahl für oberflächliche Formen, welche aus irgendeinem Grund nicht operiert werden können. Nach der spärlichen eigenen Erfahrung kommt man mindestens vorübergehend an der Oberfläche auch mit Weichstrahlen, etwa 12—14mal 400 R/50 kV/2.0 Al, 3mal pro Woche, zum Ziel.

Über die Spätprognose der primär strahlentherapeutisch angegangenen Pagetfälle darf man sich, besonders auch bei jüngeren Frauen, nicht täuschen. Wie SCHIRREN (1959) haben auch wir vereinzelte Patientinnen nach einem kurzen Intervall von wenigen Jahren an einem rasch progredienten Mamma-Carcinom erkranken sehen (Abb. 10).

$\beta\beta$) Extramammärer Morbus Paget

LÜDERS hat die bis 1968 in der Literatur aufgeführten Fälle zusammengestellt und den Vorschlag gemacht, sie als „Adenocarcinoma apocrinocellulare epidermotropicum" zu bezeichnen. Wie er an Hand eigener Fälle zeigt, werden die Ausführungsgänge der Duftdrüsen und die tiefen Anteile der Haarfollikel bei extramammärem Sitz erst sehr spät befallen und die Organgrenzen von den tumorösen Pagetzellen lange respektiert.

Allgemein werden die Aussichten der Strahlentherapie für viel besser als bei mammärem M. Paget eingeschätzt. Von der klinisch und histologisch geschätzten Tiefenausdehnung hängt die Wahl der Strahlenqualität mit einer GHWT von 2—10 mm ab.

Man wird sich daher besonders bei großflächigem Befall in der genitoanocruralen Region viel leichter dafür entschließen, sofern Lymphknotenmetastasen noch fehlen, welche sich nach LÜDERS im Durchschnitt erst nach 5—7 Jahren einstellen. Die erforderlichen Gesamtdosen liegen zwischen 6000—8000 R, mit Fraktionen von 400—600 R, alle 2—3 Tage (SCHIRREN, 1959, 1963; CIPOLLARO und CROSSLAND; LÜDERS, 1968; MIESCHER, 1957; PROPPE, 1958), womit sie mit denen beim M. Bowen gebräuchlichen übereinstimmen. Trotz des guten Ansprechens bedürfen die Patienten einer engen Kontrolle im Hinblick auf lokale Rezidive aus der Tiefe und die lymphogene Metastasierung.

c) Carcinome

Die Carcinome sind unter den bösartigen Hautveränderungen zahlenmäßig die bedeutendste Indikation für eine Strahlentherapie. Diese bietet, verglichen mit der Radiotherapie von Neubildungen innerer Organe, technisch in der überwiegenden Zahl der Fälle keine Schwierigkeiten, was aber nicht dazu verleiten sollte, sie etwa allzuleicht zu nehmen weil mit zunehmender Größe des Carcinoms die Heilungschancen beträchtlich abzusinken beginnen.

Die übliche histologische schematische Einteilung der Hautcarcinome in:

Spinaliome,
Basaliome,
Metatypische Carcinome,
Carcinome der Anhangsgebilde

darf nicht darüber hinwegtäuschen, daß das klinische Erscheinungsbild in den einzelnen Gruppen sehr mannigfaltig ist und vor allem je nach Lokalisation, Größen- und Tiefenausdehnung zu besonderen strahlentherapeutischen Überlegungen zwingt.

So wichtig die *histologische Typisierung* im Einzelfall aus *prognostischen* Gründen auch ist, spielt sie für die *praktische Durchführung der Strahlentherapie* nur eine *untergeordnete* Rolle, weil die Dosishöhe primär in keiner Weise davon abhängig ist, ob histologisch ein Spinaliom oder ein Basaliom zur Behandlung kommt (MIESCHER, 1947), da die Strahlensensibilität in beiden Hauptgruppen im Extremfall so große Unterschiede zeigen kann, daß sie sich gegenseitig überschneiden (SCHIRREN, 1959). Eine für alle Carcinome verbindliche „Tumordosis“ kann es nicht geben (MIESCHER, 1959), weil die Strahlenempfindlichkeit einer Geschwulst einerseits von zu vielen Variabeln abhängt und die notwendige kurative Dosis zu sehr von den technischen Daten der Bestrahlungsform, Feldgröße etc. abhängt. Wegen der Dignität der verschiedenen Tumorformen wird man bei Spinaliomen und metatypischen Carcinomen (Metastasierungsgefahr!) vielleicht dazu neigen, eher eine etwas höhere Dosis einzustrahlen als beim Basaliom (KÄRCHER, 1961; CIPOLLARO und CROSSLAND; WOLFRAM; GAY-PRIETO und JAQUETTI, 1955), während andere, wie SCHIRREN, 1959; MIESCHER, 1957/1959; PATERSON, PROPPE, 1958; BODE, 1970 u.a. die Ansicht vertreten, daß ein Basaliom prinzipiell mit derselben Dosierung zu belegen sei wie ein Spinaliom. Wie unter II. 4. dargestellt, richtet sich die Bestrahlungsplanung vor allem nach der Ausdehnung der Geschwülste in der Fläche und in die Tiefe, wobei nach OESER (1954), PROPPE (1958) die eigentlichen Aufgaben der Röntgentherapie erst bei Geschwülsten beginnen, welche einen Durchmesser von 2—3 cm überschritten haben und Feldgrößen über 4 cm im Durchmesser erfordern.

α) Spinaliome

Das spinocelluläre Carcinom, Plattenepithelkrebs, Pflaster- oder Stachelzellcarcinom manifestiert sich bei uns hauptsächlich zwischen dem 60.—80. Lebensjahr und ist viel seltener als die Basaliome in einem Gesamtkrankengut, doch stellt es an bestimmten Lokalisationen die häufigste Form dar und kommt auf Übergangsschleimhäuten und auf der Schleimhaut der Ostien sogar ausschließlich vor. Wegen der Metastasierungspotenz ist die Frühdiagnose und sofortige Einleitung der Behandlung viel wichtiger als beim Basaliom. Seine Prädilektionsstellen sind die lichtexponierte Haut des Gesichtes und der Hände mit relativ guter Prognose, während die spinocellulären Krebse auf normaler Haut („squamous cell carcinoma — de novo"; GRAHAM und HELLWIG, 1963), sowie der Lippen, Mundschleimhaut, der Vulva und des Penis sehr viel ernster zu nehmen sind. Für den Strahlentherapeuten sind — abgesehen vom histologischen Entdifferenzierungsgrad — zweckmäßigerweise:

1. ein exophytisch-papillomatöser und
2. ein infiltrierend wachsender, ulceröser Typ

(OESER) zu unterscheiden.

Die *lymphogene Metastasierung* kann in jedem Stadium erfolgen, ist bei kleinen Tumoren bis 2 cm² der Kopfhaut selten, wird aber bei Läsionen von über 4 cm² nach LAVEDAN u. Mitarb. in 13% der Fälle beobachtet. Viel höher liegen die Zahlen für die Schleimhaut-Carcinome. Eine straffe Überwachung der regionären Lymphknotenstation vor allem in den ersten 2 Jahren nach der Therapie gehört deswegen zu den selbstverständlichen Sorgfaltspflichten.

Für die Prognose der Metastasierungstendenz gilt sodann als Faustregel nach KEINING und BRAUN-FALCO: je reifer, d.h. je epidermisähnlicher ein spinocelluläres Carcinom in seinem feingeweblichen Bild, desto geringer ist diese Tendenz, doch gilt die Regel nicht in bezug auf die Vorhersage, wie sich ein Tumor im Hinblick auf seine Strahlenempfindlichkeit verhalten wird (CIPOLLARO und CROSSLAND).

Dosierung und Verabreichung der Dosis. Mit SCHIRREN (1959), PROPPE (1958) und MIESCHER (1957) darf mit Sicherheit gesagt werden, daß für die Bestrahlungsplanung der *Spinaliome* der Haut grundsätzlich zwischen *kleinflächigen* und *großflächigen* Tumoren zu unterscheiden ist, da bei Feldern über etwa 15 cm² die Belastungsfähigkeit der Haut rasch abnimmt und die Heilungsaussichten absinken (vgl. Tabelle 11).

Tabelle 11. *Bestrahlte Spinaliome aus den Jahren 1948—1953.*
Dermatologische Klinik Zürich (MIESCHER, 1957)

Methode	Feldgröße	Dermax			Chaoul		
		Zahl der Ca	primär geheilt	sekundär geheilt	Zahl der Ca	primär geheilt	sekundär geheilt
Einzeitig	d ≦ 3 cm	8	8 (100%)	100%	74	73 (98,5%)	74 (100%)
4—5mal (800—1000 R)	d ≦ 4 cm	25	25 (100%)	100%	75	74 (98,5%)	74 (98,5%)
8—10mal (400—450 R)	d ≦ 8 cm	23	21 (91%)	91%	31	27 (87%)	28 (90%)
20—24mal (200—250 R)	d ≦ 8 cm	—	—	—	4	3	3

Kleinflächige Tumoren. Obwohl zweifellos mit der *einzeitigen* Verabreichung von 2000 bis höchstens 3000 R bei entsprechender Strahlenqualität bei kleinen Tumoren von 1 bis maximal 2 cm Durchmesser an die 100% grenzende primäre Heilungsraten erzielt werden konnten (MIESCHER, 1934; POLANO, 1957; EBBEHØJ, 1951), wird die Methode heute nur noch in Ausnahmefällen geübt, wenn man schnelle Elektronen und Radium davon ausnimmt (BODE und MARKUS, 1958; BODE, 1964; PATERSON). Mit der Intensivbestrahlung kommt es nach 2—4 Wochen zur starken erosiven Reaktion und zum Tumorschwund. Eine Dosis von 2500 R sollte in Partien mit dünnschichtigem Stroma über Knorpel und Knochen nicht überschritten werden, da sonst die Belastbarkeit des Bindegewebe-Gefäß-Apparates überfordert wird und Spätkomplikationen auftreten können (MIESCHER, 1947).

Bei *fraktionierter* Einstrahlung, welche heute allgemein vorgezogen wird, ist die Gesamtdosis stark von der Unterteilung abhängig, doch sind je nach Fraktionierungsschema 4000—8000 R einer adäquaten Qualität in 2—4 Wochen üblich, wobei die Mehrzahl der Tumoren mit 6000 R zum Verschwinden gebracht werden kann (Chaoul und Wachsmann, 1953; Poth, 1958; Oeser, 1954; Miescher, 1957; Schirren, 1959; Pouliquen; Cipollaro und Crossland; Paterson u.a.m.). Die Gesamtdosis wird bestimmt durch den Tumorschwund und die erosive Reaktion der umgebenden Haut und ist zum voraus nicht exakt festzulegen und die „magische Grenze" von 6000 R (Evans, 1964) deshalb als in bestimmten Grenzen variabel anzusehen.

Bieten flache Tumoren für die Bestrahlungsplanung keine Schwierigkeiten, muß nach Dihlmann bei *stark exophytisch* wachsenden Tumoren speziell darauf geachtet werden, daß die auf dem Hautniveau beabsichtigte Herddosis besonders im Weichstrahlenbereich auch wirklich erreicht wird. Aus seinen Korrekturdiagrammen geht klar hervor, daß nur härtere Weichstrahlenqualitäten in diesen Fällen indiziert sind und daß das kosmetische Resultat im Vergleich zur Verdoppelungsregel von Chaoul (Verdoppelung der Einzeldosis pro cm Dicke des Tumors) besser ausfallen sollte. Man wird sich in diesen Fällen auch überlegen, ob nicht eine elektrochirurgische Planierung die anschließende Strahlentherapie erleichtern würde.

Großflächige Tumoren. Großflächige Tumoren, welche sich vor allem in die Fläche, weniger in die Tiefe ausbreiten, sind meistens Basaliome. Wenn Spinaliome großflächig wuchern, bilden sie solide exophytische und dann auch tief infiltrierende Formen, welche die Organgrenze der Haut schließlich überschreiten können. Solange großflächige Spinaliome die Organgrenze nicht überschreiten und ihre Schichtdicke unter 2,5—3 cm bleibt, sind sie entsprechend der GHWT noch mit harten Weichstrahlqualitäten und großem FHA der Therapie zugänglich. Das Aneinandersetzen von Nahbestrahlungsfeldern ist nicht empfehlenswert, da unübersehbare Überschneidungszonen und gegen die Tiefe der Verlust des steilen Dosisabfalles bei einfeldiger Bestrahlung eintritt, was sich überall dort ungünstig auswirkt, wo Knochen und Knorpel nahe unterliegen (Wachsmann, 1961, 1962; Schirren, 1959).

Der *progrediente* Krebs der Haut und Schleimhaut, welcher die Organgrenze definitiv überschritten hat, bildet eine anspruchsvolle Aufgabe und ist viel häufiger als gemeinhin angenommen wird (Jordan und Ehring, 1964). Genügt die radikale Operation allein nicht, versagt meist auch die konventionelle Röntgentherapie (Ehring, 1964), so daß die Hochvolttechniken (Cobalt, Elektronen usw.) zur Anwendung kommen werden, deren Strahlungen auch Knochen praktisch gleich durchstrahlen und womit noch günstige Resultate in einer Anzahl Fälle zu erzielen sind (Zuppinger, 1964; van Vaerenbergh und Schelstraete, 1964; Kärcher, 1961; Bode, 1970).

Bei großflächiger Bestrahlung müssen die Einzeldosen auf 200—300 R reduziert werden und Gesamtdosen von 5000—6000 R im Weichstrahlen-Nahbestrahlungs- und konventionellen Bereich, sowie mit schnellen Elektronen ohne Grund nicht überschritten werden.

β) *Spinaliome auf pathologisch vorgeschädigtem Terrain*

Die auf der Grundlage einer schweren sekundären Atrophie oder einer chronisch-entzündlich veränderten Haut entstehenden Carcinome bedürfen besonderer Beachtung und Sorgfalt, weil die regeneratorisch-reparativen Potenzen des Tumorbettes sehr stark in Mitleidenschaft gezogen sein können. Es betrifft dies die vorwiegend spinocellulären Krebse — Basaliome und selten Sarkome kommen auch vor — bei:

Lupus vulgaris,
Röntgenhaut,
Arsenhaut,
Lupus erythematodes chronicus,

Acrodermatitis chronica atrophicans,
Narben (Verbrennungs-Narben),
Chronischen Fisteln,
Xeroderma pigmentosum.

In allen diesen Fällen wird man aus strahlenbiologischen Gründen die chirurgischen, eventuell lokal cytostatischen Möglichkeiten (vgl. Abschnitt I. 5) sehr zu diskutieren haben, bevor man eine Strahlentherapie einleitet (Kalkoff, 1952). Die von Kalkoff zitierten 8,4—9,4% von Lupus-Patienten, bei welchen das Lupus-Carcinom zur direkten Todesursache wurde, werden durch Moldenhauer (1965) bestätigt, welcher unter 2195 Patienten 31 an Tumor sterben sah, dabei von 41 Lupuscarcinom-Patienten 6 = 14,6%. Bei Poth (1954) sind von 15 Fällen mit fortschreitendem Lupus-Carcinom 4 innerhalb von 2 Jahren verstorben. Die Gefährlichkeit besteht nicht nur in der Metastasierungshäufigkeit der Lupus-Carcinome, sondern auch in der Tatsache, daß auf dem geschädigten Terrain polytop im Laufe der Zeit immer wieder neue Stellen entarten können (Kalkoff, 1952). Dasselbe gilt naturgemäß auch für die anderen „sekundären Carcinome" auf vorgeschädigter Haut, besonders für die Röntgencarcinome und die Polytopie der As-Carcinome (Fierz, 1965).

Entschließt man sich trotz der Bedenken für die Strahlentherapie von Spinaliomen auf vorgeschädigtem Terrain, entspricht das Vorgehen hinsichtlich der Wahl der Strahlenqualität den allgemeinen Richtlinien, doch wird man sich in Anbetracht der pathologischen Verhältnisse im Tumorbett zu einer *höheren Fraktionierung* entscheiden (Schirren, 1959), während die Gesamtdosis womöglich nicht herabgesetzt werden sollte (Poth, 1954). Eine Ausnahme macht nur das Xeroderma pigmentosum, dessen Haut anders auf Röntgenstrahlen anspricht als normale Haut und bei dem bei einzeitiger Bestrahlung 1200—1500 R nicht überschritten werden sollten (Bode, 1970).

Die Resultate der Strahlentherapie sind unter diesen Prämissen beim *Lupus-Carcinom* mit der Nahbestrahlung, welche ohne weiteres auf die Weichstrahlentechnik übertragen werden dürfen (Schirren, 1959), nicht so befriedigend (Liebmann, 1935; Grüneberg und Fest, 1937; John, 1939; Glauner, 1939; Hekele und Seyss, 1951; Henke, 1954; Poth, 1954). Bei Hekele und Seyss (1951), welche über 60 Tumoren *in lupo vulgare* berichten (26 Basaliome, 22 Spinaliome, 11 Präcancerosen und 1 Sarkom), betrug die relative 3-Jahres-Heilungsziffer bei 45 mit Nahbestrahlung nach Chaoul oder konventioneller Therapie röntgenbestrahlter Fälle nur 38%, trotz Dosen zwischen 6000 und 10000 R (Abb. 11). Glücklicherweise werden mit dem Rückgang der Tuberkulose und der sicheren Heilbarkeit seit der Einführung von INH Lupus vulgaris und die daraus nach jahrzehntelangem Bestand auftretenden Carcinome heute immer seltener.

Hekele und Seyss (1951[2]) geben auch eine Übersicht über 8 *Tumoren in erythematode* (6 Spinaliome, 1 Basaliom und 1 Sarkom). Die Strahlentherapie war in 3 Fällen trotz sehr hoher Dosen erfolglos, 5mal wurde Abheilung mit Radium, Nahbestrahlung, konventioneller Therapie oder Kombination mit Radium erzielt. Eine einschlägige eigene Beobachtung zeigt die Abb. 12, wobei zu beachten ist, daß unter der relativ hohen Fraktionierung nicht nur das Carcinom sondern auch der Erythematodes ohne aufzuflammen im Feld über Jahre abgeheilt blieb.

Die Carcinome auf *Röntgenhaut*, verursacht durch diagnostisch-therapeutische Maßnahmen oder berufliche Schädigungen, sind wegen der schweren Schädigung des Terrains trotz zweifellos vorhandener Erfolge mit Radium, Nahbestrahlung (Müller, 1935; Poth, 1954; Schirren, 1959) am vorteilhaftesten zu operieren, und nur in besonders gelagerten Fällen wäre höchstens eine Strahlentherapie mit schnellen Elektronen zu erwägen (Bode, 1970). Wenn die Strahlentherapie die einzige therapeutische Möglichkeit darstellt, sind die dabei errungenen Anfangserfolge oft von der Art eines Pyrrhus-Sieges (Proppe, 1958), und wegen der hohen Rezidivgefahr mit Entstehung von Sarkomen ist eine sehr straffe Nachkontrolle unbedingt notwendig.

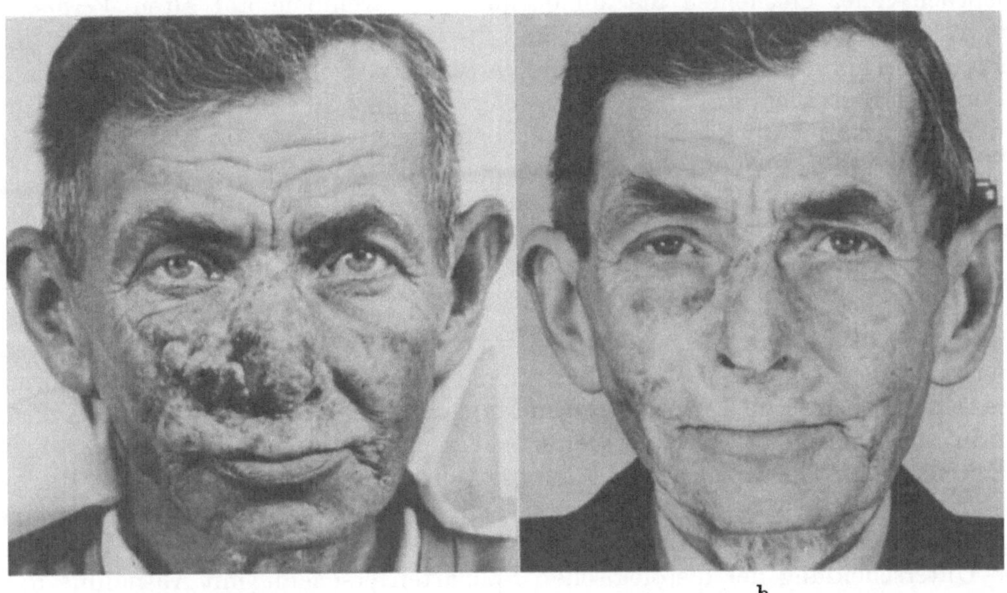

a b

Abb. 11 a u. b. *Carcinoma in lupo vulgare.* Lupus vulgaris der Nase, des Gesichtes und Halses. Nach 40 Jahren Dauer unter Vitamin D nach CHARPY (1950) ca. abgeheilt. Carcinomentwicklung seit 1960. a Spinocelluläres Carcinom der Nase und Wange rechts vor der Bestrahlung, 26. 4. 1961. b $3^1/_2$ Jahre nach der Strahlentherapie: 24mal 200 R/50 kV/2,0 mm Al im Bereiche der rechten Wange/Nasenpartie, 20mal 200 R/30 kV/0,5 mm Al von beiden Seiten an der Nasenspitze. Nachkontrolle bis 1968

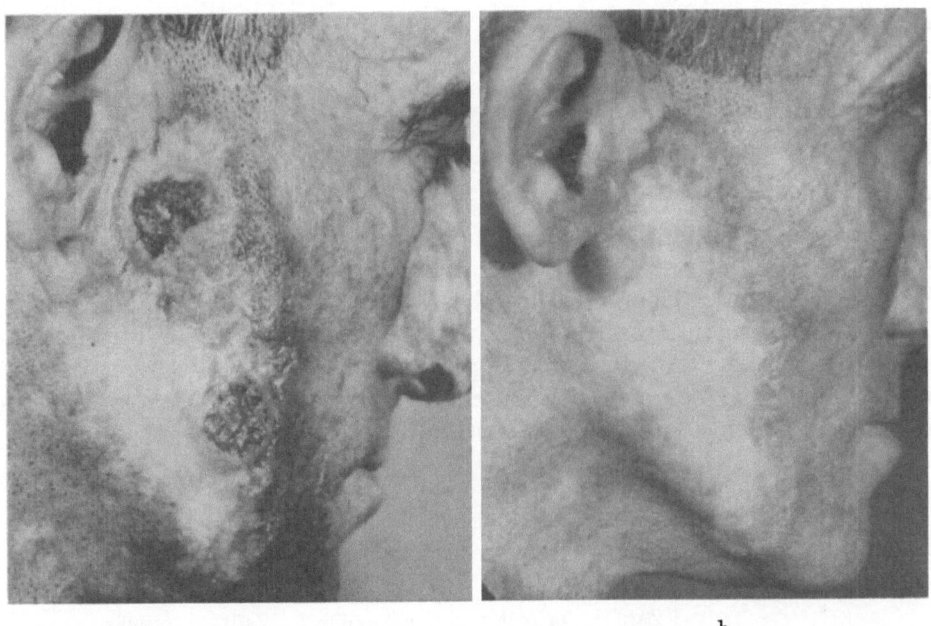

a b

Abb. 12a u. b. *Carcinoma in erythematode.* a In ausgedehntem Erythematodes chronicus discoides zwei ca. 3 cm im Durchmesser haltende spinocelluläre Carcinome (1. 3. 1965). b Heilung der Carcinome und des Erythematodes nach 24mal 200 R/100 kV/0,2 mm Cu über einem Feld von 9 × 12 cm, 3 Jahre nach der Strahlentherapie (Mai 1968)

Die *arsenbedingten Carcinome* bieten keine strahlentherapeutischen Besonderheiten (BODE, 1970), obwohl sie oft in der Mehrzahl und über lange Zeit neu auftreten (FIERZ, 1965), so daß auch hier eine gute Kontrolle erforderlich ist.

Anspruchsvoller erscheinen die spinocellulären Carcinome auf alten *Verbrennungsnarben*, welche oft an den Extremitäten und im Gesicht lokalisiert sind, wegen der sehr schlechten Durchblutung des Stromas und ihrem Sitz. Für kleinere Carcinome auf umschriebenen Narben kann die Strahlentherapie noch gute Erfolge aufweisen, während sie bei größeren Tumoren auf flächenhaften Narbenfeldern weniger aussichtsreich ist (Poth, 1954; Proppe, 1958). Eine chirurgische Behandlung ist in der Regel vorzuziehen. Dasselbe gilt wohl auch für die aus chronischen *Ulcera* oder auf dem Boden chronisch-fistelnder Prozesse entstandenen Tumoren.

γ) *Basaliome*

Auf das Basaliom, den Basalzellenkrebs oder das Epithelioma basocellulare entfällt die überwiegende Hauptmasse der zur Strahlentherapie gelangenden Hauttumoren. Für die strahlentherapeutische Technik erscheint wichtig, daß sich die Basaliome in der Regel nicht infiltrativ in die Tiefe, sondern vielmehr flächenförmig im Corium ausbreiten, so daß die Möglichkeit zur Therapie mit Strahlungsarten mit entsprechender GHWT durchaus gegeben ist (Proppe, 1958). Damit stellen sie eine Domäne der Weichstrahlentherapie dar, solange sie die Organgrenze Haut nicht überschritten haben.

Die Unterscheidung der histologischen Spielarten erscheint, mit Ausnahme der scirrhösen Form, welche feingeweblich oft eine viel weitere Flächenausdehnung besitzt als dem Auge makroskopisch imponiert, weniger wichtig als die Differenzierung der *klinischen Typen*, welche oft *multipel* auftreten:

Knotige Form (Initialstadium),
Basalioma planum cicatrisans incl. oberflächliche Rumpfhaut-Basaliome (pagetoides Basaliom, Arningsches Carcinoid),
Ulcus rodens,
Ulcus oder Basalioma terebrans,
Sklerodermiformes Basaliom,
Pigmentiertes Basaliom,
Cystisches Basaliom,
Basalzellen-Naevus-Syndrom.

Die *Diagnose* ist trotz der klinischen Vielfältigkeit nicht sehr schwer, doch sollte sie histologisch gesichert werden, damit nicht unnötig weiche Naevi, ulcerotuberöse und tuberöse Lues III-Efflorescenzen usw. bestrahlt werden.

Die *Prognose* wird entscheidend dadurch bestimmt, daß Basaliome nicht metastasieren, vgl. aber Stell, Moyer und Dehne (1966), und die Abhängigkeit des strahlentherapeutischen Resultates von der Ausdehnung signifikant verschieden ist von derjenigen der Spinaliome, was aus dem Vergleich der Tabelle 11 mit Tabelle 12 hervorgeht, indem auch größere noch glatt heilen können (Miescher, 1957; Proppe, 1958).

Tabelle 12. *Carcinoma basocellulare* (626 Carcinome)

Methode	Feldgröße	Dermax			Kontakt		
		Zahl der Ca	primär geheilt	sekundär geheilt	Zahl der Ca	primär geheilt	sekundär geheilt
Einzeitig	d $\leqq$ 3 cm	60	57 (95%)	60 (100%)	202	194 (96%)	202 (100%
4—5mal (800—1000 R)	d $\leqq$ 4 cm	86	81 (94%)	85 (99%)	209	187 (90%)	208 (99,5)
8—10mal (400—450 R)	d $\leqq$ 8 cm	39	38 (97%)	39 (100%)	26	26 (100%)	26 (100%
20—24mal (200—250 R)	d $\leqq$ 8 cm	4	4	—	—	—	—

Die Prognose wird vor allem durch die im Feld und am Feldrand so häufig rezidivierenden und schließlich einmal nach Jahren oder Jahrzehnten multilierend und in unterliegenden Knochen einwachsenden *terebrierenden* Formen getrübt. Wenn die meisten großen Statistiken Heilungsziffern für das Basaliom zwischen 95—100% angeben, sind diese auch für die sklerodermiformen Basaliome (CIPOLLARO und CROSSLAND) etwas kleiner. Dasselbe gilt für die Lokalisation am Nasen-Augenwinkel, an der Nasolabialfalte, an Ohren und an Augenlidern (II. 6.). Schließlich ist darauf hinzuweisen, daß Basaliome eine Art *Strahlenresistenz* mit *carcinomatöser Entartung* durch unterdosierte Röntgentherapie annehmen können (PROPPE, 1958; CIPOLLARO und CROSSLAND; NÖDL, 1953).

Die *Strahlentherapie der Basaliome* richtet sich nach den allgemeinen Richtlinien und verwendet nur unwesentlich kleinere oder dieselben Gesamtdosen wie beim Spinaliom, auch was die Fraktionierung der Einzeldosen anbetrifft. Eine Ausnahme machen die *ganz oberflächlichen Epitheliome* (Arningsche Carcinoide, Pagetoide Basaliome) oder *Rumpfhaut*, welche mit 4mal 2000 R Grenzstrahlen (CIPOLLARO und CROSSLAND); 4—6mal 680 R, 100 kV, 0,9 mm Al HWD, 2—3mal/Woche (BAER und KOPF, 1965) oder weichen Weichstrahlenqualitäten von 0,1—0,3 mm HWD, 6—8—10mal 400 R auch kosmetisch befriedigend abheilen, wobei die hohe Anfälligkeit der Rumpfhaut für die Ausbildung von Teleangiektasien zu beachten ist (MIESCHER, PLÜSS und WEDER). Durch die heute glücklicherweise seltenen Fälle, in denen das Carcinom ungewöhnliche Dimensionen angenommen und/oder multilierend in den Knochen einwächst (Basalioma terebrans), gewinnt die Aufgabe der Behandlung ein völlig anderes Gesicht und bildet dann ein kombiniertes radio-chirurgisches Problem (MIESCHER, 1957; MATRAS, 1956), wobei strahlentherapeutisch die Hochvolt-Therapie (EHRING, 1960; KÄRCHER, 1961; ZUPPINGER, 1964) oder Plastobalt (AICHINGER, 1953) in Frage kommen, während MATRAS (1956) Radium nur in Frühfällen empfiehlt.

δ) *Metatypische Carcinome*

Die zuerst von DARIER in ihrer Besonderheit erkannten und als „metatypisch" bezeichneten Tumoren mit ihren zwei Spielarten „intermediär" und „mixt" sind klinisch zunächst kaum von gewöhnlichen Basaliomen zu unterscheiden. Im englischen Sprachgebiet als „basal squamous cell carcinoma" bezeichnet, ziehen BODE und KORTING ihre Benennung als „*Basalzellcarcinom*" (GOTTRON und NIKOLOWSKI) vor.

Ihre Bedeutung für die Strahlentherapie ist in ihrer vergleichsweise höheren Therapieresistenz gegenüber dem Basaliom, ihrer Potenz zur Metastasierung und ihrem oft infiltrierend raschen Wachstum begründet (CIPOLLARO und CROSSLAND; KEINING und BRAUN-FALCO; BODE und KORTING).

Prädilektionsstellen sind Nase, Stirne, Kopfhaut, Augen-Nasenwinkel und Ohren, d.h. an sich schon strahlentherapeutisch „besondere" Stellen. Nach unserer eigenen Erfahrung trüben metatypische Carcinome primär oder in ihrer Rezidivform an Ohren und Augen die üblichen Heilungsziffern und sind dann für den eventuellen Tod am Carcinom anzuschuldigen (BALOGH und SCHWARZ; OSWALD). Die therapeutische Schlußfolgerung ergibt sich von selbst: histologisch diagnostizierte metatypische Carcinome sind mit der Lokalisation und Ausdehnung angepaßten, an der oberen Grenze der Hauttumor-Therapie liegenden Gesamtdosen zu bestrahlen, unabhängig von der verwendeten Technik.

ε) *Carcinome der Anhangsgebilde*

Die echten Carcinome der Schweißdrüsen und der Talgdrüsen sind äußerst selten, so daß auch strahlentherapeutische Erfahrungen für beide nicht vorliegen (SCHIRREN 1959). Immerhin zeigt die eine Beobachtung von TELOH, BALKIN und GRIER und ihre Zusammenstellung weiterer 22 Fälle aus der Literatur, daß *Schweißdrüsen-Carcinome* eine sehr *große Metastasierungstendenz* aufweisen: in 18 von 23 Fällen lagen regionäre, in 11 oder 48% disseminierte Metastasen in Lungen, Leber, Nebennieren, Wirbelsäule,

Subcutis, entfernten Lymphknoten vor. Häufiger finden sich als histologische Varietäten unter Basaliomen und Spinaliomen Formen mit Ausdifferenzierung in Richtung Talgdrüsen. Die Strahlentherapie folgt den allgemeinen Grundsätzen.

Die Strahlentherapie der *benignen epithelialen Tumoren*, unter ihnen Schweiß- und Talgdrüsenadenome, die Cylindrome (Spieglersche Tumoren), das Adenoma adenoides cysticum Brooke, und das Trichoepithelioma papulosum gehört zu den Aufgaben der Strahlentherapie von gutartigen Hautkrankheiten und ist im entsprechenden Kapitel dargestellt.

d) Spezielle Lokalisationen

α) Behaarter Kopf, Schläfe, Stirne

Für die an diesen Lokalisationen sich entwickelnden Carcinome und Präcancerosen ist für die praktische Durchführung der Bestrahlung zu beachten, daß besonders bei alten Menschen die dem Knochen aufliegende Hautschicht, aus der die Regeneration nach der Bestrahlung zu erfolgen hat, nur wenige Millimeter dick und über der Schädelkalotte oft noch sehr gespannt ist. Besondere Vorsicht ist bei atrophischer Glatzenhaut geboten. In zweiter Linie ist auf die unterliegenden Knochen und das Gehirn Rücksicht zu nehmen. Je größer die zu bestrahlende Fläche ist, um so mehr wird im Interesse einer gleichmäßigen Feldbelegung die mehr oder weniger ausgesprochene Konvexität der Unterlage diese Probleme komplizieren (Proppe, 1958).

Solange der Tumor auf der knöchernen Unterlage noch gut *verschieblich* ist, bietet nach den allgemeinen Überlegungen von I. 6. die Wahl von *Weichstrahlenqualitäten* gerade über Knochen große Vorteile, während bei bereits in den Knochen eingewachsenen Tumoren, wenn überhaupt, nur noch harte Qualitäten zur Anwendung kommen (Ra, Hochvolt, schnelle Elektronen) (Schirren, 1959).

Im ersten Fall scheinen — wie das Beispiel von Bode (1964) aufzeigt — Röntgenstrahlen und schnelle Elektronen mit aneinander angeglichenem Dosisabfall unter Berücksichtigung ihrer RBW bei ausgedehntem Basaliom über dem Kopf gleichwertig zu sein.

Ist der Knochen erst einmal infiltriert oder das Tumorgewebe bereits auf die Hirnhäute durchgewachsen, erweisen sich auch nach unseren eigenen Erfahrungen radikale chirurgische (neurochirurgische) Maßnahmen mit teilweise oder ganzer Resektion des Knochens samt Dura etc. mit nachfolgender plastischer Deckung als vorteilhafter (vgl. auch I. 5α) (Proppe, 1958; Kärcher, 1961; Howell und Riddell, 1954; Matras, 1956; Jordan und Ehring).

Schirren (1959) hat bei über 300 Fällen von Haut-Carcinomen (Schädel, Stirne, Schläfe) nach Weichstrahlentherapie keine röntgenbedingten Knochenveränderungen gesehen, doch beobachtete Wolfram eine kreisrunde Nekrose der Tabula externa des Schläfenbeines nach Bestrahlung eines Carcinoms mit „distanzierter Nahbestrahlung“ und der Apparatur von van der Plaats. Bei Bestrahlung von Tumorgewebe im Knochen ist, trotz der über alle anderen Strahlenarten überlegenen besseren Regenerationsfähigkeit der Osteoblasten nach Tumordosen mit schnellen Elektronen (Veraguth, 1961), nach Kärcher (1961) in sehr vielen Fällen keine Regeneration des Knochens zu erwarten, selbst wenn der Tumor zur Heilung gebracht werden kann.

Schließlich ist der Hinweis von Schirren, daß bei größeren ulcerierenden Tumoren, welche am Periost Halt machen, eine strahlentherapeutisch bedingte Freilegung des Knochens vermieden werden muß, weil keine Überhäutung mehr zu erwarten und die Gefahr der Infektion des geschädigten Knochens groß ist, zu beachten.

β) Nase

Selbstverständlich gelten für die Strahlentherapie der Carcinome der Nase wegen der sehr direkt unterliegenden Knochen und Knorpel dieselben Überlegungen wie im vorstehenden Abschnitt. Dazu kommen die besonderen anatomischen Eigenschaften der

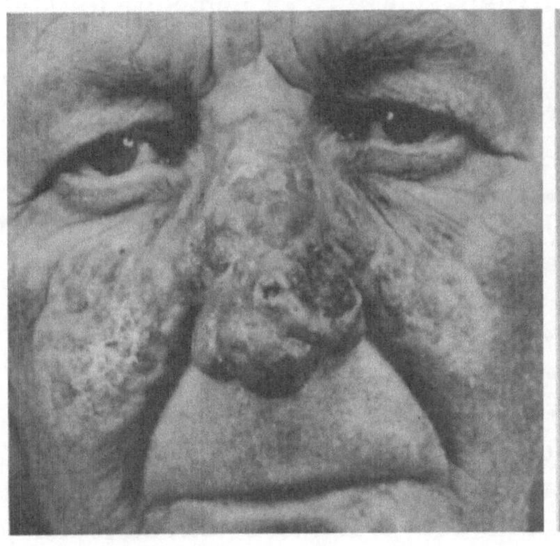

a

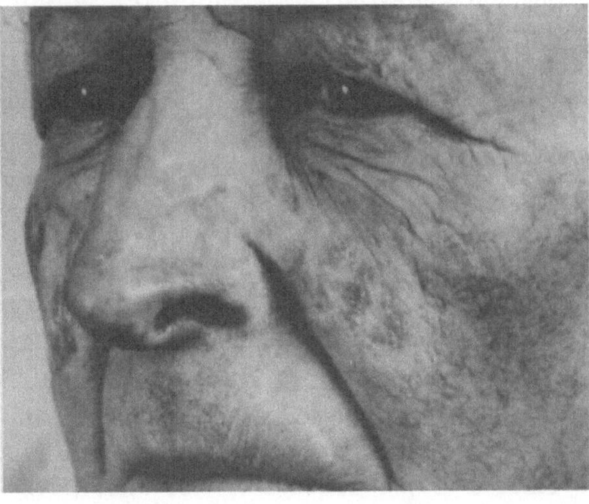

b

Abb. 13a u. b. Spinocelluläres Carcinom der Nase (bei altem Erythematodes discoides). a Vor Strahlentherapie (2. 6. 1961). b Abheilung nach 22mal 200 R/50 kV/2,0 mm Al ohne Aufflammen des Erythematodes. Nachkontrolle über 7 Jahre

vielfach gekrümmten und verwinkelten Oberfläche, welche die Einstellung in *einem* Feld unmöglich machen kann, sobald ein Carcinom die starken Rundungen beidseitig befällt, so daß bei Bestrahlungen aus mehr als einer Richtung (dorsum nasi!) Überschneidungszonen resultieren. Lateral beschränkte Veränderungen können durch Wahl großer FHA (15—30 cm) trotz möglicher Konkavität des Feldes mit der Weichstrahltechnik bestrahlt werden, weil sich der Einstellfehler bei großem FHA sehr viel weniger bemerkbar macht als ein gleicher Fehler bei der Nahbestrahlung aus wenigen Zentimetern (vgl. Abb. 13).

Die *Strahlenqualität* ist im Bereiche der Nase soweit wie vertretbar zu *reduzieren*. Wenn die Einzeldosis im allgemeinen eher niedriger gewählt werden soll als im „Normalfall" (Schirren, 1959; Cipollaro und Crossland) ist die *Gesamtdosis* primär keineswegs kleiner, sondern *eher etwas höher anzusetzen* (Miescher, 1957) — besonders im Hinblick auf die Schwierigkeiten der Korrektur im Rezidivfall. Nasentumoren würden eine gute Indikation für niederenergetische schnelle Elektronen darstellen, besonders wenn sie Knorpel und Knochen schon erreicht haben und auf der Schleimhautseite lokalisiert sind (Bode, 1970; Kärcher, 1966).

Knorpelschäden sind dann zu erwarten, wenn der Tumor schon infiltriert hat oder der Knorpel entzündlich vorgeschädigt ist.

Neben dem Schutz der Augen empfiehlt es sich, in Abhängigkeit von der Strahlenrichtung im Vestibulum nasi, die Belastung der Mucosa durch das Einlegen von Bleiblechen, verpackt in einen Gummifingerling und mit einem Gleitmittel versehen, möglichst gering zu halten.

Gefürchtet sind die Tumoren — speziell spinocelluläre Carcinome — am *Naseneingang* um das Septum am Übergang zur Oberlippe, weil sie von außen schwer erkennbar und früh in die Tiefe wachsen und früh metastasieren (Kressner, 1957; Cipollaro und Crossland). Sie stellen eine Indikation für die interstitielle Therapie mit Isotopen, Radium oder Kobalt (Bloedorn, Cuccia und Mercado, 1961; Huriez, Desmons, Lebeurre, Leperre und Lekieffre, 1967), Iridium-192 (Pierquin et al., 1969) oder schnelle Elektronen dar, sobald sie größere Dimensionen erreicht haben.

Aus nicht ganz geklärten Gründen bereiten manchmal auch Basaliome der Nasolabialfalte Schwierigkeiten und zeichnen sich durch eine gewisse Strahlenresistenz (Nödl, 1953) und Rezidivhäufigkeit aus.

Bezüglich *Metastasierungshäufigkeit* sei auf Lavedan, Ennuyer und Soenem (1951) verwiesen: von 136 Nasencarcinomen (Spinaliomen) — bestrahlt im Zeitraum von 1919—1943 — beobachteten sie total 13% Lymphknoten-Metastasen. War der Tumor durch die Strahlentherapie glatt zu heilen, betrug die Häufigkeit nur 2 von 107, war er nicht primär kurativ zu behandeln, stieg die Metastasenfrequenz auf ca. 50% (15mal von 29 Fällen).

Es sei auf den ausführlichen Beitrag H. Oeser u. W. Schlungbaum: Nasenhöhle und Nasennebenhöhlen, S. 298 dieses Bandes verwiesen.

γ) Ohren

Die Sonderstellung der Ohrentumoren wird durch das dünne bindegewebige Stroma über Knorpel und Knochen mit der Gefahr der frühen Infiltration, durch die differente Streuung und Absorption der Strahlungen in Tumor und Unterlage, die Tatsache, daß am Ohr metatypische Carcinome mit ihrem unberechenbaren, ungleichen Ansprechen auf die Radiotherapie gehäuft vorkommen (Miescher, 1947), und daß retroaurikulär gelegene Carcinome aus unbekannten Gründen oft früh in die Tiefe infiltrieren, bedingt (Hornberger, 1949; Knierer, 1949; Proppe, 1958; Fiebelkorn und Grafe, 1960; Nehls, 1961; Huriez, Lebeurre und Leperre, 1962; Mustafa, 1967; Balogh und Schwarz, 1967).

In unseren eigenen 422 Fällen waren die Basaliome gleichmäßig auf die Geschlechter verteilt, während Präcancerosen und spinocelluläre Krebse bei Männern doppelt so häufig vorkamen als bei den Frauen.

Die Wahl von weichen Strahlenqualitäten (0,1—1,0 Al HWD) versteht sich von selbst, wenn der Knorpel noch unversehrt ist, von harten Qualitäten (Radium, Hochvolt) bei großen infiltrierenden Carcinomen, sofern eine Radikaloperation nicht mehr indiziert ist. Bei der Einstellung auf Carcinome der Ohrmuschel ist das nach vorne oder hinten geklappte Ohr mit Blei zu unterlegen, um das „Durchschlagen" der Reaktion auf die prä- resp. retroaurikuläre Haut zu verhindern (Schirren, 1959). Eine vorsichtig angemessene *Fraktionierung* ist empfehlenswert (Cipollaro und Crossland). Den Problemen der Dosierung wegen der Unebenheiten der Felder ist durch die Wahl größerer FHA zu begegnen (Proppe, 1958; Schirren, 1959). Eine Indikation der Weichstrahltechnik stellen diejenigen Ohrmuschelcarcinome, meist Basaliome, dar, welche *beide* Seiten der Ohrmuschel befallen haben und welche eine *Kreuzfeuer*-Einstellung von beiden Seiten des Knorpels erforderlich machen. Stehen keine geeigneten, niedrig energetischen Elektronen um 6 MeV zur Verfügung, kann die Weichstrahlendosis pro Seite so reduziert werden, daß eine gleichmäßige Durchstrahlung zwar erreicht, der nicht infiltrierte Knorpel jedoch nicht zu stark belastet wird. Statt 400 R würden beispielsweise 250 R/30 kV/0,5 Al von beiden Seiten dieser Forderung nahekommen (vgl. Abb. 14).

Im eigenen Material betrug die 3-Jahres-Heilungsziffer für glatte, rezidivfreie primäre Heilung für die Spinaliome nur 71%, für die Basaliome 76%, für die sekundäre Symptomfreiheit 85 resp. 94%. Die Therapie der 1. und 2. Rezidive, chirurgisch, radiologisch oder kombiniert, waren noch günstig, jedoch konnten die 3. Rezidive nicht mehr beherrscht werden. Neben der Abhängigkeit von der Feld- resp. Tumorgröße (bis 2 cm 7%, von 2,1—5 cm 14%, über 5 cm Feldgröße 30% Rezidive) *rezidivierten 66,6% aller Carcinome,* welche den *äußeren Gehörgang erreicht hatten*, 20% der im *Sulcus* gelegenen, hingegen die auf Helix, Tragus, Hinterseite lokalisierten nur zu ca. 10%. Bei 12 Patienten war das Carcinom *Todesursache*, 7mal ein metastasierendes Spinaliom, 5mal ein metatypisches Carcinom, wovon 3 vom äußeren Gehörgang ausgehend. Das funktionelle und *ästhetische* Resultat der 390 günstigen Fälle zeigte in 85% keinen, in 10% einen leichten und in 5% einen schweren *Knorpeldefekt*, welcher in den meisten Fällen doch noch zur Resektion oder Teilresektion der durch die sehr *schmerzhafte Radiochondritis* veränderten Muschel führte.

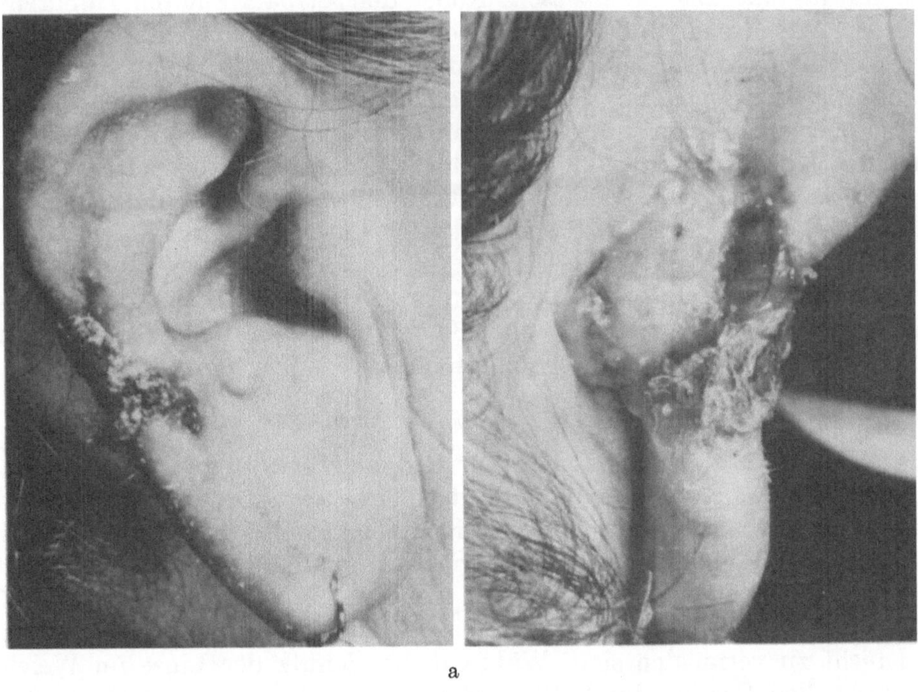

a

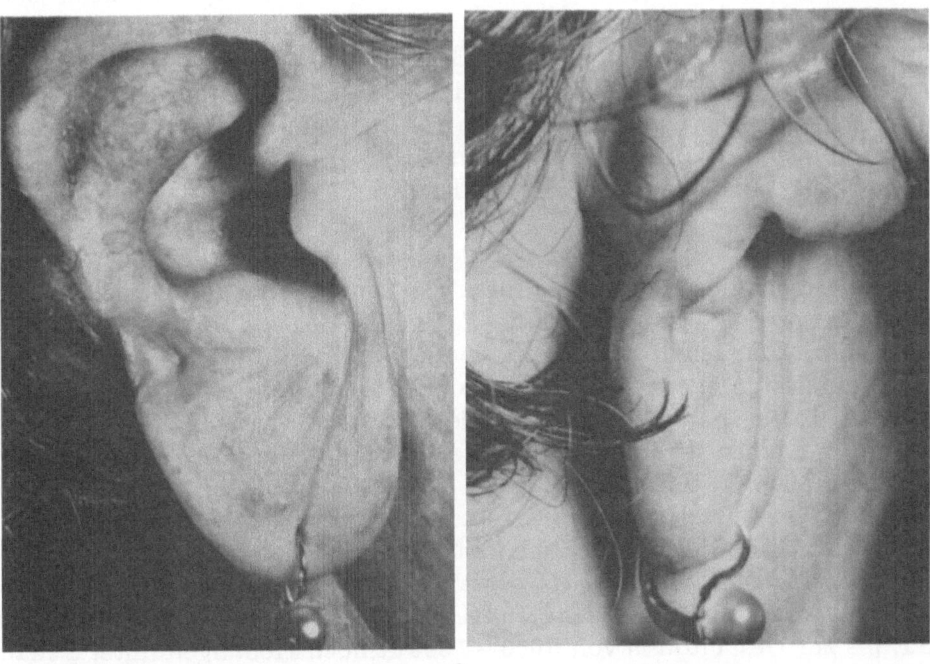

b

Abb. 14a u. b. Scirrhöses Basaliom der Ohrmuschel beiderseits. a Vor der Bestrahlung, März 1964. b Abheilung unter Kreuzfeuertechnik mit 10mal 250 R/30 kV/0,5 mm Al/3mal pro Woche; je gleichzeitig von ventral und von dorsal sowie anschließend zusätzlich 4mal 400 R/dito nur von hinten (OD Vorderseite = ca. 4600 R, OD Rückseite = ca. 5600 R)

In Übereinstimmung mit den vorerwähnten Autoren wird der Erfolg der Therapie somit von folgenden Faktoren bestimmt:

a) *Vom Typus des Carcinoms:* Spinaliome und metatypische Carcinome haben schlechtere Prognose als Basaliome.

b) *Von Ausdehnung und Lokalisation:* Neben den retroaurikulären Tumoren sind diejenigen, welche vom Gehörgang ausgehen oder diesen erreichen, durch einen besonders bösartigen Verlauf ausgezeichnet (Wellauer und del Buono, 1960).

c) *Von der Mitbeteiligung des Knorpels und Knochens:* Bei Einbruch des Tumors in den Knorpel oder sekundärer bakterieller Infektion ist chirurgisches Vorgehen, bei Mitbeteiligung des Knochens ein kombiniert chirurgisch-strahlentherapeutisches Vorgehen günstiger als Chirurgie oder Strahlenbehandlung allein. Schirren (1959), Martin und Martin konnten ca. die Hälfte fortgeschrittener Carcinome durch die Kombinationstherapie noch retten.

d) *Von der Metastasierung:* Bei Lavedan et al. ist die Frequenz der Metastasierung bei primär kurablem Tumor mit 2 von 48, bei nicht kurativer Strahlentherapie am Primärtumor mit 30 von 53 nachkontrollierten Fällen angegeben.

δ) *Augen*

Der Strahlenschutz des Auges stellt für jegliche Radiotherapie am und um dieses Organ einen limitierenden Faktor dar und darf ohne zwingende vitale Indikation nicht vernachläßigt werden. Die gefürchtetsten Komplikationen sind die *Katarakte*, welche nach 300—500 R, in Abhängigkeit von der Strahlenqualität und dem Zeitfaktor (Favre und Zuppinger, 1959), nach einer Latenz von wenigstens 2 Jahren auftreten, die *Glaukome* nach höheren Dosen, während *funktionelle Störungen*, wie Stillicidium, En- und Ektropium, manchmal nicht zu vermeiden sind. Während der Schutz der Linse im Weichstrahlen- und konventionellen Bereich durch Blei- oder Goldschalen (vgl. 6. d/E) absolut möglich ist, kann bei der Hochvolttechnik die Linsendosis durch die sog. *Schattenmethode* (Baclesse, Dollfuss, Ennuyer und Reverdy) mittels in den Strahlengang von Photonen oder Elektronen gelegten Metallzylindern (Blei, Eisen) auf ca. 10% der Maximaldosis reduziert werden (Frischbier und Kuttig, 1963). Bei der Radium-Spickung ist die Belastung von Distanz und Lage der Nadeln abhängig und durch Haftschalen nur um 20—45% zu reduzieren (Kölling und Reuter, 1960).

Es sei auf den ausführlichen Beitrag K. Hohl: Augenmalignome, S. 258 dieses Bandes verwiesen.

Bulbus. Die auf der Conjunctiva oder an der Cornea entstehenden oder von den Lidern übergreifenden Carcinome sind klinisch durch ihre oft nur sehr geringe Tiefenausdehnung von 1—2 mm ausgezeichnet. Da in diesen Fällen ein Schutz des Bulbus durch Schalen nicht möglich ist, kommen für eine Strahlenbehandlung in erster Linie die weichsten Grenzstrahlenqualitäten oder β-Strahlen, wie ^{90}Sr, in Frage.

In täglichen Dosen von 500—800 R empfiehlt Schirren (1959) eine Gesamtdosis von 6000—9000 R mit einer Strahlenqualität von 1,0—2,0 mm GHWT, Forrest 4000 R, in Fraktionen zu 500 R, 3mal pro Woche bei 30 kV.

Bei flächenhafter Ausbreitung des Carcinoms über Lider und Conjunctiva wird man sich vor die Alternative der Enucleation mit Resektion der befallenen Umgebung oder den *Versuch einer percutanen Röntgentherapie* gestellt sehen. Nach Schirren (1959) sind gelegentlich mit Weichstrahlenqualitäten (GHWT 10—12 mm) und Einzeldosen von 300—500 R bis zur Gesamtdosis von 6000—7500 R noch Heilungen unter Erhaltung des Bulbus zu erreichen. Die zu erwartenden Katarakte können später immer noch durch Linsenentfernung behandelt werden.

Lider. Unter den Lidtumoren stellen die *Basaliome* mit einem prozentualen Anteil von 52,9% (Lommatzsch et al., 1969) bis 79,1% (Miescher, 1953) den Hauptanteil. Klinisch wachsen sie anfänglich sehr langsam und erscheinen am häufigsten als plattenförmige oder kugelig vorragende Tumoren, weniger häufig als Ulcus rodens und selten als zerstörende terebrierende Formen (Messmer, 1953). Die Lokalisation ist weitaus am häufigsten am Unterlid, bevozugt medialwärts, während Oberlid und lateraler Augenwinkel viel seltener befallen sind (Lommatzsch et al.; Holland und Bellmann, 1965; Weber und Schwarz, 1971).

Die rascher wachsenden *Spinaliome* bevorzugen eher die Oberlider; die Metastasierung erfolgt in die präaurikulären, seltener in die submaxillären Lymphknoten, bei LAVEDAN 1mal auf 33 in der Gruppe der primär geheilten, 11mal von 22 nicht primär strahlentherapeutisch geheilten Fälle.

Bei Lokalisation am medialen Augenwinkel neigen die Carcinome oft frühzeitig zum Wachstum in die Tiefe (KREIBIG, 1958), welche der oberflächlichen Beobachtung leicht entgeht.

Die Carcinome der Lider stellen ein dankbares Objekt der Strahlentherapie dar, wobei für die Auswahl der Strahlenqualität im Bereiche des medialen Augenwinkels eher solche mit etwas größerer GHWT als der scheinbaren Tiefenausdehnung bevorzugt werden sollen (SCHIRREN, 1959). Bei der Festlegung der Feldgröße dürfen zwar keine Konzessionen gemacht werden, doch werden Tränenpunkte und Tränenkanal soweit als möglich geschont werden.

Entspricht die Dosierung und Fraktionierung den allgemeinen Richtlinien, so ist am medialen Augenwinkel unbedingt darauf zu achten, daß die beabsichtigte Dosis in der unregelmäßig konvex geformten Gegend („Kehlenbildung“, KNIERER) am tiefsten Punkt wirklich erreicht wird. Die schon erwähnte Wahl härterer Qualitäten und größerer FHA werden einer generell zu erhöhenden Gesamtdosis an dieser Stelle vielleicht vorzuziehen sein. In unseren eigenen 271 Fällen von Basaliomen der Lider aus den Jahren 1954—1969 waren von total 25 Rezidiven 19 am medialen Augenwinkel lokalisiert (WEBER und SCHWARZ).

Die Behandlungsergebnisse der Strahlentherapie (Weichstrahlen, Nahbestrahlung, seltener konventionelle Röntgenstrahlen und Radium) liegen bei den verschiedenen Autoren zwischen etwa 85 und 95% (SCHATTER, 1943; GREVE, 1951; MIESCHER, 1954; BIRKNER und TRAUTMANN, 1954; RENFER, 1956; KNIERER, 1957; BEUTEL und SCHMIDT, 1957; MOLDENHAUER, 1958; BACLESSE und DOLLFUSS, 1960; WELLAUER und ALESCH, 1960; HOHL, 1965; CALMETTES, MARQUES, DEODATI, BEC, FOURNIER und LEDIGABEL, 1965; LOMMATZSCH, VOLLMAR und LOMMATSCH, 1969) und sind chirurgischer Behandlung gleichwertig (HOLLAND und BELLMANN, 1965).

Nach der Strahlenbehandlung ist das *kosmetische Resultat* fast immer ein gutes, welches in den 2—5 Jahren darnach den üblichen Spätveränderungen Platz macht. Gerade am Auge sind diese aber oft wenig ausgesprochen. Im Feld kommt es immer zur dauernden Epilation der Cilien, während Teleangiektasien, Pigmentverschiebungen und deutliche Atrophie relativ bescheiden bleiben, so daß nach den schon erwähnten Autoren noch ungefähr zu 80% mit einem guten kosmetisch-ästhetischen Resultat gerechnet werden darf, welches natürlich entscheidend durch die Ausdehnung und den Sitz beeinträchtigt werden kann.

An bedeutenden Komplikationen sind bei den *funktionellen* Störungen *Stillicidium lacrimarum, Ek- und Entropium*bildung anzuführen.

An der Zürcher Klinik blieb die Zahl der resultierenden Fälle über die Jahrzehnte recht konstant:

Tabelle 13

	1937—1952 MIESCHER	1954—1969 WEBER u. SCHWARZ
Stillicidium dauernd	4,6%	5,2%[a]
Stillicidium teilweise (Kälte, Luftzug etc.)	11,4%	11,5%
Ek- und Entropium	7,6%	5,6%[b]

[a] Bezogen auf 165 medial lokalisierte Tumoren (152 Baso + 13 Spino).
[b] Bezogen auf 300 Lidtumoren (271 Baso + 29 Spino).

RENFER hat die Vorzüge der größeren Fraktionierung sehr betont und unter 12- bis 14mal 500 R/50 kV/1 oder 2 mm Al/3 cm FHA sogar Behebung tumorbedingter Epiphora beobachtet, während die Epiphora durch Strahlenwirkung allein nur nach 3—6mal 2000 R resultierte. Diese funktionellen Störungen sind kaum zu vermeiden, wenn der Tumor den Tränenkanal umgibt oder infiltriert resp. größere Lidpartien schon zerstört hat und wären auch bei chirurgischem Vorgehen nicht zu umgehen. Die viel häufigeren *Ektropia* und die seltenen *Entropia* sind einer späteren chirurgischen Korrektur leicht zugänglich. Die Grenzen der Strahlentherapie sind dann erreicht, wenn das Carcinom auf den *Knochen* und die Orbita übergegriffen hat, eine Situation, welche großchirurgische radikale Eingriffe erforderlich macht. Eine kurative Strahlentherapie (Hochvolt) ist in diesen Fällen vielfach nicht ohne schwere Schädigungen am Bulbus durchführbar, so daß ulceröse Keratitiden, Panophthalmie und Glaukom vielfach doch noch zur Enucleation zwingen, wenn diese nicht schon vor der Bestrahlung ausgeführt wurde (CLAUS, DIETHELM und CULLMANN, 1968; GERSTENBERG, KROKOWSKI und KLEBERGER, 1969; FRISCHBIER und KUTTIG, 1963).

ε) *Rumpf und Extremitäten*

Rumpf. Seit den klassischen Untersuchungen von MIESCHER, PLÜSS und WEDER (1954) ist die alte klinische Erfahrung, wonach die Rumpfhaut hinsichtlich Ausbildung von Spätveränderungen (massive Teleangiektasien, Atrophien, Leukomelanoderm und Sklerosen) viel empfindlicher ist als die Gesichtshaut untermauert. Durch grundsätzlich hohe Fraktionierung können sie nicht vermieden, sondern nur etwas gemildert werden.

Im Gegensatz zu den Melanomen und malignen Lymphomen sind *tumoröse* oder *tief ulcerierende* Carcinome an der Haut des Rumpfes *selten.* Beispielsweise führen SHIGEMATSU, WEBSTER und BRICOUT unter ihren 831 Fällen von bestrahlten Haut-Carcinomen nur 12 am Rumpf lokalisierte an, BOHNSTEDT u. Mitarb. von 941 nur 12 Basaliome und Spinaliome des Stammes.

Bei den oft multiplen, *oberflächlichen Basaliomen* (Arningsche Carcinoide, Pagetoide Basaliome) wird der Tumorschwund und die erosive Reaktion der Haut bei Einzeldosen von 300—400 R, dreimal pro Woche, HWS nur 0,5 mm Al nach (6)—8—(10)mal erreicht, bei Einzeldosen von 200—300 R nach ca. 12—15 Sitzungen. Bei Verwendung von Grenzstrahlen wird die zuverlässige Abheilung nach Gesamtdosen von 6—8mal 1000 R täglich erreicht (SCHIRREN, 1950; PROPPE, 1958; MEYER, 1964), bei Applikation von Betastrahlern (^{90}Sr—^{90}Y) mit Gesamtdosen von 8000 R und 10tägiger Fraktionierung auf 2000—3000 R Einzeldosen (SEVIN und LEHMANN, 1965).

Liegen exophytische oder tiefinfiltrierende Formen vor, sind die vollen „Tumordosen" zu applizieren, wenn man nicht chirurgische Maßnahmen vorzieht. Bei konventioneller und Elektronen-Therapie ist über den Dornfortsätzen der Wirbelsäule Vorsicht am Platze, nicht nur wegen der Knochen- und neuralen Schäden, sondern auch wegen der Gefahr von späteren Kombinationsschäden (SCHIRREN, 1959).

Extremitäten. Die Strahlenempfindlichkeit der Extremitätenhaut steht zwischen derjenigen des Gesichtes und der Stammhaut. Für die praktische Strahlentherapie sind die Zirkulationsverhältnisse der Acren bei älteren Patienten und die dichte Auflage einer dünnen Hautschicht direkt über Knochen zu berücksichtigen (AICHINGER, 1953; BODE, PAUL und THEISMANN, 1950).

Über die *Häufigkeit* der Extremitätencarcinome, speziell der *Handrücken*, gehen die Zahlen nach FRIEDERICH und SCHNELLEN (1965) stark auseinander. Aus ihrer eingehenden Literatur-Zusammenstellung ist zu entnehmen, daß Carcinome der Handrücken ca. 1—2% der Hautcarcinome ausmachen. Zu beachten ist, daß die Extremitätencarcinome zumeist auf einem pathologisch veränderten Terrain (Licht-, Arsen-, Teer-, Narben-Haut etc.) entstehen, wobei Präcancerosen sehr oft vorausgehen. Spinaliome überwiegen sehr eindeutig (BOHNSTEDT u. Mitarb., 1958). Werden 8000—10000 R an der Wange ohne weiteres toleriert, können solche Dosen an den Acren zu sehr schwer oder überhaupt

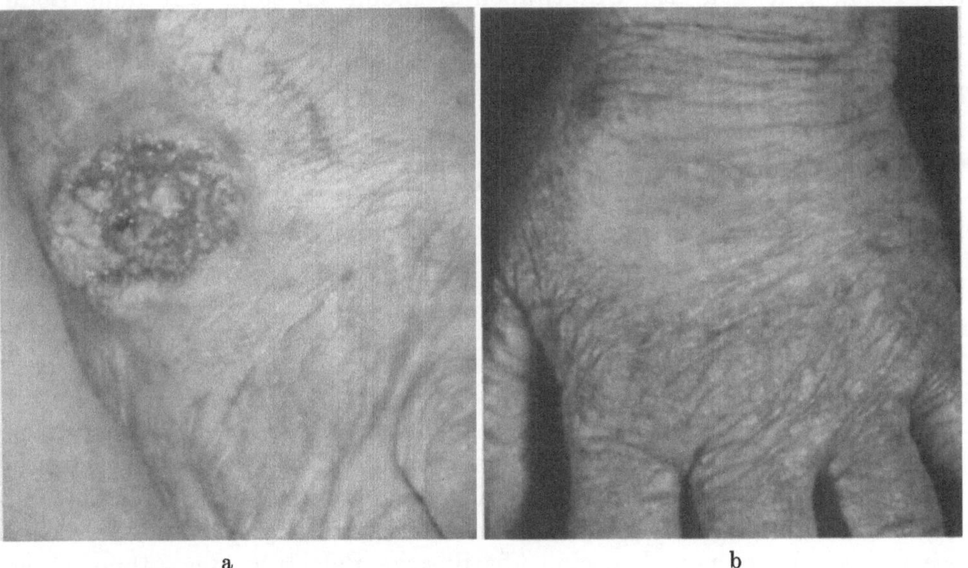

Abb. 15a u. b. Spinocelluläres Carcinom des Handrückens. a Vor der Strahlentherapie (15. 7. 1963). b Abheilung (April 1967) nach 24mal 200 R/40 kV/1,0 mm Al bis zum Tod aus anderer Ursache im April 1968

nicht heilenden Strahlenreaktionen führen, so daß Einzel- und Gesamtdosen zu reduzieren sind. Die Wahl der Strahlenqualität wird vorzugsweise auf Weichstrahlenqualitäten oder niederenergetische Elektronen fallen (SCHIRREN, 1959; BODE, PAUL und SCHUBERT, 1956; SEVIN und LEHMANN, 1965), eventuell auf Radium (PATERSON; CIPOLLARO und CROSSLAND). Die letzteren überschreiten im Weichstrahlenbereich 10mal 400 R, 3mal pro Woche, nicht (vgl. Abb. 15).

An den Fingern sind wegen der wenig kontrollierbaren Überschneidungszonen Einstrahlungen von mehr als 2 Seiten zu vermeiden (SCHIRREN, 1959).

ζ) Lippen, Mundschleimhaut

Als Grenzgebiet zum Hals-Nasen-Ohrenbereich sollen an dieser Stelle die Lippen- und die benachbarten Wangenschleimhautcarcinome besprochen werden.

Lippe. Das Lippencarcinom ist unter den Spinaliomen des Gesichtes das häufigste (ELLER und ELLER, 1951; SCHIRREN, 1959). In seinen primär *exophytisch* und *endophytisch wachsenden Formen* stellt es eine sehr dankbare Indikation für die alleinige Strahlentherapie dar, wobei die Metastasierungs-Tendenz bei der ulceroinfiltrativen Form etwas größer ist (GREINEDER und SCHATTER, 1943; TOTH, KELEMEN und SZATAI, 1963; BARTH und KERN, 1961).

An der *Unterlippe* finden sich fast ausschließlich *spinocelluläre Carcinome*, während auf das Lippenrot übergreifende *Basaliome* an der *Oberlippe* lokalisiert sind. In Analogie zu NICOLOV (1953), BOHNSTEDT u. Mitarb. (1958), COCCHI und HAAB (1960), TOTH u. Mitarb. (1963), BARTH und KERN (1961) fanden auch wir eine ausgesprochene *Prävalenz der Männer* für das *Spinaliom* der *Unterlippe* (170 Männer: 15 Frauen), weniger für die Oberlippe (27 Männer: 11 Frauen). *36 Basaliomen* standen 206 Spinaliome im gesamten gegenüber, das Verhältnis Unterlippe: Oberlippe betrug 5:30 und die *Geschlechtsverteilung* bezüglich *Basaliome* 23 Frauen: 12 Männern (OSWALD und SCHWARZ).

Wenn auch exogene ätiologische Faktoren (Rauchen, Traumen, Sonne und klimatische Einflüsse, entzündliche Prozesse) zum Teil für die Carcinogenese an der Unterlippe herangezogen werden können, so sind für die Prädilektion der Basaliome auf die Oberlippe besondere entwicklungsgeschichtliche Faktoren im Aufbau der Oberlippe anzuführen

(NICOLOV, 1953). Ein Teil der Unterlippencarcinome entsteht auf dem Boden einer vorausgehenden Leukoplakie.

Die *Diagnose* bereitet wohl kaum Schwierigkeiten sobald es eine bestimmte Größe erreicht hat, während kleine, beginnende Läsionen und die Differentialdiagnose Carcinomrezidiv oder trophische Störung nach Strahlentherapie mit Sicherheit nur durch die Histologie abgeklärt werden können (TOTH et al., 1963).

Die *Heilungsaussichten* werden durch die Ausdehnung und die feingeweblichen Eigenschaften des Tumors und die *Metastasierung* bestimmt. Diese erfolgt beim Unterlippenkrebs in die Lymphnodi submentales et submandibulares zu den oberflächlichen und tiefen Halslymphknoten, wobei vom medialen Anteil der Unterlippe die submentalen, vom lateralen Teil eher die submandibulären zuerst befallen werden. Von der Oberlippe ist die erste Station zumeist in den lateralen Halslymphknoten zu suchen (SCHIRREN, 1959; BARTH und KERN, 1961; STÖSSEL, 1968).

Die *Anamnesedauer* wechselt bei den verschiedenen Autoren, doch beträgt nach BARTH und KERN (1961), OSWALD und SCHWARZ der Zeitraum von den ersten Symptomen bis zum Einsetzen der Therapie für den überwiegenden Teil der Patienten 12—15 Monate.

Die *praktische Strahlentherapie* hat bei *ausreichender Feldgröße* besondere *Sorgfalt auf die Feldeinstellung* zu nehmen. Um eine überflüssige Belastung der Zähne, Gingiva und Zunge zu verhüten, wird ein adäquat geschnittenes, in einen Gummifingerling eingewickeltes Blei hinterlegt (SCHIRREN, 1959; STÖSSEL, 1968), was zusätzlich noch den Vorteil bietet, daß die Unterlippe für die Bestrahlung planer wird und leichter homogen von außen durchstrahlt werden kann.

Die Einstellung aus *einer* Richtung ist anzustreben und ein Zusammensetzen von mehreren Nahbestrahlungsfeldern abzulehnen (SCHIRREN, 1959; WACHSMANN, 1961, 1962), um nicht unbedenkliche Überschneidungszonen zu vermeiden. Somit spielt die Wahl der Bestrahlungsart für kleine Carcinome, welche den Durchmesser der Nahbestrahlungstubusse nicht überschreiten, eine kleine Rolle, doch werden für ausgedehntere Tumoren — eine umgebende Präcancerose muß mit im Feld sein (RAVASZ und KARPATI, 1968) — Weichstrahlenqualitäten mit GHWT von 5—20 mm, konventionelle Therapie, Elektronen, eventuell interstitielle Methoden mit Radium und Gold in Frage kommen. Bei Kreuzfeuerbestrahlung im Interesse einer homogenen Durchstrahlung ist die Dosis individuell so zu reduzieren, daß Innen- und Außenseite der Lippe gleichmäßig belastet werden.

Die *Gesamtdosis* richtet sich nach der Feldgröße und dem erreichten Tumorschwund. Sind über kleinen Nahbestrahlungsfeldern Gesamtdosen von 5000—6000—8000 erforderlich, sind bei Feldern über 4 cm und Einzeldosen von 400 R, Gesamtdosen um 5000 bis 6000 R, bei Tumoren, welche die ganze Lippenbreite einnehmen, die Fraktionierung mit 200 R täglich und Gesamtdosen von 5000—6000 R nicht zu überschreiten (SCHIRREN, 1959; BARTH und KERN, 1961; TOTH, KELEMEN, SZATAL, 1963; NICOLOV, 1953; WATSON und BURKELL, 1956; DICK, 1962; MIESCHER, 1957; MARQUES und LABRY, 1964; GREGL, 1965; POULIQUEN, 1963; EBERHARTINGER und SANTLER, 1969; CIPOLLARO und CROSSLAND, 1967; KÖRBLER, FRANK, SKARICA und BUHAC, 1953 (Radium); KÁRPÁTI, BOJTOR und GOMBOSI, 1966 (Ra und ^{198}Au-Spickung); RATZKOWSKI, HOCHMANN, BUCHNER und MICHMAN, 1966 (Ra) (vgl. Abb. 16).

Für schnelle Elektronen liegen spärlichere Berichte vor: 2000 R/6 MeV einzeitig von BODE, HAMPEL und MARKUS (1953), BODE, PAUL und SCHUBERT (1950), 6000—8000 R fraktioniert über 30—40 Tage von ENNUYER und BATAINI (1965), 6000 R (300 R 3—4mal pro Woche, 6—9 MeV) von VAN VAERENBERGH und SCHELSTRAETE (1964), KÄRCHER (1965).

Die *lokalen Rezidive* treten als Frührezidive in den ersten $^1/_2$—2 Jahren häufiger auf als die Spätrezidive, bei RAVASZ und KARPATI (1968) im Verhältnis 67,5% zu 24,3%, während 8,2% als metachrome *neue* Tumoren aufgefaßt werden.

Die Frage nach den *Lymphknoten-Metastasen* wird in der Literatur in weiten Grenzen beantwortet und hängt wohl weitgehend vom zu behandelnden Krankengut ab. In der Übersicht von BARTH und KERN (1961) schwanken die Prozentsätze zwischen 13 und

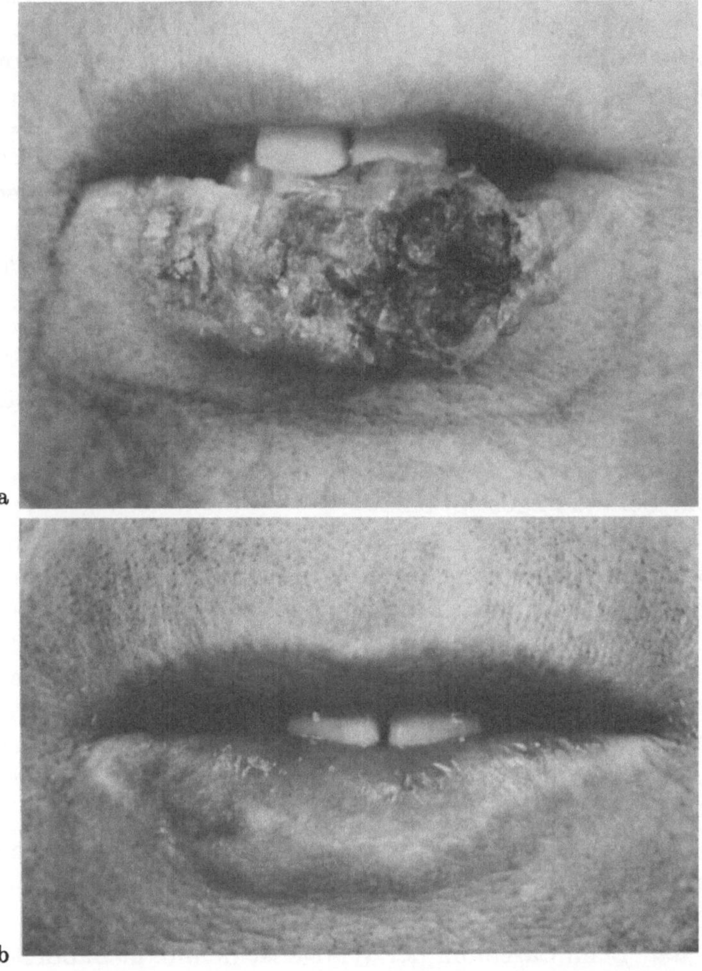

Abb. 16a u. b. Spinocelluläres Carcinom der Unterlippe mit Präcancerose der umgebenden Schleimhaut. a Fast die ganze Unterlippe einnehmendes papilläres, exophytisches Carcinom (9. 10. 1969). b Nach massiver erosiver Reaktion der Haut und der Schleimhaut glatte Abheilung nach 29mal 200 R/50 kV/ 2,0 mm Al über einem Feld von ca. 3 × 7 cm. Letzte Kontrolle vom 18. 5. 1971

43 %. Zu beachten ist, daß gerade bei noch beweglichen Lymphknoten (im TNM-System: Nb) nur die histologische Untersuchung den einwandfreien Metastasenbefall sichert. Eine solche Absicherung ist um so wichtiger, als ein beträchtlicher Prozentsatz der Menschen aus anderer Ursache vergrößerte Halslymphknoten (Infektion im Tumor!) aufweist. SCHWANDER fand nur in 6 Fällen von 26 Gesichtscarcinomen, darunter auch Lippencarcinome, mit suspekten Lymphknotenvergrößerungen bioptisch oder autoptisch Metastasen! Dementsprechend fanden auch wir unter unseren 201 Spinaliomen der Unterlippe zwar bei Behandlungsbeginn oder unter der Therapie 42mal palpable Lymphknoten, jedoch nur 6mal einen positiven histologischen Nachweis (OSWALD und SCHWARZ). Dieser Unterschied zu großen radiotherapeutischen Zentren mag in einer guten Auslese der Patienten der Dermatologischen Klinik liegen. LONGENECKER und RYAN sahen 353 Patienten mit Metastasen bei der Zuweisung in 3,7 %, nach der Behandlung in 4,7 % auftreten, TRAENKLE et al. in 5 % nach der Therapie.

Behandlungsergebnisse. In der Übersicht von EICHHORN, LESSEL, RICHTER, ROTTE, SCHUBERT und ZÜHLKE (1966), welche sich an OESER (1954) anschließt, wird unter Berücksichtigung der Resultate von WATSON und BURKELL (1956), COCCHI und HAAB (1960), KÖRBLER et al. (1953), NICOLOV (1953), SAGGIORO (1954), BURKE und HOPKINS

(1956), BARTH und KERN (1961), TOTH et al. (1963) und DICK (1962) eine 5-Jahres-Überlebensdauer von 65% (1287 von 1997) im Durchschnitt errechnet und darauf verwiesen, daß gegenüber der früheren Dekade keine entscheidenden Fortschritte zu erkennen seien! LONGENECKER und RYAN (1965) geben eine 5-Jahres-Überlebensdauer für operierte und bestrahlte Lippencarcinome von 73 resp. 72% an, RATZKOWSKI et al. (1966) 77,5% und KARPATI et al. 75% mit Radium-Spickung, MARQUES und LABRY 71% mit Weich- und konventionellen Strahlen, STÖSSEL (1968) mit verschiedenen Methoden eine absolute 5-Jahres-Heilungsziffer bei primär schlechter Auslese von nur 58%.

Als repräsentativ für den Einfluß schon *vorhandener Metastasen zu Behandlungsbeginn* mögen die Angaben von COCCHI und HAAB gelten: Es leben nach 3 und 5 Jahren 81% resp. 62% der Patienten ohne Metastasen, hingegen nur 54% resp. 43% mit Metastasen zu Therapiebeginn. WATSON und BURKELL geben 84% für Na, 65% für Nb und 52% für Nc an, während bei STÖSSEL (1968) von 56 Patienten 41 mit Metastasen verstarben.

Während für die Therapie schon vorhandener Metastasen auf ein späteres Kapitel verwiesen sei, soll kurz darauf eingetreten werden, ob *prophylaktische Maßnahmen* bei *negativem* klinischem Befund angezeigt sind.

Praktisch alle der unter „Behandlungsergebnisse" aufgeführten Autoren halten eine prophylaktische Bestrahlung der regionären Lymphknoten für unzweckmäßig, weil sie die Behandlungsmöglichkeiten beim tatsächlichen Auftreten von Metastasen unnötig einengt. Dafür wird eine sehr enge Nachkontrolle inkl. histologischer Kontrolle im Zweifelsfalle gefordert, damit zu gegebener Zeit unmittelbar aktiv eingegriffen werden kann. Diese Einstellung wird noch dadurch gestützt, daß damit gerechnet werden darf, daß bei zu Therapiebeginn metastasenfreien Patienten mindestens in 85% der Fälle auch später keine Ableger mehr auftreten werden (ELLER und ELLER, zit. bei PROPPE, 1968; LONGENECKER und RYAN, 1965; TRAENKLE et al., 1966).

Es sei auf die ausführlichen Beiträge von W. HELLRIEGEL: Die percutane Bestrahlung bei Lippengeschwülsten (S. 435) und R. S. POINTON: Cancer of the lips (S. 405), in diesem Band verwiesen.

Wangenschleimhaut. Beim Carcinom der Wangenschleimhaut handelt es sich praktisch immer um spinocelluläre Krebse, welche sich zum Teil aus einer Präcancerose im engeren oder weiteren Sinne, zum Teil aus klinisch zuvor unveränderter Schleimhaut entwickeln (EINHORN und WERSÄLL, 1967).

Die *klinische Klassifikation* der UICC im Rahmen des deutschen TNM-Ausschusses unterscheidet nach SPIESSL (1969) für die T-Kategorien:

Diese Einteilung nach Oberflächenausdehnung und Infiltratzonen ergibt praktisch wichtige 3 Stadien, welche statistisch auswertbar sind und therapeutische und prognostische Konsequenzen haben. Die Frühstadien T_1 und T_2 sind technisch und prognostisch zu 70—90% kurabel, das Mittelstadium T_3 im Bereiche der caudalen Mundhöhle zu 26%, während im Stadium T_4 die 5-Jahres-Überlebensrate auf höchstens 15% fällt (SPIESSL, 1969).

Tabelle 14

T	Oberflächenausdehnung	Stratigraphische Infiltrationszone	Terminus technicus
T_1	bis 1 cm ∅	Mucosa (90%)	superficial
T_2	1—2 cm ∅	Mucosa (75%)	superficial
T_3	2—3 cm ∅ Grenzen der Ursprungsregion überschritten	Mucosa-Os-Muskulatur (ohne myogene Funktionsstörungen)	tiefe Infiltration
T_4	3 cm und mehr ∅ massive Infiltration	Mucosa-Os-Muskulatur (mit myogenen Funktionsstörungen)	tiefe Ausbreitung in die Umgebung

Im allgemeinen werden als syncarcinogene Faktoren Tabak- und Pfeifenrauchen, die Lues, ein schlechtes Gebiß und mangelhafte Mundhygiene angeschuldigt. Bevorzugt wird das männliche Geschlecht befallen (GREGL, 1966; ASH und MILLAR, 1955). Das Wangenschleimhautcarcinom ist wegen der vermehrten lokalen Aggressivität und Metastasierungstendenz als maligner einzustufen als das Lippencarcinom (SCHIRREN, 1959; GREGL, 1966; PROPPE, 1958; ZUPPINGER, 1969).

Der Erfolg einer Strahlentherapie wird durch 3 wesentliche Voraussetzungen bestimmt: von der unbehinderten Zugänglichkeit des Tumors für die Strahlenquelle, von der Beherrschung der sekundären Infektion des zerfallenden Tumors und der erosiven Reaktion der Umgebung sowie von der Vermeidung der gefürchteten Kiefernekrose (PROPPE, 1958; HESS, 1966; GREGL, 1966). Während bei der Therapie von Carcinomen der hinteren Wangenpartien, neben einer optimalen Hygiene der Mundhöhle, die Zahnextraktion oft unumgänglich sein kann, wird dies bei guter Einstellmöglichkeit im vorderen Abschnitt weniger oft notwendig sein, da die Schutzmöglichkeiten durch Bleiabdeckung größer sind. Auch bei der interstitiellen Therapie sollte durch eine entsprechende Moulage ein Abstand zu Knochen und Zähnen angestrebt werden (SCHIRREN, 1959; CIPOLLARO und CROSSLAND).

Die intraorale Strahlentherapie mit *Nahbestrahlungsapparaten* ist nur dann geeignet, wenn der Tumor mit ausreichender Sicherheitszone gut einstellbar bleibt (ZUPPINGER, 1969), wobei Dosen von 6000—8000—10000 R in 500 R-Fraktionen bis zum völligen Tumorschwund nötig sein werden (SCHIRREN, 1959; ASH und MILLAR, 1955; GREGL, 1966).

Bei allen diesen Techniken werden Gesamtdosen von 6000—8000 R angestrebt. Die Resultate sind nicht so vielversprechend. So gibt ZUPPINGER (1969) von 12 Wangenschleimhaut-Carcinomen eine Symptomfreiheit von 6, nach 5 Jahren von 3 Fällen an, wobei es sich allerdings um viele T_2N_2 überschreitende Fälle handelte; damit stehen die 26,2 % durchschnittliche 5-Jahres-Heilung des Primärtumors von ASH und MILLAR in guter Übereinstimmung, welche eine leichte Überlegenheit der Kombination von externen konventionellen Strahlen mit interstitieller Radium-Therapie über die Einzelmethoden aus ihren Resultaten ableiten.

Bei der Kombination Nahbestrahlung enoral mit percutaner Halbtiefentherapie (KNIERER und SCHIRREN, 1952; CHAOUL und WACHSMANN, 1953) ist darauf zu achten, daß die Herddosis von 6000—8000 R nicht überschritten wird (200 R-Dosen percutan bis Gesamtdosen von 2000—2500 R, enoral Nahbestrahlung, Einzeldosen 400—500 R).

Bei flächenhafter Ausdehnung und Befall der Umschlagsfalten sind die Moulagen- und interstitiellen Methoden mit Ra, Co und Gold zu diskutieren, wenn man nicht von außen eine Hochvolttherapie mit Photonen oder Elektronen bevorzugt (ASH und MILLAR, 1955; VAN VAERENBERGH und SCHELSTRAETE, 1964; GREGL, 1966; ZUPPINGER, 1969; CIPOLLARO und CROSSLAND; PATERSON).

Die von ZUPPINGER propagierte Elektronen-Therapie ergab auch bei den belgischen Autoren (6—9 MeV, 6000 R GD, 300/3—4mal pro Woche) in Fällen ohne Metastasen befriedigende, in Fällen mit Metastasen desolate Resultate.

Eine Verbesserung der Resultate wird heute allgemein durch eine gute Zusammenarbeit zwischen Chirurgen und Strahlentherapeuten angestrebt (ZUPPINGER, 1969; REHRMANN und SCHEUNEMANN, 1969; GÜNTHER, SCHUCHHARDT und METZ, 1969). So konnte ZUPPINGER (1969: Rundtischgespräche) die Rezidivquote bei allen Mundhöhlen-Carcinomen, welche das Stadium 2 überschritten haben, durch Vorbestrahlung und anschließende Excision von 30 auf 10 % senken, während eine primäre unvollständige Operation mit anschließender Bestrahlung sehr schlechte Voraussetzungen für den Strahlentherapeuten mit einer Versagerquote von 80 % schafft.

Für die Behandlung des regionären Lymphknotengebietes gelten dieselben Richtlinien hinsichtlich der *prophylaktischen Maßnahmen* bei klinisch metastasenfreien Patienten wie beim Lippencarcinom, doch wird im Zweifelsfall in Anbetracht der vergleichsweise höheren Metastasierungstendenz die Indikation für die Neckdissection wohl rascher und großzügiger zu stellen sein (Proppe, 1958; Gregl, 1966). Weil Mikrometastasen in der *cervicalen Lymphographie* nicht erkennbar sind, ist der Wert dieser Methode für die Indikationsstellung zu aktiven Maßnahmen in klinisch zweifelhaften Fällen noch sehr umstritten (Wellauer, Thurn, Zuppinger u.a.m.; Rundtischgespräche 1969).

η) *Anogenitale Carcinome*

αα) Anale und perianale Carcinome

Die seltenen *perianal* lokalisierten Carcinome sind vorwiegend vom spinocellulären Typus, doch kommen auch Basaliome vor. Aus einem Morbus Bowen und Morbus Paget (vgl. Abschnitt b) α) und b) γ) können ebenfalls perianale echte Carcinome entstehen. Vor jeglicher Therapie ist eine exakte ano- und rectoskopische Untersuchung vorzunehmen, um ein von innen nach außen durchgewachsenes Anal- oder Rectumcarcinom auszuschließen. Ist der Tumor auf die Haut und die Übergangsschleimhaut beschränkt, ist das Vorgehen, sofern man bestrahlen will, dasselbe wie bei den übrigen Hauttumoren, doch kann die Einstellung für die Kontakt-, Nah- und Weichstrahlentherapie bei tief eingezogenem Analtrichter schwierig sein. Der Schutz der männlichen Gonaden ist durch einen Bleibeutel um das ganze Scrotum vorzunehmen (Schirren, 1959). Die unter Umständen sehr heftige Strahlenreaktion erfordert eine gute Pflege und Überwachung. Sofern das notwendige Feld die Falten überschreiten mußte, sind als Spätveränderungen häufiger Kombinationsschäden zu erwarten, weil die Lokalisation offensichtlich alltäglichen mechanischen und chronischen Traumata ausgesetzt sein wird.

Das eigentliche *Analcarcinom* soll an dieser Stelle nicht ausführlich besprochen werden, doch soll erwähnt sein, daß bei strikter *marginaler Lokalisation* mit strahlentherapeutischen Maßnahmen allein oder in Kombination mit Chirurgie bedeutend bessere Resultate erzielt werden als beim Sitz oder Übergreifen auf den Analkanal. Sehr oft entstehen die Analcarcinome auf dem Terrain vorbestehender Erkrankungen, wie Hämorrhoiden, Pruritus, Ekzem, Kondylomen, Fisteln (Pettavel, 1961), welche sich insofern deletär auswirken, als sie Anlaß zu langdauernden Behandlungen geben, wobei der Tumor zu lange übersehen wird.

Bei kleineren, marginalen Tumoren (T 1 und T 2) sind mit den verschiedenen Methoden noch günstige Resultate mit einer 5-Jahres-Überlebensrate von etwa 50—63 % erzielt worden, wobei sich vorläufig keine eindeutige Überlegenheit einer einzelnen Methode aus dem kleinen Material ableiten läßt (Papillon, Dargent, Pinet und Chassard, 1960; Watson, 1961; Dalby und Pointon, 1961; Voutilainen, 1961; Papillon, Dargent, Pinet, Montbarbon, Chassard und Dutou, 1961; Baclesse, 1961; Judd und DeTar, 1955; Kärcher, 1961; Veraguth, 1961; Teske und Czechau, 1964; van Vaerenbergh und Schelstraete, 1964). Bei konventioneller Therapie werden Gesamtdosen von 6000 bis 7000 R, bei Kontakttherapie 6000—8000 R, bei interstitieller Therapie (Radium, Gold) ca. 6000 R und bei schnellen Elektronen um 8000 R gegeben. Um die vorsorgliche vorübergehende Anlegung eines Anus praeter kommt man vielleicht nicht immer herum, wenn das Carcinom in die Tiefe reicht. Bei *Carcinomen* des *Analkanals* und des *Rectums*, welche andernorts besprochen werden, wird dies natürlich viel häufiger notwendig sein.

Es sei auf den ausführlichen Beitrag E. Scherer, Rectum, S. 635, in diesem Band verwiesen.

ββ) Peniscarcinom

Das Peniscarcinom entwickelt sich meistens zwischen dem 4. und 7. Lebensjahrzehnt mit Prädilektion an der dorsalen Seite der Glans penis, des Sulcus coronarius und des Praeputiums und oft auf der Grundlage einer Präcancerose oder einer chronisch-rezidivierenden Balanitis bei Phimose. Bei Juden, die 8 Tage nach der Geburt beschnitten werden, sollen Peniscarcinome praktisch nicht vorkommen.

Klinisch kann man eine exophytische von einer primär endophytisch wachsenden, früh zerfallenden Form unterscheiden. Als wichtige Parameter für die Indikation zur

Strahlentherapie und die Wahl der Methode können nach MAIER, HANSSON und OESER vor allem die Ausdehnung nach Seite und Tiefe, Durchbruch des Tumors durch die T. albuginea in die Schwellkörper, Ulceration und Grad der bakteriellen Entzündung sowie die Situation in den regionären Lymphknoten (Lymphnodi inguinales superficiales und profundi, sekundär die iliacalen Lymphknoten) herangezogen werden. Zusätzlich zur *Stadien*einteilung nach HANSSON und OESER in:

Stadium I: Oberflächlich und begrenzt, < 2 cm, ohne Entzündungserscheinung und ohne palpable Lymphknoten.

Stadium II: Tiefer greifend oder ausgedehnt, > 2 cm, zentral zum Zerfall neigend, geringe peritumorale Entzündung und beginnende Phimose, Lymphknoten fraglich oder beweglich, operabel.

Stadium III: Ulceriertes Peniscarcinom mit schwerer Entzündung und eventueller Mitbeteiligung des Präputiums. Lymphknoten sicher beteiligt, fixiert;

hat MAIER eine weitere *Gruppen*unterteilung je nach Status localis des Primärtumors eingeführt, weil er klar erkannte, daß die Schwere der Entzündung für die Heilung eine entscheidende Rolle spielt:

Gruppe I: keine Phimose, keine Entzündung oder Eiterung.

Gruppe II: ± Phimose, bereits Ulceration mit mäßiger Entzündung oder Eiterung.

Gruppe III: Exulcerierte Carcinome mit schweren Entzündungen des Präputiums (monströse Formen) und eventuell Eiterungen im Corpus penis (phlegmonöse Prozesse).

Eine Strahlentherapie kommt für alle Stadien und Untergruppen in Frage, mit Ausnahme der Gruppe III nach MAIER oder des Stadiums III nach OESER, welche chirurgisch (Amputation) behandelt werden müssen (OESER, 1954; BAUDISCH, 1960), weil auch eine noch so vorsichtige Strahlentherapie nicht einmal sicher palliative Wirkung hat. Aber auch im Stadium resp. in Gruppe II ist die Beseitigung einer angeborenen oder sekundär entzündlichen Phimose und der Entzündung in und um den Tumor durch Circumcision oder dorsale Spaltung resp. durch lokale und eventuell systemische Applikation von Antibiotica vor der Strahlentherapie anzustreben (OESER, 1954; PROPPE, 1958; SCHIRREN, 1959).

Der Penis ist — strahlenbiologisch betrachtet — ein Organ von durchaus uneinheitlichem Bau (GODAN, 1962), indem am äußeren Präputialblatt und am Penisschaft kaum Schwierigkeiten auftreten, jedoch die an der Glans und der Innenseite des Präputiums lokalisierten Carcinome wegen der geringen Differenz zwischen der Empfindlichkeit der Mucosa und dem gesunden Gewebe der Glans und der kurativen Tumordosis viel heikler sind.

Die *Wahl der radiologischen Methode* wird von verschiedenen Autoren unterschiedlich gehandhabt:

Für *kleinere Carcinome* der Stadien I und II kommt die *Kontakt*- oder *Nah*bestrahlung in Frage, solange die Feldgröße der Tubusse ausreicht. Bei Gesamtdosen von 6000 bis 8000 R in täglichen Fraktionen von 500 R bis zum Tumorschwund sind günstige Resultate zu erzielen (OESER, 1954; CHAOUL und WACHSMANN, 1953; KNIERER, 1949; WOLFRAM, 1956; GODAN, 1962). Das Nebeneinanderlegen von Feldern mit der Chaoul-Apparatur ist trotz einer allfälligen Reduktion der Einzel- und Gesamtdosen auf $^1/_2$—$^1/_3$ der Einzelfelddosis (CHAOUL und WACHSMANN, 1953), von letzterem (1961, 1962) doch als ungünstig erkannt worden. Nach SCHIRREN und eigenen, spärlichen Erfahrungen bewähren sich bei größeren, *zirkulären* Feldern *Weichstrahlen*-Qualitäten adäquater GHWT in diesen Fällen besser, besonders wenn in *großflächig präcancerös* veränderten Partien *kleine Carcinome* vorhanden sind. Dosismäßig muß an die obere Grenze oder leicht über die in der Tabelle 10 genannten Werte gegangen werden.

Radium in Form von *Moulagen* oder *Spickung* kann für alle Stadien angewendet werden (NICOLOV, 1953; BAUDISCH, 1960; CHAKRAVORTY, 1960), wobei die applizierten Gesamtdosen zwischen 6000 RHD (NICOLOV) bis 7000—12000—20000 RHD (BAUDISCH und Chakravorty) schwanken. *Tele-Radium*-Therapie (Lederman, 1953; Perttala, 1960) wird von Wolfram (1956) besonders für die Krebse der Kranzfurche und der Frenulumgegend nach vorheriger Abtragung der Haupttumormassen und einer Gesamtdosis bis zu 10000 R gelobt.

Die *konventionelle* Therapie fand ebenfalls ihre Anhänger (Perttala, 1960; Lederman, 1953; Godan, 1962).

Über *schnelle Elektronen* liegen zwar Empfehlungen und Berichte von durchgeführten erfolgreichen Bestrahlungen, jedoch noch keine konkreten Spätresultate vor (Bode, 1964; van Vaerenbergh und Schelstraete, 1964; Veraguth, 1959; Zuppinger und Veraguth, 1961; Kärcher, 1961).

Die *Ergebnisse* der Strahlentherapie hängen entscheidend von der lokalen *Ausdehnung* und den *zu Therapiebeginn bestehenden Metastasen* ab. Eichhorn, Lessel, Richter, Rotte, Schubert und Zühlke (1966) errechnen ein 5-Jahres-Resultat anhand der Arbeiten von Nicolov, Godan und Baudisch im Stadium I von 82%, im Stadium II von 59% und im Stadium III von 36%, wobei die Zahlen nur für das Stadium III von 0% (Nicolov) bis 48% (Godan) variieren. Somit ergibt sich keine wesentliche Verbesserung gegenüber den von Oeser (1954) zusammengestellten Resultaten der älteren Arbeiten.

Wegen der *rapideren Tendenz* zum *Metastasieren* infolge des Gefäßreichtums des Organs, besonders der Glans, erhebt sich die Frage nach der Zweckmäßigkeit von *prophylaktischen* Maßnahmen bei *klinisch* noch *freien inguinalen Lymphknoten.* In Deutschland hat das *exspektative* Verhalten die meisten Anhänger (Proppe, 1958; Schirren, 1959), doch wird von einzelnen Autoren einer prophylaktischen Strahlentherapie im regionären Lymphabfluß ein gewisser Wert zugesprochen (Kempter, 1956; Ackermann und del Regato, 1947; Baudisch, 1960; Kärcher, 1961; Nicolov, 1953), da bei negativem Palpationsbefund histologisch schon Metastasen vorhanden sein können, bei Basset (1952) in 21%, bei Cox (1954) in 10%. Schwieriger wird die Situation, wenn in der Inguina *fragliche Lymphknoten* palpiert werden, da es sehr schwer ist, entzündliche von carcinomatös vergrößerten klinisch zu unterscheiden. Bei den 78 Peniscarcinomen fand Basset in 50% vergrößerte und verdächtige Lymphknoten, doch nur 19mal histologisch gesicherte Metastasen. Vielleicht ist die Empfehlung Proppes, daß man in diesen Fällen zunächst einmal 6—8 Wochen abwarten soll, bevor die Entscheidung zum kombinierten chirurgisch-radiologischen Vorgehen gefällt wird, zu beherzigen, weil die radikale Ausräumung beiderseits vor oder nach Bestrahlung einen schweren Eingriff für den Patienten bedeutet.

Liegen *gesicherte Metastasen* vor, oder entschließt man sich in zweifelhaften Fällen zu aktiven Maßnahmen, sind die Blockdissectionen mit Vor- oder/und Nachbestrahlung durchzuführen, wobei sich radiologischerseits die Hochvolttechniken heute besonders anbieten (Kärcher, 1961; 9000 R Elektronen, 15 MeV). In allen Fällen mit positivem Lymphknotenbefund sinkt die Heilungschance von etwa 80% bis gegen 0% (s.o.). Bei radikalem, doppelseitigem kombinierten Vorgehen sind langdauernde Lymphödeme des Genitale, eventuell der Beine in einem Teil der Fälle nicht zu vermeiden.

Nicht zu vernachlässigen sind die *Spätveränderungen.* Strahlenulcera nach Radium-Spickung können spontan oder nach chirurgischer Intervention abheilen (Baudisch, 1960; Chakravorty, 1960). Atrophien des Penis, umschriebene Defekte, adhäsive Balanitiden und sekundäre Phimosen (Ledermann, 1953; Nicolov, 1953; Chakravorty, 1960) müssen in Kauf genommen werden. Letztere kann chirurgisch beseitigt werden. Urethralstrikturen werden vorsichtig instrumentell dilatiert. Hodenschädigung mit Sterilität und Verlust der Libido sind seltene Komplikationen, Erektionsstörungen durch Verödung der C. cavernosa öfters nicht zu vermeiden.

Rezidive des Carcinoms im ausreichend belasteten Feld werden in der Regel dem Urologen zugeführt werden müssen und nur ausnahmsweise einer 2. Strahlentherapie zugänglich sein. Über die Hälfte der Patienten mit Rezidiven stirbt am Peniscarcinom (Godan, 1962), womit deren prognostisch sehr ernste Bedeutung unterstrichen wird.

γγ) Vulva-Carcinom

Das Vulvacarcinom — ein Grenzgebiet zur Gynäkologie — macht unter den weiblichen Genitalcarcinomen einen Prozentsatz von 1—5 aus (MÜLLER, 1955; OBERHEUSER, 1968; HUBER, 1953), ist eine Erkrankung der alten Frau von 60—80 Jahren (WEGHAUPT, 1953) und praktisch fast immer ein spinocelluläres Carcinom, seltener ein Adenocarcinom. Häufig entwickelt es sich aus präcancerösen Leukoplakien, Kraurosis vulvae (BERVEN, 1941; WEGHAUPT, 1953) oder aus intraepithelialen Carcinomen (HALTER, 1957). Der genaue Ausgangspunkt ist oft schwer festzulegen, denn die kleinräumige Anatomie des äußeren Genitale wird häufig sehr rasch durchwachsen (OBERHEUSER, 1968). Wohl wegen des Gefäß- und Lymphgefäß-Reichtums und des lockeren Stroma haben die Vulvacarcinome eine große Tendenz, rasch infiltrierend auch in die Tiefe zu wachsen und früh zu metastasieren. Die Metastasierung erfolgt analog dem Peniscarcinom, wobei die Ableger in den Lymphknoten des kleinen Beckens am meisten gefürchtet werden, weil sie der klinischen Beobachtung entgehen.

Klinisch imponieren die in abnehmender Häufigkeit von Labia majora, Labia minora, Clitoris und hinterer Commissur ausgehenden Carcinome als blumenkohlähnliche Tumoren (Labien), mit flächiger Ausbreitung als frühzeitig zerfallendes Gebilde (Clitoris), mit infiltrativem Wachstum auch in Urethra oder schüsselförmige Neubildungen mit aufgeworfenen Rändern (hintere Commissur) und Ausbreitung Richtung Perineum und Anus. Eindringen in die Vagina ist selten (WEGHAUPT).

Nach OBERHEUSER (1968) ist eine *Stadieneinteilung* in 4 Stufen zweckmäßig, welche sich von den älteren von MAIER, ANTOINE, BERVEN insofern unterscheidet, als deren Stadium I unterteilt wird:

Stadium I: Primärtumor beweglich, unter 2 cm Durchmesser. Keine palpablen Lymphknoten.
Stadium II: Primärtumor größer, eventuell beidseitig, auf Vulva beschränkt. Inguinale Lymphknoten nicht betroffen.
Stadium III: Primärtumor wie II, induriert und beweglich. Inguinale Lymphknoten palpabel.
Stadium IV: Primärtumor überschreitet Vulva (Perineum, Vagina, Rectum). Multiple fixierte Lymphknoten; Fernmetastasen.

Über die *Behandlung* des Vulvacarcinoms ist das letzte Wort noch nicht gesprochen, da chirurgische, radiologische oder kombinierte Methoden in der älteren Literatur (vgl. z.B. NEUMANN, 1943) gleichermaßen schlecht waren und in dieser Reihenfolge für das gewählte Prozedere für das Gesamtkrankengut bei 5, 13 resp. 24% (Leistungsziffern) lagen. Wohl hat die *Nahbestrahlungsmethode* bei kleineren Carcinomen die Heilungsaussichten etwas verbessert (NEUMANN, 1943; KNIERER, 1949; CHAOUL und WACHSMANN, 1953; OESER, 1954; HOFMANN, 1957), doch ist die Streckenprognose wegen der Metastasierungsneigung nach wie vor als ungünstig zu bezeichnen (SCHIRREN, 1959).

Dasselbe gilt von der *Radium- und konventionellen Therapie*, indem EICHHORN, LESSEL, RICHTER, ROTTE, SCHUBERT und ZÜHLKE, gestützt auf die Arbeiten von HUBER (1953), MÖBIUS (1958), HOFMANN (1957), MAURER und RIEDEN (1958), ein 5-Jahres-Resultat von 14% (19/136 Fälle) errechnen mußten. Die eingestrahlten Gesamtdosen betrugen dabei 8000—9000 R für die Nahbestrahlung, 10000—15000 R für das Radium.

Deutlich besser sind die Resultate mit der von BERVEN (1941) empfohlenen chirurgisch-radiologischen *Kombinations-Therapie* (Elektrocoagulation, Radikaloperation, Vulvektomie + Röntgen), mit welcher MAURER und RIEDEN (1958) eine um 30% liegende 5-Jahres-Erfolgsquote, gestützt auf die Literatur, angeben, wobei sie selber mit Elektrocoagulation und Nachbestrahlung mit 3000 R Nahbestrahlung oder 1500 mg Eh Radium eine solche von 30,1% erzielten. Auch MÜLLER (1955) kommt mit Strahlentherapie allein (Röntgen, Radium + Röntgen) auf nur 29%, mit der kombinierten Behandlung Röntgentherapie + Elektrokoagulation jedoch auf 75% symptomfreie Patientinnen nach 5 Jahren.

Natürlich hängen die Resultate vom *Tumorstadium* ab. Weghaupt (1953) gibt nach großzügiger Elektrocoagulation mit oder ohne Ausräumung der Inguinae und Radiumnachbestrahlung (Radiumnadelung 1000—1500 mgh RaEl in 72—100 Std oder Radium-Distanztherapie, täglich 2 Std, total 30 Std, bis zur Gesamtdosis von etwa 12000 R) für das Stadium I und II nach Oberheuser eine 5-Jahres-Heilung in 70 %, für das Stadium III in 14,3 % und für das Stadium IV in 3,1 % an.

Eine Wende scheint in der letzten Zeit die Hochvolttherapie, besonders mit schnellen Elektronen, gebracht zu haben, welche von Schubert (1948) schon empfohlen wurde. Neben ermutigenden Einzelmitteilungen (Veraguth, 1961; Bode, 1970; Kärcher, 1961; van Vaerenbergh und Schelstraete, 1963; Schubert, 1948; Zuppinger, 1964 u.a.m.) liegt eine kontrollierte Studie von Oberheuser (1968) nach 5 Jahren Erfahrung mit schnellen Elektronen vor. In Fraktionen von 300 R wurden Primärtumor und Inguinalregion mit Elektronen von 16 MeV bis zu Gesamtdosen von 4500—5400 R bestrahlt. Kleinere Dosen und Elektronen niedrigerer Energie hatten sich schon bald nicht bewährt. Die Strahlenreaktion war oft sehr heftig und dauerte ca. 1 Monat, z.T. mit Epitheliolyse und selten Ulcerationen, gefolgt von Indurationen und Teleangiektasien. Der Fortschritt der Elektronentherapie über die konventionelle zeichnet sich aus der nachfolgenden Aufstellung ab, ohne statistisch signifikant zu sein.

Tabelle 15

Nachkontrolle	Konventionell		Schnelle Elektronen	
	Anzahl Fälle	Überlebende	Anzahl Fälle	Überlebende
3 Jahre	31	16 (52%)	87	53 (61%)
5 Jahre	31	10 (32%)	58	28 (48%)

Wobei noch zu berücksichtigen ist, daß bei den mit Elektronen behandelten Fällen signifikant mehr Stadien III und IV vorlagen.

In Anbetracht der hohen Metastasierungsrate des Vulvacarcinoms, welche bei 50 % liegt, und des Einflusses der stattgefundenen Absiedlung in die Lymphknoten auf die Heilungsziffern erhebt sich noch mehr als beim Lippen- und Peniscarcinom die Frage der *prophylaktischen Maßnahmen* im Stadium I und II an den klinisch nicht betroffenen regionären Lymphknotenstationen. Während Ackermann und del Regato gegen die prophylaktische *Ausräumung* Stellung nehmen, scheint doch eine Vielzahl von Autoren eher dazu zu neigen, während Weghaupt die Drüsenausräumung erst 2 Monate nach der Elektrocoagulation vorgenommen hat, sofern tastbare Knoten da waren, im negativen Fall aber davon absah und somit eine exspektative Haltung einnimmt wie auch Rummel (1957). Die *prophylaktische Bestrahlung* der Inguinalregion oder die radikale Ausräumung wird vom Allgemeinzustand der meist alten Frauen nicht unwesentlich bestimmt (Neuweiler, 1957). Am Symposium der Bayerisch-Schweizerisch-Österreichischen Gynäkologentagung in Wien 1957 sprach Rickenbach für die prophylaktische Bestrahlung mit mindestens 3000 R, ebenso Spechter und Hofmann, während Döderlein und Zeitz sich für die operative Ausräumung einsetzten. Schmermund, Oberheuser und Kuttig (1961) verzichten darauf, die *ganze* Lymphabflußbahn samt Lymphknoten in die Bestrahlung einzubeziehen, was nach Oberheuser (1968) auch nicht möglich ist, weil das ganze kleine Becken mit hohen Dosen belastet werden müßte. Mangels kontrollierter größerer Vergleichsserien läßt sich der Wert der prophylaktischen Maßnahmen an den regionären Lymphknotenstationen heute nicht genau einstufen, so daß im Einzelfall für den Therapeuten ein weiter Spielraum bestehen bleibt.

Das Vorgehen beim Stadium III und IV entspricht demjenigen beim Peniscarcinom und wird zumeist ein kombiniert operativ-radiotherapeutisches sein, wobei Hochvolttechnik heute wohl vorgezogen wird.

Es sei auf den ausführlichen Beitrag F. EDSMYR und H. L. KOTTMEIER: Carcinoma of the Vulva, Band XIX/3, S. 1—16, verwiesen.

e) Lymphogene Metastasierung (Hals-Lymphknoten)

In den Kapiteln über die speziellen Lokalisationen der Haut- und angrenzenden Schleimhauttumoren ist schon festgestellt worden, welchen Einfluß die sichere Metastasierung auf die Prognose hat. Es ist auch die heute wohl allgemein gültige Auffassung zum Ausdruck gebracht worden, daß mit der Ausnahme der Penis- und Vulvacarcinome hinsichtlich prophylaktischer Maßnahmen an den regionären Lymphknoten eine exspektative Haltung angezeigt ist.

Für das Folgende soll das therapeutische Vorgehen bei *sicherer oder sehr wahrscheinlich* stattgefundener *Metastasierung* der Tumoren des Kopfes und des Gesichtes in die Lymphknoten der seitlichen Halsdreiecke, die Submandibular-, Kieferwinkel-, Supraclavicular-, Retro- und Präauriculär- und Nuchal-Region besprochen werden. Infolge der relativen Seltenheit dieser Metastasierungen liegen für die Hauttumoren (Melanom exclusive!) praktisch keine großen Statistiken vor, doch dürfen cum grano salis die Verhältnisse der besser bearbeiteten Tumoren im Hals-Nasen-Ohren-Bereich, welche dieselben Lymphknotenregionen befallen, auf die metastasierenden Hauttumoren übertragen werden. Seit der Bearbeitung des Problems durch SCHIRREN (1959) wären in erster Linie die Erfahrungen mit der *Hochvolttherapie* zu berücksichtigen. KUTTIG, OBERHEUSER und WEITZEL (1961), ZUPPINGER (1964, 1969), BECKER et al. (1969) können eine echte Chance für die Kurabilität eines hohen Prozentsatzes von Lymphknotenmetastasen im Halsbereich bieten, während FIEBELKORN (1959) eine nur 10% betragende Aussicht auf Heilung mit den konventionellen Methoden angibt. Die modernen chirurgischen, radiotherapeutischen und kombinierten Methoden sind unter BECKER in einem Rundtischgespräch 1969 zwischen Vertretern der Strahlentherapie (KUTTIG; OESER; ZUPPINGER; CHURCHILL-DAVIDSON), der Hals-Nasen-Ohren-Heilkunde (MÜNDRICH; VOSTEEN; WULLSTEIN, WUSTROW) und der Kieferchirurgie (SCHEUNEMANN; GÜNTHER; SPIESSL) eingehend diskutiert und durch REHRMANN und SCHEUNEMANN (1967), ZUPPINGER (1969) mit eigenen Erfahrungen und Literaturgegenüberstellungen dokumentiert worden. Aus diesen repräsentativen Äußerungen kann vorausnehmend auch gleich das Fazit gezogen werden: Viele Fragen harren noch der endgültigen Lösung, und die noch nicht als gut anzusprechenden Resultate sollten radiotherapeutisch und operativ tätige Kollegen zu *geplanten* Versuchsserien zusammenführen, wobei eine Zusammenarbeit Voraussetzung ist (BECKER et al., 1969).

α) Alleinige chirurgische Behandlung, therapeutische Neck dissection

Nach REHRMANN und SCHEUNEMANN (1967) liegt die 5-Jahres-Überlebensrate für die Neck dissection für das spinocelluläre Carcinom, gestützt auf die eigenen und die Resultate von MARTIN et al. (1951), MUSTARD und ROSEN (1963), BEAHRS et al. und SPIESSL (1964) um 40%. SPIESSL, GAUWERKY und SCHUCHARDT befürworten für die N1-Kategorie die radikale Neck dissection, für die N2-Fälle Kombination.

β) Alleinige Strahlentherapie

Über die alleinige Strahlentherapie äußern sich KUTTIG, OBERHEUSER und WEITZEL (1961) sehr zuversichtlich, ohne eigene Zahlen zu geben, berufen sich aber auf TRUCCHI (1960), welcher in 31,5% der Fälle eine völlige oder fast völlige, in 58% eine weitgehende und in 10,5% keine nennenswerte Rückbildung von Halslymphknoten-Metastasen verschiedenster Tumoren sah. KUTTIG (1969), ZUPPINGER (1969) nennen als kurative Dosen

6000—8000 R schnelle Elektronen, wobei die Technik so zu wählen ist, daß keine überstarken Schleimhautreaktionen, Knorpelnekrosen etc. entstehen. Die alleinige Strahlentherapie wird vorwiegend für ältere, hinfällige Patienten in Frage kommen oder bei solchen, welche eine eingreifende Operation strikte ablehnen. In 23 Fällen bei Zuppinger (1969) nur 2 Rezidive in 2 Jahren. Zu hoffen wäre, daß sich die von Churchill-Davidson (1969) mit der Kombination der Strahlentherapie mit Sauerstoff-Überdruckkammer angegebenen 94% primären Erfolge (Schwund der Metastasen) und in 12jähriger Nachbeobachtungszeit festgestellte 75%ige Heilungsziffern bestätigen. Eine Neck dissection würde damit praktisch überflüssig.

γ) Prä- und postoperative Bestrahlung bei therapeutischer Neck dissection

Als Verfechter der *präoperativen* Elektronentherapie kann Zuppinger gelten, welcher wie Maccomb und Fletcher (1965) als therapeutische Dosis 4500 R Elektronen, 25 bis 30 MeV gibt und 4—6 Wochen später bei gutem lokalen und allgemeinen Befund die Ausräumung in jedem Falle anschließen läßt, unabhängig davon, ob sich noch Lymphknoten palpieren lassen oder nicht. Denselben Standpunkt hinsichtlich Notwendigkeit der anschließenden Neck dissection belegen Rehrmann und Scheunemann (1967) literaturmäßig, wobei der letztere 1969 insbesondere auf das Auffinden von Komplexen von Krebszellen mit mitotischer Aktivität (Kozlova, 1965) nach 6500—7500 R hinweist. Für eine primäre Radiotherapie mit 6000—8000 R und eventuell späterer Operation ist auch Wullstein eingestellt.

Die *postoperative* Bestrahlung nach radikaler Neck dissection drängt sich bei der vorhandenen hohen Rezidivquote um 30% bei nur chirurgischer Therapie zwar auf, doch sind in der Übersicht von Rehrmann und Scheunemann die Erfolgsaussichten nicht überzeugend, trotz der günstigen Resultate von Mustard und Rosen (1963), Kozlova (1965). Dies wird darauf zurückgeführt, daß die Strahlentherapie der allfällig liegengebliebenen Tumorverbände im sauerstoffarmen Narbengewebe schlechte Voraussetzungen antreffe und ist gleichzeitig Hauptgrund, mit der Strahlentherapie nicht allzulange zuzuwarten.

f) Rezidive, Pseudorezidive; Heilung, Spätresultate

α) Rezidive

Rezidive nach Strahlentherapie eines Hautcarcinoms verschlechtern die Gesamtprognose erheblich. Wie aus unserer eigenen Erfahrung an Ohren-, Lippen- und Lidtumoren eindeutig hervorgeht, ist die Therapie beim 1. und 2. Rezidiv meist noch erfolgreich, doch wird die Prognose vom 3. Rezidiv an bedenklich (Balogh und Schwarz; Oswald und Schwarz; Weber und Schwarz).

Nach Schirren (1959), Cipollaro und Crossland treten Rezidive am Rand oder im Zentrum des Feldes vor allem aus 3 Gründen auf:

1. *zu kleines Bestrahlungsfeld,*
2. *zu weiche Strahlenqualität,*
3. *zu geringe Gesamtdosis.*

Dazu sind weiter zu nennen:

4. *pathologischer, vorbestehender Zustand* (z.B. Röntgenhaut, Xeroderma pigmentosum),
5. *geringe Strahlensensibilität des Carcinoms* (sklerodermiformes Basaliom, metatypische Carcinome),
6. *unbekannte Ursache* (z.B. Basalioma terebrans).

Während die Gründe 1.—3. durch eine richtige Bestrahlungsplanung und konsequente Durchführung der Therapie bis zum Tumorschwund in hohem Maße ausgeschaltet werden können, sind die Möglichkeiten für den Therapeuten, sie zu umgehen, für die Punkte 4.—6. unübersichtlicher und weniger vorhersehbar.

Die *Therapie der Rezidive* hängt in erster Linie von der Vorbelastung, der Lokalisation und Größe des primären Feldes ab. Bei *kleineren* Rezidiven, welche bei straffer Nachkontrolle die Regel sein sollten, sind vor allem kleine, nichtradiologische Methoden, wie Elektrocoagulation, Excision, eventuell Cytostatika, lokal in Betracht zu ziehen. Liegt die Vorbelastung bei Rezidiven von Präcancerosen nicht höher als 2000—3000 R, kann auch mit Weichstrahlen, eventuell Nahbestrahlung ohne Bedenken die volle Tumordosis nochmals gegeben werden. Ist eine Röntgentherapie im Rezidivfall bei *höherer Vorbelastung* von 5000—6000 R und bei *größeren* Läsionen nicht zu umgehen, kommen vor allem *schnelle Elektronen* (WEITZEL und BECKER, 1965; ZUPPINGER, 1968; BODE, 1970; KÄRCHER, 1959), alle anderen Methoden nur ausnahmsweise in Frage. Eine kurative Rezidivtherapie darf nicht unterdosiert sein, doch wird man grundsätzlich eine hohe Fraktionierung anwenden, eventuell mit Bestrahlungspausen (KNIERER, 1957; SCHIRREN, 1959; MIESCHER, 1957).

β) Pseudo-Rezidive

Vom echten Rezidiv sind die Pseudorezidive scharf zu unterscheiden, welche besonders nach der Nahbestrahlung nach CHAOUL, aber auch bei allen anderen Methoden gelegentlich zur Beobachtung kommen. Nach klinischen Gesichtspunkten können die Pseudorezidive eingeteilt werden in:

1. wuchernde Granulationen mit callösen Rändern von tumorartigem Aussehen,
2. ringförmige, hypertrophische Narbenbildung mit höckeriger Oberfläche,
3. warzige papillomatöse Wucherungen vorwiegend der Peripherie des Feldes, eventuell mit zentraler Einsenkung.

Histologisch imponiert das Pseudorezidiv als mehr oder weniger hyperkeratotisches Akanthom oder Akanthopapillom ohne Zeichen der Malignität.

Das *zeitliche Auftreten* fällt mit dem Abklingen der Strahlenreaktion zusammen, d.h. 2—6 Wochen nach Beendigung der Bestrahlung. Für den weniger Geübten ist natürlich die *histologische Absicherung* gegen echten Tumorrest oder Rezidiv entscheidend (KNIERER, 1947; GRAUL, 1953; NÖDL, 1953; WISKEMANN, 1955; SCHIRREN, 1955; GARTMANN, 1952, 1955; HEROLD und NELSON, 1957).

Die *Ursache* der Pseudorezidive ist unbekannt. Angeschuldigt werden Sekundärstrahlung des Tubus, Druck des Tubusrandes oder der Abdeckung, konstitutionelle Faktoren etc. (SCHIRREN, 1959; NÖDL, 1953).

Nach den Zürcher Erfahrungen wird das Pseudorezidiv nur selten zum Problem, weil bei genügender Erfahrung und Vertrautheit mit den Abheilungsvorgängen nach der Bestrahlung papillomatös-papulöse Restzustände zwar eine straffere Kontrolle erfordern, jedoch erst 2—6 Monate nach Schluß einer ausreichenden Strahlentherapie Anlaß zur Beunruhigung geben.

Eine harmlose Erscheinung stellen die am Feldrand manchmal entstehenden *Comedonenreaktionen* (GRAUL, 1953) dar, welche nach wochen- bis monatelanger Dauer mit oder ohne Milienbildung auftreten und schließlich verschwinden. Diese Reaktion wird vorwiegend in Follikel- und Talgdrüsen-reichen Regionen, wie Nase, weniger an den Wangen, beobachtet, wobei ein seborrhoischer Hauttypus begünstigend ist (NÖDL, 1953).

γ) Heilung, Spätresultate

In der Therapie der Hautcarcinome sind wir in der glücklichen Lage, den Erfolg der Strahlentherapie unmittelbar durch Inspektion und Palpation verfolgen und feststellen zu können. Um nicht Ungleiches mit Ungleichem bei der Aufstellung von Erfolgsstatistiken zu vergleichen, scheint es nach den vorgehenden Kapiteln unbedingt notwendig, möglichst viele differenzierte Merkmale: Art, Größe, Tiefenwachstum, Lokalisation des Tumors, funktionelles und kosmetisches Spätresultat, Rezidive, zu berücksichtigen (PROPPE, 1958). Im Gegensatz zu den ebenfalls besprochenen Carcinomen der angrenzenden Schleimhäute ist die Aufstellung von *Überlebensstatistiken* nach 3 und 5 Jahren darum *wenig sinnvoll,* weil ja nur ein sehr kleiner Teil der Patienten am Carcinom, ein viel größerer jedoch aus anderen Gründen, welche nicht mit dem Carcinom und nicht mit Therapiefolgen zusammenhängen, ad exitum kommt. Das bei Proppe zitierte Beispiel Mieschers belegt diese Feststellung deutlich: von 1022 Kranken mit total 1109 Basaliomen und 211 spinocellulären Carcinomen sind nur 21 an Carcinom, 308 dagegen aus anderen Gründen verstorben.

Besser geeignet sind deshalb die *absoluten* oder *relativen Heilungsziffern* nach 3 oder 5 Jahren, je nachdem, ob man die interkurrent aus anderer Ursache Verstorbenen und die aus der Nachkontrolle verlorenen Patienten in die Berechnung einsetzt oder wegläßt. Nach Miescher (1941) kann auch eine *wahrscheinliche 5-Jahres-Heilung* aus der statistisch festgestellten zeitlichen Verteilung der Rezidive nach Abschluß der Behandlung berechnet werden, auch wenn noch nicht in allen Fällen eine 5jährige Nachbeobachtungszeit vorliegt. Auf diese Weise könnten außer den zu kurz beobachteten auch die carcinomfrei gestorbenen Patienten mitberücksichtigt werden. Für bestimmte Situationen könnten diejenigen Methoden, welche *Überlebensquoten* berechnen, indem das durchschnittliche Sterbealter eines genügend großen Patientenkollektivs mit der statistisch errechneten Lebenserwartung der Bevölkerung verglichen wird, von Vorteil sein, weil die interkurrent aus carcinomfremden Gründen Verlorenen eliminiert würden. So kommen Traenkle, Stoll und Lonkar (1962) für das Lippencarcinom auf eine Überlebensquote von 95% mit der „standard life table technique", Oswald (1971) bei uns sogar auf 98%.

Kompliziertere Methoden, wie z.B. die „Zürcher Methode" von Kunz und Sinner (1963), welche eine Art Synthese der herkömmlichen Darstellung und der Methode von Boag [Brit. J. Radiol. 21, 128 und 189 (1948)] versucht, führen auch nicht weiter, wenn unter 89 Fällen von Gesichtshautmalignomen so heterogene Tumoren, wie Basaliome, Spinaliome, Melanome und Präcancerosen, in einer Gruppe vereinigt sind, so brauchbar sie für einheitliche Gruppen tödlicher Erkrankungen auch ist (Kaufmann, 1966).

Diese Bemerkungen erscheinen uns angebracht, um die ganze Relativität der in den speziellen Therapiekapiteln erwähnten Zahlen über die Erfolge ins Licht zu stellen, da oft nicht hervorgeht, ob es sich um absolute oder relative Heilungsziffern handelt (vgl. dazu Proppe, 1958).

Mit der Feststellung der Heilung nach 3 oder 5 Jahren kann die Nachkontrolle der Patienten sein Bewenden nicht haben, denn auch noch viele Jahre darnach kann es in einem Teil der Fälle zu *Spätkomplikationen* kommen, welche sich zumeist auf bedeutenden strahlenatrophischen Bezirken mit Teleangiektasien, Leukomelanodermen und Sklerosen entwickeln und deren bedeutendstes das *Röntgenulcus* darstellt.

Am Zustandekommen dieser trophischen Störungen (Späteffekte) nach Abheilung der primären Strahlenreaktion sind nicht nur die *röntgenbedingte Gewebsdystrophie* in Abhängigkeit von Alter, individueller Empfindlichkeit, Lokalisation, Gesamtdosis und Feldgröße schuld, sondern nicht zum wenigsten auch *exogene*, in der Zeit *nach der Bestrahlung wirksame Faktoren*, wie Druck, Reibung, Maceration, chemische und aktinische Reize (Miescher, 1925), so daß man von *Kombinationsschäden* spricht. Zu beachten wären weiter endogene Faktoren, wie Diabetes mellitus, periphere Kreislaufinsuffizienz, schwerer Leberschaden, Leukämie (Drepper, Ehring und Vojtech, 1971).

Die *klinische Bedeutung* der Kombinationsschäden liegt in der *Differentialdiagnose* zum *Tumorrezidiv*. Am häufigsten werden sie nach unserer Erfahrung, sowie nach Schirren (1959) und Profirow (1964), an der Unterlippe angetroffen. So sah Profirow von 1700 bestrahlten Haut- und Lippencarcinomen 64 Kombinationsschäden, wovon 31mal an der Unterlippe.

Kennzeichnend für den Kombinationsschaden ist meist eine sehr rasche Entwicklung in Form einer mehr oder weniger ausgedehnten Ulceration von Teilen des röntgenatrophischen Feldes, wobei eine bakterielle Superinfektion wesentlich zur Verschlimmerung beitragen kann (Schirren, 1959).

Im Gegensatz zum Tumorrezidiv ist das Röntgenulcus oft sehr schmerzhaft und zwar von Anfang an, doch ist auf dieses Kriterium auch nicht immer Verlaß, weil im Verlaufe der Monate eine maligne Entartung einsetzen kann. Eine *Biopsie* würde die Sachlage rasch abklären können, doch ist die Indikation dazu in den frischen Fällen zurückhaltender zu stellen, weil die Biopsie im infizierten geschädigten Terrain den Kombinationsschaden bedeutend verschlimmern kann. Ergibt die subtile Untersuchung und Anamnese *überwiegenden Verdacht* auf einen *Kombinationsschaden*, darf zunächst einmal über mehrere Wochen eine *konservative Therapie* mit antibiotischen Salben und Ausschluß offensichtlicher exogener Noxen versucht werden, worunter viele Fälle abheilen. Bei *überwiegendem Verdacht* auf *Tumorrezidiv* wird die Klärung durch eine schonende *Biopsie* nach Behebung der Infektion natürlich *unumgänglich* (SCHIRREN, 1959).

g) Metastatische Carcinome

Die Häufigkeit der Absiedlung von Tochtergeschwülsten ausgehend von Malignomen der inneren Organe in die Haut steht weit hinter derjenigen in die Leber, Lunge, Lymphknoten, Knochen etc. zurück. Nach den bei GOTTRON und NIKOLOWSKI (1960), LEVER, BELISARIO, CIPOLLARO und CROSSLAND angeführten Zahlen steht das Mamma-Carcinom mit einem Anteil von 40—50% an erster Stelle. Es folgen die Malignome des Magen-Darmtraktes, der Lunge, der Nieren, des weiblichen Genitale in abnehmender Anzahl, vereinzelt alle möglichen. Eine besondere Prädilektion für bestimmte Hautareale besteht a priori nicht, wenn auch die Metastasen eher am Stamm gefunden werden. Das Mamma- und Nierencarcinom allerdings scheinen eine größere Affinität zur Kopfhaut (CONNOR; TAYLOR und HELLWIG, 1963; MONTGOMERY und KIERLAND, 1940), die Magen-Darmkrebse für Thorax und Bauch, die Colon- und Genitalcarcinome für Unterbauch und Genitalregion (GOTTRON und NIKOLOWSKI, 1960) zu zeigen.

Klinisch ist eine beträchtliche Vielfalt des Erscheinungsbildes zu beobachten. Dieses reicht von Einzelknötchen oder größeren Tumoren im Corium oder in der Subcutis bis zur gruppierten oder disseminierten Aussaat von kleineren und größeren Knötchen und Knoten und schließlich zur flächigen Infiltration mit oder ohne Tendenz zur Ulceration. In den meisten Fällen ist eine rasche Ausbreitungstendenz und schnelles Wachstum der lymphogenen oder häufiger hämatogenen Hautmetastasen festzustellen.

Ihre *klinische Bedeutung* ist selbstverständlich zunächst eine *prognostisch obsolete*, denn nach der von GOTTRON und NIKOLOWSKI zitierten Dissertation SCHWABE (Breslau 1941) ist die Überlebensdauer nur auf 3—6 Monate anzusetzen, beim Mammacarcinom allerdings eventuell auf mehrere Jahre. Nicht so selten wird eine Hautmetastasierung sodann als erstes Zeichen eines bestehenden Malignoms durch die pathologisch-anatomische Diagnose das Auffinden des Primärtumors erleichtern.

Die *Therapie* kann in allen Fällen nur eine *palliative* sein, wobei bei kleinen umschriebenen Herden an der Hautoberfläche Nahbestrahlung nach CHAOUL und Weichstrahlenqualitäten mit GHWT von 10—20 mm (CHAOUL und WACHSMANN, 1953; SCHIRREN, 1959) in Frage kommen. Als Gesamtdosen werden je nach Fraktionierung 4000 bis 6000 R gegeben. Bei ausgedehnten und tiefen infiltrativen Formen wird man zu konventionellen Strahlungen und Hochvolt-Therapie greifen müssen.

Eine *Sonderstellung* nehmen die meist nach operiertem *Mammacarcinom* auftretenden *Einzelmetastasen* und flächigen Manifestationen unter dem Bilde der *Lymphangiomatosis carcinomatosa*, *Erysipelas carcinomatosum* oder schließlich des „*Cancer en cuirasse*“ ein. Auf die strahlentherapeutischen Aspekte soll hier nicht näher eingegangen werden, da sie in der Arbeit über das Mammacarcinom ausführlich besprochen werden und die Strahlentherapie sehr oft mit hormonalen und cytostatischen Therapien eventuell auch mit Eingriffen am Endocrinium kombiniert, d.h. in einen größeren, umfassenderen Behandlungsplan eingeschlossen sein wird.

h) Schlußbemerkungen

Aus dem ganzen Abschnitt II. 1 geht doch wohl eindeutig hervor, daß die Strahlentherapie der Hautcarcinome und zum größeren Teil auch der Carcinome der angrenzenden Übergangsschleimhäute und Schleimhäute der Ostien zu den dankbarsten Aufgaben des Radiotherapeuten überhaupt gezählt werden darf. Für die zukünftige und soweit mögliche Klärung der im individuellen Fall indizierten Methode, der optimalsten Fraktionierung, der Höhe der Gesamtdosis, dem Vorgehen im Falle der Metastasierung wäre zu wünschen, daß in der Zukunft die Heilungserfolge einheitlicher nach Tumorart, Lokalisation, Stadieneinteilung und Methodik fein säuberlich getrennt dargestellt werden, auch wenn man damit in Kauf nimmt, daß in den Untergruppen die Zahl der Fälle etwas kleiner wird. Dieser Nachteil würde wohl mehr als nur wettgemacht durch die Durchführung von *geplanten* Vergleichsstudien zwischen verschiedenen Methoden, auch zu nichtradiologischen, weil es genügend bekannt ist, wie schwer es ist, hinterher aus alten Krankengeschichten und Protokollen die notwendigen Parameter lückenlos zu erhalten. Stehen für die kleinen, leicht heilbaren Carcinome vielleicht die ästhetisch-kosmetischen Spätveränderungen im Vordergrund des weiteren Interesses, wären für die großen Tumoren allfällige Unterschiede in den Heilungsziffern nach 3 und 5 Jahren mit verschiedenen Methoden, vor allem der Vergleich zwischen schnellen Elektronen und Röntgenstrahlen höchst erwünscht. Mehr noch als von der Technik und von der Methodik her wäre schließlich eine Verbesserung unserer Resultate, die durchaus noch möglich ist, von einer vernünftigen präventiven Aufklärung der Bevölkerung zu erwarten, welche ohne Angst zu verbreiten, erreichen sollte, daß in unserer aufgeschlossenen Zeit nur noch Frühfälle in die erste Behandlung kommen, was gerade für die Haut- und angrenzenden Schleimhautcarcinome wegen ihrer offensichtlichen leichten Inspektionsmöglichkeit nicht so unmöglich sein sollte.

2. Mesodermale Neoplasien (Sarkome)

a) Einleitung

Die Resultate der Strahlenbehandlung von Sarkomen der Haut sind sehr schwer zu beurteilen. Es spielen dabei besonders die folgenden Faktoren eine wichtige Rolle:

α) Nomenklatur

Während in der amerikanischen Literatur großer Wert auf eine histogenetisch fundierte Bezeichnung gelegt wird, findet man in deutschen Veröffentlichungen gelegentlich noch die Diagnose: das Hautsarkom. Selbst Schirren hat in seinem Handbuchartikel diese Bezeichnung noch verwendet. Diese Subsummierung ergibt wohl größere Untersuchungsreihen, schafft aber uneinheitliche Patientengruppen.

β) Ausgangspunkte der Tumoren

Leider wird in vielen Arbeiten nicht angegeben, von welchem Organ der Tumor ausgegangen war. Nur bei Arbeiten über das Dermatofibrosarcoma protuberans und sehr wahrscheinlich auch beim Stewart-Treves-Syndrom dürften alle beschriebenen Tumoren ihren Ursprung in der Cutis oder Subcutis genommen haben. Im Gegensatz dazu sind bei Hämangiosarkomen, bei Lipo- und bei Fibrosarkomen oft Tumoren verschiedenster Ursprungsorgane miteinander beschrieben.

γ) Tumorfrequenz

Die Seltenheit dieser Tumoren führt dazu, daß nur wenige Autoren über größere, nach einheitlichen Methoden behandelte Patientengruppen verfügen. Dies ist ganz besonders störend in bezug auf eine Beurteilung der Strahlentherapie, sind doch die amerikanischen Autoren, welche fast alleine über große Untersuchungsreihen verfügen, mit der Strahlenbehandlung eher zurückhaltend.

Die Einteilung der Tumoren soll nachfolgend so weit wie möglich dem histogenetischen Standpunkt folgen.

b) Fibrosarkome

Die malignen Bindegewebstumoren werden meistens in 2 Gruppen eingeteilt: das echte Fibrosarkom und das Dermatofibrosarcoma protuberans. Nach CONLEY, STOUT und HEALEY unterscheiden sich die beiden Tumoren in bezug auf die Malignität ganz eindeutig. Das Fibrosarkom führt zu allgemeiner Metastasierung und zeigt wenig Tendenz zu Lokalrezidiven; das Dermatofibrosarkom zeigt eine ganz ausgeprägte Tendenz zum Lokalrezidiv und metastasiert nur selten.

α) Echtes Fibrosarkom

CONLEY, STOUT und HEALEY haben 54 Patienten mit Fibrosarkom nachuntersucht. Bei 25 Patienten wurde die chirurgische Behandlung mit Strahlentherapie kombiniert. Eine Verbesserung gegenüber der rein chirurgisch behandelten Gruppe konnte nicht festgestellt werden. SOULE et al. fanden nach radikalchirurgischer Behandlung größere Überlebensraten als nach Röntgenbestrahlung. Ebenso gab GENTELE ungünstige Resultate bekannt. Von den zwei von SOMMER bestrahlten Tumoren heilte der eine nach 16000 R vorübergehend ab, während der zweite nach 6400 R und unbekannter Vorbestrahlung unverändert blieb. GOES kommt auf Grund einer Nachuntersuchung von 79 Patienten zum Schluß, daß für kleine Fibrosarkome 3000 R, für größere 6000 R nötig seien. STOUT sah nach der Bestrahlung von 37 Fibrosarkomen bei 34 Patienten keine Dauerwirkung; nur 3 Patienten waren nach 6—14 Jahren rezidivfrei. In der alten Arbeit von QUICK und CUTTER wurde von 5 Heilungen nach Röntgen- und Radiumtherapie berichtet, Dosisangaben fehlen. Etwas günstigere Resultate sollen nach GENTELE bei Fibrosarkomen in Röntgenhaut zu erzielen sein. SCHIRREN empfiehlt aber gerade bei dieser Lokalisation chirurgisches Vorgehen.

β) Dermatofibrosarcoma protuberans

Dieser Tumor, welcher wegen der seltenen Metastasierung teils als semimaligne betrachtet wird, scheint wenig strahlenempfindlich zu sein.

Bei allen großen Untersuchungsreihen wird mit der Feststellung geschlossen, daß die chirurgische Therapie der Strahlenbehandlung bei weitem überlegen sei (z.B. TAYLOR und HELWIG, MCPEAK et al.). Ebenso wird auch von DEBRUNNER, von PREAUX et al. und auch von LONGHIN chirurgisches Vorgehen empfohlen.

Einige wenige gute Resultate mit der Strahlentherapie wurden von KUTINTSCHEW und DOGRAMADJIEW, von BETETTO sowie von DOORNINK und SCHOLTE mitgeteilt.

KUTINTSCHEW und DOGRAMADJIEW erzielten bei 1 Patienten mit 7000 R eine mindestens 2 Jahre dauernde Remission. BETETO sah nach 6800 R das Verschwinden eines Dermatofibrosarkoms. Er bestrahlte jedoch auch noch einen zweiten Patienten mit der gleichen Krankheit, konnte aber trotz Einstrahlung von 8000 R keinerlei Wirkung auf den Tumor feststellen. DOORNINK und SCHOLTE berichteten über ein gutes Frühresultat nach 4500 R.

Man muß somit das Fibrosarcoma und das Dermatofibrosarcoma protuberans bei den weitgehend strahlenresistenten Tumoren einreihen.

c) Myxosarkom

Über die sehr seltene primäre Hautlokalisation dieses Tumors finden sich keine auswertbaren Strahlentherapieangaben.

Strahlenresistentes Myxo-Chondrosarkom (Abb. 17). *Beispiel:* Beim 69jährigen *Fü. Xaver* waren vor einem Jahr kugelige derbe Tumoren an der Nase aufgetreten, dann Ausbreitung auf Stirne und Haarbereich links. Mehrmalige erfolglose operative Behandlung. *Histologie: Myxo-Chondrosarkom.* Auf Infusionen von Nitrogen-

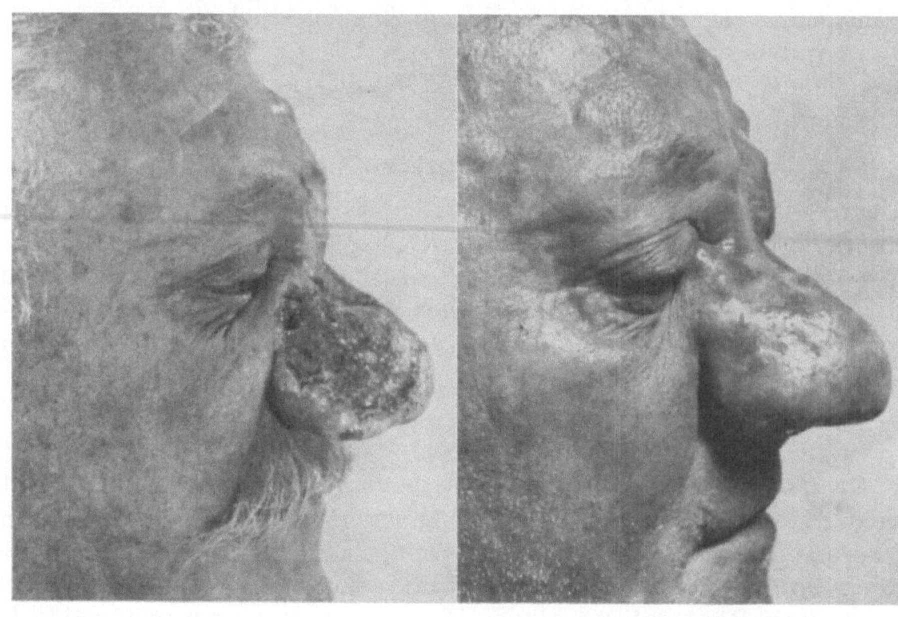

a b

Abb. 17a u. b. *Strahlenresistentes Myxochondrosarkom.* a vor Bestrahlung, b 2 Monate nach Bestrahlung (3140—3400 R)

Mustard, total 16 mg, keine Rückbildung, jedoch Unverträglichkeitsreaktionen. Auf fraktionierte Röntgenbestrahlung des Nasentumors mit 18mal 180 R von beiden Seiten tangential (180 kV, 0,5 mm Cu Filter) total 3140 R, der Augen-Stirnregion mit 17mal 200 R (70 kV, ohne Filter), total 3400 R nur ungenügende Rückbildung und allmählich erneutes Wachstum. Exitus letalis 4 Monate nach Abschluß der Bestrahlung.

d) Sarkome der Gefäße

Maligne Hämangiome sind im Vergleich zu den gutartigen Angiomen sehr selten. McCARTHY und PACK fanden unter mehr als 1000 Hämangiomen nur 20 Angiosarkome. Die Strahlentherapie scheint allgemein wenig erfolgreich zu sein.

α) *Malignes Hämangioendotheliom*

Gute Resultate der Strahlentherapie von malignen Hämangioendotheliomen betreffen nicht Tumoren, ausgehend von der Haut oder der Subcutis, sondern Angiosarkome von andern Organen, z.B. Knochen (MORGENSTERN et al., RUBIN et al.), Leber (SCHERER und MONTAG) oder Thyreoidea (BAUMANN-SCHENKER).

FINK und OBERMAN haben 5 Patienten mit Hämangioendotheliomen der Haut bestrahlt, ohne gute Resultate zu sehen. SUURMOND erzielte bei einem Patienten mit 2000 R/150 kV/4 Al ein gutes Frühresultat, dem aber schon nach 1 Monat ein nicht mehr strahlenempfindliches Rezidiv folgte. Nach KAUFMAN und STOUT (1961) ist bei diesem Tumor die Strahlentherapie ohne Bedeutung.

β) *Malignes Hämangiopericytom*

Das maligne Hämangiopericytom ist für die Strahlentherapie ebenfalls sehr wenig geeignet. BIANCHI et al. haben 3 eigene und 86 Literaturfälle zusammengefaßt und kamen zum Schluß, daß das Hämangiopericytom chirurgisch behandelt werden müsse. Ebenso betrachten RIMBAUD et al., FISHER sowie auch KAUFMAN und STOUT (1960) den Tumor als praktisch strahlenresistent.

FRIEDMAN und EGAN schätzen für beide Tumoren die Palliativdosis auf ca. 3000 rad und die eventuell curative Dosis auf 7500—8000 rad.

γ) *Kaposi-Sarkom*

Über die Wirksamkeit der Strahlentherapie beim Sarcoma idiopathicum haemorrhagicum multiplex herrscht keine einheitliche Auffassung. In vielen früheren Arbeiten sind Daten über jeweils 1—2 Patienten angegeben worden. Neuere Berichte über gute Einzelresultate der Strahlentherapie stammen von BOTTERO und MALARA, TOBA, DEGOS et al., PAOLI et al., WECHSLER, LE COULANT et al., OSWALD und STAM, ALVAREZ et al., TESKE. Ebenso befürwortet DAVIS die Strahlentherapie des Morbus Kaposi. Irgendwelche allgemeingültige Schlußfolgerungen lassen sich wegen der ganz verschiedenen Methoden nicht ziehen. Erst in neuerer Zeit sind größere Zusammenstellungen über die Resultate der Strahlentherapie erfolgt. HANSSON hat über 23 Patienten berichtet, die mit Dosen von 1000—4000 R bestrahlt worden waren. REYNOLDS et al. berichteten über eine Studie bei 56 bestrahlten Patienten. Bei 4 Patienten blieb die Strahlentherapie wirkungslos, bei 40 kam es zu einer partiellen Remission; bei 12 Kranken war eine vollständige Remission erreicht worden; die längsten Zeiten lagen bei 7—30 Jahren. Leider gaben REYNOLDS et al. keine technischen Daten.

MCCARTHY und PACK haben mit Weichstrahlen bei kleinen Läsionen und mit 200 kV bei großen Veränderungen günstige Resultate gesehen; auch da fehlen genaue technische Hinweise.

Sarcoma idiopathicum haemorrhagicum multiplex Kaposi. Beispiel (Abb. 18): Der 51jährige *Lo. Andrea* litt seit 3 Jahren an multiplen blau-roten Infiltraten und Tumoren an Füßen, dann Stamm, schließlich Augenregion. Arsenkur ohne Erfolg. Auf Röntgenbestrahlung auswärts an den Füßen (Dosis und Strahlenqualität unbekannt) Arretierung der lokalen Ausbreitung.

Auftreten neuer Knoten an Extremitäten, Stamm und linkem Auge. Histologie: Sarcoma idiopathicum haemorrhagicum Kaposi. Auf 1mal 1000 R und 2mal 800 R, total 2600 R (50 kV, 2 mm Al Filter, HWS

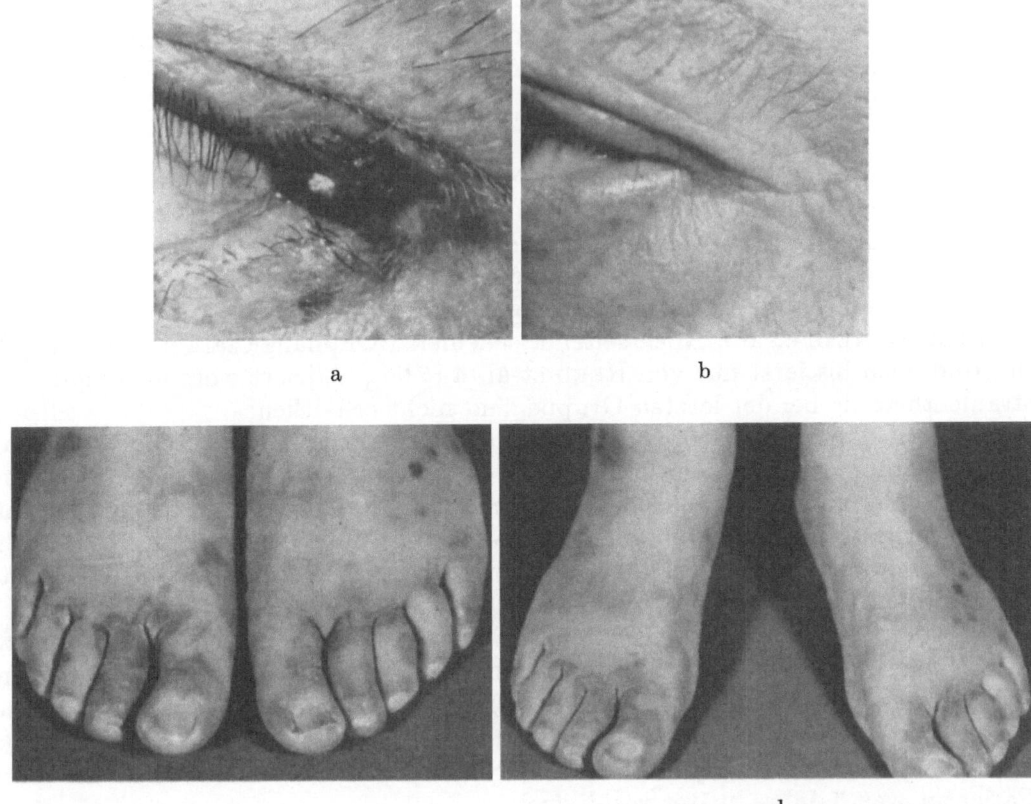

Abb. 18a—d. *Sarcoma idiopathicum haemorrhagicum multiplex Kaposi.* a und b Frischer Herd an Auge und nach Röntgenweichbestrahlung mit 2600 R. c und d Ältere Herde an Füßen nach Röntgenbestrahlung, dann Chlorambucil

1,5 mm Al), alle 3 Tage gegeben, Rückbildung der Veränderungen innerhalb von 3 Wochen. Unter Leukeran (Chlorambucil) täglich 4—8 mg seit $1^1/_2$ Jahren nur vereinzelte Rezidive, welche auf 4mal 600 R (40 kV, 1 mm Al Filter, HWD 0,7 mm Al) jeweils abheilten. An den bestrahlten Stellen bis anhin kein Rezidiv. G. MIESCHER hatte 1952 3 ähnliche Fälle mit erfolgreicher konventioneller Bestrahlung von 100—2500 R publiziert.

Die einheitlichste Studie stammt von COHEN, PALMER und NICKSON. Diese Autoren haben 94 Patienten mit Kaposi-Sarkom nach einheitlichen Gesichtspunkten behandelt und kamen auf Grund ihrer Resultate zu folgenden Empfehlungen:

Tabelle 16

Ausdehnung	kV	Dosis	
Kleiner Einzelknoten	60—100	1000—1500	(einzeitig)
Größere oberflächliche Tumoren	100	2000	(fraktioniert)
Ausgedehnte Läsionen	250	2500	(fraktioniert)
Lymphknoten	250	2500	(fraktioniert)
Ganze Extremitäten	Kobalt 60	—	—

Die Ergebnisse sind als gut zu beurteilen, konnte doch bei 35% der behandelten Patienten eine komplette Remission erzielt werden. Da die Krankheit gleichzeitig oder sukzessiv an verschiedenen Orten auftreten kann, sind Langzeitprognosen mit Vorsicht zu stellen. Bei Bestrahlung ausgedehnter Veränderung ist zudem mit Komplikation im Sinne von späteren Durchblutungsstörungen zu rechnen. CASTELAIN et al. haben 6 Patienten mit Caesium-137 behandelt und bei allen Patienten ein sehr schönes Sofortresultat erreicht.

Zusammenfassend kann gesagt werden, daß die Strahlentherapie in der Behandlung des Morbus Kaposi einen wichtigen Platz einnimmt, wobei besonders das primäre Ansprechen der Läsionen sehr gut ist.

δ) Lymphangiosarkome

Die Lymphangiosarkome treten praktisch nur in Extremitäten auf, die ein seit Jahren bestehendes Lymphödem aufweisen. Dabei erscheinen diese Tumoren am häufigsten in Ödemen nach Mastektomie. Die Lymphangiosarkomfälle in Lymphödemen ohne vorausgehende Mastektomie sind außerordentlich selten, sind doch bis 1967 nur 19 Fälle publiziert worden (DANESE et al.). Noch seltener scheinen Lymphangiosarkome der Kopfhaut zu sein, sind doch bis jetzt nur von REED et al. 6 Fälle publiziert worden. Angaben über die Strahlentherapie bei der letzten Gruppe sind nicht erhältlich.

Beim Postmastektomie-Lymphangiosarkom, oft Stewart-Treves-Syndrom genannt, sind die Resultate der Strahlentherapie schlecht. HERRMANN konnte bis 1965 aus der Literatur 83 Fälle zusammenstellen. Bei den meisten Patienten wurde sofort amputiert oder zuerst vorbestrahlt und dann amputiert. Nur bei 24 Fällen wurde eine reine Strahlentherapie durchgeführt. Nur 2 dieser Patientinnen haben die 5-Jahres-Grenze überschritten. Nach Bestrahlung mit 4mal 400 R/200 kV/0,5 Cu + 1,0 Al in 3 medialen und drei lateralen Feldern von je 15×15 cm war der Tumor bei einer Patientin von SOUTHWICK vollständig verschwunden. Nach den Angaben von TASWELL war diese Patientin nach 12 Jahren rezidivfrei. Die Patientin von HERRMAN und ARIEL zeigte nach konventioneller Bestrahlung mit 5824 R Hautdosis immer noch aktives Tumorwachstum. Erst nach zusätzlicher intraarterieller Injektion von ^{90}Y Mikrokügelchen verschwand der Tumor. Die Patientin war 5 Jahre später rezidivfrei.

Nach den Angaben von HERRMANN und ARIEL sind je eine Patientin von RAWSON et al., RIDDELL und RYDELL et al. erst $3^1/_2$—4 Jahre nach der Bestrahlung am Sarkom gestorben. Die mittlere Überlebensdauer liegt nach HERRMAN bei 18,5 Monaten.

Im allgemeinen sind die mittleren Überlebenszeiten bei den verschiedenen Behandlungsarten ziemlich übereinstimmend. Auch die Großchirurgie zeigt keine überzeugende Verbesserung der Resultate.

Bei Lymphangiosarkomen ohne vorangehende Mastektomie erachten DANESE et al. einen Strahlentherapie-Versuch als angezeigt, da auch die Großchirurgie keine besseren Resultate erzielt.

e) Sarkome des Fettgewebes

Die histologische Diagnose der vom Fettgewebe ausgehenden, malignen Tumoren ist recht schwierig, da sich viele Unterformen unterscheiden lassen. Es existieren deshalb auch recht viele Einteilungsschemata, so von EWING, STOUT, ENZINGER, ENTERLINE, SOULE. Die Details sind nicht von Bedeutung; aus allen Arbeiten geht jedoch hervor, daß ein hochdifferenziertes Liposarkom der Strahlentherapie zugänglicher ist, als ein wenig differenziertes. RESZEL und SOULE kamen auf Grund einer retrospektiven Studie bei 122 Liposarkomen zur Auffassung, daß nur eine großzügige Chirurgie Aussicht auf Erfolg haben könne. Bei 10 mit Röntgen behandelten Patienten konnten sie keine Wirkung feststellen. EDLAND kam auf Grund einer 15 bestrahlte Liposarkome umfassenden Studie zur Ansicht, daß die Strahlenbehandlung nur als Zusatztherapie zur Chirurgie in Frage komme, meistens als postoperative, selten als präoperative Therapie. Die Dosen sollen 5000—6000 rad/^{60}Co erreichen. PERRY und CHU wiesen darauf hin, daß von allen Weichteilsarkomen die Liposarkome am besten auf eine Palliativ-Bestrahlung ansprechen. Bei Dosen von mehr als 3000 R konnte immer ein Tumorrückgang festgestellt werden.

FRIEDMAN und EGAN erzielten mit Dosen von 9000—9360 rad (2 MeV) eine curative Wirkung bei 3 Patienten, wobei allerdings Spätschädigungen nicht zu vermeiden waren. Mit 3000—7000 rad konnte nur eine vorübergehende Wirkung erreicht werden.

PACK und PIERSON konnten mit alleiniger Röntgenbestrahlung nur bei 2 von 12 Patienten eine Heilung herbeiführen. Hingegen wurden die Resultate der postoperativen und der palliativen Bestrahlung als befriedigend betrachtet.

Recht gut sollen embryonale Liposarkome auf Strahlentherapie reagieren. So berichtete auch SKJOLDBORG über ein sehr gutes Lokalresultat bei einem embryonalen Liposarkom (2040 R/165 kV/2 Al).

Sowohl SCHICK und LLOYD wie auch DEL REGATO wiesen darauf hin, daß das myxoide hochdifferenzierte Liposarkom die beste Strahlenempfindlichkeit aufweist.

f) Leiomyosarkom

STOUT und HILL haben über 36 Patienten mit Leiomyosarkomen der oberflächlichen Weichteile berichtet. Sie kommen zum Schluß, daß eine Strahlentherapie höchstens als Zusatztherapie zur Chirurgie in Frage kommen könne. Ebenso befürworten PHELAN et al. ein chirurgisches Vorgehen.

g) Maligner Abrikosoff-Tumor (Malignes Granularzellmyoblastom)

Die Histogenese des Abrikosoff-Tumors ist noch sehr umstritten. Es wird immer noch diskutiert, ob neurale, perineurale, histiocytäre oder muskuläre Elemente Ausgangspunkt seien.

Nach GAMBOA ist der Tumor in 3%, nach HAAG in 10% der Fälle maligne.

Der Tumor wird von HAAG, HAAG und WICHELS, ROSS et al. sowie auch von CABY et al. als strahlenresistent betrachtet.

h) Übrige Sarkome

Über maligne Synovialome und maligne Tumoren des perineuralen Bindegewebes finden sich keine auswertbaren Angaben.

i) Schlußfolgerungen

Die Sarkome der Haut können praktisch von allen Komponenten der Haut ausgehen und sind deshalb sehr vielfältig. Grundsätzlich unterscheiden sie sich aber nicht von Sarkomen, die von anderen Organen ausgehen. Die Strahlentherapie hat nur wenige gute Indikationen in diesen Bereichen der Tumortherapie. Einen wichtigen Platz nimmt sie ein in der Behandlung des Morbus Kaposi, wo sie neben der curativen oft auch eine wichtige palliative Rolle spielen kann. Von den andern Tumoren zeigt das hochdifferenzierte Liposarkom die kleinste Strahlenresistenz. Bei allen diesen Tumoren scheint aber eine großzügige Chirurgie die Strahlentherapie bei weitem zu übertreffen. Die Behandlung mit ionisierenden Strahlen kann in diesen Fällen wohl nur für eine palliative Behandlung oder gelegentlich zur Nachbestrahlung in Frage kommen.

3. Neoplasien des lympho-retikulären Systems

a) Einleitung

Obwohl die Neoplasien des lympho-retikulären Systems mesodermalen Ursprunges sind, seien diese hier in einem gesonderten Abschnitt dargestellt, da sie häufig systematisch auftreten, und im Gegensatz zu den im vorigen Abschnitt aufgeführten Sarkomen meist sehr strahlensensibel sind.

Wie bereits im Abschnitt I. 2. b) erwähnt, kann bei einem Teil dieser Veränderungen nicht von Metastasen gesprochen werden, da die Zellen dieses Systems an sich schon anatomisch und funktionell die Tendenz haben, in die Gefäße einzudringen und somit multilokulär aufzutreten. Die malignen Lymphome, die Lymphogranulomatosen, seltener die Hämatodermien können *einerseits primär in der Haut* als mono- oder polyzentrische Neoplasien, z.T. mit früherer oder späterer „lymphogener" oder „hämatogener" Metastasierung bzw. Befall innerer Organe auftreten, andererseits als Neubildungen, die *umgekehrt visceral,* d.h. in den blutbildenden Organen (Leukämien) oder Lymphdrüsen (Retikulosen, Lympho- und Reticulosarkome) beginnen. Diese befallen erst sekundär die Haut, häufiger in Form von unspezifischen Reaktionen (maculo-papulöse, exzematoide, lichenoide, pruriginöse, erythematöse Exantheme), histologisch ohne Hervortreten von spezifischen Infiltratzellen, seltener in Form von spezifischen Infiltraten (Retikulosen, Lympho-Retikulosarkome, Morbus Hodgkin, leukämische Hautinfiltrate). Lediglich die *Mycosis fungoides* beginnt immer im Hautorgan, wobei möglicherweise die *Lymphogranulomatose* (Morbus Hodgkin) ihr visceral beginnendes Korrelat darstellt. Diese beiden Krankheiten haben ähnlich verschiedene Stadien mit zunehmender Anaplasie im Laufe der Entwicklung. Man pflegt diese beiden Krankheiten mit ihrem auffällig polymorphen histologischen Geschehen auch als *maligne Granulomatosen* zu bezeichnen, gelegentlich werden sie als irreversible, progressive Hyperplasien und nicht als Neoplasien aufgefaßt (z.B. Robb-Smith).

Es bestehen außerordentlich viele Ansichten über mögliche Klassifizierungen dieser komplexen Krankheitsgruppe. Es würde in diesem Rahmen zu weit führen, auf alle Einteilungsprinzipien einzugehen, weswegen auf größere Darstellungen verwiesen sei (Lennert; Kimmig und Jänner; Gottron; Lever u.a.).

Diese Neoplasien können nach Vorschlag von Gall und Mallory als *Lymphome* in eine *monomorphe* Gruppe [Stammzellen-Lymphome, Reticulum-Zell-Lymphome, lymphoblastische Lymphome, lymphocytische Lymphome und follikuläre Lymphome (Brill-Symmers)] und eine *polymorphe* Gruppe (Morbus Hodgkin und Mycosis fungoides) zusammengefaßt werden. Bei den mannigfachen Neoplasien der primär cutanen Neoplasien ist zwar oft eine celluläre Differenzierung und ein Vergleich mit einer mutmaßlichen Mutterzelle kaum möglich, weswegen wir bei der monomorphen Gruppe eher eine Beschreibung als klein- und mittel- oder großzellig mit mehr oder weniger ausgeprägtem Polymorphismus vorziehen (B. Wüthrich), und die polymorphen Formen als maligne

Granulomatosen bezeichnen. Dazu kommen die Hämatodermien (Hämoblastome, Myelosen) und die Histiocytosis X.

Die *cutanen Retikulosen, Lympho- und Reticulosarkome* sind im allgemeinen gutartiger, besser übersehbar und besser durch Strahlentherapie beeinflußbar als die *visceralen* Formen. Sie verlaufen seltener akut oder subakut, sondern häufig chronisch mit relativ guter Prognose. Ebenso ist die *cutane Mycosis fungoides* mit dem während Jahren chronisch rezidivierenden Verlauf, verglichen mit dem *visceralen Morbus Hodgkin*, relativ gutartig. Bei den primären cutanen Retikulosen, Lympho- und Reticulosarkomen sind die Lymphdrüsen meist erst später befallen, gegenüber den visceralen Formen, ebenso die inneren Organe. Bei der Mycosis fungoides tritt eine Generalisation meist erst in den Endstadien ein.

Es ist noch umstritten, wie weit Hyperplasien mit Mastzellen gutartiger oder semimaligner Art zu den ausdifferenzierteren Formen der lymphoretikulären Neoplasien gezählt werden sollen, ebenso Hyperplasien mit Plasmazellen und Eosinophilen. Auch die Histiocytosen (Histocytosis X oder Lipoidosis mit Abt-Letterer-Siwe-Krankheit, Hand-Schüller-Christianscher Speicherkrankheit und eosinophilem Granulom der Knochen) wird nicht von allen hier eingereiht.

Wenn die verschiedenen Stadien der follikulären Lymphome (BRILL-SYMMERS), des Morbus Hodgkin und auch der Mycosis fungoides schon recht gut bearbeitet und mit der Klinik in Korrelation gebracht wurden (JACKSON und PARKER, 1947; K. LENNERT, 1969), so ist dies bei den komplexeren Gruppen der Lympho- und Retikulosen noch nicht der Fall (KALKOFF, 1953; OSSIPOWSKI, 1956; DEGOS, 1959; H. BEGEMANN, 1964; GOTTRON, 1960). Hier mögen neben histologischen Untersuchungen besonders die histochemischen und elektronenmikroskopischen Forschungen weiterführen. Zweifellos werden auch seltene Retikulosen zunehmend von Interesse, wie z.B. die sog. histiocytäre, medulläre Retikulose von SCOTT und ROBB-SMITH (TH. HARDMEIER u.a., 1969) oder auch das wahrscheinlich virusbedingte Burkitt-Lymphom.

Für die Kliniker und Radiologen ist es diagnostisch, prognostisch und therapeutisch von Bedeutung, daß die Zusammenarbeit mit verschiedenen Spezialisten, wie Pathologen, Internisten, Dermatologen, Hämatologen und Onkologen, spielt, daß dieselben Begriffe verwendet werden, ihre cytologisch diagnostischen Auffassungen aufeinander abgestimmt werden, wie dies z.B. schon an einem Symposium über maligne Lymphome (interdisziplinäre Diskussionen) am Deutschen Röntgenkongreß 1968 erfolgreich versucht oder im Ergänzungswerk des Handbuches der Haut- und Geschlechtskrankheiten von J. JADASSOHN, Bd. I/2, bei den Retikulosen realisiert wurde.

Wegen der großen Rezidivneigung sämtlicher Neoplasien dieser Gruppe, insbesondere der Retikulosen und der Mycosis fungoides, mit oft ausgedehnten Hautveränderungen muß bei Anwendung der allgemein sehr wirksamen Strahlentherapie *strahlenökonomisch*, d.h. sparsam vorgegangen werden. Die Strahlenqualität sollte zur Schonung des darunterliegenden Gewebes und zur Vermeidung von Allgemeinschädigungen stets so gewählt werden, daß, wie bei anderen Hautkrankheiten, die Gewebshalbwerttiefe (GWHT) ungefähr bei der tiefsten Ausdehnung der zu bestrahlenden Hautveränderung liegt.

b) Primär cutane Retikulosen, Lympho- und Reticulosarkome

Die Klassifizierung der Neoplasien des lympho-retikulären Gewebes richtet sich nach klinischen, histologischen, zum Teil auch prognostischen Gesichtspunkten. Die Gruppen sind häufig nicht scharf charakterisierbar und gehen ineinander über. Besonders die prognostische Aussage über den Grad der Malignität beruht auf Beobachtungen in großer Zahl, ist also statistisch aufzufassen und für den Einzelfall nicht verbindlich. Die primär cutanen Retikulosen oder die cutanen Reticulo- und Lymphosarkome sind wesentlich seltener als die visceralen Formen (J. KIMMIG und JÄNNER, 1969). Sie verlaufen im allgemeinen gutartiger als die visceralen Neoplasien, die von tiefen Drüsen, Lungen, Magen-Darm oder Knochen ausgehen. Gesamthaft kann ein primärer oder sekundärer

Hautbefall in 20—50% der Fälle beobachtet werden. Die Erkrankung tritt gehäuft nach dem 50. Altersjahr mit Maximum im 6.—7. Dezennium in chronischer Form auf. In jüngeren Altersjahren zeigt sie Tendenz zu akutem oder subakutem Verlauf. Beim Säugling sind die cutanen Retikulosen sehr selten. Das Allgemeinbefinden ist bei den primärcutanen Retikulosen meist weniger beeinträchtigt als bei den visceralen mit sekundärem Hautbefall.

Die Hautveränderungen sind außerordentlich unterschiedlich (DEGOS u.a., 1957; GERTLER, 1962; J. KIMMIG u. M. JÄNNER, 1969). Es finden sich fleckförmige, plattenförmige, klein- oder großknotige, exanthematische und erythrodermatische Formen. Die Hautveränderungen können *primär unizentrisch* in Erscheinung treten und breiten sich vorerst nur lokal oder regionär aus, mit früherer oder späterer lymphogener oder hämatogener Metastasierung, wobei je nach histologischem Befund von *cutanem Lympho- oder Reticulosarkom* gesprochen wird. Häufig ist Pruritus vorhanden. Die Konsistenz der düsterroten Infiltrate ist meist weich, die Hautoberfläche oft nicht verändert, bis auf die erythrodermatischen, teils trocken desquamativen, teils ödematös nässenden Formen. Die Hautveränderungen können aber auch *primär multizentrisch* oder von einem Herd rasch auf eine Körperregion oder disseminiert generalisierend auftreten, wobei der Begriff einer *primären cutanen Retikulose* bevorzugt wird. Regionär oberflächliche, dann tiefere Lymphdrüsen, besonders Milz und Leber, Knochenmark und Blutbild werden früher oder später betroffen, meist mit Exitus letalis. Vereinzelte Spontanremissionen, ja sogar Heilungen sind bekannt. Exitus letalis kommt gelegentlich auch bei ausschließlichem Hautbefall vor. Die Abgrenzung von gutartigen, reaktiven Formen, wie z.B. der Lymphadenosis cutis benigna Bäfverstedt ist klinisch und histologisch oft nicht leicht.

Histologisch finden sich in Cutis bis Subcutis, häufig unter Aussparung einer subepidermalen Zone, monomorphe oder polymorphe Infiltrate von klein-, mittel- oder großzelligen Reticulumzellen mit Kernen von unterschiedlicher Form, Chromatin- oder Nucleolengehalt, mit und ohne unspezifischer Entzündung, umschriebenen Hämorrhagien, eventuell Gefäßeinbrüchen. Außer bei stark anaplastischen, unreifen Entwicklungsreihen der Reticulumzellen (GOTTRON) ist in der Regel ein dichtes Reticulinfasernetz vorhanden. Auch elektronenmikroskopische und enzymatische Untersuchungen erwiesen eine geringgradigere Differenzierung der Zellen mit verminderten Zellfunktionen, unter anderem aber erhöhter Lactatdehydrogenase (BRAUN-FALCO u.a.).

Tabelle 17. *Einteilung der malignen cutanen Retikulosen (nach klinischen und histologischen Gesichtspunkten)*

1. Lokalisiert	Primäres Reticulosarkom der Haut Typ: — kleinzellig — mittelgroßzellig — großzellig ± polymorph eventuell mit regionären LK-Metastasierungen	Maligne Retikulose mit unilokulärer Hautlokalisation Typ: — kleinzellig — mittelgroßzellig — großzellig ± polymorph
2. Regionär beschränkt	Maligne cutane Retikulose mit multilokulärer, jedoch scharf regionär beschränkter Lokalisation	
3. Disseminiert	Generalisierte maligne cutane Retikulose[a] Typ: — kleinzellig — mittelgroßzellig — großzellig ± polymorph mit oder ohne LK-Beteiligung mit oder ohne Organ-Beteiligung mit oder ohne Knochenmark-Beteiligung mit oder ohne Ausschwemmung in die Blutbahn	

[a] Synonym: (sog.) Reticulosarkomatose.

Entscheidend für die Klassifizierung ist neben der Klinik der histologische Befund. Uns scheint die Beurteilung der Zellgröße (klein, mittel, groß), des Polymorphismus, des Vorhandenseins von Reticulumfasern (bei unreifen Anaplasien fehlend, bei reiferen vorhanden), der begleitenden unspezifischen Entzündung, der Tiefenausdehnung, des infiltrativen und intravasalen Wachstums entscheidend (WÜTHRICH, 1968) (Tabelle 17). Eine genauere Zellanalyse erlaubt die Giemsafärbung mit der Beurteilung verschiedenster Reifestadien der Entwicklungsreihen von Reticulumzellen, Lymphoblasten und Germinoblasten, eventuell Monocyten und Plasmazellen (K. LENNERT, 1964, 1969).

Bei der Gruppe der Sarkome enthalten die selteneren Fälle mit lymphoiden Zellen und Lymphoblasten vermehrt Glykogen, die häufigeren Retothelsarkome zeigen dichtes Netz von Gitterfasern.

α) Die Strahlentherapie der malignen Lymphome

Die malignen Lymphome (Lymphosarkom, Reticulosarkom, Retikulosen) sind im allgemeinen relativ strahlenempfindlich, besonders dann, wenn sie primär in der Haut entstehen oder in hautnahen Drüsen liegen (cervical, axillär, inguinal etc.). Hier kann mit Weichstrahlen erfolgreich behandelt werden mit unterschiedlichen Dosierungen, je nach individueller Strahlensensibilität. Die Strahlenqualität soll so gewählt werden, daß die GWHT der geschätzten oder histologisch verifizierten Tiefe der Hautinfiltrate oder der befallenen Drüsen entspricht. Handelt es sich um Hautmetastasen bei visceralen Lymphomen, dann können auch hier die Hautmanifestationen relativ strahlenempfindlich sein, doch ist der Erfolg in der Regel abhängig von der Strahlentherapie der primären visceralen Herde oder ihrer tiefliegenden Metastasen, wobei in der Regel Kombination der Hochvoltbestrahlung mit Radionukliden, Cytostatica und Corticoiden notwendig wird. Die reinen visceralen Lymphome sollen hier nicht besprochen werden. Die Hautmanifestationen der visceralen Lymphome sind, wie erwähnt, teils unspezifisch (Pruritus, ekzematoid, Erythema exsudativum multiforme-ähnlich, Pemphigus-ähnlich), teils spezifisch (nicht juckende Infiltrate, Knötchen und Knoten). Nur diese letzteren werden mit relativ hohen Strahlendosen angegangen, wie die übrigen Lymphome, nicht aber die

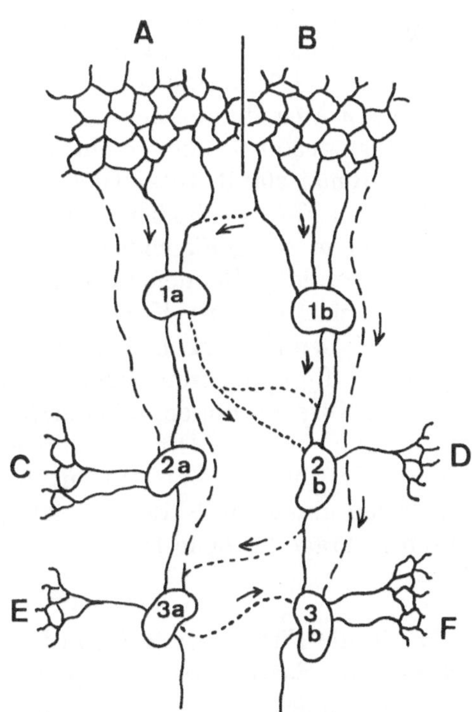

Abb. 19. Verbindung zwischen Sammelgebiet und Lymphknoten (nach KUBIK, 1969): A—F stellen Lymphabfluß-Sektoren dar. Für die Sektoren A und B sind 1a und 1b primäre Lymphknoten, 2a, 2b sowie 3a und 3b sog. Durchflußknoten. Für den Sektor C ist 2a der primäre Knoten; Analoges gilt für D-F

Tabelle 18. *Sammelgebiete der oberflächlichen (1 bis 4) und tiefen (5) inguinalen Lymphknoten. Primäre Lokalisation: +, inkonstante Lokalisation: ⊕*

Sammelgebiete	Nodi lymphatici inguinales superfic.				Nodi lymphatici inguinales profundi
	supero-externi	supero-interni	infero-interni	infero-externi	
	1	2	3	4	5
Vordere Bauchwand (Oberflächliche Schicht)	+	+			
Haut des Penis/Clitoris		+	+		
Glans penis / clitoridis		⊕			+
Corpus penis / clitoridis		⊕			+
Scrotum / Vulva		+	+	⊕	
Zona cutanea recti. Regio glutaea med. Abschnitt		+	+	+	
Regio glutaea (lateraler Abschnitt)	+				
Symphyse		+			
Glandula bulbo-urethralis		+			
Perinaeum		+	+		
Untere Extremität (Oberflächliche Schicht)			+	+	
Untere Extremität (Tiefe Schichten)		⊕	⊕		+
Corpus uteri (Tubenwinkel)		+			
Efferente Gefäße der Nodi lymphatici poplitei			⊕	⊕	+

ersteren, welche auf dermatologische Behandlungsmethoden, eventuell zusätzlich kleindosierte Röntgenbestrahlungen relativ gut ansprechen, aber prognostisch vom Verlauf der visceralen Primärkrankheit abhängig sind (A. C. Cipollaro; P. M. Crossland, 1967; J. Kimmig und M. Jänner, 1969; C. G. Schirren, 1959).

Je nach Ausdehnung der Hautveränderungen kommt man mit einzeitigen Dosen von 600—1 000—1 500 R oder mehrmals fraktionierten Bestrahlungen von 3—4mal 400 R oder 5—10mal 200 R, total 1 000—2 000 R aus. Die Strahlentherapie ist bei allen primär lokalisierten Formen die Therapie der Wahl, solange ihre Ausdehnung eine gleichmäßige Durchstrahlung in genügender Dosis von genügend großen Flächen bis weit in die gesunde Umgebung zuläßt. Bei generalisierten Formen wurden bis anhin keine sicheren Heilungen erzielt, auch nicht mit Kombination von Chemo- und Strahlentherapie (K. Musshoff, 1968). Bei Lymphosarkomen und Reticulosarkomen, die in der Regel lymphogen in die regionären Lymphdrüsen metastasieren, z.T. aber auch bei Hautretikulosen bei bestimmten Körperregionen, müssen die zugehörigen Lymphdrüsen in den Bestrahlungsplan eingeschaltet werden. Oft sind nur einzelne Drüsen im Abzugsgebiet, häufig aber auch mehrere Stationen [(Abb. 19), nach S. Kubik, 1969]. Bei Lokalisation der primären Neoplasien ano-genital oder an den unteren Extremitäten kommen bestimmte Lymphdrüsen in Frage (Tabelle 18).

αα) Konventionelle Strahlentherapie

Bis in die Fünfzigerjahre wurden auch die Hautlymphome und die oberflächlichen Drüsen mit relativ harten Strahlen von 150—200 kV, ungefiltert, aus FHA von 40 bis 50 cm, in täglichen oder zweitägigen Fraktionen von 150—200—300 R, total 900 bis

2500 R bestrahlt. Zur Vermeidung von Rezidiven wurden meist nicht unter 1500 R gegeben. Harte Teleröntgen bewährten sich wegen der schweren Knochenmarkschädigungen nicht. Je nach klinischem und histologischem Befund werden 5-Jahres-Heilungen von 20—40% erreicht (L. EDLING, 1938; M. DOES, 1953; A. VERHAGEN, 1948; W. KNOWLES u.a., 1952; F. G. MARILL u.a., 1959; M. WOLF, 1959; J. FAUER und E. SCHERER, 1966; V. WERKSTEINNOVA u.a., 1967; H. WERKMEISTER, 1969). Es zeigte sich aber, daß in der Strahlensensibilität außerordentlich große Unterschiede bestehen, welche klinisch und histologisch nicht ohne weiteres voraussehbar waren. In vergleichenden größeren Beobachtungsserien erwiesen sich die Lymphosarkome etwas therapieresistenter als die Retothelsarkome und diese als die leukämischen Lymphomatosen, gemessen an der 5-Jahres-Überlebensquote (H. OESER, 1954). Andere halten die Reticulosarkome für relativ strahlenresistent (H. GLÍNSKA, 1967). Wegen dieser unterschiedlichen Empfindlichkeiten wurden deshalb von verschiedenen Autoren zur Vermeidung von Rezidiven höhere Totaldosen von 4000—5000 R gefordert, obwohl einzelne Fälle schon auf 1000 R gut ansprachen (J. HALAMA u.a., 1969; R. F. BELL u.a., 1966; G. ANAVERI, 1965; P. VERAGUTH u.a., 1963). Vereinzelt wurden auf die befallenen Drüsen größere Dosen gegeben als auf die Hautherde (R. DEGOS, 1957).

$\beta\beta$) Röntgenweichstrahlen

Seit den Fünfzigerjahren mehren sich die Publikationen über günstige Bestrahlungserfolge bei cutanen malignen Lymphomen mit *Beryllium-gefensterten* Röhren, die je nach Fall eine Strahlenqualität wählen ließen, deren Gewebs-Halbwerttiefe (GWHT) der mutmaßlichen Tiefenausdehnung der Hautveränderung entspricht. Der Schreibende hatte z.B. 1952 bei einer 72jährigen Patientin mit generalisierter, cutaner, nodulär-nodöser, kleinzelliger Retikulose durch Bestrahlung der gesamten Körperhaut in Feldern mit 3mal 400 R, 30 kV, 0,5 Al, FHA 30 cm (GWHT 6 mm) innerhalb von 1 Woche gegeben, eine rasche Abheilung ohne Rezidiv mit einer 3jährigen Nachbeobachtung erzielt, trotz der schlechten prognostischen Aussage des Histo-Pathologen aufgrund der häufigen Mitosen in den ausgedehnten kleinzelligen, lymphoiden Infiltraten. Unter der Bestrahlung und auch später traten keinerlei Allgemeinerscheinungen und Veränderungen des Blutbildes in Erscheinung.

Kleine umschriebene Knoten werden von einzelnen Autoren mit der *Nahbestrahlungsmethode nach* CHAOUL angegangen, so z.B. von BORN (1955) mit 15mal 200 R oder 14mal 400 R (total 3000—5600 R). Auch relativ hohe Einzeldosierungen von 3000—4000 R mit dem Chaoulapparat können gute Resultate zeitigen (G. DUVAL, 1958; GOTTRON, 1960).

Bei größerer Ausdehnung der Lymphome werden mit *Beryllium-gefensterten Röhren* Fraktionen zu 200—400 R gegeben mit Totaldosen von 1000—2000 R innerhalb von 2—4 Wochen (J. M. PASCHOUD, 1958; A. WISKEMANN, 1959; C. G. SCHIRREN, 1959; W. GERTLER, 1965; J. KIMMIG u. M. JÄNNER, 1969; G. WEBER u.a., 1970). Vereinzelt genügen überraschend geringe Dosen, so z.B. 1mal 300 R (R. DEGOS u.a., 1957), gelegentlich müssen aber Totaldosen von 6000—8000 R gegeben werden (C. G. SCHIRREN, 1959; A. KAMINSKI u.a., 1956).

Zweifellos sind die unterschiedlichen Strahlenempfindlichkeiten von den oft schwer klassifizierbaren unterschiedlichen Anaplasien abhängig. So fand z.B. B. WÜTHRICH bei seiner Nachkontrolle von 32 malignen cutanen Retikulosen der Zürcher Dermatologischen Klinik nach klein- bis großfeldrigen Röntgenweichbestrahlungen in Fraktionen von 200—400 R mit 30—50 kV und 0,5—2 mm Al Filter bei Totaldosen von 1000—2000 R eine 5-Jahres-Überlebensquote von 78%, wenn es sich um multilokuläre, jedoch regionär begrenzte Retikulosen handelte, von 45% bei unilokulär entstandenen Retikulosen und von nur 25% bei multizentrisch disseminiert entstandenen Veränderungen. Bei kleinzellig bis mittelgroßzelligen Veränderungen war die Prognose wesentlich besser als bei groß- und polymorphkernigen Lymphomen (Tabelle 1—4).

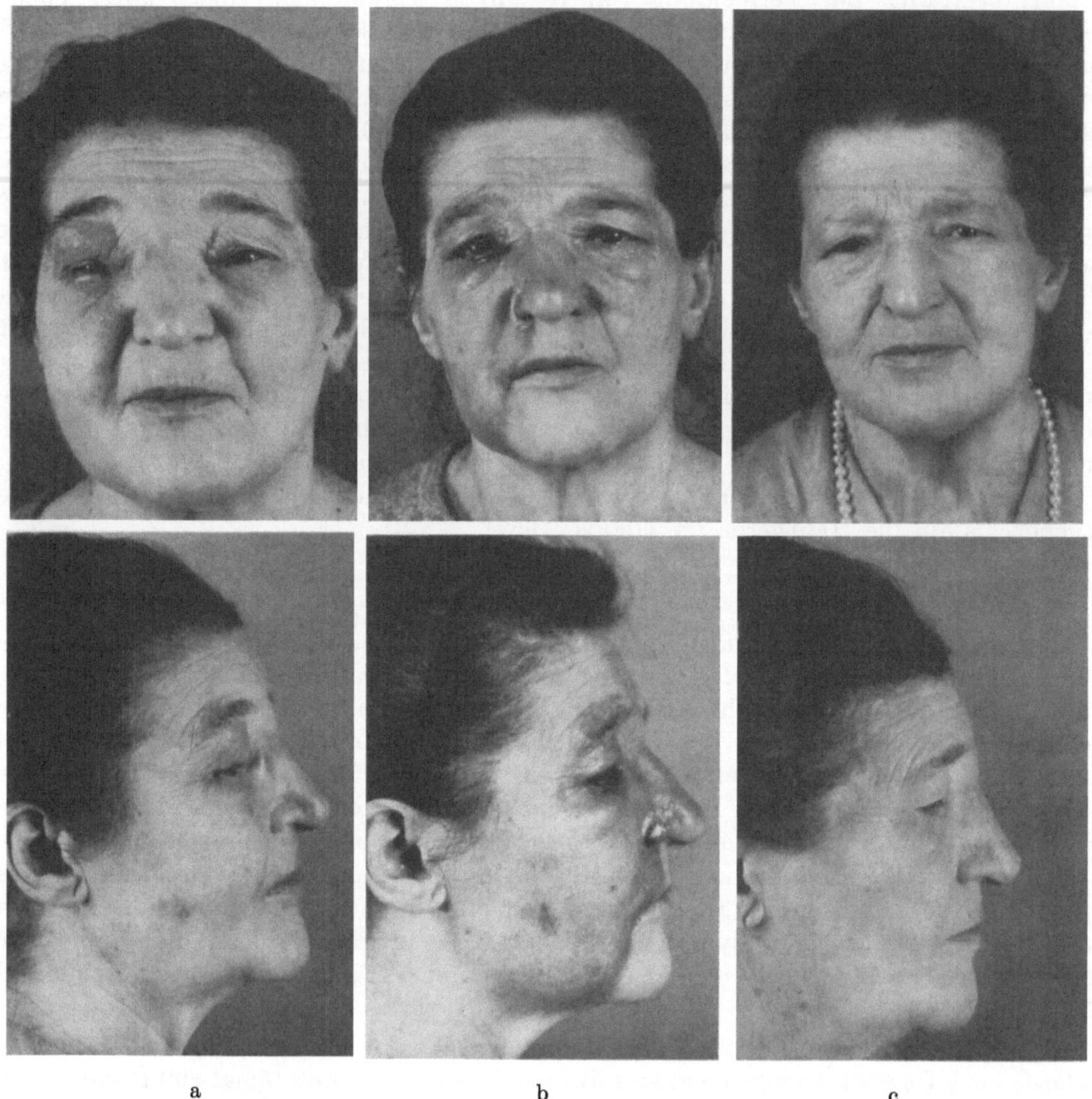

a b c

Abb. 20a—c. *Lymphosarkom des Gesichtes* (Typus Lymphoblasten). a Vor Bestrahlung, Juli 1965; b 1 Monat nach Beginn der Bestrahlung mit 2000—3800 R, August 1965; c Kontrolle 1 Jahr nach Bestrahlung, August 1966

Lymphosarkom des Gesichtes (Typus Lymphoblasten):

1. Beispiel (Abb. 20): Die 72jährige *Be. Giuseppina* litt seit 5 Jahren an zunehmendem Lidödem mit Exophthalmus. Nach Bestrahlung der Hypophyse mit Betatron vorübergehende Rückbildung des Exophthalmus, dann Ausbreitung der cutanen Schwellung besonders rechts. Erfolglose Bestrahlung der infiltrierten blau-roten Gesichtshälfte rechts auswärts unter der Fehldiagnose einer Lymphomatosis benigna cutis Bäfverstedt mit nur 2mal 200 R (50 kV, 0,5 mm Cu). Anschließend Zunahme der Schwellung an Wange, Augenlidern und Nasenwurzel. Histologie aus derbem Infiltrat: *Polymorphes Lymphosarkom, Typus Lymphbolasten.* Unter täglichen Bestrahlungen in 2 Feldern mit 10—19mal 200 R (50 kV, 2 mm Al, HWD 1,5 mm Al), total 2000 bis 3800 R, schnelle Rückbildung der Infiltrate. Prophylaktische Bestrahlung der cervicalen Drüsenregion aus 2 seitlichen Feldern mit 9mal 200 R (100 kV, 0,2 mm Cu Filter), total 1800 R. Nachkontrolle nach 4 Jahren o. B. (Storck u.a., 1966).

Monomorphes kleinzelliges Reticulosarkom:

2. Beispiel (Abb. 21): Der 58jährige *Pr. Pietro* zeigte seit 2 Jahren nach Kontusion des Rückens einen zunehmenden, bläulich-roten, weichen Tumor mit angedeuteter Infiltration der Umgebung. Links axillär derber, ca. haselnußgroßer Lymphknoten. Histologie: *Monomorphes, kleinzelliges Reticulosarkom mit* feinmaschigem argentophilem Fasernetz. Nach Röntgenweichstrahlen, im infiltrativen-tumorösen Hautbereich

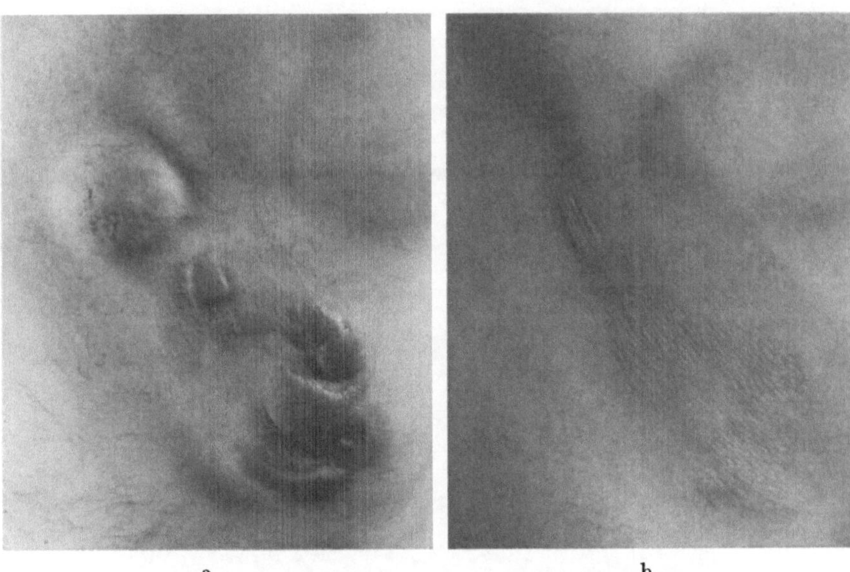

a b

Abb. 21 a u. b. *Monomorphes kleinzelliges Retikulosarkom.* a Vor Bestrahlung; b 6 Monate nach Bestrahlung (2630—3030 R)

16—18mal 100—180 R täglich (100 kV, 0,2 mm Cu Filter, HWD 0,153 mm Cu), total 2630—3030 R, in der leicht infiltrativen Umgebung mit 4mal 300 R (30 kV, 0,5 mm Al Filter, HWD 0,3 mm Al) total 1200 R und in der axillären und inguinalen Drüsenregion 10mal 200 R (100 kV, 0,2 mm Cu Filter, HWD 0,153 mm Cu) total 2000 R, Abheilung innerhalb von 3 Wochen. Nach 3 Jahren im gleichen Gebiet verschiedene kleine Rezidive, die auf 6mal 400 R (30 kV, 0,5 Al Filter, HWD 0,3 mm Al) verschwanden.

3. Beispiel (Abb. 22): *Kleinzelliges Lymphosarkom der Augenlider.* Die 86jährige *Mo. Marie* litt seit $1^1/_2$ Jahren an entzündeten Augen. Allmählich Schwellung der Augenlider mit blau-roten Infiltraten bis zu vollständigem Verschluß. Penicillinbehandlung unter der irrtümlichen Annahme einer „Lymphadenosis benigna cutis Bäfverstedt" ohne Erfolg. Auftreten einer submandibulären klein-nußgroßen Drüse, ebenso axillär. Histologie aus *Augenlid: Kleinzelliges Lymphosarkom;* aus *Lymphdrüse: Mittelgroßzelliges Lymphosarkom.* Auf Röntgenweichbestrahlung beider Augenregionen mit 10mal 200 R (50 kV, 2 mm Al, HWD 1,5 mm Al, Schutz des Bulbus mit Goldschale) total 2000 R und der Lymphdrüsen mit 10mal 200 R (160 kV, 0,25 mm Cu Filter, HWD 0,53 mm Cu) total ebenfalls 2000 R vollständige Normalisierung innerhalb von 3 Wochen. Exitus letalis 5 Monate später an generalisiertem Lymphosarkom, ohne Rezidiv der bestrahlten Herde (Storck u.a., 1964).

4. Beispiel (Abb. 23): *Klein- bis mittelgroßzellige cutane regionär beschränkte Retikulose.* Der 68jährige Patient *Ehr. Ulrich* litt seit 2 Monaten an rasch wachsendem Tumor des Rückens mit Juckreiz. Die *Histologie* des 2 cm über Hautniveau prominenten, halbkugeligen, 5×6 cm messenden derben Tumors mit multiplen, circinären Hautinfiltraten in der Umgebung zeigte *klein- bis mittelgroße Retikulose.* Auf Röntgenbestrahlung in 3 Feldern mit 18mal 200 R (100 kV, 0,5 mm Cu Filter, HWD 3,8 mm Al) total 3600 R, im Zentrum zusätzlich 3mal 400 R (50 kV, 2 mm Al Filter, HWD 1,5 mm Al), total 1200 R, gute Abheilung unter Pigmentierung.

Sind größere Körperregionen befallen, dann können auch Weichstrahlen mit der *Teleröntgentechnik,* d.h. Abstand von 90—200 cm und GWHT von 1—1,5 mm, in Fraktionen von 100—200 R, total 1000—2000 R gegeben werden (A. Wiskemann, 1959; G. Wagner, 1957; R. Stäps, 1962; J. Rousset u.a., 1959). Auch hier fallen die unterschiedlichen Strahlensensibilisierungen auf.

Ganz weiche Strahlen im Sinne von *Grenzstrahlen* sind im allgemeinen nicht indiziert, da ja die Hautveränderungen histologisch, im Gegensatz zu der Mycosis fungoides, stets tiefer, d.h. mehrere Millimeter bis 1 cm in Cutis und Subcutis reichen.

$\gamma\gamma$) Schnelle Elektronen

Die Verwendung von schnellen Elektronen bietet höchstens bei ausgedehnten Retikulosen technisch durch einfachere, großfeldrige Anwendung gewisse Vorteile. Die Dosis-

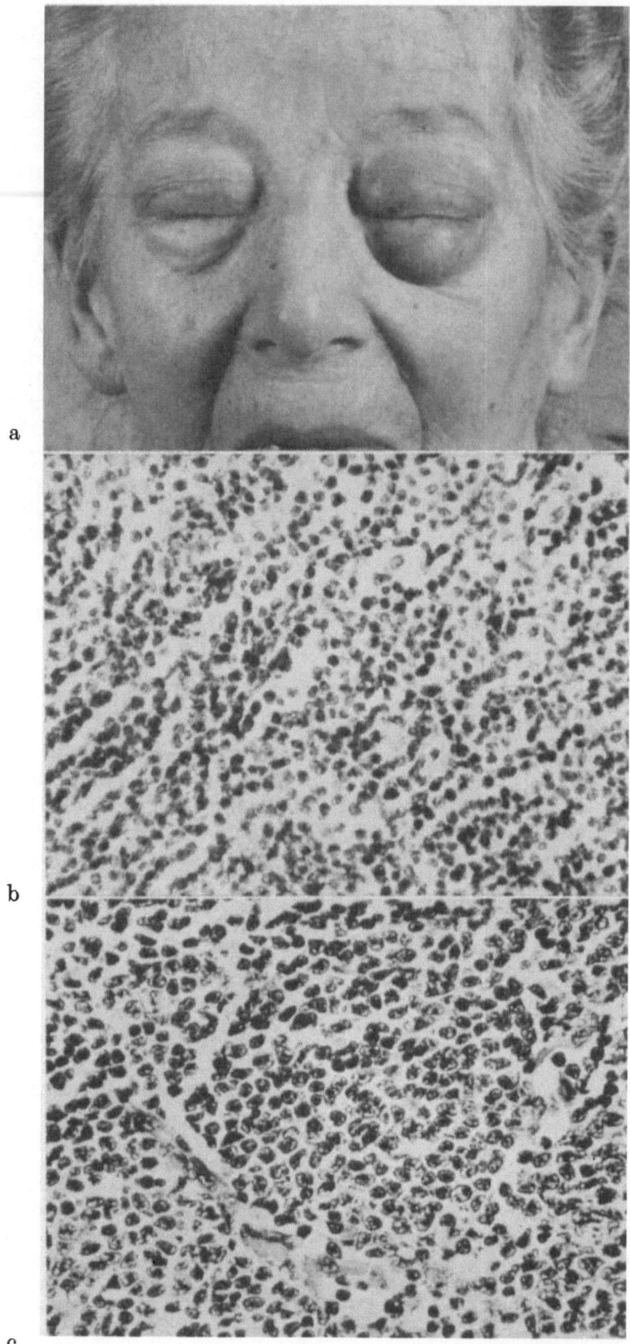

Abb. 22a—c. *Kleinzelliges Lymphosarkom der Augenlider.* a Blaurote Infiltrate der Lider vor der Bestrahlung; b Histologie der Augenbiopsie mit kleinzelligem Lymphosarkom; c Histologie der Drüsenbiopsie mit mittelgroßzelligem Lymphosarkom

verteilung bei 3—5 MeV Elektronen in der Haut ist wegen der Schonung tieferer Gewebe etwas günstiger, als diejenigen mit Röntgen, doch müssen auch die unerwünschten Röntgenbremsstrahlen in Betracht gezogen werden (J. H. GROLLMANN u.a., 1965). Stehen Elektronen mit höherer Energie von 10 und mehr MeV zur Verfügung, muß mit Plastikkörpern die Energie der Elektronen abgebremst werden, was einen gewissen Verlust bedeutet. Es fragt sich allerdings, ob sich dies lohnt, da die Lympho- und Reticulo-

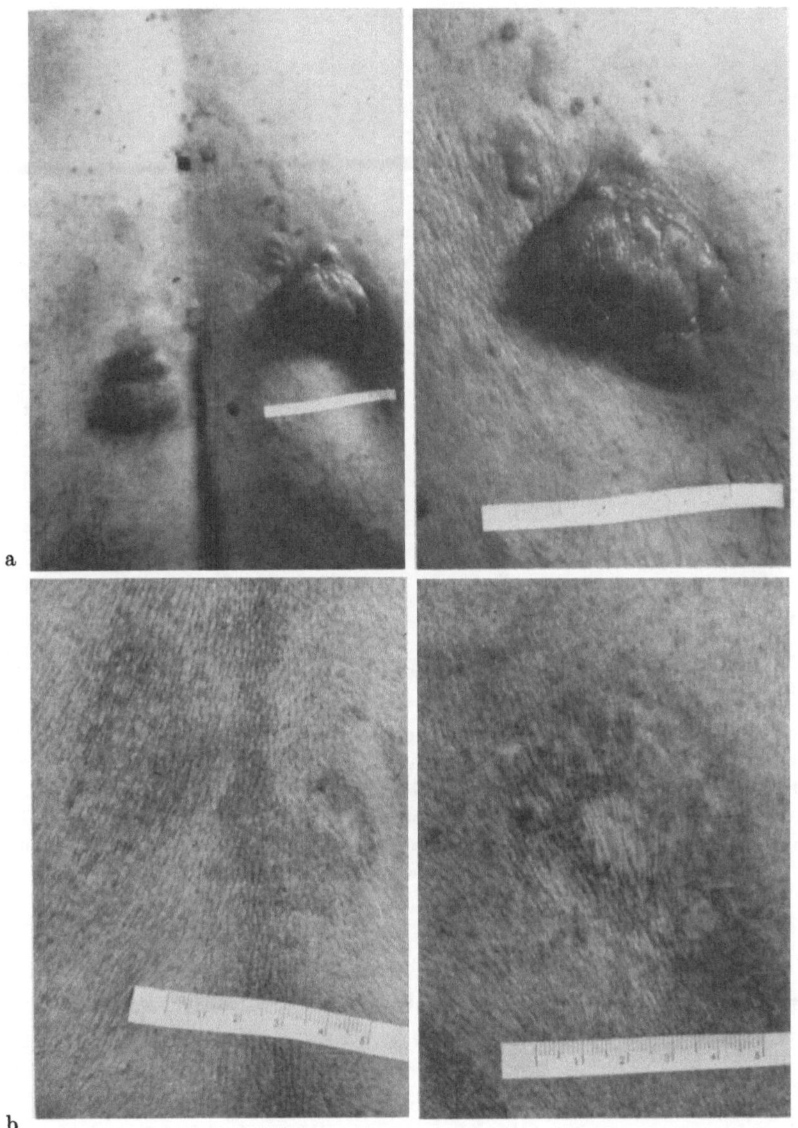

Abb. 23a u. b. *Klein- bis mittelgroßzellige Retikulose.* a Vor Bestrahlung; b 6 Monate nach Bestrahlung mit 3600 und 1200 R

sarkome sowie die anderen malignen Lymphome leicht auch mit konventionellen Röntgenstrahlen angegangen werden können (A. ZUPPINGER, 1965).

Z. SCUR u.a. arbeiteten 1963 mit 8 MeV Elektronen aus einem Linearbeschleuniger und erhielten durch Zwischenschaltung einer 0,1 mm Goldfolie die Maximaldosis in 2—4 cm Hauttiefe. Bei Bestrahlungen von rein cutanen Lymphomen bremsten sie die Elektronen noch durch Zwischenschaltung eines Kohlen-decellerators. Nach Gaben von 1000—1600 rad Elektronen in 2—4 Wochen hatten diese Autoren den Eindruck, daß die Elektronen wirksamer seien als Röntgen- oder Radiumbestrahlungen. 13 Patienten mit den verschiedensten Typen von Hautretikulosen reagierten gut, wobei naturgemäß bei 6 Patienten die Behandlung wiederholt werden mußte. Es fanden sich keine konstitutionellen Symptome von seiten des hämatopoetischen Organs. Besondere Studien der Tiefendosen mit 6 MeV Elektronen wurden von J. S. LAUGHLIN (1965) vorgenommen. H. K. KAERGER (1961) empfahl bei ausgedehnten Bestrahlungsflächen zur Schonung des Gesamtorganismus schnelle Elektronen mit 2,5 MeV, täglich 300 R, total 3000—6000 R.

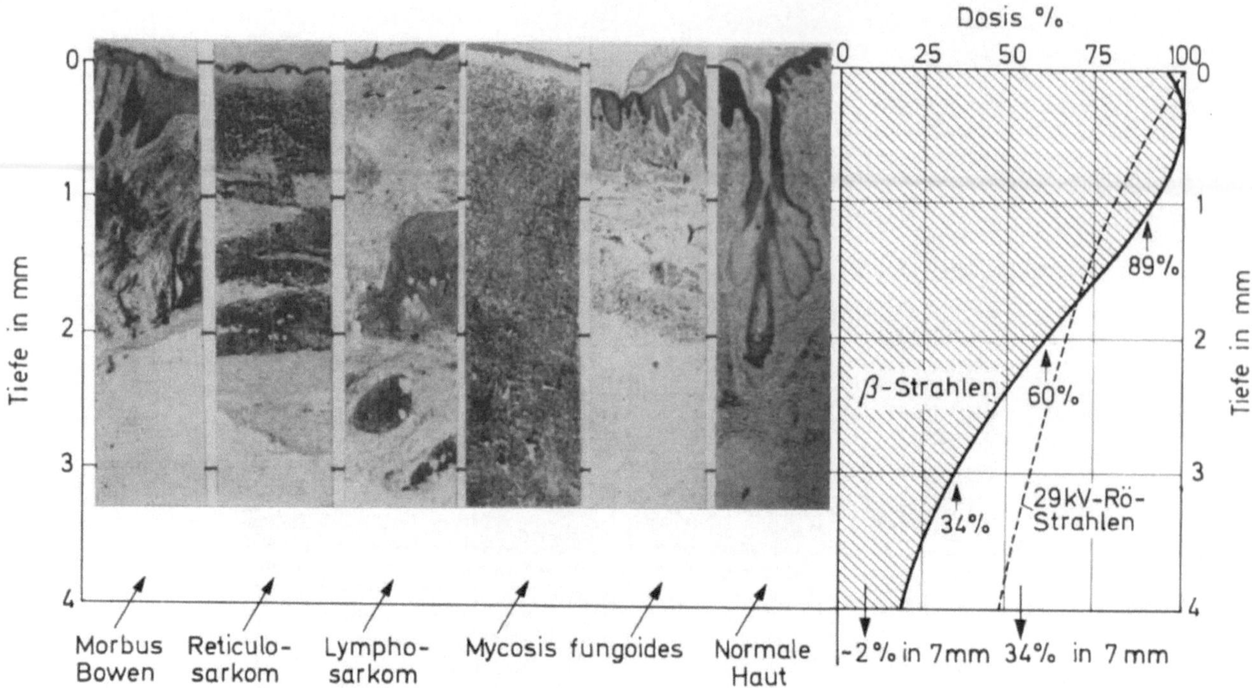

Abb. 24. Tiefenausdehnung von einzelnen Hautmalignomen und Tiefkurven von ^{90}Sr und Röntgen 29 kV. Schnitte von einigen typischen, ausgedehnten Hautmalignomen zusammen mit Schnitten von normaler Haut. Die Strontium-90-Tiefendosenkurve wurde unter der Bedingung für die Bewegungstischbehandlung gemessen, d.h. 40 × 20 cm Applikator (mit 40 cm Tubuslänge und zusätzlich 10 cm Abstand von der Haut). Eine Kurve für 29 kV X-Strahlen, HWD 0,18 mm Al, 20 × 20 cm Feldgröße bei 30 cm FHA wird zum Vergleich gezeigt (nach HORWITZ und HAYBITTLE, 1960)

δδ) Künstliche Radioisotopen

Die Radionuklide wurden wahrscheinlich wegen der geringen Tiefenwirkung bei der Bestrahlung von *Retikulosen* nur vereinzelt verwendet. BARBERAL beschrieb 1953 einen Fall von Mycosis fungoides mit Übergang in Reticulosarkom nach 13 Jahren, bei welchem Nitrogen Mustard und Röntgenbestrahlungen nur ungenügend, Äthyl-Urethan und *radioaktiver Phosphor* besser reagierte. H. HORWITZ und J. L. HAYBITTLE verwendeten *^{90}Sr und ^{90}Y* mit einer besonderen Trägermethode aus 10—40 cm Distanz und mobilen Tisch, wobei 200 rad in 10 min appliziert werden konnten. Es konnte eine günstige GWHT von 2,4 cm erreicht werden, entsprechend der Tiefenausdehnung der Retikulosen (Abb. 24). A. WISKEMANN sah bei Retikulosen gute Erfolge mit ^{90}Y, wenn bei großflächigen Infiltraten das Präparat in Form einer von SCHEER angegebenen und von Buchler & Co. angefertigten ^{90}Y imprägnierten und schmiegsamen Gummifolie angewandt wird. Wegen der kurzen Halbwertzeit von 2,5 Tagen müssen die Präparate jedoch innerhalb dieser Zeit gegeben und eventuell entsprechend dem Abklingen der Radioaktivität zunehmend lang aufgelegt werden. Es ist höchstens mit einer mittleren Reichweite von 2,5 mm zu rechnen, wodurch die Schonung der tiefliegenden Gewebe bewerkstelligt, die nötigen Eindringungstiefen aber oft nicht erreicht werden können. Nach Ansicht des Schreibenden, wie auch von C. G. SCHIRREN u.a. sind solche schonenden Dosisverteilungen jedoch einfacher und sicherer mit der Röntgen-Weichstrahltechnik zu erreichen.

Bei *metastasierenden Lymphosarkomen* der Extremitäten kann in Frühfällen zur Behandlung von lymphogenen Metastasen die *endolymphatische Radio-Isotopentherapie* vorgenommen werden. K. STRICKSTOCK u.a., H. SCHEURLEN u.a. sahen 1969 mit ^{131}J-Lipiodol, dann mit ^{32}P (Tri-Oktyl-Phosphat-Ester) in Lipiodol, endolymphatisch gegeben, bei Lymphosarkomen und Reticulosarkomen mit einer Totalbestrahlung von 5000—6000 R gute Resultate, allerdings noch nicht mit den notwendigen Spätkontrollen. Die Nuklide haben jedoch wegen der geringen Reichweite der β-Strahlen nur dann Chance auf Wirkung, wenn die Metastasen im Durchmesser weniger als 2,2 mm messen.

β) Chemotherapie

Über die Chemotherapie bei malignen Lymphomen wurde von F. OTT in Abschnitt I. 5. c) berichtet. Bei generalisierten, metastasierenden Fällen sind die Cytostatika in Kombination mit Strahlentherapie und radioaktiven Isotopen zweifellos indiziert. Die große Verschiedenheit der Erkrankungen nach Art, histologischem Typ, Lokalisation und Allgemeinerscheinungen macht einen individualisierenden Therapieplan und häufig die Kombination von Strahlen und Chemotherapie erforderlich. Wirkungssteigerungen der Chemotherapie sind durch hohe Dosen einzelner Cytostatica oder durch einige neuere Dreier- bzw. Viererkombinationen zu erwarten. Es muß aber auch hier wie bei malignen Lymphomen die oft schon spontan beeinträchtigte humorale und celluläre Immunität berücksichtigt werden (R. GROSS, 1969).

c) Die malignen Granulomatosen

α) Die Mycosis fungoides

αα) Zu Klinik, Verlauf und Therapie der Mycosis fungoides

Die Mycosis fungoides wird zu den malignen Granulomatosen gerechnet und stellt eine Krankheitseinheit dar. Sie ist wahrscheinlich eine relativ gutartige, retikuläre Hautanaplasie, vorerst mit wenigen anaplastischen Zellen und starker entzündlicher Gegenreaktion in Epidermis und oberflächlicher Cutis. Ein Teil der Fälle verläuft mit Spontanremissionen, ein Teil fortlaufend progressiv. Mit der Zeit nehmen die anaplastischen Reticulumzellen zu bis zur Bildung von großkernigen „Mycosiszellen", gleichzeitig mit abnehmender entzündlicher Gegenreaktion, aber zunehmendem granulomatösen Charakter. Vereinzelt finden sich Veränderungen, die von Reticulosarkomen kaum unterscheidbar sind. Wie bei der visceralen Lymphogranulomatose, dem M. Hodgkin, scheint das Verhältnis der Lymphocyten-Epitheloidzellen zu den Reticulumzellen (Hodgkin-Mycosiszellen) prognostisch von Bedeutung zu sein (LENNERT, 1969).

Seit ALIBERT werden klinisch drei Stadien unterschieden, nämlich 1. das prämykotische, 2. das infiltrative und 3. das tumoröse Stadium. Die Stadien können ineinander übergehen. Die Stadien dauern unterschiedlich lange, das prämykotische durchschnittlich 6,4 Jahre, das Tumorstadium 1,7 Jahre (E. BÖHMER und H. J. HEITE, 1953; H. EICHENBERGER und H. STORCK, 1970). Bei frühem Beginn und gutartigem Verlauf kann die Krankheit 20 und mehr Jahre dauern, bei späterem und bösartigerem Verlauf nur einige Monate bis Jahre. Die meisten Erkrankungen treten im 4.—5. Dezennium auf, $^2/_3$ der Erkrankten sind männlichen Geschlechts. Die Krankheit beginnt häufig als ekzematoide, pityriasiforme, seltener psoriasiforme Veränderung, vereinzelt als Pruritus oder polymorphes Exanthem. Mit der Zeit treten Infiltrate dazu, später rasch wachsende weiche, teils exulcerierende Tumoren. In einzelnen Fällen beginnt die Krankheit primär mit Tumoren (Mycosis fungoides en tumeur d'emblée), was als Typus inversus Herxheimer-Martin oder als Retothelsarkom aufgefaßt werden kann. In Spätstadien können sich Drüsen und innere Organe beteiligen, dazu kommen neben Bluteosinophilie gelegentlich im Sternalmark Vermehrung der eosinophilen Zellen und histiocytärer Elemente. Etwa 10% der Fälle gehen in eine generalisierte Retikulose über. Es sind nur wenige definitive Spontanheilungen bekannt (z.B. ein Fall von R. HELMKE, 1949). Der Tod tritt meist unter Kachexie, Autointoxikation oder schweren Sekundärinfektionen ein.

Die Therapie mit ionisierenden Strahlen stellt heute immer noch die Therapie der Wahl dar, besonders nachdem früher therapeutisch bei der Mycosis fungoides ohne wesentlichen Erfolg Schwermetalle (z.B. Arsen, Antimon), dann mit besserem Erfolg Corticoide und ACTH, schließlich mit geteilten Resultaten Cytostatica verwendet wurden.

Wenn sich auch eine Verlängerung der Überlebensdauer durch die Strahlentherapie statistisch nicht sicher nachweisen läßt (E. BÖHMER und H. J. HEITE, 1953; H. EICHENBERGER und H. STORCK, 1970), leben doch heute die Patienten durchschnittlich 8 Jahre länger als früher, mit nur 4—5 Jahren. Auch besteht kein Zweifel, daß die klinischen subjektiven und objektiven Symptome aller 3 Stadien strahlentherapeutisch sehr gut zur Rückbildung gebracht werden können, allerdings ohne die Möglichkeit einer Verhinderung neuer Rezidive. Es handelt sich also lediglich um eine palliative, jedoch sehr wirksame Behandlung.

Nachdem die Strahlentherapie durch W. SCHOLTZ und O. SACHS in Anlehnung an das gute Ansprechen leukämischer Infiltrate auch für die Mycosis fungoides eingeführt wurde, schrieben K. HERXHEIMER und H. MARTIN 1929: „Eine neue Epoche in der Behandlung der Mycosis fungoides begann, als man sich bei dieser Krankheit der therapeutischen Wirkung der Röntgenstrahlen bediente". Allerdings mußte der anfänglich hochgetriebene Optimismus in bescheidenere Grenzen des wirklich erreichbaren Erfolges gewiesen werden, wenn die Autoren weiter schrieben: „Leider hat sich aber die vielgehegte Hoffnung, ein kausales und von Dauerheilung begleitetes Heilmittel gefunden zu haben, als trügerisch erwiesen".

Da die Mycosis fungoides in der Regel ausgedehnte, teils generalisierte Hautbezirke befällt, kommt die Chirurgie als Konkurrenz der Behandlung maligner Hautveränderungen nicht in Frage. Die Strahlentherapie hat entsprechend der technischen Entwicklung auch bei der Mycosis fungoides sämtliche Stadien durchgemacht. Nach anfänglich zu hohen Dosierungen mit harten Strahlen wurden später Strahlen von 60—120 kV, 3 mm Al gefiltert, in kleineren Dosen von 100—150 R (NADAL und NEL) oder noch geringeren Dosierungen von 30—75 R gegeben (MACKEE und CIPOLLARO, 1947). Vereinzelt kamen relativ weiche Strahlen mit 45—60 kV ohne Filter, alle 8—10 Tage 100 bis 150 R zur Anwendung (P. HESS, 1948). Nachdem die dermatologische Strahlentherapie allgemein erkennen ließ, daß eine Dermatose dann ökonomisch und adäquat röntgenbestrahlt wird, wenn die geschätzte Tiefenausdehnung des Prozesses mit der GWHT der verwendeten Strahlenqualität übereinstimmt (z.B. C. G. SCHIRREN, 1955), stellte die Einführung der *Grenzstrahlen* nach BUCKY (1925, 1927) für die Behandlung der sehr oberflächlich gelegenen polymorphen und ekzematoiden prämykotischen Stadien bereits einen Fortschritt dar (HOLLANDER, BUCKY und COMBES, 1927; H. FUHS und J. KONRAD, 1930; F. BLUMENTHAL und E. BÖHMER, 1931). Einen besonderen Fortschritt brachte aber auch bei dieser Hautkrankheit die technische Entwicklung einer *Röntgenröhre mit metallischem Beryllium als Austrittsfenster* und der Möglichkeit der Erzeugung weicher Strahlen von 10—50 kV bei hoher Dosisleistung mit verschiedenen Filtern. Rasch wurde die Zweckmäßigkeit solcher Bestrahlungsgeräte für dermatologische Zwecke erkannt (KALKOFF, 1949; WACHSMANN, 1949; WISKEMANN, 1951; MIESCHER, 1953; SCHREUS, 1953; A. PROPPE, 1955, 1958; C. G. SCHIRREN, 1955). Auch die großflächige Mycosis fungoides in den verschiedensten Stadien konnte nun strahlenökonomisch besonders gut angegangen werden. Die Einführung der *Teleröntgenbestrahlung* mit dem Beryllium-gefensterten Weichstrahlgerät und geringer GWHT (1 mm bei 40 cm FHA, 1,5 mm bei 100 cm FHA und 2 mm bei 200 cm FHA; SCHIRREN, 1955; WISKEMANN, 1955; WAGNER, 1957) ließ nun auch ausgedehnte prämykotische ekzematoide, z.T. infiltrative Stadien technisch einfach und ohne Gefahr für den Gesamtorganismus bestrahlen (SCHIRREN, 1955). Bei tieferen Infiltraten und tumorösen Veränderungen blieb jedoch die Weichbestrahlung in Feldern mit GWHT von 3—15 mm die Therapie der Wahl. Eine weitere günstige Entwicklung für die Bestrahlung ausgedehnter Mycosis fungoides-Veränderungen zeichnete sich mit der medizinischen Anwendung von *schnellen Elektronen* bei relativ kleinen Energien von 2,5—5 MeV durch J. G. TRUMP u.a. (1953) ab, die sich dann offenbar in den Sechzigerjahren bei verschiedenen Strahlentherapeuten bewährte. Die parenterale Verwendung von *Radioisotopen*, wie ^{32}P, ^{76}As und ^{35}S, bei Mycosis fungoides in den letzten Jahren erwies sich jedoch wegen zu großer Allgemeinschädigungen als wenig empfehlenswert. Auch die Anwendung von natürlichen (Radium-Thorium X) und künstlichen Isotopen (^{90}Y und ^{90}Sr) mit verschiedenen Trägern konnte sich gegenüber der erfolgreichen Weichstrahltherapie nicht durchsetzen.

So strahlenempfindlich die mykotischen Hautveränderungen sind, so strahlenresistent scheint bei diesen Patienten die normale Haut zu sein, und auch nach Belastungen mit 10000 bis 30000 R Weichstrahlen konnten nur selten schwerwiegende Strahlenveränderungen gesehen oder gar Strahlensarkome beobachtet werden. Dies dispensiert aber nicht von sorgfältigem, strahlenökonomischem richtigem Vorgehen, damit der Patient bei der großen Rezidiv- und Generalisierungsneigung dieser Krankheit möglichst lange im Genuß der erfolgreichen Strahlentherapie bleiben kann. Auf noch unbekanntem Mechanismus beruht die empirisch festgestellte, allmählich zunehmende Strahlenresistenz der Hautveränderungen (Abnahme der unspezifisch-entzündlichen Reaktionen, eventuell der immunologischen Abwehr mit Zunahme der Zellanaplasie ?).

UV-Bestrahlung, Cytostatica und Corticoide haben als zusätzliche Therapeutica ihren Platz, UV bei prämykotischen ekzematoiden Stadien, Corticosteroide per os und auch lokal in Salbenform in allen Stadien, Cytostatica aber nur in schweren, oft radioresistent gewordenen Spätfällen, meist in Kombination verschiedener Präparate, vereinzelt auch in lokaler Anwendung.

$\beta\beta$) Strahlenempfindlichkeit der Mycosis fungoides-Zellen

Für eine palliative Bestrahlung erweisen sich die Veränderungen der Mycosis fungoides in allen Stadien als sehr strahlenempfindlich, wie FRIEDMAN u.a. 1956 im Vergleich zu anderen Hautmalignomen (s. Abschnitt I. d) mit der sog. isoeffektiven Hautdosis (minimale letale Tumor-Dosis in Abhängigkeit von der Zeit) festgestellt hatte. Mit der relativ harten Strahlung von 250 kV, 0,5 Cu-Filter betrug die letale Tumordosis bei einem Patienten in einmaliger Dosis 800 R, bei einem anderen Patienten 250 R (Abb. 25,

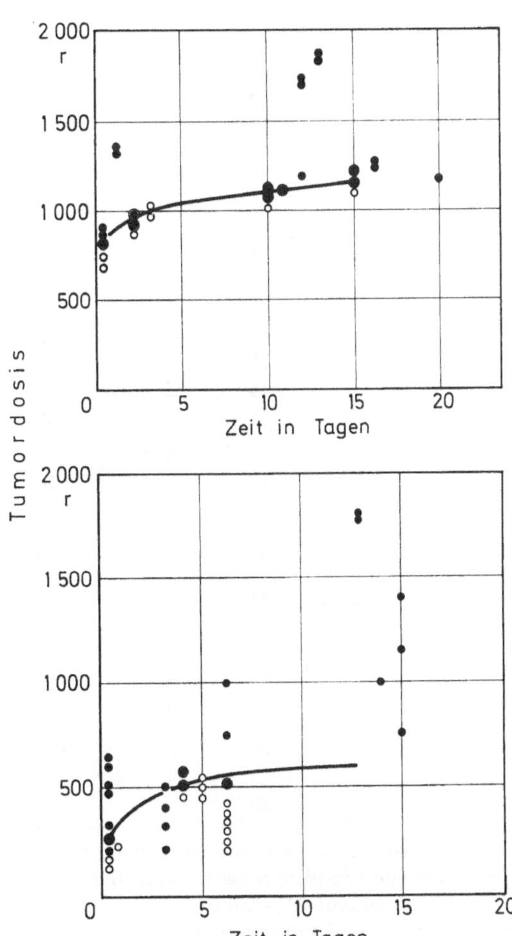

Abb. 25. *Iso-Effektkurve bei Mycosis fungoides. Oben, Fall 1:* Die Iso-Effektkurve basiert auf bestätigten minimalen Letaltumordosen. Die Ringe stellen Versagen dar, kleine Punkte alle Erfolgdosen. Große Punkte bezeichnen die Minimaltumorletalerfolgsdosis in einer gegebenen Zeit. *Unten, Fall 2:* Die Ringe stellen Versagen dar, kleine Punkte Erfolgsdosen, große Punkte die Minimaltumorletalerfolgsdosis in einer gegebenen Zeit (nach FRIEDMAN und PEARLMAN, 1956)

Tabelle 19). Bei fraktionierten Bestrahlungen mußten höhere Dosen gegeben werden, z. B. in 10 tägigen Fraktionen bei Patient I 1200 R, bei Patient II 600 R. Wie aus der Erfahrung der Strahlentherapie bei Mycosis fungoides zu erwarten war, finden sich bei verschiedenen Patienten individuelle Unterschiede (unterschiedliche Stadien? unterschiedliche Anaplasien? unterschiedliche Abwehrfaktoren?). Mit einer ähnlichen Methode fand A. Hliniak (1965) bei 2 Fällen mit einzeitiger Bestrahlung eine wesentlich bessere Wirksamkeit als mit fraktionierter Bestrahlung, was auf ausgeprägte Erholungsmöglichkeit nach Bestrahlung der Mycosis fungoides-Zellen zurückgeführt wird. K. W. Kalkoff (1952) fand bei 2 Patienten unterschiedliches Ansprechen mehrerer Herde, wenn er 200 R ein- bis mehrmals mit Dermopan Stufe III (HWS 0,52 mm, Al) gab. Einzelne Herde benötigen für die Rückbildung 500—1000 R, andere sogar 4000 R. Gab er 1—2mal 300 R mit Dermopan Stufe II (HWS 0,24 mm Al), Stufe III (HWS 0,52 mm Al) oder Stufe IV (HWS 0,82 mm Al), dann erwies sich bei einem Fall Stufe II als ungenügend wirksam. Je nach Stadium müssen also für die einzelnen Herde mindestens 500—4000 R nicht zu weiche Strahlen gegeben werden. L. Barone (1960) fand bei einer Patientin mit Mycosis fungoides, daß für die Rückbildung einzelner Herde 3mal 120 R mit FHA 20 cm genügten, nicht aber 2mal 150 R. Auch wir fanden bei einer 60jährigen Patientin mit Mycosis fungoides mit abgestuften Bestrahlungen einzelner Herde bei einzeitiger

Tabelle 19

Lesion	Diameter of tumor (cm)	Portal area (cm^2)	Tumor dose (R)	Overall time[a]	Result[b]
1	1.5	10	900	0.35	S
2	2 × 3	10	830	0.35	S
3	4 × 4	20	800	0.35	S[c]
4	0.75	16	750	0.35	F
5	2 × 3.5	16	675	0.35	F
6	1.5	12	1350	1	S
7	3	12	1350	1	S
8	1 (4)	36	950	2	S[c]
9	5	36	950	2	S[c]
10	2	25	920	2	F
11	1.5	10	1045	3	F
12	2.5	12	990	3	F
13	2	9	890	10	F
14	2	20	1100	10	S[c]
15	2 × 2.5	25	1100	10	S[c]
16	3 (2)	36	1080	10	F
17	3	16	1100	11	S
18	6	16	1700	12	S
19	7	36	1700	12	S
20	3.5	16	1180	12	S
21	6	50	1850	13	S
22	6	50	1850	13	S
23	2.5	9	1170	15	S[c]
24	3	20	1196	15	S[c]
25	2.5	9	1170	15	F
26	2	10	1260	16	S
27	3	12	1260	16	S
28	3	12	1170	20	S

[a] The overall time is recorded in terms of "days following the first exposure." As suggested by Strandqvist, a single exposure is recorded as 0.35 days.

[b] S = successful. F = failure.

[c] Corroborated minimum tumor-lethal dose.

Bestrahlung (30 kV, 0,5 Al Filter HWS 0,3 mm Al) von 400 R bei einzelnen Stellen ungenügende Rückbildung, von 600 R oder 800 R jedoch gute Wirkung. Eine ähnliche Strahlenempfindlichkeit mit schnellen Elektronen fand 1962 P. KITAGAWA unter Zwischenschaltung einer 3,85 cm dicken Polystyrenplatte (GHWT ca. 4 mm). Bei abgestuften Einzeldosen von 293—600 R erwies sich eine Dosis von 450 R als notwendig.

Zusammenfassend scheinen also die günstigen Einzeldosen je nach Fall, Stadium und Strahlenempfindlichkeit zwischen 400—4000 R zu liegen, bei frischen Fällen wahrscheinlich eher zwischen 400 und 1000 R, wobei möglicherweise wegen guter Erholungsmöglichkeit der Zellen nach Bestrahlung bei Fraktionierung höhere Dosen von 1000 bis 2000 R erforderlich sind. Die nachfolgenden klinischen Erfahrungen zeigen, wieweit diese Annahmen der Empirie entsprechen.

γγ) Röntgenweichstrahlen

Die am besten ausgearbeitete und erfolgreichste dermatologische Bestrahlungsmethode ist heute diejenige mit Beryllium-gefensterten Röntgenröhren, wodurch je nach Wahl Strahlen mit einer GHWT von 0,1—5 mm oder mehr verabfolgt werden können. Die Bestrahlung kann einzeitig oder fraktioniert in Feldern (5—30 cm FHA) oder offen (50—200 cm FHA, Röntgen-Fernbestrahlung) gegeben werden. Entsprechend dem Hautbefall, der Krankheitsstadien und dem Allgemeinzustand des Patienten stehen dem Radiologen mit diesen Methoden vielfältige Möglichkeiten zur Wahl des geeignetsten Vorgehens beim betreffenden Fall zur Verfügung. Da die Mycosis fungoides, im Gegensatz zu anderen malignen Retikulosen, lange Zeit ausschließlich die Haut befällt und erst im Endstadium Lymphknoten und innere Organe einschließt, kann lange Zeit auf Tiefenbestrahlung und Cytostatica verzichtet werden. Mit SCHIRREN (1959) möchten wir folgende Richtlinien aufstellen:

Prämykotisches, ekzematöses Stadium. Die Krankheitsveränderungen betreffen lediglich die oberflächlichsten Schichten des Stratum papillare. Es genügen Grenz- oder schwach gefilterte Weichstrahlen. Empfehlenswert sind z.B. 3—4mal 200—300 R *Grenzstrahlen* (1mal pro Woche) oder *Röntgenweichstrahlen* (GHWT 1,5—2,0 mm), z.B. 3—4mal 50—100—200 R (1mal pro Woche), total *200—800 R.*

Im erythrodermatischen prämykotischen Stadium können *Röntgen-Fernbestrahlungen* mit Einzeldosen von 50—100—200 R täglich oder alle 2—8 Tage gegeben werden (s. später). Da die Mycosis fungoides mit der Zeit zu Strahlenresistenz neigt, ist es stets empfehlenswert, mit den minimalsten Dosen auszukommen.

Infiltratives Stadium. Zu Beginn 3—4—(5)mal 100—200—(300) R *Weichstrahlen* alle 2—3—(8) Tage eventuell auch 4—(5)mal 400 R (GHWT 3—10 mm) *total 300—1600 R.*

Bei generalisierten Formen eventuell *Röntgen-Fernbestrahlung* mit 12—15mal täglich 80—100—(200) R auf ganze Körperseiten, entweder hintereinander je eine Körperseite oder abwechselnd von vorne, hinten und seitlich, *total 1000—1500 R.*

Tumoröse Veränderungen. Bei Einzelknoten eventuell *Nahbestrahlung* nach CHAOUL, sonst *Weichstrahlen* mit GWHT 3—15 mm, täglich oder zweimal wöchentlich 150—300 R bis zum Schwund der Tumoren, wofür in der Regel total *1000—2000 R* (im Endstadium der Krankheit eventuell 4000 R) notwendig sind.

Es besteht Übereinstimmung aller Autoren, daß es sich um die beste, aber lediglich palliative Behandlungsmethode handelt (z.B. CIPOLLARO und CROSSLAND, 1967). In der Regel ist die Rückbildung der Hautveränderungen spektakulär, außer in den Endstadien, wo sich häufig relativ strahlenresistente Tumoren finden (CIPOLLARO und CROSSLAND, 1967). Durch höhere Dosierungen lassen sich keine länger dauernden beschwerdefreien Remissionen erzwingen, und auch auf hoch strahlenbelasteter Röntgenhaut mit beginnender Strahlensklerose und Teleangiektasien können Rezidivtumoren entstehen (EICHENBERGER und STORCK, 1970). Manchmal genügen relativ kleine Dosierungen, z.B. 3mal 75 R, 1mal wöchentlich gegeben (CIPOLLARO und CROSSLAND, 1967), meist aber sind die oben erwähnten höheren Strahlendosierungen notwendig (J. MÜLLER, 1962; G. H. THORMANN, 1963; A. SCHIMPF, 1964; M. JÄNNER, 1965; A. KALAMKARYAN u.a., 1966 und 1968; H. EICHENBERGER u.a., 1970).

Gelegentlich kann sich nach zu hohen Dosierungen eine ungünstige Exacerbation zeigen (C. G. SCHIRREN, 1955; POTOTSKII, 1962). Vereinzelt werden Corticoide in der prämykotischen Phase als besser angesehen (z.B. POTOTSKII u.a., 1962). Einzelne, besonders amerikanische Autoren halten die Röntgentherapie für technisch schwierig und gefährlich und bevorzugen schnelle Elektronen (M. BAGSHAW u.a., 1961). Allgemein ist man aber der Ansicht, daß die Strahlentherapie wesentlich wirksamer ist als z.B. Corticoide, Arsen und Cytostatica.

Eine ganze Reihe von Einzelfällen wurde publiziert, bei welcher die genannten Röntgenweichbestrahlungen mit und ohne Kombination von Corticoiden, seltener Cytostatica auch im Endstadium der Mycosis fungoides überraschend gute Erfolge zeitigten (K. STORDEUR u.a., 1958; M. JÄNNER, 1959; B. ROHDE, 1959; C. G. SCHIRREN, 1959; F. FLECK, 1963; A. N. DOMONKOS, 1962; J. H. KATZ, J. L. MILLER, 1962; A. WINKLER, 1959; O. HORNSTEIN, 1965; H. STORCK und K. SCHWARZ, 1967 (Beispiel 1,2) (Abb. 26, 27).

1. Beispiel (Abb. 26): *Infiltrativ-tumoröse, erythrodermatische Mycosis fungoides.* Der 43jährige *Mo. Walter* litt seit 9 Jahren an ekzematoider Prämykose, seit 4 Jahren an infiltrativem und tumorösem Stadium mit Lymphknotenschwellungen. Schließlich Generalisation bis zur Erythrodermie. *Histologie:* Mycosis fungoides. Behandlung mit Arsen und anderen Interna während Jahren, kein Erfolg. Nach Einleitung eines vielfeldrigen Röntgen-Weichstrahlturnus mit 5—7mal 200 R (30—40 kV, 0,5—1,0 mm Al Filter, HWD 0,6—1,5 mm Al, total 1000—1400 R, 1—2mal wöchentlich) Normalisierung der Haut innerhalb von 2 Monaten bis auf wenige hartnäckige Stellen, die einen zweiten Röntgenturnus erhielten. Nach 1—2 Jahren mehrere Rezidive, die vorerst wiederum gut auf Röntgenweichstrahlen derselben Dosierung ansprachen. Später wurde Kombination mit Corticoiden und Cytostatica notwendig. Nach 3 Jahren Exitus letalis (H. STORCK, 1967).

2. Beispiel (Abb. 27): *Infiltrativ-tumoröse Mycosis fungoides.* Beim 72jährigen *Jo. Josef* waren vor 4 Jahren prämykotische, dann infiltrative, schließlich einzelne tumoröse Mycosis fungoides-Herde aufgetreten. Wegen des relativ stark infiltrativen generalisierten Befalls Röntgenweichbestrahlung in 90 Feldern, nämlich 6—7mal 200 R (30 kV, 0,5 mm Al Filter, HWD 3 mm Al, alle 4—7 Tage gegeben), total 1200—1400 R. Innerhalb von 3 Wochen Rückgang der Hautveränderungen unter Pigmentation. Rezidiv nach 1 Jahr. Seither jährlich nur umschriebene Rezidive, die immer wieder auf Röntgenweichbestrahlungen mit gleicher Dosierung gut ansprachen. Die vielfeldrige Bestrahlung ist sehr zeitaufwendig, aber in tiefinfiltrierten Fällen der Fernbestrahlung vorzuziehen.

Röntgen-Fernbestrahlungen. Bei ausgedehntem Hautbefall führte das Bedürfnis nach großfeldriger Bestrahlung zur Technik der Röntgenbestrahlung in großem Focus-Hautabstand (50 cm bis 2 m). Frühere Versuche mit *harten Strahlen* von 200 kV und Al-Filterung auch mit kleinen täglichen Dosen von 15 R bis zu Totaldosen von 300 R ergaben vorerst wohl gutes lokales Ansprechen, dann aber schwere Schädigungen des Knochenmarkes (H. G. BODE, 1936; GÖLDER, 1938; C. F. POST und C. S. LINCOLN, 1948; G. de MICHELI, 1957), weshalb H. G. BODE ausdrücklich vor dieser Bestrahlungstechnik warnte. Im Gegensatz dazu führte die von C. G. SCHIRREN u.a. (1955) ausgearbeitete Technik der *Fernbestrahlung mit Beryllium-gefensterten Röhren* aus Distanz bis zu 2 m (50 kV, ohne Filter GHWT 2 mm) zu ausgezeichneten Resultaten, besonders bei erythrodermatischen, auch generalisierten, leicht infiltrativen Mycosis fungoides-Fällen des 1. und 2. Stadiums. Meist werden täglich (50)—80—100 R gegeben, total 1300—1500 R, entweder abwechselnd vorne, hinten und seitlich oder nach Vorschlag von C. G. SCHIRREN zuerst mehrmals vorne, dann hinten und seitlich. Pruritus und ekzematoide-prämykotische sowie auch infiltrative Veränderungen bilden sich rasch zurück, eventuell unter vorübergehendem Erythem mit anschließender Pigmentierung. Als Beweis der Strahlenwirkung wurde von SCHIRREN in einem Fall nur eine Seite bestrahlt die gut abheilte, wogegen sich an der nichtbestrahlten Körperseite ständig neue Infiltrate bildeten. In der Regel dauert die Remission 6—9 Monate. Die Serien lassen sich nach Bedarf mehrmals wiederholen, besonders rasch verschwindet der lästige Pruritus (C. G. SCHIRREN und TH. NASEMANN, 1955; C. G. SCHIRREN und VAN CANEGHEM, 1956; G. WAGNER, 1957; H. GOLDSCHMIDT, 1962). Nach R. DEGOS u.a. genügen auch 5 kleinere Dosen von 15 bis

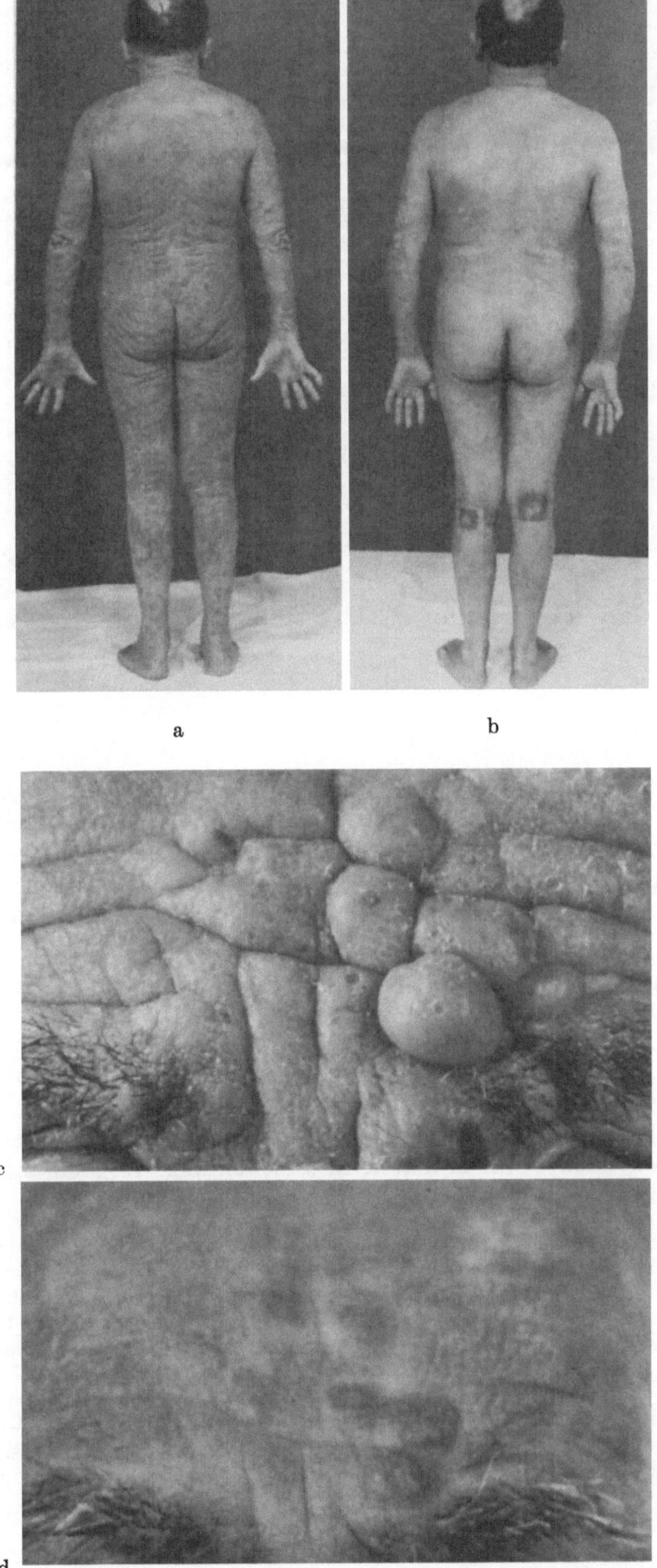

Abb. 26a—d. *Infiltrativ-tumoröse, erythrodermatische Mycosis fungoides.* a und c Vor Röntgenbestrahlung; b und d 7 Wochen nach Röntgenweichbestrahlung

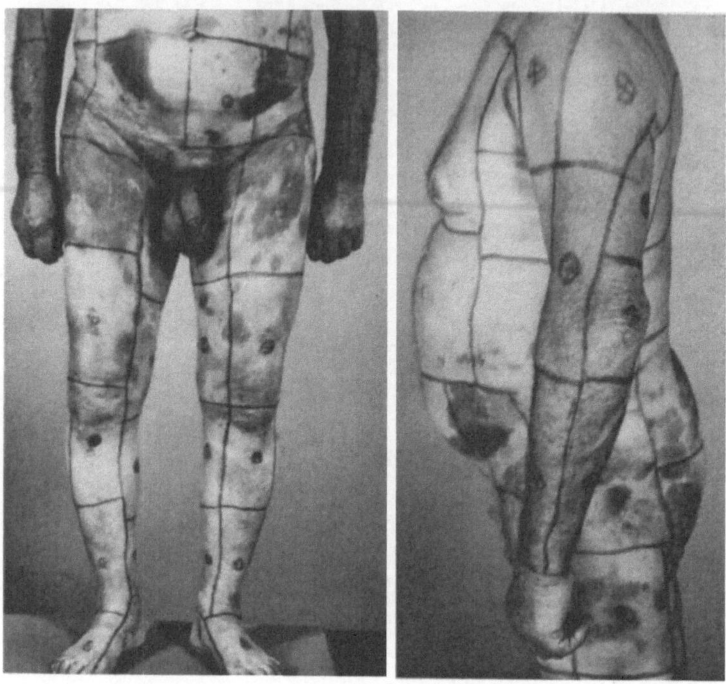

Abb. 27. *Infiltrativ-tumoröse Mycosis fungoides mit Einzeichnung der Felder für die Röntgen-Weichbestrahlung*

30 R, eventuell alle 3—8 Tage steigernd bis 30—90 R, total 900 R, wogegen A. I. ORFUSS u.a. (1962) solche Einzeldosen für zu gering hält. Bei kleineren Flächen, wie Rücken, Brust und Einzelextremität können auch größere Fraktionen von 100—400 R aus 50 cm FHA gegeben werden (STORCK u.a., 1959). Gelegentlich bilden sich auf Teleröntgen-Weichbestrahlung auch tumoröse Veränderungen zurück (K. STORDEUR und F. KESSLER, 1958).

Eine etwas abgeänderte Fernbestrahlungsmethodik versuchten M. SCHLIENGER u.a. (1968). Sie benutzen eine feststehende Theraplix-Röhre C 100 mit Berylliumfenster bei 50 kV, 0,3 mm Al Filter 50 cm FHA (GHWT 4 mm), wobei der Patient auf einem beweglichen Tisch liegt. Pro Sitzung werden 150—400 rad gegeben, total 2000—2400 rad innerhalb von 6—8 Wochen. Mit dieser Methode wurden bei 400 rad gelegentlich Aufflammphänomene gesehen. 7 Patienten mit Mycosis fungoides reagierten auf 1—3 Serien gut, Rezidive traten nach 8—10 Monaten in Erscheinung. Regelmäßige Blutkontrollen zeigten keine Abnormitäten (Beispiel 3) (Abb. 28).

3. Beispiel (Abb. 28): *Psoriasiforme Mycosis fungoides (Röntgen-Fernbestrahlung)*. Der 71jährige *K. Miltiades* litt seit 30 Jahren an psoriasiformer Prämykose. Seit Monaten einzelne Tumoren. Bestrahlung des Rückens aus 1 m Distanz mit 5mal 200 R großfledrig + zusätzlich der tumorösen Herde mit 2mal 400 R (50 kV, ohne Filter, 3mal pro Woche gegeben), total 1000—1800 R. Nach intensivem Röntgenerythem vollkommene Abheilung im Verlauf von 3—5 Wochen (STORCK u.a., 1959). Später während Jahren nur noch umschriebene Rezidive, die mit Weichstrahlen wieder erfolgreich bestrahlt wurden.

Die Nahbestrahlung nach CHAOUL. Die Nahbestrahlung mit der Chaoul-Röhre hat sich als weitere Methode bei der Bestrahlung der meist ausgedehnten Mycosis fungoides nicht durchgesetzt und fand lediglich bei einzelnen Tumoren ihre adäquate Anwendung (z.B. H. TRITSCH und H. J. ENDRES, 1959, z.B. 3mal 300 R Chaoul).

Grenzstrahlen. Die Bestrahlung mit ultraweichen Strahlen nach BUCKY bewährte sich bei einzelnen ekzematoiden prämykotischen Stadien. Die Bestrahlung wird in Feldern zu 200—300 R alle 8 Tage gegeben (F. BLUMENTHAL und E. BÖHMER, 1931; H. FUHS

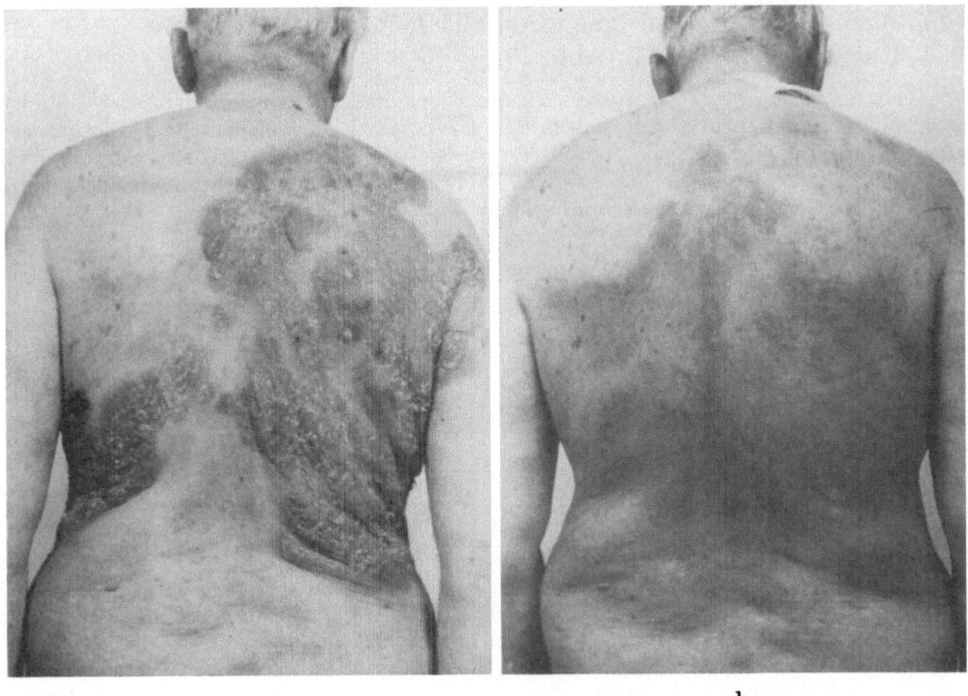

a b

Abb. 28a u. b. *Psoriasiforme Mycosis fungoides.* a Vor Bestrahlung; b 3 Wochen nach Fernbestrahlung, total 1000—1800 R

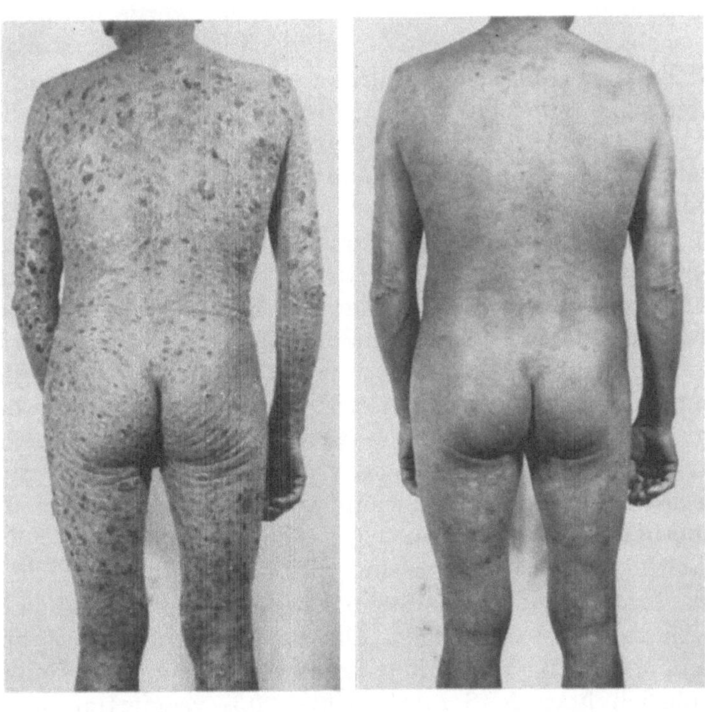

a b

Abb. 29a u. b. *Psoriasiforme Prämycose.* a Vor Bestrahlung; b 2 Monate nach Grenzstrahlen, total 2400 R

und J. Konrad, 1930; Gertler, 1956), hat aber bei deutlich infiltrativen oder gar tumorösen Veränderungen keine genügende Tiefenwirkung (Helmke, 1949; Schreus, 1951, 1953; Kalamkaryan, 1968) (Abb. 29).

Beispiel, Abb. 29: *Psoriasiforme Prämykose (Röntgen-Grenzstrahlen).* Seit Jahren litt der 54jährige Patient *Ho. Hermann* an disseminierten Psoriasisscheiben. Seit 1 Jahr unter Juckreiz zunehmend infiltrative Efflorescenzen. *Histologie: Mycosis fungoides im prämykotischen Stadium.* Auf Röntgen-Grenzbestrahlung in Feldern, nämlich 4mal 600 R (12 kV, 1,0 Cellon Filter) total 2400 R innerhalb von 4 Wochen Normalisierung der Haut. (Später Rezidive, Übergang in tumoröses Stadium und Exitus letalis.)

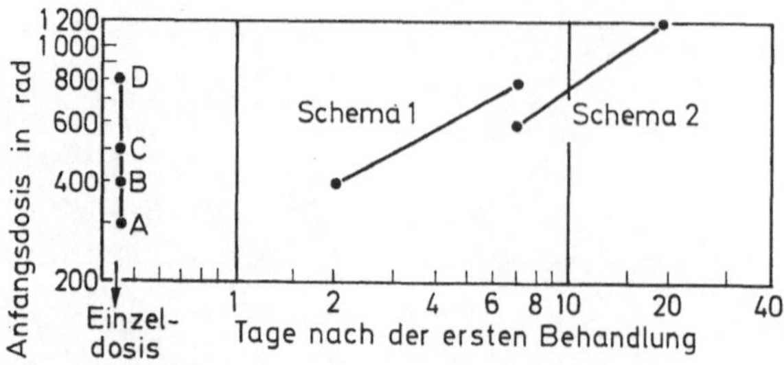

Abb. 30. *Bestrahlungsschemata zur Behandlung von Mycosis fungoides mit schnellen Elektronen* (1,5—3,1 MeV) Doppelt logarithmische Aufzeichnung mit 2 empirisch erreichten Behandlungsvorschriften als Anleitung für die Behandlung von Lymphoma cutis (Mycosis fungoides). Schema 1 wurde am meisten angewendet mit einer täglichen Anfangsdosis von 200 rad für zwei gegenüber liegende Flächen (total 4), für den ganzen Körper bis 600 oder 800 rad. Schema 2 zeigt eine tägliche Anfangsdosis von 150 rad, gleiche Flächen bis zu einem Minimum von 600 rad, jedoch gelegentlich bis 750 oder 900 rad. Die vertikale Linie ABCD zeigt Behandlung mit Einzeldosen; Punkt B (400 rad) wurde immer anfänglich versucht und am meisten angewendet (nach Smedal u.a., 1962)

Schnelle Elektronen. Nachdem von J. G. Trump (1953) die schnellen Elektronen mit relativ kleiner Energie der medizinischen Strahlentherapie zur Verfügung gestellt worden war, wurden bereits ab 1955 mehrere günstige Bestrahlungsresultate bei ausgedehnter Mycosis fungoides publiziert. Von amerikanischer Seite wurde hauptsächlich die van de Graaft-Elektronenschleuder mit 1—4 MeV erfolgreich verwendet. So berichtete D. P. Cyr (1955) über seine Erfahrungen bei 28 Fällen von Mycosis fungoides, welche auf total 2000 rad günstig reagierten, und bei welchen 75 % keine Knochenmarkdepression zeigten. E. J. van Scott u.a. (1957) bestätigten diese gute Wirkung, betonten aber den nur vorübergehend helfenden, d.h. palliativen Charakter der schnellen Elektronen. Sie fanden mit Elektronen von 1,5—2,1 MeV, alle 1—2 Wochen 200—600 rad, total 800—3000 rad gutes Ansprechen, ohne systemische Schädigungen. Bei 5 der 9 Fälle wurden die klinischen Remissionen deutlich verlängert. J. H. Edgcomb u.a. (1957) fanden bei den histologischen Untersuchungen dieser Fälle infolge der Elektronenbestrahlung Rückgang der epidermalen Mikroabscesse sowie der dermalen Infiltrate, Vasodilatationen und Ödeme mit Zunahme des Pigmentes. M. Bagshaw u.a. (1961) halten die Bestrahlungen mit schnellen Elektronen wegen der besseren Dosisverteilung gegenüber Röntgenstrahlen mit 100 kV für weniger gefährlich und geben 4mal alle 2 Tage Ganzkörperbestrahlungen mit 200 rad, d.h. total 800 rad. Sie halten die generalisierten Formen für am besten geeignet, weniger die tumorösen. Ähnlich günstig sind die Erfahrungen von J. L. Fromer u.a. (1962), welche innerhalb von 10 Jahren 220 Fälle von Mycosis fungoides mit schnellen Elektronen bestrahlten, jeweils abwechselnd die vordere (unter Abdeckung von Augen und Genitalien), die hintere und die seitliche Körperseite, mit täglich 200 rad, total mit 600—800 rad innerhalb von 8—10 Tagen. Die Rückbildung vollzog sich innerhalb von 2—3 Wochen. Wenn notwendig Wiederholung der Serie nach 3—6 Monaten, bei einzelnen Patienten 2mal jährlich über 2—8 Jahre. Über 90 % reagierten befriedigend bis ausgezeichnet nach der ersten Serie. Wenn die Rückbildung nicht befriedigte, wurde noch Chemotherapie angeschlossen. Gute Resultate teilten auch M. J. Smedal u.a. (1962) mit

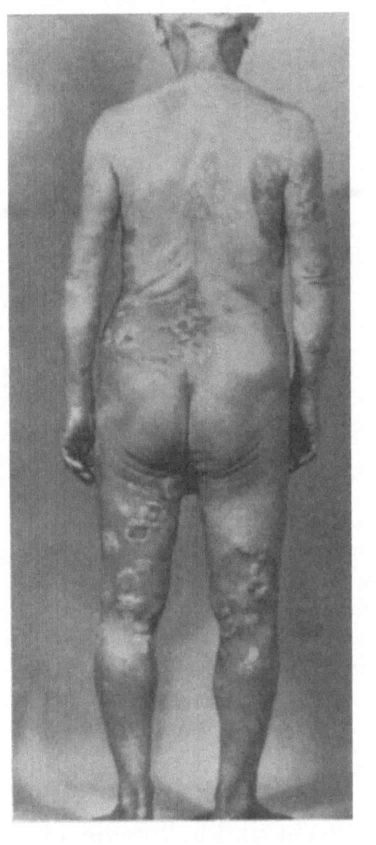
a

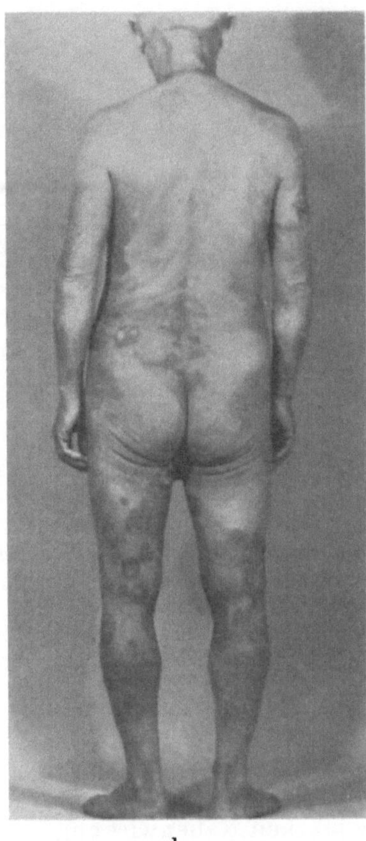
b

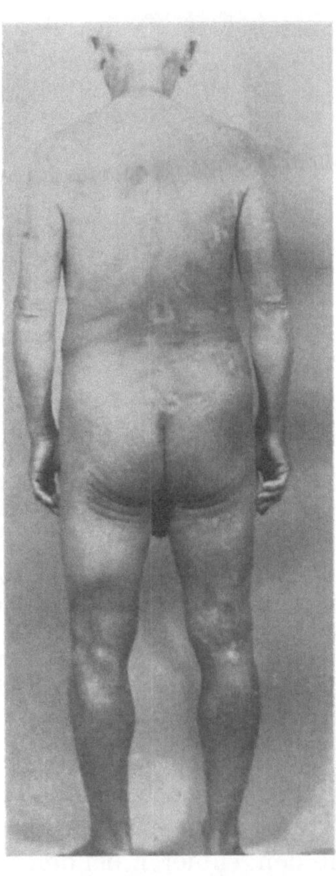
c

Abb. 31a—c. *Bestrahlungserfolg von generalisierter Mycosis fungoides mit schnellen Elektronen.* a Rückseitenansichten vom zweiten Mycosis fungoides-Patienten vor der Schnellelektronenbehandlung am 16. Januar 1952. b Gleicher Patient 5 Wochen später. c Gleicher Patient ca. 3 Monate später (nach TRUMP u. a., 1953)

derselben Technik mit (Abb. 30). Weitere gute Resultate wurden von SZUR (1963), BODE (1964), GROLLMANN u.a. (1965, 1966), A. ZUPPINGER und G. PERETTI (1965) mitgeteilt, wobei sich aber das Betatron mit höher energetischen Elektronen schlechter eignete.

Über gute Einzelresultate berichteten 195 6WRIGHT, GRANKE und TRUMP mit dem 2 MeV van der Graaft-Generator und mit beweglichem Schlitten (Abb. 31), 1962 T. KITAGAWA mit 10 MeV und 3,85 cm Polystyrenplatte (GHWT 4 mm) in Einzeldosen von 450 R, sowie 1969 J. S. STRAUSS mit der oben erwähnten Methode von J. L. FROMER bei einer Prämykose mit 3mal 200 rad.

Radioisotopen: Systematisch angewandte Radioisotopen (^{76}As, ^{32}P und ^{35}S). Die Verabfolgung von radioaktiven Isotopen *per os* oder durch *intravenöse Injektionen* scheint die Hautveränderungen der Mycosis fungoides vorübergehend zur Rückbildung zu bringen, erzeugt aber meist toxische und knochenmarkdepressive Nebenwirkungen. L. MALLET behandelte z.B. 1950 einen Fall mit ^{76}As. F. E. NEAL berichtete 1954 über 5 Fälle, welchen *alle 20 Tage intravenös 5—7 mCi* ^{32}P in Form von Natriumhyperphosphat injiziert wurde, *total 8—39 mCi.* 2 Fälle sprachen auf diese Behandlung sehr gut, 3 nur mäßig an. Einmal wurde schwere Knochenmarkdepression beobachtet. Das ^{32}P reicherte sich in den krankhaften Herden um das 3—4fache gegenüber der normalen Haut an. CESIRANI und C. JUCKER (1957) beurteilen diese Behandlungsmethode nur als vorübergehend wirksam und lehnten sie wegen der häufigen Nebenwirkungen ab. Ähnlich wird die *enterale Behandlung mit* ^{32}*P* 1960 durch L. R. HOLSTI und A. VOUTILAINEN (1960) bei 5 Fällen beurteilt, von welchen 2 Fälle alle *7 Tage 4—8 mCi* per os und 3 Fälle alle *10—14 Tage 5—9 mCi* total *27—29 mCi* erhielten. 4 der 5 Fälle besserten sich vorübergehend mit

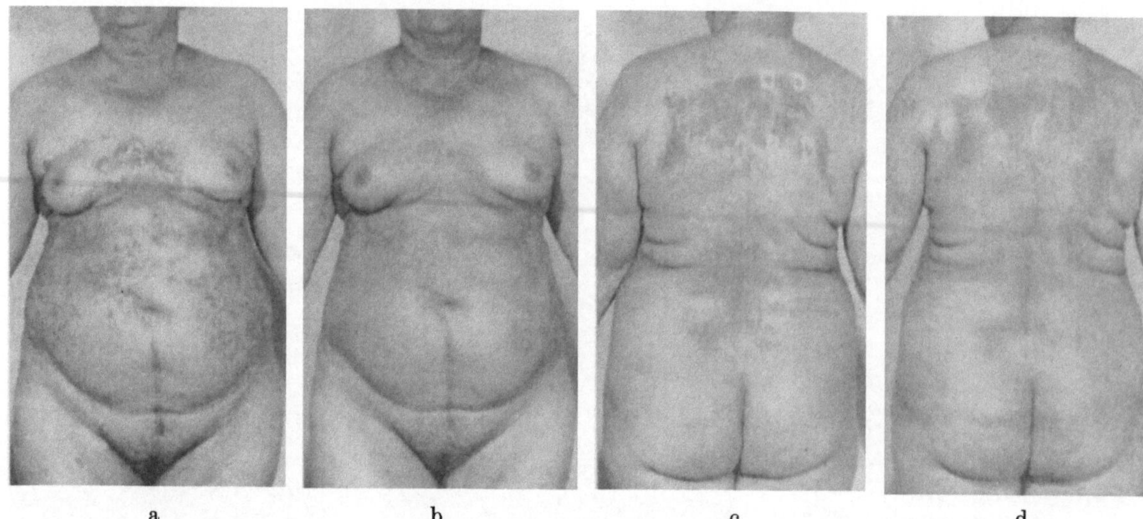

Abb. 32a—d. *Bestrahlungsverlauf von generalisierter Mycosis fungoides mit* ^{90}Sr. a und b Vorderseite des Körpers vor und nach Strontium-90-Behandlung. Die Läsionen am Stamm waren auch im Bereich der Oberschenkel und Beine vorhanden, es waren infiltrierte, bräunliche Maculae von einer Dicke von 1—2 mm. Die Regression war vollkommen mit nur leichter posteruptiver Hyperpigmentierung. c und d Rückseite der Patientin mit ähnlichen Läsionen vor und nach Behandlung (nach HORWITZ und HAYBITTLE, 1968)

Rezidiven nach 1 Monat bis 3 Jahren. Bei 2 Fällen trat Anämie auf, bei einem zusätzlich Thrombopenie. Die Autoren sind von den mäßigen Erfolgen trotz Anreicherung des ^{32}P in den Tumoren bei den relativ starken Nebenwirkungen enttäuscht und halten die lokale Röntgenbestrahlung für empfehlenswerter. M. CARVALHO (1963) empfiehlt deshalb die Behandlung nur bei therapieresistenten generalisierten Formen und zieht das ^{76}As in Betracht, welches elektiv in der Haut angereichert wird. M. L. APPLEWITHE u.a. versuchten 1966 ^{35}S per os, in einer Dosis von 30 mCi und sahen dabei keine Nebenwirkungen. 5 der 7 Mycosis fungoides-Fälle sprachen auf diese Therapie gut an, worunter 1 Patient mit Tumoren, Lymphdrüsen-Schwellungen und Pruritus.

Lokale Anwendung von natürlichen und künstlichen Radioisotopen (Radium, Thorium X, ^{90}Y, ^{90}Sr *und* ^{32}P*).* Die lokale Anwendung von Radioisotopen bei der meist ausgedehnten Mycosis fungoides hat sich gegenüber der einfach zu handhabenden und besser dosierbaren Weichstrahltherapie nicht durchgesetzt. Das *Radium* mag bei seltenen, schwer zugänglichen Läsionen, wie Mund, Ohr gelegentlich von Bedeutung sein. M. J. OLIVIER (1951) berichtet über 2 Fälle, die auf Radium, kombiniert mit Injektionen von Nitrogen mustard) gut reagierten. GERTLER behandelte 1956 erfolgreich einen Fall mit Thorium X. H. TRITSCH und H. J. ENDRES applizierten bei einem Fall mit guter Wirkung ^{90}Y *in Gummifolien* mit 2000 rad, in 2 Serien zu je 8—36 Std gegeben. J. L. MILLER u.a. behandelten 1960 einen 44jährigen Patienten, welcher früher auf Röntgen und Elektronen gut angesprochen hatte, versuchsweise *lokal mit* ^{32}P in Löschpapierstreifen mit gutem Erfolg. Er gab die Betastrahlen mit einem Röntgenäquivalent von 375—3464 R. H. HORWITZ und J. L. HAYBITTLE behandelten 1960 2 Fälle mit 20/40 cm messenden ^{90}Sr-Trägern aus einem FHA von 10 cm, wobei sie die Strahlen aus fester Quelle auf die 4 Körperseiten des auf beweglichem Tisch liegenden Patienten einwirken ließen. In je 45 min konnten 200 rad (GWHT 0,3 mm) eingestrahlt werden, in 13 Tagen pro Stelle 1000 rad. Anschließend wurden während vielen Monaten pro Woche noch 100 rad gegeben (Abb. 32). Die Resultate scheinen günstig gewesen zu sein, ebenso diejenigen von D. C. BRATHERTON (1963) mit einer ähnlichen Technik.

Ultraviolett-Strahlen. Von der Beobachtung ausgehend, daß die Mycosis fungoides häufig Körperpartien ausspart, die stark der Sonne ausgesetzt sind, wurden von verschiedenen Autoren Heliotherapie und künstliches Ultraviolett angewandt, was sich im prämykotischen Stadium relativ gut bewährte. So wurde dies von verschiedenen Autoren empfohlen (G. M. MacKee und A. C. Cipollaro, 1953; Suliman, 1957; K. Linser und K. Harnach, 1959; F. Ehring, 1962; M. Jänner, 1965). K. Linser u.a. sahen bessere Resultate bei 25 Patienten mit prämykotischen Hautveränderungen auf UV B als auf UV A, noch bessere mit Heliotherapie (kurmäßiger Aufenthalt an der See oder im Hochgebirge). Tumoröse Veränderungen bildeten sich jedoch meist nicht zurück. F. Ehring gab mit einer Spezial-Hanau-Lampe mit UV A und 5% B sowie 1% C Ganzkörperbestrahlungen während 5—30 min aus 50 cm Distanz und fand unter 17 Fällen gutes Ansprechen bei prämykotischen Hautveränderungen, jedoch weniger im infiltrativen Stadium. J. Kimmig und A. Wiskemann fanden besonders gutes Ansprechen bei prämykotischen Hautveränderungen, jedoch weniger im infiltrativen Stadium. J. Kimmig und A. Wiskemann fanden besonders gutes Ansprechen bei Fällen mit „Erythrodermie pityriasique en plaques disseminée Brocq". M. Jänner (1965) schickte 4 Patienten im prämykotischen Stadium zu einem Klimaaufenthalt auf die Kanarischen Inseln sowie an die Nordsee, wobei allerdings nur die ekzematoiden, infiltrierten, nicht aber die tumorösen Veränderungen ansprachen. Im Gegensatz zu den genannten Autoren sahen wir selbst auch bei prämykotischen Stadien mit UV-Bestrahlungen wenig überzeugende Erfolge (H. Eichenberger-de Beer und H. Storck, 1970).

Chemotherapie. Wie bereits im Abschnitt c) ausgeführt, sind die Resultate *systemisch* angewandter Chemotherapie bei der Mycosis fungoides enttäuschend, außer gelegentlichen Besserungen nach Endoxan und Stickstoff-Lost oder Cytostatica-Kombinationen. Im Gegensatz zu Landes und Krebs (1965), Abele u.a. (1960), van Scott (1962) fanden wir weder mit Endoxan, Velbe oder Imurel überzeugende Resultate (H. Eichenberger-de Beer und H. Storck, 1970). Deshalb werden von F. Cesarani und C. Jucker, von M. J. Olivier (1951), Fromer (1967) die Cytostatica auch nur in besonderen rebellischen Fällen, meist im Endstadium angewandt.

Ein Fortschritt stellt vielleicht die *Lokalbehandlung* mit Cytostatica als Pinselung und Salbenapplikation dar. Ähnlich wie Szodoray und Korossy (1951), Haserick et al. (1959), Vineyard und Mitchell (1961), Wodsen et al. (1962), Sipos (1965) beobachteten auch wir nach mehrmaliger Applikation von Dichloren in 1‰-Lösung eine sehr schöne Rückbildung der Läsionen, z.T. allerdings unter ekzematöser Sensibilisierung, was um so erstaunlicher ist, als die Mycosis fungoides, wie Morbus Hodgkin, in den Spätstadien eine Tendenz zur Verminderung des cellulären Immunsystems zeigt. Vereinzelt wirkte bei unseren Fällen Lokalbehandlung mit 5 Fluoro-uracil-Salbe günstig.

Behandlung mit Corticoiden. Die interne Behandlung mit Corticoiden in mittleren und hohen Dosierungen, teils kombiniert lokal mit Anwendung der fluorierten Corticoide unter Okklusivverbänden, können besonders im prämykotischen Stadium allein oder in Kombination mit Strahlentherapie objektiv und subjektiv recht gut wirken, sind aber nur von vorübergehendem Effekt. Sie führen bei dauernder Medikation zu den bekannten Nebenerscheinungen. Sie sollten deshalb nur in überlegter Kombination mit anderen Behandlungen, so insbesondere mit Bestrahlungen angewandt werden. In Spätfällen müssen meist zusätzlich Cytostatica eingesetzt werden (F. Cesarini und C. Jucker, 1957; Pototskii, Marmelzat, 1963; Farber, 1965; O. Hornstein, 1965; Kalamkaryan, 1968).

Zusammenfassend läßt sich über die Behandlung der Mycosis fungoides Folgendes sagen:

Bei der lange dauernden, ätiologisch noch unbekannten Mycosis fungoides stellt die Behandlung mit ionisierenden Strahlen immer noch die Methode der Wahl dar. Am besten eignen sich hierzu Bestrahlungen mit Weichstrahlengeräten (10—50 kV), eventuell schnellen Elektronen (2—5 MeV). Da keine definitive Heilung erzielt werden kann, muß strahlenökonomisch mit den kleinst wirksamen Dosen vorgegangen werden. Entsprechend der Ausdehnung der Hautveränderungen soll die beste Bestrahlungstechnik in Feldern oder als Fernbestrahlung gewählt werden.

Die Behandlung mit systemisch angewandten radioaktiven Isotopen hat sich wegen der möglichen Nebenwirkungen am Knochenmark nicht bewährt, und in lokaler Anwendung ist sie den oben genannten Bestrahlungsmethoden mit Röntgenweichstrahlen unterlegen.

Corticoide und Cytostatica können in geeigneter Dosierung systemisch oder lokal zusätzlich günstig wirken, kombiniert gegebene Cytostatica besonders in den strahlenresistenten Endphasen.

Daneben ist stets zur Linderung von akuten exsudativen Schüben die klassische dermatologische Lokalbehandlung indiziert.

β) Die Lymphogranulomatose der Haut

Selten kann die *primäre Lymphogranulomatose* in einer *hautnahen Drüse* beginnen. Sie manifestiert sich als düsterroter, bräunlicher, etwas schuppender, leicht ulcerierender Tumor.

Bei *interner Lymphogranulomatose* (Morbus Hodgkin) der Stadien I—IV können *unspezifische,* disseminierte Hauterscheinungen (Pruritus, Prurigo, ekzematoid, erythrodermatisch) wie auch seltener *disseminierte spezifische Infiltrate* (makulo-papulöse, noduläre, bräunlich rötliche, nicht juckende) auftreten. Der Behandlungserfolg der Hautveränderungen ist von der Therapie der Allgemeinerkrankung abhängig (C. Schirren, 1959; H. G. Bode, 1970; J. Tappeiner und P. Wodniansky, 1963).

αα) Primäre Lymphogranulomatose der Haut oder der hautnahen Drüsen

Diese Veränderungen sind relativ strahlenresistent, wie auch die primäre Erkrankung aller Stadien der inneren Organe. Es müssen Herddosen von 1000—4000 R gegeben werden. Man wird je nach Tiefenausdehnung eine GWHT von 1—3 cm wählen (z.B. Dermopan Stufe IV, Dermax 50 kV mit 2 Al Filter, oder konventionelle Röntgen mit 100—200 kV und 1,0 mm Al bis 1,2 mm Cu Filter).

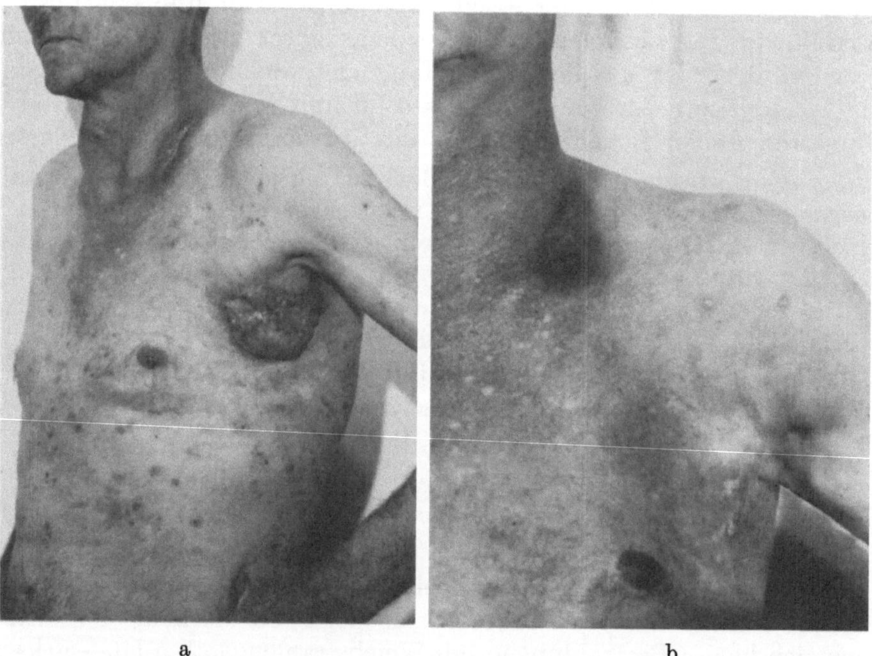

a b

Abb. 33a u. b. *Primäre Lymphogranulomatose der Haut.* a Vor Bestrahlung; b 1 Monat nach Bestrahlung (2400 und 2000 R = 4400 R)

Obwohl angenommen wird, daß die primäre Hautlymphogranulomatose strahlenempfindlicher sei, als die visceralen Drüsenveränderungen, werden sich auch hier die von W. SCHERER (1968) zitierten Rezidivquoten der Herddosen von weniger als 1000 bis 4000 R bewahrheiten. Darnach fand KAPLAN (1966) nach Bestrahlung unter 1000 R in 80% der Fälle Rezidive, bei 1000 R in 60%, bei 2000 R in 38%, bei 3000 R in 20% und bei 4000 R in 3%. Größere Statistiken bei dieser außerordentlich seltenen Lokalisation der primären Haut-Lymphogranulomatose liegen nicht vor (Beispiel, Abb. 33).

Beispiel (Abb. 33): *Primäre Lymphogranulomatose der Haut.* Beim 50jährigen *Br. Ferdinand* war vor 6 Jahren an der linken Axilla ein Drüsenpaket aufgetreten. Nach einigen Jahren Drüsenschwellungen auch in der rechten Axilla, dann an Hals sowie Leiste links. Dazu allgemeiner Pruritus mit generalisiertem pruriginösem Exanthem. *Histologie* aus Haut- und Drüsenexcision ergibt *Lymphogranulom.* Auf konventionelle Bestrahlung mit 12mal 200 R (160 kV, 0,2 mm Cu, 50 cm FHA) total 2400 R Rückbildung des Granuloms axillär links. Anschließend wurde auf den Restherd nochmals eine gleiche Bestrahlungsserie mit 10mal 200 R verabfolgt, gleiche Qualität, total 2000 R, worauf sich das tumoröse Gebilde vollkommen zurückbildete und nicht mehr rezidivierte. Hingegen generalisierte die Krankheit vor allem visceral (Leber, Milz, Pleura) mit Exitus letalis nach 2 Jahren. Sektion: generalisiertes Lymphogranulom (M. Hodgkin).

ββ) Multilokuläre Haut-Lymphogranulomatosen beim visceralen Morbus Hodgkin

Es wird angenommen, daß die seltenen *spezifischen*, makulo-papulösen oder kleinnodulären, nicht juckenden Veränderungen auf relativ kleine Röntgendosierungen reagieren. Wegen der unterschiedlichen Strahlensensibilität der Hautveränderungen wird Zurückhaltung in der Dosierung empfohlen oder nur Erhöhung der Dosis, wenn sich Versager zeigen. Meist wurden nur Einzelfälle publiziert. Als Herddosen werden 500—1000 R eingestrahlt (SCHWARZ, 1935; KALBITZER, 1953; BICHEL, 1955; RATKOCZY, FIEBELKORN u.a., 1954; WINDEYER, 1955).

Bei einzelnen Herden müssen, wie bei den Lymphknoten, größere Herddosen von 4000 R gegeben werden (P. THOYER-ROZAT und R. LEVY, 1930; MALCHART, 1935; SCHRÖDER, 1941; FISSENEWERT, 1952; GEBRAY, 1954). Vereinzelte Autoren halten diese spezifischen Infiltrationen aber auch als strahlenrefraktär, wobei nur vorübergehende Rückbildungen erzielt werden können (LEVIN).

Die Annahme, daß Gaben von Stickstofflost die Strahlenempfindlichkeit erhöhe, wird nicht einheitlich beurteilt (TAPPEINER und P. WODNIEANSKY, 1963). Selbstverständlich kommen bei solitären, primären Hautlymphogranulomatosen stets auch noch Excision mit und ohne Bestrahlung in Frage, ferner Kombinationen von Cytostatica. Auf alle Fälle muß die Prognose mit Zurückhaltung gestellt werden, wie bei allen Formen dieser schweren Krankheit (K. MUSSHOFF, LBOUTIS).

γγ) Unspezifische Hautveränderungen

Die *unspezifischen* Hautveränderungen, wie Pruritus, ekzematoide oder erythrodermatische Formen, können mit dermatologischen äußeren Methoden sowie kleinen Röntgenstrahlendosen angegangen werden (GWHT von 2—5 mm, z.B. 3—4mal 150—200 R). Bei erythrodermatischen Formen empfiehlt sich ein Versuch mit Röntgen-Fernbestrahlung, z.B. 3mal pro Woche Einzeldosen von 80—100 R (3 mm, GWHT 50 kV, 0 Filter, 2 m FHA, SCHIRREN, 1959). Diese unspezifischen Veränderungen treten meist in späteren Stadien der internen Krankheit auf. Sie setzen gelegentlich mit Behandlungsbeginn ein, können auch spontan zurückgehen, wenn die interne Lymphogranulomatose erfolgreich behandelt wird. Die Bestrahlung ist meist wirksamer als andere Methoden, wie Arsen, Urethan, Colchicin, Aktinomycin C und Sanamycin (I. TAPPEINER und O. WODNIEANSKY, 1963).

d) Die Hämatodermien (Hämoblastosen der Haut)

Diese spezifischen und unspezifischen Hautveränderungen sind ausgesprochen von der Therapie der Allgemeinkrankheit abhängig. Es ist nicht gesichert, wieweit es berechtigt ist, diese Gruppe von den malignen Lymphomen abzutrennen. GALL und MALLORY z.B.

rechnen die lymphatischen Leukämien zu den lymphocytischen Lymphomen, indem ca. 50% dieser Neoplasien zu lymphatischen Leukämien führen (W. Lever, 1968). Auch bei dieser Krankheitsgruppe finden sich wie bei den malignen Lymphomen und beim M. Hodgkin spezifische und unspezifische Hautveränderungen.

α) Lymphocytäre Hämoblastosen der Haut (Hautveränderungen bei lymphatischen Leukämien)

Bei den *akut verlaufenden lymphatischen* Leukämien mit unreifen Zellformen finden sich vorwiegend *unspezifische* Haut- und Schleimhautveränderungen, wie Nekrosen, Ulcerationen, Hämorrhagien oder uncharakteristische makulo-papulöse, pustulöse, ja blasige Exantheme, ähnlich dem Erythema exsudativum multiforme, häufig auch Erythrodermien. Bei den *chronischen lymphatischen Leukämien* finden sich *spezifische*, blaurote tumoröse Infiltrate, besonders an Gesicht und Extremitäten (Facies leontina), gelegentlich auch der Tonsillar- und Gaumenregion (Differentialdiagnosen: Lymphadenosis cutis, benigne Bäfverstedt). Dazu kommen Erythrodermien vor. Die Hautveränderungen treten besonders bei älteren Patienten zwischen dem 55. und 64. Altersjahr auf (H. Storck, 1951; W. Gertler, 1970).

αα) Unspezifische Hautveränderungen

Diese werden mit dermatologischen äußeren Mitteln, Cortison oder mit kleindosierten Röntgenstrahlen behandelt (s. unspezifische Veränderungen bei Morbus Hodgkin).

ββ) Spezifische Infiltrate

Die spezifischen makulo-papulösen, plattenartigen oder großknotigen Infiltrate sind sehr strahlensensibel. Sie bilden sich unter Einzeldosen von 200 R, alle 4—6 Tage gegeben, rasch zurück, eventuell kann die Bestrahlungsserie bei resistenteren Fällen fortgesetzt werden. Strahlenqualität mit GWHT von 1—10 mm (H. G. Bode, 1970).

β) Myeloische Hämoblastosen der Haut

Auch die myeloische Leukämie kann spezifische Hautveränderungen erzeugen, allerdings seltener als die lymphatische. Auch hier entstehen *unspezifische* Hautveränderungen, welche sich in der Strahlenempfindlichkeit nicht von den bereits erwähnten der lymphatischen Leukämie unterscheiden.

αα) Spezifische Hautveränderungen

Die *spezifischen Infiltrate* manifestieren sich als stecknadel- bis nußgroße Knötchen und Knoten an Haut- und Schleimhaut sowie selten als generalisierte Erythrodermien. Im Gegensatz zu der vorwiegenden Beteiligung der Acren bei tumorösen Formen der lymphatischen Leukämie ist hier hauptsächlich der Stamm befallen. Die umschriebenen, mäßig derben, bräunlich-rötlichen Tumoren können einzeln oder gruppiert auftreten. Bei akuten Formen können sich hämorrhagische Veränderungen dazugesellen. In anderen Fällen finden sich atypische und torpide Hautulcerationen an Stamm und Extremitäten. Die Ulcerationen entstehen oft aus geplatzten, blasigen Eruptionen anläßlich akuter Schübe, z.T. als Zeichen reduzierter Infektionsabwehr bei symptomatischen Agranulocytosen in Folge Knochenmarkverdrängung (H. Storck, 1951; H. G. Bode, W. Gertler, 1970).

Die spezifisch leukämischen Hautveränderungen sind wie die lymphatischen sehr strahlenempfindlich und kommen meist in späteren Stadien der Krankheit vor. Die GWHT wird entsprechend der mutmaßlichen Tiefenausdehnung gewählt und entweder mit Weichstrahlen (HWD 0,3—1,5 mm Al, GWHT 4—18 mm) oder Halbtiefenbestrahlung (GWHT 3 cm, oder selten Tiefenstrahlentherapie (GWHT 5—8 cm) durchgeführt.

Die Dosierung soll tastend und zurückhaltend gewählt werden (GOES, 1953; WOLFRAM, 1956). Zum Beispiel kann vorerst 3—4mal 150—200 R, täglich oder alle 3—4 Tage, versucht werden, bei ungenügender Rückbildung Fortsetzung der Bestrahlung oder Wiederholung der Bestrahlungsserie (C. G. SCHIRREN, 1959; HALTER, 1942; OESER, 1954). Gelegentlich entwickelt sich eine gewisse Strahlenresistenz. Bei umschriebenen Herden kann die Nahbehandlung nach CHAOUL gut wirken. Bei ausgedehnten, kleinnodulären Veränderungen ist ein Versuch mit Röntgenfernbestrahlung, z.B. 10—15mal 100 R (GWHT 2 mm, FHA 2 m) angezeigt. Entsprechend der Allgemeinkrankheit müssen meist zusätzlich Cytostatica gegeben werden (DEGOS; GARNIER; OSSIPOVSKI; GRACIANSKY; P. DE ST. BOULLE u. J. P. HARDOUIN, 1952; H. GLUECKERT, 1933; H. WALTER, 1931; J. ARENDT u. W. GLOOR, 1932; RIEHL, 1936; FUHS, 1942).

ββ) Unspezifische Hautveränderungen

Als *unspezifische* Hautveränderungen finden sich Pyodermie-ähnliche Pusteln, Furunkel, urticarielle Ekzeme, Prurigo, ekzematoide Veränderungen, Ulcerationen und Hämorrhagien. Auch die Erythrodermien werden meist als unspezifische Manifestationen angesehen (H. STORCK, 1951; W. GERTLER, 1970).

Auch hier können Röntgenbestrahlungen symptomatisch ausgezeichnet wirken. Man gibt jedoch neben der dermatologischen externen Therapie mit und ohne Corticoide nur kleine Dosen, z.B. mehrmals Fraktionen von 50—100 R. Technisch einfach ist auch hier die Röntgen-Fernbestrahlung (50 kV, ohne Filter, 2 mm FHA, GWHT 2 mm), wobei man 50—80—100 R, 3—5mal pro Woche einstrahlt, total 500—1500 R auf jede Körperseite. Günstig ist auch die Großfeldtechnik nach WAGNER (ebenfalls 50 kV, ohne Filter, jedoch FHA 1 m, GWHT 1 mm).

Auch hier ist der definitive Behandlungserfolg von der Therapie der Grundkrankheit abhängig. Wenn dieselbe z.B. mit Telepan-Röntgen nach TESCHENDORF (1953) behandelt wird (1—3mal pro Woche 5—15 R mit harten Strahlen), dann besteht das Risiko der Strahlen-Knochenmarkschädigung. Die sekundären Hautveränderungen können sich dabei zurückbilden (CARROL, BODE, 1936; VOGT, 1948; TESCHENDORF, 1953; MATRAS, 1952). Gelegentlich bilden sich aber selbst nach Besserung von Knochenmark- und Blutbild die sekundären Hautmanifestationen nicht genügend zurück, so daß zusätzlich noch weiche Fernbestrahlungen indiziert sein können.

e) Histiocytosis X

Es ist nicht gesichert, ob diese Krankheitsgruppe zu den eigentlichen Neoplasien des lympho-retikulären Systems zu rechnen ist. Die Krankheit *Letterer-Siwe*, *Hand-Schüller-Christian* und *eosinophiles Granulom* stellen möglicherweise verschiedene Formen und Lokalisationen derselben Grundkrankheit des histiocytären-retikulären Systems dar, mit und ohne primärer Entgleisung des intracellulären Metabolismus. Die sog. Histiocytosis ist eine Proliferation junger oder undifferenzierter Histiocyten, welche z.T. unfähig sind, die metabolisierten Lipide zu phagocytieren (Hand-Schüller-Christian). Zum Teil sind es generalisierte Neoplasien, besonders im Kindesalter (Letterer-Siwe) mit schlechter Prognose (W. LEVER, 1968).

α) *Histiocytosis vom Typus Hand-Schüller-Christian*

Diese Krankheit stellt keine Indikation für die Strahlentherapie dar. Lediglich V. SAPEROV u.a. (1968) scheinen bei einem Fall mit ausgedehnten Hand-Schüller-Christian und Xanthomatose sowie Beteiligung von Leber und Knochen eine Bestrahlung von Hypothalamus und der Schädelveränderungen mit Röntgen (Dosis 4950 R), zusätzlich mit Corticosteroiden und Transfusionen versucht zu haben.

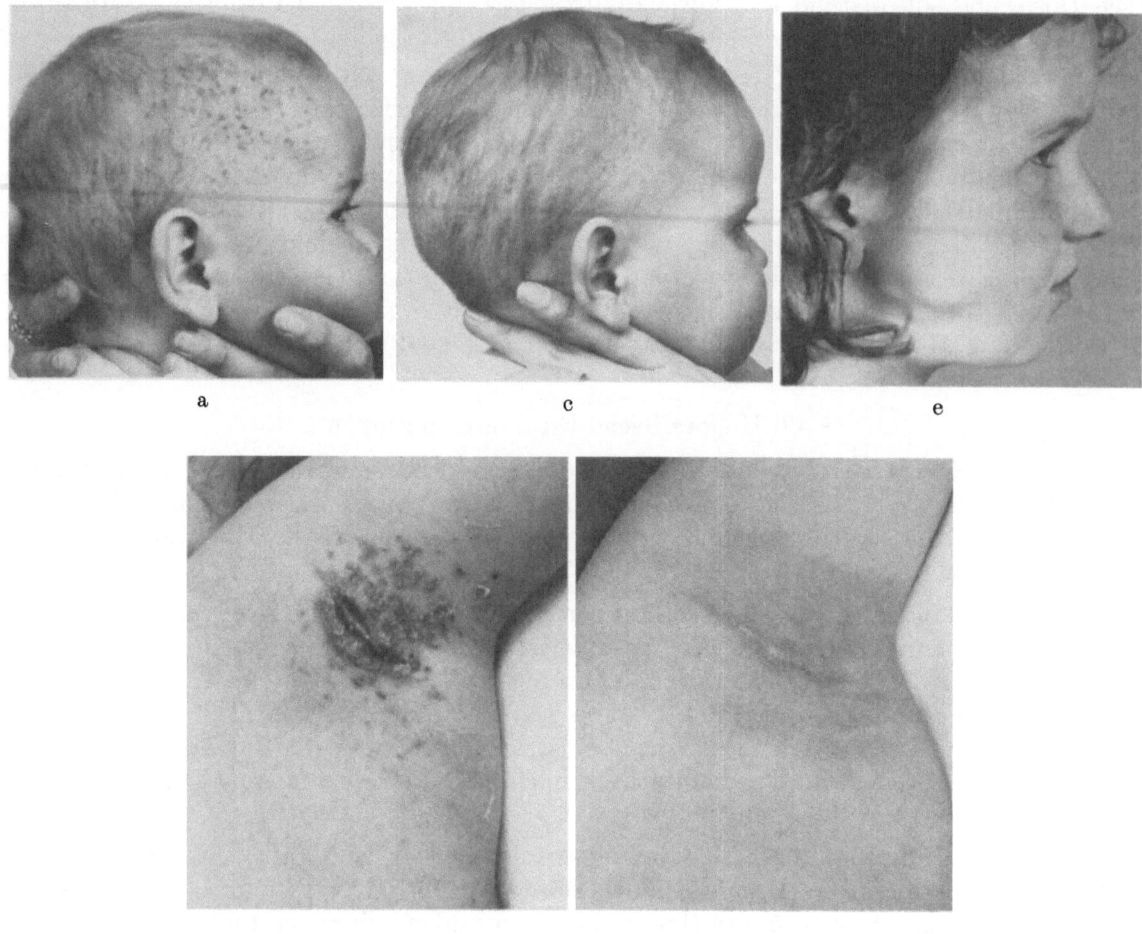

Abb. 34a—e. *Retikuloendotheliom (eosinophiles Granulom Letterer-Siwe).* a und b Vor Bestrahlung; c und d 3 Monate nach Bestrahlung (total 700 R); e $4^3/_4$ Jahre nach Bestrahlung

β) *Proliferative Letterer-Siwe-Krankheit*

Auch diese generalisierte Krankheit wird im allgemeinen nicht bestrahlt. Wir haben jedoch mit den Pädiatern zusammen einen Fall erfolgreich mit Röntgenweichstrahlen angegangen (Beispiel, Abb. 34).

Beispiel (Abb. 34): *Reticuloendotheliom (eosinophiles Granulom Letterer-Siwe).* Die $1^5/_{12}$ Jahre alte *Sch. Margrit* erkrankte mit 8 Monaten an papulo-erythemato-squamösen Veränderungen an Kopf, besonders temporal, Stamm, axillär und inguinal, zum Teil tumorös mit Rhagadenbildung und Schuppenkrusten. Schädel- und Skelet-Röntgenaufnahmen o.B. *Histologie:* Unterhalb der Epidermis lymphocytäre und retikuläre, herdweise eosinophile Infiltrate. *Diagnose:* Reticuloendotheliom, Typus Letterer-Siwe. Nachdem 3 Wochen lang täglich 30 mg Prednison keinen Erfolg brachte, wurde Röntgenweichbestrahlung versucht. Auf 7mal 100 R (30 kV, 0,5 mm Al Filter, HWD 0,3 mm Al, 2mal pro Woche gegeben), total 700 R Rückgang der Hautveränderungen. Nachbehandlung mit Cortison (Storck, 1959).

γ) *Eosinophiles Granulom*

Diese Gruppe ist die gutartigste Form der Histiocytosen. Neben einzelnen oder wenigen eosinophilen Granulomen im Knochen kommen auch tumoröse Hautgranulome einzeln oder gruppiert, besonders des Gesichtes vor (Granuloma eosinophilicum faciei).

Die eosinophilen Granulome gelten als strahlenrefraktär. Es werden mehrere Einzeldosen zu 200—500 R in größeren Zeitabständen gegeben (F. J. Sullivan, 1960; G. H. Bode, 1970). Unterspritzung mit Corticoiden, eventuell Excisionen sind oft erfolgreicher

(Degos, 1960). Einzelne tumoröse eosinophile Granulome können mit Mycosis fungoides in Beziehung stehen (W. Gertler, 1955). Gelegentlich reagierten sie dann gut auf Röntgen, z.B. 1mal 200 R mit 60 kV ohne Filter (X. Vilanova, 1959). A. Wiskemann berichtet 1969 über einen Fall mit multiplen eosinophilen Granulomen an Stirn, Wange und Scrotum, die auf Röntgenbestrahlung von total 1200—2400 R gut reagierten, dann aber rezidivierten unter Auftreten neuer Infiltrate und Generalisation mit Blut- und Knochenmarkeosinophilie. O. Hornstein behandelte ein tumorförmiges eosinophiles Granulom mit Dermopan Stufe IV, 5mal 250 R, total 1000 R. Offenbar sollte man aber doch mit der Totaldosis höher gehen, z.B. auf 2400 R (C. G. Schirren, 1963).

Wir selbst sahen einige Fälle von eosinophilem Granulom des Gesichtes, welche auf Röntgenweichbestrahlungen gut ansprachen. Ein Patient erhielt z.B. bei 2 präaurikulären Granulomen erfolgreich 3 Serien zu 3mal 200 R, 40 kV, 1 mm Al Filter (HWD 0,7 mm Al) total 1800 R. Ein anderer Patient mit eosinophilen Granulomen des Gesichtes wurde mit gutem Erfolg 4mal 400 R (2mal pro Woche, 40 kV, 1 mm Al Filter, HWD 0,7 mm Al) total 1600 R gegeben. Bei einer anderen Patientin mit multiplen eosinophilen Granulomen des Gesichtes heilten einige Herde auf 6mal 200 R (30 kV, 0,5 mm Al HWD 0,3 mm Al) total 1200 R, wobei aber andere Granulome auf diese Dosierung rezidivierten. Auch wir können deshalb sagen, daß diese Krankheit nicht strahlenresistent, wohl aber relativ unempfindlich ist, so daß Totaldosen von mindestens 1600 R notwendig erscheinen.

Literatur

Kapitel B. I: 1. u. 2.

Abraham, E. P., Berry, R. J.: Some biological effects of radiantenergy. In: H. Florey, General pathology, 4th ed., p. 781. London: Lloyd Luke 1970.

Albertini, A. v.: Normales und Geschwulst-Bindegewebe. In: Histologische Geschwulstdiagnostik, S. 17. Stuttgart: Thieme 1955.

Andrade, M. R.: Die präcanceröse und canceröse Wucherung von Epidermis und Anhangsgebilden. In: J. Jadassohn, Handbuch Haut- und Geschlechtskrankheiten, Erg.-Bd. I/2, S. 344. Berlin-Göttingen-Heidelberg-New York: Springer 1964.

Berenblum, I.: The nature of tumor growth. In: H. Florey, General pathology, 4th ed., p. 645. London: Lloyd Luke 1970.

Bloch, B.: Cancerous and precancerous affections from the dermatological viewpoint. Cancer review, p. 65, February (1932).

Broders, A. C.: Practical points on the microscopic grading carcinome. N.Y. St. J. Med. **32**, 667 (1932).

Bullough, W. S., Laurence, E. B.: Tissue homeostasis in adult mammals. In: Montagna, W., and R. L. Dobson, Advances in biology of skin, vol. VII, 22. Oxford: Pergamon Press 1966.

— — Control of mitosis in rabbit V x 2 epidermal tumors by means of the epidermal Chalone. Europ. J. Cancer **4**, 587 (1968).

Gans, O., Steigleder, G. K.: Echte Geschwülste. In: Histologie der Hautkrankheiten, Bd. II, S. 329. Berlin-Göttingen-Heidelberg: Springer 1957.

— — Entwicklungsstörungen. In: Histologie der Hautkrankheiten, Bd. II, S. 190. Berlin-Göttingen-Heidelberg: Springer 1957.

Gans, O., Steigleder, G. K.: Normale und pathologische Anatomie der Haut. In: J. Jadassohn, Handbuch der Haut- und Geschlechtskrankheiten, Erg.-Bd. I/1 und I/2. Berlin-Heidelberg-New York: Springer 1968.

Harris, H.: Cell growth and multiplication. In: H. Florey, General pathology, 4th ed., S. 630. London: Lloyd Luke 1970.

Jacob, F., Monod, J.: Genetic regulatory mechanisms in the synthesis of proteins. J. molec. Biol. **3**, 318 (1961).

Lever, W. F.: Histopathology of the skin, 4th ed., Pitman. London: Medical Publishing Co. 1967.

Lund, H. Z.: Tumors of the skin. Section 1, Fasc. 2, Washington D. C. Armed Forces Inst. of Path. (1957).

Madsen, A.: The histogenesis of superficial basal-cell epitheliomas. Arch. Derm. **72**, 29 (1955).

Miescher, G.: Die Präcancerose der Haut und der angrenzenden Schleimhäute. Schweiz. med. Wschr. **73**, 1072 (1943).

Montgomery, H.: Precancerous dermatoses. In: Dermatopathology. New York: Harper & Row Publ. 1967.

Pinkus, H.: The Borderline between cancer and noncancer. In: The year book of dermatology, 1966/67, 5—33. Chicago: The Year Book Publ. 1967.

— Mehregan, A. M.: Epidermal nevi and benign epidermoid tumors. In: A guide to dermatohistopathology, p. 387. New York: Meredith Corporation 1969.

— — Mesodermal nevi and mesodermal and neural tumors. In: A guide to dermatohistopathology, p. 479. New York: Meredith Corporation 1969.

Pinkus, H., Mehregan, A. M.: Precancerous keratoses, squamous cell carcinoma and pseudocarcinoma. In: A guide to dermatohistopathology, p. 400. New York: Meredith Corporation 1969.
Ritchie, A. C.: The classification, morphology and behaviour of tumors. In: H. Florey, General pathology, p. 668, 4th ed. Lloyd Luke: London 1970.
Rytömaa, T., Kiviniemi, K.: Chloroma regression induced by the granulocytic chalone. Nature (Lond.) **222**, 995—996 (1969).
Walther, H. E.: Krebsmetastasen. Basel: Benno Schwabe 1948.
Zackheim, H. S.: Origin of the human basal-cell epithelioma. J. invest. Derm. **40**, 283 (1963).

Kapitel B. I: 3. u. 4.

Abraham, E. P., Berry, R. J.: Some biological effects of radiant energy. In: H. Florey, General pathology, p. 781. London: Lloyd Luke 1970.
Aksenova, N. N., Vakhtin, J. B., Vorobyew, V. I., Olenov, J. M.: Effect ob ribonuclease on antitumor activity of ribonucleic acid from normal tissues. Nature (Lond.) **207**, 4992 (1965).
Albert, R. E., Newman, W., Altshuter, B.: The dose-response relationsships of beta ray-inoced skin tumors in the rat. Radiat. Res. **15**, 410 (1961).
Alexander, P.: Immunotherapy of Cancer: experiments with primary tumors and syngeneic tumor grafts. Progr. exp. Tumor Res. (Basel) **10**, 22 (1968).
Almeida, J. D., Ham, A. W.: The position of oncogenic viruses in a classification of viruses based on particle morphology. Progr. exp. Tumor Res. (Basel) **6**, 1 (1965).
Arundell, F. D., Karasek, A., Gates, A. H.: 7,12-dimethylbenzanthracene tumor induction in mutant (Hairless asebic) mice. J. invest. Derm. **52/2**, 119 (1969).
Barnes, J. M., Schoental, R.: Experimental liver tumors. Brit. med. Bull. **14**, 165 (1958).
Bauer, K. H.: Das Krebsproblem. Berlin-Göttingen-Heidelberg: Springer 1949.
Berenbaum, M. C.: Effects of carcinogens on immune processes. Brit. med. Bull. **20**, 159 (1964).
Berenblum, J.: The study of tumor in animals. In: H. Florey, General pathology. London: Lloyd Luke 1970.
Bernhard, W.: Electron microscopy of tumor cells and tumor viruses. Cancer Res. **18**, 491 (1958).
— Microscopie électronique et théorie virale du cancer. Problèmes du passé et perspectives de l'avenir. Mém. Acad. roy. Méd. Belg. IIe série. **6**, 15 (1967).
— The riddles of cancer cells. Indian J. Cancer **5**, 1 (1968).
Berwald, L., Sachs, L.: In vitro transformation of normal cells to tumor cells by carcinogenic hydrocarbon. J. nat. Cancer Inst. **35**, 641 (1965).
Bingham, E. L., Horton, A. W.: Environmental carcinogenesis: experimental observations related to occupational cancer. In: Advances in biology of skin, from Montagna, W., Dobson, R. L., Vol. VII, 183. Oxford: Pergamon Press 1966.
Bischoff, F.: Carcinogenesis throgh cholesterol and derivatives. Progr. exp. Tumor Res. (Basel) **3**, 412 (1963).
Bloch, B.: Die experimentelle Erzeugung von Röntgencarcinomen beim Kaninchen, nebst allgemeinen Bemerkungen über die Genese der experimentellen Carcinome. Schweiz. med. Wschr. **38**, 54 (1924).
Blumenthal, H. T., Rogers, J. B.: Spontaneous and induced tumors in the Guinea pig with special reference to the factor of age. Progr. exp. Tumor Res. (Basel) **9**, 261 (1967).
Bock, F. G.: Early effects of hydrocarbons on mammalian skin. Progr. exp. Tumor. Res. (Basel) **4**, 126 (1964).
Born, W.: Therapeutische Anwendung von Radioisotopen in der Dermatologie. Proc. 12. internat. Congress Derm. **1**, 662 (1962).
Boutwell, R. K.: Some biological aspects of skin carcinogenesis. Progr. exp. Tumor Res. (Basel) **4**, 207 (1964).
Boyland, E.: Recent progress in carcinogenesis. Biochemical aspects. Progr. exp. Tumor Res. (Basel) **1**, 162 (1960).
— Polycyclic hydrocarbons. Brit. med. Bull. **20**, 120 (1964).
Brauer, E. W.: Dicussion in Proc. 12. International Congr. Derm. Washington 1962, vol. 1. Excerpta Medica. Found. Washington D. C.
Brookes, P., Lawley, P. D.: Alkylating agents. Brit. med. Bull. **20**, 91 (1964).
Buerger, L. F., Monteleone, P. N.: Tumorzellinfiltrate in der Skeletmuskulatur bei Leukämie und Lymphomen. Cancer (Philad.) **19**, 1416 (1966).
Bullough, W. S., Laurence, E. B.: Tissue homeostasis in adult mammals. In: Advances in biology of skin, from Montagna, W., Dobson, R. L., Vol. VII, 22. 1. Oxford: Pergamon Press 1966.
— — Control of mitosis in rabbit Vx2 epidermal tumors by beans of the epidermal chalones. Europ. J. Cancer **4**, 587 (1968).
Burch, P. R. J.: New approach to cancer. Nature (Lond.) **225**, 5232, 512 (1970).
Burnet, M.: Immunological factors in the process of carcinogenesis. Brit. med. Bull. **20**, 154 (1964).
Casarett, G. W.: Experimental radiation carcinogenesis. Progr. exp. Tumor Res. (Basel) **7**, 49 (1965).
Caso, L. V.: The relation of the immune reaction to cancer. Advanc. Cancer Res. **9**, 47 (1965).
Cater, D. B.: The carcinogenic action of carrageenin in rats. Brit. J. Cancer **15**, 607 (1961).
Cipollaro, A. C., Crossland, P. M.: X-Rays and Radium in the treatment of diseases of the skin. Philadelphia: Lea & Febiger 1967.
Cook, J. W., Hewett, C. L., Hieger, I.: The isolation of a cancerproducing hydrocarbon from coal tar. Part. I, 2 and 3. J. chem. Soc. **1**, 395 (1933).
Cowdry, E. V.: Epidermal carcinogenesis. In: Advanc. Cancer Res. **1**, 57 (1953).
Currie, A. N.: Zit. n. Roe, F. J. C., und Lancaster, M. C. In: Natural, metallic and other substances as carcinogens. Brit. med. Bull. **20**, 127 (1964).

DANIELS, F., JR.: Ultraviolet carcinogenesis in man. J. nat. Cancer Inst. **10**, 407 (1963).

DAVIS, K. J., FITZHUGH, O. G.: Zit. nach ROE und LANCASTER. In: Natural, metallic and other substances as carcinogens. Brit. med. Bull. **20**, 127 (1964).

DICKENS, F.: Carcinogenic lactones and related substances. Brit. med. Bull. **20**, 96 (1964).

DOBBERSTEIN, J.: Über Tumoren bei Haustieren; der Krebse der Tiere im Vergleich zum Krebs des Menschen. Strahlentherapie **96**, 259 (1955).

— TAMASCHKE, CH.: Tumoren. In: Pathologie der Laboratoriumstiere von COHRS, P., JAFFÉ, R., MEESSEN, H., Bd. 2, S. 470. Berlin-Göttingen-Heidelberg: Springer 1958.

DONIACH, I.: Zit. nach ROE, F. J. C., LANCASTER, M. C. In: Natural, metallic and other substances as carcinogens. Brit. med. Bull. **20**, 127 (1964).

DREIFUSS, W., BLOCH, B.: Über die künstliche Erzeugung von metastasierenden Mäusekarzinomen durch Bestandteile des Teerpeches. Arch. Derm. **140**, 6 (1922).

DRUCKREY, H.: Krebserzeugung durch chemische Substanzen. In: Fortschritte der Krebsforschung, Bd. 37, von SCHMIDT, C. G., WETTER, O. Stuttgart: Schattauer 1969.

DURAN-REYNALS, M. L.: Combined effects of chemical carcinogenic agents and viruses. Progr. exp. Tumor Res. (Basel) **3**, 148 (1963).

EPSTEIN, J. H.: Ultraviolet light carcinogenesis. In: MONTAGNA, W., DOBSON, R. L., Advances in biology of skin, Vol. VII, 215. Oxford: Pergamon Press 1966.

ESCH, G. J. v., GENDEREN, V., VINK, H. H.: The production of skin tumors in mice by oral treatment with urethane, propyl-N-chlorphenyl carbamate or isopropyl-N-chlorophenyl carbamate in combination with skin painting with corton oil and Tween 60. Brit. J. Cancer **12**, 355 (1958).

EULER, H. v.: Chemotherapie und Prophylaxe des Krebses. Stuttgart: Thieme 1962.

FALKE, D.: Virusbedingte Tumoren. Dtsch. med. Wschr. **90**, 440 (1965).

FIERZ, U.: Katamnestische Untersuchungen über die Nebenwirkungen der Therapie mit anorganischem Arsen bei Hautkrankheiten. Dermatologica (Basel) **131**, 41 (1965).

FINZI, C., DAUDEL, P., PRODI, G.: Interference among polycyclic hydrocarbon in experimental skin carcinogenesis. Europ. J. Cancer **3**, 497 (1968).

FISCHER, W., KÜHL, I.: Geschwülste der Laboratoriumsnagetiere. In: Beiträge zur Krebsforschung, Bd. 6. Dresden: Steinkopff 1958.

FISHER, B., FISHER, E. R., FEDUSKA, N.: Begünstigt Trauma das Wachstum von Krebsmetastasen? Cancer (Philad.) **20**, 23 (1967).

FRIEDMANN, M., PEARLMAN, A. W.: Time-dose studies in irradiation of mycosis fungoides isoeffect curve and tumor lethal dose. Radiology **66**, 374 (1956).

FRIEDRICH, W.: Licht und Krebs. Arch. Geschwulstforsch. **1**, 137 (1949).

FRITZ-NIGGLI, H.: Strahlengenetik in dermatologischer Sicht. In: Handbuch der Haut- und Geschlechtskrankheiten von J. JADASSOHN, Bd. VII, S. 205. Berlin-Heidelberg-New York: Springer 1966.

FÜRST, A., HARO, R. T.: A survey of metall carcinogenesis. Progr. exp. Tumor Res. (Basel) **12**, 102 (1969).

GÄRTNER, H.: Biologische Grundlage der medizinischen Anwendung radioaktiver Substanzen. In: Handbuch der Haut- und Geschlechtskrankheiten von A. MARCHIONINI und C. G. SCHIRREN, Bd. V/2, S. 773. Berlin-Göttingen-Heidelberg: Springer 1959.

GLÜCKSMANN, A.: Carcinogenesis (in Cellular basis and aetiology of late somatic effects of ionizing radiation). Acad. Press. **83**, 67 (1963).

GOTTRON, H. A., SCHÖNFELD, W.: Dermatologie und Venerologie, Bd. II/1. Stuttgart: Thieme 1958.

GRAFFI, A., BIELKA, H.: Probleme der experimentellen Krebsforschung. Acta biol. med. germ. **16**, 1 (1966).

GROSS, L.: Oncogenic viruses. New York: Pergamon Press 1961.

GUTHRIE, J.: Zit. nach ROE und LANCASTER. Natural, metallic and other substances, as carcinogens. Brit. med. Bull. **2**, 127 (1964).

HADDOW, A.: The physiopathology of cancer, 2nd. ed., S. 605. London: Cassell 1958.

— Mechanisms of carcinogenesis: chemical, physical and viral. Brit. med. Bull. **20**, 97 (1964).

HALME, E.: Vitalstoffe, Zivilisationskrankheiten, zit. nach ROE und LANCASTER: Natural, metallic and other substances, as carcinogens. Brit. med. Bull. **20**, 127 (1964).

HARBERS, E.: Nukleinsäuren, Biochemie und Funktionen. Stuttgart: Thieme 1969.

— Zur Rolle von Eu- und Heterochromatin bei Kanzerogenese und Wirkung einiger Zytostatika. In: Fortschritte der Krebsforschung, Molekularbiologie, Wachstum, Klinik von E. HARBERS. Stuttgart: Schattauer 1969.

HARINGTON, J. S.: The sulfhydryl group and carcinogenesis. Advanc. Cancer Res. **10**, 247 (1967).

HEATH, I. C.: Cobalt as a Carcinogen. Nature (Lond.) **173**, 822 (1954).

HEIDELBERGER, CH.: Malignant transformation in vitro by carcinogenic hydrocarbons. Science **155**, 214 (1967).

— GIOVANELLA, B. C.: Studies on the molecular and cellular mechanisms ofhy drocarbon carcinogenesis. In: MONTAGNA, W., DOBSON, R. L., Advances in biology of skin, Vol. VII. 105. Oxford: Pergamon Press 1966.

HELLRIEGEL, W.: Aussprache zu Vortrag Bode. Arch. klin. exp. Derm. **219**, 456 (1964).

HELLSTRÖM, K. E., HELLSTRÖM, I.: Cellular immunity against tumor antigens. Advanc. Cancer Res. **12**, 167 (1967).

HOMBURGER, F.: The Syrian golden hamster in chemical carcinogenesis research. Progr. exp. Tumor Res. (Basel) **10**, 164 (1968).

— KELLEY, T., JR., FRIEDLER, G.: Zit. nach F. J. C. ROE und M. C. LANCASTER. In: Natural, metallic and other substances, as carcinogens. Brit. med. Bull. **20**, 127 (1964).

Horton, A. W., Bingham, E. L., Graf Burton, M. J., Tye, R.: Carcinogenesis of the skin. III. The contribution of elemental sulfur and of organic sulfur compounds. Cancer Res. **25**, 1759 (1965).

Hueper, W. C.: Zit. nach Roe, F. J. C., Lancaster, M. C.: Natural, metallic and other substances, as carcinogens. Brit. med. Bull. **20**, 127 (1964).

Iversen, O. H.: Discussion on cell destruction and population dynamics in experimental skin carcinogenesis in mice. Progr. exp. Tumor Res. (Basel) **4**, 169 (1964).

Jadassohn, J.: Handbuch der Haut- und Geschlechtskrankheiten, Bd. 5/2, Ergänzungsband. Berlin-Göttingen-Heidelberg: Springer 1959.

Jones, D. C., Castanera, T. J., Kimeldorf, D. J., Rosen, V. J.: Radiation induction of skin neoplasms in the male rat. J. invest. Derm. **50**, 2 (1968).

Jonkhoff, A. R.: Zit. nach Bauer, K. H.

Juhasz, J., Balo, J., Kendrey, G.: Zit. nach Roe, F. J. C., Lancaster, M. C. In: Natural, metallic and other substances, as carcinogens. Brit. med. Bull. **20**, 127 (1964).

Kärcher, K. H.: Anwendung radioaktiver Isotope in der Dermatologie. Arch. klin. exp. Derm. **219**, 494 (1964).

Kennaway, E. L.: 57. Further experiments on cancer producing substances. Biochem. J. **24**, 97 (1930).

Kimmig, J., Jänner, M.: Experimenteller Krebs. In: Handbuch der Haut- und Geschlechtskrankheiten, Bd. III/2, S. 741. Ergänzungsband von H. A. Gottron. Berlin-Heidelberg-New York: Springer 1969.

Kirby-Smith, J. S., Blum, H. F., Grady, H. G.: Penetration of ultraviolett radiation into skin, as a factor in carcinogenesis. J. nat. Cancer Inst. **2**, 403 (1942).

Knox, W. E.: The enzymic pattern of neoplastic tissue. Advanc. Cancer Res. **10**, 117 (1967).

Korpássy, B.: Zit. nach Roe, F. J. C., Lancaster, M. C. In: Natural, metallic and other substances, as carcinogens. Brit. med. Bull. **20**, 127 (1964).

Kühl, I.: Geschwülste der Haut in Geschwülste der Laboratoriumsnagetiere von Fischer, W., Kühl, I., Bd. 1. Dresden: Steinkopff 1958.

Laqueur, G. L.: Krebserzeugende Substanzen in Naturstoffen. In: Fortschritte der Krebsforschung von Schmidt, C. G., Wetter, O., S. 25-36 Stuttgart: Schattauer 1969.

Leitch, J. W., Kennaway, E. L.: Exp. production of cancer by arsenic. Brit. med. J. **1922 II**, 1107.

Lipkin, G.: Sex factors in growth of malignant melanoma in hamsters in vivo and in vitro correlation. (Klinik Prof. Baer New York, im Erscheinen.)

Luria, S. E.: Functional alterations of cells due to viruses. Nat. Cancer Inst., Monogr. **14**, 93 (1964).

Magee, P. N., Barnes, J. M.: The production of malignant primary hepatic tumors in the rat by feedingdimethyl-nitrosamin. Brit. J. Cancer **10**, 114 (1956).

— Schoental, R.: Carcinogenesis by nitroso compounds. Brit. med. Bull. **20**, 102 (1964).

Maher, V. M., Summers, W. C.: Mutagenic action of Aflatoxin B, on transforming DNA and inhibition of DNA template activity in vitro. Nature (Lond.) **225**, 5227, 68 (1970).

Martin, Ch. M.: Interactions of hydrocarbon carcinogens with viruses and nucleic acids in vivo and in vitro. Progr. exp. Tumor Res. (Basel) **5**, 134 (1964).

Matteis, F., de, Rimington, C.: Disturbance of prophyrin metabolism caused by griseofulvin in mice. Brit. J. Derm. **75**, 91 (1963).

McKenzie, I., Rous, P.: The experimental disclosure of latent neoplastic changes in tarred skin. J. exp. Med. **73**, 391 (1941).

Miescher, G.: Lichtgewöhnung und Lichtkrebs bei der weißen Maus. Z. Krebsforsch. **49**, 399 (1939).

— Besteht ein Zusammenhang zwischen dem Benzpyrengehalt und der carcinogenen Wirkung des Teers? Schweiz. med. Wschr. **71**, 1002 (1941).

Mohr, U., Althoff, J., Kinzel, V., Süss, R., Volm, M.: Melanoma regression induced by "chalone" of new tumor inhibiting principle acting in vivo. Nature (Lond.) **220**, 138 (1968).

Nasemann, Th.: Bedeutung der Virusarten für die Ätiologie der Tumoren. Fortschr. prakt. Derm. **4**, 170 (1962).

Negroni, G.: Progress with some tumor viruses of chickens and mammals: the problem of passenger viruses. Advanc. Cancer Res. **7**, 515 (1963).

Nelson, A. A., Fitzhugh, O. G., Calvery, H. O.: Zit. nach Roe und Lancaster.

Neubauer, O.: Zit. nach Roe und Lancaster.

Nishida, K., Nahagama, R., Numata, T.: Zit. nach Roe und Lancaster.

Oppenheimer, B. S., Oppenheimer, E. T., Danishefsky, J.: Further studies of polymers as carcinogenic agents in animals. Cancer Res. **16**, 75 (1955).

Prescott, D. M.: Regulation of cell reproduction. Cancer Res. **28**, 1815 (1968).

Preussmann, R.: Zum Wirkungsmechanismus karzinogener Aryldialkyltriazene, 163. In: Fortschritt der Krebsforschung von Schmidt, C. G., Wetter, O. Stuttgart: Schattauer 1969.

Raven, R. W.: Recent concepts of cancer prevention. Progr. exp. Tumor Res. (Basel) **10**, 133 (1968).

Rous, P., Kidd, J. G.: Conditional neoplasms and subthreshold neoplastic states. J. exp. Med. **73**, 365 (1941).

Richard, V.: On the nature of cancer; an analysis from concepts in current research. Oncology **22**, 6 (1968).

Richmond, H. G.: Zit. nach Roe und Lancaster.

Roe, F. J. C., Glendenning, O. M.: The carcinogenicity of beta-propiolactone for mouse-skin. Brit. J. Cancer **10**, 357 (1956).

— Lancaster, M. C.: Natural, metallic and other substances, as carcinogens. Brit. med. Bull. **20**, 127 (1964).

Rosin, A., Rachmilewith, M.: Zit. nach Roe und Lancaster.

Roth, D., Sage, H. H.: Defective photochemical Repair in epithelium predisposed to field cancerization. Cancer (Philad.) **24**, 511 (1969).

RUBIN, B. A.: Carcinogen-induced tolerance to homotransplantation. Progr. exp. Tumor Res. (Basel) **5**, 217 (1964).

RYTÖMAA, T., KIVINIEMI, K.: Control of DNA duplication in rat chloroleukaemia by means of the granulocytic chalone. Europ. J. Cancer **4**, 595 (1968).

SALAMAN, M. H., ROE, F. J. C.: Cocarcinogenesis. Brit. med. Bull. **20**, 139 (1964).

SANDER, J.: Über die Entstehung kanzerogener Nitrosamine unter physiologischen Bedingungen. In: Fortschritt der Krebsforschung von C. G. SCHMIDT und O. WETTER, S. 181. Stuttgart: Schattauer 1969.

SARGEANT, K., O'KELLY, J., CARNAGHAN, R. B. A., ALLCROFT, R.: Zit. nach ROE und LANCASTER.

SHIMKIN, M. B., TRIOLO, V. A.: History of chemical carcinogenesis: some prospective remarks. Progr. exp. Tumor Res. (Basel) **11**, 1 (1969).

SHUBIK, PH.: Some Biological implications of chemical carcinogenesis. Advances in biology of skin, Vol. VII, 89, von MONTAGNA, W., DOBSON, R. L. Oxford: Pergamon Press 1966.

SOUTHAM, CH. M.: Evidence for cancer-specific antigens in man. Progr. exp. Tumor Res. (Basel) **9**, 1 (1967).

SUNDERMAN, F. W., DONNELLY, A. J., WEST, A. J., KINCAID, J. F.: Zit. nach ROE und LANCASTER.

SZENT-GYÖRGYI, A.: Cell division and cancer. Substances which promote or retard cell growth may provide keys to fundamental problems of cellular biology. Science **149**, 34 (1965).

— On retine: Proc. nat. Acad. Sci. (Wash.) **57**, 1642 (1967).

— Studies on cellular regulations. Perspect. Biol. Med. **11**, 350 (1968).

SCHEPERS, G. W. H.: Zit. nach ROE und LANCASTER.

SCHIRREN, C. G.: Welche Bedeutung kommt der dermatologischen Strahlentherapie heute zu? (Symposium.) Proc. 12. Internat. Congr. Derm. **1**, 608 (1962).

— Radioaktive Substanzen in der Therapie von Hautkrankheiten. Arch. klin. exp. Derm. **219**, 474 (1964).

SCHMÄHL, D.: Karzinogene Wirkung von Cyclophosphamid und Triazichon bei Ratten. Dtsch. med. Wschr. **92**, 1150 (1967).

SCHÜRCH, O.: Studien über Präcancerosen mit besonderer Berücksichtigung des experimentellen Röntgencarcinoms. Z. Krebsforsch. **32**, 449 (1930).

SCOTT, E. J. VAN: Reaction Patterns of normal and neoplastic epithelium. In: MONTAGNA, W., DOBSON, R. L., Advances in biology of skin, vol. 7, p. 75. Oxford: Pergamon Press 1966.

STEINER, P. E., EDGCOMB, J. H.: Carcinogenicity of 1,2-benzanthracene. Cancer Res. **12**, 657 (1952).

STEWART, H. L.: Experimental cutaneous carcinoma. In: HOMBURGER, F., FISHMAN, W. H., The pathology of cancer, p. 62. New York: Hoeber & Harper Book 1953.

STICHER, A.: Transplantable Lymphosarkome des Hundes. Z. Krebsforsch. **1**, 413 (1904).

STOKER, M.: Cell-virus relationsships with tumor viruses. Brit. med. Bull. **20**, 145 (1964).

STRANDQUIST, M.: Studien über die kumulative Wirkung der Röntgenstrahlen bei Frequentierung. Acta radiol. (Stockh.) **55**, 223 (1944).

STREFFER, C.: Strahlenempfindlichkeit von Zellen und Geweben der Säugetiere. In: Strahlenempfindlichkeit lebender Organismen, S. 20. Berlin-Heidelberg-New York: Springer 1969.

SULZBERGER, M. B., SHERWIN, R. W., HERRMANN, W. F.: Delayed contact-type sensitization to methylcholanthrene in guinea-pigs. J. invest. Derm. **39**, 179 (1962).

TANNENBAUM, A.: Contribution of Urethan Studies to the Understanding of Carcinogenesis. Nat. Cancer Inst., Monogr. **14**, 341 (1964).

TERASIMA, T., TOLMACH, L. J.: Variations in several responses of HeLa Cells to X-Irradiation during the division cycle. Biophys. J. **3**, 11 (1963).

THORMANN, TH.: Die Anwendung von β-Strahlern in der dermatologischen Strahlentherapie. Zbl. Haut- u. Geschl.-Kr. **115**, 56 (1963/64).

TÖNZ, O.: Zit. nach ROE und LANCASTER.

TRAININ, N.: Adrenal imbalance in mouse skin carcinogenesis. Cancer Res. **23**, 415 (1969).

TSCHERKES, L. A., VOLGAREV, M. N., APTEKAR, S. G.: Zit. nach ROE und LANCASTER.

URAGASCHIHI, K., TATSUNO, T., TSUKIOKA, M., SAKAI, Y., SAKAI, F., KOBAYASHI, Y., SAITO, M., ENOMOTO, M., MIYAKE, M.: Zit. nach ROE und LANCASTER.

URBACH, F., DAVIES, R. E., DONALD FOREST, P.: Ultraviolet radiation and skin cancer in man. In Advances in biology of skin, **7**, 195, von MONTAGNA, W., DOBSON, R. L. Oxford: Pergamon Press 1966.

VASILIEV, J. M., GUELSTEIN, V. I.: Local cell interactions in neoplasms and in the foci of carcinogenesis. Progr. exp. Tumor Res. (Basel) **8**, 26 (1966).

WALPOLE, A. L., ROBERTS, D. C., ROSE, F. L., HENDRY, J. A., HOMER, R. F.: Cytotoxic agents: IV. The carcinogenic actions of some monofunctional ethylenimine derivatives. Brit. J. Pharmacol. **9**, 306 (1954).

WASER, P. G.: Chronisches Mikrotrauma und Präneoplasie. Z. allg. Path. Bakt. **9**, 129 (1946).

WEIDENREICH-SHERWIN, R., HERRMANN, F.: The phase of the hair cycle at the time of chemical carcinogen exposure and epidermal tumor development in mice. Dermatologica (Basel) **128**, 232 (1964).

YAMAGIWA, K., ISHIKAWA, K.: Experimental study of the pathogenesis of carcinoma. J. Cancer Res. **3**, 1 (1918).

ZACKHEIM, H. S.: Comparative cutaneous carcinogenesis in the rat. Differential response to the application of anthramine, methyl-cholanthrene and dimethylbenzanthracene. Oncologia (Basel) **17**, 236 (1964).

ZOLLINGER, H. U.: Zit. nach ROE und LANCASTER.

Kapitel B. I: 1.—5.

ABELE, D. C., DOBSON, R. L.: The treatment of mycosis fungoides with a new agent, cyclophosphamide (Cytoxen). Arch. Derm. **82**, 725—731 (1960).

Achten, G., Oost, A. van, Ledoux-Corbusier, M.: 5. Fluorouracil (5-FU) ointment in the treatment of basal cell epithelioma histological control over a long duration. Dermatologica (Basel) **140**, Suppl. I, 59—64 (1970).

Azzolini, A., Santini, R., Veneziani, A.: Contributo della chirurgia plastica alla terapia degli epiteliomi dell'estremo cefalico; rilievi e considerazioni su 198 casi. G. ital. Derm. **4**, 279—316 (1967).

Banzet, P., De La Caffinière, J. Y., Dufourmentel, C.: A propos de 40 cas de tumeurs malignes traitées par chimiothérapie loco-régionale et générale dans un service de chirurgie. J. Chir. (Paris) **97**, 186—196 (1969).

Belisario, J. C.: La chimio-chirurgie du cancer de la peau. Ann. Derm. Syph. (Paris) **88**, 613—622 (1961).

— Chemotherapy of skin cancer: rodent and aquamous carcinomas and Bowen's disease. Proc. XII Intern. Congr. Dermatol. Washington, Exc. Med. Int. Congr. Series No 55, p. 341—350 (1963).

— Chemotherapie des Hautkrebses. Hautarzt **14**, 438—443 (1963).

— Topical cytotoxic therapy for cutaneous cancer and precancer. Arch. Derm. **92**, 293—303 (1965).

— Ten year's experience with topical cytotoxic therapy for cutaneous cancer and precancer. Cutis **6**, 293—304 and 401—412 (1970).

Boer, W. G. R. M. de, Borhouts, J. M. H. M., Huffstadt, A. J. C., Oldhoff, J.: Chirurgische Behandlung von plano- und basocellularen Hautcarcinomen. Ned. T. Geneesk. **108**, 1566—1574 (1964).

Brandl, K., Schneider, W.: Versuchsweise lokale zytostatische Behandlung des Vulvakarzinoms mit Vinblastin. Krebsarzt **22**, 385—390 (1967).

Brennhovd, I. O., Poppe, E.: Behandlingsproblemer ved carcinoma ani. Nord. Med. **80**, 1122—1125 (1968).

Cilingiroglu, H. K.: Die Behandlung des Karzinoms der Unterlippe nach der Methode von S. Dirvana. Zbl. Chir. **91**, 858—861 (1966).

Conley, J. J., Novak, A. J.: The surgical treatment of malignant tumors of the ear and temporal bone. I. Arch. Otolaryng. **71**, 635—652 (1960).

Cook, J. W.: The treatment of Kaposi's sarcoma with nitrogen mustard. In: Symposium on Kaposi's Sarcoma, p. 181—188, ed. L. V. Ackerman and J. F. Murray. Basel-New York: J. Karger 1963.

Degos, R.: Les cancers de la peau. Presse méd. **60**, 916—918 (1958).

— Lortat-Jacob, E., Beuve-Méry, M., Lefebvre, M. R.: Maladie de Kaposi majeure, complètement effacée après radiothérapie et chloraminophène. Ann. Derm. Syph. **93**, 159—161 (1966).

— Touraine, R., Belaich, S., Vachon, N.: Le traitement de la maladie de Kaposi par le Chlorambycyl (chloraminophène). Dermatologica (Basel) **135**, 345—354 (1967).

— — Civatte, J., Belaich, S., Franck, D.: Maladie de Kaposi. A propos de 28 cas. Ann. Derm. Syph. **91**, 113—126 (1964).

Denecke, H. J.: Die Carcinom-Chirurgie des alternden Antlitzes. Aesthet. Med. **1967**, 57—59.

Dillaha, C. J., Jansen, G. T., Honeycutt, W. M., Bradford, A. C.: Selective cytotoxic effect of topical 5-fluorouracil. Arch. Derm. **88**, 247—256 (1963).

— — — Hot, G. A.: Further studies with topical 5-fluorouracil. Arch. Derm. **92**, 410—417 (1965).

Düben, W.: Tumoren der Hand. Chirurg **31**, 494—498 (1960).

Dulanto, F. de, Sanchez-Muros, J., Capilla, A. J., Henares, J. M., Seco, A. G.: Resultados del tratamiento quirurgico y reparador en 402 casos de cancer cutaneo-mucosco. Act. dermo-sifiliogr. (Madr.) **54**, 751—770 (1963).

Ebner, H.: Treatment of skin epitheliomas with 5-fluorouracil (5-FU) ointment influence of therapeutic design on recurrence of lesions. Dermatologica (Basel) **140**, Suppl. I, 42—46 (1970).

Fegen, P., Persky, L.: Squamous cell carcinoma of the penis. Arch. Surg. **99**, 117—120 (1969).

Fischer, E.: Die Lokalbehandlung oberflächlicher Karzinome und Präkanzerosen der Haut mit zytostatischen Salben. Dermatologica (Basel) **112**, 426—435 (1956).

Freeman, R. G., Knox, J. M.: Treatment of skin cancer. Berlin-Heidelberg-New York: Springer 1967.

Friederich, H. C.: Ästhetische Gesichtspunkte bei der Entfernung des Hautcarcinoms. Ästhet. Med. **10**, 197—203 (1961).

— Zur Methodik der operativen Entfernung des Unterlippenkarzinoms im Stadium I der Erkrankung nach Ellen und Ellen. Derm. Wschr. **150**, 393—407 (1964).

— Therapie des Oberlippenkarzinoms aus der Sicht der operativen Therapie des Dermatologen. Derm. Wschr. **151**, 1303—1322 (1965).

— Über die chirurgische Therapie der Hautkarzinome; Ergebnisse einer Nachuntersuchung nach 3 und 5 Jahren. Z. Haut- u. Geschl.-Kr. **42**, 623—631 (1967).

— Schnellen, B.: Handrücken-Karzinome aus der Sicht des Dermatologen. Derm. Wschr. **151**. 1175—1188 (1965).

Gill, W., Long, W., Fraser, J., Lee, P.: Cryosurgery for neoplasia. Brit. J. Surg. **57**, 494—502 (1970).

Goplerud, D. R., Keettel, W. C.: Carcinoma of the vulva. Amer. J. Obstet. Gynec. **100**, 550—553 (1968).

Graciansky, P. de, Boulle, St.: Epithéliomas cutanés. In: Atlas der Dermatologie. Paris: Maloine Edit. 1966.

Gros, M., Keiling, R., Le Gal, Y.: Contribution à X l'étude de l'action du cytostatique E 39 sur les épithéliomas. Thérapeutique **36**, 312—315 (1960).

Gross, R.: Klinische Erfahrungen mit neuen Mustard-Nitrogen-Phosphamidestern bei Retikulosen und Karzinomen. Acta Un. int. Cancr. **16**, 855—859 (1960).

Grupper, Ch., Sirkis, L.: Le thitépa en applications locales avec occlusion dans le mycosis fongoide. Bull. Soc. franc. Derm. Syph. **72**, 338—340 (1965).

Gumport, S. L.: Surgical treatment. N. Y. St. J. Med. **68**, 869—871 (1968).

Haas, E.: Klinik und Therapie der Gesichtshautkarzinome. Z. Laryng. Rhinol. **41**, 260—270 (1962).
— Chirurgische Behandlung von Lippentumoren. Z. Laryng. Rhinol. **44**, 276—291 (1965).
Hell, E., Boeckl, O.: Regionale Perfusionstherapie bei Extremitätentumoren. Chir. Praxis **13**, 369—373 (1969).
Helm, F., Klein, E., Traenkle, H. L., Rivera, E. P.: Studies on the local administration of 2,3,5-Tri-ethylene-imino-1,4-benzo-quinone (Trenimon) to epitheliomas. J. invest. Derm. **45**, 152—159 (1965).
Higuchi, K.: Der therapeutische Erfolg von Antikrebsmedikamenten bei Hautkrebs. Hautarzt **15**, 548—551 (1964).
— Milgrom, H., Phelan, J. T., Klein, E.: Zur chemochirurgischen Behandlung der Hautkarzinome. Derm. Wschr. **150**, 451—458 (1964).
Hornstein, O.: Zytostatische Behandlung maligner Tumoren der Haut. Therapiewoche **13**, 201—205 (1963).
Huriez, Cl., Desmons, F., Desurmont, M.: Azote liquide et épithéliomas baso-cellulaires. Bull. Soc. franç. Derm. Syph. **68**, 78 (1961).
— — Lebeurre, R., Leperre, B., Lekieffre, M.: (a) Fréquence, variétés anatomo-cliniques et traitement du cancer cutané de nez. Bull. Soc. franç. Derm. Syph. **74**, 265—271 (1967).
— — Leperre, B., Lebeurre, M.: (b) Le traitement du cancer des lèvres. A propos de 230 observations. Bull. Soc. franç. Derm. Syph. **74**, 271—275 (1967).
— Lebeurre, R., Leperre, B.: Etude de 126 tumeurs auriculaires malignes observées en 9 ans à la clinique dermatologique universitaire de Lille. Bull. Soc. franç. Derm. Syph. **69**, 886—892 (1962).
Ichikawa, T., Nakano, I., Hirokawa, I.: Bleomycin treatment of the tumors of penis and scrotum. J. Urol. (Baltimore) **102**, 699—707 (1969).
Jesse, R. H.: Surgical management of skin cancer. In: Tumors of the skin, p. 225—247. Chicago: Yearbook Med. Publish. 1962.
Klein, E.: Tumors of the skin. X. Immunotherapy of cutaneous and mucosal neoplasms. N. Y. St. J. Med. **68**, 900—911 (1968).
— Milgrom, H., Helm, F., Ambrus, J. L., Traenkle, H. L., Stoll, H. L.: Tumors of the skin: I. Effects of local use of cytostatic agents. Skin **1**, 81—87 (1962).
— Stoll, H. L., Milgrom, H., Case, R. W., Traenkle, H. L., Graham, S., Laor, Y., Helm, F.: (a) Tumors of the skin: IV. Double-blind study on effects of local administration of anti-tumor agents in basal cell carcinoma. J. invest. Derm. **44**, 351—353 (1965).
— — — Traenkle, H. L., Case, R. W., Laor, Y., Helm, F., Nadel, R. S.: (b) Tumors of the skin. V. Local administration of anti-tumor agents to multiple superficial basal cell carcinomas. J. invest. Derm. **45**, 489—495 (1965).
— — — — Graham, S., Helm, F.: Tumors of the skin. VI. Study on effects of local administration of 5-fluorouracil in basal cell carcinoma. J. invest. Derm. **47**, 22—26 (1966).
— — Miller, E., Milgrom, H., Helm, F., Burgess, G.: The effects of 5-fluorouracil (5 FU) ointment in the treatment of neoplastic dermatoses. Dermatologica (Basel) **140**, Suppl. I, 21—33 (1970).
Kleine-Natrop, H.-E.: Die Behandlung von Basaliomen und senilen Keratomen in der dermatologischen Praxis. Dtsch. Gesundh.-Wes. **15**, 1958—1962 (1960).
— Richter, G., Ziegenbalg, H.: Zur Klinik und Therapie der Basalzellepitheliome und Spindelzellkarzinome, eine Zehnjahres-Analyse. Derm. Wschr. **155**, 469—484 (1969).
Krebs, J., Landes, E.: Cytostatische Therapie von Hautkrankheiten. Hautarzt **14**, 51—56 (1963).
— — Zur Endoxantherapie von malignen Wucherungen des reticulo-histiocytären Systems (Mycosis fungoides und Reticulosarkomatose). Hautarzt **16**, 76—78 (1965).
Kreibig, W.: Klinik und Therapie der Orbital- und Lidtumoren. Arch. Ohr.-, Nas.- u. Kehlk.-Heilk. **187**, 323 (1966).
Krüger, E.: Zur operativen Behandlung der Basaliome der Gesichtshaut. Chirurg **39**, 26—28 (1968).
Landes, E.: Über die Behandlung von Carcinomen und Präcancerosen mit 5-Fluorouracil. Arch. klin. exp. Derm. **237**, 237—240 (1970).
Lapière, S.: Mycosis fongoide. Encycl. Méd. Chir., Traité Dermatologie, fasc. 12780 A 10 (1962).
Larson, D. L., Lewis, S. R.: Basal and squamous cell carcinoma of the face. Tex. Rep. Biol. Med. **24**, 403—417 (1966).
Lynch, J. B., Rapperport, A., Lewis, S. R.: Treatment of carcinoma of the face. Sth. med. J. (Bgham, Ala.) **60**, 18—24 (1967).
Macomber, W. B., Wang, M. K. H., Sullivan, J. G.: Cutaneous epithelioma. A study of 853 lesions. Plast. reconstr. Surg. **24**, 545—562 (1959).
Marmelzat, W. L.: Mycosis fungoides; Local injection of triamcinolone. Calif. Med. **98**, 139—141 (1963).
Marquardt, R.: Untersuchungen zur Therapie maligner Tumoren der Lider und Bindehaut. Klin. Mbl. Augenheilk. **152**, 23—29 (1968).
Matanic, V.: Klinische Erfahrungen mit Tris-Aethylenimino-p-benzochinon bei Hautcarcinomen, primären Hautsarkomen und Melanomalignomen des Gesichtes und anderer Körperteile. Z. Haut- u. Geschl.-Kr. **38**, 209—222 (1965).
Mathé, G. (Clinical screening co-operative group of the european organization for research on the treatment of cancer): Study of the clinical efficiency of bleomycin in human cancer. Brit. med. J. **1970 II**, 643—645.
McInne, G. F., Freeman, J. M., Engler, H. S.: Control of basal cell carcinoma. 10-Year review. Amer. Surg. **31**, 828—830 (1965).
McKee, D. M.: Treatment of Basal Cell Carcinoma. Sth. med. J. (Bgham, Ala.) **57**, 209—215 (1964).
Mészaros, Cs., Nagy, E., Szodoray, L.: Die Behandlung von Basaliomen mit Colcemid und Colchicin. Z. Haut- u. Geschl.-Kr. **20**, 64—68 (1966).
Michel, P.-J., Cretin, J., Lépine, J.: Prémycosis rebelle au traitement classique. Heureux résultat d'un essai de traitement local antimitotique (thiotépa) sous pansement occlusif. Bull. Soc. franç. Derm. Syph. **72**, 27—30 (1965).

Mitchell, J. C., Hardie, M.: Treatment of basal cell carcinoma by curettage and electrosurgery. Canad. med. Ass. J. **93**, 349—352 (1965).

Mohs, F. E.: Chemosurgery: A microscopically controlled method of cancer excision. Arch. Surg. **42**, 279 (1941).

— Chemosurgical treatment of cancer of the skin: A Microscopically controlled method of excision. J. Amer. med. Ass. **138**, 564—571 (1948).

— Guyer, M. F.: Pre-excisional fixation of tissues in the treatment of cancer in rats. Cancer Res. **1**, 49 (1941).

Monaco, A. P., Austin, W. G.: Treatment of Kaposi's sarkoma of the lower extremity by extracorporeal perfusion with chemotherapeutic agents. New Engl. J. Med. **261**, 1045—1052 (1959).

Moragas, J. M., de, Gimenez-Camarasa, J. M.: 5-Fluorouracil ointment in tumors of the skin. Dermatologica (Basel) **140**, Suppl. I, 54—74 (1970).

Nelson, L. M.: Podophyllin-salicylic acid solution in treatment of basal cell carcinomas. Arch. Derm. **93**, 457—459 (1966).

Ott, F., Eichenberger-De-Beer, H., Storck, H.: The local treatment of precancerous skin conditions with 5-fluorouracil ointment. Dermatologica (Basel) **140**, Suppl. I, 109—113 (1970).

Petres, J., Haasters, J.: Zur operativen Behandlung fortgeschrittener Carcinome und Präcancerosen der Unterlippe. Hautarzt **20**, 219—222 (1969).

Pettavel, J.: Traitement chirurgical du cancer de l'anus. Praxis **57**, 1029—1031 (1968).

Phelan, J. T., Milgrom, H.: The use of the Mohs' chemosurgery technique in the treatment of skin cancers. Surg. Gynec. Obstet. **125**, 549—560 (1967).

Pierini, L., Grinspan, D.: Resulta dos obtenidos en el tratamiento de la Sarcomatosis de Kaposi por la penicilina. Rev. argent. Dermatosif. **32**, 3—14 (1948).

Pillat, A.: Die örtliche Behandlung der malignen Lidgeschwülste mit „Bayer E 39“. Krebsarzt **13**, 30—35 (1958).

Pollack, R. S.: The diagnosis and treatment of head and neck cancer. Oncology **21**, 29—48 (1967).

Ravasz, L., Karpati, G.: Über das Problem der Früh- und Spätrezidive des Lippenkarzinoms. Strahlentherapie **136**, 156—161 (1968).

Rossberg, G., Zimmer, M.: Das Karzinom der Ohrregion. Z. Laryng. Rhinol. **46**, 789—806 (1967).

Rosselli, D.: Indirizzi di terapia radiochirurgica negli epiteliomi cutanei; direttive techniche chirurgico-plastiche. Rass. Derm. Sif. **21**, 131—163 (1968).

Schirren, C. G.: Basaliombehandlung. Münch. med. Wschr. **111**, 2456—2457 (1969).

— Gruber, L.: (a) Zytostatica in der Dermatologie. Münch. med. Wschr. **106**, 345—348 (1964).

— — (b) Über den Wert einer zytostatischen Lokalbehandlung von Hautgeschwülsten. Münch. med. Wschr. **106**, 2101—2105 (1964).

Schreus, H. T.: Chlorzinkschnellätzung des Epithelioms. Hautarzt **2**, 317—319 (1951).

Schrire, T.: Über die Behandlung des Gesichtskrebses. Triangel **4**, 288—295 (1959/60).

Schulz, E. J., Falkson, G.: Benign and malignant skin diseases. Response to topical 5-fluorouracil. Med. Proc. (Johannesburg) **16**, 41—46 (1970).

van Scott, E. J., Auerbach, R., Clendenning, W. E.: Treatment of mycosis fungoides with cyclophosphamide. Arch. Derm. **85**, 499—501 (1962).

— Shaw, R. K., Crounse, R. G., Condit, P. T.: Effects of methotrexate on basal-cell carcinomas. Arch. Derm. **82**, 762—771 (1960).

Simpson, J. R.: The treatment of rodent ulcers by curettage and cauterization. Brit. J. Derm. **78**, 147—148 (1966).

Sipos, K.: Painting treatment of nitrogen mustard in mycosis fungoides. Dermatologica (Basel) **130**, 3—11 (1965).

Sladkowitsch, S. E.: Die Kryotherapie in der Dermato-Onkologie. Derm. Wschr. **150**, 419—435 (1964).

Spencer, M. C.: Cytoxan treatment of Kaposi's idiopathic hemorrhagic sarcoma. Illinois med. J. **129**, 252—255 (1966).

Stoll, H. L., Klein, E.: Tumors of the skin. XI. Effect of occlusive dressing on the local administration of 5-fluorouracil to superficial basal cell carcinoma. J. invest. Derm. **52**, 304—306 (1969).

— — Case, R. W.: Tumors of the skin. VII. Effects of varying the concentration of locally administered 5-fluorouracil on basal-cell carcinoma. J. invest. Derm. **49**, 219—224 (1967).

Sundell, B., Gylling, U., Soivio, A. I.: Treatment of Basal Cell Carcinoma by Plastic Surgery. Acta chir. scand. **131**, 249—253 (1966).

Sweet, R. D.: The treatment of basal cell carcinoma by currettage. Brit. J. Derm. **75**, 137—148 (1963).

Thiel van der Auwera, A.: L'épithélioma cutané et sa localisation auriculaire. Arch. belges Derm. **21**, 42—63 (1965).

Tourenc, R.: Le cancer du scrotum chez les décolleteurs. Presse méd. **72**, 2009—2012 (1964).

Tromovitch, T. A.: Skin cancer. Treatment by curettage and desiccation. Calif. Med. **103**, 107—108 (1965).

— Beirne, Cl.: Mohs' technique (cancer chemosurgery) treatment of recurrent cutaneous carcinomas. Cancer (Philad.) **19**, 867 (1966).

Watson, J. J., Wolkinson, R. D., Craig, G. E.: Topical nitrogen mustard in cutaneous lymphosarcoma. Mycosis fungoides. Canad. med. Ass. J. **87**, 1284—1285 (1962).

Weghaupt, K.: Das Vulvakarzinom und seine Behandlung. Strahlentherapie **136**, 270—278 (1968).

Westernhagen, B. von: Zur Behandlung der Ohrmuschelcarcinome. Z. Haut- u. Geschl.-Kr. **34**, 44—48 (1963).

Wilfingseder, P.: Epitheliome der Haut. Landarzt **44**, 1290—1298 (1968).

Williamson, G. S., Jackson, R.: Treatment of basal cell carcinoma by electrodesiccation and curettage. Canad. med. Ass. J. **86**, 855—862 (1962).

— — Treatment of squamous cell carcinoma of the skin by electrodesiccation and curettage. Canad. med. Ass. J. **90**, 408—413 (1964).

Wright, J. C., Lyons, M. L., Walker, D. G., Golomb, F. M., Medrek, Th. J.: Observations on the use of cancer chemotherapeutic agents in patients with mycosis fungoides. Cancer (Philad.) **17**, 1045—1062 (1964).

Wronkowski, Z.: Results of treatment of skin cancer in the institute of oncology in warsaw in the years 1952—1956. Nowotwory **16**, 91—96 (1966).

Zacarian, S. A.: Cryosurgery of skin cancer and cryogenic techniques in dermatology. Springfield, Ill.: Ch. C. Thomas Publ. 1969.

Zar, E.: Considerazioni in tema di trattamento antimitotico della micosi fungoide. A proposito di un caso trattato con trielilen-tiofosforamide. Minerva derm. **37**, 266—271 (1962).

Kapitel B. I: 6. und B. II: 1.

Ackermann, L. V., Del Regato, J. A.: Diagnosis, treatment and prognosis of cancer. St. Louis: C. V. Mosby 1947.

Aichinger, F.: Ulcus terebrans-Behandlung mit radioaktivem Kobalt. Derm. Wschr. **127**, 49—55 (1953).

— Die kleinformen-anatomischen Besonderheiten des Handrückens in ihrer Bedeutung für die Röntgenbestrahlung maligner Neoplasien im Bereich des Handrückens. Strahlentherapie **89**, 257—264 (1953).

Alden, H. S., Weens, H. S., Youmans, H. D.: Observations on radiation exposure in dermatologic x-ray therapy. Arch. Derm. (Chic.) **79**, 159—171 (1959).

Andrews, G. C., Domonkos, A. N.: The reduction of gonadal doses in dermatologic radiotherapy. Arch. Derm. (Chic.) **79**, 449—454 (1959).

— — Hurlbut, W. B.: Roentgen irradiation in the treatment of epithelioma. J. Amer. med. Ass. **154**, 21—22 (1954).

Anger, R.: Zur Oberflächentherapie mit schnellen Elektronen des Strontium 90/Yttrium 90 bei Dermatosen. Derm. Wschr. **141**, 115—121 (1960).

Ash, C. L., Millar, O. B.: Radiotherapy of cancer of the tongue and floor of the mouth. Amer. J. Roentgenol. **73**, 611—619 (1955).

Baclesse, F.: Quelques considérations sur les cancers de l'anus, résultats du traitement par les radiations. J. Radiol. Électrol. **42**, 227 (1961).

— Dollfuss, M. A.: Le traitement roentgenthérapique des cancers palpébraux. Arch. Ophtal. (Paris) **20**, 473—489 (1960).

— — Ennuyer, A., Reverdy, R.: La radiothérapie des épithéliomas des paupières. J. Radiol. Électrol. **27**, 516—526 (1946).

Baer, R. L., Kopf, A. W.: Complications of therapy of basal cell epitheliomas. Yearbook of Dermatology, ser. 1964—65, p. 7—26. Chicago: The Year Book Medical Publishers 1965.

— Witten, V. H.: Selected aspects of dermatologic therapy with superficial x-rays and grenzrays. Yearbook of Dermatology and Syphilology, p. 7—35. Chicago: The Year Book Publishers 1956.

Bagshaw, M. A., Scheidman, H. M., Farber, E. M., Kaplan, H. S.: Electron beam therapy of mycosis fungoides. Calif. Med. **95**, 292—297 (1951).

Balogh, K.: Strahlentherapie der Ohrentumoren. Med. Diss. Zürich 1967.

— Schwarz, K.: Die Strahlentherapie der Neoplasien des äußeren Ohres. Dermatologica (Basel) **137**, 250—258 (1968).

Barth, G.: Methoden der Röntgenbestrahlung. Handbuch der medizinischen Radiologie, Bd. XVI/1, S. 227—262 u. 263—269. Berlin-Heidelberg-New York: Springer 1970.

— Kern, W.: Ergebnisse der Strahlenbehandlung des Lippenkarzinoms in den Jahren 1945 bis 1960. Strahlentherapie **116**, 203—213 (1961).

Basset, J. W.: Carcinoma of the penis. Cancer (Philad.) **5**, 530—538 (1952).

Baudisch, E.: Ergebnisse mit der Behandlung des Peniskarzinoms durch Radiumspickung. Sb. Strahlentherapie **46** (2), 195—201 (1960).

Bauer, R., Schoen. D.: Erfahrungen mit der Elektronenbestrahlung von bösartigen Geschwülsten im Kopf-Hals-Bereich. Sb. Strahlentherapie **62**, 25—43 (1966).

Beahrs, O. H., Gossel, J. D., Hollinshead, W. H.: Technic and surgical anatomy of radical neck dissection. Amer. J. Surg. **90**, 490—516 (1955).

Becker, J.: Rundtischgespräch: Geschwülste der Mundhöhle, des Rachens und des Kehlkopfes, Röntgendiagnostik, Kieferchirurgie, HNO-Heilkunde, Radiotherapie. Sb. Strahlentherapie **68**, 192—217 (1969).

— Kärcher, K. H.: Therapeutische Erfahrungen mit schnellen Elektronen. Acta radiol. (Stockh.), Suppl. 188, 32—40 (1959).

— — Weitzel, G.: Elektronentherapie mit Supervoltgeräten. In: Strahlenbiologie, Strahlentherapie, Nuklearmedizin und Krebsforschung. Stuttgart: Thieme 1959.

— Scheer, K. E.: Radiokobalt als plastisches Präparat zur Strahlenbehandlung. I. Mitteilung. Strahlentherapie **85**, 581—588 (1951).

— — Strahlentherapeutische Anwendung von radioaktivem Kobalt in Form von Perlen. Strahlentherapie **86**, 540—547 (1952).

— — Eine neue Anwendungsmöglichkeit von Radiokobalt in der Dermatologie. Hautarzt **3**, 221—224 (1952).

— — Eine Technik der Oberflächen-Therapie kleiner und großer Herde mit Strontium. Strahlentherapie **97**, 372—375 (1955).

— — Bekerus, M.: Ein Applikator für die Bestrahlung großer Oberflächen mit Co^{60}-Perlen. Strahlentherapie **105**, 619—622 (1958).

— — Schick, E.: Radiokobaltperlen — offene oder geschlossene Präparate. Strahlentherapie **103**, 158—161 (1957).

Becker, W.: Die Klinik der Lymphknotenerkrankungen des Halses. Arch. Ohr-, Nas.- u. Kehlk.-Heilk. **182**, 125—304 (1963).

Berven, F. G. E.: Krebs der Vulva. Brit. J. Radiol. **22**, 498—507 (1949).

Bewley, D. K.: Fast neutron beams for therapy. Curr. Top. Radiat. Res. **6**, 249—292 (1970).

Bickenbach, W.: Therapie des Vulvakarzinoms. Geburtsh. u. Frauenheilk. **17**, 1043—1045 (1957).

Birkner, R., Trautmann, J.: Nahbestrahlung als Methode der Wahl bei der Strahlenbehandlung des Lid-Carcinoms. Klin. Mbl. Augenheilk. **125**, 445—457 (1954).

Bloedorn, F. G., Cuccia, C. A., Mercado, R., Jr.: The place of interstitial gamma-ray emitters in radiation therapy. Amer. J. Roentgenol. **85**, 407—447 (1961).

Bode, H. G.: Über die Bedeutung schneller Elektronen für die Dermatologie. Hautarzt **1**, 15—20 (1950).

— Bisherige Erfahrungen in der Behandlung dermatologischer Krankheiten mit schnellen Elektronen. Arch. klin. exp. Derm. **219**, 450—456 (1964).

— Strahlentherapie der Hautkrankheiten. In: H.G. Bode u. G. W. Korting, Haut- und Geschlechtskrankheiten, Bd. II, S. 764—789. Stuttgart: G. Fischer 1970.

— Hampel, D., Markus, B.: Weitere Erfahrungen in der Geschwulstbehandlung mit schnellen Elektronen. Strahlentherapie **92**, 563—575 (1953).

— Markus, B.: Die Elektronenschleuder. In: H. A. Gottron u. W. Schönfeld, Dermatologie und Venereologie, Bd. II/1, S. 166—187. Stuttgart: G. Thieme 1958.

— Paul, W., Schubert, G.: Elektronentherapie menschlicher Hautkarzinome mit einem Betatron von 6 Millionen Elektronen-Volt. Strahlentherapie **81**, 251—266 (1950).

— — Theismann, H.: Vergleichende Untersuchungen über die Hautreaktionen nach Verabfolgung von schnellen Elektronen und Röntgenstrahlen. Strahlentherapie **81**, 193—200 (1950).

Böttger, H.: Gewebereaktionen nach Tumorbestrahlung mit Radiokobalt. Strahlentherapie **97**, 94—95 (1955).

Bohnstedt, R. M., Füller, H., Kafka, J., Schmidt, E.: Erfahrungen mit der Röntgen-Nah- und Weichstrahlbehandlung bei Krebsen der Haut und Lippen. Strahlentherapie **105**, 196—206 (1958).

Bonse, G.: Über eine akute Röntgenschädigung der Haut bei Anwendung eines modernen „Oberflächentherapiegerätes" mit Berylliumfenster. Hautarzt **7**, 76—78 (1956).

Born, W.: Technik und Ergebnisse der Strahlentherapie mit geschlossenen Sr-Y^{9}-Präparaten. Proc. 11th Internat. Congr. Dermat. Stockholm, Acta derm.-venereol. (Stockh.) **3**, S. 627—631 u. Diskuss. **632** (1957).

— Zur Gonadenbelastung durch dermatologische Strahlentherapie. Z. Haut- u. Geschl.-Kr. **24**, 330—343 (1958).

— Philipp, K., Gärtner, H.: Radioaktive Substanzen in der Dermatologie. In: A. Marchionini u. C. G. Schirren: Handbuch der Haut- und Geschlechtskrankheiten, Ergänzungsband V/1. Berlin-Göttingen-Heidelberg: Springer 1959.

Bucky, G.: Ist die „Grenzstrahlentherapie" nach Bucky vollkommen ungefährlich? Strahlentherapie **28**, 629—636 (1928).

Burke, P. M., Hopkins, F. S.: Carcinoma of the lip. New Engl. J. Med. **255**, 552—555 (1956).

Calmettes, L., Marques, P., Deodati, P., Bec, F., Fournier, P., Le Digabel, A.: Résultats statistiques de la radiothérapie de contact des épithéliomas palpébraux. Bull. Soc. franç. Ophthal. **78**, 66—69 (1965).

Chakravorty, R.: Interstitial implantation of radium needles in the treatment of carcinoma of the penis. Acta chir. belg. **59**, 107—120 (1960).

Chaoul, H., Wachsmann, F.: Die Nahbestrahlung, 2. Auflage. Stuttgart: Thieme 1953.

Cipollaro, A. C., Crossland, P. M.: In: X-rays and radium in the treatment of diseases of the skin, 5th edit., p. 161—182. Philadelphia: Lea & Febiger 1967.

— Kallos, A., Ruppe, J. P., Jr.: Measurement of gonadal radiations during treatment for tinea capitis. N. Y. St. J. Med. **59**, 30—33 (1959).

Claus, H. G., Diethelm, L., Cullmann, B.: Der Einfluß einer hochdosierten Gammastrahlung auf das menschliche Auge. Strahlentherapie **136**, 395—410 (1968).

— — Augenveränderungen nach hochdosierter Telekobaltbestrahlung maligner Nasennebenhöhlentumoren. Sb. Strahlentherapie **68**, 187—191 (1969).

Cocchi, U., Haab, O. P.: Die Strahlenbehandlung der Lippenkarzinome. (Zürcher Erfahrungen 1920 bis 1958). Oncologia (Basel) **13**, 221—229 (1960).

Connor, D. H., Taylor, H. B., Helwig, E. B.: Cutaneous metastasis of renal cell carcinoma. Arch. Path. **76**, 339—346 (1963).

Conway, H.: Tumors of the skin. Springfield: Ch. C. Thanos 1956.

Cox, R.: Radiotherapy in malignant disease of the testicle and penis. Brit. J. Urol. **26**, 350—361 (1954).

Dalby, J. E., Pointon, R. S.: The treatment of anal carcinoma by interstitial irradiation. Amer. J. Roentgenol. **85**, 515—520 (1961).

Dihlmann, W.: Die Dosierungsverhältnisse in der Weichstrahltherapie bei exophytischen Hauttumoren. Strahlentherapie **111**, 209—214 (1960).

Döderlein, G.: Zit. in: Tagungsberichte. Geburtsh. u. Frauenheilk. **17**, 1043—1045 (1957).

Drepper, H., Ehring, F., Vojtech, D.: Die Radionekrose der Haut. Eine Aufgabe für ärztliche Gruppenarbeit. Med. Welt **22**, 155—162 (1971).

Ebbehøj, E.: Über Versuche zur Behandlung von Hautkrebs mit sehr weichen Röntgenstrahlen. Strahlentherapie **57**, 661—669 (1936).

— Experiences in the treatment of skin cancer with ultrasoft roentgen rays, 1933—1936. Acta radiol. (Stockh.) **36**, 17—27 (1951).

— The safety factor in ultrasoft roentgen irradiation. Acta radiol. (Stockh.) **37**, 241—245 (1952).

Eberhartinger, C., Santler, R.: Prognose und Therapie der Lippencarcinome. Z. Haut- u. Geschl.-Kr. **44**, 585—588 (1969).

Ehring, F.: Cobaltron II, ein neues Co^{60}-Halbtiefen-Therapiegerät. Erste Erfahrungen beim fortgeschrittenen Hautkrebs. Arch. klin. exp. Derm. **219**, 504—506 (1964).

— Drepper, H.: Die Tumormetastasierung an der Haut und ihre Behandlung. Sb. Strahlentherapie **63**, 269—274 (1967).

EICHHORN, H. I., LESSEL, A., RICHTER, E., ROTTE, K. H., SCHUBERT, G., ZÜHLKE, R.: Die 5-Jahres-Ergebnisse in der Krebsbehandlung bei Strahlentherapie als einziger Behandlungsmethode und nach Berichten der Jahre 1953—1965. Strahlentherapie **131**, 227—254 (1966).

EINHORN, J., WERSÄLL, J.: Incidence of oral carcinoma in patients with leukoplakia of the oral mucosa. Cancer (N.Y.) **20**, 2189 (1967).

ELLER, J. J., ELLER, W. D.: Tumors of the skin, 2nd ed. London: H. Kompton 1951.

ENDRES, H. J.: Radioaktives Kobalt bei Hauttumoren und Hinweis auf Verwendung des strahlenden Fadens bei Kavernomen in Augennähe. Derm. Wschr. **131**, 145—151 (1955).

ENNUYER, A., BATAINI, P.: A propos des épithéliomas cutanés et cutanéo-muqueux étendus traîtés par le faisceau d'électrons du bétatron. Ann. Derm. Syph. (Paris) **92**, 29—41 (1965).

EVANS, J. P.: The magic 6000. Radiol. clin. (Basel) **33**, 34—38 (1964).

FAVRE, M., ZUPPINGER, A.: Experimentelle Untersuchungen über die Strahlenkatarakt. Actra radiol. (Stockh.), Suppl. **188**, 81—86 (1959).

FIEBELKORN, H. J.: Die Strahlenheilkunde. In: H. J. FIEBELKORN u. W. MINDER, Therapie mit Röntgenstrahlen und radioaktiven Stoffen. Bern u. Stuttgart: Huber 1959.

— GRAFE, E.: Über die Behandlung der Ohrmuschelgeschwülste. Strahlentherapie **111**, 525—531 (1960).

FIERZ, U.: Katamnestische Untersuchungen über die Nebenwirkungen der Therapie mit anorganischem Arsen bei Hautkrankheiten. Dermatologica (Basel) **131**, 41—58 (1965).

FORREST, A. W.: Radiotherapy of ocular lesions by x-rays and gamma-rays. Trans. Amer. Acad. Ophthal. Otolaryng. **63**, 455—467 (1959).

FRIEDERICH, H. C., SCHNELLEN, B.: Handrücken-Karzinome aus der Sicht des Dermatologen. Derm. Wschr. **151**, 1175—1188 (1965).

FRITZ-NIGGLI, H.: Strahlengenetik in dermatologischer Sicht. In: A. MARCHIONINI u. C. G. SCHIRREN, Handbuch der Haut- und Geschlechtskrankheiten, Ergänzungsband V, S. 205—235. Berlin-Heidelberg-New York: Springer 1966.

FROMER, J. L., SMEDAL, M. I., SALZMAN, F. A., TRUMP, J. G., WRIGHT, K. A.: High voltage electron beam in dermatologic therapy (Symposium). Proc. 12. internat. congr. Derm. **1**, 647—653 (1962).

GAHLEN, W.: Mittlere Reichweite (statt GHWT als Maßzahl in der Weichstrahltechnik. Arch. klin. exp. Derm. **219**, 564—567 (1964).

— Weichstrahltherapie. Handbuch der medizinischen Radiologie, Bd. XVI/1, S. 128—198. Berlin-Heidelberg-New York: Springer 1970.

GARTMANN, H.: Pseudorezidive nach Röntgen-Nahbestrahlung von Hautkarzinomen. Derm. Wschr. **126**, 710—718 (1952).

— Zur Häufigkeit der sog. Pseudorecidive und randständiger Komedonenbildung nach Chaoul-Bestrahlung. Derm. Wschr. **132**, 1236—1244 (1955).

GAY-PRIETO, J., Jaquetti, G.: Ergebnisse der Strahlenbehandlung des Hautcarcinoms. Arch. Derm. Syph. (Berl.) **200**, 171—179 (1955).

GERSTENBERG, E., KROKOWSKI, E., KLEBERGER, K. E.: Komplikationen am Auge nach Bestrahlung von Karzinomen der Nasennebenhöhlen. Sb. Strahlentherapie **68**, 183—186 (1969).

GLAUNER, R.: Erfahrungen mit der Röntgennahbestrahlungsmethode. Röntgenpraxis **11**, 47—53 (1939).

GODAN, F.: Erfahrungen bei der Behandlung von Penismalignomen. Strahlentherapie **117**, 432—443 (1962).

GOTTRON, H. A., NIKOLOWSKI, W.: Karzinom der Haut. In: H. A. GOTTRON u. W. SCHÖNFELD, Dermatologie und Venerologie, Bd. IV, S. 295—406. Stuttgart: Thieme 1960.

GRAHAM, J. H., HELWIG, E. B.: Bowen's disease and its relationship to systemic cancer. Arch. Derm. (Chic.) **83**, 738—758 (1961).

— — Cutaneous precancerous conditions in man. Nat. Cancer Inst. Monogr. No 10, 323—333 (1963).

GRAUL, E. H.: Über die Comedonenreaktion nach Chaoulscher Nahbestrahlung. Strahlentherapie **91**, 410—415 (1953).

GREGL, A.: Grenzen und Möglichkeiten der Strahlentherapie maligner Tumoren. (Erfahrungen an ca. 650 Patienten.) Sb. Strahlentherapie **62**, 88—102 (1966).

GREINEDER, K., SCHATTER, T.: Neuere mehrjährige Ergebnisse der Nahbestrahlung beim Haut- und Lippenkarzinom. Strahlentherapie **73**, 578—590 (1943).

GREITHER, A.: Die präkanzerösen Zustände der Mundschleimhaut. Arch. klin. exp. Derm. **227**, 798—802 (1966).

GREVE, W.: Röntgentherapie des Lid-Carcinoms. Klin. Mbl. Augenheilk. **118**, 391—397 (1951).

GRÜNEBERG, T., FEST, P.: Über den Wert der Röntgen-Nahbestrahlung nach CHAOUL auf Grund $2^1/_2$jähriger Erfahrungen. Derm. Wschr. **104**, 733—742 (1937).

GÜNTHER, H., SCHUCHHARDT, K., METZ, H. J.: Grundsätze der plastischen Defektdeckung in der Karzinomchirurgie der Mundhöhle. Sb. Strahlentherapie **68**, 49—57 (1969).

HANSSON, C. J.: Cancer of the penis and its treatment. Acta radiol. (Stockh.) **29**, 443—457 (1938).

HAZEL, J. J.: Fast neutrons for radiation therapy. Nucleonics **22**, 56—59 (1964).

HEKELE, K., SEYSS, R.: Die malignen Tumoren in lupo vulgari. Hautarzt **2**, 349—356 (1951).

— — Die Strahlentherapie der malignen Tumoren in Erythematode. Hautarzt **2**, 542—545 (1951).

HENKE, V.: Beitrag zur Therapie des Lupuskarzinoms. Strahlentherapie **94**, 245—249 (1954).

HENSCHKE, U. K.: Allgemeine strahlentherapeutische Methodik. XX, B. Bestrahlung mit radioaktiven Stoffen. 3. Interstitielle Implantations-Therapie. Handbuch der medizinischen Radiologie, Bd. XVI/2. Berlin-Heidelberg-New York: Springer (in Vorbereitung).

HERBERT, R. J. F., MARSHALL, T. S.: An automatic kilovoltage selector. Brit. J. Radiol. **24**, 636 (1951).

Herold, W. C., Nelson, L. M.: Pseudoepitheliomatous reaction (Pseudorecidive) following radiation therapy of epitheliomata. Proc. 11th internat. Congr. Derm. Stockholm 1957. Acta derm.-venereol. (Stockh.) **2**, 426—432 (1957).

Hess, F.: Ursache, Häufigkeit und Prophylaxe der Osteoradionekrose am Unterkiefer. Sb. Strahlentherapie **62**, 6—9 (1966).

Hofmann, D.: Zur Strahlenbehandlung bösartiger Geschwülste des äußeren Genitale. Geburtsh. u. Frauenheilk. **17**, 725—735, 1043—1045 (1957).

Hohl, K.: Einige grundsätzliche Bemerkungen zur Behandlung der Malignome im Bereich der äußeren Augenregion. In: Krebsprobleme in der Augenheilkunde. Bücherei d. Augenarztes **44**, 143—153 (1965).

Holland, G., Bellmann, O.: Zur Klinik und Therapie der Basaliome und Spinaliome. Ophthalmologica (Basel) **150**, 138—152 (1965).

Hollander, M. B.: Ultrasoft x-rays. Baltimore: The Williams & Wilkins Company 1968.

Hornberger, W.: Beitrag zur Klinik und Therapie der Ohrmuschelcarcinome. Strahlentherapie **79**, 207—232 (1949).

— Zur Therapie des Morbus Paget und Hautmetastasierungsformen des Mammacarcinoms. Derm. Wschr. **124**, 895—903 (1951).

Howell, J. B., Riddell, J. M.: Cancer of forehead and scalp. J. Amer. med. Ass. **154**, 13—20 (1954).

Huber, H.: Die Behandlungserfolge beim Genitalkarzinom an Hand von 3410 Fällen. Geburtsh. u. Frauenheilk. **13**, 869—881 (1953).

— Ergebnisse der Behandlung des Genitalkarzinoms and Hand des Materials der Universitäts-Frauenklinik Kiel seit dem Jahre 1922. Sb. Strahlentherapie **29**, 61—77 (1953).

Huriez, C., Desmons, F., Lebeurre, R., Leperre, B., Lekieffre, M.: Fréquence, variétés anatomo-cliniques et traitement du cancer cutané de nez. A propos de 346 cas. Bull. Soc. franç. Derm. Syph. **74**, 265—275 (1967).

— Lebeurre, R., Leperre, B.: Les cancers de l'oreille (d'après 126 tumeurs auriculaires malignes observées à Lille en 9 ans. Bull. Soc. franç. Derm. Syph. **69**, 886—892 (1962).

Jacoby, G.: Über Grenz-, weiche Röntgenstrahlen und einen hierfür geschaffenen Universal-Therapieapparat. Schweiz. med. Wschr. **66**, 464—465 (1936).

Jadassohn, W.: Zur dermatologischen Röntgentherapie. Dermatologica (Basel) **133**, 28—32 (1966).

Jakob, A., Hiller, J.: Methoden und Indikationen der Therapie mit künstlichen Radioisotopen. Strahlentherapie **98**, 284—290 (1955).

Jansen, H.: The therapy of skin tumours by fast electrons. Dermatologica (Basel) **133**, 456—460 (1966).

John, F.: Ergebnisse mit der Röntgennahbestrahlung bei Hautkarzinomen. Strahlentherapie **66**, 132—142 (1939).

Jordan, P., Ehring, F.: Deletäre Hautkarzinome. Über Entstehungsbedingungen und Verhütung von tödlichen Hautkrebsfällen. Münch. med. Wschr. **100**, 831—833 (1958).

Judd, E. S., Jr., De Tar, B. E., Jr.: Squamous-cell carcinoma of the anus: Results of treatment. Surgery **37**, 220—228 (1955).

Kärcher, K. H.: Indikationsgebiete und Ergebnisse der Supervolttherapie. I. Geschwülste der Haut. In: J. Becker u. G. Schubert, Die Supervolttherapie. Stuttgart: G. Thieme 1961.

— Klinische und experimentelle Untersuchungen über die Reaktion der Haut, Schleimhaut und verschiedener Organe. Sb. Strahlentherapie **59**, 1—115 (1964).

— Anwendung radioaktiver Isotope in der Dermatologie. Arch. klin. exp. Derm. **219**, 494—496 (1964).

— Indikationen und Ergebnisse der Therapie mit schnellen Elektronen im Hals-, Nasen- und Ohrenbereich. Sb. Strahlentherapie **62**, 1—5 (1966).

Kalkoff, K. W.: Indikation und Technik der Röntgenbehandlung in der Dermatologie. In: H. Meyer u. K. Matthes, Die Strahlentherapie. Stuttgart: G. Thieme 1949.

— Über die Sonderstellung des Lupuskarzinoms unter Berücksichtigung der Konsequenzen für Therapie und Prophylaxe. Strahlentherapie **86**, 468—476 (1952).

Kárpáti, G., Boijtor, I., Gombosi, J.: Klinische Erfahrungen mit der Radium- und Radiogoldbespickung von Lippentumoren unter besonderer Berücksichtigung der Dosimetrie und der Messung der Gonadendosis. Strahlentherapie **129**, 226—237 (1966).

Kaufmann, H.: Allgemeine Gesichtspunkte zur Darstellung von Behandlungsergebnissen bei tödlich verlaufenden Erkrankungen. Strahlentherapie **130**, 81—98 (1966).

Kempter, H.: Behandlung des Peniscarcinoms mit der örtlichen, homogenen Hyperthermierung nach Goetze. Zbl. Chir. **41**, 2150—2153 (1956).

Kleberger, K. E., Gerstenberg, E., Krokowski, E.: Gefährdung des Augapfels durch moderne Strahlentherapie augennaher Tumoren. Klin. Mbl. Augenheilk. **154**, 401—410 (1969).

Knierer, W.: Pseudorezidive nach Röntgennahbestrahlung von Hautkarzinomen. Derm. Wschr. **119**, 272—274 (1947).

— Erythroplasie (Queyrat). Hautarzt **1**, 230—231 (1950).

— Praktische Strahlentherapie. Stuttgart: Medico-Verlag 1957.

— Schirren, C. G.: Zur Strahlenbehandlung der Wangenschleimhautcarcinome. Vorträge Münchn. Dermat. Ges., Febr. 1952.

— Eine neue Art von Augenschutzschalen. Strahlentherapie **89**, 606—608 (1953).

Kölling, H. L., Reuter, E.: Strahlenbelastung und Strahlenschutz der menschlichen Linse bei therapeutischen Maßnahmen in Augennähe. Strahlentherapie **113**, 299—311 (1960).

Körbler, J.: Die Behandlung der Hautkrebse mit radioaktivem Strontium. Radiol. clin. (Basel) **30**, 118—123 (1961).

— Frank, P., Skarica, P., Buhac, I.: Radium treatment of cutaneous and lip cancer. Radiol. clin. (Basel) **22**, 185—201 (1953).

KORTING, G. W.: Über einige „anonyme" Krankheitszustände der Haut. Münch. med. Wschr. **108**, 973—978 (1966).

KOZLOVA, A. V.: Strahlentherapie inoperabler Krebsmetastasen im Halslymphknoten. Radiobiol. Radiother. (Berl.) **6**, 717—721 (1965).

KREIBIG, W.: Die Behandlung von Lidepitheliomen. Dtsch, med. Wschr. **83**, 1932—1933 (1958).

KRESSNER, A.: Hals-Nasen-Ohrenheilkunde. In: W. KNIERER, Praktische Strahlentherapie. Stuttgart-Wien-Zürich: Medica-Verlag 1957.

KUNZ, W., SINNER, W.: Zürcher Erfolgsstatistik bei 316 Gesichtsschädelmalignomen nach neuen Darstellungsmethoden. Strahlentherapie **121**, 200—224 (1963).

KUTTIG, H., OBERHEUSER, F., WEITZEL, G.: II. Geschwülste im Bereiche des Kopfes und des Halses. In: J. BECKER u. G. SCHUBERT, Die Supervolttherapie, S. 330—364. Stuttargt: G. Thieme 1961.

LAVEDAN, J., ENNUYER, A., SOENEM, A., FAUTREL, M.: Fréquence des adenopathies secondaires aux épithéliomas cutanés épidermoides de la tête et du cou apparues après guérison de la lésion primaire. Bull. Ass. franç. Cancer **38**, 382—387 (1951).

LEDERMAN, M.: Radiotherapy of cancer of the penis. Brit. J. Urol. **25**, 224—232 (1953).

LEHRNER, H., PSENNER, L.: Erfahrungen bei der Verwendung von Co^{60} als Plastobalt in der Strahlenbehandlung maligner Geschwülste. Wien. klin. Wschr. **67**, 373—374 (1955).

LEPENNETIER. F., RABEAU, H.: Roentgenthérapie et electrothérapie des affections de la peau. Paris: Massons & Cie. 1961.

LEVAN, N. E.: Strontium 90 beta-ray applicator in clinical dermatology. Proc. 11th internat. Congr. Dermatology Stockholm, 1957. Acta derm.-venereol. (Stockh.) **2**, 445—450 (1957).

LEVER, W. F.: Indikation der Biopsie in der Dermatologie. In: A. MARCHIONINI, Fortschritte der praktischen Dermatologie und Venerologie, Bd. III, S. 250—262. Berlin-Göttingen-Heidelberg: Springer 1960.

LIEBMANN, G.: Die Behandlung des Hautkrebses mit der konzentriert-fraktionierten Nahbestrahlung nach CHAOUL. Strahlentherapie **53**, 217—224 (1935).

LOMMATZSCH, P., VOLLMAR, R., LOMMATZSCH, K.: Die 5-Jahres-Heilung der malignen Lidtumoren nach Strahlentherapie. Klin. Mbl. Augenheilk. **154**, 486—496 (1969).

LONGENECKER, C. G., RYAN, R. F.: Cancer of the lip in a large charity hospital. Sth. med. J. (Bgham, Ala.) **58**, 11—12 (1965).

LOW-BEER, B. V. A.: Radioactive phosphorus as an external therapeutic agent in basal cell carcinoma, warts and hemangioma. Amer. J. Roentgenol. **58**, 4—9 (1947).

— The external and internal use of radioactive phosphorus. Acta radiol. (Stockh.), Suppl. **116**, 309—315 (1954).

LÜDERS, G.: Zur Pathologie und Genese des extramammären Morbus Paget. Arch. klin. exp. Derm. **232**, 16—32 (1968).

MACCOMB, W. S., FLETCHER, G. H.: Cancer of the head and neck. Baltimore: Williams & Wilkins 1967.

MAIER, E.: Die Radium-Therapie des Peniskarzinoms. Strahlentherapie **74**, 266—281 (1944).

MARKUS, B.: Beiträge zur Entwicklung der Dosimetrie schneller Elektronen. Strahlentherapie **123**, 350—365, 508—533; **124**, 33—53 (1964).

MARQUES, P., LABRY, A.: Le cancer des lèvres. J. Radiol. Électrol. **45**, 215—218 (1964).

MARTIN, C. L., MARTIN, J. A.: Treatment of advanced cancer involving the ear. Amer. J. Roentgenol. **60**, 750—757 (1948).

MATRAS, A.: Das Carcinoma terebrans und seine Behandlung. Wien. klin. Wschr. **68**, 417—420 (1956).

MAURER, H. J., RIEDEN, H. G.: Die Behandlung des Vulvakarzinoms an der Universitäts-Frauenklinik Erlangen. Krebsarzt **13**, 283—286 (1958).

MEYER, J.: Les rayons limite de Bucky en dermatologie. Ann. Derm. Syph. (Paris) **91**, 137—146 (1964).

MIESCHER, G.: Über Röntgenschutzpasten. Korresp. Bl. schweiz. Ärz. **39**, 1—5 (1917).

— Zur Klinik und Pathogenese der Röntgenspätschädigungen der Haut. Schweiz. med. Wschr. **55**, 1111—1118 (1925).

— Die Behandlung des Hautkrebses. Schweiz. med. Wschr. **61**, 299—307 (1931).

— Tierexperimentelle Untersuchungen über den Einfluß der Fraktionierung auf den Späteffekt. Acta radiol. (Stockh.) **16**, 25—38 (1935).

— Neuere Erfahrungen auf dem Gebiet der Strahlentherapie von Hauttumoren. Radiol. clin. (Basel) **16**, 343—378 (1947).

— Neue Erfahrungen über Röntgenbehandlung mit weichen Strahlen. Dermatologica (Basel) **100**, 258—262 (1950).

— Die neuere Entwicklung der dermatologischen Röntgentherapie. Dermatologica (Basel) **107**, 225—236 (1953).

— Strahlentherapie der Lidtumoren. Ophthalmologica (Basel) **127**, 197—216 (1954).

— Morbus Paget der Genitalregion mit Beteiligung von Haut und Schweißdrüsen mit Pigmentierungen vom Aussehen der melanotischen Präkanzerose. Dermatologica (Basel) **114**, 194—198 (1957).

— Die neuere Entwicklung der dermatologischen Röntgentherapie. Proc. 11th internat. Congr. Derm. Stockholm 1957. Acta derm.-venereol. (Stockh.) **2**, S. 380—391 (1957).

— Zur Entwicklung der dermatologischen Röntgentherapie. Akt. Probl. Derm. **1**, S. 428—453 (1959).

— PLÜSS, J., WEDER, B.: Die Röntgenteleangiektasie als Spätsymptom. Strahlentherapie **94**, 223—233 (1954).

— WEDER, B.: Dosen und Dosenbestimmung bei Nahbestrahlung. Strahlentherapie **85**, 537—546 (1951).

MOLDENHAUER, W.: Ergebnisse der Nahbestrahlung von Lidkarzinomen. Klin. Mbl. Augenheilk. **132**, 335—350 (1958).

MONTGOMERY, H., KIERLAND, R. R.: Metastasis of carcinoma to the scalp. Arch. Surg. **40**, 672—684 (1940).

Müller, J. H.: Zur Therapie des Vulvakarzinoms mit besonderer Berücksichtigung der kombinierten Elektrokoagulation und Röntgenbestrahlung (5-Jahres-Ergebnisse). Gynaecologia (Basel) **140**, 266—270 (1955).

Müller, R.: Beitrag zur Kasuistik des Röntgenkarzinoms. Strahlentherapie **53**, 261—268 (1935).

Mustafa, E.: Ergebnisse der Strahlentherapie des Hautkarzinoms im Bereiche der Nase und der Ohrmuscheln. Strahlentherapie **131**, 505—519 (1966).

Mustard, R. A., Rosen, I. B.: Cervical lymph node involvement in oral cancer. Amer. J. Roentgenol. **90**, 978—989 (1963).

Myers, W. G.: Applications of artificially radioactive isotopes in therapy; I. cobalt^{60}. Amer. J. Roentgenol. **60**, 816—823 (1948).

Nehls, K.: Die Behandlung bösartiger Hautgeschwülste im Gesicht. Strahlentherapie **116**, 214—226 (1961).

Neumann, W. A. R.: Die Nahbestrahlung der vulvourethralen Karzinome. Strahlentherapie **73**, 606—618 (1943).

Nicolov, N.: Die Radiumbehandlung des Lippenkarzinoms. Strahlentherapie **92**, 251—280 (1953).

— Die Radiumbehandlung des Peniskarzinoms. Krebsarzt 8, 22—30 (1953).

Nödl, F.: Die Geschwulstlager im radioresistenten Basaliom. Sb. Strahlentherapie **29**, 165—180 (1953).

— Das Pseudorezidiv nach Röntgenbestrahlung. Strahlentherapie **90**, 475—484 (1953).

Oberheuser, F.: Treatment of cancer of the vulva using electrons. Front. Radiat. Ther. Oncol. **2**, 248—256 (1968).

Oeser, H.: Strahlenbehandlung der Geschwülste. Sb. Strahlentherapie **51**, (1954).

Oswald, U.: Röntgenbehandlung der Lippentumoren. Med. Diss. (Zürich 1971).

Papillon, J., Dargent, J., Pinet, A., Chassard, J. L.: Le traitement des cancers ano-rectaux par la radiothérapie de contact. Paris: Masson 1960.

— Dargent, M., Pinet, A., Montbarbon, J. F.: L'irradiation à visée curatrice dans les cancers du rectum et de l'anus. J. Radiol. Électrol. **42**, 818—820 (1961).

Paterson, R.: The treatment of malignant disease by radiotherapy, 2nd ed. London: E. Arnold Ltd. 1963.

Perschmann, G.: Klinische Erfahrungen mit einem neuen Betastrahler (Strontium 90/Yttrium 90). Derm. Wschr. **131**, 366—370 (1955).

— 4jährige Erfahrungen mit einem Radiostrontium^{90}-Yttrium^{90}-Strahler. Proc. 11th internat. Congr. Derm. Stockholm 1957. Acta derm.-venereol. (Stockh.) **2**, (1957).

Perttala, Y.: Malignant tumours of the penis and their treatment. Ann. Chir. Gynaec. Fenn. **49**, 196—202 (1960).

Perussia, A.: Bestrahlung mit radioaktiven Stoffen. Strahlenschutz beim Umgang mit radioaktiven Stoffen. Handbuch der medizinischen Radiologie, Bd. XVI/2. Berlin-Heidelberg-New York: Springer 1971.

Pettavel, J.: Traitement chirurgical du cancer de l'anus. Praxis **50**, 761—766 (1961).

Pierquin, B.: Indications thérapeutiques des substances radioactives en dermatologie. XIII. Internat. Congr. Derm. München **1967**, Bd. 2, S. 1081—1082. Berlin-Heidelberg-New York: Springer 1968.

— Chassagne, D., Beyer, H.: L'endocuriethérapie des cancers étendus de la peau par l'iridium 192. Ann. Derm. Syph. (Paris) **93**, 389—397 (1966).

— — Maio, G. de, Beyer, H.: La radiothérapie des cancers épidermoides de la peau, par iridium 192, endocuriethérapie avec préparation non radioactive (étude de 95 cas). Ann. Radiol. diagn. **12**, 57—65 (1969).

Pillsbury, D. M., Blank, H., Madden, D. J.: Low-voltage x-ray therapy in diseases of the skin. Arch. Derm. (Chic.) **70**, 16—40 (1954).

Pinkus, H.: The border lime between cancer and non cancer. In: The Year Book of Dermatology, 1966—1967 series, p. 5—34. Chicago: Year Book Medical Publishers 1967.

Plaats, G. J. van der: Methoden der Röntgenbestrahlung. Die Kontaktbestrahlung. Handbuch der medizinischen Radiologie, Bd. XVI/1, S. 199—226. Berlin-Heidelberg- New York: Springer 1970.

Polano, M. K.: Die Behandlung maligner Hauttumoren mit der Ausdehnung angepaßter Röntgenweichstrahldosis. Arch. klin. exp. Derm. **206**, 93—99 (1957).

Pouliquen, N.: Réflexions après traitement en clientèle de plus de 6000 épithéliomas cutanés. J. Radiol. Électrol. **44**, 565—569 (1963).

Profirov, D.: Der Röntgenkombinationsschaden bei der Nahbestrahlung des Hautkrebses. Strahlentherapie **123**, 285—289 (1964).

Proppe, A.: Diagnostik und Therapie maligner Hautgeschwülste. Sb. Strahlentherapie **29**, 153—164 (1953).

— Die Technik der Behandlung von Hautkrankheiten mit weichen Röntgenstrahlen. Strahlentherapie **98**, 30—40 (1955).

— Fortschritte in der Methodik der dermatologischen Röntgentherapie. Arch. Derm. Syph. (Berl.) **200**, 107—130 (1955).

— Die Bewertung alter und neuer Röntgengeräte in der dermatologischen Röntgentherapie. Derm. Wschr. **135**, 259—267 (1957).

— Der gegenwärtige Stand der Strahlenbehandlung in der dermatologischen Praxis. Strahlentherapie **105**, 157—168 (1958).

— Spezielle Röntgenbehandlung. In: H. A. Gottron u. W. Schönfeld, Dermatologie und Venereologie, Bd. II/1, S. 26—132. Stuttgart: Thieme 1958.

— Wagner, G.: Die Bedeutung der Halbwerttiefe für die dermatologische Röntgentherapie. Z. Haut- u. Geschl.-Kr. **16**, 289—299 (1954).

Ratzkowski, E., Hochman, A., Buchner, A., Michman, J.: Cancer of the lip. Oncologia (Basel) **20**, 129—144 (1966).

Ravasz, L., Karpati, G.: Über das Problem der Früh- und Spätrezidive des Lippenkarzinoms. Strahlentherapie **136**, 156—161 (1968).

REHRMANN, A., PAPE, H. D.: Die operative Behandlung der Präkanzerosen. Arch. klin. exp. Derm. **227**, 819—824 (1966).
— SCHEUNEMANN, H.: Zur radikalen Halslymphknotenausräumung bei Karzinomen der Mundhöhle unter Berücksichtigung der prä- und postoperativen Strahlentherapie. Sb. Strahlentherapie **63**, 275—282 (1967).
— — Grundsätze und Ergebnisse der chirurgischen Behandlung von Mundhöhlentumoren. Sb. Strahlentherapie **68**, 38—47 (1969).
REICH, H., BONSE, G.: Die Bowen'sche Krankheit der Mundschleimhaut. Strahlentherapie **96**, 415—422 (1955).
REISNER, A.: Der Hauterythemverlauf bei fraktionierter Verabfolgung großer Strahlenmengen. Fortschr. Röntgenstr. **45**, 293—307 (1932).
RENFER, H.: Die Therapie der Hauttumoren im medialen Augenwinkel mit besonderer Berücksichtigung der Funktion der Tränenwege. Strahlentherapie **99**, 345—353 (1956).
RIES, J.: Gynäkologie. In: W. KNIERER, Praktische Strahlentherapie. Stuttgart: Medica-Verlag 1957.
RYZLEWICZ, A.: Über die Strahlenbehandlung der Erythroplasie. Derm. Wschr. **120**, 377—387 (1949).
SAGGIORO, C.: Osservazioni statistiche su 555 casi di epiteliomi del labro nel centro tumori di Padova. Radiol. clin. (Basel) **23**, 166—181 (1954).
SALIS, R. VON: Beitrag zur Strahlentherapie der oralen Leukoplakie. Strahlentherapie **125**, 426—430 (1964).
SAMBROOK, D. K.: III. Clinical aspects of fractionation and dose-time relationships. Brit. J. Radiol. **36**, 174—177 (1963).
— THACKRAY, A. C., WOODYATT, P. B.: A comparative study of radiotherapy techniques. Brit. J. Cancer **4**, 63—76 (1950).
SCHATTER, T.: Die Nahbestrahlung der Lidkarzinome. Strahlentherapie **73**, 591—605 (1943).
SCHEER, K. E.: Bestrahlung mit radioaktiven Stoffen. 2. Nah- und Kontaktbestrahlung mit radioaktiven Stoffen. Handbuch der medizinischen Radiologie, Bd. XVI/2. Berlin-Heidelberg-New York: Springer 1971.
— ENDRES, H. J.: Künstlich radioaktive Isotope. In: H. A. GOTTRON u. W. SCHÖNFELD, Dermatologie und Venereologie, Bd. II/1, S. 188—210. Stuttgart: G. Thieme 1958.
SCHIRREN, C. G.: Zur Frage der exakten Dosierung von Röntgenstrahlen im Bereich der Oberflächentherapie. Derm. Wschr. **127**, 558 (1953).
— Über die Bedeutung der Weichstrahlung für die dermatologische Röntgentherapie. Arch. Derm. Syph. (Berl.) **199**, 228—268, 578—609 (1955).
— Röntgenweichstrahlen. In: H. A. GOTTRON u. W. SCHÖNFELD, Dermatologie und Venereologie, Bd. II/1, S. 133—148. Stuttgart: Thieme 1958.
— Die Röntgentherapie gutartiger und bösartiger Geschwülste der Haut. In: A. MARCHIONINI u. C. G. SCHIRREN, Handbuch der Haut- und Geschlechtskrankheiten, Ergänzungswerk, Bd. V/2, S. 289—463. Berlin-Göttingen-Heidelberg: Springer 1959.
SCHIRREN, C. G.: Zur Auswahl adäquater Strahlenqualitäten bei der Röntgentherapie von Hautkrankheiten. Sb. Strahlentherapie **43**, 291—303 (1959).
— Gamma-Strahlengefährdung bei äußerlicher Anwendung von Thorium X. Med. Klin. **55**, 7—8 (1960).
— Praktische Hinweise zur Auswahl adäquater Strahlenqualitäten. In: Fortschritte der praktischen Dermatologie, Bd. 3, S. 191—196. Berlin-Göttingen-Heidelberg: Springer 1960.
— Die genetische Strahlenbelastung des Patienten in der Dermo-Röntgentherapie. Arch. klin. exp. Derm. **213**, 32—68 (1961).
— Strahlentherapie von Praecancerosen der Haut. Hautarzt **14**, 493—498 (1963).
— Zum derzeitigen Stand der dermatologischen Strahlentherapie. Ärztl. Forsch. **17**, 155—160 (1963).
— Radioaktive Substanzen in der Therapie von Hautkrankheiten. Arch. klin. exp. Derm. **219**, 474—494 (1964).
— CAN, A.: Über die Summationsfähigkeit der menschlichen Haarpapille. Arch. Derm. Syph. (Berl.) **206**, 110—116 (1957).
— HAUMAYR, N., DITTMAR, R.: Die genetische Strahlenbelastung des Patienten bei der Röntgentherapie von Hautkrankheiten. Strahlentherapie **108**, 127—144 (1959).
SCHMERMUND, H. J., OBERHEUSER, F., KUTTIG, H.: VI. Geschwülste der weiblichen Genitalorgane. In: J. BECKER u. G. SCHUBERT, Die Supervolttherapie. Stuttgart: G. Thieme 1961.
SCHREUS, H. T.: Erfahrungen mit der Röntgenschichtbestrahlung. (Weich- und Nahbestrahlung) nebst Bemerkungen zur Methodik und Nomenklatur. Strahlentherapie **67**, 39—50 (1940).
— Die Strahlenbehandlung der Hautkrankheiten. Strahlentherapie **83**, 231—244 (1950).
— Stand der Oberflächenbestrahlungstechnik. Strahlentherapie **91**, 351—360 (1953).
— Die Stellung der Dermatoröntgentherapie in der Strahlenheilkunde. Arch. Derm. Syph. (Berl.) **200**, 137—152 (1955).
— GAHLEN, W., SAUERWEIN, K.: Radioaktive Isotope als β-Strahlenquelle in der Dermatologie. Arch. Derm. Syph. (Berl.) **200**, 158—165 (1955).
SCHWANDER, R.: Bioptische und autoptische Lymphdrüsenuntersuchungen bei Hautkarzinomen des Gesichtes. Dermatologica (Basel) **104**, 294—310 (1952).
SEVIN, W., ANGER, R.: Strahlenbehandlung von Hautkrankheiten mit Strontium-^{90}Yttrium-^{90}. Z. Haut- u. Geschl.-Kr. **26**, 214 (1959).
— DIETZ, H.: Ergebnisse der Strahlentherapie von Hautkrankheiten mit Strontium^{90}-Yttrium^{90}. Arch. klin. exp. Derm. **219**, 506—509 (1964).
— LEHMANN, A.: Die Anwendung von Betastrahlen (Strontium^{90}-Yttrium^{90}) in der Dermatologie. Z. Haut- u. Geschl.-Kr. **39**, 114—129 (1965).
SINCLAIR, W. K., BLONDAL, H.: P^{32} beta sources for superficial therapy. Brit. J. Radiol. **25**, 360—368 (1952).

SPECHTER, H. J.: Therapie des Vulvakarzinoms und Ergebnisse der Univ.-Frauenklinik Tübingen (Kurzreferat). Geburtsh. u. Frauenheilk. **17**, 1043—1045 (1957).

SPIESSL, B.: Die klinische Klassifikation des Mundhöhlenkarzinoms nach anatomischen Gesichtspunkten. Sb. Strahlentherapie **68**, 31—37 (1969).

STELL, J. S., MOYER, M. D. G., DEHNE, E.: Basal cell epithelioma metastatic to bone. Arch. Derm. (Chic.) **93**, 338—340 (1966).

STÖSSEL, H. G.: Zur radiologischen Klinik des Lippenkrebses. Strahlentherapie **135**, 11—20 (1968).

STONE, R. S.: Neutron therapy and specific ionization. Amer. J. Roentgenol. **59**, 771—785 (1948).

STORCK, H.: Melanom. Handbuch der medizinischen Radiologie, Bd. XVI/2. Berlin-Heidelberg-New York: Springer (in Vorbereitung).

STRANDQUIST, M.: Studien über die kumulative Wirkung der Röntgenstrahlung bei Fraktionierung. Acta radiol. (Stockh.), Suppl. **55** (1944).

TAPPEINER, J.: Die Leukokeratosis nicotinica. Arch. klin. exp. Derm. **227**, 818—819 (1966).

— WODNIANSKY, P.: Radium. In: H. A. GOTTRON u. SCHÖNFELD, Dermatologie und Venerologie, Bd. II/1, S. 149—165. Stuttgart: G. Thieme 1958.

TELOH, H. A., BALKIN, R. B., GRIER, J. P.: Metastasizing sweat gland carcinoma. Arch. Derm. (Chic.) **76**, 80—86 (1957).

TENTSCHOW, G., ANDREEV, V.: Behandlung der Leukoplakie der Mundhöhle durch Nahbestrahlung. Strahlentherapie **99**, 364—368 (1956).

TESKE, H. J., CZECHAU, B.: Die Strahlenbehandlung der malignen Tumoren an Rektum und Anus. Strahlentherapie **125**, 197—210 (1964).

TÓTH, F., KELEMEN, J., SZATAI, I.: Spätergebnisse der Röntgenbestrahlung des Lippenkarzinoms. Strahlentherapie **121**, 58—68 (1963).

TRAENKLE, H. L., STOLL, H. L., JR., LONKAR, A.: Results of roentgentherapy of carcinoma of the lip. Arch. Derm. (Chic.) **85**, 488—489 (1962).

TRUCCHI, O.: La terapia delle metastasi linfoghiandolari con elettroni accelerati da un betatrone di 15 MeV. Nunt. radiol. (Roma) **26**, 662—671 (1960).

TRÜBESTEIN, H.: Die „absorbierte Dosis" im Gewebe für Röntgenstrahlen von 10 KeV bis 1 MeV und die Gewebsdichte. Strahlentherapie **111**, 122—138 (1960).

TRUMP, J. G., WRIGHT, K. A., EVANS, W. W., ANSON, J. H., HARE, H. F., FROMER, J. L., JACQUE, G., HORNE, K. W.: High energy electrons for the treatment of extensive superficial malignant lesions. Amer. J. Roentgenol. **69**, 623—629 (1953).

TURANO, L.: Erfahrungen und Ergebnisse der Betatron-Therapie. Sb. Strahlentherapie **61**, 42—51 (1965).

— BIAGINI, C., BOMPIANI, C., PALEANI-VETTORI, P. G.: Radiobiologische, dosimetrische und klinische Grundlagen der Therapie mit schnellen Elektronen eines 15 MeV-Betatrons. Strahlentherapie **109**, 489—504 (1959).

UNDEUTSCH, W.: Beitrag zur Kasuistik der akuten Überdosierungsschäden durch moderne berylliumgefensterte Weichstrahlröhren. Strahlentherapie **113**, 409—417 (1960).

UNDEUTSCH, W.: Das „männliche" Mammakarzinom. Münch. med. Wschr. **108**, 2443-2445 (1966).

VAERENBERGH, P. M. VAN, SCHELSTRAETE, K.: Les indications de la therapie aux électrons accélérés. J. Radiol. Électrol. **45**, 681—690 (1964).

VERAGUTH, P.: Die Halbtiefen- und Tiefentherapie mit schnellen Elektronen. Radiologe **1**, 263—271 (1961).

— Le traitement radiologique des tumeurs anales. Praxis **50**, 766—771 (1961).

VOUTILAINEN. A.: Radiotherapy of carcinoma of the anal region. Ann. Chir. Gynaec. Fenn. **50**, 278—285 (1961).

VRIES, N. C. T. DE: Metastases of squamous cell carcinoma of the skin and lip. Dermatologica (Basel) **138**, 333—339 (1969).

WACHSMANN, F.: Grundsätzliches zur Frage der Fraktionierung bei der Röntgenbehandlung bösartiger Geschwülste. (I. Mitt.). Strahlentherapie **73**, 636—648 (1943).

— Experimentelle Untersuchungen an einem Fall von multiplem Hautkarzinom unter besonderer Berücksichtigung der Frage der Zweckmäßigkeit der Fraktionierung. (II. Mitt.). Strahlentherapie **73**, 649—662 (1943).

— Auswirkungen der Dosisabhängigkeit des Zeitfaktors auf die fraktionierte Röntgenbestrahlung. (III. Mitt.). Strahlentherapie **73**, 663—670 (1943).

— Physikalische Grundlagen der Röntgentherapie und Dosimetrie. In: H. MEYER u. K. MATTHES, Die Strahlentherapie. Stuttgart: G. Thieme 1949.

— Allgemeine Methodik der Röntgentherapie von Hautkrankheiten. In: A. MARCHIONINI u. C. G. SCHIRREN, Ergänzungswerk Handbuch der Haut- und Geschlechtskrankheiten, Bd. V/2, S. 181—288. Berlin-Göttingen-Heidelberg: Springer 1959.

— Von der Radium-Kontaktbestrahlung über die Nahbestrahlung zur Weichstrahltherapie und zur Therapie mit Bestrahlen oder schnellen Elektronen. Strahlentherapie **114**, 446—453 (1961).

— Selection of the proper quality of radiation in dermatological therapy. Int. Congr. Derm. Washington 1962. Excerpta med. (Amst.) **55**, 615—622 (1962).

— DIMOTSIS, A.: Kurven und Tabellen für die Strahlentherapie. Stuttgart: S. Hirzel 1957.

— HECKEL, K., SCHIRREN, C. G.: Die Größe der Rückstreuung bei verschiedener Tiefe des Streukörpers. Strahlentherapie **94**, 161—168 (1954).

— KALLERT, S.: Strahlentherapeutische Dosimetrie. Handbuch der medizinischen Radiologie, Bd. XVI/1, S. 531—613. Berlin-Heidelberg-New York: Springer 1970.

— VIETEN, H.: Grundlagen der strahlentherapeutischen Methoden. Handbuch der medizinischen Radiologie, Bd. XVI/1, S. 1—127. Berlin-Heidelberg-New York: Springer 1970.

WAGNER, G.: Untersuchungen zu den gegenwärtigen Grundlagen einer dermatologischen Röntgentherapie. Strahlentherapie **96**, 481—516 (1955).

— Die Großfeldtechnik in der dermatologischen Strahlentherapie. Z. Haut- u. Geschl.-Kr. **22**, 267—281 (1957).

— Strahlenbelastung durch Dermato-Röntgentherapie. Strahlentherapie **118**, 122—144 (1962).

WATSON, T. A.: Treatment of cancer of the anus. Radiology 77, 783—787 (1961).

WEDER, B.: Strahlenschutz der Augenlinse bei Röntgenbestrahlungen im Bereiche des Auges in der Oberflächentherapie. Röntgen- u. Lab.-Prax. 8, 255—258 (1955).

WEGHAUPT, K.: Das Vulvakarzinom. Strahlentherapie 92, 147—155 (1953).

WEITZEL, G., BECKER, J.: 10 Jahre Erfahrungen in der Betatrontherapie. Sb. Strahlentherapie 61, 52—59 (1965).

— KÄRCHER, K. H.: Therapie mit Korpuskularstrahlen. Therapie mit schnellen Elektronen. Handbuch der medizinischen Radiologie, Bd. XVI/2. Berlin-Heidelberg-New York: Springer (in Vorbereitung).

WELCH, G. P.: Therapy with high-energy heavy particles. Handbuch der medizinischen Radiologie, Bd. XVI/2. Berlin-Heidelberg-New York: Springer 1971.

WELLAUER, J., ALESCH, H.: Über die Malignome am Augenlid. Strahlentherapie 113, 485—505 (1960).

— DEL BUONO, M. S.: Über die Malignome im äußeren Gehörgang. Fortschr. Röntgenstr. 93, 483—495 (1960).

WERNSDÖRFER, R., RÖSCHL, K.: Neuere Erfahrungen bei der Behandlung maligner Hauttumoren und Röntgenschäden der Haut. Z. Haut- u. Geschl.-Kr. 11, 190—202 (1951).

WICHMANN, H.: Ein einfaches und universelles Schema für die Dosierung in der Strahlentherapie (programmierte Dosierung bei Einzelfeldbestrahlung). Sb. Strahlentherapie 62, 133—137 (1966).

WIMHÖFER, H., ZEITZ, H.: Klinik, Therapie und Heilungsergebnisse des Vulvakarzinoms. (Kurzreferat.) Geburtsh. u. Frauenheilk. 17, 1043—1045 (1957).

WISKEMANN, A.: Röntgenoberflächentherapie mit berylliumgefensterten Röhren. Hautarzt 2, 456—459 (1951).

— Diskussionsbemerkung zu PROPPE. Arch. Derm. Syph. (Berl.) 200, 131 (1955).

— Behandlung mit radioaktiven Isotopen in der Dermatologie. Derm. Wschr. 127, 558—559 (1953).

— Plastobaltbehandlung von Hautkrebsen. Arch. Derm. Syph. (Berl.) 200, 165—170 (1955).

— Über Pseudoepitheliome der Haut. Derm. Wschr. 132, 815—816 (1955).

— JANSSEN, U.: Strahlengefährdung bei der Thorium X-Behandlung von Hautkrankheiten. Hautarzt 12, 275—279 (1961).

WITTEN, V. H., BRAUER, E. W., HOLMSTROM, V., LOEVINGER, R.: Erythema effects of a pure beta emitter (strontium^{90}) on human skin. J. invest. Derm. 23, 271—285 (1954).

WOLFRAM, ST.: Strahlentherapie der Hautkrankheiten. Wien-Bonn: W. Maudrich 1956.

WYARD, S. J., NIGHTINGALE, A., AUSTIN, I. G.: Radiation hazards in the use of thorium X for skin therapy. Brit. J. Radiol. 28, 274—278 (1955).

YIANNAKOPOULOS, A., SCHEER, K. E.: Der Einfluß von Protrahierung und Fraktionierung auf das Hauterythem bei Bestrahlung mit Sr^{90}. Strahlentherapie 100, 165—168 (1956).

ZATZ, L. M., VON ESSEN, C. F., KAPLAN, H. S.: Radiation therapy with high-energy electrons. Part II: Clinical experience, 10 to 40 MeV. Radiology 77, 928—939 (1961).

ZUPPINGER, A.: Vergleichende Biologie und Dosimetrie konventioneller Strahlen und schneller Elektronen. Arch. klin. exp. Derm. 219, 439—450 (1964).

— Re-treatment of previously irradiated cancer utilizing electrons. In: J. M. VAETH, Front. Radiat. Ther. Oncol. 2, 257—267 (1968).

— Die Strahlenbehandlung der Mundhöhlengeschwülste. Sb. Strahlentherapie 68, 58—75 (1969).

— VERAGUTH, P.: Möglichkeiten und Indikationen der Hochvoltstrahlung. Sb. Strahlentherapie 48, 190—200 (1961).

— — PORETTI, G., NÖTZLI, M., MAURER, H. J.: Erfahrungen der Therapie mit 30 MeV-Elektronen. Strahlentherapie 111, 161—166 (1960).

Kapitel B. II: 2.

ALVAREZ-VIDAL, F., CORRIPIO, F., CAPRA, J.: Enfermedad de Kaposi. Tratamiento radioterapico. Acta dermo-sifil. (Madrid) 55, 257—258 (1964).

BAUMANN-SCHENKER, R.: Das Hämangio-endotheliom und seine Strahlensensibilität. Strahlentherapie 52, 11—19 (1935).

BETETTO, M.: Die Behandlung des Dermatofibrosarcoma protuberans mit weichen Röntgenstrahlen. Hautarzt 13, 408—412 (1962).

BIANCHI, O., ABULAFIA, J., MIRANDE, L.: Hémangiopéricytome cutané (Stout et Murray). Ann. Derm. Syph. 95, 269—284 (1968).

BOTTERO, G., MALARA, D.: Cesioterapia di un caso di morbo di Kaposi. Minerva derm. 43, 881—887 (1968).

CABY, F., DUPERRAT, B., ECOCHARD, J. C.: Un cas de tumeur d'Abrikossof à évolution maligne. Mém. Acad. Chir. 86, 585—558 (1960).

CASTELAIN, P.-Y., AMALRIC, R., SPITALIER, J.-M., ROUX, G.: Les radiations dans le traitement de la maladie de Kaposi. Bull. Soc. franç. Derm. Syph. 71, 29—33 (1964).

COHEN, L., PALMER, P. E. S., NICKSON, J. J.: Treatment of Kaposi's sarcoma by radiation. Symposium on Kaposi's Sarcoma (eds. L. V. ACKERMAN and J. F. MURRAY), p. 188—196. Basel and New York: Karger 1963.

CONLEY, J. J., STOUT, A. P., HEALEY, W. V.: Clinicopathologic analysis of eighty-four patients with an original diagnosis of fibrosarcoma of the head and neck. Amer. J. Surg. 114, 564—569 (1967).

DANESE, C. A., GRISHMAN, E., OH, C., DREILING, D. A.: Malignant vascular tumors of the lymphedematous extremity. Ann. Surg. 166, 245—253 (1967).

DAVIS, J.: Kaposi's sarcoma. N. Y. St. J. Med. August 1, 2067—2073 (1968).

DEBRUNNER, F.: Dermatofibrosarkoma protuberans. Dermatologica (Basel) 124, 341—354 (1962).

Degos, R., Lortat-Jacob, E., Beuve-Méry, M., Lefebvre, M. R.: Maladie de Kaposi majeure complètement effacée après radiothérapie et chloraminophène. Ann. Derm. Syph. (Paris) **93**, 159—161 (1966).

Del Regato, J. A.: Radiotherapy of Soft-Tissue Sarcomas. J. Amer. med. Ass. **185**, 216—218 (1963).

Doornink, F. J., Scholte, P. J. L.: Dermato-Fibrosarcoom van de huid. Ned. T. Geneesk. **94**, 92—96 (1950).

Edland, R. W.: Liposarcoma. Amer. J. Roentgenol. **103**, 778—791 (1968).

Enterline, H. T., Culberson, J. D., Rochlin, R. B., Brady, L. W.: Liposarcoma. A clinical and pathological study of 53 cases. Cancer (Philad.) **13**, 932—950 (1960).

Enzinger, F. M.: Recent trends in soft tissue pathology. In: Tumors of bone and soft tissue, p. 315—332. Chicago: Year Book Medical Publishers 1965.

Ewing, J.: Neoplastic disease: A treatise on tumors, p. 197—203. Fourth edition. Philadelphia: W. B. Saunders Company 1940.

Fink, H. E., Oberman, H. A.: Hemangioendothelial cell sarcoma and hemangiopericytoma. Amer. J. Roentgenol. **89**, 155—165 (1963).

Fisher, J. H.: Haemangiopericytoma; review of twenty cases. Canad. A. A. J. **83**, 1136—1139 (1960).

Friedman, M., Egan, J. W.: Irradiation of liposarcoma. Acta radiol. (Stockh.) **54**, 225—239 (1960).

Gamboa, L. G.: Malignant granular-cell myoblastoma. Arch. Path. **60**, 663 (1955).

Gentele, H.: Malignant, fibroblastic tumours of the skin. Acta derm. venereol. (Stockh.) **31**, Suppl. 27 (1951).

Goes, M.: Fibrosarkome der Haut. Prognostische Kennzeichen der Fibrosarcome. Strahlentherapie **89**, 373—379 (1953).

Haag, W.: Lokalisation und Malignität des sogenannten Abrikosoff-Tumors. Med. Welt **1965**, 838—841.

— Wichels, R.: Formen und Behandlung des Abrikosoff-Tumors. Langenbecks Arch. klin. Chir. **300**, 613—633 (1962).

Hansson, C. J.: Kaposi's sarcoma: clinical and radiological studies on 23 patients. Acta radiol. (Stockh.) **21**, 457—470 (1940).

Herrmann, J. B.: Lymphangiosarcoma of the chronically edematous extremity. Surg. Gynec. Obstet. **121**, 1107—1115 (1965).

— Ariel, J. M.: Therapy of lymphangiosarcoma of the chronically edematous limb. Amer. J. Roentgenol. **99**, 393—399 (1967).

Kaufmann, S. L., Stout, A. P.: Hemangiopericytoma in children. Cancer (Philad.) **13**, 695—710 (1960).

— — Malignant haemangioendothelioma in infants and children. Cancer (Philad.) **14**, 1186—1196 (1961).

Kutintschew, M., Dogramadjiew, I.: Ein Fall von Dermatofibrosarkoma protuberans, behandelt mit weichen Röntgenstrahlen. Derm. Wschr. **151**, 140—143 (1965).

Le Coulant, P., Texier, L., Malevielle, P.: Maladie de Kaposi et diabète. Bull. Soc. franç. Derm. Syph. **68**, 781—782 (1961).

Longhin, S.: Considération sur le diagnostic histopathologique et sur le traitement du dermatofibrome de Darier-Ferrand. Ann. Derm. Syph. (Paris) **94**, 159—168 (1967).

McCarthy, W. D., Pack, G. T.: Malignant blood vessel tumors. Surg. Gynec. Obstet. **91**, 465—482 (1950).

McPeak, Ch. J., Cruz, T., Nicastri, A. D.: Dermatofibrosarcoma protuberans. Ann. Surg. **166**, 803—816 (1967).

Molander, D. W.: Palliative chemotherapy of tumors of the soft somatic tissues. In: Cancer management a special graduate course on cancer. Lippincott (Phila.) 1968.

Morgenstern, P., Olivetti, R. Q., Westing, S. W.: Five year curve in case of malignant haemangioendothelioma of bone treated with roentgen rays. Amer. J. Roentgen. **83**, 1083—1086 (1960).

Oswald, F. H., Stam, H. C.: Roentgen treatment of Kaposi's disease. Dermatologica (Basel) **136**, 277—280 (1968).

Pack, G. T., Pierson, J. C.: Liposarcoma. Surgery **36**, 687—712 (1954).

Paoli, J., Payan, H., Bonneau, H., Lieutaud, R., The, G. de: Contribution à l'étude de la maladie de Kaposi. Sem. Hôp. Paris **36**, 1183—1190 (1960).

Perry, H., Chu, F. C. H.: Radiation therapy in the palliative management of soft tissue sarcomas. Cancer (Philad.) **15**, 179—183 (1962).

Phelan, J. T., Scherer, W., Mesa, P.: Malignant smooth-muscle tumors (leiomyosarcomas) of soft-tissue origin. New Engl. J. Med. **266**, 1027—1030 (1962).

Préaux, J., Texier, M.: Quelle est la gravité du dermatofibrosarcome de Darier et Ferrand? Ann. Derm. Syph. **97**, 49—56 (1970).

Quick, D., Cutler, M.: Neurogenic sarcoma. Ann. Surg. **86**, 810—829 (1927).

Rawson, A. J., Frank, J. L., Jr.: Treatment by irradiation of lymphosarcoma in postmastectomy lymphedema. Cancer (Philad.) **6**, 269—272 (1953).

Reed, R. J., Palomeque, F. E., Hairston, M. A., Krementz, E. T.: Lymphangiosarcomas of the scalp. Arch. Derm. **94**, 396—407 (1966).

Reszel, P. A., Soule, E. H., Coventry, M. B.: Liposarcoma of the extremities and limb girdles. J. Bone Jt Surg. **45**, 229—244 (1966).

Reynolds, W. A., Winkelmann, R. K., Soule, E. H.: Kaposi's sarcoma: a clinicopathologic study with particular reference to its relationship to the reticuloendothelial system. Medicine (Baltimore) **44**, 419—443 (1965).

Riddell, R. J.: Lymphangio-endothelioma of the arm following radical mastectomy for carcinoma of the breast. Aust. N. Z. J. Surg. **30**, 228 (1961).

Rimbaud, P., Puech, A., Pagès, A., Pujol, H.: Hémangio-péricytome de la jambe. Métastases viscérales tardives. Bull. Soc. franç. Derm. Syph. **74**, 211 (1967).

Ross, R. C., Miller, T. R., Foote, F. W., Jr.: Malignant granular-cell myoblastoma. Cancer (Philad.) **5**, 112—121 (1952).

RUBIN, S., DANN, D.: Haemangio-endothelioma of petvis. Amer. J. Roentgenol. **63**, 545—547 (1950).

RYDELL, J. R., JENNINGS, W. K., SCOTT, E. T.: Postmastectomy lymphedema. Calif. Med. **89**, 390 (1958).

SCHERER, E., MONTAG, C.: Über das Hämangio-Endotheliom der Leber. Strahlentherapie **76**, 326—332 (1947).

SCHICK, A., LLOYD, S. R.: Liposarcoma. Amer. J. Roentgenol. **80**, 799—806 (1958).

SCHIRREN, C. G.: Röntgentherapie gutartiger und bösartiger Geschwülste. In: Handbuch der Haut- und Geschlechtskrankheiten, Erg.-Werk V/2. Berlin-Göttingen-Heidelberg: Springer 1959.

SKJOLDBORG, H.: Embryonal Liposarcoma. Acta radiol. (Stockh.) **39**, 242—248 (1953).

SOMMER, F.: Zur Röntgennahbestrahlung maligner Hauttumoren. Strahlentherapie **100**, 537—545 (1956).

SOULE, E. H.: Tumors. Lipomatous tumors: classification, pathology, and diagnosis. In: Instructional course lectures. The American Academy of Orthopaedic Surgeons, vol. 14, p. 311—320. Ann. Arbor: J. W. Edwards 1957.

— MALHOUR, G. H., MILLS, S. D., LYNN, H. B.: Softtissue sarcomas of infants and children: a clinicopathologic study of 135 cases. Proc. Mayo Clin. **43**, 313 (1968).

SOUTHWICK, H. W., SLAUGHTER, D. P.: Lymphangiosarcoma in postmastectomy lymphedema. Cancer (Philad.) 8, 158—160 (1955).

STEWART, F. W., TREVES, N.: Lymphangiosarcoma in postmastectomy lymphedema. Cancer. (Philad.) **1**, 64—81 (1948).

STOUT, A. P.: Fibrosarcoma. Cancer (Philad.) **1**, 30—63 (1948).

— Tumors of soft tissues. Atlas of tumor pathology. Sect. **11**, Fasc. 5. Armed. Forces Institute of Pathology, Washington, D. C., p. 79—88, 1953.

— HILL, W. T.: Leiomyosarcoma of superficial soft tissues. Cancer (Philad.) **11**, 844—859 (1958).

SUURMOND, D.: Hemangio-endothelioma (angioplastic sarcoma). Brit. J. Derm. **70**, 132 (1958).

TASWELL, H. F., SOULE, E. H., COVENTRY, M. B.: Lymphangiosarcoma arising in chronic lymphedematous extremities. J. Bone Jt Surg. A **44**, 277—294 (1962).

TAYLOR, H. B., HELWIG, E. B.: Dermatofibrosarcoma protuberans. A study of 115 cases. Cancer (Philad.) **15**, 717—725 (1962).

TESKE, H. J.: Das sog. multiple idiopathische hämorrhagische Sarkom „Kaposi" und dessen Strahlenbehandlung. Strahlentherapie **118**, 526–536 (1962).

TOBA, M. G.: Un caso de angiosarcomatosis de Kaposi tratado con radioterapia. Medicina (Méx.) **39**, 328—332 (1959).

WECHSLER, H. L.: Kaposi's sarcoma. Angiographic findings before and after orthovoltage treatment. Arch. Derm. **96**, 69—70 (1967).

Kapitel B. II: 3.

ABELE, D. C., DOBSON, R. L.: The treatment of mycosis fungoides with a new agent, Cyclophosphamide (Cytoxan). Arch. Derm. **82**, 725 (1960).

ANAVERI, G., SICILIANO, A.: Il. linfosarcoma ed il reticulosarcoma. Considerazioni sull' evoluzione e sui risultati della radioterapia. Nunt. radiol. (Firenze) **31**, 364 (1965).

APPLEWITHE, M. L., MCLAREN, J. R., TAYLOR, W. M.: The response of various skin lesions to oral sulfur S 35. Sth. med. J. (Bgham, Ala.) **59**, 1129 (1966), ref. Excerpta med. (Amst.), Sect. XIII **21**, 2734 (1967).

ARENDT, J., GLOOR, W.: Resultate der Röntgenbestrahlung bei chronischen Leukämien. Strahlentherapie **44**, 715 (1932).

BAGSHAW, M. A., SCHEIDMAN, H. M., FARBER, E. M., KAPLAN, H. S.: Electron beam therapy of Mycosis fungoides. Calif. Med. **95**, 292 (1961).

BARONE, L.: Radiotherapy for Mycosis fungoides. A survey of the literature and personal observations. Minerva med. **51**/88, 3729—3737 (1960).

BEGEMANN, H.: Die Klinik der Retikulosen. In: Krebsforschung und Krebsbehandlung, Bd. V, S. 68. Berlin-München: Urban & Schwarzenberg 1964.

BELL, R. F., BROWN, G. R., GORDY, PH. D.: Reticulum cell sarcoma of skin and brain. Report of a case. Arch. Derm. Syph. (Chic.) **93**, 231 (1966).

BERGSTEINOVA, V., LINTNER, L., TOPOL, O., ZABOJOVA, E.: Unsere Erfahrungen bei der Therapie der Lympho- und Retikulosarkome. Radiobiol. Radiother. (Berl.) **8**, 301 (1967).

BLUMENTHAL, F., BÖHMER, E.: Die Grenzstrahlenbehandlung der Hautkrankheiten. Dtsch. med. Wschr. **1931**, 404.

BODE, H. G.: Über Röntgenbestrahlungen bei Leukämie und Mycosis fungoides. Derm. Wschr. **103**, 1335 (1936).

— Bisherige Erfahrungen in der Behandlung dermatologischer Krankheiten mit schnellen Elektronen. Arch. klin. exp. Derm. **219**, 450 (1964).

— KORTING, G. W.: Haut- und Geschlechtskrankheiten, Bd. I und II. Stuttgart: Gustav Fischer 1970.

BÖHMER, E., HEITE, H. J.: Über die Krankheitsdauer der Mycosis fungoides. Arch. Derm. Syph. Berlin **196**, 1 (1953).

BORN, W.: Retothelsarkom. Zbl. Haut- u. Geschl.-Kr. **92**, 396 (1955).

BRATHERTON, D. C.: Whole-body superficial irradiation with ^{90}Sr. Brit. J. Radiol. **36**, 456 (1963).

BRAUN-FALCO, O., PETZOLD, D., RANNER, G., VOGELL, W.: Klinisch-experimentelle Untersuchungen bei sog. Reticulosarkomatose der Haut (Gottron). 1. Mitteilung. Klin. Wschr. **44**, 1092 (1966).

CESARINI, F., JUCKER, C.: Cases of Mycosis fungoides treated with X-rays. Quad. Radiol. **22**, 317 (1957).

CIPOLLARO, A. C., CROSSLAND, P. M.: X-rays and radium in the treatment of diseases of the skin. Philadelphia: Lea & Febiger 1967.

CYR, D. P.: Le traitement du mycosis fongoide par rayons cathodiques. Observations hématologiques. Arch. belges Derm. **24**, 296 (1955).

DEGOS, R.: Einfache hyperplastische Retikulose der Haut, begleitet von einem Retikulosarkom der Lymphknoten. Nachfolgend maligne Retikulose der Haut und Lymphknoten mit Lokalisation in der Medulla. Bull. Soc. franç. Derm. Syph. **64**, 11 (1957).

DEGOS, R., CIVATTE, J., TOURAINE, R., OSSIPOWSKI, B., GONZALES-MENDOZA, A.: Confrontation anatomo-clinique de 129 hémoréticulopathies malignes cutanées. Ann. Derm. Syph. **92**, 121 (1965).
— LÉPINE, J., LORTAT-JACOB, E., CIVATTE, J.: Eosinophiles Granulom der Nase mit Beteiligung der knöchernen Unterlage. Bull. Soc. franç. Derm. Syph. **67**, 492 (1960).
— LORTAT-JACOB, E., OSSIPOWSKI, B., CIVATTE, J., TOURAINE, R.: Réticulose histiocytaire à plaque unique. Passage du stade hyperplasique au stade dysplasique. Bull. Soc. Franç. Derm. Syph. **64**, 12 (1957).
— OSSIPOWSKI, B., CIVATTE, J., TOURAINE, R.: Reticuloses cutanées (Reticuloses histio-mono-cytaires). III. Congr. ib.-lat.-amer. Derm. Med. **1959**, 83.
DOMONKOS, A. N.: Mycosis fungoides. Arch. Derm. Syph. (Chic.) **85**, 814 (1962).
DUVAL, G.: Disparition d'une tumeur unique de réticulose maligne après biopsie-greffe. Bull. Soc. franç. Derm. Syph. **65**, 301 (1958).
EDGCOMB, J. H., SCOTT, E. J. VAN, ANDREWS, J. R.: Histopathology changes in the skin of patients with Mycosis fungoides following therapy with high energy electrons. Acta dermat. vener. Proc. 11th Congr. Dermat. **1957 II**, 457.
EDLING, L.: Contribution to the pathology and clinical picture of reticulum-cell sarcoma. Radiology **30**, 19 (1938).
EHRING, F.: Ganzkörperbestrahlungen mit einer UV-A-reichen Höhensonne bei Mycosis fungoides. Strahlentherapie **117**, 624 (1962).
EICHENBERGER-DE BEER, H.: Zur Klinik und Therapie der Mycosis fungoides. Hautarzt **21**, 458 (1970).
FARBER, E. M., COX, A. J., STEINBERG, J.: Therapy of mycosis fungoides with topically applied fluocinolon acetonide under occlusive dressing. Cancer (Philad.) **19**, 237 (1966).
FIEBELKORN, H. J.: Die Strahlen-Therapie der Lymphogranulomatose. Ärztl. Wschr. **9**, 781 (1954).
FISSENEWERT, H.: Leistung und Leistungsgrenzen des Röntgentherapie-Verfahrens bei den verschiedenen Formen der Lymphogranulomatose. Ergebnisse der Verlaufsanalyse von 105 Fällen. Strahlentherapie **87**, 352 (1952).
FLECK, F.: Mycosis fungoides. Derm. Wschr. **148**, 609 (1963).
FRIEDMAN, M., PEARLMAN, A. W.: Time-dose studies in irradiation of Mycosis fungoides, iso-effect curve and tumor lethal dose. Radiology **66**, 374 (1956).
FROMER, J. L., SMEDAL, M. I., SALZMAN, F. A., TRUMP, J. G., WRIGHT, K. A.: High voltage electron beam in dermatologic therapy. Proc. XII Int. Congr. Derm. Washington DC I, Excerpta med. Found. Sept. (1962).
FUHS, H.: Isolierter lymphatisch-leukämischer Tumor der Haut. Zbl. Haut- u. Geschl.-Kr. **70**, 433 (1942).
— KONRAD, J.: Über die Allgemeinbestrahlung von Hautkrankheiten mit Bucky-Grenzstrahlen. Strahlentherapie **36**, 520 (1930).
GALL, E. A., MALLORY, T. B.: Malignant Lymphoma. A clinico-pathologic survey of 619 cases. Amer. J. Path. **18**, 381 (1942).
GERTLER, W.: Präfungoides Stadium der Mycosis fungoides unter den Erscheinungsbildern der Brocqschen Krankheit, der Pityriasis lichenoides chronica und des seborrhoischen Ekzems. Derm. Wschr. **134**, 814 (1956).
— Knotige Retikulose nach frühem Sarkom. Derm. Wschr. **151**, 66 (1965).
— Chronische Retikulose bei 12jährigem Jungen. Derm. Wschr. **151**, 65 (1965).
— Chronische lymphoidzellige Retikulose. Derm. Wschr. **151**, 64 (1965).
— Granulomatosen der Haut. In: BODE, H. G., KORTING, G. W., Haut- und Geschlechtskrankheiten, Bd. II, S. 684. Stuttgart: Gustav Fischer 1970.
— Eosinophile retikuläre Hyperplasien. In: BODE, H. G. und G. W. KORTING, Haut- und Geschlechtskrankheiten, Bd. II, S. 679. Stuttgart: Gustav Fischer 1970.
— Hämoblastome, Retikulosen und Retikulogranulomatosen. In: BODE, H. G., KORTING, G. W., Haut- und Geschlechtskrankheiten, Bd. II, S. 669. Stuttgart: Gustav Fischer 1970.
GLÍNSKA, H., SKOLYSZEWSKI, J.: The results of radiotherapy in cases of lymphatic system neoplasms. Pol. Przegl. radiol. **31**, 889 (1967).
GOES, M.: Zur Klinik der Lympho- und Retikulosarkome. Strahlentherapie **89**, 554 (1953).
GÖLDNER: Mycosis fungoides. Zbl. Haut- u. Geschl.-Kr. **57**, 4 (1938).
GOLDSCHMIDT, H.: Teleroentgen irradiation in dermatologic therapy. Low voltage, soft x-rays.- Proc. XII Int. Congr. Derm. Washington DC I, Excerpta med. Found., p. 643, Sept. (1962).
GOTTRON, H. A.: Retikulose der Haut. Derm. Wschr. **140**, 1226 (1959).
— Chronische plattenartige Retikulose. Derm. Wschr. **141**, 274 (1960).
— Reticulosarcomatosis cutis. In: GOTTRON, H. A. und W. SCHÖNFELD, Dermatologie und Venereologie, Bd. IV, S. 501. Stuttgart: Thieme 1960.
— SCHÖNFELD, W.: Dermatologie und Venereologie. Handbuch in 5 Bd. Stuttgart: Thieme 1960.
GRACIANSKY, P. DE, BOULLE, ST., HARDOUIN, J.-P.: Erythrodermie du type Wilson-Brocq. Manifestation prédominante d'une leucose lymphoide efficacité transitoire d'un traitement par l'uréthane. Ann. Derm. Syph. **79**, 429 (1952).
GROLLMAN, J. H., BIERMAN, ST. M., MORGAN, J. E., OTTOMAN, R. E.: X-ray contamination in total-skin electron therapy of lymphoma cutis and exfoliative dermatitis. Radiology **85**, 356 (1965).
— STANLEY, J. R., BIERMAN, ST. M., OTTOMAN, R. E., MORGAN, J. E., HORNS, J.: Total-skin electron-beam therapy of lymphoma cutis and generalized psoriasis: Clinical experiences and adverse reactions. Radiology 87, 908 (1966).
GROSS, R.: Möglichkeiten und Grenzen der Chemotherapie in der Behandlung maligner Lymphome. Sonderbd. zur Strahlentherapie **69**, 75 (1969).
HALAMA, J., SZIEGOLEIT, M.: Die Behandlung der Retikulosarkome im Kopf-Hals-Gebiet. Sonderbd. zur Strahlentherapie **69**, 160 (1969).

HARDMEIER, TH., HEDINGER, CH., THALMANN, H.: Zur sogenannten histiocytären medullären Retikulose von SCOTT und ROBB-SMITH. Schweiz. med. Wschr. **99**, 806 (1969).

HASERICK, J. R., RICHARDSON, H. J., GRANT, D. J.: Remission of lesions in mycosis fungoides following topical application of nitrogen mustard. Cleveland Clin. Quart. **26**, 144 (1959).

HELMKE, R.: Über die Heilungsaussichten der Mycosis fungoides. Derm. Wschr. **120**, 142 (1949).

HERXHEIMER, K., MARTIN, H.: Mycosis fungoides. In: J. JADASSOHN, Handbuch Haut- und Geschlechtskrankheiten, Bd. VIII/1, S. 174. Berlin: Springer 1929.

HESS, P.: Röntgen- und Radiumbehandlung. Sonderband 24 zur Strahlentherapie, zit. nach. A. PROPPE, Strahlentherapie **98**, 30 (1955).

HLINIAK, A.: The dose time relationship in the treatment of mycosis fungoides. Nowotwory **15**, 81 (1965).

HOLSTI, L. R., VOUTILAINEN, A.: Über kombinierte Röntgen- und Radiophosphorbehandlung bei Mycosis fungoides. Strahlentherapie **111**, 139 (1960).

HORNSTEIN, O.: Eosinophiles tumorförmiges Granulom (Kuske), z.B. primäres Retothelsarkom, z.B. atypische Lymphogranulomatose Paltauf-Sternberg. Sitzungsberichte Vereinigung Düsseldorfer Dermatologen **1964**; ref. Zbl. Haut- u. Geschl.-Kr. **118**, 159 (1965).

HORWITZ, H., HAYBITTLE, J. L.: Whole body superficial irradiation with Sr 90 β-rays. Brit. J. Radiol. **33**, 440 (1960).

JACKSON, H., PARKER, F.: Hodgkin's disease and allied diseases. New York: Oxford University Press 1947.

JADASSOHN, J.: Handbuch Haut- und Geschlechtskrankheiten, Erg.-Werk. Berlin-Heidelberg-New York: Springer 1968.

JÄNNER, M.: Mycosis fungoides. Derm. Wschr. **140**, 1277 (1959).

— Mycosis fungoides. Habilitationsschrift, Universitäts-Hautklinik Hamburg-Eppendorf (1965).

KALAMKARYAN, A. A.: Comparative characteristics of different methods of treatment of mycosis fungoides. Vestn. Derm. Vener. **42**, 10 (1968); [Excerpta med. derm. **23**, 821 (1969)].

— BEZZABOTNOV, A. S.: X-rays on the treatment of certain forms of hemodermia. Vestn. Derm. Vener. **11**, 41 (1965); [Excerpta med. derm. **20**, 2962 (1966)].

KALBITZER, H. W.: Beitrag zur Röntgenbehandlung der Lymphogranulomatose. Med. Klin. **1935**, 1626.

KALKOFF, K. W.: Mycosis fungoides. Wirkung von Röntgenstrahlen verschiedener Dosen und Härten. Zbl. Haut- u. Geschl.-Kr. **82**, 408 (1952).

— Reticulosarcomatosis cutis. Z. Haut- u. Geschl.-Kr. **14**, 3 (1953).

KAMINSKY, A., SEGERS, A. M., ABULAFIA, J.: Reticulosarcom der behaarten Haut. Bericht über einen Fall mit Kommentaren zur Therapie. Rev. argent. Dermatosif. **40**, 141 (1956).

KATZ, J. H.: Mycosis fungoides und Radiodermatitis. Arch. Derm. **85**, 788 (1962).

KIMMIG, J., Therapie der Retikulosen. In: JADASSOHN, J., Handbuch Haut- und Geschlechtskrankheiten, Erg.-Werk. Bd. III/2, S. 685. Berlin-Göttingen-Heidelberg: Springer 1969.

— JÄNNER, M.: Cutane Retikulosen. In: J. JADASSOHN, Handbuch Haut- und Geschlechtskrankheiten, Erg.-Werk, Bd. III/2, S. 623. Berlin-Göttingen-Heidelberg: Springer 1969.

— WISKEMANN, A.: Lichtbiologie und Lichttherapie. In: JADASSOHN, J., Handbuch Haut- und Geschlechtskrankheiten, Erg.-Werk, Bd. V/2, S. 1118. Berlin-Göttingen-Heidelberg: Springer 1959.

KITAGAWA, T.: 10 MeV betatron electron beam therapy adapted to a case of Mycosis fungoides. Amer. J. Roentgenol. **88**, 229 (1962).

KNOWLES, D. L., LENSON, N.: Reticulum cell sarcoma. J. Amer. med. Ass. **149**, 361 (1952).

KREBS, J., LANDES, E.: Zur Endoxantherapie von malignen Wucherungen des reticulo-histiocytären Systems. Hautarzt **16**, 76 (1965).

KUBIK, ST.: Die normale Anatomie des Lymphsystems unter besonderer Berücksichtigung der Sammelgebiete der Lymphknoten der unteren Körperhälfte. In: BECKER, J. und F. GAUWERKY, Maligne Lymphome, Interdisziplinäre Diskussionen, Dtsch. Röntgenkongreß 1968. München: Urban & Schwarzenberg 1969.

LAUGHLIN, J. S.: Depth dose data in inhomogeneous media. Symposium on high-energy electrons (A. ZUPPINGER, ed.), p. 108. Montreux 1964. Berlin-Heidelberg-New York: Springer 1965.

LENNERT, K.: Pathologisch-anatomische Klassifikation der malignen Lymphome. Sonderbd. zur Strahlentherapie **69**, 1 (1969).

— Histologie hautnaher Lymphknoten. In: JADASSOHN, J., Handbuch Haut- und Geschlechtskrankheiten, Erg.-Werk Bd. I/2, S. 830. Berlin-Göttingen-Heidelberg-New York: Springer 1964.

LEVER, W. F.: Histopathologie der Haut. Stuttgart: G. Fischer 1958.

— Epidermal tumors. Histogenesis and classification of epidermal tumors. In: Histopathology of the skin, 4th ed., p. 408. London: Pitman Medical 1967.

LEVIN, O. L., BEHRMAN, H. T.: Roentgen ray therapy of mycosis fungoides. Arch. Derm. Syph. (Chic.) **51**, 307 (1945).

LINSER, K.: Die Beeinflussung der Hautveränderungen bei der Mycosis fungoides durch Heliotherapie. Z. Haut- u. Geschl.-Kr. **27**, 319 (1959).

— HARNACH, K.: Die Heliotherapie der Mycosis fungoides. Arch. klin. exp. Derm. **215**, 181 (1962).

MALLET, L.: Emploi de l'arsenic 76, isotope radioactif dans le traitement de certaines affections malignes cutanées. Bull. Acad. nat. méd. Paris **134**, 638 (1950) [Excerpta med. derm. **5**, 1292 (1951)].

MARILL, F.-G., TIMSIT, ED.: Réticulose maligne métaplasique chez un homme de trente ans. Bull. Soc. franç. Derm. Syph. **66**, 111 (1959).

MARMELZAT, W. L.: Mycosis fungoides: Topical injections of triamcinolon. Calif. Med. **98**, 139 (1963).

MacKee, G. M., Cipollaro, A. C.: X-rays and radium in the treatment of diseases of the skin. Philadelphia: Lea & Febiger 1947.
— — Ultraviolet therapy, in Dermatology, handbook of physical therapy, 3rd ed. (1943). Dtsch. Übersetzung in den „Wissenschaftl. Nachrichten" der Quarzlampen-Ges. Hanau, 1950, H. 1/2.
Matras, A.: Mycosis fungoides. Zbl. Haut- u. Geschl.-Kr. **80**, 111 (1952).
Micheli, G. de: Möglichkeit und Grenzen der Röntgentherapie bei Mycosis fungoides. Radiologica (Roma) **12**, 145 (1956); Zbl. Haut- u. Geschl.-Kr. **98**, 62 (1957).
Miescher, G.: Spätresultate nach Röntgenbehandlung von Sarcoma haemorrhagicum idiopathicum Kaposi. Dermatologica (Basel) **104**, 319 (1952).
— Die neuere Entwicklung der dermatologischen Röntgentherapie. Dermatologica (Basel) **107**, 225 (1953).
Miller, J. L., Hearin, J. T., Fields, J. P.: Mycosis fungoides. Selected lesions treated with topically applied radioactive Phosphorus. Arch. Derm. **81**, 1033 (1960).
Müller, J.: Untersuchungen zur Prognose und Therapie der Mycosis fungoides. Dermatologica (Basel) **124**, 81 (1962).
Musshoff, K.: Neuere Gesichtspunkte zur Indikationsstellung der radiologischen Therapie bei Leukosen und Retikulosen. Strahlentherapie **135**, 641 (1968).
— Boutis, L.: Beurteilung, Behandlungsgrundsätze und -ergebnisse bei der Lymphogranulomatose. Sonderbd. zur Strahlentherapie **69**, 59 (1969).
Nadal, R., Nel, M.: La radiothérapie en dermatologie. Zit. nach A. Proppe (1958).
Neal, F. E.: Some experiences with radioactive phosphorus in the treatment of mycosis fungoides. Proc. roy. Soc. Med. **47**/10, 859 (1954).
Oeser, H.: Neoplastische Retikulosen, in Strahlenbehandlung der Geschwülste. Sonderbd. zur Strahlentherapie **31**, 292 (1954).
Olivier, M. J.: Mycosis fungoides à tumeurs d'emblée (remission depuis $3^1/_2$ ans). Arch. belges Derm. **7**, 131 (1951).
Orfuss, A. J., Weinberg, M. B.: Mycosis fungoides. Arch. Derm. **85**, 807 (1962).
Ossipowski, B.: Cutaneous malignant reticularis. Hôpital (Paris) **44**/664, 528—534 (1956).
Paschoud, J. M.: Réticulose cutanée chronique. Dermatologica (Basel) **116**, 356 (1958).
Post, C. F., Lincoln, C. S.: Mycosis fungoides: report of two unusual cases with autopsy findings. J. invest. Derm. **10**, 135 (1948).
Pototskii, I. I., Kornienko, T. A.: Treatment of mycosis fungoides. From the book: Sovremennye voprosy Dermatologii (Kiev) **3**, 33 (1962).
Proppe, A.: Die Technik der Behandlung von Hautkrankheiten mit weichen Röntgenstrahlen. Strahlentherapie **98**, 30 (1955).
— Fortschritte in der Methodik der dermatologischen Röntgentherapie. Arch. Derm. Syph. (Berl.) **200**, 107 (1955).
— Spezielle Röntgentherapie, Mycosis fungoides. In: Gottron, H. A., Schönfeld, W., Dermatologie und Venerologie, Bd. II/1, S. 71. Stuttgart: Georg Thieme 1958.
Ratkoczy, N.: Herdvernichtungsdosen in der Röntgentherapie der Lymphogranulomatose. Strahlen/therapie **56**, 325 (1936).
Riehl, G.: Spezifische Hautveränderungen bei leukämischer Lymphadenose. Zbl. Haut- u. Geschl.-Kr. **55**, 614 (1936).
Rohde, B.: Mycosis fungoides, Paralysis agitans. Derm. Wschr. **140**, 1272 (1959).
Rousset, J., Coudert, J., Fath: Réticulose lymphocytaire stoppée depuis cinq ans par la téléradiothérapie. Erythrodermie de rechute très améliorée par la triamcinolone. Bull. Soc. franç. Derm. Syph. **66**, 739 (1959).
Saperov, V. N., Surkova, F.-M.: A case of Hand-Schüller-Christian diseases with extensive xanthomatous affection of the skin. Vestn. Derm. Vener. **42**, 73 (1968); Ref. Zbl. Haut- u. Geschl.-Kr. **125**, 154 (1969).
Sauer, J., Scherer, E.: Retikulose und Retikulosarkom aus der Sicht des Strahlentherapeuten. Strahlentherapie **130**, 1 (1966).
Scherer, E.: Indikation und Behandlungsergebnisse der Radiotherapie maligner Systemerkrankungen. Sonderbd. zur Strahlentherapie **69**, 47 (1969).
Scheurlen, H., Herzfeld, U., Immich, H., Frasch, M., Tewes, H.: Endolymphatische Strahlentherapie bei malignen Lymphomen. Sonderbd. zur Strahlentherapie **69**, 174 (1969).
Schimpf, A.: Klinik und Therapie der Mycosis fungoides. Arch. klin. exp. Derm. **221**, 97 (1964).
Schirren, C. G.: Die Röntgentherapie gutartiger und bösartiger Geschwülste der Haut. In: J. Jadassohn, Handbuch der Haut- und Geschlechtskrankheiten, Erg.-Werk Bd. V/2, S. 289. Berlin-Göttingen-Heidelberg: Springer 1959.
— Das sogenannte eosinophile Granulom der Schleimhaut. Arch. klin. exp. Derm. **216**, 402 (1963).
— Caneghem, P. van: Zur Beeinflussung einer generalisierten, flachtumorösen Mycosis fungoides durch Röntgen-Fernbestrahlungen mit Weichstrahlröhren. Hautarzt **7**, 431 (1956).
— Nasemann, Th.: Psoriasiforme Mycosis fungoides. Hautarzt **6**, 430 (1955).
Schlienger, M., Dutreux, J., Tubania, M., Laugier, A.: L'irradiation cutanée totale du mycosis fongoide généralisé par radiothérapie cinetique superficielle 55 kV. J. Radiol. Electrol. **49**, 542 (1968).
Scholtz, W.: Über den Einfluß der Röntgenstrahlen auf die Haut in gesundem und krankem Zustande. Arch. Derm. Syph. (Berl.) **59**, 87, 241, 421 (1902).
Schreus, H. Th.: Dermoröntgentherapie. Hautarzt **2**, 532 (1951).
— Stand der Oberflächenbestrahlungstechnik. Strahlentherapie **91**, 351 (1953).
Schröder, W.: Dosierungsfragen bei der Strahlenbehandlung der Lymphogranulomatose. Strahlentherapie **70**, 632 (1941).
Schwarz, G.: Über Röntgenbehandlung Lymphogranulomkranker. Wien. Arch. inn. Med. **27**, 353 (1935).

SCOTT, B. R., ROBB-SMITH, A. H. T.: The progressive hyperplasiasis of the reticulo-endothelial system. St Bart, Hosp. Rep. **69**, 143 (1936).

SIPOS, K.: Painting treatment of nitrogen mustard in mycosis fungoides. Dermatologica (Basel) **130**, 3 (1965).

SMEDAL, M. J., JOHNSTON, D. O., SALZMAN, F. A., TRUMP, J. G., WRIGHT, K. A.: 10 years experiences with low megavolt electron-therapy. Amer. J. Roentgenol. **88**, 215 (1962).

SULLIVAN, A.: Actinotherapy. What are its indications in dermatology? Arch. Derm. Syph. (Chic.) **76**, 634 (1957).

STÄPS, R.: Retikulosarkomatose Typ Gottron. Derm. Wschr. **145**, 361 (1962).

STORCK, H.: Haut- und Schleimhautveränderungen bei Erkrankungen des hämatopoetischen Systems. 6. Vortragsreihe der Augsburger Fortbildungstage für prakt. Medizin (1951).

— Granuloma faciale. Dermatologica (Basel) **118**, 295 (1959).

— Reticuloendotheliom (eosinophiles Granulom, Typus Letterer-Siwe). Dermatologica (Basel) **118**, 301 (1959).

— Kleinzelliges Reticulomsarkom der Haut. Dermatologica (Basel) **131**, 121 (1965).

— Lymphosarkom des Gesichtes (Typus Lymphoblasten). Dermatologica (Basel) **133**, 167 (1966).

— Mycosis fungoides. Gutes Ansprechen auf Röntgen-Weichstrahlen. Dermatologica (Basel) **135**, 290 (1967).

— MIESCHER, G.: Mycosis fungoides an der Brust unter dem Bilde einer Poikilodermia vascularis Jacobi. Dermatologica (Basel) **118**, 300 (1959).

— PFOSI, H.: Mycosis fungoides nach prämykotischem Stadium unter dem Bilde einer Psoriasis. Dermatologica (Basel) **118**, 297 (1959).

— SCHNYDER, U. W., SCHWARZ, K.: Lymphosarkom der Augenlider. Dermatologica (Basel) **129**, 190 (1964).

— SCHWARZ, K.: Mycosis fungoides. Gutes Ansprechen auf Röntgenstrahlen. Dermatologica (Basel) **135**, 290 (1967).

STORDEUR, K., KESSLER, F.: Die Mycosis fungoides (Granuloma fungoides) als Retikulose. Hautarzt **9**, 169 (1958).

STRAUSS, J. S.: Mycosis fungoides. Arch. Derm. Syph. (Chic.) **99**, 639 (1969).

STRICKSTOCK, K. H., WEISSLEDER, H., PFANNENSTIEL, P., AFKHAM, I. K., HOFFMANN, G., MUSSHOFF, K.: Indikation und vorläufige Ergebnisse der endolymphatischen Radio-Isotopen-Therapie bei malignen Erkrankungen des lymphatischen Systems. Sonderband zur Strahlentherapie **69**, 197 (1969).

SULLIVAN, F. J., EPSTEIN, J. H., SKAHEN, J. R.: Chronic disseminated histiocytosis X. Eosinophilic granuloma of skin, mucous membrane and bone. Calif. Med. **93**, 232 (1960); Ref. Zbl. Haut- u. Geschl.-Kr. **109**, 111 (1961).

SZODORAY, L., KOROSSY, A.: Über die Wirkung des Nitrogensenfgases auf gesunder und kranker Haut. Dermatologica (Basel) **103**, 36 (1951).

SZUR, L., BEWLEY, D. K., SILVESTER, J. A.: The use of electrons from an 8 MeV linear accelerator in the treatment of radiosensitive skin diseases. Brit. J. Radiol. **36**, 456 (1963).

TAPPEINER, J., WODNIANSKY, P.: Lymphogranulomatose der Haut. Therapie der Hautveränderungen. In: J. JADASSOHN, Handbuch Haut- und Geschlechtskrankheiten, Erg.-Werk Bd. III/1, S. 700. Berlin-Göttingen-Heidelberg: Springer 1963.

THORMANN, TH.: Granulomatöse und blastomatöse „Retikulosen". Radiobiol. Radiother. (Berl.) **4**, 435 (1963).

THOYER, C., ROZAT, P., LÉVY, R.: La radiothérapie de la maladie de Hodgkin (Lymphogranulomatose maligne). J. Radiol. Electrol. **14**, 145—157 (1930).

TRITSCH, H., ENDRES, H. J.: Über die Poikilodermia atrophicans vascularis bei Mycosis fungoides mit Hinweis auf die Behandlung durch radioaktives Yttrium (^{90}Y). Derm. Wschr. **137**, 479 (1958).

TRUMP, J. G.: High energy electrons for the treatment of extensive superficial malignant lesions. Amer. J. Roentgenol. **69**, 623 (1953).

SCOTT, E. J. VAN, ANDREWS, J. R., EDGCOMB, J. H.: Therapy of mycosis fungoides with high energy electrons. Proc. 11th Intern. Congr. dermat. Stockh. 1957, vol. II, p. 451.

VERAGUTH, P., GANDARJIS, G.: Prognostic et traitement du réticulosarcome. Etude des 93 cas. Schweiz. med. Wschr. **93**, 862 (1963).

VERHAGEN, A.: Strahlenbehandlung bei Retothelsarkomen. Strahlentherapie **77**, 605 (1948).

VILANOVA, X.: Granuloma eosinofilicum (Reticuloendotheliose). Actas dermo-sifiliogr. (Madr.) **50**, 92 (1959).

VINEYARD, W. R., MITCHELL, D. E.: Local therapy of mycosis fungoides with cytotoxic agents. Arch. Derm. **84**, 928 (1961).

VOGT, M.: Die Behandlung der Leukämie mit Röntgenstrahlen. Strahlentherapie **77**, 537 (1948).

WACHSMANN, F.: Ausblicke auf die Anwendungsmöglichkeiten der Elektronenschleuder in der Medizin und bisherige Versuchsergebnisse mit ultraharten Strahlungen. Acta radiol. (Stockh.) **32**, 145 (1949).

— Fortschritte in der Methodik der dermatologischen Röntgentherapie. Arch. Derm. Syph. (Berl.) **200**, 93 (1955).

WAGNER, G.: Die Großfeldtechnik in der dermatologischen Strahlentherapie. Z. Haut- u. Geschl.-Kr. **22**, 267 (1957).

WEBER, G., STOCK, E.: Zur Frage der Köbner-Phänomen-artigen Manifestation eines Retikulosarkoms der Haut nach Röntgenbestrahlung. Arch. klin. exp. Derm. **239**, 191 (1970).

WERKMEISTER, H.: Beitrag zur Therapie der sogenannten Retikulosarkomatosis cutis Gottron. Sonderbd. zur Strahlentherapie **69**, 154 (1969).

WINKLER, A.: Mycosis fungoides (Stadium tumorosum). Derm. Wschr. **140**, 1251 (1959).

WINDEYER, B. W.: Diskussion 13. II. 1947, Sect. of Ophthalm. Zbl. ges. Ophthal. **50**, 173 (1949).

WISKEMANN, A.: Röntgenoberflächentherapie mit berylliumgefensterten Röhren. Hautarzt **2**, 456 (1951).

Wiskemann, A.: Diskussionsbemerkung zu A. Proppe. Arch. Derm Syph. (Berl.) **200**, 131 (1955).
— Die Röntgenbestrahlung der Hautretikulosen. Vortrag 40. Nordwestdtsch. Derm. Kongreß 1958 in Hamburg.
— Die Röntgenbestrahlung der Hautretikulose. Derm. Wschr. **140**, 1233 (1959).
— Retikulose mit Eosinophilie. Derm. Wschr. **155**, 205 (1969).
Wolf, M.: Primäre Reticulumzellsarkomatose der Haut (Bericht über einen Fall von 20jähriger Dauer). Derm. Wschr. **140**, 927 (1959).
Wright, K. A., Granke, S. M. R. C., Trump, J. G.: Physical aspects of megavolt electron therapy. Radiology **67**, 553 (1956).
Wüthrich, B.: Einteilung, Verlauf und Histologie der malignen kutanen Retikulosen. Dermatologica (Basel) **137**, 282 (1968).
Zuppinger, A.: Vergleichende Biologie und Dosimetrie konventioneller Strahlen und schneller Elektronen. Arch. klin. exp. Derm. **219**, 439 (1964).
— Soft tissue sarcoma. Symposium on High-Energy Electrons, p. 388, Montreux 1964. Berlin-Heidelberg-New York: Springer 1965.

III. Maligne Melanome

Von

Hans Storck

Unter Mitwirkung von

F. Ott und K. Schwarz

Mit 12 Abbildungen

1. Nomenklatur

Wie bei den meisten dermatologischen Affektionen findet sich bei Melanomen für ein und dieselbe Krankheit eine große Zahl von Bezeichnungen. Im Altertum waren die pigmentierten Hautveränderungen unter „Melas" beschrieben worden. Später folgten für das *bösartige Melanom* folgende Ausdrücke: „dégénérescence noire" (BRESCHET, 1821), „mélanose" (LAËNNEC, 1826), „Carcinoma melanoides" (SUNDELIN, 1827; JOHANNES MÜLLER, 1834), „Melanomyces, Schwarzschwamm, Pigmentschwamm" (v. RITGEN, 1828), „*Melanom*" (CARSWELL, 1838), „Fungus haematodes, cancer melanoides" (WALTER u.a., 1839), „Venenkrebscarcinom" (SCHÖNLEIN, 1841), „melanotic tumors" (Pigmentkrebs, VOGEL, 1847), „melanotischer Krebs" (VIRCHOW, 1847), „cancer mélané" (ALIBERT, 1861), „Melanosis pseudoplastica tuberculoides saculata" (HARLESS, 1861), „Cancer anthracine" (JURINE, 1861), „melanotic cancer, melanoid Cancer" (PAGET, 1863), „Melanosarcoma" (KAPOSI, 1895), „Naevocarcinoma" (UNNA, 1896), „*Melanocytoblastoma*" (LUBARSCH, 1925), „*Melanoblastoma*" (v. ALBERTINI, 1955), „*Melanomalignom*" (MIESCHER, 1933) u.a.

In der vorliegenden Arbeit werden hauptsächlich die Ausdrücke Melanom, Melanomalignom, Melanocytoblastom verwendet. Die Benennung „Melanom" wurde 1838 erstmals von CARSWELL gebraucht, abgeleitet vom griechischen „μελας" = schwarz. Als Melanome wurden jedoch teils gutartige, teils bösartige Gebilde bezeichnet, so daß dieser Terminus nicht eindeutig ist. Wir verstehen in diesem Handbuchbeitrag unter Melanomen die bösartigen Geschwülste und bezeichnen die gutartigen als Pigmentnaevi. Als erster machte PLENCK 1776, später VIRCHOW und PAGET, auf den Zusammenhang und die häufigen Übergänge der Naevi in maligne Melanome aufmerksam.

Auch für die *melanotische Präcancerose* wurde eine Reihe Bezeichnungen geprägt, z.B. „senile and infective freckles" (HUTCHINSON, 1886), „lentigo malin des vieillards" (DUBREUILH, 1894), „lentigo infectieux des vieillards" (BAYET, 1894), „mélanose circonscrite précancéreuse" (DUBREUILH, 1912), „naevus tardif étalé" (DARIER, 1913), „acquired mole" (HAZEN, 1920), „tardive nevus" (DECKNER, 1931), „dermo-epidermal nevus" (ALLEN u. SPITZ, 1932), „*melanotische Präcancerose*" (MIESCHER, 1933), „developmental mole" (KUMER u. LANG, 1935), „junction type mole" (TRAUB u. KEIL, 1940, „junction nevus" (SACHS et al., 1947), „melanosis maligna" (RABELLO, 1955), „nevoid lentigo" (LUND, 1959; z.T. zit. nach BECKER, 1959).

Die im Abschnitt „Biologie und Histologie" erwähnten, pigmentbildenden oder pigmenttragenden Zellen werden nach dem Vorschlag von FITZPATRICK u. LERNER (1953) folgendermaßen bezeichnet: *Melanoblasten:* unreife, melaninbildende Zellen; *Melanocyten:* reife, melaninbildende Zellen; *Makrophagen* oder *Melanophagen:* Zellen, die Melanin phagocytiert haben.

2. Historischer Überblick

Schon die Durchsicht der angeführten Nomenklatur zeigt, welche Autoren sich hauptsächlich mit der Problematik der Melanome beschäftigt haben, und welche Charakteristika, Deutungen, möglicherweise Mißdeutungen ihnen wichtig genug erschienen, um im Namen zum Ausdruck zu kommen. Die Bezeichnungen „Carcinoma melanoides", „Naevocarcinoma" deuten einerseits auf die Auffassung einer epidermalen Dysplasie, „Melanosarcoma" auf die Interpretation im Sinne einer dermalen Entwicklungsstörung. Mit der Erkenntnis der Zusammenhänge von Pigmentnaevi und Melanomen (PLENCK, PAGET, VIRCHOW) folgten die Abstammungshypothesen der Melanome denjenigen der Pigmentnaevi. Nach der Abtropfungstheorie von UNNA setzte sich aber immer mehr die Auffassung der neurogenen Herkunft von MASSON durch.

Biochemisch gelang BLOCH mit RHYNER 1917 der Nachweis der fermentativen Pigmententstehung erstmals im histologischen Schnitt mittels der berühmt gewordenen DOPA-Reaktion. Später entdeckten LERNER u. FITZPATRICK (1950), BECKER et al. (1952) die Bedeutung von Tyrosin als Ausgangssubstrat für die Pigmentbildung durch Oxydation mittels Tyrosinase. Schließlich entdeckten LERNER, SHIZUME u. BUNDING (1954) das melanocytenstimulierende Hormon (MSH) des Hypophysenzwischenlappens, etwas später das hemmende Melatonin der Glandula pinealis.

Was die *Behandlung des Melanoms* anbetrifft, so wurde diese zunächst chirurgisch durchgeführt. Bereits 1908 hatte PRINGLE die Excision der Melanome an Arm und Oberschenkel weit im Gesunden mit Entfernung der Lymphbahnen und Drüsen vorgeschlagen; dieses Vorgehen haben F. EVE (1902), HANDLEY (1907), ELLIS et al. (1946), PACK et al. (1947) befürwortet. In USA und England hat sich in der Folge hauptsächlich die chirurgische Behandlung durchgesetzt, da sich nach F. W. STEWART (1933) nur rund 2% aller Melanome strahlenempfindlich zeigten.

Schon früher, nach einem ersten erfolglosen röntgentherapeutischen Versuch am Menschen in einem Fall von Naevus pigmentosus pilosus von WETTERER (1920) hatte sich zunächst die Ansicht durchgesetzt, daß Melanome wenig strahlenempfindlich seien (JÜNGLING, 1931), ja, daß die Strahlentherapie sogar einen stimulierenden Effekt auf diese Geschwülste haben könnte (HARRISON, 1936). Operative Fehlschläge ließen aber schon HINTZE (1930) die These der Strahlenresistenz der Melanome revidieren, und er kam zur gegenteiligen Auffassung eines chirurgischen „noli me tangere". An dieser Tatsache änderte auch die Einführung der elektrochirurgischen Methoden nichts, die zunächst von RAVAUT u. FERRAND (1927), allerdings aufgrund relativ kurzer Nachbeobachtungszeiten, dann von BERVEN (1928), v. SEEMEN (1932), von MIESCHER u. SCHÜRCH (1934) anfänglich sehr optimistisch beurteilt wurde. Erfahrungen von HOLFELDER (1929), dann besonders solche von AMADON (1933) zeigten aber, daß auch das elektrochirurgische Vorgehen weit im Gesunden keine ausreichende Sicherheit bietet.

SCHARNAGEL (1933) wie auch MIESCHER u. SCHÜRCH (1934) waren unter den ersten, die der Operation eine Radium- bzw. Röntgenbestrahlung anschlossen. Nur bei 70 inoperablen Fällen versuchte SCHARNAGEL eine reine Strahlentherapie und erreichte damit eine 3-Jahres-Überlebensquote von 46%. Die Einführung der Nahbestrahlungsmethode nach CHAOUL (1936) bedeutete für die Melanomtherapie eine wesentliche Verbesserung der Röntgenbestrahlungstechnik; Anhänger gewann sie besonders im deutschen Sprachgebiet. Die in dieser Arbeit nach einem Intervall von vielen Jahren zusammengestellten Spätresultate mögen eine Beurteilung zulassen, ob bei kunstgerechtem Vorgehen der chirurgischen, der strahlentherapeutischen oder der kombinierten Methode der Vorzug zu geben sei. In neuester Zeit wird zusätzlich die therapeutische Anwendung von schnellen Elektronen, von Radioisotopen, von Laser und von Cytostatica mit ihren verschiedenen Applikationsformen diskutiert; diese Methoden sollen ebenfalls kurz erörtert werden.

In neuerer Zeit ist eine Reihe interessanter Übersichtsarbeiten über das maligne Melanom veröffentlicht worden, so beispielsweise von SPIER (1962), COTTINI (1963), GARTMANN (1964) u.a.

3. Zur Biologie der Melanome

Da das Melanomproblem bis heute weder biologisch noch therapeutisch gelöst ist, sei neben der Strahlentherapie vermehrt biologischen und immunologischen Fragen Raum gegeben.

Die Melanome und die Pigmentnaevi entwickeln sich aus Zellen des pigmentbildenden Systems, jene als bösartige Neoplasie, diese als benigne Hyperplasie.

a) Abstammung der Zellen des pigmentbildenden Apparats

Die Abstammung dieser Zellen wird nach der heute wahrscheinlichsten Hypothese auf die embryonale Neuralleiste zurückgeführt, aus welcher auch die Neuroblasten, die Schwannschen Scheidenzellen, die Zellen des Truncus sympathicus und des Nebennierenmarks stammen. In Analogie zu den Verhältnissen bei niederen Vertebraten (Borcea, 1909; Harrison, 1910; Weidenreich, 1912; Du Shane, 1943—44; Rawles, 1947 u.a.) läßt sich auch in menschlichen Embryonen eine Neuralleiste identifizieren (Baxter u. Boyd, 1939). Nach einer dorsoventralen Wanderung entlang der craniocaudalen Achse, auf welcher die Zellen der Neuralleiste morphologisch nicht zu identifizieren sind, finden sich die pigmentbildenden Zellen in der Haut (Basalschicht der Epidermis, Haarbulbi, Schleimhäute), im Zentralnervensystem (Leptomeningen) und im Auge (Uvealtrakt und Retina). In der Haut sind sie beim Hühnchenkeimling am 4. Tag, beim Mäuseembryo am 12. Tag und beim Menschen am 32. Tag nachweisbar (Zimmermann u. Cornbleet, 1948; Boyd, 1948; Becker u. Zimmermann, 1955). Richtung und Weg der Zellwanderung scheinen von einer spezifischen Wechselwirkung der Zellen in Chorium und Haut abhängig zu sein (Weiss u. Andres, 1952), wobei Farbe und Farbmuster genetisch verankert sind (bei der Maus min. 25 Gen Loci); hiervon ist ein Teil pleiotrop (Auerbach, 1954; Silvers, 1961).

Nach Mishima und Schaub (1962), Mishima (1965) entstehen aus der Neuralleiste die hier interessierenden Naevoblasten, die Schwannschen Zellen und die Melanoblasten. Aus den Naevoblasten entwickeln sich alle Formen der Naevi, aus den Schwannschen Zellen Neurilemmome, Neurofibrome und „granular cell"-Myo-

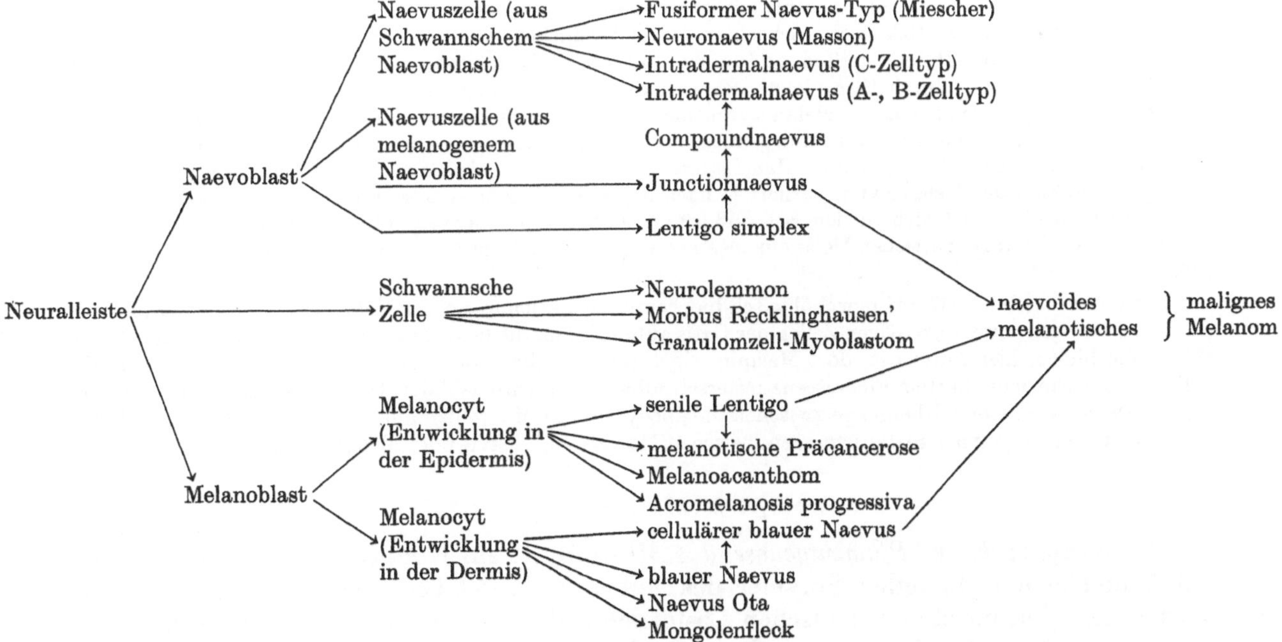

Abb. 1. *Ontogenie der melanotischen Tumoren.* Die benignen juvenilen Melanome scheinen eine Variante der Naevuszellnaevi zu sein und zeigen eine junktiale, „compound" und intradermale Form. (Y. Mishima: Melanotic tumors. In: A. S. Zelickson: Ultrastructure of normal and abnormal skin, p. 390. Philadelphia: Lea & Febiger, 1967)

blastome, aus den Melanoblasten Melanocyten, epidermal mit Entwicklungsmöglichkeit in Lentigo senilis, Melanosis circumscripta praecancerosa und Melanoacanthome, dermal in blaue Naevi, Naevus Ota und Mongolenflecke. Maligne Melanome können 1. aus Naevoblasten — junction naevus, 2. aus Melanoblasten — Melanocyten — Melanosis circumscripta praecancerosa oder 3., jedoch nur selten, aus blauem Naevus entstehen. Histologisch und elektronenoptisch lassen sich die Zellen, die aus 1. oder 2. entstehen, unterscheiden, so daß MISHIMA (1967) neuerdings von *naevocytischen Melanomen* (*malignes Naevocytom* mit raschem Wachstum, Metastasierung, Invasion, schlechter Strahlensensibilität, oft Bildung amelanotischer Formen) und *melanocytischen Melanomen* (malignes Melanocytom mit langsamem Wachstum, weniger invasiv und mit entsprechend selteneren Metastasen, guter Strahlenempfindlichkeit, geringerem Pigmentverlust) spricht (Abb. 1).

b) Pigmentbildung

α) *Die Melanocyten*

Die Pigmentbildung erfolgt in den *Melanocyten*, die in der Basalschicht der Epidermis als dendritische Zellen zwischen den Basalzellen liegen; ihre Dendriten bilden ein Netzwerk, das bis weit ins Stratum Malpighi hineinreicht. Von Melanocyten unterscheiden sich die „white dendritic cells" der Epidermis durch den Verlust der Melaninbildungsfähigkeit (BECKER, FITZPATRICK u. MONTGOMERY, 1952; BILLINGHAM u. MEDAWAR, 1953), aber auch durch elektronenoptisch nachweisbare charakteristische Granulationen anstelle von Prämelanin oder Melanin (BREATHNACH, BIRBECK u. EVERALL, 1963). Den Melanocyten kommt allein die Fähigkeit der Melaninbildung zu.

Nach MASSON (1948) entstehen die Melanocyten möglicherweise parallel zu den Merkel-Ranvierschen Zellen als neuroepidermale Zellen in der Epidermis; dort vermehren sie sich mitotisch oder amitotisch und werden durch das Str. Malpighi in Form von Langerhansschen dendritischen Zellen mit der Hornhaut abgestoßen. Herkunft und Bedeutung der Langerhansschen Zellen sind aber nicht klar und werden noch eifrig diskutiert (MUSTAKALLIO u.a., 1967). Offenbar ist das quantitative Verhältnis der verschiedenen dendritischen Zellen bei der Vitiligo zugunsten ber Langerhans-Zellen verschoben (ZELICKSON und MOTTAZ, 1968; s. auch BECKER u.a., 1952; BREATHNACH u. WYLLIE, 1965). Das Pigment wird fermentativ in den Melanocyten (HERZBERG, 1956) wahrscheinlich nicht in den Mitochondrien, wie bisher angenommen, sondern im endoplasmatischen Reticulum (ZELICKSON u.a., 1964) gebildet, möglicherweise zunächst als Silber nicht reduzierendes Produkt, welches peripherwärts in die Dendriten wandert und reift (MASSON, 1948), um dann durch die Dendriten direkt in die Zellen der Basalschicht oder des angrenzenden Mesenchyms zu gelangen (cytokrine Sekretion MASSON). Die Melanocyten haben die Fähigkeit zu wandern, was sich z.B. in Transplantationsversuchen nach BILLINGHAM und SILVERS (1963) bei gescheckten Meerschweinchen nachweisen läßt, indem pigmentbildende Melanoblasten in weiße Haut wandern und nicht „infektiös" bestehende Melanocyten zur Pigmentierung anregen. Bei Schädigung durch Ultraviolett, Röntgenstrahlen u.a. entsteht Pigmentinkontinenz, wobei nach MITCHELL (1963) die Dendriten der Melanocyten bis an die Basalmembran reichen und die Pigmentkörner an die von unten der Basalmembran anliegenden Makrophagen abgeben. Die Intensität der Pigmentbildung ist von Lokalfaktoren, wie Tyrosinase, Hemmstoffen, Wärme usw., aber auch von hormonellen Einflüssen abhängig. Die Zahl der Melanocyten variiert je nach der Körperregion und ist am Kopf am größten. Starke Tyrosinaseaktivität findet sich in den Schweißdrüsen und in der anagenen Phase der Haarbulbi sowie in melanotischen und amelanotischen Melanomen (MISHIMA, 1966, 1967; MONTAGNA und HU, 1967; FITZPATRICK, 1968).

NIEBAUER machte 1957 auf morphologisch-biochemische Beziehungen der Melanocyten in Epidermis und dendritenförmigen neurovegetativen Zellen der Cutis aufmerksam, die beide fermentativ aus Tyrosin und Dopa Wirkstoffe bilden, hier Adrenalin, dort Melanin. Nach dem gleichen Autor (1966, 1968) werden durch beide Zellarten verschiedene, mittels Fluorescenz unterscheidbare Pigmente gebildet. OKUN u.a. (1967) machen auf enge Verwandtschaft und Übergänge zwischen Melanocyten und Mastzellen aufmerksam. STEIGLEDER (1967) findet aber keine regelmäßige Beziehungen zwischen Mastzellen, Naevi- oder Melanomzellen.

β) *Melaninbildung*

Das Endprodukt der Pigmentgenese, das Melanin, ist ein Konjugat aus einem Proteinanteil und einem chinoiden Polymer des gelben Indol-5,6-Chinons. Es ist unlöslich in Wasser und den meisten organischen Lösungsmitteln und hat ein sehr hohes Molekulargewicht. Nach der Entdeckung der Dopa-Reaktion 1917 durch BRUNO BLOCH an frischen Gewebsschnitten wurde die *Melanogenese* vorerst auf die *enzymatische Oxydation* der natürlich vorkommenden Aminosäure 3,4-Dioxyphenylalanin (DOPA) zurückgeführt und die Dopa-Oxydase als das pigmentogene Ferment angesehen. In der Folge erwies sich diese Oxydase aber als recht unspezifisch, indem eine ganze Reihe leicht oxydabler Polyphenole, Diamine und verwandter Substanzen positive Dopa-Reaktionen gaben. Durch die Untersuchungen von FITZPATRICK, BECKER, LERNER u. MONTGOMERY (1950) wurde die Blochsche Dopa-Oxydase mit großer Wahrscheinlichkeit durch die Tyrosinase ersetzt.

Die Tyrosinase mit Mol. Gewicht von 34500 gehört zu den im Pflanzen- und Tierreich weit verbreiteten kupferhaltigen Oxydasen, welche die Oxydation (nachgewiesen mit $^{18}O_2$) von Mono- und Diphenolen zu Orthochinonen katalysieren, darunter auch die Hydroxylierung des Tyrosins zu Dopa. Die Reaktion verläuft nach folgendem Schema:

$$\text{Cu}^{II}\text{-Enzym} + \text{Dopa} \rightarrow \text{Cu}^{I}\text{-Enzym}$$
$$\text{Cu}^{I}\text{-Enzym} + \text{Tyrosin} \rightarrow \text{Dopa}$$

Die Tyrosinase besitzt eine hohe Substratspezifität. Ein hohes Redox-Potential (Cu^{II}) hemmt, ein niedriges (Cu^{I}) aktiviert die Tyrosinase. Bis zu einer bestimmten Temperatur nimmt die Tyrosinasaktivität zu. Das pH-Optimum liegt bei pH 6 und 7. Elektrolyte hemmen die Tyrosinase (anorganische Anionen, wie Chlorid in höherer Konzentration, Fluorid und Nitrit). SH-Gruppen hemmen infolge Cu-Bindung, UV-Strahlen aktivieren den Vorgang durch Bildung von Dopa und Oxydation der inhibitorischen SH-Gruppen (s. auch LEONHARDI und LÖHNER, 1964).

In ruhenden Melanocyten der Basalzellschicht der Epidermis bei der weißen Bevölkerung liegt die Tyrosinase in gehemmtem Zustand vor, während die Melanocyten der Haarbulbi eine cytochemisch nachweisbare Aktivität zeigen. Durch Ultraviolettbestrahlung der normalen Haut wird die Fermenthemmung der ruhenden Melanocyten aufgehoben, so daß sie Tyrosin als Substrat zu Melanin umwandeln können.

Intensive Ultraviolett- und Röntgenbestrahlung schädigt aber nach MITCHELL (1963) die Melanocyten mit Abbruch der Dendriten, dann Zerstörung des Zelleibes. Das Melanin vermehrt sich dann innerhalb und außerhalb der Melanocyten (SNELL, 1963).

Eine eindeutig positive Tyrosinaseaktivität (und positive Dopa-Reaktion) lassen sich nach FITZPATRICK u. SZABÓ (1959) in den Zellen der malignen Melanome, der blauen Naevi und der aktiven Junction-Naevi nachweisen, während ruhende Pigmentnaevi keine Tyrosinaseaktivität zeigen. Dopa-positiv und Tyrosinase-negativ sind nach diesen Autoren dermale pigmentierte Naevi, ruhende Junction-Naevi und Melanocyten an der dermo-epidermalen Grenze.

Dopa-Oxydase- und Tyrosinase-negativ sind die Melanocyten aus Vitiligoherden und aus Albinohaut, obwohl hier Melanocyten in normaler Anzahl vorhanden sind (bisher sind u. W. 3 Fälle von Melanom bei Albinos in der Literatur veröffentlicht worden [LEONARDI und GRASSO (1958) 2 Fälle; KENNEDY und ZELICKSON (1963) 1 Fall].

Die *Melaninsynthese* erfolgt im Cytoplasma der Melanocyten, möglicherweise im Golgi-Apparat (BIRBECK, MERCER u. BARNICOT, 1956), nach neuesten radiographischen Untersuchungen wahrscheinlich bereits im Protein-synthetisierenden endoplasmatischen Reticulum (ZELICKSON u.a., 1964) (Abb. 2a, b).

Nach SEIJI, BIRBECK und FITZPATRICK, 1962, 1963) gelang es durch Ultrazentrifugation, Biochemie und Elektronenmikroskopie drei Stufen der Pigmentsynthese zu unterscheiden:

I. Biosynthese von Protein, mit Bildung von Protyrosinase an den Ribosomen (100—150 Å) und Golgi-Vesikeln (0,05 μ),
II. Entwicklung von Organellen, nämlich intermediäre Vesikeln (0,05 μ) und Prämelanosomen (0,7 $\times$ 0,3 μ) mit Protyrosinase,
III. Biosynthese des Melanins in den Melanosomen (0,7 $\times$ 0,3 μ) mit Tyrosinase, die zu den definitiven Melanin-Granula führen.

Die Lokalisation der Melaninsynthese ist übersichtlich in Abb. 1a und b nach SEIJI u.a. sowie FITZPATRICK u.a. dargestellt.

ROSE und STEHLIN (1961), ROSE (1963) lokalisierten die Melaninbildung mittels der genannten Organellen bei gezüchteten menschlichen Melanomzellen hauptsächlich in der Gegend des ausgeprägten Golgi-Apparates, ebenso MISHIMA und SCHAUB (1962) bei den intradermalen Naevuszellen Typ A und B. Wegen einiger struktureller Besonderheiten sollten diese Organellen nach den letztgenannten Autoren als „Naevo-Melanosome" bezeichnet werden. Auch beim Harding-Passey-Melanom ist nach NAKAI und SHUBIK (1964) die Tyrosinaseaktivität nachgewiesenermaßen radioautographisch mittels Dopa-2-^{14}C-Markierung in den Melanosomen festzustellen. Nach BREATHNACH (1964) unterscheiden sich die Melanosomen in Größe, Form und Melaningehalt bei Melanocyten aus Sommersprossen oder normaler Haut, möglicherweise infolge somatischer Mutation.

Die Oxydation des Tyrosins zu Dopa ist sauerstoffabhängig und geschieht nur langsam, während die weitere Umsetzung von Dopa über Dopa-Chinon bis zum Dopa-Chrom rasch abläuft. Diese rasche Oxydation geht über 5,6-Dihydroxy-indol, Indol-5,6-Chinon, Melano-

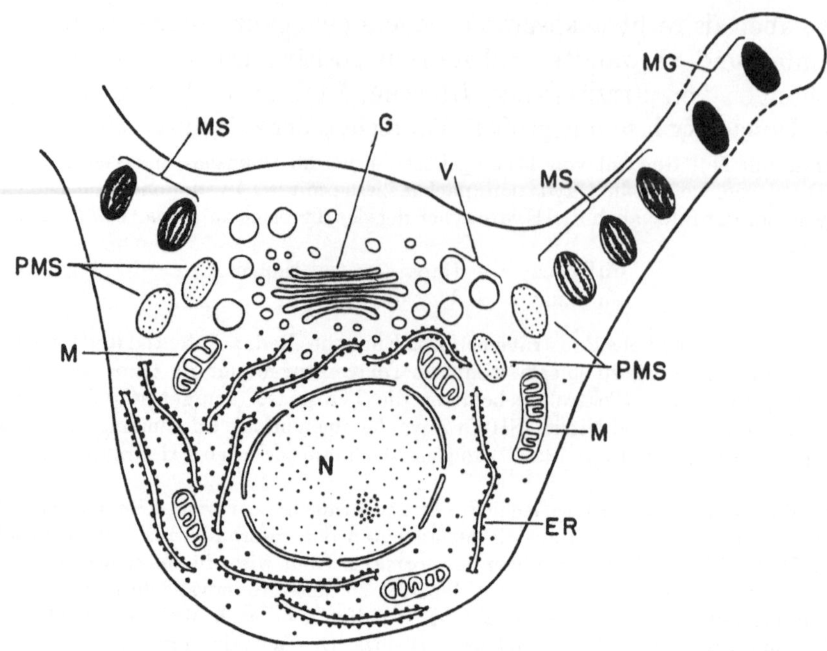

Abb. 2a. Diagramm eines Melanocyten, welches die Melaninkörnchen in verschiedenen Stadien der Entwicklung zeigt. Die Polypeptide, zu *Tyrosinase* umgebaut, werden in kleinen Körnern synthetisiert (vermutlich Ribonucleoproteinteilchen), zum Golgi-Apparat (*G*) übertragen, möglicherweise entlang dem endoplasmatischen Reticulum (*ER*), dort in *Protyrosinase* zusammengelagert, aus welcher schließlich Tyrosinase entsteht. Im Golgi-Apparat wird die Protyrosinase in kleine Einheiten aufgetrennt, von welcher jede von einer Membranhülle (*V*) umgeben wird. In jeder dieser Hüllen werden die Protyrosinasemoleküle in eine bestimmte Ordnung gebracht. Nach diesem Vorgang wird diese Einheit als *Prämelanosom* (PMS) bezeichnet. Alsdann wird die Protyrosinase aktiv, d.h. zu *Tyrosinase*, die Melaninbiosynthese beginnt; die Teilchen sind als *Melanosom* (*MS*) bekannt. In dem Maße, als sich das Melanin im Cytoplasma ansammelt, wird das Melanosom in eine einheitlich dichte und strukturlose Form, *Melaninkörnchen* genannt, umgewandelt, in welcher keine Tyrosinaseaktivität mehr feststellbar ist. [Aus: SEIJI, N., SHIMAO, K., BIRBECK, M. S. C., FITZPATRICK, T. B.: Ann. N.Y. Acad. Sci. **100**, Part II, 530 (1963)]

Name und Größe	Morphologie	Biochemische Zusammensetzung		
Ribosom (100—150Å)		RNA + Protein	Ort der Polypeptid-Biosynthese	
Golgibläschen (0,05 μ)		Phospholipid + Protein	Kondensation (?)	Stadium I: Biosynthese des Proteins
Zwischenbläschen (0,5 μ)		Phospholipid + Protein	Tyrosinase in struktureller Form angeordnet	Stadium II: Entwicklung der Organelle
Prämelanosom (0,7 μ × 0,3 μ)	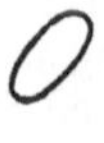	Phospholipid + Protein Tyrosinase	Ende der Tyrosinase-Anordnung. Endstadium des Albino-Melanocyten	
Melanosom (0,7 μ × 0,3 μ)	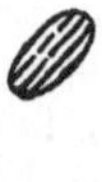	Tyrosinase + Melanin	Charakteristischer Ort der Melaninbildung	Stadium III: Biosynthese des Melanins
Melanin-Granula (0,7 μ × 0,3 μ)		Melanin + nicht meßbare Tyrosinase-Aktivität	Endprodukt des Melanocyten	

Abb. 2b. *Die Stadien der Entwicklung der Melaningranula* [nach FITZPATRICK, J. B., BREATHNACH, A. S.: Derm. Wschr. **147**, 481 (1963)]

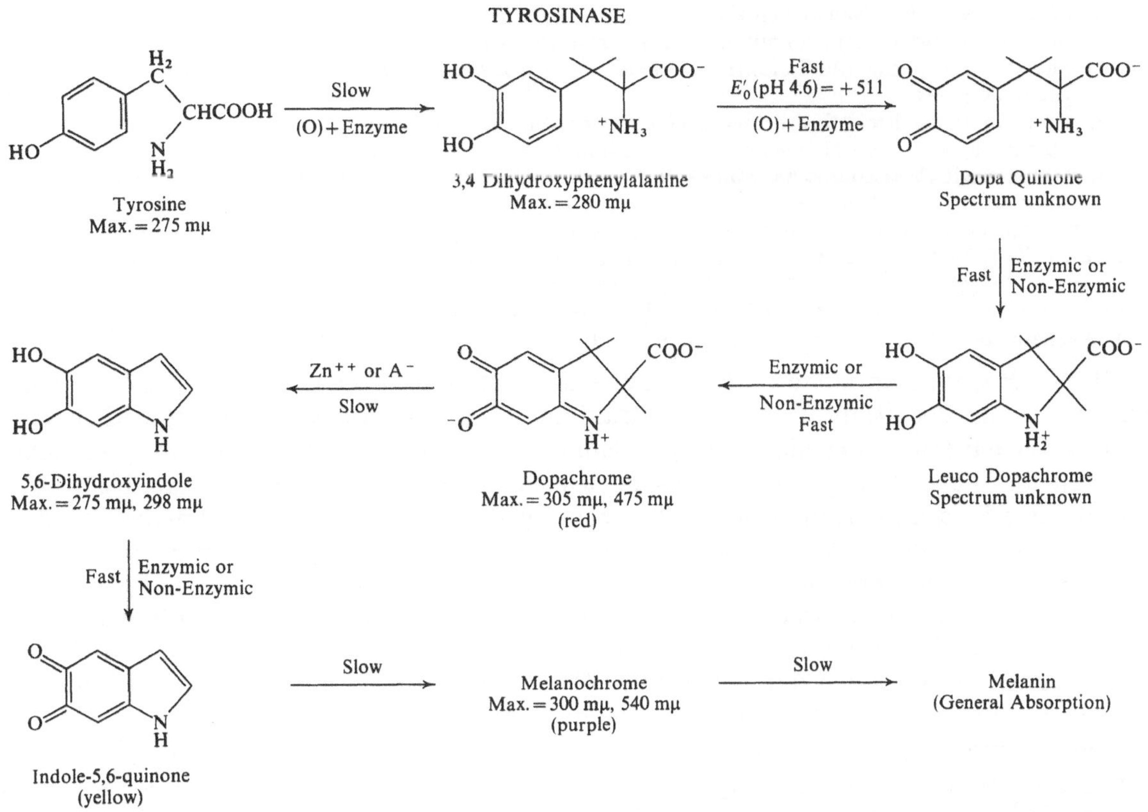

TYROSINASE

Tyrosine
Max. = 275 mμ

Slow
(O) + Enzyme

3,4 Dihydroxyphenylalanine
Max. = 280 mμ

Fast
E'_0(pH 4.6) = +511
(O) + Enzyme

Dopa Quinone
Spectrum unknown

Fast | Enzymic or Non-Enzymic

Leuco Dopachrome
Spectrum unknown

Enzymic or
Non-Enzymic
Fast

Dopachrome
Max. = 305 mμ, 475 mμ
(red)

Zn⁺⁺ or A⁻
Slow

5,6-Dihydroxyindole
Max. = 275 mμ, 298 mμ

Fast | Enzymic or Non-Enzymic

Indole-5,6-quinone
(yellow)

Slow

Melanochrome
Max. = 300 mμ, 540 mμ
(purple)

Slow

Melanin
(General Absorption)

Abb. 3. *Cytochemie der Melanocyten.* Metabolische Bildung von Melanin aus Tyrosin, welches in ihren ersten 2 Stufen durch einen einzigen Enzymkomplex, Tyrosinase, katalysiert wird. Die Umwandlung von Tyrosin zu Dopa wird charakterisiert durch eine „Inkubationsperiode", deren Dauer umgekehrt zur Höhe der Tyrosinaseaktivität schwankt. Diese „Inkubationsperiode" wird ebenfalls in Gegenwart von Dopa verkürzt. [Aus Fitzpatrick, T. B., Szabo, G.: "Cytochemie der Melanocyten." J. invest. Derm. 147, 481 (1959)]

chrom zu Melanin, und kann auch durch andere Oxydationsfermente (Cytochrome) erfolgen (Abb. 3). Daß auch 3,4-Dihydroxyphenylalanin fermentativ in das Melanin eingearbeitet wird, wurde mit ^{14}C-markierter Aminosäure am Mäusemelanom durch Blois u. Kallman (1964) nachgewiesen.

Der Nachweis von normalem oder vermehrtem Dopa in Naevuszellen vom Junktionstypus oder in Melanomen gelingt nach Rorsman (1968) mit dem Fluorescenzmikroskop nach Formalinfixierung. Eigenartigerweise ist ein solcher Nachweis bei Mäuse- und Hamstermelanomen nicht möglich. Nach Burnett u.a. (1968) findet sich bei Melanomen neben löslicher auch unlösliche Tyrosinase.

Erstaunlich ist, daß die Polyphenolmetaboliten, die bei der Umwandlung von Tyrosin in Melanin entstehen, weder Melanocyten noch Melanomzellen schädigen. Nach Hochstein und Cohen (1963) entsteht bei der Autooxydation H_2O_2, welches oxydative SH-Enzymsysteme hemmt. Eine solche Schädigung wird aber in den Melanocyten und Melanomzellen durch eine Glutathionperoxydase verhindert, deren Aktivität an den Metabolismus der Glucose gebunden ist. Die Verfasser vermuten, daß möglicherweise in Zukunft solche toxischen Zwischenprodukte für eine rationale Chemotherapie des Melanoms Anwendung finden können.

γ) *Hemmung und Förderung der Melaninbildung*

Als Inhibitoren der Tyrosinase werden hauptsächlich zelleigene Sulfhydrilgruppen angenommen, welche durch ultraviolette oder ionisierende Strahlen inaktiviert werden, doch sollen nach Magnin u. Rothman (1957) noch weitere Substanzen an der Tyrosinasehemmung beteiligt sein. Dopa scheint den ersten Schritt der fermentativen Pigmentbildung zu fördern.

So hemmen nach Lerner und Fitzpatrick (1950) noch folgende Substanzen die Tyrosinaseaktivität:

a) Substanzen, die Cu binden (Phenylthioharnstoff, Diäthyldithiocarbamat, BAL, Cystein, Glutathion, Thiouracil, Thioharnstoff, Blausäure, CO).

b) Metalle, die Cu kompetativ verdrängen (Hg, Au, Ag).
c) Substanzen, die Tyrosin kompetitiv verdrängen (N-Acetyltyrosin, N-Formyltyrosin, 3-Fluortyrosin).
d) Substanzen, welche die Induktionsperiode der Tyrosinoxydation verlängern (Tween-Detergentien, pH-Änderungen).
e) Antioxydationsmittel (Hydrochinon, Monobenzyläther des Hydrochinons).
f) Substanzen, die mit o-Chinonen reagieren (Anilin, Aminotyrosin, p-Phenylendiamin, o-Phenylendiamin).
g) Reduzierende Substanzen (Ascorbinsäure).
h) Substanzen, die sich mit Tyrosinase vereinigen (Tyrosinaseantikörper).

SAUNDERS et al. beobachteten zwar 1955 bei Kulturversuchen mit Haut von Hühnerembryonen, daß Zusatz von L-Tyrosin zum Kulturmedium die Pigmentierung der Melanocyten fördert, L-Phenylalanin diese aber hemmt, möglicherweise durch Verdrängung des intracellulären Tyrosins. Eine kompetitive Hemmung durch L-Phenylalanin und Na-Phenylbrenztraubensäure fanden auch BOYLEN und QUASTEL (1962) bei der Melanogenese von Pilzen und des Mäusemelanoms S 91.

Tiefes Redoxpotential fördert die Tyrosinaseaktivität, ebenso Temperaturerhöhung. Die Bräunung der Haut nach UV-Bestrahlung ist ein komplexer Vorgang. Allgemein beruht die Farbänderung nicht auf Zunahme oder Verminderung der Melanocytenzahl, sondern auf Vermehrung oder Abnahme des Melanins in den Melanocyten. Nach Bestrahlung mit langwelligem Ultraviolett von 3000—4200 Å mit Maximum bei 3400 Å tritt eine rasche Pigmentierung auf, und zwar durch oxydative Dunkelung (nicht Neubildung) bereits vorhandenen Pigmentes (MIESCHER u. MINDER, 1939). Weiter wird eine Melaninmigration beobachtet, indem die dendritischen Zellen von neuem Pigment prall ausgefüllt sind. Nach PATHAK, RILEY, FITZPATRICK u. CURWEN (1962) wird aber die Sofortpigmentierung auch durch Strahlen über 4300 Å bis zu 6000 Å ausgelöst; außerdem kann durch diese Strahlenqualität ebenfalls neues Pigment gebildet werden.

Im Gegensatz zu dieser Sofortpigmentierung verläuft die Melaninbildung durch kurzwelliges Ultraviolett über eine Erythemreaktion und tritt erst nach einer Latenzzeit von 24—72 Std ein. Nach Versuchen mit monochromatischem Licht ergibt sich aufgrund der eingestrahlten gleichen Intensitäten eine zweigipflige Kurve mit einem Maximum bei 2997 Å und einem kleineren Maximum bei 2500 Å (HAUSSER u. VAHLE, 1922). Die Neubildung von Melanin durch kurzwelliges Ultraviolett von 2800—3100 Å setzt 2 Tage nach Bestrahlung ein, erreicht ein Maximum nach 1 Monat und zeigt Rückbildung innerhalb von $9^1/_2$ Monaten (FITZPATRICK u. SZABÓ, 1959).

Auch genetisch bedingte Hemmungen bzw. Förderungen kommen vor, wie bei der Phenylketonurie, dem Albinismus, der Hydroxyphenyl- und Alkaptonurie (FITZPATRICK u. LERNER, 1954).

Melanocyten und Pigmentbildung können durch Hydrochinone und deren Monobenzyl-, Monomethyl- und Monoäthyl-Äther gehemmt werden, ferner durch verschiedene Thioamine, wie N-(2-mercapto-äthyl), Dimethylamino-HCl, außerdem auch durch Catechol-Abkömmlinge, wie 4-Isopropylcatechol (PATHAK et al., 1968).

Die bei Fällen von disseminierten Melanomen gelegentlich zu beobachtende *Melanodermie* beruht auf einer abnormen Melaninablagerung in der Cutis, während die sog. Melaninurie vorwiegend durch Zwischenprodukte der Melaninsynthese zustande kommt (FITZPATRICK, MONTGOMERY und LERNER, 1954). Deshalb basiert der Nachweis der „Melaninurie" auch auf Reaktionen, welche Indolderivate erfassen (Ferrichloridoxydation, Thormählensche Probe mit Nitroprussidnatrium). Eine übermäßige Melaninbildung an sich scheint nicht zu Melanomen zu führen, denn die Injektion von Melaningranula bei Versuchstieren erzeugte wohl eine schwärzliche Verfärbung innerer Organe, jedoch nie eine Tumorbildung (GRÜTZ und WOEBER, 1959).

Mit neuen biochemischen und histochemischen Methoden wurden die fermentativen Vorgänge in Melanocyten, Pigmentnaevi- und Melanomzellen neuerdings eingehend untersucht (BRAUN-FALCO und PETZOLD, 1966; RILEY, 1967). BRAUN-FALCO u. Mitarb. fanden in Naevus- und Melanomzellen, besonders bei dem glucolytischen Metabolismus, eine vermehrte Bildung von Milchsäure, die aber nicht parallel zur Melaninbildung und zur mitotischen Aktivität ging. Histologisch stellten sie einen deutlichen Unterschied zwischen menschlichen Melanomen und dem Harding-Passey-Melanom der Maus fest.

c) Abhängigkeit der Melanocyten von hormonellen Einflüssen

Die Funktion der Melanocyten unterliegt endokrinen Einflüssen. Das *Melanocyten-stimulierende Hormon der Hypophyse* (MSH) verursacht Dunkelung von Haut und Naevi, aber auch Bildung neuer Naevi (LERNER u.a., 1954), das Melatonin der Glandula pinealis hellt auf (Lerner u.a., 1958, 1959, 1960, 1961). Es ist aber nicht gesichert, wie weit Dunkelung oder Aufhellung bei höheren Säugetieren und Mensch auf Pigmentverteilung in den Melanocyten (Zentralisation, Dispersion), wie bei den Reptilien beruht, oder vielmehr auf Pigmentbildung.

Lerner u.a. arbeiteten eine quantitative Nachweismethode für *MSH* an Froschhaut aus. Die MSH-Werte des Menschen sind bei beiden Geschlechtern gleich. In der Gravidität werden vorübergehend maximale Werte im 2. Monat gefunden, erhöhte Werte auch bei Addison-Patienten und Adrenalektomierten sowie bei Patienten mit eruptiven Lentigines oder unter Cortisontherapie. Stewart machte 1955 die gesteigerte MSH-Ausschüttung in der Schwangerschaft für die erhöhte Melaninaktivität verantwortlich. McGuinness (1964) bestätigte diese Befunde und beobachtete zudem erhöhte MSH-Werte bei Diabtes mellitus, primärer Thyreotoxicose, Cushing-Syndrom, peptischen Ulcerationen, nicht aber bei Carcinomen. Beim menschlichen Melanom fand Szodoray (1962) hingegen nur in 4 von 16 Fällen eine Erhöhung des MSH-Wertes; er konnte auch, im Gegensatz zu Goldman und Richfield (1963), kein vermehrtes Auftreten von Pigmentnaevi unter ACTH feststellen.

Das MSH wird bei der Kröte in der Pars intermedia der Hypophyse (früher Intermedin genannt) gebildet und läßt sich histochemisch durch den Gehalt an Tyrosin, Tryptophan, Arginin und SS-Gruppen in kolloidhaltigen Bläschen der Hypophysenzellen nachweisen (Iturriza und Koch, 1964; s. auch Flückiger, 1963). Einer Reihe von Forschern gelang neuestens die Darstellung der Aminosäuresequenz des ACTH sowie der Nachweis, daß α- und β-MSH eine mindestens 7 Aminosäurereste umfassende Sequenz gemeinsam haben (s. Flückiger, 1963). Die MSH-Hormone sind lineare Peptide und enthalten 13—18 Aminosäuren (Harris u.a., 1956—1960; Lerner und Case, 1959; Lee, Lerner und Buettner-Janusch, 1963). α- und β-MSH können gereinigt hergestellt werden (Schally, Andersen, Long und Guillemin, 1960). Nach Injektion von 4—8 mg pro Tag synthetischen MSH trat nach Lerner und McGuire (1961) auch beim gut pigmentierten Menschen innerhalb von 24 Std eine Hautdunkelung ein, möglicherweise infolge Melanindispersion in den Melanocyten, die 6 Wochen anhielt. Diese anhaltende Wirkung spricht für eine anschließende hormonbedingte Pigmentbildung. Eine solche Hautdunkelung konnte nach Lerner und McGuire (1946) mit Schweine-ACTH und α-MSH auch bei einer Patientin nach beidseitiger Adrenalektomie erzeugt werden.

Nachdem schon vor mehr als 40 Jahren von McCord u. Allen beobachtet worden war, daß die Haut von Kaulquappen der Rana pipiens durch Injektion von Acetonextrakten aus Rinderpinealis heller wird, untersuchten Lerner u. Mitarb. (1958—61) dieses Phänomen bei Reptilien, Vögeln und Säugetieren. Es gelang ihnen, das *Melatonin* zu isolieren und als N-acetyl-5-methoxytryptamin zu identifizieren. Die aufhellende Wirkung des Melatonins beim Frosch ist bis 10000mal stärker als diejenige von Noradrenalin, Acetylcholin, Trijodtyrosin und Serotonin. Dieses „Neurohormon" ist imstande, die Verdunkelungswirkung des α- und β-MSH zu neutralisieren und wirkt bei Reptilien hauptsächlich durch Pigmentverteilung in der Zelle (MSH-Dispersion, Melatoninzentralisation der Melanosomen). Da die Tyrosinase an die Melanosomen gebunden ist, erscheint es möglich, daß bei Zentralisation dieses Ferment weniger Pigment aus dem Tyrosin bilden kann als bei Dispersion, so daß durch die Pigmentverteilung auch noch die Pigmentbildung beeinflußt wird. Das Melatonin wurde nicht nur in der Pinealis sondern auch im Nervensystem von Menschen, Affen und Rindern gefunden. Dessen Bedeutung beim Menschen in bezug auf die Pigmentbildung ist noch fraglich.

Es ließ sich neuerdings nachweisen, daß das Melatonin ein Neurohormon darstellt, welches beim Säugetier und wahrscheinlich auch beim Menschen via Sympathicus — Zirbeldrüse — Blutweg — Hypophyse im Sinne einer Melaninhemmung wirkt. So konnten Wurtman und Axelrod (1964) nachweisen, daß z.B. bei der Ratte die Melatoninausschüttung aus der Zirbeldrüse reflektorisch durch Lichteinwirkung auf die Retina gehemmt wird.

Fitzpatrick und Breathnach (1963) haben beim Menschen die Bedeutung des *epidermalen Melanineinheitssystems* für die Produktion von Melanin durch die Melanocyten und Verteilung durch die Malpighi-Zellen hervorgehoben. Darnach komme den Epithelzellen wahrscheinlich eine aktive Rolle durch Aufnahme (Phagocytose) von Melanocytendendriten zu, mit aktiver Beeinflussung der Melaninsynthese in den Melanocyten (Rückkoppelungsmechanismus) je nach Bedarf in den Epithelzellen. Infolge Aufsteigens der Dendriten in obere Malpighi-Zellagen kann auch so aktiv Melanin entzogen werden. Melaninkörnchen lassen sich selbst in den obersten Keratinzellen nachweisen (Keddie und Sakai, 1965).

Die Melaninbildung wird nicht nur durch das melanocytenstimulierende Hormon des Hypophysenvorderlappens beeinflußt, sondern in förderndem und hemmendem Sinne auch durch andere Hormone.

So scheinen zum mindesten beim Tier Oestrogene, Progesterone und Testosterone, auch bei lokaler Applikation, z.B. von Testosteron, die Pigmentierung zu fördern (HAMILTON, 1948). Es entsteht nach WHITLOCK (1951) die Dunkelfärbung nach Cirrhosen und Carcinomen infolge herabgesetzter Entgiftung der zirkulierenden Oestrogene.

Hemmend, wahrscheinlich indirekt über die Hypophyse, können sich Hormone der Thyreoidea, der Nebennierenrinde und auch des Nebenrindenmarkes (Adrenalin) auswirken (PERRAULT et al., 1957; LERNER und CASE, 1959).

Nach SNELL (1964) ist aber beim Meerschweinchen mittels Hydrocortison mit und ohne Adrenalektomie keine Änderung von Anzahl und Aktivität der Melanocyten festzustellen.

Beim Mäusemelanom S 91 hemme Oestradiol und Testosteron die Aktivität der Tyrosinase (DELACRÉTAZ, 1965).

Der Mechanismus dieser hormonellen Beeinflussung der Melanocyten ist noch nicht geklärt. MASSON (1948) fand keine direkt mit den Melanocyten in Verbindung stehenden Nervenfasern, und auch LERNER u. Mitarb. (1954) hatten in der Froschhaut beobachtet, daß die Pigmentvermehrung in den Melanocyten durch MSH in weniger als 15 min erfolgt und nach Auswaschung rasch wieder neutralisiert werden kann, was eher auf physikalische Änderungen (Verteilung des Melanins) als auf chemische Beeinflussung des fermentativen Systems hinweist. Interessant sind ferner die Transplantationsversuche vitiliginöser Haut (HAXTHAUSEN, 1947) und der Meerschweinchenhaut durch BILLINGHAM und MEDAWAR (1953), die durch Adaptation des Hautpigmentierungsgrades an die neue Transplantationsstelle erwiesen, daß die Pigmentierung möglicherweise neural gesteuert wird.

Eingehende histobiochemische Untersuchungen über Melanocyten s. MONTAGNA und HU (1966).

d) Tierversuche

Die verschiedensten morphologischen und biochemischen Untersuchungen wurden am braunen Melanin der 10tägigen Kückenretina und des Harding-Passey-Mäusemelanoms, ferner am schwarzen Melanin der 17tägigen Hühnchenretina und des B16-Mäusemelanoms durchgeführt (FITZPATRICK u. SZABÓ, 1959).

Für weitere Fragen der Pigmentforschung und der Kenntnis über Melanome erwiesen sich, neben neueren Kulturmethoden des menschlichen Melanoms, Versuche am Mäusemelanom von HARDING-PASSEY (1930), am Mäusemelanom S 91 von LOUSTALOT et al. (1952) und an Hamstermelanomen von FORTNER (1961) als äußerst wertvoll. Wenn auch solche übertragbare, ursprünglich von spontanen Tiermelanomen stammenden Tumoren nicht ohne weiteres bindende Schlüsse auf die Verhältnisse beim Menschen ziehen lassen, so konnten doch wertvolle Erkenntnisse gewonnen werden über Histologie, Pigmentbildung, Mitosefrequenz, Metastasierungsmodus, Abhängigkeit von Trauma, Hormonen und schließlich über Empfindlichkeit auf Strahlen und Cytostatica.

Als besonders nützlich erwies sich in neuerer Zeit das melanotische Melanom M Mel 1 (FORTNER, 1961) und das amelanotische Melanom A Mel (FORTNER, 1961) des syrischen Hamsters, welche histologisch und im Metastasierungsmodus besonders ähnlich sind. Es gelang auch, durch Anwendung von „Carcinogenen“ bei Maus und Hamster Einblicke in die Entstehung von Melanomen zu gewinnen, die sich z.T. allerdings in wichtigen Punkten von den spontanen Tiermelanomen unterscheiden. Diese besonderen tierexperimentellen Aspekte sollen in den nachfolgenden oder später in den speziellen Abschnitten kurz erwähnt werden.

Des weiteren kommen spontane Melanome auch bei anderen Tieren vor, so bei Kuh, Pferd, Hund (ORKIN u. SHWARTZMAN, 1961), Katze, Schaf und Schwein sowie auch bei Fischen (RAVEN, 1952; CASE, 1964), ebenso bei Ratten (IGLESIAS, 1960).

α) Zur Biologie der Tiermelanome

Einige biologische Fragen wurden an spontanen und transplantablen Melanomen bei Mäusen und Hamstern erforscht.

Beim Harding-Passey- und B-16-Mäusemelanom zeigten elektronenmikroskopische Untersuchungen besondere Partikel als Auswüchse des gut entwickelten endoplasmatischen Reticulums (ZELICKSON u. HIRSCH, 1964). Die Tumoren bestehen offenbar aus einem Gemisch von mindestens zwei Typen von Zellen, die in der Kultur Melanoblasten und

Melanocyten ergeben, welche nach Rückverimpfung in die Maus wieder typische Melanocyten-Melanome erzeugen (HU u. LESNEY, 1964). Die mitotische Aktivität des B-16-Melanoms, gemessen mit der Colchicinmethode, ist konstant und zeigt in Milz und Leber eine Zellverdoppelung innerhalb von 2,8 Tagen ohne Tagesschwankungen (BERTALANFFY u. McASKILL, 1964). Daß möglicherweise ein zellfreies ,,infektiöses Agens" wirksam ist, lassen Übertragungsversuche mit zellfreien Granulasuspensionen vermuten (GRÜTZ u. WOEBER, 1962), vor allem aber der Nachweis kleinster ,,infektiöser" Faktoren, die aber kleiner sind als die klassischen Viren und durch Ribonuclease oder Deoxyribonuclease nicht angegriffen werden (RILEY, 1963).

Beim Hamster wurden, wie erwähnt, verschiedene transplantable Spontanmelanome festgestellt (FORTNER, 1957; FORTNER et al., 1958; RIVIÈRE et al., 1962; GREENE, 1958), welche in Melaningehalt, Histologie und Metastasierungsmodus weitgehend dem menschlichen Melanomalignom gleichen (FORTNER et al., 1961; ROSENBERG et al., 1961; SALAMON u. STORCK, 1963; OTT, 1969). Offenbar lassen sich melanotische Formen relativ leicht in die Ascitesform umwandeln (GRAY u. PIERCE, 1964; OTT u. STORCK, 1965; OTT, 1969), wodurch ein genaueres Arbeiten ermöglicht wird. In der Kultur können, im Gegensatz zu menschlichen Melanomzellen, einzelne Hamsterzellen mit deutlicher Hyperploidie von 68 Chromosomen das Pigmentbildungsvermögen beibehalten (MOORE u.a., 1962, 1963). Meist enthalten die Tumoren mehrere, z.B. 6 Zellarten (clonal lines), von welchen die stark pigmentierten langsam, die schwach pigmentierten rasch wachsen (GRAY u. PIERCE, 1964). Heterologe Transplantationen mit dem pigmentierten Greene-Melanom gelingen bei Meerschweinchen, Mäusen und Kaninchen nur selten (KOKAME, KREMENTZ u. WILSON, 1960; GREENE et al., 1966). Die amelanotische Linie ließ sich nach den Angaben von GREENE u. HARVEY (1966) im Kaninchen in Serien zu 100% heterotransplantieren, bei Mäusen und Meerschweinchen gelang die Heterotransplantation nur gelegentlich nach intracerebraler Implantation.

Elektronenmikroskopische Untersuchungen ergaben bei melanotischen und amelanotischen Melanomen gewisse Unterschiede (STÄUBLI u. LOUSTALOT, 1962).

Interessanterweise agglutinieren isolierte Zellen des Asc. M Mel 1 spezifisch nach Zugabe des von BURGER et al. (1967) gereinigt hergestellten Agglutinins (STECKL). Dieses besteht aus Glucoprotein mit Molgewicht 26000, das *in vitro* bis anhin sämtliche Krebszellen agglutinierte. Dieses Agglutinogen wurde erstmals 1963 von AUB et al. beschrieben. Verantwortlich für die Agglutination nach BURGER an der Zellmembran ist N-Acetyl-glucosamin, zusammen mit der erhöhten sialic (Speichel-)Säure in der Krebszellmembran.

β) Experimentelle Erzeugung der Hamstermelanome

Besonders wichtig für die Frage der Melanomentstehung sind die neuen erfolgreichen Versuche von Hamstermelanomen durch Anwendung von Carcinogenen. Die Tumoren können hervorgerufen werden durch Bepinselung mit 9-10-Dimethyl-1,2-Benzanthrazen (DMBA), in geringerem Maße mit 20-Methylcholanthren, ferner durch per os-Gaben von Urethan und eventuell durch Röntgenbestrahlung.

Zuerst gelang DELLA PORTA, RAPPAPORT, SAFFIOTTI und SHUBIK (1956) die Erzeugung von Melanomen beim Hamster durch einmaliges Auftropfen von 10‰igem 9,10-Dimethyl-1,2-Benzanthrazen (DMBA) in flüssigem Petrolatum. Bei wiederholten Auftropfungen in wöchentlichen Abständen entstanden erstaunlicherweise nur Papillome und Carcinome. Die Melanome zeigten durchwegs den Typus blauer Naevi ohne junktionale Zeichen. 1960 gelang ihnen vereinzelt auch die Erzeugung von Melanomen mit 20-Methylcholanthren. Mit DMBA entstanden Melanome unabhängig vom Geschlecht der Tiere meist nach Inkubation von 11—74 Wochen, jedoch waren nur bei 1 von 121 Tieren Metastasen festzustellen. Mit den anderen zu Versuchszwecken verwendeten Carcinogenen wie 3,4-Benzpyren, 1,2,5,6-Dibenzanthrazen, 1,2-Benzanthrazen und 2-Anthramin wurden keine Melanome, nur gelegentlich kleinste melanotische Flecken erzeugt. Die Induktion von Melanomen gelingt nach ILLMAN, GHADIALLY und BARKER (1960) und QUEVEDO, CAIRNS, SMITH, BOCK und BURNS (1961) auch durch wiederholte Pinselung mit DMBA, welches beim braunen Hamster melanotische, beim weißen Hamster teils amelanotische, teils melanotische und beim crèmefarbigen keine Melanome hervorrief. Bei behaarten und unbehaarten Mäusen konnten FORBES (1965) und EPSTEIN et al. (1967) mit 7,12-DMBA-Tumoren provozieren, ebenso haben EDCOMB et al. (1961) beim Meerschweinchen melanotische Tumoren erzeugt.

Daß UV neben chemischen Cancerogenen für die Melanomgenese von Bedeutung sein dürfte, zeigten die Bestrahlungsversuche an der pigmentierten, haarlosen Maus (J. H. EPSTEIN et al., 1967, 1968).

Bei 8—11 Wochen alten Versuchstieren wurden durch einmaliges Auftragen von 200 μg 7,12-Dimethylbenzanthrazen in Aceton benigne blaue Naevi erzeugt; bei 5 von 18 Tieren, die 13 Monate später 7 Monate lang mit Quarzkontaktlampen während 5 sec (Abstand 3,4 cm = $2{,}44 \times 10^5$ erg/cm³/sec) bestrahlt wurden, enstanden aus den bestrahlten Naevi Melanome. Histologisch bestanden diese aus invasiven, pigmentbeladenen, polyedrischen Zellen. In den regionären Lymphknoten fanden sich Metastasen.

Im Gegensatz zum spontanen Melanom wachsen die experimentell erzeugten Tumoren langsam, metastasieren selten, sind vom Typus des blauen Naevus und beeinflussen die Lebenserwartung nicht (NAKAI u. RAPPAPORT, 1962; RAPPAPORT, NAKAI u. SHUBIK, 1963). Auch beim hypophysektomierten Hamster wurden Melanome mit einmaliger DMBA-Applikation erzeugt, die sich durch mindestens 6 Generationen transplantieren ließen (GARCIA, BARONI u. RAPPAPORT, 1961). Die Melanome nach DMBA entstehen offenbar aus dem Melanocytennetzwerk, vor allem um die braunen costovertebralen Flecken (GHADIALLY u. ILLMAN, 1963).

Melanome können auch durch Zugaben von 0,2—0,4% Urethan zum Trinkwasser hervorgerufen werden (TOTH, TOMATIS u. SHUBIK, 1961; PIETRA u. SHUBIK, 1961).

RIVIÈRE et al. (1965) erzeugten mit lokaler Urethanapplikation beim Hamster melanotische Tumoren.

RIVIÈRE et al. (1962) stellten nach fraktionierter Röntgen-Ganzbestrahlung mit total 600 R ein metastasierendes, transplantables Melanom bei einem Hamster fest. Die Frage, ob die vorgängige Röntgenbestrahlung der Tiere das Auftreten des Melanoms ausgelöst habe, ist nicht eindeutig geklärt. Da aber von 80 bestrahlten Tieren nur eines ein Melanom zeigte, ist die zufällige spontane Entstehung dieses Tumors wohl wahrscheinlicher.

4. Klinik, Differentialdiagnose und Histologie

a) Klinik der malignen Melanome

Die Melanomalignome können auf gesunder Haut (ca. 25%), aus pigmentierten (braunen, schwärzlichen, schiefergrauen, rötlichen) Naevi (ca. 50%) oder melanotischen Präcancerosen (ca. 25%) entstehen. Nur selten kommen sie primär multizentrisch vor (KLOSTERMANN, 1962). Klinisch verdächtig sind pigmentierte Papeln oder Tumoren, meist scharf begrenzt, mäßig derb, oft kugelig, erosiv, leicht blutend, mit Krusten bedeckt, in der Regel ohne subjektive Erscheinungen, gelegentlich aber mit Jucken, Brennen oder Schmerzen (Abb. 4a—c).

Die Pigmentierung ist eines der wichtigsten Kennzeichen der malignen Melanome. Sie ist aber nicht unentbehrlich, gibt es doch Tumoren, welche in ihrem klinischen Verlauf wie auch cytologisch alle Merkmale des Melanoms aufweisen, aber nur wenig oder gar nicht pigmentiert sind. Vollkommen pigmentlose Melanome werden deshalb „amelanotische Melanome" benannt. Die klinische Diagnose ist in solchen Fällen erschwert. Erfahrungsgemäß sind, wie häufig beim Hamstermelanom, rasch wachsende Melanome relativ pigmentarm oder amelanotisch. Die Pigmentbildung ist deshalb nur eine charakteristische, jedoch für das Geschwulstwachstum entbehrliche Eigenschaft des malignen Melanoms.

Betreffend differentialdiagnostische Abgrenzung des malignen Melanoms von Pigmentnaevi vom junktionalen, „compound"- und intradermalen Typus, juvenilen Melanom, melanotischer Präcancerose sowie von anderen Efflorescenzen siehe Abschnitt „Differentialdiagnose".

Das maligne Melanom gilt als außerordentlich bösartige Geschwulst wegen seiner ausgeprägten Tendenz zur Metastasierung, nicht nur lymphogen in die umgebende Haut und in die regionären Lymphdrüsen, sondern auch hämatogen, sei es nach Durchbrechung der Drüsenschranke oder primär in sämtliche Organe. Diese ausgesprochene Neigung zur Metastasenbildung wird einerseits auf den histologisch evident lockeren Zusammenhalt der Melanomzellen mit ihrem Vordringen bis an die Endothelien der Blut- und Lymph-

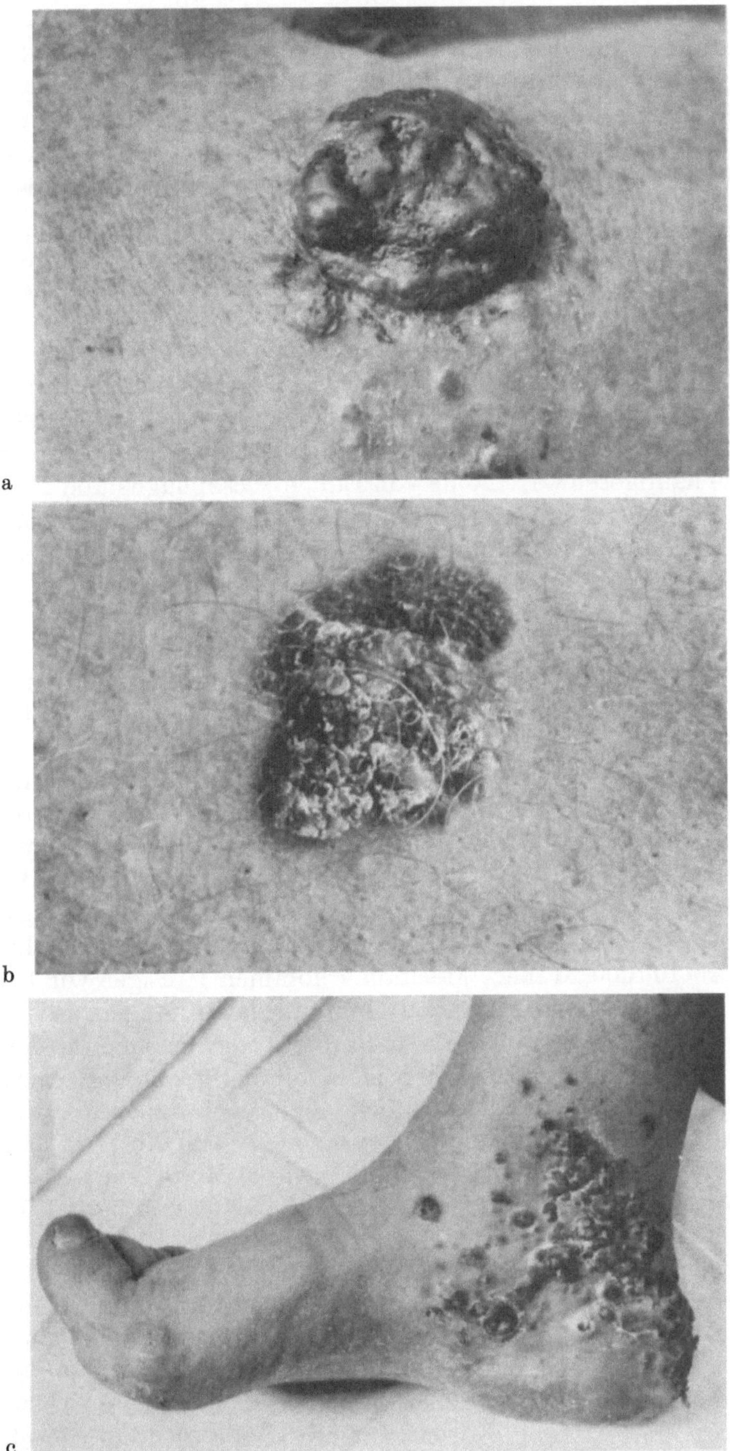

Abb. 4a—c. Klinisches Bild der Melanome. a Melanom am Rücken, b Melanom am Unterschenkel, c Melanom am Fuß

gefäße zurückgeführt (MIESCHER, 1933), andererseits auf die biologische Beziehung zu sämtlichen Geweben, entsprechend der embryonalen Abstammung der Melanoblasten aus der Neuralleiste mit Auswanderung in Epidermis, Mesenchym und Nervensystem (MASSON, FITZPATRICK u.a.). Mit den neueren lymphographischen Darstellungsmethoden läßt sich nachweisen, daß jeder Verschluß der Lymphdrüsen Lymphstauungen erzeugt, die ihrerseits neue Rückstauungsmöglichkeiten hervorrufen, die für Metastasierung von Melanomzellen in neue Bezirke, z.B. auch Auftreten von satellitären Metastasen von Bedeutung sein kann (ARIEL, 1967). WALTHER (1948) zählt die Malanomalignome zu den bösartigsten Geschwülsten mit einem Malignitätsindex von 10,0 (mögliches Maximum 13,0).

Er fand z.B. (1941) bei der Sektion von 17 gestorbenen Melanompatienten Metastasen in den verschiedensten Organen, nämlich Gehirn (78%), Leber (71%), Nebennieren (64%), Knochen, Knochenmark und Schilddrüsen (56%), Herzmuskel, Bauchfell und Dünndarm (50%), Haut (43%), Pankreas und Niere (36%), was seither von mehreren Autoren (z.B. von DAS GUPTA und BRASFIELD, 1964), allerdings z.T. mit anderen Prozentzahlen, bestätigt wurde. DESHAYES, LAUMONIER, TAYOT und GEFFROY (1962) machen ausdrücklich auf die Knochenmetastasen aufmerksam, POMERANTZ und MARGOLIN (1962) auf Metastasen im Gastrointestinaltrakt.

Die außerordentliche Bösartigkeit der Melanomalignome ergibt sich z.B. auch aus der hohen Quote von 1,7‰ Todesfälle der schweizerischen Gesamtmortalitätsstatistik (exklusive Unfälle) der Jahre 1962—63 (JAEGGI, 1965; KLUNKER und JAEGGI, 1965). CADE (1961) äußerte hingegen die Ansicht, daß das maligne Melanom natürlicherweise nicht so bösartig sei wie die häufigeren Carcinome von Lunge, Oesophagus und Mund. Er erwähnte auch die bekannte Möglichkeit von Spontanregressionen. Offenbar vermag die rassische Konstitution die Malignität zu beeinflussen. PACK et al. (1963) erwähnen z.B. einen gutartigeren Verlauf bei den afrikanischen gegenüber den amerikanischen Negern.

α) *Häufigkeit von Pigmentnaevi und malignen Melanomen*

So häufig die Pigmentnaevi bei jedem Menschen angetroffen werden, so relativ selten sind die Melanome. PACK, LENSON und GERBER hatten 1952 in zwei Untersuchungsserien von 500 und 1000 Erwachsenen durchschnittlich 18 bzw. 16,6 Pigmentnaevi pro Individuum gefunden (Abb. 5a—c); bei Negern, Indern, Maya-Guarani-Indianern, Maoris von Neuseeland sind die Durchschnittszahlen kleiner, bei den Filipinos, Chinesen und Mestizo-Indianern größer; bei den Japanern sind sie gleich (PACK und DAVIS, 1963). Nach SHAFFER (1955) beträgt die Wahrscheinlichkeit einer Entartung der Pigmentnaevi jedoch nur 1:1000000. Dementsprechend sind die malignen Melanome relativ selten; nach der McDonaldschen Statistik (1948) betragen sie durchschnittlich im Jahr 1,7 pro 100000 Männer und 2,0 pro 100000 Frauen. Melanome kommen häufiger vor bei Patienten mit Sommersprossen, blonden oder rotbraunen Haaren, blauen Augen und heller Hautfarbe (PACK und DAVIS, 1963). LEWIS (1967) fand bei verschiedenen afrikanischen Negerstämmen ausgeprägte Parallelität zwischen Melanomhäufigkeit und Anzahl Naevi.

Bezogen auf die in größeren Kliniken behandelten Malignome anderer Art wurden nach DUESBERG u.a. (1956) 98 Melanome bei einer Gesamtzahl von 17000 Carcinomen festgestellt, d.h. rund 0,5%. Nach LORINCZ (1959) waren Melanome mit 1% an sämtlichen Carcinomsterbefällen beteiligt, nach DARGENT u.a. (1960) mit 1,2—1,5%, nach KERIN u.a. (1950) mit 0,2—2%.

Melanome können auch *familiär gehäuft* in einer bis mehreren Generationen vorkommen; dies wäre möglicherweise als unregelmäßige autosomale Dominanz zu interpretieren (CAWLEY u.a., 1952; MILLER und PACK, 1963; SCHOCH, 1963; SALAMON u.a., 1963; BOWEN u.a., 1964; TURKINGTON, 1965; CORDONNIER u.a., 1966; F. E. SMITH u.a., 1966; FONT u.a., 1967; ANDREWS, 1968; KORTING und BREHM, 1969). Ein eineiiges Zwillingspaar wurde erstmals von KATZENELLENBOGEN (1966) beschrieben. Ob es sich tatsächlich um eine genetisch bedingte Koppelung handelt oder ob eine familiäre Häufung auf Zufall beruht, ist umstritten. TURKINGTON (1965) z.B. hält die Häufung nicht für zufällig, NATHANSON u.a. (1967) sind gegenteiliger Ansicht. ANDERSON u.a. (1964) beschreiben sogar eine Familie mit Befall von 14 Verwandten. Die melanotische Präcancerose, evtl. mit Melanom, wird gehäuft auch bei sicher genetisch verankerten Fällen von Xeroderma pigmentosum beobachtet (LYNCH u.a., 1967). Eine Koppelung mit den AB0- oder Rh-Blutgruppensystemen ist nicht nachweisbar (LYNCH u.a., 1968). Ein außergewöhnlicher Fall mit intrauteriner Übertragung von Mutter auf Kind wurde von BRODSKY u.a. (1965) publiziert.

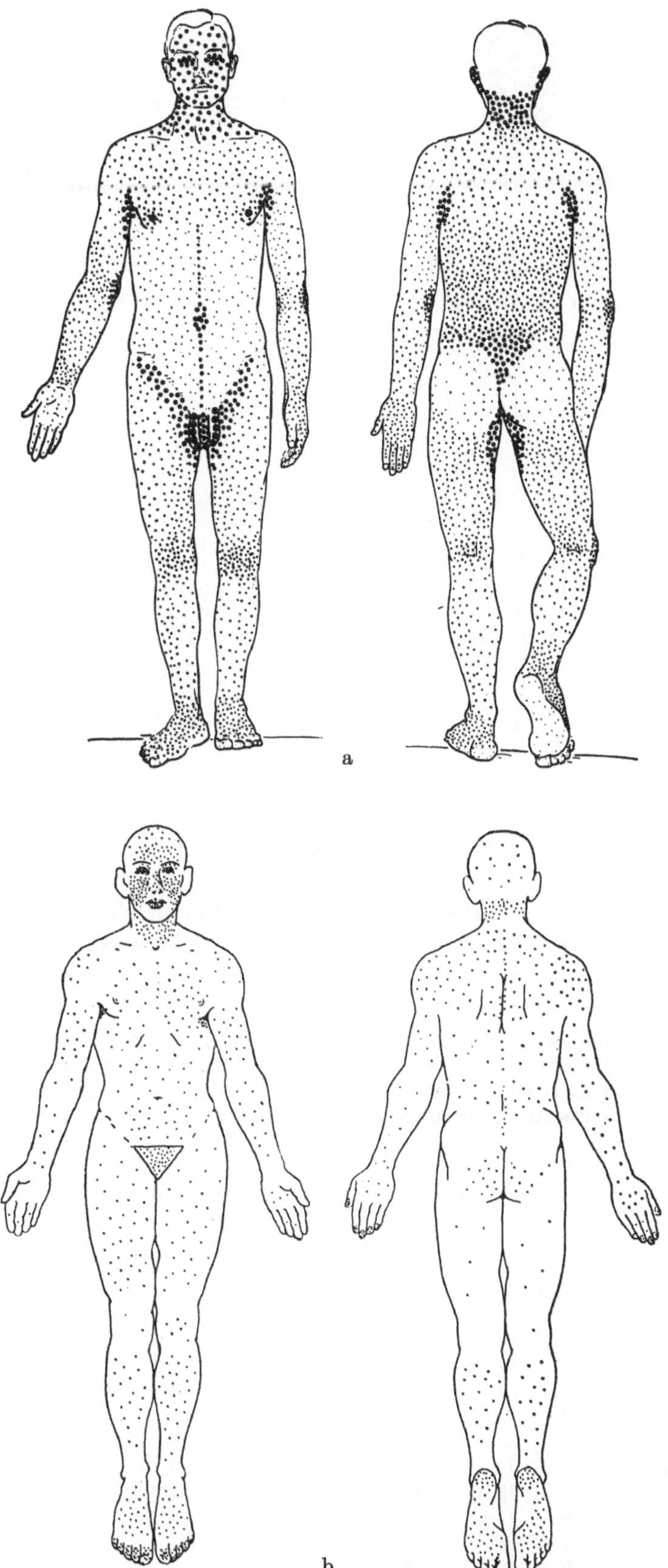

Abb. 5a—c. Vergleichende Lokalisation von a Pigment, spektrophotometrisch durch EDWARDS et al. bestimmt. b Naevi bei 1000 Patienten. 1 Punkt = 5 Naevi. c Melanomalignome bei 1225 Patienten. 1 Punkt = 1 Melanom. [Nach PACK et al.: Arch. Surg. **65**, 863 (1952)]

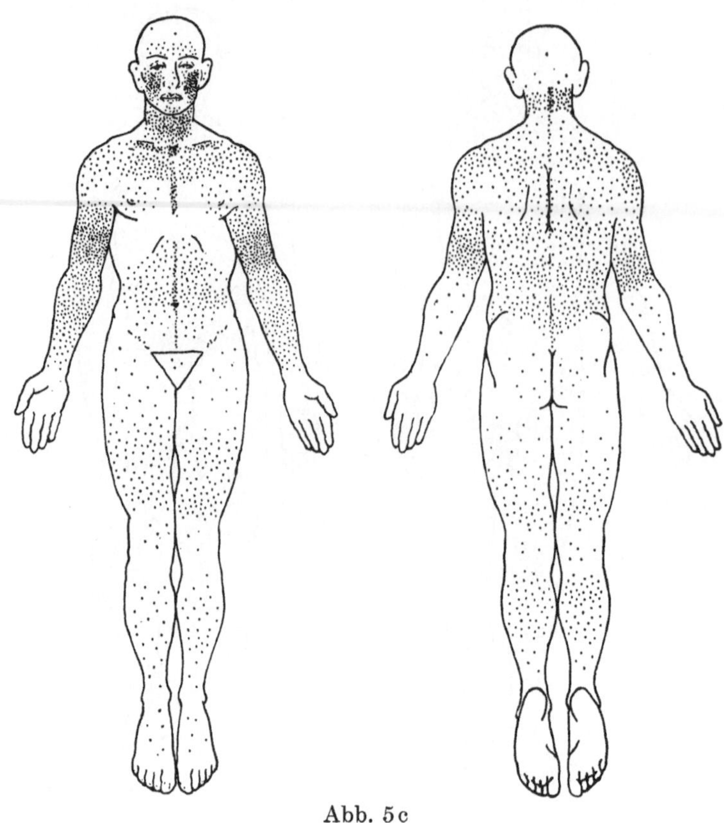

Abb. 5c

β) *Alter der Patienten und Häufigkeit der malignen Melanome*

Wie aus einigen größeren Statistiken (Tabelle 1) ersichtlich ist, kommt das Melanom in allen Alterstufen vor, gehäuft vom 40. bis zum 60. Lebensjahr. Es ist also nicht, wie üblicherweise bei den Carcinomen, daß erst im späteren Alter eine Progredienz zu beobachten ist.

Eine ähnliche Verteilung wie bei den in Tabelle 1 dargestellten großen Statistiken fanden z.B. HALL u.a.,1952; WRIGHT u.a., 1953; MIESCHER, 1954; RIDELL u.a., 1954; SHAFFER, 1957; DUPERRAT, 1957, 1958; LANE u.a., 1958; VOGLER u.a., 1958; JAEGGI, 1965; GRINSPAN u.a., 1969. Selbst bei der gelben Rasse scheint nach YOSHIDA (1955) die gleiche Altersverteilung vorzuliegen.

Tabelle 1. *Altersverteilung der Melanompatienten*

Altersgruppen (Jahre)	DE CHOLNOKY (1941)		JØRGSHOLM and ENGDAHL (1955)		NITTER (1956)		DALAND (1959)		WHITE (1959)		Total	
	N	%	*N*	%	*N*	%	*N*	%	*N*	%	*N*	%
0—10	2	2	2	1	—	—	1	1	17	2	22	1,5
11—20	8	7	2	1	2	1	7	4	18	2	37	2,5
21—30	19	16	25	12	22	12	16	9	80	11	162	11,0
31—40	20	17	23	11	27	14	33	19	105	14	208	14,0
41—50	23	20	42	19	35	18	35	21	117	16	242	17,0
51—60	29	25	29	13	35	18	35	21	121	16	249	17,5
61—70	13	11	44	20	28	15	30	18	145	20	260	18,5
71—80	3	2	36	16	35	18	11	6	144	19	253	18,0
81—90	—	—	15	7	8	4	1	1				
Total	117	100	218	100	192	100	169	100	747	100	1433	100

Bezogen auf die durchschnittliche Altersverteilung der Bevölkerung fanden aber L. u. H. HERGARTEN (1951) in Hamburg doch eine allmähliche Häufigkeitszunahme mit dem Alter:

Daß sich bei Melanomen nur eine gering ausgeprägte, altersbedingte Progression feststellen läßt, erklärt sich nach VAN SCOTT et al. (1957) mit der im Alter zunehmenden Häufigkeit harmloserer *intradermaler* Naevusformen (intradermale Naevi in 18,5% der Fälle im 20.—34. Jahr, in 31,6% der Patienten vom 35.—49. Jahr, in 70% der Betroffenen über 50 Jahre).

Die Altersverteilung in bezug auf Geschlecht scheint nach NITTER (1956) und WHITE (1959) nicht wesentlich verschieden, wogegen DUFOURMENTEL et al. (1967) eine Häufung bei der Frau im 3., beim Manne im 6. Dezennium sahen.

γ) *Geschlecht und Häufigkeit der malignen Melanome*

Wie aus Tabelle 2 hervorgeht, überwiegt meist in geringem Grade die Zahl der an malignen Melanomen erkrankten Frauen, obwohl relativ große Statistiken wie diejenigen von PACK et al. (1952), HELLRIEGEL (1955), VOGLER u. Mitarb. (1958) eine mehr oder minder gleichmäßige Geschlechtsverteilung, POPPE und FRÄDRICH (1954) umgekehrt ein leichtes Überwiegen des männlichen Geschlechtes fanden. Ein geringgradiges Überwiegen der Morbidität beim weiblichen Geschlecht stellten HALL et al. (1952), RIDELL und McSWAIN (1954) und auch RAVEN (1963), GRINSPAN u.a. (1969), STOCKS (1969) fest.

Zusammenfassend läßt sich anhand von Tabelle 2 Folgendes feststellen:

a) im Material von WRIGHT sowie von JØRGSHOLM überwiegen die Frauen signifikant,

b) im Krankengut von SYLVÉN überwiegen die Frauen bedingt signifikant.

c) Bei den übrigen 8 in Tabelle 2 aufgeführten Autoren ist der Unterschied nicht signifikant.

d) Im Gesamtpatientengut (3381 Fälle) ist der Unterschied zugunsten der Frauen bedingt signifikant, d.h.: entweder beruht der Unterschied der Ergebnisse der unter a) und b) erwähnten Autoren auf einem Ausleseeffekt und es entsteht dadurch im totalen Krankengut eine bedingte Signifikanz zugunsten des weiblichen Geschlechtes, oder es besteht tatsächlich eine leichte Bevorzugung des weiblichen Geschlechtes. Da bei 8 Autoren kein Geschlechtsunterschied festzustellen ist, dürfte eher angenommen werden, daß der Geschlechtsunterschied im Krankengut von WRIGHT, JØRGSHOLM und SYLVÉN auf Selektion zurückzuführen ist.

Tabelle 2. *Geschlechtsverteilung der Melanompatienten*

Autoren	♂		♀		♂♀	χ^2 (1:1)	P
	n	%	n	%	total		%
SYLVÉN (1949)	106	42	146	58	252	6,3	>1
HERGARTEN und HERGARTEN (1951)	43	43	58	57	101	2,2	>1
PACK et al. (1952)	372	50	372	50	744	0	100
WRIGHT et al. (1954)	47	36	85	64	132	10,9	<1
POPPE und FRÄDRICH (1954)	569	52,7	510	47,3	1079	3,2	>1
NOSKO und TAPPEINER (1954)	41	51	39	49	80	0,05	>1
JØRGSHOLM et al. (1955)	78	36	141	64	219	18,1	<1
HELLRIEGEL (1955)	80	51	78	49	158	0,03	>1
NITTER (1956)	90	47	102	53	192	0,7	>1
VOGLER et al. (1958)	123	48	131	52	254	0,25	>1
DALAND (1959)	79	46	91	54	170	0,85	>1
Total	1628	48,15	1753	51,85	3381	4,62	>1

δ) *Lokalisation der Melanome*

Die malignen Melanome werden am häufigsten an Kopf, Hals, Beinen und Stamm beobachtet. Nach den Aufstellungen von BEERMAN et al. (1955) anhand von 1190 Fällen aus der Literatur war die Häufigkeit folgende:

Kopf/Hals	22,1%	Beine	18,3%
Augen	4,7	Fußsohle	9,0%
Ohren/Nase/Speiseröhre	1,8%	Stamm	24,2%
Arme	8,5%	Genitalien	3,1%
Hände	1,3%	anorectal	1,6%
subungual	2,9%	Primärsitz unbekannt	2,4%

Ähnliche Verteilung fanden Gage und Dawson, 1951; Raven, 1952 u. 1963; Wright et al., 1953—54; Daland, 1959; Schirren, 1959; Stehlin et al., 1960; Gartmann, 1964; Achten u.a., 1966; Schnyder, 1969. Im Gegensatz dazu beobachteten Booher und Pack (1957) 16,5% aller Melanome an Händen und Füßen, Daland und Holmes (1939) wie auch Wells (1950) und Grinspan (1969) 50% der Fälle an den unteren Extremitäten; Gibson et al. (1957) bei ihrem großen Krankengut ein Befallensein hauptsächlich des linken Daumens und der oberen Extremitäten sowie der großen Zehen. Krahl macht 1962 speziell auf Melanome im Hals-Nasen-Ohrengebiet aufmerksam. Conley (1964) sah besonders häufig Melanome des Haarbodens.

Lee (1970) weist auf eine Häufung letal verlaufender Melanome an den Unterschenkeln bei Frauen im Alter von 40—44 Jahren hin.

Interessante Vergleiche in bezug auf Lokalisationen lassen die Untersuchungen von Edwards und Duntley (1939) über die spektrophotometrisch gemessene Verteilung der Pigmentation an der Hautoberfläche, von Pack u. Mitarb. (1952) über die Verteilung der Pigmentnaevi und Melanome und schließlich der Bericht von Staricco und Pinkus (1957) über die mittels Zählung gefundene quantitative Verteilung der Melanocyten auf der Hautoberfläche zu. Danach besteht nach Pack u.a. kein strenger Parallelismus in der Verteilung von Pigment, Pigmentnaevi und Melanomen (Abb. 5); beispielsweise finden sich in der Genitalgegend viel Pigment und relativ viele Melanome, aber außerordentlich selten Pigmentnaevi, in der Axillarregion viel Pigment und wenige Melanome oder Pigmentnaevi, an der Fußsohle wenig Pigment aber relativ häufig Melanome, hingegen äußerst selten Pigmentnaevi. Ein gewisser Parallelismus scheint jedoch bei Lokalisationen an Gesicht und Hals mit viel Pigment, Pigmentnaevi und Melanomen zu bestehen. Das Vorhandensein von Melanocyten und Pigmentnaevi genügt also nicht für die Entstehung von Melanomen, sondern es braucht hierzu noch gewisse Realisationsfaktoren, wie z.B. bei Sitz an Gesicht und Hals Ultraviolettschädigung (s. früherer Abschnitt Biologie), oder an Genitalregion und Fußsohlen Traumatisierung. Wird die prozentuale relative Frequenz der Naevi und Melanome entsprechend der Lokalisation miteinander verglichen, so finden sich beispielsweise im Gesicht zweimal häufiger Melanome als Pigmentnaevi; an Mundhöhle und Nasenschleimhaut wurden 2,5% aller Melanome, aber keine Naevi, genital nur 0,1% aller Naevi, jedoch 2,8% aller Melanome beobachtet (Pack u. Mitarb., 1952).

ε) Häufigkeit der Entstehung maligner Melanome aus Pigmentnaevi

Es besteht wohl keine Meinungsverschiedenheit darüber, daß eine maligne Entartung nur bei Pigmentnaevi von junktionalem Typus erfolgt (Allen und Spitz, 1954; Miescher, 1955; Beerman und Lane, 1955). Dagegen wird eine maligne Entartung von ruhenden Intradermalnaevi und von blauen Naevi als ein *außerordentlich seltenes Ereignis* angesehen.

Die meisten Melanome entstehen aus Pigmentnaevi. J. A. Cunningham (1952) schätzte anhand von 1290 Melanomfällen aus 5 Kliniken die durchschnittliche Entwicklung von Melanomen aus Naevi auf 56,9%. Auch andere Autoren nehmen in einzelnen Publikationen den Ausgangspunkt von Melanocytoblastomen aus Pigmentnaevi in rund der Hälfte der Fälle an [Pack (1947), Sylvén (1949), Hellriegel (1955), Shaffer (1957), Miescher (1960), Quevedo (1963), Jackson (1968), Schnyder (1969)]. Andere Autoren wiederum rechnen mit einer Melanomentstehung aus Naevi in gegen 100% der Fälle (so Ewing, 1930, 1948; Willis, 1948; Trapl u. Mitarb., 1964). Hier wird angenommen, daß Melanome auch von makroskopisch unsichtbaren, also nur mikroskopisch nachweisbaren Naevuszellnestern ausgehen können. Einige Autoren vertreten die Meinung, daß Melanome viel seltener ihren Ursprung in Naevi haben, so nach William und Martin

(1937) nur in 20%, DALAND und HOLMES (1939) in 18% der Fälle. Durch maligne Entartung besonders gefährdet scheinen die spät auftretenden Pigmentnaevi zu sein, nicht die seit Geburt bestehenden Pigmentmäler (MIESCHER, 1933; TRAUB, 1947 u.a.m.). Selten kann ein Melanom auch aus einem Naevus giganteus entstehen (PACK und DAVIS, 1961; DELACRÉTAZ u.a., 1967). STOBA et al. (1970) sind der Auffassung, daß bei Kindern Melanome häufig in sehr großen Naevi entstehen.

ζ) *Trauma und Entstehung maligner Melanome aus Pigmentnaevi*

Die Frage der Bedeutung einer *Traumatisierung* von Pigmentmälern für die Entstehung von malignen Melanomen wurde seit VIRCHOW diskutiert und von MIESCHER 1933 in seinem Handbuchartikel eingehend erörtert, ist aber bis heute immer noch nicht einwandfrei entschieden.

Eine Reihe von Autoren spricht sich für die Gefahr maligner Entartung der Pigmentnaevi durch Traumatisierung aus.

So nimmt DE CHOLNOKY (1941) Trauma und chronische Irritation in 25% der Fälle als ätiologischen Faktor an. Auch MCCUNE empfiehlt deshalb 1949 die Excision von Pigmentmälern, die Reizen ausgesetzt sind. LASTHAUS beobachtete 1951, daß ungenügend weite Excision von Pigmentnaevi, die seit Geburt bestanden hatten, oft zur explosionsartigen Streuung führte. SIRSAT fand 1952 bei Indern 7 Fußmelanome, die er auf Verletzungen infolge Barfußgehens zurückführte. CLARKE warnte 1952 vor Vereisung und Verschorfung von Pigmentnaevi. MCGOVERN beobachtete (1952) die Auslösung von Melanomen durch Traumata. 1952 führte REITMANN 69% seiner Melanomfälle auf Naevi zurück, die irritiert oder traumatisiert worden waren (Rasur, Gürteldruck, Scheuern durch Schuhe, Ausdrücken von Comedonen, iatrogen durch ungenügende Kaustik, Eingriffe mit Thermokauter oder Skalpell). RAVEN stellte 1952 aus der amerikanischen Literatur 95 von 316 Melanomfällen zusammen, also 30%, die durch ähnliche Traumen, aber auch durch Infektionen sowie auch iatrogen durch unvollständige Excision oder Zerstörung gutartiger Naevi mittels Röntgenbestrahlung, Elektrolyse oder Kaustik entstanden oder gefördert worden seien. WILD berichtete 1952, daß 10% der Melanome aus ruhenden, gutartigen Pigmentflecken entstanden, die zwecks histologischer Untersuchung excidiert worden waren. POPPE und FRÄDRICH (1954) lehnten Probeexcisionen bei sämtlichen Pigmentmälern ab; sie erwähnen 27 Patienten, bei welchen solche Excisionen für das wenige Wochen oder Monate später auftretende Rezidiv oder für eine metastatische Streuung verantwortlich gemacht werden konnten. In 3 Fällen erfolgte die maligne Entartung sogar nach wiederholten Teilexcisionen bei sehr ausgedehntem Naevusgebilde, ohne daß in den Intervallen Anzeichen einer bösartigen Umwandlung auftraten. RIDELL und MCSWAIN (1954) fanden unter 69 Melanomfällen 10 mit vorausgegangenen Traumen oder Reizwirkungen. Auch SOMMER (1956) nimmt an, daß die Traumatisation eine besondere Rolle bei maligner Entartung spiele, wogegen LEWIS (1956) als Auslösungsfaktor weniger chronische Reizungen als ein einmaliges Trauma inkriminiert. Auch HERGARTEN (1951) sowie GIBSON et al. (1957) sprechen sich für die pathogenetische Bedeutung von Traumen aus. FAUVET und ROUJEUA (1964) nehmen bei 26 von 251 Melanomen Traumata als Ursache an, MARMELZAT u. Mitarb. (1964) sahen 6 maligne Melanome in Narben nach Pockenvaccinen.

Im Gegensatz hierzu vertreten einige Autoren die Meinung, daß der Traumatisierung von Pigmentnaevi pathogenetisch keine wesentliche Bedeutung zukomme.

PACK et al. (1947), ebenso SYLVÉN (1949) halten das Trauma für einen unsicheren Faktor. KALKOFF schreibt 1955, daß der Beweis der Entartung eines Naevuszellmales als Folge einer im Gesunden durchgeführten Operation bisher ausstehe; er nimmt vielleicht mit Recht an, daß in solchen Fällen schon vor der chirurgischen Entfernung des vermeintlichen Pigmentnaevus eine maligne Entartung stattgefunden habe. Auch LUBINUS (1957) hält eine maligne Degeneration sicher gutartiger Naevi durch Excision im Gesunden für unbewiesen. BÜNGELER lehnt 1957 in einem Begutachtungsfall ein vorangegangenes Trauma als Ursache für die Entstehung eines Melanoms ab. SCHUERMANN schreibt 1955, daß die kunstgerechte Beseitigung eines Naevus eine maligne Entartung sicher nicht provoziere; auch SHAFFER (1957) wie DRIVER und MACVICAR (1943) befürworten die Excision von unverdächtigen Pigmentmälern. SCHREUS (1958) hält sogar die Abrasion von Pigmentmälern mit Schleifapparat im Kindesalter für ungefährlich.

Einen heroischen Versuch zur Klärung der Wirkung von Traumatisierung auf Pigmentnaevi führten 1957 WALTON et al. bei 82 Patienten durch, bei denen 168 Pigmentnaevi absichtlich unvollständig oder nur oberflächlich excidiert bzw. leicht elektrocoaguliert wurden. 112 Pigmentmäler konnten nach 3—12 Monaten nachuntersucht werden, wobei sich in keinem Falle Anhaltspunkte für eine maligne Entartung nachweisen ließen; deshalb halten die Autoren die Wiederpigmentierung an den geschädigten Stellen für ein normales regeneratives Geschehen. In diesem Sinne spricht auch eine interessante Studie von SCHÖNFELD und PINKUS (1958), in welcher festgestellt wurde, daß bei 19 Fällen der Naevus nach Excision entweder an der Peripherie oder im Zentrum der Narbe repigmentierte, mutmaßlich durch Regeneration der junktionalen Naevuszellen von der Peripherie oder von den Haarscheiden ausgehend. Die Autoren nehmen an, daß diese Repigmentationserscheinung nichts mit maligner Entartung zu tun habe. Auch GARTMANN (1958, 1964) sprach sich für die

Harmlosigkeit einer Traumatisierung aus, nachdem 105 nach Angaben der Patienten lädierte und klinisch entzündete Naevi keinerlei Anzeichen einer beginnenden oder bereits stattgefundenen malignen Entartung aufwiesen. Eine junktionale Aktivität war bei diesen Naevi nicht häufiger anzutreffen als bei nichttraumatisierten Pigmentmälern. Dieser Befund wird nach GARTMANN durch die Tatsache bestätigt, daß in Tausenden von Fällen Pigmentnaevi excidiert wurden, ohne daß hierdurch eine maligne Entartung hervorgerufen wurde. Nach CADE (1961) sowie auch nach HOLČIK (1964) spricht die niedrige Zahl von Melanomen an traumatisierten Hautstellen (Hände, Hals, Kopfhaut) sowie die häufigste Lokalisation am Fuß, nämlich am relativ wenig traumatisierten Fußgewölbe, ferner der gleich häufige Befall bei Stadt- und Landbevölkerung gegen eine traumatische Genese.

GHADIALLY (1966) untersuchte tierexperimentell die Frage einer malignen Entartung von pigmentierter Haut durch Traumata; es gelang ihm aber nicht, die bei Goldhamstern durch Carcinogene induzierten benignen melanotischen Tumoren durch Traumatisierung in maligne umzuwandeln; im Gegenteil zeigte sich infolge der Entzündung eher eine Resorption. Ebenso mißlang es, bei Fischen eine maligne Umwandlung von pigmentierten Hautstellen durch Traumasetzung (Nadelstiche, Excisionen) zu erzielen. Aufgrund dieser Versuche sowie aus klinischer Erfahrung hält JACKSON (1968) eine Traumatisierung für die Melanomentstehung für irrelevant.

Bei dieser Divergenz der Meinungen muß wohl angenommen werden, daß es außerordentlich schwierig ist, erstens einmal genau festzustellen, ob einem Melanom ein Naevus vorangegangen ist, zweitens ob tatsächlich eine besondere Traumatisierung stattfand, die ja im täglichen Leben jeden Punkt der Hautoberfläche trifft, und drittens, ob ein Naevus nicht bereits in maligner Umwandlung begriffen war, als er durch ein solches Trauma geschädigt wurde.

Diese noch ungelösten Fragen dürfen jedenfalls keineswegs zugunsten einer Bestrahlungstherapie und gegen jeglichen operativen Eingriff beim Pigmentnaevus oder bei der Behandlung von Melanocytoblastomen ausgewertet werden. Verdächtige Naevi sind zu excidieren und histologisch zu untersuchen.

Über die Ätiologie läßt sich zusammenfassend nach den erwähnten Häufigkeiten nichts aussagen; sie ist noch vollständig dunkel. Das Licht mag bei melanotischen Präcancerosen mit gehäuftem Vorkommen an belichteten Hautstellen im Alter oder beim genetisch bedingten Xeroderma pigmentosum mit verminderter Lichterholung eine Rolle spielen (ARMA u.a., 1970). Die Einwirkung von bestimmten chemischen Cancerogenen führte beim Menschen nicht zu einwandfreier Melanombildung und auch im Tierversuch nicht zu bösartigen metastasierenden Neoplasien (Kap. 1. d). Auch eine virale Ätiologie wurde bis anhin nicht bewiesen, weder epidemiologisch, elektronenmikroskopisch, kulturell noch immunologisch (NASEMANN, 1969).

b) Differentialdiagnose der malignen Melanome

Verschiedenste bräunliche, rötliche, rote, dunkle, umschriebene, plane oder tumoröse Dermatosen wurden klinisch schon für Melanome gehalten. Die von mindestens drei der angeführten Autoren beobachteten, häufigsten Fehldiagnosen sind in Tabelle 3 dargestellt (COUPERUS und RUCKER, 1954; BECKER, 1954; BEERMAN et al., 1955; HERZBERG, 1956; MCMULLAN et al., 1956; HEWITT, 1957; BOHNSTEDT, 1958; HELLRIEGEL, 1960; ANDREWS und DOMONKOS, 1960; GREITHER, 1962, 1963; TAPPEINER, 1962; SCOLARI u. Mitarb., 1962, 1963).

Dazu kommen noch folgende, vereinzelte Fehldiagnosen; Naevus spilus, Keratoacanthom, Glomustumor, Tätowierungen, Argyrose, Dermatofibrom, unspezifisches Ulcus, Lymphocytom, Urticaria pigmentosa, umschriebene Blutungen, Fremdkörpergranulom, Leukoplakie, Myoblastom, Papillom, Lymphom, Adenocarcinom, Parotismischtumor, Xanthom, tuberöses Xanthom, Neurofibrome mit Hämorrhagie, pigmentierte Keloide, sklerosierte Basaliome, Neurofibrome Recklinghausen. Besonders hervorgehoben wurde von MISHIMA und PINKUS (1960) das Melanoacanthom, eine gutartige Mischung von Melanocyten mit Basal- und Malpighizellen, sowie von FREEMAN und KNOX (1962) die Assoziation von Epidermalcysten mit Pigmentnaevi, von ALLEN und SPITZ (1954) extramammärer Morbus Paget.

Diese außerordentlich lange Liste von Hautveränderungen, die von geübter oder weniger geübter Seite als Melanomalignome mißdeutet wurden und die noch erweitert

Tabelle 3. *Hautveränderungen, die fälschlicherweise klinisch am häufigsten für Melanome gehalten werden*

Pigmentnaevus
Juveniles Melanom
Melanotische Praecancerose
Blauer Naevus
Verruca (Keratoma) seborrhoica
Granuloma pyogenicum (teleangiectaticum)
Keratoma senile
Pigmentiertes Basalzellcarcinom
Pigmentiertes Spinalzellcarcinom
Histiocytom (Lipoid- oder Hämosiderin-speichernd)
Verruca vulgaris
Fibrom, Fibrosarkom
Angiokeratom, Haemangiom
Atherom
Sarcoma idiopathicum multiplex haemorrhagicum Kaposi
Blutcysten
Lupus vulgaris (tumidus)
Morbus Bowen
Lichen ruber planus

werden könnte, erwähnte doch GARTMANN 1964 differentialdiganostisch gegen 70 Hautveränderungen, zeigt, wie wichtig ein therapeutisches Vorgehen ist, welches eine histologische Sicherung der Diagnose ohne Gefährdung des Patienten gewährleistet. Dies ist auch von Bedeutung für die statistische Auswertung der Behandlungsresultate, damit diese nicht durch Einschluß gutartiger Hautkrankheiten verfälscht werden. [Nach WORINGER (1957) ist die klinische Melanomdiagnostik mit einer Fehlerquote bis zu 50% belastet.] Je erfahrener der Diagnostiker ist, desto seltener wird er eine andersartige Affektion als Melanom mißdeuten, doch ist oft auch für den Geübten eine sichere klinische Diagnose äußerst schwierig, wobei er sich hinsichtlich therapeutischer Maßnahmen im Zweifelsfalle stets für die schlimmere Möglichkeit mit entsprechend radikalem Vorgehen entscheiden wird.

Umgekehrt werden leider auch Melanomalignome öfters differentialdiagnostisch für harmlosere Dermatosen gehalten, mit den daraus folgenden fatalen Konsequenzen für den Patienten, der nicht radikal genug behandelt wurde.

So wurden z.B. nach BECKER (1954) Melanome unter folgenden Fehldiagnosen klinisch verkannt: Pigmentnaevus, seborrhoische Keratose (Warze), Granuloma pyogenicum, Carcinom, melanotisches Carcinom, Lentigo, Fibrom, thrombosiertes Angiom, Atherom, Angiokeratom, Angiofibrom mit Hämorrhagie, Parotismischtumor, Naevus bleu, Sarcoma idiopathicum multiplex haemorrhagicum Kaposi.

Aber auch *histologische Untersuchungen* schützen leider nicht immer vor diagnostischen Irrtümern, abgesehen von den noch zu erwähnenden schwierigen Differentialdiagnosen von aktiven junktionalen Naevi, juvenilen Melanomen und beginnenden Melanocytoblastomen.

Nach SHAFFER (1956) können mit Recht folgende *klinischen Momente* für die Differentialdiagnose von Grenznaevus, „compound" Naevus, Intradermalnaevus, juveniles Melanom oder Melanomalignom verwendet werden.

Klinische Charakteristika der junktionalen Naevi. a) Erscheinen im frühen Lebensalter, häufig in Schüben, b) flach oder kaum erhaben, c) Grenzen unregelmäßig, d) Pigment gesprenkelt, e) allmähliche Entwicklung zu Compound-, dann Intradermalnaevus, f) evtl. lebenslängliches Beharren als Junktionsnaevus an Handflächen, Fußsohlen und Genitalien, g) keine oder nur geringe Neigung zur Malignität bis zur Pubertät, h) nur wenige junktionale Naevi, welche nach der Pubertät bestehen bleiben, entarten.

Klinische Charakteristika der Compoundnaevi. a) Jahrelanges Bestehen, meist präpubertäre Entstehung, b) fast immer erhaben, oft mit maculösem Ring oder Halo in der Peripherie, c) klinische Variante: glatt, verrukös oder keratotisch.

Klinische Charakteristika der Intradermalnaevi. a) Entstehung aus vorbestehendem Compoundnaevus, langjähriges Bestehen, b) Entstehung meist während der Pubertät oder später, c) meistens ohne maculösen Ring oder Halo um den Naevus. d) klinische Varianten: verrukös, keratotisch, glatt, erhaben, mit oder ohne Haare, schlaff, sessil oder pedunkuliert.

Klinische Charakteristika der „juvenilen Melanome". a) Meist präpubertäres Bestehen, b) rasches Wachstum, c) meist erhaben, d) in der Regel wenig pigmentiert, oft rötlich oder violett, e) klinische Varianten: glatt, verrukös, keratotisch.

Klinisch auf *Melanom* verdächtig sind Pigmentnaevi vom junktionalen Typus, welche wachsen und eine Pigmentvermehrung aufweisen, fleckig braun, durch Abtropfung des Pigments bläulich werden und zudem infolge Entzündung Juckreiz, Brennen oder Schmerz verursachen. Im Zentrum entsteht oft eine kugelige Vorwölbung mit Neigung zu Erosion, Blutung und Krustenbildung. Häufig entstehen aber auch Melanome in unveränderter Haut, zunächst als dunkler, scharf begrenzter, rasch wachsender Fleck, der sich dann kugelig vorwölbt, mit Tendenz zu Erosion, Blutung und Krustenbildung (Abb. 4).

Die melanotische Präcancerose (Melanosis circumscripta praeblastomatosa Dubreuilh), die den Chirurgen und Radiologen wenig bekannt ist, zeigt klinisch ganz unregelmäßige, oft bizarr geformte, im Niveau der Haut gelegene Pigmentflecken von schmutzig-graubrauner bis blauschwarzer Farbe (Miescher, 1954) (Abb. 10).

Die Flecken treten am häufigsten im Gesicht auf, bald vereinzelt, bald in Gruppen, finden sich aber auch am Stamm und an den Extremitäten. Sie erscheinen gewöhnlich erst im fortgeschrittenen Alter, gelegentlich aber auch früher, breiten sich langsam aus, können sogar wieder verschwinden unter Hinterlassung einer leicht atrophischen Stelle. Früher oder später — oft nach 10—20 und selbst mehr Jahren — entwickelt sich an irgendeiner Stelle das Melanomalignom. Zeichen von Entzündung und eine diskrete, oberflächliche Infiltration können den Beginn dieser Phase andeuten (Miescher, 1954). Neben der langen Latenzzeit bis zur malignen Entartung zeigen sie eine ausgesprochene Neigung zur Spontanrückbildung (Schuermann, 1963).

α) *Vorgehen bei unsicherer Diagnose*

Eine Probeexcision zur histologischen Untersuchung erscheint bei Melanomverdacht kontraindiziert, weil eine Eröffnung der Gefäße im Gebiet des Melanoms infolge des lockeren Zellzusammenhaltes und der Fähigkeit der Zellen, sich nach Verschleppung in jedem Gewebe zu entwickeln, die schicksalhafte Metastasierung fördern kann. Da nun aber auch die neueren Hilfsmittel für die Diagnosestellung beim Melanoblastocytom (Abschnitt 4. d) unter Umgehung von Probeexcisionen noch allzu unsichere Resultate liefern, und da aus dem Vorausgegangenen hervorgeht, daß die verschiedensten Hautveränderungen differentialdiagnostisch in Frage kommen, kann in zweifelhaften Fällen folgendermaßen vorgegangen werden:

a) Zur Sicherung der klinischen Diagnose soll ein geübter Dermatologe zugezogen werden, *b)* wenn auch dieser klinisch ein Melanom nicht mit Sicherheit ausschließen kann, soll das Gebilde weit im Gesunden excidiert und histologisch untersucht werden (Storck, 1968; Booher, 1969).

An der Zürcher Dermatologischen Klinik wurde nach Miescher und Storck (bis 1967) folgendermaßen vorgegangen: Die fragliche Geschwulst wurde mindestens 1 cm über die umgebende gesunde Haut, unmittelbar vor der Entfernung durch Elektrocoagulation, röntgenbestrahlt. Bei kleineren Feldern bis zu 4 cm wurde einmal unter Nahbestrahlungsbedingungen 3000 R gegeben (mit Chaoul-Röhre oder 50 kV, 2 Al. Filter, 5—10 cm FHD), bei Feldern bis 10 cm Durchmesser 2 × 1500 R oder 3 × 1000 R täglich.

Durch Röntgenbestrahlung unmittelbar vor Elektrocoagulation wurde bezweckt, die in Mitose begriffenen Zellen zumindest so zu schädigen, daß sie sich trotz eventueller Verschleppung während des Excisionsvorganges in den Geweben nicht mehr entwickeln können. Die Gewebscoagulation wurde außerhalb des Bestrahlungsfeldes vorgenommen, je nach Ausdehnung mit Primärnaht oder nachfolgender plastischer Deckung. War die Läsion über 10 cm groß, wurde eine fraktionierte Röntgenbestrahlung nach Coutard bis 5000 R durchgeführt, mit chirurgischer Entfernung und Plastik entweder in der Mitte der Serie oder unmittelbar nach Abschluß der Bestrahlung oder erst später, nach Abklingen der Röntgendermatitis, wobei allerdings die histologische Verifikation der Diagnose oft auf Schwierigkeiten stieß.

Andere Autoren, wie z.B. Scolari et al. (1962), halten hingegen eine Vorbestrahlung für überflüssig, excidieren oder coagulieren weit im Gesunden.

Nachdem eine kritische Überprüfung der Behandlungsresultate bei 141 determinierten Melanomfällen im Stadium I gezeigt hat, daß die 5-Jahres-Überlebensquoten bei Therapie mit Röntgen, dann Excision nicht besser ist als umgekehrt: Excision, dann Röntgen (STORCK, 1968), wird nun neuerdings an der Dermatologischen Universitätsklinik Zürich ein verdächtiges Melanom lediglich weit im Gesunden excidiert oder coaguliert und dann nach histologisch positiven Befund nachbestrahlt.

β) *Die Bedeutung des Melaninnachweises im Urin*

Wie bereits erwähnt, können im Harn Melanomkranker Melanogene auftreten. In den meisten Fällen ist der frisch gelassene Urin von normaler Farbe und dunkelt erst beim Stehen an der Luft langsam nach. In seltenen Fällen kann schon der frische Harn eine dunkle Färbung aufweisen.

Der *Nachweis der Harnmelanogene* gründet sich auf die Überführung der farblosen Substanzen in dunkel gefärbte Pigmente mittels *Oxydationsreaktionen.* Zusatz von Ferrichlorid, Bromwasser oder Kaliumbichromat ergeben im melanogenhaltigen Harn bei Ansäuerung mit verdünnter Schwefelsäure schwarzbraune wolkige Trübung. Die Thormälensche Reaktion beruht auf dem Nachweis von heterocyclischen Substanzen (Pyrrol, Indol) und wird wie folgt ausgeführt:

5 cm^3 Urin werden mit 4 Tropfen einer frischen Nitroprussidnatrium-Lösung und 10 Tropfen 40%iger Natronlauge versetzt und geschüttelt. Beim Ansäuren mit 33% Essigsäure entsteht bei Anwesenheit von Melanogen eine preußischblaue Färbung.

Nach LEON HARDI (1955) können papierchromatographisch drei verschiedene Melanogene aufgefunden werden, welche alle als Derivate von 5,6-Dioxyindol identifiziert wurden. Die 5-Stellung ist durch ein Hydroxyl besetzt, die Hydroxylgruppe in 6-Stellung jedoch mit einem Substituenten verknüpft. Der Substituent besteht aus Pyrrolidoncarbonsäure oder einem Peptid, das Glutaminsäure enthält. Durch diese Untersuchungen dürfte erwiesen sein, daß auch in der Melanomzelle die *in vitro* erkannte Grundreaktion der Melaninbildung aus Tyrosin wenigstens bis zur Stufe des 5,6-Dioxyindols abläuft.

Das Melanin kann im Urin nach GHISLANDI (1963) auch mit Papierelektrophorese nachgewiesen werden, ist aber, wie die Thormälensche und Ehrlichsche Reaktion, nur in einzelnen Fällen ausgedehnt metastasierender Melanome nachweisbar, also ohne praktische diagnostische Bedeutung (BONELLI und ALESSI, 1962).

Die *diagnostische Bedeutung* des Nachweises einer Melaninurie bei Melanompatienten wird dadurch eingeschränkt, daß nach unserer eigenen Erfahrung und in Übereinstimmung mit HERZBERG (1956) Frühfälle durchwegs negative Befunde zeigen. Wenn die Melaninurie überhaupt zur Beobachtung gelangt, betrifft sie fortgeschrittene, metastasierende Fälle, besonders wenn die Leber mitbefallen ist. Bei Melaninurie sind Morbus Addison, gewisse Lebercirrhosen und Ochronose differentialdiagnostisch auszuschließen (DUCHON u.a., 1963, 1966; SCHWARTZE u.a., 1966; HINTERBERGER u.a., 1967).

Nach SCHWARTZE (1967) gibt eine nach PECHON u.a. ausgearbeitete quantitative Methode zum Melanogennachweis etwas häufiger positive Reaktionen.

Nach DUCHON u.a. (1967) findet sich im Urin von Melanompatienten Vanillinmilchsäure.

Eine neuere Urinanalyse bei Melanomen wurde von H. KÄSER und K. TÜRLER (1969) ausgearbeitet. Sie fanden im Urin von Hamstern mit melanotischem Melanom (Typ V/15) als Endabbauprodukte Vanillinmilchsäure. Dieses Abbauprodukt ist auch im Urin von Melanompatienten vorhanden, und es besteht ein gewisser Parallelismus zwischen Wachstum des Melanoms und Menge der vorhandenen Metaboliten sowie von Dopa im Urin.

Schließlich ist als strahlenbiologisch interessantes Phänomen die Melaninurie nach Einsetzen der Strahlentherapie von Melanomen zu erwähnen. Nach BORAK und DRIAK (1926) beginnt sie breits nach 24—48 Std und dauert nach einer einmaligen Bestrahlung einige Tage. Andere Autoren, wie z.B. SZODORAY (1962), NOTTER et al. (1967), konnten hingegen keine oder nur vereinzelt Melaninurie unter Röntgenbestrahlung feststellen.

MÜTING hatte 1963 gefunden, daß beim metastasierenden Melanom im Urin Fermente ausgeschieden werden, welche *in vitro* aus aromatischen Aminosäuren Melanin bilden können. Nach Zugabe von 10 mg Tryptophan zu 2 cm^3 Urin unter Luftabschluß mittels Paraffin soll bei 37° innerhalb von 48 Std eine Dunkelfärbung auftreten. Er fand in 9 Fällen mit Melanommetastasen positive Reaktionen. Wir beobachteten in 26 Urinuntersuchungen von Melanompatienten aber nie positive Reaktionen, auch nicht bei 7 Patienten mit Metastasen.

SCOTT (1962) stellte bei 22 von 28 Melanompatienten papierchromatographisch Dopa-ähnliche Catecholinderivate im Urin fest; ähnliche Beobachtungen machten z.B. TAKAHASHI und FITZPATRICK (1964), COWARD u.a. (1967). Nach YOUNG u.a. (1967) unterschied sich der Gehalt des Urins an 32 untersuchten Aminosäuren bei Melanomkranken nur durch größere Mengen des ausgeschiedenen 1-Methyl-Histidins, nicht aber von Tyrosin, Phenylalanin und anderen Vorstufen des Melanins. Nach DUCHON u.a. (1967) ist im Urin von Patienten mit metastasierenden Melanomen auch der Gehalt an Vanillinessigsäure erhöht.

c) Histologie der Pigmentnaevi und Melanocytenblastome

Trotz der Schwierigkeiten einer Unterscheidung von aktiven Grenznaevi und beginnenden malignen Melanomen, kann die histologische Untersuchung noch als eine der besten diagnostischen Methoden gelten; sie sollte aber vielleicht dort, wo sie Zweifel zuläßt, durch neuere Untersuchungsverfahren (s. später) ergänzt werden.

Histologisch lassen sich meistens diagnostische Irrtümer berichtigen, wenn klinisch eine Differentialdiagnose nicht sicher gelingt. Mangelnde histologische Sicherung der Diagnose ist das Handicap der reinen Strahlentherapie der Melanome, besonders im Hinblick auf statistische Auswertung der Therapieergebnisse.

Wegen der engen Verwandtschaft der Melanomalignome mit den Pigmentnaevi sei zunächst kurz auf die Histologie der letzteren hingewiesen.

α) Zur Histologie der Pigmentnaevi

Die Pigmentnaevi entstehen meist in frühester Kindheit durch Auftreten von mehr oder weniger pigmentierten Naevuszellen in der Epidermis, die dann allmählich in die Cutis abtropfen (UNNA, 1896), segregieren, dort zunächst globuläre Naevuszellballen, gegen die Tiefe mehr retikuläre Zellballen bilden und schließlich spindelige, anscheinend syncytiale Formen annehmen. Wenn im Epithel histologisch größtenteils noch die dendritische Zellform erkennbar ist, finden sich im Papillarkörper epitheloide, cuboide Zellen mit rund-ovalem, hellem Kern. In den tieferen Schichten sind häufig spindelige Zellen in fasciculärer Anordnung mit lockerem Bindegewebe nachweisbar, welche sich dann in tieferen Schichten zu syncytialen, an Meissnersche Tastkörperchen erinnerenden Gebilden mit Spaltbildungen zusammenfügen können („état foliacé“ von MASSON). Spindelige Naevuszellen können aber auch in den obersten Partien vorkommen, andererseits epitheloide, kubische Zellen in globoider Anordnung in den tieferen Partien. Pigment ist unterschiedlich vorhanden und bei starker Vermehrung gelegentlich schollig in mesenchymalen Chromophagen enthalten (GANS, 1930; MIESCHER, 1933; v. ALBERTINI, 1955). ALLEN und SPITZ unterscheiden a) junktionale (Grenz-) Naevi, b) compound naevi (zusammengesetzt aus Grenz- und Dermalnaevi), c) Dermalnaevi (ohne junktionale Aktivität), und d) juvenile Melanome. Offenbar ist aber auch in 80% der intradermalen Naevi an einzelnen Stellen histologisch eine aktive Segregation zu finden (KOPF und ANDRADE, 1963), und häufig ist in ein und demselben Naevus ein Übergang aller Zelltypen festzustellen. Vereinzelt kommen bei besonders ausgedehnten Tierfellnaevi auch Melanocyten in den Leptomeningen vor (REED, BECKER und NICKEL, 1965).

Es wird häufig angenommen, daß die Naevuszellen von der Epidermis „abtropfen“. SCHREUS äußert hingegen die Ansicht, daß auch der umgekehrte Weg möglich sei. Im Alter nehmen die junktionalen Naevi ab, die dermalen zu (LUND, 1959; SCHUMACHERS-BRENDLER, 1963). Solche junktionale Naevi sind im Alter besonders an Händen und Füßen lokalisiert.

Histogenetisch wurde seit DURANTE (1871) der Pigmentnaevus als epitheliale Umwandlung aufgefaßt (s. UNNA, MIESCHER, jetzt noch ALLEN und SPITZ, 1954). MASSON hingegen (1926, 1948) entwickelte die Theorie der neuroektodermalen Abstammung, die neben den bereits erwähnten tierexperimentellen Resultaten der Melanoblastenauswanderung aus der Neuralleiste ihre Stütze in den von ihm mittels Trichromfärbung dargestellten, an Schwannsche Scheiden und Meissnersche Körperchen erinnernden Strukturen sowie im innigen Kontakt der Naevuszellen mit Nervenfasern am untersten Pol finden (MIESCHER und v. ALBERTINI, 1935). Gegen eine epidermale Genese der Naevi spricht auch die Tatsache, daß in Gewebskulturen kein Übergang von Melanocyten in Epidermiszellen oder umgekehrt nachweisbar ist (F. HU u. Mitarb., 1957). MASSON dachte vor allem an einen zweifachen, nämlich epidermalen (Melanocyten) und mesenchymalen (Schwannsche Zellen) Ursprung der Pigmentnaevi, wie dies später von MISHIMA u. PINKUS (1967) bestätigt wurde, die ebenfalls 2 Melanomtypen unterschieden, nämlich 1. melanocytische Melanome (maligne Melanocytome), 2. naevocytische Melanome (maligne Naevocytome). A. v. ALBERTINI (1955) möchte aber eine einheitliche, von den Hautnerven ausgehende Genese annehmen, gleichsam als dysontogenetische Geschwülste mit hochgetriebener organoider Differenzierung mit fortschreitender Reifung vom junktionalen bis zum intradermalen Typus, wie dies auch LUND und STOBBE (1947) beobachtet hatten. Der junktionale Typus käme vorwiegend im Kindesalter, der „compound"-Typus vor allem im Kindesalter bis zur Pubertät und der Intradermaltypus besonders im Erwachsenenalter vor (wobei allerdings auch bei Erwachsenen die Naevi an Händen und Füßen fast ausschließlich junktionalen Charakter behalten). Wahrscheinlich können die Pigmentnaevi im Alter durch Resorption bzw. Abstoßung spontan verschwinden, über Ausbildung weicher gestielter Geschwülstchen, Fibrose oder Fettinfiltration (STEGMEIER, 1959). Eine stufenweise Proliferation der peripheren Abschnitte für die Naevusgenese nimmt auch GARTMANN (1963) an. Nach ihm sprechen blasige Zellen (naevische Blasenzellen FEYRTERS ?) der Naevi für ihre neurogene Abstammung. THIES färbte 1964 bei Pigmentnaevi die feinsten Nervenfasern mit Osmium-Zink-Jodid und fand einen engen Kontakt der Naevuszellen zu einem feinen, anliegenden Geflecht von osmiophilen Fasern, was nicht für eine „Abtropfung" der Zellen, sondern eher für eine periphere, neurale Entwicklung spricht; beim Melanoblastom fand er jedoch keine solche Beziehung zu Nervenfasern. LOEWENTHAL (1963) hält die rein neurale Genese der Naevi nicht für bewiesen. Wie bereits erwähnt, gibt Abb. 1 nach MISHIMA die heutige Auffassung über Abstammung von Naevuszellen und Melanocyten wieder.

Der blaue Naevus mit seinen dendritenartigen und spindeligen cutanen Melanocyten hat entsprechend seinem mehr oder weniger großen Zellreichtum Besonderheiten, wobei die selten vorkommende Malignität nur schwer von den gutartigen Formen abgrenzbar ist (GARTMANN, 1961, 1965).

Einen Fortschritt brachten histochemische Untersuchungen, welche zeigten, daß die in Grenz-, Compound- und dermalen Naevi vorkommenden globoiden und fasciculären Zellen (Typus A und B) Tyrosinase (dies allerdings nur nach Ultraviolettexposition) und Cholinesterase enthalten, die an Meissner-Körperchen erinnernden, tiefer liegenden neuronalen Gebilde (Zelltyp C) hingegen nur Cholinesterase (WINKELMANN, 1960; MISHIMA und SCHAUB, 1962; CHANG, RUSSELL, STEHELIN und SMITH, 1963). Der Cholinesterasegehalt kann als weiterer Beweis für die neurogene Entstehung der Naevuszellen angesehen werden. Daß die Naevuszellen von „Naevoblasten", d.h. dysdifferenzierten neuroektodermalen Stammzellen, nicht aber von Melanocyten abstammen, lassen elektronenoptische Besonderheiten ihrer Melanosomen vermuten, die nach MISHIMA und SCHAUB (1962) „Naevomelanosome" benannt werden sollten.

β) Zur Histologie der Melanocytoblastome

Die Melanocytoblastome entwickeln sich, wenn nicht aus (vermeintlich) normaler Haut oder aus Präcancerose (DUBREUILH), in der Regel aus aktiven Pigmentnaevi von junktionalem Typus, aber sozusagen nie aus reifen, dermalen Naevi und nur außerordentlich selten aus mesenchymalen Naevi (Naevus bleu).

Auf die Tatsache, daß maligne Melanome nur aus Naevi mit junktionaler Aktivität, nicht aber aus solchen von rein dermalem Typus entstehen, machten TRAUB (1947), MCGOVERN (1952), SHAFFER (1956), LUBINUS (1957), FOLLMANN (1957), SHAFFER (1957), VAN SCOTT et al. (1957), LEVER (1961) aufmerksam. Selbstverständlich ist junktionale Aktivität nicht beweisend für Malignität, wie u.a. BRANDT (1956), GARTMANN (1958), WORINGER (1959), DUPERRAT (1966) betonten. HERZBERG (1962) vergleicht die verschiedenen Grade der Differenzierung der Melanome mit dem Entwicklungsstadium normaler Pigmentzellen (globoidzellig, fusicellulär etc.); er macht auch auf die junktionale Proliferation von Melanomzellen im Bereich der äußeren Haarwurzelscheide aufmerksam (HERZBERG, 1967).

Maligne Umwandlung durch Aktivierung eines Pigmentnaevus, z.B. nach der Pubertät, in der Schwangerschaft, durch Trauma usw., äußert sich durch vermehrte aktive Segregation, Entzündung, Auftreten von Mitosen, die beim Naevus fast nie vorkommen (MIESCHER), ferner durch Zellpleomorphismus, Störungen des Protoplasma-Kernverhältnisses etc. (Abb. 6a—f).

Zu den wichtigsten Zeichen der malignen Entartung rechnen COUPERUS u.a. (1954) entzündliche Reaktionen in 97%, Mitosen in 90%, einkernige Riesenzellen in 89%, Pleomorphismus mit Hyperchromasie der Kerne in 84%, Größenzunahme der Zellen in 65% — statt 10 mμ Durchmesser beim Naevus, kommen beim

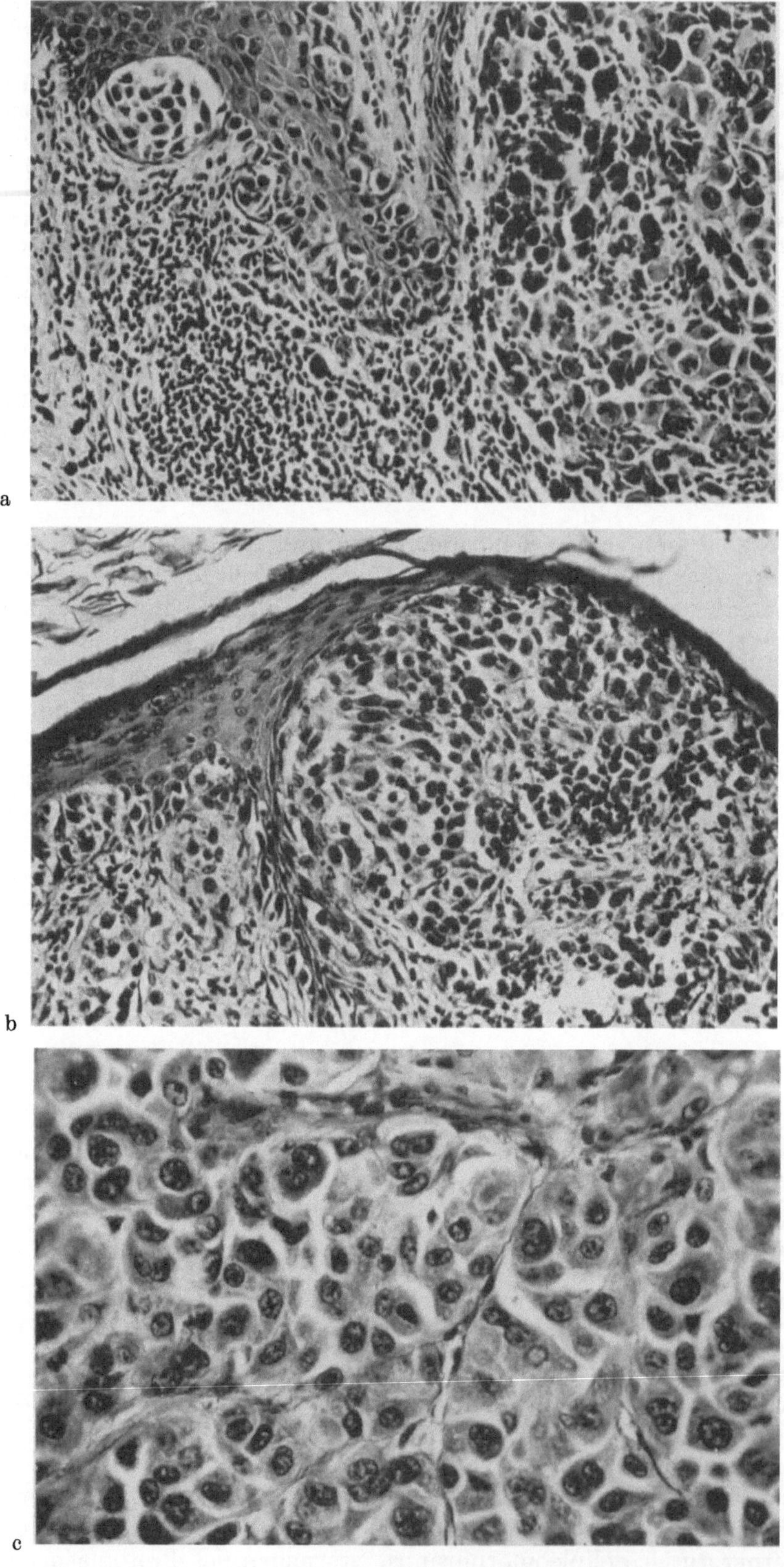

Abb. 6a—f. Histologie der Melanomalignome. a Melanom aus Pigmentnaevus, Hals. b Melanom aus Pigmentnaevus, Bein. c Melanom aus Pigmentnaevus, Bein. d Melanom, endokriner Typus. e Cutane Melanommetastase, Bein. f Lymphogene Melanommetastase, Bein

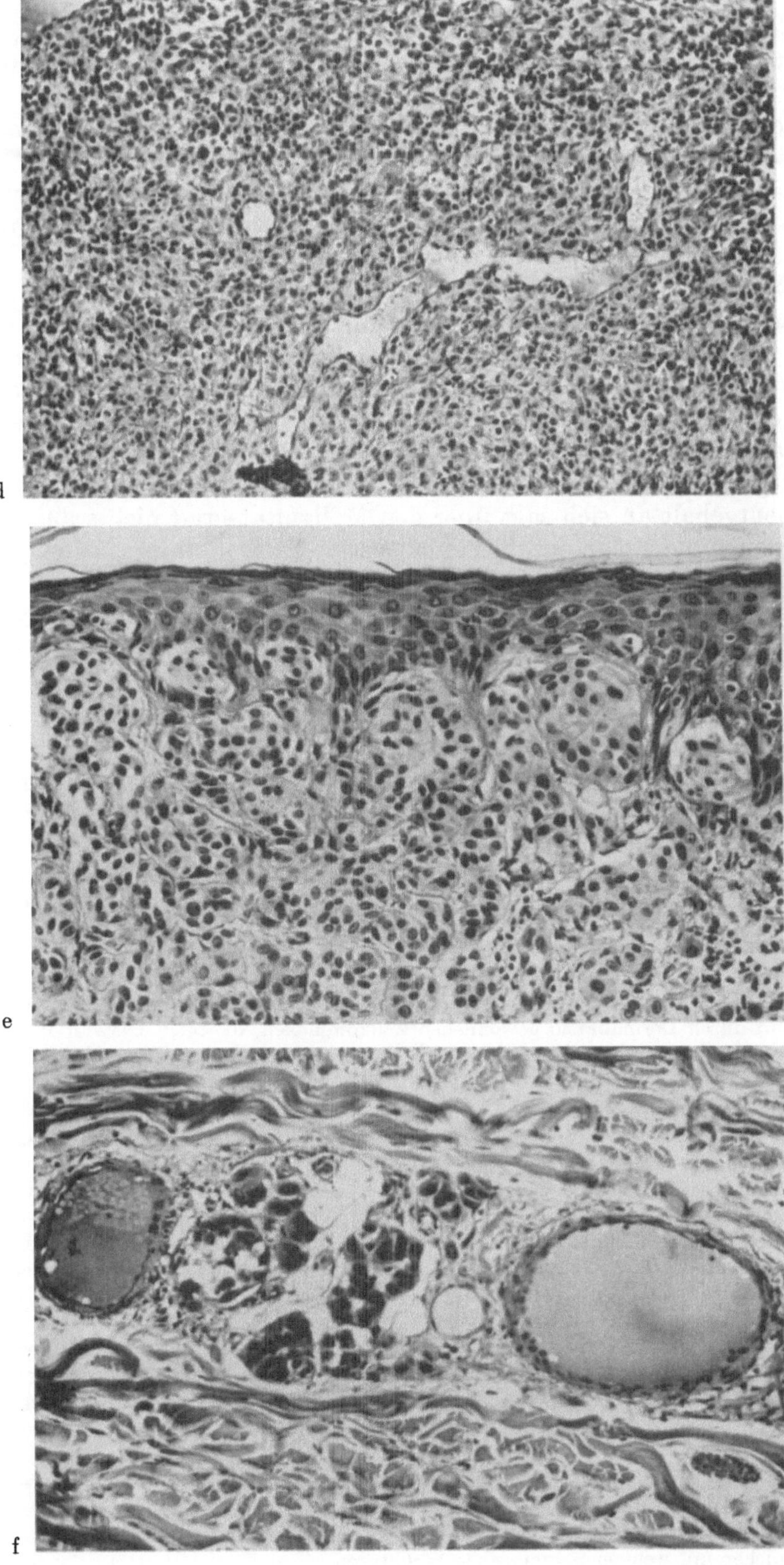

Abb. 6d—f

Melanom Zellen von 12—20 mμ und mehr, vereinzelt Riesenzellen bis 200—300 mμ vor — sowie Auftreten von Tumorzellen in den oberen Epidermisschichten in 51% der Fälle. Als weniger wichtige Zeichen werden angesehen: Pigmentierung (96%), Kernhyperchromasie (82%), alveoläre Zellanordnung (81%). Auf die Bedeutung der Stromareaktion weisen auch KORTING u.a. (1967) hin. Das Melanom ist aber meist außerordentlich vielgestaltig und beruht auf verschiedenen Anaplasien (NÖDL, 1968).

Entsprechend dem klinischen Verhalten schwankt die Melaninmenge beträchtlich. Über die Bedeutung des Pigmentgehaltes der malignen Melanome kann man nach v. ALBERTINI nichts Endgültiges aussagen. Im allgemeinen sind die globoiden Zellen stärker pigmentiert als die spindeligen Zellen. In allen Teilen pigmentierte Melanome gehören eher zu den Seltenheiten. Häufiger sind größere oder kleinere Abschnitte pigmentfrei. Besonders bei schnell wachsenden Tumoren findet man bei Hämatoxylin-Eosin-Färbung kein Melanin, weshalb dann von „amelanotischen" Melanomen gesprochen wird. Die gleichen Schwankungen des Pigmentgehaltes weisen auch die Metastasen auf. Mit der Silberpigmentfärbung können jedoch auch in amelanotischen Tumoren gelegentlich melaninhaltige Zellen festgestellt werden. Ungeachtet der vorhandenen Melaninmenge ist die Dopa- und Tyrosinasereaktion in den epidermisnahen Zellen gewöhnlich stark positiv, während die tief gelegenen Abschnitte nach MIESCHER meist nur schwach oder gar nicht reagieren. Der Pigmentgehalt an sich sagt über den Malignitätsgrad nichts aus.

Histochemisch können die Melanomzellen eine positive Phosphatasereaktion, gelegentlich auch eine verstärkte Dehydrogenaseaktivität zeigen (SZODORAY, 1962; ISHIKAWA und KLINGMÜLLER, 1964); sie sind aber oft bezüglich Enzymmuster nicht von Naevuszellen zu unterscheiden (SZODORAY u.a., 1965; BRAUN-FALCO u.a., 1966). Nach CHANG u.a. (1963) ist bei Melanomzellen die Tyrosinase oft verstärkt positiv, ohne daß dies aber ein zuverlässiges Kriterium wäre. Der Tyrosinasegehalt gestattet nach HERZBERG (1964) die Abgrenzung des epidermisnahen Satelliten vom primären Melanocytoblastom.

In vielen Fällen ist aber die sichere Diagnose einer malignen Umwandlung äußerst schwierig; oft müssen viele Schnitte sorgfältig durchmustert und nötigenfalls von mehreren Pathologen beurteilt werden (MONTGOMERY, 1958; HERZBERG, 1968). Daß die melaninhaltigen Tumoren schwierige diagnostische Probleme stellen, zeigt die Tatsache, daß LUND und KRAUS (1962) ihnen einen Sonderband des Armed Forces Institute of Pathology (Washington) widmeten.

MILTON u.a. entwickelten 1962 eine besondere Gefrierschnittmethode, um in Australien bei Patienten, welche von weither kamen, eine sichere Diagnose rasch stellen zu können. TALMAZZI (1964) begnügte sich für die Diagnose zum Teil mit durch Dermabrasio gewonnenen Zellkomplexen, die nach PAPANICOLAOU gefärbt wurden. Diese Methoden scheinen in ihrer Zuverlässigkeit fraglich, letztgenannte auch hinsichtlich ihrer Unschädlichkeit. POPCHRISTOV u.a. (1966) halten gelegentlich den einfachen Abklatsch nach TZANCK für genügend. Auch FAUCON u.a. (1966) erachten eine Cytodiagnostik aus oberflächlichen Abstrichen als geeignet. EHINGER et al. (1969) fanden im Abklatschpräparat von Melanomen nach Fixierung mit Formaldehyd in Kern und Cytoplasma granuläre fluorescierende Körperchen, die sich auch mit May-Grünwald färben ließen.

Eine Prognose aus dem histologischen Bilde zu stellen, ist außerordentlich schwierig, obwohl JAEGER (1955) histologisch eine Gradation festzustellen meinte (relative Bösartigkeit bei globoidem Bau mit epitheloiden Zellen, Gutartigkeit bei fasciculärer Struktur und spindeligen Zellen). Andere Autoren, wie ALLEN (1954), FITZPATRICK u.a. (1954), WINKLER (1957, GERTLER und THORMANN, gelang es jedoch nicht, eine solche histologische Gradation zu bestätigen. HALL u.a. (1952) unternahmen Versuche aufgrund der Gradation nach BRODERS. Auf eine maligne Umwandlung mit ungünstiger Prognose deuten nach MONTGOMERY (1952) am ehesten großes Zellvolumen mit anaplastischen Veränderungen der Kerne, nach DAVIDS (1953) verschiedene Reifegrade der Zellgruppen, nach GAGE u.a. (1951) große Zellen und Zellkerne mit deutlich sichtbarem acidophilem Nucleus sowie Riesenzellen. Nach ALLEN und SPITZ (1953), BODENHAM u.a. (1963), MEHNERT u.a. (1965) sowie ANDRADE (1966), NICOLLE u.a. (1966), COCHRAN (1968), HARDMEIER u.a. (1968, 1969), CLARK u.a. (1969), WILLIAMS u.a. (1969) scheinen tiefes Vordringen mit Ulcerationen, ausgesprochener Pleomorphismus und zahlreiche Mitosen ungünstig zu sein. Nach ALLEN und SPITZ kann die Tyrosinasereaktion für prognostische Zwecke nicht ausgewertet werden. SCHERER (1959) fand bei Malignomen mittels Zellkerngrößenmessungen regellose Verhältnisse als Zeichen extremer Entdifferenzierung, was prognostisch besonders ungünstig erschien, verglichen mit weniger polymorphen Strukturen.

EICHENBERGER (1969), an der Dermatologischen Universitätsklinik Zürich, gelang es nicht, aufgrund histologischer Untersuchungen eine sichere Gradation festzustellen zwischen Tumorpräparaten, welche von innert 2—5 Jahren an ihrem Melanom verstorbenen Patienten stammen, verglichen mit den 5 Jahre überlebenden Kranken. Lediglich Abwandern der Zellen entlang der Anhangsgebilde, Eindringen in Lymphspalten und

Capillaren, vermehrt fibröse Reaktion mit vermindert entzündlicher Komponente waren bei den Präparaten von ad exitum gekommenen Patienten häufiger.

BRESLOW (1970) fand enge Beziehungen zwischen Tumorquerschnitt, Eindringen in die Tiefe und späterem Verlauf. So traten bei 42 Patienten mit malignen Melanomen, deren maximaler Querschnitt unter 6,01 mm^2 lag, in keinem Fall innert 5 Jahren ein Rezidiv oder Metastasen auf.

Elektronenoptische Untersuchungen erlauben neuerdings eine weitgehende Differenzierung normaler und pathologischer Melanosome (TOSHIMA u.a., 1968; CESARINI, 1970), mit Unterscheidung in Melanosomen von Melanomen, Zellnaevi, blauen Naevi, Naevus Ota, Albinismus und melanotischer Präcancerose (MISHIMA, 1965). Elektronenmikroskopisch können bei Melanomen eigenartige, intranucleare Spiralkörper, sog. Sphäridien, demonstriert werden, deren Bedeutung noch ungewiß ist (NASEMANN und BRAUN-FALCO, 1968).

Ein abnormer Gehalt an Dopa (VILANOVA u.a., 1964; FITZPATRICK, 1967) spricht für Melanome, schließlich auch ein erhöhter Gehalt an Dopa-Oxydase (COMSTOCK u.a., 1959). Die vermehrten Dopa-Werte lassen sich nach FELDE u.a. (1966) mittels erhöhter Fluorescenz nachweisen.

γ) Zur Histologie der juvenilen Melanome

Die juvenilen Melanome zeichnen sich durch folgende Besonderheiten aus: oberflächlicher Sitz, stark aktive Segregation mit Bild eines kombinierten Naevus, Ödeme, Teleangiektasien, Neigung der Zellen zur Dishärenz, große epitheloide, mehrkernige Zellen, z.T. viele pigmenthaltige Chromatophoren (SPITZ, 1948; MONTGOMERY, 1958; SCHUHMACHERS, 1963; ALLEN, 1963; KOPF und ANDRADE, 1965; SAKSELA u.a., 1968; ANDRADE, 1968).

Die juvenilen Melanome sind aber, trotz der histologisch nachweisbaren Aktivität, bis auf vereinzelte Fälle klinisch gutartig. Wenn juvenile Melanome ausnahmsweise metastasieren, können sich besonders atypische Zellen finden (GIERTSEN, 1964). Bei juvenilen Melanomen fehlt Tyrosinase, doch sind sie Cholinesterase-positiv, was auf ihre Verwandtschaft mit dermalen Naevi hinweist (WINKELMANN, 1961; KÄRCHER, 1964). Andere histologische Resultate teilten WELLS u.a. 1966 mit. ALLEN (1963) nimmt aber aufgrund von einzelnen veränderten Zellen im Epithel in Frühfällen eher eine epidermale Genese an.

Wenn juvenile Melanome jedoch metastasieren, sind sie nach den Zusammenstellungen von SMITH u.a. (1966) sehr bösartig.

δ) Zur Histologie der melanotischen Präcancerosen

Die melanotischen Präcancerosen (Melanosis circumscripta praeblastomatosa (DUBREUILH, 1912), Lentigo maligna (MIESCHER, 1933) sind durch besonders ausgedehnte Melanocytenproliferationen an der Epidermis-Cutisgrenze und an den äußeren Haarwurzelscheiden charakterisiert (FRIEDRICH u.a., 1959; LEVER, 1961; PINKUS u.a., 1963), bei welchen einzelne besonders hyperplastische Melanocyten mit cutaner Entzündung vorkommen (MISHIMA, 1960, 1962; BLODI u.a., 1968), meist ohne jegliche Naevuszellbildung. Demgegenüber sieht MIESCHER (1954) dieselben Veränderungen, wie sie für das intraepidermale Initialstadium des Pigmentnaevus typisch sind: nesterförmige Anhäufung und unregelmäßige Gestalt der pigmentierten Zellen. Der Unterschied gegenüber dem intradermalen Naevus der Jugendlichen bestehe in einem größeren Polymorphismus der Zellen, in einer auffallend reichlichen Anhäufung von pigmentphagocytierenden Chromatophoren im subepidermalen Gewebe und in einer bald diskreten, bald ausgesprochenen lymphoplasmocytären Infiltration. DELACRÉTAZ und JAEGER (1960) unterschieden mit JUSTITZ (1935) das Stadium der Hyperpigmentierung, der Segregierung und der Abtropfung. Die melanotischen Präcancerosen zeigen eine ausgeprägte Tendenz zu spontaner, herdweiser Rückbildung (DUPERRAT, 1962; SCHUERMANN, 1963; JACKSON u.a., 1966).

PINKUS und MISHIMA (1963) vertreten die Meinung, daß die präcancerösen Zellen aus epidermalen Melanocyten entstehen, wobei diese die maligne Form, im Gegensatz zur benignen Form beim Melanoakanthom, darstellen. Diese malignen Melanocyten führen zu relativ gutartigen, langsam wachsenden, strahlenempfindlichen Tumoren (MISHIMA, 1967; PINKUS, 1967).

GARTMANN (1962) meint, aufgrund seiner histologischen Feststellungen, daß von 233 untersuchten Melanomen sich 163 aus melanotischen Präcancerosen entwickelten und nur 31 aus Naevuszellnaevi. Gelegentlich wurden bei Melanomen, die aus melanotischer Präcancerose entstanden, besonders blasige Zellen beobachtet (GRIMMER, 1964).

Als weiteres Hilfsmittel zur histologischen Diagnose maligner Melanome empfahlen FALCK u.a. (1966) den Nachweis erhöhten Dopa-Gehalts in den Melanocyten mittels grüngelber Fluorescenz nach Einwirkung von Formaldehyd-Gas auf die Schnitte.

d) Neuere Hilfsmittel zur Diagnose der Melanocytenblastome

Da die histologische Differentialdiagnose in bezug auf den Übergang junktionaler Naevi in Melanomalignome, auf Differenzierung vom oberflächlichen, extramammären Morbus Paget, von undifferenzierten Spinalzellcarcinomen u. a. m. auf Schwierigkeiten stoßen kann, wurde 1. eine histochemische Methode mit ^{14}C-markiertem Tyrosin ausgearbeitet. Im Bestreben, die nicht ungefährliche Probeexcision zu umgehen, wurden zur Erhärtung der Diagnose ferner folgende Methoden empfohlen: 2. Messung der Antityrosinasewirkung des Serums mittels radioaktiven Tyrosins, 3. Messung der Speicherung radioaktiver Isotope durch die Melanome, 4. elektrometrische Messung des Potentialwiderstandes des Gewebes und 5. Infrarotphotographie.

α) *Diagnostik mit ^{14}C-markiertem Tyrosin*

Die Kenntnisse über Pigmentgenese erhielten ihre besondere praktische Bedeutung mit der Anwendung von Radioisotopen zur biochemischen Diagnostik der Melanome.

Nach der Methode von GRUPPER, FITZPATRICK, LERNER und KUKITA (1954) werden Gewebehomogenate auf dem Objektträger mit dem in der Seitenkette ^{14}C markierten Tyrosin inkubiert, nachdem durch Alkoholfixation die Cytochromoxydase inaktiviert wurde. Nach 6 Std Inkubation wird das nicht in unlösliches, radioaktives Melanin verwandelte Tyrosin während 8 Std im Wasserbad entfernt und schließlich die Radioaktivität im getrockneten Präparat mit dem Geigerzähler gemessen; sie wird auf 100 γ Gewebe bezogen und in Ausschläge/min angegeben. Als Kontrolle läuft eine Probe mit Diäthyldithiocarbamat gehemmter Tyrosinase mit. Als Werte werden angegeben: für Normalhaut 1—2, nach UV-Bestrahlung 140, für ruhende Naevi und seborrhoische Warzen 2—42, für UV-bestrahlte junktionale Naevi 630, für Melanome 1860. JAEGER u. Mitarb. (1956) konnten mit derselben Methode ähnliche Resultate erzielen und vermuteten einen Parallelismus der Tyrosinaseaktivität und der Bösartigkeit der Melanome. Die Aktivität der Tyrosinase kann auch mittels der Warburgschen Apparatur bestimmt werden.

Einen weiteren Fortschritt scheint die Entwicklung der Methode der autoradiographischen Auswertung der mit ^{14}C-Tyrosin behandelten Gewebeschnitte zu bedeuten (FITZPATRICK und KUKITA, 1956). Benigne Naevi ergeben infolge des gehemmten Tyrosinasesystems keine Schwärzung der photographischen Platte, im Gegensatz zu melanotischen Veränderungen. Ähnliche Resultate erzielten BONELLI und TOMASINI (1962), CHANG et al. (1963). Gelegentlich findet sich eine Schwärzung aber bei ruhenden Pigmentnaevi, jedoch nie so ausgesprochen wie bei melanotischer Präcancerose und beim Melanom.

Autoradiographische Messungen nach Speicherung von ^{32}P im histologischen Schnitt wurden von KRUSPL u.a. (1961) als günstig bezeichnet, mit ^{14}C-Tyrosin von MIDANA et al. aber als zweifelhaft.

β) *Messung der Antityrosinasewirkung des Serums mittels radioaktiven Tyrosins*

Nach GRUPPER u. Mitarb. (1954) enthält das Serum Melanomkranker eine ungefähr doppelt so große Menge Antityrosinase wie das Serum gesunder Individuen. Dies läßt sich mit dem Geigerzähler in Form nicht umgesetzter Menge ^{14}C-markierten Tyrosins nach 3stündiger Inkubation mit Serum messen. Die Methode hat sich bisher nicht eingebürgert, hätte aber den Vorteil, eine Excision zur histologischen Prüfung zu umgehen.

1964 konnten GRUPPER u. Mitarb. mit einer einfacheren Methode mittels des Warburgschen Apparates im Serum von Normalen oder Melanompatienten einen Hemmstoff gegen die Autooxydation der Dopa (Antityrosinaktivität) feststellen, welcher in 14 Melanomfällen wesentlich erhöht war.

γ) Messung der Speicherung radioaktiver Isotope durch Melanome

Einer Excision zur Feststellung der Tyrosinaseaktivität gehen POPPE und FRÄDRICH (1954) aus dem Wege, indem sie nach intravenöser Injektion von 1,0 ml ^{14}C-Tyrosinlösung mit einer spezifischen Aktivität von 10 μCi/ml die Tyrosinaseaktivität über Melanomen und Pigmentnaevi mittels sehr dünnwandiger Zählrohre messen. Eine solche ist über Melanomen schon nach 8 Std, über Naevi erst nach 26—36 Std nachweisbar.

Die Differentialdiagnose der Pigmentgeschwülste wurde ferner von BAUER und STEFFEN (1955) mittels Messung der Speicherung von ^{32}P in schnell wachsendem Gewebe versucht.

Die Autoren applizierten 100—150 μCi ^{32}P, also eine Menge, die weit unter der sog. „minimalen hämatologischen Dosis" liegt, und maßen vergleichend die Radioaktivität über den zu untersuchenden Efflorescenzen und über der gesunden Gegenseite mit einem Müller-Geiger-Zähler und kleinem, nach der Seite abgeschirmtem Fenster. Die ^{32}P-Aufnahme war nicht erhöht über Neavi und Warzen. Bei Basaliomen wurde eine Relation von „pathologisch" zu „gesund" von 0,88—1,75 gefunden, bei vegetierenden Basaliomen von 2,9, bei spinaliomen von 1,05—1,75, bei ulcerierten Spinaliomen von 3,14—4,14, während sichere Melanome Werte von 2,5—3,85 ergaben, in Einzelfällen aber auch keine Vermehrung der ^{32}P-Speicherung zeigten. Der Nachteil der Methode liegt in der begrenzten Reichweite des β-Strahlers ^{32}P (7 mm) und im Austritt von ^{32}P enthaltendem Serum in entzündlichen Granulationsgeweben, wodurch sich falsch erhöhte Werte ergeben. Die ^{32}P-Aufnahme zeigt aber lediglich den erhöhten Stoffwechsel, ist also nicht pathognomonisch für Malignome und deshalb von zweifelhaftem Wert (MIDANA et al., 1966; KLEINE-NATROP et al., 1966).

Zu ähnlichen Ergebnisse kamen auch KIMMIG et al. (1957), DONN et al. (1957), DOERING und WENKER (1957), SCHUMACHER et al. (1958), JUSTUS (1961), ZINA et al. (1962), POPCHRISTOV et al. (1966), die die Methode als noch zu wenig zuverlässig erachteten.

BRAUER et al. (1960) hielten die Methode wegen falsch-positiver Ergebnisse, z.B. bei einem gutartigen, sklerosierenden Hämangiom, als unzulänglich. Etwas bessere Resultate, vielleicht aufgrund langzeitigerer Messungen (bis zu 12 Std) nach Gaben von ^{32}P erzielten BONELLI, ALÉ und BONELLI (1962). GULBERT (1967 u. 1968) kombinierte die Messung der Speicherung von ^{32}P mit einem thermo-differentiellen Test sowie mit dem elektrometrischen Test nach MELCZER und KISS.

Nach BECKER und SCHEER (1954) erwiesen sich ^{61}Cu und ^{64}Cu in analoger Versuchsanordnung wegen ungenügender Anreicherung im Melanomgewebe als unbrauchbar. KORY et al. (1954) unternahmen mit ^{131}J Versuche mit negativem Resultat. Auch bei Hamstermelanomen mißlangen solche Experimente (SALAMON und STORCK, 1961), im Gegensatz zu den Beobachtungen von MAYS et al. (1963). O'ROURKE et al. verwendeten radioaktives Zink mit besserem Erfolg.

Nachdem REHFELD u.a. (1960), STOVER u.a. (1962) beim Spürhund feststellten, daß ^{226}Ra nicht nur in Knochen, sondern speziell in Melanocyten von Auge und Haut gespeichert wird, beobachteten TAYLOR, STOVER, JEE und MAYS (1964) ähnliche Verhältnisse beim Mäusemelanom B 16, beim Hamstermelanom und bei einem hellpigmentierten Melanom des Menschen. Vielleicht ließen sich kleine Gaben von 0,03 μCi/kg zu diagnostischen Zwecken verantworten, jedoch vorläufig nicht für ein therapeutisches Vorgehen, welches wesentlich höhere, Augen-, Skelet- und Knochenmark-schädigende Dosen erfordern würde.

BEIERWALTES et al. (1968) fanden, daß ^{115}J-markiertes Chloroquin sich besser als (4-(3-Dimethylaminopropylamin)-7-iodo-quinolin ^{125}J (sog. NM-113) spezifisch an Melanin adsorbiert und somit bei der schwarzen Maus an Haut und Auge angereichert wird, ferner auch im Melanom des syrischen Hamsters. Es wird sich zeigen, ob dieser neue Weg diagnostisch und therapeutisch beim menschlichen Melanom begangen werden kann. Nach BLOIS (1968) ist dies zur Diagnose von metastasierenden Melanomen mit kleinen Dosen (20—200 μci) möglich, wobei diese minimalen Dosen anscheinend keine Katarakt erzeugen.

Die Untersuchungen beim Menschen mit ^{131}J-markiertem Chloroquin oder mit ^{131}J-Jodoquin zeigen eine noch etwas begrenzte diagnostische Bedeutung (BLANQUET et al., 1970; BOYD et al., 1970).

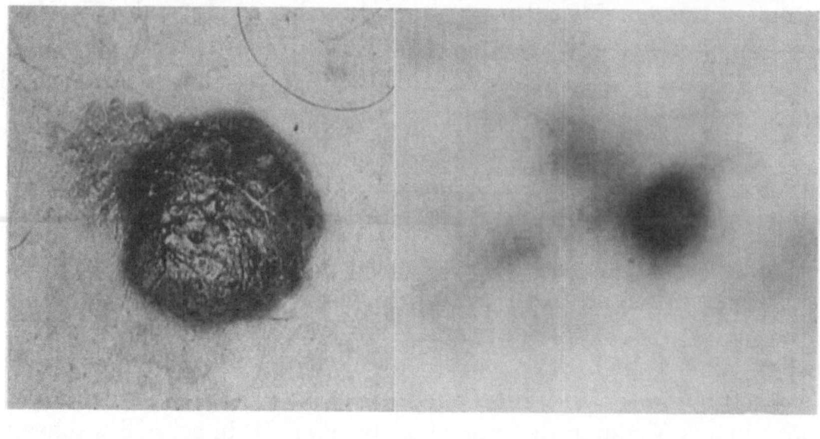

a b

Abb. 7a u. b. Photographie und Thermographie eines malignen Melanoms der rechten Schulter. [Aus: MAILLARD, G. F., HESSLER, CH.: La thermographie des mélanomes malins. Dermatologica 139, 353—358 (1969)]

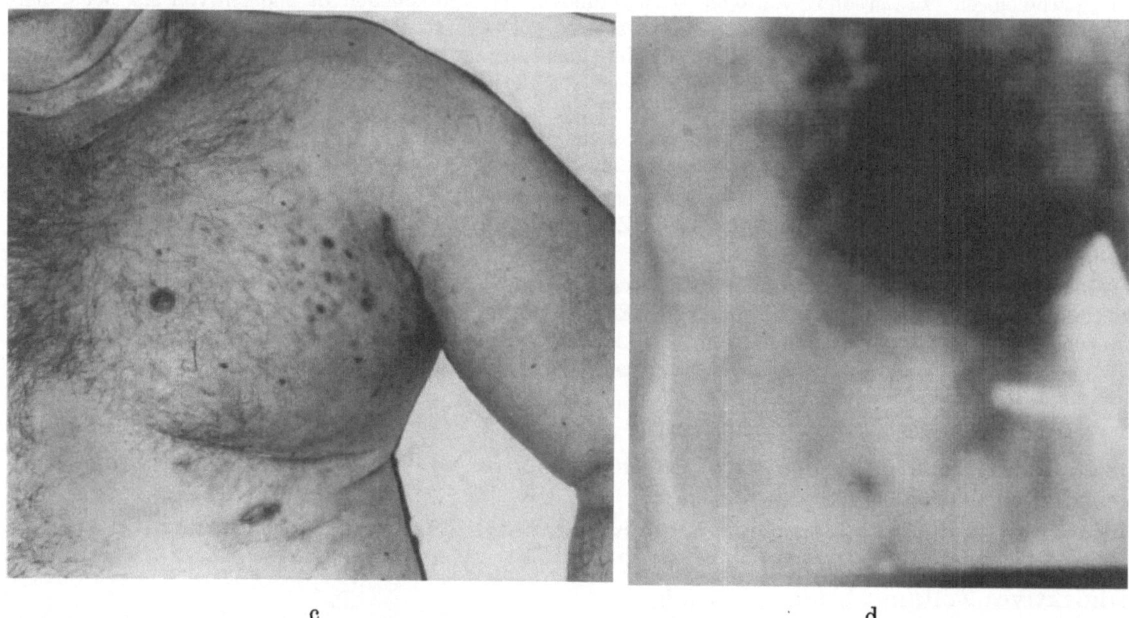

c d

Abb. 7c u. d. Photographie und Thermographie einer panzerförmigen Metastase der linken Thoraxhälfte. Die Thermographie zeigt genau die Ausdehnung der subcutanen Metastasen (+2,5°), [Aus: HESSLER, CH., MAILLARD, G. F.: Apport de la thermographie dans le diagnostic et le traitement du mélanome malin (1970 im Druck)]

δ) *Elektrometrische Messung des Potentialwiderstandes des Gewebes*

MELCZER und KISS maßen 1958 mit einem einfachen Gerät die Herabsetzung des Potentialwiderstandes bei melanotischen Geschwülsten. Bei 465 Personen mit Naevi pigmentosi und 23 Patienten mit Melanomalignomen, darunter 2 amelanotischen Fällen, fanden sie durchwegs positive Werte. Vermutlich ist in den Tumorzellen die Permeabilität für Ionen gesteigert, weshalb sich die Potentialdifferenz zwischen umgebender Haut und Tumor verstärkt.

Nach den Versuchen von LEONHARDI u.a. (1964) scheint diese Methode, allerdings leicht abgeändert im Sinne einer Widerstandsmessung (statt Potentialmessung), für die Unterscheidung von Gut- oder Bösartigkeit vielversprechend, zeigten doch z.B. 47

Pigmentnaevi einen durchschnittlichen Quotienten von $1{,}3 \pm 0{,}1$, 7 maligne Melanome einen solchen von $6{,}6 \pm 0{,}8$.

MELCZER (1968) empfiehlt elektrometrische Messungen zur Frühdiagnose des Melanoms.

ε) *Infrarotphotographie und Thermographie*

HESS (1960) photographierte 2 Jahre lang sämtliche oberflächlichen Neoplasien mit Infrarotbeleuchtung, da nach BACHEM (1931), HOFFMANN u.a. (1932) das Durchlässigkeitsoptimum der Haut zwischen 7200 und 8000 Å liegt. Im Infrarotbild erscheine als Charakteristicum eine hervorstechende Schwärzung des Tumorkernes, begleitet von einem unregelmäßigen, zur Peripherie hin fein aufgefaserten Pigmentsaum als Zeichen des zentrifugalen, infiltrativen Tumorwachstums des Melanomalignoms, weshalb sich die Methode für die Diagnose eigne. Neuerdings werden vom Körper ausgesandte Infrarotstrahlen mit modernen Apparaturen in elektrische Energie umgewandelt, die eine differenzierte Thermographie ermöglicht. Offenbar gehören die Melanome mit ihren Metastasen zu den „heißen" Tumoren und lassen sich deshalb mit Thermographen (z.B. von BARNES, USA) identifizieren (s. auch GERSHON-COHEN u.a., 1964; GROS u.a., 1969; MAILLARD u.a., 1969; HESSLER u.a., 1969). Die Methode gibt jedoch noch keine gesicherten Resultate, da auch andere Tumoren und entzündete Naevi „warm" sind, andererseits Melanommetastasen auch „kalt" sein können. Es ist auch histologisch nicht exakt gesichert, daß die thermographisch sichtbaren Ausläufer tatsächlich subklinischen Melanomzellen entsprechen (Abb. 7a und b). Trotz der erwähnten Einschränkungen ist es interessant, daß anscheinend ausgedehnte subcutane Melanomknoten, die sich klinisch lediglich als relativ kleine Metastasen manifestieren, entsprechend ihrer Ausdehnung großflächig in Erscheinung treten (HESSLER und MAILLARD, 1970, im Druck) (Abb. 7c und d).

Es wurde auch versucht, in Patientenseren Melanom-spezifische Veränderungen zu finden, um diese für diagnostische Zwecke auszuwerten. So stellten beispielsweise BONELLI u.a. (1962) bei 9 Melanompatienten stets Erhöhung der Globuline und Verminderung der Albumine fest, zudem eine Verminderung des freien Tyrosins; die Unterschiede waren bei letzteren gegenüber der Norm allerdings nicht signifikant, und auch die ersterwähnten Modifikationen sind für Melanome keineswegs pathognomonisch.

5. Therapie

a) Verlauf der malignen Melanome unabhängig von der Art der Therapie

Um sich ein Bild über den Erfolg therapeutischer Maßnahmen beim Melanom zu machen, muß man sich zunächst Rechenschaft ablegen über die Abhängigkeit des Krankheitsverlaufes von besonderen Faktoren, wie Stadium der Affektion, Größe der Primärgeschwulst, Lokalisation, Traumatisierung, Alter des Patienten, endokrinologische (Geschlecht) und immunologische Situation. Erst bei Berücksichtigung solcher biologischer Faktoren hinsichtlich Prognose läßt sich die Wirkung der eingeschlagenen Therapie einigermaßen beurteilen. Im folgenden soll versucht werden, diese Faktoren aus den bereits vorliegenden und verwertbaren Publikationen zusammenzustellen und kurz zu erörtern.

α) *Stadien I, II, III und Prognose*

Zur Beurteilung von Prognose und Therapieerfolg hat sich die Einteilung in klinisch feststellbare Stadien bewährt, nämlich:

Stadium I: Primärtumor ohne klinisch feststellbare lymphogene oder hämatogene Metastasierung.

Stadium II: Primärtumor mit klinisch feststellbaren Metastasen in den regionären Lymphknoten, evtl. auch lokal in der Umgebung des Primärtumors.

Stadium III: Primärtumor mit hämatogenen oder lymphogenen Fernmetastasen, mit oder ohne Befall der regionären Lymphdrüsen.

Nach den Vorschlägen der UICC (1966) werden für die Melanome in bezug auf den Primärtumor die folgenden Kategorien vorgeschlagen:

Primärtumor

T_0 kein Primätumor nachweisbar.
T_1 Tumor mit 2 cm größter Ausdehnung, oder kleiner; streng oberflächlich oder exophytisch, keine Hautmetastasen (Satelliten).
T_2 2—5 cm in seiner größten Ausdehnung messend, oder mit minimaler Infiltration in die Haut (Dermis), unabhängig vom Sitz. Keine Hautmestastasen.
T_3 Tumor größer als 5 cm in seiner größten Ausdehnung oder mit tiefer Infiltration der Haut, unabhängig von seinem Sitz oder mit Hautablegern innerhalb 5 cm des Primärtumors.

N = regionäre und M = Fernmetastasen (nach TNM-System)

N_0 keine klinisch faßbare Adenopathie.
N_1 homolaterale, verschiebliche Adenopathie.
Als Ausnahme zu berücksichtigen:
N_2 bewegliche, kontralaterale Lymphknoten sind bei Sitz des Primärtumors an den Extremitäten keine regionären Metastasen, müssen demnach als M klassifiziert werden.
M Hautmetastasen, die weiter als 5 cm vom Rand des Primärtumors liegen.
Eine klinische Stadieneinteilung wird nicht vorgeschlagen.

Diese neue Tumoreinteilung nach dem TNM-Prinzip entspricht ungefähr dem Vorschlag von SINNER (1962) sowie VERONESI (1969) und auch den Überlegungen, die wir selbst vor 5 Jahren machten. Das frühere Einteilungsprinzip „Stadium I—III" kann, entsprechend dem erwähnten Schlüssel und dem klinischen Bild, in das TNM-System übersetzt werden.

Infolge des nur lockeren Zusammenhaltes der Melanomzellen, die häufig in unmittelbarer Nähe der Lymphwege und Capillaren liegen und somit vom Gefäßvolumen lediglich durch feinstes Endothel getrennt sind, entstehen früh Metastasen. In Anbetracht der latenten Fähigkeit der Melanomzellen, früher oder später in jedem Gewebe Tochtergeschwülste zu bilden, muß das Melanom als außerordentlich bösartig angesehen werden (nach WALTHERs Malignitätsindex 10). Nach RAVEN (1952) ist jede losgelöste Zelle eine autonome Einheit, die sich in anderes Gewebe ansiedeln kann. Einzelzellen vermögen die lymphatischen Kanäle zu passieren, um erst in den feinen capillären Filtersystemen, z.B. der Leber, der Lunge und des Knochenmarks aufgefangen zu werden. Wenn sich eine Zellgruppe ablöst, wird sie in den Lymphdrüsen aufgehalten. Daß solche hämatogene Streuungen, unter Aussparung von Drüsenmetastasen, durch Ablösung von Einzelzellen tatsächlich vorkommen, zeigen die Beobachtungen von SYLVÉN (1949), welcher unter seinen 197 Fällen in 11,5% frühe hämatogene Metastasen ohne vorgängige oder klinisch feststellbare, gleichzeitige Metastasen in den regionären Lymphdrüsen beobachtete. Gleichlautende Mitteilungen wurden seither wiederholt gemacht (MCNEER u.a., 1966; STORCK, 1968).

Diese histologischen und biologischen Eigenheiten der Melanomzellen mit der Tendenz zu frühzeitiger Ablösung und anschließender kürzerer oder längerer Latenzzeit bis zur klinischen Manifestation der Metastasen lassen erkennen, daß eine klinische Stadieneinteilung keine Gewähr dafür bietet, daß im Einzelfall nicht bereits das nächste oder sogar übernächste Stadium vorliege.

Daß Melanomalignome noch außerordentlich spät zu manifesten Metastasen führen können, beweisen einige Einzelbeobachtungen. So wurden von PACK u.a. 3 Fälle publiziert, bei welchen nach 15 Jahren bei 2 Patienten und nach 18 Jahren bei 1 Patienten letale Metastasen auftraten. SYLVÉN erwähnt Spätmetastasen nach 5—16 Jahren. Bei Metastasen von Melanomen des Auges kann nach ROHRSCHNEIDER (1954) die Latenzzeit bis zu 32 Jahren währen. SCHIRREN (1953) beobachtete bei einem Melanosarkom des Auges eine letal ablaufende, generalisierte Metastasierung nach 13 erscheinungsfreien Jahren. Auch wir sahen vereinzelt Spätmetastasen nach Jahrzehnten.

Die klinische Unterteilung in Stadium I und II entspricht meist den histologischen Befunden nicht, da in klinisch unverdächtigen Lymphdrüsen histologisch Melanomzellen bis in gegen 60% der Fälle nachgewiesen wurden.

So fand McCune (1949) in 12 klinisch unauffälligen Lymphdrüsen mikroskopisch 7mal Metastasen, Johnson (1957) 20mal histologische positive Befunde bei 27 klinisch nicht suspekten Fällen. Nitter (1956) wie auch Lane u. a. (1958) stellten in 42% der prophylaktisch ausgeräumten Drüsen Metastasen fest, und Daland (1959) beobachtete dies bei 33 von 91 Fällen, Fortner u. a. (1964) in 38%, McNeer u. a. (1964) in 23% und McLeod u. a. beim Augenmelanom in 9% der Fälle.

Nur selten entstehen auch multiple Primärmelanome, die sich histologisch nur durch größte Aufmerksamkeit von multiplen Metastasen unterscheiden lassen (Pack u. a., 1952; Miescher, 1955; u. a.).

Trotz der erwähnten Einschränkung einer sicheren Stadieneinteilung bestehen aber entsprechend den klinischen Stadien, unabhängig von der eingeschlagenen therapeutischen Methode, signifikante Unterschiede in der 5-Jahres-Überlebensquote, nämlich

37—64% (durchschnittlich 51,1%) bei Stadium I,
3—26% (durchschnittlich 12,6%) bei Stadium II,
0— 1% bei Stadium III (Tabelle 4).

Die Unterschiede zwischen Stadium I—II sind mit X^2 148 $P \ll 1^0/_{00}$ hoch signifikant, ebenso die Unterschiede zwischen Stadium I—III mit X^2 335; $P \ll 1^0/_{00}$. Nach einzelnen neueren Arbeiten können aber bei Stadium I bis 76% der Patienten die 5-Jahres-Überlebensgrenze erreichen.

Tabelle 4. *5-Jahres-Überlebensquote, entsprechend Stadien I, II und III*

Autor	Therapeutische Methode	Stadium I			Stadium II			Stadium III		
		Anzahl Fälle	davon lebend	%	Anzahl Fälle	davon lebend	%	Anzahl Fälle	davon lebend	%
Sylvén (1949)	Rö + Op.	151	78	52	75	6	8	26	1	—
Hall (1952)	Op.	—	—		38	4	10	38	0	—
Hergarten (1951)	Rö, Op. + Rö	33	21	64	4	0	—	13	0	—
Pack et al. (1952)	Op.	37	15	40	199	28	14			
Weder et al. (1954)	Op.	40	21	52	19	2	—	10	0	—
Jørgsholm (1955)	Rö + Op.	120	66	55	46	5	11	39	0	
Nitter (1956)		94	35	37	39	10	26	18	0	—
Johnson (1957)		56	28	50	14	1	—	16	0	—
Lund und Ihnen (1955)	Op.	38	17	45	32	1	3	—	—	—
Gumport und Meyer (1959)	Op.	39	23	60	33	4	12			
Hellriegel	Op. + Rö.	93	39	42	72	12	17			
	Rö.	88	48	54	15	2	—			
Miescher (1960)	Rö + Op.	90	58	64	35	3	9	6	0	—
Total		879	441	51,1	621	78	12,6	166	1	~$^1/_2$

Daß beim Fortschreiten der Krankheit die Prognose sich entsprechend den Stadien I—III verschlechtert, ohne und auch mit Behandlung, erscheint selbstverständlich. Man ist als Kliniker immer wieder überrascht, wie oft einzelne Fälle unerwartet gut, andere plötzlich ungünstig verlaufen. Auf welchen Faktoren solche Resistenzunterschiede beruhen, ist noch ungewiß (endokrinologisch? immunologisch? evtl. neural?) (Sladkowitsch, 1966; Olson, 1967; Storck, 1968).

β) Größe des Primärtumors und Prognose

Aus Tabelle 5 ist ersichtlich, daß die Prognose der 5-Jahres-Überlebensquote mit *progressiver Ausdehnung des Primärtumors* sich um das Vielfache verschlechtern kann, wahrscheinlich deshalb, weil die Größenzunahme der vorbestandenen Dauer des Tumors bzw. der Malignität und Metastasierungsmöglichkeit parallel geht, und damit auch die

Tabelle 5. *Abhängigkeit der 5-Jahres-Überlebensquote der Melanompatienten von der Größe des Primärtumors*

Größe des Primärtumors	LUND und IHNEN (1955)		LANE, LATTES und MALM (1958)		Total		
	Anzahl der Fälle	davon > 5 Jahre überlebend	Anzahl der Fälle	davon > 5 Jahre überlebend und gesund	Anzahl der Fälle	davon > 5 Jahre überlebend resp. gesund	%
2 cm	20	12	39	25 (64%)	59	37	63
2—3 cm	18	4 }	25	4	60	10	17
3 cm	17	2 }					
Statistisches Ergebnis	$\chi^2 = 11{,}08$ Fg = 2 $P < 1\%$		$\chi^2 = 14{,}2$ Fg = 1 $P < 1\%$		$\chi^2 = 26{,}3$ Fg = 1 $P < 1\%$		

Wahrscheinlichkeit einer hämatogenen oder lymphogenen Streuung wächst (P liegt mit dem X^2-Test weit unter 1%, d.h. die beobachteten Unterschiede in der 5-Jahres-Überlebensquote in Beziehung zur Größe der Melanome sind hoch signifikant) (COCHRAN, 1969; JONES, 1969; VERONESI, 1969).

γ) *Lokalisation des Primärtumors und Prognose*

Wichtig für den Therapeuten ist die Kenntnis der Rolle der Lokalisation in bezug auf die Prognose. Aus Tabelle 6 geht hervor, daß sowohl mit chirurgischer wie auch mit kombinierter Strahlenbehandlung die 5-Jahres-Überlebensquote der am *Stamm* sitzenden Melanome sehr niedrig (14—28%) ist. Ebenfalls ungünstig ist die Prognose der an den Genitalien lokalisierten Melanome. Am besten ist die Prognose bei Melanomsitz an *Kopf* und *Hals*, außer in der Statistik von PACK u.a. (1959) bei operativem Vorgehen, wogegen JOHNSON (1957) mit chirurgischen Eingriffen am Kopf relativ gute Erfolge erzielte (auch CONLEY u.a., 1963; SOUTHWICK u.a., 1963; BRAVI, 1963; MIYAJI, 1963; HELWIG, 1963; COCHRAN, 1969). An den *oberen* und *unteren Extremitäten* ist die Prognose, unabhängig von der angewandten Therapie, relativ gut, doch verzeichneten JORGSHOLM u.a. (1955) mit kombinierter Behandlung bei Melanomen der Fußsohle sowie LUND u. IHNEN bei Melanomen an den unteren Extremitäten schlechtere Resultate.

Gesamthaft zeigen die Zahlen der Tabelle 6 eine durchschnittliche 5-Jahres-Überlebensquote bei Tumoren an Kopf und Hals von 28%, am Stamm von 19%, an oberen Extremitäten von 35%, an unteren Gliedmaßen von 32%, im Anogenitalgebiet von 10%. Vom Gesamtdurchschnitt von 25,6% unterscheiden sich alle Lokalisationen mit $P < 1‰$ signifikant.

Außer den in Tabelle 6 erwähnten Autoren fanden SYLVÉN (1949) sowie VOGLER u.a. (1958), JONES (1969), VERONESI (1969) ungünstige Ergebnisse bei Melanomen des Stammes und der unteren Extremitäten, CLARKE (1952, 1953) bei Sitz an Oberschenkel, Rumpf und Hals. Eine gute Prognose stellte ADAIR (1936) bei Melanomen an Augen und Nägeln, ferner LASTHAUS (1951) bei oculär und subungual gelegenen, chirurgisch behandelten Melanomen.

STORCK (1968) beobachtete bei 141 Melanomen Stadium I nach kombinierter Therapie (Operation und Strahlenbehandlung) folgende 5-Jahres-Überlebensquote: bei Lokalisation an Kopf und Hals $81 \pm 6{,}1\%$, an Extremitäten $80 \pm 6{,}7\%$, an Stamm- und Anogenitalregion $62 \pm 9{,}5\%$. Bei den Fällen Stadium I waren die Unterschiede jedoch mit einem $P > 5\%$ noch nicht signifikant.

Eine einheitlich schlechtere Prognose besteht also bei Melanomen an Stamm und Genitalien (PACK et al., 1969; COCHRAN, 1969). Diese ungünstige Prognose bei Tumorsitz am Stamm und vereinzelt an den unteren Extremitäten läßt sich nach JOHNSON vermutlich auf das relativ häufigere Vorkommen klinisch manifester Drüsenmetastasen bei Melanomen dieser Gebiete zurückführen (Tabelle 7).

Wie aus Tabelle 7 ersichtlich ist, kamen alle Patienten mit Melanomsitz an den oberen Extremitäten schon früh, d.h. im Stadium I, zur Behandlung. Hier bildeten sich aber ohne prophylaktische Operation in

Tabelle 6. *5-Jahres-Überlebenszeit der Melanompatienten, entsprechend der Tumorlokalisation*

Lokalisation	Jørgsholm u. Engdahl (1955) (Stadien: I—III; Therapie: Rö. + Op.)			Lund u. Ihnen (1955) (Stadien: I—III; Therapie: Op.)			Nitter (1956) (Stadien: I—III) Therapie: Op.)			Johnson (1957) (Stadien: I—III;			Pack (1959) (Stadien: I—III; Therapie: Op.)			Lane, Lattes u. Malm (1958) (Stadien: I—III; Therapie: Op.)		
	N	*n*	%	*N*	*n*	%	*N*	*n*	%	*N*	*n*	%	*N*	*n*	%	*N*	*n*	%
Kopf/Hals (exkl. Auge)	57	23	40	22	9	—	56	16	29	36	12	33	139	24	17	18	9	
Stamm	49	7	27	21	4	—	36	10	28	21	5	—	131	18	14	21	8	
Obere Extremitäten	20	6	—	7	4	—	8	3	—	4	3	—	72	22	31	16	6	
Untere Extremitäten	66	26	39	21	3	—	51	16	31	27	9	—	146	45	31	13	5	
Genital/anorektal	10	1	—										35	4	11	4	0	
Total der Fälle	202	63	31	71	20	28	151	45	30	88	29	33	523	113	22	72	28	39
	$X^2 = 9{,}4$ $P < 1\%$						$X^2 = 0{,}3$ $P < 5\%$						$X^2 = 12{,}9$ $P < 1\%$					

Die aus der Vereinigung verschiedener Autoren erhaltene Überlebenshäufigkeit beträgt, bezogen auf die Lokalisationen, für Kopf/Hals 28%, Stamm 19%, obere Extremitäten 35%, untere Extremitäten 32%, anogenital 10%.

Die Unterschiede zwischen diesen Häufigkeiten sind stark signifikant. Die günstigsten Ergebnisse hat die Lokalisation an den oberen Extremitäten, gefolgt von den unteren Extremitäten, die ungünstigsten die Anogenitalregion (kleine Zahlen!) und Stamm.

Tabelle 7. *Lokalisation der Melanome und Befallensein der Lymphknoten.* (Nach Johnson, 1957)

	Klinisch positiv	Später klinisch positiv (ohne Primäroperation)	Okkult positiv bei Primäroperation
Kopf und Hals	11%	20%	—
Obere Extremitäten	0	50%	50%
Stamm	64%	20%	17%
Untere Extremitäten	44%	—	13%
Total der Fälle	106	33	23

50% der Fälle später Lymphdrüsenmetastasen, und relativ häufig fanden sich in klinisch unauffälligen, jedoch prophylaktisch entfernten Drüsen okkulte Metastasen bei der histologischen Untersuchung (wie dies auch bei anderen Lokalisationen der Fall ist.)

Seltene Lokalisationen des primären Melanoms sind auch das zentrale Nervensystem (Pappenheim und Bhattarhacji, 1962) sowie versteckte Orte des oto-rhino-laryngologischen Systems (Bauer und Fuchs, 1961), die aber keine prognostische Stellungnahme zum Krankheitsverlauf erlauben.

Fortner et al. (1965) hielten bei 194 Patienten mit Melanom am Stamm die Prognose nur bei StadiumII, nicht aber im Stadium I für relativ schlecht, was erklären mag, daß die von Storck (1968) gefundenen Unterschiede im Stadium I noch nicht signifikant waren.

Die in Tabelle 8 figurierenden, relativ besseren therapeutischen Resultate von Sylvén und von Miescher sind darauf zurückzuführen, daß hier nur Stadium I berücksichtigt wurde.

Aufgrund der Einheitlichkeit des Krankengutes (Stadium I) und der Therapie (Röntgen + Operation) läßt sich die Prognose nach Lokalisation statistisch auswerten, was beim Einzelautor keine, wohl aber beim Total signifikante Unterschiede ergibt: beste Prognose bei Sitz an Kopf und Hals, schlechtere an Extremitäten, schlechteste am Stamm. Die von Sylvén gefundenen leichten Unterschiede bei Tumorlokalisation an den oberen oder unteren Extremitäten, im Sinne einer besseren Prognose bei Sitz an den Armen, sind nicht signifikant.

Tabelle 8. *5-Jahres-Überlebenszeit der Melanompatienten Stadium I. Rö.+Op.-Behandlung, entsprechend der Tumorlokalisation*

Lokalisation	Miescher (1960)		Sylvén (1949)		Total		
	N	n	N	n	N	n	%
Kopf und Hals	35	35	56	32	106	67	63
Stamm	22	10	34	10	56	20	38
Obere Extremitäten / Untere Extremitäten	18	13	16 / 45	7 / 15	79	35	44
	$\chi^2 = 4{,}6$ Fg = 2 $P < 5\%$		$\chi^2 = 8{,}8$ Fg = 3 $P < 1\%$		$\chi^2 = 13$ Fg = 2 $P < 1\%$		

ϑ) *Traumatisierung des Primärtumors und Prognose*

Über den schlechten prognostischen Einfluß von *Traumatisierungen bei bereits bestehenden Melanomen* ist sich die Großzahl der Autoren einig. Am eindrücklichsten machte Miescher 1933 und 1955 aufgrund des histologischen Bildes der Melanome auf deren Streuungstendenz und damit auf die Gefahr einer Traumatisierung aufmerksam, indem in der Regel in den melanotischen Zellmassen mit lockerer Verbindung nur aus einem Endothelrohr bestehende und meist erweiterte Capillaren sichtbar sind und die Tumorzellen den Endothelien wie bei endokrinen Drüsen unmittelbar anliegen (Abb. 6d). „Durch diese intimen Beziehungen zwischen Gefäßwand und Geschwulstzellen in Verbindung mit der geringen Kohärenz der Zellverbände wird der weitere Verlauf der Vorgänge auf folgenschwere Weise beeinflußt. Denn nur zu leicht, wohl begünstigt durch mechanische Beanspruchung, kommt es zum Einbruch in die Lymph- und Blutbahnen und zu einer oft frühzeitigen Metastasierung in Lymphdrüsen und entfernte Organe".

Wenn auch operative Eingriffe zweifellos die Gefahr einer Traumatisierung bei Melanomen mit sich bringen, so darf dies aber nicht prinzipiell gegen jedes chirurgische — besonders nicht gegen kunstgerechtes — Vorgehen verwertet werden, wie dies von strahlentherapeutischer Seite schon geschehen ist.

AMADON z.B. sah 1933 bei 27 elektrocoagulierten Melanomfällen Rezidive und begründete dies damit, daß bei Elektrocoagulationen „Gewebsgase" in die sichtbaren peripheren Venolen gepreßt werden, wodurch auch Melanomzellen verschleppt werden könnten. Er riet deshalb von Elektrocoagulation selbst in gesunder Umgebung ab, da auch hier solche unter Druck stehende Gewebsgase ruhende Zellen zu verschleppen und zu aktivieren vermögen. DALAND und HOLMES berichteten 1939 über Stimulation durch Elektrodessikation oder Kaustik, Irritation durch Kleider, Schuhe, durch mechanische Eingriffe, wie z.B. Excision, Verletzung oder Sturz, bei 70 von 174 Melanomfällen. Wie viele andere warnt CADE (1957) dringend vor Probeexcisionen bei Melanomen, und SCHREUS (1958) hält eine Verminderung der Heilungsaussichten beim Melanom durch Traumatisierung, einschließlich nicht radikal durchgeführter Operation, auf weniger als 50% für wahrscheinlich. HELLRIEGEL riet 1955 von jeder Traumatisierung ab, zu welcher er auch chirurgische Eingriffe zählte, und schätzte, daß, wenn eine zu erwartende Überlebenszeit in Prozenten angegeben werden dürfte, diese bei den Operierten und Bestrahlten 24%, bei den nur Bestrahlten 43% betrage. NOTTER empfahl aber (1955), trotz der Traumatisierungsgefahr durch Excision, bei allen nichtoperierten Fällen nach Verabfolgung der Hälfte der Strahlendosis die Vornahme einer diagnostischen Probebiopsie. LANE et al. (1958) konnten aufgrund ihrer statistischen Untersuchungen bei der Beurteilung der 5-Jahres-Überlebenszeit von Melanompatienten allerdings keinen Unterschied feststellen, ob vorgängig eine Traumatisierung erfolgte oder nicht. Auch EPSTEIN u.a. (1969) fanden keine Unterschiede in der Überlebensquote von Patienten mit und ohne Biopsie mit anschließender chirurgischer Therapie.

Versuche mit wiederholten und verschiedenartigen Lädierungen beim experimentell induzierten Hamstermelanom (erzeugt durch Bepinselung mit 9,10-Dimethyl-1,2-Benzanthrazen) ergaben allerdings keinen Einfluß auf Wachstum oder Metastasierungstendenz, jedoch oft entzündliche Reaktionen an den traumatisierten Stellen (GHADIALLY, ILLMAN und BARKER, 1960). Die bei Maus und Hamster künstlich hervorgerufenen Melanome zeigen jedoch überhaupt eine geringe Tendenz zur Metastasierung!

Es ist wohl anzunehmen, daß Traumatisierungen, Biopsien und ungeeignete operative Eingriffe bei bestehendem Melanom höchst gefährlich sind, während die Folgen einer solchen Schädigung bei gutartigen Pigmentmälern nicht bewiesen sind. Da aber klinisch die Beurteilung einer malignen Umwandlung bei Pigmentnaevi oft auf Schwierigkeiten stößt, sollte jede Operation bei nicht klar diagnostizierten pigmentierten Flecken oder Tumoren der Haut mit allergrößter Vorsicht weit im Gesunden durchgeführt werden.

ε) *Geschlecht, Pubertät, Gravidität und Prognose*

Wenn das leichte Überwiegen des Melanomvorkommens beim weiblichen Geschlecht nicht als signifikant betrachtet werden kann, so scheint dies in bezug auf Prognose anders zu sein, da nach den meisten Autoren die Frauen eine höhere 5-Jahres-Heilungsquote aufweisen als die Männer. Dies geht aus den Zahlen der Tabelle 9 hervor, mit einer durchschnittlichen 5-Jahres-Überlebensquote von nur 18,1% beim Mann gegenüber einer solchen von 30,7% bei der Frau. (Mit dem X^2-Test wird das P unter 1% gefunden, d.h. die Unterschiede sind signifikant.)

Im einzelnen fanden sich aber folgende Unterschiede:

a) Bei PACK et al. sowie bei JØRGSHOLM et al. überlebten signifikant mehr Frauen als Männer.

b) Bei NOSKO und TAPPEINER ist der Unterschied schwach signifikant zugunsten der Frauen.

c) Bei NITTER sowie LANA et al. ergeben sich keine statistischen Unterschiede in bezug auf die Geschlechter.

Dieses Ergebnis scheint nicht allzu aufschlußreich, da mit Ausnahme von JØRGSHOLM nicht nach Stadien unterschieden wird. Werden aber aus den Zahlen von JØRGSHOLM nur die Fälle im Stadium I berücksichtigt, so ergeben sich folgende: Männer N 37, n 12; Frauen N 83, n 46, $X^2 = 5{,}4$, FG $= 1$, $P > 1\%$, d.h. die Unterschiede in diesem homogenen Krankengut sind bedingt signifikant.

STORCK (1968) fand nach kombinierter Behandlung von 141 Patienten mit Melanom Stadium I ebenfalls Tendenz zu schlechterer Prognose beim Mann mit einer 5-Jahres-Überlebensquote von $69 \pm 6{,}8\%$ gegenüber einer Quote von $81 \pm 5{,}7\%$ bei der Frau, wobei aber der Unterschied mit einem $P > 5\%$ nicht signifikant ist.

Tabelle 9. *5-Jahres-Überlebensdauer nach Geschlechtern (Stadium I, II, III)*

Autoren	♂		♀		Beide Geschlechter		
	total	davon > 5 Jahre lebend	total	davon > 5 Jahre lebend	total	davon > 5 Jahre lebend	
Pack et al. (1952)	294	46 (16%)	281	72 (26%)	575	118 (20,5%)	$\chi^2 = 10$ $P < 1\%$
Nosko und Tappeiner (1954)	25	4 (—)	32	14 (44%)	57	18 (32%)	$\chi^2 = 5$ $P > 1\%$ $(< 5\%)$
Jørgsholm u. Engdahl (1955)	78—6	14 (19%)	141—8	49 (37%)	205	63 (31%)	$\chi^2 = 6{,}7$ $P < 1\%$
Nitter (1956)	90	18 (20%)	102	30 (29%)	192	48 (25%)	$\chi^2 = 2{,}25$ $P > 1\%$
Lane, Lattes und Malm (1958)	21	9 (43%)	35	14 (40%)	56	23 (41%)	$\chi^2 = 0{,}04$ $P > 1\%$
Total	502	91 (18,1%)	583	179 (30,7%)	1085	270 (24,9%)	$\chi^2 = 22{,}7$ $P < 1\%$

Nach Wright u. Mitarb. (1954) ließen sich allerdings bis zum 20. Lebensjahr keine geschlechtsgebundenen Unterschiede finden; später erfolgt eine Begünstigung der weiblichen Melanompatienten gegenüber den männlichen. Ähnliche Feststellungen machten Clarke (1952) und Catlin (1954). Ackermann (1948) sowie Lane et al. (1958) beobachteten jedoch keinen Unterschied in der 5-Jahres-Überlebensrate. Wright et al. (1954) fanden gleichfalls bei Frauen eine bessere Lebenserwartung als bei Männern, allerdings nur bei Patienten unter 50 Jahren, indem die Frauen 77% der Lebenserwartung der gleichaltrigen Gesunden erreichten, die Männer hingegen nur 45%. Bei Melanompatienten über 50 Jahre fand sich kein Geschlechtsunterschied in der Überlebenszeit mehr. White (1963) fand bei Frauen eine 5-Jahres-Überlebensquote von 44%, bei Männern von 28%.

Auch in neueren Arbeiten wird die schlechtere Prognose beim Mann betont, so von Lehman u.a., 1966; Schauer u.a., 1967; Jones, 1968; Nosko, 1968; Veronesi, 1969. In einzelnen Kollektiven mag dies darauf zurückzuführen sein, daß beim Manne vermehrt die ungünstiger gelegenen Melanome am Stamm behandelt wurden (s. z.B. McLeod u.a., 1968; Storck, 1968; Djalali u.a., 1969).

Ob und welche weiblichen Hormone als Schutzfaktoren betrachtet werden dürfen, ist noch nicht geklärt. Daß Hormone, insbesondere Geschlechtshormone, bei der Entwicklung von Melanocytoblastomen von Bedeutung sein können, beweisen einerseits die Gutartigkeit der „juvenilen Melanome“, andererseits die Aktivierung während der Pubertät wie auch möglicherweise während der Gravidität (Pack u.a., Gage und Dawson, 1951; McGovern, 1952; Greifelt, 1952; Reitmann, 1952; Duperrat, 1956; Mouly u.a., 1966; u.a.m.) oder Aktivierung nach dem Klimakterium (Nathanson u.a., 1967), wobei hier aber ein Einfluß auf die Überlebenszeit fraglich ist. Die Malignität des Verlaufs von 115 Melanomen während oder nach der Schwangerschaft unterschied sich jedoch nach George u.a. (1960) nicht signifikant von 330 Kontrollmelanomen. Die gleiche Ansicht vertraten aufgrund von Beobachtungen an 71 graviden Frauen mit Melanom White u.a. (1961). Auch Stein (1964) stellte bei Melanomen während oder nach der Gravidität keine besondere Malignität fest.

Eine hormonelle Therapie, entsprechend der vermuteten Verschlechterung während der Gravidität, z.B. in Form von Röntgenkastration, von beidseitiger Oophorektomie und von Testosteronmedikation in höchsten Dosen bei erkrankten Frauen bzw. Orchiektomie beim Mann, schließlich in Form von Hypophysenbestrahlung mit 3 × 3000 R (Pack und Miller, 1952) brachte aber erwartungsgemäß keine überzeugenden Erfolge.

Beim *transplantierten Hamstermelanom* beobachteten Rosenberg u.a. (1963) bei den weiblichen Tieren ein signifikant rascheres Wachstum, und die Transplantationstumoren waren beim kastrierten Männchen größer als beim normalen Tier, umgekehrt beim Weibchen. Fortner hatte 1961 im Gegensatz dazu beim nichtkastrierten Männchen mehr spontane Tumoren am Gastrointestinaltrakt und am Reticuloendothelialsystem gesehen als beim Weibchen, nach Kastration eine signifikante Abnahme der Tumorbildung auch bezüglich einzelner Melanome.

ζ) *Alter der Patienten und Prognose*

Die Abhängigkeit der Prognose vom Alter des Patienten beim Melanocytoblastom, unter Ausschließung der gutartigen „juvenilen Melanome", ist nicht eindeutig.

PACK, GERBER und SCHARNAGEL (1952) fanden sowohl bei der jüngeren Altersgruppe vom 11. bis zum 30. Jahr wie bei den älteren Gruppen von 31 und mehr Jahren eine 5-Jahres-Überlebensquote von 22,5% bzw. 21,2%. 1947 hatten dieselben Autoren allerdings die ungünstigste Prognose für die Jahre zwischen der Pubertät und dem 24. Lebensjahr beobachtet, mit nur 5% 5-Jahres-Heilungen, gegenüber 10% für die späteren Altersstufen. Im Gegensatz hierzu fand WHITE (1959) gemäß seiner Zusammenstellung die beste Überlebensquote mit 72,7% bzw. 70% (verglichen mit der Lebenserwartung von Gesunden) bei Patienten beiderlei Geschlechts im Alter von 11—20 Jahren, doch diese Quoten nahmen mit steigendem Alter progressiv ab. Eine ungünstigere Prognose mit steigendem Alter fand auch MIESCHER (1955), nämlich keine Todesfälle an Melanomen bis zum 20. Lebensjahr, 33% zwischen 21—40 Jahren, 33% zwischen 41—60 Jahren, 45% zwischen 81—90 Jahren, wobei allerdings nicht, wie bei WHITE, eine Vergleich mit der altersbedingten, verminderten Lebenserwartung der Normalbevölkerung gezogen wurde. Wir konnten keine Abhängigkeit von Alter und Prognose finden (STORCK, 1968).

Relativ gutartig sind nach allgemeiner Ansicht die in den jungen Jahren vorkommenden „juvenilen Melanome" und die im Alter gehäuft auftretenden „melanotischen Präcancerosen" sowie ihre verhältnismäßig benignen melanotischen Umwandlungen.

Für die relative Gutartigkeit der „juvenilen Melanome" haben sich u.a. ALLEN und SPITZ (1953), BRANDT (1956), ALLEN (1957), CADE (1957), MONTGOMERY (1958), LEVINSON (1959), DUPERRAT und DUFOURMENTEL (1959), SAKSELA u.a. (1968) ausgesprochen. Immerhin kommen auch bei Kindern Melanomalignome mit Metastasierung vor, wie dies BRANDT (1956), ALLEN (1957), LORÉTAN mit DELACRÉTAZ (1967), OLDHOFF u.a. betonten.

Die aus melanotischer Präcancerose meist im Alter entstehenden Melanome sind, wie MIESCHER u.a. berichteten, meist relativ gutartig. WILKINS (1958), MIESCHER (1960) erwähnen, daß möglicherweise die Mitzählung der Melanome aus melanotischen Präcancerosen im Sinne DUBREUILHs eine Verbesserung der Quote der 5-Jahres-Heilungen vortäuschen kann. Auch STORCK fand 1968 unter 141 Melanomen Stadium I, daß diejenigen, die sich aus melanotischer Präcancerose entwickelt hatten, eine bessere Prognose mit 5-Jahres-Überlebensraten von $92 \pm 5{,}4\,\%$ gegenüber Melanomen aus Pigmentnaevi mit $73 \pm 6{,}2\,\%$, allerdings mit $P > 5\,\%$.

η) *Behandlung der regionalen Lymphdrüsen und Prognose*

Die offensichtliche Verschlechterung der Prognose, wenn die Lymphdrüsen bereits Metastasen aufweisen (Stadium II), legte schon früh den Gedanken nahe, auf deren Behandlung ein besonderes Augenmerk zu richten. Einige Vergleichszahlen der 5-Jahresheilungsquoten mit und ohne Behandlung der regionären Lymphdrüse sind in Tabelle 10a und b dargestellt.

Eine Behandlung auch klinisch unauffälliger Drüsen erscheint deshalb diskussionswert, weil, wie erwähnt, in 9—60% der prophylaktisch ausgeräumten Lymphdrüsen histologisch Metastasen nachweisbar waren.

MCCUNE empfahl 1949 und 1955 die radikale chirurgische Lymphknotenausräumung auch dann, wenn die Drüsen nicht palpabel vergrößert sind, denn er hatte in 7 von 12 klinisch unauffälligen Lymphdrüsen mikroskopisch Metastasen festgestellt. PRESTON et al. schlossen sich 1954 dieser Ansicht an und befürworteten die radikale Entfernung des Primärtumors mit den regionären Lymphknoten ohne Rücksicht auf den klinischen Befund, denn es war ihnen gelungen, bei 48 Patienten mit Lymphdrüsenmetastasen (Stadium II), durch radikale Operation eine 5-Jahres-Überlebensquote von 27,7% zu erreichen, d.h. etwas bessere Resultate als die erzielten 23,3% bei 33 Patienten mit Hautmelanom ohne Lymphdrüsenmetastasen (Stadium I). NITTER (1956) hält eine Röntgenbestrahlung der Drüsen für wichtig, denn er konnte bei seinen Stadium I-Patienten durch prophylaktische Drüsenbestrahlung die 5-Jahres-Überlebensquote gegenüber den nur lokal angegangenen Fällen von 37,5 auf 50% steigern, was sich aufgrund histologisch positiver Befunde in 42% der klinisch unverdächtigen Drüsen als richtig erwies. Auch FORTNER et al. fanden (1965) in ca. $^1/_3$ der klinisch unverdächtigen Lymphdrüsen histologisch Metastasen. LANE et al. beobachteten bei ihren allerdings wenig zahlreichen Fällen

Tabelle 10a. *Abhängigkeit der 5-Jahres-Überlebensdauer von der Behandlung der regionalen Lymphdrüsen (nur Stadium I)*

Autor	Regionale Drüsen						χ^2	P
	nicht behandelt			behandelt				
	N	*n*	%	*N*	*n*	%		
MIESCHER (1960)	56	29	52	39	32	82	$\chi^2=15$	$<1\%$
PRESTON (1954)	30	7	23	47	13	28	$\chi^2=0{,}5$	$>5\%$
NITTER (1956)	48	18	38	22	11	50	$\chi^2=1$	$>5\%$
JØRGSHOLM und ENGDAHL (1955)	93	47	50	40	11	28	$\chi^2=6$	$>1\%$
Total	227	101	44	148	67	45	$\chi^2=0{,}2$	$>5\%$

Tabelle 10b. *Abhängigkeit der Überlebensquote von Melanompatienten im Stadium I von der Art der prophylaktischen Drüsenbehandlung*

Autor	Prophylaktische Drüsenbehandlung							
	Operation			Bestrahlung			Operation und Bestrahlung	
	N	*n*	%	*N*	*n*	%	*N*	n
MIESCHER (1960)	6	6	—	25	19	—	8	7
JØRGSHOLM und ENGDAHL (1955)	31	10	32	—	—	—	7	1
PRESTON (1954)	47	13	28	—	—	—	—	—
NITTER (1956)	—	—	—	22	11	—	—	—
Total	84	29	34	47	30	64	17	8
	$\chi^2=10{,}6$ $P<1\%$							

von kleinen Melanomen (Durchmesser <2 cm) durch die prophylaktische Drüsenexstirpation anfänglich bessere Resultate als ohne diese therapeutische Maßnahme, nicht aber bei größeren Melanomen und bei Widerholung der Versuche in einer zweiten Serie; noch 1965 vertrat er diese Ansicht. Auch FORTNER (1961, 1964) sprach sich für eine Resektion der Lymphdrüsen aus und beobachtete bei negativem histologischem Drüsenbefund eine 5-Jahres-Überlebenszeit bei 78—80%, bei positivem Ergebnis eine solche bei nur 23—30%; bei nur oberflächlicher Drüsenexstirpation sank die Rate sogar auf 17,4%. Auch CONLEY (1968) stellte schlechtere 5-Jahres-Heilungsquoten bei malignen Melanomen des Kopfes mit okkulten Metastasen fest als ohne. MIESCHER (1960) sah bei seinen nachkontrollierten Patienten im Stadium I eine deutlich bessere 5-Jahres-Quote, wenn die regionären Drüsen prophylaktisch behandelt, z. B. fraktioniert mit einer Gesamtdosis von 4000—5000 R bestrahlt wurden.

CADE (1961) befürwortet bei inguinalem Melanom die radikale „Monoblock"-Entfernung nicht nur der inneren und äußeren, sondern auch der ileocöcalen Lymphknoten. Bei Sitz der Melanome an den Acren hält er streifenförmige Entfernung der Lymphwege für kontraindiziert, da die Lymphe netzförmig die ganze Extremität umspüle. PRICE und DUVAL (1963) haben bei 30 Patienten mit Stadium I-Melanom nach Exstirpation des Tumors allein eine 5-Jahres-Überlebensquote von 22%, bei zusätzlicher Entfernung der regionalen Lymphdrüsen eine solche von 43% festgestellt. GOLDSMITH u.a. (1970) führten bei 296 Patienten mit Stadium I eine prophylaktische Lymphknotenausräumung durch, bei 411 Patienten im Stadium I wurden die Drüsenstationen nicht behandelt. Durch die prophylaktische Ausräumung konnte die 5-Jahres-Überlebensquote von 68% auf 78% erhöht werden.

Außer den genannten Autoren befürworteten unbedingte Drüsenbehandlung in jedem Stadium DALAND et al., 1939; HALTER, 1943; CAMPOS-MARTINE et al., 1947; ACKERMANN, 1948; GAGE und DAWSON, 1951; REITMANN, 1952; RAVEN, 1952; MEYER u.a., 1952; WILD, 1953; WEDER u.a., 1954; CONWAY u.a., 1954; ZEISS, 1956; OLSON, 1957; PISTOLESI, 1957; BOOHER und PACK, 1957; DUPERRAT, 1957; VOGLER u.a., 1958; TRAMIER, 1958; SHANIN, 1959; MIESCHER, 1959; PACK, 1959; HELLRIEGEL, 1960; CHARALAMBIDIS, 1962; SOUTHWICK u.a., 1962; LEHMAN u.a., 1966; MILTON, 1966; ACHTEN et al., 1966; MASON u.a., 1968; MILTON u.a., 1968.

Retrospektiv kann gesagt werden, daß die Drüsenausräumung besonders dann indiziert ist, wenn histologisch Metastasen nachweisbar sind (FORTNER u.a., 1964; MUNDT, 1965; SANDEMAN, 1965, 1966), eine Eventualität, die sich aber nicht voraussehen läßt. Im Gegensatz zu den genannten Autoren waren LUND und IHNEN (1955) der Ansicht, daß bei schon ausgebildeter Lymphknotenbesiedelung eine Ausräumung wenig Wert habe, und daß die Lymphdrüsenexstirpation als prophylaktische Maßnahme umstritten sei. Sie fanden auch nach diesem Vorgehen keine Verbesserung der Heilungsquote, indem die 5-Jahres-Überlebensrate bei 27 Patienten nach lokaler Excision 44,4%, bei 10 Patienten nach lokaler Excision und Drüsenausräumung nur 10%, bei 16 Kranken nach lokaler Excision und verspäteter Lymphknotenexstirpation 25% betrug. Es liegt hier allerdings eine Auslese in dem Sinne vor, als die Drüsenentfernung nur bei klinischem Befall, d.h. im Stadium II, also nicht prophylaktisch, vorgenommen wurde. Nach der Statistik derselben Autoren senkt sich im Stadium II die 5-Jahres-Überlebenschance wesentlich. Auch PACK et al. (1952) konnten durch Drüsenexstirpation im Stadium II (von 166 Fällen 32 5-Jahres-Heilungen = 19,8%) die Überlebensquote von Stadium I nicht erreichen (von 206 Fällen 78 5-Jahres-Heilungen = 37,2%). GUMPORT und MEYER (1955) beobachteten bei ihren 126 Fällen, die chirurgisch mit Lymphdrüsenausräumung behandelt wurden, bei mikroskopisch negativem Befund eine 5-Jahres-Überlebensquote von 43%, gegenüber 22% bei mikroskopisch positivem Befund. Eine prophylaktische Drüsenausräumung schien hier von zweifelhaftem Effekt, da sie bei histologisch festgestelltem Drüsenbefall trotz Operation nicht die günstigen Resultate des mikroskopisch negativen Stadiums I zu erreichen vermochte. Auch BLOCK und HARTWELL (1961) konnten keine Verbesserung der Überlebenszeit durch prophylaktische Lymphdrüsenresektion beobachten, ebensowenig LACOUR et al. (1966) und VENKEI et al. (1967).

Wenn aber, entsprechend den interessanten Untersuchungen von GUPTA und MCNEER (1964), berücksichtigt wird, daß die Metastasen bei 662 Fällen nicht nur die bekannten regionären Lymphdrüsen sondern auch entferntere und selbst solche jenseits der Mittellinie betrafen, dann wird der Wert von Behandlung einzelner regionaler Drüsenmetastasen fraglich, dies ganz besonders bei Lokalisation am Stamm, wie wir dies auch an unserem Krankengut feststellen konnten. FORTNER et al. (1965) empfehlen jedoch, sich bei Behandlung der Lymphdrüsen hauptsächlich an die Körperregionen zu halten, die einerseits als Mittellinie vorne und hinten den Stamm in die beiden Körperhälften teilen, andererseits horizontal unterhalb der Scapula und der 8. Rippe in einen oberen und unteren Teil.

Neuere Beobachtungen scheinen bezüglich der chirurgischen Entfernung der Drüsen skeptisch zu stimmen. So fand SANDEMANN (1965) bei Patienten mit Melanom Stadium II bei Entfernung des Tumors und der Drüsen eine 5-Jahres-Überlebensquote von 28%, ohne Drüsenentfernung hingegen von 43%. Möglicherweise begünstigt der operative Eingriff die Aussaat von Tumorzellen oder das Tumorwachstum selbst, wobei vielleicht die Schwächung der natürlichen Abwehrkräfte der Patienten eine Rolle spielen mag.

Gegen eine prophylaktische Drüsenexstirpation bzw. Behandlung, da ihr Wert nicht bewiesen oder die Maßnahmen nicht unbedingt notwendig oder auch die Unterschiede nicht signifikant sind, sprechen die Beobachtungen von DE WEESE (1948), MOHS (1950), CLARKE (1952), CATLIN (1954), TAPPEINER (1955), BRANDT (1956), SCHREUS (1958), WILKINS (1958), PETERSEN (1962), TREIDMAN (1963), MCNEER u.a. (1964, 1966), MCLEOD (1967), VENKEI u.a. (1967), ANDREEV (1968), SIMONART (1968), DUFOURMENTAL et al. (1968).

Besonders problematisch wird die Therapie, wenn der melanotische Primärherd nicht gefunden wird, oder wenn die Krankheit wie ein „Lymphom" beginnt, wie dies PACK et al. in 2,4% von 2000 Fällen sahen.

Eine statistische Auswertung des recht inhomogenen Beobachtungsgutes ist schwierig. Wenn nach Tabelle 10a nur die mit verschiedenen Methoden behandelten Stadium I-Fälle mit und ohne Drüsenbehandlung verglichen werden, finden sich gesamthaft mit 44% gegenüber 45% keine Unterschiede der 5-Jahres-Überlebensquote. Nur die Fälle MIESCHERs zeigen einen signifikant besseren therapeutischen Erfolg ($X^2 = 15$, $P < 1\%$), nicht aber diejenigen von PRESTON et al. ($X^2 = 0{,}5$, $P > 5\%$) und NITTER ($X^2 = 1$, $P > 5\%$). Bei JØRGSHOLM et al. sind die Resultate schlechter. Werden die Erfolge entsprechend der Behandlungsart der Lymphdrüsen bei Stadium I zusammengestellt (Tabelle 10b), dann scheint sich insgesamt ein signifikant besseres Resultat durch Bestrahlung als durch Operation, mit $X^2 = 10{,}6$, $P < 1\%$ zu ergeben, was aber wegen der kleinen Zahl nicht verbindlich ist.

Wir selbst konnten bei einer späteren Kontrolle keine überzeugenden Unterschiede bei Stadium I mit und ohne prophylaktische Drüsenbehandlung feststellen (STORCK, 1968), indem die 5-Jahres-Überlebensquote ohne Drüsentherapie $78 \pm 6{,}3\%$, mit Behandlung $74 \pm 5{,}6\%$ betrug. Der Großteil wurde mit fraktionierter Bestrahlung der Drüsenregion behandelt (24—28 × 200 R, 180 kV, 0,2 Cu), in $^1/_3$ der Fälle mit anschließender Excision der Lymphdrüsenregion. Trotz dieser Strahlentherapie traten in 6 von 60 Fällen später im Bestrahlungsfeld Drüsenmetastasen auf.

Offenbar wäre es von Bedeutung, wenn der subklinische Befall der Lymphdrüsen diagnostiziert werden könnte. Dies scheint durch die moderne Lymphographie möglich geworden zu sein, welche durch KÄRCHER et al. (1965), SCHNYDER und KÄRCHER (1966), CAMPANA et al. (1967) empfohlen wird. MCPEAK u.a. fanden aber zwischen den Ergebnissen der Lymphographie und den histologischen Untersuchungen nur in 60% der Fälle Übereinstimmung, und COX u.a. (1966) äußerten sich wegen falsch-positiver und falschnegativer Resultate sogar sehr skeptisch über deren Wert.

Eine *prophylaktische Drüsenbehandlung* hat unseres Erachtens nach obiger Zusammenstellung in der Regel keinen Sinn, 1. wegen Fehlens einer signifikanten Verbesserung der Prognose, 2. wegen Verschlechterung des bestrahlten Terrains für später, falls sich doch noch ein Drüsenbefall zeigen sollte, 3. weil trotz der vorbeugenden Drüsenbestrahlung nachträglich im Beobachtungsgebiet doch noch Metastasen auftreten können, und 4. weil auch in entfernten, klinisch unverdächtigen Drüsen Metastasen liegen oder bereits hämatogene Streuungen eingetreten sein können, so daß eine prophylaktische Behandlung sämtlicher gefährdeter Drüsen mit den klassischen Methoden wohl kaum in Frage kommt.

Eine erfolgversprechende Methode liegt vielleicht in den neu ausgearbeiteten, intralymphatischen Injektionen von radioaktiven Isotopen (^{131}I, ^{198}Au, ^{90}Y) mit Bestrahlung der Lymphbahnen, Speicherung in Lymphknoten, wodurch sich gleichzeitig eine Diagnose lymphographisch erhärten läßt. Bei positivem Drüsenbefall kann anschließend die Excision der mittels Radioisotope vorbestrahlten Drüsen vorgenommen werden (s. später Kapitel „Behandlung mit Radioisotopen, S. 225“). Dieses Vorgehen setzt allerdings voraus, daß die regionären Drüsen immunologisch nicht von Bedeutung sind.

ϑ) Immunologie, Spontanregression

Aus der klinischen Erfahrung, daß der Verlauf der Melanome unberechenbar ist, mit großen Unterschieden der Rezidivphasen, der Überlebensdauer, der Latenz von Schlummerzellen (STORCK, 1968), der Beobachtung von Spontanregressionen, schließlich auch des Eindrucks, daß oft nach Großchirurgie mit verstümmelnden Operationen, frühzeitigen Gaben von Cytostatica oder Antilymphocytenseren eine rasche und generalisierte Metastasierung eintritt, drängte sich die Vermutung auf, daß *immunologische Faktoren* im Spiel sein könnten. STEHLIN et al. (1966) schätzen, daß bei ca. 15% aller Melanome mit einem unberechenbaren Verlauf zu rechnen ist, in den übrigen Fällen aber mit voraussehbarer Entwicklung, wie dies bei jedem Carcinom der Fall ist.

Eine *spontane Regression* von Melanomen aus Pigmentnaevi, häufiger aus melanotischer Präcancerose, wurde von verschiedenen Autoren beobachtet, und auch wir sahen vereinzelt Fälle von spontanem Verschwinden lymphogener Metastasen (SUMMER u.a., 1960; PETERSEN u.a., 1962; BAKER, 1964; EVERSON u.a., 1964 und 1966; SMITH u.a., 1965; PIGUET u.a., 1965; TODD u.a., 1966; STIDOLPH, 1967; MCCLURE u.a., 1967; NATHANSON u.a., 1967; MAILLARD, 1968; MARQUANT, 1970). In der Regel lassen sich am Ort der verschwundenen Melanome histologisch noch Melanophoren und Entzündungsspuren nachweisen, dazu meist in den regionalen Lymphdrüsen wachsende Metastasen.

Ein großer Teil der Melanome, bei welchen Drüsen befallen sind ohne nachweisbaren Primärherd, mag auf eine Spontanregression der ursprünglichen Geschwulst zurückzuführen sein.

Über die immunologischen Reaktionen bei Malignomen wird heute viel geforscht (GELL und COOMBS, 1968; BURNET, 1969). Besonders anhand von tierexperimentellen Versuchen an isogenetischen Stämmen wird angenommen, daß die celluläre Immunreaktion vom Spätreaktionstypus, ähnlich der Transplantationsabstoßung mittels immunkompetenter Zellen gegenüber tumorspezifischen Antigenen, für die Abwehr von entscheidender Bedeutung ist. Die Bedeutung humoraler Antikörper ist umstritten, und gewisse Befunde deuten auf die Möglichkeit, daß Malignomzellen durch mobile Antikörper, die sich an der Oberfläche verankern, gegenüber dem Angriff der immunkompetenten Lymphocyten im Sinne eines „enhancement" geschützt sind, oder daß sie tumorspezifische Antigene in Seren neutralisieren und dadurch die Immunisierung verzögern. Lymphocytäre Infiltrate sprechen für celluläre Immunreaktion gegen den Tumor, die bei zunehmender Malignität zunehmen, abnehmen oder mit Metastasen gar verschwinden können (LLOYD, 1969). Nach unseren Beobachtungen mit EICHENBERGER sprechen stärkere Entzündungen mit wenig fibröser Reaktion eher für bessere Prognose. Wie nachfolgende Beobachtungen beim Melanom beweisen, sind die immunologischen Veränderungen beim Melanom aber noch keineswegs eindeutig.

Zur immunologischen Erklärung solcher Vorgänge versuchten SUMMER und FORAKER 1960 bei 2 Fällen von Melanomen mit subcutanen Metastasen, die sich spontan zurückgebildet hatten, durch Serumübertragung auf das experimentelle Harding-Passey-Melanom der Maus Antikörper nachzuweisen; eine Wachstumshemmung dieses Mäusemelanoms durch das Serum der Patienten war jedoch nicht festzustellen. Auch SCHREUS (1962) suchte nach einer klinischen oder histologischen Erklärung solcher Spontanremissionen, jedoch vergeblich. JOHNSON (1963) hielt einen noch undefinierten Faktor für Wachstum und Dissemination des Melanoms für verantwortlich.

KOPF u.a. bemühten sich erfolglos, mittels Immunfluorescenz eine spezifische Affinität der Gammaglobuline von Melanompatienten für Melanomzellen im Gefrierschnitt nachzuweisen. Dieses negative Resultat hielten sie aber nicht für entscheidend, denn es wäre denkbar, daß entweder a) solche Antikörper nur zu Beginn der Krankheit vorhanden waren, dann aber durch die Tumoren spezifisch absorbiert wurden, oder b), daß diese Antikörper nicht im verwendeten IgG enthalten waren, sondern in IgA oder IgM oder schließlich c), daß sie möglicherweise in allzu kleiner, mit den angewandten Methoden nicht nachweisbarer Menge vorhanden waren. Nach WOLF-JÜRGENSEN et al. (1968) fördert Antilymphocytenserum das Metastasenwachstum. LEWIS (1967) kultivierte Melanomzellen von 16 Patienten und setzte der 14tägigen Kultur einerseits Patientenserum, andererseits Normalserum zu. In 15 der 16 Fälle fand er eine spezifische Hemmung der Kultur, jedoch nur durch Patienten-, nicht durch Fremdserum. Eine solche Hemmung trat besonders dann ein, wenn ein Wirt dem Tumor gegenüber Resistenz zeigte. Später fand er (LEWIS u.a., 1969) in ca. $^1/_3$ von 103 Melanompatienten Antikörper, die mit Komplement auf autologe Kurzzeitkulturen cytotoxisch wirkten, die Synthese von Ribonucleinsäure inhibierten und mit Immunfluorescenz bei lebenden Melanomzellen an der Membranoberfläche, bei abgetöteten Melanomzellen im Cytoplasma nachweisbar waren. Solche Autoantikörper fanden sich besonders bei Patienten mit wenig disseminierter Krankheit. Auch MORTON u.a. (1968) fanden bei 7 Melanompatienten mit der indirekten Immunfluorescenztechnik Antikörper gegen die eigenen Tumoren, als lebende Suspension oder mit Aceton-fixierten Tupfpräparaten. OETTGEN u.a. (1968) fanden in 63% der Melanompatienten mit Immunfluorescenz nachweisbare Antikörper gegen ein kultiviertes Melanom, welches unter Cortisonschutz in die Hamsterbackentasche übertragen werden konnte.

CZAJKOWSKI u.a. (1967) koppelten Melanomzellen an Kaninchen-Gammaglobuline mittels Bis-diazo-benzidin und injizierten das Komplexantigen alle 2—3 Wochen i.c.

und i.m. Von 14 metastasierenden Malignomen enthielt das Kollektiv aber nur 2 Melanomfälle, welche in der Folge von 7 Injektionen erst nach 13 und 6 Monaten starben. Mit der Methode der Immunfluorescenz waren in beiden Fällen Antikörper gegen die Melanome nachweisbar, ebenso mit der Präcipitationsmethode nach Ouchterlony. Es hätte sich hier also höchstens um eine Lebensverlängerung gehandelt. Nach Berge (1967) fördern eventuell Milzmetastasen, die bei generalisierten Melanomen häufig gefunden werden, eine immunologische Reaktion. Muna et al. (1969) konnten mittels Immunfluoreszenz im Serum von 15 Melanompatienten spezifische Antikörper nachweisen, die sich an Melanomzellen, welche mit der Objektträgermethode kultiviert worden waren, fixierten, jedoch nicht in die Zellen selbst eindrangen. Diese „antimalignant"-Antikörper reagierten aber nicht mit lebenden Melanomzellen oder mit Zellen benigner Pigmentnaevi. Lewis (1971) konnte regelmäßig einen Tumor- und Patienten-spezifischen Membranantikörper mittels Immunfluorescenz nachweisen. Dieser Antikörper ließ sich feststellen, solange das Melanom regionär begrenzt war, bei allgemeiner Metastasierung war der Membranantikörper nicht mehr nachweisbar. Eingehende Untersuchungen zeigten, daß das Verschwinden dieses Antikörpers durch das Auftreten eines Anti-Antikörpers bedingt war.

Andersartige Versuche einer Immuntherapie unternahmen Nadler u.a. (1966). Patienten mit histologisch gleichartigen Tumoren wurden gegenseitig durch Tumorhomotransplantate immunisiert. 10—12 Tage nach Reinjektion der Transplantate wurden die Leukocyten der Empfänger den Transplantatdonatoren zwecks passiver Immunisierung während 2 Wochen transfundiert. Teils wurden auch Leukocyten *in vitro* mit Tumorkulturen inkubiert und reinjiziert. Von 23 Melanompatienten, die auf diese Art und Weise behandelt wurden, scheint in 6 Fällen eine Lebensverlängerung beobachtet worden zu sein.

Wir selbst hatten in wenigen Fällen von metastasierenden Melanomen versucht, die Resistenz durch Injektion einer Vaccine, bestehend aus Eigen- oder Fremdmelanomgewebe sowie onkolytisch aktivem Virus zu steigern, jedoch ohne sichtbare Resultate. Durch immunologische Vorgänge kann die Resistenz ebensogut inhibiert wie gefördert werden. Es ist noch zu früh, um über mögliche immunologische Faktoren in der Genese des Melanoms ein Urteil abzugeben.

Nagel (1969) fand bei eineiigen Zwillingen „D" und „T", die gleichzeitig an Melanom erkrankt waren, von welchen „D" nach Radikaloperation an Metastasen starb, „T" aber überlebte, Folgendes: Es konnte keine Lymphocytentransformation von D-Lymphocyten in Gegenwart seiner Tumorzellen nachgewiesen werden. Hingegen fand sich Lymphocytenstimulation der T-Lymphocyten durch D-Tumorzellen mit markanter cytotoxischer Wirkung, jedoch nicht mit D-Normalgewebe. Er schloß daraus, daß sich die cellulären Antigene der Normalzellen von denjenigen der Tumorzellen unterscheiden, und daß diese Differenzen durch Lymphocyten erkannt werden. Es liegen also auch beim menschlichen Melanom gewichtige Anhaltspunkte für tumorspezifische Immunität vor.

b) Therapeutische Methoden

Bei Durchsicht der Literatur über die Behandlung der malignen Melanome erscheint die relativ geringe Wirksamkeit sowohl chirurgischer, strahlentherapeutischer wie auch kombinierter Maßnahmen enttäuschend. Man gewinnt den Eindruck, daß das Für und Wider der Methoden ein Glaubensbekenntnis darstelle, oder auch, wie Stenger ironisch bemerkte, als „Nationalitätenfrage" in Erscheinung trete, indem z.B. die Angelsachsen in der Regel dem operativen Vorgehen, die kontinentalen Europäer der Strahlentherapie den Vorzug geben.

Da den histologischen und biologischen Besonderheiten des Melanoms entsprechend der größte Teil der Rezidive bzw. der Todesfälle innerhalb von 3 Jahren zu erwarten ist (nach Lane et al. treten zwei Drittel aller Rezidive nach 2 Jahren und 80% innerhalb von 5 Jahren auf), hat sich für die Beurteilung des Behandlungserfolges auch bei dieser Tumorart die 5-Jahres-Heilungs- bzw. -Überlebensquote eingebürgert.

α) *Strahlentherapie*

An sich wäre die Strahlentherapie für die Behandlung der Melanome sehr gut geeignet, denn sie gestattet, bei der ausgesprochenen Infiltrationstendenz dieser Malignome, welche zu einer oft über die Grenzen der klinisch sichtbaren Tumorbildung hinausreichenden lymphogenen Duchsetzung des Gewebes führt (s. Abb. 6f), eine Behandlung weit im Gesunden. Sie entspricht auch der Forderung einer maximalen Schonung des Geschwulstgewebes (Vermeidung von Zerrungen und Traumatisierung), die sich bei der außerordentlichen Lädierbarkeit der melanotischen Strukturen und der großen Leichtigkeit, mit welcher es zum Durchbruch in die zarten Gefäßbahnen des Geschwulstparenchyms kommen kann, aufdrängt (MIESCHER und SCHÜRCH, 1934).

Die relative Strahlenresistenz der Melanome (s. später) setzt aber der Wirksamkeit der Strahlen Grenzen. Der Erfolg blieb besonders bei den alten klassischen Bestrahlungsmethoden mit Tiefentherapie aus, die keine genügend hohe Dosis an den relativ oberflächlich gelegenen Tumor ohne schwere Schädigung des umgebenden bzw. tiefen Gewebes bringen konnte. Dies führte vorerst zur negativen Beurteilung des Wertes der Strahlentherapie, z.B. seitens von WETTERER, JÜNGLING u.a.m. Auch die Radiumbestrahlung mit starkem Dosenabfall, aber harten γ-Strahlen fand nur wenige Anhänger (z.B. TAPPEINER, 1955) und wurde lediglich bei schwer angehbaren Lokalisationen angewandt (so mittels Moulagebehandlung der erkrankten Mundschleimhaut), da die aufkommenden Nahbestrahlungsgeräte bessere Resultate zeitigten. JØRGSHOLM u.a. verwendeten 1955 Radium, doch glaubt STENGER (1954), unmittelbar nach Radiummoulagen Mestastasierungen gesehen zu haben.

Daß Melanome doch strahlenempfindlich sein können, erwiesen Fermentuntersuchungen. KÄRCHER (1964) betont die unterschiedliche Strahlenempfindlichkeit der Melanome, da histologisch zum Teil noch ungeschädigte Zellen im Excisat nach Röntgenbestrahlung gefunden wurden. Er vermutet aber, daß sich die Strahlensensibilität der Melanome durch Erhöhung der Malatdehydrogenase unmittelbar nach Bestrahlung als Ferment des Citronensäurecyclus nachweisen lasse. Dieses wasserstoffübertragende Ferment wird vermutlich durch Strahlenschädigung der Zellmembran aus den Mitochondrien oder dem Cytoplasma ausgeschwemmt.

Neben den klinischen Erfahrungen über die relative Strahlenresistenz der Melanome, die in folgenden Unterabschnitten dargestellt werden sollen, wiesen auch *experimentelle Untersuchungen* an kultivierten Menschenmelanomen, an Mäuse- und Hamstermelanomen in diese Richtung. So konnten KIMMIG u. RHODE (1963), ROHDE u. WISKEMANN (1964) nach Kleinvolumenbestrahlung des menschlichen Melanoms in Einzelbestrahlungen bei 8500 R meist, bei 12000 R vereinzelt in der Gewebskultur noch wachsende, melaninbildende Zellen beobachten. Dies gilt auch für die Einheitsbestrahlung des Harding-Passey-Melanoms der Maus bei 17500 R, wobei allerdings die Transplantatangehrate, die nach Bestrahlung mit 5000—7500 R 55% erreichte, auf 15% sank. Beim übertragbaren melanotischen und amelanotischen Hamstermelanom (FORTNER) ist die Strahlenempfindlichkeit ebenfalls nur mittelmäßig, denn die Transplantation wurde erst ab 6000 R *in vitro* und *in vivo* verhindert (SALOMON u. STORCK, 1963; OTT u. STORCK, 1965). Weitere Untersuchungen von OTT (1968) haben sogar ergeben, daß nach einzeitiger Bestrahlung mit 6000 R das Wachstum der Ascitesform wohl stark verzögert wurde, die Transplantabilität aber nur von 100% auf 95% absank. Die Anwendung des sog. „radiosensibilisierenden Cyclohexanosuccinates" zeigte, im Gegensatz zu klinischen Eindrücken, von SCOLARI u.a. (1963), keinen Effekt (OTT u. STORCK, 1964). Der Radiosensibilisator 5-Bromodeoxycytidin, welcher nach BAGSHAW (1962) die Strahlenempfindlichkeit der Hamstereierstockzellen erhöht, wurde am Hamstermelanom noch nicht geprüft. BERNAIS u.a. (1963) empfehlen als Strahlensensibilisator Natulan (Isonicotinyl-Hydrazon-Acetaldehyd), da Lösungen von Desoxyribonucleinsäure zersetzt werden. Offenbar haben FALKSON u.a. (1965) und auch TODD (1965) mit der Kombination Natulan + Bestrahlung gewisse Erfolge bei metastasierenden Melanomen erzielt.

αα) *Nahbestrahlung, Weichstrahlen*

Ein großer Fortschritt in der Strahlentherapie der Melanomalignome bedeutete zweifellos die Einführung der Nahbestrahlung durch CHAOUL (FHD 2—4 cm, Röhrenspannung 60 kV, Filter 0,2 Cu, HWS 3,25 mm Al.), wodurch es infolge der kleinen Raumdosis möglich geworden ist, an den Krankheitsherd sehr große Dosen zur Wirkung zu bringen, ohne schwere Schädigung der gesunden Umgebung (CHAOUL und GREINEDER, 1936). Diesen Autoren gelang es tatsächlich, allein durch Strahlentherapie in 11 von 14 Melanomfällen die Geschwulst vollständig zur Rückbildung zu bringen, und zwar mittels fraktionierter Bestrahlung mit täglichen Dosen von 200—500 R, insgesamt mindestens 6000 R bis 13500 R innerhalb von 15—27 Tagen, d.h. bis zur Rückbildung der Tumoren.

Nach 10000—14000 R wurde eine mehrwöchige Pause eingeschaltet und dann, wenn notwendig, die Bestrahlungsserie wiederholt, so daß in einem Fall sogar 38450 R appliziert wurden. Meistens erwies sich für die Melanomrückbildung eine kaustische Dosis von mindestens 10000 R notwendig. Stets trat eine schwere exsudative Röntgenreaktion, sonst aber keine Schädigung auf. 1939 berichteten Greineder und Neumann, daß von 25 röntgenbestrahlten Melanompatienten 13, d.h. 52% symptomfrei waren. Die fraktionierte Röntgenbestrahlung mit täglichen Dosen von 400—500 R (insgesamt 10000 R, nötigenfalls 2—3mal wiederholt, nach Einschaltung mehrwöchiger Ruhepausen) schien sich bewährt zu haben.

Es folgten dann eine Reihe von Mitteilungen über ähnlich günstige Bestrahlungsresultate, so von Halter, 1943; Eichhorn, 1950; Hergarten, 1951; Hellriegel, 1952; Barth, 1953; Miescher, 1953; Müller-Miny, 1955; Kalkoff, 1955; Sommer, 1956; Lubinus, 1957; Gertler und Gartmann, 1957; Miescher und Hunziker, 1958; Koch, 1959; Miescher, 1960; Hellriegel, 1960; Szodoray, 1962; Schirren, 1963; Becker, 1965, um nur einige der wichtigsten Autoren zu nennen.

Häufig wurden tägliche Bestrahlungen von 500 R mit dem Nahbestrahlungsgerät nach Chaoul (5 cm FHD, 60 kV, 0,2 Cu), total 12000—20000 R bis zur exsudativen Reaktion gegeben, meist bei 1—2 cm tief reichenden Gewebsknoten, die in der Regel nach Monaten (bis 1 Jahr) abheilten (Halter, 1943; Campos-Martine et al., 1947; Eichhorn, 1950; Hergarten, 1950; Poppe und Frädrich, 1954; Nikolowski, 1954; Sommer, 1956; Vonessen, 1957; Wernsdörfer, 1957; Parzer, 1958; Shanin, 1959; Kretzschmar und Schwarzer, 1960).

Hellriegel empfahl 1955, an die direkte Nahbestrahlung des Tumors mit täglich absteigenden Dosen von 1000—500 R, total 10000 R (65 kV, 5 cm FHD, 1 mm Al, 4 mA) im Gebiet der zentripetalen Lymphwege eine tangentiale fraktionierte Bestrahlung anzuschließen mit täglich absteigenden Dosen von 275—110 R, von links und rechts alternierend, total über 4000 R (40 cm FHD, 200 kV, 0,2 mm Cu). Später (1962—63) befürwortete er die direkte Bestrahlung des Tumors in 2 Serien im Intervall von 6—8 Monaten. Die 1. Serie wird innerhalb von 2 Wochen appliziert; die Hautdosis beträgt 6000 R mit dem Kontakttherapiegerät gegeben (60 kV, 5 cm FHD) mit 2 cm Rand um den Primärtumor. In der 2. Serie wird innerhalb von 4 Wochen eine Tumordosis von 4000—5000 R mit 250 kV appliziert, diesmal mit 10—15 cm Rand um den Primärtumor. Mit Spätschäden muß gerechnet werden. Die regionalen Lymphdrüsen erhalten eine Tumordosis von 4000 bis 5000 R mit 250 kV innerhalb von 4 Wochen.

Gelegentlich wurde empfohlen, die je nach Dosierung und Feldgröße entstehende Nekrose nach Abklingen der akut-entzündlichen Reaktion weit im Gesunden zu excidieren (z.B. Campos-Martine et al., 1947; Stenger, 1959; Hellriegel, 1960).

Zweifellos können jedoch nicht alle Melanome durch intensive Nahbestrahlung zur Rückbildung gebracht werden (Wernsdörfer, 1957), auch nicht durch außerordentlich hohe, fraktionierte Dosen, z.B. von 50000 R, wie dies Stenger 1954 empfahl. Selbst nach einmaligen kaustischen Dosen von 10000—20000 R können kleine metastatische Melanome persistieren (Miescher und Storck, 1951) (Abb. 8a, b).

Einzelne Autoren befürchten, daß die Nahbestrahlung in besonderen Fällen eine Metastasierung auslösen bzw. beschleunigen könnte, z.B. durch strahlenbedingte Hyperämie, so Zeiss (1957). Für eine solche Annahme liegen jedoch keine genügend beweisenden Beobachtungen vor.

Vereinzelt wird berichtet, daß auch Röntgenbestrahlungen eine Metastasierung, wahrscheinlich durch Entzündungsreiz, fördern könnten; doch erscheinen solche Angaben nicht fundiert, da Melanome im Stadium II berücksichtigt wurden und hier eine folgende weitere Metastasierung, wie sie bei jeder Therapieart vorkommen kann, der Röntgentherapie zu Lasten gelegt wird (z.B. Weese, 1966).

Einige Autoren, wie auch wir, haben die besprochene Nahbestrahlungsweise insofern geändert, als sie sich zu einer geringeren Totaldosis von 5000 R bis maximal 8000 R entschlossen (u. a. Kalkoff, 1955; Schreus, 1958; Parzer, 1958; Proppe, 1958; Miescher, 1959; Hess, 1959; Moroni, 1963) und eine genau gleich gute Rückbildung des Melanoms erreichten, wie dies z.B. Abb. 9 zeigt.

Die hier abgebildete Patientin kam nach 4 Jahren an Melanommetastasen innerer Organe ad exitum; das bestrahlte, anschließend nicht operierte Hautfeld blieb aber rezidivfrei.

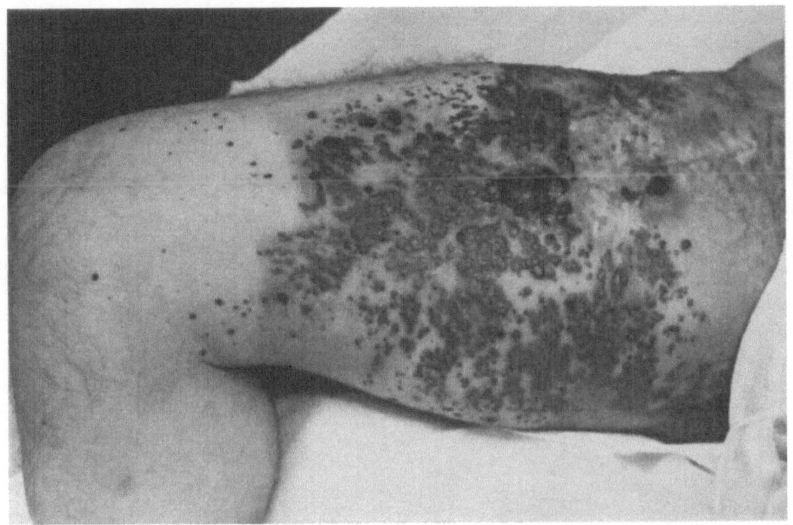

a

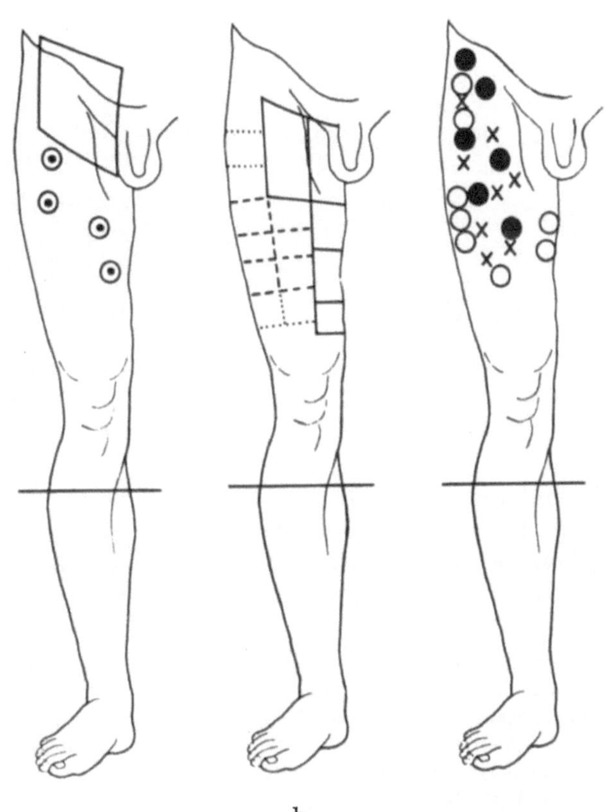

b

Abb. 8a u. b. Multiple lymphogene Hautmetastasen nach Unterschenkelamputation und Röntgenbestrahlung

□ = Mai—Juni 1956: 23 × 200 R/180 kV/0,5 Cu; ⊙ = Januar 1957: 1 × 3000 R/Chaoul; □ = Februar—März 1957: 24 × 200 R/50 kV/2 Al; ⸬ = Mai—Juni 1957: 24 × 200 R/50 kV/2Al; ⁚⁚ = Oktober—November 1957: 20—23 × 200 R/50 kV/2 Al; ○ = Januar—Februar 1958: 24 × 200 R/30 kV/0,5 Al; ● = Januar 1958: 5 × 2000 r/12 kV/1 Cl; × = Februar—März 1958: 1 × 7000—20000 r/Chaoul

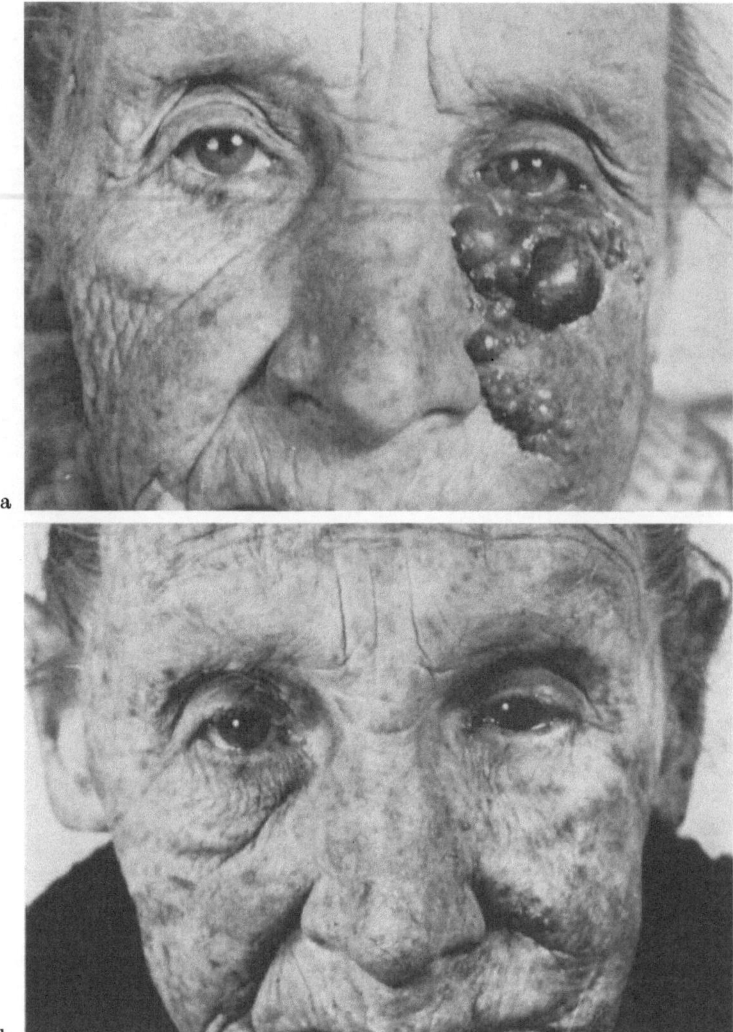

Abb. 9a u. b. Rückbildung von Melanom durch Röntgenbestrahlung (22 × 250 R, 100 kV, 2 mm Al, total 5500 R). [Aus MIESCHER und STORCK: Dermatologica **102**, 374 (1951)]

Bestrahlungen mit anderen Nahbestrahlungsgeräten, z.B. versehen mit Berylliumfenster, wie die Apparate „Dermax" (Purtschert, Luzern), „Dermopan" (Siemens), RT 100 (Müller, Hamburg), geben gleich gute Ergebnisse wie der Chaoul-Apparat (MIESCHER, 1950; MIESCHER und STORCK, 1951; GERTLER und GARTMANN, 1957; SCHIRREN, 1959; DANA et al., 1966).

Vereinzelt steht das Vorgehen von GREINEDER und NEUMANN (1939) sowie BARTH (1953) da, welche regionäre Drüsenmetastasen des malignen Melanoms freilegten und 1—3mal Nahbestrahlung in täglichen Dosen von 600—1200 R gaben, total 6000—38000 R. Von den 13 Fällen GREINEDERS waren 6 nach 3 Jahren symptomfrei und 3 von den 5 Fällen BARTHS nach $1^1/_2$—2 Jahren. In ähnlicher Weise hatte COSTE (1936) versucht, die Lymphdrüsenmetastasen anzugehen, indem er die Drüsen operativ freilegte und einmal 2500 bis 2800 R, 110 kV ohne Filter, bestrahlte (nur 4 Fälle).

Es ist wahrscheinlich, daß mit der Röntgenweichbetrahlung meist mehr erreicht werden kann als mit Tiefentherapie, da durch günstige Dosisverteilung, z.B. mit einer Gewebehalbwerttiefe je nach Wahl von 3—30 mm, die vom Melanom durchwachsenen Gewebsschichten intensiv getroffen werden, unter Schonung der Umgebung. Durch Verwendung der neuzeitlichen Bestrahlungsgeräte mit Berylliumfenster ist es möglich, die Bestrahlungsbedingungen so zu wählen, daß entsprechend der vermuteten Tiefenausdehnung des erkrankten Gewebes die Gewebshalbwerttiefe nach Vorschlag von EBBEHØJ (1952) mindestens zwei Drittel oder nach Vorschlag von GERTLER und GARTMANN (1957), SCHIRREN (1959) 1/1 beträgt.

Mit den der Strahlenabteilung der Dermatologischen Klinik Zürich zur Verfügung stehenden Weichstrahlgeräten „Dermax" und „Chaoul" können z.B. folgende GHWS erzeugt werden, die sich in der Behandlung der Hautmelanome bewährten:

Gerät	Spannung	Filter	HWS	GHWS	FHA
Dermax	30 kV	0,5 Al	0,3 mm Al	6 mm	30 cm
Dermax	40 kV	1,0 Al	0,62 mm Al	10 mm	30 cm
Dermax	50 kV	2,0 Al	1,5 mm Al	25 mm	30 cm
Dermax	60 kV	4,0 Al	3,1 mm Al	32 mm	30 cm
Chaoul	60 kV	0,2 Cu	3,25 mm Al	14 mm	5 cm

Ob nun aber die außerordentlich hohen kaustischen Dosen von 10000—30000 R oder kleinere, grundsätzlich mit Tangentialbestrahlung kombinierte Dosen oder geringere Strahlenmengen von 6000—8000 R allein gegeben werden, scheint nach den verwertbaren Statistiken über 5-Jahres-Überlebensquoten therapeutisch keineswegs ins Gewicht zu fallen.

Mit relativ hohen Dosen von 10000 R und mehr können z.B. 5-Jahres-Überlebensquoten von $60 \pm 7{,}5\%$ erreicht werden (PFEIFFER et al., 1965), die allerdings nicht höher liegen, als wenn kleinere Dosen von 5000—6000 R gegeben werden, z.B. nach den Beobachtungen von STORCK $93 \pm 7\%$, wobei hier jedoch relativ viele relativ gutartige, aus melanotischen Präcancerosen entstandene Melanome vertreten sind.

Nach KNOTH und EHLERS (1968) sollten jedoch mindestens Gesamtdosen von 12000 R gegeben werden, denn erst nach dieser Einstrahlungsmenge zeigen Melanomzellen ein reduziertes DNS-Verteilungsmuster nach Art ruhender Naevuszellen, gemessen mit Feulgen-cytometrischen DNS-Bestimmungen.

ββ) Sehr weiche (Grenz-)Strahlen

Melanome. Nach einigen frühen Versuchen wurde die Therapie der Melanome mit Grenzstrahlen aufgegeben, in der wohl richtigen Erkenntnis, daß die außerordentlich geringe Halbwertschicht (z.B. nur 0,035 Al, oder 0,74—1,0 Cellon bei 12 kV, 0—1 mm Cellonfilter) bei der Tiefenausdehnung der meisten Melanome viel zu klein ist. Hingegen wurden einzelne Melanomalignome an der Conjunctiva bulbi erfolgreich mit Grenzstrahlen behandelt, so beispielsweise von SCHIRREN (1957) (3 Fälle von epibulbären Melanomalignomen, bestrahlt mit 1000—1500 R Einzelfraktion, total 10000—12000 R, 14,5 kV 1 mm Cellon, GHWS von 1 mm). Auch MIESCHER sowie AMDRUP und OVERGÅRD berichteten über gute Strahlenerfolge bei oberflächlich gelegenen Melanomen dieser Lokalisation mit ultraweichen Röntgenstrahlen.

Melanotische Präcancerosen. Im Gegensatz zu den Melanocytenblastomen eignet sich nach MIESCHER (1954) die Bestrahlung mit ultraweichen Röntgen für die melanotische Präcancerose (Melanosis circumscripta praecancerosa Dubreuilh) ausgezeichnet; er berichtete über 37 Fälle, die durch Grenzstrahlen mit Sicherheit geheilt worden sind, und zwar mit kosmetisch gutem Resultat. Er empfiehlt folgende Strahlendosierung: 5×2000 R, 2 Bestrahlungen pro Woche, 12 kV mit 1,0 Cellon gefiltert, mittels eines mit Beryllium gefensterten Gerätes (z.B. „Dermax"). Während und nach der Bestrahlung tritt eine starke exsudative Reaktion auf, welche nach wenigen Wochen abklingt. Die Pigmentierung kann sich schon nach Rückgang der Reaktion oder aber erst einige Monate später zurückbilden. Gelegentlich bleibt ein bläulich-grauer Fleck als Residuum des im Corium verbliebenen Pigments zurück. Diese Bestrahlungsmethode hat sich seither bei uns in 68

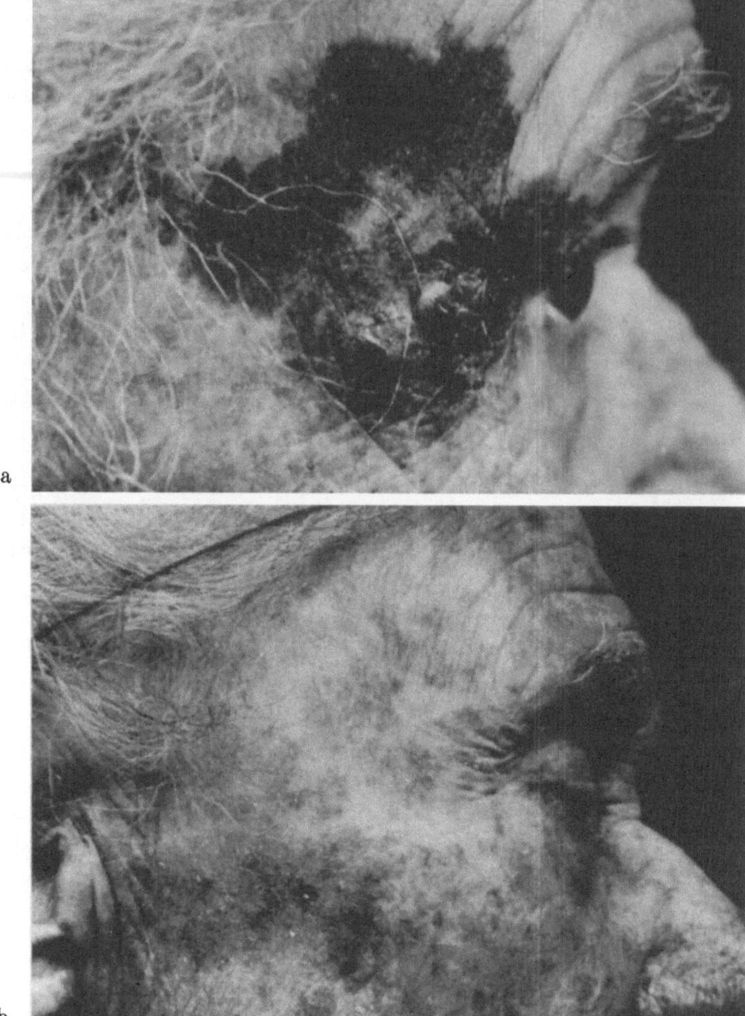

Abb. 10a u. b. Rückbildung melanotischer Präcancerose mit Melanom nach Röntgenbestrahlung (Präcancerose 5 × 2000 R/ 12 kV, 1 mm Cellon = total 10000 R. — Melanom 7 × 800 R/ 30 kV, 0,5 mm Al = total 5600 R)

weiteren Fällen bestens bewährt (ARMA u.a., 1970). Rezidive traten nur zweimal auf, Metastasen nur bei 5 von 13 Fällen, die bereits ein Melanom zeigten. Die kräftige exsudative Weichteilreaktion ist die conditio sine qua non für einen therapeutischen Erfolg. Wie auch SCHUERMANN (1963), MISHIMA, PINKUS (1967) betonen, ist offenbar das aus melanotischer Präcancerose entstehende Melanom, wie auch die Präcancerose selbst, relativ strahlenempfindlich. Bei Statistiken muß deshalb stets darauf geachtet werden, ob der Anteil an Melanomen aus melanotischen Präcancerosen in allen zu vergleichenden Gruppen ungefähr gleich ist, um Trugschlüsse zu vermeiden.

FRIEDRICH u.a. (1959) kritisieren jedoch die Therapie mit Grenzstrahlen, da histologisch atypische Melanocyten der melanotischen Präcancerose am Haarbalg bis 2,7—3,8 mm tief reichen können, die von Grenzstrahlen mit Gewebehalbwerttiefe von nur 0,2 mm nicht getroffen werden. Die Autoren empfehlen deshalb aufgrund ihrer 6 Fälle eine chirurgische Entfernung des veränderten Gewebes trotz der guten Bestrahlungsresultate von MIESCHER. Auch DAVIS u.a. (1967) befürworten die chirurgische Behandlung der melanotischen Präcancerosen wegen deren meist großen Ausdehnung; allerdings ist für gute kosmetische Ergebnisse höchstes Können seitens des Chirurgen erforderlich. Die guten Resultate mit der nicht verunstaltenden Strahlentherapie scheint demgegenüber empfehlenswerter. DUPERRAT et al. (1968) empfehlen flüssigen Stickstoff.

Wahrscheinlich sind aber die Melanocyten der äußeren Haarbalgscheide nicht so bösartig, so daß die physikalisch scheinbar „unvernünftige“ Bestrahlung mit sehr weichen Strahlen genügt. Nach Bestrahlung mit 30 kV, 0,5 Al, aber geringerer entzündlicher Reaktion sind die Erfolge schlechter. Nach Coagulation scheinen häufiger Rezidive aufzutreten, als nach der oben erwähnten Weichbestrahlung.

Bei Entstehung von Melanomen an umschriebenen Stellen in ausgedehnten melanotischen Präcancerosen kann kombiniert mit verschiedenen Strahlenqualitäten und Dosierungen behandelt werden, z.B. die Präcancerose mit 5 × 2000 R, 12 kV, 1,0 Cellon und das Melanom anschließend mit 7 × 800 R, 30 kV, 0,5 Al, zweimal wöchentlich (Abb. 10).

γγ) Behandlung der Melanome mit schnellen Elektronen und ⁶⁰Co-Teletherapie

Über diese Behandlungsmethode sind noch keine Arbeiten mit genügend langer Nachbeobachtungszeit und mit größerem Krankengut veröffentlicht worden. Immerhin verspricht diese Bestrahlungsart, von großer Bedeutung zu werden, da sie unter Schonung der tiefer liegenden Gewebe gestattet, an der erkrankten oberflächlichen Schicht von 1—3 cm mit 6—15 MeV eine hohe Strahlendosis zu konzentrieren. Meist wurden Einzeldosen von 300 R (500 R) 4—5mal wöchentlich, insgesamt 10000—15000 R auf den Primärtumor und 9000 R auf die Drüsengegend gegeben (Poppe, 1960; Kärcher, 1962; Peters u.a., 1963; Klostermann, 1968). Mit einer solchen Elektronentherapie erreichten Weitzel u.a. (1965, 1969) bei Stadium I eine 5-Jahres-Überlebensquote von 71% (mit Elektronen gefolgt von Chirurgie 71,5%), bei Stadium II von 33%. Offenbar sind aber auch kleinere Strahlendosen von 6000—7000 R wirksam (Hellriegel, 1964; van Vaerenbergh u.a., 1965). Diese Unterschiede sind möglicherweise auf die Schwierigkeit der Dosismessung mit verschiedenen Einheiten zurückzuführen (Zuppinger, 1964; Bode, 1964). Als Vorteil der Elektronenvorbestrahlung haben Zuppinger et al. eine Herabsetzung der Komplikationsquote festgestellt; sie geben fraktionierte Einzeldosen von 400—500 R (total 4000—5000 R) und lassen anschließend operieren.

In neuerer Zeit wird eine Behandlung, besonders der Drüsen, mit *Telegammastrahlen (⁶⁰Co-Teletherapie)* vorgeschlagen. Vich u.a. (1966) verabreichten 88 Melanompatienten im Stadium II aus 55 cm FHD in 1—2 Feldern 2600—8000 R innerhalb von 3—5 Wochen und beobachteten eine Überlebensrate von 40% nach 1 Jahr. Bei der allgemein schlechten Prognose bei Stadium II ist wohl eine alleinige Strahlentherapie der Drüsenregion ungenügend; vielleicht könnten durch intralymphatische Injektionen von Radioisotopen, gefolgt von Chirurgie, bessere Ergebnisse erzielt werden.

δδ) Zur Strahlenresistenz der Melanocytoblastome

Die sich zum Teil widersprechenden Mitteilungen über Rückbildung von Melanomen unter Bestrahlungstherapie, oder aber Strahlenresistenz sind auffallend und enttäuschend. Bestrahlung in hoher, z.T. kaustischer Dosierung scheint, wie erwähnt, Melanomgeschwülste gelegentlich zur Rückbildung zu bringen (s. Chaoul), in anderen Fällen nicht, selbst mit außerordentlich hohen Dosen. Mit diesem rätselhaften strahlenbiologischen Verhalten hat sich Miescher schon 1926 befaßt. Er führte die variable Strahlenempfindlichkeit — bzw. Resistenz der Melanome — entsprechend dem Gesetz von Tribondeau u. Bergonié, gemäß welchem die Strahlensensibilität dem karyokinetischen Vermögen einer Zelle proportional ist — auf die beim Melanom histologisch verifizierbare, unterschiedliche Zellaktivität zurück. Ruhende Pigmentnaevi ließen sich auch mit hohen, einmaligen Röntgendosen, wie 2—3 HED, nicht zur Rückbildung bringen.

Nach Miescher reagierten bei 3 Patienten zwei der rasch wachsenden aktiven Melanome sehr gut auf die Strahlentherapie, nicht aber die ruhenden Metastasen der Umgebung. Bei einem Patienten mit ruhendem Naevocarcinom der Fußsohle und Metastasen in Haut und Lymphdrüsen bei völlig fehlender Wachstumsenergie, d.h. histologisch ohne Mitosen und ohne Entzündungserscheinungen, trat trotz Bestrahlung mit 1,5—2,5 HED keine Rückbildung ein. Miescher vermutete deshalb, daß Melanome nur in den aktiven Wachstumsphasen strahlenempfindlich seien.

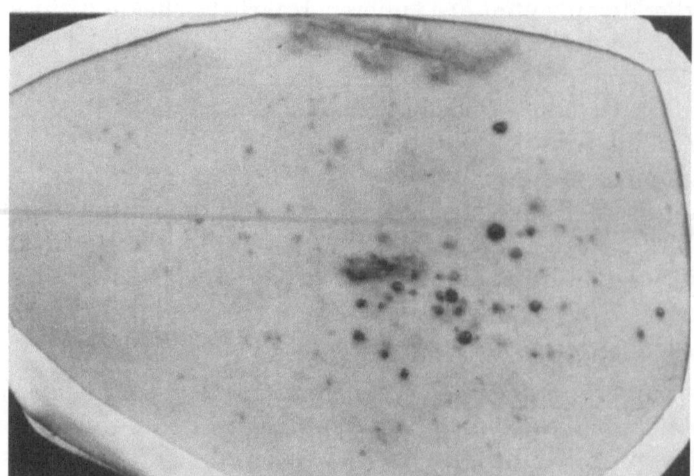

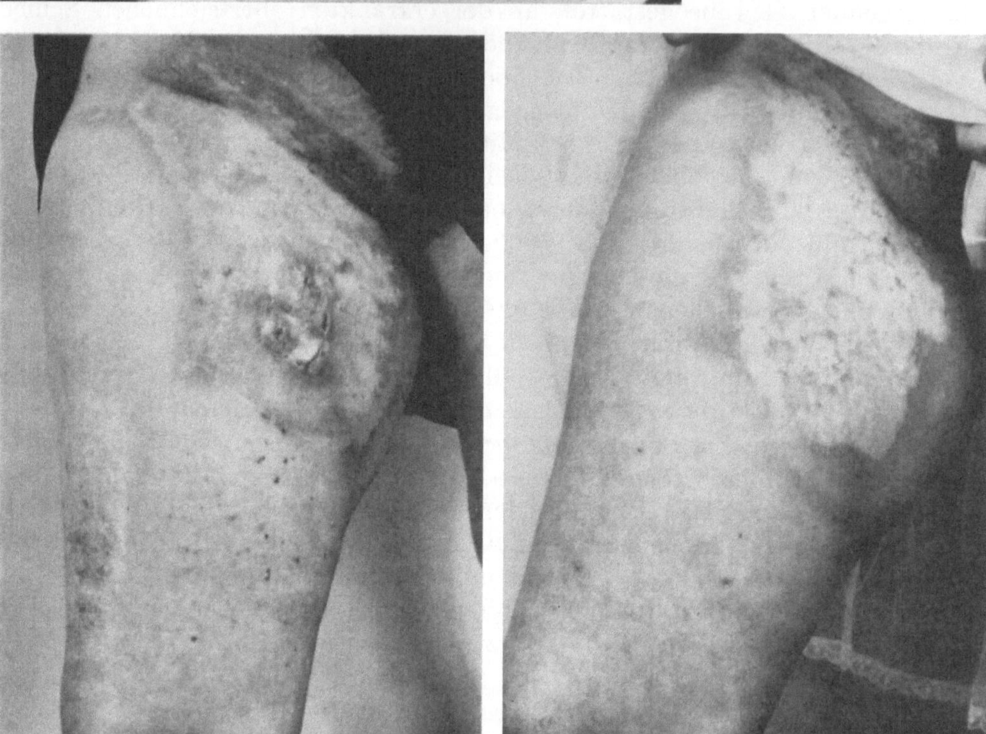

Abb. 11a—c. Lymphogene Metastasen im Bereich einer Drainnarbe nach Exstirpation von Metastasen in Lymphknoten ohne vorgängige Röntgenbestrahlung. b Lymphogene Hautmetastasen am Oberschenkel 3 Monate nach Bestrahlung des Inguinalfeldes. c Spontane Rückbildung dieser Metastasen

Solche aktive Wachstumsphasen, aber auch spontane Rückbildungen lassen sich nach Beobachtungen des Schreibenden auch bei nicht behandelten Melanommetastasen feststellen. So traten z. B. bei einer Patientin nach Drüsenausräumung ohne Vorbestrahlung mehrere kugelige Melanommetastasen um die ehemalige Drainöffnung auf, die auf fraktionierte Röntgenbestrahlung nach COUTARD (22 × 200 R täglich, total 4800 R, 160 kV, 0,2 Cu) zurückgingen. Drei Monate später trat aber unterhalb des Bestrahlungsfeldes eine neue Ausaat kugelförmiger Metastasen der Haut in Erscheinung, die aus äußeren Gründen nicht bestrahlt wurden, sich jedoch innerhalb von 2 Monaten ohne Therapie wieder vollständig zurückbildeten (Abb. 11a—c, STORCK, 1959). Drei Jahre später aber kam die Patientin an multiplen Metastasen in Haut und inneren Organen ad exitum. Die damals spontan zurückgebildeten Satelliten hatten nicht rezidiviert. Ähnliche Spontanremissionen sind bereits im vorhergehenden Abschnitt über Immunologie und Spontanregression erörtert worden.

Es wäre andererseits auch denkbar, daß in Melanomen periodisch nicht nur umschriebene Wachstumsaktivierungen neben radioresistenten Ruhezellen vorkommen (MIESCHER, 1926), sondern daß gesamthaft am Primärsitz wie auch in regionären und fernen Metastasen periodisch Wachstumsaktivierungen auftreten, wie dies WEBSTER (1952) berichtete: er stellte bei 30 Fällen Perioden von Wachstumsaktivitäten in durchschnittlichen Intervallen von 7,6 Monaten fest, wobei aber die Pausen stark variierten. WEBSTER nahm an, daß eine sofortige Bestrahlung beim ersten Anzeichen der Wachstumsperiode — in Anbetracht der radiosensiblen Phase —am aussichtsreichsten sein würde.

STENGER (1959) nimmt vielleicht mit Recht an, daß die Strahlenresistenz der Melanomzellen auf ihre neurale Abstammung (Schwannsche Scheiden oder Neuroblasten) zurückzuführen sei.

Ein Versuch, die strahlenresistenten Melanomzellen zu sensibilisieren, wurde von LANE BROWN und MILTON 1968 mittels α-MSH unternommen. Mit der Monolayer-Methode wurden Zellen von menschlichem Melanom sowie vom B 16-Mäusemelanom gezüchtet, dann mit und ohne Einwirkung von α-MSH *in vitro* mit 88 rad bestrahlt und weiter kultiviert. Die mit α-MSH 2 Std inkubierten und bestrahlen Zellen wurden stärker geschädigt als die nichtinkubierten.

Trotz aller Zurückhaltung in der Beurteilung der Strahlensensibilität der Melanome kann die Strahlentherapie auch bei den *Metastasen palliativ* wirksam sein. So empfehlen HILARIS et al. (1963) aufgrund ihrer Erfahrungen an 73 Melanompatienten mit Metastasen in Knochen, Hirn, Abdomen, Haut, Lunge, Leber usw. palliative Bestrahlungen je nach Lage der Metastasen mit Strahlenqualitäten von 120 kV, 250 kV, 1—2 MeV oder Radiokobalt, in der Dosis von 2000—4000 R (evtl. 8000 R), wodurch in 48—68% der Fälle eine Besserung, wenn auch meist nur für wenige Monate, zu erzielen war. Auch BUSCH und ULBRICHT (1961) bestrahlten erfolgreich cerebrale Melanommetastasen. Wir selbst beobachteten seit 1964 mehrere Fälle mit einzelnen Hautmetastasen, bei welchen nach Bestrahlung mit je 2000 R Weichstrahlen an 2 aufeinander folgenden Tagen unter exsudativer Strahlenreaktion innerhalb von 4—8 Wochen vollständige Rückbildnug der bestrahlten Knoten eintrat. Lokalrezidive konnten wir nicht beobachten. Bei einzelnen Metastasen scheint uns diese Methode deshalb zur Zeit am wirksamsten. Bei größeren Feldern müssen nach COUTARD 24mal 200 R, 50—100 kV, 2 mm Al bis 0,2 mm Cu-Filter gegeben werden, was häufig eine vorübergehende, bei guter „allgemeiner Resistenz“ gelegentlich jahrelang dauernde Rückbildung bringt. Ein Erfolg ist aber nicht vorauszusehen.

εε) Strahlenschädigungen

Bei dem Ernst des Melanomleidens müssen lokale Strahlenschädigungen in Kauf genommen werden, denn nur ein heroischer Versuch mit relativ hoher Röntgendosierung bringt Aussicht auf Erfolg. So werden z. B. Inguinaldrüsen ohne Rücksicht auf die Generationsorgane auch bei jungen Patienten mit hohen Dosen mittelharter Strahlen angegangen (beispielsweise mit 24—28 × 200 R täglich, total 4800—5600 R, 180 kV, 0,2 Cu); auch Melanome der Augen werden, ohne Beachtung einer möglicherweise entstehenden Katarakt, bestrahlt, außer bei einer epibulbären, oberflächlichen Lokalisation, wo Grenzstrahlen genügen (ROHRSCHNEIDER, 1954).

Doch ist oft auch mit hohen kaustischen Dosierungen, z. B. Nahbestrahlungen mit 10000 R und mehr, kein therapeutischer Erfolg zu erzwingen, und es können dadurch bei großflächigen Bestrahlungen schwere torpide Strahlengeschwülste entstehen (SCHREUS. 1958). Es ist daher fraglich, ob ein solches „heroisches“ Vorgehen gerechtfertigt ist, da die oft außerordentlich schmerzhaften Röntgenulcerationen dem Patienten die letzte Lebensperiode vergällen können, trotz der Fortschritte der plastischen Wiederherstellungschirurgie. Dies mußten wir selbst bei einem Patienten nach wiederholten Coutard-Serien am Amputationsstumpf des Beines mit Hautmetastasen erleben (Abb. 8a, b, STORCK, 1959). Grundsätzlich wären allerdings auch solche Strahlenschäden bei besseren Erfolgsaussichten — die wir aber wegen der bereits eingetretenen Metastasierung nicht bestätigen konnten — in Kauf zu nehmen. KALKOFF (1955) läßt deshalb nach Abschluß der fraktionierten Bestrahlung von 6000—8000 R die behandelten Zonen weit im Gesunden excidieren, wie dies HELLRIEGEL (1960, 1963) nach 10000—11000 R ebenfalls, allerdings nicht immer, tut. Nach solchen hohen Dosen ist aber in einem großen Prozentsatz mit Spätschäden zu rechnen.

Eine etwas seltsame, kleindosierte Röntgenbestrahlungsmethode empfiehlt Rodé (1965) mit 3 × 150 bis 200 R auf große Felder von 30—40 cm, jeden 2. Tag appliziert bei Aussaat von lymphogenen Metastasen; er meint, daß hier möglicherweise das vegetative Nervensystem von Bedeutung sei. Ähnliche Anschauungen vertritt auch Stech (1964) bei seinen Teleröntgenbestrahlungen in kleinen Dosen, nämlich täglich 15—20 R aus 1,5 m FHD, 12 mA, 180 kV in 1—3 Serien von je 6 Bestrahlungen.

β) Chirurgische Therapie

Wie bereits erwähnt, sind es hauptsächlich die Angelsachsen, welche der chirurgischen Behandlung der Melanomalignome und ihrer Metastasen den Vorzug geben. Es würde den Rahmen dieses Beitrages sprengen, auf die verschiedenen empfohlenen, chirurgischen Techniken und deren Ergebnisse vergleichend einzugehen. Die Erfolgschancen der operativen Behandlung werden im Abschnitt ι), S. 228 über Statistik, den Ergebnissen der Strahlentherapie oder des kombinierten chirurgisch-strahlentherapeutischen Vorgehens gegenübergestellt.

Zu den Chirurgen, die auf dem Gebiet der operativen Therapie der Melanome am meisten Erfahrung haben, dürfen wohl Pack u. Mitarb. gezählt werden. Bei suspekten Pigmentflecken empfiehlt Pack, wie alle anderen, Excision weit im Gesunden. Ergibt die histologische Untersuchung ein malignes Melanom, so rät er zu ausgedehnter, dreidimensionaler Entfernung bis tief unter die Fascie mit anschließender plastischer Deckung. Findet sich der Primärtumor in der Nähe von befallenen oder verdächtigen Lymphdrüsen, wird „Monoblock"-Excision empfohlen, d.h. Entfernung in einem Stück sowohl des Primärtumors als auch der Lymphdrüsen unter Einbeziehung von Fettgewebe, Fascie und sämtlichen Lymphbahnen. Bei weit von den metastatischen Lymphdrüsen lokalisierten Melanomen, z.B. an Füßen oder Händen, wird eine Amputation unter Einbeziehung der befallenen Drüsenregionen vorgeschlagen, dies aber nur im Stadium II.

Wir haben aber an der Zürcher Klinik 2 Fälle gesehen, bei welchen die radikale Amputation mit Drüsenausräumung wegen Melanom im Stadium II am Fuß die letale Metastasierung nicht verhinderte, den Patienten jedoch das Dasein während der letzten Lebensjahre wesentlich erschwerte.

Pack u.a. nehmen an, daß ihre steigende Heilungsquote bei determinierten Fällen (nach McDonald) von Melanomen an Gesicht und Nacken, nämlich 1917—1935 von 182 Fällen 18 %, 1936—1946 von 80 Fällen 36 % und 1948—1951 von 38 Fällen 39,5 % 5-Jahres-Überlebensquoten auf das immer radikalere chirurgische Vorgehen zurückzuführen sei. Raven (1952) empfahl Hautschnitt 2,5 cm vom Tumorrand entfernt, in die Tiefe nach der Fascie nach auswärts gerichtet. Die tiefe Fascie soll mindestens 10 cm außerhalb des Randes des erkrankten Gebietes entfernt werden. Auch er sprach sich für eine radikale „Monoblock"-Entfernung bei drüsennahem Sitz, unter Einbeziehung der regionären Drüsen aus. Dieses Verfahren ist aus technischen Gründen wohl nur an Stamm und Extremitäten möglich, nicht aber z.B. am Gesicht. Bei Melanomen an Fingern und Zehen kommt wohl meist eine Amputation in Frage, wie auch bei subungualen Melanomen (Duperrat, 1966; Pilleron u.a., 1966; Pack u.a., 1967.

Im Gegensatz zu Pack u.a. warnt Olsen (1965) vor Entfernung der Fascie, da bei 10% von 39 in dieser Weise operierten Patienten Lokalrezidive und Lymphdrüsenmetastasen auftraten, während bei 72 operierten Patienten mit intakter Fascie Rezidive nur in 6% und Metastasen überhaupt nicht gesehen wurden. Gesamthaft zeigte sich bei 112 Patienten mit Melanomen an den Extremitäten (ausgenommen Befall von Händen und Füßen) und an der unteren Bauchwand eine Lymphdrüsenerkrankung in 45% der Fälle nach Fascienentfernung, im Gegensatz zu nur 8—14% bei unversehrt gelassener Fascie. Die Autorin führt diese ungünstigen Verhältnisse auf die stetige „Massage" durch direkt dem Transplantat anliegende Muskulatur auf die cutanen Lymphgefäße zurück. Oldhoff u.a. (1968) äußerten eine ähnliche Ansicht.

Fast alle im Literaturverzeichnis erwähnten Autoren aus angelsächsischen Gebieten bevorzugen, wie gesagt, die chirurgische Therapie der malignen Melanome. Die meisten der besonders interessanten Arbeiten figurieren entweder im Abschnitt „Statistik" oder wurden in den vorangegangenen Tabellen bereits berücksichtigt.

Für ein operatives Vorgehen ohne Strahlentherapie oder für Röntgenbestrahlung höchstens als Palliativmaßnahme in desolaten Fällen sprachen sich z.B. aus: RAVAUT und FERRAND (1927); ADAIR (1936); DALAND und HOLMES (1939); DE CHOLNOCKI (1941); DRIVER und McVICAR (1943); PACK et al. (1947); DE WEESE (1948); BOWERS, McCUNE (1949); MOHS (1950); GAGE und DAWSON (1951); CLARKE, HALL u. Mitarb. PACK, u. Mitarb., RAVEN, WILD, (1952); DOBSON und WALSH, MEYER und GUMPORT, BECKER (1953); CONWAY und JEROME CATLIN, PRESTON et al.; RIDELL und McSWAIN, ROHRSCHNEIDER, WEDER und WATSON, WRIGHT et al., (1954); GUMPORT und MEYER, LUND und IHNEN, McCUNE und LETTERMAN, (1955); BRANDT (1956); BOOHER und PACK, CADE, DUPERRAT, JOHNSON, OLSON, SHAFFER, (1957); LANE et al. VOGLER u. Miarb., WILKINS, (1958); COSTELLO u. Mitarb. DALAND, GUMPORT und MEYER, PACK, STEHLIN u.a., (1959); BUGMANN, STEHLIN et al. (1960); FORTNER et al. BLOCK et al., CADE, (1961, DUPERRAT, MILLER (1962); MILTON, DUPERRAT (1963); DOBSON FORTNER u. a., CONLEY. PACK u.a., PETERSEN u. a., BASSO u. a., McSWAIN u.a., OLSEN, McNEER u. a., (1964); CATLIN (1966), LEHR u.a. (1967), McNEER u.a., OLSEN, BOHM und EMMRICH COCHRAN, McLEOD, WEESE, (1968); VERONESI (1969) u.a.m.

γ) Kombinierte Therapie

Einzelne Autoren empfehlen die Kombination von Röntgenbestrahlung und Excision, zuerst BERVEN in Skandinavien, dann MIESCHER, welcher bei Primärtumoren eine einmalige hohe Röntgendosis von 3000 R Chaoul gab und anschließend die Excision weit im Gesunden vornahm. Nach den Erfahrungen von ZUPPINGER kann eine solche einzeitige, hochdosierte Röntgenbestrahlung vor dem operativen Eingriff auch erfolgreich mit schnellen Elektronen durchgeführt werden (WEITZEL, 1965; VICH et al., 1966), doch gibt er der fraktionierten Bestrahlung den Vorzug. Auch EICHHORN befürwortete 1950 die kombinierte Therapie. WOLFRAM (1952) bestrahlte das Melanom zuerst an 3—5 aufeinanderfolgenden Tagen mit je 1000 R Nahstrahlen, verkochte dann den Tumor oder trug ihn mit dem Diathermiemesser weit im Gesunden ab, um anschließend die noch frische Operationswunde sofort intensiv nachzubestrahlen. LUBINUS (1957) erwartete von einer Nachbestrahlung bei Excision des Primärtumors bessere Resultate als von alleiniger Operation. KOCH (1959) gab zunächst eine Serie von total 4500 R, ging dann chirurgisch vor und bestrahlte anschließend mit nochmals 4500 R; er vertrat die Ansicht, daß die Kombination Röntgen plus Operation etwas bessere Resultate zeitige als Röntgen allein.

Wenn in früheren Jahren der Radiologe allzu häufig erst nach Versagen der Chirurgie zu Rate gezogen wurde, womit von vornherein ein schlechteres therapeutisches Resultat zu erwarten war, wurde später aufgrund des Fortschrittes der Strahlentherapie, besonders in den deutschen und skandinavischen Sprachgebieten, die primäre Bestrahlung der Melanome vorgezogen. Entsprechend der biologisch- und cytologisch-strukturellen Tendenz der Melanome zur Metastasierung schon nach geringsten Traumata, wozu auch ein mit ungenügender Technik durchgführter chirurgischer Eingriff zu rechnen ist, scheint die Reihenfolge *Röntgen-Chirurgie*, wie sie MIESCHER in den letzten Jahren vorgeschlagen hatte, logischer als umgekehrt Chirurgie-Strahlentherapie. Dieser Ansicht haben sich auch TAPPEINER, SCHIRREN, PROPPE, HELLRIEGEL, SPOLJAR und KARPATI (1968) angeschlossen. Allerdings ist auch die therapeutische Reihenfolge *Chirurgie-Strahlentherapie* vertretbar, wie dies einzelne, statistisch gut belegte Beobachtungen, unsere neueren (STORCK, 1968) inbegriffen, beweisen.

Eine Zeitlang wurden an unserer Klinik bei kleinen Primärtumoren nach MIESCHER eine einmalige hohe Röntgendosis von 3000 R gegeben, bei ausgedehnteren Primärtumoren evtl. wiederholte, tägliche Bestrahlungen mit 1000 R und unmittelbar darauffolgend excidiert oder auch fraktionierte, tägliche Bestrahlungen nach COUTARD bis total 4800 R. Ob der chirurgische Eingriff sofort nach Abschluß einer hochdosierten Bestrahlungsserie erfolgen soll, wie es beispielsweise MIESCHER und SCHIRREN empfahlen, oder in der Mitte des Strahlenturnus, oder aber erst am Schluß, nach Abklingen der Strahlenreaktion (HELLRIEGEL), läßt sich aufgrund der vorliegenden statistischen Resultate nicht entscheiden. Es muß wohl dem Mut und Geschick des Chirurgen überlassen werden, ob er im aktiv strahlenentzündlichen Gewebe operieren will oder nicht. Nach ZUPPINGERs und auch unseren Erfahrungen sind Komplikationen nach genügend hochdosierter Vorbestrahlung und anschließendem operativem Eingriff nur relativ selten, bei schnellen Elektronen am wenigsten zu erwarten.

Weitere Autoren, die bei bestimmten Fällen die kombinierte Therapie, meist zuerst Röntgenbestrahlung, dann Operation, vorziehen oder den beiden Therapiearten das gleiche Recht zugestehen, sind u.a.: Barilla u.a. (1959), Poppe (1960), Zurkirchen (1962), P. und D. Hess (1962), Hellriegel (1963, Santler (1963), Degos (1965), Nikolowski (1965), Kresbach (1965), Degos (1966), Storck (1966), Jordan u.a. (1966), Huriez (1967), Schauer u.a. (1967), Venkei (1967), Andreev (1968), Storck (1968), Venkei u.a. (1968), Wieser u.a. (1969). Daß auch umgekehrt, erst Excision, dann Röntgen gute Resultate ergeben, erwies eine sogfältige Nachkontrolle von 141 determinierten Melanomfällen im Stadium I der Dermatologischen Universitätsklinik Zürich (Storck, 1968), denn diese Reihenfolge des therapeutischen Vorgehens war mit einer 5-Jahres-Überlebensquote von 83 ± 7% eher besser als Röntgen, dann Excision mit der Rate von 68 ± 6,6%, wobei allerdings die Differenz statistisch nicht signifikant war; das bessere Ergebnis des Procedere „Excision, dann Röntgen" war in dieser Studie deshalb von Bedeutung, weil in dieser Gruppe mehr Fälle mit ungünstigen Faktoren (männliches Geschlecht, Lokalisation am Stamm, Tumor größer als 2 cm) enthalten waren als in der mit Röntgen, dann Excision behandelten Gruppe. Die Unterschiede waren nach 10 Jahren noch größer, nämlich 81 ± 9,8% bei Excision, dann Röntgen, gegenüber 55 ± 11% bei Röntgen, dann Excision. Der Verfasser ist deshalb der Ansicht, daß die bisherige Wahl der Therapiereihenfolge mehr auf theoretischen Überlegungen als auf praktischen Erfahrungen beruhte (Tabelle 11a). Auch neuere Befunde anderer Autoren sprechen, bei Berücksichtigung der Streuungen, in diesem Sinne (z.B. Pfeiffer u.a., 1965). Ähnliche Verhältnisse fanden wir auch bei 46 determinierten Stadium II-Melanomfällen (Tabelle 11b).

Am Mäusemelanom S 91 haben R. R. Smith, Olch, Eck und Smith (1959, 1961, 1964) die Wirkung einer präoperativen Röntgenbestrahlung untersucht. In verschiedenen Versuchsreihen wurden ähnliche Resultate erzielt. Die Tumoren wurden *in vivo* bestrahlt, operativ entfernt, und es wurde dann eine Tumorzellsuspension hergestellt. Von dieser bestrahlten Zellsuspension wurden unterschiedliche Mengen injiziert und deren Angehen im Empfängertier beobachtet; dabei wurde eine zunehmende Verringerung des Tumorwachstums bei Entnahme zwischen 24—72 Std festgestellt. Diese Resultate widersprechen teilweise den Versuchsergebnissen von F. Ott (1969) mit dem Asc.-M-Mel. 1, welcher schon 1 Std nach Bestrahlung eine massive Verminderung der Angehrate fand.

Bei metastasierenden Melanomen kommen andere Kombinationen in Frage. Bei schweren Fällen mit Gehirnmetastasen z.B. scheinen nach Beresford (1969) hoch-

Tabelle 11a. *Melanom Stadium I, 3—5 und 10-Jahres-Überlebensquote, abhängig von der Behandlungsart*

Behandlungsart	3 Jahre			5 Jahre				10 Jahre			
	N	n	%	N	n	%	Malignitäts-index Σ^3/N	N	n	%	Malignitäts-index Σ^3/N
1. Röntgen, dann Excision	50	38	76 ± 6	50	34	68 ± 6,6	−1,09	20	11	55 ± 11,1	−0,8
2. Excision, dann Röntgen	30	25	83 ± 7	30	25	83 ± 7	+0,08	16	13	81 ± 9,8	+0,04
3. Röntgen allein	15	14	93 ± 7	15	14	93 ± 7	−1,8	11	8	73 ± 13,4	−1,2
4. Excision allein	9	6	67 ± 15	9	6	67 ± 15	+0,11	4	2	50 ± 25	−1,0
Total	104	83	80 ± 4	104	79	76 ± 4		51	34	66 ± 6,6	

$P > 5\%$. 1 gegen 2 und 4, 2 gegen 3 und 4, 3 gegen 4. $P = 5\%$. 1 gegen 3.

Tabelle 11b. *Melanom Stadium II, 46 determinierte Fälle, 5-Jahres-Überlebensquote*[a]

Behandlungsart	Lokalbehandlung							Drüsenbehandlung						
	N	Gestorben				total		*N*	Gestorben im				total	
		1. Jahr	2.	3.	4.	gestorben (*n*)	5-Jahres-Über lebensquote		1. Jahr	2.	3.	4.	gestorben (*n*)	5-Jahres-Überlebensquote
1. Röntgen, dann Excision	17	12	4	—	—	16	6 ± 5,7%	25	17	7	—	—	24	4 ± 3,9
2. Excision, dann Röntgen	8	4	1	1	—	6	25 ± 15,3%	12	7	2	—	—	9	25 ± 12,5%
3. Röntgen allein	8	5	2	—	—	7	12 ± 11,5%	9	6	—	2	—	8	11 ± 10,4%
4. Excision allein	11	7	2	1	—	10	8 ± 8,2%	—	—	—	—	—	—	—
Total	44[b]	28	9	2	—	39	11 ± 4,7%	46	30	9	2	—	41	11 ± 4,6%

[a] Geschlecht: 35 ♂, 11 ♀; Lokalisation: Kopf/Hals 15, Stamm 13, Extremität 16, unbekannt 2.
[b] 2 Fälle weniger, da Primärherd unbekannt.

dosierte Corticoide mit mindestens 60 mg/Tag, kombiniert mit Röntgenbestrahlung des Gesamthirnes in Dosen von 1750—6000 R, innerhalb von 2—4 Wochen gegeben, am ehesten palliativ zu wirken.

δ) *Behandlung der Melanome mit besonderer Lokalisation*

αα) Melanocytoblastome der Augen

Am Auge können sich *Melanome von der Uvea* aus bilden [nach ROHRSCHNEIDER (1954) in 85% der Fälle von Aderhaut, in 90% von Ciliarkörper und in 6% von der Iris]; sie treten meist einseitig auf und manifestieren sich erst im späteren Alter. Auch hier können die Pigmentzellen aus den pigmentierten Stromazellen der Uvea oder aus den Schwannschen Zellen der Ciliarnerven entstehen; sie bilden dann Tumoren, gelegentlich mit Netzhautablösung, führen sekundär zu Reaktionsformen, wie Entzündung und Glaukom, können die Augenwand durchbrechen und schließlich auch metastasieren, dies noch viele Jahre nach der Enucleation (bis zu 32 Jahren später). Die Differentialdiagnose ist oft schwierig und kann manchmal erst nach Enucleation gesichert werden (JOANNIDES et al., 1963).

Daneben kommen auch *epibulbäre Melanome* der Conjunctiven vor, die, wie bereits erwähnt, relativ gut mit Grenzstrahlen anzugehen sind (SCHIRREN, 1957). NOTTER (1955) bestrahlte mit weichgefilterten Radiumporzellanträgern (0,2 mm Nickel), die 84% β-Strahlen enthalten, mit einer Oberflächenintensität von 4700 R pro Std oder mit ^{90}Sr oder Röntgengrenzstrahlen (HWS 0,055 mm Al), um spätere Linsenschäden zu vermeiden. Wir selbst haben ebenfalls rein epibulbäre, oberflächliche Melanome mit Röntgengrenzstrahlen behandelt. Gelegentlich geht ein Melanom auch von Haut oder palpebralen Conjunctiven aus und dringt von außen in die Augenhöhle.

Wir bestrahlten z.B. einige Melanome der Conjunctiva bulbi mit gutem Erfolg mit ultraweichen Strahlen, so mit 5 × 2000 R, 12 kV, 1,0 Cellon zweimal wöchentlich. Bei einem kleinen Melanom wurde 1 × 4000 R, 12 kV, 1,0 mm Cellon appliziert. Bei Melanomen der palpebralen Conjunctiva, wo technisch die Umstülpung des Augenlides nicht genügte, gaben wir 8—12 × 450—500 R, insgesamt 4000—5400 R, 60 kV, 0,2 mm Cu, 3—5 cm FHD von außen, unter Schutz des Bulbus mit Goldschale.

Die meisten Melanome der Augen sind histologisch vom Spindelzelltypus, enthalten aber auch rundliche Zellen oder sind gemischt (JÄNISCH u. a., 1963). Die Zellen entdifferenzieren sich vermehrt mit zunehmender Entfernung vom Entstehungsort (DAVIDS, 1953), ohne daß sich aber eine plötzliche unicelluläre Umschlagscancerisierung nachweisen ließe. Weitere Arbeiten über Melanome der Augenregion publizierten PAPOLCZY

(1941), CALLENDER u. a. (1942), DE WEESE (1948, 1951), WHITE (1959), DUNTZE u. a. (1963), TIMM (1963), BIERRING u. a. (1964), YANOFF et al. (1967), THOMAS et al. (1969) u. a. m.

ROE u. a. (1963) gelang die experimentelle Erzeugung von Irismelanomen bei 20 von 51 Ratten, nachdem den Versuchstieren, beginnend kurz nach deren Geburt, während längerer Zeit Urethan gegeben wurde.

Trotz möglicher Spätmetastasierung werden die Melanome der Augen als relativ gutartig betrachtet, so von ADAIR (1936), PACK u.a. (1947), LASTHAUS (1951), JÄNISCH u.a. (1963), GRAETZ u.a. (1967). Es wurden aber keine höheren 5-Jahres-Überlebensquoten von mehr als 50% (ROHRSCHNEIDER, 1954) beobachtet, nach Enucleation (NOTTER, 1955) nur 43% 5-Jahres-Heilungen und 28% 10-Jahres-Heilungsraten. SCHULZE u.a. (1966) erhielten noch schlechtere Resultate. LASTHAUS empfahl die operative Behandlung der Augenmelanome und überließ die prognostisch ungünstigeren Melanome anderer Lokalisationen gerne dem Radiologen (s. auch Beitrag von HOHL über Augentumoren, S. 258). Nach LUND u.a. kommen therapeutisch neben Enucleation auch Diathermie und Lichtcoagulation, nach GOLDMAN, INGRAM u.a. ebenfalls Laserstrahlen in Frage.

DARABOS (1963) entfernte ein primäres Melanom an der Hornhautoberfläche chirurgisch mit anschließender Hornhautplastik. Nach KILMER (1963) sollten auch die pigmentierten Melanoblastome oder „Retinalanlage"-Tumoren wegen der Gefahr maligner Entartung früh chirurgisch entfernt werden.

ββ) Melanocytoblastome der Schleimhäute

Anogenitalschleimhaut. Wie bereits im Abschnitt über Lokalisation und Prognose erwähnt, gelten die Melanome der Genitalschleimhaut, die vor allem Labiae majores, Vulva oder Glans und Praeputium befallen, als besonders bösartig mit Tendenz zu frühzeitiger Metastasierung. Die Therapie wird nach denselben Gesichtspunkten durchgeführt wie bei Melanomen anderer Lokalisation; die schlechte Prognose ist möglicherweise auf die häufige Traumatisierung mit entsprechend rascher Metastasenbildung zurückzuführen. HARTL (1957) schildert einen besonderen Fall, bei welchem ein Melanocytoblastom der rechten Hüfte in ein Uterusmyom metastasierte. Fünf weitere Patienten mit Melanomen der Genitalregion kamen ad exitum vor Erreichen der 5-Jahres-Grenze.

Beim Melanom der Analschleimhaut erzielten PACK u.a. (1965) trotz heroischer Resektion nur in 1 von 13 Fällen des Stadium I eine Überlebensdauer von 5 Jahren. In den Stadien II und III starben alle Patienten nach kurzer Zeit.

Mund- und Nasenschleimhaut. Diese Lokalisation wurde grosso modo im Schrifttum nicht besonders berücksichtigt, und es finden sich keine größeren Statistiken über Therapie und 5-Jahres-Überlebensquoten (s. auch Beitrag von GIBB u. TODD über Oral cavity cancer, S. 357). CATLIN (1967) beobachtete bei 43 Melanomen der Schleimhaut aller Stadien mit radikaler chirurgischer Therapie eine 5-Jahres-Überlebenszeit bei 28% der Patienten. Bei Melanomen der Nasenhöhlen empfiehlt PONCET (1965) operative Entfernung, evtl. mit Nachbestrahlung.

Nach HARRISON (1968) sowie HOLDCRAFT und GALLAGHER (1969) ist die Prognose der Nasen- und Nebenhöhlenmelanome trotz kombinierter Therapie mit Chirurgie und Röntgen infaust und erreicht eine 5-Jahre-Heilung von kaum 6%. Melanome der nasalen und paranasalen Mucosa wurden von HOLDCRAFT et al. 1969 besonders behandelt. Da die mukösen Melanome meist strahlenresistent sind, wird Radikalresektion empfohlen (HORMIA u. a., 1969). Primäre Melanome des Larynx sind selten und wurden meist operiert (VUORI u.a., 1969).

Bei melanotischer Präcancerose der Mundschleimhaut und Übergang in Melanom führten wir selbst an den schwer zugänglichen Stellen die Behandlung mit Radiummoulagen durch, 0,8—1,0 mCi., d. pro cm², d. h. 3750—4000 R fraktioniert in 19—25 Bestrahlungsstunden. Bei einem Patienten mußte noch an Oberlippe und Kinn eine Zusatzbestrahlung von 24 × 200 R, 180 kV, 0,5 mm Cu, total 4800 R gegeben werden (Abb. 12). Dieser Patient erkrankte nach 9 Jahren an einer Solitärmetastase im linken Lungenunterlappen, die mit Lobektomie angegangen wurde; 6 Monate nach dem Eingriff trat aber eine letale generalisierte hämatogene Metastasierung auf.

Interessanterweise wurde sogar bei einem Albino ein intraorales Melanom beobachtet (GARRINGTON u.a., 1967).

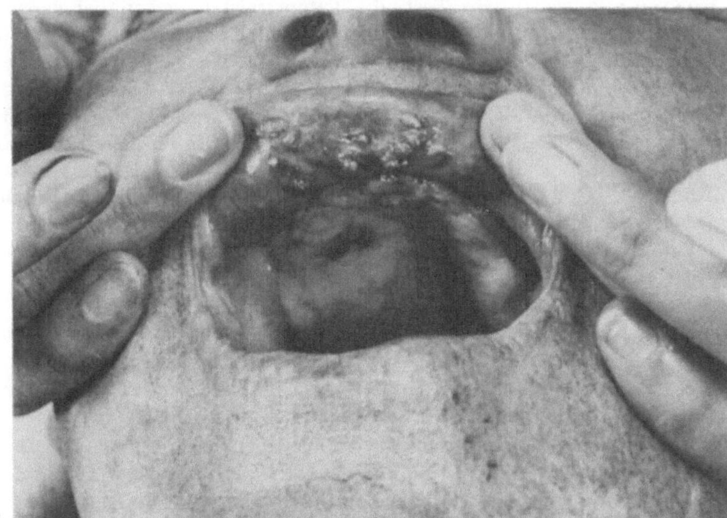

a

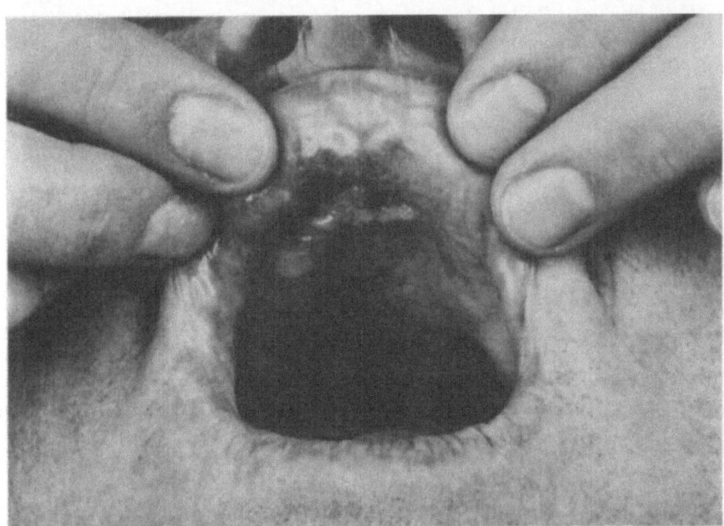

b

Abb. 12a u. b. Rückbildung eines Lippen- und Gaumenmelanoms unter kombinierter Röntgen-Radium-Therapie (Oberlippe: 24 × 200 R/180 kV, 0,5 mm Cu, total 4800 R; Wange/Oberlippe von außen: 10 × 400 R/180 kV, 0,5 mm Cu. Radiumzusatz: Oberlippe 0,8 mCid, harter Gaumen 1,0 mCid)

ε) *Versuche der Melanombehandlung mit Cytostatica, insbesondere mit der Perfusionsmethode*

Therapeutische Versuche mit den modernen Cytostatica in verschiedenen Anwendungsformen wurden beim Menschen klinisch, ferner auch experimentell in Zellkulturen sowie tierexperimentell durchgeführt.

αα) Experimentelle Untersuchungen

Die Wirkung der Cytostatica auf Melanome untersuchten zunächst u. a. AMBROSE et al. (1962) *experimentell an kultivierten menschlichen Melanomzellen*, gewonnen durch Biopsien. Von zwei N-Lostpropionaten erwies sich Chlorambucil [p-di(2-Chloräthyl)-Aminophenyl-Buttersäure] weniger aktiv als Melphalan [p-di(Chloräthyl)-amino-L-Phenylalanin].

Kulturen des menschlichen Melanoms zeigten ferner, daß erst hohe Konzentrationen von Triäthyleniminobenzochinon (Trenimon) oder Äthylhydrazid der Podophyllsäure einen deutlichen cytopathogenen Effekt zeitigen, d.h. also Konzentrationen, die *in vivo* nicht toleriert werden (SÖLTZ-SZÖTS, 1963). Eine gewisse Schädigung der Kulturen menschlicher Melanomzellen konnte von COBB u.a. (1964) nach Chlorambucil, Thio-Tepa und Actinomycin D beobachtet werden, während Methotrexat und Phenylalanin mustard versagten.

1964 versuchten Dowd u.a. durch *in vitro*-Teste die Tumorresistenz gegenüber verschiedenen Cytostatica vorauszusagen. Sie kultivierten Tumorstücke auf Agarplatten und bestimmten die Hemmung der Dehydrogenaseaktivität durch die Agentien. Sie fanden unter 15 Melanomen in $^1/_3$ der Fälle kein Ansprechen auf die geprüften Medikamente, in $^2/_3$ ein Ansprechen auf einzelne oder mehrere derselben. Von den aktiven Substanzen erwiesen sich am wirksamsten 5-Fluoro-deoxyuridin (31%), Nitrogen mustard N-oxyde (26%) und 5-Mercaptouracil (21%). Keine oder nur schwache Wirkung zeigten u. a. Benzyl-N-bis-Äthylenimido-Phosphorcarbamat (9%) und Äthyl-bis-(2,2-Dimethyl-Aziridinylophosphynylcarbamat (0%). J. P. Cobb und G. Walker (1968) studierten die verschiedenen histologischen Veränderungen an Kernen (Chromatin, Nucleoli, Mitosen, Kernmembran) und Cytoplasma durch 5 Chemotherapeutica (Actinomycin D, Methotrexate, Thio-Tepa, Chlorambucil und L-phenylalanin mustard) nach Zugabe zu Kurzzeitkulturen von Melanomen. Sie fanden je nach Therapeuticum ganz unterschiedliche Veränderungen.

Nach Rhode (1968) lassen sich wichtige Fragen der Melanombiologie und der Wirkung von Cytostatica bei kultivierten Melanomzellen des Menschen studieren. Besser als die „plasma-clot"-Methode eignet sich die „monolayer"-Kultur mit TCM 199-Medium und Zusatz von 20% inaktiviertem Kälberserum. Überraschenderweise zeigten Zellen, die von Melanommetastasen unter Cytostaticabehandlung kultiviert wurden, die beste Wachstumsaktivität. Durch Züchtung zeigte sich eine Tendenz zu Pigmentverlust.

Beim *Harding-Passey-Mäusemelanom* erwies sich jedoch Phenylalanin mustard als wirksam, besonders das Phenyl-DL-α-Alanin-meta mustard (Luck, 1961). Ferner scheinen zu wirken Triäthylenthiophosphoramid, 5-Fluorodeoxycytidin, Mitomycin C sowie auch Thio-Tepa und Endoxan (Sugiura, 1961, 1963). Das Methotrexat scheint die Pigmentgranula durch L-Dopa zu vermehren (Sloboda und Kopac, 1963). Endotoxin macht durch Stimulation der Glykolyse die Zellen des Mäusemelanoms gegenüber Chemotherapeutica empfindlicher (Giger, 1963). Bei S 91-Mäusemelanom haben Luck (1957) eine recht gute Hemmung durch L-Phenyl-alanin-mustard und Vedrich (1961) durch verschiedene alkylierende Stoffe und auch durch Purinantagonisten festgestellt.

Beim *Hamstermelanom* sind die Zellen, verglichen mit denen andersartiger Hamstermalignome, gegenüber Cytostatica relativ resistent (Schabel et al., 1962), scheinen aber doch auf Thio-Tepa und Cytoxan zu reagieren (Salamon und Storck, 1963; Ott und Storck, 1965). Untersuchungen von Ott (1968) zeigen eine sehr gute Wirkung von Phenylalanin mustard, eine mäßige Wirkung von Cyclophosphamid und keine Wirkung von Podophyllotoxin. Die Ansprechbarkeit ist aber von der Art des Hamstermelanoms sowie davon, ob das Melanom als Ascitestumor oder Hauttumor vorliegt, abhängig (Ott, 1969).

ββ) Perorale und intravenöse Gaben der Cytostatica

Klinisch bleibt zur Zeit die perorale oder intravenöse Applikation cytostatisch wirksamer Substanzen, nämlich 1. der alkylierenden Substanzen, 2. der Antimetaboliten und 3. der Antibioticaabkömmlinge nach übereinstimmender Ansicht von Tullis (1958), Gumport et al. (1958, 1959), Stehlin et al. (1963), Clark et al., Golomb (1963) nur den schweren metastasierenden Fällen vorbehalten, weil der bekannte depressorische Effekt der Cytostatica auf das Knochenmark eine Beeinflussung der melanotischen Tumoren durch genügende Dosierung nicht gestattet. Immerhin scheint in Einzelfällen eine gewisse palliative Wirkung von Triäthylenphosphoramid (Tepa), Triäthylenthiophosphoramid (Thio-Tepa), Phenylalaninlost u.a.m. erzielt worden zu sein. Vielleicht gelingt es später, durch Entwicklung spezifisch wirksamerer Cytostatica doch bessere Resultate zu erzielen. Beispielsweise scheint sich das neu entwickelte Dimethyltriazoimidazol-Carboxamid (DIC) auch bei metastasierenden Melanomen zu bewähren (10 × 4,5 mg/kg/Tag, Martz, 1968). Natulan scheint in Kombination mit Strahlentherapie (Sensibilisator ?) eine gewisse Wirkung zu haben (Falkson u.a., 1965; Todd, 1965).

Holland u. a. (1958) sahen in 2 von 16 Melanomfällen eine Regression der Metastasen nach *Phenylalanin nitrogen mustard* (täglich 10—20 mg, 3—17 Tage lang). Ariel u. Pack bezeichnen 1962 die Resultate als nicht ermutigend, selbst wenn einmal pro Woche 100 mg *Melphalan* (phenylalanin nitrogen mustard) gegeben wurden mit autogener Knochenmarkimplantation zur Verminderung der Nebenerscheinungen. Clifford u.a. (1963) beobachteten allerdings bei 2 metastatischen Melanomfällen Remissionen von 3 und 7 Monaten nach Melphalan (1—5 Tage 2 mg/kg, total 90—120 mg); hingegen schlugen unsere Versuche mit dieser Therapie bei 3 Patienten fehl, trotz deutlicher Leuko- und Thrombocytopenie.

Auch mit anderen Cytostatica waren die Erfolge bisher nicht ermutigender (z.B. mit den Chinonderivaten Trenimon = 2,3,5-trisaethyleniminobenzochinon, *Bayer E* 39 = 2,5 bis-(n-propoxyl-3,6-bis(Aethylenimino)-benzochinon nach Loebell u. a., 1961); sie brachten nur vorübergehende Besserung der Befunde bei metastasierenden Melanomen (Witte u.a., 1964). Ebenso wenig wirkte nach intratumoraler Injektion das sonst sehr gewebsaktive *Spiramycin* nach Pack u. a. (1964). Auch die zusätzliche *Kombination mit Chirurgie und Bestrahlung* scheint keinen Vorteil zu bieten (Bateman u.a., 1960; Storck u.a., 1964). Lediglich Brindley u.a. (1964) berichten über einen 4—29 Monate dauernden Rückgang bei 12,5% von 49 Melanompatienten nach

Behandlung mit Thio-Tepa (4 Tage i.v. 0,2 mg/kg, dann nach 14 Tagen 0,2—0,6 mg/kg einmal wöchentlich). Wir selbst hatten, im Gegensatz hierzu, mit der Thio-Tepa-Therapie bei einigen Patienten keinen Erfolg, was bei dem Unterschied der Melanomzellen auch in bezug auf ihr Verhalten gegenüber den verschiedenartigsten Cytostatica im *in vitro*-Versuch nach DOWD u.a. (1964) nicht verwundert.

J. J. COSTANZI u. a. (1969) empfehlen bei metastasierenden Melanomen Kombination mehrerer Cytostatica, damit die maligne Zelle in mehreren Phasen des Zellcyclus getroffen werde. Mit Kombination von Cyclophosphamid, Vincristin, Methotrexat und 5-Fluorouracil erreichten sie eine durchschnittliche Überlebenszeit von 9,4 Monaten. Das Behandlungsschema mit i.v. Injektionen lautete: Cyclophosphamid 300 mg am 1. und 5. Tag, Vincristin 0,025 mg/kg/Tag am 2. und 5. Tag, Methotrexat 0,5 mg/kg/Tag am 1. und 4. Tag und 5-Fluorouracil 10 mg/kg/Tag am 1. und 5. Tag. Je nach Erfolg und Allgemeinzustand eventuell mehrmalige Wiederholung der Behandlungsstöße im Intervall von 14 Tagen.

Über die Wirkungsweise der Cytostatica der 3. genannten Gruppen hat man z.T. schon recht präzise Vorstellungen (v. EULER, 1962; GOLOMB, 1963).

1. Die alkylierenden Substanzen, z.B. Nitrogen mustard und Abkömmlinge, wie TEM, Tepa und Thio-Tepa, beeinträchtigen die Doppel-Helix-Struktur der Deoxyribonucleinsäure, indem sie Zucker-Phosphorverbindungen sowie Purin-Pyrimidinbindungen angreifen. Es können dadurch falsche Querverbindungen von DNA-Ketten entstehen.

2. Die Antimetaboliten verdrängen die für die Synthese von Ribonucleinsäure oder Deoxyribonucleinsäure wichtige Folsäure (Methotrexat), was den Einbau von Adenin (6-Mercaptopurin) oder Uracil (5-Fluorouracil) stört. Auf diese Weise wird u. a. durch Methotrexat die Synthese der Purine aus Vorstufen, durch 6-Mercaptopurin der Einbau der Purine in die Polynucleotide, durch 5-Fluorouracil die Verwertung der Pyrimidine für die Polynucleotide verunmöglicht.

3. Die Antibiotica (Actinomycin D und C, Streptoviticin A, Mithramycin, Actinomycin P_2, Mitomycin C u.a.) mit den „Chromoproteiden“ als aktive Gruppe sowie das aus den Wurzeln des Podophyllum peltatum extrahierte Podophyllotoxin sind in ihrem Wirkungsmechanismus noch wenig geklärt.

Über recht gute Resultate mit der intravenösen Verabreichung von Actinomycin D berichtet MOLANDER 1969.

Die Resultate mit IMCA sind widersprechend (MOORE, 1970; BURKE et al., 1971). Über Polychemotherapie berichteten MOON (1970) sowie LUCE et al. (1970).

γγ) Cytostatica, durch Perfusion verabreicht

Aussichtsreicher als perorale oder intravenöse Applikation scheinen die neuerdings unternommenen Versuche, an Extremitäten lokalisierte Melanome durch *Perfusion* mit sehr hohen Dosen von Cytostatica anzugehen, unter Ausschluß der durchströmten Extremität vom allgemeinen Kreislauf, mittels Verwendung eines künstlichen Herz-Lungen-Kreislaufes. Sowohl CREECH u. Miarb. als auch STEHLIN u. Mitarb. verwendeten Phenylalanin mustard in der Dosierung von 2—3 mg/kg Körpergewicht pro Perfusion. In einem Teil der Fälle konnten Rückbildung und sogar Abheilung einzelner Metastasen innert weniger Wochen erreicht werden, während bei der Mehrzahl der Patienten der Krankheitsverlauf nur wenig oder gar nicht beeinflußt wurde. Histologische Kontrollen 1—4 Wochen nach der Perfusion zeigten in den beeinflußten Herden zentrale Nekrosebildung. Die nachteilige Allgemeinwirkung der Cytostatica war nur gering oder blieb ganz aus, so daß die Perfusion in gewissen Fällen wiederholt werden konnte. Die Nachbeobachtungszeiten sind jedoch noch zu gering, um den Wert der Methode zu beurteilen, und auch die genannten Autoren selbst sind noch nicht zur allgemeinen Propagation der Methode bereit. Das Perfusionsverfahren scheint auch als Palliativmaßnahme bei ausgedehnter Metastasierung an einzelnen Extremitäten vielversprechend zu sein. Die Erfahrung wird zeigen, ob sich in frühen, noch nicht metastatischen Fällen durch eine Kombination der Cytostaticaperfusionsmethode, evtl. mit dem üblichen strahlentherapeutischen und chirurgischen Procedere eine Verbesserung der Prognose ergeben wird und insbesondere, ob dadurch noch nicht klinisch manifeste Metastasen in den ableitenden Lymphwegen im Gebiet des Primärtumors wirksam bekämpft werden können.

Für die Perfusion wird meist Phenylalanin mustard, Thio-Tepa oder auch beides verwendet, in der Regel mit anschließender operativer Entfernung des Primärherdes, bei klinischem Befall auch der regionären Lymphdrüsen. GOLOMB u.a. (1967) kombinierten die Perfusionen mit Actinomycin D und Chirurgie und erreichten gute Remissionen.

Die Frühresultate bei einer kurzfristigen Beobachtungszeit von 1—4 Jahren sind recht ermutigend. So wird über folgende Überlebensraten berichtet: Stadium I: 120 von 140 = 85%, Stadium II 37 von 46 = 80% (Krementz u.a., 1963); Stadium I: 56 von 61 = 92%, Stadium II: 84 von 162 = 60% (Stehlin u.a., 1963, 1965); Stadium I: 66 von 68 = 97%, Stadium II: 26 von 38 = 70%, Stadium III: 17 von 35 = 49% (Rochlin et al., 1964, 1965). Oder bei Stadien I, II und III: 92 von 111 = 83% (Ryan u.a., 1964), Krementz u.a. ohne Stadieneinteilung 56 von 69 = 81%. Stehlin u. Clark (1965) sowie Shingleton (1969) halten die Perfusion besonders bei Rezidiven angezeigt. Die 5-Jahres-Überlebensrate ist nach diesen Autoren durch Perfusion um 10% höher als mit den konventionellen Mitteln.

Stehlin u.a. (1966) meinen, daß bei Melanomen der Extremitäten auch die prognostisch schlechten, lymphogenen Haut- und Unterhautmetastasen zwischen Primärherd und Lymphdrüsen („in transit-metastases") durch Perfusion angegangen werden können, unter Umgehung einer Amputation. In solchen Fällen empfahlen Clark u. Stehlin (1967) zusätzlich zum chirurgischen Vorgehen Perfusionen, da diese die Rezidive vermindern und die Anzahl der später notwendig werdenden Amputationen herabsetzen. Durch Perfusionen wird die Quote der 5-Jahres-Überlebenszeit leicht erhöht, nämlich von 70,5 auf 72,7% bei Stadium I-Patienten, und soll auch in späteren Stadien mit Drüsenbeteiligung und lymphogenen Hautmetastasen bei einer relativ kleinen Fälleanzahl verbessert werden (s. auch Goldman u.a., 1968; Key u.a., 1968, McBride, 1970).

Auch palliativ wurden gute Resultate erzielt (Krementz u.a., 1964; Creech u.a., 1964; Gentil, 1964; Lebrun u.a., 1964; Stewart, 1966; Irvine u.a., 1966; Ariel u.a., 1967; Pettavel u.a., 1969).

Das Vorgehen erfordert zweifellos eine gute Behandlungstechnik und Nachbeobachtung. Aber selbst dann werden relativ viele Nebenerscheinungen gesehen, so Leuko- und Thrombopenie sowie Thrombosen, welche u.a. eine Amputation notwendig machen können.

Wir selbst versuchten die Methode in Zusammenarbeit mit Chirurgen in 3 Fällen. Beim 1. Patient mit multiplen lymphogenen Metastasen am Oberschenkel führte die Perfusion innerhalb von 4 Wochen nicht zu einer Rückbildung, so daß eine fraktionierte Röntgenbestrahlung nach Coutard mit total 4800 R angeschlossen wurde, vorläufig mit guter Regression der Metastasen. Bei der 2. Patientin war nach auswärtig vorgenommener Excision eines Melanoms der Wadenregion ein kleines Rezidiv in der Narbe aufgetreten, das sich nach Perfusion und anschließend fraktionierter Bestrahlung nicht zurückbildete. Nach erneuter Perfusion mit Eingang in die A. femoralis entstand als Komplikation eine Arterienschädigung mit Verschluß oberhalb des Knies, die nach Jahren unter physikalischer Therapie abheilte. Beim 3. Kranken wurde nach Rezidiv eines Melanoms am Fuß operative Entfernung und Perfusion vorgenommen, vorläufig ohne Komplikation (Konzelmann, 1964). Immerhin waren die Patienten nach 5 Jahren noch am Leben, einer allerdings mit multiplen Hautmetastasen.

Daß die Perfusion auf die Tumorzellen tatsächlich wirkt, konnten Smith u.a. (1964) anhand von 52 Excisionen nachweisen, die in verschiedenen Abständen nach der Perfusion histologisch eine Degeneration der Melanomzellen zeigten, mit unregelmäßiger Hyperchromasie und Kernfragmentation sowie Zerstörung der Zellmembran und Austritt der Melaninkörper.

δδ) Cytostatica, durch intraarterielle Dauerinfusion verabreicht

Wenn auch die Perfusion den Vorteil bietet, dem vom Tumor befallenene Körperteil kurzfristig sehr hohe Dosen Cytostatica ohne wesentliche Schädigung des Gesamtorganismus zuzuführen, hat offenbar die von Sullivan u.a. (1959) eingeführte Methode der *intraarteriellen Dauerinfusion* den Vorzug, bei geeigneter Technik kontinuierlich während Tagen bis Wochen durchgeführt werden zu können und infolgedessen auch Tumorzellen zu treffen, die nur vorübergehend in einer empfindlichen Phase sind (Sullivan u.a., 1959; Tucker u.a., 1961; Clarkson u.a., 1961; Oberfield u.a., 1969; Pettavel u.a., 1969). Als Cytostaticum scheint das Methotrexat mit Citrovorum-Faktor wirksam zu sein, möglicherweise auch 5-Fluorouracil, Endoxan und andere alkylierende Substanzen, sofern sie für die langdauernde Infusion genügend stabil sind. Diese neuere Methode läßt sich aber noch nicht beurteilen, und unsere eigenen Erfahrungen mit Endoxan und Podophyllotoxin in 5tägigen Dauerinfusionen waren trotz eintretender Leuko- und Thrombopenie bei 7 Patienten nicht ermutigend.

ζ) *Behandlungsversuche der Melanome mit radioaktiven Isotopen*

Über therapeutische Resultate mit radioaktiven Isotopen beim Melanom kann zur Zeit noch nichts Sicheres berichtet werden. Es liegen beschränkte Versuche mit ^{32}P, ^{61}Cu und ^{64}Cu sowie ^{131}J vor.

Bereits 1950 versuchten MARCUS und ROTBLAT in einem Fall von Melanom durch Injektion von ^{32}P eine Rückbildung der Geschwülste zu erreichen; nach der ersten therapeutischen Injektion erfolgte die Rückbildung einiger Knoten, nach der 2. Injektion auch eine Hemmung des Drüsenwachstums. Die Tumorzellen schienen ^{32}P selektiv zu absorbieren, so daß 1500 R pro Gramm zur Wirkung kamen.

BECKER und SCHEER versuchten 1954, *^{61}Cu und ^{64}Cu* therapeutisch zu verabfolgen, da Melanomgewebe einen auffallend hohen Kupfergehalt aufweisen. Die Anreicherung des radioaktiven Kupfers im Tumorgewebe erwies sich aber als ungenügend und — vorläufig wenigstens — zu therapeutischen Zwecken nicht brauchbar.

KORY u.a. (1954) versuchten ebenfalls, bei 9 Patienten mit generalisierten Melanomen mittels 50—65 mCi *^{131}J* einen therapeutischen Effekt zu erzielen, jedoch ohne Erfolg.

Aussichtsreicher ist wohl die seit 1958 von JANTET u.a. eingeführte *diagnostische und gleichzeitig therapeutische Lymphographie* mit ^{198}Au, ^{131}I oder ^{90}Y, die von EDWARDS u.a. sowie von ARIEL u.a. perfektioniert wurde und bereits ermutigende Frühresultate gezeitigt hat.

Das weitverzweigte Lymphsystem der Haut bis zu den höheren Stufen der Lymphdrüsen, die den metastasierenden Melanomzellen als Verbreitungsweg dienen, können dargestellt und mittels der Radioisotope nach intralymphatischer Injektion von 15 bis 70 mCi selektiv bestrahlt werden, mit Strahlenwirkung durch Anreicherung in den Lymphknoten von 12000—45000 rad (ARIEL, 1967). Eine solche „selektive" Bestrahlung verspricht besonders im Stadium I bei beginnenden kleinen Metastasenagglomerationen gute Erfolge; sie brachte auch schon multiple, klinisch sichtbare lymphogene Hautmetastasen zur Rückbildung (bei sog. Satellitosis ARIELS, 1967). Bei guter Injektions- und Dosierungstechnik sind keine Komplikationen zu erwarten. Schon 1941 berichteten JANTET u.a. über günstige Frühresultate, indem z.B. bei Stadium I nach intralymphatischer Injektion von ^{198}Au nur in 2 von 8 Fällen Drüsenmetastasen entstanden, während sie ohne Radionuclide in 7 von 8 Fällen auftraten.

KOZLOVA u.a. (1967) behandelten Melanompatienten in den Stadien I und II mit intratumoralen Injektionen von kolloidalem ^{198}Au und Tumordosen von 500000—300000 rad, wobei in der Folge die Erfahrung zeigte, daß 100000 rad genügten; bei ihren 31 Patienten sahen sie eine 5-Jahres-Überlebensquote von 16% (Stadium II?). EDWARDS u.a. (1968) stellten nach intralymphatischer Injektion von ^{131}I in ultraliquidem Lipiodol und anschließender Chirurgie bei Stadium I eine Überlebensquote von 93,5% fest ($1^1/_2$ bis 4 Jahre Nachbeobachtungszeit), gegenüber einer Rate von 55% mit Chirurgie allein. Bei radiologisch positivem Drüsenbefund (okkulte Metastasen) wird eine anschließende Drüsenexstirpation notwendig sein. S. T. NORVELL u.a. (1968 und 1969) sind skeptischer und betrachten die Behandlung bei Melanomen der Extremitäten mit intralymphatischem Radio-Gold lediglich als zusätzliche Therapiemöglichkeit zur chirurgischen Entfernung der Drüsen. PACK (1967), ein überzeugter Anhänger der ausschließlich radikalen chirurgischen Therapie der Melanome, beurteilt diese neue intralymphatische Behandlung mit Radioisotopen zuversichtlich, gibt aber mit Recht zu bedenken, daß erst die Zeit und größere Erfahrung eine endgültige Aussage über den effektiven Wert dieser Methode gestatten werden. Leider ist es bis heute nicht gelungen, die Isotope in eine Verbindung einzubauen, die durch Melanomzellen selektiv angreichert wird. Mit Dopa ist dies wohl der Fall, aber dadurch werden auch andere pigmentierte Zellen, z.B. des Auges, geschädigt (FITZPATRICK, 1967).

Sollte sich die zusätzliche Therapie mit intralymphatischen Radioisotopen in Zukunft bewähren, könnte vielleicht eine Verbesserung der mit den vorgängig besprochenen konventionellen Behandlungsmethoden erzielten Resultate um 14—29% erwartet werden (unter Wegfall der Lokal- oder Drüsenrezidive nach Beobachtungen von McNeer u.a., 1966; Storck, 1968), wobei sich aber diese Verbesserung kaum auf frühe, hämatogene Metastasen, ohne Lokal- oder Drüsenrezidive (14—19%) beziehen würde. Eine solche Verbesserung der Behandlungserfolge setzt allerdings voraus, daß immunologische Vorgänge in den Regionaldrüsen für den Ausgang nicht von Bedeutung sind.

Einen physiopathologischen Weg der Melanombehandlung mit radioaktiven Substanzen beschritten 1963 Hempel und Deimel. Sie hatten beobachtet, daß H_3-Dopa bei Mäusen mit Harding-Passey-Melanom, die mit dem α-Methyldopa-Hemmer vorbehandelt worden waren, im Tumor eine erhöhte Radioaktivität verursachte. Die Hemmung der Dopa-Decarboxylase mit α-Methyldopa steigert offenbar im Melanom die Bildung von Melanin aus dem H_3-markierten Dopa auf den 3—4fachen Wert, während sie keinen Einfluß auf den H_3-Brenzcatechinamingehalt der Nebenniere hat. Die Anreicherung ließ sich autoradiographisch in Nebennieren und Melanom nachweisen. Diese Anreicherung im Melanomgewebe scheint allerdings für eine therapeutische Bestrahlung nicht zu genügen.

Mit Dopa-$2^{14}C$ läßt sich die Radioaktivität nach Vdovenko u.a. (1968) im Harding-Passey-Melanom der weißen Maus anreichern, leider aber auch an den Orten der Adrenalinsynthese (Nebennieren und Nieren).

Interessant sind die Beobachtungen von Taylor u.a. (1964) sowie Mays u.a. (1964), nach welchen ^{226}Ra beim Hund neben der bekannten selektiven Anreicherung in den Knochen auch eine solche in den Melanocyten erzeugt, und zwar sowohl im Auge als auch im Melanom und dessen Metastasen. Nach Injektion von 25,1 μCi ^{226}Ra begann nach 9 Tagen eine Regression des Melanoms und der Metastasen infolge meßbarer Anreicherung von ^{226}Ra in Melanocyten und Melanophoren. Nach 49 Tagen trat dann allerdings eine ausgesprochene hämatopoetische Knochenmarkhemmung mit perakuter bakterieller Pneumonie auf.

η) Behandlungsversuche mit Hypophysenbestrahlung, Hypophysektomie, Rabies- und Vaccineimpfung, Vereisung durch CO_2-Schnee

Die Versuche einer chirurgischen oder strahlentherapeutischen Ausschaltung der Hypophyse auch in desolaten Fällen waren unbefriedigend, und die Methoden vermochten sich bisher nicht durchzusetzen, auch nicht die von Pack (1952) vorgeschlagene Rabiesvaccinierung. So sahen Wigby u.a. (1939) einmal nach Hypophysenbestrahlung einen Rückgang der Metastasen, Pack und Scharnagel (1951) sowie Zuppinger (persönliche Mitteilung) hingegen in 5 Fällen keine Beinflussung. Vereinzelt scheint allerdings der unerträgliche Schmerz bei Knochenmetastasen nach Hypophysektomie schlagartig aufzuhören.

Die neueren Erfahrungen über Hypophysektomie bei Melanom sind meist negativ bezüglich objektiver Rückbildung der Metastasen (Haut, innere Organe), aber eher positiv bezüglich subjektiver Erleichterung mit oft raschem Verschwinden der Schmerzen (Brunetti, 1959; 1 ME; Evans u.a., 1959; 1 ME; Ray, 1960; 7 ME; Klar, 1960, 26 ME).

Belisario und Milton (1961) konnten bei 7 Patienten mit metastatischen Melanomen die Beobachtung von Burdick (1960) bestätigen, daß sich die Tumoren gelegentlich nach intratumoraler Injektion von lebendem Vaccinevirus zurückbilden, weniger aber die Metastasen, selbst wenn Röntgen- und Cytostatica vorgängig erfolglos angewandt worden waren. Auch die intratumorale Injektion von Colcemid (z.B. 0,001 g in 1 cm^3) kann nach diesem Autor günstig wirken, allerdings ohne die Metastasen zu beeinflussen. Burdick und Hawk (1964) beobachteten bei einem Fall von metastasierendem Melanom, behandelt mit wiederholten intratumoralen Vaccineinjektionen ($^1/_2$ Vaccineröhrchen in 0,1 cm^3 NaCl verdünnt), das Auftreten einer generalisierten, entzündlichen Vitiligo.

Nach Milton und Lane Brown (1968) gelang es in 15 Fällen mit Melanomen und multiplen Hautmetastasen durch intratumorale Injektion von Pockenvaccine in relativ hoher Dosis eine Verlängerung der Überlebensdauer von 3 auf 20 Monate zu erreichen, wobei sich die virushaltigen Tumoren histologisch unter Entzündung mit reichlich Chromatophoren zurückbildeten. Als Wirkungsmechanismus wird immunologische Abstoßung, bindegewebige Abkapselung durch Virusmultiplikation, eventuell Onkolyse durch latentes Virus oder Virusmutanten in Betracht gezogen. Steigleder et al. (1968) haben ähnliche Beobachtungen veröffentlicht. Gelegentlich scheinen nach diesen Beobachtern sogar intratumorale Injektionen von komplettem Freudschem Adjuvans zu genügen (STEIGLEDER, persönliche Mitteilung 1967; HUNTER-CRAIG, 1970; TRITSCH, 1970).

Möglicherweise beruht dieser Schutz auf postonkolytischer Immunität, wie LINDENMANN et al. (1967) dies bei der A_2G-Maus, nach Ascitestumor + Myxovirus (z. B. Influenzavirus WSA und Reovirus 3) nachweisen konnten. Wir selbst haben vereinzelt versucht, Patienten mit metastasierenden Melanomen durch Myxovirus-infizierte Auto- oder Homomelanomzellen zu immunisieren, leider ohne Erfolg; wir gewannen im Gegenteil den Eindruck einer Förderung des Leidens.

Nach SLADKOWITSCH (1964) findet bei der Melanomtherapie sogar *Vereisung durch CO_2-Schnee* erfolgreiche Anwendung. Von 19 Melanompatienten zeigten 16 Heilung (Nachbeobachtungszeit: 3 Monate bis 10 Jahre) nach mehrmaliger Behandlung während 60 bis 150 sec mit 1—3 kg Druck (Durchmesser von 0,5—4 cm). GRÜNEBERG hatte 1961 vorgeschlagen, Melanome vor der Excision, zur Verhinderung der Streuung, zu vereisen (meist 3 min CO_2). Derselbe Autor schlug neuerdings vor (1965, 1966), die Vereisung mit flüssigem Stickstoff vorzunehmen.

Wie stets bei schwer beeinflußbaren Malignomen, werden immer wieder neue Behandlungsmethoden der Melanome publiziert. So empfahl DEMOPOULOS (1965) eine phenylalanin- und tyrosinarme Diät. CASSILETH u. a. (1967) befürworten als zusätzliche Therapie zu Chirurgie und Strahlen Hydroxyurea, vereinzelt mit dem Cu-Chelat-Präparat D-Penicillamin (1966).

ϑ) Behandlungsversuche der Melanome mit „Laser"

Die in den letzten Jahren entwickelten Mikrowellenverstärker durch angeregte Aussendung von Strahlung (*M*icrowave Amplification by the *S*timulated *E*mission of *R*adiation = *Laser*) wurden erfolgreich auch für die Verstärkung von Lichtwellen (*L*ight *A*mplification by *S*timulated *E*mission of *R*adiation = *Laser*) verwendet. In Halbedelsteinen (meist Rubin = mit Chrom verunreinigter Saphir [Al_2O_3]) oder Gasen (z. B. Ammoniak) werden durch zugefügte Energie die Elektronen auf energiereichere Bahnen gehoben (statt E_1 auf E_2, E_3 etc.). Der Vorgang kann durch kleinste Auslösungsenergie rückgängig gemacht werden unter Ausstrahlung von intensivem, gebündeltem Licht einer bestimmten Wellenlänge, die der Energiedifferenz der Elektronen entspricht. Die Ausgangsenergie kann 0,075—125,0 Joules betragen (GOLDMAN et al., 1964, 1967). Die Entwicklung solcher Geräte für Industrie, Biologie und Medizin ist in vollem Gange und hat bereits in der ophthalmologischen Chirurgie ein erfolgreiches Anwendungsgebiet gefunden.

Da das gebündelte Licht von Rubinlasern mit rotem Licht mit 6943 Å, oder neuestens von Neodynium mit 10600 Å besonders durch Pigment absorbiert wird und zur Wirkung kommt, besteht die Hoffnung, hier eine selektive Bestrahlungsmethode für oberflächlich gelegene Pigmentnaevi und Melanome zu entwickeln. Die anfänglichen Behandlungsresultate scheinen ermutigend. Histologisch können schon Sekunden bis Stunden nach der relativ schmerzlosen Bestrahlung scharf umschriebene Nekrosen, ähnlich denen nach Elektrocoagulation, besonders des melaninhaltigen Gewebes festgestellt werden, unter Erhaltung der Haar-Talg-Einheit. Nach 8 Tagen dehnen sich die Nekrosen aus (GOLDMAN und RICHFIELD, 1964). Wegen ihrer mangelnden Eindringungstiefe können Laserstrahlen erfolgreich nur bei superfiziell sitzenden Pigmentnaevi und Melanomen, wie auch bei Impftumoren der Hamsterbackentasche verwendet werden, wobei die Tumorzellen zunehmende Regression, dann Auflösung zeigen. Im belichteten Tumorgewebe dauert die Temperaturerhöhung 1 min, im Gegensatz zu nur 5 sec nach Elektrocoagulation (MCGUFF u. a., 1964). Auch kultivierte, pigmentbildende Zellen sind auf Laserstrahlen empfindlich, nicht aber die unpigmentierten Zellen (HELSPER u. a., 1964). Das Cloudman-Mäusemelanom S 91, auf CDBA/2 F_1-Mäusehybriden transplantiert, wird durch Laser infolge umschriebenen, selektiven Nekrosen vollständig zerstört (MINTON u. a., 1964).

Nach neuen Messungen von GOLDMAN u. a. (1967) werden zur Lokaldestruktion der Melanome 200—300 Joules pro cm^2 benötigt. Es ist nach HELSPER u. a. (1967) wahrscheinlich, daß auch *in vivo* der von MCGUFF *in vitro* beobachtete Synergismus zwischen Röntgen- und Laserstrahlen besteht, so daß möglicherweise in Zukunft solche Kombinationsbestrahlungen in Frage kommen. Nach FRANÇOIS (1968) lassen sich Melanome der Uvea mit Lichtcoagulation behandeln, wenn ihr Durchmesser nicht groß ist.

Selbstverständlich wäre es jetzt noch verfrüht, eine definitive Stellung zum Wert dieser neuen Bestrahlungsart, allein oder als Adjuvans zur üblichen Melanomtherapie, zu beziehen. Ein Handicap dieser Methode besteht vielleicht darin, daß die Malignität des Melanoms nicht an den vermehrten Pigmentgehalt gebunden ist, ferner, daß vorläufig nur oberflächliche Bezirke erfaßt werden können (JÄNISCH u.a., 1968). Weitere Arbeiten über Melanome, Melanocyten und Laser s. GOLDMAN u.a., 1964, 1967; IGELMAN u.a., 1965, u.a.m.

ι) *Statistische Auswertung der therapeutischen Resultate*

Abschließend soll versucht werden, durch vergleichende Gegenüberstellung von Statistiken über Fälle mit langen, d.h. mindestens 5 Jahre dauernden Nachbeobachtungszeiten, Klarheit darüber zu gewinnen, durch welche Methoden am ehesten ein Erfolg zu erwarten ist. Neben den für die Prognose entscheidenden Faktoren, wie Stadien (I, II, III), sollten auch Größe des Primärtumors, Lokalisation, Geschlecht und Alter des Patienten und evtl. Traumatisierung berücksichtigt werden, denn nur ein homogenes Krankengut würde eine Beurteilung des Therapieerfolges verschiedener Behandlungsmethoden erlauben; dies ist aber praktisch nicht möglich, da sonst die beobachteten Gruppen zu klein werden; zudem fanden wir in den uns zur Verfügung stehenden Publikationen die entsprechenden Details nicht. Werden die Stadien nicht berücksichtigt, so können, unabhängig von der Behandlungsmethode, außerordentlich große Schwankungen in den 5-Jahres-Überlebensraten auftreten. Solche Zusammenstellungen lassen aber keinen sicheren Schluß zu über den Wert der Strahlentherapie, der operativen oder kombinierten Behandlungsmethoden (zusammenfassende Tabellen finden sich bei LUBINUS, PACK, ADAIR u.a.m.).

Aber selbst bei Berücksichtigung der Stadien und der 5-Jahres-Überlebensquote stößt eine genaue Gegenüberstellung auf Schwierigkeiten, da beispielsweise nicht alle im vorhergehenden Kapitel erwähnten, auf den Krankheitsverlauf einwirkenden Faktoren im jeweiligen Krankengut gleichmäßig vertreten sind. Komparativstudien werden auch durch die Tatsache erschwert, daß teils von den 5-Jahres-*Heilungs*-, teils von *Überlebens*quoten die Rede ist. Zudem werden auch nicht durchwegs die von MACDONALD (1948) vorgeschlagenen Abgrenzungen der auswertbaren determinierten von den undeterminierten Fällen vorgenommen, wodurch gelegentlich erhebliche Schwankungen der Erfolgsraten auftreten können.

Eine weitere Fehlerquelle stellen *Fehldiagnosen* dar. So fanden TRUAX u.a. (1966) unter 247 lange Zeit nachbeobachteten Patienten in 25% der Fälle fälschlich als Melanome bezeichnete Hautveränderungen, besonders Naevus bleu oder gewöhnliche Pigmentnaevi. Nach Abzug dieser fehldiagnostizierten „Melanome" verringerte sich die Erfolgsquote von 40,8 auf 36,1%. Oft sind in großen Behandlungszentren die Erfolge scheinbar geringer, weil sich dort meist die Fälle mit ungünstigen Faktoren häufen. Die „Verdachtsdiagnose" eines Melanoms wird von diversen Histopathologen unterschiedlich häufig gestellt. Die erwähnten Einschränkungen, zusammen mit den biologischen Verschiedenheiten, wie Geschlecht des Patienten, Ausgangspunkt, Größe und Lokalisation des Tumors, wie sie sich auch in unserem Krankengut auswirkten (STORCK, 1968), mahnen zur Vorsicht beim Vergleich verschiedener Behandlungserfolge.

In die *nichtdeterminierte* Gruppe ordnet MACDONALD anderwärts behandelte Fälle ein, ohne momentane oder spätere Anhaltspunkte für Melanomrezidiv; ferner Patienten, die nur zur Konsultation ohne Behandlung kamen oder eine solche ablehnten; des weiteren solche, die innerhalb von 5 Jahren verschollen waren oder an anderer Krankheit starben, d.h. Fälle, bei denen eine Kontrolle nach 5 Jahren nicht mehr möglich war.

Zur *determinierten* Gruppe werden Fälle gezählt, die an Melanomen oder an anderer Affektion, jedoch mit nachweisbarem Melanom gestorben sind, aber auch genau untersuchte Patienten mit und ohne Rezidiv, ferner überlebende Kranke, die sich trotz bekanntem Vorliegen eines Rezidivs nicht mehr zur Kontrolle einfanden.

Außerdem wurde in den Arbeiten nicht immer die angewandte chirurgische Technik oder die Bestrahlungsmethode genau beschrieben. Oft wurden beim statistisch verwerteten Krankengut die angewandten Methoden geändert, d.h. dem Einzelfall angepaßt, so daß allzu kleine Gruppen den Vergleich erschwerten.

Es verbleiben also nur wenige verwertbare Beobachtungskollektive mit genügend langer Nachkontrollzeit. In Tabelle 12 wurde nun der Versuch unternommen, die von verschiedenen Autoren ermittelte 5-Jahres-Überlebensrate bzw. Symptomfreiheitsquote aufgrund diverser Behandlungsarten — lediglich bei Patienten im Stadium I —, zu

Tabelle 12. *5-Jahres-Überlebens-resp.-Symptomfreiheitsquote bei den verschiedenen Behandlungsarten (Stadium 1)*

Autoren	Anzahl der Patienten	Gruppe I Strahlentherapie allein		Gruppe II Chirurgische Therapie allein		Gruppe III Strahlentherapie vor chirurgischer Therapie		Gruppe IV Chirurgische Therapie vor Strahlentherapie	
	N	*n*	%	*n*	%	*n*	%	*n*	%
Sylvén (1949)	88			40	45				
	53							21	40
	10					4	—		
Hergarten (1951)	24	20							
	7								
Hall et al. (1952)	57			33	58			1	
Mela (1952)	30							11	37
Pack u.a. (1952)	241			91	38				
Preston et al. (1954)	30			7	23				
Lund und Ihnen (1955)	38			17	45				
Nitter (1956)	94							35	37
Lane, Lattes und Malm (1958)	87			36	41				
Lane u.a. (1958)	39			21	54				
Daland et al. (1959)	58			27	46				
Gumport und Meyer (1959)	39			23	59				
Hellriegel (1960)	88	48	54						
Miescher (1960)	48					31	65		
	42							27	64
Poppe (1960)	47					33	70		
Block u.a. (1961)	52			26	50				
Hellriegel (1963)	95	65	68						
	70							38	54
	7					6	(86)		
Kropp (1963)	33	27	82						
Pack u.a. (1963)	67			41	61				
McSwain u.a. (1964)	79			51	64				
Olsen (1964)	141			85	60				
Fortner u.a.	85			47	55,2				
Total: Gruppe I	240	160	67						
Gruppe II	1101			545	50				
Gruppe III	112					74	66		
Gruppe IV	296							133	45

Zusammenfassung: Die vier Therapiegruppen sind hinsichtlich der Überlebenswahrscheinlichkeit stark signifikant inhomogen ($P < 1\%$). Dagegen unterscheiden sich Gruppe I und III ($P > 80\%$) und Gruppe II und IV ($P > 10\%$) darin nicht.

vergleichen und statistisch auszuwerten. Die publizierten Zahlen wurden, wenn möglich, nochmals dahingehend überarbeitet, daß nur die determinierten Fälle berücksichtigt wurden, und daß insbesondere diejenigen Patienten, die interkurrent an unbekannter Krankheit gestorben sind, von der Gesamtzahl „N“ in Abzug kamen. (N gibt also die Ausgangszahl der nach mindestens 5 Jahren beurteilbaren, determinierten Melanompatienten, n die Zahl der nach 5 Jahren symptomfreien bzw. überlebenden, wahrscheinlich symptomfreien Patienten).

Wenn auch die verschiedenen therapeutischen Gruppen der einzelnen Autoren teilweise relativ klein sind, läßt sich das Beobachtungsgut doch gesamthaft verhältnismäßig gut beurteilen.

Es zeigte sich nun, daß im Totalen die Erfolge der Strahlentherapie allein mit 67% und die Strahlenbehandlung vor der chirurgischen Therapie mit 66% relativ günstig sind, verglichen mit der chirurgischen Therapie allein mit 50% und der chirurgischen Therapie gefolgt von Strahlenbehandlung mit 5-Jahres-Heilungsquote von 45%. Mit dem X^2-Test ergibt sich, daß die Behandlungserfolge signifikant unterschiedlich sind. Strahlentherapie allein und Strahlentherapie + Chirurgie sind besser als Chirurgie allein und Chirurgie + Bestrahlung.

Wenn das zusammengestellte, nur relativ homogene und vergleichbare Krankengut auch verhältnismäßig klein ist, so kann aus dieser Gegenüberstellung immerhin mit großer Wahrscheinlichkeit der Schluß gezogen werden, daß die Strahlentherapie oder die kombinierte Therapie keineswegs dem radikalen, operativen Vorgehen unterlegen ist, sondern im Gegenteil, daß die zwei ersterwähnten Methoden bessere Resultate zu ergeben scheinen. Trotzdem ist das aufgeführte Beobachtungsgut, wie erwähnt, insofern inhomogen, als nicht durchwegs die gleiche operative Technik angewandt wurde, die verschiedenen Faktoren: Lokalisation, Größe, Geschlecht. histologisch positiver oder negativer Drüsenbefall etc., wie auch Bestrahlungsmethoden, soweit aus der Literatur ersichtlich, variieren. Bei den nur mit Strahlen behandelten Fällen fehlt jedoch in der Regel die histologische Kontrolle, so daß hier möglicherweise als Melanoblastome verkannte, gutartige Gebilde das Resultat verbessern. Die günstigeren Ergebnisse der Strahlentherapie allein oder der Röntgenbehandlung vor Chirurgie sind vielleicht auch insofern nicht endgültig, als die Zahl der chirurgischen Fälle allein wesentlich größer ist; oft wurden auch größere Melanome oder sonst ungünstigere Fälle zuerst mit chirurgischen Methoden und dann erst mit Strahlentherapie angegangen, wie dies z.B. Hellriegel (1963) bei den Kollektiven seines Beobachtungsgutes feststellte.

Jedenfalls scheint es erwiesen, daß es nicht gerechtfertigt ist, beim Melanom eine kunstgerechte, genügend hoch dosierte Röntgenbestrahlung a priori abzulehnen, und daß sehr wahrscheinlich auch die kombinierte Behandlung, d.h. Röntgenbehandlung gefolgt von genügend radikaler Operation, oder Excision gefolgt von Strahlentherapie, ihren Platz im therapeutischen Plan behaupten wird. Zu unserer Überraschung ergab die sorgfältige Nachkontrolle von 141 eigenen determinierten Melanomfällen im Stadium I keine signifikanten Unterschiede zwischen den diversen Behandlungsgruppen (Tabelle 11a, Storck, 1968). Im Gegenteil schien nach Berücksichtigung des Malignitätsindexes, der ein Maß für die von vornherein ungünstig gelegenen Fälle darstellt, die Methode Excision, dann Röntgen besser als Röntgen, dann Excision; sie hätte überdies den Vorteil, daß im nicht strahlengeschädigten Terrain operiert und das Feld der Nachbestrahlung beliebig groß gewählt werden kann.

Nach den tierexperimentellen Versuchen von Olch und Smith (1959), Arie und Smith an Mäusemelanomen S 91 wäre aber denkbar, daß eine einige Tage nach Vorbestrahlung vorgenommene Excision bessere Resultate erzielt als die Excision unmittelbar nach Röntgenbestrahlung, wie dies an der Zürcher Dermatologischen Klinik meist geübt wurde. Tierexperimentelle Untersuchungen am Hamstermelanom M Mel 1 ließen allerdings keine Wirkung der präoperativen Bestrahlung erkennen. Die Intervalle zwischen Bestrahlung und Operation betrugen 0—18—25 Std (Ott u.a., 1971).

Es scheint sich neuerdings die Auffassung durchzusetzen, daß zur Beurteilung der Prognose und der Therapieerfolge vermehrt die günstigen und ungünstigen Faktoren (Geschlecht, Lokalisation, Größe, Dauer, Stadium, histologische Gradation) berücksichtigt werden müssen (Malignitätsindex: STORCK, 1968; Prognostic score sheet: COCHRAN, 1968; TNM-System: VERONESI, 1969; HARDMEIER, 1969; SCHNYDER, 1969). Enttäuschend ist allerdings die Beobachtung von COCHRAN (1969), daß bei der Nachkontrolle und Auswertung der Therapieresultate von 165 Patienten mit extraoculärem malignem Melanom eine Gruppe von 26 Patienten mit inadäquater Behandlung (z. T. Selbstbehandlung, verzögerter Arztbesuch, falsche Diagnose, Biopsie) nicht schlechter reagierte als die „orthodox" Behandelten.

Dies entspricht auch den Erfahrungen von E. EPSTEIN, K. BRAGG und G. LINDEN (1969), welche bei 170 chirurgisch behandelten, malignen Melanomen keinen Unterschied in der 5-Jahres-Überlebensrate fanden, gleichgültig, ob der chirurgischen Behandlung eine Biopsie (115 Fälle, 5-Jahres-Überlebensquote 79%) vorangegangen war oder nicht (55 Fälle, 5-Jahres-Überlebensquote 75,4%).

Es ist zu hoffen, daß in Zukunft vermehrt größere Statistiken aufgrund längerer Beobachtungen und einheitlichem Material zur Verfügung stehen werden, wie z.B. die Untersuchungen der Deutschen Forschungsgesellschaft unter KALKOFF und HEITE, THIES, 1969.

6. Schlußbetrachtungen

Mit der wahrscheinlichen Abstammung der Naevuszellen und Melanocyten aus der Neuralleiste und anschließend peripheren Wanderung in epidermales, mesenchymales und neurales Gewebe erklären sich gewisse Abhängigkeiten der pigmentbildenden Zellen (Melanocyten), Pigmentnaevi und Melanomalignome von neuralen und endokrinen Faktoren. Submikroskopische Lokalisation und Physiologie der Pigmentbildung in ihrer Beziehung zu fermentativen Prozessen und physikalischen Einflüssen sind weitgehend geklärt, ebenso das Verhalten der Melanocyten unter gewissen hormonellen Einwirkungen, besonders beim Tier.

Durch diese Erkenntnisse sind aber die Bedingungen der Entstehung von Melanomalignomen trotz tierexperimenteller Modelle besonders an Maus und Hamster nicht genügend geklärt; wohl lassen sich aber gewisse begünstigende Momente der Melanomentwicklung, wie hormonelle Phasen (Pubertät, Gravidität, Alter) und Traumatisierung, verstehen. Der hohe Malignitätsindex der malignen Melanome ist wahrscheinlich abhängig vom histologisch verifizierbaren lockeren Zusammenhalt der Zellen in engster Beziehung zu Capillaren und Lymphgefäßen, von der neuralen Abstammung mit der daraus folgenden Potenz, sich nach Streuung in sämtlichen Geweben zu entwickeln, und von der Mitosenarmut mit der Möglichkeit, in irgend einem Gewebe latent zu ruhen und relativ unempfindlich gegenüber ionisierenden Strahlen oder Cytostatica zu sein. Aus der Struktur der Melanome folgt die frühe und ausgesprochene Metastasierungstendenz. Zusammen mit der Malignität stellt sich das Postulat der Frühdiagnose sowie der nach dem heutigen Wissen zweckmäßigen und radikalen Frühbehandlung. Es ist wahrscheinlich, daß ganz verschiedene Anaplasien und unterschiedliche Abwehrreaktionen des Makroorganismus zum unberechenbaren Verlauf der Melanome führen.

Frühe Diagnose ist klinisch und histologisch aber oft schwierig; zudem verbietet sich aus den oben erwähnten Gründen eine traumatisierende Probeexcision. Neue histologische Methoden, z.B. mittels ^{14}C-markierten Tyrosins sind in Zweifelsfällen wertvoll; andere Methoden zur Sicherung der Diagnose ohne Excision, wie Messung der Antityrosinaseaktivität des Serums, Speicherung von radioaktiven Isotopen, Thermographie, sind aber noch zu wenig erprobt, um routinemäßig mit genügendem Aussagewert angewandt zu werden.

Prognostisch ungünstig sind fortgeschrittene Stadien (im Durchschnitt bei Stadium III 0,5% 5-Jahres-Überlebenszeit, bei Stadium II 12,6% gegenüber 51,1% bei Stadium I),

Größe des Primärtumors über 2 cm Durchmesser, Lokalisation an Stamm und Genitalien, Entstehung des Melanoms aus Pigmentnaevus oder aus „gesunder“ Haut sowie wahrscheinlich männliches Geschlecht des Patienten.

Eine erfolgversprechende Behandlung muß frühzeitig einsetzen, darf nicht traumatisieren, soll die Frühmetastasierung in regionale Lymphdrüsen — auch in okkulter Form — berücksichtigen und die allgemeine Resistenz, insbesondere die mögliche immunologische Abwehr des Organismus nicht vermindern. Es kommt deshalb am ehesten eine hochdosierte Röntgenbestrahlung mit genügender Flächenausdehnung in Frage (5000 — 10000 — 20000 R) mit Nah- oder Weichstrahlenapparatur oder chirurgisches Vorgehen mit Excision weit im Gesunden, eventuell unter Einbezug der Drüsen, vielleicht noch besser eine Kombinationstherapie, d.h. Röntgenbestrahlung und anschließend Excision oder umgekehrt, Chirurgie, dann Röntgen. Die Zukunft mag lehren, ob diagnostische und gleichzeitig therapeutische Lymphographie mit Radioisotopen die Heilungsaussichten verbessert.

Die wenigen zur Verfügung stehenden, vergleichbaren Statistiken mit 5-Jahres-Überlebens- resp. -Symptomfreiheitsquote bei Stadium I legen die Vermutung nahe, daß Strahlentherapie allein oder gefolgt von chirurgischer Behandlung der Radikaloperation überlegen ist. Eigene Beobachtungen der mit verschiedenen Methoden behandelten Patienten scheinen aber zu zeigen, daß auch mit Excision, dann Bestrahlung, gute Resultate erzielt werden. Doch ist bei den vorliegenden Statistiken das Krankengut, welches operativem und strahlentherapeutischem Procedere unterzogen wurde, recht inhomogen, d.h. nur bedingt vergleichbar.

In fortgeschrittenen Fällen kommen radikalchirurgische Maßnahmen, hochdosierte Bestrahlungen, vielleicht in Kombination mit Cytostatica und Immunisierungsversuche in Frage, eventuell Kombination mit Corticosteroiden. Zudem ist es wahrscheinlich, daß unterschiedliche Anaplasien einmal günstig oder ein andermal ungünstig auf eine Therapieart wirken.

Die neueren therapeutischen Ergebnisse unter Verwendung von radioaktiven Isotopen, schnellen Elektronen, Laser, Cytostatica, die letzteren allgemein oder mittels spezieller Techniken, wie Perfusion oder kontinuierlicher Infusion verabreicht, sind zu wenig erprobt, um heute schon eine Beurteilung zu gestatten.

Das Schicksal des Patienten ist im Moment, da er den Arzt aufsucht, meist bereits weitgehend besiegelt (Traumatisierung, spontane Metastasierung, immunologische, endokrinologische, nervale Resistenz), doch ist der Arzt verpflichtet, durch wohlüberlegtes und genügend radikales Vorgehen dem Patienten die Chance zu geben, wenigstens im Stadium I in die beste Quote der 5-Jahres-Überlebensdauer zu kommen.

Die Zukunft wird lehren, ob sich die genannten therapeutischen Richtlinien auch bei größerem, homogenem Beobachtungsgut bewähren werden, oder ob sich noch bessere Behandlungsmethoden entwickeln lassen.

Literatur

Ackermann, L.: Malignant melanomas of the skin. Amer. J. clin. Path. **18**, 602—624 (1948).

Achten, G., Simonart, J.: Etude de 371 naevocarcinomes. Bull. Soc. franç. Derm. Syph. **73**, 698—702 (1966).

Adair, F. E.: Treatment of melanoma. Report of 400 cases. Surg. Gynec. Obstet. **62**, 406—409 (1936).

Albertini, A. v.: Histologische Geschwulstdiagnostic Stuttgart: Thieme 1955.

Alexander, P., Fairley, G. H.: The allergic response in malignant disease in Gell and Coombs: Clinical aspects of immunology, 2nd ed. Oxford-Edinburgh: Blackwell Scient. Publ. 1968.

Alibert: Zit. Eiselt, T.: Über Pigmentkrebs. Vjschr. prakt. Heilk. **70**, 87 (1861).

Allen, A. C.: Juvenile melanomas and malignant melanomas. Surg. Gynec. Obstet. **104**, 753—754 (1957).

— Juvenile melanomas of children and adults and melanocarcinomas of children. Arch. Derm. Syph. (Chic.) **82**, 325—335 (1960).

— Juvenile melanomas. Ann. N.Y. Acad. Sci. **100**, 29—48 (1963).

— Spitz, S.: Malignant melanoma. Clinicopathological analysis of the criteria for diagnosis and prognosis. Cancer (Philad.) **6**, 1—45 (1953).

ALLEN, A. C., SPITZ, S.: Histogenesis and clinicopathologic correlation of naevi and malignant melanoma. Arch. Derm. Syph. (Chic.) **69**, 150—171 (1954).

AMADON, P. D.: Electrocoagulation of the melanoma and its dangers. Surg. Gynec. Obstet. **56**, 943—946 (1933).

AMBROSE, E. I., ANDREWS, R. D., EASTY, D. M., FIELD, E. O., WYLIE, J. A. H.: Drug assays on cultures of human tumour biopsies. Lancet **1962 I**, 24—25.

AMDRUP, E., OVERGÅRD, J.: Ultrasoft X-rays in the treatment of superficial cancer. Brit. J. Radiol. **28**, 210 (1955).

ANDERSON, D. E., SMITH, L., JR., MCBRIDE, C. M.: Hereditary aspects of malignant melanoma. J. Amer. med. Ass. **200**, 741—746 (1967).

ANDRADE, R.: Le mélanome malin. Bull. Derm. Syph. (Paris) **73**, 647—659 (1966).

— Benign juvenile mélanoma. Several selected aspects from a study of 51 lesions. Rep. 13. Congr. internat. Derm. Munich 1967. Berlin-Heidelberg-New York: Springer 1968.

ANDREEV, V. C.: Diagnosis and treatment of malignant melanoma in Bulgaria. Brit. J. Derm. **80**, 149—152 (1968).

ANDREWS, G. C., DOMONKOS, A. N.: Melanoma and lesions simulating melanoma. N. Y. St. J. Med. **60**, 391—397 (1960).

ANDREWS, J. C.: Malignant melanoma in siblings. Arch. Derm. (Chic.) **98**, 282—283 (1968).

ANTON-LAMPRECHT, I., TILGEN, W.: Zur Ultrastruktur der melanotischen Präcancerose. Tagungsbericht der DDG Berlin Sept. 1971 (erscheint im Arch. derm. Forsch.).

ARIEL, I. M.: The extended radical groin dissection for melanomas of the lower extremity. Surg. Gynec. Obstet. **132**, 116—122 (1971).

— PACK, G. T.: Treatment of disseminated melanoma with phenylalanine mustard (Melphalan) and autogenous bone marrow transplants. Surgery **51**, 583—591 (1962).

— — Treatment of disseminated melanoma by systemic Melphalan, methotrexate and autogenous bone marrow transplants. Experience with 114 patients. Cancer (Philad.) **20**, 577—585 (1967).

— RESNICK, M. I.: Altered lymphatic dynamics caused by cancer metastases. Arch. Surg. **94**, 117—128 (1967).

— — OROPEZA, R.: The intralymphatic administration of radioactive isotopes for treating malignant melanoma. Surg. Gynec. Obstet. **124**, 25—39 (1967).

ARMA, M., STORCK, H.: Zur Therapie der melanotischen Präcancerose. Hautarzt **21**, 505 (1970).

AUB, J. C., TIESLAU, C., LANKESTER, A.: Reactions of normal and tumor cell surfaces to enzymes. I. Wheat-germ lipase and associated mucopolysaccharides. Proc. nat Acad. Sci. (Wash.) **50**, 613 (1963).

AUERBACH, R.: Analysis of the developmental effects of a lethal mutation in the house mouse. J. exp. Zool. **127**, 305—324 (1954).

AURIG, G.: Das Melanocytoblastom, ein diagnostisches und therapeutisches Problem. Zbl. Chir. **80**, 112 (1955).

BACK, N., AMBRUS, J. L., KLEIN, E., MILGROM, H., VELASCO, H., AUSMAN, R. K., SUTZMAN, L., SOKAL, J. E.: Systemic and local antitumor effect of the antibiotic spiramycin: a pharmacologic and clinical study. Acta Un. int. Cancr. **20**, 303 (1964).

BACHEM, A.: Die Durchdringung der menschlichen Haut. Strahlentherapie **39**, 30 (1931).

BAKER, H. W.: Spontaneous regression of malignant melanoma. Amer. Surg. **30**, 825—829 (1964).

BARILLA, M., GUARINO, M.: Sui melanoblastomi cutanei con particolare riguardo al problema terapeutico. Gaz. intern. Med. Chir. **64**, 1910—1938 (1959).

BARTH, G.: Nahbestrahlung operativ freigelegter Tumoren. Strahlentherapie **91**, 481—527 (1953).

BASSO-RICCI, S., GUARINO, M.: Studio istologico e clinico di 136 casi di melanoblastoma. Tumori **50**, 201—212 (1964).

BATEMAN, J. C., CARLTON, H. N., WHITLEY, R. D.: Combined surgical and chemotherapeutic approach to cancer. Acta Un. int. Cancr. **16**, 316—322 (1960).

BAUER, F. K., STEFFEN, C. G.: Radioactive phosphorus in the dagnosis of skin tumors. Differentialdiagnosis of nevi, malignant melanoma and other skin tumors. J. Amer. med. Ass. **158**, 563—565 (1955).

BAUER, J., FUCHS, G.: Lokalisation und Therapie der Melanome im Ohren-, Nasen-Hals-Bereich. Krebsarzt **16**, 411—424 (1961).

BAXTER, J. S., BOYD, J. D.: The neural crest of a ten-somit human embryo. J. Anat. (Lond.) **73**, 318—326 (1939).

BEADMORE, G. L., QUINN, R. L., LITTLE, J. H.: Malignant melanoma in Queensland: Pathology of 105 fatal cutaneous melanomas. Pathology **2**, 277—286 (1970).

BECKER, H. W.: Das maligne Melanom mit klinisch manifester Metastasierung. Radiobiol. Radiother. (Berl.) **6**, 555 (1965).

BECKER, J., SCHEER, K. E.: Radioactive Isotope in Diagnostik und Therapie der Geschwulstkrankheiten. Krebsarzt **9**, 129—138 (1954).

BECKER, S. W.: Pitfalls in the diagnosis and treatment of melanoma. Arch. Derm. Syph. (Chic.) **69**, 11—30 (1954).

— Dermatologic nomenclature. Arch. Derm. Syph. (Chic.) **80**, 778—787 (1959).

— ZIMMERMANN, A. A.: Further studies on melanocytes and melanogenesis in the human fetus and newborn. J. invest. Derm. **25**, 103—112 (1955).

BECKER, S. W., JR., FITZPATRICK, T. B., MONTGOMERY, H.: Human melanogenesis, cytology and histology of pigment cells (melanodendrocytes). Arch. Derm. Syph. (Chic.) **65**, 511—523 (1952).

BEERMAN, H., LANE, R. A. G., SHAFFER, B.: Pigmented naevi and malignant melanoma of the skin. A survey of some of the recent literature. Amer. J. med. Sci. **229**, 444—465 u. 583—600 (1955).

Beierwaltes, W. H., Varna, V. H., Counsell, R. E., Liebermann, M. L.: Scintillation scanning of malignant melanomas with radioiodinated quinoline derivatives. J. nucl. Med. **9**, 489—491 (1968).
— Liebermann, L. M., Verna, V. M., Counsell, R. E.: Visualizing human malignant melanoma and metastases: use of chloroquine analogue tagged with iodine 125. J. Amer. med. Ass. **206**, 97—102 (1968).
Beisenherz, D.: Diagnostische und therapeutische Ergebnisse der endolymphatischen Therapie des malignen Melanoms. Tagungsbericht der DDG Berlin Sept. 1971 (erscheint im Arch. derm. Forsch.).
Belisario, J. C., Milton, G. W.: The experimental local therapy of cutaneous metastases of malignant melanoblastomas with cow pox vaccine or colcemid (demecolcine or omaine). Aust. J. Derm. **6**, 113—118 (1961).
Beresford, H. R.: Melanoma of the nervous system. Treatment with corticosteroids and radiation. Neurology (Minneap.) **19**, 59—65 (1969).
Berge, Th.: The metastasis of carcinoma. With special reference to the spleen. Acta path. Scand., Suppl. 188 (1967).
Berger, M. J., Reid, J. C.: Etude de la synthèse de la mélanine par les cellules du mélanocarcinome à l'aide de molécules marquées. J. Radiol. Electrol. **30**, 341 (1949).
Bernais, W., Kofler, M., Bollag, W., Kaiser, A., Langemann, A.: Preliminary studies on the hemostatic activity of the isonicotylhydrazone of acetaldehyde. Experientia (Basel) **19**, 132 (1963).
Bertalanffy, F. D., McAskill, C.: Rate of cell division of malignant mouse melanoma B 16. J. nat. Cancer Inst. **32**, 535—543 (1964).
Bertolotto, R., Grapulini, G.: Acta chir. ital. **12**, 211 (1956). Zit. Hellriegel, W., Strahlentherapie **111**, 510—524 (1960).
Berven, R.: Die Bedeutung der Elektroendothermie für die Strahlenheilkunde. In: Lazarus, Handbuch der Strahlenheilkunde. II, S. 996. München: J. F. Bergmann 1928.
Bierring, F., Jensen, A. O.: Electron microscopy of melanomas of the human uveal tract: the ultrastructure of 4 malignant melanomas of the mixed cell type. Acta ophthal. (Kbh.) **42**, 665—671 (1968).
Billingham, R. E., Medawar, P. B.: A study of the mammalian epidermis with special reference to the fate of their division products. Phil. Trans. B **237**, 151—172 (1953).
— Silvers, W. K.: Further studies on the phenomenon of pigment spread in guinea pigs'skin. Ann. N.Y. Acad. Sci. **100**, 348—360 (1963).
— — The current status of the pigment spread problem. J. invest. Derm. **42**, 9—14 (1964).
Birbeck, M. S. C., Mercer, E. H., Barnicot, N. A.: The structure and formation of pigment granules in human hair. Exp. Cell Res. **10**, 505—513 (1956).
Blanquet, P., Le Coulant, P., Texier, L., Moretti, J.-L., Safi, N., Tumisier, J.-M., Géniaux, M.: Utilisation d'un nouveau vecteur iodé (iodoquine marquée) dans le diagnostic des naevo-carcinomes. Bull. Soc. franç. Derm. Syph. **77**, 6—10 (1970).
Bloch, B.: Das Problem der Pigmentbildung in der Haut. Arch. Derm. Syph. (Berl.) **124**, 129—208 (1917).
— Rhyner, P.: Histochemische Studien im überlebenden Gewebe über fermentative Oxydation und Pigmentbildung. Z. ges. exp. Med. **5**, 179—263 (1917).
Block, G. E., Hartwell, S. W., Jr.: Malignant melanoma. Studie of 217 cases. Ann. Surg. **154**, 88 (1961).
Blodi, F. C., Widner, R. R.: The melanotic freckle (Hutchinson) of the lids. Surv. Ophthal. **13**, 23—30 (1968).
Blois, M. S.: Melanin binding properties of iodoquine. J. invest. Derm. **50**, 250—253 (1968).
— Melanoma detection with radioiodoquine (preliminary note). J. nucl. Med. **9**, 492—493 (1968).
Blois, M. S., Jr., Kallman, R. F.: The incorparation of C^{14} from 3,4-dihydroxyphenyl-alanine-2 C^{14} in the melanin of mouse melanomas. Cancer Res. **24**, 863—868 (1964).
Bode, H. C.: Behandlung des Melanoms. Derm. Wschr. **144**, 1064—1079 (1961).
— Bisherige Erfahrungen in der Behandlung dermatologischer Krankheiten mit schnellen Elektronen. Arch. klin. exp. Derm. **219**, 450—456 (1964).
Bodenham, D. C.: Malignant melanoma of the skin. Lancet **1966 I**, 14—27.
— Malignant melanoma. Some observation on the nature of the disease and their implications. Arch. chir. neerl. **22**, 71—78 (1970).
— Lloyd, O. C.: The diagnostic and treatment of malignant melanoma of the skin. Postgrad. med. J. **39**, 278—289 (1963).
Bohm, J., Emmrich, P. H.: Zur Therapie des malignen Melanoms. Dtsch. Gesundh.-Wes. **23**, 1105—1110 (1968).
Bohnstedt, R. M.: Diagnose und Differentialdiagnose des malignen Melanoms. Strahlentherapie **107**, 354—370 (1958).
Bonelli, M., Alé, G., Bonelli, M. G.: La captazione cutanea del P^{32} nella diagnostica clinica del melanoma. Minerva derm. **37**, 193 (1962).
— Alessi, E.: Osservazione chimiche, electroforetiche e cromatografiche della melanuria. Minerva derm. **37**, 200—203 (1962).
— Armuzzi, G., Alessi, E.: Alcuni reparti biochimici sul siero di portatori di nevi e melanomi. Minerva derm. **37**, 198 (1962).
— Tomasini, C.: Il contributo dell'autoradiografia alla diagnostica istopatologica del melanoma. Minerva derm. 37, Suppl., 196—197 (1962).
Booher, R. J.: Recognition and treatment of melanoma. Surg. Clin. N. Amer. **49**, 389—405 (1969).
— Pack, G. T.: Malignant melanoma of feet and hands. Surgery **42**, 1084—1121 (1957).
Borak, J., Driak, F.: Untersuchungen bei Röntgenbestrahlten Melanosarkomen. Beitrag zur Biologie der Strahlenwirkung. Strahlentherapie **21**, 550—560 (1926).
Borcea, I.: Sur l'origine du coeur, des cellules vasculaires migratrices et des cellules pigmentaires chez les téléostéans. C. R. Acad. Sci. (Paris) **149**, 388—389 (1909).

BOWDEN, L.: Spontaneous regression of malignant melanoma. Rep. 13. Congr. internat. Derm. Munich 1967, S. 918. Berlin-Heidelberg-New York: Springer 1968.

BOWEN, ST. F., BRODY, H., JONES, V. L.: Malignant melanoma of eye occurring in two successive generations. Arch. Ophthal. **71**, 805—806 (1964).

BOWERS, R. F.: Interthoraco-scapulare amputation bzw. Hemipelvektomie und ihre Anwendung beim malignen Melanom. Surgery **26**, 523 (1949).

BOYD, C. M., LIEBERMAN, L. M., BEIERSWALTES, W. H., VARMA, V. M.: Diagnostic efficacy of a radioiodinated chloroquine analog in patients with malignant melanoma. J. nucl. Med. **11**, 479—486 (1970).

BOYD, J. D.: Argentophil cells in foetal epithelium. J. Anat. (Lond.) **83**, 74 (1948).

BOYD, W.: The spontaneous regression of cancer. Springfield: Thomas 1966.

BOYLEN, J. B., QUASTEL, J. H.: Effect of L-phenylalanine and sodium phenylpyruvate on the formation of melanin from L-tyrosine in melanoma. Nature (Lond.) **193**, 376—367 (1962).

BRANDT, G.: Melanoma of skin, with special reference to histologic differential diagnosis, clinical picture and results of treatment. Ann. Chir. Gynaec. Fenn. **45**, suppl. 3 (1963).

BRAUER, E. W., KOPF, A. W., WITTEN, V. H., BERMAN, M., CAVE, V. G.: Radioactive phosphorus in the in vivo diagnosis of melanoma of the skin. J. Amer. med. Ass. **172**, 1753—1758 (1960).

BRAUN-FALCO, O., PETZOLD, D.: Sur l'histochimie des cellules mélaniques. Bull. Derm. Syph. (Paris) **73**, 609—623 (1966).

BRAVI, G.: Considerazioni statistico-cliniche e statistico-terapeutiche in tema di melanomi cutanei. G. ital. Derm. **1963** (1), 1—58.

BREATHNACH, A. S.: Electron microscopy of melanocytes and melanosomes in freckled human epidermis. J. invest. Derm. **42**, 389—394 (1964).

— BIRBECK, S. C., EVERALL, J. D.: Observations bearing on the relationship between Langerhans cells and melanocytes. Ann. N.Y. Acad. Sci. **100**, 223—238 (1963).

— WYLLIE, L.: Electron microscopy of melanocytes and Langerhans cells in human fetal epidermis at 14 weeks. J. invest. Derm. **44**, 51—60 (1965).

BRESCHET, G.: Considérations sur une altération organique appelée dégénérescence noire, mélanose, cancer mélané. Paris: Ed. Béchet jeune 1821.

BRESLOW, A.: Thickness, cross-sectional areas and depth of invasion in the prognosis of cutaneous melanoma. Ann. Surg. **172**, 902—908 (1970).

BRINDLEY, C. O., SALVIN, L. G., POTEE, K. G., LIPOWSKA, B., SHNIDER, B. I., REGELSON, W., COLSKY, J.: Further comparative trial of triethylene thiophosphoramide and mechlorethamine in patients with melanoma and Hodgkin's disease. J. chron. Dis. **17**, 19—30 (1964).

BRODERS, A. C.: Practical points on the microscopic grading of carcinoma N.Y. St. J. Med. **32**, 667—671 (1932).

BRODSKY, I., BAREN, M., KAHN, S. B., LEWIS, G., JR., TELLEM, M.: Metastatic malignant melanoma from mother to fetus. Cancer (Philad.) **18**, 1048—1954 (1965).

BRUNETTI, F.: L'ipofisectomia paranasale transetmoido-sfenoidale nel trattamento endocrinologico in caso di melanoblastoma recidivo meningomastoideo. Minerva otorinolaring. **9**, 137—143 (1959).

BÜNGELER, W.: Über den Zusammenhang von Trauma und Melanom. Münch. med. Wschr. **99**, 209—212 (1957).

BUGMANN, J.: Beitrag zur Frage der Behandlung der Melanomalignome. Inaug.-Diss. Zürich 1960.

BURDICK, K. H.: Malignant melanoma treated with vaccinia injection. Arch. Derm. Syph. (Chic.) **82**, 438—439 (1960).

— HAWK, W. A.: Vitiligo in a case of vaccinia virus-treated melanoma. Cancer (Philad.) **17**, 708—712 (1964).

BURG, G., BRAUN-FALCO, O.: Cytochemische Untersuchungen zur zellulären Stromareaktion beim Melanom. Tagungsbericht der DDG Berlin Sept. 1971 (erscheint im Arch. derm. Forsch.).

BURGER, M. M., GOLDBERG, A. R.: Identification of a tumor-specific determinant on neoplastic cell surface. Proc. nat. Acad. Sci. (Wash.) **57**, 359—366 (1967).

BURKE, P. J., MACCARTHY, W. H., MILTON, G. W.: Imidazole carboxamide therapy in advanced malignant melanoma. Cancer (Philad.) **27**, 744—750 (1971).

BURNET, M.: Clonal selection theory in carcinogenesis. In: Cellular immunology. Melbourne: Univ. Press 1969.

BURNETT, J. B., SEILER, H.: Multiple forms of tyrosinase from mammalian melanoma, S. 943. Rep. 13. internat. Congr. Derm. Munich 1967. Berlin-Heidelberg-New York: Springer 1968.

BUSCH, G., ULBRICHT, W.: Zur Diagnose und Therapie der cerebralen Melanommetastasen. Dtsch. Z. Nervenheilk. **182**, 313—336 (1961).

CADE, ST.: Malignant melanoma. Brit. med. J. **1957**, No 5011, 119—124; — Ann. roy. Coll. Surg. **28**, 331—366 (1961); Trans. med. Soc. Lond. **81**, 96—104 (1965).

CALLENDER, G. R., WILDER, H. C., ASH, J. E.: 500 malignent melanomas of the chlorid and ciliary body followed 5 years or longer. Amer. J. Ophthal. **25**, 962—967 (1942).

CAMPANA, F. P., ZAMBIANCHI, C., TESTINI, A., CAPPELLETI, F., CAMARO, R.: La linfoadenografia nelle metastasi linfonodali da melanoma degli arti inferiori. Ann. ital. Chir. **43**, 1039—1060 (1967).

CAMPOS-MARTINE, R., COROMINAS, F. O., MARINE, I. M.: Prognose und Therapie der malignen Melanome [Span.]. Act. dermo.-sifiliogr. (Madr.) **38**, 1139 (1947).

CARSWELL: Pathological anatomy. London: Longmans, Green & Co. 1838.

CASE, M. T.: Malignant melanoma in a pig. J. Amer. vet. med. Ass. **144**, 254 (1964).

CASSILETH, P. A., HYMAN, G. A.: Treatment of malignant melanoma with hydroxyurea. Cancer Res. **21**, Part I, 1843—1845 (1967).

Catlin, D.: Melanomas of the skin of the head and neck. Ann. Surg. **140**, 796—804 (1954).
— Cutaneous melanoma of the head and neck. Amer. J. Surg. **112**, 512—521 (1966).
— Mucosal melanomas of the head and neck. Amer. J. Roentgenol. **99**, 809—816 (1967).
Cawley, E. P.: Genetic aspects of malignant melanoma. Arch. Derm. (Chic.) **65**, 440—450 (1952).
Cesarini, J. P.: Mélanomas malins. Acquisitions récentes ultrastructurales. Rev. Inst. Pasteur Lyon **3**, 281—285 (1970).
Chang, J. P., Russell, W. O., Stehlin, J. S., Jr., Smith, J. L., Jr.: Chemical and histochemical analyses of tyrosinase activity in melanoma and related lesions. Ann. N.Y. Acad. Sci. **100**, 951 (1963).
Chaoul, H., Greineder, K.: Die Behandlung des malignen Melanoms mit der Röntgen-Nahbestrahlung. Strahlentherapie **56**, 40—49 (1936).
Christophers, E., Braun-Falco, O.: Feingewebliche Untersuchungen und Prognose bei malignen Melanomen. Tagungsbericht der DDG Berlin Sept. 1971 (erscheint im Arch. derm. Forsch.).
Clark, W. H., From, L., Bernardino, E. A., Mihm, M. C.: The histogenesis and biologic behaviour of primary human malignant melanomas of the skin. Cancer Res. **29**, 705—726 (1969).
— Mihm, M. C.: Lentigo maligna and lentigo maligna melanoma. Amer. J. Path. **55**, 39—67 (1969).
Charalambidis, P. H., Patterson, W. B.: A clinical study of 250 patients with malignant melanoma. Surg. Gynec. Obstet. **115**, 333—341 (1962).
Cholnoky, T. de: Malignant melanoma. Clinical study of 117 cases. Ann. Surg. **113**, 392—410 (1941).
Clark, R. L., Stehlin, J. L., Jr.: Regional perfusion technique for melanoma of the extremities with conventional treatment and perfusion in 339 cases. Arqu. Pat. (Lisboa) **39**, 115—126 (1967).
Clark, W. H., Jr.: Classification of malignant melanoma in man correlated with histogenesis and biologic behavior. In: Montagna, W., and F. Hu, The pigmentary system. Adv. Biol. Skin, vol. 8, 620—646. London: Pergamon Press 1967.
— From, L., Bernardino, E. A., Mihm, M. C.: The histogenesis and biologic behavior of primary human malignant melanomas of the skin. Cancer Res. **29**, 705—726 (1969).
Clarke, J. M.: Malignant melanomata. Some points in treatment and prognosis Aust. N. Z. J. Surg. **22**, 8—13 (1952).
— Treatment and prognosis of malignant melanomas. Amer. J. Surg. **22**, 299 (1955).
Clarkson, B., Lawrence, W., Jr.: Perfusion and infusion techniques in cancer chemotherapy. Med. Clin. N. Amer. **45**, 689—710 (1961).
Clifford, P., Clift, R. A., Gillmore, J. H.: Oral Melphalan therapy in advanced malignant disease. Brit. J. Cancer **17**, 381—390 (1963).
Cobb, J. P., Walker, D. G.: Studie on human melanoma cells in tissue culture: II. Effects of several cancer chemotherapeutic agents on cytology and growth. Acta Un. int. Cancer. **20**, 206—208 (1964).
Cobb, J. P., Walker, D. G.: Cytologic studies on human melanoma cells in tissue culture after exposure to 5 chemotherapeutic agents. Cancer Chemother. Rep. **52**, 543—551 (1968).
Cochran, A. J.: Method of assessing prognosis in patients with malignant melanoma (with prognostic score sheets). Lancet **1968 II**, 1062—1064.
— Malignant melanoma: a review of 10 years' experience in Glasgow, Scotland. Cancer (Philad.) **23**, 1090—1199 (1969).
Comstock, E. G., Wynne, E. St., Russell, W. O.: Dopa oxidase activity in differential diagnosis of amelanotic tissue. Cancer Res. **19**, 880—883 (1959).
Conley, J. J.: Melanome im Gebiet des Kopfes und des Halses. HNO (Berl.) **16**, 167—170 (1968).
— Melanomas of the head and neck. Trans. Amer. Acad. Ophthal. Otolaryng. **82**, 137—141 (1968).
Conley, J. J., Pack, G. T.: Melanoma of the head and neck. Surg. Gynec. Obstet. **116**, 15—28 (1963).
— Malignant tumors of the scalp. 2. An analysis of 58 cases of melanoma of the scalp. Plast. reconstr. Surg. **33**, 163—171 (1964).
— Management of malignant tumors of the scalp. Ann. N.Y. Acad. Sci. **114**, 976—984 (1964).
Conway, H., Hugo, N. E., McKinney, P.: Excision of glands in continuity for malignant melanoma. Review of end results following several techniques. Arch. Surg. **94**, 129—133 (1967).
— Jerome, A. P.: Mevi and melanomata of the face. Plast. reconstr. Surg. **14**, 200—223 (1954).
Cooper, H. L.: Lymphocyte stimulation in malignant melanoma. New Engl. J. med. **283**, 369—370 (1970).
Cordonnier, V., Beer, P. de, Lundy-Mahieu, M., Cacheux, S.: Deux mélanomes malins, prépubertaire et après accident du travail dans la même famille. Bull. Soc. franç. Derm. **73**, 677—679 (1966).
Costanzi, J.-J., Coltman, C. A.: Combination chemotherapy using cyclosphosphamide, vinchristine, methotrexate and 5-fluorouracil in solid tumours. Cancer (Philad.) **23**, 589—596 (1969).
Coste, I.: Radiothérapie des naevo-carcinomes. Bull. Ass. franç. Cancer **25**, 641 (1936).
Costello, M. J., Fisher, S. B., Feo, Ch. P. de: Melanotic freckle (lentigo maligna.) Arch. Derm. (Chic.) **80**, 753—771 (1959).
Cottini, G. B.: Die Hautmelanome. In: Nichtentzündliche Dermatosen. Handbuch der Haut- und Geschlechtskrankheiten (Jadassohn), Erg.-Bd. III/,1 S. 568. Heidelberg-Berlin: Springer 1963.
Couperus, M., Rucker, R. C.: Histopathological diagnosis of malignant melanoma. Arch. Derm. (Chic.) **70**, 199—216 (1954).
Coward, R. F., Smith, P., Middleton, J. E.: Urinary phenols in melanoma. Nature (Lond.) **213**, 520—521 (1967).
Cox, K. R., Hare, W. S. C., Bruce, P. T.: Lymphography in melanoma: correlation of radiology with pathology. Cancer (Philad.) **19**, 657 (1966).
Creech, O., Jr., Krementz, E. T.: Regional perfusion in melanoma. J. Amer. med. Ass. 188, 655—658 (1964).

Creech, O., Jr., Krementz, E. T., Ryan, R. F., Reemtsma, K., Winblad, J. N.: Experiences with isolation-perfusion techniques in the treatment of cancer. Ann. Surg. **149**, 627—640 (1959).
— Ryan, R. F., Krementz, E. T.: Treatment of melanoma by isolation perfusion technique. J. Amer. med. Ass. **169**, 339—343 (1959).
Currie, G. A., Lejeune, F., Fairley, G. H.: Immunization with irradiated tumor cells and specific lymphocyte cytotoxicity in malignant melanoma. Brit. med. J. **1971 8**, 305—310.
Czajkowski, N. P., Rosenblatt, M., Wolff, P. L., Vasquez, J.: A new method of active immunization to autologous human tumour tissues. Lancet **1967** II, 905—909.
Daland, E. M., Holmes, J. A.: Malignant melanomas. A clinical study New Engl. J. Med. **220**, 651—660 (1939).
— Malignant melanoma. (Personal experience with 170 cases). New Engl. J. Med. **260**, 453—460 (1959).
Dana, M., Bourdon, R.: Apport des méthodes d'irradiation dans le traitement des mélanomes malins. Bull. Soc. franç. Derm. **73**, 790 (1966).
Darabos, G., Primäres Melanom der Hornhauthinterfläche. Klin. Mbl. Augenheilk. **143**, 529—543 (1963).
Dargent, M., Colon, J., Mourgues, H. de, Montova, M.: Essai d'études étiologiques, et thérapeutique du mélanoblastome cutané malin. A propos de 243 cas. Ann. Chir. **14**, 1157—1186 (1960).
— — — — Perspectives offertes par la chimiothérapie intra-artérielle dans le traitement du mélanome cutané malin. Presse méd. **75**, 23—50 (1967).
Darier, J.: Des naevocarcinomes. Bull. Ass. franç. Cancer **6**, 145—178 (1913).
Davids, B.: Über die Entstehung des Melanosarkoms und das Problem der malignen Entartung aufgrund neuer Befunde bei 42 Tumoren. Z. Krebsforsch. **59**, 108—133 (1953).
Davis, J., Pack, G. T., Higgins, G. K.: Melanotic freckle of Hutchinson. Amer. J. Surg. **113**, 457—473 (1967).
Davis, N. C., Herron, J. J., McLeod, G. R. C.: Malignant melanoma in Queensland. Analysis of 400 skin lesions. Lancet **1966 II**, 407—410.
Deckner, K.: Zur Klinik der Melanome. Bruns' Beitr. klin. Chir. **154**, 159—166 (1931).
Degos, R.: Les mélanomes malins: synthèse, conclusions. Bull. Soc. franç. Derm. Syph. **73**, 812—818 (1966).
Delacrétaz, J., Jaeger, H.: „Melanome". (Die malignen Melanome). In: Handbuch der Dermatologie und Venerologie (Gottron und Schönfeld), Bd. IV, S. 591—632. Stuttgart: Thieme 1960.
— Etudes des variations de l'activité tyrosinasique du mélanome expérimental S-91 de la souris sous l'effet de la testostérone. Ann. Derm. Syph. (Paris) **92**, 25—28 (1965).
— Pronostic et traitement des mélanomes. Bull. Soc. franç. Derm. Syph. **73**, 641—646 (1966).
Della Porta, G., Rappaport, H., Saffiotti, U., Shubik, Ph.: Induction of melanotic lesions during skin carcinogenesis in hamsters. Arch. Path. **61**, 305—313 (1956).
Demopoules, H. B.: Special diets said to inhibit melanoma growth. J. Amer. med. Ass. **194**, 45 (1965).
— Traitement des mélanomes par la privation de tyrosine et de cuivre. Presse méd. **74**, 1514 (1966).
— Gerving, M. A., Bagdoyan, H.: Selective inhibition of growth and respiration of melanomas by tyrosinase inhibitors. J. nat. Cancer Inst. **35**, 823—827 (1965).
Deshayes, P., Laumonier, R., Tayot, J., Geffroy, Y.: Métastases osseuses des mélanomes malins. Sem. Hôp. Paris **38**, 1335—1344 (1962).
Dickson, R. J.: Malignant melanoma. A combined surgical and radiotherapeutic approach. Amer. J. Roentgenol. **79**, 1063—1070 (1958).
Djalali, A., Brun, R.: Melanome. Dermatologica (Basel) **139**, 100—101 (1969).
Dobson, R. L., Malignant melanoma. Calif. Med. **100**, 29—34 (1964).
— Walsh, R. A.: Malignant melanoma: a critical review of surgical problems. West. J. Surg. **61**, 518—523 (1953).
Doering, J., Wenker. H.: Nachweis und Erkennung von Melanoblastomen der Haut nach Gabe von Radiophosphor. Münch. med. Wschr. **99**, 594—596 (1957).
Donn, A., MacTigue, W.: The radioactive phosphorus uptake test for malignant melanoma of the eye. Study of 40 cases. Arch. Ophthal. **57**, 668—671 (1957).
Dowd, J. E., Paolo, J. A. di, Wayne, A. L.: Individualized chemotherapy by in vitro drug selection. Acta Un. int. Cancr. **20**, 278 (1964).
Driver, J. R., MacVicar, D. N.: Cutaneous melanomas: a clinical study of 60 cases. J. Amer. med. Ass. **121**, 413 (1943).
Dubreuilh, W.: Lentigo malin des vieillards. Ann. Derm. Syph. (Paris) **5**, 1092—1099 (1894).
— De la mélanose circonscrite précancéreuse. Ann. Derm. Syph. (Paris) 129—151 (1912).
Duchon, J., Péchan, Z.: The biochemical and clinical significance of melanogenuria. Ann. N.Y. Acad. Sci. **100**, 1048—1068 (1963).
Duchon, L., Matous, B., Prochaskova, B.: Vanillactic acid in the urine of melanoma patients. Clin. chim. Acta **18**, 487—488 (1967).
Duesberg, J. P., Lavigne, J.: Considérations sur 98 cas de mélanomes malins. 94 Congr. Dermatol. Langue franç. Lausanne. Méd. et Hyg. (Genève) **1956**, 131—135.
Dufourmentel, Cl., Mouly, R., Glicenstein, J.: A propos de 341 cas de mélanomes malins. Presse med. **75**, 1203 (1967).
— — — A propos de 400 mélanomes malins cutanés. Rapp. 13. Congr. internat. Derm. Munich, S. 946. Berlin-Heidelberg-New York: Springer 1967.
Duntze, J., Wollensak, J.: Klinische und histologische Befunde bei perforiertem Melanoma malignum chorioideae. Klin. Mbl. Augenheilk. **142**, 665—673 (1963).
Duperrat, B.: Le mélanome juvénile (mélanome de Sophie Spitz. Méd. Hyg. (Genève) **1956**, 109—118.

Duperrat, B.: Les mélanomes malins. Etude clinique. Rev. Prat. (Paris) **1957**, 925—936.
— Le panaris mélanique. Presse méd. **38**, 304—313 (1962).
— La mélanose circonscrite précancéreuse de Dubreuilh. Etude histologique. Ann. Derm. Symph. (Paris) **89**, 319—332 (1962).
— Anatomie pathologique des mélanomes. Que peut-on demander à l'examen histologique de la pièce d'exérèse d'une tumeur mélanique cutanée. Bull. Soc. franç. Derm. Syph. **73**, 563—609 (1966).
— Dufourmentel, Cl.: Etude du mélanome juvénile d'après 40 cas personnels. Minerva derm. **34**, 190 (1959).
— Mascaro, J. M.: Melanomas subungueales. Estudio de 21 casos. Act. dermo-sifiliofr. (Madr.) **57**, 5—18 (1966).
— — La mélanose précancéreuse de Hutchinson-Dubreuilh. 13. Congr. internat. Derm. Munich 1067, p. 917. Berlin-Heidelberg-New York: Springer 1968.
Dushane, G. P.: The embryology of vertebrate pigment cells. I. Amphibies. II. Birds. Quart. Rev. Biol. **18**, 109—127 (1943); **19**, 98—117 (1944).
— The development of pigment cells in vertebrates. In: „The Biology of Melanomas". Spec. Publ. N.Y. Acad. Sci. **4**, 1—14 (1948).
Ebbehøj, E.: The safety factor in ultrasoft Roentgen-irradiation. Acta radiol. (Stockh.) **37**, 241—245 (1952).
Edgcomb, J. H., Michelitch, H.: Cutaneous melanomas of guinea pigs following repeated application of 7,12-dimethylbenzanthracene to the skin. Proc. Amer. Ass. Cancer Res. **3**, 222 (1961).
edwards, e. a., duntley, s. q.: The pigments and color of living human skin, Proc. Amer. J. Amat. **65**, 1—àà (10à0).
Edwards, J. M., Kinmonth, J. B.: Endolymphatic therapy for malignant melanoma. Brit. med. J. **1968 I**, 18—22.
— Lloyd-Davies, R. W., Kinmonth, J. B.: Selective lymphopenia in man after intralymphatic injection of radioactive 131-L-Lipiodol. Brit. med. J. **1967 I**, 331—335.
Eichhorn, H. I.: Melanome der Haut. Beitrag zur Frage ihrer Malignität und Behandlung. Strahlentherapie **83**, 73—82 (1950).
Eidherr, H.: Die Lymphographie in ihrer diagnostischen und therapeutischen Bedeutung für das maligne Melanom. Tagungsbericht der DDG Berlin Sept. 1971 (erscheint im Arch. derm. Forsch.).
Ellis, F.: In: Symposion on malignant melanoma. Brit. J. Radiol. **19**, 231 (1946).
Epstein, E., Bragg, K., Linden, G.: Biopsy and prognosis of malignant melanoma. J. Amer. med. Ass. **208**, 1369—1371 (1969).
Epstein, J. H., Epstein, W. L., Nakai, T.: Production of melanomas from DMBA-induced „blue nevi" in hairless mice with ultraviolet light. J. nat. Cancer Inst. **38**, 19—30 (1967).
— — — Production of melanomas with ultraviolet light. Rep. 13. Congr. internat. Derm. Munich 1967, p. 939.Berlin-Heidelberg-New York: Springer 1968.
Euler, H. von: Chemotherapie and Prophylaxe des Krebses. Stuttgart: Thieme 1962.
Evans, J. P., Fence, W., Kelly, W. A., Harper, P. V., Jr.: Transcranial Yttrium^{90} hypophysectomy. Surg. Gynec. Obstet. **107**, 393—408 (1959).
Evans, W., and Leucutia, T.: The treatment of melanotic tumors of the skin: pigmented moles and malignant melanoma. Amer. J. Roentgenol. **26**, 236 (1931).
Eve, F. A.: A lecture on melanoma. Practitioner **70**, 165—174 (1903).
Ewing, J.: Problems of melanomas. Brit. med. J. **1930 II**, 852—856.
— Neoplastic diseases, p. 948. Philadelphia: W. B. Saunders 1940.
Everson, T.: Spontaneous regression of cancer. Ann. N.Y. Acad. Sci. **114**, 721—735 (1964).
— Cole, W. H.: Spontaneous regression of cancer. Philadelphia-London: Saundeus 1966.
Fafner, J. G., Rocke, R.-J., Pack, G. T.: Results of groin dissection for malignant melanoma in 220 patients. Surg. **55**, 489 (1964).
Fairley, G. H.: Evidence for antigenity in human tumours with reference to both melanoma and acute leukaemia. Brit. med. J. **1970 4**, 483—484.
Falck, B., Jacobsson, S., Olivecrona, H., Olsen, G., Rorsman, H., Rosengren, H.: Determination of catecholamines, 5-hydroxytryptamine and 3,4-dihydroxyphenylalanine (Dopa) in human malignant melanomas. Acta derm.-venereol. Stockh.) **46**, 65—67 (1966).
— — — Rorsman, H.: Pigmented nevi and malignant melanomas as studied with a specific fluorescence method. Science **149**, 439 (1965).
— — — — Fluorescent dopa reaction of nevi and melanomas. Arch. Derm. (Chic.) **94**, 363—369 (1966).
Falkson, G., Villiers, P. C. de, Falkson, H. C., Fichardt, T.: Natulan (procarbazine) combined with radiotherapy in management of inoperable malignant melanoma. Brit. med. J. **1965 II**, 1473—1474.
Faucon, M., Guillaud-Bourgeois, M., Dargent, M.: Confrontations cyto-histologiques dans le diagnostic des tumeurs mélaniques. Bull. Soc. franç. Derm. Syph. **73** bis, 732 (1966).
Fauvet, J., Roujeau, J.: Cancer et traumatisme. Rev. Prat. (Paris) **15**, 2183—2207 (1964).
Fish, J., Smith, E. B., Canby, J. P.: Malignant melanoma in childhood. Surgery **59**, 309 (1966).
Fitzpatrick, T. B.: Zur Rolle der Tyrosinase bei der Säugetier-Melanogenese. Hautarzt **11**, 520—525 (1959).
— Melanin biosynthesis in melanomas. 13. Int. Congr. Derm. 1967. München: Bergmann 1968.
— Becker, S. W., Lerner, A. B., Montgomery, H.: Tyrosinase in human skin: demonstration of its presence and of its role human melanin formation. Science **112**, 223—225 (1950).
— Breathnach, A. S.: Das epidermale Melanin-Einheit-System. Derm. Wschr. **147**, 481-489 (1963).
— Kukita, A.: A histochemical autoradiographic method for demonstration of tyrosinase in human melanocytes, nevi and malignant melanoma. J. invest. Derm. **26**, 173—181 (1956).

FITZPATRICK, T. B., KUKITA, A., MIYAMOTO, M.: Studies of tyrosinase activity in normal and neoplastic melanocytes. Acta derm.-venereol. (Stockh.) Suppl. (1959).

— LERNER, A. B.: Melanogenesis in human pigment cells and pigment cell neoplasma. Proc. 10. Intern. Congr. Derm. London 1952, p. 301, 1953.

— — Terminology of pigment cells. Science 117, 640 (1953).

— — GRUPPER, CH.: La tyrosinase dans les cellules pigmentaires normales et pathlogiques de la peau; sa détection par la méthode histologique et biochimique. Bull. Soc. franç. Derm. 61, 33—35 (1954).

— MONTGOMERY, H., LERNER, A. B.: Pathogenesis of generalized dermal pigmentation secondary to malignant melanoma and melaninuria. J. invest. Derm. 22, 163—172 (1954).

— SZABÓ, G.: The melanocyte: Cytology and cytochemistry. J. invest. Derm. 32, 197—209 (1959).

FLÜCKIGER, E.: Die Melanocyten-stimulierenden Hormone der Adenohypophyse. Naunyn-Schmiedebergs Arch. exp. Path. (Pharmak.) 245, 168—185 (1963).

FOLLMANN, E.: Caracteres histopathologicos de las variantes evolutivas- en nevocarcinomas (melanomas malignos). Rev. argent. Dermato.-sif. 41, 26—30 (1957).

FONT, R. L., NAUMANN, G., ZIMMERMANN, L. E.: Primary malignant melanoma of the skin metastatic to the and orbit. Report of 10 cases and review of literature. Amer. J. Ophthal. 63, 738 (1967).

FORBES, P. D.: Experimentally-induced neoplasms in the skin of mice. I. Singledose effects of DMBA in haired, hairless, and rhino-mice. J. invest. Derm. 44, 388—407 (1965).

FORTNER J. G.: The influence of castration on spontaneous tumorigenesis in the Syrian (golden) hamster. Cancer Res. 21, 1491—1498 (1961).

— Factors in the treatment of melanoma. Med. Clin. N. Amer. 45, 643 (1961).

— ALLEN, A. C.: Hitherto unreported malignant melanomas in Syrian hamster: experimental counterpart of human malignant melanomas. Cancer Res. 18, 98—104 (1958).

— BHATIA, S. S., GEORGE, P. A.: The time of metastatic spread. Surg. Forum 11, 63—64 (1960).

— BOOHER, R. J., PACK, G. T.: Results of groin dissection for malignant melanoma in 220 patients. Surgery 55, 485—494 (1964).

— DAS GUPTA, T., MCNEER, G.: Primary malignant melanoma of the trunk. An analysis of 194 cases. Ann. Surg. 165, 161—169 (1965).

— MAHY, A. G., SCHRODT, G. R.: Transplantable tumors of the Syrian hamster. Cancer Res. 21, 161—198 (1961).

FOSSATI, F.: Die Behandlung von Retinoblastomen und Melanoblastomen der Uvea mit Implantation radioaktiver Kobaltdrähte. Strahlentherapie 124, 180—197 (1964).

FRÄDRICH, G., POPPE, H.: Zur Therapie des Melanoms. Dtsch. med. Wschr. 79, 1051—1954.

FRANÇOIS, J.: Disappearance of pigment after light coagulation of malignant melanoma of the choroid. Amer. J. Ophthal. Ser. III, 66, 443—447 (1968).

FREEMAN, R. G., KNOX, J. M.: Epidermal cysts associated with pigmented nevi. A combination which may simulate malignant melanoma. Arch. Derm. (Chic.) 85, 590—594 (1962).

FRIEDERICH, H. C., LIMBERGER, S., NIKOLOWSKI, W.: Beitrag zur Klinik, Diagnose und Therapie der Melanosis circumscripta praeblastomatosa. Strahlentherapie 108, 361—370 (1959).

— SCHNEIDER, H. J., JR., Ergebnisse der operativen Behandlung der Melanosis circumscripta praeblastomatosa Dubreuilh. Med. Welt 17, 2495—2500 (1966).

GAGE, M., DAWSON, W.: Malignant melanoma. Ann. Surg. 133, 772—782 (1951).

GANS, O., STEIGLEDER, A. K.: Histologie der Hautkrankheiten. Berlin: Springer 1955, 1957.

GARCIA, H., BARONI, C., RAPPAPORT, H.: Transplantable tumors of the Syrian golden hamster. J. nat. Cancer Inst. 27, 1323—1339 (1961).

GARRINGTON, G. E., SCOFIED, H. H., CRONYN, J., LACY, G. H., JR.: Intraoral malignant melanoma in a human albino. Oral Surg. 24, 224—230 (1967).

GARTMANN, H.: Zur Bedeutung und zum Vorkommen der sog. junktionalen Aktivität beim Naevuszellnaevus und Melanom. Acta biol. med. germ. 1, 520—539 (1958).

— Naevus und Melanom. Bemerkungen zur gleichnamigen Arbeit von TH. SCHREUS (Hautarzt 11, 440, 1960). Hautarzt 12, 419—424 (1961).

— Über blasige Zellen im Naevuszellnaevus. Z. Haut- u. Geschl.-Kr. 28, 149—159 (1961).

— Um den zellreichen blauen Naevus. Derm. Wschr. 143, 297—307 (1961).

— Das preblastomatöse Stadium des Melanoms. Aesthet. Med. 11, 201—206 (1962).

— Topographische Probleme des Melanoms. Arch. klin. exp. Derm. 219, 130—135 (1964).

— Welche Hautveränderungen sind als verdächtig auf ein Melanom anzusehen? Pädiat. Praxis 3, 265 (1964).

— Traumatische Faktoren bei der Melanomentstehung. Münch. med. Wschr. 106, 2086—2091 (1964).

— Melanom und Trauma. In: Krebsforsch./Krebsbekämpf., Bd. 5, S. 253—259. München-Berlin: Urban & Schwarzenberg 1964.

— Neuronaevus bleu Masson — cellular blue nevus Allen. Arch. klin. exp. Derm. 221, 109—121 (1965).

— Besteht eine Relation zwischen dem Grad des vorherrschenden Tumorzelltyps und der Prognose? Tagungsbericht der DDG Berlin Sept. 1971 (erscheint im Arch. derm. Forsch.).

GENTIL, F.: Intra-arterial cancer chemotherapy with or without an isolated extracorporeal circuit Aeta. Un. int. Cancr. 20, 57—62 (1964).

GEORGE, P. A., FORTNER, J. G., PACK, G. T.: Melanoma with pregnancy (Report on 115 cases). Cancer (Philad.) 13, 854—859 (1960).

Gertler, W., Gartmann, H.: Zur Behandlung des Melanoms und seiner Vorstufen. Derm. Wschr. **136**, 1109—1122 (1957).

— Thormann, Th.: Struktur und Dignität der Melanocytome. Derm. Wschr. **154**, 889—900 (1968).

Ghadially, F. N.: Trauma and melanoma production. Nature (Lond.) **211**, 1199 (1966).

— Barker, J. F.: The histogenesis of experimentally induced melanotic tumours in the Syrian hamster. J. Path. Bact. **79**, 263—271 (1960).

— Illman, O.: The histogenesis of experimentally produced melanotic tumours in the Chinese hamster. Brit. J. Cancer **17**, 727—730 (1963).

— — Barker, J. F.: The effect of trauma on the melanotic tumours of the hamster. Brit. J. Cancer **14**, 647—650 (1960).

Gershon-Cohen, J.: Advances in thermography and mammography. Ann. N.Y. Acad. Sci. **121**, 283—300 (1964).

Ghislandi, E.: Chromatographic analysis of the urinary melanin pigment. Ann. N.Y. Acad. Sci. **100**, 987—991 (1963).

Gibsonn S. H., Montgomery, H., Woolner, L. B., Brunsting, L. A.: Melanotic whitlow (subungual melanoma). J. invest. Derm. **29**, 119—129 (1957).

Giertsen, J. C.: Malignant melanoma with metastases in a 6-year old boy. Acta path. microbiol. scand. **60**, 173—181 (1964).

Giger, K.: Glycolysis by subcellular melanoma fractions and the effect of insulin, endotoxin, and testosterone. Ann. N.Y. Acad. Sci. **100**, 866—875 (1963).

Goldman, L., Blaney, D. J., Freemond, A., Hornby, P.: The biomedical aspects of laser. J. Amer. med. Ass. **188**, 302—306 (1964).

— Igelman, J. M., Richfield, D. F.: Impact of the laser on nevi and melanomas. Arch. Derm. (Chic.) **90**, 71—75 (1964).

— Siler, V. E., Blaney, D. J.: Laser therapy of melanomas. Surg. Gynec. Obstet. **124**, 49–56 (1966).

Goldman, L. I., Tyson, R. R., Rosemond, G. P.: Isolation perfusion in malignant melanoma of the extremity. Oncology **22**, 61—66, (1968).

Goldsmith, H. S., Shah, J. P., Dong-H. Kim: Prognostic significance of lymph node dissection in the treatment of malignant melanoma. Cancer (Philad.) **26**, 606—609 (1970).

Golomb, F. M.: Agents used in cancer chemotherapy. Amer. J. Surg. **105**, 579—590 (1963).

— Solowey, A. C., Postel, A., Gumport, St. L., Wright, J. C.: Induced remission of malignant melanoma with Actinomycin D. Cancer (Philad.) **20**, 656—662 (1967).

Graetz, H., Kleemann, W.: Metastasierung und Lebenserwartung des malignen Melanoblastoms. (Untersuchungen an Sektions- und Klinikfällen.) Z. Haut- u. Geschl.-Kr. **42**, 369—374 (1967).

Grand, G., Cameron, G.: Tissue culture studies in pigmented melanomas. In: „Biology of melanomas". Spec. Publ. N.Y. Acad. Sci. **4**, 1201—1210 (1964).

Gray, J. M., Pierce, G. B.: Relationship between growth rate and differentiation of melanoma in vivo. J. nat. Cancer Inst. **32**, 1201—1210 (1964).

Greene, H. S. N., Harvey, E. K.: The growth and metastasis of amelanotic melanomas in heterologous hosts. Cancer Res. **20**, Part I, 706—714 (1966).

Greifelt, A.: Malignes Melanom (Beziehungen zu Schwangerschaft, Pubertät, Kindheit, familiäre mal. Melanome). Derm. Wschr. **128**, 875 (1952).

Greineder, K., Neumann, W.: Neue Ergebnisse über die Nahbestrahlung des malignen Melanoms. Strahlentherapie **66**, 89—118 (1939).

Greither, A.: Naevus und malignes Melanom. Chir. Praxis (München) 581—590 (1962), auch in Internist. Praxis **3**, 303—312 (1963).

Grimmer, H.: Melanom mit blasigen Zellen auf dem Boden einer Melanosis praecancerosa Dubreuilh. Histol. Bildbericht. Z. Haut- u. Geschl.-Kr. **37**, 2 (1964).

Grinspan, D., Abulafia, J., Grinspan-Bozza, N. O.: Melanomas cutaneos. Clasificacion clinico-histologica y estudio estadistico (global y discriminativo) en 100 casos. Med. cut. (Barcelona) **2**, 449—468 (1969).

Gros, Ch., Basset, A., Alt, J., Vrousos, C.: La thermographie des tumeurs pigmentées. Bull. Soc. franç. Derm. Syph. **73**, 726—729 (1966).

Grüneberg, Th.: Die Ausschaltung des therapeutischen Risikos beim Melanocytoblastom durch ein neues Behandlungsverfahren. Aesthet. Med. **10**, 299 (1961).

— Zur präoperativen Vereisung des malignen Melanoms. Derm. Wschr. **151**, 225—230 (1965).

— Die Vorteile der präoperativen Tiefenvereisung bei der Behandlung des malignen Melanoms. Dtsch. Gesundh.-Wes. **21**, 34—37 (1966).

Grütz, O., Woeber, K. H.: Experimentelle Untersuchungen über die Bedeutung der Grana des Melanoms. Krebsforsch./Krebsbekämpfung III. Sonderbd. Strahlentherapie **41**, 44—47 (1959).

— Experimentelle Untersuchungen über die Grana des Harding-Passey-Melanoms der Maus. Arch. klin. exp. Derm. **214**, 346—361 (1962).

Grupper, Ch., Fitzpatrick, T. B., Lerner, A. B., Kukita, A.: La détection de la tyrosinase dans les cellules pigmentaires normales et pathologiques de la peau. Méthode originale sur lame: ses applications dans le diagnostic du mélanome malin. Bull. Soc. franç. Derm. Syph. **61**, 145—147 (1954).

— Legrand, J. C., Gonnard, P.: Activité antityrosinasique du sérum des malades atteints de mélanome malin: étude à l'aide de l'appareil de Warburg. Arch. klin. exp. Derm. **219**, 784—789 (1964).

Gulbert, A.: Early diagnosis of melanoblastoma with the aid of electrometric, thermo-differential and 32 P uptake test. Rep. 13. Congr. internat. Derm. Munich 1967, p. 957. Berlin-Heidelberg-New York: Springer 1968.

Gumport, St. L., Meyer, H. W.: An improved technique for an adequate radical groin dissection for malignancy. Surgery **38**, 660—666 (1955).

— — Treatment of 126 cases of malignant melanoma. Long-term results. Ann. Surg. **150**, 989—992 (1959).

GUMPORT, ST. L., WRIGHT, J. L., GOLOMB, F. M.: The treatment of advanced malignant melanoma with triethylene thiophosphoramide (Thio-Tepa or TSPA). Ann. Surg. **147**, 323—237 (1958).

GUPTA, Das., T., BOWDEN, L., BERG, J.W.: Malignant melanoma of unknown primary origin. Surg. Gynec. Obstet. **117**, 341—345 (1963).

— BRASFIELD, R.: Metastatic melanoma. A clinicopathological study. Cancer (Philad.) **17**, 1323—1339 (1964).

— MCNEER, G.: The incidence of metastasis to accessible lymphnodes from melanoma of the trunk and extremities. Its therapeutic significance. Cancer (Philad.) **17**, 897 (1964).

HAENSCH, R.: Histologische Veränderungen der Lymphknoten nach endolymphatischer Radiogold-Therapie. Tagungsbericht der DDG Berlin Sept. **1971** (erscheint im Arch. derm. Forsch.).

HALL, J. R., PHILLIPS, C., WHITE, R. R.: Melanoma. A study of 222 cases. Surg. Gynec. Obstet. **95**, 184—190 (1952).

HALTER, K.: Melanombehandlung durch Röntgennahbestrahlung nach CHAOUL. Strahlentherapie **73**, 619—626 (1943).

HAMILTON, J. B.: Influence of the endocrine status upon pigmentation in men and mammals. In: Biology of melanoma. Spec. Publ. N.Y. Acad. Sci. **4**, 341—347 (1948).

HANDLEY, W. S.: Pathology of melanotic growths in relation to their operative treatment. Lancet **1907 I**, 927—933.

HARDING, H. E., PASSEY, R. D.: A transplantable melanoma of the mouse. J. Path. Bact. **33**, 417—427 (1930).

HARDMEIER, TH.: Das maligne Melanom: Histologische Befunde und deren Bedeutung für die Prognosestellung. Schweiz. med. Wschr. **100**, 967—971 (1970).

— NUSSBAUMER, U., KOTNIK, G.: Zurprognostischen Bedeutung histologischer Kriterien beim malignen Melanom. Virchows Arch. Abt. A, Path. Anat. **345**, 23—32 (1968).

HARLESS: Zit. EISELT, T.: Über Pigmentkrebs. Vjschr. prakt. Heilk. **70**, 87 (1861).

HARRIS, I. J.: The structure and activity of melanocyte-stimulating and adrenocorticotropic peptides. Symp. on protein structures, 33. ed. (A. NEUBERGER). London: Methuen & Co. 1958.

— The structure of alpha-melanocyte-stimulating hormone from pig pituitary glands. Biochem. J. **71**, 451 (1959).

— LERNER, A. B.: Amino-acid sequence of the alpha-melanocyte stimulating hormone. Nature (Lond.) **179**, 1346 (1957).

— ROOS, P.: Amino-acid sequence of the alpha-melanophore-stimulating peptide. Nature (Lond.) **178**, 90 (1956).

ROOS, P.: Amino-acid sequence of the alpha-melanophore-stimulating peptide. Nature (Lond.) **178**, 90 (1956).

— — The structure of beta-melanocyte-stimulating hormone from pig pituitary glands. Biochem. J. **71**, 434 (1959).

HARRISON, B. J. M.: The Roentgen-ray in diagnosis and treatment. In: Textbook of Roentgenology. London: Baillière, Tindall and Cox 1936.

HARRISON, D. F. N.: Malignant melanomata of the nasal cavity. Proc. roy. Soc. Med. **61**, 13—18 (1968).

HARRISON, R. G.: The outgrowth of the nerve fibre as a mode of protoplastic movement. J. exp. Zool. **9**, 787—848 (1910).

HARTL, H.: Über Melanoblastome der weiblichen Genitalorgane. Strahlentherapie **103**, 628—638 (1957).

HARTWELL, S. W., ANDERSON, R., HAZARD, J. B.: Superficial malignant melanoma. Clinicopathologic correlation. Plast. reconstr. Surg. **46**, 425—428 (1970).

HAUSS, H., PROPPE, A.: Lokalisation und Geschlecht der Melanomalignome. Tagungsbericht der DDG Berlin Sept. 1971, (erscheint im Arch. derm. Forsch.).

HAUSSER, K. W., VAHLE, W.: Die Abhängigkeit des Lichterythems und der Pigmentbildung von der Schwingungszahl (Wellenlänge) der erregenden Strahlung. Strahlentherapie **13**, 41—71 (1922).

HAXTHAUSEN, H.: Studies on pathogenesis of morphea, vitiligo and acrodermatitis atrophicans by means of transplantation experiments. Acta derm.-venereol. (Stockh.) **27**, 352—368 (1947).

HAZEN, H. H.: Malignant moles. Sth. med. J. (Bgham, Ala.) **12**, 345 (1920).

HEITE, H.-J.: Prognose anhand der Absterbekurve in Abhängigkeit von Lokalisation und Irritation. Tagungsbericht der DDG Berlin Sept. **1971** (erscheint im Arch. derm. Forsch.).

— Vorläufige Ergebnisse der Arbeitsgemeinschaft „Malignes Melanom" (8jährige Gemeinschaftsarbeit von 11 deutschen Hautkliniken). Tagungsbericht der DDG Berlin Sept. **1971** (erscheint im Arch. derm. Forsch.).

HELLRIEGEL, W.: Zur Behandlung der malignen Melanome. Strahlentherapie **86**, 548—564 (1952).

— Diskussion zum Referat G. MIESCHER über Klinik und Therapie des Melanoms. Arch. Derm. Syph. (Berl.) **200**, 239—246 (1955).

— Das klinische Bild und die Heilungsaussichten des malignen Melanoms. Strahlentherapie **111**, 510—524 (1960).

— Strahlentherapeutische Fortschritte und Ergebnisse bei malignen Melanomen der Haut. Strahlentherapie **118**, 213—225 (1962).

— Radiation therapy of primary and metastatic melanoma. Ann. N.Y. Acad. Sci. **100**, 131 (1963).

— Bemerkungen zur Ausführung Prof. ZUPPINGERS und Beobachtung Prof. BODE zur Therapie mit schnellen Elektronen. Arch. klin. exp. Derm. **219**, 456—458 (1964).

HELLSTRÖM, I., HELLSTRÖM, K. E., SJOEGREN, H. O., WARNER, G. A.: Demonstration of cell-mediated immunity to human neoplasms of various histological types. Int. J. Cancer **7**, 1—16 (1971).

HELSPER, J. T., SHARP, G. S., WILLIAMS, H. F., FISTER, H. W.: The biological effect of laser energy on human melanom. Cancer (Philad.) **17**/10B, 1299—1304 (1964).

Helsper, J. T., Sharp, G. S., Rounds, D. F.: The synergistic effect of laser radiation on malignant tumors in vivo and in vitro. Amer. J. Roentgenol. **99**, 446—449 (1967).

Helwig, E. B.: Malignant melanoma of the skin in man. Nat. Cancer Inst. Monogr. **10**, 287—295 (1963).

Hempel, Kl., Deimel, M.: Untersuchungen zur gezielten Strahlentherapie des Melanoms und des chromaffinen Systems durch selektive H-3-Inkorporation nach Gabe von H-3-markierten DOPA. Strahlentherapie **121**, 32—43 (1963).

— — Einfluß des Dopa-Decarboxylase-Hemmers alpha-Methyl-Dopa auf die Umwandlung von Dopa in Melanin und Brenzcatechinamine. In vivo-Untersuchungen an Melanom-Mäusen mit tritiertem Dopa. Naunyn-Schmiedebergs Arch. exp. Path. Pharmak. **246**, 203—214 (1963).

Hergarten, H., Hergarten, L.: Das Melanoblastom und seine Therapie mit eignen Erfahrungen in der Nahbestrahlungsmethode. Fortschr. Röntgenstr. **75**, 559—576 (1951).

Herold, H. J.: Zur Behandlung der Melanoblastome. Kongr. Ber. 1. Tagg Med. Wiss. Ges. Röntgenol. DDR 255—259 (1957).

Herzberg, J. J.: Zur Diagnostik und Therapie der Melanocytoblastome. Arch. klin. exp. Derm. **203**, 142—202 (1956).

— Neuere morphologische Aspekte des malignen Melanoms. Arch. klin. exp. Derm. **215**, 287—306 (1962).

— Das Verhalten der cutanen Lymphgefäße beim malignen Melanom. Arch. klin. exp. Derm. **220**, 129—141 (1964).

— Tyrosinasenachweis bei Metastasen des malignen Melanoms. Eine Methode zur Abgrenzung der Satelliten von sog. induzierten oder multiplen primären Melanomen der Haut. Arch. klin. exp. Derm. **220**, 480—485 (1964).

— Die Bedeutung der Hautanhangsgebilde bei der primären Ausbreitung des malignen Melanoms. Arch. klin. exp. Derm. **229**, 248—255 (1967).

— Histologische Diagnostik der Melanome. Ber. 13. Kongr. intern. Derm. München 1967, S. 933. Berlin-Heidelberg-New York: Springer 1968.

Hess, F.: Der Wert der Infrarotphotographie bei der Beurteilung der malignen Melanome. Hautarzt **11**, 294—297 (1960).

Hess, P.: Therapie und Prognose des Melanoblastoms. Strahlentherapie **110**, 413—419 (1959).

— Hess, D.: Das Melanomproblem in neuer Sicht. Strahlentherapie **110**, 413—419 (1959).

Hessler, Ch., Maillard, G. F.: Apport de la thermographie dans le diagnostic et le traitement du mélanome malin. Schweiz. med. Wschr. **100**, 972—975 (1970).

Hewitt, J.: Orientation diagnostique des pigmentations mélaniques de la peau. Rev. Prat. (Paris) **1957**, 3057—3068.

Hickey, R. C., Johnson, C. A., Evans, T. C., Alftine, D.: Cancer palliation (extracorporeal pump perfusion of radioactive isotopes and nitrogen mustard as adjunction to external radiation therapy. Arch. Surg. **79**, 416—424 (1959).

Hilaris, B. S., Raben, M., Calabrese, A. S., Phillips, R. F., Henschke, U. K.: Value of radiation therapy for distant metastases from malignant melanoma. Cancer (Philad.) **16**, 765—773 (1963).

Hinterberger, H., Freedman, A., Bartholomew, R. J.: Precursors of melanin in the urine in malignant melanoma. Clin. chim. Acta **18**, 377 (1967).

Hochstein, P., Cohen, G.: The cytotoxicity of melanin precursors. Ann. N.Y. Acad. Sci. **100**, 876—886 (1963).

Hoffmann und Keidel: Zit. Hess, F., Hautarzt **11**, 296 (1960).

Holčik, L.: Trauma und Lokalisation bösartiger Melanome. Derm. Wschr. **149**, 378—381 (1964).

Holdcraft, J., Gallagher, J. C.: Malignant melanoma of the nasal and paranasal sinus mucosa. Ann. Otol. (St. Louis) **78**, 4—20 (1969).

Holfelder, H.: Welche Behandlung bietet die beste Heilungsaussicht beim Melanomsarkom. Röntgenpraxis **1**, 19 (1929).

Holland, J. F., Regelson, W.: Studies of phenylalanine-nitrogen mustard in metastatic malignant melanoma in man. Ann. N.Y. Acad. Sci. **68**, 1122—1125 (1958).

Hormia, M., Vuori, E. E. J.: Mucosal melanomas of the head and neck. J. Laryng. **83**, 349—359 (1969).

Hornstein, O., Weidner, F.: Vascularisation und entzündliches Infiltrat in ihrer Beziehung zur Prognose. Tagungsbericht der DDG Berlin Sept. 1971 (erscheint im Arch. derm. Forsch.).

Host, H., Bennhold, I. O., Nissen-Meyer, R.: Cyclophosphamide as adjuvant to the surgical treatment of malignant melanoma stage I and II. Acta Un. int. Cancr. **20**, 507—510 (1964).

Hu, F., Lesney, P. F.: The isolation and cytology of two pigment cell strains from B16 mouse melanomas. Cancer Res. **24**, 1634—1643 (1964).

— Staricco, R. J., Pinkus, H., Fosnaugh, R. P.: Human melanocytes in tissue culture. J. invest. Derm. **28**, 15—32 (1957).

Hughes, L. E., Kearney, R., Tully, M.: A study of clinical cancer immunotherapy. Cancer (Philad.) **26**, 269—278 (1970).

Hugo, N. E., Malignant melanoma: a brief review of current therapy. Milit. Med. **134**, 52—56 (1969).

Humphrey, L. J., Jewell, W. R., Murray, D. R., Griffen, W. O.: Immunotherapy for the patient with cancer. Ann. Surg. **173**, 47—54 (1971).

Hunter-Craig, I., Newton, K. A., Westbura, G., Lacey, B. W.: Use of vaccinia in the treatment of metastatic malignant melanoma. Brit. med. J. **1970 II**, 512—515.

Huriez, Cl.: Considérations pronostiques et thérapeutiques à propos de 70 naevocarcinomes. Presse méd. **75**, 2189 (1967).

Huriez, Cl.: Considérations pronostiques et thérapeutiques à propos de 70 naevocarcinomes. Presse méd. **75**, 2189 (1967).

Hutchinson, J.: Senile freckles. Arch. Surg. **3**, 319 (1891—92).

IGELMAN, J. M., ROTTE, TH.: Effects of Laser radiation on tyrosinase. In: Proc. 1st. annual Conf. on Biol. effects of Laser Radiation. Fed. Proc. **24**, No 1, Part III, Suppl. No 14 (1965).

ILLMAN, O., GHADIALLY, F. N.: Coat colour and experimental melanotic tumour production in the hamster. Brit. J. Cancer **14**, 483—488 (1960).

IRVINE, W. T., LUCK, R. J.: Review of regional limb perfusion with melphalan for malignant melanoma. Brit. med. J. **1966 I**, No 5490, 770—774.

ISHIKAWA, H., KLINGMÜLLER, G.: Phosphatdarstellung nach Adenosintriphosphat-Inkubation an dendritischen Zellelementen. Beitrag zur Histogenese der epidermalen neuralen Zellen und des Naevuszellnaevus. Arch. klin. exp. Derm. **220**, 191—218 (1964).

ITURRIZA, P. C., KOCH, O. R.: Histochemical localization of some α-melanocyte stimulating hormone amino acid constituents in the pars intermedia of the toad pituitary. J. Histochem. Cytochem. **12**, 45—46 (1964).

JACKSON, R., WILLIAMSON, G. S., BEATTIE, W. G.: Lentigo maligna and malignant melanoma. Canad. med. Ass. J. **95**, 846—851 (1966).

— Origin and development of malignant melanoma of the skin. Canad. med. Ass. J. **99**, 1—6 (1968).

JAEGER, H.: Tumeurs mélaniques de la peau. Diagnostic, pronostic, traitement. Oncologia (Basel) **6**, 66—76 (1955).

— Les mélanomes malins de l'adulte (diagnostic). Méd. et Hyg. (Genève) **14**, 225 (1956).

— LERCH, P., DELACRÉTAZ, J.: L'emploi de la tyrosine radio-active dans l'étude des tumeurs mélaniques. Dermatologica (Basel) **112**, 371—376 (1956).

JAEGGI-LANDOLF, F.: Klinische und statistische Untersuchung der Melanomtodesfälle der Jahre 1962 und 1963 in der Schweiz. Inaug.-Diss. Zürich 1965.

JÄNISCH, W., DIETZ, W, ALTROCK, H., OSSKE, G.: Laser-Strahlen und das Geschwulstproblem. Dtsch. Gesundh.-Wes. **23**, 916—921 (1968).

— SCHULZE, B.: Vergleichende Untersuchungen über die Malignität der Melanocytoblastome des Auges und der Haut. Arch. klin. exp. Derm. **217**, 60—70 (1963).

JANTET, G. H.: Direct lymphatic injections of radioactive colloidal gold in the treatment of malignant diseases. Brit. J. Radiol. **35**, 692—697 (1962).

— EDWARDS, J. M., GOUGH, M. H., KINMONTH, J. B.: Endolymphatic therapy with radioactive gold for malignant melanoma. Brit. med. J. **1964** 5414, 904—906.

JEHN, U. W., NATHANSON, L., SCHWARTZ, R. S., SKINNER, M.: In vitro lymphocyte stimulation by soluble antigen from malignant melanoma. New Engl. J. med. **283**, 329—333 (1970).

JOANNIDES, TH., PROTONOTARIOS, P. N., GEORGIADOU, D.: Fehldiagnose beim Melanoblastom der Uvea. Klin. Mbl. Augenheilk. **143**, 380—391 (1963).

JOHNSON, R. E.: Occult lymphatic metastases in malignant melanoma of the skin. Ann. Surg. **146**, 931—936 (1957).

— Host resistance in malignant melanoma of the skin. Missouri Med. **60**, 1115—1120 (1963).

JONES, W. M., JONES, W. W., ROBERTS, M. M., DAVIES, K.: Prognostic value of clinical features and the role of treatment in 111 cases. Brit. J. Cancer **22**, 437—451 (1968).

— — — — Prognostic value of histology in 89 cases. Brit. J. Cancer **22**, 452—460 (1968).

JORDAN, P., FORCK, G., KÄSTNER, H.: Therapie des Melanoms. Therapiewoche **5**, 135—137 (1966).

JØRGSHOLM, B., ENGDAHL, J.: Maligne Melanome. Acta radiol. (Stockh.) **44**, 417—433 (1955).

JÜNGLING, O.: Ergebnisse der Strahlenforschung. Stuttgart: G. Thieme 1931.

JUNG, E.-G., BERSCH, A., KÖHLER, C.: Lokalisation und Lichtexposition. Tagungsbericht der DDG Berlin Sept. 1971 (erscheint im Arch. derm. Forsch.).

JURINE, zit. EISELT, T.: Vjschr. prakt. Heilk. **70**, 87—113 (1961).

JUSTITZ, H.: Melanotische Präcancerose. Inaug.-Diss. Zürich 1935.

JUSTUS, G.: Das ^{32}P in der Diagnose von bösartigen Geschwülsten der Haut. Derm. Wschr. **144**, 1219—1223 (1961).

KÄRCHER, K. H.: Moderne Strahlenbehandlung der Melanome. Med. Welt **11**, 583 (1962).

— Biochemische Untersuchungsmethoden der Strahlensensibilität maligner Tumoren. Arch. klin. exp. Derm. **219**, 498—504 (1964).

— unter Mitarbeit von CHONÉ, B., BAUER, H., KLEIBEL, FR.: Einführung in die klinisch-experimentelle Radiologie, Sonderbd. **59** zu Strahlentherapie. München-Berlin: Urban & Schwarzenberg 1964.

— MÜLLER, H., KEISER, D. v.: Die Bedeutung der Lymphangiographie bei der Behandlung des Melanocytoblastoms. Arch. klin. exp. Derm. **223**, 27—39 (1965).

KALKOFF, K. W.: Zur Therapie von Melanomalignomen und Naevuszellnaevi. Strahlentherapie **98**, 59—78 (1955).

KALKOFF, P., BAUMEISTER, L., GEHRING, D.: Endolymphatische Radionuklidtherapie bei malignen Melanomen der unteren Extremität. Tagungsbericht der DDG Berlin Sept. 1971 (erscheint im Arch. derm. Forsch.).

KÁRPÁTY, GY., VENKEI, T., BIHARI, Ö., NÉMETH, GY., GULBERT, A.: Richtlinien und unsere Erfahrungen in der Behandlung des malignen Melanoms. Ber. 13. Kongr. internat. Derm. München 1967, S. 973. Berlin-Heidelberg-New York: Springer 1968.

KAPOSI, M.: Zit. BAYET, Lentigo infectieux des vieillards. J. Mal. cut. Syph. **7**, 160—162 (1895).

KÄSER, H., TÜRLER, K.: Biochemische Untersuchungen beim malignen Melanom. Schweiz. med. Wschr. **100**, 960—963 (1970).

KATZENELLENBOGEN, I., SANDBANK, M.: Malignant melanomas in twins. Arch. Derm. (Chic.) **94**, 331—332 (1966).

KAWAMURA, T., MORI, S., HORI, Y.: On the origin of the nevus cells. G. ital. Derm. **107**, 837—844 (1966).

KEDDIE, FR., SAKAI, D.: Morphology of the horny cells of the superficial stratum corneum; cell melanin granules. J. invest. Derm. **44**, 135 (1965).

Kennedy, B. J., Zelickson, A. S.: Melanoma in an albino. J. Amer. med. Ass. **186**, 839—841 (1963).

Kerin, R., Katzenstein, R.: Malignant melanoma. Amer. J. Surg. **79**, 694—700 (1950).

Key, J. A.: The role of perfusion therapy in malignant melanoma. Canad. med. Ass. J. **99**, 11—16 (1968).

Kilmer, J. B.: The pigmented amelanoblastomas of "retinal Anlage" tumors. Report of 2 cases. Laryngoscope (St. Louis) **73**, 1303—1308 (1963).

Kimmig, J., Wiskemann, A., Herzberg, J. J.: Zur Differentialdiagnose des malignen Melanoms mit Hilfe radioaktiven Phosphors. Arch. Derm. Syph. (Berl.) **206**, 133—135 (1957).

— Rohde, B.: Gewebekultur mit bestrahltem und unbestrahltem Melanomgewebe. Derm. Wschr. **148**, 327—328 (1963).

Klar, E.: Bericht über 456 Hypophysenausschaltung (472 Eingriffe) mittels Elektrokoagulation bzw. Radio-Gold-Implantation auf percutanem, parnasalem Wege. Langenbecks Arch. klin. Chir. **294**, 397—410 (1960).

Kinmonth, J. B., Taylor, G. W., Harper, R. K.: Lymphography: a technique for its clinical use in the lower limb. Brit. med. J. **1955 I**, 940—942.

Klauder, J. V., Beerman, H.: Melanotic freckles (Hutchinson), mélanose circonscrite précancéreuse. Arch. Derm. (Chic.) **71**, 2—10 (1955).

Kleemann, W.: Zur Morphologie der Melanommetastasen und deren prognostische Bedeutung. Arch. klin. exp. Derm. **239**, 138—147 (1970).

Kleine-Natrop, H. E., Hennig, K.: Die Unsicherheit der Melanomdiagnostik mit radioaktivem Phosphor. Derm. Wschr. **152**, 747—758 (1966).

— Sieber, F.: Lymphographische Metastasensuche beim Melanomalignom. Derm. Wschr. **156**, 398—413 (1970).

Klingmüller, G.: Radioaktive Isotope. Akt. Probl. Derm. I, S. 453—484. Basel: Karger 1959.

Klostermann, G. F.: Zur Frage der multizentrischen Entstehung bei malignem Melanom. Arch. klin. exp. Derm. **215**, 379—388 (1962).

— Das Tiefenwachstum in Relation zur Prognose. Tagungsbericht der DDG Berlin Sept. 1971 (erscheint im Arch. derm. Forsch.).

Klunker, W., Jaeggi-Landolf, L.: Beitrag zur Mortalitätsstatistik des malignen Melanoms in der Schweiz. Schweiz. med. Wschr. **96**, 278–281 (1966).

Knoth, W., Ehlers, G.: Die Wirkung von Röntgenstrahlen auf den DNS-Gehalt maligner Melanomzellen. Arch. klin. exp. Derm. **233**, 77—81 (1968).

Koch, R.: Zur Klinik und Therapie der Melanome. Derm. Wschr. **140**, 1117—1125 (1959).

Kokame, G. M., Krementz, E. T., Wilson, J. K.: Studies on transplantation and behaviour of hamster melanoma. Cancer Res. **20**, 1575—1576 (1960).

Konzelmann, M.: Obliteration der A. femoralis superficialis nach Perfusion des linken Beines mit Dichloren wegen Melanom (Krankendemonstration). Arch. klin. exp. Derm. **219**, 997 (1964).

Kopf, A. W., Andrade, R.: A histologic study of the dermo-epidermal junction in clinically "intradermal" nevi, employing serial sections. I. Junctional theques. Ann. N.Y. Acad. Sci. **100**, 200—220 (1963).

Kopf, A. W., Andrade, R.: Benign juvenile melanoma. Year Book Dermatology **165/66**, 7—52.

— Silberberg, I., Cooper, N. S.: Immunohistochemical study of human malignant melanoma for the presence of gamma globulin. J. invest. Derm. **47**, 83—86 (1966).

Korting, G. W.: Über Klinik und Therapie der Melanome. Dtsch. Ärztebl. **61**, 367 und 455 (1964).

— Holzmann, H., Hoede, N.: Bemerkungen zur Stromareaktion beim Melanom. Med. Welt **1967**, 1786—1794.

— Brehm, G.: Multiples primäres und familiäres Melanom. Z. Haut- u. Geschl.-Kr. **44**, 87—90 (1969).

Kory, R. C.: Tucker, R. G., Meneely, G. R.: Radioaktive iodine in malignant melanoma. Amer. J. Roentgenol. **72**, 119—123 (1954).

Kozlova, A. V., Lihovetskaya, L. L.: The remote results of colloidal radiogold treatment of patients with metastases of skin melanoma. Med. Radiol. (Moskau) **12**, 20—24 (1967).

Krahl, P.: Beobachtungen von Melanom-Erkrankungen an der Hals-Nasen-Ohren-Klinik Heidelberg. Med. Welt **11**, 585 (1962).

Krementz, E. T., Creech, O., Jr., Ryan, R. R., Wickstrom, J.: Treatment of malignant tumors of the extremities by perfusion with chemotherapeutic agents. J. Bone Jt Surg. A **41**, 977—987 (1960).

— Kokame, G. M.: Current status of regional chemotherapy by perfusion. Amer. J. Surg. **105**, 598—606 (1963).

— — Iglesias, F.: Current status of chemotherapy of cancer. Postgrad. Med. **35**, 384—394 (1964).

— Creech, O., Jr., Ryan, R. R.: Evaluation of chemotherapy of cancer by regional perfusion. Cancer (Philad.) **20**, 834—838 (1967).

Kresbach, H.: Untersuchungs- und Behandlungsergebnisse beim Melanomalignom. Z. Haut- u. Geschl.-Kr. 88, 388 (1965).

Kretzschmar, E., Schwarzer, R.: Das maligne Melanom. Bruns' Beitr. klin. Chir. **200** B, 152—164 (1960).

Kropp, U.: Beitrag zur Klinik und Therapie des malignen Melanoms. Strahlentherapie **120**, 202—218 (1963).

Kruspl, W., Söltz, J.: Intravitale Makroautoradiographie pigmentierter Tumoren der Haut. Hautarzt **12**, 315—319 (1961).

Kumer, L., Lang, F. J.: Die bösartigen Geschwülste der Haut. In: Arzt u. Zieler, Haut- und Geschlechtskrankheiten, Bd. 2. Berlin: Urban & Schwarzenberg 1935.

Lacour, J., Eschwege, E., Sancho, H., Santi, G. de, Prade, M., Weill, S., Flamant, R., Beyer, H. P.: Pronostic des mélanomes malins cutanés. Mém. Acad. Chir. (Paris) **92**, 291—299 (1966).

Laënnec, R. T. H.: Traité de l'ausculation médiate et des maladies du coeur. Paris: Ed. Chaudé 1826.

Lane Brown, M., Milton, G. W.: Sensitization to X-irradiation of melanoma cells using alpha-MSH, Rep. 13. Congr. internat. Derm. München 1967. S. 978. Berlin-Heidelberg-New York: Springer 1968.

Lane, N., Lattes, R., Malm, J.: Clinicopathological correlations in a series of 117 malignant melanomas of the skin of adults. Cancer (Philad.) **11**, 1025—1043 (1958).

Lasthaus, M.: Beitrag zur Behandlung des Melanoms. Bruns' Beitr. klin. Chir. **182**, 435—439 (1951).

Lebrun, J., Smets, W.: Perfusion régionale par circulation extra-corporelle. Premiers résultats. Acta Un. int. Cancr. **20**, 459—461 (1964).

Lee, J. A. G., Carter, A. P.: Secular trends in mortality from malignant melanoma. J. nat. Cancer Inst. **45**, 91—97 (1970).

Lee, J. A. H.: Fatal melanoma of the lower limbs and other sites: an epidemiologic study. J. nat. Cancer Inst. **44**, 257—261 (1970).

— Hill, G. B.: Marriage and fatal malignant melanoma in felmales. Amer. J. epidem. **91**, 48—51 (1970).

Lee, T. H., Lerner, A. B., Buettner-Janusch, V.: Species differences and structural requirements for melanocyte-stimulating activity of melanocyte stimulating hormones. Ann. N.Y. Acad. Sci. **100**, 658—668 (1963).

Legrand, J. Cl., Gonnard, P.: Action du sérum humain sur l'oxydation de la D-L-dihydroxyphénylalanine et de L-tyrosine. Bull. Soc. Chim. biol. (Paris) **41**, 353—361 (1966).

Lehman, J. A., Jr., Cross, F. G., Wayne G. Richey de: Clinical study of 49 patients with malignant melanoma. Cancer (Philad.) **19**, 611—619 (1966).

Lehr, H. B., Royster, H. P., Enterline, H. T., Askovitz, I.: The surgical management of patients with melanoma. Plast. reconstr. Surg. **40**, 475 (1967).

Leonardi, R., Grasso, S.: Melanoblastoma in albino. Minerva derm. **33**, 24—26 (1958).

Leonhardi, G.: Über Struktur und Lichtabsorption der Harnmelanogene. Naturwissenschaften **42**, 17—18 (1955).

— Furch, W.: Hautwiderstandsmessungen gegenüber Gleichstrom, eine Möglichkeit zur Unterscheidung von benignen und malignen Hauttumoren, insbesondere zur Erkennung des malignen Melanoms. Hautarzt **15**, 308—313 (1964).

— Löhner, L.: Biochemie der Tyrosinase. Arch. klin. exp. Derm. **219**, 790—794 (1964).

Lerner, A. B.: Mechanism of hormone action. Nature (Lond.) **184**, 674—677 (1959).

— Case, J. D.: Pigment cell regulatory factors. J. invest. Derm. **32**, 211—221 (1959).

— — Melatonin. Fed. Proc. **19**, 590—592 (1960).

— — Heinzelman, R. V.: The structure of melatonin. J. Amer. chem. Soc. **81**, 6084—6085 (1959).

— — Mori, W., Wright, M. R.: Melatonin in peripheral nerves. Nature (Lond.) **183**, No 4678, 1821 (1959).

— Fitzpatrick, T. B.: Biochemistry of melanin formation. Physiol. Rev. **30**, 91—122 (1950).

— McGuire, J. S.: Effect of alpha- and beta-melanocyte stimulating hormones on the skin colour of man. Nature (Lond.) **189**, No. 4760, 176—179 (1961).

— — Melanocyte-stimulating hormone and adrenocorticotrophic hormone. Their relation to pigmentation. New Engl. J. Med. **270**, 539—546 (1964).

Lerner, A. B., Shizume, K., Bunding, I.: The mechanism of endocrine control of melanin pigmentation. J. clin. Endocr. **14**, 1463—1490 (1954).

Lever, W. F.: Pigmented nevi and malignant melanoma. In: Histopathology of the skin, p. 575—599. 3rd, ed. London: Pitman med. Publ. Co. 1961.

Levinson, O.: Cutaneous malignant melanoma: a clinico-pathologic survey of 114 cases. Inaug.-Diss. Zürich 1959.

Lewis, C. W. D.: Melanoma and melanosis. Ann. roy. Coll. Surg. **19**, 156—184 (1956).

Lewis, M.: The relationship between serum antibody and dissemination of malignant melanoma. Rev. Inst. Pasteur Lyon (im Druck).

Lewis, M. G.: Possible immunological factors in human malignant melanoma in Uganda. Lancet **1967 II**, No 7522, 921.

— Malignant melanoma of the sole of the foot in Uganda. The role of pigmentation. Brit. J. Cancer **21**, 483—495 (1967).

— Immunology of malignant melanoma. Rev. Inst. Pasteur Lyon **3**, 177—201 (1970).

— Ikonopisov, R. L., Nairn, R. C., Phillips, T. M., Hamilton Fairley, G., Bodenham, D. C., Alexander, P.: Tumour-specific antibodies in human malignant melanoma and their relationship to the extent of the disease. Brit. med. J. **1969** (3), 547—552.

Lindenmann, J., Klein, P. A.: Immunological aspects of viral oncolysis. Fortschr. Krebsforsch. Berlin-Heidelberg-New York: Springer 1967.

Liska, J.: Behandlung der bösartigen Hautgeschwülste einschließlich des Melanoblastoms. Radiobiol. Radiother. (Berl.) **6**, 543—548 (1965).

Lloyd, O. C.: Regression of malignant melanoma as a manifestation of cellular immunity response. Proc. roy. Soc. Med. **62**, 9—11 (1969).

Loebell, E., Gastpar, H.: Diagnostic und Klinik der Melanoblastome. Arch. Ohrenheilk. **178**, 271—274 (1961).

Loewenthal, L. J. A.: The histogenesis of cutaneous naevi. S. Afr. J. Lab. clin. Med. **9**, 99—105 (1963).

Lorétan, R. M., Delacrétaz, J.: Le pronostic du mélanome malin infantile. Ann. Derm. Syph. (Paris) **94**, 465 (1967).

Lorincz, A. L.: Disturbances in melanin pigmentation. J. invest. Derm. **32**, 223—227 (1959).

Lubarsch, zit. Gans, O.: In: Histologie der Hautkrankheiten: Die Gewebsveränderungen in der kranken Haut unter Berücksichtigung ihrer Entstehung und ihres Ablaufs, Bd. 2. Berlin: Springer 1925.

Lubinus, H. H.: Das Melanomproblem. Langenbecks Arch. klin. Chir. **285**, 646—681 (1958).

Luce, J. K., Torin, L. B., Price, H.: Combination Dimethyltriazeno imidazole carboxamide (NSC. 45388-DIC) Vincristine (NSC-67574-VCR) and 1,3-bis-(2-Chloroethyl)-1-nitrosourea (NSA409962-BCNU) chemotherapy of disseminated malignant melanoma. Proc. Amer. Ass. Cancer Res. **11**, 50 (1970).

Luck, J. M.: Further observations on the efficacy of phenylalanine mustards against mouse melanoma. Cancer Res. **21**, 262—264 (1961).

Lüdeke, H.: Probleme der radikalen und palliativen chirurgischen Behandlung der Melanome. NHO (Berl.) **16**, 202—204 (1968).

Lüning, M., Weese, K., Winter, H., Schönheit, U.: Lymphographische Aspekte bei der Metastasendiagnostik maligner Melanome. Derm. Wschr. **156**, 404—415 (1970).

Lund, H. Z., Kraus, J. M.: Melanotic tumors of the skin. Atlas of tumor pathology, Sect. 1, fasc. 3, p. 1—134. Washington D. C.: Armed Forces Inst. of Path. 1962.

— Stobbe, G. D.: The natural history of pigmented nevus: factors of age and anatomic location. Amer. J. Path. **25**, 1117—1147 (1949).

Lund, O. E.: Konsequenzen aus histologischen Untersuchungen an lichtkoagulierten Melanoblastomen. Bibl. ophthal. (Basel) **72**, 352 (1967).

Lund, R. H., Ihnen, M.: Malignant melanoma. Clinical and pathologic analysis of 93 cases. Is prophylactic lymph node dissection indicated? Surgery (St. Louis) **38**, 652—659 (1955).

Lynch, H. T., Anderson, D. E., Krush, A. J.: Heredity and intraocular malignant melanoma. Study of 2 families and review of 45 cases. Cancer (Philad.) **21**, 119—125 (1967).

— Krush, A. J.: Heredity and malignant melanoma: implications for early detection. Canad. med. Ass. J. **99**, 17—21 (1968).

— — Smith, J. L., Jr., Howell, J. B., Krush, A. J.: Xeroderma pigmentosum, malignant melanoma and congenital ichthyosis. A family study. Arch. Derm. (Chic.) **96**, 625—635 (1967).

Maeder, E.: Über die zeitlichen Intervalle der Melanomrezidive. (Persönliche Mitteilung 1965.)

Magnin, P. H., Rothman, S.: Inhibition of melanin formation by human epidermis. Dermatologica (Basel) **115**, 314—320 (1957).

Maillard, G. F.: La régression spontanée des mélanomes malins. Med. et Hyg. (Genève) **26**, 1080 (1968).

— Etude statistique de 623 mélanomes malins cutanés. Ann. Derm. Syph. (Paris) **98**, 5—20 (1971).

— Hessler, Ch.: La thermographie des mélanomes malins. Dermatologica (Basel) **139**, 353—358 (1969).

Marcus, R., Rotblat, J.: The application of radioactive isotopes in a case of multiple melanomata. Brit. J. Radiol. **23**, 541—549 (1950).

Marmelzat, W. L., Hirsch, P., Martel, S.: Malignant melanomas in smallpox vaccination scars. Arch. Derm. (Chic.) **89**, 823—826 (1964).

Marquant, J. P.: A propos des mélanomes malins et de quelques formes évolutives inhabituelles de ces tumeurs. Thèse de médecine, Faculté de Médecine, Université de Nancy, No 39 (1970).

Martz, G.: Über vorläufige Ergebnisse der Therapie mit DIC. (Persönliche Mitteilung, 1968.)

Masson, P.: Les naevi pigmentaires, tumeurs nerveuses. Ann. Anat. path. **3**, 417—453, 657—696 (1926).

— Pigment cells in man. In: Biology of melanomas. N.Y. Acad. Sci. **4**, 15 (1948).

— My conception of cellular naevi. Cancer (Philad.) **4**, 9 (1951).

Mays, C. W., Taylor, G. N., Atherton, D. R., Lloyd, R. D., Oniki, O., Jee, W. S. S.: Considerations in radium therapy for melanoma. Radiobiology Div. Univ. of Utah Rep. COO, 229 (1964).

— — Christiansen, W. B.: Low uptake of radium, barium and iodine in some melanomas. Res. in Radiobiology, Univ. of Utah Rep COO 119—228 (1963).

McBride, C. M.: Perfusion treatment for malignant melanoma of the extremity. Arch. chir. neerl. **22**, 91—95 (1970).

McCord, C. P., Allen, F. P.: J. exp. Zool. **23**, 207 (1917). Zit. Lerner, A. B. et al., Fed. Proc. **19**, 590 (1960).

McCune, W. S.: Malignant melanoma. Ann. Surg. **130**, 318—322 (1949).

— Letterman, G. S.: Malignant melanoma. Ten-year results following excision and regional gland resection. Ann. Surg. **141**, 901—909 (1959).

MacDonald, E. J.: Criteria for reporting end results. Amer. J. Roentgenol. **60**, 832—836 (1948).

McGovern, V.: Melanoblastoma. Med. J. Aust. **1**, 139—142 (1952).

McGuff, P. E., Deterling, R. A., Jr., Gottlieb, L. S., Fahimi, H. D., Bushnell, D., Roeber, F.: The laser treatment of experimental tumours. Canad. med. Ass. J. **91**, 1089 (1964).

— Katayama, L. S., Levy, J.: Comparative study of effects of laser and ionizing radiation therypy on experimental or human malignant tumours. Amer. J. Roentgenol. **96**, 744 (1966).

McGuinness, B. W.: Melanocyte-stimulating hormone: a clinical and laboratory study. Ann. N.Y. Acad. Sci. **100**, 641 (1963).

McLeod, G. R. C., Davis, N. C., Herron, J. J., Little, J. H., Quinn, R. L.: A retrospective survey of 498 patients with malignant melanoma. Surg. Gynec. Obstet. **126**, 99—108 (1968).

McMullan, F. H., Hubener, L. F.: Malignant melanoma. (A statistical review of clinical and histological diagnoses). Arch. Derm. (Chic.) **74**, 618—619 (1956).

McNeer, G., Das Gupta. T.: Prognosis in malignant melanoma. Surgery **56**, 512—518 (1964).

— Cantin, J.: Local failure in the treatment of melanoma. Amer. J. Roentgenol. **99**, 791—808 (1967).

— Das Gupta, T.: Life history of melanoma. Amer. J. Roentgenol. **93**, 686 (1965).

McPeak, Chs. J., Constantinides, S. G.: Lymphangiograph in malignant melanoma. A comparison of clinicopathological and lymphangiographic findings in 21 cases. Cancer (Philad.) **17**, 1586—1594 (1964).

McSwain, B., Ridell, D. H., Richie, R. E., Crocker, E. F.: Malignant melanoma. Report of 203 patients. Ann. Surg. **159**, 957—975 (1964).

McWorther, H. E., Woolner, L. B.: Pigmented nevi, juvenile melanomas and malignant melanomas in children. Cancer (Philad. **7**, 564—585 (1954).

Mehnert, J. H., Heard, J. L.: Staying of malignant melanomas by depth of invasion. A proposed index to prognosis. Amer. J. Surg. **110**, 168—176 (1965).

MELA, M. V.: Treatment of melanoma malignum cutis and results obtained. Duodecim (Helsinki) **68**, 1080—1088 (1953).

MELCZER, N., KISS, J.: Zur frühzeitigen Erkennung von Melanoblastomen. Dermatologica (Basel) **117**, 242—250 (1958).

— Elektrometrie zur Früherkennung von malignen Melanomen. Rep. 13. Congr. intern. Derm. Munich 1967, S. 925. Berlin-Heidelberg-New York: Springer 1968.

MEYER, H. W., GUMPORT, ST. L.: Malignant melanoma. Appraisal of the disease and analyses of 105 cases. Ann. Surg. **138**, 643—650 (1953).

MEYNARD, G.: Erfahrungen mit 5 Jahren Röntgenkontakttherapie an malignen Hauttumoren im Krebszentrum Bordeaux. Krebsarzt **4**, 235 (1940).

MIDANA, A., ZINA, G.: Révision critique des limites pratiques et des techniques radio-isotopiques dans le diagnostic des mélanomes malins. Bull. Soc. franç. Derm. **73**, 723 (1966).

MIESCHER, G.: Zur Frage der Strahlenresistent der Melanome. Schweiz. med. Wschr. **1926**, 788.

— Das Melanom. In: Jadassohn, Handbuch der Haut- und Geschlechtskrankheiten, Bd. XII/5. Berlin: Springer 1933.

— Histologische Demonstrationen. Zum Aufbau der Pigmentnaevi, Bd. II. Ber. 9. Int. Kongr. Derm. Strassburg 1935.

— Die Praekanzerosen der Haut und der angrenzenden Schleimhäute. Schweiz. med. Wschr. **73**, 1072 (1943).

— Neuere Erfahrungen auf dem Gebiet der Strahlentherapie der Hautcarcimone. Radiol. clin. (Basel) **16**, 343—378 (1947).

— Neuere Erfahrungen über Röntgenbehandlung mit weichen Strahlen. Dermatologica (Basel) **100**, 258—261 (1950).

— Die neuere Entwicklung der dermatologischen Röntgentherapie. Dermatologica (Basel) **107**, 225—238 (1953).

— Über melanotische Praecancerose. Oncologia (Basel) **7**, 92—94 (1954).

— Über Klinik und Therapie der Melanome. Arch. Derm. Syph. (Berl.) **200**, 215—238 (1955).

— Über metastatische Invasion der Epidermis durch Tumorzellen (Melanom, Mammacarcinom). Oncologia (Basel) 8, 203—207 (1955).

— Die neuere Entwicklung der dermatologischen Röntgentherapie. Ber. 11. Kongr. Derm. Stockh. 1957. Acta derm.-venereol. (Stockh. II, 9—13 (1957).

— Zur Entwicklung der dermatologischen Röntgentherapie. In: Aktuelle Probleme der Dermatologie, Bd. 1, S. 428. Basel: Karger 1959.

— Über Diagnose und Therapie der Melanome. Oncologia (Basel) **13**, 164—183 (1960).

— Behandlung der melignen Melanome der Haut mit Einschluß der malanotischen Praekanzerose. Strahlenforsch. u. Strahlenbehandl., Bd. 2. Berlin: Urban & Schwarzenberg **1960**, 25—35.

— ALBERTINI, A. v.: Histologie de 100 cas de naevi pigmentaires d'après les méthodes de Masson. Bull. Soc. franç. Derm. Syph. **42**, 1265 (1935).

— HUNZIKER, A.: Zur Behandlung der Melanome. Schweiz. med. Wschr. 88, 203 (1958).

MIESCHER, G., MINDER, H.: Untersuchungen über die durch langwelliges Ultraviolett hervorgerufene Pigmentdunkelung. Strahlentherapie **66**, 6—23 (1939).

— SCHÜRCH, O.: Zur Behandlung der malignen Melanome. Helv. med. Acta **1**, 212 (1934).

MIHM, M. C., CLARK, W. M., FROM, L.: Medical Intelligence. Current concepts. The clinical diagnosis, classification and histogenetic concepts of the early stages of malignant melanomas. New Engl. J. Med. **284**, 1078—1082 (1971).

MILLER, TH. R., PACK, G. T.: The familial aspect of malignant melanoma. Arch. Derm. (Chic.) **86**, 35—43 (1962).

— Hemipelvectomy in the treatment of advanced cancer. Amer. J. Roentgenol. **87**, 531—535 (1962).

MILTON, G. W.: Some methods used in the management of metastatic malignant melanoma. Austr. J. Derm. **7**, 195 (1966).

— JELIHOVSKY, T.: Frozen section examination in the diagnosis of malignant melanoma. Med. J. Aust. **7**, 503—504 (1962).

— Some methods used in the management of metastatic malignant melanoma. Aust. J. Derm. **7**, 195 (1963).

— The site and time of recurrence of malignent melanoma. Med. J. Aust. **53**, 283—287 (1966).

— LANE BROWN, M.: Some mechanisms of pox virus oncolysis in malignant melanoma. A review of 50 cases. Rep. 13. Int. Congr. Derm. Munich 1967, p. 970. Berlin-Heidelberg-New York: Springer 1968.

MINTON, J. P., KETCHAM, A. S.: The effect of ruby laser radiation on the Cloudman B-91 melanoma in the CDNA/2 F_1 hybrid mouse. Cancer (Philad.) **17**, 1305—1309 (1964).

MINTON, J. P., KETCHAM, A. S., DEARMAN, J. R., MCKNIGHT, W. B.: The effect of neodynium radiation on 2 experimental malignant tumor systems. Surg. Gynec. Obstet. **120**, 481—487 (1965).

MISHIMA, Y.: Melanosis circumscripta praecancerosa (Dubreuilh), a non-nevoid praemelanoma distinct from junction naevus. J. invest. Derm. **24**, 361—375 (1960).

— PINKUS, H.: Benign mixed tumor of melanocytes and Malpighian cells. Melanoacanthoma. Its relationship to Bloch's benign nevoid melanoepithelioma. Arch. Derm. (Chic.) **81**, 839—850 (1960).

— SCHAUB, F. F., JR.: Electron microscopy and induced melanin formation. Rep. 12th. Int. Congr. Derm. Washington 1962.

MISHIMA, Y.: Molecular changes in pigmentary disorders. Arch. Derm. (Chic.) **91**, 519—553 (1965).

— Cellular and subcellular differentiation of melanin phagocytosis and synthesis by lysosomal and melanosomal activity. J. invest. Derm. **46**, 70—75 (1966).

— Melanocytic and nevocytic malignant melanoma: cellular and subcellular differentiation. Cancer (Philad.) **20**, 632—649 (1967).

MITCHELL, E. E.: The effect of prolonged sodar radiation on melanocytes of the human epidermis. J. invest. Derm. **41**, 199—213 (1963).

MIYAJI, T.: Skin cancers in Japan: a nation-wide 5-year survey (1956—1960). Nat. Cancer Inst. Monogr. **10**, 55—70 (1963).

MOHS, F. E.: Chemosurgical treatment of melanoma. A microscopically controlled method of excision. Arch. Derm. (Chic.) **62**, 269—279 (1950).

MOLANDER, D. W., OROPEZA, R.: Management of metastatic malignant melanoma with Actinomycin D. Proc. Amer. Ass. Cancer Res. **10**, 60 (1969).

MONTAGNA, W., HU, F.: The pigmentary system. In: Adv. biology of skin, vol. 8. Oxford: Pergamon Press 1967.

MONTGOMERY, H.: Die histopathologische Unterscheidung der Pigmentnaevi, juvenile Melanome und Melanomalignome. Hautarzt **9**, 52—56 (1958).

MOON, J. H.: Combination chemotherapy in malignant melanoma. Cancer (Philad.) **26**, 468—473 (1970).

MOORE, G. E., GERNER, R. E.: Malignant melanoma. Surg. Gynec. Obstet. **132**, 427—436 (1971).

— LEHNER, D. F., KIKUCHI, Y., LESS, L. A.: Continuous culture of melanocytic cell line from the golden hamster. Science **137**, 387—388 (1962).

— MOUNT, D., TARA, G., SCHWARTZ, N.: Culture of malignant tumors of the Syrian hamster. J. ant. Cancer Inst. **31**, 1217—1237 (1963).

MORFIT, H. M., COHEN, B. I., RATZNER, E. R.: End results in melanoma. A comparison of a university versus a private practice series. Cancer (Philad.) **22**, 945—948 (1968).

MORONI, P.: Considerazioni sulla cura dei nevi pigmentati dei melanomi maligni e della melanosi precancerosa di Dubreuilh. Arch. ital. Derm. **32**, 124—141 (1963).

MORTON, D. L., MALMGREN, R. A., HOLMES, E. C., KETCHAM, A. S.: Demonstration of antibodies against human malignant melanoma by immunofluorescence. Surgery **64**, 233—240 (1968).

MOULY, R., DUFOURMENTEL, C., GLICENSTEIN, J.: Mélanome malin et grossesse. Bull. Soc. franç. Derm. Syph. **73**, 661—664 (1966).

MÜLLER-MINY, H.: Die Behandlung der malignen Melanome. Strahlentherapie **96**, 310—312 (1955).

MÜTING, D.: Über die Bildung von Melaninen beim Melanoblastom und ihren Nachweis in vitro. Med. Welt **1963**, 1366—1369.

MUNA, M. N., MARCUS, ST., SMART, CHS.: Detection by immunofluorescence of antibodies specific for human malignant melanoma cells. Cancer (Philad.) **33**, 88—93 (1969).

MUNDT, E. D., GURALNICK, E. A., RAKER, J. W.: Malignant melanoma: a clinical study of 427 cases. Ann. Surg. **162**, 15—28 (1965).

MUSTAKALLIO, K. K., KIISTALA, U., KORHONEN, P.: Resolution of melanin granules and epidermal cell types by UV television microscopy and by high-contrast phase microscopy of electron microscopic sections. Dermatologica (Basel) **134**, 187—190 (1967).

NADLER, S. H., MOORE, G. E.: Clinical immunologic study of malignant disease: response to tumour transplants and transfer of leucocytes. Ann. Surg. **164**, 482—490 (1966).

— — Immunotherapy of malignant melanoma. Geriatrics **23**, 150 (1968).

NAGEL, G. A.: Anhaltspunkte für Tumorimmunität beim malignen Melanom des Menschen. Schweiz. med. Wschr. **100**, 995—1000 (1970).

— HOLLAND, J. F.: The mixed lymphocyte tumor cell culture and the fluorescein diaceate cytoxicity test. Acta haemat. (Basel) **44**, 129—141 (1970).

— SAINT-ARNEAULT, G., HOLLAND, J. F., KIRKPATRICK, D., KIRKPATRICK, R.: Cell-mediated immunity against malignant melanoma in monozygous twins. Cancer Res. **30**, 1828—1832 (1970).

NAKAI, T., RAPPAPORT, H.: Carcinogen-induced melanotic tumors in animals. Nat. Cancer Inst. Monogr. **10**, 297—322 (1963).

— SHUBIK, PH.: Electronmicroscopic radioautography: the melanosome as a site of melanogenesis in neoplastic melanocytes. J. invest. Derm. **43**, 267—269 (1964).

NASEMANN, TH.: Relationship between viruses and carcinogenesis with particular regard to melanoma. G. ital. Derm. Minerva derm. **44**, 491—493 (1969).

— BRAUN-FALCO, O.: Kerneinschlüsse bei Melanomalignom und Zoster. Versuch einer morphologischen Zuordnung in der Systematik der Zellinklusionen. Klin. Wschr. **46**, 534—540 (1968).

NATHANSON, L., HALL, T. C., FARBER, S.: Biological aspects of human malignant melanoma. Cancer (Philad.) **20**, 650—655 (1967).

— — VAWTER, G. F., FARBER, S.: Melanoma as a medical problem. Arch. intern. Med. **119**, 479 (1967).

NICOLLE, F. V., MATHEWS, W. H., PALMER, J. D.: Treatment of malignant melanomas of the skin. Arch. Surg. **93**, 209—214 (1966).

NIEBAUER, G.: Der Pigmentstoffwechsel als neurohormonales Problem. Arch. klin. exp. Derm. **206**, 770—773 (1957).

— Der Pigmentstoffwechsel in der normalen und pathologisch veränderten Haut des Menschen. Wien. klin. Wschr. **75**, 57—61 (1963).

— Über die dermalen Pigmentzellen der Tyrosinreihe. Ein Beitrag zum Studium der neurohormonalen Zellen. Hautarzt **17**, 525—529 (1966).

— Dendritic cells in epidermis and their related cells in dermis. Cytology, physiology and pathology with particular reference to melanin. In: Exp. Biol. Med., vol. 2, ed. HAGEN, E., et al. Basel: Karger 1968.

NIKOLOWSKI, W.: Zur Therapie des Melanoms. Darf man ein Pigmentmal excidieren? Dtsch. med. Wschr. **1954**, 1801.

— Das Melanom und seine Problematik in der ärztlichen Praxis. Münch. med. Wschr. **107**, 457 (1965).

NITTER, L.: The treatment of malignant melanoma with special reference to the possible effect of radiotherapy. Acta radiol. (Stockh.) **46**, 547—562 (1956).

NIVINSKAYA, M. M., PACHES, L. R.: Melanoma of the head and neck. Stomatologija (Mosk.) **49**, 43—45 (1970).

NÖDL, F.: Zur Histologie des malignen Melanoms. HNO (Berl.) **1**, 171—173 (1968).

— Zur Histologie der Mikrometastasen des malignen Melanoms. Arch. klin. exp. Derm. **238**, 61—69 (1970).

Nödl, F.: Die Lymphbahnen beim malignen Melanom. Arch. klin. exp. Derm. **238**, 169—178 (1970).

— Satellitenmetastasen beim malignen Melanom. Arch. klin. exp. Derm. **238**, 179—186 (1970).

— Die Lymphographie in ihrer diagnostischen und therapeutischen Bedeutung für das maligne Melanom — Mikrometastasen. Tagungsbericht der DDG Berlin Sept. 1971 (erscheint im Arch. derm. Forsch.).

Norvell, S. T., Jr., Cunningham, R. M., Fung, G.: Endolymphatic injection of colloidal gold as an adjunct to tumour management. Canad. J. Surg. **11**, 340—356 (1968).

Nosko, L.: Welche Umstände beeinflussen den Verlauf des malignen Melanoms. (Katamnestische Untersuchungen des Schicksals von 127 Melanompatienten). Z. Haut- u. Geschl.-Kr. **43**, 193—210 (1968).

— Tappeiner, S.: Therapie und Verlauf maligner Melanome. (Ergebnisse von 20 Jahren Behandlung.) Strahlentherapie **98**, 389—398 (1954).

Notter, G.: Das maligne epibulbäre Melanom. Strahlentherapie **96**, 517 (1955).

— Schrader, K. E.: Melaninprobe bei röntgenbestrahlten Pigmenttumoren des Auges. Klin. Mbl. Augenheilk. **151**, 164—170 (1967).

Oberfield, R. A., Sullivan, R. D.: Prolonged and continuous regional arterial infusion chemotherapy in patients with melanoma. J. Amer. med. Ass. **209**, 75—79 (1969).

Oeser, H.: Melanotische Hautgeschwülste. In: Strahlenbehandlung der Geschwülste. München-Berlin: Urban & Schwarzenberg 1954.

Oettgen, H. F., Aoki, T., Old, Ll. J., Boyse, E. A., Harven, E. de, Mills, G. M.: Suspension culture of a pigment-producing cell derived from a human malignant melanoma. J. nat. Cancer Inst. **41**, 827—843 (1968).

Okun, M. R., Zook, B. C.: Histologic parallels between mastocytoma and melanoma. Demonstration of melanin in tumor cells of mastocytoma and metachromasia in tumor cells of melanoma. Arch. Derm. (Chic.) **95**, 275—289 (1967).

Olch, P. D., An experimental study of the effect of external irradiation on a "primary" tumor and its distant metastases. Cancer (Philad.) **12**, 23—26 (1959).

— Eck, R. V., Smith, R. R.: An experimental study of the effect of irradiation on the dissimination of cancer. Cancer Res. **19**, 404—467 (1959).

Oldhoff, J., Koudstaal, J.: Congenital papillomatous malignant melanoma of the skin. Cancer (Philad.) **21**, 1193 (1968).

— — Gogh, J. J. van: The treatment of malignant melanoblastoma of the skin. Ned. T. Geneesk. **112**, 1433—1438 (1968).

Olsen, G.: Removal of fascia — cause of more frequent metastases of malignant melanoma of the skin to regional lymph nodes? Cancer (Philad.) **17**, 1159—1164 (1964).

— The malignant melanoma of the skin. New theories based on a study of 500 cases. Dan. med. Bull. **14**, 229—238 (1967) and Acta chir. scand., Suppl. 365, Stockh. (1966).

Olsen, G.: The treatment of the malignant melanoma. Scand. J. reconstr. Surg. **1**, 12—21 (1967).

— Some views on the treatment of melanomas of the skin. Arch. chir. neerl. **22**, 79—90 (1970).

Olson, H. H.: Management of benign nevi and malignant melanoma. Northw. Med. **56**, 1183—1188 (1957).

Orkin, M., Shwartzman, M. R.: Comparative study of canine and human dermatology. II. Cutaneous tumors — pigment nevus and malignant melanoma. Arch. Derm. (Chic.) **84**, 227—241 (1961).

O'Rourke, J. F., Bradley, R., Patton, H.: A study of uptake of ^{32}P, ^{131}J and ^{65}Zn by experimenta. malignant melanoma (Oklahoma Conference for the peaceful use of radioisotopes, p. 23, 1958. Cit. Klingmüller in: Akt. Probl. Dermatol. Basel: Karger 1959.

Ott, F.: Die spontanen malignen Melanome von Maus und Hamster, mit besonderer Berücksichtigung der Actitesform des Hamstermelanoms M-Mel_1. Arch. klin. exp. Derm. **234**, 362—363 (1969).

— Vergleichende Untersuchungen bei verschiedenen Tiermelanomen. Schweiz. med. Wschr. **100**, 960—963 (1970).

— Badoux, M. R. M., Storck, H.: Pronostic, après excision avec ou sans radiothérapie préalable: Etude expérimentale du mélanome M Mel I chez le hamster. Rev. Inst. Pasteur Lyon (im Druck).

— Storck, H.: Methode der quantitativen Transplantation beim Hemstermelanom in der Ascites-Form. Dermatologica (Basel) **130**, 325—331 (1965).

Pack, G. T., Persik, S. L., Scharnagel, I. M.: The treatment of malignant melanoma. Report of 862 cases. Cal. med. J. **66**, 283—287 (1947).

Pack, G. T.: Prepubertal melanoma of skin. Surg. Gynec. Obstet **86**, 374 (1948).

— Note on the experimental use of rabies vaccine for melanomatosis. Arch. Derm. (Chic.) **62**, 694—695 (1950).

— Endresults in the treatment of malignant melanoma. A late report. Surgery **46**, 447—460 (1959)

— Davis, J.: Nevus giganticus pigmentosus with malignant transformation. Surgery (St. Louis) **49**, 347—354 (1961).

— — Oppenheim, A.: The relation of race and complexion to the incidence of moles and melanomas. Ann. N.Y. Acad. Sci. **100**, 719—742 (1963).

— Gerber, D. M., Scharnagel, I. M.: End results of treatment of malignant melanoma. Report of 1190 cases. Ann. Surg. **136**, 905 (1952).

— Lenson, N., Gerber, D. M.: Regional distribution of moles and melanomas. Arch. Surg. **65**, 862—870 (1952).

— Martins, F. G.: Treatment of anorectal malignant melanoma (Lecture Amer. Soc. Proctol. Atlantic City, New Jersey, 1959).

— Miller, T. R.: The management of pigmented nevi and malignant melanoma. Acta Un. int. Cancr. 8, 243—257 (1952).

— — Metastatic melanoma with indeterminate primary site. Report of two instances of long-term survival. J. Amer. med. Ass. **167**, 155—156 (1961).

Pack, G. T. Miller, T. R.: Exarticulation of the innominate bone and corresponding lower extremity (hemipelvectomy) for primary and metastatic cancer. J. Bone Jt Surg. A **44** (1), 91—95 (1964).
— Oropeza, R.: A comparative study of melanoma and epidermoid carcinoma of the anal canal. A review of 20 melanomas and 29 epidermoid carcinomas (1930—1965). Dis. Colon Rect. **10**, 161—176 (1967).
— — Subungual melanoma. Surg. Gynec. Obstet. **124**, 571—582 (1967).
— Scharnagel, I. M.: The prognosis for malignant melanoma in the pregnant woman. Cancer (Philad.) **4**, 324—334 (1951).
— — Hillyer, R.: Multiple primary melanoma. Report of 16 cases. Cancer (Philad.) **5**, 1110—1115 (1952).
Paget, J.: Lectures on surgical pathology. London: Longmans, Green & Co. 1863.
Papolczy, Fr. v.: Zur Klinik, Pathologie und Therapie des epibulbären Naevus-Melanocarcinoms und Sarkoms. Albrecht v. Graefes Arch. Ophthal. **143**, 103 (1941).
Pappenheim, E., Bhattarcharji, S. K.: Primary melanoma of the central nervous system. Arch. Neurol. (hic.) **7**, 101—113 (1962).
Parzer, J.: Die Röntgentherapie der Hautcarcinome in der ambulanten Praxis mit dem „Dermopan". Z. Hautkr. **25**, 99—107 (1958).
Pathak, M. A., Riley, F. J., Fitzpatrick, T. B., Curwen, W. L.: Melanin formation in human skin induced by long-wave ultraviolet and visible light. Nature (Lond.) **193**, No 4811, 148—150 (1962).
— Szabo, G., Frenk, E., Bleehen, S. S., Hori, Y., Fitzpatrick, T. B.: Effects of depigmenting agents on melanocytes and melanogenesis. Rep. 13. int. Congr. Munich 1967, p. 941. Berlin-Heidelberg-New York: Springer 1968.
Perrault, M., Delzant, G., Philbert, M.: Mélanodermies endocriniennes. Rev. Prat. (Paris) **1957**, 3069—3085.
Perussia, F.: Die Behandlung der Melanoblastome: ein therapeutisches Problem. Fortschr. Röntgenstr. **75** (Sonderheft) 137—140 (1951).
Peters, K., Breitling, G.: Biologische Studien zur Energieübertragung hochenergetischer Elektronen. Strahlentherapie **122**, 83—90 (1963).
Petersen, N. C., Bodenham, D. C., Lloyd, O. C.: Malignant melanomas of the skin. A study of the origin, development, aetiology, spread, treatment and prognosis. Brit. J. plast. Surg. **15**, 49—111 (1963).
Petersen, R. F., Hazard, J. B., Dykes, E. R., Anderson, B.: Superficial malignant melanoma. Surg. Gynec. Obstet. **37**, 119 (1964).
Pettavel, J., Banzet, P.: Traitement du mélanome malin avancé ou récidivant. Schweiz. med. Wschr. **100**, 988—992 (1970).
Pfeiffer, J., Röder, K.: Beitrag zur Strahlentherapie der malignen Melanome. Med. Klin. **60**, 1541—1543 (1965).
Piessens, W. F.: Evidence for human cancer immunity. A review. Cancer (Philad.) **26**, 1212—1220 (1970).
Pietra, G., Shubik, Ph.: Induction of melanotic tumors in the Syrian hamster after administration of ethylcarbamate. J. nat. Cancer Inst. **25**, 627—630 (1961).
Piguet, B., Sakka, M., Huault, M. C.: Involution surprenante d'un naevocarcinome à type clinique de botryomycose après excision partielle. Bull. Soc. franç. Derm. **72**, 31 (1965).
Pilleron, J. P., Alamowitch, Ch.: A propos de 436 cas de mélanomes malins. Mém. Acad. Chir. (Paris) **92**, 436—442 (1966).
Pinkus, H.: Differentierung bösartiger und relativ gutartiger Spinaliome und Melanome. Med. Klin. **62**, 1160 (1967).
— Mishima, Y.: Benign and precancerous nonnevoid melanocytic tumors. Ann. N.Y. Acad. Sci. **100**, 256—267 (1963).
Pistolesi, G. F.: Risultati dei trattamenti chirugico e radiante nei melanoblastomi (rivista sintetica). Quad. Radiol. **23**, 63—79 (1958).
Pomerantz, H., Margolin, H. N.: Metastaases to the gastrointestinal tract from malignant melanoma. Amer. J. Roentgenol. **88**, 712—717 (1962).
Poncet, P.: Die Melanome der Nasenhöhle. Münch. med. Wschr. **107**, 1303—1307 (1965).
— Les naevocarcinome des muqueuses. Vie méd. **51**, 4891—4898 (1970).
Popchristov, P. M., Andreev, V. C., Koutitnchev, M.: Notre expérience dans le diagnostic et le traitement des mélanomes malins. Bull. Soc. franç. Derm. Syph. **73**, 764—767 (1966).
Poppe, H., Frädrich, G.: Excision oder Strahlenbehandlung des Melanoblastoms. Langenbecks Arch. klin. Chir. **278**, 50—60 (1954).
— Klinik und Therapie der fortgeschrittenen Stadien des Melanomalignoms. Strahlenforsch. Strahlenbehandl. II, 3—24. Berlin-Heidelberg: Urban & Schwarzenberg 1960.
Preston, F. W., Powers, R. C., Clarke, T. H., Walsh, W.: Malignant melanoma. Treatment and end-results in 225 cases. Arch. Surg. (Chic.) **69**, 385 (1954).
Price, V. H., Knight, C. D., Mathews, W. R.: Melanoma. Sth Surg. **1949**, 316—321.
Price, W. E., Du Val, M. K., Jr.: Regional lymph node dissection and malignant melanoma. Effect on survival. Arch. Surg. **87**, 747—750 (1963).
Pringle, J. H.: A method of operation in cases of melanotic tumors of the skin. Edinb. med. J. **23**, 496—499 (1908.)
Proppe, A.: Die gegenwärtige Entwicklung einer dermatologischen Röntgentherapie. Ärztl. Wschr. **1957** (1), 193.
— Die malignen Melanome. Spezielle Röntgenbehandlung. In Handbuch der Dermatol.-Venereol. Gottron/Schönfeld, Bd. II/1, S. 64. Stuttgart: Thieme 1958.
Quevedo, W. C.: The role of melanocytes in skin carcinogenesis. Nat. Cancer Inst. Monogr. **10**, 561 (1963).
— Cairns, J. M., Smith, J. A., Bock, F. G., Burns, R. J.: Induction of melanotic tumours in the white (partial albino) Syrian hamster. Nature (Lond.) **189**, 936—937 (1961).

RABELLO, F. E.: Nomenclatura dermatologica. An. bras. Derm. Sif. **30**, 65—194 (1955).

RAPPAPORT, H., NAKAI, T., SHUBIK, PH.: Carcinogen-induced melanotic tumors in the Syrian hamster. Ann. N.Y. Acad. Sci. **100**, 279—296 (1963).

— PIETRA, G., SHUBIK, PH.: The induction of melanotic tumors resembling cellular blue nevi in the Syrian white hamster by cutaneous application of 7,12-dimethylbenz(a)anthracene. Cancer Res. **21**, 661—666 (1961).

RAVAUT, P., FERRAND, M.: Le traitement des naevocarcinomes la diathermocoagulation. Bull. Soc. franç. Derm. Syph. **34**, 96—105 (1927).

RAVEN, R. W.: Malignant melanoma. Acta Un. int. Cancr. **8**, 268—271 (1952).

— Problems concerning melanoma in men, p. 121—137. In: Pigment cell growth. New York: Acad. Press Inc. 1953.

— The clinico-pathological aspects of malignant melanoma. Ann. N.Y. Acad. Sci. **100**, 143—165 (1963).

RAWLES, M. E.: Origin of pigment cells from the neural crest in the mouse embryo. Physiol. Zool. **20**, 248—266 (1947).

RAY, B. S.: The neurosurgeon's interest new in the pituitary. J. Neurosurg. **17**, 1—21 (1960).

REED, W. B., BECKER, S. W., Sr., BECKER, S. W., JR., NICKEL, W. R.: Giant pigmented nevi, melanoma, and leptomeningeal melanocytosis. A clinical and histopathological study. Arch. Derm. (Chic.) **91**, 100—119 (1965).

REEMTSMA, K., RYAN, R. F., KREMENTZ, E. T., CREECH, O., JR.: Treatment of selected adenocarcinomas by perfusion technique. Arch. Surg. **79**, 724—728 (1959).

REESE, A. B.: Potential malignancy of pigmented lesions of conjunctiva. Amer. J. Ophthal. **31**, 617 (1948).

REHFELD, C. E., STOVER, S. J., TAYLOR, G. N., ATHERTON, D. R., SCHNEEBELI, G.: Eye changes in beagles. J. Amer. vet. med. Ass. **136**, 562 (1960).

REITMANN, P. H.: Radiation therapy of malignant melanoma. Amer. J. Roentgenol. **67**, 286—293 (1952).

RICKARDS, D. A.: The therapeutic effect of melatonin on canine melanosis. J. invest. Derm. **44**, 13—16 (1965).

RIDELL, D. H., MCSWAIN, B.: Malignant melanoma: review of 63 patients. Amer. Surg. **20**, 827—833 (1954).

RILEY, V.: Enzymatic determination of transmissible replicating factors associated with mouse tumors. Ann. N.Y. Acad. Sci. **100**, 762—790 (1963).
Some enzymatic and metabolic characteristics of malignant pigmented tissues. In: Adv. biol. skin, vol. 8, p. 581—616. London: Pergamon Press 1967.

RITGEN, F. A., v.: Pathologie und Therapie der Afterbildungen. Berlin: Reimer 1828. Zit. S. W. BECKER, Arch. Derm. **69**, 11—30 (1954).

RIVIÈRE, M. R., OBERMAN, B., ARNOLD, J., GUÉRIN, M.: Tumeurs mélaniques et mélanomes induits chez le hamster doré par application cutanée de carbamate d'éthyle (uréthane). Bull. Cancer **52**, 127—144 (1965).

RIVIÈRE, M. R., OBERMAN, B., CHOUROULINKOW, I., GUÉRIN, M.: Etude anatomo-pathologique et comportement biologique d'un mélanome greffable (M. 622) et métastasant du hamster doré. Bull. Ass. franç. Cancer **49**, 44—72 (1962).

ROCHLIN, D. B., SMART, C. R.: Isolation perfusion: evaluation of 249 cases. Surgery **56**, 834—841 (1964).

— — Treatment of malignant melanoma by regional perfusion. Cancer (N.Y.) **18**, 1544—1550 (1965).

RODÉ, I.: Klinisch-strahlenbiologische Beobachtungen in Verbindung mit der Therapie des Melanoblastoms. Strahlenbehand. u. Strahlenbiol., Teil B, S. 231. München-Berlin: Urban & Schwarzenberg 1965.

RODIER, D.: Le traitement des mélanomes malins cutanés. J. med. Strasbourg **2**, 77—79 (1971).

ROE, F. J. C., MILLICAN, D., MALLETT, J. M.: Induction of melanotic lesions of the iris in rats by urethane given during the neonatal period. Nature (Lond.) **99**, No. 4899, 1201—1202, 1963.

ROHDE, B., WISKEMANN, A.: Über das Wachstum röntgenbestrahlter Melanomalignome in der Gewebekultur und im Transplantationsversuch. I. Versuch am Melanomalignom des Menschen und am Tiermalignom nach Einzeitbestrahlung. Strahlentherapie **123**, 534—543 (1964).

— Über das Verhalten der Melanomzellen in vitro. Ber. 13. Congr. internat. Derm. München 1967, S. 938. Berlin-Heidelberg-New York: Springer 1968.

ROHRSCHNEIDER, W.: Die bösartigen Geschwülste des Auges und seiner Umgebung. Med. Klin. **1954**, 1560—1566.

ROMSDAHL, M. M., SEBASTIEN, I.: Human malignant melanoma antibodies demonstrated by immunofluorescence. Arch. Surg. **100**, 491—497 (1970).

ROO, T. DE: Lymphography in malignant melanoma. Long term results. Arch. chir. neerl. **22**, 289—203 (1970).

RORSMAN, H.: Dopa in melanoma. Rep. 13. Intern. Congr. Derm. Munich 1967. p. 942. Berlin-Heidelberg-New York: Springer 1968,

ROSE, G. G.: The Golgi complex and endoplasmic reticulum in tissue-cultured human melanoma cells with phase contrast microscopy. Cancer Res. **21**, 706—711 (1961).

— The pigment cell: molecular, biological and clinical aspects. Ann. N.Y. Acad. Sci. **100**, 92 (1963).

— STEHLIN, J. S.: The Golgi complex and melanin elaboration of human melanomas in tissue cultures. Cancer Res. **21**, 1455—1460 (1961).

ROSENBERG, J. C., ASSIMACOUPOULOS, C., LOBER, P., ROSENBERG, S. A.: The malignant melanoma of hamsters. I. Pathologic characteristics of a transplantted melanotic and amelanotic tumor. Cancer Res. **21**, 627—631 (1961).

— — ROSENBERG, S. A.: III. Effect of sex and castration on the growth of the transplanted tumor. Ann. N.Y. Acad. Sci. **100**, 297—304 (1963).

Rueff, F. L., Bedacht, R.: Chirurgische Behandlung des cutanen Melanomalignoms. Münch. med. Wschr. **110**, 951 (1968).

Ryan, R. F., Creech, O., Jr., Krementz, T.: Chemotherapy of cancer of the extremities by perfusion. Acta Un. int. Cancr. **20**, 455—458 (1964).

— Krementz, E. T., Creech, O., Jr.: New concept in the treatment of malignant melanom. Past. reconstr. Surg. **24**, 349—356 (1959).

Saksela, E., Rintala, A.: Misdiagnosis of prepubertal malignant melanoma. Reclassification of a cancer registry material. Cancer (Philad.) **22**, 1308—1314 (1968).

Salamon, T., Storck, H.: Über die Sensibilität des Hamstermelanoms gegenüber Röntgenstrahlen, Kälte, Cytostatica und immunbiologischen Einflüssen. Arch. klin. exp. Derm. **216**, 161—185 (1963).

— Schnyder, U. W., Storck, H.: A contribution to the question of heredity of malignant melanomas. Dermatologica (Basel) **126**, 65—75 (1963).

Sandeman, T. F.: Elective treatment of lymph-nodes in malignant melanoma. Lancet **1965 I**, 345—347.

— The radical treatment of enlarged lymph nodes im malignant melanoma. Amer. J. Roentgenol. **97**, 967—979 (1966).

Santler, R.: Zur Klinik, Therapie und Prognose des Melanomalignoms. Hautarzt **14**, 265—270 (1963).

Saunders, J. W., Quevedo, W. C., Pierro, L., Morbeck, F. E.: Effect of tyrosine and phenylalanine on synthesis of pigment melanocytes of embryonic chick skin cultures in vitro. J. nat. Cancer Inst. **16**, 475—486 (1955).

Schabel, F. M., Jr., Skipper, J. E., Fotrner, J. G., Thomson, J. R., Laster, W. R., Jr., Moore, J. H., Kelley, C. A., Farnell, D. R.: Experimental evaluation of potential anticancer agents. II. Studies on the growth characteristics, metastases and drug response of hamster neoplasms of diverse "sites of origin". Cancer Res. **21**, 235—241 (1962).

Schally, A. V., Andersen, R. N., Long, J. M., Guillemin, R.: Isolation of α- and β-melanocyte stimulating hormones on a preparative scale. Proc. Soc. exp. Biol. (N.Y.) **104**, 290—293 (1960).

Scharnagel, I. M.: Behandlung maligner Melanome der Haut und Vulva am Radiumhemmet. Acta radiol. (Stockh.) **14**, 473—490 (1933).

Schauer, A., Vogel, A.: Die Pigmentgeschwülste. Untersuchungen über das biologische Verhalten. Med. Welt, N.F. **18**, 101—109, 149—159 (1967).

Scherer, E.: Karyometrische Untersuchungen bei Sarkomen und Melanomalignomen vor und während der Bestrahlung. Strahlentherapie **109**, 28—39 (1959).

Schirren, C. G.: Untersuchungen über die physikalischen und biologischen Grundlagen der Röntgenweichstrahlung aus berylliumgefensterter Therapieröhren und ihre Anwendung in der Praxis. (Habil.-Schrift) München 1954.

— Röntgentherapie von Hautkrankheiten bei Anwendung von Weichstrahlgeräten. In: Fortschr. prakt. Dermatol. Berlin-Heidelberg: Springer 1955.

Schirren, C. G.: Röntgenweichstrahltherapie von Melanomalignomen an der Conjunctiva bulbi. Dermatologica (Basel) **115**, 633—640 (1957).

— Röntgentherapie gutartiger und bösartiger Geschwülste der Haut. In: Jadassohns Handbuch der Haut- u. Geschlechtskrankheiten, Erg.-Bd. V/2, S. 289—463. Berlin-Heidelberg: Springer 1959.

— Zum derzeitigen Stand der Strahlentherapie des Melanomalignoms. Hautarzt **14**, 558—559 (1963).

Schnyder, U. W.: Klinik und Differentialdiagnose des malignen Melanoms. Schweiz. med. Wschr. **100**, 963—966 (1970).

— Klinik und Differentialdiagnose des malignen Melanoms. Schweiz. med. Wschr. **100**, 963—966 (1970).

— Kärcher, K. H.: Le problème de la détection des métastases lymphatiques dans le mélanome malin. Bull. Soc. franç. Derm. Syph. **73**, 720—723 (1966).

Schoch, E. P., Jr.: Familial malignant melanoma. A predigree and cytogenetic study. Arch. Derm. (Chic.) **88**, 445—456 (1963).

Schönfeld, R. J., Pinkus, H.: The recurrence of nevi after incomplet removal. Arch. Derm. (Chic.) **78**, 30—35 (1958).

Schönlein, J. L.: Allgemeine und spezielle Pathologie und Therapie, 5. Aufl. St. Gallen: Litteratur-Comptoir 1841.

Schreus, H. T.: Zur Pathologie und Therapie der Melanoblastome. Dtsch. med. J. **9**, 319—324 (1958).

— Naevi und Melanome. II. Mitt. Beitrag zur Pathologie der Melanome. Z. Krebsforsch. **64**, 125—136 (1961).

— Gedanken zur Einteilung und Pathologie der Melanome. Derm. Wschr. **146**, 401—406 (1962).

Schürch, O., Miescher, G.: Zur Behandlung der bösartigen Melanome. Dtsch. Z. Chir. **241**, 633 (1933).

Schuermann, H.: Melanosis circumscripta paecancerosa. Ärztl. Wschr. **1955**, 49—53.

— Pigmentierungen der Haut, Naevi, maligne Melanome. Dtsch. med. Wschr. **87**, 1521—1526 (1962).

— Zur Nosologie der Melanosis circumscripta praeblastomatosa. Hautarzt **14**, 56—59 (1963).

Schuhmachers-Brendler, R.: Beitrag zur Klinik und Histologie der Naevi naevocellulares sowie des juvenilen Melanoms. Arch. klin. exp. Derm. **217**, 577—599 und 600—626 (1963).

— Die Naevus-Entwicklung (Naevus naevocellularis) statistisch gesehen. Arch. klin. exp. Derm. **219**, (1964).

Schulze, B., Jänisch, W.: Die Spätprognose bei malignen Melanocytoblastomen des Auges und der Haut. Klin. Mbl. Augenheilk. **140**, 358—362 (1966).

Schumacher, W., Schwarz, E., Weise, H. J.: Über den Wert der Tumordiagnostik mit Radiophosphor für die Erkennung der Melanocytoblastome. Z. Hautkr. **24**, 217—226 (1958).

— — — Über den diagnostischen Wert des Radiophosphortestes bei melanomverdächtigen Hauttumoren. Strahlentherapie **113**, 443—450 (1960).

SCHWARTZE, G.: Erfahrungen mit der $FeCl_2$-Probe zum Melanogen-Nachweis beim malignen Melanom, ein Vergleich mit der quantitativen Bestimmung der Indolmelanogene. Derm. Wschr. **153**, 926—929 (1967).
— CONRADI, G.: Über die Ausscheidung von Homovanillinsäure im Urin beim malignen Melanom. Hautarzt **17**, 348—351 (1966).
— GRÜNEBERG, TH.: Die Ausscheidung von Indolmelanogenen beim malignen Melanom. Arch.klin. exp. Derm. **225**, 207—217 (1966).
SCOLARI, E. G., VALLECCHI, C., NANNELLI, M.: Diagnosi differenziale e terapia dei melanomi maligni. Minerva derm. **37**, Suppl. ai nn. 8—12, 109—128 (1962).
— — — Differential diagnosis of malignant melanomas. Ital. gen. Rev. Derm. **4** (2) (1963) and Therapy of malignant melanomas. Ital. gen. Rev. Derm. **4** (4) (1963).
SCOTT, E. J. VAN, REINERTSON, R. P., MCCALL, C. B.: Prevalence, histologic types and significance of palmar and plantar nevi. Cancer (Philad.) **10**, 363—367 (1957).
SCOTT, J. A.: 3,4-dihydroxyphenylalanine (Dopa) in patients with malignant melanoma. Lancet **1962** II 861—862.
SEEMEN, H. v.: In: SCHÜRCH, Elektrochirurgie. Berlin 1932. Zit. CHAOUL und GREINEDER, Strahlentherapie **56**, 40—49 (1936).
SEIJI, M., FITZPATRICK, T. B., BIRBECK, M. S. C.: The melanosome, a distinctive subcellular particle of mammalian melanocytes and the site of melanogenesis. J. invest. Derm. **36**, 243—252 (1961).
— SHIMAO, K., BIRBECK, M. S. C., FITZPATRICK, T. B.: Subcellular localization of melanin biosynthesis. Ann. N.Y. Acad. Sci. **100** (II), 497—533 (1963).
SHAFFER, B.: Pigmented nevi. Arch. Derm. (Chic.) **72**, 120—132 (1955).
— Identification of malignant potentialities of melanocytic nevus. J. Amer. med. Ass. **161**, 1222—1226 (1956).
— Melanocytic (pigmented) nevus: discussion of its management. J. chron. Dis. **6**, 109—119 (1957).
SHANIN, A. P.: Late results in skin melanoma treatment (Russ. mit engl. Zusammenfassung). Vop. Onkol. **4**, 583 (1958).
SHINGLETON, W. W.: Perfusion chemotherapy of recurrent melanoma of extremety — A progress report. Ann. Surg. **169**, 969—973 (1969).
SHIZUME, K., LERNER, A. B.: Determination of melanocyte stimulating hormone in urine and blood. J. clin. Endocr. **14**, 1491—1510 (1954).
— — FITZPATRICK, T. B.: In vitro bioassay for the melanocyte stimulating hormone. Endocrinology **54**, 553—560 (1954).
SHUBIK, PH., PIETRA, G., DELLA PORTA, G.: Studies of skin carcinogenesis in the Syrian golden hamster. Cancer Res. **20**, 100—105 (1960).
SILVERS, W. K.: Genes and the pigment cells of mammalians. Science **134**, 368—373 (1961).
SIMONART, J.: Considérations statistiques sur le traitement des mélanocarcinomes. Arch. belges Derm. **23**, 309—318 (1967).
SINNER, W.: Beitrag zur Klinik und Therapie der malignen Melanome. Zürcher Erfahrungen an 145 Fällen (1919-1961). Strahlentherapie **117**, 18—62 (1962).
SIRSAT, M. V.: Malignant melanoma of the skin in Indians. Indian J. med. Sci. **6**, 806—813 (1952).
SKOV-JENSEN, T., HASTRUP, J., LAMBRETHEN, E.: Malignant melanoma in children. Cancer **19**, 620 (1966).
SLADKOWITSCH, S. E.: Über die Klassifikation, Nomenklatur und Behandlung der Hautmelanome. Derm. Wschr. **139**, 324—337 (1959).
— Die Kryotherapie in der Dermato-Onkologie. Derm. Wschr. **150**, 419 (1964).
— Über einige strittige Auffassungen im Melanomproblem. Derm. Wschr. **152**, 1252—1254 (1966).
SLOBODA, A. E., KOPAC, M. J.: A cytological analysis of the S-91 mouse melanoma in tissue culture. Ann. N.Y. Acad. Sci. **100**, 305—333 (1963).
SMITH, F. E., HENLY, W. S., KNOX, J. M., LANE, M.: Familial melanoma. Arch. intern. Med. **117**, 820—823 (1966).
SMITH, J. L., JR., STEHLIN, J. S., JR., CLARK, R. L.: Histopathological changes in malignant melanoma and normal tissues following regional perfusion with L-phenylalanine mustard (L-sarcolysin). Acta Un. int. Cancr. **20**, 450—454 (1964).
— STEHLIN, J. S., JR.: Spontaneous regression of primary malignant melanoma with regional metastases. Cancer (Philad.) **18**, 1399—1415 (1965).
SNELL, R. S.: The effect of X-ray irradiation on melanocytes in the skin. J. invest. Derm. **40**, 233—241 (1963).
— Effect of the alpha-melanocyte stimulating hormone of the pituitary on mammalian epidermal melanocytes. J. invest. Derm. **42**, 337—347 (1964).
— Effect of alpha-M.S.H. and estrogen on melanin pigmentation in the albino. J. invest. Derm. **44**, 17—21 (1965).
— Effects of hydrocortisone and adrenalectomy on the activity of mammalian epidermal melanocytes. J. Endocr. **35**, 355—361 (1966).
SÖLTZ-SZÖTS, J.: Zellkulturuntersuchungen zur Melanomtherapie. Wien. med. Wschr. **113**, 802 (1963).
SOMMER, F.: Die Röntgennahbestrahlung maligner Hauttumoren. Strahlentherapie **100**, 537—545 (1956).
— Das Schicksal der Patienten mit malignen Melanom. Berl. Med. **7**, 6—7 (1956).
SOUTHWICK, H. W., SLAUGHTER, D. P., HINKAMP, J. F.: Malignant melanomas of the skin of the head and neck. Amer. J. Surg. **105**, 852—855 (1963).
— — — JOHNSON, F. E.: The role of regional node dissection in the treatment of malignant melanoma. Arch. Surg. **85**, 63—69 (1962).
SPIER, H. W.: Melanomalignom-Probleme. In: Fortschr. prakt. Dermatologie, Bd. 4, S. 203—239. Berlin-Göttingen-Heidelberg: Springer 1962.
— LUCIUS, K.: Melanotische Präcancerose. Zur Frage der Abgrenzbarkeit. Tagungsbericht der DDG Berlin Sept. 1971 (erscheint im Arch. derm. Forsch.).

Spitz, S.: Melanomas of Childhood. Amer. J. Path. **24**, 591—609 (1948).

Spoljar, M., Franicevic, N., Kubovic, M.: Behandlung der malignen Melanome. Strahlentherapie **109**, 352—356 (1959).

Stäubli, W., Loustalot, P.: Electron microscopy of transplantable melanotic and amelanotic hamster melanomas. Cancer Res. **22**, 83—88 (1962).

Stech, H.: Die Röntgenganzkörperbehandlung der operativen und inoperablen bösartigen Geschwülste. Strahlentherapie **122**, 358—361 (1964).

Stegmeier, O. C.: Natural regression of the melanocytic nevus. J. invest. Derm. **32**, 413—421 (1959).

Stehlin, J. S., Jr., Clark, R. L., Jr.: Melanoma of the extremities. Experiences with conventional treatment and perfusions in 339 cases. Amer. J. Surg. **110**, 366—383 (1965).

— — Smith, J. L., Jr., White, E. C.: Malignant melanoma of the extremities. A new surgical and chemotherapeutic approach with regional perfusion. Cancer (Philad.) **13**, 55—60 (1960).

— — Vickers, W. E., Monges, A.: Perfusion for malignant melanomas of the extremities. Amer. J. Surg. **105**, 607—614 (1963).

— — White, E. C.: Malignant melanoma: problems in clinical management. Amer. Surg. **25**, 595—603 (1959).

— — — Smith, J. L., Griffin, A. G., Jesse, R. H., Healey, J. E., Jr.: Regional chemotherapy for cancer. Experiences with 116 perfusions. Ann. Surg. **151**, 605—619 (1960).

— Hills, W. J., Ruffino, C.: Disseminated melanoma. Biologic behavior and treatment. Arch. Surg. (Chic.) **94**, 495—501 (1967).

— Smith, J. L., Jr., Jing, B. S., Sherrin, D.: Melanomas of the extremities complicated by intransit metastases. Surg. Gynec. Obstet. **122**, 3 (1966).

Steigleder, G. K.: Mastzellen um Tumoren der Pigmentbildner. Hautarzt **18**, 9 (1967).

Stein, G.: Ergebnisse der Strahlenbehandlung maligner Melanome. Strahlentherapie **125**, 475—489 (1964).

Stenger, A.: Behandlung der Melanome. Chirurg **25**, 487—490 (1954).

Stephenson, H. E., Terry, C. W., Lukens, J. N., Shively, J. A., Busby, W. E., Stoeckle, H. E., Esterly, J. A.: Immunologic factors in human melanoma "metastatic" to products of gestation (with exchange transfusion of infant to mother). Surgery **69**, 515—522 (1971).

Stewart, F. W.: Radiosensitivity of tumors. Arch. Surg. **27**, 979—1064 (1933).

Stewart, H.: A case of malignant and pregnancy. Brit. med. J. **1955**, No 4914, 647

Stewart, M. W. M.: Mélanomas malins et perfusions endolymphatiques d'antimitotiques (Thépot). Bull. Soc. franç. Derm. Syph. **73**, 806—807 (1966).

Stidolph, M. E.: Malignant melanoma: regression of metastases after excision of primary growth. Proc. roy. Soc. Med. **60**, 1 (1967).

Stoba, C,. Cynowski, L., Cimaszewski, M.: Malignant melanoma in children. Report of 4 cases. Nowotwory **20**, 297—314 (1970).

Stocks, P.: Female susceptibility to cancer and other diseases, as indicated by British and European mortality rates. Brit. J. Cancer **23**, 254—268 (1969).

Storck, H.: Demonstrationen: lymphogene, teils retrograde Melanommetastasen. Dermatologica (Basel) **118**, 305—309 (1959).

— Welche Vorteile bringen Kortikoide, Antibiotika und Zytostatika in der Dermatologie. Praxis **53**, 550—560 (1964).

— Résultats thérapeutiques (1950—1963) des mélanomes (stade I) de la clinique dermatologique de Zurich. Bull. Soc. franç. Derm. Syph. **73**, 760 (1966).

— Zur Therapie der Melanomalignome an Hand von 141 nachkontrollierten, determinierten Melanomen (Stadium I). Schweiz. med. Wschr. **98**, 1552—1561 (1968).

— Zur Diagnose und Therapie der Melanomalignome. Ther. d. Gegenw. **109**, 1110—1126 (1970).

Stover, B. J., Atherton, D. R., Mays, C. W.: Studies of the retention and distribution of Ra^{226}, Pu^{239}. Ra^{228} ($MsTh_1$), Th^{228} (Rd-Th) and Sr^{90} in adult beagles. In: Some aspects of internal irradiation, p. 7—25. Oxford: Pergamon Press 1962.

Sugiura, K.: Experimental chemotherapy of cancer. A report of progress. In: Progress in experimental tumor research, vol. 2, p. 332—376. Basel: Karger 1961.

— Chemotherapy of Harding-Passey melanoma. Ann. N.Y. Acad. Sci. **100**, 334—347 (1963).

Sullivan, R. D., Miller, E., Sikes, M. P.: Antimetabolite — metabolite combination cancer therapy. Effects of intraarterial methotrexate; intramuscular citrovorum factor therapy in human cancer. Cancer (Philad.) **12**, 1248 (1959).

Sumner, W. C., Foraker, A. G.: Spontaneous regression of human melanoma. Clinical and experimental studies. Cancer (Philad.) **13**, 79—81 (1960).

Sundelin, C. H. G.: Pathologie und Therapie der Krankheiten mit materieller Grundlage. Berlin: T. C. T. Enslin 1827. Zit. S. W. Becker, Arch. Derm. (Chic.) **69**, 11 (1954).

Sylvén, B.: Malignant melanoma of the skin. Report of 341 cases. Acta radiol. (Stockh.) **32**, 33—59 (1949).

Szczgiel, K., Lénczyk, M., Czechowicz, W.: Remore results of treatment of melanoma of the skin. Nowotwory **20**, 295—296 (1970).

Szodoray, L.: Über einzelne Probleme des Melanoms. Hautarzt **13**, 437—443 (1962).

— Nagy-Vezekényi, C.: Histochemische Untersuchungen in melanotischen Wucherungen. Derm. Wschr. **151**, 2006—2015 (1965).

— Vezekenyi, Cl.: Unsere therapeutischen Erfahrungen bei Melanomkranken. Derm. Wschr. **156**, 445—447 (1970).

Takahashi, H., Fitzpatrick, T. B.: Quantitative determination of DOPA, its application to measurement of DOPA in urine and in the assay of tyrosinase in serum. J. invest. Derm. **42**, 161—165 (1964).

TALMAZZI, F.: Citologia del melanoblastoma. Tumori **50**, 71—74 (1964).

TAPPEINER, S.: Therapie und Verlauf maligner Melanome. Arch. Derm. Syph. (Berl.) **200**, 251—254 (1955).

TAYLOR, G. N., STOVER, B. J., JEE, W. S. S., MAYS, C. W.: Selective deposition of radium in normal and neoplastic melanocytes. Radiat. Res. **21**, 285—298 (1964).

THIES, W.: Vergleichende neurohistologische Untersuchungen an gesunder und kranker menschlicher Haut sowie bei weichen Zellnaevi, Pigmentnaevi, Melanomalignomen und Vitiligo mit Hilfe der Osmiumzinkjodid-Methode. Acta neuroveg. (Wien) **26**, 223—247 (1964).

— Aktuelle Fragen zur Klinik und Pathogenese des malignen Melanoms. Z. Haut- u. Gschl.-Kr. **44**, 221—236 (1969).

— Prognose des malignen Melanom in Abhängigkeit vom Entstehungsmodus. Tagungsbericht der DDG Berlin Sept. 1971 (erscheint im Arch. derm. Forsch.).

TIMM, G.: Zur Mikromorphologie des Spitzschen Melanoms der Conjunctiva bulbi. Klin. Mbl. Augenheilk. **143**, 391—400 (1963).

TODD, D. W., FARROW, G. M., WINKELMANN, R. K., PAYNE, W. S.: Spontaneous regression of primary malignant melanoma with regional metastasis. Report of a case with photographic documentation. Mayo Clin. Proc. **41**, 672—676 (1966).

TODD, J. D. H.: Natulan in management of late Hodgkin's disease, other lymphoreticular neoplasms and malignant melanoma. Brit. med. J. **1965 I**, No 5435, 628—631.

TOSHIMA, S., MOORE, G. E., SANDBERG, A. A.: Ultrastructure of human melanoma in cell culture: electron microscopic studies. Cancer (Philad.) **21**, 202 (1968).

TOTH, B., TOMATIS, L., SHUBIK, PH.: Multipotential carcinogenesis with urethan in the Syrian golden hamster. Cancer Res. **21**, 1537—1541 (1961).

TRAMIER, G.: Les mélanomes. Arch. Méd. génér. trop. **35**, 1—39 (1958).

TRAPL, J., PALECEK, L., EBEL, J., KUCERA, M.: Origin and development of skin melanoblastoma on the basis of 300 cases. Acta derm.-venereol. **44**, 377—380 (1964).

TRAUB, E. F., KEIL, H.: The "common mole". Its clinicopathologic relation and the question of malignant degeneration. Arch. Derm. (Chic.) **41**, 214—252 (1940).

— — Pigmented, hairy and warthy nevi and their relationship to malignancy. S. med. J. **40**, 1000—1005 (1947).

TREIDMAN, L.: Prognosis with local metastases. A recurrence in malignant melanoma. Ann. N.Y. Acad. Sci. **100**, 23 (1963).

TRITSCH, H.: Onkolyse bei Melanom-Lymphknotenmetastasen. Dtsch. med. Wschr. **95**, 2432—2433 (1970).

— Dermale Reaktionen auf Melanom-Autohomogenate. Hautarzt **21**, 258—265 (1970).

— Untersuchungen über Relationen zwischen entzündlicher Infiltration; Zelltyp und Prognose beim malignen Melanom. Tagungsbericht der DDG Berlin Sept. 1971 (erscheint im Arch. derm. Forsch.).

TRODAHL, J. N., SPRAGUE, W. G.: Benign and malignant melanocytic lesions of the oral mucosa. An analysis of 135 cases. Cancer (Philad.) **25**, 812—823 (1970).

TRUAX, H., BARNETT, R. N., HUKILL, P. B., CAMPBELL, P. C., EISENBERG, H.: Effect of inaccurate pathological diagnosis on survival statistics for melanoma. Cancer (Philad.) **19**, 1543—1547 (1966).

TUCKER, J. L., TALLEY, R. W.: Prolonged intraarterial chemotherapy for inoperable cancer: a technique. Cancer (Philad.) **14**, 495—495 (1961).

TULLIS, J. L.: Triethylenephosphoramide in the treatment of disseminated melanoma. J. Amer. med. Ass. **166**, 37—41 (1958).

TURKINGTON, R. W.: Familial factor in malignant melanoma. J. Amer. med. Ass. **192**, 77—82 (1965).

UICC (Union Internat. contre le Cancer): Tumeurs malignes de la peau, y-compris le mélanome, p. 3—9, Oct. 1966.

UNNA, G.: The histopathology of the diseases of the skin. New York: McMillan Co. 1896.

VAERENBERGH, P. M. VAN, SCHELSTRAETE, K.: Die Indikationen der Elektronentherapie. In: Dtsch. Röntgenkongr. 1964, Teil B.: Strahlenbehandl und Strahlenbiol. München-Berlin: Urban & Schwarzenberg 1965.

VDOVENKO, V. M., IVANOV, I. I., BORROVA, V. N., GAVRILENKO, I. S., IVANOV, A. I., RUMJANCEVA, L. N., ZARKOV, A. V., VOLINA, V. V., KLIMBO, M. S.: Über die Möglichkeiten der Anwendung von markiertem 3-(3,4-Dioxiphenyl)-Alanin (DOPA) für die Radioisotopentherapie der Melanome. Radiobiol. Radiother. (Berl.) **9**, 49—60 (1968).

VENKEI, T., BIHARI, Ö.: Données relatives au problème de la possibilité de dissémination après l'irradiation aux rayons X dans les cas de mélanome malin. Rapp. Congr. internat. Derm. Munich 1967, p. 975 (1968).

— GULBERT, A., BAKOS, L.: Prophylaxe der Melanoblastom-Metastasen in der klinischen Praxis. Derm. Wschr. **153**, 63—66 (1967).

VERHAGEN, H.: Ein Beitrag zur Behandlung der Melanoblastome. Strahlentherapie **96**, 423—427 (1955).

VERONESI, U.: Planification du traitement et pronostic du mélanome malin. Schweiz. med. Wschr. (im Druck).

— TURRI, M., CASCINELLI, N.: Pronostic factors in malignant melanoma. In: Structure and control of the melanocyte, p. 319—324, ed. by G. DELLA PORTA und O. MÜHLBÖCK. Berlin-Heidelberg-New York: Springer 1966.

VICH, Z., HAVRANKOVA, H., KVAPIL, F.: Telegammatherapie maligner Lymphknotentumoren. Neoplasma (Bratisl.) **13**, 319—325 (1966).

VILANOVA, X., PINOL-AGUADA, J.: Estudios citoquimicos en el melanoma. Acta dermo-sifil. (Madrid) **55**, 655—688 (1964).

VIRCHOW, R.: Die pathologischen Pigmente. Arch. path. Anat. **1**, 379—386 (1847).

VOGLER, W. R., PERDUE, G. D., WILKINS, S. A., JR.: A clinical evaluation of malignant melanoma. Surg. Gynec. Obstet. **106**, 586—594 (1958).

VONESSEN, A.: Beitrag zur Therapie der Melanome. Fortschr. Röntgenstr. **86**, 113—117 (1957).

VUORI, E. E. J., HORMIA, M.: Primary malignant melanoma of the larynx and pharynx. J. Laryng. **83**, 281—287 (1969).

WALTHER, H. E.: Untersuchungen über Krebsmetastasen. (4. Mitt. Metastasen der Hautkrebse und die sekundären Geschwülste der Haut). Schweiz. med. Wschr. **71**, 998—1000 (1941).

— Krebsmetastasen. Basel: Schwabe 1948.

WALTON, R. G., SAGE, R. D., FARBER, E. M.: Electrodesiccation of pigmented nevi. Biopsy studies. Preliminary report. Arch. Derm. (Chic.) **76**, 193—199 (1957).

WEBSTER, J. H. D.: Periodic recurrences in malignant melanoma. Acta Un. int. Cancr. **8**, 230—231 (1952).

WEDER, C. H., WATSON, T. A.: Malignant melanoma of skin. Canad. med. Ass. J. **70**, 529—533 (1954).

WEESE, K.: Das Melanomproblem. Dtsch. Gesundh.-Wes. **20**, 280—288 (1965).

— Kann die Röntgenbestrahlung die Metastasierung der Melanomalignome provozieren? Chirurg **37**, 100—102 (1966).

— Grundsätzliches zur Frage der chirurgischen Behandlung des Melanomalignoms. Dtsch. Gesundh.-Wes. **23**, 492—500 (1968).

— Erfahrungen bei der chirurgischen Behandlung des malignen Melanoms. Derm. Wschr. **156**, 427—432 (1970).

WEESE, M. S. DE: Extraocular malignant melanoblastome. J. Amer. med. Ass. **138**, 1026 (1948).

— Das extraokulare Melanoblastom. Derm. Wschr. **123**, 575 (1951).

WEIDENREICH, F.: Die Lokalisation des Pigments und ihre Bedeutung in Ontologie und Philogenie der Wirbeltiere. Z. Morph. Anthrop. **3**, 59—140 (1912).

WEISS, P., ANDRES, G.: Experiments on the fate of embryonic cells (chick) disseminated by the vascular route. J. exp. Zool. **121**, 449—487 (1952).

WEISSLEDER, H., PFANNENSTIEL, P.: Endolymphatische Therapie mit Radioisotopen beim malignen Melanom. (Indikationen — Durchführung — Nachuntersuchung). Tagungsbericht der DDG Berlin Sept. 1971 (erscheint im Arch. derm. Forsch.).

WEITZEL, G., BECKER, J.: Zehn Jahre Erfahrungen in der Betatrontherapie. Ber. Dtsch. Röntgenkongr. 1964, p. 52, Teil B, Strahlenbehand.-Strahlenbiol. München-Berlin: Urban & Schwarzenberg 1965.

— Die Elektronentherapie des malignen Melanoms. Radiol. clin. (Basel) **34**, 323—336 (1965).

— Die Strahlenbehandlung des Melanoms. Schweiz. med. Wschr. **100**, 982—987 (1970).

WELLINGS, S. R., SIEGEL, B. V.: Electron microscopy of human malignant melanoma. J. nat. Cancer Inst. **24**, 437—462 (1960).

WELLS, A. H.: Melanomata and nevi. Minn. Med. **33**, 456 (1950).

WELLS, G. C., FARTHING, G. J.: Juvenile melanoma, histochemical study. Brit. J. Derm. **7** , 380—387 (1966).

WERNSDÖRFER, R.: Gegenwärtiger Stand des Melanomproblems und die Strahlenbehandlung der Melanomalignome. Z. Hautkr. **23**, 174—183 (1957).

WETTERER, J.: Handbuch der Röntgentherapie, Bd. I und II. Leipzig: Nemnich 1913—1914.

WHITE, L. P.: Studies on melanoma. Sex and survival in human melanoma. New Engl. J. Med. **260**, 789—796 (1959).

— The role of natural resistance in the prognosis of human melanoma. Ann. N.Y. Acad. Sci. **100**, 115—122 (1963).

— LINDEN, G., BRESLOW, L., HARZFELD, L.: Studies on melanoma. Effect of pregnancy on survival in human melanom. J. Amer. med. Ass. **177**, 235—238 (1961).

WHITLOCK, F. A.: Melanin pigmentation and hepatic disease. Arch. Derm. (Chic.) **64**, 24—30 (1951).

WIESER, C., MATTER, P., SUNARIC, D.: Das maligne Melanom — eine Gemeinschaftsaufgabe im Rahmen eines Kantonsspitals. Schweiz. med. Wschr. **100**, 993—994 (1970).

WIGBY, P. E., HILL-METZ, M.: Striking regression of generalized subcutaneous and visceral metastases of malignant melanoma following intensive high voltage Roentgen irradiation of the pituitary gland. Amer. J. Roentgenol. **41**, 415—419 (1939).

WILD, H.: Über melanotische Tumoren. Wien. med. Wschr. **1952**, 568—570.

WILKINS, S. A.: Management of melanomas. Amer. Surg. **24**, 148—156 (1958).

WILLIAM, J. G., MARTIN, L. C.: Naevocarcinoma of skin and mucous membranes. Lancet **1937 I**, 135.

WILLIS, R. A.: Pathology of tumors. London: C. V. Mosby 1948.

WILLOUGHBY, H., LATOUR, J. P. A., TABAH, E. J., SHIBATA, H. R.: Cross-implantation of tumor tissue and cross-transfusion in patients with advanced cancer. Amer. J. Obstet. Gynec. **108**, 889—893 (1970).

WINKELMANN, R. K.: Cholinesterase in the cutaneous nevus. Cancer (Philad.) **13**, 626—630 (1960).

— Juvenile Melanoma. Histochemical study of the enzymes in two cases. Cancer (Philad.) **14**, 1001—1004 (1961).

— ROCHA, G.: The dermal nevus and statistics. An evaluation of 1200 pigmented lesions. Arch. Derm. (Chic.) **86**, 306—310 (1962).

WINKLER, K.: Zur Histologie der malignen Melanome. Dtsch. Gesundh.-Wes. **12**, 785—798 (1957).

WISKEMANN, A., ROHDE, B., HERZBERG, J. J.: Über das Wachstum röntgenbestrahlter Melanomalignome in der Gewebekultur und im Transplantationsversuch. II. Versuche am fraktioniert bestrahlten Harding-Passey Melanom. Strahlentherapie **125**, 5—9 (1964).

WITTE, S., RIEGG, H.: Klinische Beobachtungen bei der Behandlung maligner Erkrankungen mit Trisäthyleniminobenzochinon (Trenimon R). Med. Welt **1964**, 2545—2550.

Wolf-Jürgensen, P., Kopf, A. W., Lipkin, G., Bart, R.: Influence of antilymphocyte serum on malignant melanoma. J. invest. Derm. **51**, 441—444 (1968).

Wolfram, St.: Über die kombinierte Behandlung der Melanomalignome der Haut. Wien. klin. Wschr. **1952**, 241—242.

— Zur Behandlung des Melanoblastoms malignum. Derm. Wschr. **140**, 925—927 (1959).

— Das Melanom. Wien. klin. Wschr. **77**, 295—299 (1965).

Woringer, Fr.: Diagnose des Melanomalignoms der Haut. Medizinische **1957**, 1269.

— Zone jonctionnelle et interactions naevo-malpighiennes dans les tumeurs mélaniques. Ann. Derm. Syph. (Paris) **86**, 361—370 (1959).

— Mélanose précancereuse avec tumeurs mélaniques à répétitions depuis plus de 5 ans. Bull. Soc. franç. Derm. Syph. **66**, 228—229 (1959).

Wright, R. B., Clark, D. H., Milne, J. A.: Malignant cutaneous melanoma: a review. Brit. J. Surg. **40**, 360—368 (1953—1954).

Wuhrmann, Ad.: Untersuchungen über die Beeinflussung des pigmentbildenden Oxydationsfermentes (Dopaoxydase) der Meerschweinchenhaut durch physikalische und chemische Einwirkungen. Diss. Basel 1916.

Wurtman, R. J., Axelrod, J.: The pineal gland. Sci. Amer. **213**, 50—60 (1965).

— — Chu, E. W.: The relation between melatonin, a pineal substance, and the effects of light on the rat gonad. Ann. N.Y. Acad. Sci. **117**, 228 (1964).

Yanoff, M., Zimmerman, L. E.: Histogenesis of malignant melanoma of the uvea. II. Relationship of uveal nevi to malignant melanoma. Cancer (Philad.) **20**, 493—507 (1967).

Yoshida, Y.: Malignant melanoma in Japan. Indian J. Derm. **21**, 59—64 (1955).

Young, S. E., Griffin, A. C., Milner, A. N., Stehlin, J. S., Jr.: Free amino acids and related compounds in the blood urine of patients with malignant melanoma. Cancer Res. **28**, 15—17 (1967).

Zeiss, P.: Über das Melanomalignom und seine Behandlung mit der Chaoulschen Nahbestrahlung. Diss. Heidelberg 1957.

Zelickson, A. S.: The fine structure of the human melanotic and amelanotic malignant melanoma. J. invest. Derm. **39**, 605—613 (1962).

— Hirsch, H. M.: An electron microscope study of a mouse melanoma. Acta derm.-venereol. (Stockh.) **44**, 399—402 (1964).

— — Hartmann, J. F.: Melanogenesis, an autoradiographic study at the ultrastructure level. J. invest. Derm. **43**, 327—332 (1964).

— Mottaz, J. H.: Epidermal dendritic cells. A quantitative study. Arch. Derm. (Chic.) **98**, 652—659 (1968).

Zimmermann, A. A., Cornbleet, Th.: The development of epidermal pigmentation in negro fetus. J. invest. Derm. **11**, 383—392 (1948).

Zina, G., Bossi, G., Martini, G., Bonu, G.: Limiti diagnostici e possibilità therapeutiche del P^{32} nei melanomi. Minerva derm. **37**, Suppl. ai nn. 8—12, 207—210 (1962).

Zuppinger, A.: Vergleichende Biolgoie und Dosimetrie konventioneller Strahlen und schneller Elektronen. Arch. klin. exp. Derm. **219**, 439—450 (1964).

Zurkirchen, A.: Untersuchungen über das maligne Melanom. Dermatologica (Basel) **125**, 393—401 (1962).

C. Augenmalignome

Von

K. Hohl

Mit 20 Abbildungen

I. Einleitung

Die ersten experimentellen Untersuchungen über die Wirkung der Röntgenstrahlen auf die Zellen und Gewebe des Auges sind im Jahre 1897 von CHALUPECKI veröffentlicht worden. Dieser konnte zeigen, daß das Auge in derselben Weise wie die Haut der schädigenden Wirkung der Röntgenstrahlen unterworfen ist. Bereits 1902 wurde diese Ansicht von SCHOLZ aufgrund eines Versuchs wieder bezweifelt.

BIRCH-HIRSCHFELD kam 1904 durch seine zahlreichen, auch für die spätere Forschung grundlegenden Untersuchungen zum Schluß, daß den verschiedenen Augengeweben eine verhältnismäßig hohe Röntgenstrahlenempfindlichkeit zukomme. 1924 bestätigte JAKOBY, ein Schüler BIRCH-HIRSCHFELDs, diese Ansicht.

Seit den 30er Jahren ist einwandfrei nachgewiesen und immer wieder bestätigt worden (ROHRSCHNEIDER u. a.), daß die in Frage kommenden Augengewebe eine ganz verschiedene Strahlenempfindlichkeit besitzen. Hochempfindlich ist z. B. die Augenlinse, auch die zarte Haut der Augenlider verlangt eine schonendere Behandlung als die kräftigere Haut der Stirn. Wenn beim Corneal- und Conjunctivalepithel die Sensibilität der äußeren Haut gleichgesetzt wird, muß bei diesen Organen bei der Beurteilung des Strahlenschadens die Funktion der Tränendrüsen mit berücksichtigt werden, da ein Zusatzschaden im Sinne einer Funktionseinschränkung der Tränendrüse eine relativ leichte Strahlenschädigung an der Horn- und Bindehaut stark verschlimmern kann. Hingegen vertragen die Augenhüllen, inklusive Netzhaut, wesentlich höhere Strahlenbelastungen als die vorgenannten Gewebe.

Wenn in den letzten Jahren von chirurgischer Seite der Wert der Strahlentherapie bei der Behandlung der verschiedenen Augenmalignome immer wieder in Frage gestellt wurde, ist dies sicher eine Folge einseitiger Beurteilung der Erfolgsresultate. Der Chirurg sieht im allgemeinen Rezidive oder Spätschäden infolge falscher Strahlenindikation und -technik, hat aber wenig Übersicht über die geleisteten Strahlenerfolge. Umgekehrt werden dem Strahlentherapeuten auch von chirurgischer Seite unbefriedigende Resultate zur Weiterbehandlung überwiesen. Unbestreitbar sind heute die Spätresultate nach der von CHAOUL eingeführten Nahbestrahlung bei Augenlid- und Augenwinkeltumoren. Eindeutige Strahlenerfolge liegen auch bei epibulbären Tumoren vor, da hier die Einführung der Grenzstrahlen und vor allem der Betastrahlen mit minimaler Tiefenwirkung einen wesentlichen Fortschritt bedeuten. Endlich dürften die Resultate der Vor- und Nachbestrahlung des Retroorbitalraums mit ultraharten Strahlen oder implantierten festen Radioisotopen (γ-Strahler) bessere Aussichten für Spätresultate bringen.

Ein sorgfältig gepflegtes Teamwork zwischen Radiologen und chirurgisch tätigen Ophthalmologen, wobei sich beide Gruppen von der Leistungsfähigkeit ihrer Methode überzeugen können, ergibt nach wie vor die besten Aussichten einer erfolgreichen Behandlung für den Patienten. Voraussetzung einer korrekten Indikationsstellung, einer erfolgreichen kombinierten oder alleinigen Strahlenbehandlung ist aber die genaue Kenntnis der Strahlenspät- und -frühschäden bei den einzelnen Augengeweben.

1. Strahlenfrüh- und -spätveränderungen

a) Augenwimpern und Augenlider

Die Augenwimpern erfüllen in erster Linie eine Schutzfunktion für das Auge. Eine strahlenbedingte Epilation bedeutet eine vermehrte Irritation der Conjunctival- und Cornealoberfläche. Eine Dauerepilation tritt bei Spannungen zwischen 50 und 100 kV (Nahbestrahlungsbereich) mit fraktionierten Dosen zwischen 2000 und 3000 R ein. Bei kleinen Carcinomen der Augenlider kann die Epilation unter Umständen durch entsprechende Ausblendung zum mindesten teilweise verhindert werden.

Im Bereich der Augenlider ist die Haut und Schleimhaut am dünnsten und zartesten entwickelt im Vergleich zum übrigen Körperintegument und der Mund- und Nasenschleimhäute. Dies ermöglicht eine rasche und leichte Bewegungsfunktion der Augenlider. Die Strahlenfrüh- und -spätveränderungen der Haut und Schleimhaut an den Augenlidern (Rötung, Schwellung, Schuppung, Epitheliolyse, Pigmentierung, Teleangiektasien, Atrophie, Fibrosierung und Deformierung) sind am Augenlid kritischer zu beurteilen als an einer weniger belasteten Stelle des äußeren Integumentes. Vor allem eine Strahlenspätinduration des Augenlides bedeutet eine schwere Beeinträchtigung der Beweglichkeit. Eine Deformation bedingt einen ständigen Tränenfluß. Eine adäquate Bestrahlungstechnik muß diese Gesichtspunkte an den Augenlidern durch entsprechend kleinere Einzeldosen und stärkere Fraktionierung berücksichtigen. Die Toleranzdosis am Augenlid muß, wenn irgend möglich, etwas niedriger als an der übrigen Haut angesetzt werden.

b) Tränendrüse

Die Strahlensensibilität der Tränendrüse darf am ehesten mit der Parotis verglichen werden. Immerhin wirkt sich aber eine Funktionseinschränkung der Tränendrüse mehr als eine solche der Parotis aus, wie HARTMANN und FONTAINE gezeigt haben. Im Tierversuch konnten COGAN u. Mitarb. bei Ratten nachweisen, daß Einzeldosen von 4000 R das Gewicht und die entsprechende Funktion der Tränendrüsen um gut die Hälfte vermindern, ohne daß histologisch bereits eindeutige Frühveränderungen nachgewiesen werden konnten. Eine starke Funktionseinschränkung der Tränendrüsen mit noch höheren Dosen kann infolge Austrocknung der Hornhaut zu schweren Reizerscheinungen und entsprechenden Trübungen der Hornhaut führen, welche unter Umständen eine Enucleation zur Folge haben. Die Lage der Tränendrüsen muß bei der Aufstellung des Bestrahlungsplanes bei Oberlidtumoren unbedingt berücksichtigt werden.

c) Ductus und Saccus nasolacrimalis

Immer wieder wird von den Augenärzten die Verstopfung der Tränenabflußwege nach Röntgenbestrahlung von Augenwinkeltumoren als Bestrahlungsfolge gewertet. Eigene Erfahrungen stimmen mit denjenigen von MOSS, RENFER, WILDERMUTH und EVANS überein, daß nämlich die Tränenabflußwege fraktionierte Dosen von 4000—8000 R ohne Obliteration vertragen, da das Pflaster- und Cylinderepithel regenerationsfähig bleibt.

Im allgemeinen werden die Abflußwege durch die Augenwinkel- oder Canthustumoren selber verlegt oder durch entsprechend infiltratives Wachstum zerstört. In diesem Fall bleiben die Tränenabflußwege auch nach erfolgreicher Strahlentherapie undurchgängig.

d) Bindehaut und Cornea

Die Strahlenveränderungen der Bindehaut sind in erster Linie durch Gefäßreaktion bedingt. Bereits mit der halben Epilationsdosis konnten JAKOBY und ROHRSCHNEIDER im Tierversuch an Kaninchen ein Früherythem nachweisen. Als Folge von Gefäßerweiterung und Permeabilitätsstörung sind Quellung, Ödembildung der Bindehaut aufzufassen. Subjektiv leidet der Patient während der fraktionierten Bestrahlung bei Dosen über 4000 R unter den Bedingungen der Nahbestrahlung an Tränenfluß, Brennen, Reiben,

Lichtscheu, hin und wieder an Hypaesthesie, bei Dosen über 6000 R kann eine der äußeren Haut ähnliche exsudative Reaktion mit Fibrinbelägen, die hin und wieder zu Verwachsungen führen können, entstehen. Eine entsprechende Salbenbehandlung ist dann nötig, um die letztgenannten Folgen zu vermindern. Besonders typisch sind an der Bindehaut die Strahlenspätveränderungen der Gefäße, welche von BIRCH-HIRSCHFELD 1908 erstmals beschrieben wurden. Die normale Schlängelung geht verloren, die Conjunctivalgefäße sind vielmehr korkzieherartig gewunden und zeigen zahlreiche Einschnürungen mit sackförmigen Erweiterungen. Mikroskopisch liegen diesen Angiektasien vacuolisierende Intimadegeneration zugrunde. Das Corneaepithel steht in seiner Radiosensibilität zwischen Schleimhaut und Haut. Da oberflächliche Hornhaut- und Bindehauttumoren heute praktisch nur mehr mit Betastrahlen von ^{90}Sr angegangen werden sollten, um Linsenschädigungen zu vermeiden, wird nachfolgend speziell auf die Dosierung in rad Rücksicht genommen.

Einmalige Dosen von β-Strahlen von 1000 rad führen nach unseren Erfahrungen nach 2—3 Wochen zu einer oberflächlichen Keratoconjunctivitis, welche ohne Folgen ausheilt. Einzeldosen von über 5000 rad erzeugen eine schwerere Keratitis punctata, welche zu ihrer Abheilung mindestens 6 Wochen beansprucht (MERRIAM). Auch hier ist eine Ausheilung ohne Schaden im allgemeinen gewährleistet. Einzeldosen von 20000 bis 30000 rad haben als Spätveränderungen Ulceration, Keratinisation und Teleangiektasienbildung zur Folge. Ähnliche Veränderungen bewirken auch die Grenzstrahlen von 10 kV Spannung, wenn diese bis zu einer Höhe von 10000 R dosiert werden. Fraktionierte Dosen von β-Strahlen ^{90}Sr, oder Grenzstrahlen bedeuten eine wesentliche Verringerung der Strahlenspätveränderungen, so daß NOTTER bei fraktionierten Dosen von insgesamt 20000—30000 rad β-Strahlen keine wesentlichen Spätschädigungen feststellen konnte.

e) Linse

Die weitaus größte Strahlensensibilität sämtlicher Augengewebe zeigt die Linse. Als epitheliales Organ besteht sie aus durchsichtigen Linsenfasern, welche Teile von lebenden, sich stets erneuernden Zellen sind, deren Kerne nahe am Linsenäquator liegen. Die jüngsten Zellen liegen außen und werden von der Linsenkapsel abgeschlossen. Die älteren Zellen, welche weniger sensibel sind und gegen das Zentrum zu liegen, bilden allmählich nach Wasserverlust und chemischer Umwandlung den Linsenkern. Eine Strahlenschädigung wirkt sich an der Linse aus zwei Gründen besonders nachhaltig aus.

1. Ist eine Regenerationsfähigkeit und Abstoßung geschädigter Zellen wie an einem Oberflächenepithel nicht möglich. 2. Führt auch eine kleine Strahlendosis bereits zu chemischen Umwandlungen der Eiweißmoleküle im Sinne einer Ausflockung als Folge partieller Denaturierung. Dies bedingt eine Veränderung der Transparenz. Zahlreiche experimentelle und klinische Untersuchungen von AULAMO, ROHRSCHNEIDER, VOGT und SCHINZ, GOLDMANN und LIECHTI, KLEIBER, BUSACCA und SIGHINOLFI, STOCK, LANE, in neuerer Zeit auch MERRIAM und FOCHT, COGAN und DONALDSON haben gezeigt, daß die Dosis und Latenzzeit bis zum Manifestwerden der Röntgenkatarakte von Species zu Species verschieden sind und auch beim Menschen große individuelle Schwankungen neben der Altersabhängigkeit zeigen.

Während im amerikanischen Schrittum (MERRIAM und FOCHT, COGAN) die minimale Schädigungsdosis bereits mit 200 R als Einzeldosis, bei 400 R fraktioniert über 3 Wochen und bei 550 R fraktioniert über 3 Monate angegeben wird, ist in der deutschen Literatur ein einziger Fall (junges Mädchen mit Sarkom der Orbita) bekannt, bei dem nach 500 R eine Röntgenkatarakt auftrat (HOFFMANN). Die Grenzdosis liegt aber höher und wird meist zwischen 800—1200 R angegeben.

Die therapeutische Erfahrung hat gerade bei älteren Patienten genügend gezeigt, daß selbst hohe Dosen (4000 R) bei fraktionierter Bestrahlung auch nach Jahren nicht unbedingt zu einer Röntgenkatarakt führen müssen.

Morphologisch unterscheidet sich die Röntgenkatarakt von dem durch Wärmestrahlung bedingten Glasbläserstar, indem der Röntgenstar mit einer hinteren, der Glasbläserstar mit einer vorderen Linsentrübung beginnt.

Während also die Patho- und Morphogenese der Strahlenkatarakte recht gut bekannt ist, wissen wir heute noch zu wenig über den Zeitfaktor und die relative biologische Wirksamkeit (RBW) der verschiedenen Strahlungen, obschon gerade diese Probleme durch die Atomphysik wieder neues Interesse gewonnen haben.

Früher wurde oft betont (Gasteiger und Grauer, 1934; Rohrschneider und Glauner, 1939), daß der Erholungsfaktor bei fraktionierter Bestrahlung recht gut sei. Demgegenüber lesen wir bei Rajewsky (1934) (Strahlendosis und Strahlenwirkung): „Der Effekt ist wenig von der zeitlichen Dosisverteilung abhängig, kommt also auch nach Einwirkung kleiner Einzeldosen und Erreichen einer entsprechenden Gesamtdosis zustande.“ Auch Ellinger (1941), Cogan und Donaldson (1951), Merriam und Focht (1937) machen auf die Kumulation der einzelnen Strahlendosen aufmerksam, da eine Regeneration und Erholung der Linse von einem Strahlenschaden weniger gut als an einem Oberflächenepithel möglich ist.

Favre und Zuppinger (1959) haben durch neuere tierexperimentelle Untersuchungen wie auch Krokowsky und Ehling (1962) gezeigt, daß bei fraktionierter Bestrahlung ein Zeitfaktor besteht. Der Effekt der Kataraktbildung liegt bei konventioneller und ultraharter Strahlung (Betatron) innerhalb enger Grenzen, entsprechend einer RBW von 1, während die relative biologische Wirksamkeit bei Elektronen von 30 MeV mit dem Faktor 0,6 bedeutend geringer, bei Neutronen mit 8—14 wesentlich größer ist.

f) Iris und Aderhaut

Die Strahlenveränderungen von Regenbogen- und Aderhaut sind in erster Linie wiederum durch Gefäßalterationen bedingt. So konnte Mylius nachweisen, daß subcutan injiziertes Fluorescin früher im Kammerwasser des bestrahlten Auges erscheint. Auch eine entsprechende Erhöhung des Eiweißgehaltes des Vorderkammerwassers konnte nachgewiesen werden. Störungen des Flüssigkeitswechsels können hin und wieder zum klinischen Bild des Glaukoms führen, wie die Fälle von Birch-Hirschfeld, Di-Mazio, Hessberg, Knapp, Licsko, Peter, Regaud, Coutard, Monod, Ricard, Stock, Tjang Eng Jong zeigen.

Neben den Gefäßstörungen haben Kummer und Salmann auf Pigmentveränderungen an der Regenbogenhaut hingewiesen, welche aber klinisch keine Bedeutung haben.

g) Netzhaut und Sehnerv

Während die Netzhaut sehr empfindlich auf elektromagnetische Schwingungen im sichtbaren Wellenbereich ist, haben selbst cancericide Röntgen- und Radiumdosen im Vergleich zu deren Veränderungen an Cornea und Linse klinisch wenig Bedeutung, obwohl Chromatolyse und Gefäßalterationen im Sinne einer Zentralvenenthrombose beschrieben worden sind (Cogan). Auch Zuppinger beschreibt einen Fall mit Retinaschädigung und Thrombose der Vena centralis nach Bestrahlung eines ausgedehnten Basalzellcarcinoms der lat. Orbitawand mit 5780 rad 15 MeV Elektronen in 36 Tagen. Die Linse konnte geschützt werden und blieb hell, hingegen trat eine Amaurose infolge Retinaschadens 2 Jahre nach Bestrahlung auf.

Im Tierexperiment fand Birch-Hirschfeld eine Schädigung der Ganglienzellen in Form von Vacuolisation, Kernpyknosen und Zerfall der Nieselschollen. Hingegen konnte die frühere Ansicht von Casolino, daß die Retinitis pigmentosa eine Strahlenfolge durch Berufsschädigung wäre, durch Albertini widerlegt werden. Auch der Sehnerv gehört wie das übrige hochdifferenzierte Nervensystem zu den wenig sensiblen Körpergeweben. Bei all seinen Versuchen, welche Rohrschneider über die Schädigungsdosis von Röntgenstrahlen durchführte, konnte er keine unmittelbaren Strahlenveränderungen am Sehnerv der

Retina nachweisen. Eine Einschränkung erfährt diese Ansicht lediglich bei der Bestrahlung von Retinagliomen von Kleinkindern und Säuglingen, bei denen nach hohen Dosen von 5000 bis 10000 R mit 250 kV 3 mm Halbwertschicht, eine Sehnervendegeneration nachweisbar war. Für den Orbitabereich muß ebenfalls bei Kleinkindern bei Bestrahlung von Retinagliomen und großen Hämangiomen der Schläfen- und Stirnpartie berücksichtigt werden, daß der wachsende Knochen strahlensensibler ist und Wachstumsstörungen und Atrophie der betreffenden Schädelpartie bei Dosen zwischen 2000 und 3000 R, in 10—15 Tagen verabreicht, auftreten können.

2. Schutz des Auges bei verschiedener Strahlentechnik

In einer Zusammenstellung von Rohrschneider finden sich unter 84 Röntgenkataraktfällen 39, welche nicht aus ophthalmologischer Indikation, sondern wegen Hautkrankheiten der Stirn-, Wangen- oder Kopfhaut oder Tumoren der Hypophysenregion und des Nasen-Rachenraums bestrahlt wurden.

Es ist heute Pflicht jedes Radiotherapeuten, bei augennahen Tumoren des Gesichts- oder Hirnschädels die Linse vor direkter Strahlung zu schützen. Liegt das Strahleneintrittsfeld in Augennähe, muß das Auge bei der konventionellen Strahlentherapie mit 50—250 kV mit Prothesen, Blei- oder Bleigummiplatten abgedeckt werden. Werden γ-Strahler (gefiltertes Radium, Cobalt-60 und Caesiumbombe) oder ultraharte Strahlen (Betatron) verwendet, dann bieten die genannten Maßnahmen zu wenig Schutz. Da bei Ultrahartstrahlen und γ-Strahlen die seitliche Streustrahlung aber wesentlich geringer ist, kann durch exakte Einstellung des Strahlenkegels (Backpointer) und Ausblendung, so daß die Linse nicht im direkten Strahl liegt, eine Röntgenkatarakt verhindert werden.

Unter den eingangs erwähnten Fällen von Rohrschneider finden sich von insgesamt 13 strahlenbedingten Glaukomfällen 7 Patienten mit Augenlidtumoren, welche ohne Schutz des Auges bestrahlt wurden. Bei Verwendung von Strahlenqualitäten zwischen 30 und 100 kV (Weich- und Nachbestrahlungsbereich) gelingt es heute, bei den Augenlid- und Winkelmalignomen durch Einlegung einer sog. Augenschutzprothese die Linse mit Sicherheit vor einer Strahlenkatarakt zu schützen.

Einen interessanten Schutz der Linse für Bestrahlung des Auges mit schnellen Elektronen, der auch für Telecobalt-60 oder Caesiumbestrahlungen benützt werden kann, geben Becker und Braun an. Durch Anbringen eines sog. Absorberkerns zentral vorn im Tubus gelingt es, sowohl die Linse wie auch die dahinterliegende Retina zu schützen, was bei einem intraoculären Tumor natürlich nicht erwünscht ist. Durch Schläfen und Stirnfelder muß dieser Dosisabfall hinter der Linse wieder ausgeglichen werden.

Früher wurden von der Firma Müller und Söhne, Wiesbaden, in Zusammenarbeit mit Wölfflin und Hammer sog. Bleiglasschutzschalen (1920) verwendet, die später wegen ihrer Zerbrechlichkeit durch mit Gold überzogene Blei-Cadmiumschalen ersetzt wurden.

Wir selber verwenden die von Miescher, Zürich, entwickelten und von R. Spitzbarth, Silberschmied, Zürich, hergestellten Prothesen aus Gold und Silber, die bei Strahlengemischen bis 100 kV einen 100%igen Schutz gewähren, während bei Röntgenstrahlen von 180 kV und 0,5 Cu die Durchlässigkeit 6,2% beträgt.

Im übrigen ist jeder Zahntechniker in der Lage, bei entsprechenden Größen- und Dickenangaben geeignete Goldprothesen herzustellen. Mit einer Perforation am unteren Rand der Prothese, durch die ein Nylonfaden gezogen wird, gelingt das Herausnehmen der Schale auch bei empfindlichen Patienten und Kindern anstandslos (Weder). Jede Prothese, die unter die Lider zum Schutz der Linse eingeführt wird, muß aus sterilisierbarem Material bestehen, da sonst unliebsame Begleitinfektionen auf andere Patienten übertragen werden können.

Da nach Watson und Wuester bei der Radium- oder Cobaltspickung 10%, bei der Kontaktradium- oder Cobaltbestrahlung 30% der Oberflächendosis die Linse erreichen, sind in der Literatur auch Linsentrübungen nach solchen Behandlungen bei Lid- und Augenwinkelcarcinomen relativ oft beschrieben worden (MAGNOSSUM und ROHRSCHNEIDER). Es ist deshalb empfehlenswert, die Augenwinkel- und Lidtumoren mit der Nahbestrahlungstechnik anzugehen.

Bei Verwendung von reinen β-Strahlern (Strontium-90, Yttrium-90 oder Grenzstrahlen von einer Spannung von ca. 10 kV, die besonders bei kleinen Tumoren der Cornea oder Conjunctiva angewendet werden, ist ein spezieller Strahlenschutz der Linse infolge der geringen Eintrittstiefe nicht nötig.

Handelt es sich um eine Vor- oder Nachbestrahlung, evtl. auch alleinige Bestrahlung von Tumoren des Augenbulbus oder des übrigen Orbitaabschnittes, die heute entweder mit Stehfeld oder Bewegungstechnik im konventionellen Strahlenbereich 180—250 kV oder aber mit Ultrahart-, evtl. γ-Strahlern als Teletherapie, aber auch als Kontaktstrahlung oder in Form einer Gewebespickung durchgeführt werden, gilt der Strahlenschutz dem anderen noch gesunden Auge. Auch hier muß durch entsprechende Bleiabdeckung, Einstellung und Ausblendung des Strahlenkegels, der Schutz des gesunden Auges gewährleistet sein. Belegt man die Orbita nach Enucleation oder Exenteration mit Plastocobalt oder Radiogoldseeds ^{198}Au, ist im Phantomversuch die Dosis des gesunden Auges vorauszuberechnen. Bei Überschreitung der Linsengrenzdosis (600—1000 R) ist eine solche Methode abzulehnen. Um eine gute relative Herddosis des Orbitarestgewebes (Tumorbettes) zu erreichen, wäre hier eine Strahlenqualität mit raschem Dosisabfall, wie etwa von ca. 100 kV Spannung, günstig.

II. Maligne Augenlid- und Augenwinkeltumoren

1. Klinik

Nach DE CASTRO fallen 4% aller Krebse der Gesichtshaut auf die Augenregion, während RENFER nach einer Literaturzusammenstellung die Zahl der medialen Augenwinkelcarcinome allein auf 7% schätzt. Eine Häufigkeitsangabe hat nur da einen Sinn, wo das gesamte Material einer Bevölkerungsgruppe (sowohl das chirurgische als auch das strahlentherapeutisch behandelte) übersehen werden kann.

Am zentralen Strahleninstitut des Kantonsspitals St. Gallen verteilten sich im Zeitraum von 5 Jahren (1955—1959) von insgesamt 580 Hautcarcinomen, 15 auf den medialen Augenwinkel, 9 auf das Unterlid und 5 auf das Oberlid.

Histologisch handelt es sich in der Hauptsache um Basaliome, welche viermal häufiger sind als die Pflasterzellcarcinome (Spinaliome). Am seltesten treten die Melanome und Sarkome auf (unter 1%). Beim Basaliom werden, neben der klassischen histologischen Form, dem sog. Basaliomstrang, auch solide und adenoide Typen unterschieden. Der Spieglersche Tumor (Turban- oder Tomatotumor) und das Epithelioma adenoides Brooke sind Spielarten der adenoiden Form. Dagegen handelt es sich bei der von DARIER beschriebenen Mischform (Carcinome basocellulaire métatypique intermédiaire) eher um verwilderte Spinaliome, nämlich dann, wenn diese Formen Metastasen bilden (VON ALBERTINI). Klinisch erscheinen die Basaliome am häufigsten als plattenförmige oder leicht kugelige, über das Hautniveau hervorragende Formen, während das in der übrigen Gesichtsregion so häufige Ulcus rhodens erst an zweiter Stelle folgt. Heute seltener ist die dritte, sog. zerstörende Form des Ulcus terebrans, welche durch den tiefen Einbruch in die Umgebung (Unterhaut, Muskulatur, Knochen) gekennzeichnet ist.

Entscheidend für jeden Arzt ist die Kenntnis, daß jedes Basaliom früher oder später, oft aber erst nach 5 Jahren und mehr in das terebrierende Stadium übergehen kann. Biologisch interessant ist der oft multiloculäre Entstehungsort. Dies führt zu der Einsicht, daß eine möglichst frühzeitige sowie nach allen Regeln der kurativen Technik durchgeführten Behandlung notwendig ist, obschon die Basaliome keine Metastasen bilden und neuerdings von pathologisch-anatomischer Seite zu den gutartigen Epitheliomen gerechnet werden (v. ALBERTINI). Klinisch entspricht aber das Basaliom am ehesten einem semimalignen Tumor (ZOLLINGER), der lokal infiltrativ wächst und bei ungenügender Behandlung auch lokal rezidiviert.

Das verhornende Pflasterzellcarcinom (Spinaliom = Carcinoma spinocellulare, Stachelzellkrebs, Cancroid) ist hingegen ein echtes Carcinom mit hemmungslos infiltrativem und autodestruktivem Wachstum, mit der Fähigkeit lymphogene und hämatogene Metastasen zu bilden. Der Malignitätsgrad hängt in erster Linie von den Entdifferenzierungsvorgängen ab. In der Augenregion bilden die Spinaliome entweder knollige Tumoren oder schüsselförmige Ulcera mit aufgeworfenen höckerigen Rändern. Das Wachstum erfolgt durchschnittlich rascher als beim Basaliom. Die Metastasierung bei Sitz im medialen Augenwinkel geht direkt über die subcutanen und cutanen Lymphwege in die submaxilläre Lymphknotenstation, bei den Augenlid- und lateralen Winkeltumoren führt der Weg über die präauriculäre Station zu den retromandibulären und von dort zu den profunden Cervicallymphknoten. Klinisch tritt die Metastasierung beim Augenlidcarcinom im Vergleich zu dem Lippencarcinom relativ selten und spät auf.

Von den seltenen Sarkomen der Haut im Augenabschnitt steht das Melanom im Vordergrund, während Spindelzell-Fibrosarkome oder sarkomatöse Neurinome und sarkomatöse Gefäßgeschwülste zu den Raritäten gehören. Die histologische Diagnose der malignen Melanome (von MIESCHER wird der Ausdruck Melanomalignom empfohlen) ist infolge des Formenreichtums und der besonders im Anfangsstadium oder auch bei schnell wachsenden Formen oft fehlende Pigmentgehalt der Zellen verwirrend und schwierig. Doch gelingt es durch strukturelle und celluläre Eigentümlichkeit, wie beispielsweise die Zusammenballung der rundlich bis kurzspindeligen, meist nur spärlich Pigment enthaltenden Geschwulstzellen zu kleineren und größeren Zellballen, die Diagnose zu stellen. Die Zellballen sind von lockerem Bindegewebe, welches reichlich Chromatophoren enthält, umgeben und gehen häufig in plumpe Zellstränge über. Bestehen die Zellstränge vorwiegend aus spindeligen Zellen, bekommen sie ein fasciculäres Aussehen und können sich teils wellenförmig oder wirbelförmig, ähnlich wie ein Meningiom anordnen. Gelegentlich treten auch neuronaevoide Strukturen auf, welche sogar in Metastasen von Melanomen nachgewiesen werden können (v. ALBERTINI). Besonders wichtig ist die nahe Lagebeziehung der Geschwulstzellen zu den oft erweiterten Capillaren, wobei die Tumorzellen dem Endothel des Gefäßes direkt anliegen können. Diese strukturell bedingte Neigung der Melanomalignome zu Lokal- und Fernmetastasen wird unterstützt durch die Fähigkeit der Melanomzellen, in den meisten Körpergeweben, mit Ausnahme von Knorpelgewebe, einen günstigen Nährboden für weiteres Wachstum zu finden. Sie erklärt aber auch die große Gefahr, welche jede Traumatisierung, insbesondere auch Quetschen und Zerren des Gewebes bei operativen Eingriffen, bedeutet.

Nach AFFLECK sollen über zwei Drittel der malignen Melanome, nach MIESCHER ein Drittel bis zur Hälfte, aus Pigmentnaevi hervorgehen. Wenn ein Naevus zu jucken beginnt, entzündliche Begleitsymptome auftreten, die braune Farbe einen dunkleren Ton annimmt oder sogar ein braun-schwarzer Pigmenthof entsteht, bedeutet dies klinisch alarmierende Zeichen einer möglichen malignen Entartung. Neben der Entstehung aus Pigmentnaevi weist MIESCHER besonders darauf hin, daß ungefähr einem Drittel der Melanomalignome ein präcanceröses Stadium vorausgeht. Es handelt sich dabei um einen grau-braunen bis blau-schwarzen Pigmentfleck, welcher, im Gegensatz zu Pigmentmälern oder Epheliden, ganz unregelmäßig Konturen aufweist und von einer subepidermalen entzündlichen Infiltration begleitet ist.

Diese von MIESCHER an der Haut als Prämelanoblastose, von LEDERMANN als Präcancerosis melano-conjunctivae bezeichnete Veränderung stellt ein besonders heikles Problem dar, weil in keinem Fall klinisch eine maligne Entartung mit Sicherheit vorausgesagt werden kann.

Eine Behandlung am Auge ist besonders riskant und kann nur verantwortet werden, wenn es gelingt, mit spezieller Technik Früh- oder Spätschädigungen der Cornea und

Conjunctiva zu verhindern. Entsprechend den Erfahrungen von MIESCHER an der Haut mit Grenzstrahlen, haben wir am Auge neuerdings mit prophylaktischen Bestrahlungen mit Elektronen von Strontium-90 gute Resultate beobachtet.

Während beim Basaliom und Spinaliom, entsprechend der Reizexposition und Dauer (Ultraviolettstrahlen von der Wellenlänge 2900 Å), eine typische Zunahme mit steigendem Alter und keine Geschlechtsdisposition besteht, verteilen sich die Melanomträger gleichmäßig über den Altersraum 20—70 Jahre. Das männliche Geschlecht ist mit 3:2 als Melanomträger leicht bevorzugt. Das weibliche Geschlecht überwiegt hingegen als Naevusträger im Verhältnis 2:1 (AFFLECK).

2. Bestrahlungstechnik und Therapie

Das Ziel jeder Carcinombehandlung ist Heilung mit erhaltener Funktion des vom Carcinom befallenen Gewebes. In der Augenregion wird dazu auch ein befriedigendes kosmetisches Resultat verlangt. Für jede sinnvolle Strahlentechnik gilt der Grundsatz, möglichst viel von der Dosis an den Herd und möglichst wenig der applizierten Dosis auf das gesunde Gewebe der Herdumgebung zu verabreichen. So gilt es auch, am Auge diejenige Technik, welche die günstigste relative Herddosis ergibt, anzuwenden (Abb. 1).

Dann sollte der Applikationsrhythmus (Fraktionierung, Protrahierung) möglichst dem biologischen Geschehen des Carcinomgewebes sowie der gesunden Herdumgebung angepaßt werden (Elektivitätsfaktor). Die erste Forderung, eine möglichst große Dosis an den Tumorherd zu bringen, die tiefer gelegenen Gewebe aber zu schonen (steiler Dosisabfall infolge starker Dispersion), wird bei den Hauttumoren der Augenregion in erster Linie durch die Technik der Kontaktbestrahlung, evtl. Spickung mit Radium, Cobalt-60, Aureum-198 und die Nahbestrahlung erfüllt. Die von CHAOUL eingeführte Nahbestrahlungstechnik mit Spannungen zwischen 45 und 60 kV, mit Focushautabständen zwischen 1,5 und 5 cm, je nach Apparatur auch mit Verwendung von Aluminiumfiltern, hat gegenüber den harten γ-Strahlern den Vorzug, daß die Linse mit dem übrigen Auge durch eine Prothese sicher geschützt werden kann.

Bei der Radiumtherapie hingegen sind nach DOLLFUS in mindestens 10% Komplikationen der Augen und Adnexorgane aufgetreten. Auch BACLESSE u. Mitarb. stellten bei der Radiumbehandlung an ihrem Material (262 Fälle) in 9,3% gravierende Strahlenspätschäden (Ophthalmie, Katarakt, Keratitis) fest. Mit den gleichen Strahlenschäden hat die konventionelle Tiefentherapie mit Spannungen zwischen 180—250 kV zu rechnen, da auch für diese Technik der Prothesenschutz im allgemeinen nicht vollständig genügt. Infolgedessen darf man heute die Nahbestrahlung für kleinere Tumoren (nicht über 3 cm im Durchmesser) der Augenlider und Augenwinkel ohne Tiefeninfiltration wohl als Methode der Wahl empfehlen.

Kritischer wird die Situation bei größeren Tumoren (über 3 cm), bei welchen naturgemäß mit größerer Wahrscheinlichkeit auch eine stärkere Tiefenausdehnung besteht. Mit Nahbestrahlungstechnik ist es meist nicht möglich, die Tiefeninfiltration genügend zu erreichen, so daß man mit dieser Technik oft mit Rezidiven rechnen muß. Eine etwas härtere Strahlenqualität mit Spannungen zwischen 80 und 150 kV, 2—3 mm Aluminiumfilter und Focushautabständen zwischen 10 und 30 cm müssen gewählt werden, um befriedigende Resultate zu erreichen. Mit einem gewissen Recht wird von chirurgischer Seite (THIEL u.a.) betont, daß bei mittelgroßen Tumoren der Augenlider- und -winkel (über 5 cm) die Tiefenausdehnung sehr schwierig abzuschätzen sei und deshalb ein operatives Vorgehen die größeren Schancen für eine vollständige Tumorentfernung biete. Zudem sei kein Spätschaden zu befürchten. Die Operation von Augenlid- und Augenwinkeltumoren setzt große technische Erfahrung voraus, da ohne Plastik die großen Defekte nicht befriedigend gedeckt werden können. Zu knappes Operieren am Tumorrand aus kosmetischen Gründen rächt sich aber immer (Rezidive).

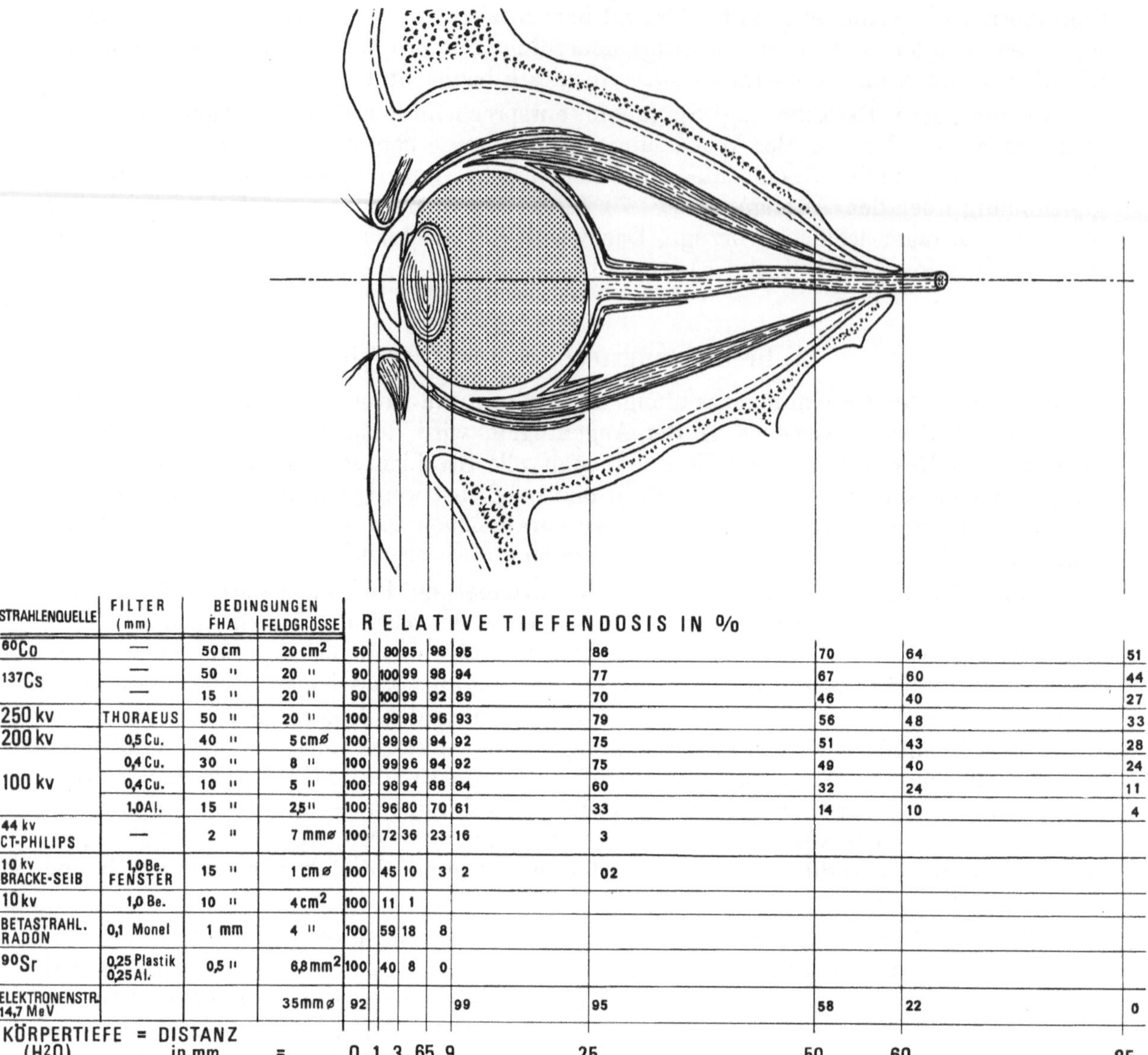

STRAHLENQUELLE	FILTER (mm)	BEDINGUNGEN FHA	BEDINGUNGEN FELDGRÖSSE	RELATIVE TIEFENDOSIS IN % 0	1	3	6,5	9	25	50	60	85
^{60}Co	—	50 cm	20 cm²	50	80	95	98	95	86	70	64	51
^{137}Cs	—	50 "	20 "	90	100	99	98	94	77	67	60	44
	—	15 "	20 "	90	100	99	92	89	70	46	40	27
250 kv	THORAEUS	50 "	20 "	100	99	98	96	93	79	56	48	33
200 kv	0,5 Cu.	40 "	5 cm ø	100	99	96	94	92	75	51	43	28
100 kv	0,4 Cu.	30 "	8 "	100	99	96	94	92	75	49	40	24
	0,4 Cu.	10 "	5 "	100	98	94	88	84	60	32	24	11
	1,0 Al.	15 "	2,5 "	100	96	80	70	61	33	14	10	4
44 kv CT-PHILIPS	—	2 "	7 mm ø	100	72	36	23	16	3			
10 kv BRACKE-SEIB	1,0 Be. FENSTER	15 "	1 cm ø	100	45	10	3	2	02			
10 kv	1,0 Be.	10 "	4 cm²	100	11	1						
BETASTRAHL. RADON	0,1 Monel	1 mm	4 "	100	59	18	8					
^{90}Sr	0,25 Plastik 0,25 Al.	0,5 "	6,8 mm²	100	40	8	0					
ELEKTRONENSTR. 14,7 MeV			35 mm ø	92				99	95	58	22	0
KÖRPERTIEFE (H_2O) = DISTANZ in mm			=	0	1	3	6,5	9	25	50	60	85

Abb. 1. Tabellarische Übersicht der in der Strahlentherapie des Auges und seiner Umgebung verwendeten Strahlenqualitäten in Abhängigkeit der relativen Tiefendosis

Bei ausgedehnten Tumorprozessen mit Infiltration der Muskulatur oder gar des Knochengewebes kann von einer konventionellen Strahlenbehandlung kein Erfolg mehr erwartet werden. Ultraharte oder Teletherapie mit γ-Strahlen, welche den Knochen in gleicher Weise durchdringen wie das übrige Gewebe, führen unweigerlich zu einer Linsenschädigung. Deshalb gehört ein ausgedehnter Augenlid- oder Winkeltumor in die Hand eines erfahrenen Krebsoperateurs, welcher mit dem Strahlentherapeuten zusammen den Therapieplan festlegt. Kann bei der Operation das Auge erhalten werden, muß bei der Nachbestrahlung, welche infolge mikroskopischer Zellabseuchung lokal und regionär beim Pflasterzellcarcinom immer nötig ist, der Linsenschutz gewährleistet sein. Kann das Auge infolge massiven Tumoreinbruches nicht erhalten werden, ist ebenfalls beim Pflasterzellcarcinom und Melanom eine Vorbestrahlung mit der Cobalt- oder Caesiumbombe oder schneller Elektronen indiziert. Die dadurch erreichbare Tumorverkleinerung erleichtert die Operation. Auch das Risiko einer Streuung wird herabgesetz, da die Strahlung insbesondere die aktiven teilungsfähigsten Zellen ausschaltet. Die Vorbestrahlung darf allerdings die Operation nicht erschweren und die gute Anheilung der späteren Plastik nicht in Frage stellen. Dies ist nach unseren Erfahrungen bereits mit Strahlengemischen von einer Halbwertschicht von 3 mm Kupfer und höher möglich.

Neben der tumoradäquaten Strahlenqualität spielt bei der Behandlung der Augenlidtumoren die zeitliche Dosisverabreichung eine maßgebliche Rolle. Eine einmalige Bestrahlung mit einer tumorvernichtenden Dosis ist für den Patient die bequemste Methode. Sie führt aber nur bei kleinen Tumoren vom Typ des Basalioms oder Spinalioms zum Ziel, bedingt aber immer eine größere Schädigung der Tumorumgebung. MIESCHER empfiehlt bei der einzeitigen Bestrahlung Dosen von 2000—2200 R (Nahbestrahlung) bei kleineren Tumoren, wobei das Bestrahlungsfeld nicht größer als 3 cm sein darf. Auch HULTBERG, MORISON, VAN DER PLAATS haben mit einmaligen Höchstdosen von 2500—20000 R gearbeitet.

Die Spätveränderungen sind aber bei einmaligen Dosen über 3000 R auch bei kleinen Feldern erheblich (Elektropionbildung, Verödung der Tränenabflußwege, Atrophie und Teleangiektasien der Haut), so daß mit Vorteil die Fraktionierung auch bei Augenlidtumoren durchgeführt wird, wie sie ja CHAOUL bei der Nahbestrahlung bereits von Anfang an übernommen hat. Im gleichen Sinne sprechen die Erfahrungen von SCHATTER, STECH und ROSEBERG, die einmalige Höchstdosen in Hinsicht auf die Strahlenspätschädigung ablehnen. Auch der Mittelweg, eine schwächere Fraktionierung mit relativ hohen wenigen Teildosen von 1500—3000 R und Gesamtdosen zwischen 6000 und 12000 R, wie sie von HAGEN und HULTBERG gehandhabt worden ist, führt zu schweren Spätveränderungen und ist am Augenlid nicht zu empfehlen. Die besten Früh- und Spätresultate werden bei der fraktionierten Nahbestrahlung mit Einzeldosen zwischen 300 und 500 R und Gesamtdosen zwischen 3000 und 6000 R erreicht (Tumorgöße kleiner als 3 cm). Bei größeren Tumorprozessen (über 3 cm Durchmesser) genügen die Nahbestrahlungstuben nicht mehr. Auch ist die Tiefenwirkung infolge des raschen Dosisabfalles bei der Nahbestrahlung zu unsicher, so daß heute mit Spannung zwischen 50—150 kV, 2—3 mm Aluminium und Focushautabständen zwischen 10 und 30 cm gearbeitet wird. Die Einzeldosen müssen infolge der größeren Tiefenwirkung kleiner sein (Gewebeerholungsfaktor) und sollen 300 R nicht übersteigen. Die Gesamtdosen liegen zwischen 3600 und 4500 R. Sollten nach der ersten Bestrahlungsserie Resttumoren bleiben, muß die Behandlungsserie wiederholt werden. Die Pause zwischen den einzelnen Serien beträgt zwischen 4 und 8 Wochen und dient der Schonung des Tumorbettes, welches gerade bei größeren Tumoren auch eine größere Resorptionsleistung zu vollbringen hat. Mit der oben genannten Technik gelingen beim Basaliom und Spinaliom in einer später noch zu erwähnenden hohen Prozentzahl 5-Jahresheilungen. Unterschiede in der Strahlensensibilität, welche nach der histologischen Untersuchung beispielsweise bei den anaplastischen Pflasterzellcarcinomformen möglich sind, fallen aber nicht ins Gewicht, da vor allem die Größe des Tumors eine entscheidendere Rolle als geringe Sensibilitätsunterschiede spielt.

Das *Melanom* hingegen hat eine deutlich geringere Strahlensensibilität als die Basaliome und Spinaliome (LISTER, PAPOLCZY, PATERSON, REESE). Vor allem die amerikanische Schule (PRUDENTE, WRIGHT, WRIGHT, CLARK und MILNE, SYLVÉN, GILSTON, ALLAN und SPITZ, PACK, GERBER und SCHARNAGEL, OSBORNE, MASTERS u. Mitarb., PRESTON u. Mitarb.) sprechen der Strahlentherapie jeglichen Wert in der Melanombehandlung ab und empfehlen die Chirurgie als alleinige kurative Methode. Im Gegensatz zu den ausgezeichneten amerikanischen Resultaten fällt im deutschen Schrifttum ein hoher Anteil von Operationsrezidiven auf (HORNBERGER, HALTER, GREINEDER und NEUMANN, HELLRIEGEL, HERGARTEN und HERGARTEN). Die Mehrzahl der Autoren hält es heute für einen Kunstfehler, Melanomalignome abzubinden, zu ätzen, kauterisieren oder blutig zu entfernen (HESS, HAENISCH, HOLTHUSN und LIECHTI, CHAOUL, HOLFELDER, SCHUERCH, HELLRIEGEL, PERUSSIA, KNOLL, HELLNER, GRUENEBERG, HERZOG, POPPE und FRÄDRICH, VERHAGEN, AURIG, STENGER u.a.). Dieser scheinbare Widerspruch hängt teilweise mit der verschiedenen Beurteilung der Malignität, teilweise mit der Operationstechnik zusammen. Von den sog. juvenilen Melanomen ist beispielsweise bekannt, daß sie in der Regel benigne verlaufen und nicht zu Metastasen führen (Allan), so daß sie nach der Auffassung von Miescher, ebensowenig wie der „junction nevus" (Allan und Spitz), nicht zu den echten Melanomalignomen gerechnet werden dürfen. Werden diese Formen in einer Melanomstatistik verwertet, führen die selbstverständlich guten Spätresultate zu Fehlschlüssen der Therapiebeurteilung. Bei den echten Melanomalignomen gibt es histologisch im allgemeinen keine sichere Beziehung zum Malignitätsgrad, obwohl gerade die Einteilung der Augenmalignome nach morphologischen Gesichtspunkten, Pigment- und Reticulumgehalt, wie Callender sie vorschlägt (Spindelzell A, B, epitheloider, gemischter und fasciculärer Typ), einige Schlüsse auf die Prognose zuläßt. Beim operativen Vorgehen muß selbstverständlich der Traumatisierung und Zellverschleppung in Blut- und Lymphbahn größte Bedeutung zugemessen werden. Grundsätzlich muß weit im Gesunden operiert werden. In Tumornähe sollte nur mit dem elektrischen Messer vorgegangen werden.

Die ersten Bestrahlungserfolge beim Melanomalignom von Holfelder und Zdansky haben die Ansicht widerlegt, daß es sich um völlig strahlenrefraktäre Neubildungen handle. Wohl ist ihre Strahlensensibilität geringer als beispielsweise beim Pflasterzellcarcinom, doch gelingt es vor allem mit der Nahbestrahlungstechnik, mit fraktionierten Einzeldosen von 300—500 R und Gesamtdosen von 6000—8000 R sehr oft eine wesentliche Rückbildung oder gar Heilung zu erzielen (Kalkoff, Miescher, Schreus).

Greineder und Neumann empfehlen an der Haut Gesamtdosen bis zu 10000 R, welche unbedenklich nach einer Erholungspause wiederholt werden können. Erfahrungsgemäß hat man aber bei so hohen Gesamtdosen mit Strahlenspätveränderungen zu rechnen, die am Auge sich funktionell und kosmetisch wesentlich ungünstiger als an der übrigen Haut auswirken. Wir empfehlen daher mit Miescher, Wolfram u. a. das Melanom des Augenlides mit der Nahbestrahlungstechnik (Linsenschutz durch Prothese garantiert) mit Gesamtdosen zwischen 4000—6000 R vorzubestrahlen und nach einer Reaktionszeit von 6—8 Wochen chirurgisch zu entfernen. Die melanotischen Präcancerosen lassen sich nach Miescher sicher und kosmetisch ideal durch Grenzstrahlentherapie (4—5mal 2000 R, 12 kV, 1,0 mm Cellonfilter, in verzettelter Fraktionierung alle 3—4 Tage) beseitigen. Eine Probeexcision ist bei allen Muttermalen kontraindiziert (Stech, Rietmann, Perussia, Knoll).

Auch die von Tzanck u. Mitarb. (Hôpital St. Louis, Paris) propagierte cytodiagnostische Diagnose, bei welcher der durch Abkratzen der Tumoroberfläche oder Punktion gewonnene Zellbrei ausgestrichen und gefärbt wird, ist beim Melanom strikt abzulehnen. Obwohl die Melanomalignome der Augen- und Gesichtsregion im allgemeinen infolge der geringeren Traumatisierung weniger schnell und häufig metastasieren als solche an den Extremitäten oder am Stamm, empfiehlt Miescher, Hellriegel, Masters u. Mitarb. u. a. prinzipiell die regionären Abflußwege mit zu behandeln. Dabei ist allerdings nach unserer Erfahrung die alleinige Bestrahlung mit mittleren Dosen bis 4000 R am Herd unter den Bedingungen der konventionellen Therapie zu unsicher. Höhere Dosen sind wegen der Spätveränderung nicht zu empfehlen.

Die Vorbestrahlung mit ca. 4000 R am Herd mit konventioneller Tiefentherapie, Cobalt oder Caesium zur Ausschaltung der teilungsaktiven, für die Ausschwemmung besonders gefährlicher Zellen, mit späterer chirurgischer Lymphknotenausräumung, stellt heute wohl das adäquate und sicherste Vorgehen zur Behandlung der regionären Metastasen dar. Dies sollte prinzipiell empfohlen werden.

Bei den äußerst seltenen *Hautsarkomen* (Spindelzell-, Fibrosarkom oder sarkomatöse Neurinome) in der Augenregion gelten prinzipiell die gleichen Gesichtspunkte wie für das Melanom. Oft sieht man auch Fälle mit wesentlich besserer Strahlensensibilität, so daß eine nachfolgende Operation nicht mehr nötig ist.

3. Erfolgsstatistik

Infolge der guten Zugänglichkeit der Lid- und Augenwinkelgeschwülste wurde die Strahlenbehandlung sehr frühzeitig angewendet, so daß der erste Erfolgsbericht von DARIER und WERTHEIM-SALOMONSON aus dem Jahre 1903 datiert. Während statistische Angaben über die operativen Ergebnisse nur vereinzelt vorliegen (HINTZE berichtet 1938 bei 38 Fällen über 34% 5-Jahres-Heilungen, SHARP und BRINKLEY melden 1952 bei 475 Fällen 86% primäre Symptomfreiheit), verzeichnet die Strahlentherapie eine große Anzahl von Publikationen, die wir im folgenden kurz zusammenstellen.

Während die Strahlentherapie vorwiegend mit Spannungen von 100—150 kV, gelegentlich aber auch unter eigentlichen konventionellen Tiefentherapiebedingungen eine primäre Symptomfreiheit von 80% bei 441 Patienten (BACLESSE u. Mitarb., DEL REGATO, DRIVER u. COLE, ROSEBERG) erreicht, konnte mit Radiumtherapie eine Rezidivfreiheit bei 780 Fällen von 87% (BENEDICT, DOLLFUS, DRIVER, LABORDE, RICHARDS, ROSEBERG, TAPPEINER) gemeldet werden. Bei beiden Techniken ist aber ein vollständiger Linsen- und Augenschutz nicht garantiert. Unzweifelhaft die sichersten Ergebnisse mit 100%igem Linsenschutz erbringen Statistiken, welche mit Nahbestrahlungstechnik gearbeitet haben (Abb. 2a, b und 3a, b).

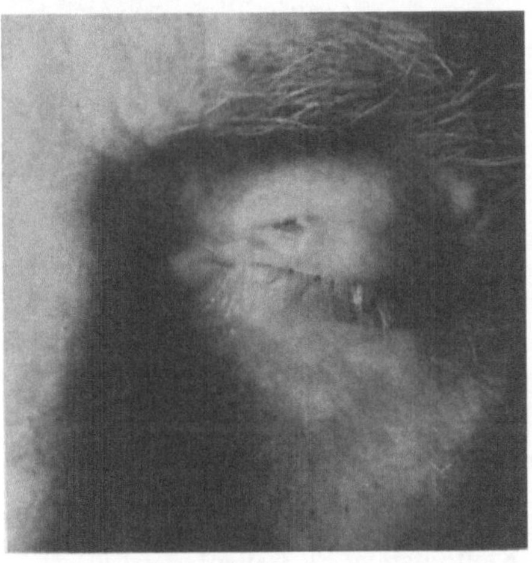
a

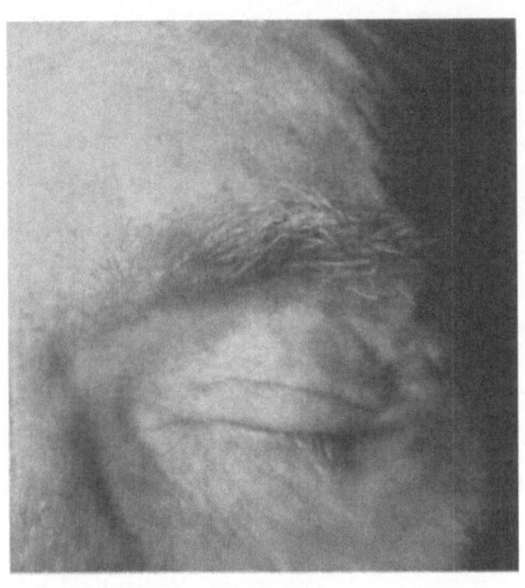
b

Abb. 2. a 54jährige Patientin (G.E. Sig. 13407). Histologisch verifiziertes Basaliom linkes Oberlid. b Dieselbe Patientin 10 Jahre nach Bestrahlungsabschluß geheilt. Technik: Chaoulsche Nahbestrahlung, 60 kV, 4 mA, Tubus 5 (2 cm Durchmesser), 50 mm FHA. 9 × 420 R in 11 Tagen. (Zentrales Strahlen-Institut, Kantonsspital St. Gallen)

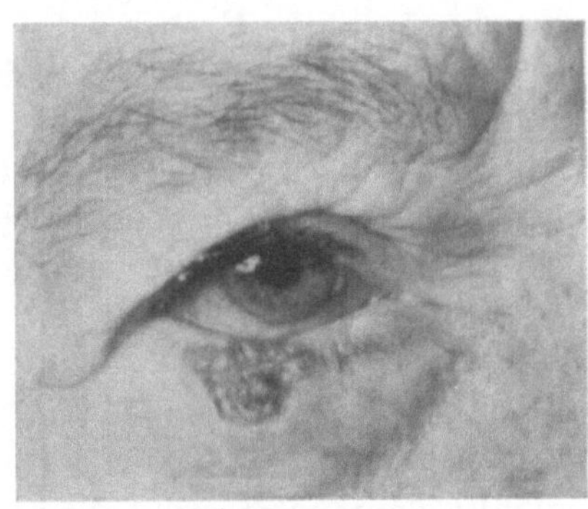
a

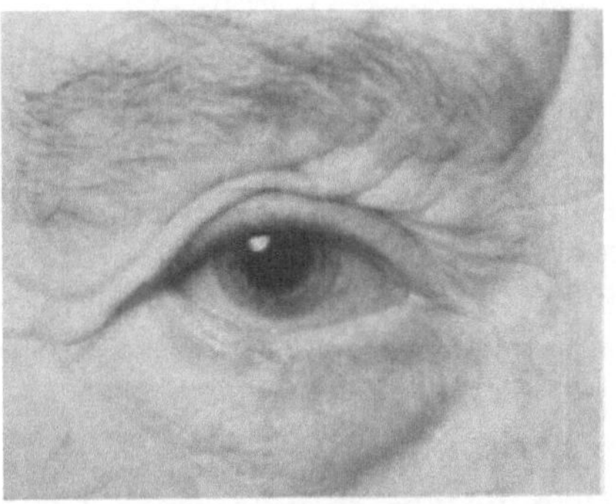
b

Abb. 3. a 62jährige Patientin (Pf. L. Sig. 631). Histologisch verifiziertes Basaliom rechtes Unterlid. b Dieselbe Patientin 8 Jahre nach Bestrahlung geheilt. Technik: Chaoulsche Nahbestrahlung, 60 kV, 4 mA, Tubus 6 (3 cm Durchmesser), 50 mm FHA, 10 × 450 R in 12 Tagen. (Zentrales Strahlen-Institut, Kantonsspital St. Gallen)

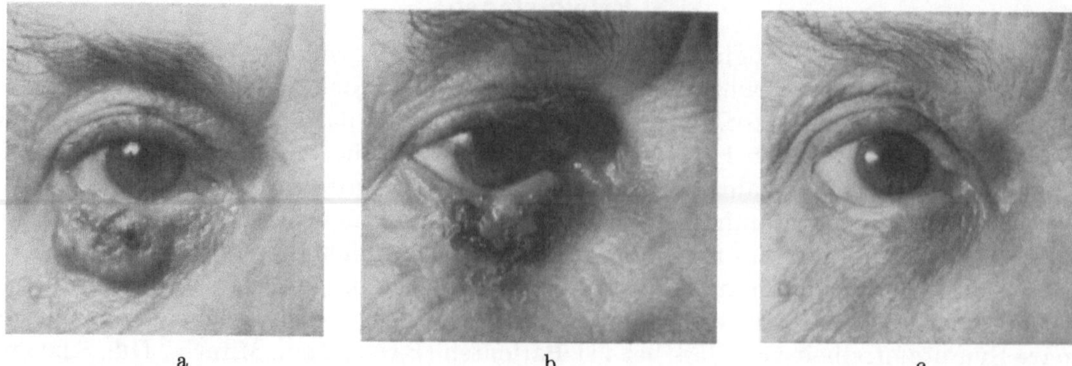

a b c

Abb. 4. a 69jährige Patientin (H.K. Sig. 14077). Histologisch verifiziertes Basaliom rechtes Unterlid vor der Bestrahlung. b Dieselbe Patientin bei Bestrahlungsabschluß. c Dieselbe Patientin 10 Jahre nach Bestrahlungsabschluß geheilt. Technik: Chaoulsche Nahbestrahlung, 60 kV, 4 mA, Tubus 6 (3 cm Durchmesser), 50 mm FHA, 12 × 450 R in 16 Tagen. (Zentrales Strahlen-Institut, Kantonsspital St. Gallen)

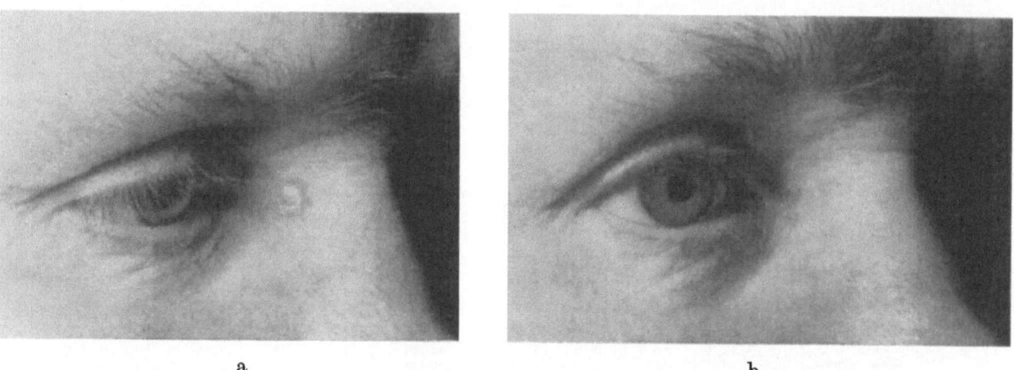

a b

Abb. 5. a 56jährige Patientin (B.A. Sig. 13598). Histologisch verifiziertes Basaliom linker med. Augenwinkel. b Dieselbe Patientin 10 Jahre nach Bestrahlung, ohne Spätveränderungen geheilt. Technik: Chaoulsche Nahbestrahlung, 60 kV, 4 mA, Tubus 5 (2 cm Durchmesser), 50 mm FHA, 10 × 400 R in 12 Tagen. (Zentrales Strahlen-Institut, Kantonsspital St. Gallen)

Eine Dauerheilung von 90—97% konnte bei 384 Fällen, zusammengestellt von BACLESSE, CHAOUL, ROSEBERG, SCHATTER, gemeldet werden. MIESCHER gelang es, bei 73 oberflächlichen Basaliomen eine 100%ige 5-Jahres-Heilung zu erreichen, während beim Carcinoma terebrans von 11 Fällen 7 symptomslos die 5-Jahres-Grenze erreicht haben. Zusammen ergibt dies für die Basaliome ein 5-Jahres-Resultat von 96,4%. Die entsprechende Berechnung für die Spinaliome ergibt bei MIESCHER ein 5-Jahres-Resultat von 84%. Nach dem Vorgehen der in USA anerkannten Statistikerin E. MACDONALD werden zur Berechnung der 5-Jahres-Symptomfreiheit jene Patienten, welche vor Erreichung der 5-Jahres-Grenze aus anderer Ursache, aber carcinomfrei gestorben sind, in einer besonderen Rubrik geführt und scheiden als „indeterminated cases" aus. Zu ähnlich guten Bestrahlungserfolgen bei den Basaliomen und Spinaliomen der Augenlider und -winkel kamen DOLLFUS, BACLESSE u. Mitarb., DEL REGATO, MUELLER, GREVE (Abb. 4a, b, c; 5a, b; 6a, b; 7a, b).

Dabei stellen die Tumoren des medialen Augenwinkels entsprechend den anatomischen Verhältnissen (schlechte Zugänglichkeit für den Strahlentubus infolge des vorstehenden Nasenrückens, unsichere Beurteilung der Ausdehnung des Tumors in die Tiefe der med. Orbita und Nasennebenhöhlen, v. a. Siebbeinzellen, sowie enge Lagebeziehung zu den Tränenabflußwegen) an den Strahlentherapeuten besonders schwierige Probleme.

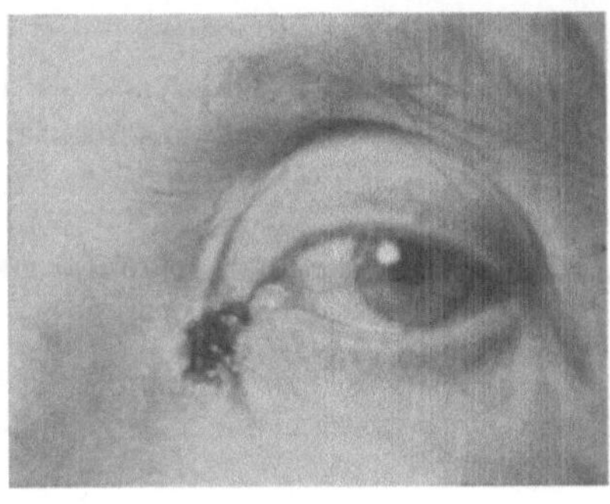

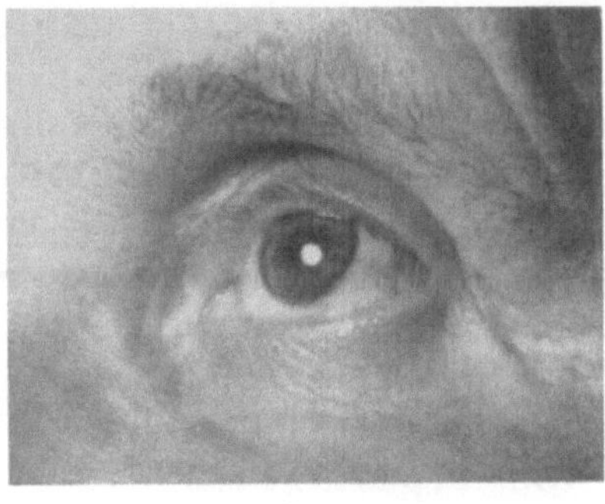

a b

Abb. 6. a 65jährige Patientin (T. V. Sig. 14287). Histologisch verifiziertes Pflasterzellcarcinom med. Augenwinkel links. b Dieselbe Patientin 10 Jahre nach Bestrahlung, ohne Strahlenspätveränderungen geheilt. Technik: Chaoulsche Nahbestrahlung, 60 kV, 6 mA, Tubus 5 (2 cm Durchmesser), 50 mm FHA, 9 × 450 R in 11 Tagen. (Zentrales Strahlen-Institut, Kantonsspital St. Gallen)

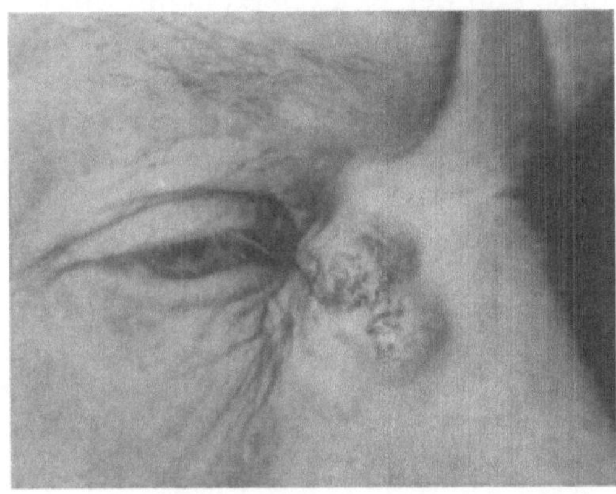

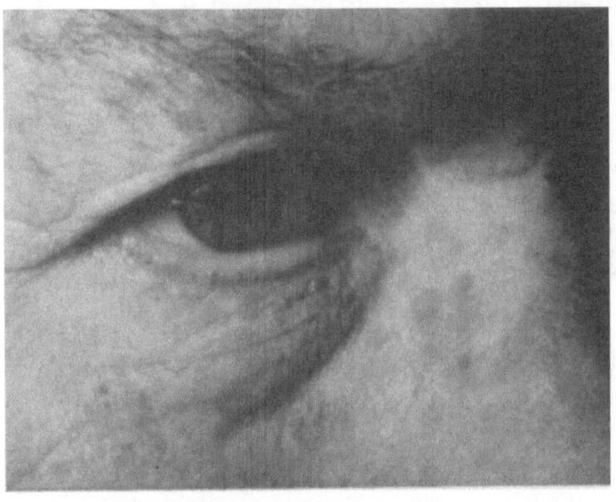

a b

Abb. 7. a 72jährige Patientin (G. A. Sig. 13159). Histologisch verifiziertes Pflasterzellcarcinom des med. Augenwinkels links. b Dieselbe Patientin 10 Jahre nach Bestrahlung geheilt. (Leichte Depigmentation als einzige Strahlenspätveränderung.) Technik: Chaoulsche Nahbestrahlung, 60 kV, 4 mA, Tubus 6 (2,5 cm Durchmesser), 50 mm FHA, 10 × 450 R in 12 Tagen. (Zentrales Strahlen-Institut, Kantonsspital St. Gallen)

Die vor allem vom Augenfacharzt-Chirurgen auch heute noch verbreitete Empfehlung zum rein chirurgischen oder doch kombinierten Vorgehen (Operation + Nachbestrahlung) beruht einserseits auf unbefriedigenden Resultaten einer heute überholten Strahlentherapie, andererseits auf zu geringer Erfahrung des Strahlentherapeuten, der die Leistungsgrenze seiner angewendeten Methode nicht genügend kennt.

Im Hinblick auf die Erhaltung einer guten Funktion der Tränenabflußwege ist bei ulcerierten Tumoren den möglichen entzündlichen Begleitkomplikationen durch entsprechende anti-infektiöse Lokal- oder antibiotische Fernbehandlung Rechnung zu tragen. Ferner hat die Erfahrung gezeigt, daß durch stärkere Fraktionierung mit kleinen Einzeldosen (300—450 R) eine strahlenbedingte Epiphora praktisch immer vermeidbar ist und eine bevorstehende, durch Tumorinvasion der Tränenabflußwege bedingte Epiphora durch die Strahlentherapie nicht verstärkt wird, sondern sehr oft entsprechend der Tumorrückbildung verschwindet (Renfer, Hohl).

Beim Melanom der Augenlider und -winkel ist das Zahlenmaterial der einzelnen Kliniken und Institute meist so klein, daß bei den verschiedenen Behandlungsmethoden (Operation, Coagulation, Excision, Vorbestrahlung und Operation, alleinige Bestrahlung) keine sicheren therapeutischen Schlüsse gezogen werden können.

Wir sind deshalb in erster Linie auf die großen Statistiken angewiesen, welche das Gesamtmaterial der Melanome der Haut betreffen. Dabei ist für den Krankheitsverlauf von entscheidender Bedeutung, ob bereits regionäre Metastasen vorhanden sind. Bei hämatogenen Metastasen ist eine Sanatio nicht mehr möglich. In vielen Publikationen wird vom Typ I gesprochen, wenn keine, vom Typ II aber, wenn bereits regionäre Metastasen vorhanden sind. Von chirurgischer Seite berichtet PACK u. Mitarb. mit alleiniger Operation über 37,7% 5-Jahres-Heilungen beim Typ I und von 9,6% 5-Jahres-Heilungen beim Typ II. Mit Elektrocoagulation und Nachbestrahlung überlebten bei SYLVÉN und HAMBURGER 48,3% (151 Fälle) symptomfrei die ersten 5 Jahre vom Typus I und nur 8% (57 Fälle) vom Typus II.

Die folgenden Berichte unterscheiden nicht zwischen Typus I und II, so daß vom Gesamtmaterial ebenfalls mit chirurgischer Behandlung bei EWING 25,4% (93 Fälle), bei ACKERMANN 38% (75 Fälle), bei WRIGHT 28% (222 Fälle) und bei der größten Statistik von ALLAN und SPITZ 13% (934 Fälle) eine 5jährige Symptomfreiheit erreichten. Die Behandlungstechnik hat sich mehrmals gewandelt. Heute empfehlen MCCLUNE, PACK, DE CHOLNOCKY und die südamerikanische Schule ein radikales Vorgehen (Entfernung des gesamten Gewebebezirkes um den Primärtumor und der Regionärzone im Sinne einer „Blockdissection"). Die Elektrocoagulation wird von den genannten Autoren verworfen. Von strahlentherapeutischer Seite konnte CHAOUL mit der Nahbestrahlungstechnik bei 11 von 17 Fällen eine Symptomfreiheit mitteilen. MIESCHER erreichte beim Typus I in 69% 5jährige Symptomfreiheit (9 von 13 Fällen), während beim Typus II mit regionären Metastasen keiner die 5-Jahres-Grenze erreichte (10 Fälle). HERGARTEN berichtet bei 26 Fällen vom Typus I in 20 Fällen über eine 5-Jahres-Symptomfreiheit (77%).

HELLRIEGEL konnte mit alleiniger Bestrahlung eine 50%ige Symptomfreiheit bei 30 Fällen erreichen.

Ähnliche Resultate erzielten in Deutschland GREINEDER und NEUMANN, HINTZE und BODE, in Italien BULLO und PERUSSIA.

III. Epibulbäre Tumoren

1. Klinik

Die Lokalisation der epibulbären Tumoren geht aus Abb. 8 hervor. Dabei sind die Basaliome und die Spinaliome ausgesprochen Raritäten, während entartete Papillome und aus dem Lymphapparat entstandene Lymphosarkome etwas häufiger anzutreffen sind. Weitaus der bösartigste und zugleich häufigste epibulbäre Tumor ist das maligne Melanom. Die Histologie der vorgenannten Tumoren wurde bereits besprochen. Beim malignen epibulbären Melanom differenziert REESE 2 Typen: Den neuroepithelialen Typ, welcher dem Spindelzelltyp A, B und dem fasciculären Typ der Callenderschen

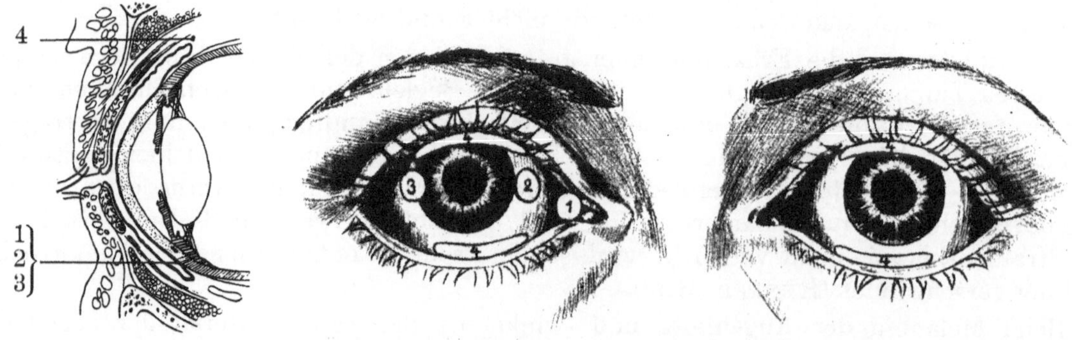

Abb. 8. Prädilektionsstellen der wichtigsten malignen epibulbären Tumoren (schematisch). 1 Entartete Papillome; 2 Pflasterzellcarcinome, Basaliome (entartete Epitheliome); 3 Melanome; 4 maligne Lymphome, Lymphosarkome, maligne Lymphomyeloblastome)

Einteilung entspricht, mit einer Mortalität von 20% und das mesodermale, aus dem Stroma der Chorioidea stammende Melanom, welches mit dem gemischten und epitheloiden Typ von CALLENDER identisch ist und eine Mortalität von 60% aufweist. An der Conjunctiva geht das Melanomalignom teils aus einem kongenitalen Naevus, teils aus einer präcancerösen Melanose hervor. Der erstgenannte Typ ist nach REESE selten, aber sehr bösartig. Er verlangt sofortige Exenteratio, die zweite Form ist viel häufiger und täuscht histologisch oft einen „junction nevus" vor. DAVIDS will beim epibulbären Melanom eine steigende Tendenz der Zellen zur Entdifferenzierung, vor allem an der Tumorperipherie, mit Unfähigkeit der Pigmentbildung festgestellt haben.

Dies würde den Chirurgen zu möglichst großzügiger Operation weit im Gesunden zwingen, ansonst Lokalrezidive unvermeidbar sind.

Die Häufigkeit der epibulbären Tumoren nimmt bei Korrektur der Allgemeinsterblichkeit mit zunehmendem Alter ebenfalls zu. Die Verteilung auf beide Augen ist gleichmäßig. Eine Geschlechtdisposition besteht nach größeren Statistiken (BENJAMIN, CUMINGS, GOLDSMITH und SORSBY, PACK und MILLER, WRIGHT) nicht.

Die klinische Diagnose bei den epibulbären Tumoren macht besonders beim Melanomalignom Schwierigkeiten, welches nicht mit Sicherheit von einem langsam wachsenden Naevus unterschieden werden kann. Differentialdiagnostisch kommt neben dem gutartigen Pigmentnaevus das Hämangiom. Papillom, Sarkom, Pflasterzellcarcinom, Endotheliom, Dermoid, Lymphom oder Lipom in Frage. Auch Ochronose und Blutungen können manchmal Pigment vortäuschen. Pigmentlose Melanome können heute mit der von FITZPATRICK ausgearbeiteten Methode *in vitro* diagnostiziert werden; mit Hilfe von Tyrosinase wird eine Schwärzung des farblosen Prämelanins erreicht. Im Gegensatz zur Dopa-Reaktion ist diese spezifisch auf Melanin. In den meisten Fällen wird man aber für die sichere Diagnose eine Biopsie ausführen müssen. Bei Melanomalignomverdacht wird die Probeexcision erst nach Vorbestrahlung ausgeführt. Kleinere Tumoren werden selbstverständlich nicht probe-, sondern im Gesunden total exzidiert. Entsprechend der Lage, dem Fremdkörpergefühl, Tränenträufeln, werden aber im allgemeinen die epibulbären Tumoren früher festgestellt. Das Wachstum und die Ausbreitung des epibulbären Tumors ist meist langsam, da besonders das gefäßlose, dichte, widerstandsfähige Bindegewebe der Sklera das Eindringen von Tumorzellen erschwert. Eine Tumorinfiltration ist bei conjunctivalem Sitz meist nur entlang der perineuralen und perivasculären Lymphscheiden nach innen in den Augenbulbus möglich (Arteriae und Venae ciliares anteriores). Eine Ausschwemmung der Tumorzellen nach außen in den lateralen und medialen Augenwinkel ist infolge des ausgedehnten Lymphnetzes der Conjunctiva, welches in 1 mm Entfernung der Cornea den Circulus lymphaticus Teichman bildet, ohne weiteres möglich. Die weiteren Lymphabflußbahnen wurden bereits bei Besprechung der Augenlid- und Winkeltumoren erwähnt.

2. Bestrahlungstechnik und Erfolgsstatistik

Zur Bestrahlung der epibulbären Tumoren eignen sich alle Strahlenqualitäten, welche innerhalb von 3 mm einen Dosisabfall unterhalb 10% der Oberflächendosis aufweisen. Nur bei diesem steilen Dosisabfall ist eine Linsenschädigung mit Sicherheit vermeidbar. Wie Abb. 1 veranschaulicht, kommen als Strahlenquellen weich gefiltertes Radium (0,2 mm Nickel) in Form von Porzellanträgern oder aber heute noch besser die reinen β-Strahler ^{32}P und ^{90}Sr in Betracht. ^{32}P als Polythenplast eignet sich allerdings infolge der kurzen Halbwertszeit (14,3 Tage) und relativ geringen spezifischen Strahlungsintensität weniger gut als die Strontiumträger, welche sich in Amerika, neuerdings auch in Europa, für die Kontakttherapie oberflächlicher dünner Tumoren ausgezeichnet bewährt haben. Die hohe spezifische Aktivität ermöglicht auch technisch eine leichte Durchführung der Behandlung (80 rad/sec). Der aktive Felddurchmesser wird meist zwischen 7 und 15 mm gewählt. Die lange Halbwertszeit von ^{90}Sr (28 Jahre) gestattet auch eine gute ökonomische

Ausnützung der Präparate. Das Strontium-90 geht unter Emission einer reinen β-Strahlung von 0,54 MeV in Yttrium-90 über, welches seinerseits eine reine β-Strahlung von 2,26 MeV abgibt und nach 64,5 Std-Halbwertszeit in ein inaktives Zirkonium-90 übergeht. Durch entsprechende Filterung wird in den ^{90}Sr-Präparaten dafür gesorgt, daß nur die energiereichere β-Strahlung von 2,26 MeV nach außen geht. Einen ähnlich steilen Dosisabfall (Schutz der Linse) wie die β-Strahler haben natürlich auch die weichen Röntgenstrahlen (Grenz- oder Buckystrahlen) von 10—15 kV und 0,02—0,05 mm Aluminiumzusatzfilter, welche besonders bei großflächigen Tumoren angewendet werden. Die etwas längere Behandlung und die technisch schwierigere Einstellung muß dabei in Kauf genommen werden. Während mit den weichen Röntgenstrahlen (10—15 kV) im allgemeinen Gesamtdosen zwischen 6000 und 12000 R zur fraktionierten Behandlung der epibulbären Tumoren wegen der Strahlenbegleitreaktionen an Conjunctiva und Cornea nicht überschritten werden, ist bei den reinen β-Strahlern eine wesentlich höhere Dosierung ohne schwerere Komplikationen möglich. Bei 10000 βR, in 5 Tagen verabreicht, wird noch keine nennenswerte Conjunctivitis beobachtet. Eine entzündliche Reaktion des Tumorbettes, welche für die Tumorrückbildung erwünscht ist, wird erst mit Gesamtdosen bis zu 20000 βR in 10 Tagen erreicht. Besteht allerdings bei Behandlungsbeginn eine stärkere Begleitentzündung, muß vorsichtiger dosiert werden. Bei voluminöseren Tumoren, welche über 3 mm Dicke aufweisen, gelingt es nicht, den Tumor in einer Serie zu zerstören. Es ist eine Behandlung mit Serienfraktionierung nötig. Nach der ersten Serie von 10000 βR wird die Tumorrückbildung 1—2 Monate lang beobachtet, um nach partieller Rückbildung in Form einer 2. oder sogar 3. Serie auch den Tumorgrund zu erreichen. Nur dann ist ein Rezidiv zu vermeiden. Bei ungenügender Rückbildung muß eine andere Strahlenqualität (Nahbestrahlung, Radiumkontaktbestrahlung) oder eine Operation angeschlossen werden. Bei großen epibulbären Tumoren, bei denen die Sehfähigkeit des Auges nicht erhalten werden kann, empfehlen wir primär die Vorbestrahlung unter den Bedingungen der konventionellen Tiefentherapie oder neuerdings mit Cobalt- und Caesiumanlagen mit ca. 4000 R Gesamtdosis, um bei der späteren Operation eine Streuung besonders vitaler Zellen zu verhindern. Dabei ist bei oberflächlichen Tumoren zu berücksichtigen, daß durch einen entsprechenden Vorbau bei Telecobalttherapie das Dosismaximum in 5 mm Tiefe, beim Caesium in 1,7 mm Tiefe korrigiert wird. Sind bereits regionäre Metastasen vorhanden, empfiehlt sich grundsätzlich dasselbe Vorgehen: Vorbestrahlung mit harten Strahlengemischen und spätere Operation.

Die meisten bisher erschienenen Publikationen über die Behandlung der epibulbären Tumoren stammen von chirurgisch-ophthalmologischer Seite. Es ist deshalb verständlich, daß die Operation als Methode der Wahl empfohlen wird. Eine einzige Ausnahme bilden die Tumoren des Lymphapparates der hohen Strahlensensibilität wegen (Abb. 9a—c).

Meist sind die Lymphknoten an den Umschlagfalten der Bindehaut befallen. In Frage kommt in erster Linie das primäre einseitige Lymphosarkom; bei generalisierter Sarkomatose, bei lymphatischer oder myeloischer Leukämie, evtl. bei aleukämischen Lymphadenomen ist die doppelseitige Behandlung der entsprechenden Infiltrate nötig. Die Herddosis, welche zur Vernichtung der genannten bösartigen Blastome führt, liegt zwischen 1000 und 2000 rad. Es handelt sich also um eine Dosis, welche ohne Schädigung der Umgebung und wichtiger Augenanteile fraktioniert eingestrahlt werden kann. Die Frühresultate sind übereinstimmend ausgezeichnet. Für die Spätresultate ist entscheidend, ob es sich um ein primäres oder sekundäres Leiden in Form von Metastasen handelt. Die Mitteilungen von strahlentherapeutischer Seite sind bei den übrigen bösartigen epibulbären Tumoren (Basaliom, Pflasterzellcarcinom, entartetes Papillom und Melanomalignom) spärlich. Die ausgezeichneten Leistungen, welche gerade in den letzten Jahren mit den β-Strahlen bei den epibulbären Tumoren erreicht wurden, sind meist noch nicht bekannt (Abb. 10a, b und 11a, b). Der erste Bericht von HINTZE, welcher die prä- und postoperative Bestrahlung des Augenmelanoms empfiehlt, stammt aus dem Jahre 1935. Bei 16 epibulbären Melanomen erreichte HINTZE in 69% die 5-Jahres-Symptomfreiheit.

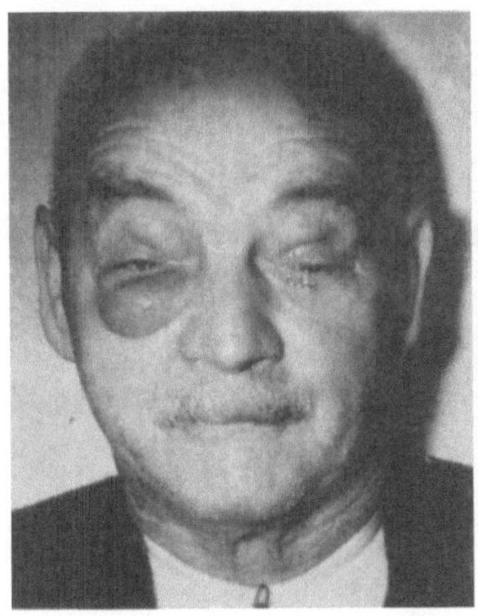
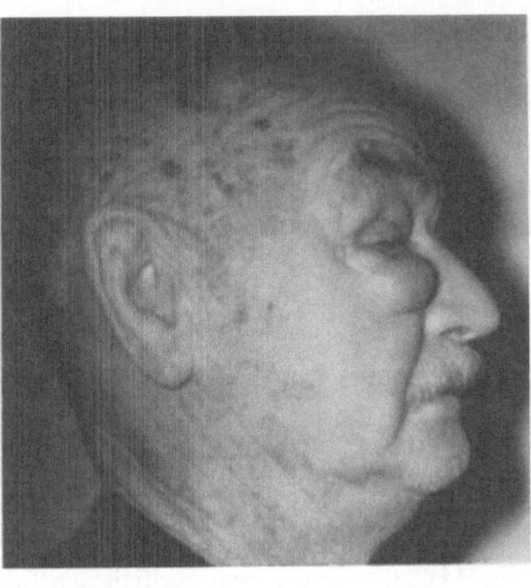
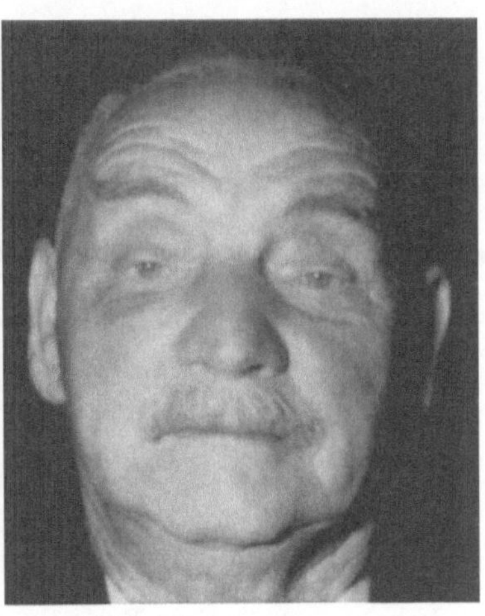

a b c

Abb. 9. a 78jähriger Patient (Z.K. Sig. 16388). Histologisch verifiziertes Lymphosarkom des rechten Unterlids, weniger stark ausgeprägt auch an den Oberlidern des rechten und linken Auges. Status vor Bestrahlung. a Vorderansicht; b Seitliche Ansicht desselben Patienten; c Vordere Ansicht desselben Patienten $^1/_2$ Jahr nach Bestrahlung. Der Befund änderte sich bis über 1 Jahr nicht, dann kam der Patient interkurrent infolge eines Ileus ad exitum. — Die Sektion ergab keinen Hinweis für das bestrahlte Lymphosarkom, so daß auch histologisch von einer Heilung gesprochen werden kann. Technik: Rechtes und linkes Auge mit Linsenschutz. Je 8×300 R in 8 Tagen. Errechnete Tumordosis am Herd 2000 R, Feldgröße 5 cm im Durchmesser. 100 kV, 10 mA, 1,7 mm Al.-Filter. (Zentrales Strahlen-Institut, Kantonsspital St. Gallen)

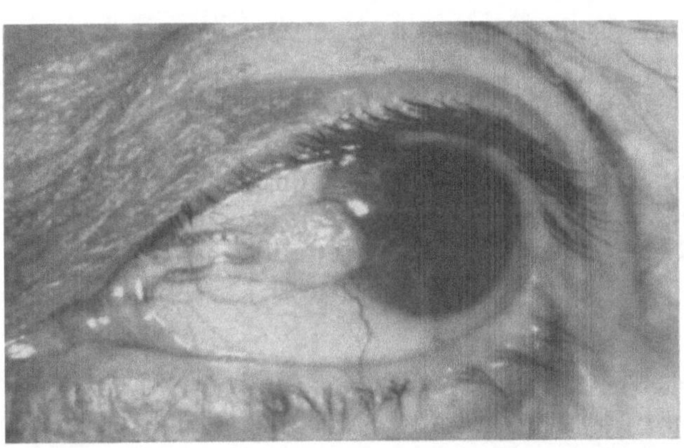
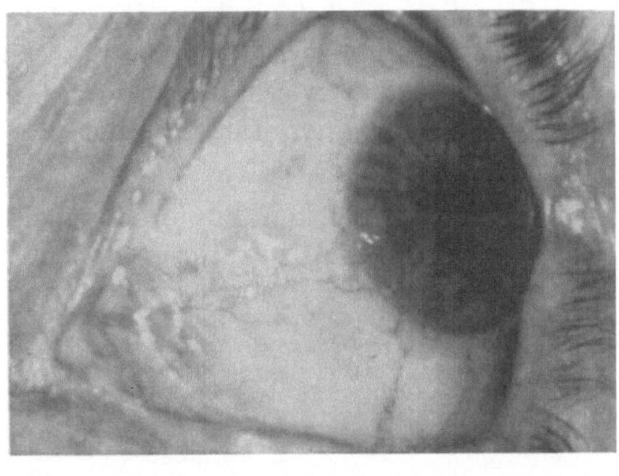

a b

Abb. 10. a 71jährige Patientin (T.J. Sig. 2357). Histologisch verifiziertes Pflasterzellcarcinom rechter lat. Limbusrand; b dieselbe Patientin 1 Jahr nach Bestrahlung. Technik: Strontium-90-Träger, 10×800 rad β-Strahlen in 11 Tagen. (Zentrales Strahlen-Institut, Kantonsspital St. Gallen)

Spätere Berichte (v. PAPOLCZY, LARSSON und ASH) lassen keine eindeutige Stellungnahme zur Wirksamkeit der Strahlentherapie zu. Neuerdings teilte LEDERMAN in einem Übersichtsreferat am 2. europ. Kongreß für Ophthalmologie die derzeitigen Behandlungsrichtlinien mit. Bei den epibulbären Melanomen erreichten in seinem Material 6 von 8 Männern und 15 von 19 Frauen die 5-Jahres-Heilung, bei der präcancerösen Melanosis 8 von 10 Männern und 6 von 6 Frauen.

Hingegen war es NOTTER möglich, anhand von 35 histologisch gesicherten und 16 nur klinisch diagnostizierten epibulbären Melanomen eine sehr gute Übersicht über die Leistung der verschiedenen Methoden zu geben. Für das epibulbäre Melanom errechnet NOTTER eine Heilungsziffer von 60%. Sie liegt bedeutend besser infolge der früheren Diagnosenstellung als beim Chorioideamelanom, welches mit 28% eine ähnliche Heilungsziffer wie das übrige Hautmelanom mit 24% aufweist (SYLVÉN).

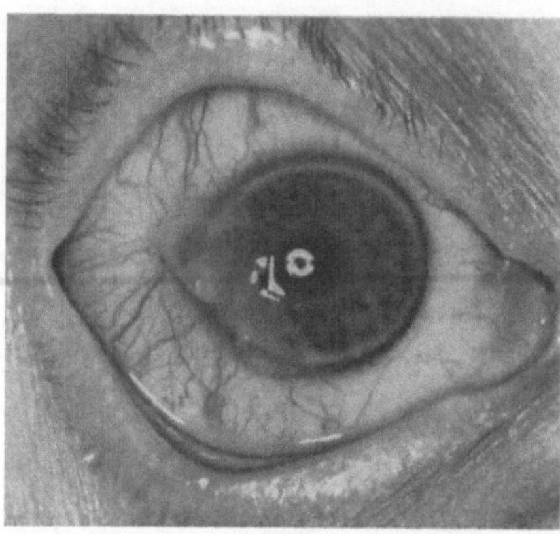

a

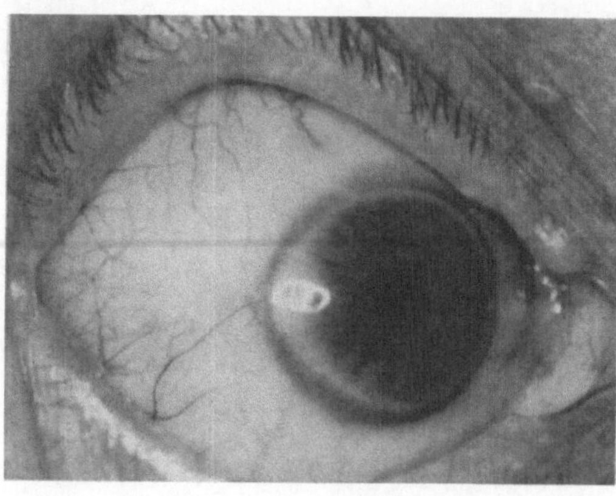

b

Abb. 11. a 68jähriger Mann (A. A. Sig. 14638). Histologisch verifiziertes Pflasterzellcarcinom am rechten lat. Limbusrand; b derselbe Patient 8 Jahre nach Bestrahlung. Technik: Grenzstrahlenapparat, 12 kV, 10 mA, 12 cm FHA, 1,5 cm Felddurchmesser, 10 × 500 R in 11 Tagen (1. Serie). Strontium-Träger SR-90: 6 × 800 rad β-Strahlen in 6 Tagen (2. Serie). Intervall zwischen beiden Bestrahlungsserien 6 Wochen) (Zentrales Strahlen-Institut, Kantonsspital St. Gallen)

In der Kasuistik von Notter erreicht von 5 nur operierten Patienten nur einer die 5-Jahres-Grenze, von 16 primär operierten und nachbestrahlten Fällen 5, von 5 vorbestrahlten und operierten Patienten 3.

Sämtliche histologisch verifizierten und nur bestrahlten Patienten leben 5, 9 oder 11 Jahre symptomfrei. Bei ebenfalls 13 nur bestrahlten, aber auch klinisch diagnostizierten Patienten sind 9 zwischen 5 und 31 Jahren symptomfrei geblieben, 2 kamen interkurrent ad exitum, nur einer starb an Metastasen.

Die applizierten Dosen schwanken zwischen 14000 und 43000 βR in mehreren Serien, bei über 4 mm dicken Tumoren wurde entweder die Nahbestrahlung oder die Radiumkontaktbestrahlung mit Dosen zwischen 13000 und 15000 R angewendet (fraktionierte Serien).

IV. Intraoculäre Tumoren

1. Klinik

Bei den bösartigen intraoculären Tumoren handelt es sich teils um primäre, wie das Melanomalignom der Chorioidea und Iris und das Retinablastom der Retina und teils um sekundäre, d. h. um Geschwulstmetastasen im Bereich der Ader- und Regenbogenhaut.

In Abb. 12 sind die Lokalisationen schematisch dargestellt.

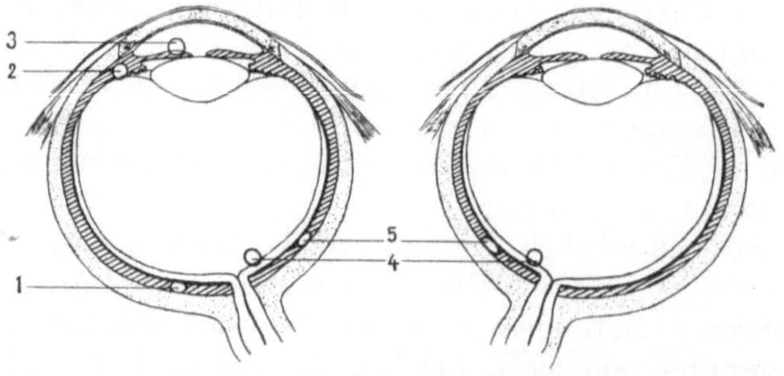

Abb. 12. Prädilektionsstellen der häufigsten intraoculären malignen Tumoren. *1* Chorioideamelanom; *2* Ciliarkörpermelanom: *3* Irismelanom; *4* Retinoblastom; *5* Geschwulstmetastasen der Uvea

a) Chorioidea-Ciliarkörper-Irismelanom

Der häufigste primäre intraoculäre bösartige Tumor ist zweifellos das *Chorioideamelanom* (80—85%). Es wird infolge seines Sitzes und des oft langsamen Wachstums im allgemeinen relativ spät erkannt und hat deshalb auch eine schlechtere Prognose als die besser sichtbaren Melanome des Ciliarkörpers und der Iris. Sehstörungen (Skotome, Photopsien, tumorferne Ablatio retinae) werden vom Kranken nur bei Sitz am hinteren Augenpol frühzeitig wahrgenommen. Differentialdiagnostisch ist das Melanom der Chorioidea oft schwierig vom Angiom der Aderhaut oder einer Entzündung, einem Gumma oder submaculären Pseudotumor abzugrenzen.

Wesentlich einfacher ist das Melanom im Ciliarkörper (10%) zu erkennen, welches durch eine braune, oft schwarzgraue, unscheinbare Geschwulst charakterisiert ist. Die Iriswurzel wird im Kammerwinkel von der Hornhaut abgedrängt, was oft zu einem Sekundärglaukom führt. Häufig ist auch die Pupille entrundet. Die Linse kann verlagert werden und umschriebene Trübungen aufweisen. Die diasklerale Durchleuchtung kann die Diagnose sichern.

Im Bereich der Regenbogenhaut geht das Melanom (6%) meist von den nur wenig beachteten Pigmentnaevi aus. Infolge des langsamen Wachstums bleibt es vom Patienten oft unbemerkt, da es zu keinerlei Reiz- oder Sehstörungen führt. Mit der Zeit entsteht ein dunkelgraues oder braunes, bei fehlender Pigmentation auch mehr rotes Knötchen, welches aus dem Irisniveau herausragt und oft einzelne erweiterte Gefäße aufweist.

Es besteht keine Seiten- und Geschlechtsdisposition. Nach entsprechender Korrektur der Alterssterblichkeit in den höheren Altersklassen, steigt die Melanomfrequenz konstant mit zunehmendem Alter. Einzig die Irismelanome machen hier eine Ausnahme. Sie treten hauptsächlich bei Frauen zwischen 40 und 50 Jahren auf.

Die lymphogene Metastasierung ist selten, die hämatogene sehr häufig. Biologisch auffallend beim intraoculären Melanom ist die hämatogene Spätmetastasierung, wobei Metastasen selbst jahrzehntelang latent bleiben und durch Änderung des hormonalen Milieus (z.B. Schwangerschaft, ACTH-Behandlung) wieder aufflackern können.

b) Das Retinoblastom

Es leitet sich vom Neuroepithel ab und gehört nach Zülch, zusammen mit den histologisch sehr ähnlichen, biologisch gleich bösartigen Geschwülsten der Pinealisgegend (Pineablastom), des Sympathicus (Sympathoblastom), zu den Medulloblastomen. Das Retinoblastom tritt im frühen Kindes- und Jugendalter zwischen 1 Monat und 10 Jahren, am meisten zwischen 4 Monaten und 1 Jahr auf und befällt nach Reese und v. Papolczy in 20—30% beide Augen. Im Gegensatz zur allgemein bekannten Tatsache, daß die Tumorsensibilität von der Radioempfindlichkeit des Muttergewebes abhängig ist, ist das Retinoblastom hoch strahlensensibel. Es ist sehr bösartig, neigt zu rascher Ausbreitung im Nervus opticus, rezidiviert lokal und tritt in rascher Folge an verschiedenen Retinapartien auf und metastasiert auch direkt in keimblattfremdes Gewebe, besonders in den Knochen.

Histologisch ist das Retinoblastom durch die spezifische Eigenart, ,,echte" Rosetten zu bilden, die allerdings in den Metastasen auch fehlen können, charakterisiert. Klinisch wird dieser Mißbildungstumor in der Regel erst diagnostiziert, wenn er in den Glaskörper einwächst und in der Linse einen hellen Reflex verursacht (amaurotisches Katzenauge), oder wenn Einwärtsschielen bzw. eine Linsentrübung von den Angehörigen bemerkt wird.

Differentialdiagnostisch sind die sog. Pseudogliome nach Badtke durch die histologischen und exakt umschriebenen Krankheitsbilder meist entzündlicher Natur oder als Mißbildungen zu differenzieren.

Es wird dominant vererbt, was ein Bericht von Reese bestätigt. Er beobachtete 6 an Glioma retinae erkrankte Überlebende mit insgesamt 10 Kindern, von denen wiederum 9 an Retinoblastom erkrankten.

c) Metastasen

Metastasen bei Mammacarcinom, Bronchuscarcinom, seltener bei Struma maligna, Hypernephrom, Magencarcinom, Pankreascarcinom, Hodentumoren und anderen Malignomen sind in der Aderhaut häufiger als im Ciliarkörper anzutreffen. Sie treten meist multipel auf, können allerdings bei solitärem Sitz in der Regenbogenhaut mit einem Tuberkel verwechselt werden. Meist stößt die richtige Diagnose bei der Fahndung nach dem Primärtumor und anderweitigen Metastasen auf keine besonderen Schwierigkeiten.

Bei intraoculären Tumoren kann die Entscheidung, ob ein maligner oder benigner Prozeß vorliegt, mit den üblichen klinischen Methoden (Diasklerale Durchleuchtung, Fluoresceinanfärbung, Probepunktionen von subretinaler Flüssigkeit, Kammerwasser, evtl. des Tumors direkt) oft nicht mit Sicherheit getroffen werden. Deshalb finden in der Tumordiagnostik auch der Augenheilkunde biophysikalische Verfahren, insbesondere mit künstlichen radioaktiven Isotopen, immer breitere Verwendung.

LOW-BEER u. Mitarb. demonstrierten 1946 erstmals, daß maligne Brusttumoren sich durch erhöhte ^{32}P-Speicherungen von gutartigen Prozessen (Fibrome, Cysten, Papillome etc.) unterschieden. Ähnliche Versuche mit ^{42}K führte SELVERSTONE u. Mitarb., BAKER u. Mitarb. an Brusttumoren und ROSWIT u. Mitarb. mit ^{32}P an Hodentumoren, NAKAYAMA an Oesophagus- und Kardiatumoren durch.

1952 haben THOMAS u. Mitarb., THOMAS und KROHMER, STORAASLI solche Tracer-untersuchungen zur Diagnose intraoculärer Tumoren in die Augenheilkunde eingeführt. Von den *in vivo* und *vitro* untersuchten Isotopen Dijodfluorescein ^{125}J, ^{131}J, ^{132}J, Rubidium ^{86}Rb, Kupfer (^{69}Cu), Eisen (^{59}Fe), Zink (^{65}Zn), Gallium (^{72}Ga) und ^{42}Ka hat sich vor allem der radioaktive Phosphor (^{32}P) als geeignet erwiesen.

Nach O'ROURKE, PATTON und BRADLEY ist die Aufnahme von ^{32}P in der Cornea erheblich größer als in Sklera, Glaskörper, Linse und Kammerwasser. Die Chorioidea zeigt im Vergleich zur Cornea eine dreifach größere Aktivität, während der Augenmuskel sogar sechsmal mehr als die Cornea speichert (DOLLFUS, BETTMAN und FELLOWS).

Der zeitliche Ablauf der ^{32}P-Aufnahmespeicherung und Abgabe ist bei den einzelnen Geweben verschieden und hängt vom Gefäßreichtum, Durchblutungsgröße, Transportgeschwindigkeit des anorganischen ^{32}P durch Gefäß- und Zellmembranen, endlich von Stoffwechselgrößen wie Phosphorumsatz bei Gewebsneubildung ab. All diese Faktoren müssen bei der Meßtechnik und Beurteilung eventueller pathologischer Veränderungen berücksichtigt werden. Bei der Differenzierung intraoculärer maligner Tumoren wird die Tatsache, daß nucleoproteidreiches, neoplastisches Gewebe gegenüber normalem eine selektive und auch zeitlich erhöhte ^{32}P-Aktivitätsanreicherung zeigt, ausgewertet.

DUNPHY u. Mitarb., MEYERRATKEN und MEHL, SAMUELSON, NOVER und GERBAULET fanden über *malignen Melanomen* des Auges eine meßbar größere ^{32}P-Aufnahme als über normalem Gewebe, intraoculären Blutungen oder serösen Netzhautablösungen. Aber auch entzündliche Prozesse ergeben, wenn auch mehr diffuse und nicht wie bei einem Tumor eng umschriebene Aktivitätssteigerungen, welche allerdings nur in den ersten 5—15 min nach Injektion auftreten, zu späteren Meßzeiten aber keine Unterschiede gegenüber gesundem Vergleichsgewebe mehr zeigen (EISENBERG, TERNER, SNODGRASS u. Mitarb., LEOPOLD, BETTMAN, DONN und MCTIGNE).

Auch degenerative Prozesse und Gefäßläsionen können sich in ähnlichem Sinne verhalten (DUNPHY), während beim Retinoblastom aus bisher nicht erklärlichem Grunde die Methode versagt (DOLLFUS u. Mitarb., PALIN und TUDWAY, TERNER u. Mitarb., GORSKY).

Leistungsfähigkeit und Grenzen dieses Testes sind einerseits durch die physikalischen Eigenschaften des ^{32}P, andererseits durch sein biologisches Verhalten im Gewebe bedingt. Als reiner β-Strahler mit einer Halbwertzeit von 14,4 Tagen zerfällt ^{32}P relativ rasch unter Emission negativer Elektronen, welche mit Geiger-Müller-Zählrohren gemessen werden können. Da die maximale Zerfallsenergie 1,71 MeV, die mittlere nur 0,69 MeV beträgt, haben die Elektronen eine maximale Reichwerte von 8 mm, eine mittlere von 2—3 mm (DOLLFUS u. Mitarb., DUNPHY, JUETTE u. Mitarb., PALIN und TUDWAY, SHAPIRO, THOMSON).

Erfolg und Sicherheit der Meßmethode hängen demnach von einem möglichst kurzen Abstand vom Zählrohr zum Tumor ab. Er sollte nicht größer sein als 3 mm (NOVER und GERBAULET).

Für Untersuchungen am Auge sind spezielle Zählrohre entwickelt worden (THOMAS u. Mitarb., BETTMAN u. Mitarb., DUNPHY).

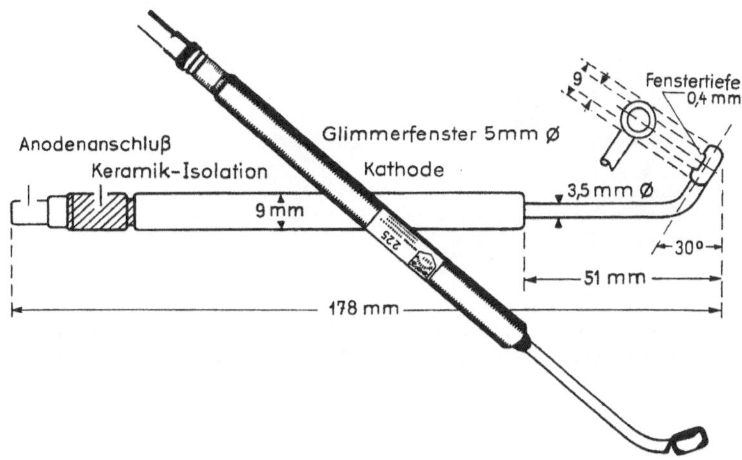

Abb. 13. Stabförmiges im vorderen Teil leicht gebogenes Halogen-Zählrohr (Chlor, Brom) der Fa. A. Electronic USA für die Tumordiagnostik mit ^{32}P (nach MEYERRATKEN), geeignet auch für Tumoren des hinteren Bulbusabschnittes

MEYERRATKEN empfiehlt ein leicht gebogenes, speziell abgeschirmtes Zählrohr, welches auch bei hinter dem Bulbusäquator gelegenen Tumoren verwendet werden kann (Abb. 13). Zunächst wurden relativ große Mengen ^{32}P bis zu 20 μCi/kg Körpergewicht appliziert. Bei guter Meßtechnik mit entsprechenden Zählrohren genügen nach THOMAS, APPELMANS, THOMPSON, CORRENS, JÜTTE und DRESSLER 7—10 μCi/kg Körpergewicht einer intravenösen Lösung von $Na_2H^{32}PO_4$ in physiologischer NaCl-Lösung (NOVER und GERBAULET). Am besten wird das Zählrohr an 4 Quadranten beider Augen, unter Umständen nach Eröffnen der Conjunctiva bulbi aufgesetzt und mindestens 1 min lang gemessen, und zwar innerhalb der ersten 20 min nach Injektion mehrmals, dann in Abständen von 1 Std, 24 und 28 Std, evtl. noch 72 Std. Die besten Ergebnisse erhält man nach NOVER nach 24 und 48 Std (Abb. 14).

Für die Bewertung des Meßresultats ist es wichtig, nicht die absoluten Zahlen, sondern die prozentuale Erhöhung der Impulsrate über dem fraglichen Tumor zu bestimmen. Dazu setzt man die entsprechende Stelle am gesunden Auge als normal, ihre Zählrate als 100%. Nach der Formel $\frac{H-X}{X} \times 100\%$ wird die höhere Impulsrate berechnet, wobei „H" der höheren und X der niedrigeren Impulsrate (Kontrollrate) entspricht (BARBIERI u. Mitarb.).

Bei doppelseitigen Augenerkrankungen müssen Standardwerte an nicht speziell vascularisierten Stellen, z.B. Ohrläppchen, ermittelt werden. Ein Testergebnis ist nach EISENBERG u. Mitarb., DUNPHY u. Mitarb., PERKINS und DUGNID, KLEIFELD und HOCKWIN, HORST u. Mitarb. dann positiv zu bewerten, wenn die ^{32}P-Aktivität über dem Tumor nach 1 Std mindestens um 30—40% höher liegt als an den korrespondierenden Stellen des Auges und nach 24 Std noch ein weiterer Anstieg der Impulsrate gegenüber dem 1 Std-Wert gemessen werden kann.

Nach den bisher vorliegenden Erfahrungen hat sich die Methode mit ^{32}P bei intraoculären Melanomen und Metastasen bewährt (Voraussetzung sind gebogene Endfenster-Zählrohre). Fragwürdig wird sie aus meßtechnischen Gründen bei Tumorsitz im hinteren Bulbusbereich. Keine verwertbaren Ergebnisse bringt die Methode bei hinteren Orbitatumoren (Dollfus, Guerin und Guerin, Appelmans, Michiels und Mousset, Appelmans und Wouters).

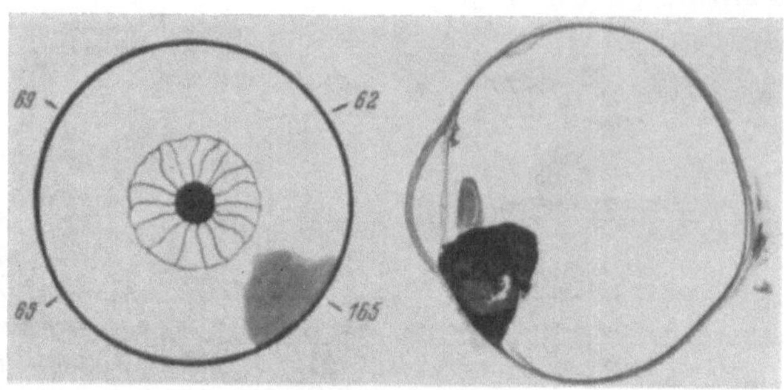

Abb. 14. Positiver Ausfall des ^{32}P-Testes bei einem malignen Melanom des Ciliarkörpers. Im Schema links ist die jeweilige Impulszahl nach 24 Std über den 4 Quadranten des Bulbus markiert. Rechts ist ein Schnitt des positiven Histologiebefundes in seitlicher Schnittrichtung gezeichnet. (Nach Nover)

2. Bestrahlungstechnik und Erfolgsstatistik

a) Das intraoculare Melanom

Die Strahlenbehandlung beim bösartigen intraocularen *Melanom* hat nach den bisherigen Erfahrungen mit der konventionellen Tiefentherapie keine Aussicht auf Erfolg. Die zur Tumorzerstörung notwendigen Dosen sind so hoch (10000—20000 R), daß praktisch in jedem Fall schmerzhafte Augenkomplikationen auftreten, die eine Enucleation zur Folge hätten. Die Therapie der Wahl für das intraoculäre Melanom ist die Enucleation, beim Durchbruch des Melanoms durch die Sklera die Exenteratio orbitae, bei welcher nach der heutigen Technik die Mortalität kaum höher liegt als bei der Enucleation. In der Literatur wird im allgemeinen eine Nachbestrahlung empfohlen. Diese verhindert nach den Ergebnissen von Notter das Lokalrezidiv, hat aber auf die Fernmetastasierung keinen Einfluß. Nach den Erfahrungen der übrigen Krebstherapie kann das Streurisiko während der Operation durch eine genügende Vorbestrahlung vermindert werden, indem die besonders gefährlichen teilungsaktiven Zellen ausgeschaltet werden. Beim intraocularen Tumor ist eine Vorbestrahlung immer indiziert, wenn die Diagnose klinisch gesichert werden kann. Wenn die Metastasierung schon vor der Behandlung eingesetzt hat, ist eine kurative Therapie nicht möglich.

Im St. Galler-Material haben wir regelmäßig eine Vorbestrahlung bei den intraoculären Tumoren durchgeführt. Wir verwendeten dabei die Pendelbestrahlung (Abb.15).

Der hintere Bulbusanteil sowie der gesamte Retroorbitalraum wird bei dieser Technik mit einer Gesamtdosis von 4000—5000 R in 10—20 Tagen belastet (Strahlenqualität: 250 kV, 3 mm Cu. HWS., Steckblende $4^1/_2 \times 4^1/_2$ tägliche Einzeldosen 300—400 R).

Das gesunde Auge wird entsprechend abgedeckt. Nach Abklingen der Strahlenreaktion, ca. 4 Wochen nach Bestrahlungsabschluß, wird die Enucleation oder Exenteratio durchgeführt. Die bisherigen Erfahrungen haben gezeigt, daß die Operation durch die Vorbestrahlung (Pendeltechnik) nicht behindert wird. Bei der genannten Dosis und Technik beträgt die Hautbelastung ca. 2000 R, so daß auch keine Spätveränderungen, wie Abb. 16 zeigt, auftreten.

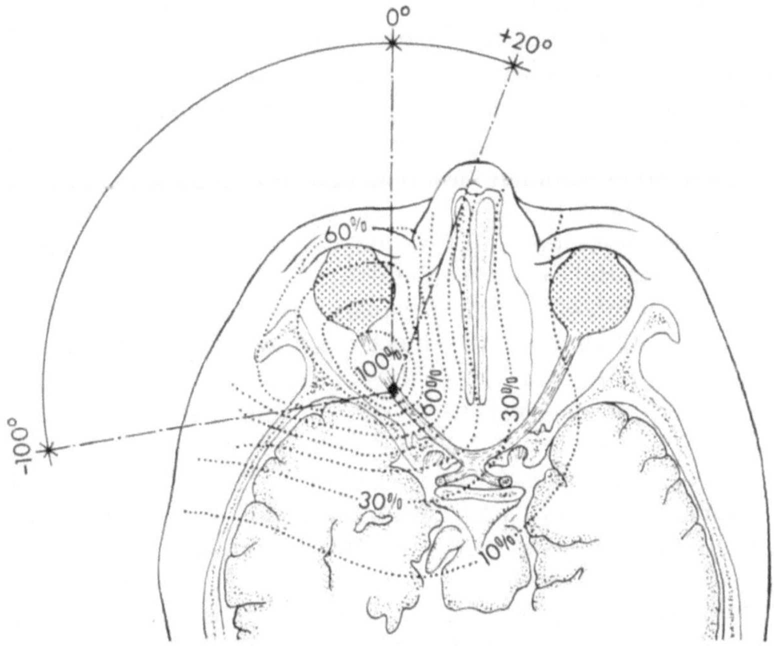

Abb. 15. Isodosenverlauf bei der Pendelbestrahlung des Retroorbitalraumes

Bedingungen:	
Rotationsachse	50 cm
Pendelwinkel	+ 20°
	− 100° = 120°
Drehpunktabstand	1,5 cm
Steckblende	Für Feldgröße 2,5 × 5 cm
Strahlenqualität	250 kV, 2,92 mm Cu, HWS

Gesundes Auge mit Bleiabdeckung

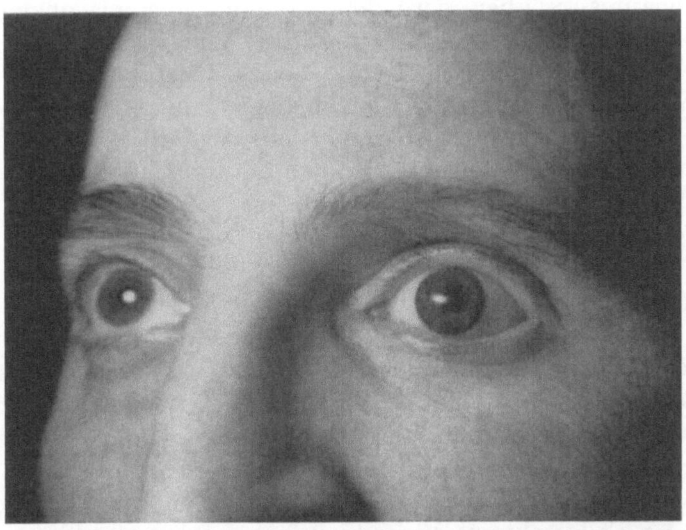

Abb. 16. 53jährige Patientin (V. A. Sig. 12943). Augenprothese links. Keine Strahlenspätveränderung 3 Jahre nach Behandlung eines in die Sklera durchgebrochenen Chorioideamelanoms. Behandlungsplan: Vorbestrahlung, Exenteratio orbitae, Nachbestrahlung. Technik: Bewegungsbestrahlung, Rotationsachse 50 cm, Pendelwinkel − 100 + 20 = 120°; Drehpunktabstandskorrektur: 1,5 cm; Steckblende: 4,5 cm × 4,5 cm, Strahlenqualität: 250 kV, 16 mA, Thoräusfilter, 2,9 cm Cu HWS. Dosis der Vorbestrahlung 10 × 400 R = 4000 R, 2800 R am Herd in 2 Wochen. Dosis der Nachbestrahlung 10 × 400 R = 4000 R, 2800 R am Tumorbett in 2 Wochen. (Zentrales Strahlen-Institut, Kantonsspital St. Gallen)

Statt der Bewegungsbestrahlung kann auch eine Stehfeldvorbestrahlung mit harten Strahlenqualitäten von vorderen, seitlichen, supra- und infraorbitalen Feldern aus mit ähnlichen Herddosen durchgeführt werden. Auch hier muß das Einfallen des Strahlenkegels so gewählt werden, daß das gesunde Auge geschützt wird.

Die histologische Untersuchung der vorbestrahlten Operationspräparate bei intra- und extraocularen Melanommalignomen ergab neben den typischen Strahlengefäßveränderungen eine auffallend hohe Zahl von Pyknosen. Normale Mitosen fehlten. Ob bei kleineren intraocularen Tumoren mit einer γ-Strahlungskontaktbehandlung sich in Zukunft die operative Entfernung des Bulbus vermeiden läßt, kann im heutigen Zeitpunkt noch nicht mit Sicherheit gesagt werden. So hat beispielsweise die Spickbehandlung des Limbusmelanoms mit Tantal-182-Draht nach Ellis beachtliche Früherfolge gezeigt.

Nach Notter beträgt die Mortalität bei den Chorioideamelanomen 72%. Vom St. Galler-Material (9 Fälle), welches seit 1955 systematisch vorbestrahlt und operiert wurde, leben 7 Patienten zwischen 5 und 10 Jahren symptomfrei, wovon 6 im Operationspräparat Kapseldurchbrüche des malignen Gewebes aufwiesen. Zwei Fälle sind 5 Jahre nach kombinierter Behandlung an Leber- und Hirnmetastasen ad exitum gekommen. Für die Nachbestrahlung der Orbita nach Bulbusenucleation eignet sich neben der Bewegungsbestrahlung vor allem eine Strahlenqualität von 100 kV, wie sie die Nachbestrahlungsapparatur RT 100 (v. Mueller) darstellt, oder aber eine Radiogoldseedsimplantation des hinteren Orbitaraumes. Die letzteren Methoden ergeben eine günstige relative Herdraumdosis und lassen eine zusätzliche Schädigung des Chiasmas und der anschließenden Hirnpartien vermeiden.

Die *Irismelanome* haben wegen der früheren Erkennung eine bessere Prognose. So blieben vom Material des Radiumhemmet sämtliche 7 Patienten durchschnittlich 8,6 Jahre symptomfrei, wobei 2 Fälle nur operiert, 2 vorbestrahlt und operiert, 3 primär operiert und nachbestrahlt wurden.

Bei der sog. epibulbären Prämelanoblastose führen wir heute eine prophylaktische Bestrahlung mit β-Strahlen von Strontium-90 mit gutem Erfolg durch. Die Einzeldosen betragen 3×1000 rad wöchentlich, insgesamt 9000—12000 rad. Strahlenspätschädigungen traten entsprechend der geringen Tiefenwirkung nicht auf. Greift die Melanosis conjunctiva auf die Bindehautsäcke über, wird der Strahlenerfolg mit obengenannter Technik unsicher. Lederman empfiehlt bei diesen Fällen eine Spickung der Augenlider mit Radon-Seeds. Die verabreichte Dosis beträgt 3000—4000 rad in 3—4 Tagen. Mit dieser Behandlungstechnik können allerdings Strahlenspätschäden, wie Keratosis, Cornealulcerationen und Bulbusschrumpfungen, nicht mit Sicherheit vermieden werden. Beim Patientenmaterial von Lederman traten solche Strahlenspätveränderungen in 25 von 75 Fällen auf.

b) Das Retinoblastom

Bei der konventionellen Strahlentherapie mit Stehfeldern sollte ein direktes vorderes Augenfeld wegen der Visusbeeinträchtigung vermieden werden. Zudem verhindern Linsen- und Corneatrübungen eine späte Beurteilung des Tumorprozesses. Auch bei der von Martin u. Reese angegebenen Technik mit Spezialtuben und einer sehr exakten Einstellung eines temporalen und nasalen Feldes, mit Hilfe von Moulagen und Kopfstützen, ließen sich schwere Glaskörperblutungen und -schrumpfungen bei Dosen bis zu 10800 R nicht vermeiden. Auch bei Dosierung zwischen 6500 R und 9200 R zeigten immer noch 50% der Fälle schwere Visusstörungen infolge Glaskörperveränderung. Die in den neueren Publikationen von Reese empfohlene Tumordosis beträgt 3500—4400 R in 3—4 Wochen, bei einer Spannung von 200—250 kV, 1—2 mm Cu-Filter (2—3 mm HWS.), 40—50 cm FHA.

Ein Fortschritt hinsichtlich der geringeren Strahlenschäden und der exakteren Feldausblendung bedeutet die Anwendung von Caesium-137, Cobalt-60-Bomben sowie das

Betatron, wobei auch die Elektronenstrahlung bei Energien von 18—32 MeV besonders günstige Tiefendosiskurven zum Schutze des nicht befallenen Auges aufweist.

Es lag auf der Hand, nachdem GILLITTE und BODENSTEIN mit Triethylen-Melanin (TEM) in Tierexperimenten eine spezifische Hemmung wachsender Retinazellen nachweisen konnten, eine kombinierte Behandlung des Retinoblastoms mit ionisierender Strahlung und Cytostatica zu versuchen, mit dem Ziel, die lokale Strahlendosis zu reduzieren, die Strahlenschäden zu verhindern und gleichzeitig die Metastasen beeinflussen zu können.

REESE u. Mitarb. berichten 1958 anhand von 39 Fällen über sehr gute Resultate von 70—89% 5-Jahres-Heilungen bei einer reduzierten Strahlentumordosis von 3250 R und intramuskulärer Injektion von TEM. Die Dosierung betrug 0,08 mg/kg Körpergewicht 28—48 Std i.m. vor der Strahlenbehandlung unter strenger Blutbildkontrolle. Eine 2., evtl. 3. und 4. Injektion sind nach Abschluß der Bestrahlungsserie nach Erholung des Blutbildes bei Resttumor in gleicher Dosierung angezeigt. Als untere Grenze wird eine Leukopenie von 2000—3000 und ein Abfallen der Blutplättchen bis 100000 toleriert.

In einer späteren Versuchsreihe, wobei TEM auch intraarteriell (A. carotis) appliziert wurde, erreichte REESE mit der kombinierten Therapie bei zum Teil fortgeschrittenen 54 Fällen (mehrere Tumoren in der Retina, Tumoreinwachsen in den Glaskörper oder Rezidiven nach anderer Therapie) noch immer eine 5-Jahres-Heilung von 40%.

Bei kleiner Ausdehnung des intraorbitalen Retinoblastoms (nicht größer als 10 mm Durchmesser) haben erstmals MOORE, STALLARD und MILLNER auf die ausgezeichnete lokale Wirkung von interstitiell applizierten Radon-Seeds hingewiesen. Da Strahlenschäden und lokale Tumorrezidive bei der inhomogenen Dosisverteilung in der Folge beobachtet wurden, haben JOYCE und SCOTT die Radon-Seeds-Methode nach STALLARD technisch verbessert und die Dosisberechnung nach PATERSON und PARKER abgeändert. STALLARD und WILLIAM haben seit 1948 schalenförmige Applikatoren konstruiert, welche mit ^{60}Co-Ringen armiert wurden. Nach operativer Freilegung können diese radioaktiven Schalen an der Außenseite des Bulbus fixiert werden. Gleichzeitig gewinnt man einen guten Überblick auf die Tumorausdehnung. Tumorherddosen von 3500 rad erwiesen sich für eine Tumorvernichtung als genügend und können unter günstigsten relativen Herdraumdosis-Verhältnissen eingestrahlt werden.

Linsentrübungen können bei diesen Dosen und bei dem nahen Abstand der Linse nicht mit Sicherheit verhindert werden. Eine nachträgliche Operation des Röntgenstars ist aber möglich. Ohne Kenntnisse dieser neueren Technik gilt aber nach wie vor der Grundsatz, daß das Retinoblastom in erster Linie in die Hände des Chirurgen gehört. Sind beide Augen vom Retinoblastom betroffen, so war das bisherige Vorgehen die Operation des stärker befallenenen und die Strahlenbehandlung des anderen Auges, um möglichst lange eine Sehfähigkeit zu erhalten. Die Wahrscheinlichkeit, daß das andere Auge ebenfalls an Retinoblastom erkrankt, beträgt etwa 20%.

REESE beobachtete 19 Patienten mit doppelseitigem Retinoblastom, bei welchen das stärker befallene Auge durch Enucleation, das weniger stark ergriffene mit alleiniger Bestrahlung behandelt wurden. Fünf Patienten lebten 5 und mehr Jahre mit einem Visus von 20/200 oder besser, 6 bei denen sich eine Röntgenkatarakt am bestrahlten Auge entwickelte, überlebten 5 Jahre, 7 starben innerhalb der ersten 5 Jahre an Krankheitsausbreitung.

Die Überlebenschance des durch Enucleation behandelten Retinoblastoms beträgt im Durchschnitt nach verschiedenen Literaturangaben 50%. Noch besser sind die 5-Jahres-Ergebnisse der Frühfälle von Retinoblastomen, welche mit der sog. *Radiochirurgie* (Freilegung, Fixation von Radiocobalt-60-Ringen an den Bulbus) nach WILLIAMS behandelt wurden, indem 27 von 29 Fällen eine 5-Jahres-Heilung aufwiesen. Die Behandlungszahlen sind aber noch zu klein, um eine endgültige Beurteilung dieser Methode zuzulassen.

In den letzten 10 Jahren hat sich vor allem im deutschen Sprachgebiet die *Lichtcoagulation* als Ergänzung der radiologischen Behandlung durchgesetzt. Mit dieser wird versucht, durch Anlegen eines Coagulationsringes rund um den Tumor herum (er muß gleichsam als Abriegelung in gesunder Netzhaut liegen) den Tumor auszuhungern, d. h ihn von den ernährenden Blutgefäßen zu trennen.

Entscheidende Voraussetzung für dieses neue Behandlungsverfahren sind kleine Tumoren bis zu einer Größe von 6 Pupillendurchmessern (6 PD). Größere, aktive Retinoblastome werden naturgemäß von prall mit Blut gefüllten Netzhautgefäßen versorgt. Die Coagulation stark erweiterter Gefäße bringt als Komplikation die Gefahr der sog. Frühblutung mit entsprechender Trübung des Glaskörperraumes mit sich. Nach den bisherigen Erfahrungen haben sich folgende Indikationen zur Behandlung des Retinoblastoms herausgeschält:

1. Bei Befall von nur einem Auge ohne Metastasen bleibt die primäre Enucleation nach wie vor die Methode der Wahl.

2. Bei doppelseitigem Befall wird gewöhnlich das stärker betroffene Auge enucleiert — beim anderen Auge wird, je nach Größe und Sitz des Tumors, entweder zuerst eine Röntgen- oder Cobalt- (evtl. Caesium-)Vorbestrahlung bis zu einer Dosis von 3500 R in 3 Wochen in typischer Technik nach Reese durchgeführt, um erstens die Tumorgefäße zu verkleinern und zweitens nachher mit geringer Blutungsgefahr den Tumorrest durch Lichtcoagulation gänzlich zu vernichten.

3. Eine alleinige Lichtcoagulation ist nur sinnvoll bei kleinen Tumoren (nicht über 6 PD), die nicht unmittelbar bis an die Macula oder an die Papille grenzen und deren Prominenz weniger als 10 dptr. aufweist.

4. Wenn nach durchgeführter radiologischer Therapie Rezidive auftreten, sollten diese wenn möglich lichtcoaguliert werden, da eine weitere radiologische Behandlung zu nicht mehr vermeidbaren Strahlenschäden (Späthämorrhagien, Netzhautdegeneration mit Zerfall des Pigmentepithels, Katarakten, Bulbusschrumpfungen) führt.

Selbstverständliche Voraussetzung ist eine exakte, zeitlich entsprechend fixierte Nachkontrolle über Jahre, um Rezidive oder neue Herde in früher nicht befallenen Retinapartien frühzeitig erfassen und behandeln zu können.

Die Dauerresultate sind entsprechend der kurzen Behandlungszeit noch nicht allgemein gesichert. Immerhin berichten Hoepping und Soellner bei alleiniger Lichtcoagulation kleiner Tumoren mit der Prognosegruppe I und II (nach Reese) bei 37 Fällen über eine anatomische Heilung während einer Beobachtungszeit von 44 Monaten, wobei der Visus bis zu 90% erhalten blieb.

Bei kombinierter Technik (radiologische Behandlung und Lichtcoagulation) wurde in 62,5% ein guter zentraler Visus erreicht.

c) Intraoculäre Metastasen

Eine ausschließliche Indikation zur Strahlenbehandlung besteht bei Vorhandensein von intraoculären Metastasen, welche sich vorwiegend in der Aderhaut, weniger im Ciliarkörper und der Regenbogenhaut finden. Die Strahlensensibilität der Metastasen ist weitgehend die gleiche wie beim Primärtumor. Nach unseren Erfahrungen reagieren Metastasen bei Mamma- und Bronchuscarcinomen gut auf die Strahlentherapie, während die hochdifferenzierten Formen bei Pankreascarcinomen und solche des Magen-Darmtraktes im allgemeinen eine ungenügende Rückbildung aufweisen.

Technisch eignet sich entweder eine Stehfeldbestrahlung mit der Cobaltbombe oder dem Betatron (3-Feldertechnik: 1 temporales, 1 entsprechend eingewinkeltes Stirnfeld und 1 direktes vorderes Feld, ohne Linsenschutz). Täglich werden 2 × 200 R pro Feld, insgesamt eine Tumorherddosis von 4000 R eingestrahlt. Auch die Pendelkonvergenzbestrahlung mit einem entsprechenden Gerät (RT 250 Müller, Hamburg) mit 250 kV, Thoraeusfilter, 3 mm Halbwertschicht, (1 cm Drehpunktabstand, Pendelwinkel 180°, Translationswinkel 20°, Steckblende 2,5 cm, Augenschalenschutz, ergibt befriedigende Resultate (s. Abb. 17a und b).

Die tägliche Einzeldosis bei Bewegungstechnik beträgt 300—400 R, die Tumorherddosis 4000—5000 rad in 15 Tagen.

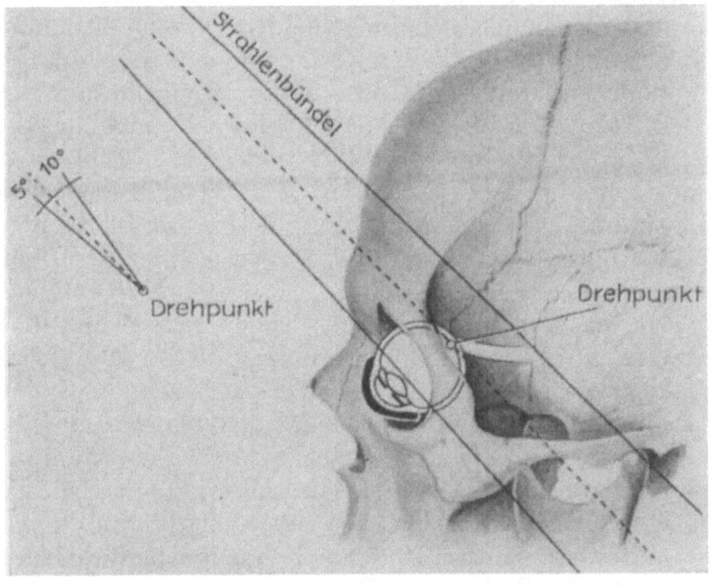

a

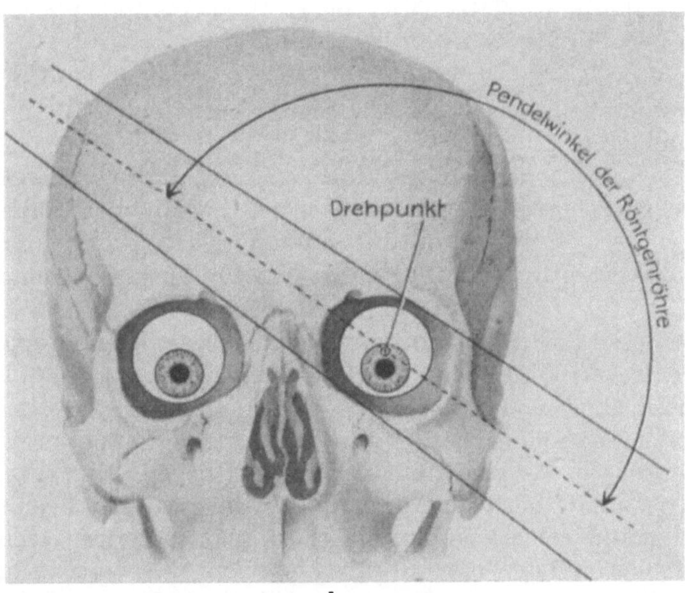

b

Abb. 17. a Schematische seitliche Schädelansicht. Augenbulbus mit eingesetzter Schutzschale nach unten gekippt. Der Strahlenkegel fällt von schräg oben ein und bewegt sich während der Bestrahlung um einen Translationswinkel von 15° (s. Schema). Der Drehpunkt, welcher das Zentrum des zu bestrahlenden Herdvolumens angibt, errechnet sich bei dem in Abb. 17b markierten Pendelwinkel von 180° und der verwendeten quadratischen Steckblende von 2,5 cm Seitenlänge um 1 cm tiefer als eingezeichnet; b Schematische Schädelvorderansicht. Der von oben einfallende Strahlenkegel projiziert sich auf die Schädelvorderansicht. Der Pendelwinkel von 180° sowie der Drehpunkt, der sich in Wirklichkeit um 1 cm tiefer errechnet als eingezeichnet, sind markiert. Die Augenschutzschale wurde der Übersicht halber nicht eingezeichnet

V. Retrobuläre und intraorbitale Tumoren

1. Klinik

Diese Tumorgruppe ist entsprechend den verschiedenen Geweben, welche als Ausgangsmaterial in Frage kommen, uneinheitlich. Unter 877 histologisch gesicherten Fällen von Orbitaltumoren beobachtete Reese 122 maligne Tumoren des lymphatischen Systems, unter denen das Lymphosarkom mit 56, das Reticulumzellsarkom mit 38 die häufigsten waren. Es folgen die Carcinome der umgebenden Nasennebenhöhlen und Carcinommetastasen mit 97 Fällen, die malignen Melanome mit 60 Fällen, die Augenmuskeltumoren (34 Rhabdomyosarkome, 5 Leiomyosarkome), fortgeschrittene Retinoblastome 49, Carcinome der Tränendrüsen 42, Meningeome 24, maligne Sehnervtumoren 18, Knochensarkome 14, Neuroblastome 14, Fibrosarkome 7, Liposarkome 5, Hämangiosarkome 5, um nur die häufigsten der malignen Neoplasien in den Vordergrund zu stellen. Selbstverständlich sind in der obengenannten Zahl von 877 auch die gutartigen Tumoren enthalten. Das Verhältnis gut- zu bösartig beträgt bei Kindern 2:1, bei Erwachsenen 1:2. Trotzdem sind intraorbitale Tumoren selten. Die absolute Häufigkeit wird von Godfredsen mit 0,78% unter 10000 Patienten, von Offret mit 0,044% unter 38500 Kranken, von Ingalls mit 0,016% auf ein Krankengut von 310000 Patienten angegeben.

Abgesehen von der verschiedenen Histologie erklären sich die Symptome eines Orbitatumors aus der anatomischen Situation in der Augenhöhle, in der das Wachstum eines raumfordernden Prozesses frühzeitig zu einem Exophthalmus führen muß. Der progrediente, wenig eindrückbare *einseitige Exophthalmus* ist wohl das häufigste Initialsymptom eines Orbitatumors, welches nach Hamilton in 44%, nach Love und Benedikt sogar in 53% der Fälle auftritt. Differentialdiagnostisch kann heute der maligne thyreotrope Exophthalmus durch das Schilddrüsen-3-Phasenstudium mit ^{131}J (Horst und Ullerich) sowie durch den Hormonjod-Brems- oder -Depressionstest sowie Belastung mit thyreotropem Hypophysenhormon (TSH-Test) nach Werner abgeklärt und entsprechend behandelt werden.

Bei *Sehnervengeschwülsten*, welche sich entweder aus den glialen Elementen des Nerven selbst (Spongioblastome) oder aus Zellen der Sehnervenscheiden (Meningiome) entwickeln, spielen Visusstörung und Augenhintergrundsveränderungen eine größere Rolle als der Exophthalmus. Bei intracanaliculärem Wachstum resultieren in erster Linie Opticusatrophie und Visusabnahme, bei retrobulbärer intrakranieller Ausbreitung Stauungspapille, Protrusio bulbi und Motilitätsstörungen. Die Dauer der Anamnese ist meist kurz, da Sehstörungen erfahrungsgemäß eher zum Arzt führen als ein langsam zunehmender Exophthalmus.

Neben der einseitigen Protrusio kommt bei intraorbitalen Tumoren auch eine *Dislocatio bulbi* in der vertikalen oder horizontalen Richtung, mit entsprechenden Beweglichkeitsstörungen evtl. Doppelbildner vor, welche für die Lokalisation von Bedeutung sind. Die Dislocatio bulbi fehlt bei Sehnerventumoren (Nover und Zielinski), aber auch bei Geschwülsten, die innerhalb des Augenmuskeltrichters liegen (Benedict, Iliff, Walsh).

Die *Sehschärfe* ist bei Orbitatumoren zunächst oft gar nicht beeinträchtigt und auch Augenhintergrundveränderungen treten erst dann auf, wenn die Geschwulst infolge ihrer Größe und retroorbitalen Lage eine Stauungspapille, eine Opticusatrophie verursacht. Bei retrobulbärem Sitz kann eine Abplattung des hinteren Augenpols zu Brechungsfehlern, Myopie, Astigmatismus oder horizontaler Fältelung der Netzhaut führen (ein Symptom, das nie bei Sehnerventumoren auftritt). Sitzt ein Tumor im Bereich der apikalen Orbitapartie (Orbitaspitze), kommt es nicht selten infolge venöser Rückstauung zu *Lidödem und Chemosis conjunctivae* (Benedict). Nach Love und Benedict kommt es in $^1/_4$—$^1/_3$ aller Orbitaltumoren zu *Kopfschmerzen*, welche auf die intrakranielle Ausdehnung hinweisen. Bei doppelseitigen Prozessen muß in erster Linie an den Formenkreis der hämatopoietisch-mesenchymalen Retikulosen gedacht werden.

Für die diagnostische Abklärung ist neben der Exophthalmometrie, Piezometrie bzw. Orbitometrie, welche für Malignome eine verminderte Zurückdrängbarkeit des Bulbus festellen läßt, die radiologische Untersuchung von Bedeutung.

Standard-Schädelaufnahmen (a.p. und seitlich), stereoskopische Aufnahmen, evtl. gezielte, Vergrößerungsaufnahmen der Orbita, des Foramen opticum, der Nasennebenhöhlen (Waubke und Guttmann, Glees, Rhese-Goalwin), geben vor allem bei Verkalkungen bzw. osteosklerotischen und osteolytischen Prozessen an den Orbitawänden

Aufschluß über Lage und Ausdehnung des Tumorprozesses. Als ergänzende Technik hat sich auch die Tomographie in sagittaler und frontaler, evtl. auch axialer Richtung bewährt. Ihr Vorteil liegt in der überlagerungsfreien Darstellung der vom Tumor erfaßten Knochenteile.

Sehnervengeschwülste, insbesondere die Glioblastome, entstehen meist im intraorbitalen Sehnervenabschnitt und wachsen durch den Canalis opticus in das Schädelinnere. Dies führt im Röntgenbild fast immer zu einer Erweiterung des scharf begrenzten Foramen opticum auf der befallenen Seite, welches auf Rhese-Aufnahmen gut zur Darstellung gelangt.

Allerdings kann eine Erweiterung des Opticuskanals auch bei allgemein erhöhtem Hirndruck (dann oft doppelseitig) oder bei entzündlichen (tuberkulösen) Sehnervenprozessen (MYLIUS, LOEHLEIN) zustande kommen. Bei den selteneren, von den Opticusscheiden ausgehenden, Meningeomen findet man neben der Erweiterung des Foramen opticum oft noch eine Arrosion der knöchernen Begrenzung (CRAIG und COGELA, NOVER und ZIELINSKI). Ein Defekt oder eine Impression am Sulcus chiasmatis ist meist ein Beweis für die intrakranielle Tumorausbreitung.

Im Gegensatz zu den Sehnerventumoren führen die Orbitatumoren praktisch nie zu einer Erweiterung des Sehnervenkanals (THIEL, FABEROW, BEUTEL). Besonders bei Jugendlichen führen intraorbitale Neoplasmen je nach Lage und Wachstumsrichtung zur Erweiterung der gesamten Orbita oder aber nur nach einer Seite hin, wobei es dann zu Knochenverdünnungen, Druckusuren oder Defekten kommt. Scharfe regelmäßige Begrenzung von Knochenusuren sprechen für langsames Wachstum, evtl. gutartigen Prozeß, unscharfe unregelmäßige Strukturen für infiltratives malignes Wachstum.

Während das Röntgenleerbild bei Sehnerventumoren meist zur Sicherung der Diagnose führt, gibt es bei Orbitatumoren nur etwa in der Hälfte der Fälle einen sicheren Hinweis (LOVE und DODGE, PFEIFFER, SCHURR).

Es war naheliegend für die Erkennung intraorbitaler und retrobulbärer Tumoren, welche im Röntgenbild keinen sicheren Befund zeigten, Kontrastmitteluntersuchungen heranzuziehen. 1939 konnte THIEL mit Thorotrast ein Meningeom der Opticusscheiden feststellen. Inzwischen darf dieses Mittel wegen seiner Speicherung im reticuloendothelialen System und cancerogenen Wirkung nicht mehr verwendet werden. Ölige Kontrastmittel (Lipiodol) haben sich wegen der doch häufigen Nebenwirkungen und Komplikationen (Schmerzen, Gefäßspasmen, Fettembolie, Erblindung, transistorische Hemiplegie) nicht bewährt, so daß heute noch am ehesten die von GASTEIGER und GRAUER empfohlene Sauerstoffinjektion in den retrobulbären Raum bzw. Tenonsche Kapsel, die sog. Pneumoorbitographie mit anschließender Tomographie verwendet wird. Diese Technik mit negativem Kontrast kann unter Umständen mit einem positiven wasserlöslichen Mittel zur Doppelkontrastmethode ausgebaut werden (CHINAGLIA und SANTELLI, GUADAGNO, MENNA, SASSO und PESCEL).

Trotz teilweiser Erfolge ist die Orbitographie heute weitgehend durch die Carotisangiographie (YASARGIL, TÖNNIS und SCHIEFER, BEUTEL und TAENZER) und Phlebographie ersetzt worden.

Nach der auf MONIZ zurückgehenden Kontrastmittelfüllung der Hirngefäße durch percutane Carotispunktion wurde die Carotisangiographie seit 1938 (THIEL) auch zur Darstellung der A. ophthalmica benützt. Durch methodische Verbesserungen, wie Entwicklung von Spezialgeräten für Serienangiogramme mit erhöhter Bildfrequenz und Verwendung wenig toxischer kontrastreicherer trijodierter wasserlöslicher Kontrastmittel (z.B. Urografin 76% Schering), gelingt es heute in etwa 98% die A. ophthalmica darzustellen (TÖNNIS, KRAYENBÜHL, DECKER, YASARGIL) (Abb. 18).

1949 zeigten GRINO und BILLET erstmals Angiogramme von Orbitageschwülsten; 1951 wurden die Eigengefäße des Auges vom arteriographischen Gesichtspunkte aus von SCHURR beschrieben. Bei pathologischen Orbitatumorprozessen kommt es zu Gefäßkaliberschwankungen (Erweiterung, Einengung), Verlaufsveränderung (Anhebung, Ver-

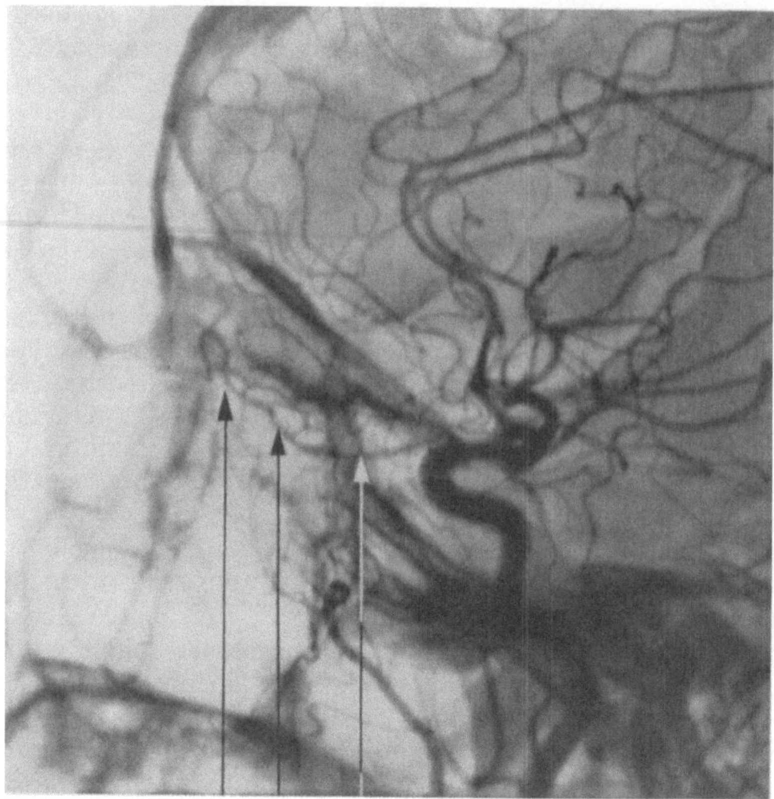

Abb. 18. Carotisangiogramm (seitlicher Bildausschnitt). A. ophthalmica (Pfeile) verläuft im hinteren Orbitaabschnitt leicht bogenförmig nach unten, infolge Verdrängung durch Tumor (Cylindrom der Tränendrüse)

drängung) oder zur Bildung tumoreigener Gefäßbildungen mit arteriovenösen Shunts und Schlängelung. Während Smith die Carotisangiographie grundsätzlich präoperativ bei Verdacht auf Orbitatumoren empfiehlt, sollte die Indikation zu dieser Untersuchungsmethode in der Ophthalmologie auf diejenigen Fälle beschränkt werden, bei denen die Klinik eine intrakranielle Ausdehnung eines Orbita- oder Opticustumors wahrscheinlich macht (z.B. pulsierender Exophthalmus). Immerhin kann die Angiographie bei weit im Orbitatrichter gelegenen Tumoren wertvolle lokalisatorische, evtl. sogar artspezifische Hinweise geben (Grino und Billet). Durch subcutane Punktion der V. angularis, eventuell, einer Strinhautvene, bei gleichzeitiger Kompression der Gesichts- und Stirnvenen (Yasargil, Gerlach und Simon), gelingt die Darstellung des venösen Gefäßsystems der Orbita (Phlebographie). Auf diese Weise lassen sich, besonders anhand von Vergleichsphlebogrammen des gesunden Auges, angiomatöse Alteration (Varicen, intermittierender Exophthalmus), oft auch der Sinus cavernosus darstellen (Dejean und Boudet, Bregeat, David und Fischgold, Gloning und Hayden, Gloning und Klausberger, Paleiras u. Mitarb.).

2. Therapie

Das therapeutische Vorgehen bei malignen retro- und intraorbitalen Tumoren richtet sich weitegehend nach der Histologie (Strahlensensibilität), dem Sitz und der Ausdehnung des Tumorprozesses. Eine Probebiopsie evtl. mit Schnellschnittuntersuchung muß zunächst abklären, ob rein strahlentherapeutisch oder chirurgisch vorgegangen werden muß. Handelt es sich um einen strahlensensiblen malignen Prozeß der lymphatischen Reihe, beispielsweise Lymphosarkom, großfollikuläres Lymphoblastom, einen Mobus Hodgkin,

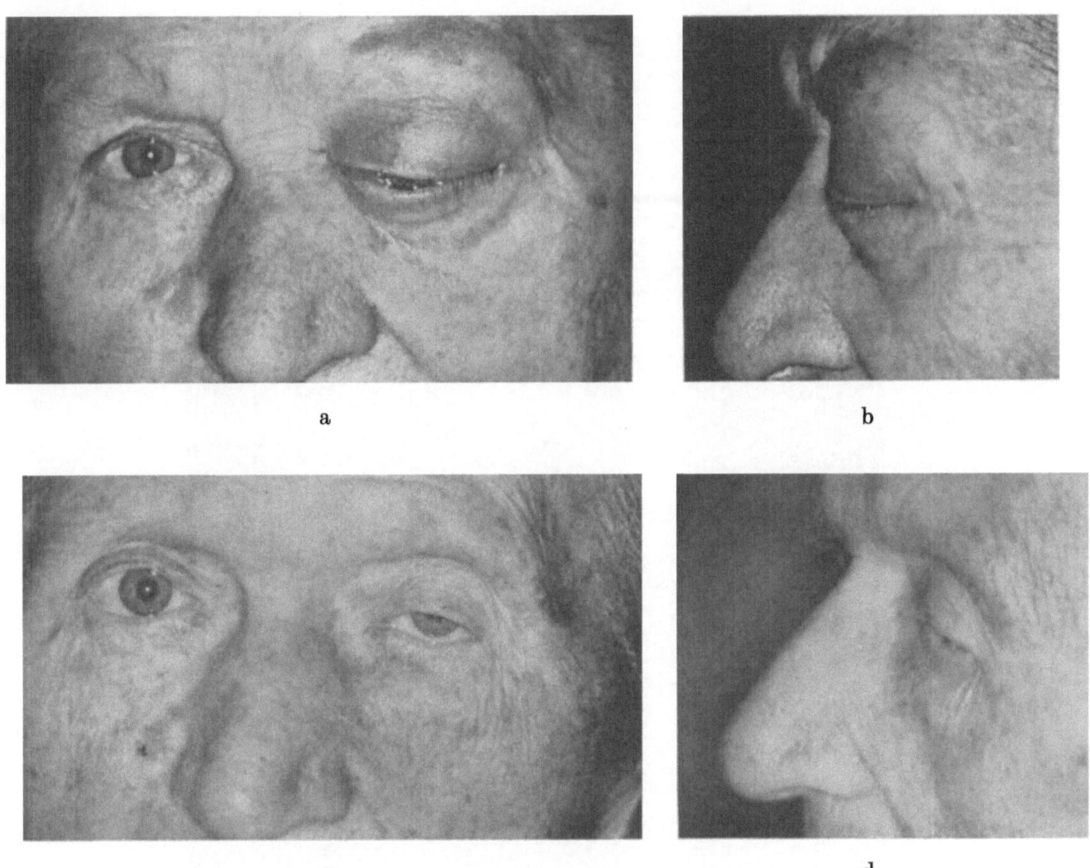

Abb. 19. a 85jährige Patientin (De. M. Sig. 1392). Histologisch verifiziertes intraorbitales Lymphosarkom rechts mit Protrusio und Dislocatio bulbi mit Lidödem. Vorderansicht; b Dieselbe Patientin, Seitenansicht; c Dieselbe Patientin 6 Monate nach Bestrahlung. Vorderansicht; d Dieselbe Patientin 6 Monate nach Bestrahlung. Seitenansicht. Technik: Caesium-137-Bombe. Ein rechtes direktes vorderes, ein rechtes Stirnfeld mit entsprechender Einwinkelung. Tägliche Einzeldosis 2 × 300 R, Gesamtdosis 2800 R am Herd in 20 Tagen. (Zentrales Strahlen-Institut, Kantonsspital St. Gallen)

ein Reticulumsarkom oder Neuroblastom, um nur die häufigsten Formen zu nennen, kommt eine alleinige Strahlenbehandlung in Frage. Je nach Sitz, Lage und Größe muß mit verschiedener Technik gearbeitet werden. Ist der Tumor beispielsweise im Bereich der Tränendrüse, also mehr an den äußeren Partien der Orbita, kann mit Oberflächen- oder Halbtiefentherapie, unter Abdecken der Cornea und Linse bestrahlt werden, bei tieferem oder retrobulbärem Sitz empfehlen wir eine 3-Felder-Stehfeldtechnik (ein direktes, ein temporales und ein entsprechend eingewinkeltes Stirnfeld) mit Caesium oder Cobaltbombe, wenn nicht vorhanden, konventionelle Therapie mit 250—300 kV und einer HWS von 3—4 mm und 40—50 cm FHA (vgl. auch REESE). Die Herddosis beim Lymphosarkom liegt zwischen 1500—2500 rad in 10—15 Tagen, beim Reticulumzellsarkom etwas höher zwischen 2500—3500 rad in 20—30 Tagen (Abb. 19a—d).).

Ist das Leiden bereits weiter ausgebreitet im Sinne der Generalisation, kommt lokal an der Orbita nur noch eine palliative Bestrahlung in Frage.

Beim ebenfalls radiosensiblen Rhabdomyosarkom, welches oft rezidiviert und dann eine geringere Sensibilität aufweist, sind nach LEDERMAN und REESE Herddosen von 5000—6000 R in 6—8 Wochen nötig und nur sinnvoll, wenn sie unter den Kautelen der Supervolttherapie (2 MeV, ^{60}Co, evtl. Betatron) durchgeführt werden können, um Strahlenschäden möglichst zu vermeiden. Auch bei den Carcinomen der Nasennebenhöhlen, welche in die Orbita einwachsen, ist nur eine Therapie mit ^{60}Co oder Betatron aussichtsreich,

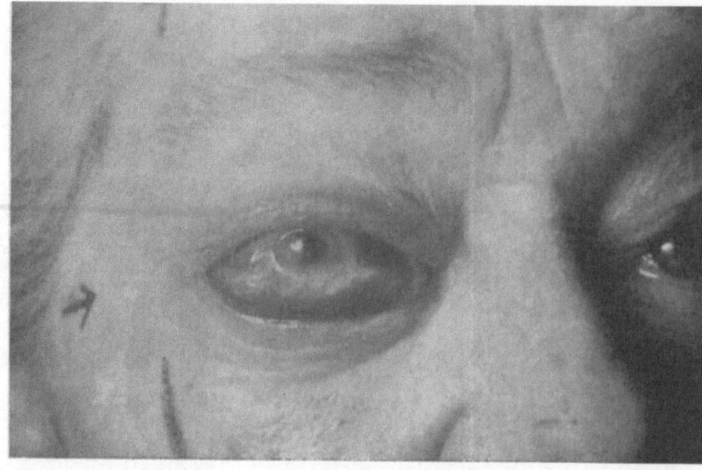

a

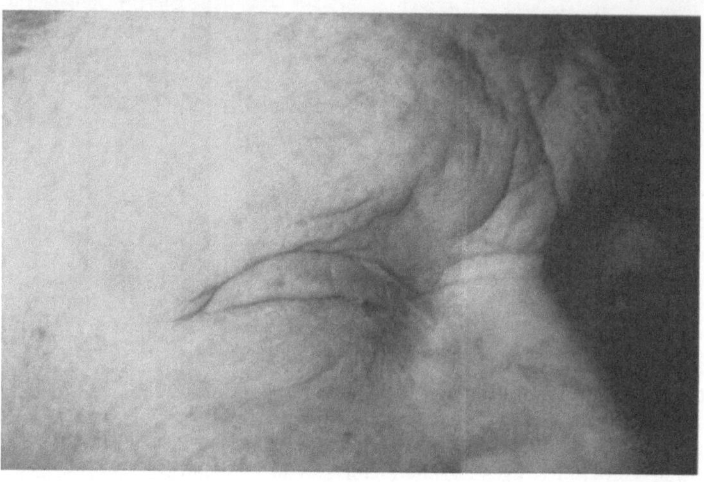

b

Abb. 20. a 69jährige Patientin (H.H. Sig 8685). Retroorbitale Metastase rechts bei Mammacarcinom mit Protrusio bulbi, Lidödem und Chemosis conjunctivae. Lidschluß nicht möglich. Vor der Bestrahlung des Retroorbitalraumes; b Dieselbe Patientin 2 Jahre nach der Bestrahlung. Technik: 3 Stehfelder (direkt, supraorbital, seitlich), jedes Feld 10 × 300 R, insgesamt 3 Wochen = 9000 R, 250 kV, Thoräusfilter, 2,9 mm HWS, 6 × 8 cm Feldgröße, 40 cm FHA). Errechnete Tumorherddosis 5400 R. Keine Visusstörungen, keine Strahlenspätveränderungen. Lidschluß normal. (Zentrales Strahlen-Institut, Kantonsspital St. Gallen)

wobei mit dem entsprechenden Fachchirurgen der Therapieplan aufgestellt werden muß. Bei einer Vorbestrahlung werden mit einer Mehrfeldtechnik, möglichst unter Schutz des nicht befallenen Auges, eine Herddosis von ca. 5000 rad in 3 Wochen eingestrahlt, nach einer Reaktionspause von ca. 4—6 Wochen die Operation und Nachbestrahlung mit 3000 R in 2—3 Wochen angeschlossen.

Bei den primären Knochensarkomen führt die alleinige Bestrahlung mit Hochvolttechnik und einer Herddosis von 3000—4000 rad in 3—4 Wochen beim Ewing-Sarkom und Knochenreticulumzellsarkom lokal zu guten Ergebnissen, während beim wenig sensiblen osteogenen Sarkom (osteosklerotische und osteolytische Variante), Chondro- und Fibrosarkom die Operation die schlechte Prognose mit frühzeitigen Lungenmetastasen selten ändern kann.

Das eosinophile Knochengranulom hat mit operativer und Strahlentherapie meist eine gute, das Plasmocytom mit Strahlentherapie und Cytostatica eine schlechte Prognose, wenn es sich nicht um eine lokalisierte Form handelt.

Die alleinige und in der Praxis relativ häufig vorkommende Strahlentherapie der metastatischen Orbitatumoren wird im Sinne einer palliativen Bestrahlung mit Hochvoltapparaten, Cobalt-60-Bombe oder Betatron, durchgeführt. Die Linse kann durch entsprechende Größe und Einstellungsrichtung des Strahlenkegels oft geschützt werden. Bei Verwendung eines direkten Feldes sollte ein Tubus mit zentralem Absorberkern (BECKER und BAUM) als Linsenschutz verwendet werden. Ein Linsenschutz ist auch bei Metastasen anzustreben, da die Patienten oft noch mehrere Jahre leben und Linsenschädigungen sich psychologisch für den Betroffenen immer ungünstig auswirken.

Die Dosis schwankt je nach der Histologie beim Neuroblastom, Sympathogoniom um 2000 rad in 10—15 Tagen sowie 4000—5000 rad beim Mammacarcinom, Bronchuscarcinom, Hypernephrom in 20—30 Tagen, während bei der Struma maligna je nach dem Speicherungsvermögen (Jod-Tracer, Scintigramm) neben der Radiotherapie eine Behandlung mit radioaktivem ^{131}J in Frage kommt (Abb. 20a und b).

Literatur

ACKERMANN, L. V., DEL REGATO, J. A.: Malignant melanomas of the skin. Cancer, p. 169. St. Louis: C. V. Mosby Co. 1947.

AFFLECK, D. H.: Melanomas. Cancer (Philad.) **27**, 120—138 (1936).

ALBERTI, W.: Esiste una retinite professionale da raggi Roentgen? Radiol. med. (Torino) **13**, 401 (1926).

ALBERTINI, A. VON: Histologische Geschwulstdiagnostik. Stuttgart: Thieme 1955.

ALLAN, A. C.: A reorientation on the histogenesis and clinical significance of cutaneous nevi and melanomas. Cancer (Philad.) **2**, 28—56 (1949).

— SPITZ, S.: Malignant melanoma. A clinicopathological analysis of the criteria for diagnosis and prognosis. Cancer (Philad.) **6**, 1—45 (1953).

APPELMANS, M., MICHIELS, J., MOUSSET, CL.: Exophthalmies tumorales chez l'enfant. Résults de l'épreuve au ^{32}P. Bull. Soc. Belge Ophtal. **121—123**, 583 (1959).

— WOUTERS, K.: Detection des tumeurs malignes de l'orbite par le phosphore radioactif. XVIII. Conc. Opthtal. 1958. Acta Belg. **1**, 513 (1959).

ASH, J. E.: Epithelial tumors. Amer. J. Ophtal. **33**, 1203—1219 (1950).

AULAMO, R.: Experimentelle Untersuchungen über die Wirkung der Röntgenstrahlen auf die Kaninchen. Acta ophthal. (Kbh.) **6**, 489 (1928).

AURIG, G.: Das Melano-Zytoblastom, ein diagnostisches und therapeutisches Problem. Zbl. Chir. **80**, 112 (1955).

BACLESSE, F., DOLLFUS, M. A., ENNUYER, A., REVERDY, J.: La radiothérapie des épitheliomas des paupières. J. Radiol. Électrol. **27**, 515 (1946).

— ENNUYER, A.: Indications de la radiothérapie de près "dite de contact", dans le traitement des affections oculopalpébrales. J. Radiol. Électrol. **28**, 235 (1947).

BADTKE, G.: Die Mißbildungen des menschlichen Auges. In: Der Augenarzt, K. VELHAGEN, Bd. IV. Leipzig: VEB Georg Thieme 1961.

— TOST, M. W., LOHSE, K.: Zur Differentialdiagnose intraokularer Tumoren. Krebsprobleme in der Augenheilkunde. Bücherei des Augenarztes, 179—207 (1965).

BAKER, W. H., NATHANSON, J. T., SELVERSTONE, B.: Use of radioactive Potassium (K^{42}) in the study of benign and malignant breast tumors. New Engl. J. Med. **252**, 612 (1955).

BANGERTER, A., HOHL, K.: Beitrag zur Differentialdiagnose der Chorioidaltumoren. Schweiz. med. Wschr. 1195—1198 (1957).

BARBIERI, L. L., STORGOLINI, G. S., GRAZIANO, F. M., MANARESI, A.:. Minerva oftal. **2**, 49 (1960).

BECKER, J.: Strahlentherapeutische Anwendung von radioaktivem Kobalt in Form von Perlen. Strahlentherapie **86**, 540 (1952).

— Fortschritte auf dem Gebiete der Radiochirurgie mit radioaktiven Isotopen. Ärztl. Forsch. **6**, 249—257 (1952).

— Künstliche radioaktive Isotope in Physiologie, Diagnostik und Therapie. Hrsg. von H. SCHWIEGK. Berlin-Göttingen-Heidelberg: Springer 1953.

— BAUM, F. K.: Der Schutz der Augenlinse bei Bestrahlung intraorbitaler Tumoren mit schnellen Elektronen. Strahlentherapie **113**, 351—355 (1960).

— SCHEER, K. E.: Radiokobalt als plastisches Präparat zur Strahlenbehandlung. Strahlentherapie **85**, 581 (1951).

BENEDICT, W. L.: Tumors and cysts arising near apex of orbit. Amer. J. Ophthal. **6**, 183—201 (1923).

— Treatment of uveal diseases. J. Indian med. Ass. **17**, 408—414 (1924).

— Bony tumors of orbit. Ohio med. J. **21**, 557—561 (1925).

— Osteoma of sphenoid bone producing unilateral exophthalmos. Surg. Clin. N. Amer. **7**, 1501—1505 (1927).

— Surgical treatment of tumors and cysts of orbit: eleventh de Schweinitz lecture. Amer. J. Ophthal. **32**, 763—773 (1949).

— Diseases of the orbit. tumors. Amer. J. Ophthal. **54**, 26—36 (1949/50).

— KNIGHT, M. S.: Inflammatory pseudotumor of orbit. Arch. Ophthal. **52**, 582—593 (1923), also in N.Y. J. Med. **23**, 435—440 (1923).

BENJAMIN, B., CUMINGS, J. N., GOLDSMITH, A. J. B., SORSBY, A: Prognosis in uveal melanoma. Brit. J. Ophtal. **32** 724—747 (1948).

Bettmann, J. W.: Radioactive phosphorus as diagnostic aid in ophthalmology. Arch. Ophthal. **51**, 171—179 (1954).
— Fellows, V.: Scintillation counter for the diagnosis of intraocular melanomas. Amer. J. Ophthal. **39** (Part. II of the February issue), 170—177 (1955).
Beutel, A.: Zur Röntgendiagnose der Dermoide und Cholsteatome der Orbita. Fortschr. Röntgenstr. **60**, 360 (1939).
— Taenzer, A.: Röntgendignostik der Orbitae, der Augen und der Tränenwege. Handbuch der medizinischen Radiologie, Bd. VII/2, S. 673—796. Berlin-Heidelberg-New York: Springer 1963.
Birch-Hirschfeld, A.: Die Wirkung der Röntgen- und Radiumstrahlen auf das Auge. Albrecht v. Graefes Arch. Ophthal. **59**, 229 (1904).
— Weiterer Beitrag zur Wirkung der Röntgenstrahlen auf das menschliche Auge. Albrecht v. Graefes Arch. Ophthal. **66**, 104 (1907).
— Zur Wirkung der Röntgenstrahlen auf das menschliche Auge. Klin. Mbl. Augenheilk. **46**, 129 (1908).
— Ergebnisse der allgemeinen Pathologie und pathologischen Anatomie (Lubarsch-Ostertag), Erg.-Bd. 14, S. 483. Berlin: Springer 1910.
— Die Wirkung der strahlenden Energie auf das Auge. Erg.-Bd. 16, S. 603. Berlin: Springer 1914.
— Zur Schädigung des menschlichen Auges durch Röntgenstrahlen. Z. Augenheilk. **45**, 199 (1921).
— Zur Schädigung des menschlichen Auges durch Röntgenstrahlen. Z. Augenheilk. **50**, 135 (1921).
— Zur Frage der Schädigung des Auges durch Röntgenstrahlen. Strahlentherapie **12**, 565 (1921).
Bode, H. G.: Über die Nahbestrahlung von Epitheliomen. Derm. Z. **73**, 317 (1936).
— Zur Leistungsfähigkeit der Nahbestrahlung bei Epitheliomen der Haut. Derm. Z. **75**, 313 (1937).
— Über weitere Erfahrungen mit der Nahbestrahlungsmethode bei Haut- und Lippenkarzinomen. Med. Welt **12**, 235 (1938).
— Über die praktische Anwendung der Rö- und Ra-Strahlen bei Hautkrankheiten. Strahlentherapie **67**, 603 (1940).
— Die Indikation und Dosierung der Rö-Strahlen beim Hautkrebs. Z. Haut- u. Geschl.-Kr. **2**, 274 (1947).
— Kliegel, H.: Richtlinien für die Anwendung der Nahbestrahlung bei Epitheliomen der Haut. Strahlentherapie **66**, 96 (1939).
Braun, R.: Über die Chaoulsche konzentriert-fraktionierte Röntgennahbestrahlung bösartiger Lidtumoren. Klin. Mbl. Augenheilk. **101**, 557—563 (1938).
Bregeat, P., David, M., Fischgold, H.: Medifications de la clinside antérieure par les processus tumoraux ou les malformations vasculaires; incidences ophtalmologiques. Bull. Soc. Ophthal. Fr. **66**, 144—150 (1953).
— Fischgold, H., David, M.: Quelques réflexions sur la radiographie des gliomes du chiasma. Bull. Soc. franç. Ophtal. **67**, 271—277 (1954).
Bullo, E.: Risultati della radioterapia dei melanoblastomi. Radiol. med. (Torino) **26**, 949 (1939).
Busacca, A., Sighinolfi, P.: Azione dei raggi Roentgen sulle fibre del cristallino. Boll. Oculist. **4**, 769 (1925).
Callender, G. R., Wilder, H. C., Ash, J. E.: 500 malignant melanomas of choroid and ciliary body followed five years or longer. Amer. J. Ophthal. **25**, 962—967 (1942).
Casolino, L.: Retinite pigmentaria da raggi X? Ann. Ottal. **53**, 1003 (1925).
Castro, M. De: Cancer da pálpebra. Resen. clin.-cient. **17**, 344—346 (1948).
Chalupecky, H.: Über die Wirkung der Röntgenstrahlen auf das Auge und die Haut. Zbl. prakt. Augenheilk. **21**, 234, 386 (1897).
— Über die Wirkung verschiedener Strahlungen auf das Auge. Strahlentherapie **8**, 114 (1918).
Chaoul, H., Greineder, K.: Die Behandlung des malignen Melanoms mit der Röntgen-Nahbestrahlung. Strahlentherapie **56**, 40 (1940).
— Wachsmann, F.: Die Nahbestrahlung. Stuttgart: G. Thieme 1953.
Chinaglia, V., Santelli, F.: Su di un caso di esoftalmo unilaterale da meningioma "a placca" dell'ala dello stenoide. Riv. oto-neuro-oftal. **29**, 201—225 (1954). Ref. in Zbl. ges. Ophthal. **63**, 30 (1954/55).
— — Contributo allo Studio dei pseudo-tumori infiammatori dell'orbita. Ann. Ottalm **79**, 451—474 (1953).
Cholnocky, T. del: Chirurgie des épithéliomas de la face. J. Chir. (Paris) **66**, 449 (1950).
Cogan, D. G.: Lesions of the eye from radient energy. J. Amer. med. Ass. **142**, 145—151 (1950).
— Donaldson, D. D.: Experimental radiation cataracts. I cataracts in the rabbit following single X-rays exposure. Arch. Ophthal. **45**, 508—522 (1951).
Correns, H. J., Juette, A., Dressler, E.: Tumordiagnostik am Auge mit radioaktiven Isotopen. Med. Klin. **56**, 1629—1632 (1961).
Craig, W. McK., Gogela, L. J.: Intraorbital Meningiomas. A clinico-pathologic study. Amer. J. Ophthal. **32**, 1663—1679 (1949).
Darier, A.: Roentgenstrahlen und Bequerelstrahlen in der Augentherapie. Ophthal. Klin. **7**, 317 (1903).
Darier, J.: Précis de Dermatologie, 14. Aufl. Paris: Masson & Cie. 1928.
— La dermatose précancerose de Bowen dyskératose lenticulaire et en disques. Ann. Derm. Syph. (Paris) **5**, 449—471 (1914/15).
— Le mélanome malin mésenchymateux ou mélanosarcome. Bull. Ass. franç. Cancer **14**, 221—248 (1925).
Davids, B.: Über die Entstehung des Melanosarkoms und das Problem der malignen Entartung auf Grund neuer Befunde an 42 Tumoren menschlicher Augen. Z. Krebsforsch. **50**, 108 (1953).
Decker, K.: Die A. ophthalmica im Karotisangiogramm. Fortschr. Röntgenstr. **82**, 667—673 (1955).
— Röntgendiagnostische Methoden in der Ophthalmoneurologie in Augenheilkunde in Klinik u. Praxis, S. 302. Stuttgart: F. Enke 1958.
— Klinische Neuroradiologie. Stuttgart: G. Thieme 1960.

DEJEAN, CH., BOUDET, CH.: Du diagnostic des varices de l'orbite et de leurs complications par la phlébographie. Bull. Soc. franç. Ophtal. **64**, 374—377 (1951).

DOLLFUS, M. A.: Therapeutic results in one hundred cases of epithelioma of the lid treated by irradiation at the Radium Institute of Paris between 1935 and 1937. Arch. Ophthal. **23**, 1335 (1940).

— Les complications oculaires des irradiations et rayons X. Ann. Oculist (Paris) **177**, 16—41 (1940).

— Part à la discussion du rapport du docteur DOLLFUS. Bull. Soc. franç. Ophtal., Nov./Déc. No 2, 15—18.

— L'Utilisation des radio-isotopes dans le diagnostic des tumeurs oculaires. 18 Concil. ophthal. 1958, belg. Acta **1**, 501 (1959).

— GUERIN, R. A., GUERIN, M. T.: Utilisation des radio-isotopes dans le diagnostic des tumeurs oculaires. Arch.Ophtal. (Paris) **18**, 5—16 (1958).

DONN, A., MCTIGNE, W.: The radioactive phosphorus uptake test for malignant melanoma of the eye. Arch. Ophthal. **57**, 668 (1957).

DRIVER, J. R., COLE, H. N.: Epithelioma of the eyelids and canthi. Amer. J. Roentgenol. **41**, 616 (1939).

DUNPHY, E. B.: The role of radioactive phosphorus in the diagnosis of ocular malignancy. Trans. ophthal. Soc. U. K. **76**, 137 (1956).

— DOWLING, F. L., SCOTT, A.: Experience with radioactive phosphorus in tumor detection. Arch. Ophthal. **57**, 485 (1957).

— DREISLER, K. K., CADIGANI, J. B., SWEET, W. H.: The uptake of radioactive phosphorus by intraocular neoplasms. Amer. J. Ophthal. **37**, 45—54 (1965).

EHLING, V., KROKOWSKI, E.: Schäden durch Röntgenstrahlen am Kaninchenauge in Abhängigkeit von Dosis und Strahlenqualität. Fortschr. Röntgenstr. **86**, 469 (1957).

EISENBERG, J. J., LEOPOLD, I. A., SKLAROFF, D.: Use of radioactive phosphorus in detection of intraocular neoplasms. Arch. Ophthal. **51**, 633 (1954).

— TERNER, J. S., LEOPOLD, J. A.: Use of P^{32} as an aid in diagnosis of intraocular neoplasms. Arch. Ophthal. **52**, 741 (1954).

ELLINGER, F.: The biologic fundamentals of radiation therapy. Amsterdam: Elsevier Publishing Cr. 1941.

ELLIS, F.: Die therapeutische Verwendung radioaktiver Isotope, eine kritische Übersicht. Strahlentherapie **103**, 176 (1957).

EWING, M. R.: Large angio-endothelioma of buttom. Brit. J. Surg. **35**, 436 (1948).

FAVRE, M., ZUPPINGER, A.: Untersuchungen über den Strahlenkatarakt. Acta radiol. (Stockh.) Suppl. **188**, 81—86 (1959).

FITZPATRICK, T. B.: Human melanogenesis. Arch. Derm. **65**, 379 (1952).

GASTEIGER, H.: Zur Diagnose der Doppelperforation des Augapfels mit Hilfe von Lufteinblasung in den Tenonschen Raum. Fortschr. Röntgenstr. **40**, 272—278 (1929).

GASTEIGER, H., GRAUER, S.: Über die Wirkung der fraktionierten Röntgenbestrahlung auf das Kaninchenauge. Arch. Augenheilk. **108**, 498 (1934).

GILLETTE, R., BODENSTEIN, D.: Specific developmental inhibitions produced in amphibian embryos by a nitrogen mustard compound. J. exp. Zool. **103**, 1—32 (1946).

GILSTON, R. J.: Clinical and pathologic study of malignant melanoma. N. Y. J. Med. **52**, 1015 (1952).

GLEES, M.: Über den Wert direkt vergrößerter Röntgenaufnahmen für die augenärztliche Diagnosik. Klin. Mbl. Augenheilk. **133**, 552 (1958).

GLONING, K., HAYDEN, K.: Angiographische Diagnose eines orbitalen Tumors. Wien. Z. Nervenheilk. **7**, 58—61 (1933).

— KLAUSBERGER, E.: Nachweisbare Druckdifferenzen des Gehirnkreislaufes. Wien. klin. Wschr. **64**, 460 (1952).

GOALWIN, H.: Die exakte radiographische Darstellung des Canalis opticus. Fortschr. Röntgenstr. **32**, 218—222 (1924).

— One thousand optic canals; clinical, anatomic and roentgenologic study. J. Amer. med. Ass. **89**, 1745—1748 (1927).

GODFREDSEN, E.: Studies on orbital tumors. Acta ophthal. (Kbh.), Suppl. **25**, 279—293, 295—310 (1947).

— The orbit, the ocular adnexa and the skull. Adv. Ophthal., vol. 2, p. 133—185. Basel-New York: S. Karger 1953.

— LINDGREN, S.: Orbital palpebral and epibulbar lymphomas; studies on orbital tumors. Acta ophthal. (Kbh.) **31**, 29—41 (1953).

GOLDMANN, H., LIECHTI, A.: Experimentelle Untersuchungen über die Genese des Röntgenstars. Albrecht v. Graefes Arch. Ophthal. **138**, 722 (1938).

GORSKY, L. A.: Die Bedeutung des radioaktiven Phosphors ^{32}P in der Diagnose von Augentumoren. Red. in Zbl. ges. Ophthal. **91**, 102 (1964).

GREINEDER, K., NEUMANN, W.: Neue Ergebnisse über die Nahbestrahlung des malignen Melanoms. Strahlentherapie **66**, 89 (1939).

GREVE, W.: Die Röntgenbestrahlung der Hautgeschwülste an der Universitätsklinik Ziegelstr., Berlin, in den Jahren 1935—1949. Strahlentherapie **89**, 401—408 (1953).

GRINO, A., BILLET, E.: The diagnosis of orbital tumors by angiography. Amer. J. Ophthal. **32**, 897—911 (1949).

GRUENEBERG, TH.: Der Hautkrebs im Bereich des Gesichtes und seine Therapie. Medizinische, 676 (1954), 1. Halbjahr.

GUADAGNO, N., MENNA, F., SASSO, M., PESCHE, L.: Orbitografia con mezzo di contrasto indrosolubile. Arch. Ottal. **66**, 85 (1962).

HAENISCH, G. H., HOLTHUSEN, H., LIECHTI, A.: Einführung in die Röntgenologie. Leipzig: 1948.

HALTER, K.: Melanombehandlung durch Röntgenbestrahlung nach CHAOUL. Strahlentherapie **73**, 619 (1943).

HAMILTON, J. B.: Prognosis of sarcoma of choroid. N. Z. med. J. (Suppl.), 28—35 (1948).

Hartmann, E., Fontaine, M.: Atrophie de la glande lacrimale avec irritation oculaire après radiothérapie de la face. Bull. Soc. Ophthal. Fr., 191 (1947).
Hayden, K., Gloning, K.: Zur Angiographie der orbitalen Gefäße und des Sinus cavernosus. Wien. klin. Wschr. **64**, 112 (1952).
Hellner, H.: Zur Frage der Krebsbekämpfung. Dtsch. med. Wschr. **78**, 1489—1493 (1953).
Hellriegel, W.: Zur Behandlung der malignen Melanome. Strahlentherapie **86**, 548 (1952).
Hergarten, H., Hergarten, L.: Das Melanoblastom und seine Therapie mit eigenen Erfahrungen in der Nahbetrahlungsmethode. Fortschr. Röntgenstr. **75**, 559 (1951).
Herzog, K.: Naevus pigmentosus — Melanocarcinom. Ther. d. Gegenw. **92**, 458—460 (1953).
Hess, P.: Röntgen- und Radiumbehandlung; ein Leitfaden für die Praxis. Strahlentherapie, Sonderbd. 24. Berlin: Urban & Schwarzenberg 1948.
Hessberg, R. J.: Die Röntgentherapie in der Augenheilkunde. Kurzes Handbuch der gesamten Röntgen-Diagnostik und Therapie, S. 849.: 1928.
Hintze, A.: Behandlung und Heilung des malignen Melanoms. Langenbecks Arch. klin. Chir. **55**, 183 (1955).
— Erfolge der Radiumbehandlung beim Carcinom. Strahlentherapie **69**, 579 (1941).
Hoed, D. den, Stoel, G., Vries, S. de: Untersuchungen über Zweckmäßigkeit des Augenschutzes bei Bestrahlung des Augenlides. Klin. Mbl. Augenheilk. **82**, 158 (1929).
Hoepping, W.: Die Therapie des Retinoblastoms. 2. Kongr. Europ. Ges. Ophthalm., Wien 1964. Additamentum ad vol. **151**, 730—737 (1966).
Hoffmann, W.: Augenheilkunde in Praktische Strahlentherapie von Wolfgang Knierer. Stuttgart-Zürich-Wien: Medica Verlag 1957.
Hohl, K.: Einige grundsätzliche Bemerkungen zur Behandlung der Malignome im Bereich der äußeren Augenregion. Krebsprobleme in der Augenheilkunde. Bücherei des Augenarztes, 44. Heft, S. 143—153. Stuttgart: Ferdinand Enke 1965.
— Thiel, R.,: Die bösartigen Geschwülste der Lider der Bindehaut und der Orbita. Forum ophthalmologicum der Dtsch. Ophthal. Ges. (100-Jahrfeier), Heidelberg 1957. Dtsch. ophthal. Ges. **61**, 269 (1957).
Holfelder, H.: Welche Behandlung bietet die beste Heilungsaussicht beim Melanosarkom. Röntgenpraxis **1**, 19 (1929).
Hornberger, W.: Beitrag zur Klinik und Therapie der Ohrmuschelcarcinome. Strahlentherapie **79**, 207 (1949).
Horst, W., Ullerich, K.: Hypophysen-Schilddrüsen-Erkrankungen und endokrine Ophtahlmopathie. Stuttgart: Ferdinand Enke 1958.
— Sautter, H., Ullerich, K.: Radiojoddiagnostik und Strahlentherapie der endokrinen Ophthalmopathie. Dtsch. med. Wschr. **85**, 730—732, 794—798, 1. Halbjahr (1960).
Hultberg, S.: Untersuchungen über die Röntgen-Nahbestrahlung. Acta radiol. (Stockh.), Suppl. 45 (1943).
Iliff, C. H., Ossofsky, H. J.: Tumors of the eye and adnexa in infancy and childhood. Springfield (Illinois): Ch. Thomas 1926.
Ingalls, R. G.: Tumors of the orbit and allied pseudotumors. Springfield (Illinois): Ch. Thomas 1953.
Jakoby, Dr. J.: Experimentelle Untersuchungen über Schädigungen des Auges durch Röntgenstrahlen. Strahlentherapie **16**, 492—506 (1924).
Joyce, A.: Technique of treatment of intraocular tumors with radon seeds. Amer. J. Ophthal. **46**, 649—653.
— Recent trends in the treatment of intraocular cancer. Aust. N. Z. J. Surg. **30**, 117—127 (1960).
— Scott, R. K.: Treatment of intraocular tumors with radon. 17th Intern. Congr. Ophthal. Acta **1**, 453—460 (1954).
Juette, A., Dressler, E., Correns, H. J.: Zur Diagnostik intraocularer Tumoren mit radioaktivem Phosphor. Klin. Mbl. Augenheilk. **140**, 313—323 (1962).
— Rossochowitz, W., Mehlhorn, R.: Tumordiagnostik am Auge mit radioaktiven Isotopen. Med. Wiss. Ges. f. Augenheilk., 3. Wiss. Sitzg in Greifswald 1962. Klin. Mbl. Augenheilk. u. augenärztl. Fortbild. **144**, 317 (1964).
Kalkoff, K. W.: Zur Therapie von Melanomalignomen und Naevuszellnaevi. Strahlentherapie **98**, 59 (1955).
Kleifeld, O., Hockwin, O.: Zur Speicherung radioaktiven Phosphors in gesunden und kranken menschlichen Augen. Dtsch. ophthal. Ges. **62**, 86 (1959).
Knapp, P.: Beitrag zur Röntgenbehandlung von Augentumoren. Schweiz. med. Wschr. **34**, 761—764 (1924).
Knoll, V.: Naevus pigmentosus — Malines Melanom. Dtsch. med. Wschr. **76**, 1103 (1951).
Krayenbühl, H.: Diagnostic value of orbital angiographie. Brit. J. Ophthal. **42**, 180 (1958).
— Richter, A. R.: Die cerebrale Angiographie. Stuttgart: Georg Thieme 1952.
— Yasargil, G.: Der cerebrale kollaterale Blutkreislauf im angiographischen Bild. Acta neurochir. (Wien) **6**, 30—80 (1958).
Krohmer, J. S., Thomas, C. I., Storaasli, J. P., Friedell, H. L.: Detection of intraocular tumors with use of radioactive phosphorus. Radiology **61**, 916—921 (1953).
Krokowski, E., Ehling, V.: Wachstumshemmung der Linse am röntgenbestrahlten Kaninchenauge. Fortschr. Röntgenstr. **87**, 222 (1957).
— — Die Entwicklung der Radiokatarakt in Abhängigkeit vom Alter. Fortschr. Röntgenstr. 88, 591 (1958).
— — Strahlenbelastung und Strahlengefährdung des Auges. Dtsch. med. Wschr. **41**, 2081—2086 (1962).
Kummer, L., Salmann, L.: Über Irisverfärbung nach Radiumbestrahlung. Albrecht v. Graefes Arch. Ophthal. **121**, 238 (1929).
Laborde, S.: Les états précancereux. Progr. Méd. (Paris) 81, 38—387 (1953).
— Billiard, J.: Le traitement du cancer des paupières. Bull. Ass. franç. Cancer **29**, 59—69 (1940).

LANE, L. A.: Radium in lesions of the cornea (Radium bei Hornhauterkrankungen). Zbl. ges. Ophthal. **29**, 288 (1933).

LARSSON, H.: Results of radiotherapy of epibulbar tumors at Radiumhemmet, Stockholm, 1920—1940. Acta radiol. (Stockh.) **27**, 358 (1946).

LASTHAUS, M.: Beitrag zur Behandlung des Melanoms. Bruns' Beitr. klin. Chir. **182**, 435–439 (1951).

LEDERMANN, M.: Radiotherapy of epibulbar malignant melanomata. Trans. ophthal. Soc. U. K. **73**, 399 (1953).

— Radiotherapy of cancerous and precancerous melanosis. Trans. ophthal. Soc. **78** (1958).

— Radiotherapy of malignant melanomate of the eye. Brit. J. Radiol. **34**, 397 (1961).

— The radiosensitivity of the malignant melanomata. Proc. roy. Soc. Med. **54**, June (1961).

— Radiotherapy in the treament of orbital tumors. Brit. J. Ophthal. **40**, 592—610 (1956).

— Technique of radiation treatment of orbital tumors. Brit. J. Radiol. **30**, 469—476 (1957).

LEOPOLD, I. A., DUNPHY, E. B.: The diagnosis and management of intraocular melanomas. A Symposium. Trans. Amer. Acad. Ophthal. Otolaryng. **62**, 517 (1958).

LICSKO, A.: Glaukom nach Röntgenbestrahlung. Szemészet **56**, 15—17 (1922). Ref. i. Zbl. ges. Ophthal. **8**, 394 (1923).

— Bemerkung zu dem Aufsatz: Anatomische Beiträge zur Irisatrophie bei Glaukom von K. BERGLER. Zbl. ges. Ophthal. **15**, 591 (1926).

LISTER, A.: Malignant pigmented tumors in the neighbourhood of the limbus treated by radial excision followed by corneoscleral graft report of three cases. Trans ophthal. Soc. U. K. **71**, 97 (1951).

LOEHLEIN, W.: Zur operativen Behandlung der Sehnerventumoren. Ber. dtsch. ophthal. Ges. Heidelberg **53—54**, 131—135 (1949).

— TÖNNIS, W.: Die operative Behandlung der das Foramen opticum überschreitenden Sehnervengeschwülste. Albrecht v. Graeves Arch. Ophthal. **149**, 318—354 (1949).

LOVE, J. G.: Association of carotid aneurysm with neoplasm compressing the optic chiasm. Proc. Mayo Clin. **38**, 156—161 (1963).

— BENEDICT, W. L.: Transcranial removal of intraorbital tumors. J. Amer. med. Ass. **129**, 777—784 (1945).

— DODGE, H. W.: Transcranial removal of intraorbital tumors. Arch. Surg. **67**, 370 (1953).

LOW-BEER, A. D., GLENN BELL, H., MCCORKLE, R. G., STONE, R. S., STEINBACH, H. L., HILL, W. B.: Messung von radioaktivem Phosphor in Brustgeschwülsten in situ, möglicherweise ein diagnostisches Verfahren. Radiology **47**, 492—493 (1946).

MAGNOSSUM, A. H. W.: Skin cancer. Acta radiol. (Stockh.), Suppl. **22**, (1935).

MARCIO, Q. DI: Lesioni corneali da raggi-X e da amoniaca. Saggi oftal. 63 (1924).

— Lesioni corneali e sua cura coi raggi-X. Boll. Oculist **5**, 567 (1926).

MASTERS, F., GEORGIADE, N., HOOTON, CH., PICKRELL, K.: Role of radical surgery in extensive and recurrent malignant lesions of the face and scalp. Arch. Surg. **68**, 677—686 (1954).

MASTERS, F.: Treatment of vascular and pigmented nevi in infancy and childhood. N. C. med. J. **15**, 75—81 (1954).

MCCORKLE, H. J., LOW-BEER, B. V. A., BELL, H. G., STONE, R. S.: Clinical and laboratory studies on the uptake of radioactiv phosphorus by lesions of the breast. Surgery **24**, 409 (1948).

MERRIAM, G. R.: The effects of beta radiation on eye. Radiology **66**, 240—245 (1956).

— FOCHT, E. F.: A clinical study of radiation cataracts and the relationship to dose. Amer. J. Roentgenol. **77**, 759—785 (1957).

MEYERRATKEN, E., MEHL, H. G.: Der Radio-Phosphor-Test zur Ernennung intra- und extraocular gelegener Tumoren. Dtsch. opthal. Ges. **62**, 90 (1959).

MIESCHER, G.: Neue Erfahrungen auf dem Gebiet der Strahlentherapie der Hautcarcinome. Radiol. Chir. **16**, 343 (1947).

— Die neuere Entwicklung der dermatologischen Röntgentherapie. Dermatologica (Basel) **107**, 225—238 (1953).

— Strahlentherapie der Lidtumoren. Schweiz. Ophthal. Ges. 46. Generalversammlg i. Basel 1953. 1. Hauptreferat Ophthalmologica (Basel) **127**, 197—216 (1954).

— Über melanotische Präcancerose. Oncologia (Basel) **7**, 92—94 (1954).

— Über Klinik und Therapie der Melanome. Kongreßber. Dtsch. Derm. Ges. 1953 in Arch. Derm. Syph. (Berl.) **200**, 215—251 (1955).

— Über metastatische Invasion der Epidermis durch Tumorzellen. Oncologia (Basel) 8, 203—207 (1955).

MONIZ, E.: L'encéphalographie artérielles; son importance dans la localisation des tumeurs cérébrales. Rev. neurol. **34**, 72—89 (1927).

MOORE, R. F., STALLARD, H. B., MILNER, J. G.: Retinal gliomata treated by radon seeds. Brit. J. Ophthal. **15**, 673—696 (1931).

MORISON, J. M. W.: Short distance X-ray-therapie. Comparison with radium. Brit. med. J. **1936 I**, 436.

MOSS, W. T.: Therapeutic Radiology. St. Louis: C. V. Mosby Company 1959.

MUELLER, W.: Die Kontakttherapie der Lidepitheliome. Klin. Wschr. **62**, 36 (1950).

MYLIUS, K.: Aussprache. Ber. Dtsch. Ophthal. Ges. in Heidelberg 1948, **53—54**, 137 (1949).

— Wirkung von Buckystrahlen (Grenzstrahlen) auf d. Auge. Z. Augenheilk. **64**, 316.

NAKAYAMA, K.: Diagnostic significance of radioactive Isotopes in early Cancer of the alimentary tract, especially the oesophagus and the cardia. Surgery **39**, 736 (1956).

NOTTER, G.: Das maligne epibulbäre Melanom. Bericht über 35 Patienten. Strahlentherapie **96**, 517 (1955).

— Chorioidea- und Irismelanome. Bericht über 70 Patienten. Strahlentherypie **94**, 354 (1954).

NOVER, A., GERBAULET, K.: Tumordiagnostik mit Ultraschall und radioaktiven Isotopen am Auge. Fortschr. Med. **78**, 285—287 (1960).

Nover, A., Zielinski, H. W.: Zur Differentialdiagnose der Orbita- und Optikustumoren. Klin. Mbl. Augenheilk. **131**, 577 (1957).

Offret, G.: Les tumeurs primitives de l'orbite. Paris: Masson & Cie 1951.

Osborne, E. D.: Treatment of malignant cutaneous lesions. J. Amer. med. Ass. **154**, 1 (1954).

Pack, G. T., Gerber, D. M., Scharnagel, J. M.: End results in the treatment of malignant melanoma. Ann. Surg. **136**, 905 (1952).

Paleiras, R., Boudet, Ch., Bassede, J., Leenhardt, P.: Images de phlébographie orbitaire dans quelques cas pathologiques. J. Radiol. Electr. **34**, 800 (1953).

Palin, A., Tudway, R. C.: The use of radioactive isotopes in the diagnosis of intra-ocular malignancy. Trans. ophthal. Soc. U. K. **75**, 281 (1955).

Papolczy, F. von: Zur Klinik, Pathologie und Therapie des epibulbären Naevus-Melanocarcinoms und Sarkoms. Albrecht v. Graefes Arch. Ophthal. **143**, 103 (1941).

— Zur Prognose des Glioma retinae. Klin. Mbl. Augenheilk. **99**, 355—362 (1937).

— Zur Prognose des Uveasarkoms. Klin. Mbl. Augenheilk. **99**, 518—527 (1937).

Paterson, R.: The treatment of malignant disease by radium and x-rays, p. 195. London: E. Arnold & Co. 1948.

Perkins, E. S., Duguid, J. M.: The use of radioactive phosphorus in the diagnosis of malignant tumors of the eye. 18 concil. ophthalm 1958. Belg. Acta **1**, 506—510 (1959).

Perussia, F.: Die Behandlung der Melanoblastome: ein therapeutisches Problem. Fortschr. Röntgenstr. 75. Sonderheft 137 (1951).

Peter, G.: Glaukom nach Röntgenbestrahlung. Strahlentherapie **17**, 189—191 (1924).

Pfeiffer, R. L.: Roentgenography of exophthalmos with notes on roentgen ray in ophthalmology. Amer. J. Ophthal. **26**, 816 (1943).

— Tumors of eye and orbit. Bull. N. Y. Acad. Med. **23**, 410—419 (1947).

Plaats, G. J. van der: Über Röntgenkaustik. Strahlentherapie **62**, 680—690 (1938).

Poope, H., Fraedrich, G.: Excision oder Strahlenbehandlung des Melanoblastoms. Langenbecks Arch. klin. Chir. **278**, 50 (1954).

— Zur Therapie des Melanoms. Dtsch. med. Wschr. **79**, 1051 (1954).

Preston, F. W., Powers, R. C., Clarke, T. H., Walsh, W. S.: Malignant melanoma. Arch. Surg. **69**, 385 (1954).

Prudente, A.: Definition und Behandlung der malignen Melanome der Haut. V. Int. Krebskongr. Paris 1950. Ref. Krebsarzt **5**, 300 (1950).

Rados, A., Schinz, H. R.: Tierexperimentelle Untersuchungen über die Röntgenempfindlichkeit der einzelnen Teile des Auges. Albrecht v. Graefes Arch. Ophthal. **110**, 354 (1922).

Rajewsky, B.: Die Strahlendosis und Strahlenwirkung. Stuttgart: Georg Thieme 1954.

Reese, A. B.: Pigmented tumors. Tumors of the eye, New York, sec. ed. 1963 and adnexa, Armes forces. Institute of Pathology, Washington, 1956. Amer. J. Ophthal. **30**, 537—565 (1947).

Reese, A. B., Hyman, G. A., Tupley, N. DuV, Forrest, A. W.: The treatment of retinoblastoma by X-ray and triethylene melamine. Arch. Ophthal. **60**, 897—906 (1958).

Regato, J. A. del: Roentgen therapy of carcinoma of the skin of the eyelids. Radiology **52**, 564 (1947).

Regaud, C. L., Coutard, H., Monod, O., Richard, G.: Radiothérapie des cancers de la région orbitopalpébrale, résultats et techniques de l'institut radium de Paris de 1919—1923. Ann. Oculist. (Paris) **1**, 163 (1926).

Reitmann, P.: Radiation therapy of malignant melanoma. Amer. J. Roentgen **67**, 286 (1952).

Renfer, H.: Die Therapie der Hauttumoren im medialen Augenwinkel mit bes. Berücksichtigung der Funktion der Tränenwege. Strahlentherapie **99**, 345 (1956).

Richards, G. E.: Radiotherapy in lesions about eye. Amer. J. Roentgenol. **36**, 588—602 (1936).

Rohrschneider, W.: Über die Wirkung der Röntgenstrahlen auf das Auge. Strahlentherapie **38**, 665—683 (1930).

— Strahlenschädigung und Strahlenschutz am Auge. Münch. med. Wschr. **97**, 33—37 (1955).

— Die bösartigen Geschwülste des Auges und seiner Umgebung. In: R. Thiel. Stuttgart: Thieme 1939.

— Glauner, R.: Experimentelle Untersuchungen über die Wirkung der fraktionierten und der protrahiert-fraktionierten Röntgenbestrahlung auf die Linse des Kaninchenauges. Albrecht v. graefes Arch. Ophthal. **140**, 700 (1939).

Roseberg, B.: Carcinoma of the eyelids. Amer. J. Roentgenol. **69**, 196 (1953).

Roswit, B., Sorrentino, J., Yalow, R.: Radioactive phosphorus in diagnosis of testicular tumors. J. Urol. (Baltimore) **63**, 724 (1950).

O'Rourke, J., Patton, H., Bradley, R.: Fundamental limitations of radiophosphorus counting methods uses for detection of intraocular neoplasm. Arch. Ophthal. **57**, 730—738 (1957).

Samuelsson, A.: Erfarenheter av radioisitop fosfor inom oftalmologien. Nord. Med. **61**, 243 (1959).

Schatter, T.: Die Nahbestrahlung der Lidcarcinoma. Strahlentherapie **73**, 591 (1943).

Scholz, W.: Über den Einfluß der Röntgenstrahlen auf die Haut. Arch. Derm. Syph. (Berl.) **59**, 87, 241 u. 421 (1902).

Schreuss, H. T.: Die Stellung der Dermoröntgentherapie in der Strahlenheilkunde. Arch. Derm. Syph. (Berl.) **200**, 137—158 (1955).

Schuerch, O., Miescher, G.: Zur Behandlung der bösartigen Melanome. Dtsch. Z. Chir. **241**, 633 (1933).

Schurr, P. H.: Angiography of the normal ophthalmic artery and chorioidal. plexus of the eye. Brit. J. Ophthal. **35**, 473 (1951).

Selverstone, B., Sweet, W. H., Ireton, R. J.: Radioaktive Potassium, a new isotope for brain tumor lokalisation. Surgery for Proc. 46 Clinical Congr. 371 (1950).

Shapiro, J.: Radioactive phosphorus in differential diagnosis of ocular tumors. Arch. Ophthal. **57**, 14 (1957).

SHARP, G. S., BRINKLEY, F. C.: The treatment of carcinom of the skin. Amer. J. Roentgenol. **67**, 606 (1952).

SMITH, C.: Carotid Angiography. Neurology (Minneap.) **7**, 163—167 (1957).

SNODGRASS, M. B., LENIHAN, J. M. A., PRIMROSE, D. A.: Radioaative phosphorus as an aid to the diagnosis of malignant melanoma of the eye. Brit. J. Ophthal. **38**, 553 (1954).

SOELLNER, F.: Erfahrungen bei der Behandlung des Retinoblastoms. 2. Kongr. Europ. Ges. Ophthalm. Wien 1964. Ophthalmologica Additamentum ad vol. **151**, 738—742 (1966).

SURMONT, I., GEST, I.: Sur un nouveau matérieu plastique transparent aux rayons × assurant une bonne immobilisation d'une région à traiter ou à radiographier. J. Radiol. Électrol. **34**, 671 (1953).

SYLVÉN, B.: Malignant melanoma of the skin. Acta radiol. (Stockh.) **32**, 32—57 (1949).

STECH, H.: Die Röntgenbestrahlung der Hautgeschwülste. Methodik und Ergebnisse. Strahlentherapie **80**, 162 (1950) u. **81**, 73 (1950).

STENGER, A.: Behandlung der Melanome. Chirurg **25**, 487 (1954).

STOCK, W.: Strahlenbehandlung in der Augenheilkunde. Klin. Mbl. Augenheilk. **76**, 542 (1926).

— Röntgenbehandlung in der Augenheilunde. Handbuch der Röntgentherapie III. Leipzig: Thieme 1928.

STORAASLI, J. P.: Experimental investigations on uptake of radioactive phosphorus in ocular tumors. Arch. Ophthal. **61**, 464 (1959).

TAPPEINER, S.: Ergebnisse der Radiumtherapie der Lidcarcinome. Wien. klin. Wschr. **64**, 821 (1952).

TERNER, J. S., LEOPOLD, I. A., EISENBERG, J. J.: The radioactive phosphorus (P^{32}) uptake test in ophthalmology. Arch. Ophthal. **55**, 52 (1956).

THIEL, R.: Die bösartigen Geschwülste des Auges und seiner Umgebung. Beihefte d. klinischen Monatsblätter f. Augenheilk., **6**. Heft. Stuttgart: Ferdinand Enke 1939. —

— Röntgendiagnostik des Schädels bei Erkrankungen des Auges und seiner Nachbarorgane (Berlin: Springer 1932). Klin. Mbl. Augenheilk. **101**, 121 (1938).

— Zur Diagnose von Gefäßanomalien und Geschwülsten in der Augenhöhle und der mittleren Schädelgrube. Ber. dtsch. ophthal. Ges. **52**, 103—114 (1938).

THOMAS, C. I., BOVINGTON, M., MACINTYRE, W. J., HERRINGTON, H., STRORAASLI, J. P.: Experimental investigations on uptake of radioactive phosphorus in ocular tumors. Arch. Ophthal. **61**, 464—490 (1959).

— KROHMER, J. S.: Transilluminator for use with curved Geiger counter; aid to localisation of posterior intraocular neoplasm. Arch. Ophthal. **55**, 413—414 (1956).

— MACINTYRE, W. J., BOVINGTON, M.: Small end-window and angle-window Geiger counters; measurment of radioactivity in intraocular tumors following injection of radioactive phosphorus. Arch. Ophthal. **55**, 519—521 (1956).

THOMPSON, G. A.: The use of radio-active phosphorus in the diagnosis of ocular tumors (21th Annual Meeting Halifax). Trans. Canad. ophthal. Soc. **10**, 98—104 (1958).

TJANG ENG JONG: Schädigungen der Sehorgane durch Röntgen- und Radiumstrahlen. Inaug.-Diss. Berlin 1929.

TÖNNIS, W., FRIEDMANN, G.: Das Röntgenbild des Schädels bei intrakranieller Drucksteigerung im Wachstumsalter. Berlin-Göttingen-Heidelberg: Springer 1964.

— SCHIEFER, W.: Zirkulationsstörungen des Gehirns im Serienangiogramm. Berlin-Göttingen-Heidelberg: Springer 1959.

VERHAGEN, S.: Ein Beitrag zur Behandlung der Melanoblastome. Strahlentherapie **96**, 423 (1955).

VOGT, A., SCHINZ, H. R.: Lichtschädigungen des Auges. Klin. Mbl. Augenheilk. **85**, 279 (1930).

WATSON, W. L., WUESTER, W.: General considerations in the radiation treatment of skin cancer in the region of the eye. Amer. J. Ophthal. **21**, 261—263 (1938).

WAUBKE, TH., GUTHMANN, K. E.: Röntgen-Schichtdiagnostik der Orbita. Ber. dtsch. ophthal. Ges. 434 (1963).

WEDER, B.: Strahlenschutz der Augenlinse bei Röntgenbestrahlungen im Bereich des Auges in der Oberflächentherapie. Röntgen- u. Lab.-Prax. **10**, 255—258 (1955).

WERNER, S. C.: Enthyroid patients with early eye signs of Grave's disease. Their response to triiodothyronine and thyrotropin. Amer. J. Med. **18**, 608 (1955).

— The thyroid a fundamental and clinical text. New York: Harper & Brothers, Paul B. Hoeber, Inc. 1957.

WILDERMUTH, O., EVANS, J. C.: The special problem of cancer of eyelid. Cancer (Philad.) **9**, 837—841 (1959).

WILLIAMS, J. G.: Radiation therapy in the treatment of retinoblastoma. Amer. J. Roentgenol. **77**, 786—795 (1957).

WOLFRAM, ST.: Über die kombinierte Behandlung der Melanomalignome der Haut. Wien. klin. Wschr. **64**, 241—242 (1952).

WRIGHT, C. J. E.: Prognosis in cutaneous and ocular malignant melanoma: A study of 222 cases. J. Path. Bact. **61**, 507—525 (1949).

WRIGHT, R. B.: Melanomata. Med. Illustr. 8, 182—187 (1954).

— CLARK, D. H., MILNE, J. A.: Malignant cutaneous melanoma. Brit. J. Surg. **40**, 360—368 (1953).

YASARGIL, G.: Die Röntgendiagnostik des Exophthalmus unilateralis. Basel: S. Karger 1957.

ZDANSKY, E., KONRAD, J.: Zur Röntgennahbestrahlung der Epitheliome. Wien. klin. Wschr. 1, 476—578 (1941).

— Erfahrungen über die Röntgennahbestrahlung der Hautgeschwülste. Ther. d. Gegenw. **83**, 293—296 (1942).

ZOLLINGER, H.: Semimaligne Tumoren. Schweiz. med. Wschr. 567 (1960).

ZÜLCH, K. J.: Die Hirngeschwülste. Arbeitsgemeinschaft Med. Verl. GmbH. Leipzig: Joh. Ambr. Barth.

ZUPPINGER, A.: Treatment by supervoltage machines. Electron beam therapy, S. 205—259. In: Butterworths Modern Trends in Radiotherapy 1967.

D. Nasenhöhle und Nasennebenhöhlen

Von

H. Oeser und W. Schlungbaum

Mit 30 Abbildungen

Vorbemerkung

Die überwiegende Mehrzahl der hier zu besprechenden Tumoren der Nasenhöhle und der Nasennebenhöhlen geht von den auskleidenden Schleimhäuten aus. Relativ selten sind die im knorpeligen Gerüst der Nase und in den knöchernen Wänden der Nasennebenhöhlen entstehenden Tumoren. Die Neubildungen der äußeren Nase werden als Hautgeschwülste in dem betreffenden Kapitel abgehandelt.

I. Anatomie und Physiologie

Die *Nasenhöhle* (Fossa nasalis) besitzt in der Apertura piriformis ihren vorderen Zugang. Hinten wird sie durch die Choanen gegen den Epi-(Naso-)pharynx abgegrenzt. Die Nasenscheidenwand mit ihrem teils knöchernen (Ethmoid, Vomer), teils knorpligen Gerüst (Abb. 1) teilt die Nasenhöhle in zwei annähernd symmetrische pyramidenförmige Räume. Der Boden — gleichzeitig Teil des Daches der Mundhöhle — wird vorn vom Os maxillare, dorsal vom Os palatinum gebildet. Das knöcherne Dach besteht aus Teilen des Sieb-, Stirn-, Nasen- und Keilbeins. Durch die Lamina cribriformis, die Siebplatte, tritt der N. olfactorius mit seinen Verzweigungen in die Nasenhöhle ein (Abb. 2). Sie stellt die Verbindung zur Schädelhöhle her. Die knöcherne Seitenwand (Muschelwand) besteht aus dem Os maxillare, dem Sieb- und Tränenbein, sowie hinten aus dem Gaumenbein und dem Flügelfortsatz des Keilbeins (Proc. pterygoides). Von der lateralen Wand ragen die 3 Muscheln in die Nasenhöhle hinein. Die untere Muschel hat einen eigenen Knochen, während die mittlere und obere dem Siebbein zugehören. Unter den Muscheln liegt der Zugang zu den Nasennebenhöhlen: unter der mittleren (mittlerer Nasengang)

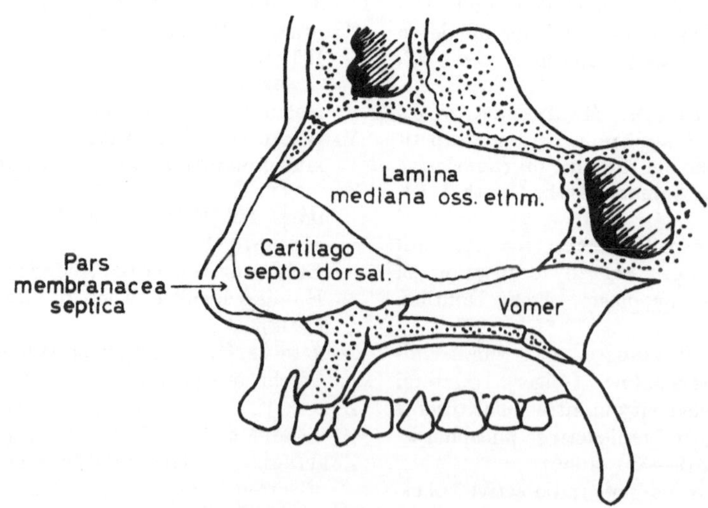

Abb. 1. Aufbau der Nasenscheidewand

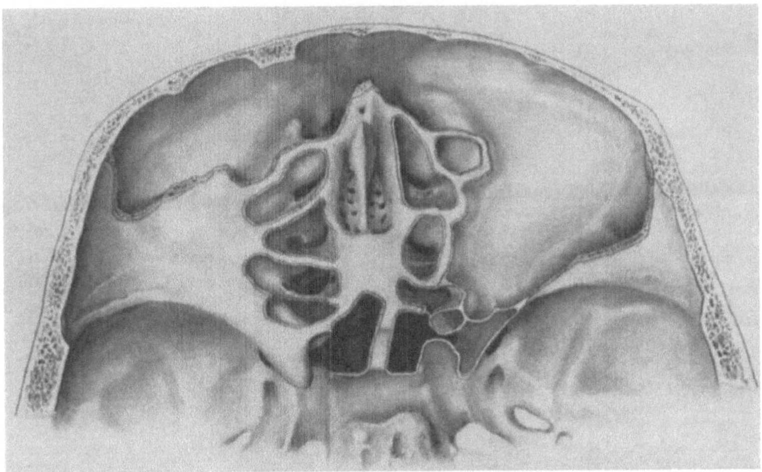

Abb. 2. Aufsicht auf die Lamina cribriformis von der vorderen Schädelgrube aus. Seitlich sind die Siebbeinzellen angeschnitten

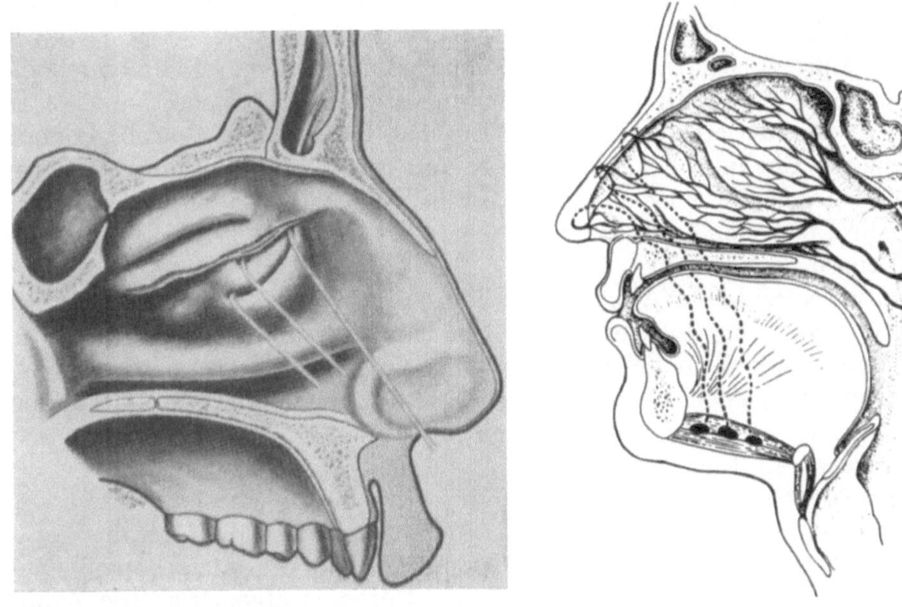

Abb. 3

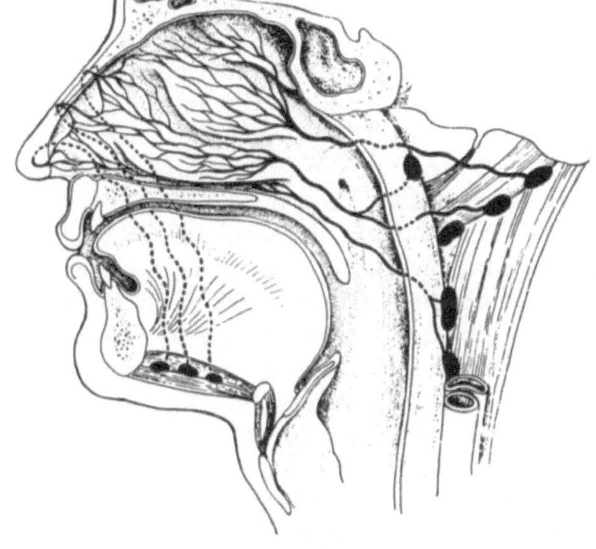

Abb. 4

Abb. 3. Laterale Nasenwand nach Abtragung der mittleren Muschel. Die Sonden liegen (von rechts nach links) in den zur Stirnhöhle, den vorderen Siebbeinzellen und der Kieferhöhle führenden Ostien. (Abbildung aus WESSELY: Klinik der Hals-, Nasen- und Ohrenerkrankungen. Berlin und Wien: Urban u. Schwarzenberg 1938)

Abb. 4. Lymphbahnen der hinteren Nasenhöhle. (Nach ROUVIÈRE: Anatomie des lymphatiques de l'homme. Paris: Masson 1932)

die Öffnung zur Stirnhöhle, den vorderen Siebbeinzellen und der Kieferhöhle (Abb. 3), unter der oberen (oberer Nasengang) die Öffnung zu den hinteren Siebbeinzellen. Das Ostium der Keilbeinhöhle liegt am hinteren Rande des unter der oberen Muschel befindlichen Recessus sphenoethmoidalis. Unter der unteren Muschel (unterer Nasengang) mündet der Tränennasengang. Gelegentlich ist eine 4. Muschel angelegt. Der vordere Anteil der Nasenhöhle ist der Nasenvorhof (Vestibulum). Hier finden sich, neben den Haaren, Schweiß- und Talgdrüsen. Der untere („respiratorische") Abschnitt, der durch den Rand der mittleren Muschel begrenzt ist, also den mittleren Nasengang einschließt,

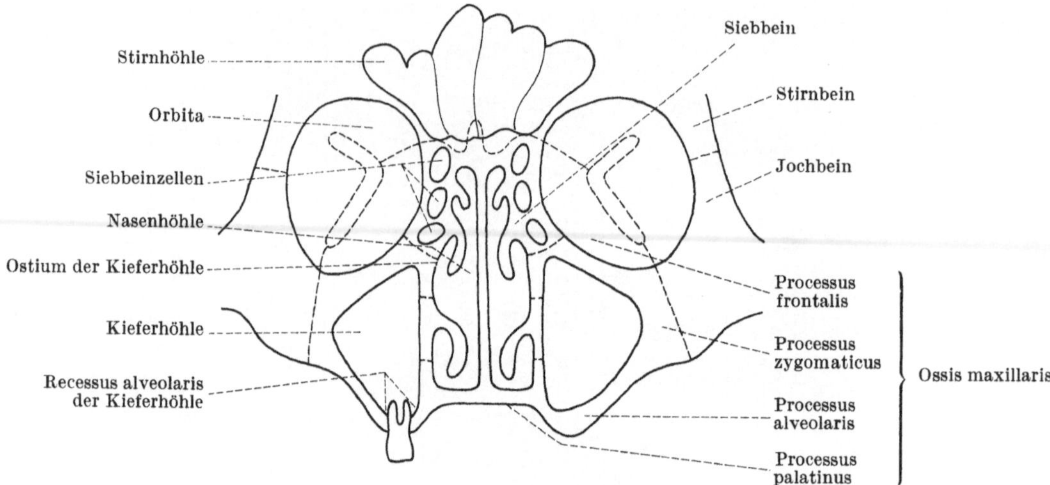

Abb. 5. Topographie der Nasenhöhle, des Siebbeinlabyrinths, der Kieferhöhlen und der Orbita (schematisiert)

dient der Atemfunktion. Im oberen („olfaktorischen") Abschnitt liegen die Verzweigungen bzw. Receptoren des Riechnerven.

Das respiratorische Epithel ist typisches Flimmerepithel. Neben den schleimbildenden Zellen sind nicht selten Plattenepithelmetaplasien anzutreffen. Plattenepithel gibt es sonst nur an der Spitze der mittleren und unteren Muschel. Lymphoides Gewebe kommt besonders in der Nähe der Choanen vor. Die Schleimhaut ist reichlich vascularisiert. Im oberen Abschnitt ist dagegen die Vascularisation gering; die Auskleidung besteht dort aus Zylinderepithel. Die Epithelien enthalten reichlich gelbes Pigment. In der Submucosa gibt es seromuköse Drüsen.

Die *Lymphbahnen* der Nasenhöhle (Abb. 4) verlaufen im vorderen Abschnitt nach vorn zu den oberflächlichen Lymphknoten der Haut, d.h. der Nase und der Wange, sowie zum Mundboden (submandibular) im hinteren Abschnitt von der oberen Gruppe (obere Muschel) zu den retropharyngealen Lymphknoten, von der mittleren Gruppe zu den tiefen cervicalen, von der unteren (Nasenboden, Septum) über den weichen Gaumen und den Mesopharynx zur vorderen Jugularkette.

Die seitengleich angelegten *Kieferhöhlen* liegen im Körper der Maxilla. Ihre Form entspricht einer Pyramide, deren Basis die mediale Wand, d.h. also die laterale Wand der Nasenhöhle darstellt (Abb. 5). Im unteren Abschnitt bildet die Kieferhöhlenwand einen Teil des Gaumens. Am Boden befindet sich der Recessus alveolaris. Die Zahnwurzeln können hier in den Boden der Kieferhöhle (2. Prämolar, 1. und 2. Molar) hineinragen (Abb. 5). In der lateralen oder facialen Wand liegt die Fossa canina. Oben außen befindet sich der Recessus zygomaticus, der bis nahe an das Jochbein heranreichen kann. Das Dach der Kieferhöhle entspricht dem Boden der Orbita, woraus sich ihre häufige Beteiligung bei entzündlichen und neoplastischen Prozessen ergibt. In einer Knochenduplikatur des Orbitabodens läuft der N. infraorbitalis zu dem in der Fossa canina gelegenen Foramen infraorbitale. Hinter der Rückwand der Kieferhöhle liegt außen die Fossa infratemporalis, innen die Fossa pterygopalatina, die Flügelgaumengrube. Die Öffnung der Kieferhöhle zur Nasenhöhle, das Ostium maxillare, liegt in ihrem oberen Abschnitt und mündet in den mittleren Nasengang. Drei knöcherne Fortsätze der Maxilla stellen die Verbindung mit den Nachbarknochen her: Processus zygomaticus, frontalis, palatinus, der 4. trägt die obere Zahnreihe: Processus alveolaris.

Das auskleidende Epithel besteht aus 2—3 Kernreihen mit einer Schichtdicke von insgesamt 15—40 μ. Das Flimmerepithel ist von Becherzellen durchsetzt.

Eine Basalmembran ist nicht regelmäßig nachweisbar. Das Epithel lagert auf einer dünnen bindegewebigen Schicht (Tunica propria), die mit dem Periost der knöchernen

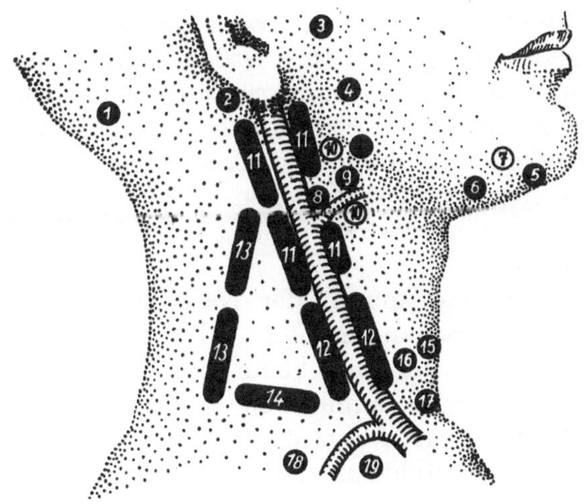

Abb. 6. Cervicale Lymphknotengruppen für den Bereich der oberen Luftwege. *1* Occipitale Gruppe, *2* retroaurikuläre Gruppe, *3* präaurikuläre Gruppe, *4* parotideale Gruppe, *5* submentale Gruppe, *6* submaxilläre Gruppe, *7* linguale Gruppe, *8* Knoten an der Jugularisgabel, *9* subdigastrischer Knoten (KÜTTNER), *10* retropharyngeale Gruppen, *11* obere tiefe cervicale Kette, *12* untere tiefe cervicale Kette, *13* laterale tiefe cervicale Kette, *14* transversale (supraclaviculäre) Kette, *15* prälaryngeale Gruppe, *16* paratracheale Kette, *17* prätracheale Gruppe, *18* infraclaviculäre Gruppe, *19* tracheobronchiale Kette. (Aus H. H. NAUMANN: Dtsch. med. Wschr. 1957, *1264*)

Wand fest verbunden ist (s. Abb. 30, S. 344). Eine ausgeprägte Gefäß-Bindegewebsschicht als ,,Gegengewebe" ist also nicht vorhanden.

Die nicht sehr reichlich vorhandenen *Lymphbahnen* der Kieferhöhle kommunizieren mit denen der Nasenhöhle und des Siebbeins, sie ziehen zunächst zu den im Tubenwinkel gelegenen retropharyngealen Lymphknoten. Sie vereinigen sich dann über die cervicalen zu den größeren Sammelstellen im oberen Halsdreieck (Abb. 6). Aus dem dorsalen oberen Abschnitt der Kieferhöhle führen einzelne Lymphbahnen auch zu den präaurikulären Lymphknoten.

Die *Siebbeinzellen* liegen oberhalb der Kieferhöhle zwischen Nasenhöhle und Orbita. Sie bilden das Siebbeinlabyrinth. Ihre Zahl ist wechselnd (1—20). Nach oben sind die Siebbeinzellen durch das Stirnbein, nach orbital durch die Lamina papyracea, nach vorn und unten durch die sich in die Nasenhöhle vorwölbende Bulla ethmoidalis begrenzt. Die mediale Wand setzt sich in die obere und mittlere Muschel fort, die also Teile des Os ethmoides sind. Das Os lacrimale und der Stirnfortsatz des Os maxillare sind an der Bildung der Wand des Siebbeinlabyrinths beteiligt. Hinten grenzen die Siebbeinzellen an das Os sphenoides bzw. an die Keilbeinhöhle. Man unterscheidet vordere und hintere Siebbeinzellen, deren Mündungen in die Nasenhöhle im mittleren bzw. oberen Nasengang liegen. Die räumliche Beziehung zwischen Nasenhöhle, Kieferhöhle, Siebbeinlabyrinth und Orbita ist in Abb. 5 (S. 300) dargestellt.

Die *Keilbeinhöhle* liegt im Keilbeinkörper. Das Vorkommen einer Aplasie ist fraglich. Bei stark wechselnder Größe kann sie sich bis in die Keilbeinflügel ausdehnen. Nach vorn kann sie die Siebbeinzellen teilweise ersetzen, andererseits können Siebbeinzellen in die Keilbeinhöhle hineinragen. Gegenüber der Hypophyse ist die Keilbeinhöhle durch eine knöcherne Wand unterschiedlicher Dicke abgegrenzt (HAMMER und RADBERG, 1961). Im allgemeinen besteht ein mittleres Septum. Anatomische Varianten der Septierung (unsymmetrisch, transversal) kommen vor. Die Öffnung zur Nasenhöhle findet sich hinter dem Ansatz der oberen Muschel. Oberhalb des Daches der Keilbeinhöhle liegt das Chiasma opticum, sowie — in der Sella turcica — die Hypophyse. In der lateralen Wand verlaufen der Canalis caroticus sowie der Sinus cavernosus.

Die *Stirnhöhle* liegt im Os frontale. Meist ist sie paarig angelegt und dann durch eine annähernd mediale Scheidewand geteilt. Ihre Größe wechselt stark. Sie kann auch ganz fehlen (Aplasie). Oft findet sich ein Recessus orbitalis, so daß dann das Dach der Orbita in wechselndem Ausmaß pneumatisiert ist. Im allgemeinen ist der der Orbita zugewandte Anteil des Stirnhöhlenbodens sehr dünn, so daß hier ein Übergreifen von Krankheitsprozessen möglich ist. Oben ragen meist Knochensepten in die Stirnhöhle hinein, wodurch im Röntgenbild eine girlandenförmige Begrenzung entsteht. Die Öffnung zur Nasenhöhle liegt im mittleren Nasengang.

Eine *physiologische Bedeutung* kommt der Nasenhöhle zu: ihr caudaler Abschnitt gehört zu den Atemwegen, der craniale Anteil enthält die Receptoren für den Geruchssinn. Den Nasennebenhöhlen läßt sich dagegen keine physiologische Aufgabe zuordnen. Wie WRIGHT (1929) betonte, ist die Kieferhöhle ein toter Raum im Schädel, an dem nur schwache mechanische Kräfte angreifen und der aus Gründen der Gewichtseinsparung nicht aus massivem Knochen besteht, sondern mit Luft gefüllt ist (zit. nach DALLEY).

II. Vorkommen, Lokalisation und Art der Tumoren

Die *Häufigkeit* maligner Tumoren in der Nase und in den Nasennebenhöhlen ist — bezogen auf die Gesamtzahl von Malignomen — mit 0,3—1,0% beziffert worden (KUP und LANGE, 1970; POLLACK, 1957). Diese Angaben würden für die deutsche Bevölkerung eine Quote von 450—1500 von insgesamt 150000 Neuerkrankten pro Jahr bedeuten. Selektionsstatistiken (BECKER und MATZKER, 1955) behaupten eine Zunahme in den letzten Jahren auch für diese Krebslokalisation. FLEISCHER (1959) macht aufgrund der bestehenden Meldepflicht für bösartige Geschwülste in der Deutschen Demokratischen Republik (rund 17 Millionen Einwohner) folgende Angaben: Die Tumoren der Nase und der Nasennebenhöhlen machten 0,42% aller Erkrankungen an malignen Tumoren aus. Auf 10000 Personen wurde *eine* Erkrankung jährlich beobachtet. In 3 Jahren wurden als Zugänge 397 Carcinome, 95 Sarkome und 17 andere maligne Tumoren gemeldet.

Prädilektionsstellen der Tumorbildung — ohne Bevorzugung einer Seite — sind die Kieferhöhlen und danach die Siebbeinzellen. Primäre Malignome der Nasenhöhle sind seltener als Neoplasmen der Nasennebenhöhlen.

Noch seltener sind Tumoren der Stirnhöhlen und besonders der Keilbeinhöhlen, was durch die wenigen kasuistischen Mitteilungen (ALEXANDER, 1963; CALVET et al., 1952; GIRAUD et al., 1958; KAPUR und FAIRMAN, 1958; SCIARRA und HALLBERG, 1956; SCHLÄPPI, 1962; TERRACOL und CAMPS, 1956; TERRACOL, 1957) bestätigt wird. In sich über einen längeren Zeitraum erstreckenden Sammelstatistiken der Zentren der Krebsbehandlung ist ein größeres Krankengut erfaßt (Tabelle 1). Zusammenfassende Übersichten finden sich u.a. bei HOMMERICH (1964), WUSTROW (1965), UNGERECHT (1966) sowie KUP und LANGE (1970).

Tabelle 1. *Lokalisation von Tumoren der Nasenhöhle*

Autor	Jahr	Klinik	Gesamtzahl
LARSSON und MÅRTENSSON	1954	Radiumhemmet, Stockholm	334
FRAZELL und LEWIS	1963	Memorial-Hospital, New York	416
ZANGE und SCHOLTZ	1963	HNO-Univ.-Klinik, Jena	320 davon 62 sekundär 258 primär
HOLSTI und RINNE	1967	Radiother. Univ.-Klinik, Helsinki	289
LEROUX-ROBERT	1969	Fondation Curie, Paris	215
LEDERMAN	1969	Royal Marsden-Hospital, London	715

Die *Geschlechtsverteilung* weist in den meisten Übersichtsarbeiten ein leichtes Überwiegen des männlichen Geschlechtes gegenüber dem weiblichen etwa in der Größenordnung 100:80 auf, vorausgesetzt, daß keine Selektion vorliegt. In der statistischen Zusammenstellung von FLEISCHER (1959) standen in der Gruppe der Carcinome 243 Männer 154 Frauen gegenüber, während in der Gruppe der Sarkome diesbezüglich keine Unterschiede vorhanden waren (47:48).

Die *Altersverteilung* läßt ein Ansteigen nach dem 40. Lebensjahr mit einem Gipfel im 7. Lebensjahrzehnt erkennen. Die *Altersfrequenz* dagegen weist den für epitheliale Tumoren charakteristischen Verlauf mit einem stetigen Anstieg auf, wobei eine Gipfelbildung um das 75. Lebensjahr vorhanden ist.

Sarkome und Riesenzelltumoren treten schon in früherem Lebensalter auf. In unserem Krankengut fand sich u.a. ein Retothelsarkom des Siebbeins bei einem 1jährigen Kind, ein Riesenzellfibrom bei einem 15jährigen Jungen. Carcinome im Kindes- und Jugendalter sind sehr selten (kasuistische Mitteilungen: MCMAKON, MALOMUZ, zusammenfassende Darstellung: SCHRÖDER et al.).

Ursächliche Faktoren im Sinne der *kausalen Genese* sind problematisch. Die Frage, ob entzündliche Erkrankungen der Nasennebenhöhlen zur Geschwulstbildung disponieren, wird unterschiedlich beantwortet. Häufig werden in der Anamnese Entzündungen angegeben, bei JONASCH (1957) 51mal = 90% der untersuchten 56 Fälle. Die maligne Entartung rezidivierender Schleimhautpolypen (polypöse Entzündung) wurde mehrfach beobachtet (HOHLBRUGGER, 1963). Andererseits ist zu berücksichtigen, daß Tumoren eine begleitende Entzündung verursachen können. LARSSON und MÅRTENSSON (1954) bejahen, unter Mitverwertung der Angaben von RINGERTZ (1938), den kausalen Zusammenhang zwischen entzündlichen Prozessen und Kieferhöhlencarcinomen. Die Bedeutung der chronischen Entzündung für die Geschwulstentstehung ist seit BROUSSAIS (1826) und VIRCHOW (1871) ein oft diskutiertes, aber bisher ungelöstes Problem. Die neueren Experimente von MENKIN (1960) lassen einen wachstumfördernden Einfluß von chronischen Entzündungsprozessen möglich erscheinen. Unerklärbar ist dann allerdings der geringe Krebsbefall der ebenfalls oft entzündeten Stirnhöhlen. Der chronisch entzündliche Reizzustand bei einem Gumma des Oberkiefers wurde von VETRANO (1952) als möglicher kausaler Faktor für die Entstehung eines Oberkiefercarcinoms angesehen. Die maligne Entartung eines Rhinosklerom-Geschwürs beschrieb EMAM. Die Tumorbildung in einer jahrelang bestehenden antroalveolären Fistel wurde beobachtet (HILL und GOODOF, 1951). Auch die traumatische Genese der Tumoren der Oberkieferregion wurde vereinzelt erörtert und anerkannt (BECK, 1954), ebenso die maligne Entartung von Cysten (TRAMUSET und WUNDERER, 1956). HOFER beschrieb 1952 ein Carcinom 10 Jahre nach Kontrastmittelfüllung einer Kieferhöhle mit Thorotrast. FELDMAN et al. stellten 1963 3 eigene Fälle von Thorotrastretention mit 7 Fällen aus dem Schrifttum zusammen. 10—21 Jahre

und der Nasennebenhöhlen in großen Sammelstatistiken

Kieferhöhlen	Siebbeinzellen	Stirnhöhlen	Keilbeinhöhlen	unbestimmt	Nasenhöhle
300	22	1			11
261	40	1	1		113
79 58	33	6	3	20	59
283		6			
215					
367	176	4			

nach der Füllung war bei 8 Patienten ein Malignom entstanden. ACHESON et al. fanden bei Untersuchungen von Holzarbeitern in der Möbelindustrie (1968) sowie von Arbeitern in der Schuhindustrie (1970) gehäuft Carcinome der Nase und der Nasennebenhöhlen. Sie diskutierten deshalb die Möglichkeit der Wirkung eingeatmeter Carcinogene. 13 Fälle von Nasenkrebs bei Nickelarbeitern beschrieb DOLL (1958). UNGERECHT stellte 1966 seiner Abhandlung über die Klinik und Therapie der Tumoren des Gesichtsschädels einen Abriß unserer heutigen Vorstellungen über die kausale und formale Tumorgenese einleitend voran. Hieraruf wird verwiesen.

Die *Art der Geschwülste* weist sowohl im mikroskopischen Bild als auch im biologischen Verhalten eine große Vielfalt auf.

1. Gutartige Tumoren

In der Nasenhöhle stehen unter den gutartigen bindegewebigen Tumoren die Fibrome an erster Stelle. Sie gehen meist vom Septum aus oder sitzen in der Nähe der Choanen. Die wahrscheinlich vom Endost ausgehenden sog. zentralen Fibrome gehören zu den Knochengeschwülsten, denen ebenfalls die Riesenzellfibrome (Riesenzellepulis) zuzurechnen sind (SOBIENIECKI, 1958). Seltene Blastome sind Myome, Lipome (CASSANO, 1958), Myxome (RUDERT, 1964; meist expansives, auch destruierendes Wachstum, selten infiltrative Destruktion und echte maligne Entartung: Myxosarkom), Lymphangiome (GOLDMAN, 1957) und Angiome (JÜNEMANN, 1956), letztere auch lokalisiert am Nasenseptum (ASH, 1950) und häufig unter dem klinischen Bild des blutenden Nasenpolypen auftretend.

Seltene neurogene Tumoren sind: Gliome (AGARWAL, 1958; BLACK und SMITH, 1950; HAGE, 1958), Neurinome, da von den Nervenscheiden ausgehend auch Schwannome genannt (BOGDASARIAN, 1943; RIEMENSCHNEIDER, 1943; PANTAZOPOULOS, 1965), Meningeome und Sympathome (GIRAUD und LEBLOND, 1957; HUET u. Mitarb., 1958; VERGES LLARDENT, 1958), sowie Ganglioneurome (KOWALCZUK ,1958). MCCORMACK (1955) fand unter 80 Neoplasmen der Nasenhöhlen neben zwei malignen drei benigne neurogene Geschwülste. 58 neurogene Tumoren der Nasenhöhle stellte JODICE (1958) zusammen und berichtete dabei über ein Astrocytom und einen Tumor mit spongioblastischen Elementen.

Extraossäre Plasmocytome können in den Schleimhäuten der Nase und den Nebenhöhlen entstehen (ANDERSEN, 1949; HEATLY, 1953; HELLWIG, 1943; RAWSON u. Mitarb., 1950; STOUT und KENNY, 1949). Ihre Einordnung — entzündlich oder neoplastisch — ist umstritten. Nach GESCHICKTER (1935) gibt es gutartige und bösartige Formen. Die Malignität zeigt sich histologisch in Zellatypien und Mitosenvermehrung (RINGERTZ, 1938).

In den *Siebbeinzellen* und im *Bereich der Maxilla* kommen Chondrome vor. Gelegentlich entarten sie maligne (SANDLER). Bei sehr langsamem Wachstum können sie ausgedehnte Destruktionen verursachen (AMITIN, 1959; PANAJUCENKO, 1958), so daß dann der Entstehungsort nicht mehr festgestellt werden kann. Auch Angiohistiocytome und Neurinome wurden im Siebbeinbereich vereinzelt beobachtet (DEBAIN, 1958; MITAISVILI, 1958).

Neuroepitheliome der Riechschleimhaut können in das Siebbeingebiet einbrechen (SIRTORI u. Mitarb., 1958). Als Neuroepitheliome sind auch die erstmals 1947 von HALPERT und PATZER als solche beschriebenen Retina-Anlage-Tumoren aufzufassen, die meist im Oberkieferbereich im 1. Lebensjahr auftreten und klinisch gutartig sind. Unter Beschreibung eines eigenen Falles stellte LUCAS (1957) 20 Fälle des Schrifttums zusammen.

Ein von den Siebbeinzellen ausgehendes, nicht chromaffines Paragangliom beschrieb HARKINS (1957). Über chromophobe, in die Nasenhöhle eingewachsene Hypophysenadenome berichteten KAYLEES und STOUT (1950).

Unter den gutartigen epithelialen Tumoren der Nase sind die ebenso wie die Fibroepitheliome (SISCHKA, 1955) als Polypen imponierenden, nicht sehr häufigen Papillome

(CASSANO, 1957; KRAMER und SOM, 1935; LAMPERTICO, 1963; ALFORD und WINSHIP, 1963) zu erwähnen. Sie konnten mit Hilfe von Carcinogenen im Tierexperiment erzeugt werden (HERROLD, 1964). Bei verdrängendem Wachstum können sie den Knochen destruieren. OSBORN (1956) beschrieb die maligne Entartung von 17 (unter 78) Tumoren. Auch Adenome sind selten. Ihre maligne Entartung ist umstritten (RINGERTZ, 1938; ACKERMAN und DEL REGATO, 1954). Die Cylindrome (MASSON) der *Nasennebenhöhlen* zeichnen sich durch schleimgefüllte cylindrische Hohlräume aus. Ihre histologische Einordnung ist umstritten. v. ALBERTINI (1955) unterscheidet zwischen eigentlichen Cylindromen und cylindromatösen Geschwülsten, die erst sekundär eine cylindromatöse Umwandlung erfahren (z.B. Basaliome), aber ihren ursprünglichen Charakter im histologischen Bild noch erkennen lassen. Die eigentlichen Cylindrome gehen von den Schleimhautdrüsen aus. Nach v. ALBERTINI sind sie gefäß- und stromaarme schleimsezernierende Adenome mit starkem Hervortreten der epithelialen Proliferation. Sie sind fakultativ maligne (KMITA, 1959; HESSBERG, 1960; MOUNIER-KUHN u. Mitarb., 1958; SCHNEIDER, 1958). Vereinzelt wurden sog. maligne Mucoepidermoidtumoren (WEISS, 1964) beschrieben. Auch Mischgeschwülste vom Typ der Tumoren der großen Speicheldrüsen kommen vor. Im angelsächsischen und skandinavischen Schrifttum (AHLBOM, 1935; ACKERMAN und DEL REGATO, 1954; RINGERTZ, 1938) wird vielfach von „mucous and salivary gland tumors" gesprochen. ACKERMAN (1954) faßt unter dieser Bezeichnung Cylindrome, Basaliome und Mischtumoren zusammen; sie sind am Nasendach (Siebbeinregion) und in der Kieferhöhle lokalisiert.

Adamantinome (PANTAZOPOULOS et al., 1966) sind am *Oberkiefer* wesentlich seltener als am Unterkiefer. Sie können maligne entarten (v. ALBERTINI, 1955; SCHNEIDER, 1958). Primär den Knochentumoren zugehörig, können sie in die Kieferhöhle einbrechen, das gleiche gilt von Odontomen (CHRISTENSEN, 1956). Osteome der Kieferhöhle kommen vor (GIGNOUX, 1958; KOPOVOY, 1956; MOROZ, 1958; PELLANT, 1958), ebenso Osteochondrome (MINCIN, 1956).

2. Bösartige Tumoren

Das Carcinom steht in der Häufigkeit unter den Malignomen bei weitem an erster Stelle; für die Sarkome beziffern verschiedene Sammelstatistiken das Vorkommen auf 10—25% unter den bösartigen Neubildungen (Tabelle 2).

Tabelle 2. *Häufigkeit von Carcinomen und Sarkomen der Nasenhöhle und der Nasennebenhöhlen*

Autor	Klinik	Carcinome	Sarkome
FLEISCHER (1960)	DDR	397	95
ZANGE (1963)	HNO-Univ.-Klinik, Jena	197 (einschl. 6 Cylindrome)	61 (einschl. 5 maligne Melanome)
LEWIS (1969)	Memorial-Hospital, New York	514	52

Neben Plattenepithelcarcinomen unterschiedlicher Differenzierung (bei ZANGE 146/195 = 75% der Carcinome) gibt es nahezu undifferenzierte epitheliale Geschwülste. In diese Gruppe gehören nach v. ALBERTINI das Carcinoma simplex, wahrscheinlich auch das sog. Basalzellcarcinom des Schrifttums sowie das Transitionalzell-(transitional cell-)Carcinom. In der Nase finden sich die Plattenepithelcarcinome meist an der unteren und mittleren Muschel, während sie in der Siebbeingegend und am Septum seltener sind. Lymphoepitheliale Tumoren (SCHMINCKE-REGAUD) sind, im Gegensatz zur Lokalisation im Epipharynx, sehr selten. Adenocarcinome der Nasenhöhle und des Siebbeingebietes wachsen langsam, rezidivieren aber oft und haben deshalb, trotz der geringen Wachstumstendenz, einen tödlichen Ausgang (GESCHICKTER, 1935).

Über ein teratoides Carcinosarkom der Nebenhöhlen berichteten Okulicz-Koaryn et al. (1958).

Maligne Melanome (melanotisch oder auch Leukoformen) können im Nasenvorhof, am Septum und an den Muscheln auftreten (Canciulla, 1957; Csillag, 1957; Panajucenko, 1955; Perrino, 1958; Coen, 1954; Grace, 1947; Scoolman und Anderson, 1950; Stewart, 1951). Nach Stewart (1951) machen sie etwa 4% der malignen Nasenhöhlentumoren aus. Maligne Melanome in der Kieferhöhle und in den Siebbeinzellen beschrieben Frenzel (1959) und Legler (1949). Über 39 maligne Melanome der Nasenhöhle und der Nasennebenhöhlen berichteten 1969 Holdcraft und Gallagher (im dort zitierten Schrifttum 195).

Unter den Sarkomen stehen das Lymphosarkom (Lewis, 1969), das Reticulosarkom (Koch, 1965) und das mikrocytenreiche Rundzellensarkom an erster Stelle. In der Nasenhöhle ist das Lymphosarkom (Platti, 1958) der zweithäufigste Tumor (Ackerman und del Regato, 1954). Seinen Ausgang nimmt es meistens in der Nähe der Choanen. Myogene Sarkome sind äußerst selten (McCuaig, 1952; Pimpinella und Marquit, 1956). Bei schwer differenzierbaren Geschwülsten muß zuletzt auch an ein vom Knochen ausgehendes Ewing-Sarkom gedacht werden (v. Albertini, 1955).

Über *sekundäre*, in die Nasennebenhöhlen *per continuitatem einwachsende* und *metastatische* Tumoren in den Nebenhöhlen berichten, die Mitteilungen des Schrifttums zusammenfassend, Hommerich (1964) und Ungerecht (1966). Klinik, Lokalisation und Wachstumstendenz der abgesiedelten Geschwülste ähneln weitgehend denen der primären Malignome; Fehldiagnosen werden deshalb bei fehlender Symptomatik des Primärtumors, z.B. Hypernephromen, verständlich.

Eine eigene Beobachtung betrifft die Metastasenbildung eines klinisch stummen Seminoms in der Kieferhöhle: 53jährig, ♂. Längere Zeit an scheinbarem Empyem der linken Kieferhöhle erkrankt. Rö: totale und homogene Verschattung der betreffenden Kieferhöhle, keine nachweisbare Knochendestruktion. Konservative fachärztliche Behandlung ohne Erfolg. Bei der operativen Eröffnung der linken Kieferhöhle wurden weiche Tumormassen vorgefunden; histologisch: Metastase eines Seminoms. Der Primärtumor, eine geringfügige Vergrößerung eines Hodens, war bis zu diesem Zeitpunkt subjektiv unbemerkt resp. unbeachtet geblieben. Kombinierte chirurgisch-radiologische Behandlung des Primärtumors und der Metastase. Trotz klinischer Symptomfreiheit von seiten der linken Kieferhöhle mußte röntgenologisch (Destruktion der lateralen Kieferhöhlenwand) eine Progredienz angenommen werden (Abb. 7). Tod 6 Jahre später infolge Generalisation.

Basaliome der Haut, insbesondere des Nasen-Augen-Winkels, können sekundär, d.h. durch kontinuierliche Ausbreitung in die Nebenhöhlen, einbrechen, ihre Prognose ist dann infaust (Fendel, 1959/60; Hessberg, 1959/60).

Makroskopisch zeigen die Tumoren der Nase meist ein polypös-papilläres Wachstum, häufig mit zentraler Ulceration bzw. mit oberflächlichen Nekrosen und Blutungsneigung. In den Gaumen durchgebrochene Kieferhöhlencarcinome können sich ebenfalls polypös vorwölben, oder sie imponieren infolge nekrobiotischen Zerfalls als Ulcerationen bzw. Defekte.

Die *Metastasierung* erfolgt vorwiegend lymphogen (Lymphbahnen s. S. 300). Sie ist sicher nicht so häufig wie bei Tumoren im Mundhöhlenbereich, andererseits aber nicht so selten wie früher angenommen wurde. Im Krankengut der Universitäts-HNO-Klinik und des Universitäts-Strahleninstituts der Freien Universität Berlin (Hommerich, 1959/60) fanden sich bei 21 von 64 Kranken *Lymphknotenmetastasen* (32,8%). Ringertz (1938) fand bei 218 Fällen 38,9%, Zange-Mennig (1958) bei 146 22,6% Metastasen. Unter den 172 Fällen von Dalley (1959) waren bei Beginn der Behandlung 23mal Lymphknotenmetastasen nachweisbar (13,4%), später entwickelten sie sich noch in 17 Fällen (gesamt 40/172 = 23,2%). Schwab (1956) fand nur in 12,7% Metastasen. Leroux-Robert und Ennuyer (1951) beschrieben unter 71 Patienten 15,5% mit sicheren Lymphknotenmetastasen, Lederman et al. (1969) unter 610 Patienten 15,9% (97), Wullstein (zit. nach Naumann) beobachtete in seinem Krankengut 29%. Larsson und Mårtensson (1954) fanden zu Beginn bei 10% (35), insgesamt einschließlich später auftretenden Metastasen bei 23% (76) lymphogene Absiedlungen, bei 10% (34) eine generali-

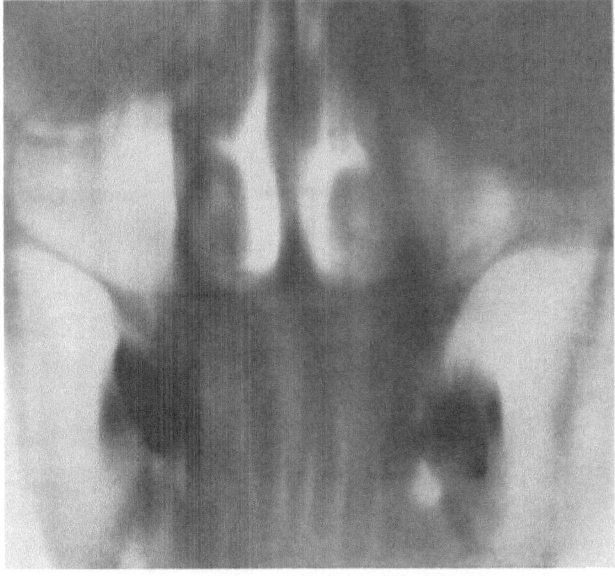

a

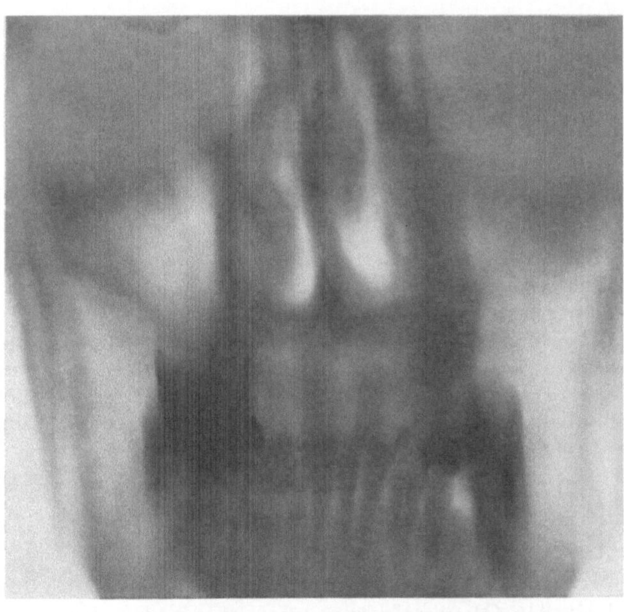

b

Abb. 7a u. b. Schichtaufnahmen bei Seminommetastase in der linken Kieferhöhle: Verschattung und Destruktion der lateralen Wand

sierte Metastasierung. Unter 22 Fällen von SISSON und JOHNSON (1959) führte 4mal die Metastasierung zum Tode.

Über *Fernmetastasen* in der Lunge, Leber und in den Knochen berichten HOMMERICH (1954) (rund 10% der Kieferhöhlencarcinome), BROSCH und SPINDRICH (1959/60) (13% unter 115 Nebenhöhlengeschwülsten). WALTHER (1948) fand in einem kleinen Krankengut sogar eine Häufigkeit von 35% (7 von 20). Die Fernabsiedlung bei 326 beobachteten Nasen- und Nasennebenhöhlen-Malignomen erfolgte bei rund 7% ohne nachweisbare lymphogene Metastasierung. Die hämatogene Aussaat scheint durch tumorspezifische Eigenschaften, durch den Tumoreinbruch in Capillaren und Venen (speziell in der inneren Nase)

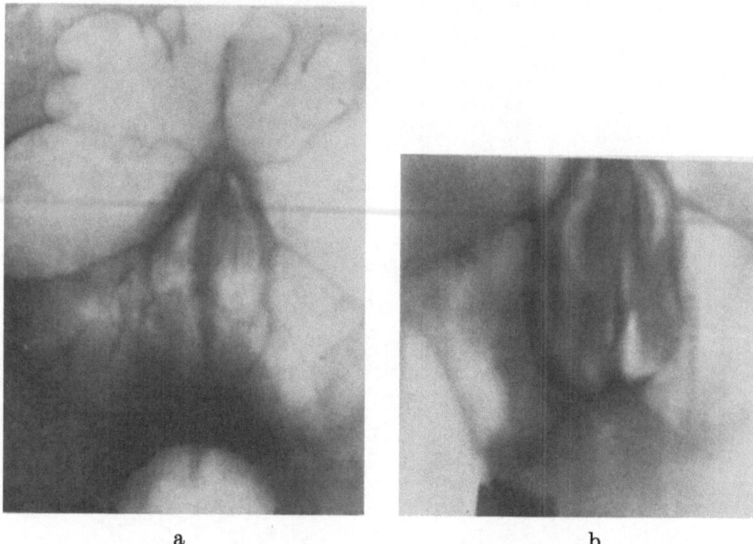

Abb. 8a u. b. Cylindrom der rechten Kieferhöhle. Im Schichtbild erkennt man den der medialen Wand polycyclisch aufsitzenden Tumor

begünstigt zu werden (SCHOLTZ u. KRAMER, 1967). Lungenmetastasen werden nur bei der Hälfte der Patienten mit generalisierter Aussaat gefunden, was durch eine Tumorzellverschleppung über das vertebrale Venennetz erklärt werden kann (SCHOLTZ u. KRAMER, 1967).

Auch Cylindrome können Fernmetastasen setzen (BROSCH, 1959/60; MEHNERT, 1958; SCHNEIDER, 1958).

Eigene Beobachtung: Bei einem 44jährigen Patienten wurde ein von der Kieferhöhle in den Gaumen durchgebrochenes, histologisch bestätigtes Cylindrom wegen Operationsverweigerung bestrahlt: 5000 R Herddosis/6 Wochen, von 4 Feldern eingestrahlt. Die ulcerösen Gaumenveränderungen bildeten sich zurück, während der Röntgenbefund der Kieferhöhle im wesentlichen unverändert blieb (Abb. 8). Nach 2 Jahren wurde doch noch die Resektion des Oberkiefers ausgeführt. Es kam danach rasch zu Rezidiven mit Einbruch in die Schädelhöhle und schließlich zu diffuser Metastasierung, die nach weiteren 3 Jahren zum Tode führte. Bei der Autopsie fand sich ein knolliger Tumor in der mittleren Schädelgrube, ein Tumoreinbruch in die Orbita und Metastasen in Lunge, Leber, Nieren und in der Wirbelsäule.

Die epithelialen Tumoren des Nasenvorhofs metastasieren spät (NAUMANN, 1957), dagegen setzen nach ACKERMAN (1954) die Lymphosarkome der Nasenhöhle frühzeitig Metastasen, wobei der Primärtumor oft klein und unbemerkt bleibt.

Das Urteil von HOMMERICH (1954) kennzeichnet treffend den Tatbestand: „Die Metastasierungsfähigkeit der Oberkiefertumoren ist nicht belanglos, sondern stellt einen wesentlichen Faktor ihrer Bösartigkeit dar und ist in der Lage, die Heilungsaussichten nachteilig zu beeinflussen“. Gerade heute erleben manche Geschwulstkranke, die durch unsere aktiven Behandlungsmaßnahmen von ihrem Primärtumor befreit worden sind, die Manifestation von Metastasen, während früher das Wachstum des Primärtumors häufig durch endokranielle Komplikationen vorzeitig den Tod herbeiführte.

III. Symptomatologie, Diagnostik und Stadieneinteilung

Die von den Schleimhäuten der Nasen- und Nasennebenhöhlen ausgehenden Geschwülste bleiben bei exophytischem Wachstum zunächst dort lokalisiert. Bei invasiver Ausbreitung werden dann die knöchernen Wände und die weitere Nachbarschaft befallen. Der Knochen setzt der kontinuierlichen Ausbreitung zwar anfangs einen Widerstand entgegen, jedoch wird dieser von fast allen Geschwülsten mit invasiver Wachstumstendenz mit der Zeit überwunden. Die bösartigen Geschwülste der Kieferhöhlen-Siebbein-

Region zeigen bei Stellung der Diagnose meist schon ein ausgebreitetes destruierendes Wachstum. Im Krankengut vom Radiumhemmet Stockholm zeigten von 379 Kranken nur 28 (davon 8 reine Nasenhöhlentumoren) keine Knochendestruktion (LARSSON und MÅRTENSSON, 1954). Erst die Wandbeteiligung und der Durchbruch durch die Wand verursachen die charakteristischen klinischen Symptome. Bei ausgedehntem Wachstum ist der Ursprungsort oft nicht mehr eindeutig zu bestimmen. So kann ein primäres Gaumen-(Schleimhaut)Carcinom in die Kieferhöhle einbrechen, andererseits ein Kieferhöhlentumor den Gaumen perforieren. Auf dem Boden der Nasenhöhle können die Tumoren auf die Gegenseite übergreifen. Große Tumoren umfassen sowohl die Kieferhöhle als auch die Siebbeinzellen und die innere Nase. Der Einbruch der Kieferhöhlenmalignome in die Augenhöhle (s.u.) und in die Siebbeinzellen ist ein von Wachstumsrichtung und Zeit abhängiges, letzten Endes aber ein fast gesetzmäßiges Ereignis: Im großen Krankengut des Middlesex Hospitals in London (WINDEYER) betrug die Frequenz rund 65%.

1. Tumoren der Nasenhöhle

Die Geschwülste des unteren (respiratorischen) Nasenabschnitts verursachen relativ früh Symptome, die zur ärztlichen Untersuchung Veranlassung geben. Dazu gehören: Behinderung der Atmung bis zu völliger Obstruktion, eitrig-schleimige Sekretion und Blutungen infolge nekrobiotischen Zerfalls. Blutungen sollen bei gutartigen Tumoren häufiger als bei malignen auftreten (ACKERMAN und DEL REGATO, 1954). Bei zunehmendem Wachstum kommt es zur Deformierung der äußeren Nase (Abb. 9) und zur Septumdeviation. Tumoren im Vestibulum können auf die äußere Haut übergreifen und besitzen dann oft eine stärkere Wachstumstendenz (CADE, 1948). Geschwülste der oberen Nasenhöhle führen meist zu einer partiellen Verlegung des Lumens, oft auch der Gegenseite. Bei Lokalisation in der hinteren Siebbeinregion können sie bis in den Epipharynx hineinreichen. Bei mehr vorn gelegener Ausbreitung kommt es zu einer Schwellung bzw. Verbreiterung des Nasenrückens, möglicherweise mit Infiltration der Haut und Ulcerationen am inneren Augenwinkel. Verdrängung des Auges zur Seite, Exophthalmus und Chemosis sind Zeichen eines Einbruchs in die Orbita. Eine indirekte Augenbeteiligung tritt bei Okklusion der Tränenwege durch die Geschwulst auf. Ausgedehnte Tumoren mit destruierendem Wachstum können in die Nebenhöhlen einbrechen oder den Gaumen infiltrieren, so daß dann eine sichere Bestimmung des Ausgangsortes nicht mehr möglich ist.

Für die Diagnostik ist zu beachten, daß ein Muschelödem die Inspektion (vordere Rhinoskopie) der Nasenhöhle behindern und manchmal den Tumor ganz verdecken kann. Auch können maligne Tumoren Schleimhautpolypen vor sich herschieben und dadurch der Sicht bei der Nasenspiegelung entzogen sein (BLOHMKE, 1951). In jedem solchen Fall muß die Postrhinoskopie (Velotraktor, Postrhinoskop) ausgeführt werden. Kleine Primärtumoren, besonders Lymphosarkome, sind manchmal auch bei schon vorhandenen Lymphknotenmetastasen nicht erkennbar. Die zufällige Entdeckung eines Reticulosarkoms bei einer Nasenscheidewandoperation beschrieb JURCZÁK (1958).

Bei schwieriger Zugängigkeit des Tumors kann mit Hilfe der Saugbiopsie eine cytologische Untersuchung durchgeführt werden. Bei verdächtigen Schleimhautprozessen ist in jedem Fall eine Probeexcision bzw. eine histologische Untersuchung notwendig. Ebenso sollte jeder entfernte „gutartige" Tumor histologisch untersucht werden, da auch scheinbar benigne Polypen, besonders in höherem Lebensalter, maligne Anteile enthalten können. Blutungen nach Polypenentfernung sind als diesbezügliches Warnzeichen (ACKERMAN und DEL REGATO, 1954) anzusehen.

Im *Röntgenbild* (als Nasennebenhöhlen-Übersichtsaufnahme) werden Schleimhautschwellungen, Muscheltumoren und Obstruktionen der Nasenhöhle sichtbar, ebenso Verdrängungen der äußeren Wand und des Septums, ferner Destruktionen des Knochens. Der Aussagewert von Röntgenaufnahmen ist jedoch begrenzt. Oft findet sich bei der Operation, daß die Tumorausdehnung erheblich weiter fortgeschritten ist als klinischer

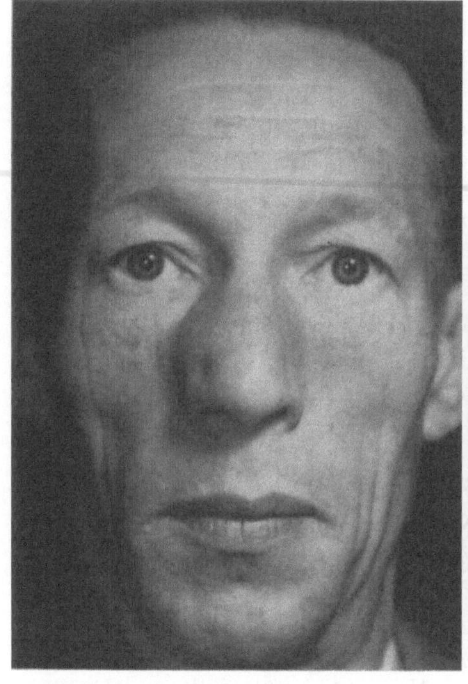

a

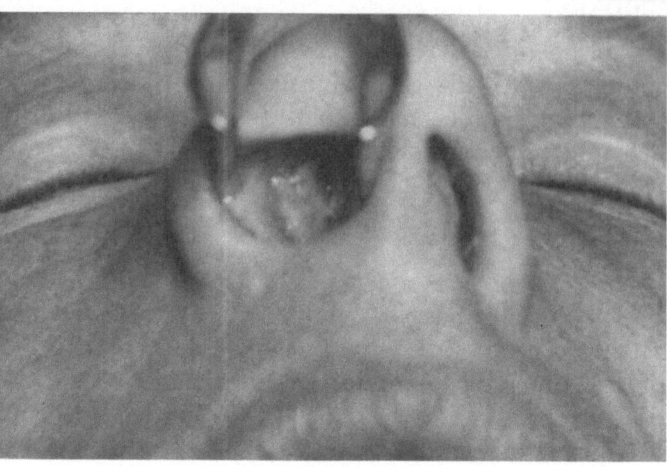

b

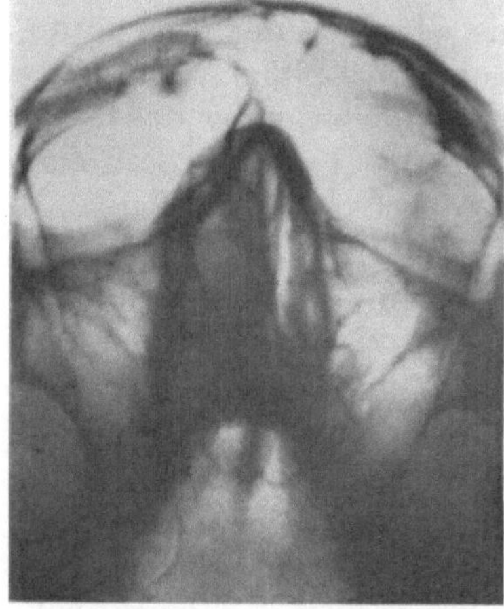

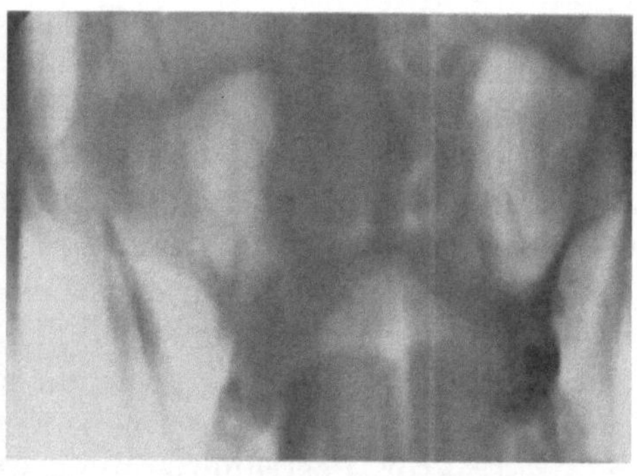

c

Abb. 9a—c. Deformierung der Nase bei lymphoblastischem Tumor der Nasenhöhle (a), rhinoskopisches Bild (b), Röntgenübersicht und Schichtaufnahme (c) zeigen eine Verschattung der rechten Rima nasi mit starker Schwellung besonders der unteren Muschel sowie eine leichte Vorwölbung der lateralen Wand

und röntgenologischer Befund erwarten ließen. Im Krankengut am Radiumhemmet Stockholm zeigten 6 von 14 Kranken mit derartigem Befund kein pathologisches Röntgenbild (Larsson und Mårtensson, 1954). Das Schichtverfahren gibt zwar einen besseren Einblick als das Summationsbild, die Erkennbarkeit kleiner Details ist aber auch hier begrenzt.

Differentialdiagnostisch sind jene Tumoren abzugrenzen, die sekundär in die Nasenhöhle eingewachsen sind. Bei Destruktion der lateralen Wand und bei ausgedehntem Tumorwachstum in der Siebbeinregion besteht stets der begründete Verdacht, daß es sich um primäre Kieferhöhlen- bzw. Siebbeincarcinome handelt. Auch Epipharynxtumoren können durch die Choanen in die Nasenhöhle einbrechen. Makroskopisch ist bei manchen „Tumoren" an eine tertiäre Lues (Ähnlichkeit besonders mit Lymphosarkom) und an ein Rhinosklerom zu denken. Die histologische und serologische Untersuchung bringen die Klärung. Die sog. malignen Granulome (Wegenersche Granulomatose 1939) können ebenfalls in der Nasenhöhle auftreten (ELLIS, 1957; FERRERI und CRIFO, 1957; FRIEDMANN, 1955; HERBERTS et al., 1957; MARASCHI, 1957; McDONALD und EDWARDS, 1960; NEUSS, 1955/56; ROBERTSON und MILLIKEN, 1958; SMITH, 1958). Ihre Einordnung ist noch umstritten. Wahrscheinlich gehören sie zum Formenkreis der Periarteriitis nodosa. Granulomatöse Veränderungen durch Pilze wurden beschrieben (EIGLER, 1959). Ein Tuberkulom an der mittleren Muschel sah EL-KAKEEM (1958).

2. Tumoren der Kieferhöhlen und übrigen Nasennebenhöhlen

Die Tumoren der Nasennebenhöhlen bleiben lange symptomlos, da sie in einem anatomisch weitgehend abgeschlossenen, funktionell toten Raum liegen. Eine „Frühdiagnose" ist deshalb mit einfachen klinischen Methoden (Inspektion, Röntgenuntersuchung) nicht zu stellen. Die *erste Phase* des Geschwulstwachstums, eine lokalisierte

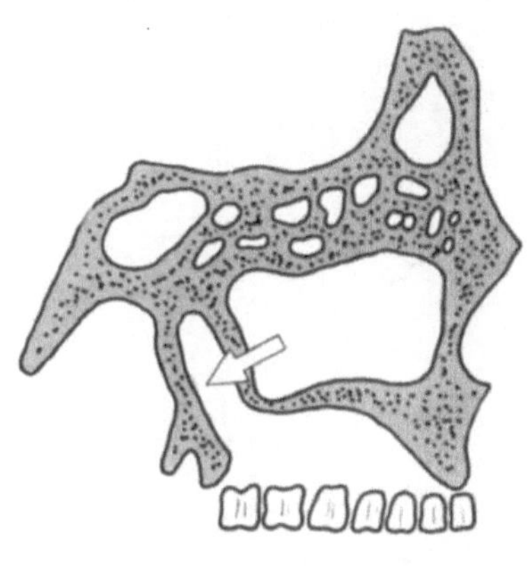

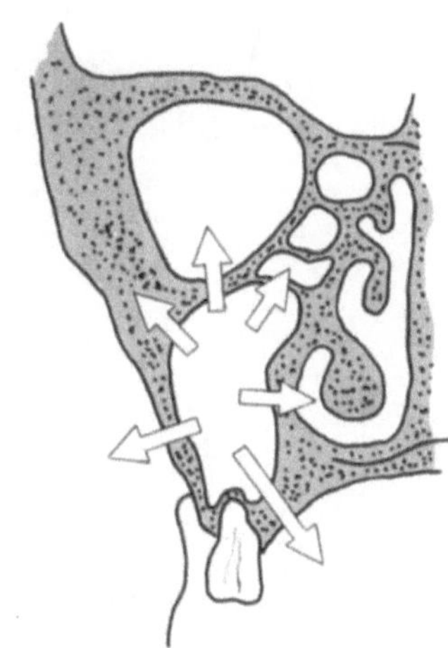

Abb. 10. Ausbreitungsrichtung der Kieferhöhlentumoren

Neubildung der Schleimhaut, ist differentialdiagnostisch von entzündlichen Prozessen (Sinusitis) nicht oder nur durch bioptische Untersuchung abzugrenzen. Die wenigen „früh" erkannten Tumoren werden folglich nur „zufällig" bei operativen Eingriffen (wegen Sinusitis) entdeckt.

Erst die *zweite Phase* des Geschwulstwachstums, die durch ein Übergreifen der primären Schleimhautgeschwulst auf die Nachbargewebe und -organe, bzw. durch ein destruierendes Wachstum gekennzeichnet ist, verursacht klinische Symptome. Durch sekundäre Infektion kann zusätzlich das Krankheitsbild verschleiert werden und damit die Diagnose erschwert sein.

Primäre Lokalisation, Wachstumsrichtung und Ausdehnung sind von entscheidender Bedeutung für die spezielle Symptomatologie. Abb. 10 zeigt schematisch die Möglichkeiten der kontinuierlichen Ausbreitung von Kieferhöhlengeschwülsten.

3. Einteilung, Klassifizierung, klinische Stadieneinteilung

Zur *Einteilung* und *Klassifizierung* der *Kieferhöhlen-* und *Siebbeinzellgeschwülste* liegen zahlreiche Vorschläge vor. Die älteste Einteilung stammt von SEBILEAU (1906). Er unterscheidet Tumoren des *unteren* Kieferhöhlenabschnitts (*„Infrastruktur"*) mit vorwiegender Wachstumstendenz nach unten und außen (facial, palatinal bzw. alveolar) von den Geschwülsten des *oberen* Abschnitts (*„Suprastruktur"*) mit Wachstumstendenz nach oben und hinten (Orbita, Siebbein, Flügelgaumengrube). Die Trennlinie ist die mittlere Muschel. Erweiterungen dieser Einteilung stammen u.a. von ÖHNGREN (1933), WINDEYER (1943),

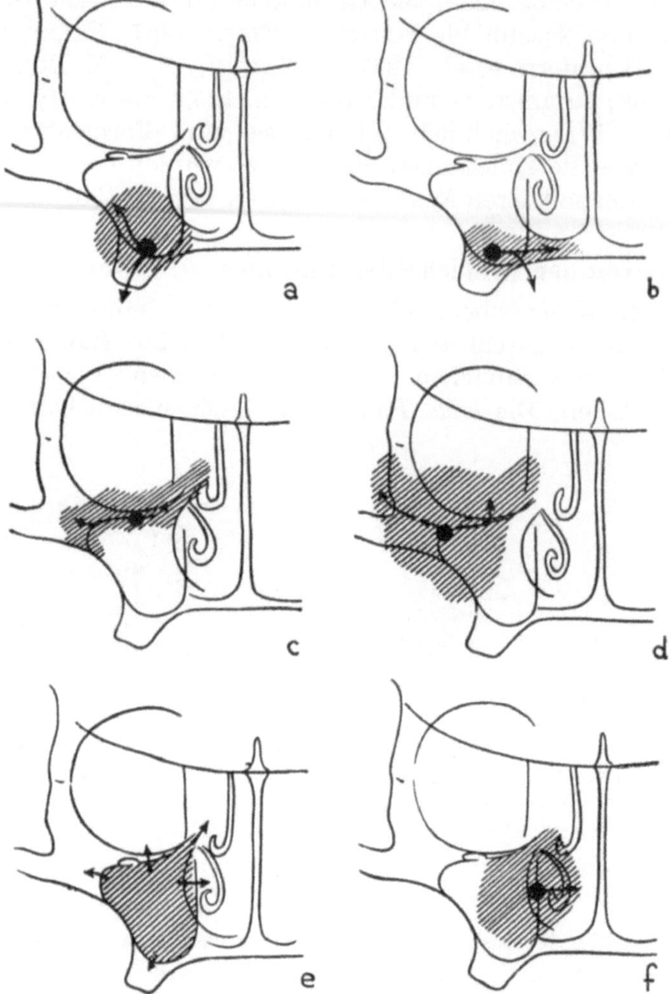

Abb. 11a—f. Klassifikation der Kieferhöhlentumoren nach BACLESSE

LEROUX und ENNUYER (1951), BACLESSE (1952 und 1960), DALLEY (1959) sowie PIETRANTONI und AGAZZI (1961). Schließlich wurde eine Verbindung mit dem TNM-System hergestellt (COCCHI, 1960; DICKHAEUSER und BOHNDORF, 1966; LEDERMAN, 1969).

Die Aufteilung der Kieferhöhle in 2 Etagen wurde u.a. noch von ACKERMAN (1954) übernommen, von IRELAND und BRYCE (1966) befürwortet. WINDEYER (1943) schlug eine lokalisatorische Einteilung vor:
1. Postero-superiore mediale = antro-ethmoidale Gruppe.
2. Postero-superiore laterale Gruppe.
3. Antro-inferiore mediale Gruppe.
Die letzte Form läßt sich weiter unterteilen:
a) Ausbreitung zur Wange und eventuell nach oben zur Orbita.
b) Ausbreitung zum unteren Anteil der Wange mit Schwellung des Mundhöhlenvorhofes oder der Wange.
c) Ausbreitung zum Alveolarfortsatz bzw. zum lateralen Anteil des Gaumens.

BACLESSE (1952) legte seiner Klassifikation der Kieferhöhlengeschwülste (Abb. 11) den klinischen und den röntgenologischen Befund zugrunde:

1. Tumoren der „Infrastruktur", die sich entweder (a) nach außen, also zum Alveolarfortsatz bzw. an der facialen Wand nach oben, oder aber (b) nach innen zur medialen Wand bzw. zum Gaumen ausbreiten;

2. Tumoren der „Suprastruktur", die sich begrenzt am Dach (Orbitaboden) ausbreiten, oder (c) zum hinteren inneren Winkel in Richtung auf das Siebbein wachsen;

3. „endosinusale" Tumoren, die in die Schleimhaut wachsen, die ganze Höhle ausfüllen und die Wand in allen Richtungen durchbrechen können (d);

4. Tumoren der medialen Wand (selten), die in die Nasennebenhöhle einbrechen (e); schließlich

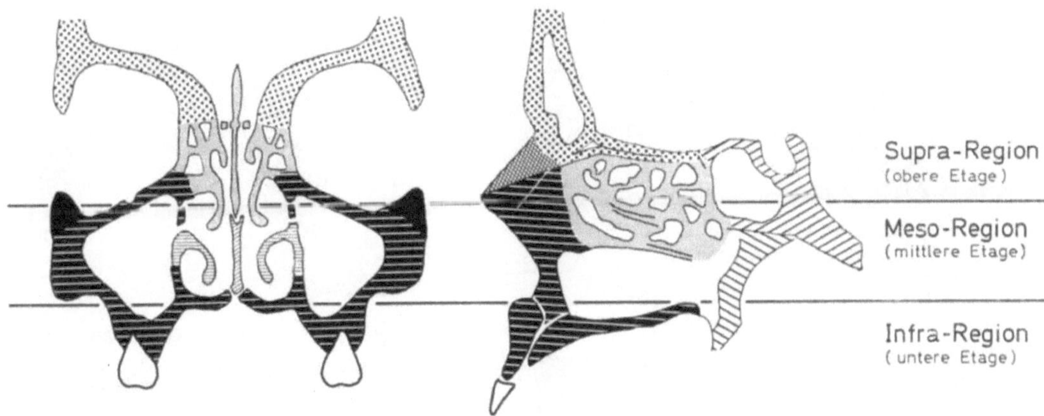

Abb. 12. Regionen der Nasennebenhöhlen, besonders der Kieferhöhlen und Siebbeinzellen mit Kennzeichnung der die Wände bildenden Knochen

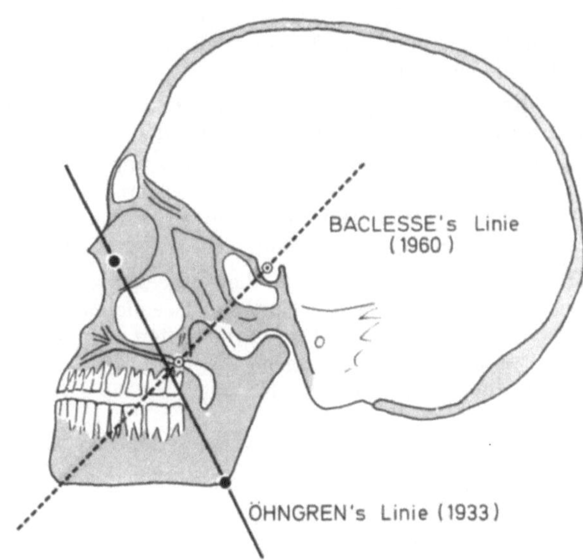

Abb. 13. Die Linien nach Öhngren und Baclesse zur Abgrenzung der Tumoren im Bereich des oberen Gesichtsschädels

5. Tumoren der Ethmoido-Maxillarregion, die an der dem Siebbein zugewandten Wand entstehen. Nach Jacod kann bei dieser Gruppe noch eine ethmoidolacrimo-nasale von einer orbito-oculären Form, sowie Tumoren mit Wachstumsrichtung auf die Schädelbasis unterschieden werden.

Der Einteilung von Baclesse haben sich unter anderem Boone (1968) und Fletcher (1966) angeschlossen. Brun hat sie 1956 mit dem Begriff der „Mesostruktur" weiter differenziert. Dabei will er allerdings unter Tumoren der Infrastruktur die primären Gaumengeschwülste verstanden wissen.

Die Einteilung in die 3 Etagen (Regionen) zeigt schematisch Abb. 12.

Pietrantoni (1960) und Agazzi (1959/60) benutzten zur Klassifikation der „circumscripten" (in Gegenüberstellung zu den „diffusen") Kieferhöhlentumoren ebenfalls den Begriff der Mesostruktur (= intrasinusale Lokalisation). Die ethmoido-maxillären Geschwülste werden den Tumoren der Suprastruktur zugeordnet, bei denen noch eine Invasion der Orbita und der Wange unterschieden wird.

Eine weitere durch abgrenzende „Linien" festgelegte Einteilung schlugen Öhngren (1933) und Baclesse (1960) vor. Die Öhngrensche Linie verläuft vom inneren Augenwinkel zum Angulus mandibulae (Abb. 13). Sie teilt die Gesichtsregion in einen postero-superioren und einen antero-inferioren Abschnitt. Die Baclessesche Linie zieht vom Mittelpunkt der Sella durch das hintere Ende des harten Gaumens (Grenze zum weichen Gaumen). Tumoren hinter dieser Linie werden der Keilbein- bzw. Siebbein-Keilbein-Region zugerechnet, während dahinter liegende als Epipharynxtumoren angesehen werden.

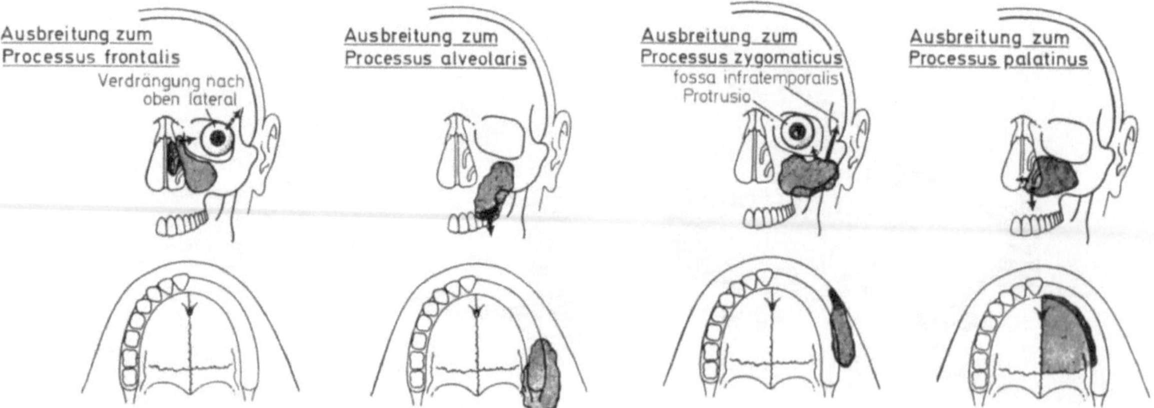

Abb. 14. Klassifikation der Kieferhöhlentumoren nach V. M. DALLEY. [Brit. J. Radiol. **32**, 378 (1959)]

Ausführlich nehmen auch LEROUX-ROBERT und ENNUYER (1951) zur Frage der Klassifizierung Stellung. Eine rein anatomische Einteilung (Siebbein, Nasenhöhle, Kieferhöhle, Alveolarfortsatz) wird abgelehnt, da die Tumoren anatomisch meist nicht begrenzt bleiben. Folgende Einteilung nach Ausgangspunkt, Ausdehnung und Ausbreitungsrichtung wird vorgeschlagen:

a) *Begrenzte Tumoren.* Darunter 1. einseitige Siebbeintumoren, 2. Kieferhöhlentumoren mit Begrenzung auf die Schleimhaut, 3. Tumoren der Alveolargegend, 4. Tumoren der Nasenhöhle.

b) *Ausgedehnte Tumoren.* Darunter 1. Siebbeintumoren mit Wachstumstendenz: a) nach oben (Stirnhöhle), b) nach unten (Nasenhöhle), c) nach außen oben (Orbita), d) zur Kieferhöhle, e) nach hinten (Keilbeinhöhle); 2. Kieferhöhlentumoren mit Wachstumstendenz: a) nach oben innen (Siebbein), b) nach oben (Orbita), c) nach oben außen (Wange), d) nach vorn (Jochbein), e) nach hinten (Flügelgaumengrube), f) nach unten (Gaumen).

Aus klinisch-therapeutischen Gründen werden dann die ausgedehnten Tumoren in folgende Gruppen zusammengefaßt: 1. ethmoido-maxillo-orbito-jugulare Tumoren; 2. endomaxilläre Tumoren; 3. Tumoren des Kieferhöhlenbodens; 4. in allen Richtungen, vor allem nach hinten (zur Flügelgaumengrube) wachsende Tumoren. Die Gruppen 1, 2 und 3 entsprechen also weitgehend den Tumoren der Suprastruktur (einschließlich der ethmoido-maxillären Gruppe), der endosinusalen Gruppe und den Tumoren der Infrastruktur nach BACLESSE.

Eine vereinfachte und praktisch gut anwendbare Einteilung schuf DALLEY 1959 am Royal Marsden Hospital in London (Abb. 14). Sie unterscheidet Tumoren mit Wachstumsrichtung auf die Oberkieferfortsätze: processus frontalis, alveolaris, zygomaticus und palatinus.

COCCHI (1960) und dann SISSON und JOHNSON (1963) empfahlen zuerst das TNM-System zur einheitlichen Beurteilung auch für die Tumoren der Nasenhöhle und der Nasennebenhöhlen. Mit Hilfe der Buchstaben TNM (T als Abkürzung für Tumor, N für Lymphonodulus, M für Fernmetastase) soll, unter Ergänzung durch Zahlen zur graduellen Bewertung, eine Einteilung der Geschwülste nach ihrer Ausdehnung in 4 Gruppen vorgenommen werden:

T_1, N_0, M_0

1. Invasion der vorderen Wand oder
2. der unteren naso-antralen Wand.
3. Vordere mediane Gaumenpartie.

T_2, N_0, M_0

1. Invasion der lateralen Wand ohne Muskelbeteiligung.
2. Invasion der oberen Wand ohne Orbitabeteiligung.

T_3, N_0, M_0

1. Invasion in den M. pterygoideus.
2. Orbitabefall.
3. Invasion in die vorderen Siebbeinzellen ohne Erkrankung der Lamina cribriformis.
4. Invasion der vorderen Kieferhöhlenwand mit Hautbeteiligung.

T_4, N_0, M_0

1. Invasion der Lamina cribriformis.
2. Invasion der Flügelgaumengrube.

3. Ausdehnung in die Nase oder in die andere Kieferhöhle.
4. Invasion der hinteren Siebbeinzellen.
5. Invasion des Proc. pterygoideus.
6. Ausdehnung in den ethmoido-sphenoidalen Recessus oder in die Keilbeinhöhle.

Bei Berücksichtigung des Gesamtbefundes ergeben sich die Stadien I—IV:

Stadium I

T_1, N_0, M_0

Tumorinvasion der Vorderwand ohne Hautbeteiligung (T_1); oder untere Kieferhöhlen-Nasenwand ohne Hauterkrankung (T_1); oder Tumor des vorderen medianen harten Gaumens (T_1). Klinisch keine Lymphknoten palpabel (*s*), auch kein Verdacht (N_0). Keine Fernmetastasen (M_0).

Stadium II

T_2, N_0, M_0

Tumorinvasion der lateralen Wand ohne Muskelbeteiligung (T_2); oder Tumorinvasion der oberen Wand ohne Orbitabeteiligung (T_2). Keine Lymphknoten und keine Fernmetastasen zu erkennen (*s*, N_0, M_0).

Stadium III

T_3, N_0, M_0

Tumorinvasion der vorderen Siebbeinzellen ohne Beteiligung der Lamina cribriformis (T_3).

Tumorinvasion des M. pterygoideus mit oder ohne Kombination mit T_2 (T_3). Tumorinvasion der Orbita in Kombination mit T_2 (T_3); oder Tumorinvasion der Kieferhöhlenvorderwand mit Hautbeteiligung (T_3). Keine Lymphknoten feststellbar (*s*), auch kein Verdacht (N_0). Keine Fernmetastasen (M_0).

T_3, N_1, M_0

Primärtumor wie bei T_3. Klinisch Lymphknoten palpabel (*s*), aber nicht fixiert; Metastasenverdacht (N_1).

Stadium IV

T_4, N_0, M_0

Tumorinvasion der hinteren Siebbeinzellen, mit oder ohne T_3 (T_4); oder Tumorinvasion der Lamina cribriformis (T_4); oder Tumorausdehnung in den Recessus pterygoideus der Kieferhöhle (T_4); oder Tumorausdehnung in die andere Kieferhöhle (T_4); oder Tumorausdehnung in den ethmoido-sphenoidalen Recessus oder in die Keilbeinhöhle (T_4); oder Tumorinvasion in den Proc. pterygoideus (T_4). Klinisch keine Lymphknoten palpabel (*s*), kein Verdacht auf Metastasen (N_0) in die Lymphknoten oder in andere Organe (M_0).

T_4, N_1, M_0; oder T_1, T_2, T_3; oder T_4, N_2, M_0

Primärtumor T_1, T_2, T_3 oder T_4 wie beschrieben in den Stadien I, II, III. Klinisch Lymphknoten (*s*) palpabel, die fixiert sind. Verdacht auf Metastasen in den Lymphknoten (*s*) (N_2). Klinisch oder röntgenologisch kein Verdacht auf Fernmetastasen (M_0).

An dieser Klassifizierung haben Dickhaeuser und Bohndorf (1966) wegen der fehlenden genauen Abgrenzung der anatomischen Regionen und wegen der Zusammenfassung von Tumorausdehnung und Lokalisation Kritik geübt. Sie definieren als anatomische Region für den Entstehungsort bzw. für das Tumorzentrum anhand des klinischen und röntgenologischen, möglicherweise auch des bei der Operation erhobenen Befundes:

A. *Regio nasalis*	Concha nasalis superior, media und inferior, Boden der Nasenhöhle, Septum nasale, Dach Lamina cribriformis, vordere Begrenzung Vestibulum nasi, hintere Begrenzung Choanen
B. *Regio maxilloethmoidalis* (frontalis)	Vordere Siebbeinzellen. Sinus frontalis, Infraorbitalbucht des Sinus maxillaris. Ductus nasofrontalis, Ductus nasolacrimalis, Ductus nasomaxillaris, Hiatus maxillaris accessorius, laterale Begrenzung Lamina papyracea
C. *Regio ethmoidalis posterior*	Hintere Siebbeinzellen, Recessus sphenoethmoideus, Sinus sphenoideus
D. *Regio maxillaris*	Sinus maxillaris, Recessus alveolaris, Recessus cygomaticus, Begrenzung am Recessus frontalis und am Hiatus maxillaris

Die Tumorausdehnung wird als „T-Kategorie“ wie folgt definiert:

	Regio nasalis	Regio maxillo-ethmoidalis frontalis	Regio ethmoidalis posterior	Regio maxillaris
T_1	Tumor auf eine Region begrenzt			
T_2	*Tumor hat zwei oder drei Regionen befallen*			
	Einbruch ins vordere oder hintere Siebbeinzellsystem oder in die Kieferhöhle mit Zerstörung der medialen Kieferhöhlenwand	Vordringen in die Kieferhöhle oder das Nasenlumen oder ins hintere Siebbeinzellsystem	Vordringen zur Nasenhaupthöhle oder zum vorderen Siebbeinbereich	Vordringen in Regio maxilloethmoidalis oder Einbruch ins Nasenlumen und/oder Zerstörung der lateralen Nasenwand, umschriebene Zerstörung der knöchernen Begrenzung ohne Eindringen in Nachbarorgane
T_3	*Tumor ist in Nachbarorgane eingedrungen*			
	Tumor ist in den Epipharynx eingedrungen oder in den harten Gaumen oder nach außen durchgebrochen	Tumor ist in die Orbita eingedrungen oder nach außen (Lidwinkel) oder durch die Wandung der Kieferhöhle oder hat die Stirnhöhlenvorder- oder -hinterwand zerstört	Tumor ist in den Epipharynx bzw. die Schädelbasis oder die Orbita vorgedrungen	Tumor ist durch die Vorderwand zum Jochbein oder zum Orbitalboden oder zum Alveolarkamm bzw. zur Mundhöhle durchgebrochen

Die Definition der T- und M-Kategorie lautet:

Definition der Lymphknotenmetastasen
N-Kategorie

N_0 Klinisch keine Lymphknoten tastbar, Metastasen in Lymphknoten nicht vermutet

N_1 Klinisch nicht fixierte Lymphknoten auf der Tumorseite tastbar, Verdacht auf Lymphknotenmetastasen der Tumorseite

N_2 Klinisch fixierte Lymphknoten auf der Tumorseite, oder doppelseitige nicht fixierte oder fixierte Lymphknoten

Definition der Fernmetastasen
M-Kategorie

M_0 Keine Fernmetastasen

M_1 Klinisch und/oder röntgenologisch Anhalt für Metastasen außerhalb der Halslymphknoten

Aus der Kombination der T-, der N- und der M-Kategorie ergibt sich die Stadienteilung:

Stadium I Tumor auf eine Region begrenzt ohne tastbare Lymphknoten
T_1 N_0

Stadium II Tumor hat zwei oder drei Regionen befallen ohne tastbare Halslymphknoten
T_2 N_0
oder Tumor ist auf eine Region begrenzt mit nicht fixierten homolateralen Lymphknoten
T_1 N_1

Stadium III Tumor ist in ein Nachbarorgan eingedrungen ohne tastbare Halslymphknoten
T_3 N_0
oder mit homolateralen, nicht fixierten Lymphknoten
T_3 N_1
oder Tumor ist auf eine Region begrenzt oder hat zwei oder drei Regionen befallen mit homolateralen oder bilateralen nicht fixierten oder fixierten Lymphknoten
T_1 N_2
T_2 N_1
T_2 N_2

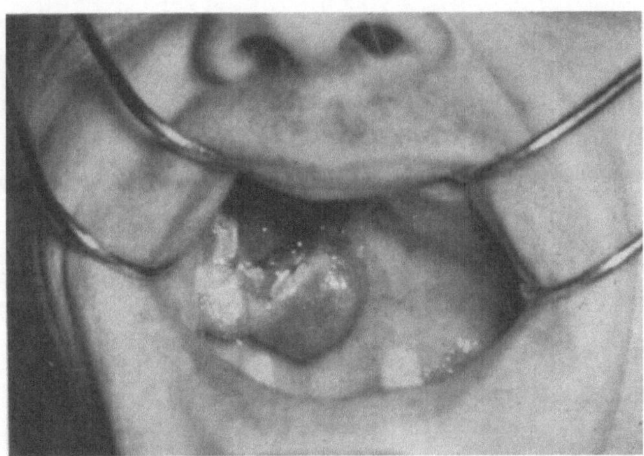

Abb. 15. Durch den Gaumen perforiertes Kieferhöhlencarcinom

Stadium IV Tumor ist in ein Nachbarorgan eingedrungen mit fixierten homolateralen oder bilateralen nicht fixierten oder fixierten Lymphknoten
$T_3 N_2$
oder es sind Fernmetastasen klinisch oder röntgenologisch nachweisbar
M_1

Die Tatsache, daß Ausgangspunkt und Ausdehnung der Tumoren klinisch und röntgenologisch kaum exakt bestimmbar sind, begrenzt den praktischen Wert aller schematisierenden Klassifikationen. Trotzdem sind die Bemühungen um eine Vereinheitlichung unter Anwendung des TNM-Systems und Berücksichtigung der anatomischen Besonderheiten der Nasen- und der Nasennebenhöhlenregion mit ihren engen Beziehungen zur Nachbarschaft zu begrüßen. Bezüglich einer Auswertung für die Prognose (s. S. 338) ist zu bedenken, daß versucht wird, den Grad der biologischen Bösartigkeit anhand eines statischen Befundes zu beurteilen und daß dabei die Wachstumsdynamik und die Metastasierungstendenz unberücksichtigt bleiben. Die Besonderheiten (sog. prognostischer Faktor nach BROSCH und SPINDRICH) sind im einzelnen kaum zu erfassen. Die Lokalisation in den verschiedenen Etagen beeinflußt ohne Zweifel die Prognose entscheidend (OEKEN, 1965; s. S. 342).

Neben den Ergebnissen der objektiven klinischen und röntgenologischen Untersuchung erlauben die charakteristischen Symptome Rückschlüsse auf die Lokalisation und Ausbreitung der Tumoren der Nasennebenhöhlen.

Die Tumoren der *unteren Kieferhöhlenetage* (Infrastruktur) — nach einer Zusammenstellung von HOMMERICH (1964) auf Grund einer Umfrage an den deutschen Universitätskliniken mit etwa 15% des gesamten Krankenguts relativ selten — entstehen meist in der Nähe der Zahnwurzeln. Als Symptome treten „Zahnschmerzen", Zahnausfall sowie Schwellung der Gingiva und des Gaumens auf. Später kommt es bei fortgeschrittenem Wachstum zu Ulcerationen und Fisteln (Abb. 15). Eine Ausbreitung nach lateral führt zu Schwellungen und Infiltrationen der Wange. Vorwiegendes Wachstum nach hinten verursacht einen dumpfen Schmerz und eine Kiefersperre (Trismus).

In der *mittleren Etage* sind der Durchbruch zur und die Ausbreitung in die Wange am häufigsten. Schmerzen infolge des Druckes auf den N. maxillaris zeigen dies an. Der Einbruch in die Nasenhöhle bewirkt gleiche Erscheinungen, wie sie bei primären Geschwülsten der inneren Nase bekannt sind.

In der *oberen Etage* (Suprastruktur) neigen die Tumoren zur Invasion, später zur Destruktion des Orbitabodens. Klinische Symptome treten dabei zunächst nicht auf. Später geben ein Conjunctivalödem (Chemosis) und Schmerzen im Bereich des N. infraorbitalis einen diagnostischen Hinweis. Bei Einbruch in die Orbita verursacht der raum-

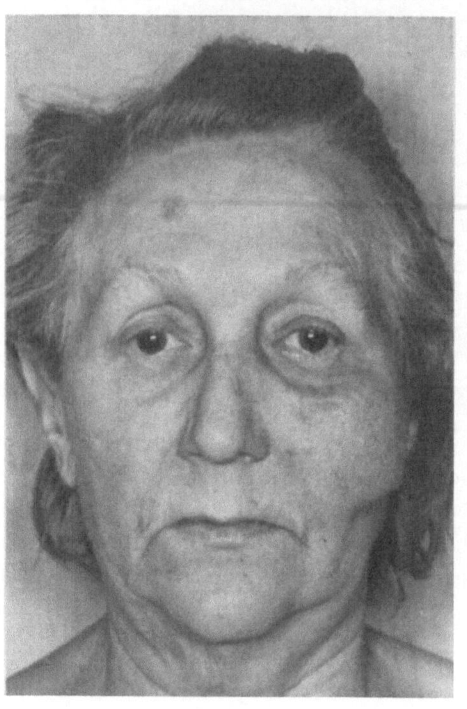

a

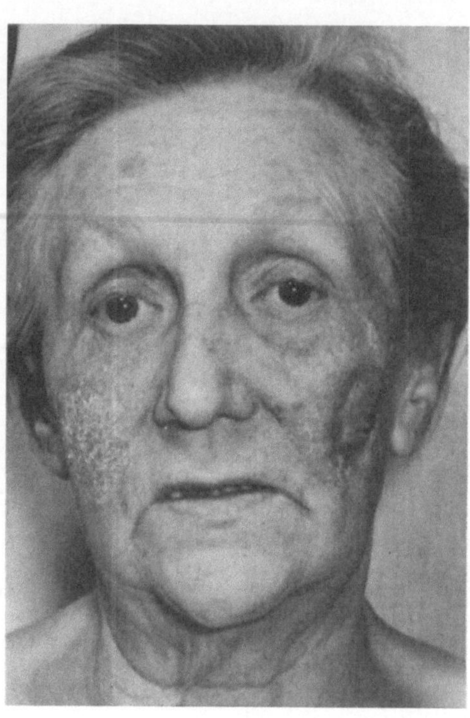

b

Abb. 16a u. b. Wangenschwellung bei Kieferhöhlentumor der Suprastruktur (a), Rückbildung nach Bestrahlung (b)

fordernde Geschwulstprozeß eine charakteristische Lageabweichung des Auges. Die Beweglichkeit des Augapfels bleibt im allgemeinen erhalten.

Relativ selten ist eine Kiefersperre (Trismus) bei einem Wachstum nach hinten unten in die Fossa pterygopalatina. Der Cornealreflex wird beeinträchtigt, wenn die Geschwulst die Ganglienverbindung zwischen N. V und VII in der Fossa pterygopalatina zerstört hat. Die relativ häufige Tumorausbreitung nach lateral verursacht eine Schwellung, später eine Infiltration der oberen Wangen- bzw. Jochbeinregion (Abb. 16). Ein mediales Wachstum führt zur Beteiligung der Siebbeinzellen und zur Destruktion des medialen Anteils des Orbitabodens. Eine Chemosis ist seltener als bei lateralem Wachstum. Eine Verlegung der Tränenwege durch Einbruch des Tumors oder sekundäre Entzündungen verursacht entsprechende Symptome.

Bei Invasion der hinteren Siebbeinzellen läßt sich der primäre Ausgangspunkt oft nicht mehr eindeutig bestimmen (maxillo-ethmoidale Tumoren). Der Durchbruch in die Fossa pterygopalatina ist relativ selten. In fortgeschrittenen Fällen kommt es zur ausgedehnten Destruktion der hinteren Wand. Die mediale Ausbreitung führt zu einer Verdrängung der Muscheln, seltener zu Ulcerationen der lateralen Nasenwand. Tumoren der vorderen Siebbeinregion verursachen oft Tränenwegsymptome. Bei Durchbruch durch die Haut kann ein Hautcarcinom bzw. ein Lidtumor vorgetäuscht werden. Durch retropharyngeale Tumorabsiedlungen in der Nähe der Schädelbasis werden die Hirnnerven IX—XI in Mitleidenschaft gezogen. Eine Zusammenstellung der neurologischen Symptome bei Siebbein- und Oberkiefertumoren in Abhängigkeit von der Lokalisation gibt MEDA. Anästhetische Zonen und Parästhesien der Wange als Folge des Druckes auf den N. maxillaris (PIETRANTONI, WALTNER) können nicht als Frühsymptome angesehen werden, da sie Folge einer Infiltration der Nachbarschaft sind (MOSER 2).

Der direkte Einbruch in die Schädelhöhle bewirkt typische Liquorveränderungen, vor allem Eiweißvermehrung und Pleocytose (KRAHL).

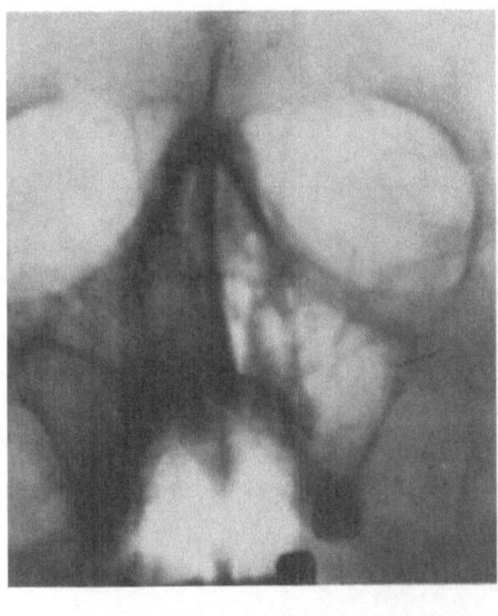

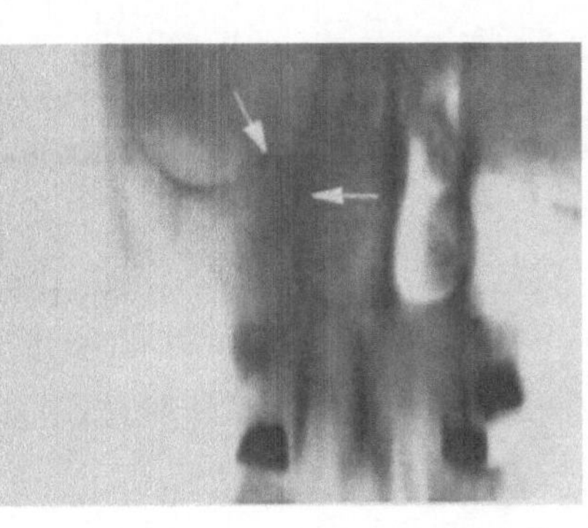

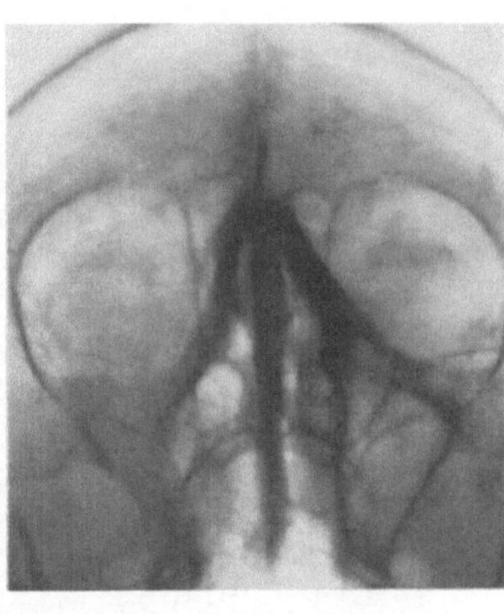

a b c

Abb. 17a—c. Plattenepithelcarcinom der rechten Kieferhöhle mit Wanddestruktion am oberen inneren Winkel. a Übersichtsaufnahme. b Schichtbild. Nach chirurgisch-radiologischer Therapie Defekt im früheren Tumorbereich, regelrechte Knochenstruktur an den erhaltenen Wänden. c Übersichtsaufnahme

Der Einbruch von Nebenhöhlentumoren in die Nasenhöhle führt zu gleichen Symptomen wie die primären Geschwülste der inneren Nase.

Primäre Tumoren im Bereich der *Stirnhöhle* sind immer einseitig (Ackerman und del Regato). Sie drücken das Auge nach unten.

Tumoren der *Keilbeinhöhle* können zu Kopfschmerzen führen, die dann Veranlassung für weitere Untersuchungen sind.

Die *Röntgenuntersuchung* steht unter den diagnostischen Maßnahmen an erster Stelle; sie muß auch zur Bestimmung der Tumorausdehnung und des Ausmaßes der Wanddestruktionen herangezogen werden (Abb. 17). Die Kieferhöhle ist im occipito-mentalen und im seitlichen, die Siebbeinzellen sind im occipito-frontalen Strahlengang oder mittels Einstellung nach Rhese am besten darzustellen. Übersichtsaufnahme und frontale Aufnahme erlauben auch eine Beurteilung von Stirn- und Keilbeinhöhle. Einzelheiten der Stirnhöhlenwand können durch die überkippte Aufnahme (overshot) dargestellt werden. Die Röntgenuntersuchung der Schädelbasis ist bei Verdacht auf oder Vorliegen von Hirnnerven-Symptomen unumgänglich. Als zusätzliche Aufnahme zur besseren Darstellung von Knochendestruktionen empfiehlt Welin die Aufnahme in nucho-frontalem Strahlengang (Kinn und Nase anliegend, Röhre 15° caudo-cranial geneigt). Diese Strahlenrichtung ist ratsam, besonders bei Verdacht auf eine retromaxilläre Tumorausbreitung, da die knöchernen Wände und die großen Keilbeinflügel gut zur Darstellung gelangen. Schichtaufnahmen erweitern die Detaildiagnostik, erleichtern die genauere Bestimmung der Ausdehnung, bringen Destruktionen der knöchernen Wände besser zur Darstellung und ermöglichen die Klassifizierung der Tumoren (Baclesse et al., 1960). Die Kontrastmittelfüllung der Kieferhöhle (Sinographie) als ergänzende Untersuchungsmethode kann zur Abgrenzung des neoplastischen Prozesses beitragen und so — besonders bei umschriebenen Tumoren — Hinweise für die Therapie geben. Angiographische Studien bei Siebbeintumoren machten Selot u. Mitarb.

Differentialdiagnostisch sind in erster Linie entzündliche Prozesse in Betracht zu ziehen. Sie verursachen ähnliche klinische Symptome (= Schmerz, Nasensekretion, Verstopfung des Nasenlumens u.a.m.). Die Abgrenzung zwischen Geschwulst und Entzündung wird erheblich dadurch erschwert, daß häufig chronisch entzündliche Nebenhöhlenaffektionen in der Vorgeschichte angegeben werden (s. auch S. 303) und daß andererseits ein nekrobiotischer Tumorzerfall sekundär Entzündungsprozesse auslösen kann. Länger bestehende therapieresistente Sinusitiden sollen stets als tumorverdächtig angesehen werden. Rönt-

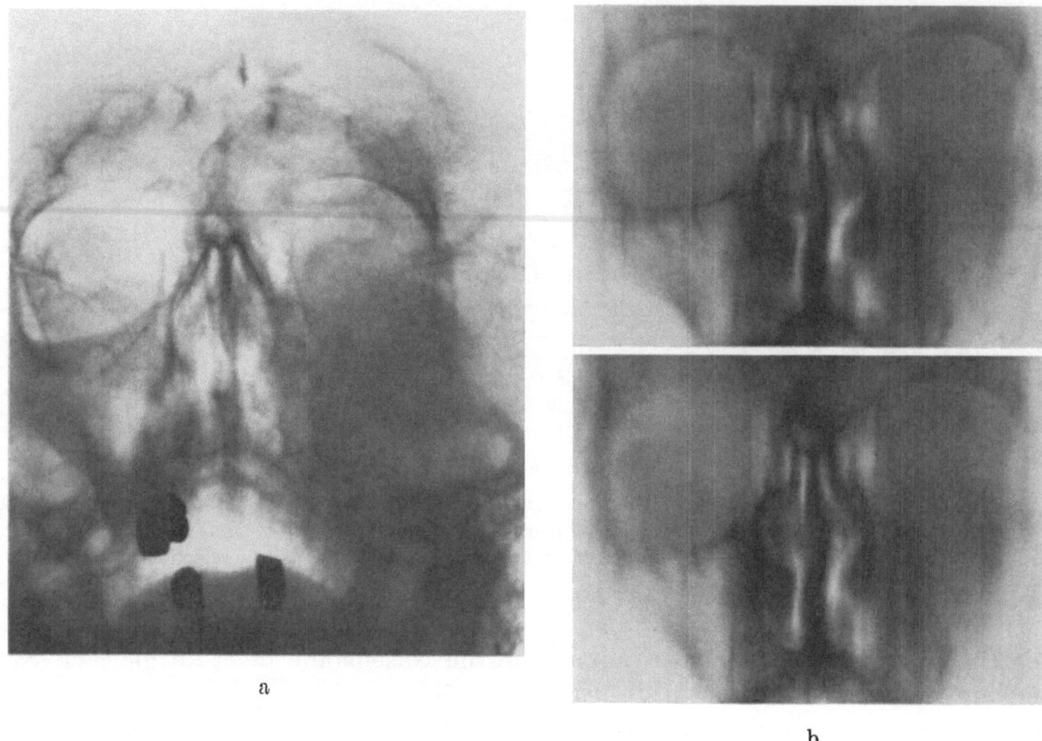

a

b

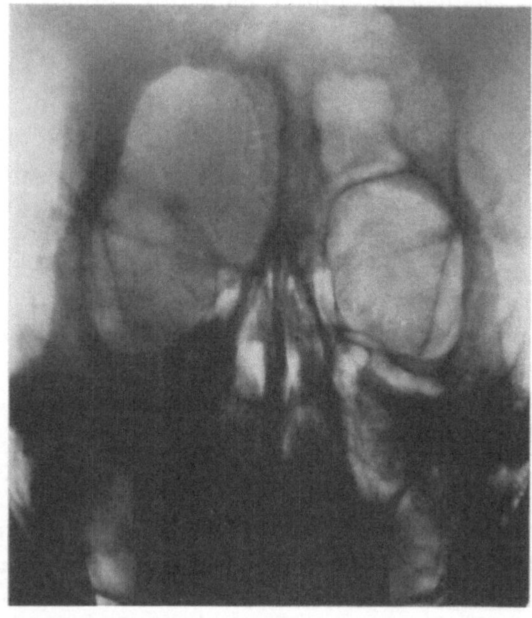

c

Abb. 18a—c. Mukocele der linken Kieferhöhle. Übersichtsaufnahme (a), Schichtbild (b) mit ausgedehnter Wanddestruktion, Mukocele der rechten Stirnhöhle (c) mit Destruktion der unteren Wand und Ausbuchtung mit Verdichtung der übrigen Wände

genologisch kann u. U. auch bei Entzündungen eine Rarefizierung der knöchernen Wände mit röntgenologisch erkennbarer Transparenzminderung nachgewiesen werden, wie u. a. GOECKE und WÜRTZ (1958) bei der Sinusitis sphenoidalis beobachtet haben. Ausgedehnte Wandzerstörungen kommen auch bei Mukocelen (SIMON und TINGWALD, 1955; Abb. 18) vor. Im Anfangsstadium pflegen sie nur zu einer Ausbuchtung der knöchernen Wände zu führen (PSENNER, 1964). Das gleiche gilt für manche Riesenzelltumoren (Abb. 19).

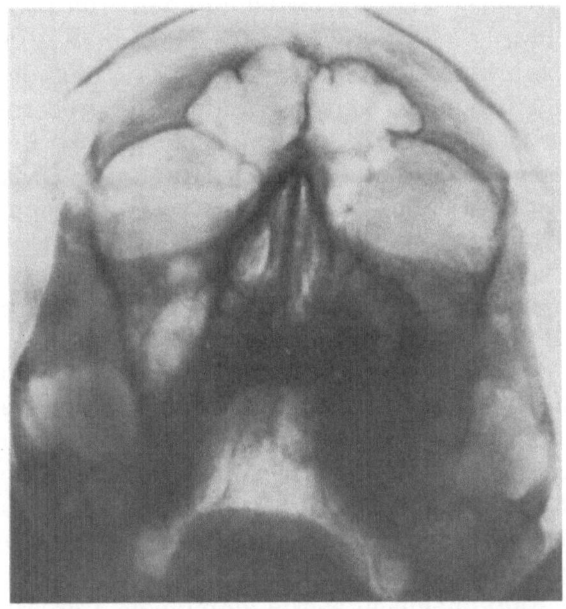

a

Abb. 19a u. b. Riesenzelltumor im Bereich der linken Kieferhöhle. Übersichtsbild (a) und Schichtaufnahme (b) zeigen eine Verschattung, eine Ausbuchtung und Verdünnung der knöchernen Wand

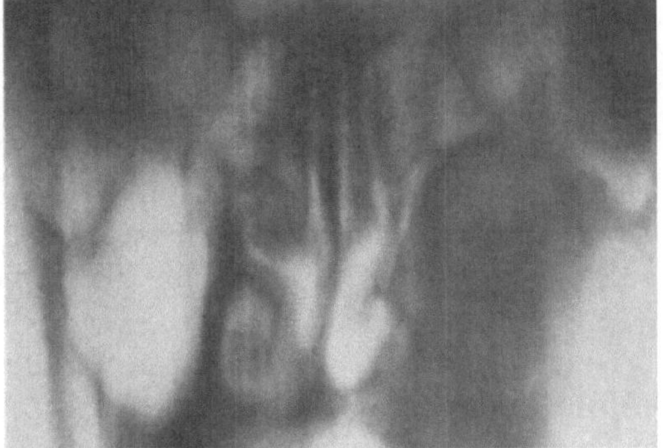

b

Entscheidend für die Tumordiagnose ist in allen Fällen der bioptische Befund, der durch diagnostische Punktion, wenn notwendig auch operativ — bei der Kieferhöhle durch Operation nach CALDWELL-LUC oder durch Fensterung von der Nasenhöhle her — angestrebt werden muß. Der Vorteil der operativen Inspektion ist zugleich, daß die Tumorausdehnung gut und zuverlässig beurteilt und hiermit die optimale Therapie eingeleitet werden kann. Die Antroskopie (NEHLS, 1955; LOEWY, 1957) steht im Wert gegenüber der operativen Inspektion zurück. Die cytologische Untersuchung der Spülflüssigkeit wird von HATTOWSKA (1957) empfohlen.

Von primären Gaumentumoren läßt sich das in den Gaumen eingebrochene Oberkiefercarcinom in manchen Fällen durch den ,,Nadeltest" (widerstandsloses Durchstoßen des Knochens mit einer Nadel) abgrenzen. Allerdings ist auch eine Knochendestruktion durch ein primäres Gaumencarcinom möglich. Die Differentialdiagnose ist aber bezüglich der Therapie belanglos.

IV. Therapie

Für die Behandlung von Geschwülsten der Nasenhöhle und der Nasennebenhöhlen stehen heute spezielle chirurgische und differenzierte radiologische Verfahren zur Verfügung. Sie können *allein* oder in *Kombination* angewandt werden.

1. Historischer Rückblick

In der angelsächsischen Literatur soll schon 1671 die operative Entfernung eines Oberkiefertumors beschrieben worden sein (zitiert nach DEVINE). Nach DALLEY (1959) wurde die erste Oberkieferresektion von GENSOUL 1829 in Lyon durchgeführt. Der praktische Wert radikaler chirurgischer Therapie war zunächst gering. Nur bei gutartigen

Tumoren konnte sie erfolgreich sein. Nach einer Zusammenstellung von 108 Beobachtungen (Butlin, zitiert nach Devine) betrug allein die primäre Mortalität 30%. Sebileau empfahl dann zu Beginn des 20. Jahrhunderts die Technik „à la demande", d.h. die dem individuellen Befund angepaßte Abtragung, ohne daß dadurch in größerem Umfang Dauererfolge hätten erzielt werden können. 1920 wurde zunächst von dem Amerikaner New, dann besonders von den Schweden Berven (1932), Holmgren (1928) und Öhngren (1935) die Anwendung der Elektrochirurgie empfohlen. Auch die Technik der blutigen Chirurgie wurde weiter vervollkommnet und unter Hinweis auf Nachteile der Elektrochirurgie besonders von kieferchirurgischer Seite (Pichler, 1931) verfochten. 1919 betonte der Chirurg Bloodgood (zitiert nach Dalley, 1959), daß von der chirurgischen Therapie allein nichts zu erwarten sei — ein Standpunkt, der 1930 von Quick wiederholt wurde. So war es verständlich, daß die Strahlentherapie in zunehmendem Maße Befürwortung fand. Die ersten Versuche mit der Röntgentherapie bei Geschwülsten der Nase und der Nasennebenhöhlen dürften anfangs unseres Jahrhunderts erfolgt sein. Entscheidende Impulse für die Anwendung der Strahlentherapie, insbesondere durch Einführung einer geeigneten Bestrahlungstechnik, gingen in Europa seit 1917 von Forssell, dem Gründer des Radiumhemmet in Stockholm, und von seinem Mitarbeiter Berven aus. Die Kombination der chirurgischen Behandlung mit der präoperativen Röntgenbestrahlung und der postoperativen Radiumeinlage wurde empfohlen. Der Ausbau der alleinigen radiologischen Therapie wurde u.a. von Paterson und von Windeyer in England angestrebt.

In den letzten 10—15 Jahren ist die Behandlung der bösartigen Geschwülste durch Einführung neuer Strahlenqualitäten und Strahlungsquellen und durch die Verfeinerung der Operationstechnik (mit Einsatz neuartiger Betäubungsmittel, Antibiotika, Blutersatzstoffe u.a.m.) erheblich erweitert und verfeinert worden. Andererseits konnte Zange (1963) mit statistischer Signifikanz beweisen, daß in günstig gelagerten Fällen die alleinige chirurgische Behandlung in geübter Hand und bei sorgfältig den jeweiligen Befunden angepaßtem Vorgehen gute Ergebnisse erzielt. Bald werden mehrjährige Resultate mit der Elektronen- und mit der ultraharten Röntgen- und γ-Therapie vorliegen.

Die Grundsätze jedes Behandlungsverfahrens, speziell der Strahlentherapie, sollen nachfolgend dargestellt werden. Dem schließt sich eine Zusammenstellung der mit den einzelnen Verfahren erzielten Ergebnissen (Abschnitt V) an. Im Abschnitt VII soll dann daraus die Wahl des zweckmäßigen Vorgehens bei den Malignomen im Bereich der Nase und der Nasennebenhöhlen abgeleitet und kritisch diskutiert werden.

2. Chirurgische Therapie

Tumoren der *Nasenhöhle*, einschließlich des Septums, können bei nicht zu großer Ausdehnung und guter Zugänglichkeit von vorn, also durch die Apertura piriformis, reseziert werden. Bei größeren Tumoren ist die laterale Rhinotomie notwendig. Geschwülste, die auf die knöchernen Wände und die Nasennebenhöhlen übergegriffen haben, erfordern ausgedehntere chirurgische Eingriffe. So sind bei entsprechender Ausbreitung die oberen Anteile des Os maxillare und des Siebbeins zu resezieren (Denker). Hautant (1933) empfahl, bei Geschwülsten der Siebbeingegend, außer dem Siebbein selbst, Teile des Orbitabodens und der oberen und unteren Muschel zu entfernen. Das elektrochirurgische Vorgehen hat auf Grund der Erfahrungen von New und Holmgren (1928) viele Befürworter.

Als operative Eingriffe an der *Kieferhöhle* sind zu diskutieren:

a) Die Ausräumung der Kieferhöhle nach Caldwell-Luc

Sie ist keine radikale Methode und wird deswegen für die Therapie maligner Tumoren heute allgemein abgelehnt. Bedeutung hat sie in unklaren Fällen für die Diagnostik. Allerdings sollte bei durch Schnellschnitt gesicherter Diagnose der ausgedehntere chirurgische Eingriff sofort angeschlossen werden (Zange).

b) Die Teilresektion des Oberkiefers von der Mundhöhle her nach Denker

Sie wird von vielen Chirurgen wegen der geringen operativen Freiheit abgelehnt und nur noch bei bestimmten Indikationen (Tumoren der Infrastruktur, allgemeine Kontraindikation gegen radikalere Eingriffe) durchgeführt (Gollmitz, 1959). Andererseits wird die Operation vom Munde her wegen der geringeren Verstümmelung befürwortet (Scheer, Schwab und Ey, 1957; Hommerich, 1964).

c) Die klassische Resektion des Oberkiefers nach Dieffenbach-Weber

Sie hat wegen der Opferung des Orbita-Bodens und des Gaumens erhebliche funktionelle und kosmetische Nachteile. Bei maxillo-ethmoidalen Tumoren gewährt sie keinen ausreichenden Zugang und ist nicht radikal genug.

d) Radikale Entfernung des Tumors

Das heute meist angewandte Verfahren besteht in einer möglichst radikalen Entfernung des Tumors mittels entsprechender Schnittführung. Der Eingriff wird der Lokalisation des Tumors angepaßt, er soll so schonend wie möglich durchgeführt (Zange u.a.) und auf eine Teilresektion des Gesichtsschädels, also unter Erhaltung des Orbita-Bodens und des Gaumens, beschränkt werden.

Über die operativen Methoden und die — meist mit Autoren-Namen bezeichneten — Schnittführungen geben Moser (1959/60) und Hommerich (1964) übersichtliche Zusammenstellungen. Ein rein elektrochirurgisches Vorgehen wird bei Kieferhöhlentumoren u.a. von Larsson und Mårtensson (1954) befürwortet, vielfach wird auch eine kombiniert blutig-elektro-chirurgische Technik empfohlen (Zange, 1963; Moser, 1959 u.a.).

Die Frage nach der Extenteratio orbitae wird unterschiedlich beantwortet, sie wird bei Einbruch des Tumors in die Orbita meist für unerläßlich gehalten. Nach Pfander (1955) sollte die Indikation für die chirurgische Behandlung auf jene Geschwülste beschränkt bleiben, deren Ausdehnung begrenzt ist und die die anliegenden Siebbeinabschnitte nicht überschreiten.

e) Chirurgische Therapie der Lymphknotenmetastasen

Für die *chirurgische Therapie der Lymphknotenmetastasen* im Cervicalbereich stehen zur Diskussion:

1. Die Exstirpation vergrößerter metastasenverdächtiger Lymphknoten,
2. in Erweiterung von 1. die gleichzeitige Resektion der Halsweichteile als „Ausweidung" im Sinne der „neck dissection",
3. die prophylaktische Durchführung der neck dissection auch ohne klinisch erkennbare Metastasierung.

Die Frage nach dem optimalen Verfahren wird heute noch sehr unterschiedlich beantwortet. Pietrantoni (1960) befürwortet das prophylaktische Vorgehen bei den Tumoren der Infrastruktur. Hommerich (1964) schloß sich dieser Meinung an. Ausführlich wurde über das Problem u.a. von Fleischer, Gusic, Moser, Naumann und Schulz (1959) diskutiert. Unbestritten ist die Tatsache, daß retropharyngeale Metastasen der chirurgischen Therapie nicht zugänglich sind.

Nach einer größeren Zusammenstellung von Pietrantoni (1960) sollen die Heilziffern bei den Tumoren der Hals- und Gesichtsregion durch die radikale chirurgische Therapie erhöht worden sein; vielfach ist dabei die Operation mit strahlentherapeutischen Maßnahmen kombiniert, teils als Vorbestrahlung (Hultberg et al., 1957; Larsson und Mårtensson, 1954; Holsti und Rinne, 1967; Lederman, 1969), teils als postoperative Ergänzungsbestrahlung (Naumann, 1959; Scheer, Schwab und Ey, 1961; Zuppinger u.a.). Eine kombinierte Therapie ist auch für die Behandlung der Metastasen in den Lymphabflußwegen und Lymphknoten zu diskutieren. Hussl erinnerte 1971 daran, daß die Prognose der malignen Nasenhöhlen- und Nasennebenhöhlen-Tumoren trotz aller radikaler Behandlungsverfahren einschließlich der Strahlenanwendung ungünstig geblieben ist.

Kleinere chirurgische Eingriffe können auch bei der Planung einer alleinigen radiologischen Behandlung notwendig sein: Drainage zur Ableitung der gestauten Sekrete und zur Vermeidung einer dadurch bedingten Sekundärinfektion (s.u.). Sekundär nach radiologischer oder kombinierter Therapie auftretende Nekrosen und Sequester müssen, wenn sie sich nicht spontan abstoßen, ebenfalls chirurgisch entfernt werden.

3. Strahlentherapie

Methodisch-technisch lassen sich unterscheiden:

1. Die tumornahe Bestrahlung bzw. die Kontaktbestrahlung mittels radioaktiver Substanzen oder Röntgenstrahlen.
2. Die intratumorale (interstitielle) Strahlenapplikation.
3. Die percutane Strahlenanwendung.

Physikalisch wird bei allen Bestrahlungsmethoden eine optimale räumliche Dosisverteilung, d.h. eine Konzentrierung der Strahlen im Tumor, angestrebt. Die applizierte Dosis soll die Zerstörung aller Geschwulstzellen bei möglichst weitgehender Schonung des mitbestrahlten gesunden Gewebes erreichen. Dieses Bestreben findet seinen sichtbaren Ausdruck in der Abbildung von Isodosen. Isodosenpläne veranschaulichen die räumliche Strahlenverteilung in den gewählten Schichtebenen unter bestimmten — meist idealisierten — Bedingungen. Keinesfalls beweisen sie die Überlegenheit einer Bestrahlungsmethode gegenüber einer anderen. Bei der Planung der Bestrahlungstechnik muß die individuelle Tumortopographie (= Lokalisation und Ausdehnung) ermittelt (Boone et al., 1968) und berücksichtigt werden. Bei absoluter Schematisierung der Einstelltechnik kann eine optimale räumliche Dosisverteilung nicht erreicht werden.

Die Strahlentherapie wird entweder als alleinige Behandlungsmethode mit *kurativem* Ziel oder nur *palliativ* oder aber *in Kombination* mit der chirurgischen Therapie angewandt.

a) Tumoren der Nasenhöhle

Die *tumornahe Kontaktbestrahlung* ist bei räumlich begrenzter Ausdehnung ($\varnothing \leqq 2$ cm) und bei guter Zugängigkeit indiziert. Voraussetzung ist, daß Knochen und Knorpel intakt sind (Murphy, 1959). Als Strahlenquelle kommen fast ausschließlich radioaktive Substanzen in Betracht. Die Moulagentechnik mit ^{224}Ra- oder mit ^{60}Co-Präparaten eignet sich besonders für im vorderen Abschnitt am Boden oder am Septum gelegene Tumoren. Vom Einsatz der Röntgen-Nah- oder Kleinraum-Bestrahlungsmethode ist abzuraten, weil mit Anwendung von Bestrahlungstuben der Tumor gewöhnlich nicht restlos, insbesondere nicht in seinen dorsalen Partien von den Strahlen erfaßt wird.

Zur *Moulagentechnik* ist grundsätzlich folgendes auszuführen:

Bevorzugt werden heute ^{60}Co-Präparate in vielfältiger Applikationsform benutzt. Für die geschlossenen Strahler stehen verschiedenartige Einbettungsmaterialien zur Verfügung: Paraffin, Wachs, Paladon oder Paladur o.ä. Leicht zu applizieren und für den Kranken angenehm sind aus modernen Kunststoffen angefertigte Träger. Das leichte Gewicht und die Elastizität z.B. des feinporigen Schwammgummis lösen beim Kranken keine lästige Empfindung während der Einlage aus. Kobaltperlen können auch ohne besondere Trägersubstanz verwandt werden. Sie werden auf einen Faden aufgereiht und dann in einem Mulltampon oder in einem Gummifingerling appliziert. Zur besseren Ausfüllung des Raumes und zur Distanzierung kann die Perlenkette durch das Einfügen von inaktiven Perlen verlängert werden. Plastobalt (Buchler & Co.), empfohlen 1956 von Schwab, Werner und Kaess speziell zur postoperativen Bestrahlung von Nasenhöhlentumoren, später auch mit größeren Strahlenpartikeln als Makrobalt, dürfte kaum noch Anhänger finden. Auch ist das After-Loading-System (Henschke) für Tumoren der Nasenhöhle kein günstiges Anwendungsgebiet.

Für jede angefertigte und bestückte Moulage muß vor der Anwendung die Dosisleistung und die räumliche Dosisverteilung ermittelt werden; einfach und schnell geschieht dies heute mit dem CdS-Kristall-Dosimeter (Gammameter; Siemens).

Die Applikation wird *einzeitig* oder *fraktioniert* vorgenommen. Wir befürworten bei gut zugängigen Tumoren die fraktionierte Durchführung der Moulagen-Behandlung, falls der Kranke durch die wiederholte Einlage von jeweils rund 3—4 Std Dauer nicht wesentlich belästigt wird. Die biologischen Vorteile der Fraktionierung sind bekannt. Außerdem kann der strahlentherapeutische Effekt nach den einzelnen Einlagen kontrolliert und die Lage bei der nächsten Applikation entsprechend korrigiert werden. Die Tiefenwirkung kann zwar durch eine größere Distanzierung gering erhöht werden, trotzdem ist in jedem Fall zu beobachten, daß die Kontaktbestrahlung die Bedingungen der Nahbestrahlung erfüllt, d.h., durch einen sehr steilen Dosisabfall ausgezeichnet ist. Mit der Kontakttherapie allein ist auch bei Distanzierung des Strahlers eine optimale Dosisverteilung in tiefer greifenden bzw. ausgedehnten Geschwülsten ohne zusätzliche Tiefentherapie (percutane Bestrahlung s.u.) nicht zu erzielen.

Die Moulagentechnik hat sich den lokalen Gegebenheiten anzupassen. Für Applikation in der Nasenhöhle gab PATERSON (1956) detaillierte Anweisungen. Der in Schwammgummi oder Abdruckmasse eingebettete Strahler soll etwa 0,5—1 cm von der Tumoroberfläche distanziert werden. Die erwünschte Dosis (1 cm vom Strahler) liegt bei 6000 bis 8000 rd/6—8 Tage. Bei entsprechender Lokalisation (Seitenwand) kann eine zweite Moulage auf der Haut appliziert werden. Eine zusätzliche Gaumenmoulage empfiehlt PATERSON bei Tumoren des Nasenhöhlenbodens. Das Übergreifen des Tumors auf die Gegenseite macht die Applikation in beiden Nasenhöhlen erforderlich. In Ausnahmefällen kann der Strahler auch von dorsal, vom Epipharynx her, eingelegt werden. Eine Distanzierung des Strahlers von der gesunden Schleimhaut ist anzustreben. Ausgedehnte Strahlenreaktionen sind für den Kranken lästig und können später Verklebungen im Nasenlumen verursachen. Bei der empfohlenen Distanzierung, die in ihrer Auswirkung zu einer Tamponade führt, ist die gleichzeitige Einlage kleiner Gummidrains ratsam, damit eine beschränkte Nasenatmung ermöglicht wird.

Die *intratumorale, interstitielle Strahlenapplikation* hat die gleiche Indikation wie die Moulagentechnik. Die klassische Radiumspickung wird heute vielfach durch die Permanentimplantation radioaktiver Nuklide (Seeds aus ^{198}Au, ^{192}Ir) ersetzt. Keinesfalls darf bei der Spickung der Knochen oder Knorpel verletzt oder die Haut des Nasenflügels perforiert werden. In geübter Hand hat diese Technik Vorteile gegenüber der Kontaktbestrahlung, besonders bei gut zugänglichen Tumoren der vorderen Nasenhöhle (WHITCOMB, 1969).

Die gleichmäßige räumliche Dosisverteilung ist bei entsprechender Sorgfalt und Erfahrung des Strahlentherapeuten besser zu erreichen, als mit der tumornahen Bestrahlung. Kritische oder ablehnende Stimmen (z.B. ACKERMAN und DEL REGATO, 1954) dürfen daher nicht auf die Methode an sich, sondern nur auf ihre unzulängliche technische Anwendung bezogen werden. Bei größeren, vor allem bei im dorsalen und cranialen Abschnitt der Nasenhöhle gelegenen Tumoren sind die Spickung und die tumornahe Kontakttherapie im allgemeinen nicht indiziert. Diese Geschwülste haben häufig bereits den Epipharynx oder den Gaumen in Mitleidenschaft gezogen und sich zugleich lymphogen in Richtung auf die retropharyngealen Lymphknoten ausgebreitet.

Bei ausgedehnteren Tumoren mit oder ohne Beteiligung des Knochens und Knorpels wird vielfach ein kombiniert chirurgisch-radiologisches Vorgehen empfohlen (BADIB et al., 1969). Durch partielle Tumorentfernung (Abtragung des erreichbaren, in das Lumen hineinragenden Geschwulstgewebes, Resektion von Muscheln) wird dabei versucht, die anatomischen Verhältnisse übersichtlicher zu gestalten und die anschließende intrakavitäre Strahlenapplikation zu ermöglichen bzw. zu vereinfachen. Bei Ausdehnung auf beide Nasenhöhlen muß das Septum entfernt werden, damit etwa 8 Tage später die Kontaktbestrahlung in Form der üblichen Moulagentechnik ermöglicht wird (PATERSON).

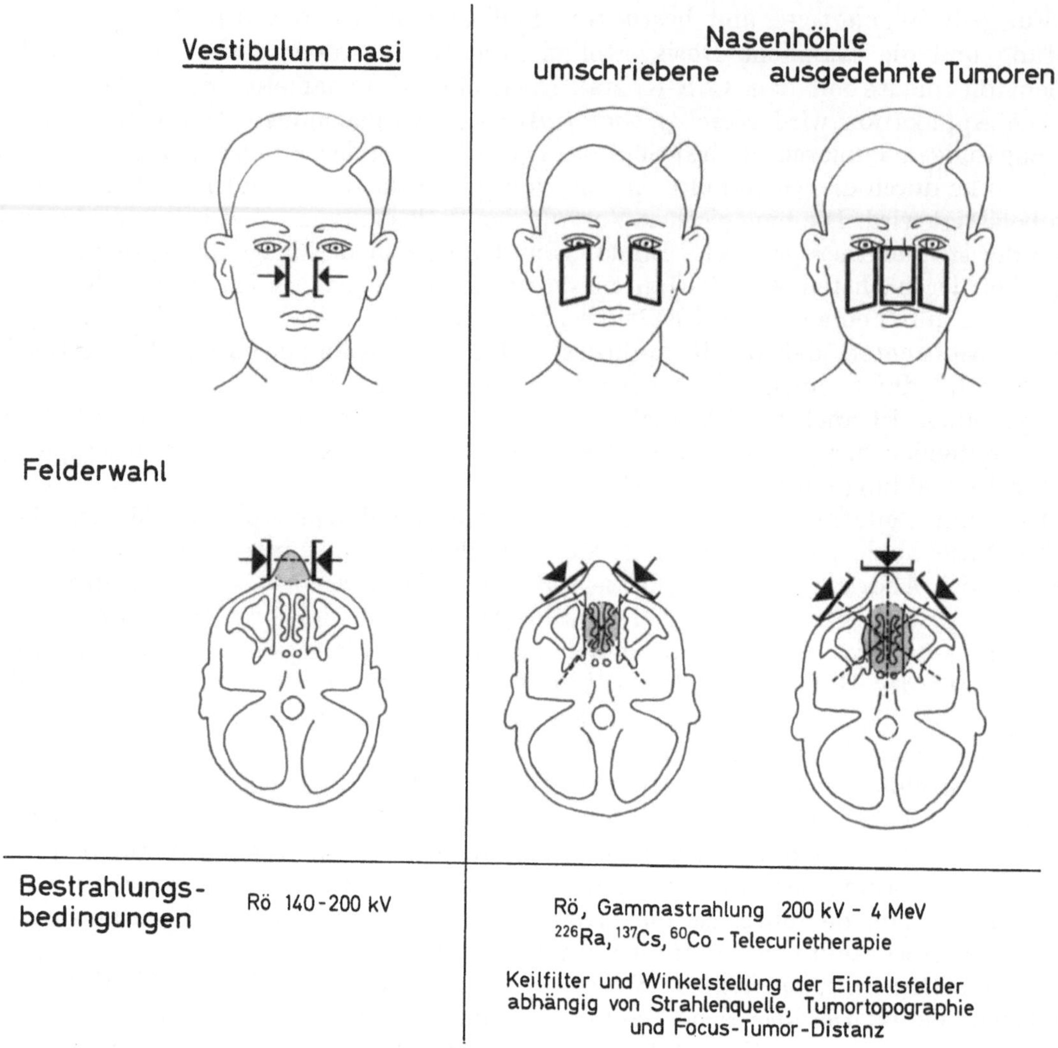

Abb. 20. Felderwahl bei percutaner Bestrahlung von Geschwülsten der Nasenhöhle. (In Anlehnung an LEDERMAN, 1969)

Auch hierbei sollen in etwa 8 Tagen 6000—8000 rd appliziert werden. Eine enge und praktisch erprobte Zusammenarbeit zwischen Operateur und Strahlentherapeuten ist unabdingbare Voraussetzung für optimale Ergebnisse.

Die *percutane Bestrahlung* ist bei allen Tumoren der Nasenhöhle im fortgeschrittenen Stadium indiziert. Die Felderwahl richtet sich nach der Tumorlage und -ausdehnung. Die Tumorbeziehung zur oberen Etage ist zu prüfen. Eine positive Kontrastmittelanfärbung der Tumoroberfläche bei der seitlichen Schädelaufnahme erleichtert die Aussage. Für Tumoren im Vestibulum nasi sind 2 flankierend angesetzte Felder zu wählen. Je nach Tumorausdehnung in der Nasenhöhle sind 2 oder 3 entsprechend gewinkelt angesetzte Einfallsfelder zu benutzen. Feldgröße, Feldlage und Winkelstellung sind vom Tumorbefund und von den Bestrahlungsbedingungen abhängig. Die Anwendung von Keilfiltern bei der Telecurietherapie verfeinert die räumliche Strahlenverteilung. Die Größe des Halbschattengebietes ist zur Vermeidung von Augenschäden zu beachten. Die Bewegungsbestrahlung wird wegen der möglichen Mitbestrahlung des Auges nicht empfohlen. Richtlinien für die Felderwahl sind in Anlehnung an Vorschläge von LEDERMAN et al. (1969) in Abb. 20 zusammengestellt.

Für die kurative Strahlenbehandlung sind bei Plattenepithelcarcinomen etwa 6000 rd, bei lymphoepithelialen Tumoren und Reticulo- bzw. Lymphosarkomen 4000—5000 rd als Herddosis anzustreben. Die zeitliche Verteilung dieser Gesamtdosen sollte sich auf 4—6 Wochen erstrecken; gewöhnlich werden täglich zwei Einfallsfelder mit einer OD von je 150—250 R belegt. Bei palliativer Strahlenanwendung ist die Dosierung und zeitliche Strahlenverteilung der vorliegenden Situation anzupassen.

b) Tumoren der Kieferhöhle

Die primäre intratumorale (interstitielle) Strahlenapplikation und die tumornahe bzw. Kontaktbestrahlung wird heute nur noch vereinzelt befürwortet. Am Christie-Hospital und Holt-Radium-Institut in Manchester wurde bisher aus Gründen der Tradition und großer Erfahrung an der primären Radiumtherapie der Kieferhöhlen (endokavitäre Bestrahlung) und der Siebbeinzellen (Spickung) festgehalten (PATERSON, (1956; GIBB, 1957). Nach der Methode von PATERSON und TOD (1948) soll der Radiumträger so genau wie möglich in das Zentrum des Tumors eingebracht und dort fixiert werden, bis der Tumor mit der gewünschten resp. erforderlichen Dosis bestrahlt ist. Es wird ein zylinderförmiger Applikator (2,0 cm lang, ⌀ 0,3 cm) mit 25 mg ^{224}Ra benutzt, der in einem Gummischlauch vom Sulcus labialis her schräg nach oben hinten in die Kieferhöhle hineingestoßen bzw. eingeführt wird. Je nach Tumorausdehnung soll auf einem Kreis (genauer: Kugeloberfläche) mit einem Radius von 2,0 cm, nötigenfalls von 2,5 cm eine Dosis von 8000 rd erreicht werden. Bei fortgeschrittener Tumorausbreitung müssen zusätzlich Radiumnadeln (am Christie-Hospital und Holt-Radium-Institut/Manchester auch Implantation von Radon-seeds) in die befallenen Bezirke, z. B. den Gaumen gespickt werden. Nach der Radiumbehandlung müssen unter Umständen Nekrosen, die sich leicht infizieren, operativ ausgeräumt werden. In jedem Fall muß bei Sekretstauung mit septischen Reaktionen für eine ausreichende Drainage der Kieferhöhle gesorgt werden.

Als Resultat dieser Behandlung bei 60 günstigen (= early) Tumoren der Kieferhöhle nannte GIBB eine 5jährige Überlebensquote von 45%.

Die Methodik der *Kontaktbestrahlung* mit *Röntgenstrahlen* bei Geschwülsten der Nasennebenhöhlen wurde, in Befolgung der Gedankengänge CHAOULs, von BARTH (1958/59) in Zusammenarbeit mit BECK (Universitäts-HNO-Klinik, Erlangen) ausgebaut.

Der operative Eingriff als vorbereitende Maßnahme hat sich der jeweiligen Tumorlokalisation und -ausdehnung anzupassen. Für das methodische Vorgehen geben BECK und BARTH folgende Richtlinien:

1. Tumoren, die im wesentlichen auf die Kieferhöhle beschränkt geblieben sind, werden von außen durch die Wange und die faciale Kieferhöhlenwand freigelegt.

2. Bei vorwiegend in den Siebbeinzellen lokalisierten Geschwülsten wird der Schnitt entlang des Nasenansatzes gelegt, analog der Schnittführung nach MOURE.

3. Tumoren, die von der Kieferhöhle in die Mundhöhle eingebrochen sind, werden zweckmäßig durch eine Resektion des knöchernen Gaumens der Nahbestrahlung zugängig gemacht.

4. Große Geschwülste, die in die Fossa pterygopalatina, in die Orbita oder in die Stirnhöhle eingebrochen sind, werden von außen, d. h. von der Wange aus, mit Enucleation des Auges operiert.

Der chirurgische Eingriff soll möglichst viel Tumorgewebe entfernen, um einen bequemen Zugang der Nahstrahlröhre zur Geschwulst, zugleich einen guten Einblick zur Beobachtung der Bestrahlungseffekte zu schaffen.

Für die Durchführung der Röntgennahbestrahlung sind die von CHAOUL festgelegten Prinzipien zu beachten: Fraktioniertes Vorgehen, Einzeldosen von 500—800 R OD pro Feld, Bestrahlen bis zur sichtbaren Tumorrückbildung resp. bis zum vollkommenen Tumorschwund, dazu genaue Aufteilung des Tumors in einzelne Bestrahlungsfelder. Gesamtdosen bis zu 10000 R OD und mehr können dazu erforderlich sein. Die gerichtete Strahlung ist zweifellos ein Vorteil der Röntgennahbestrahlung gegenüber der allseitigen Ausstrahlung radioaktiver Substanzen. Für den Strahlenschutz des Auges können diese

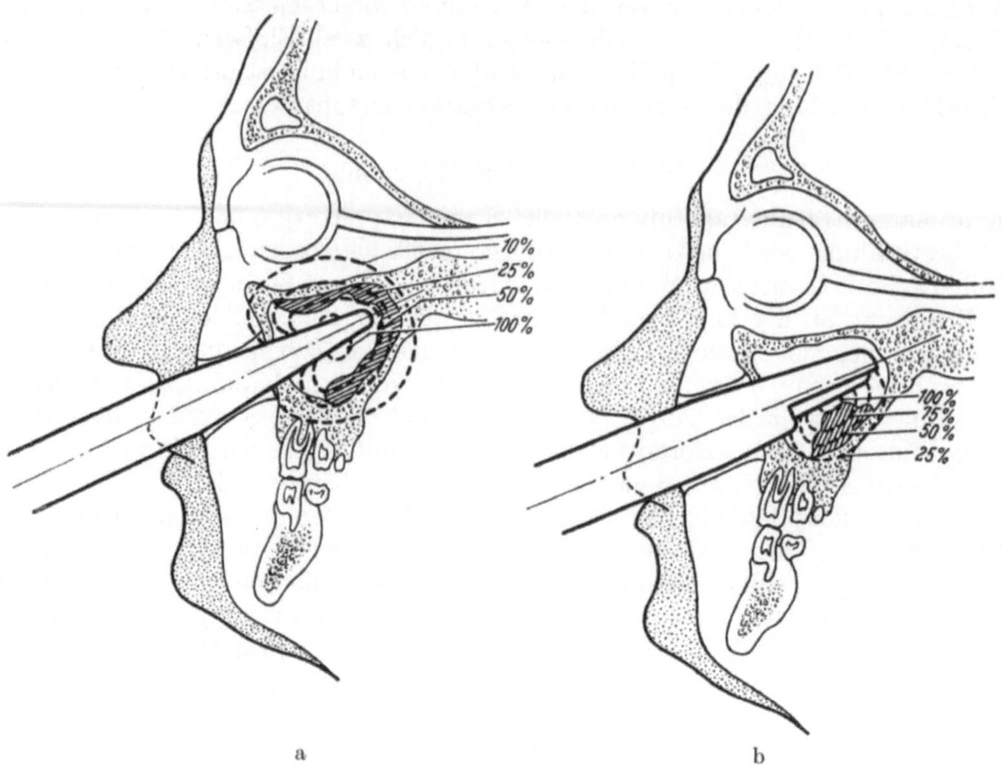

Abb. 21a u. b. Isodosenverlauf bei der Röntgennahbestrahlung der Kieferhöhle nach operativ geschaffenem Zugang (Bestrahlungstechnik von BARTH und BECK, Spitzanodenrohr der Firma Siemens a bei allseitiger, b bei halbabgedeckter Strahlung

Unterschiede gelegentlich wesentlich sein. Die Anwendbarkeit der Methode ist durch die für die Methode charakteristische räumliche Strahlenverteilung begrenzt. Der steile Dosisabfall zur Tiefe bei Benutzung der Nahbestrahlungsröhre muß dem Strahlentherapeuten genau bekannt sein. Abb. 21 demonstriert schematisiert den Isodosenverlauf bei der Anwendung der Spitzanodenröhre (Siemens). Tumorreste im Bereich der Fossa pterygopalatina mit einer Dicke über 1 cm bedürfen einer etwas härteren Strahlung und werden deshalb in Kombination mit Röntgenhalbtiefentherapie behandelt. Bei schwer erreichbaren Tumoren in der Siebbeingegend wird eine zusätzliche Moulagentherapie empfohlen.

Die *Kontaktbestrahlung als Ergänzungsbestrahlung* nach *chirurgischer Behandlung* von Geschwülsten der Kieferhöhlen wird heute vorwiegend mit radioaktiven Substanzen durchgeführt. BERVEN (1932) inaugurierte Indikation und Technik der Radiumtherapie. Auch CHEN et al. (1964), DEVINE et al. (1957), FIGI (1958), NEW et al. (1935) u.a. empfahlen die routinemäßige, WINDEYER (1955) die den individuellen Erfordernissen angepaßte Radiumapplikation.

Die am Radiumhemmet Stockholm entwickelte und geübte Bestrahlungstechnik besitzt folgende Kennzeichen: 4 Träger (Größe $10 \times 5{,}4$ mm, Filterung: 0,35 Au + 0,3 mm Pt) beinhalten je 50 mg Ra-Substanz. Zur Distanzierung wird eine Kapsel aus 0,3 mm Al benutzt. Abb. 22 unterrichtet über die räumliche Dosisverteilung. Dauer der Einlage 3—5 Std. Die Kontaktbestrahlung wird besonders auf jene Gebiete gerichtet (meistens obere und hintere Region der Wundhöhle nach Resektion des Oberkiefers), in denen mutmaßlich keine radikale Tumorentfernung möglich war.

BECKER u. Mitarb. am Czerny-Krankenhaus/Heidelberg haben seit 1950 die Technik der ^{60}Co-Kontaktbestrahlung ausgearbeitet und vervollkommnet. Kenntnisse, Erfahrungen und eine entsprechende gerätemäßige Ausrüstung sind für die differenzierte Handhabung

Abb. 22. Isodosen einer Radiummoulage zur Ergänzungsbestrahlung nach Operation von Kieferhöhlengeschwülsten. (Technik von Radiumhemmet, Stockholm: BERVEN, LARSSON u. MÅRTENSSON)

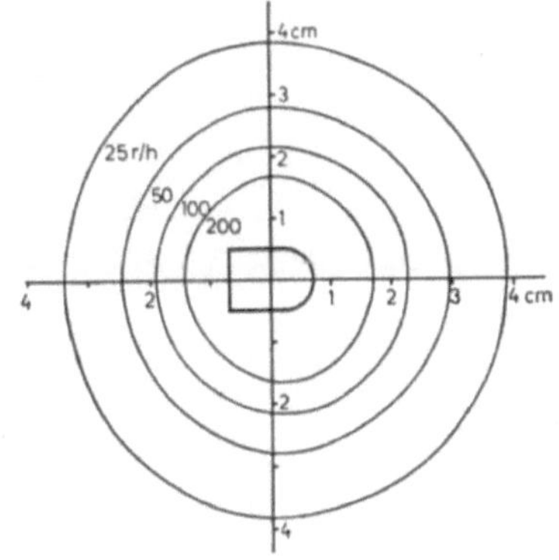

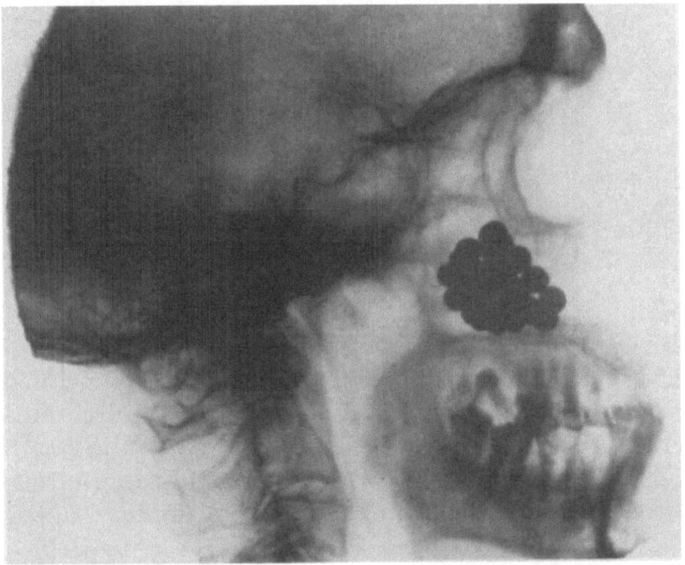

a

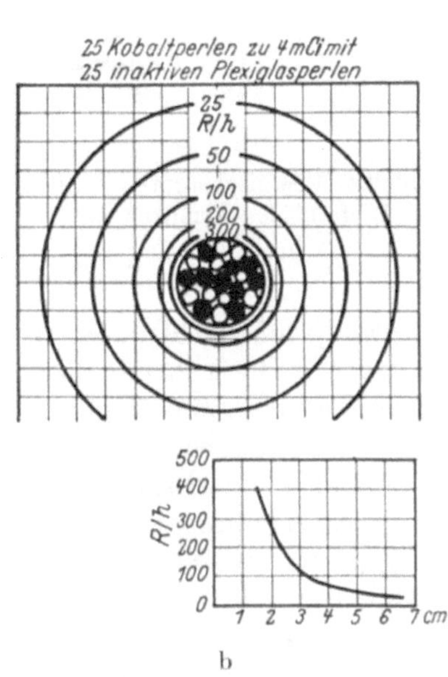

b

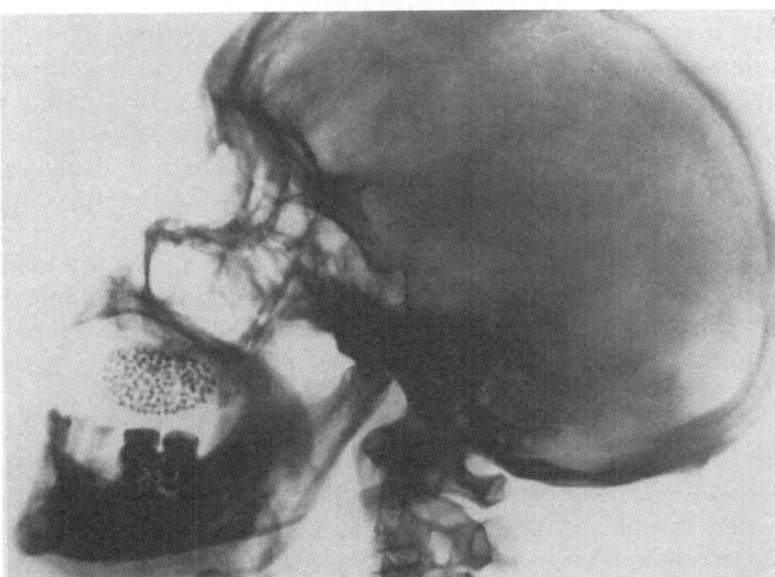

c

Abb. 23a—c. Kontaktbestrahlung von Geschwülsten in der Kieferhöhle mittels Radiokobalt (Bestrahlungstechnik von BECKER u. SCHEER). a ^{60}Co-Perlen, b Dosisleistung und -verteilung, c Makrobalt

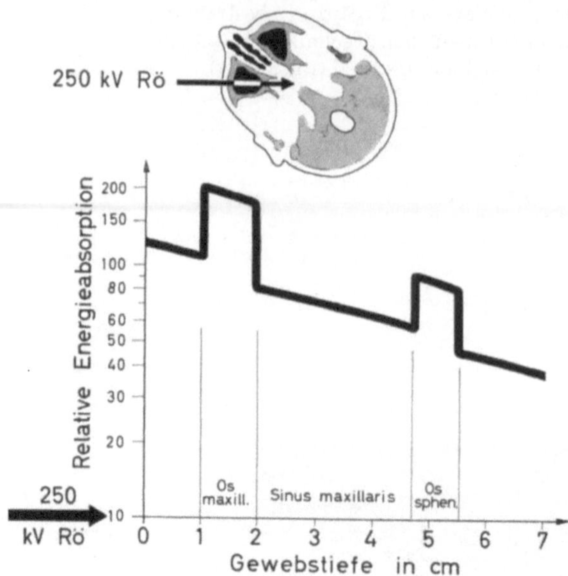

Abb. 24. Energieabsorption in den verschiedenen Gewebsschichten bei Röntgentherapie 250 kV der Kieferhöhle. (Ermittelt von E. KROKOWSKI mittels gewebsäquivalenter Festkörperdosimetrie)

der perlenförmigen Strahler erforderlich. SCHEER, SCHWAB und EY (1957, 1961) legen nach der von BECKER und SCHEER angegebenen Technik die Kobaltperlenkette in einen Mikulicz-Tampon. Die Applikation wird im allgemeinen einzeitig durchgeführt, manchmal wird sie einmalig wiederholt. Die erstrebte Dosis liegt bei 5000—6000 rd. Durch eine Tamponade ist das Präparat zu fixieren. Abb. 23 zeigt das Röntgenbild sowie die räumliche Dosisverteilung und Dosisleistung einer bestimmten Perlenzahl und -anordnung. Im Gegensatz zur Therapie mit Plastobalt braucht nicht unbedingt ein breiter Zugang vorhanden zu sein.

Der *percutanen Strahlenanwendung* steht ein großes Indikationsgebiet zu: Prä- und postoperative Anwendung, allein mit der Chance auf einen kurativen Effekt und palliativ, besonders zur Linderung subjektiver Beschwerden.

Die Wahl der Bestrahlungstechnik, d.h. der Strahlenqualität, der Einfallsfelder und der Dosis, ist außer den zur Verfügung stehenden Bestrahlungsanlagen vom vorliegenden Tumorbefund (= Ausdehnung und Histologie) abhängig. Die Anwendung der harten und ultraharten Röntgen- und Gammastrahlen hat sich auch bei der Behandlung der Tumoren der Nasennebenhöhlen als zweckmäßig erwiesen. Die Vorteile liegen vorwiegend auf physikalischem Gebiet: Gegenüber der konventionellen Röntgentiefentherapie ist die räumliche Dosisverteilung gleichmäßiger, dadurch berechenbar, die erforderliche Herddosis ist leichter zu applizieren. Abb. 24 demonstriert die unterschiedliche Energieabsorption in den verschiedenen Gewebsschichten bei der Bestrahlung der Kieferhöhle mit 250 kV Rö. Die Anwendung der Elektronen wirft durch die inhomogene, bei der Bestrahlungsplanung nicht abschätzbare Dosisverteilung analoge Probleme auf; sie wird zwar befürwortet (BUCHHEIM, 1962), hat aber auch Gegner (HOLSTI und RINNE, 1967).

Weitere Vorzüge sind: Lästige Strahlenreaktionen der Haut, teilweise auch Spätfolgen an der bestrahlten Haut, bleiben dem Kranken bei Anwendung harter oder ultraharter Röntgen- und Gammastrahlen erspart; die allgemeine Verträglichkeit ist besser; die Symptome der Strahlenintoxikation treten zurück. Die Frage, ob auch die endgültigen Heilungsergebnisse verbessert werden, ist heute noch nicht eindeutig zu beantworten.

Zur Felderwahl. Auf der *kranken* Seite sollen grundsätzlich die Einfallsfelder die Höhe der Augenbraue und den Rand der Oberlippe erreichen. Der Bereich der großen Tränen-

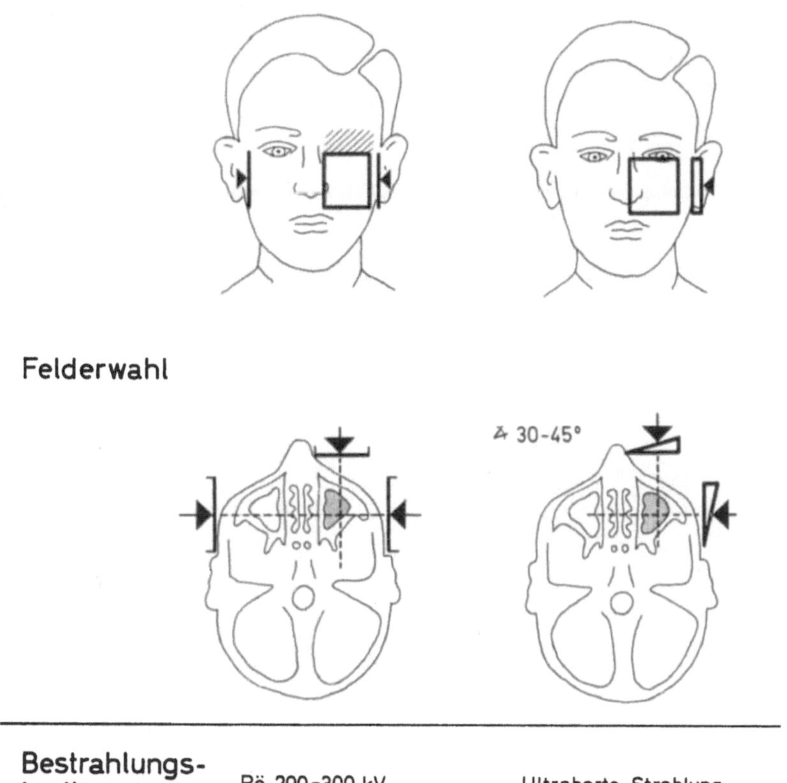

Abb. 25. Felderwahl bei percutaner Bestrahlung von auf die linke Kieferhöhle begrenzten Tumoren. (In Anlehnung an LEDERMAN)

drüse ist abzudecken. Das seitlich angesetzte Einfallsfeld muß die erforderliche Breite erhalten, um nachgewiesene oder anzunehmende Tumoranteile in der Fossa pterygopalatina und/oder Metastasen in den retropharyngealen Lymphknoten zu erfassen. Bei Verwendung der konventionellen Röntgentiefentherapie (200—300 kV) empfiehlt es sich, dann ein Zusatzfeld direkt hinter dem Ansatz der Ohrmuschel auf der kranken Seite anzusetzen (Abb. 26, S. 332). Das betreffende Ohrläppchen wird bei dieser Feldbestrahlung zweckmäßig mit einem Leukoplaststreifen nach vorn gezogen.

Auf der *gesunden* Seite muß bei Anwendung der Röntgentiefentherapie mindestens ein Zusatzfeld angesetzt werden (s. Abb. 26, S. 332). Hierbei ist die Mitbestrahlung der Orbita zu vermeiden. Bei Tumorbefall des Gaumens ist eine transorale Bestrahlung mittels Rundtubus durch den weit geöffneten Mund am extrem dorsalwärts abgewinkelten Kopf unter Röntgentiefentherapiebedingungen zweckmäßig. Die Feldgröße sollte bei Sarkomen, die nur strahlentherapeutisch behandelt werden sollten, etwas größer als bei Bestrahlung von Carcinomen gewählt werden (PATERSON, 1956).

Der *Augenschutz* steht in vielen einschlägigen Publikationen zu einseitig im Vordergrund des Bestrahlungsplanes. Häufig sind Orbitaboden und Siebbein vom Tumor mitergriffen; kein Operateur würde bei diesem Befund vor der Exenteration der Augenhöhle zurückscheuen. LARSSON und MÅRTENSSON gaben die Anweisung, das Auge der gesunden Seite mit Beginn der Strahlenbehandlung, dasjenige der kranken Seite erst ab 1000 R OD (mediales Einfallsfeld) mit Blei abzudecken. Bei zwei seitlichen Einfallsfeldern muß selbstverständlich eine bilaterale Katarakt-Entstehung verhütet werden. Objektnahe Zusatzblenden sind speziell beim Einsatz der Telegammatherapie zu benutzen. Der Augenschutz, besonders der kranken Seite, darf nach unserer Auffassung keinesfalls das Ziel einer kurativen Bestrahlung gefährden oder unmöglich machen. Die Prognose ist für die Kranken mit bösartigen Geschwülsten der Kieferhöhle ernst. Das

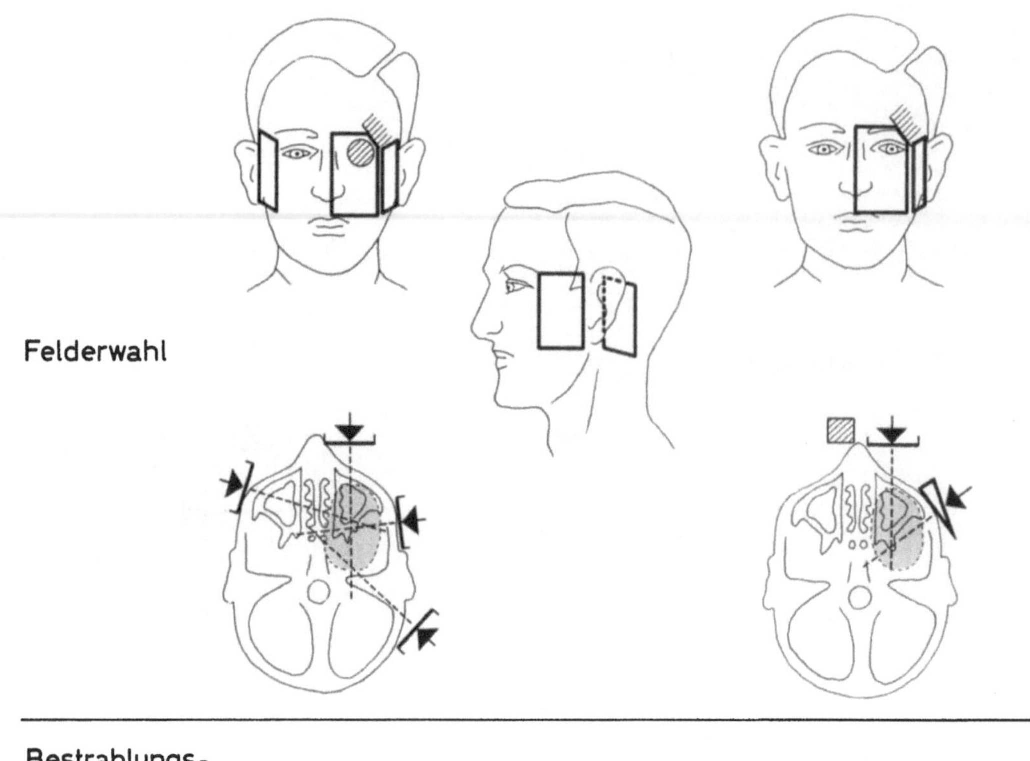

Abb. 26. Felderwahl bei percutaner Bestrahlung von Tumoren der linken Kieferhöhle mit Einbruch in die Fossa pterygoidea. (In Anlehnung an LEDERMAN)

Risiko einer Katarakt wiegt klein gegenüber der Chance der Heilung! Alle bisherigen Angaben über die Frequenz von Augenschäden, speziell von Linsentrübungen, betreffen ein Selektionsgut und besitzen deshalb einen nur bedingten Wert. Die Zusammensetzung des Krankengutes bezüglich der Tumorlokalisation und -ausdehnung sowie das Lebensalter sind, abgesehen von der Behandlungsgüte, entscheidend für die Häufigkeit (s. S. 337) einer solchen Bestrahlungsfolge. Wer grundsätzlich das Auge schont und in seinem Behandlungsgut keinen Katarakt hat, kann auch kaum mit einer 5-Jahres-Heilung rechnen.

Angaben zur Felderzahl und zur räumlichen Dosisverteilung sind zu finden u. a. für die Röntgentiefentherapie bei LEROUX und ENNUYER et al. (1951), HOLSTI und RINNE (1967);
für die Therapie mit ultraharten Strahlen bei BACKHOUSE und WINDEYER (1957), CANTRIL et al. (1962), DALLEY (1959), FLETCHER u. GIAUX (1955), GIBB (1957), L. L. HAAS (1957), LEDERMAN et al. (1969), RAINER und BURNE (1956), SCHWAB et al. (1956, 1959), ZUPPINGER et al. (1955).

Schematisiert und in Anlehnung an die Vorschläge von LEDERMAN et al. (1969) sind die Richtlinien zur Wahl der Bestrahlungsbedingungen für Malignome der Kieferhöhle in Abb. 25 und 26 zusammengestellt.

Die Anwendung der *Bewegungsbestrahlung* ist wegen der exzentrischen Lage methodisch schwierig und scheint uns entbehrlich. Diskutiert wurde sie u. a. von französischen Autoren (MARQUES et al., 1956), für die Nasenhöhle von MAYOUX et al. (1956). Nach DU MESNIL DE ROCHEMONT (1957) kann mit der Konvergenzbestrahlung eine günstige räumliche Dosisverteilung bei Bestrahlung der Kieferhöhlen erzielt werden. DALLEY (1959) berichtete über die Pendelbestrahlung über zwei aufeinander senkrecht stehende Ebenen (2 MeV). BACKHOUSE prüfte die Bewegungsstrahlung mit einer ^{60}Co-Quelle (Theratron).

Die räumliche Dosisverteilung war dabei unbefriedigend. Mitbedingt durch den großen Halbschatten wird auch das gesunde Auge stärker belastet; er lehnt deshalb, in Übereinstimmung mit DALLEY, die Bewegungsstrahlung mit Telecurieanlagen ab.

α) Dosierung bei präoperativer Bestrahlung

Richtlinien für eine präoperative Bestrahlung (mittels konventioneller Röntgentiefentherapie) wurden 1932 von BERVEN am Radiumhemmet, Stockholm, ausgearbeitet: 4 Einfallsfelder, belastet insgesamt je mit 2000 R OD, gewünschte Herddosis um 3000 rd. Dieser Empfehlung sind wir anfangs gefolgt; LINK und HOMMERICH (1959) haben über die Auswirkungen auf die Operabilität, auf die Gewebsstruktur des Tumors in histologischen Schnittserien und auf Änderungen im Röntgenschichtbild ausführlich berichtet. Heute streben wir, analog dem Vorgehen fast aller Strahlentherapeuten, eine Herddosis von mindestens 5000 rd bei der präoperativen Bestrahlung an. Für die konventionelle Röntgentiefentherapie (180—300 kV) mit 4 Einfallsfeldern bedeutet dies eine Feldbelastung von etwa 3000 R OD, unberücksichtigt ist dabei die zusätzliche Hautbelastung durch das Gegenfeld. LARSSON und MÅRTENSSON (1954) bestrahlen täglich ein Feld mit 400—500 R OD; wir befürworten die tägliche Bestrahlung von 2 Feldern mit je 200 bis 250 R OD. Die Gesamtdosis kann in 30—35 Tagen verabfolgt werden. Bei Anwendung ultraharter Strahlen wird die gewünschte Herddosis mit geringerer Hautbelastung erreicht. Optimales Intervall zur Operation sind 4—5 Wochen.

β) Dosierung bei alleiniger percutaner Strahlenanwendung

Grundsätzlich gleiche Dosierung und Technik, wie sie in den vorstehenden Abschnitten ausgeführt wurden. Bestehen stärkere entzündliche Begleitprozesse, so sind kleine Anfangsdosen zu wählen: 50—100 R OD, täglich 2 Einfallsfelder. Liegt ein Empyem der Kieferhöhle vor, so muß eine Drainage geschaffen werden. Bei strahlensensiblen Tumoren (Lymphosarkom u.a.) genügt eine Herddosis von (4000—)5000 rd (PATERSON, 1956).

γ) Dosierung bei postoperativer Bestrahlung

Zu oft wird dabei dem Strahlentherapeuten keine klare Aufgabe gestellt. Unterschiedliche Anweisungen betr. Dosiswahl sind deshalb die Folge. Wir betrachten grundsätzlich die postoperative Strahlenanwendung als Ergänzungsbestrahlung, d.h., wir nehmen an, daß noch Tumorgewebe vorhanden ist. Es wird deshalb eine Herddosis wie bei alleiniger kurativer Bestrahlung angestrebt, jedoch sollte eine Herddosis von 6000 rd nicht überschritten werden. Wegen der postoperativ veränderten Durchblutung und Gewebebeschaffenheit muß eine starke Fraktionierung gewählt werden.

c) Tumoren des Siebbeins und der Keilbeinhöhle

Auch für die Siebbeintumoren empfahl PATERSON (1956) die interstitielle Radiumbehandlung. Zur Implantation werden Nadeln mit 3 mg ^{224}Ra (totale Länge = 6,0 cm, aktive Länge = 4,5 cm) benutzt. Sie werden entweder von einem Schnitt an der Nasenwurzel aus, meist aber percutan (eventuell unter Zuhilfenahme eines Bohrers für Knochen) direkt in das Siebbein eingestochen, dabei horizontal im Knochen und Tumor gelagert und in der Tumormittellinie vertikal übereinander angeordnet. Es soll eine Gesamtdosis von 6000—8000 rd appliziert werden.

Bei 5 derartig behandelten Kranken mit auf das Siebbein begrenzten Tumoren wurde eine 5jährige Überlebensquote von 40% erzielt (GIBB, 1957).

Meistens dürfte bei den relativ seltenen primären Malignomen in den Siebbeinzellen und in der Keilbeinhöhle dem Strahlentherapeuten nur die Aufgabe zufallen, eine postoperative Ergänzungsbestrahlung oder eine Bestrahlung zu palliativen Zwecken durchzuführen. Der durch den chirurgischen Eingriff erkannte Befund, einschließlich der vor-

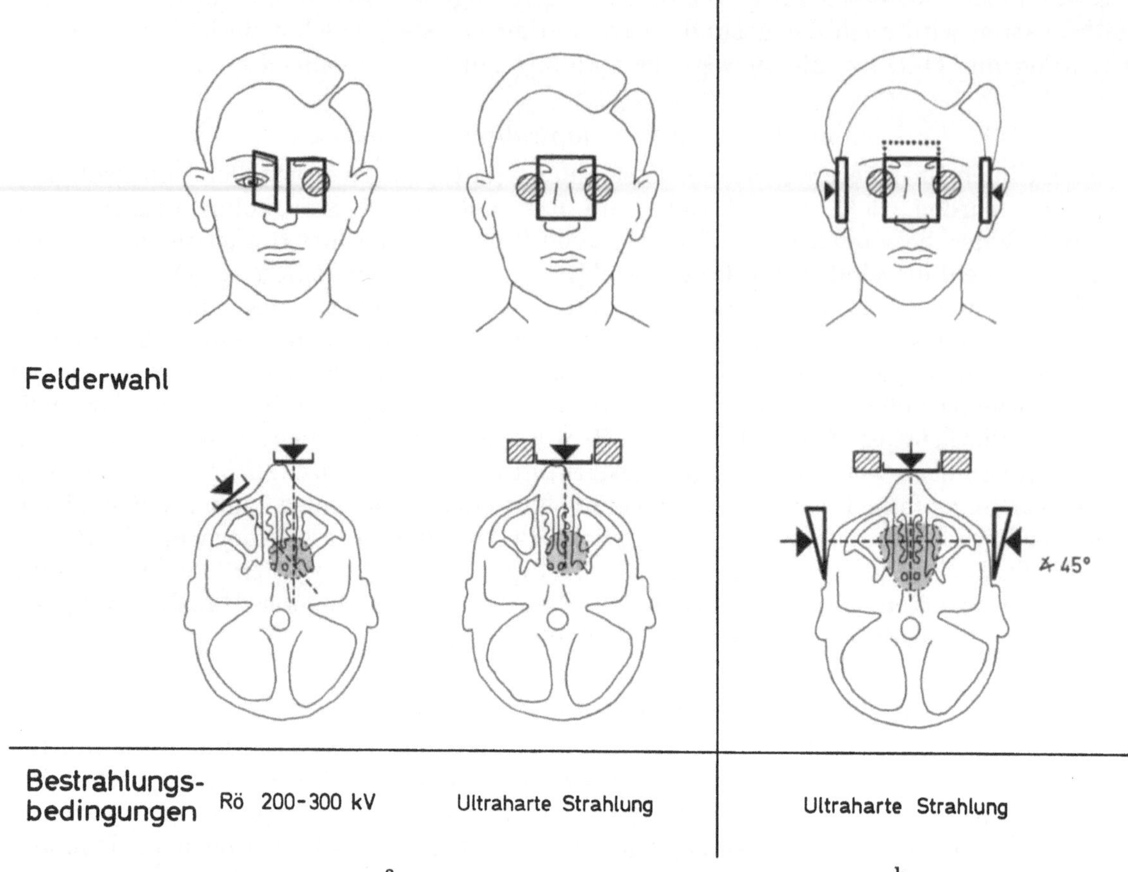

Abb. 27a u. b. Felderwahl bei percutaner Bestrahlung von Siebbeintumoren (links) (in Anlehnung an LEDERMAN). a Begrenzt, b ausgedehnt auf beide Orbitae (Stirnhöhle wie auf der rechten Abb.)

liegenden Tumorausdehnung, erleichtert die Bestrahlungsplanung. Vorschläge für die percutane Strahlenanwendung sind in Abb. 27 zu finden, wobei die Anweisungen von LEDERMAN et al. (1969) berücksichtigt wurden. Wegen der zentralen Lage der Keilbeinhöhle im Schädel plädieren Anhänger der Bewegungsbestrahlung für deren Gebrauch mit Rotation um 360°.

Für die postoperative intrakavitäre Kontaktbestrahlung mit radioaktiven Präparaten gelten die im vorausgegangenen Abschnitt niedergelegten Hinweise.

d) Tumoren der Stirnhöhle

Diese Geschwülste sind, wie bereits im ersten Abschnitt (S. 302) besprochen wurde, außerordentlich selten. Im allgemeinen dürfte an die chirurgische Behandlung eine postoperative Kontaktbestrahlung (^{224}Ra, ^{60}Co) angeschlossen werden, die bei der topographischen Lage leicht möglich ist (CALVET und RIBET, 1952; SCIARRA, 1956). Eine postoperative Bestrahlung mit schnellen Elektronen erscheint grundsätzlich möglich und sinnvoll.

e) Die Strahlentherapie der Lymphabflußwege bzw. der Lymphknotenmetastasen

Die Frage nach der optimalen Behandlung cervicaler Lymphknotenmetastasen wird heute noch sehr unterschiedlich beantwortet (s. auch S. 323). Die Strahlentherapie kann durchgeführt werden:

1. Als gezielte Bestrahlung vergrößerter Lymphknoten,
2. Bestrahlung der gesamten Halsregion (BERGER et al., 1971).

Meist wird die Bestrahlung mit sehr harten oder ultraharten Strahlen durchgeführt (^{60}Co, Betatron, Linearbeschleuniger). Nach TRUCCHI, ZUPPINGER u.a. ist die Elektronentherapie vorteilhaft. SCHEER, SCHWAB und EY (1957) empfehlen sie als Gitterbestrahlung. Die erstrebten Dosen liegen bei 5000, höchstens 8000 rd. Kleinere Lymphknotenmetastasen können mit radioaktiven Stoffen behandelt werden: Spickung mit Radiumnadeln, Implantation von ^{198}Au- oder ^{192}Ir-Seeds, eventuell auch Anwendung der Nachladetechnik (Afterloading). Wenn kein Bestrahlungsgerät für die Anwendung ultraharter Strahlen zur Verfügung steht, kann auch konventionell bestrahlt werden (2 Zangenfelder mit einer Hautbelastung von 3000 R OD). Bei Anwendung der Mikrosiebmethode können kleinere Hautfelder über isolierten Metastasen wesentlich höher belastet werden (10000 R OD und mehr auf den offenen Feldern).

Meist wird die kombinierte chirurgische radiologische Therapie empfohlen, vor allem als postoperative Bestrahlung nach Lymphknotenexstirpation oder neck-dissection. Bei unvollständiger Operation kann eine Implantationstherapie unmittelbar im Zusammenhang mit der Operation durchgeführt werden.

Die sog. prophylaktische Nachbestrahlung ist im Wert umstritten. Eine kritische Überprüfung an einem großen Krankengut (93 Kranke unter 588 malignen Tumoren des Kiefer-Gesichts-Bereiches, behandelt in Universitätskliniken und im Zentral-Röntgeninstitut Wien) erbrachte ein ablehnendes Urteil, obwohl Zeitpunkt— unmittelbar nach erfolgter Wundheilung — und die bis zur Epitheliolyse geführte Dosierung als optimal tumorwirksam bezeichnet werden können, ja sogar müssen (FLEISCHMANN und FRIES, 1961). Andererseits berichteten BERGER et al. (1971), daß die Bestrahlung der gesamten (also auch der tumorfreien Abschnitte) Halsregion bei Epipharynxcarcinomen signifikant das spätere Auftreten von Lymphknotenmetastasen von Plattenepithelcarcinomen (des Pharynx) verminderte. ZUPPINGER empfiehlt die prophylaktische Nachbestrahlung allein bei den Plattenepithelcarcinomen, bei den Adenocarcinomen rät er abzuwarten.

Inoperable Lymphknotenmetastasen sollen zunächst bestrahlt werden (ZUPPINGER, 1968). Durch eine Vorbestrahlung kann u.U. die Operabilität erreicht werden. Auch die alleinige Strahlentherapie mit Mindestdosen von 5000 rd kann erfolgreich sein. Über eine erstaunliche Verbesserung der Bestrahlungsergebnisse berichtete CHURCHILL-DAVIDSON (1968). Durch die Bestrahlung unter Sauerstoffüberdruck blieben 88 Patienten von 117 mit Lymphknotenmetastasen eines Plattenepithelcarcinoms rezidivfrei. Eine radikale chirurgische Therapie wird deshalb von ihm abgelehnt.

Gerade bei Tumoren in fortgeschrittenem Stadium und mit manifesten Metastasen ergibt sich die Frage, ob hier die Art und Methode der Therapie die Heilungsaussichten weiter verbessern kann. Die individuelle Disposition (Tumor-Wirt-Verhältnis) spielt sicher für den Behandlungserfolg eine wesentliche Rolle.

4. Chemotherapie

Kurative Erfolge durch cytostatische Therapie sind bei Tumoren der Nasenhöhle und der Nasennebenhöhlen nicht bekannt geworden. „Die Bedeutung der Cytostatica ist vielmehr vor dem Hintergrund der krankheitsbehafteten infausten Prognose zu betrachten" (HERBERHOLD, 1971). Günstige Effekte sind bei Malignomen am Kopf und im Halsbereich beschrieben worden (E. HAAS, 1959; HESSBERG, 1959/60; HERBERHOLD, 1971 u.a.), sie treten vorwiegend bei mesenchymalen Geschwülsten auf, sind stets nur von vorübergehender Dauer — aber sie regen immer wieder und immer noch zur Anwendung der Cytostatika (als Zusatztherapie) an!

Die Chemotherapie solider epithelialer Tumoren bevorzugt den Einsatz von Alkylantien, Antimetaboliten und Mitosehemmern, die einen unterschiedlichen Angriffspunkt an verschiedenen Stellen des Tumorstoffwechsels haben. Mittels intraarterieller Applikation (= Katheter von der Art. temp. superficialis in die Art. carotis ext.) kann ein Tumor im Kopf-Hals-Bereich bei relativ geringen Absolutmengen gegenüber dem Gesamtorganismus mit einer hohen Cytostatika-Konzentration belegt werden. Mit Hilfe der Cytostatika (z.B. 5-Fluorurazil) kann man die Zellen in ihrem Entwicklungsstadium „synchronisieren", d.h. die Zahl der Zellen, die sich in einer strahlenempfindlichen Phase befinden, vermehren. Die Strahlentherapie muß dann zeitlich genau mit der Chemotherapie abgestimmt werden. Über diese Synchronisationstherapie, deren Ergebnisse sich noch nicht abschließend beurteilen lassen, berichteten u.a. NITZE et al. (1971).

5. Zusätzliche Allgemeinbehandlung

Bei der oft sehr erheblichen Beeinträchtigung des Allgemeinzustandes, besonders infolge des durch die Geschwulst (Einbruch in den Gaumen oder in den Epipharynx) und durch die Therapie (operative Defekte, Strahlenreaktionen) gestörten Schluckaktes ist einer ausreichenden Nahrungszufuhr größte Bedeutung beizumessen. Allgemein roburierende Maßnahmen sind zweckmäßig. Effektvoll ist die Gabe von Corticoiden. Kleinere, bei sekundärer Anämie größere Bluttransfusionen sind nützlich, zur Vorbereitung der Kranken für größere chirurgische Eingriffe sind sie notwendig. Auf Restitution eines gestörten Elektrolyt- und Vitaminhaushaltes ist zu achten.

Außerordentlich wichtig ist die Behandlung der entzündlichen Nebenerscheinungen bzw. der Sekundärinfektion. Durch diese entzündlichen Prozesse wird der Kranke zusätzlich belastet und in seinem Allgemeinbefinden beeinträchtigt; es wird die Heilung nach operativen Eingriffen verzögert und schließlich wird die Strahlensensibilität herabgesetzt. Eine bakteriostatische bzw. antibiotische Therapie ist indiziert. Das optimale Mittel ist durch Resistenzbestimmung aus dem infektiösen Sekret zu ermitteln. Ein chirurgischer Eingriff ist notwendig, wenn es zu einer Sekretstauung gekommen ist oder wenn nekrotisch gewordenes Gewebe bzw. Knochensequester die Sekundärinfektion unterhalten.

V. Komplikationen infolge und nach Therapie

Häufigkeit und Schwere therapiebedingter Komplikationen sind vom jeweiligen Befund, vom Behandlungsverfahren und dessen qualifizierter Durchführung abhängig.

1. Komplikationen nach chirurgischer Behandlung

Das Risiko der primären und sekundären Operationsmortalität ist in den vergangenen Jahren dank der Fortschritte auf dem Gebiet der Operations- und Narkosetechnik, sowie der Therapie der Sekundärinfektionen, erheblich verringert worden. Je nach Güte des jeweiligen Tumorbefundes und nach Zusammensetzung des Krankengutes schwanken die Letalitätsziffern zwischen 0 und 11% (PFANDER, 1955; ZANGE, 1958, 1963; LARSSON und MÅRTENSSON, 1954). Der letale Ausgang wird vor allem durch endokranielle Komplikationen (Meningitis, Hirnabsceß) bedingt (Letalität im Krankengut von LARSSON und MÅRTENSSON (1954) 13/114, davon 6 an endokraniellen Komplikationen).

Die chirurgische Therapie der Nasen- und Nebenhöhlentumoren schafft in Abhängigkeit von Tumorsitz und -ausdehnung, sowie Radikalität des Eingriffs, mehr oder minder große Gewebsdefekte. Abgesehen von den sich daraus ergebenden kosmetischen Problemen bedingen diese eine funktionelle Störung der Nahrungsaufnahme und der Sprache (PFAU, 1959). Für ihre Normalisierung ist eine epithetische Versorgung unentbehrlich (GRIMM, 1959; WEISKOPF, 1959 u.a.). So muß der operative Eingriff von einer weiteren fachärztlichen Behandlung des nunmehr Gesichtsverletzten gefolgt sein.

Plastische Operationen sind zumindest in den ersten Jahren wegen der gegebenen Gefahr eines Lokalrezidivs problematisch und werden auch vielfach von den Kranken abgelehnt. Primär kann die Epithelisierung der Operationswunde durch Überpflanzung dünner freier Hauttransplantate gefördert werden.

2. Komplikationen nach Strahlentherapie

Die Folgen der Strahlenanwendung sind an den mitbestrahlten Haut- und Schleimhautflächen je nach Dosierung unterschiedlich. Durch Anwendung von ultraharten Strahlungen bleiben heute schwere Strahlenreaktionen (= feuchte Epitheliolyse) und Folgeerscheinungen an der durchstrahlten Haut (= Atrophie, Pigmentverschiebung, Induration u.a.m.) weitgehend aus. An der Nasenschleimhaut schafft die Atrophie eine Sekretionshemmung und damit das Gefühl der Trockenheit. Eine verstärkte Borkenbildung kann einsetzen; schwerere Formen der Rhinitis sind zwar seltene, dann aber lästige Folgezustände. Der Kranke muß darauf hingewiesen werden, daß die Abwehrfunktion der bestrahlten Schleimhautbezirke gemindert sein kann. Erysipelattacken nehmen plötzlich und rasant von kaum wahrgenommenen Wunden oder Verletzungen ihren Ausgang. Schlecht heilende Rhagaden am Naseneingang, Anfälligkeit gegen katarrhalische Infekte können sich einstellen. Die früher oft und hitzig diskutierte Frage, ob die Strahlenanwendung die Wundheilung nach späterer operativer Behandlung stören kann, ist auch auf diesem Fachgebiet durch die nunmehr vorliegenden Erfahrungen, z.B. am Radiumhemmet, Stockholm, beantwortet. LINK und HOMMERICH (1959) haben über gleiche Erfahrungen an unserem Krankengut andernorts ausführlich berichtet; wenn die chirurgische Behandlung in den folgenden 6—8 Wochen nach Bestrahlung durchgeführt wird, so sind merkliche Änderungen in der Wundheilung nicht festzustellen. In der genannten Zeitspanne von 2 Monaten treten störende Gefäßwandveränderungen noch nicht auf. Die Operabilität wird keinesfalls verschlechtert, im Gegenteil, nach der subjektiven Wertung erfahrener Operateure durch Eindämmung und Abgrenzung des Geschwulstwachstums verbessert. Intensive Bestrahlung kann zu einer Änderung des Aufbaus und der Struktur des mitbestrahlten Knochens führen. LARSSON und MÅRTENSSON (1954) weisen auf die Möglichkeit einer Fehldiagnose hin, wenn das Röntgenbild, besonders auf der kontralateralen Seite eine Zunahme der Transparenz zeigt und daraus auf neoplastisch-destruktive Veränderungen zurückgeschlossen wird. Schwerer ist das Auftreten von Nekrosen und die Entstehung von Sequestern zu bewerten. Bei ausreichender Demarkierung müssen sie chirurgisch entfernt werden, da sie den Heilungsprozeß gefährden und weitere sekundäre Entzündungsprozesse mit ihren Folgen (Sekundärinfektion) begünstigen. Gleiches gilt für Sekretstauungen, die ebenfalls zu Sekundärinfektionen führen, wodurch die Strahlensensibilität verringert wird. Eine ausreichende Drainage ist erforderlich, auch wenn nur die alleinige Strahlentherapie vorgesehen ist (PATERSON, 1956). Bei allen Infekten empfiehlt sich die Anwendung von Antibiotika.

Die *Mitbestrahlung des Auges* kann mannigfache Bestrahlungsfolgen verursachen. Es wird deshalb dringend angeraten, *vor* und *während* der Strahlenbehandlung einen Augenarzt zuzuziehen.

Eine für den Kranken lästige Komplikation wird durch die Mitbestrahlung der Tränendrüsen ausgelöst. Die Störung der Tränensekretion (sowohl in quantitativer Hinsicht als auch möglicherweise qualitativer Art) verursacht eine Keratitis verschiedenen Schweregrades, eventuell mit bleibenden Folgen. Frühzeitig sollten handelsübliche fetthaltige Augensalben mit antibiotischen Stoffen verordnet werden. Da die großen Tränendrüsen glücklicherweise oberhalb und lateral von den Nasennebenhöhlen gelegen sind, kann ihre Mitbestrahlung leicht vermieden werden. Beachte die empfohlene Felderwahl!

Eine *Katarakt* kann entstehen, wenn einmal eine hohe Strahlendosis appliziert und das Auge nicht geschützt werden konnte und andererseits die Latenzzeit bis zum Manifestwerden der Erscheinungen erlebt wird. Die Eigenheiten der Strahlenkatarakt dürfen hier als bekannt vorausgesetzt werden, ebenso die Dosis-Effekt-Beziehungen zu den einzelnen Graden der Katarakt. LARSSON und MÅRTENSSON (1954) fanden unter den 59 5-Jahres-Überlebenden eine Frequenz von 5/59 = rund 10%. DALLEY nennt für das Krankengut des Royal Marsden Hospitals/London folgende Zahlen: bilateral 6, unilateral 10, die wahrscheinlich auf alle behandelten Kranken (172) zu beziehen sind. An früherer Stelle

(s. S. 331) wiesen wir bereits darauf hin, daß die Häufigkeit von Linsenschäden nach Bestrahlung von Kieferhöhlentumoren von der Zusammensetzung des Krankengutes in bezug auf Tumorbefund und Lebensalter, ferner von der Heilquote abhängig ist. Die Bedeutung dieser Behandlungsfolge betrachten wir als nicht so schwerwiegend, daß dieses mögliche Risiko die strahlentherapeutischen Maßnahmen beschränken dürfte, zumal die Strahlenkatarakt operativ zu beheben ist. Übereinstimmend schreiben Windeyer und Wilson (1955): Dieses Risiko muß akzeptiert werden, wenn die Tumorausdehnung im Siebbein sicher oder wahrscheinlich ist.

Bestrahlungsfolgen an der *Retina* sind bisher nicht bekannt geworden.

Das spätere Auftreten orbitaler Komplikationen (Nekrosen mit Defektbildungen, Infektionen) kann sekundär die Enucleation notwendig machen (7mal bei Larsson und Mårtensson).

VI. Prognose und Behandlungsergebnisse

Die durchschnittliche Lebenserwartung der *unbehandelten* Kranken mit Malignomen der Nasenhöhle und der Nasennebenhöhlen, insbesondere der Kieferhöhlen, dürfte nach Stellung der Diagnose — es handelt sich ja immer um Endstadien — mehrere Monate kaum überschreiten. Prognostische Faktoren sind die Wachstumsgeschwindigkeit, meist in Abhängigkeit von der feingeweblichen Differenzierung und die Art der Ausbreitung, einschließlich der Metastasierung. Die Auswirkung der Geschwulstkrankheit auf den Gesamtorganismus (Kachexie), Folgen des Tumorzerfalls auf die Atemwege (Aspirationspneumonie), durch Einbruch in die Schädelhöhle bedingte endokranielle Komplikationen, schließlich Folgeerscheinungen der Metastasierung werden zur unmittelbaren Todesursache.

Auch bei der Gesamtheit der *behandelten* Kranken ist trotz intensiver therapeutischer Bemühungen die Lebenserwartung erheblich verkürzt. Die graphische Darstellung der Krankheits- und Überlebensdauer (Abb. 28) in Form der Summenhäufigkeit zeigt, daß die Hälfte der Patienten 18 Monate nach Einleitung der Behandlung und trotz aller therapeutischen Bemühungen verstorben ist.

Als Maßstab für Behandlungsergebnisse gilt, wie bei allen Krebslokalisationen, die Verhältniszahl der 5 Jahre (teilweise auch 3 Jahre) nach Therapie geheilten, d.h. symptomfreien oder auch der überlebenden Kranken zur Gesamtzahl der Zuweisungen (absolute Heilung) oder der Gesamtzahl der Behandelten (relative Heilung).

Bedauerlicherweise wird (besonders in angelsächsischen Statistiken) vielfach nicht eindeutig zwischen Heilung (d.h. Symptomenfreiheit) und Überleben (möglicherweise mit

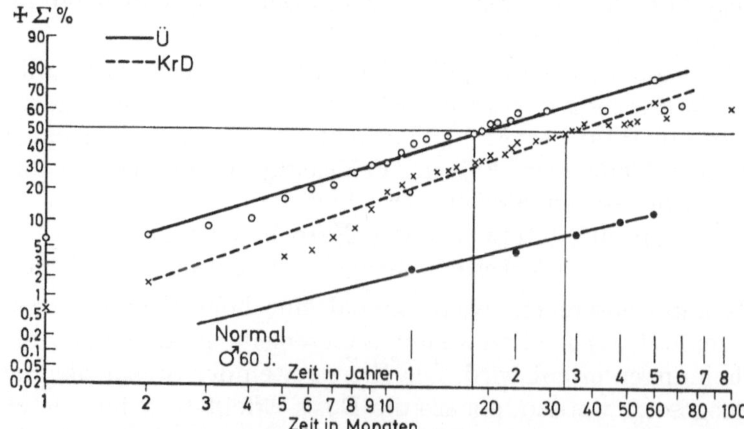

Abb. 28. Graphische Darstellung der Krankheits- (*KrD*) und der Überlebens- (*Ü*)Dauer mit Hilfe der Summenhäufigkeit der Verstorbenen (Darstellung nach Boag-Lees). 83 behandelte Kranke mit Malignomen der Kieferhöhle, 5 Jahre beobachtet. (Strahleninstitut und -klinik der Freien Universität Berlin 1950—1961.) Behandlungsverfahren: Radikal-Operation, + (prae)+ postoperative Strahlenanwendung

Rezidiv oder Metastasen) unterschieden. Diese Zahlen können aber erheblich differieren (ALBRECHT, 1959).

Bei der Bewertung der Leistungsfähigkeit der verschiedenen Behandlungsverfahren liegen, wie auch bei anderen Krebslokalisationen, erhebliche Fehlerquellen in der unterschiedlichen Zusammensetzung des Krankengutes sowie der voneinander abweichenden Klassifizierung bzw. Stadieneinteilung (s. S. 311). Andererseits sind bei einer zu weitgehenden Aufschlüsselung des Krankengutes einzelner Kliniken die Zahlen zu klein, als daß daraus bindende Rückschlüsse gezogen werden könnten.

In Tabelle 3 sind die Leistungszahlen aus einigen großen Kliniken chronologisch zusammengestellt. Auf ähnliche Übersichten von ALBRECHT (1959) und HOMMERICH (1964) wurde teilweise zurückgegriffen. Die Übersichten zeigen, daß bei optimaler Behandlungsmethodik in den großen Zentren die absoluten Heilungsziffern (5 Jahre) bei Tumoren der Nasennebenhöhlen nur in Ausnahmefällen 30% übersteigen. Im allgemeinen liegen sie um 20%. Bessere Ergebnisse bezüglich der 5-Jahres-Heilungen ergeben sich für die Tumoren der Nasenhöhle.

Prognostische Faktoren für die Erfolgsaussichten der Therapie sind:

1. Die Tumorstruktur, einschließlich der feingeweblichen Differenzierung. Unter den Carcinomen haben die differenzierten Cylinderzell- und Plattenepithelcarcinome nach der Zusammenstellung von LARSSON und MÅRTENSSON die bessere Prognose:

5-Jahres-Heilungen von Kieferhöhlencarcinomen

Cylinderzellcarcinome	9/29	= 36%
Differenzierte Plattenepithelcarcinome	29/124	= 31%
Wenig oder undifferenzierte Plattenepithelcarcinome	18/78	= 23%
Adenocarcinome	2/10	= 20%

2. Die Ausdehnung, Lokalisation und Wachstumsrichtung des Tumors. Tumoren der Infrastruktur besitzen eine etwas günstigere Prognose, dagegen erschwert die Ausbreitung nach cranial zur Schädelbasis und nach dorsal zur Flügelgaumengrube die Operation und verschlechtert damit erheblich die Heilungsaussichten. Speziell bei Wachstumstendenz zur Flügelgaumengrube sind Rezidive außerordentlich häufig (KUP). BACLESSE u. Mitarb. teilten 1960 folgende Resultate bei der alleinigen Strahlenbehandlung mit:

5 Jahre symptomfrei bei	Infrastruktur	12/44
	begrenztem Tumorwachstum	6/7
	Suprastruktur	4/19
	endosinusal	1/11
	ethmoido-maxillar	2/16

Den Einfluß der Lokalisation auf die Prognose zeigt Abb. 29 (nach OEKEN, 1965). Bei den Tumoren der Nasenhöhle ist die Prognose wesentlich günstiger als bei den Tumoren der Nasennebenhöhlen (s. Tabelle 3, S. 340).

3. Ausmaß und Art der Metastasierung zu Beginn der Behandlung. Am Radiumhemmet, Stockholm (LARSSON und MÅRTENSSON) betrugen die

5-Jahres-Heilungen bei Kranken ohne Metastasen	66/229	= 29%
mit Lymphknotenmetastasen	2/27	= 7,5%

4. Entzündung und Sekundärinfektion. Sie erschweren die Strahlenempfindlichkeit der Geschwulst und verschlechtern damit die Heilchancen.

Das *Versagen* der *Therapie* zeigt sich in der Mehrzahl der Fälle als Tumorrest bzw. als örtliches Rezidiv. Die Hauptgefahrenherde liegen an den cranialen und dorsalen Wänden aller Nasennebenhöhlen. Ursache therapeutischer Mißerfolge ist oft der Versuch, das Auge — bei Beteiligung der Orbita — bei der Operation zu schonen oder vor der Strahleneinwirkung zu schützen. Trotz aller therapeutischen Bemühungen lassen sich Lokal-

Tabelle 3. *Leistungszahlen großer Kliniken betr. die Therapie der malignen Tumoren der Nasenhöhle und der Nasennebenhöhlen*

Berichtsjahr	Autor (Berichtszeit)	Klinik	Zahl der Patienten		Histologie	Lokalisation	Nach 5 Jahren symptomfrei (%)				Art der Therapie
			gesamt	behandelt			Zahl	absolut (Gesamtzahl)	relativ		
									Behandelte	Nachuntersuchte	
1933	Öhngren	Radiumhemmet, Stockholm		45					33		op
				187					38,5		op + rad
1935	New, Cabot u. Figi	Mayo-Klinik, Rochester		91		KH primär	30		33	40	op (EL) + Ra
				50		KH sekundär	23		46	53,4	
1948	Schall (1930—1945)	Mass. Gen. Hosp. Boston	219	205	Mal	N + NNH	62	28,3	30,2		op + rad
1950	Capps	Mayo-Klinik, Rochester	295	236			127		53,8		op (El) + rad
1956	Snelling	Middlesex Hosp. London	115	99	Mal	NNH	32	27,8	32,3		Ra + Rö
1956	Gibb (1940—1950)	Christie Hosp. Manchester	334	285	Mal	NNH	60		21		Ra + Rö
				105 (Frühfälle)	Mal	NNH	44		42		Ra
				180 (Spätfälle)	Mal	NNH	16		9		Ra + Rö
1956	Barth (1945—1956)	HNO Univ.-Klinik u. Strahleninstitut, Erlangen		34	Ca	KH	6		17,6		op + Chaoul
				10	Sa	KH	4		40		op + Chaoul
1956	Schwab, Werner u. Kaess (1944—1955)	HNO-Univ.-Klinik u. Czernykrankenhaus für Strahlenbehandlung, Heidelberg		244		N + NNH			30		op + Rö
									40		op + ^{60}Co
1959	Mårtensson (1940—1950)	Radiumhemmet, Stockholm	379	334	Ca	N + NNH	90	23	27		op + rad
				128			56		44		op (El) + rad
				206			34		17		rad
1959	Gollmitz (1931—1954)	HNO-Univ.-Klinik, Halle	137	131	Mal	KH					
				74	Mal		20		27		op (Denker)
				23	Mal		9		39		op (Zange)
				34	Mal		8		23,5		Rö
1959/60	Agazzi; Pietrantoni (1930—1954)	HNO-Univ.-Klinik, Mailand		113	Ca	KH	30		26,5		op + rad
						untere Etage			38,8		
						mittlere Etage			20,0		
						obere Etage			21,2		
1960	Baclesse, Ennuyer u. Calle	Fondation Curie, Paris		90 davon	Ca	KH	19		21,1		Rö
				44	Ca	Infrastruktur	12		27,3		

1962	VAHERI u. SETÄLÄ (1945—1954)	HNO, Helsinki		121		NNH	22		18,2		op (meist El) + rad
				110	Ca		20		18,2		
				11	Sa		2		18,2		
1963	ZANGE u. SCHOLTZ (1931—1955)	HNO-Univ.-Klinik, Jena	320	277	Neo	N + NNH (primär und sekundär)	98	30,6	35,4	35,5	
			163	133	Ca	primär NNH	40	24,5	30,1	30,3	op(El) + rad
				62	Ca	primär NNH	24		38,8		op(El)
				22	Ca	primär NNH	1		4,5		rad
				49	Ca	primär NNH	15		30,6		op(El) + rad
			36	35	Sa	primär NNH	14	38,9	40	40	op(El) + rad
				10	Sa	primär NNH	5		50		op(El)
			34	30	Ca	primär N	19	55,6	63,3		op(El) + rad
			25	23	Sa	primär N	7	28	30,4		op(El) + rad
1963	FRAZELL u. LEWIS (1935—1954)	Memorial Hosp. u. James Ewing Hosp., New York	416	379	Mal	N + NNH	103	24,7		27,9	op(El) + rad
1965	OEKEN (1945—1960)	HNO-Univ.-Klinik, Leipzig	101	93	Mal	N + NNH	18	18	19,4		
			89	81		NNH	12	13,5	14,8		
				12		N	6	50	50		
1967	HOLSTI u. RINNE (1950—1962)	Strahlentherapeutische Univ.-Klinik, Helsinki	289	219	Mal	NNH	62	21,4	28,5		op + rad
1969	BADIB, KUROHARA, WEBSTER u. SHEDD (1962—1964)	Roswell Park Memorial Inst. Buffalo/N.Y.		57	Mal	N	32		56		op(13) rad (Rö, Ra) (3c) op + rad op+rad (14)
1969	LEDERMAN, BUSBY u. MOULD (1933—1967)	Royal Marsden Hosp., London	715	686	Mal	N + NNH	126	17,6	18,4	27,4	op + rad
				312	Erstbehandlung	KH	62		19,9	25	
				157	Erstbehandlung	Eth.	27		17,2	23,5	
				138	Erstbehandlung	N	37		26,9	38	
1969	LEWIS (1944—1964)	Memorial Hosp., New York	52	49	Sa	N + NNH	13		26,5		op + rad
				38	Ly Sa		10		26		
				11	andere Sa		3		27		
1969	LEROUX-ROBERT (1946—1961)	Fondation Curie, Paris		215	Ca	NNH	68		31		op + rad (Ra)

Abkürzungen: Mal = alle malignen Tumoren, Ca = Carcinome, Sa = Sarkome, N = Nasenhöhle, NNH = Nasennebenhöhlen, KH = Kieferhöhle, Eth. = Siebbeinzellen, op = chirurgische Therapie, El = Elektrochirurgie, rad = Strahlentherapie, Rö = konventionelle Röntgentherapie, Ra = Radiumtherapie, Chaoul = Nahbestrahlung

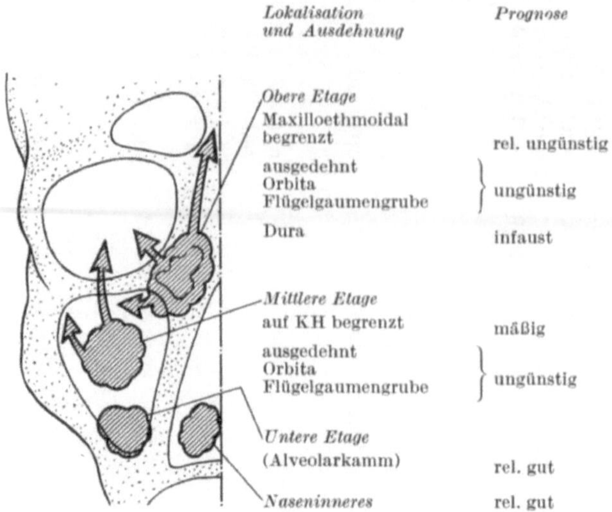

Abb. 29. Einfluß von Lokalisation und Ausdehnung maxilloethmoidaler Tumoren auf die Prognose. [Nach OEKEN (1965)]

rezidive bei vorangegangener radikaler Therapie kaum beherrschen. LARSSON und MÅRTENSSON berichten über das Schicksal von 31 Kranken mit Lokalrezidiv:

12 waren erneut operativ behandelt, davon starben 10 an der weiteren Tumorausbreitung. Dem radikal behandelten Kranken, der einen Rückfall erleidet, fehlt die Fähigkeit zur Ausheilung seiner Geschwulstkrankheit.

Bei etwa einem Drittel der nicht geheilten Kranken ist der weitere Verlauf durch die lymphogene oder hämatogene Metastasierung und ihre Folgen gekennzeichnet.

VII. Die Wahl des Behandlungsverfahrens

Operation und Bestrahlung sind heute die einzigen wirksamen erfolgversprechenden Behandlungsmethoden zur Therapie von Tumoren der Nasenhöhle und der Nasennebenhöhlen. Die nicht zu bestreitende Wirksamkeit der Bestrahlungsverfahren ergibt sich aus den Erfolgen bei alleiniger Strahlentherapie, sowie aus Untersuchungen bei radikal vorbestrahlten Kranken. LARSSON und MÅRTENSSON (1954) fanden bei etwa einem Drittel bei der späteren Operation kein Tumorgewebe mehr.

Über die Methode der Wahl und die Form der Kombination besteht auch heute noch keine Einigkeit.

BACLESSE et al. (1960), PATERSON (1956), WINDEYER u. WILSON (1955) u.a. geben grundsätzlich der Strahlentherapie den Vorzug. Kleinere operative Eingriffe werden als berechtigt anerkannt, wenn sie die Diagnose fördern oder die technische Durchführung der Strahlentherapie erleichtern bzw. der Verhütung und Behandlung von Komplikationen dienen (Drainage, Ausräumung von Nekrosen).

Dagegen vertreten ZANGE et al. (1958 und 1963) sowie FRAZELL und LEWIS (1963) den vorwiegend chirurgischen Standpunkt. Er befürwortet die Strahlentherapie als Hilfsmittel zur Tumorzerstörung bei offensichtlicher Unmöglichkeit einer radikalen operativen Entfernung.

Die Mehrzahl der Autoren bezeichnet heute die Kombination beider Verfahren als optimal, wobei der Schwerpunkt und die Form der Kombination je nach Einstellung des Einzelnen unterschiedlich sind (ACKERMAN und DEL REGATO, 1954; BALZARINI, 1958; BARTH, 1958/59; BATAILLE et al., 1953; BECKER, 1955; BRUN, 1956; BUGNETTI et al., 1961; BUNTING, 1965; CASTIGLIANO, 1958; COLLINS, 1950; DALLEY, 1959; DEVINE et al., 1957; EGGIMANN, 1953; FIGI, 1958; FINCK, 1954; GUSIC, 1959; HAUTANT et al., 1953;

Hessberg, 1959/60; Holsti und Rinne, 1967; Hommerich, 1963; Huizinga, 1956; Ireland und Bryce, 1966; Jacod, 1954; James, 1957; Jancovics et al., 1971; Kearny, 1952; Larsson und Mårtensson, 1954; Lederer et al., 1957; Leroux-Robert, 1969; Leroux-Robert u. Ennuyer, 1951; Link, 1959; Marx, 1953; Mathey, 1952; Mattick, 1954; Mc Coy und Johnson, 1962; du Mesnil, 1958; Moser, 1959; Murphy, 1959; New, 1935; Öhngren, 1933; Oeken, 1965; Pollack, 1957; Raines, 1955; Scheer et al., 1961; Schwab et al., 1956; Sercer, 1959; Struben, 1957; Tabb, 1957/59; Vaheri und Setälä, 1961 u.a.). Für die Vorbestrahlung sprechen sich u.a. aus: Holsti und Rinne (1967), Ireland und Bryce (1966), Larsson und Mårtensson (1954), Lederman (1969), Wachtler (1967), Zuppinger (1955).

Vorwiegend wird die Wahl des Behandlungsverfahrens mit dem Hinweis auf die erwiesene Leistungsfähigkeit der betreffenden Methode begründet und propagiert. Für die bösartigen Oberkiefergeschwülste hat Günnel (1959) mit den Methoden der mathematischen Statistik geprüft, ob sich aus den bisher veröffentlichten Leistungszahlen Rückschlüsse auf den Wert der angewandten Behandlungsverfahren ziehen lassen. Das Ergebnis dieser kritischen Untersuchung verdient hier in extenso zitiert zu werden:

„Auf der einen Seite sind die prozentualen Unterschiede zwischen den einzelnen mitgeteilten Heilungswerten so gering, daß die sich ergebenden Unterschiede noch im Bereich der biologischen Variabilität liegen. Andererseits ist bei höheren, verheißungsvolleren Prozentunterschieden das zur Verfügung stehende Krankengut zu klein, als daß sich eine Signifikanz nachweisen ließ. Es ist deshalb unmöglich, aus der angegebenen Aufstellung von relativen ‚Heilungsziffern' irgendwelche bindenden therapeutischen Rückschlüsse abzuleiten. Insbesondere lassen sich wichtige therapeutische Teilfragen, wie etwa die Bedeutung der Röntgenvorbestrahlung für das operative Heilergebnis, aufgrund der bisher veröffentlichten Erfolgsstatistiken nicht entscheiden."

Eine Ausnahme scheint bezüglich der Anwendung der Elektrochirurgie zu bestehen:

„Bei einer Aufgliederung des gesamten Untersuchungsgutes in elektrochirurgisch, blutig-chirurgisch und nur strahlentherapeutisch Behandelte läßt sich nachweisen, daß die 5jährige Überlebenszeit nach elektrochirurgischer Behandlung im Vergleich zu den anderen Methoden *bedeutend höher* liegt. Die auffallend besseren Ergebnisse der Elektro-Chirurgie lassen sich mathematisch sichern. Zwischen den Heilungsergebnissen der blutigen Chirurgie und der Strahlentherapie bestehen keine sicheren Unterschiede."

Auf die Probleme bei der Beurteilung des Wertes verschiedener Behandlungsmethoden von malignen Tumoren hat kürzlich auch McWhirter eindringlich hingewiesen. Insbesondere ist es nicht angängig, nur bei Frühfällen bzw. in weniger fortgeschrittenen Stadien anwendbare Behandlungsarten ohne Kritik mit Methoden zu vergleichen, die bei *allen* Erkrankungen angewandt werden können. Nur bei gleichartigem Krankengut wären chirurgische und radiologische Behandlungsergebnisse wirklich vergleichbar. Vergleichende Statistiken sind also nur unter Voraussetzungen verwertbar, die in der Praxis kaum hergestellt werden können.

Für die Wahl des zweckmäßigen Behandlungsverfahrens sollten bei Anerkennung der Wirksamkeit sowohl der chirurgischen als auch der radiologischen Technik die Unterschiede der Tumorbeseitigung und die sich daraus ergebenden Probleme der Heilung betrachtet und berücksichtigt werden. Es ist heute eine von der radiologischen Technik her lösbare Aufgabe, eine wirksame, den Tumor zerstörende Dosis an den Herd zu bringen. Die Vernichtung der Tumorzellen führt aber nur dann zu einer erfolgreichen Behandlung der Geschwulstkrankheit, wenn ein „Gegengewebe" im Sinne von Eymer, Riessbeck u. a. die Heilung gewährleistet. Der Raum des zerstörten Tumors wird nicht zu einem bleibenden Gewebsdefekt. Das Wunder der erfolgreichen Bestrahlung ist die Wiederherstellung von fast normalen anatomischen Verhältnissen. Die Besonderheiten des Aufbaus der Wand der Nasennebenhöhlen als des Ursprungsortes der Tumoren der Nasennebenhöhlen sind in Abb. 30 dargestellt. Nur wenige Zellschichten bilden die Auskleidung des Höhlensystems (s. S. 344). In den meisten Fällen tritt der Tumor in Beziehung zur knöchernen

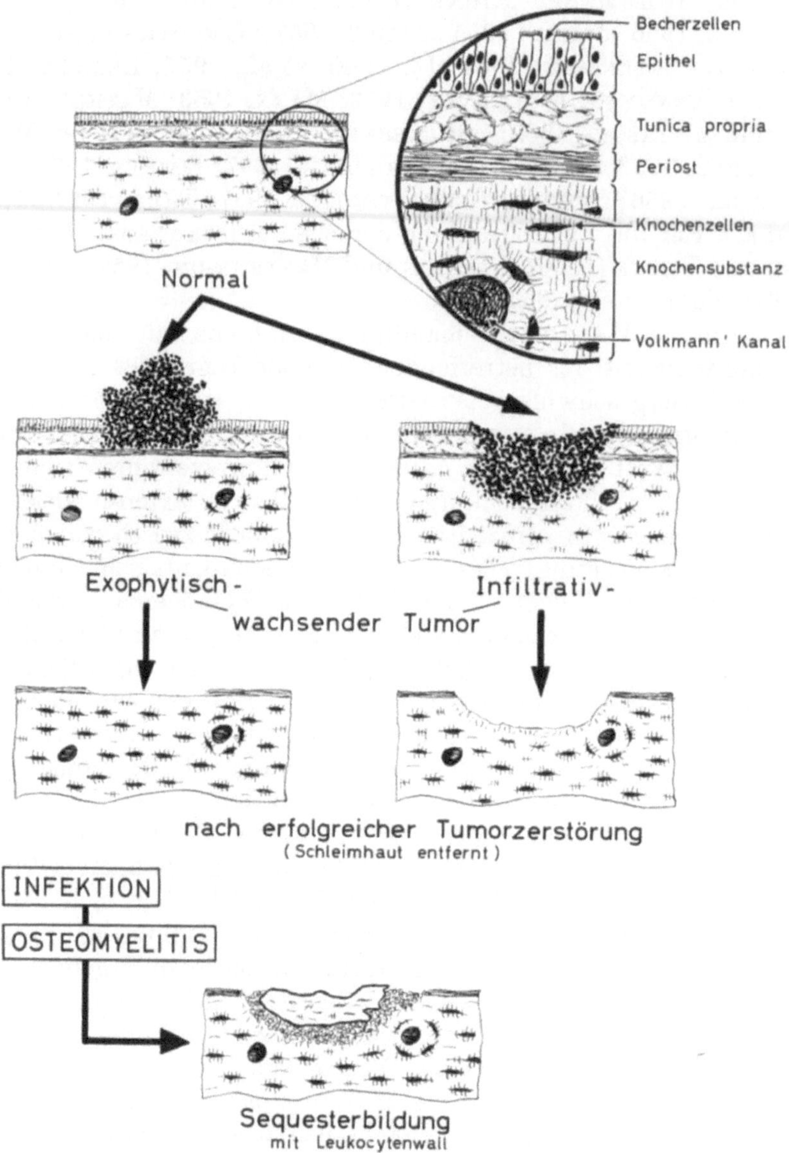

Abb. 30. Aufbau der Kieferhöhlenwand, Darstellung exophytischen und infiltrativen Geschwulstwachstums sowie der Veränderungen der knöchernen Wand nach erfolgreicher Bestrahlung bzw. bei Sekundärinfektion

Wand. Im günstigen Fall bildet das Periost einen Wall gegen das infiltrative Vorgehen und behindert so zumindest zeitlich begrenzt die Ausbreitung. Daß derartige Frühformen aber nur selten diagnostiziert werden, wurde oben ausgeführt. Die radiologische Tumorzerstörung muß konsequenterweise den Knochen freilegen bzw. bei seiner Infiltration das Knochengewebe abtöten. Dadurch werden Komplikationen ermöglicht, insbesondere die bakterielle Infektion begünstigt (s. Abb. 30). Die anatomischen Besonderheiten der hier behandelten Tumoren erlauben also eine primär erfolgreiche Strahlentherapie nur dort, wo das Tumorbett durch ein ausreichendes Gegengewebe gebildet wird. Dies dürfte nur ausnahmsweise in extremen Frühformen der Fall sein. Bei fortgeschrittenen Fällen mit mehr oder minder ausgeprägter Knochenzerstörung erscheinen dagegen chirurgische Maßnahmen notwendig und zweckmäßig.

Unterschiedlich ist die Beurteilung des Wertes der Vorbestrahlung. Nicht zu bezweifeln ist, daß die Tumorzellen durch die Bestrahlung geschädigt werden und daß die

Geschwulst besser abgegrenzt wird. Bei Applikation einer kurativen Dosis wird die Vernichtung von Geschwulstkeimen in der Umgebung des späteren Operationsgebietes angestrebt. Möglicherweise läßt sich so die Quote der Lokalrezidive verringern. Weiterhin kann eine durch die Vorbestrahlung erzielte Verkleinerung dazu führen, daß 1. vorher inoperable Tumoren operabel werden, 2. in ausgewählten Fällen der operative Eingriff kleiner gehalten werden kann, wodurch das Ausmaß einer postoperativen Verstümmelung verringert wird.

Unter Berücksichtigung der eben diskutierten Gesichtspunkte und unter Verwertung der im Schrifttum mitgeteilten und eigener Erfahrungen und Ergebnisse stellen wir für die Behandlung von Tumoren in der Nasenhöhle und besonders den Nasennebenhöhlen folgende allgemeine **Richtlinien** auf:

Gut zugängige Tumoren der Nasenhöhle sind mit der Moulagentechnik zu bestrahlen. Größere Tumoren sollten nach Vorbestrahlung operiert werden. Eine intrakavitäre Kontaktbestrahlung unter besonderer Berücksichtigung gefährdeter Bezirke kann angeschlossen werden. Nach operativer Entfernung von Papillomen ist eine Ergänzungsbestrahlung (Kontaktbestrahlung) ebenfalls anzuraten (DU MESNIL), da sie erfahrungsgemäß häufig maligne entarten. Ausgedehnte Tumoren mit Übergreifen auf die Nasennebenhöhlen sind wie primäre Tumoren der Nebenhöhlen zu behandeln.

Da mit konservativen Methoden die Tumoren der Nasennebenhöhlen im allgemeinen erst in fortgeschrittenen Stadien diagnostiziert werden, ist die *kombiniert chirurgisch-radiologische Therapie die Methode der Wahl.* Da der Tumor seinen Ursprungsort verlassen hat und eine lymphogene Ausbreitung zu befürchten ist, sollte die Behandlung mit einer präoperativen percutanen Strahlenanwendung begonnen werden. Die Dosierung soll dabei eine weitgehende Tumorzerstörung anstreben (5000—6000 rd am Herd). Bei unvollkommener Zerstörung soll sie zumindest eine bessere Abgrenzung erzielen und so die Operation erleichtern. Bei der Felderwahl ist zu berücksichtigen, daß die räumliche Strahlenverteilung den gesamten Tumor, bei Ausbreitung in die Orbita also auch die Augenhöhle (der kranken Seite) erfassen soll. Das Auge der gesunden Seite ist optimal zu schonen. Bei Ausbreitung nach hinten ist das Retropharyngealgebiet bzw. die Flügelgaumengrube einzuschließen. Die weiteren Lymphabflußgebiete sollen dagegen in die Bestrahlung nicht einbezogen werden. Nur klinisch eindeutige Zeichen lymphogener Metastasierung rechtfertigen eine Erweiterung dieses primären Bestrahlungsplanes.

Bezüglich Wahl der Strahlenart und -qualität wird auf Abschnitt IV verwiesen.

Zwischen Bestrahlungsabschluß und Operation soll ein Intervall von etwa 4—5 Wochen liegen. Der Befund bei dem chirurgischen Eingriff entscheidet über die weitere radiologische Therapie. In jedem Fall nicht radikaler Operabilität, allein bei Verdacht auf chirurgisch nicht beseitigte Tumoranteile, ist eine intrakavitäre Bestrahlung mit Radium oder Radiokobalt anzuschließen, eventuell ist diese durch eine percutane Strahlenanwendung zu ergänzen. Wird das Malignom erst im Operationspräparat durch die histologische Untersuchung erkannt, so soll ebenfalls unverzüglich die Ergänzungsbestrahlung eingeleitet werden.

Nach den vorliegenden Erfahrungen scheint die elektro-chirurgische Behandlung, wie auch bei manchen anderen Geschwulstlokalisationen, der blutigen Methode überlegen zu sein.

Bei seltenen Tumorformen sind Abweichungen von den genannten Behandlungsrichtlinien möglich.

Bei den solitären *Plasmocytomen* kann sowohl die chirurgische als auch die rein radiologische Therapie erfolgversprechend sein (PRIEST, 1952); es sollte wegen der günstigen Strahlenbeeinflußbarkeit die Strahlenbehandlung bevorzugt werden.

Cylindrome sollten primär chirurgisch behandelt werden. Bei unvollkommener Operabilität und Verdacht auf Malignisierung ist die Ergänzungsbestrahlung (Kontakttherapie) indiziert. In die Nasennebenhöhlen eingebrochene *Basaliome* der äußeren Haut müssen radikal operiert werden (FENDEL, 1959; HESSBERG, 1959/60). Elektrochirurgisches Vorgehen ist zweckmäßig. Eine lokale Kontakttherapie ist anzuschließen.

Die optimale Therapie von *Lokalrezidiven* ist vom individuellen Befund abhängig. Bei bereits bestrahlten Kranken kann versucht werden, mit chirurgischen Mitteln das Geschwulstwachstum zu beherrschen. Im allgemeinen sind auch hier elektrochirurgische Eingriffe vorzuziehen. Bei kleinen umschriebenen Geschwulstherden und bei einem chirurgischen Eingriff nicht zugänglicher Ausdehnung und Wachstumsrichtung kann eine Kontakttherapie mit radioaktiven Substanzen versucht werden. Bei Vorbehandlung mit konventioneller Strahlentherapie ist bei nochmaliger percutaner Bestrahlung die Anwendung ultraharter Strahlen zweckmäßig. Treten Rezidive bei ordnungsmäßig behandelten Kranken auf, dann gelingt es kaum, das lokale Geschwulstwachstum einzudämmen oder die Metastasierung zu verhindern.

Bei klinisch nachgewiesenen *Lymphknotenmetastasen* stehen sich operative und strahlentherapeutische Methode, eventuell auch ihre Kombination, anscheinend gleichwertig gegenüber. Es sei deshalb auf die entsprechenden Abschnitte zurückverwiesen (S. 321 und 334). Bei strahlentherapeutischer Behandlung ist den schnellen Elektronen der Vorzug zu geben. Bei kleinen Lymphknoten, besonders auch bei Rezidiven, ist die interstitielle Strahlenapplikation als zweckmäßig anzusehen. Bei radiologischer Behandlung sind, wenn keine allgemeine Kontraindikation besteht, stets kurative Dosen (5000 bis 8000 rd) anzustreben.

Die *operative Behandlung* der Tumoren der Nase und der Nasennebenhöhlen halten wir, in Anlehnung an HENDRICK (1958), LARSSON und MÅRTENSSON (1954) u.a., für kontraindiziert bei:

a) herabgesetzter Vitalität infolge hohen Lebensalters oder durch Tumorintoxikation sowie bei drohenden Komplikationen infolge anderer Krankheiten;

b) Destruktionen der Schädelbasis oder des Proc. pterygoides bzw. Einbruch in die Schädelhöhle;

c) ausgedehnter Weichteilinfiltration von Nase und Wange, die bei operativer Therapie erhebliche Verstümmelungen notwendig machen;

d) ausgedehnter Knochenzerstörung oder bilateraler Ausbreitung, die eine radikale Entfernung verhindern,

e) Übergreifen auf den Epipharynx;

f) inoperablen Lymphknotenmetastasen, insbesondere Ausdehnung über die cervicale Lymphknotengruppe hinaus;

g) generalisierten Metastasen, insbesondere Fernmetastasen;

h) Verweigerung des operativen Eingriffs.

Als *absolute Kontraindikation* sind die Befunde unter b, f, g und e anzusehen, während die übrigen Punkte eine individuelle Auslegung zulassen.

Die *alleinige radiologische Therapie* mit *kurativem Ziel* ist indiziert:

1. bei operativer Kontraindikation insbesondere bei Verweigerung des operativen Eingriffs.

Bei den oben unter a—e genannten Kontraindikationen ist im Einzelfall zu entscheiden, ob die Applikation kurativer Dosen möglich und sinnvoll ist.

2. bei begrenzten Tumoren ohne Beteiligung von Knorpel und Knochen. In Betracht kommen hier vor allem kleinere Tumoren der inneren Nase, die einer Moulagen- oder interstitiellen Therapie zugänglich sind. Nebenhöhlentumoren werden in diesem Stadium nicht diagnostiziert.

3. bei manchen strahlensensiblen Tumoren, wie besonders den Sarkomen und dem lymphoepithelialen Carcinom, soll der chirurgische Eingriff nach intensiver Strahlentherapie nur bei besonderer Indikation, d.h. bei Auftreten eines Rezidivs bzw. bei ent-

sprechendem Verdacht vorgenommen werden (DEVINE et al., 1957; HAMMER, 1935; KEARNY, 1952; MC COMB, SCHALL, 1948; SCHINZ und ZUPPINGER, 1937, WALTHER, 1939 u.a.).

Die *palliative Strahlentherapie*, gekennzeichnet durch Anwendung niedriger, individuell angepaßter Dosierung, mit dem Ziel symptomatischer Besserung ist indiziert:

1. bei sehr ausgedehnten Tumoren,
2. bei sehr schlechtem Allgemeinzustand,
3. bei Metastasierung, die einen kurativen Erfolg ausschließt.

Da auch in fortgeschrittenen Stadien eine Tumorbeseitigung nicht ausgeschlossen ist (LARSSON und MÅRTENSSON, 1954), soll auch hier ein sorgfältiger Bestrahlungsplan aufgestellt werden. Bei guter Strahlensensibilität und bei Besserung des Allgemeinzustandes können in manchen Fällen doch kurative Dosen verabfolgt oder ein operativer Eingriff angeschlossen werden.

VIII. Zusammenfassung

Der Wert der Strahlentherapie für die Behandlung von Tumoren der Nasenhöhle und der Nasennebenhöhlen ist eindeutig erwiesen. Die anatomischen Besonderheiten im Aufbau der Nasennebenhöhlen zwingen aber den Strahlentherapeuten, die ihm gegebenen Möglichkeiten kritisch zu beurteilen. In den meisten Fällen ist die kombinierte chirurgisch-radiologische Therapie indiziert. Eine enge Zusammenarbeit des Operateurs und des Strahlentherapeuten mit Ausnützung aller technischen Möglichkeiten und gegenseitiger Konsultation mit Festlegung des Behandlungsplanes *vor* Einleitung der Therapie wird auch bei dieser Tumorlokalisation bessere Erfolge bringen als ungestümer oder blinder Ehrgeiz und die doktrinäre Anwendung der eigenen Methode.

Literatur

ACHAR, M. V. R.: Metastatic hypernephrom occurring in nasal septum. Arch. Otolaryng. **62**, 644—648 (1955); zit. nach Zbl. Hals-, Nas.- u. Ohrenheilk. **55**, 117 (1955).

ACHESON, E. D., COWDELL, R. H., HADFIELD, E., MACBETH, R. G.: Nasal cancer in woodworkers in the furniture industry. Brit. med. J. **1968 II**, 587—596.

— — JOLLES, B.: Nasal cancer in the Northamptonshire boot and shoe industry. Brit. med. J. **1970 I**, 385—393.

ACKERMAN, L. V., DEL: REGATO, J. A. Cancer. Diagnosis, treatment and prognosis. S. Louis: The C. V. Mosby Company 1954.

AGARWAL, S., SHRIVASTAV, J. B.: Neurogenic tumors of the nose. A report of two cases. Ann. Otol. (St. Louis) **67**, 207 (1958); zit. nach Zbl. Hals-, Nas.- u. Ohrenheilk. **53**, 153 (1955).

AGAZZI, C.: Die radium-chirurgische Behandlung des Oberkieferkarzinoms. Wiss. Zschr. Karl-Marx-Univ., Math.-Nat.wiss. Reihe **9**, 312—316 (1959/60).

AHLBOM, H. E.: Mucous- and salivary-gland tumours. Acta radiol. (Stockh.), Suppl. **23**, 1—452 (1935).

ALBERTINI, A. v.: Histologische Geschwulstdiagnostik. Stuttgart: Georg Thieme 1955.

ALBRECHT, R.: Übersicht über den heutigen Stand der Heilergebnisse bei den Nasen-Nebenhöhlen-malignomen. Wiss. Zschr. Karl-Marx-Univ., Math.-Nat. wiss. Reihe **9**, 293—296 (1959/60).

ALEXANDER, F. W.: Primary tumors of the sphenoid sinus. Laryngoscope (St. Louis) **73**, 537—546 (1963).

ALFORD, D. C., WINSHIP, T.: Epithelial papillomas of nose and paranasal sinus. Amer. J. Surg. **106**, 764—767 (1963).

AMITIN, V. I., MOSKOWSKAYA, N. V.: Chondroma of the nasal cavity and its accessory sinuses. Vestn. oto-rino-laryng. **21**, 96—98 (1959); zit. nach Zbl. Hals-, Nas.- u. Ohrenheilk. **64**, 165 (1959).

ANDERSEN, P. E.: Extramedullary plasmocytomas. Acta radiol. (Stockh.) **32**, 365—374 (1949).

ARNDT, J.: Die konventionelle Röntgen- und Radiumtherapie der malignen Nasennebenhöhlentumoren unter besonderer Berücksichtigung des Oberkieferkarzinoms. Wiss. Zschr. Karl-Marx-Univ., Math.-Nat. wiss. Reihe **9**, 318—322 (1959/60).

ASH, J. E., OLD, J. W.: Hemangioma of the nasal septum. Trans. Amer. Acad. Ophthal. Otolaryng. **54**, 350—356 (1950).

BACH, E.: Kieferhöhlencarcinom unter dem Bilde einer Sinusitis. Mschr. Ohrenheilk. **89**, 146—147 (1955); zit. nach Zbl. Hals-, Nas.- u. Ohrenheilk. **54**, 79 (1955/56).

BACKHOUSE, T. W., WINDEYER, B. W.: The treatment of carcinoma of the maxillary antrum and ethmoids by supervoltage irradiation. Proc. roy. Soc. Med. **50 II**, 531—532 (1957).

BACLESSE, F.: Les cancers du sinus maxillaire de l'ethmoide et des fosses nasales. Ann. Oto-laryng. (Paris) **69**, 465—485 (1952).

— ENNUYER, A., CALLE, R.: Les epitheliomas du sinus maxillaire traités par roentgentherapie transcutanée seule. Resultats a cinq ans. J. Radiol. Électrol. **41**, 368—375 (1960).

Baclesse, F., Reverdy, J.: Les lymphosarcomes du sinus maxillaire de l'ethmoide et des fosses nasales. Ann. Oto-laryng. (Paris) **69**, 163 (1952).

Badib, A. O., Kurohara, S. S., Webster, J. H., Shedd, D. P.: Treatment of cancer of the nasal cavity. Amer. J. Roentgenol. **106**, 824—830 (1969).

Balzarini, E.: Rendiconto clinico-statistico dei casi di tumori del seno mascellare trattati radiologicamente dal 1927 al 1957. Radioter. Radiobiol. Fis. med. Ser. **3**, 13, 42—57 (1958).

Barth, G.: Erfahrungen mit der Nahbestrahlung von Kieferhöhlentumoren nach operativer Freilegung. Kongreßber. 2. Tg. med.-wiss. Ges. Röntgenol. DDR 179—181 (1958).

— Erfahrungen und Ergebnisse mit der Nahbestrahlung operativ freigelegter Tumoren. Strahlentherapie **91**, 481—527 (1959).

— Blümlein, H., Brichzy, W.: Ergebnisse und Erfahrungen mit der Nahbestrahlung freigelegter Kieferhöhlentumoren (1945—1956). Z. Laryng. Rhinol. **37**, 151—163 (1958).

Bataille, Beal, Bureau, Cernea, Descrozailles, Lambert, Parent: Les tumeurs des maxillaires. Sitzungsbericht der Pariser Stomatologen. Paris: Masson & Cie. 1952. Ref. nach Zbl. ges. Radiol. **40**, 380 (1953).

Batemann: Siehe Gardham.

Baum, K. G.: Osteoma medullare der Kieferhöhle Z. Laryngol. Rhinol. **41**, 649—653 (1962).

Beck, J.: Maligne Entartung nach Traumen im Bereich der Nase und Nebenhöhlen. Arch. Ohr.-, Nas.- u. Kehlk.-Heilk. **165**, 286—290 (1954).

— Barth, G.: Zur Methode der Nahbestrahlung operativ freigelegter Kieferhöhlentumoren. Arch. Ohrenheilk. **155**, 396—404 (1949).

— — Die Indikation zur Nahbestrahlung operativ freigelegter Tumoren im HNO-Bereich. Strahlentherapie **78**, 385—392 (1949).

Becker, W.: Zur radio-chirurgischen Behandlung maligner Nasennebenhöhlen-Tumoren. Dtsch. zahnärztl. Z. **10**, 617—620 (1955).

— Haas, E.: Hals-nasen-ohrenärztlicher Beitrag zur Chemotherapie maligner Tumoren. In: Fortschritte der Hals-Nasen-Ohrenheilkunde, Bd. VI, S. 127—167. Basel-New York: S. Karger 1960.

— Matzker, J.: Zur Diagnose und neuzeitlichen Therapie des Nasennebenhöhlenkarzinoms. Dtsch. med. Wschr. **1955**, 1905—1908.

Berger, F.: Über ein Nasencarcinom mit ungewöhnlicher Metastasierung. Z. Laryng. Rhinol. **37**, 554—561 (1958); zit. nach Zbl. Hals-, Nas.- u. Ohrenheilk. **62**, 285 (1958/59).

Bertocchi, L., Borio, P.: Linfogranuloma e localizzazione nasosinuso-orbitaria. Minerva otorinolaring. **12**, 219—224 (1962).

Berven, E.: Development of technique and results of treatment of tumors of the oral and nasal cavities. Amer. J. Roentgenol. **28**, 332 (1932).

Bethmann, W.: Die malignen Kiefertumoren in den Jahren 1948—1960 an der Leipziger Kieferklinik. Dtsch. Ges. Wes. **17**, 146—152 (1962).

Black, B. K., Smith, D. E.: Nasal glioma. Arch. Neurol. Psychiat. **64**, 614—630 (1950).

Blohmke, A.: Bösartige Hals-Nasen-Ohrengeschwülste. Strahlentherapie **84**, 55 (1951).

Bloom, D. L.: Mucoceles of the maxillary and sphenoid sinuses. Radiology **85**, 1103—1110 (1965).

Bockmühl, F.: Diskussionsbeitrag. Arch. klin. exp. Ohr.-, Nas.- u. Kehlk.-Heilk. **187**, 411—412 (1966) (Kongreßbericht 1966).

Bogdasarian, R. M., Stout, A. P.: Neurilemmoma of the nasal septum. Arch. Otolaryng. **38**, 62—64 (1943).

Boone, M. L. M., Harle, Th. S., Higholt, Howard W., Fletcher, G. H.: Malignant disease of the paranasal sinuses and nasal cavity. Importance of precise localization of extent of disease. Amer. J. Roentgenol. **102**, 627—636 (1968).

Braun, H.: Angioma racemosum arteriovenosum im lateralen Kieferhöhlenbereich. Arch. Ohr.-, Nas.- u. Kehlk.-Heilk. **172**, 85—95 (1957); zit. nach Zbl. Hals-, Nas.- u. Ohrenheilk. **60**, 208 (1958).

Brosch, E., Spindrich, J.: Ergebnisse der operativen Behandlung und der Strahlungstherapie der malignen Nasennebenhöhlengeschwülste an der HNO-Klinik und im Onkologischen Institut in den Jahren 1946—1956 in Brünn. Wiss. Zschr. Karl-Marx-Univ., Math.-Nat. wiss. Reihe **9**, 302—305 (1959/60).

Brun, H.: Die malignen Tumoren der Nasennebenhöhlen, des Oberkiefers und des Unterkiefers. Behandlungsresultate aus den Jahren 1942—1952 an der otolaryngologischen Klinik und aus dem Röntgeninstitut der Universität des Inselspitals Bern. Pract. oto-rhino-laryng. (Basel) **18**, 171—199 (1956).

Buchheim, C. E.: Zur Betatron-Therapie oto-rhinolaryngologischer Tumormanifestationen mit schnellen Elektronen. Z. Laryng. Rhinol. **41**, 497—504 (1962).

Bugnetti, G., Leonardelli, G.-B., Pignataro, O.: Les tumeurs malignes naso-paranasales. J. franç. Oto-rhino-laryng. **10**, 163—178 (1961).

Bunting, J. S.: The anatomical influence in megavoltage radiotherapy of carcinoma of the maxillary antrum. Brit. J. Radiol. **38**, 255—260 (1965).

Calle, R., Chavanne, G.: Considerations radiocliniques a propos de quelques tumeurs rares du maxillaire superieur. J. Radiol. Électrol. **41**, 247—253 (1960).

Calvet, J., Ribet, A.: Un cas de cylindrome des sinus fronteaux. J. franç. oto-rhino-laryng. **1**, 138—150 (1952).

— — Lacomme, Y.: Epithelioma primitiv du sinus frontal. J. franç. oto-rhino-laryng. **7**, 667—674 (1958).

Canciulla, D.: Melanoblastomi primitivi nasosinusali. Considerazioni anatomo-cliniche su due casi. Otorinolaring. ital. **25**, 3—15 (1957); zit. nach Zbl. Hals-, Has.- u. Ohrenheilk. **58**, 282 (1957).

Cantril, S. T., Parker, R. G., Lund, P. K.: Malignant tumors of maxillary sinus. Correlative study of clinical, anatomical and pathologic aspects of supervoltage roentgentherapy. Acta radiol. (Stockh.) **58**, 105—128 (1962).

CAPPS, F. C. W.: Malgnant disease of the paranasal sinuses. Ann. roy. Coll. Surg. Engl. **4**, 38—47 (1949); zit. nach Zbl. Hals-, Nas.- u. Ohrenheilk. **38**, 367 (1949).
— WILLIAMS, l. G.: Discussion on malignant diseases of the nasal cavities and sinuses. Proc. roy. Soc. Med. **43**, 665—674 (1950); zit. nach Zbl. Hals-, Nas.- u. Ohrenheilk. **43**, 86 (1951/52).
CASSANO, N. A.: Su un caso di papilloma invertito etmoidale. Boll. Mal. Orecch. (Pisa) **75**, 166—174 (1957); zit. nach Zbl. Hals-, Nas.- u. Ohrenheilk. **59**, 230 (1957/58).
— Commento su due casi di tumore nasale: sarcoma polimorfocellulare del vestibulo; angiolipoma del lobulo. Boll. Mal. Orecch. (Pisa) **76**, 299—310 (1958); zit. nach Zbl. Hals-, Nas.- u. Ohrenheilk. **62**, 281 (1958/59).
CASTIGLIANO, S. G., ROMINGER, C. J.: The management of malignant neoplastic disease involving the maxillary antrum. Report of 3 cases of total ablation of the ethmoid labyrinth. Arch. Otolaryng. **67**, 276—291 (1958).
CHEN, S. S., LOFSTROM, J. E., CHEPEY, J. J.: Intracavitary cobalt 60 beads in treatment of carcinoma of maxillary antrum. Amer. J. Roentgenol. **92**, 55—58 (1964).
CHRISTENSEN, R. W.: Complex composite odontoma involving the maxilla and maxillary sinus. Report of a case. Oral. Surg. **9**, 1156—1164 (1956).
CHURCHILL-DAVIDSON: Diskussionsbemerkung Rundtischgespräch Deutscher Röntgenkongreß 1968, S. 209/210. München-Berlin-Wien: Urban & Schwarzenberg 1969.
COCCHI, U.: Die Strahlentherapie der malignen Tumoren der inneren Nase und der Nasennebenhöhlen (ohne Oberkieferhöhlen). Zürcher Erfahrungen 1919—1958. Oncologia (Basel) **13**, 370—380 (1960).
COEN, R.: Cromatophoroma primitivo del naso. Valsalva **30**, 49—57 (1954).
COLLINS, V. P., POOL, J. L.: Treatment of antral cancer by combined surgery and radiumtherapy. Radiology **55**, 41—45 (1950).
CORONEL, S.: Contribution à l'étude des tumeurs a Myeloplaxes des maxillaires. Montpellier méd., Sér. **3**, 101, 259—264 (1958).
COYLE, J. E., BALOFSKY, S. L.: Current trends in radiotherapy of head and neck cancer. Trans. Amer. Acad. Ophthal. Otolaryng. **59**, 118—125 (1955); zit. nach Zbl. Hals-, Nas.- u. Ohrenheilk. **55**, 40 (1956).
CRANMER, L. R.: Malignant neoplasm of paranasal sinuses. Arch. Otolaryng. **58**, 704—709 (1953).
CSILLAG, A.: Melanosarkom in der Nase. Mschr. Ohrenheilk. **91**, 285—288 (1957).
DALLEY, V. M.: Malignant disease of the antrum. Brit. J. Radiol. **32**, 378—385 (1959).
DAVIS, E. D. D.: Early diagnosis and treatment of carcinoma of the nose. Brit. med. J. **1953 I**, 582—585.
DEBAIN, J. J., ROYER, P.: Les tumeurs saignantes benignes de l'ethmoide. Ann. Oto-laryng. (Paris) **75**, 471—479 (1958).
DEUTSCH, H. J.: Carcinoma of the nasal septum. Ann. Otol. (St. Louis) **75**, 1049—1057 (1966).
DEVINE, K. D., SCANLON, P. W., FIGI, F. A.: Malignant tumors of the nose and paranasal sinuses. J. Amer. med. Ass. **163**, 617—621 (1957).
DICKHAEUSER, K., BOHNDORF, W.: Diskussionsbeitrag. Arch. klin. exp. Ohr.-, Nas.- u. Kehlk.-Heilk. **187**, 412-415 (1966) (Kongreßbericht 1966).
DOLL, R.: Cancer of the lung and nose in nickel workers. Brit. J. industr. Med. **15**, 217—223 (1958).
EGGIMANN, P.: Les tumeurs des fosses nasales et de l'ethmoide. Etude radiologique. Essai de classification topographique. Radiol. clin. (Basel) **22**, 65—96 (1953).
EIGLER, G., HANNEMANN, G.: Großer papillomatöser Granulationstumor in der Nase, hervorgerufen durch selten in Europa vorkommende, atypische tropische Hefepilze. Sitz.-Ber. Dtsch. Ges., HNO-Ärzte. Zbl. Hals-, Nas.- u. Ohrenheilk. **64**, 91 (1959).
EL-KAKEEM, AHMAD: Tuberculoma of the nose. J. Laryng. **72**, 416—419 (1958).
ELLIS, M.: Malignant granuloma of the nose. Ann. Otol. (St. Louis) **66**, 1002—1008 (1957).
EMAM, A. M.: Malignant change in a rhinoscleromatous ulcer. J. Egypt. med. Ass. **41**, 310—315 (1958); zit. nach Zbl. Hals-, Nas.- u. Ohrenheilk. **64**, 43 (1959).
EVANS, D. W., HALLEY, J. B. W.: Wegener's granulomatosis: report of a patient surviving four and a half years. J. clin. Path. **16**, 215—219 (1963).
FELDMAN, F., SEAMAN, W. B., WELLS, J. S.: Residual thorotrast in the paranasal sinuses. Amer. J. Roentgenol. **89**, 1147—1154 (1963).
FEMENIC, B.: Die diagnostische Bewertung der Planigraphie bei malignen Geschwülsten der Nasennebenhöhlen. Wiss. Zschr. Karl-Marx-Univ., Math.-Nat. wiss. Reihe **9**, 274—277 (1959/60).
FENDEL, K.: Basaliome mit Einbruch in die Nasennebenhöhlen. Wiss. Zschr. Karl-Marx-Univ., Math.Nat. wiss. Reihe **9**, 346—351 (1959/60).
FERRERI, G., CRIFO, ST.: Granulomatosi rinogena di Wegener. Valsalva **33**, Suppl. **2**, 1—33 (1957); zit. nach Zbl. Hals-, Nas.- u. Ohrenheilk. **59**, 226 (1957/58).
FIGI, F. A.: Diagnosis and management of malignant tumors of the nose and accessory sinuses. J. int. Coll. Surg. **29**, 215—220 (1958).
FINCK, W.: Zur strahlentherapeutischen Behandlung der malignen Kiefertumoren. Strahlentherapie **93**, 68—72 (1954).
FLEISCHER, K.: Diskussionsbemerkung. Wiss. Zschr. Karl-Marx-Univ., Math.-Nat. wiss. Reihe **9**, 282 (1959/60).
FLEISCHMANN, E., FRIES, R.: Zur kombinierten chirurgischen und radiologischen Behandlung von Lymphknotenmetastasen nach malignen Tumoren des Kiefer-Gesichts-Bereiches. Radiol. Austriaca **11**, 135—141 (1961).
FLETCHER, G. H.: Textbook of radiotherapy. Philadelphia: Lea & Febiger 1966.
FRAZELL, E. L.: The surgical treatment of cancer of the paranasal sinuses. Laryngoscope (St. Louis) **65**, 557—567 (1955).
— LEWIS, J. S.: Cancer of the nasal cavity and accessory sinuses. A report of the management of 416 patients. Cancer (Philad.) **16**, 1293–1301 (1963).

FREGNI, R., POLI, A. DE: Tumori orbito-paranasali (studio clinico). Arch. ital. otol. **68**, Suppl. **33**, 1—333 (1957).

FRENZEL, H.: Diskussionsbemerkung. Wiss. Zschr. Karl-Marx-Univ., Math.-Nat. wiss. Reihe **9**, 282 (1959/60).

FRIEDMANN, I.: The pathology of malignant granulome of the nose. J. Laryng. **69**, 331—341 (1955).

GARDHAM: Discussion on treatment of malignant disease of the upper jaw. Proc. roy. Soc. Med. **48**, 71—78 (1955).

GARRETT, M. J.: Metastatic tumours of the paranasal sinuses simulating primary growths. J. Fac. Radiol. (Lond.) **10**, 151—155 (1959).

GEBHART, J., SCHLEGEL, D.: Therapie-Ergebnisse bei malignen Kiefertumoren der Jahre 1960—1964. Med. Mschr. **23**, 218—226 (1969).

GESCHICKTER, C. F.: Tumors of the nasal and paranasal cavities. Amer. J. Cancer **24**, 637—660 (1935).

GIAUX, G.: La radiotherapie a supervoltage. Effects biologiques et therapeutiques. Cancérologie **2**, 162—272 (1955).

GIBB, R.: The treatment of carcinoma of maxillary antrum and ethmoid by radium. Discussion on the radiation treatment of cancer of the antrum and ethmoid. Proc. roy. Soc. Med. **50**, 534—537 (1957); s. SNELLING.

GIGNOUX, M., HAGUENAUER, J. P., GUIRAL: Osteome du sinus maxillaire. J. franç. Oto-rhinolaryng. **7**, 925—928 (1958).

GIRAUD, J. CHR., BLOND, R. LE: Sympathome des fosses nasales. Ann. Oto-laryng. (Paris) **74**, 111—118 (1957).

— SUDAKA, J., PHELINE, C., CONNAN, A.: Epithelioma primitiv du sinus frontal. Rev. Otoneuro-opthal. **30**, 444 (1958).

— — Le sympathome des fosses nasales. Rev. Otoneuro-ophthal. **27**, 321—329 (1957).

GOECKE, H., WÜRTZ, H.: Entkalkung des Türkensattels bei Sinusitis sphenoidalis. Fortschr. Röntgenstr. **88**, 621—622 (1958).

GOLDMAN, I. I.: Lymphangiom der Nasenhöhle. Vestn. Oto-rino-laring. **19**, 94 (1957); zit. nach Zbl. Hals-, Nas.- u. Ohrenheilk. **59**, 225 (1957/58).

GOLLMITZ, H.: Die Behandlung von Oberkiefermalignomen und ihre Ergebnisse an der Klinik in Halle von 1930—1954. Wiss. Zschr. Karl-Marx-Univ., Math.-Nat. wiss. Reihe **9**, 301—302 (1959/60).

GORDON, I. R. S.: The radiology of malignant tumors of the nose. J. Laryng. **69**, 786 (1955).

GRACE, C. C.: Malignant melanoma of the nasal mucosa. Arch. Otolaryng. **46**, 195—210 (1947).

GRIMM, G.: Die Nachsorge nach Oberkieferresektionen. Wiss. Zschr. Karl-Marx-Univ., Math.-Nat. wiss. Reihe **9**, 333—341 (1959/60).

GÜNNEL, F.: Kritische Überlegungen zur Beurteilung der Oberkieferkarzinome. Wiss. Zschr. Karl-Marx-Univ., Math.-Nat. wiss. Reihe **9**, 352—357 (1959/60).

GUSIC, B.: Eigene Erfahrungen über die malignen Geschwülste der oberen Etage des Oberkiefers. Wiss. Zschr. Karl-Marx-Univ., Math.-Nat. wiss. Reihe **9**, 271—273 (1959/60).

HAAS, E.: Sinn und Zweckmäßigkeit zytostatischer Abschirmung bei Malignom-Operationen im Oberkieferbereich. Wiss. Zschr. Karl-Marx-Univ., Math.-Nat. wiss. Reihe **9**, 360—361 (1959/60).

— Diskussionsbemerkung. Wiss. Zschr. Karl-Marx-Univ., Math.-Nat. wiss. Reihe **9**, 316 (1959/60).

HAAS, L. L.: The possibilities of betatron treatment in carcinoma of the paranasal sinuses and of the larynx. Arch. Otolaryng. **66**, 165—169 (1957).

HAGE, J.: Zwei Fälle von Nasengliom. Fortschr. Kiefer- u. Gesichtschir. **4**, 103—109 (1958).

HALPERT, B., PATZER, R.: Maxillary tumor of retinal anlage. Surg. **22**, 837—841 (1947).

HAMMER, G., RADBERG, C.: The sphenoidal sinus. An anatomical and roentgenological study with reference to transsphenoid hypophysectomy. Acta radiol. (Stockh.) **56**, 401—422 (1961).

HARA, H. J.: Malignant tumors of the paranasal sinuses. West. J. Surg. **63**, 348—354 (1955); zit. nach Zbl. Hals-, Nas.- u. Ohrenheilk. **54**, 79 (1955/56).

HARKINS, W. B.: Nonchromaffin paraganglioma of the nasal sinuses. Laryngoscope (St. Louis) **67**, 246—259 (1957).

HARMER, W. D.: The treatment of malignant disease in the upper jaw. Lancet **1935 I**, 129.

HATTOWSKA, H.: Remarks on an early detection of the maxillary cancers. Otolaryng. pol. **11**, 191—199 (1957); zit. nach Zbl. Hals-, Nas.- u. Ohrenheilk. **59**, 148 (1957/58).

HAUTANT, A., MONOD, O., KLOTZ, A.: Les epitheliomas ethmoido-orbitaires. Leur traitement par l'association chirurgie-radium. Résultats eloignes. Ann. Oto-laryng. (Paris) **50**, 385—421 (1933).

HEATLY, C. A.: Primary plasma cell tumors of upper air passages with particular reference to involvement of maxillary sinus. Ann. Otol. (St. Louis) **62**, 289—306 (1953).

— Clinical aspects of tumors of maxillary sinus. Arch. Otolaryng. **57**, 152—157 (1953).

HELLWIG, C. A.: Extramedullary plasma cell tumors as observed in various locations. Arch. Path. **36**, 95—111 (1943).

HEMENWAY, W. G., LINDSAY, J. R.: Malignancies of the paranasal sinuses. Arch. Otolaryng. **70**, 61—64 (1959).

HENDRICK, J. W.: Treatment of cancer of the paranasal sinuses and nasal fossa. Arch. Otolaryng. **68**, 604—616 (1958).

— Treatment of cancer of the nasal cavity and paranasal sinuses. Surg. Gynec. Obstet. **102**, 322—330 (1956).

HENSCHEL, CH.: Tumeurs malignes du nez et des cavites paranasales. Acta oto-rhino-laryng. belg. **5**, 428—449 (1951).

HERBERHOLD, C.: Cytostatica auf dem Gebiet der HNO-Heilkunde, Therapiewoche **21**, 1794—1803 (1971).

HERBERTS, G., HILLDERDAL, O., RASTRÖM, S.: Rhinitis, sinusitis and otitis as initial symptoms in periarteriitis nodosa (Wegeners granulomatosis). Acta oto-laryng. (Stockh.) **48**, 205—218 (1957).

HERROLD, K. M.: Epithelial papillomas of the nasal cavity. Arch. Path. **78**, 189—195 (1964).

HESSBERG, K.: Marburger Erfahrungen an einigen Tumoren der Nasennebenhöhlen und des Oberkiefers. Wiss. Zschr. Karl-Marx-Univ., Math.-Nat. wiss. Reihe **9**, 310—311 (1959/60).

— Diagnose und Behandlung der bösartigen Geschwülste der Nasennebenhöhlen. Dtsch. med. J. **11**, 106—108 (1960).

HIBLER, N., KRÜGER, D. W.: Über Tumoren des Nasennebenhöhlengebietes und des Endokraniums. Z. Laryng. Rhinol. **43**, 108—114 (1964).

HILL, F. T., GOODOF, I. I.: Carcinoma occurring in an antro-alveolar fistula. Ann. Otol. (St. Louis) **60**, 248—251 (1951).

HOFER, O.: Kieferhöhlencarcinom durch radiumhaltiges Kontrastmittel hervorgerufen. Dtsch. zahnärztl. Z. **7**, 736—741 (1952).

— Spontanblutung aus einer Oberkiefermetastase führt zur Diagnose eines Hämangioendothelioms der Schilddrüse. Öst. Z. Stomat. **55**, 221—224 (1958).

HOHLBRUGGER, H.: Zur Pathogenese des primären Siebbeinkarzinoms. Z. Laryng. Rhinol. **42**, 429—433 (1963).

HOLDCRAFT, J., GALLAGHER, J. C.: Malignant melanomas of the nasal and paranasal sinus mucosa. Ann. Otol. (St. Louis) **78**, 5—16 (1969).

HOLMGREN, G.: Die Diathermiebehandlung der bösartigen Tumoren der Nasennebenhöhlen, des Naso- und Mesopharynx. Acta otolaryng. (Stockh.) **7**, 301—335 (1928).

HOLSTI, L. R., RINNE, R.: Treatment of malignant tumours of paranasal sinuses. Acta radiol. (Stockh.) **63**, 337—350 (1967).

HOMMERICH, K. W.: Zur Kenntnis sekundärer Geschwülste der Nasennebenhöhlen. Arch. Ohr.-, Nas.- u. Kehlk.-Heilk. **166**, 229—239 (1954).

— Metastasenhäufigkeit bei bösartigen Oberkiefergeschwülsten. Arch. Ohr.-, Nas.- u. Kehlk.-Heilk. **169**, Kongreßbericht 1956.

— Histologische und röntgenologische Untersuchungen an vorbehandelten Nasennebenhöhlentumoren. Wiss. Zschr. Karl-Marx-Univ., Math.-Nat. wiss. Reihe **9**, 326—332 (1959/60).

— Die Geschwülste der Nase und der Nebenhöhlen. In: Hals-Nasen-Ohrenheilkunde, Herausgegeben von J. BERENDES, R. LINK und F. ZÖLLNER, Band I, S. 461—537. Stuttgart: Georg Thieme 1964.

— Maligne Geschwülste im Hals-Nasen-Ohrenbereich, Nasen- und Nasennebenhöhlentumoren. Landarzt **43**, 298—307 (1967).

HOWELLS, G. H.: Tumors of the naso-orbital frontier. Proc. 5. Internat. Congr. Oto-Rhino-Laryng. **1955**, p. 456—462.

HUET, P. C., LABAYLE, J., NATALI, R.: Les tumeurs nerveuses des fosses nasales. A propos d'un nouveu cas. Ann. Oto-laryng. (Paris) **75**, 663—669 (1958).

HUIZINGA, EELCO: Carcinom der Kieferhöhle. Ned. T. Geneesk. **1956**, 686.

HULTBERG, S., HOCH, H., MARTENSSON, G.: Drüsenmetastasen am Hals bei malignen Tumoren im Kieferbereich. Fortschr. Kiefer- u. Gesichtschir. **3**, 191—198 (1957).

IEMMI, C.: Contributo allo studio dell'osteoma dei seni paranasali. Otorinolaring. ital. **25**, 16—61 (1957); zit. nach Zbl. Hals-, Nas.- u. Ohrenheilk. **58**, 59 (1957).

IODICE, S.: I tumori neurogeni des naso. Contributo casitico. Arch. ital. Otol. **66**, 419—436 (1958); zit. nach Zbl. Hals-, Nas.- u. Ohrenheilk. **64**, 44 (1959).

IRELAND, P. E., BRYCE, D. P.: Carcinoma of the accessory nasal sinuses. Ann. Otol. (St. Louis) **75**, 698—711 (1966).

JACOD, M.: Formes chirurgicales des epithéliomas ethmoidomaxillaires, leur traitement par l'association roentgentherapie-chirurgie. J. franç. Otorhino-laryng. **3**, 439—450 (1954); zit. nach Zbl. Hals-, Nas.- u. Ohrenheilk. **52**, 171 (1955).

JAMES, A. G.: The role of radioactive isotopes in carcinoma of the maxillary antrum. Amer. J. Roentgenol. **77**, 415—420 (1957).

JONASCH, A.: Zur Entstehung bösartiger Geschwülste im Bereich der Nasenhaupt- und -nebenhöhlen. Z. Laryng. Rhinol. **36**, 523—532 (1957).

JANCOVIĆ, I., MILENCOVIĆ, M., KONJOVIĆ, M.: Radiotherapy of advanced malignant tumours of the maxillary antrum. Abstract of papers presented at the 2. congress of the european association of radiology. Excerpta medica 1971, p. 118.

JÜNEMANN, W.: Haemangiome der inneren Nase und ihre Behandlung. Wiss. Zschr. Univ. Jena, Math.-Nat. Reihe **5**, 395—398 (1956).

JURCZÁK, L.: Verstecktes Sarkom der Nasenscheidewand. Fül. Orr. Gége Gyógyászat 1958, 39—40 mit deutscher und englischer Zusammenfassung. Zit. nach Zbl. Hals-, Nas.- u. Ohrenheilk. **62**, 45 (1958/59).

KAPUR, P., FAIRMAN, H. D.: A case of carcinoma of the frontal sinus. J. Laryng. **72**, 995—1000 (1958).

KARPAWICH, A. J.: Pagets disease with osteogenic sarkoma of maxilla. Oral Surg. **11**, 827—834 (1958).

KAY, S., LEES, J. K., STOUT, A. P.: Pituitary chromophobe tumors of the nasal cavity. Cancer (Philad.) **3**, 695—704 (1950).

KEARNY, R. A.: Surgical treatment and radiation therapy of malignant lesions of the nose, paranasal sinuses, nasopharynx, tongue, tonsils and hypopharynx. Med. Ann. D. C. **21**, 379—383 (1952).

KITTEL, G.: Das maligne Melanom der Nase und der Nebenhöhlen. Z. Laryng. Rhinol. **41**, 862—869 (1962).

— Primär histologisch gutartige Geschwülste der Nasenhöhlen, des Nasenrachens und der Nebenhöhlen mit klinisch progredienten Verläufen. Z. Laryng. Rhinol. **42**, 767—777 (1963).

KMITA, S.: Über die Zylindromaten der Nebenhöhlen. Wiss. Zschr. Karl-Marx-Univ., Math.-Nat. wiss. Reihe **9**, 351—352 (1959/60).

KOCH, J.: Retikulosarkome der Nasennebenhöhlen und der Orbita. Z. Laryng. Rhinol. **44**, 495—501 (1965).

KORNMESSER, H.-J.: Wegenersche Granulomatose. Z. Laryng. Rhinol. **47**, 477—496 (1968).

KOWALCZUK, H.: An undeveloped ganglioneuroma of the nose and of the left maxillary sinus. Otolaryng. pol. **12**, 73—76 (1958); zit. nach Zbl. Hals-, Nas.- u. Ohrenheilk. **62**, 291 (1958/59).

Kopovoj, A. N.: Über Osteome der Nasennebenhöhlen. Vestn. Oto.-rino-laring. **18**, 48—50 (1956); zit. nach Zbl. Hals-, Nas.- u. Ohrenheilk. **55**, 342 (1956).

Krahl, P.: Die Bedeutung der Liquordiagnostik bei Epipharynx- und Nasennebenhöhlen-Tumoren. Münch. med. Wschr. **1959**, 1946—1951.

— Beobachtungen von Melanom-Erkrankungen an der Hals-Nasen-Ohrenklinik Heidelberg. Med. Welt **11**, 585 (1962).

Kramer, R., Som, M. L.: True papilloma of the nasal cavity. Arch. Otolaryng. **22**, 22—43 (1935).

Krückemeyer, K.: Zur Strahlen- und zytostatischen Therapie des Rhabdomyosarkoms im HNO-Bereich. Mschr. Ohrenheilk. **99**, 442—448 (1965).

Küstner, W.: Die Problematik und Therapie der Metastasen hypernephroider Karzinome in den Nasenhaupt- und -nebenhöhlen. Wiss. Zschr. Karl-Marx-Univ., Math.-Nat. wiss. Reihe **9**, 358—359 (1959/60).

Kup, W.: Zur Wachstumstendenz und Rezidivneigung der malignen Kieferhöhlentumoren. Wiss. Zschr. Karl-Marx-Univ., Math.-Nat. wiss. Reihe **9**, 359 (1959/60).

— Lange, D.: Zu den bösartigen Geschwülsten in der HNO-Heilkd. II. Tumoren der Nase u. ihrer Nebenhöhlen. 2. Behandlungsmethoden, Ergebnisse, Probleme der Nachsorge u. Rehabilitation. Arch. Geschwulstforsch. **35**, 129—140 (1970).

Kuttig, H.: Diskussionsbemerkung Rundtischgespräch Deutscher Röntgenkongreß 1968, S. 210/11. München-Berlin-Wien: Urban & Schwarzenberg 1969.

Lampertico, P., Russell, W. O., McComb, W. S.: Squamous papilloma of upper respiratory epithelium. Arch. Path. **75**, 293—302 (1963).

Larger, J.: Decouverte fortuide d'un cas d'epithelioma du septum a la suite d'une thrombophelite du sinus caverneux. Ann. Oto-laryng. (Paris) **74**,

Larsson, L. G., Mårtensson, G.: Carcinoma of the paranasal sinuses and the nasal cavities. A clinical study of 379 cases, treated at Radiumhemmet and the Otolaryngologic Department of Karolinska S(ukhuset, 1940—1950. Acta Radiol. (Stockh.) **42**, 149—172 (1954).

— Carcinome der Nasennebenhöhlen und Nasenschleimhaut. Eine klinische Studie. Acta Otolaryng. (Stockh.) Suppl. **116**, 172—181 (1954).

Lederer, F. L., Snitman, M. F., Skolnik, E. E., Soboroff, B. J.: Tumors of the nasal cavity. Laryngoscope (St. Louis) **67**, 592—604 (1957).

Lederman, M.: Cancer of the upper jaw and nasal chambers. Proc. roy. Soc. Med. **62**, 65—72 (1969).

— Busby, E. R., Mould, R. F.: The treatment of tumours of the upper jaw. Brit. J. Radiol. **42**, 561—581 (1969).

Legler, U.: Das maligne Melanom in der Hals-, Nasen-Ohren-Heilkunde. Beih. z. Zschr. Hals-, Nas.- u. Ohrenheilk. **1**, 260—263 (1949).

Leimsner, K.: Eosinophiles Granulom im Stirnbein eines Dreijährigen. HNO (Berl.) **6**, 189 (1957).

Leroux-Robert, J.: Epitheliomas du massif ethmoido-maxillaire. Etude statistique de 215 cas operes depuis plus de 5 ans. Ann. Oto-laryng. (Paris) **86**, 5—22 (1969).

Leroux-Robert, J., Ennuyer, A.: Cancers du massif ethmoidomaxillaire. Ann. Oto-laryng. (Paris) **68**, 617—688 (1951).

Lewis, J. S.: Sarcoma of the nasal cavity. and paranasal sinuses. Ann. Otol. Rhinol. (St. Louis) **78**, 778—785 (1969).

Link, R., Hommerich, K. W.: Erfahrungen mit der röntgenologischen Vorbehandlung bösartiger Nasennebenhöhlengeschwülste. Arch. Ohr.-, Nas.- u. Kehlk.-Heilk. **17**, 312—317 (1959).

Loebell, G.: Über das Papillom der Nase und der Nasennebenhöhlen. Mschr. Ohrenheilk. **98**, 54—57 (1964).

Loewy, A.: Malignancies of the nose and nasal accessory sinuses. Clinical diagnostic aspects. Ann. Otol. (St. Louis) **66**, 553—555 (1957).

Lucas, R. B.: Retinal anlage tumour of the maxilla. Brit. J. Cancer **11**, 26—29 (1957).

Malomuz, F. F.: Nasencarcinom bei einem Kind von 3 Monaten. Vestn. Oto.-rino-laring. **20**, 93—95 (1958); zit. nach Zbl. Hals-, Nas.- u. Ohrenheilk. **62**, 45 (1958/59).

Maraschi, M.: Granuloma maligno medio-faciale. Clin. otorinolaring. **9**, 225—240 (1957); zit. nach Zbl. Hals-, Nas.- u. Ohrenheilk. **62**, 291 (1958/59).

Marques, P., Bru, A., Delpla, M.: Irradiation par cyclothérapie des tumeurs du sinus maxillaire. J. Radiol. **39**, 134—136 (1958).

Mårtensson, G.: Karzinom mit Ausgangspunkt in der Schleimhaut der Nasennebenhöhle und der Nase. Wiss. Zschr. Karl-Marx-Univ., Math.-Nat. wiss. Reihe **9**, 296—298 (1959/60).

Marx, H.: Die Nasenheilkunde in Einzeldarstellungen. Lfg. 6: Die Geschwülste der Nase und deren Nebenhöhlen. Jena: Gustav Fischer 1953.

Mathey, E.: Die Tumoren der Kieferknochen unter besonderer Berücksichtigung des Röntgenbildes bei ihrer Diagnose und Lokalisation. Schweiz. Mschr. Zahnheilk. **62**, 1—41 (1952).

Mattick, W. L., Streuter, M. A.: Carcinoma of the maxillary antrum. Surgery **35**, 236 (1954).

Mayoux, R., Rebattu, J. P., Montbarton, J. F., Papillon, J., Laagel, J.: Epithelioma de la cloison nasale traité par radiothérapie pendulaire. J. franç. Oto-rhino-laryng. **5**, 163—167 (1956).

McComb, W. S., Martin, H. E.: Cancer of the nasal cavity. Amer. J. Roentgenol. **47**, 11—23 (1942).

McCormack, L. J., Harris, H. E.: Neurogenic tumors of the nasal fossa. J. Amer. med. Ass. **155**, 318—321 (1955).

McCoy, G., Johnson, T.: Malignancy of the maxillary sinis: selection of therapy. Laryngoscope (St. Louis) **72**, 586—597 (1962).

McCuaig, D. R.: Rhabdomyosarcoma of the maxillary sinus. Report of a case. Review of the literature. Ann. Otol. (St. Louis) **61**, 144—153 (1952).

McDonald, J. B., Edwards, R. W.: Wegener's granulomatosis; a triad. J. Amer. med. Ass. **173**, 1205—1209 (1960).

McMakon, B. J.: Carcinoma of the maxillary sinus in a youth of twenty. Ann. Otol. (St. Louis) **64**, 777—787 (1955).

McWhirter, R.: Measurement of the value of treatment in malignant disease. Clin. Radiol. (Edinburgh) **11**, 144—149 (1960).

Meda, P.: Le syndrome neuro-radiologique dans le diagnostic du cancer ethmoido-maxillaire. J. franç. Oto-rhino-laryng. **2**, 282—291 (1953).

Mehnert, H.: Die Zylindrome im Kieferbereich unter besonderer Berücksichtigung ihrer Metastasierungsfähigkeit. Fortschr. Kiefer- u. Gesichtschir. **4**, 371—374 (1958).

Melot, G. J., Potvliege, Brihaye, J., Martin, Ph.: Les extensions extracraniennes des tumeurs de l'ethmoide, de l'orbite et du cavum. Etude angiographique. Acta radiol. (Stockh.) **50**, 137—150 (1958).

Menke, E.: Prothetische Hilfsmittel bei der Strahlenbehandlung maligner Tumoren des Kiefer-Gesichtsbereichs. Fortschr. Kiefer- u. Gesichtschir. **3**, 97—101 (1957).

Menkin, V.: Role of inflamation in carcinogenesis. Brit. med. J. **1960 I**, 1585—1594.

Mennig, H.: Die Heilungsergebnisse bei der Behandlung von Malignomen der inneren Nase und der Nasennebenhöhlen nach dem Jenaer Vorgehen. Fortschr. Kiefer- u. Gesichtschir. **3**, 148–152 (1957).

Mesnil de Rochemont, R. du: Lehrbuch der Strahlenheilkunde. Stuttgart: Ferdinand Enke 1958.

Miehlke, A.: Eindrücke von der Behandlung maligner Nasennebenhöhlentumoren an nordamerikanischen Kliniken. Wiss. Zschr. Karl-Marx-Univ., Math.-Nat. wiss. Reihe **9**, 312 (1959/60).

Mincin, R. A.: Osteochondrom der Oberkieferhöhle der Nase und des Nasopharynx. Vestn. Oto-rinolaring. **18**, 72—73 (1956); zit. nach Zbl. Hals-, Nas.- u. Ohrenheilk. **55**, 205 (1956).

Mitaisvili, S. L.: Hämangiolymphangioma des Siebbeinlabyrinths. Vestn. Oto-rino-laring. **20**, 97—98 (1958); zit. nach Zbl. Hals-, Nas.- u. Ohrenheilk. **62**, 291 (1958/59).

Moffet, A. J.: Origin and tratment of malignant disease of upper jaw and nasal sinuses. J. Laryng. **66**, 132—141 (1952).

Moritsch, E.: Die relative Zunahme der Malignome als Todesursache im HNO-Bereich. Sitz.-Ber. XXX. Vers. Dtsch. Ges. HNO-Ärzte. Zbl. Hals-, Nas.- u. Ohrenheilk. **64**, 93 (1959).

Moroz, Z. N.: Über Osteome der Nasennebenhöhlen. Vestn. Oto-rino-laring. **20**, 122 (1958); zit. nach Zbl. Hals-, Nas.- u. Ohrenheilk. **63**, 311 (1959).

Moser, F.: Überblick über die Therapie der malignen Nasennebenhöhlengeschwülste. Wiss. Zschr. Karl-Marx-Univ., Math.-Nat. wiss. Reihe **9**, 283—293 (1959/60).

— Diskussionsbemerkung. Wiss. Zschr. Karl-Marx-Univ., Math.-Nat. wiss. Reihe **9**, 282 (1959/60).

Mounier-Kuhn, P., Gaillard, J., Lafon, H.: Quatre observations de cylindromes du sinus maxillaire. J. franç. Oto-rhino-laryng. **7**, 863—868 (1958).

Murphy, W. T.: Radiation therapy. Philadelphia and London: W. B. Saunders Company 1959.

Müller, A., Rick, K.: Behandlungsergebnisse von Kieferkarzinomen unter Berücksichtigung einer Stadieneinteilung. Dtsch. Gesundh.-Wes. **24**, 180—184 (1969).

Mustakallio, S., Hämäläinen, M. J.: The outcome of radiotherapy of cancers of the nasal and paranasal cavities. Ann. Chir. Gynaec. Fenn. **35**, 245—260 (1946).

Nahum, A. M., Bailey, B. J.: Malignant tumors metastatic to paranasal sinuses: case report and review of the literature. Laryngoscope (St. Louis) **73**, 942—953 (1963).

Naumann, H. H.: Die Lymphknotenmetastasen beim Krebs der Mundhöhle und der oberen Luftwege. Dtsch. med. Wschr. **1957**, 1263—1268.

— Diskussionsbemerkung. Wiss. Zschr. Karl-Marx-Univ., Math.-Nat. wiss. Reihe **9**, 315 (1959/60).

Neffson, A. H.: Mucocele of the sphenoid sinus. Arch. Otolaryng. **66**, 157—164 (1957).

Nehls, G.: Antroskopieerfahrungen: Ein Beitrag zur Nasennebenhöhlendiagnostik. HNO (Berl.) **5**, 158 (1955).

Neuner, O.: Ein Sarkom des Oberkiefers auf dem Boden einer Ostitis deformans Paget. Öst. Z. Stomat. **53**, 655—665 (1956); zit. nach Zbl. Hals-, Nas.- u. Ohrenheilk. **58**, 60 (1957).

Neuss, O.: Das Granuloma gangraenescens und seine Beziehung zur Periarteriitis nodosa. Z. Laryng. Rhinol. **34**, 767—770 (1955).

— Das Granuloma gangraenescens (Wegnersche Granulomatose), eine neues Mitglied des rheumatischen Formenkreises. II. Mitteilung. Z. Laryng. Rhinol. **35**, 210—213 (1956).

New, G. B.: The use of heat and radium in the treatment of cancer of the jaws and cheeks. N.Y. med. J. **107**, 1203 (1918).

— The treatment of malignant tumors of the upper jaw and antrum. Surg. Gynec. Obstet. **61**, 706 (1935).

— Cabot, C. M.: Curability of malignant tumors of upper jaw and antrum. Surg. Gynec. Obstet. **60**, 971—976 (1935).

Nilov, I. I.: Hämangiom der Nasenhöhle. Vestn. Oto-rino-laring. **18**, 69 (1956); zit. nach Zbl. Hals-, Nas.- u. Ohrenheilk. **55**, 197 (1956).

O'Connel, D.: Metastasis in the nasal bones. J. Fac. Radiol. (Bristol) **9**, 97—98 (1958).

Öhngren, L. G.: Malignant tumors of the maxillo-ethmoidal region. A clinical study with special reference to the treatment with electric surgery and irradiation. Acta oto-laryng. (Stockh.) **19**, 1—476 (1933).

Oeken, F. W.: Zur Prognose der Nasen-Nasennebenhöhlenmalignome anhand des Krankengutes der Leipziger Universitäts-Hals-Nasen-Ohrenklinik aus den Jahren 1945—1960. Z. Laryng. Rhinol. **44**, 489—495 (1965).

Okulicz-Koaryn, P., Golusinski, J., Majewski, C.: A case of tumor teratoides malignum, originating from accessory sinuses of the nose. Otolaryng. pol. **12**, 309—314 (1958); zit. nach Zbl. Hals-, Nas.- u. Ohrenheilk. **64**, 288 (1959).

Osborn, D. A.: Transitional cell growths of upper respiratory tract. J. Laryng. **70**, 574—588 (1956).

Panajucenko, M. G.: Melanocarcinom der Nasenschleimhaut. Vestn. Oto-rino-laring. **17**, 72—73 (1955); zit. nach Zbl. Hals-, Nas.- u. Ohrenheilk. **54**, 168 (1955/56).

Panajucenko, M. G.: Chondrome der Nase und ihrer Nebenhöhlen. Vestn. Oto-rino-laring. **20**, 92—93 (1958); zit. nach Zbl. Hals-, Nas.- u. Ohrenheilk. **62**, 130 (1958/59).

Pandolfo, G.: Singolare quadro radiologica di angioma dello sfenoide. Radiologia (Roma) **9**, 379—390 (1953).

Pantazopoulos, P. E.: Primary malignant melanoma of the nasal fossa. Ann. Otol. (St. Louis) **74**, 604—610 (1965).

— Schwannomas of nose, oral cavity and pharynx. Acta oto-laryng. (Stockh.) **60**, 97—104 (1965).

— Nomikos, N.: Adamantinoma of the maxillary sinus. Ann. Otol. (St. Louis) **75**, 1160—1167 (1966).

Parker, R. G.: Carcinoma of the nasal fossa. Amer. J. Roentgenol. **80**, 766—774 (1958).

— Malignant tumors of the upper airway: selective use of radiation therapy. Radiol. clin. (Basel) **33**, 47—59 (1964).

Paterson, R.: The treatment of malignant disease by radium and X-rays. London: Edward Arnold 1956.

Pellant, A.: Contribution to the development of dead osteomas of the paranasal sinus. Čs. Otolaryng. **7**, 235—240 (1958); zit. nach Zbl. Hals-, Nas.- u. Ohrenheilk. **63**, 49 (1959).

Pellegrini, A.: I tumori dell' etmoide. Arch. ital. Otol. **66**, 24, 5—199 (1955).

Perrino, A.: Melanoblastoma del naso. Valsalva **34**, 187—200 (1958); zit. nach Zbl. Hals-, Nas.- u. Ohrenheilk. **62**, 281 (1958/59).

Pfander, F.: Beobachtungen und Behandlungsergebnisse bei 102 malignen Tumoren der Nase und Nebenhöhlen. Arch. Ohr.-, Nas.- u. Kehlk.-Heilk. **168**, 133—140 (1955).

— Probleme der Strahlentherapie maligner Nebenhöhlentumoren. Wiss. Zschr. Karl-Marx-Univ., Math.-Nat. wiss. Reihe **9**, 322—323 (1959/60).

Pfau, W.: Phoniatrische Gesichtspunkte für die Oberkieferresektion. Wiss. Zschr. Karl-Marx-Univ., Math.-Nat. wiss. Reihe **9**, 357—358 (1959/60).

Piatti, A.: Linfosarcoma delle fosse nasali. Arch. ital. Otol. **69**, 939—942 (1958); zit. nach Zbl. Hals-, Nas.- u. Ohrenheilk. **64**, 282 (1959).

Pichler, H.: Zur Behandlung bösartiger Oberkiefergeschwülste. Langenbecks Arch. klin. Chir. **167**, 769—775 (1931).

Pietrantoni, L.: Arch. ital. Otol. **59**, 105 (1948); zit. nach Brun.

— Arch. ital. Otol. **64**, 193 (1953); zit. nach Naumann.

— Le cancer du maxillaire superieur. Aspects cliniques et possibilites therapeutiques. Resultats apres 5 ans sur 113 cas operes. In: Fortschritte der Hals-Nasen-Ohrenheilkunde, Bd. VI, S. 1—26. Basel-New York: S. Karger 1960.

Pimpinella, R. J., Marquit, B.: Leiomyosarcoma of nose, nasopharynx and paranasal sinuses. Ann. Otol. (St. Louis) **74**, 623—630 (1965).

Pinto Vieira, A.: Strahlentherapie bei malignen Tumoren der Fossa nasalis. Rev. bras. Cirurg. **32**, 491—504 (1956) mit dtsch. Zus.fassung, zit. nach Zbl. Hals-, Nas.- u. Ohrenheilk. **59**, 227 (1957/58).

Piquet, J., Piquet, J. J.: Über die Therapie der Malignome der Nase und der Nebenhöhlen. Wiss. Zschr. Karl-Marx-Univ., Math.-Nat. wiss. Reihe **9**, 299—301 (1959/60).

Pollack, R. S.: Carcinoma of the maxillary sinus. Ann. Surg. **145**, 69—73 (1957).

Poncel, P.: Die Melanome der Nasenhöhle. Münch. med. Wschr. **107**, 1303—1307 (1965).

Priest, R. E.: Extramedullary plasma cell tumors of the nose, pharynx and larynx. A case report. Laryngoscope (St. Louis) **62**, 277—283 (1952).

Psenner, L.: Über einige seltene Kieferhöhlenerkrankungen. Fortschr. Röntgenstr. **78**, 582—588 (1953).

— Die Mukocele der Keilbeinhöhle. Wien. klin. Wschr. **76**, 526—527 (1964).

Pulliam, R. L.: Ossifying fibroma of the maxilla. Ann. Otol. (St. Louis) **72**, 62—66 (1963).

Quick, D.: Treatment of malignant growths of nasalaccessory sinuses and nasopharynx. Radiology **14**, 191—196 (1930).

Rainer, E. H., Burne, J. C.: Fronto-ethmoidal carcinoma. J. Laryng. **70**, 420 (1956).

Raines, D., James, A. G.: The management of cancer of the maxillary antrum. Surg. Gynec. Obstet. **101**, 395—400 (1955).

Rawson, A. J., Eyler, P. W., Horn, R. C.: Plasma cell tumors of the upper respiratory tract. Amer. J. Path. **26**, 445—461 (1950).

Reddy, J. B., Farb, S.: Angiofibroma of the sphenoid sinus. Laryngoscope (St. Louis) **73**, 108—119 (1963).

Riemenschneider, P. A., Prior, J. T.: Neuroblastoma originating from olfactory epithelium (esthesioneuroblastoma). Amer. J. Roentgenol. **80**, 759—765 (1958).

Riessbeck, K. H.: Zur Methodik der Röntgenstrahlen-Behandlung bösartiger Geschwülste. Leipzig: VEB Georg Thieme 1955.

Ringertz, N.: Pathology of malignant tumors in the nasal and paranasal cavities and maxilla. Acta oto-laryng. (Stockh.) **27**, 1—405 (1938).

Robertson, D. M., Milliken, J. A.: Malignant granuloma of the nose. Canad. med. Ass. J. **79**, 745—748 (1958).

Rotermundt, F., Hofmann, A.: Untersuchungen über die Frühdiagnose beim Nasen- und Nasennebenhöhlenkrebs. Dtsch. Gesundh.-Wes. **25**, 220—226 (1970).

Ross, D. R.: Radical en bloc ethmoidoctomy for cancer. Surg. Gynec. Obstet. **108**, 109—114 (1958).

Roth, M.: Adenoid, cystic carcinoma of the oral cavity, paranasal sinuses and upper respiratory tract. Amer. J. Roentgenol. **78**, 790—803 (1957).

Rudert, H.: Myxome und Myxofibrome im HNO-Bereich. Mschr. Ohrenheilk. **98**, 112—117 (1964).

Sandler, D. A.: Chondrosarcoma of the maxilla. Report of a case. Oral Surg. **10**, 97—103 (1957).

Santril, S. T.: Malignant tumors of the maxillary sinus. Acta radiol. (Stockh.) **58**, 105—128 (1962).

Sawashima, M., Muto, J., Sato, M., Murakumi, F.: Malignes Granulom der Nase. Bericht über 4 Fälle mit metastatischen Sarkomen in entfernten Organen. J. Oto-Rhino-Laryng. Soc. Jap. **61**, 1692 (1958).

SCHALL, L. A.: Malignant tumors of the nose and nasal accessory sinuses. J. Amer. med. Ass. **137**, 1273—1276 (1948).

SCHEER, K. E., SCHWAB, W., EY, W.: Kritische Bemerkungen zur Kontaktbestrahlung mit Co-60 in der Oto-Rhino-Laryngologie. Strahlentherapie **104**, 398—404 (1957).

— — — Indikationen zur Supervoltbestrahlung und lokalisierten Isotopentherapie in der Rhino-Laryngologie. Med.Welt **1961**, 363—368; 416—419.

SCHINZ, H. R., ZUPPINGER, A.: Siebzehn Jahre Strahlentherapie der Krebse. Zürcher Erfahrungen 1919—1935. Leipzig: Georg Thieme 1937.

SCHLÄPPI, P.: Das primäre Stirnhöhlenkarzinom. Pract. oto-rhino-laryng. (Basel) **24**, 225—232 (1962).

SCHNEIDER, G.: Zur klinischen Wertung der Zylindrome und Ameloblastome im Hinblick auf maligne Entartung und Metastasierung. Fortschr. Kiefer- u. Gesichtschir. **4**, 295—299 (1958).

SCHOLTZ, H. J.: Derzeitige Behandlungserfolge bei Malignomen der inneren Nase und Nebenhöhlen. Dtsch. Gesundh.-Wes. **19**, 152—162 (1964).

— KRAMER, H. E.: Zur hämatogenen Metastasierung der Nasen- und Nebenhöhlenkarzinome. Z. Laryng. Rhinol. **46**, 674—683 (1967).

SCHRÖDER, H. J., KRESSIN, J., ZIEHE, K. R.: Maligne Tumoren des Kindes im HNO-Gebiet. Z. Laryng. Rhinol. **47**, 135—140 (1968).

SCHUKNECHT, H. F.: Surgical managemant of carcinoma of paranasal sinuses. Laryngoscope (St. Louis) **61**, 874—890 (1951).

SCHULZ: Diskussionsbemerkung. Wiss. Zschr. Karl-Marx-Univ., Math. Nat. wiss. Reihe **9**, 316 (1959/60).

SCHWAB, W., EY, W.: Die Behandlung bösartiger Nasennebenhöhlengeschwülste mit dem kombinierten chirurgisch-radiologischen Verfahren der Heidelberger Klinik und die postoperative Supervolt-Therapie. Wiss. Zschr. Karl-Marx-Univ., Math.-Nat. wiss. Reihe **9**, 323—326 (1959/60).

— WERNER, K., KAESS, H.: Erfahrungen bei der Behandlung maligner Nebenhöhlengeschwülste. Strahlentherapie **101**, 227—240 (1956).

SCIARRA, P. A., HALLBERG, O. E.: Primary squamous cell carcinoma of the frontal sinus. Ann. Otol. (St. Louis) **65**, 225—229 (1956).

SCOOLMAN, J. G., ANDERSON, H. W.: Malignant melanoma of the nose and sinuses. Ann. Otol. (St. Louis) **59**, 124—140 (1950).

SEBILEAU, P.: Bull. Soc. Chirurgiens, Paris **1906**, 517, zit. nach DALLEY.

SELLSTRÖM, L. G.: Hypernephroma metastases in the ear and nose region. Acta oto-laryng. (Stockh.) **55**, 545—552 (1962).

SERCER, A., PADOVAN, I.: Unsere Erfahrungen auf dem Gebiet der malignen Oberkiefertumoren. Wiss. Zschr. Karl-Marx-Univ., Math.-Nat. wiss. Reihe **9**, 305—309 (1959/60).

SHAFER, W., SEJANOWICH, C.: Mucocele del seno esfenoidal como origen de absceso gigante de la silla turca. Pren. méd. argent. **1957**, 98—101.

SIMON, H. M., TINGWALD, F. R.: Syndrome associated with mucocele of the sphenoid sinus. Report of two cases and their radiographic findings. Radiology **64**, 538—545 (1955).

SIRTORI, C., CALEARO, C., TEATINI, G. P.: An uncommon case of neurogenic nasal tumor. Arch. Otolaryng. **67**, 93—97 (1958).

SISCHKA, O.: Drei Fälle von Fibroepitheliom der Kieferhöhle. Mschr. Ohrenheilk. **89**, 114—112 (1955).

SISSON, G. A., JOHNSON, N. E.: Cancer of the paranasal sinuses. N.Y. St. J. Med. **59**, 609—614 (1959); zit. nach Zbl. Hals-, Nas.- u. Ohrenheilk. **64**, 48 (1959).

SKOLNIK, E. M., FORNATTO, E. J.: Ossifying fibrome of the paranasal sinuses. Ann. Otol. (St. Louis) **64**, 689—700 (1955).

SMITH, CH.: Wegeners granulomatosis. A Report of two cases. J. Laryng. **72**, 939—947 (1958).

SMITH, R. R., KLOPP, C. T., WILLIAMS, J. M.: Surgical treatment of cancer of frontal sinus and adjacent areas. Cancer (Philad.) **7**, 991—994 (1954).

SNELLING, M. D.: The treatment of carcinoma of the maxillary autnum and ethmoid. Discussion on the radiation treatment of cancer of the antrum and ethmoid. Proc. roy. Soc. Med. **50**, 529—531 (1957).

SOBIENIECKI, W.: Giant-cell tumors of the maxilla. Otolaryng. pol. **12**, 59—65 (1958) mit engl. Zus. fassung; zit. nach Zbl. Hals-, Nas.- u. Ohrenheilk. **62**, 131 (1958/59).

STEG, R. F., DAHLIN, D. C., GORES, R. J.: Malignant lymphoma of the mandible and maxillary region. Oral Surg. **12**, 128—141 (1959).

STEWART, J. G.: A wedge filter approach with 4 MeV radiation to the treatment of carcinomata of the alveolus and antrum. Proc. roy. Soc. Med. **53**, 239—242 (1960).

STEWART, T. S.: Nasal malignant melanoma. J. Laryng. **65**, 560—574 (1951).

STOUT, A. P., KENNY, F. R.: Primary plasma cell tumors of the upper air passages and oral cavity. Cancer (Philad.) **2**, 261—278 (1949).

STRASSBURG, M.: Gutartigkeit vortäuschende Malignome des Kiefer-Gesichtsbereiches. Fortschr. Kiefer- u. Gesichtschir. **4**, 340—345 (1958).

STRUBEN, W. H.: Malignant tumors of the paranasal sinuses. Treatment and results. Ann. Otol. (St. Louis) **66**, 754—765 (1957).

SZPUNAR, J., WLODYKA, J.: Späte Behandlungsresultate bei maxillo-ethmoidalen malignen Tumoren. Mschr. Ohrenheilk. **98**, 229—233 (1964).

TABAH, E. J.: Cancer of the paranasal sinuses. A study of the results of various methods of treatment in fifty-four patients. Amer. J. Surg. **107**, 741—745 (1962).

TABB, H. G.: Carcinoma of the antrum. An analysis of 60 cases with special reference to primary surgical exstirpation. Laryngoscope (St. Louis) **67**, 269—341 (1957).

— The nasal cavity and paranasal sinuses (Symposium: malignancy upper resp. tract.). Laryngoscope (St. Louis) **68**, 1540—1544 (1958).

— Maxillectomy in carcinoma of the antrum. An analysis of 81 cases and a description of certain modifications of basis technique of exstirpation. Laryngoscope (St. Louis) **69**, 119—130 (1959).

TAKEDA, C., MATSUOKA, T., OWADA, I.: A case of primary lung cancer with metastasis of maxillary sinus (an autopsy case). J. Oto-Rhino-Laryng. Soc. Jap. 58, Abstr. 47 (1955); zit. nach Zbl. Hals-, Nas.- u. Ohrenheilk. 55, 340 (1956).

TARTARINI, E., MURATORIO, A., CRUDELI, R.: Giant-cell tumor of the sphenoid bone (osteoblastoma). Report of a case. Zbl. Neurochir. 15, 323—329 (1955).

TERRACOL, J.: Les cylindromes du sinus frontal. Ann. Oto-laryng. (Paris) 74, 1—4 (1957).

— CAMPS, F.: Le cancer du sinus frontal. Ann. Oto-laryng. (Paris) 73, 396 (1956).

TESARIK, J.: Myxoma of the paranasal sinuses. Čs. Osolaryng. 8, 29—31 (1959) mit engl. Zus.fassung; zit. nach Zbl. Hals-, Nas.- u. Ohrenheilk. 64, 286 (1959).

TOD, M. C.: The treatment of cancer of the maxillary antrum by radium. Brit. J. Radiol. 21, 270—275 (1948).

TRAMUSET, M.: Epithelioma du maxillaire superieur consecutiv a un cyste paradentaire. Rev. Stomat. (Paris) 57, 826—827 (1956).

TRAUNER, R.: Die Behandlung der malignen Tumoren des Oberkiefers. Fortschr. Kiefer- u. Gesichtschir. 3, 153—160 (1957).

TRUCCHI, O.: La terapia delle metastasi linfoghiandolari con elettroni accelerati da un betatrone di 15 MeV. Nunt. radiol. (Firenze) 26, 662—671 (1960); Ref. Zbl. ges. Radiol. 68, 183 (1961).

UNGERECHT, K.: Klinik und Therapie der Tumoren des Gesichtsschädels. Arch. Ohr.-, Nas.- u. Kehlk.-Heilk. 187, 1—301 (1966). (Kongreßbericht 1966.)

VAHERI, E., SETÄLÄ, H.: Malignant tumours of paranasal sinuses. Acta oto-laryng. (Stockh.) 54, 561—572 (1962).

VANDOR, F., RAVASZ, L.: Die Kobaltkontakttherapie der Oberkiefergeschwülste. Radiobiol. Radiother. (Berl.) 2, 351—357 (1961).

VERGES LLARDENT, R.: Tumores neuroginicos naso-oronasales. Consideraciones sobre un caso personal. Acta oto-rino-laring. ib.-amer. 9, 333-346 (1958); zit. nach Zbl. Hals-, Nas.- u. Ohrenheilk. 63, 156 (1959).

VETRANO, G.: Sifilide terziana del mascellare superiore ed epithelioma del seno. Arch. ital. Otol. 60, 311—318 (1952).

VOGEL, K.: Über Riesenzellgeschwülste der Nebenhöhlen. HNO (Berl.) 6, 194—196 (1957).

WACHTLER, F.: Strahlenbehandlung der bösartigen Geschwülste der Kieferhöhle. Krebsarzt 22, 332—336 (1967).

WALTHER, O.: Resultate der Strahlenbehandlung bei Sarkomen. (Abschnitt Nase und Nasennebenhöhlen.) Zürcher Erfahrungen 1919—1936. Strahlentherapie 64, 62—63 (1939).

WALTNER, J. G., FITTON, R. H.: Anesthesia of the cheeck: An early sign of carcinoma of the maxillary sinus. Ann. Otol. (St. Louis) 65, 955—959 (1956).

WATSON, W. L.: Cancer of the paranasal sinuses. Laryngoscope (St. Louis) 52, 22—42 (1942).

WEGENER, F.: Über eine eigenartige rhinogene Granulomatose mit besonderer Beteiligung des Arteriensystems und der Nieren. Beitr. path. Anat. 102, 36—68 (1939).

WEISKOPF, J.: Die epithetische Versorgung von Gesichtsdefekten. Wiss. Zschr. Karl-Marx-Univ., Math.-Nat. wiss. Reihe 9, 341—344 (1959/60).

WEISS, H.: Zur Pathogenese des malignen Mukoepidermoidtumors. Z. Laryng. Rhinol. 43, 39—44 (1964).

WHITCOMB, W. P.: Radiation therapy of carcinoma of the anterior nasal cavity. Amer. J. Roentgenol. 105, 550—554 (1969).

WILLIAMS, R. I., SMITH, G. L.: Mucosus adenoma of the nasal fossa. Report of a case. Arch. Otolaryng. 67, 536—539 (1958).

WILSON, C. P.: Malignant disease of the superior max illa. Ann. roy. Coll. Surg. Engl. 14, 285—302 (1954).

— Discussion on the radiation treatment of cancer of the antrum and ethmoid. Proc. roy. Soc. Med. 50, 537—539 (1957).

WINDEYER, B. W.: Malignant tumors of the upper jaw. Brit. J. Radiol. 7, 362 (1943).

— WILSON, C. P.: Tumors of the nose and nasal sinuses. In: Practice in radiotherapy (eds. E. R. CARLING, B. W. WINDEYER und D. W. SMITHERS), p. 208—226. St. Louis: C. V. Mosby Company 1955.

WUNDERER, S.: Zur Frage der malignen Degeneration von Kieferzysten. Wien. med. Wschr. 108, 974—976 (1958).

WUSTROW, F.: Die Tumoren des Gesichtsschädels. Berlin-München-Wien: Urban & Schwarzenberg 1965.

ZANGE, J., MENNIG, H.: Neuzeitliche chirurgische Behandlung von Nasen- und Nebenhöhlenkrebsen und ihre Heilungsergebnisse. Kongreßber. 2. Tg. med.-wiss. Ges. Röntgenol. DDR, S. 169—178 (1958).

— SCHOLTZ, H. J.: 25 Jahre Behandlung bösartiger Geschwülste der Nase und der Nebenhöhlen in Jena und ihr Ergebnis. Z. Larng. Rhinol. 42, 613—640 (1963).

ZIPPEL, R.: Zur Symptomatik der Nasen-Nebenhöhlen-Malignome unter Berücksichtigung orbitaler Beteiligung. Wiss. Zschr. Karl-Marx-Univ., Math.-Nat. wiss. Reihe 9, 263—271 (1959/60).

ZUM WINKEL, K.: Die Strahlentherapie der Tumoren des Gesichtsschädels. Arch. Ohr.-, Nas.- u. Kehlk.-Heilk. 187, 393—397 (1966).

ZUPPINGER, A.: Persönliche Mitteilung.

— Diskussionsbemerkung Rundtischgespräch Deutscher Röntgenkongreß 1968, S. 215. München-Berlin-Wien: Urban & Schwarzenberg 1969.

— MINDER, W., PORETTI, G., RENFER, H. R., TÜTSCH, C., SCHREIBER, A.: Berner Erfahrungen mit dem Betatron. Radiol. clin. (Basel) 24, 346—368 (1955).

E. Oral cavity cancer

By

Robert Gibb and I. D. H. Todd

With 53 Figures

I. Preamble

The sites included under this heading are: tongue, floor of mouth, hard and soft palates, buccal aspect of the cheeks, and upper and lower gums. In the International List (1948) the faucial pillars are now included as part of the oral mesopharynx, and with the tonsil and lips are separately considered elsewhere in this volume. Primary bone tumours are also excluded from this section.

In an extensive survey of the history of lingual cancer, MARTIN (1940) points out that cancer of the tongue was almost the only form of intraoral cancer even vaguely mentioned in early medical writings, and considers that the first definite published report of a case was made by an Englishman, ALEXANDER READ in 1635. Originally there was confusion in diagnosis, but by the time of VIRCHOW attempts were being made to distinguish clinically between gumma and cancer of the tongue. Surgical excision of the tongue was introduced in the 17th century and in the 19th century refinements were added including the use of the ligature, the cautery, the ecraseur, escharotics and ligature of the arterial blood supply. MARTIN (1940) mentions that BECK in 1902 considered cancer of the tongue as being suitable for treatment by X-rays, while in 1904, BUCKLEY treated two cases by radium.

II. Pathology

By far the most common, and, from the point of view of the radiotherapist, easily the most important malignant growth of the oral cavity is the squamous cell carcinoma. This is encountered in all degrees of differentiation, from the highly keratinised to the anaplastic. In general the more anterior the lesion the greater the degree of differentiation, whilst posteriorly, anaplastic variants are more common. Lympho-epithelioma, a highly radiosensitive growth in the faucial region and base of tongue, is now considered to be a highly anaplastic squamous carcinoma.

Other malignant primary tumours of the mouth occur only rarely, and at the Christie Hospital, Manchester, which is primarily a radiotherapeutic centre serving a population of 4.25 million, account for only 3% of cases. An analysis of biopsy reports shows the following:

Squamous cell carcinoma	97%
Malignant melanoma	1%
Reticulo sarcoma	1%
Salivary tumours	1%

This chapter is then mainly devoted to a consideration of the squamous cell carcinoma of the mouth.

III. Incidence

Cancer of the mouth has been noted to be decreasing in overall incidence over the past forty years, and recent evidence points to diverging trends in male and female

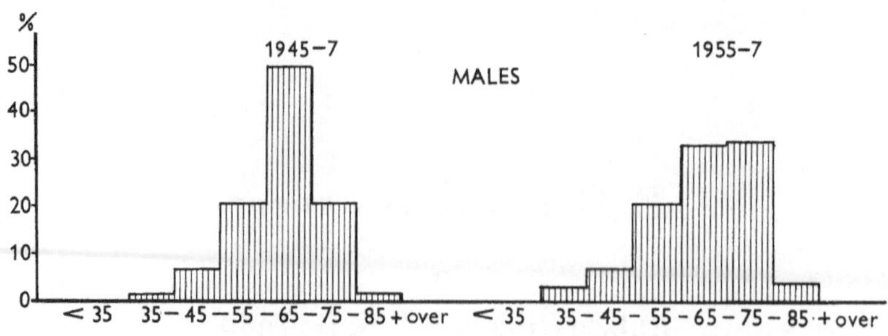

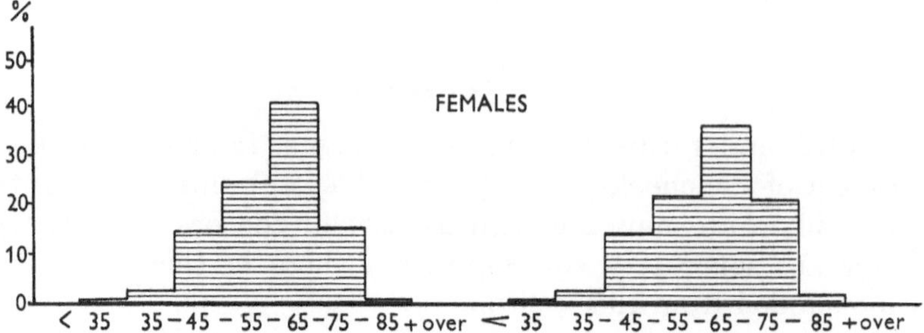

Fig. 1. Comparison of age frequency distribution at a decade's interval

patients. In France a reduction in incidence confined to males was noted by Denoix (1954). A survey by Russell (1955) clearly showed that in the North West of England, over the decade 1935–1939 and 1945–1949, there is evidence of a marked decrease in the incidence of cancer of the mouth in men only. In women, over the same decade, there is evidence of an increase. Expressed as a percentage, the changes in the morbidity rates over the decade, show, for all sites in the mouth, a decrease of 43% in males, with the increase for females amounting to the almost identical figure of 42%. Between the two periods the sex ratio, expressed as males to 1 female, decreased from 11.1 in 1935–1939, to 4.9 in 1945–1949. These trends are not apparently common to the adjacent sites of lip and pharynx, where an increasing incidence was noted to occur in both sexes.

Later figures (Table 1) comparing the numbers of patients registered for the period 1945–1947 with those for 1955–1957 continue to demonstrate the decreased incidence in males, but the expected increase in female incidence over the decade is not evident.

In England and Wales a falling standardised mortality rate for mouth cancer for both sexes, beginning with the later part of the decade 1930–1939, has been evident (Registrar General, 1947). In the male sex, it is reasonable to accept that this is due to two factors—the decrease in incidence and the improved results of treatment. In the female sex, with a rising incidence, the reasons for the falling mortality rate, whilst partly due to more adequate treatment, may also in part be affected by the better response to treatment in women, and the fact that they are less prone to develop metastases. That this is the case, not only in mouth cancer, but also in cancer of pharynx, was demonstrated by Russell (1954) who makes a plea, in the light of these findings, for the inclusion, in the presentation of results of treatment, of the sex and age distribution of the patients.

Table 1. *Number of patients registered with mouth cancer*

Period	registered	male	female
1945–1947	657	505	152
1955–1957	517	369	148

Table 2. *Sex/site frequency distribution Christie Hospital registrations* **1955–1957**

No.	registered	Tongue	Floor	Palate	Cheek	Alveolus
Male	369	160 (43.4%)	66 (17.9%)	41 (11.1%)	40 (10.8%)	62 (16.8%)
Female	148	69 (46.6%)	7 (4.7%)	13 (8.8%)	31 (20.9%)	28 (18.9%)

A failure to do this when comparing results may attribute a higher survival rate to the improved treatment methods, when in fact it is due merely to differences in the sex ratio in the sample.

The peak age of incidence is generally accepted to be in the decade 60–70 years for both sexes. Fig. 1 shows the age incidence of 369 male cases and 148 female cases registered at the Christie Hospital, Manchester, in 1955–1957, and demonstrates peak incidence in men at 70–75 years, and in women 65–70 years. This shows for men a material difference from the period 1945–1947 when the maximum incidence occurred at 65–70 years. The reason for this change is not obvious, but may be due to the increased expectation of life in England.

The frequency with which the different sites in the mouth are involved primarily in malignant disease is shown in Table 2 for the Christie Hospital cases registered during the period 1955–1957. The main differences are the low incidence of floor of mouth cancer in women, compared with men, and the lower liability to cheek cancer in men.

IV. Aetiology

A number of conditions have been quoted as possible aetiological factors in mouth cancer, but in most cases the cause is obscure. There is no doubt that syphilis plays a part, and in earlier reported series a syphilis rate varying from 20–40% is noted. In such cases malignancy supervenes on what may be considered to be the "typical syphilitic tongue", which has a smooth, avascular surface, and a leathery or even wooden feel. Malignant change takes the form of palpable nodules with patchy ulceration and sometimes the presence of warty outgrowths (Fig. 2). With the decrease in the incidence of syphilis at the present time, and its earlier and more adequate treatment, this condition is seen less often and this no doubt accounts to some extent at least for the demonstrated decrease in mouth cancer in men. Another factor about which there is little doubt is malignant change supervening on benign leukoplakia (Figs. 3 and 4). The cause of leukoplakia is unknown, and only a small percentage of cases become malignant. Clinically this change is manifested initially by the previously impalpable patch of leukoplakia becoming indurated and palpable. At this stage biopsy will show early down-growth (Fig. 5). Later the condition becomes an easily recognisable carcinoma. The shiny atrophic tongue in women associated with microcytic anaemia is another aetiological factor. Ahlbohm (1936) in Sweden found that 40% of mouth cancer occurred in women, and this was explained on the basis of a pre-existing Plummer-Vinson syndrome. Other factors mentioned in aetiology are poor oral hygiene, constant trauma from sharp teeth or broken dentures, and excessive smoking or drinking of alcohol. In India, where there is a high incidence of mouth cancer, Orr (1933) considered that betel nut chewing was an important aetiological factor, the largest number of cases occurring in the buccal mucosa and lower jaw. Kini (1944) showed that in an Indian community where cigars were smoked with the lighted end in the mouth, the highest incidence was in the palate and tongue.

In England Russell (1955) discussing differential incidence rates in the sexes in urban and rural areas deduced "that (a) residence in the most urbanised communities resulted in the intensification of certain aetiological hazards for both sexes; (b) an aetiological factor not solely related to the degree of urbanisation has become less potent for men; and (c) an aetiological factor not apparently operating in the rural districts has become more pronounced in the case of women".

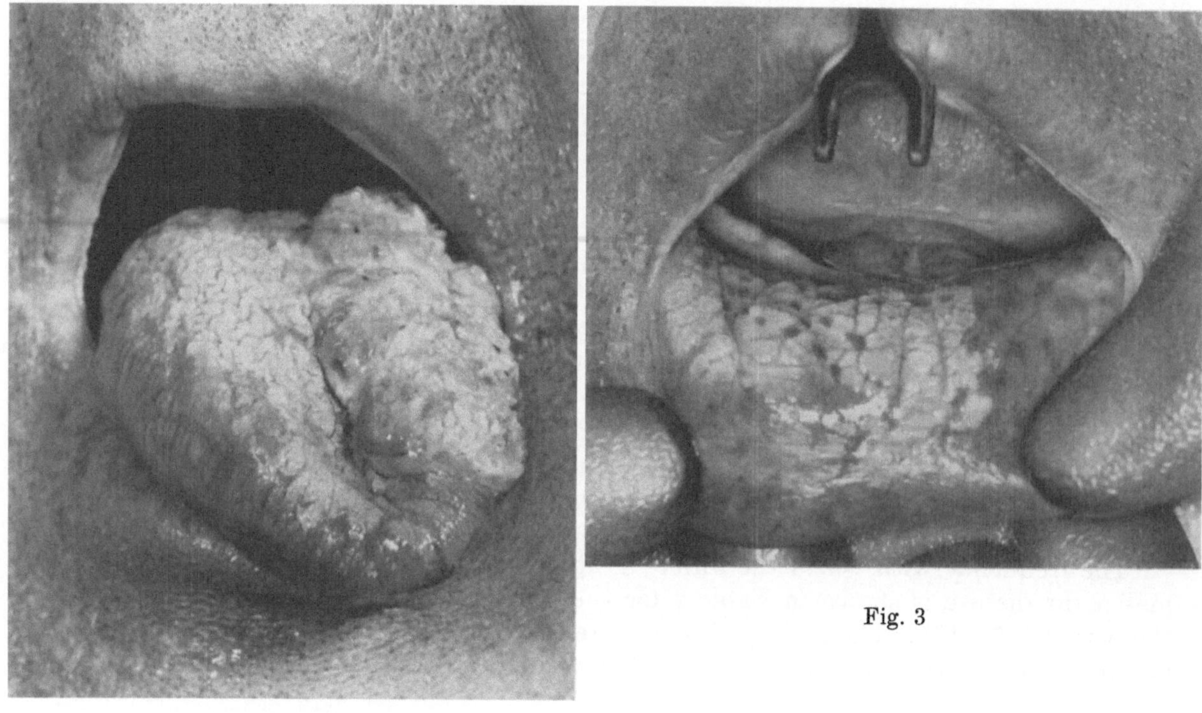

Fig. 2

Fig. 3

Fig. 2. Syphilitic tongue showing leukoplakia and squamous cell carcinoma

Fig. 3. Typical benign leukoplakia on buccal surface of lip identical with that occurring elsewhere in the mouth

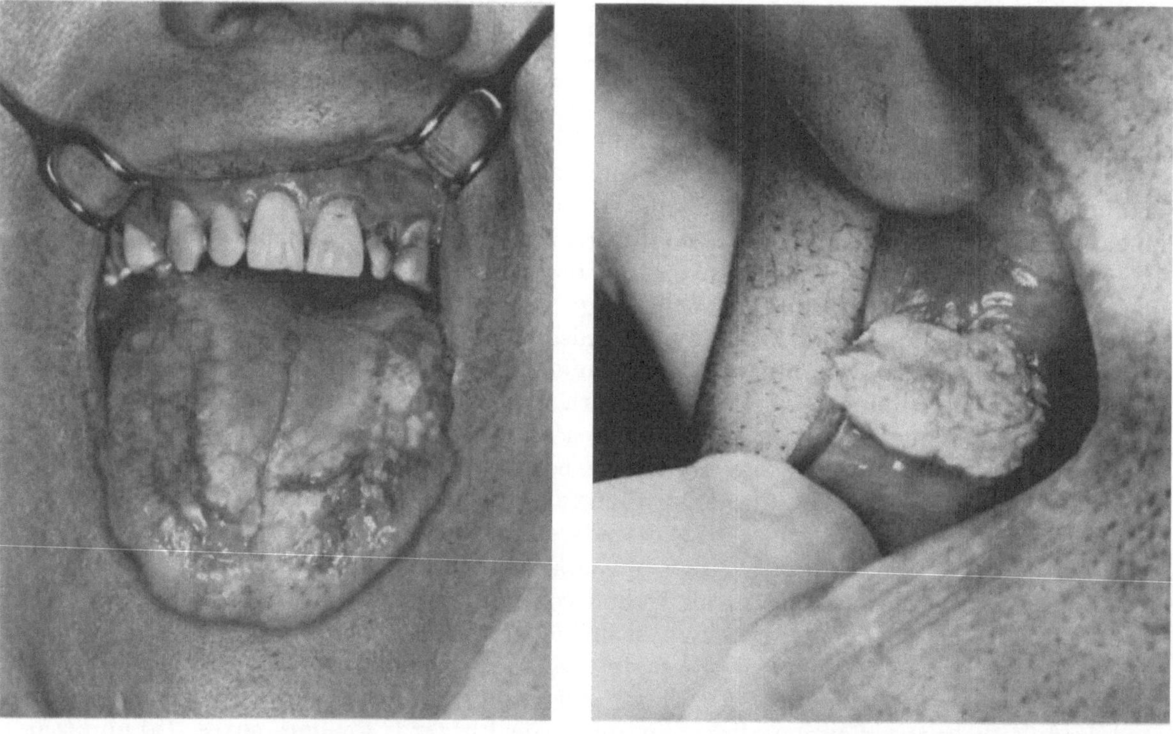

Fig. 4

Fig. 5

Fig. 4. Atrophic ulcerated, benign leukoplakia of tongue

Fig. 5. Patch of palpable leukoplakia adjacent to angle of mouth, showing malignant base on biopsy

V. Diagnosis

The majority of squamous cancers of the mouth can be diagnosed clinically by sight and on palpation (Figs. 2, 6 and 7). The presentation varies and the lesion may be predominantly either proliferative, ulcerative or infiltrative. The proliferative type is often a relatively large lesion, with a small base and minimal induration of the surrounding tissues. The ulcerative type is the end result of a sub-mucosal plaque of tumour, and in spite of extensive and deep ulceration may show only minimal infiltration. With regard to the tongue the infiltrative variety often involves a large part of the organ, causing an

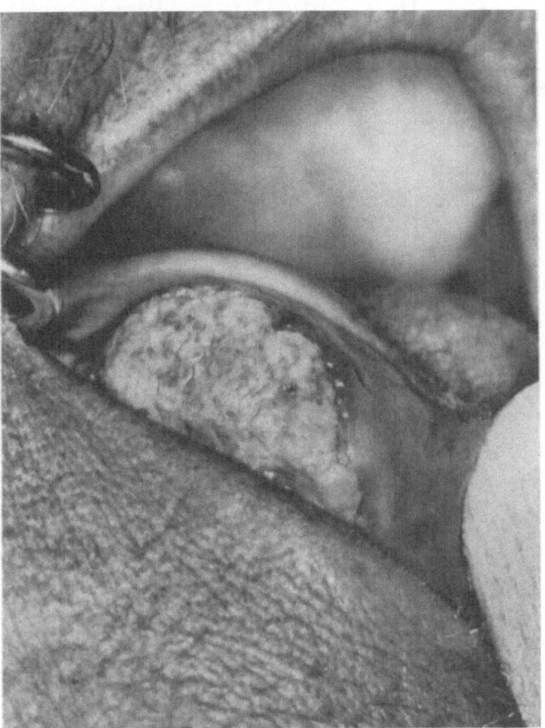

Fig. 6. Typical squamous carcinoma lateral border of tongue

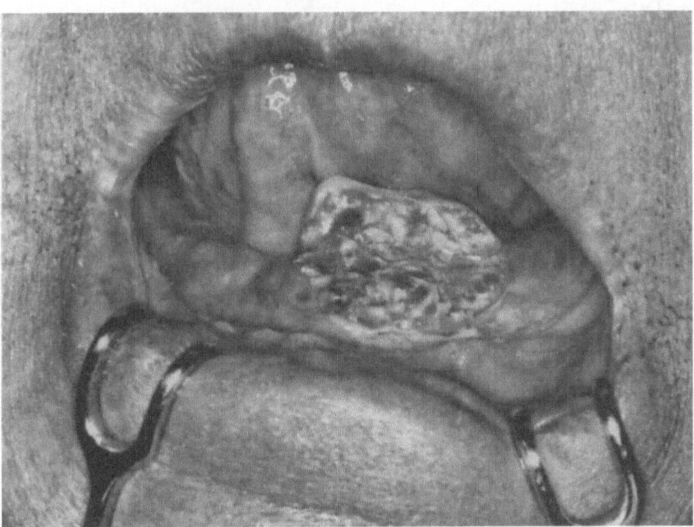

Fig. 7. Typical ulcerated squamous carcinoma anterior floor of mouth involving under-surface of tongue

early decrease in its mobility. Surface ulceration, occurring in this type, commonly appears late and may be remarkably slight considering the extent of the lesion. Lesions towards the posterior end of the lateral margin of the tongue often spread submucosally to involve the anterior pillar of the fauces.

Since the diagnosis is obvious clinically in the majority of cases, biopsy can be done at the time of treatment, for confirmation of the clinical impression. Where there is real doubt a biopsy should be done as soon as possible and in most cases can be done under a local anaesthetic as an out-patient procedure. An adequate piece of the lesion with adjacent normal tissue should be obtained. If the pathologist suggests that the sample is inadequate, a further biopsy should be made, preferably under general anaesthesia to ensure a representative section. It should be stressed however that in the occasional case radical treatment will be undertaken on clinical grounds alone, no matter what the histological report. In cases of leukoplakia, repeated biopsies over the months or years may be necessary to detect malignant change as early as possible.

VI. Differential diagnosis

1. Benign lesions

A gumma of the tongue either in the form of the typical punched-out ulcer, or as an indurated bulky mass perhaps with areas of superficial ulceration may cause confusion. A positive W.R. does not exclude malignancy, particularly in view of the not uncommon association of syphilis of the mouth with carcinoma, and a biopsy is generally necessary to exclude cancer. Very rarely a primary chancre is seen near the tip of the tongue. Where ulceration in the mouth is painful, tuberculosis must be considered. Tuberculous ulceration occurs in the region of the fraenulum, the lateral border of the tongue or occasionally on

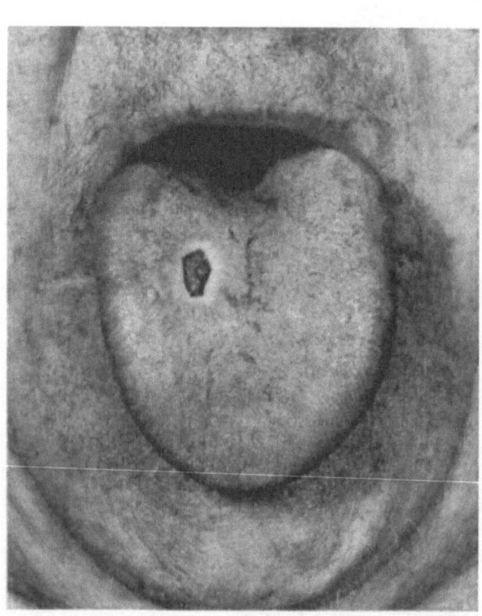

Fig. 8

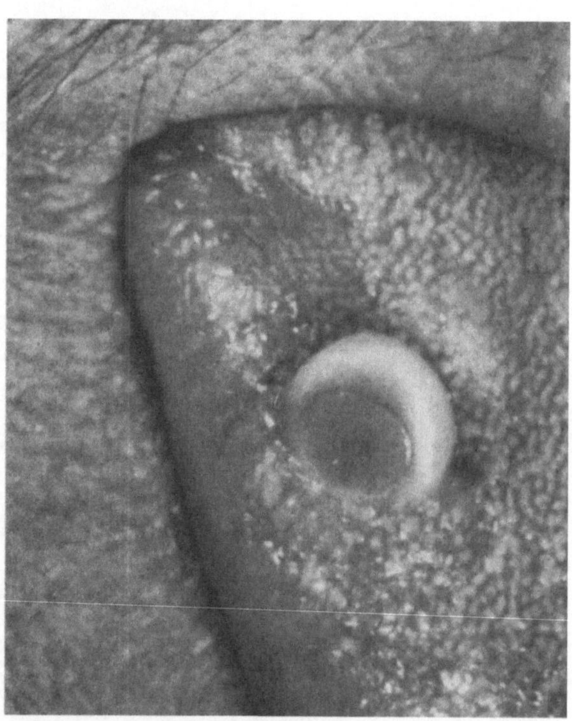

Fig. 9

Fig. 8. Punched-out tender ulcer dorsum of tongue suggesting either tubercle or gumma. Biopsy showed non specific ulceration. W. R. and Chest X-ray negative. Local excision without subsequent recurrence

Fig. 9. Ulcerated papillomatous lesion near tip of tongue. Biopsy showed squamous papilloma with a tangel of vascular and connective tissue in its base. No recurrence after local excision

the dorsum of the tongue, and is tender and non-indurated (Fig. 8). Routine X-ray of the chest in cases of atypical mouth lesions is often rewarding in demonstrating pulmonary tuberculosis, although a biopsy of the lesion is also called for. Haemangiomata and papillomata sometimes cause difficulty if they have become ulcerated and secondarily infected, but in general the appearance, and the lack of induration are against a diagnosis of malignancy (Fig. 9). There should be no hesitation in carrying out a biopsy or even a local excision of such a lesion, since early diagnosis of mouth cancer makes a considerable difference to the chances of successful treatment. A curious lesion variously known as benign dental epulis, or dental irritation ulcer, and described by SIMMONS (1941) as a prosthetic ulcer, occurs due to trauma from ill-fitting dentures. Although its commonest site is anteriorly on the floor of the mouth, it may occur in other sites with which the dentures come in contact. It is a firm round tumour often with a "split" in the centre but is only occasionally ulcerated. With experience, such lesions are usually diagnosable on sight, but they should be excised locally and examined microscopically. Only rarely do they become malignant. Pyogenic granuloma may occur anywhere in the mouth. The lesion generally starts as a simple ulcer, often due to trauma, and secondary infection supervenes leading to the formation of a bulky soft mass of granulation tissue. There is minimal induration of the base, and local excision cures the condition and confirms the diagnosis. Actinomycosis is now a comparatively rare condition and is characterised by a curious woody induration of the tissues with the discharge of golden yellow granules. Diagnosis is by bacteriological investigation. Glossitis rhomboides, a leaf shaped area of leathery consistency in the midline of the dorsum of the tongue, may raise suspicion of malignancy when first encountered.

2. Malignant lesions

Carcinoma of the maxillary antrum or floor of nose may present with malignant ulceration of the palate, upper alveolus or alveolo-buccal sulcus (Fig. 10). Malignant lesions in these sites should not be accepted as primary mouth cancer without full X-ray investigation of the antra and if necessary exploration of the antrum and nose. Malignant bone tumours in the mouth are not common but where they have involved the mucosa, may simulate mucosal carcinoma. The bony hardness and fixity of the lesion to bone may lead to the diagnosis but in general the X-ray appearances will be diagnostic. When doubt

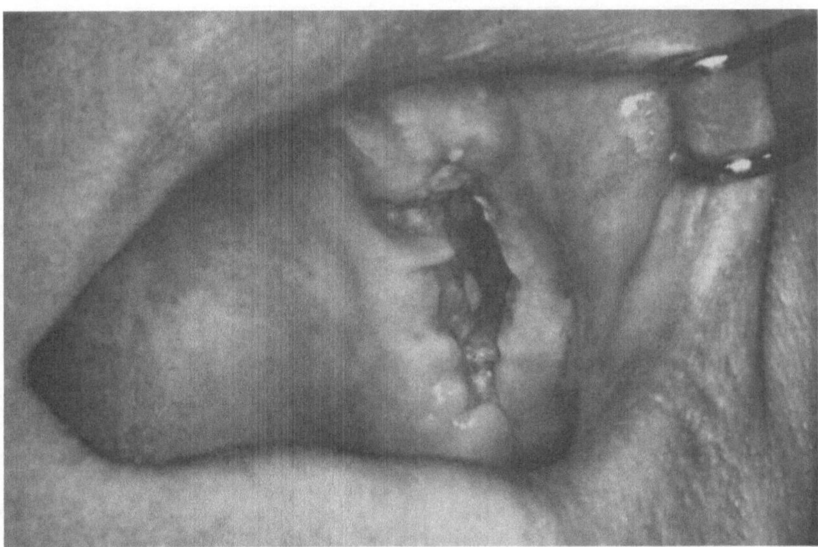

Fig. 10. Carcinoma of left maxillary antrum presenting as malignant ulceration of alveolo-buccal sulcus

persists, a biopsy is required. Occasionally metastases occur within the mouth, secondary to bronchial, renal or other primary tumours.

Malignant melanoma, cylindroma and reticulosarcoma when they occur in the mouth may cause diagnostic difficulty. These tumours are discussed more fully on pages 399–401.

VII. Secondary lymph node involvement

In over 40% of the mouth cancer cases registered at the Christie Hospital and Holt Radium Institute over a period of four consecutive years, secondary lymph node involvement was present at the time of the first examination. Table 3 shows the percentage of secondary involvement from the different primary sites.

In this series there were therefore 471 cases (59.9%) without palpable involvement of secondary nodes at the first examination. Of these, 431 are available for subsequent study, the remainder being treated elsewhere, refusing treatment or with the primary lesion too advanced for treatment. Of the 431 treated cases, 37.2% developed secondary nodes within 5 years of the treatment of the primary. The highest incidence of subsequent lymph node involvement occurred in the treated tongue cases, of whom 33.5% developed secondary nodes within one year, and 41.5% within 5 years of the treatment of the primary lesion. In the other sites in the mouth, nodes developed rather less frequently and more slowly, varying from 29.9% for alveolus to 38.1% for cheek. Distant metastases are rare in mouth cancer but do occur in skin, bones and viscera (Cade, 1949). In the cases quoted in Table 3 two patients both with tongue cancer had distant metastases at the time of first examination.

Table 3. *Secondary lymph node involvement related to site of primary*

Site	No. of cases	Cases with nodes at first examination	
		numbers	percentage
Tongue	374	167	44.7%
Floor	102	48	47.1%
Palate	72	27	37.5%
Cheek	118	36	30.5%
Alveolus	132	49	37.1%
Total	798	327	40.1%

VIII. Clinical staging

For many years now the Christie Hospital has used a clinical staging which has proved satisfactory in practice, and has been adopted by a number of other centres both in Britain and abroad.

Stage I

The primary growth has not spread beyond the tissue of origin to such an extent as to produce definite clinical evidence of loss of mobility or function in the affected part and has an estimated maximum diameter of less than 3 cm.

There are no palpable secondary lymph nodes.

Stage II

The primary growth is more extensive than Stage I but has an estimated maximum diameter of less than 4 cm.

There are no palpable secondary lymph nodes.

Stage III

Primary growth as in Stages I and II.

A node or multiple discrete nodes are present in the cervical lymph node area of the same side, in which growth does not appear to have extended beyond the capsule as indicated by the absence of fixation to the muscle, bone or cartilage. (Owing to the difficulty of interpretation, growths apparently adherent to vessels only are not considered as fixed.)

Stage IV

a) Primary growth more advanced than Stages I or II.

b) Lymph nodes of malignant type with definite evidence of extracapsular spread, or bilateral lymph nodes, even if mobile.

c) Remote metastases.

In 1963 the UICC produced a clinical stage classification for "Malignant tumours of the buccal cavity (including the lip), the pharynx and the larynx". For this purpose the oral cavity was subdivided into the following regions: buccal mucosa, gums, hard palate, floor of mouth and tongue. In each site the extent of the primary tumour is designated by the letter T, variations of degree of local extension, fully described, being designated by numbers T 1, T 2, T 3 and T 4. The same procedure is used for the clinical condition of the regional lymph nodes, designated N, the extent of the involvement varying from N_0 (no palpable nodes) to N 3 (fixed nodes). The presence or absence of distant metastases is designated by M (metastases present) or M_0 (no distant metastases).

The TNM classification thus provides a far more accurate description of the extent of the disease than does the staging described above, but the permutations are so many, that for day to day use, after recording the extent of the disease in TNM terms it is more convenient to group certain combinations together into 4 "stages".

The TNM classification is not in universal use at the moment but it is to be hoped that some such classification will be internationally accepted, making the comparison of treatment results between different methods and different centres more valid than they have been in the past.

IX. Principles of treatment

In cancer of the mouth there are two separate and distinct treatment problems—the primary tumour, and the lymph node metastases.

In the majority of centres dealing with large numbers of cases, radiotherapy is the treatment of choice, with a few exceptions to be noted later, for the primary growth. Although squamous cell carcinoma does not come into the category of highly radiosensitive tumours, methods of radiotherapy are available which can and do cure permanently 60–70% of primary lesions of moderate size (Paterson, 1963). This is achieved with good functional and cosmetic results. With the different radiotherapy methods now available, it is seldom that radiation treatment cannot be given because of the age or general condition of patient, although this in many cases precludes surgery. In addition, a number of cases considered to be inoperable at the first examination because of the extent of the disease can satisfactorily be given a radical radiation treatment. Although absolutely comparable figures are not available, the majority of surgical results suggest that it is consistently less successful than radiotherapy in the treatment of mouth cancer, and the more radical the surgery, the greater is the resulting disability in mastication, swallowing and speaking. The main indication for surgery as the primary treatment is in dealing with the cancer developing on a syphilitic tongue. The poor blood supply of such an organ leads not only to the tumour being more resistant than normal to radiation, but such tissues tolerate radiation poorly and at radical dosage levels, necrosis is likely to result. Involvement of bone has been stated to be a reason for surgery in preference to radiation [Cade (1949), Murphy (1959)]. However, Cade and Lee (1957) state that with the advent of megavoltage radiation, the position is now less certain and note that reports from other centres confirm that involvement of bone is no longer a contraindication to external radiation. Where bone necrosis develops after radiation and there is no evidence of residual tumour, the surgery necessary to relieve the patient of sequestra is likely to be considerably less than that which would have been necessary to deal adequately with the primary tumour. There can be no great objection to surgery of small lesions confined to the tip of the tongue, but even here radiation by gold grain or gold seed implant is a good alternative. The most important contribution of surgery in the treatment of the primary tumour is, however, in the salvage of patients whose lesions have failed to respond to, or in whom local recurrence develops some time after radical radiation. A second radiation treatment is seldom advisable or successful and it is in these cases that radical surgery is life saving. It should not, however, be lightly undertaken and the expectation of permanent eradication of the disease must be high to make it a worthwhile procedure.

Since the great majority (about 66%) of mouth cancer patients develop metastatic nodes in the neck at some stage, the management of secondary nodes is almost as important as the management of the primary tumour. Where the nodes are mobile, and provided age and general condition do not contraindicate surgery, radical block dissection of the affected side of the neck is the only really curative procedure. Whether or not block dissection should be done initially as a prophylactic measure is discussed later in this chapter. The radical radiation of secondary neck nodes has been a disappointing alternative to block dissection [Paterson (1963), Cade (1950), Windeyer (1950)] although Wood (1950) considers that they are no more resistant to radiation than the primary tumour. When block dissection is inadvisable owing to the general condition of the patient, radical radiotherapy to the secondary nodes is worthwhile but is likely to prove of temporary benefit only. In discussing the relative radiosensitivity of primary and nodes in carcinoma of the mouth, Dobbie (1954) concludes:

1. The common opinion holds good that in general primaries are more responsive than secondaries.

2. Rather unexpectedly, in the majority of cases, the primary and secondary behaved in the same way, and in equal proportions well and badly.

3. In each group of cases, there is evidence of nodes apparently cured to an extent sufficient to justify more reliance than is commonly allowed on the X-ray treatment of nodes unsuitable for block dissection.

The initial decision by the radiotherapist whether to advise radical treatment or palliative treatment for the primary tumour, is less difficult in mouth cancer than in some other malignant conditions. Provided the primary tumour is of moderate size, a radical radiation treatment should be given, irrespective of the presence or absence of secondary nodes. There are few more distressing conditions than an advancing mouth cancer and it is a kindness to the patient to relieve him of it. The type of radiation and elaborateness of treatment given will depend on several factors. In the older age groups and in those patients in poor general health, the simplest adequate method will be selected. This will also be the choice in those in whom long survival is unlikely owing to inoperable metastases in the neck. Where, however, there are no palpable nodes or if present they are suitable for block dissection, the treatment of the primary tumour will be that most likely to succeed no matter how elaborate or time-consuming for the patient and the radiotherapist.

X. Treatment methods

Originally the majority of cases of mouth cancer were treated by interstitial radiation or by radioactive applicators (moulds). Later small field therapy using orthovaltage (200–500 kV) found a limited application. This was superseded by megavoltage and telecobalt, and with their advent the scope of roentgen therapy has been considerably widened. More recently electron beam therapy has been practised in a number of centres. There is also a limited place for the use of short distance units using radium, cobalt or caesium.

1. Radioactive applicators (moulds)

The use of radium or radioactive cobalt moulds enables the desired dose of radiation to be administered with precision and with the absence of undesirable high-dose areas. In certain sites it is a superior method of radiation to implant, and also to megavoltage therapy. No anaesthetic is necessary and the high-dose zone is confined to the required area. The Paterson-Parker dosage system provides a series of simple distribution rules equally applicable to radium and cobalt, and ensures homogeneity of radiation.

With the widespread availability of cobalt it is possible for a radiotherapy department to maintain an adequate stock of radioactive sources of sizes and strengths suitable for mould work. No longer can the plea of the prohibitive cost of radium be an excuse for failing to make mould treatment available to the patient, but the need for a staff trained in making the applicators remains. Details of construction methods are given in "The Treatment of Malignant Disease by Radiotherapy" (PATERSON, 1963). For convenience, the word "sources" is used within the text which follows to denote either radium or radioactive cobalt.

It is essential that a mould should fit the part so accurately that movement of the treated area relative to the sources, or vice versa is impossible. The mould must, however, be comfortable in wear and must be easily removable and accurately replaceable. The whole of the tumour must be adequately covered by the radiation.

These criteria limit the use of moulds in the mouth, to certain sites:

The floor of mouth.

The lower alveolus.

The buccal surface of the cheek.

The hard palate and upper alveolus.

The desired dose is delivered over eight days, the mould being worn for eight to ten hours daily. It is removed for meals and replaced by the nursing staff who ensure that it is worn for the prescribed time by keeping a special time-table. In general a single plane mould is inadequate for most mouth lesions owing to lack of depth dose. This is due to the fact that the maximum practical source-mucosa distance is 0.5 cm. This limitation is imposed by the need to protect the non-involved areas of the mouth from radiation, and whilst in some situations this can be achieved by using lead as the shield, the thickness required would make an intra-oral applicator impossible to wear satisfactorily. The sources must, therefore, be as close as possible to the lesion to be treated, and as distant as possible from other parts of the mouth. A single mould is perfectly adequate, however, for non-infiltrative lesions of the hard palate (Fig. 11), and a dose of 8000 R in eight days, at 0.5 cm from the sources is well tolerated.

In the remainder of the sites mentioned above, a greater depth dose is required than that possible from a single plane intra-oral mould. An additional contribution of radiation is added so as to sandwich the lesion between two planes of radiation. The second contribution, depending on the site involved, may be provided by a plane of radio-active sources mounted on an external applicator (Figs. 12, 13 and 14), by a single plane needle implant, or by an external source of radiation, such as a short distance cobalt unit. The use of a twoplane radium mould in cancer of the lip has been described in Chapter F, p. 415, and a similar device with the same mucosal and surface doses is used for lesions on the anterior part of the mucosa of the cheek.

In the floor of the mouth difficulty is often experienced in fitting an outer applicator to subtend successfully the posterior end of the inner plane of radium. In such cases it is preferable to use a short distance radium beam or caesium unit to supply the outer con-

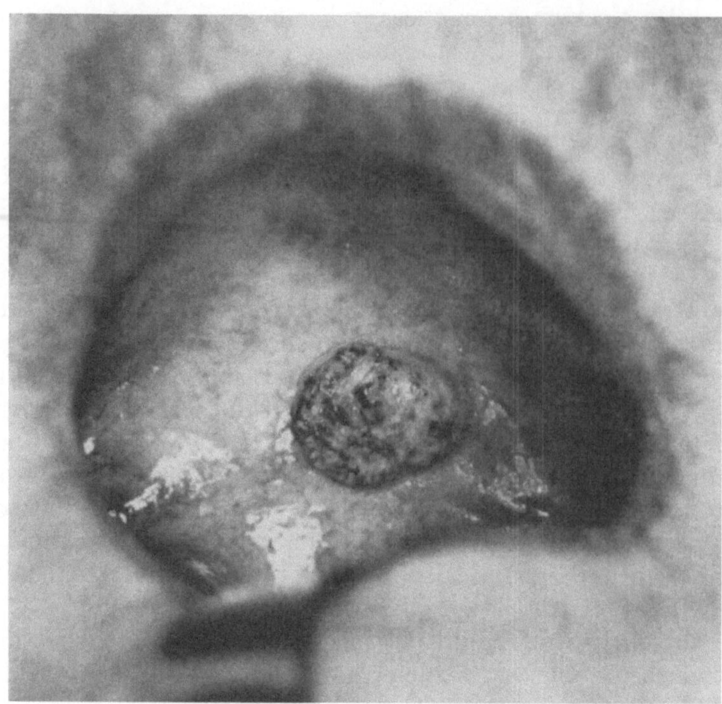

Fig. 11 Superficial squamous carcinoma of hard palate of the type suitable for single plane mould

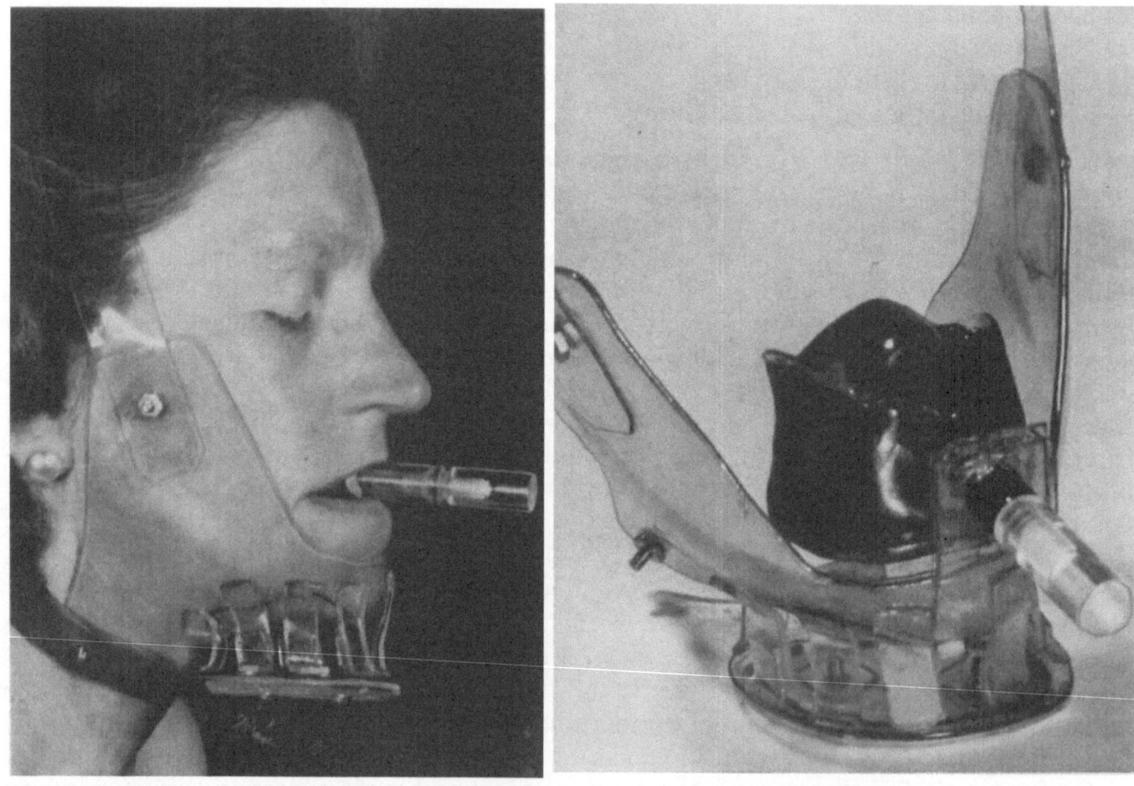

Fig. 12 Fig. 13

Fig. 12. Patient wearing double mould for anteriorly placed carcinoma of floor of mouth

Fig. 13. This demonstrates relationship of internal and external components of the double mould shown in Fig. 12

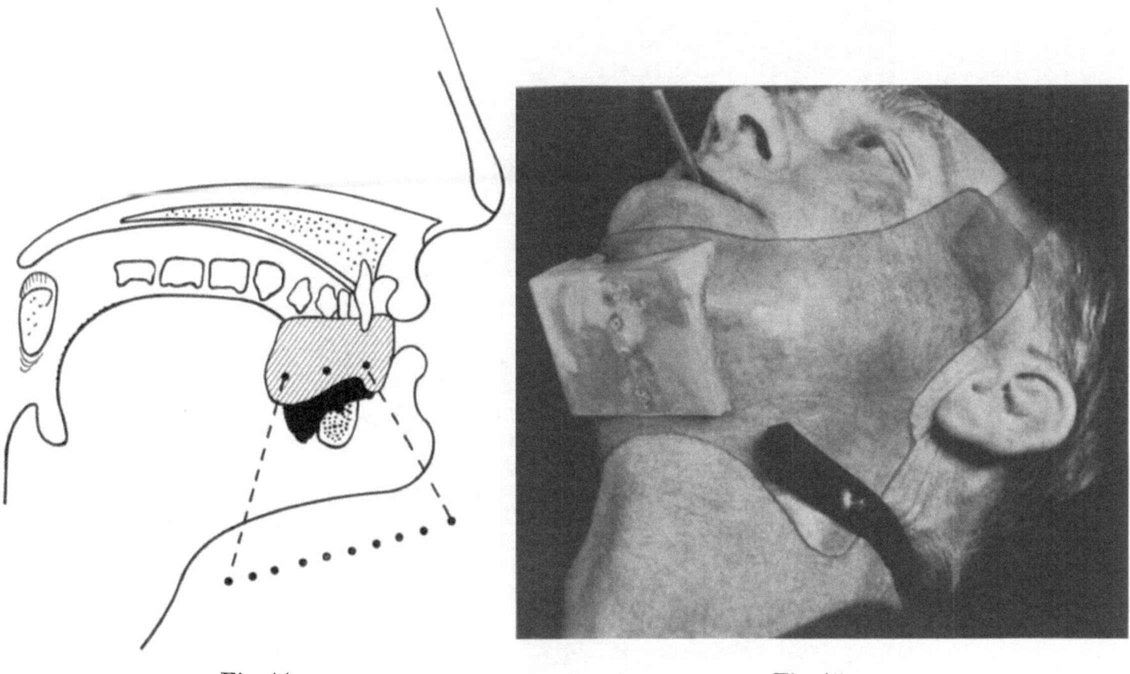

Fig. 14 Fig. 15

Fig. 14. Diagrammatic representation to show position of radium planes in Figs. 12 and 13

Fig. 15. Patient wearing unloaded inner mould and shell with wax seating to take the head of short distance cobalt unit

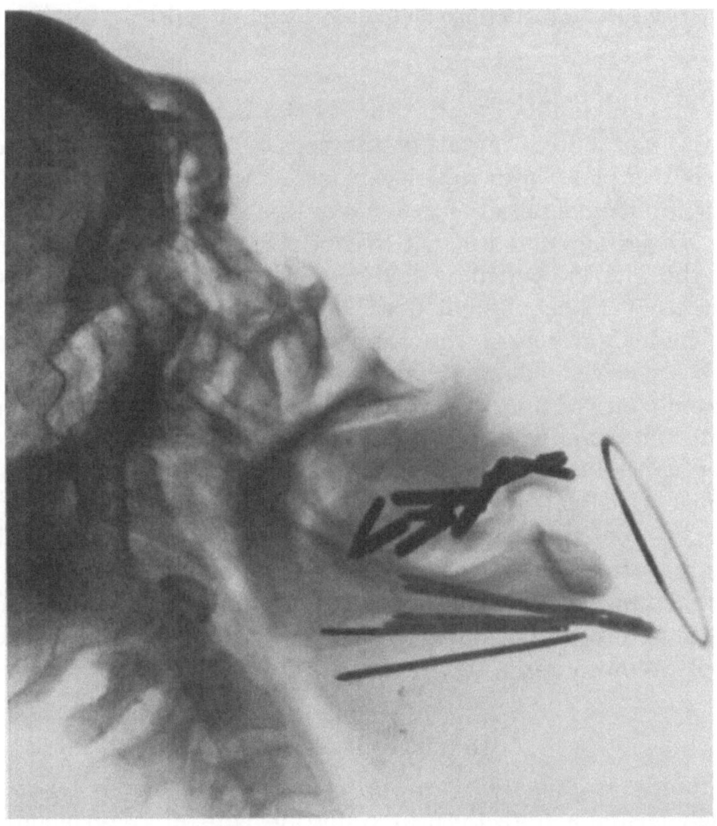

Fig. 16. Lateral radiograph of patient with carcinoma of floor of mouth showing relationship of plane of radium carried on intra-oral mould to submental needle implant

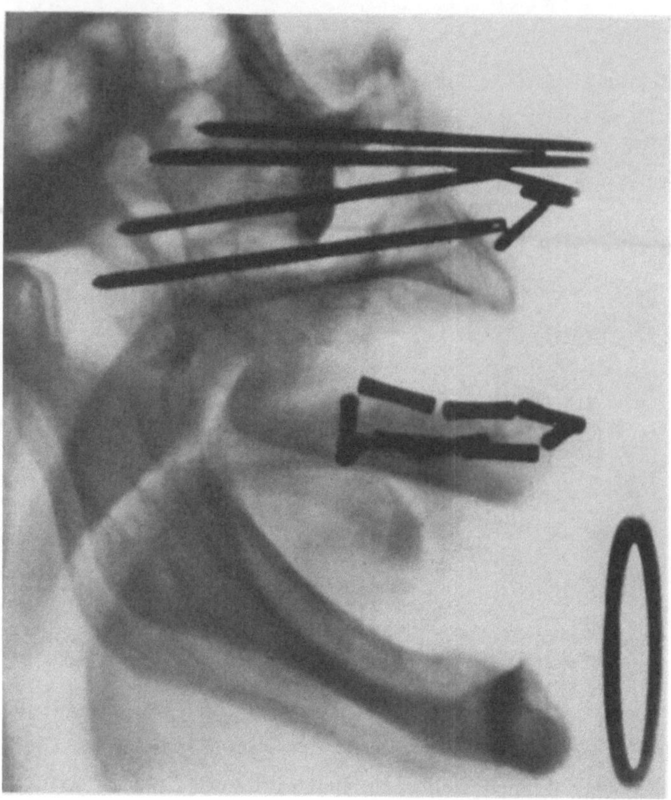

Fig. 17. Lateral radiograph of patient with carcinoma of hard palate showing relationship of plane of radium carried on intra-oral mould to needle implant in floor of nose

tribution (Fig. 15). In all double mouth moulds the inner mould remains the dominant contributor of dose, the outer radiation serving to extend the high-dose zone more deeply. The ideal is complete homogeneity of radiation of the block of tissue between the planes, but it is not always possible to achieve this and in the case of superficial lesions it is not necessary. Doses of 7000–8000 R over a period of eight days, are well tolerated by the mucosa of the mouth, and it is seldom necessary to exceed 6000 R on the skin to achieve a satisfactory block of high dose. A floor of mouth lesion which encroaches minimally on the under surface of the tongue anteriorly, remains suitable for mould treatment. In such a case, however, it is safer to use a single plane implant of radium needles for the outer contribution, to ensure adequate coverage of the posterior end of the lesion (Fig. 16). The sandwiching of the mandible between two planes of radiation does not lead to an excessive incidence of bone necrosis, and lesions of the anterior part of the lower alveolus come well within the scope of a double mould. The more posterior the lesion, however, the less efficient is the mould, owing to the separation between the planes, and the more difficult it is for the patient to tolerate the mould comfortably.

A lesion of the hard palate, or hard palate and upper alveolus involving bone, requires more than a single mould, and a second plane is provided by a single plane implant through the floor of the nose and antrum (Fig. 17).

2. Interstitial radiation

The more commonly applicable intra-oral radiation method is by needle or seed implantation. By such means a high dose of radiation can be given accurately to a small volume of tissue, and for squamous cell carcinoma this is the ideal of radiotherapy. Since the original publication in 1938 by PATERSON and PARKER of "A Dosage System for Interstitial Radium Therapy", the use of these simple rules for the distribution of the radiation sources has been widely employed in Great Britain and other countries. Adherence to the rules ensures that the dose delivered is as homogeneous as possible and can be calculated or measured with a considerable degree of accuracy.

Two separate types of implant are used in the mouth:

1. Planar implants—in these the radiation sources are arranged either as a single plane of needles or seeds or as two parallel planes. The single plane implant is designed to irradiate a slab of tissue 1 cm thick, the dose being stated at 0.5 cm from the plane of the implant. The two plane implant treats a slab of tissue greater than 1 cm thick, and for practical purposes the separation between the planes should be no greater than 2.5 cm, and preferably less.

2. Volume implants—for use in these cases where the volume of tissue to be treated is beyond the scope of a planar implant. The arrangement is designed to irradiate a circular or oval cylinder of tissue of about 3.5 cm in diameter, and consists of a central core and an outer rind, with one or both ends closed by crossing needles.

Full details of the Paterson and Parker rules are given in "Radium Dosage—The Manchester System" (Meredith, 1947), and no attempt will be made to repeat the rules here. Although originally for use for radium and radon, the rules are equally applicable for the implantation of radioactive cobalt, gold and tantalum. Radium needle and gold seed implants are described here, but similar techniques, using other radioactive materials, are eminently satisfactory and are being increasingly adopted.

Implantation in the mouth is preferably done under general endo-tracheal anaesthesia. It is difficult to achieve an accurate distribution of sources where local anaesthesia alone is used, and such a method should be reserved only for those patients who are considered by the anaesthetist to be unfit for a general anaesthetic. They are surprisingly few in number where a good anaesthetic service is available. Various mouth gags have been described, the most generally useful being the Dann's gag which allows good access to the mouth. This and other implant instruments are shown in Figs. 18—23.

An image intensifier (Fig. 24) used during the implantation, enables adjustments to be made to the implant and assists accurate distribution of the sources.

With needle implants each needle is sutured individually to the tissues, by a catgut suture passed through a loop in the needle silk close to the eye of the needle. This is necessary to avoid the problem of needles extruding themselves during the implant time. At the end of the operative procedure the needle silks are threaded, with the aid of a rug hook into a piece of curved soft rubber tubing (Fig. 21), and brought outside the mouth. This helps to prevent ulceration of the corner of the mouth due to irritation from the silks (Fig. 25). Antero-posterior and lateral radiographs are taken with a marker

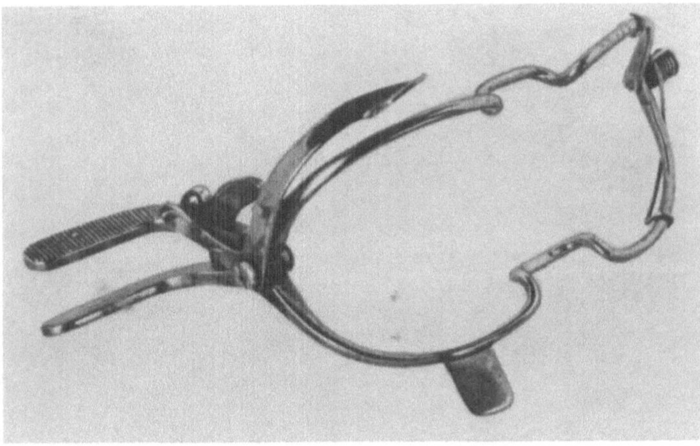

Fig. 18. Dann's mouth gag

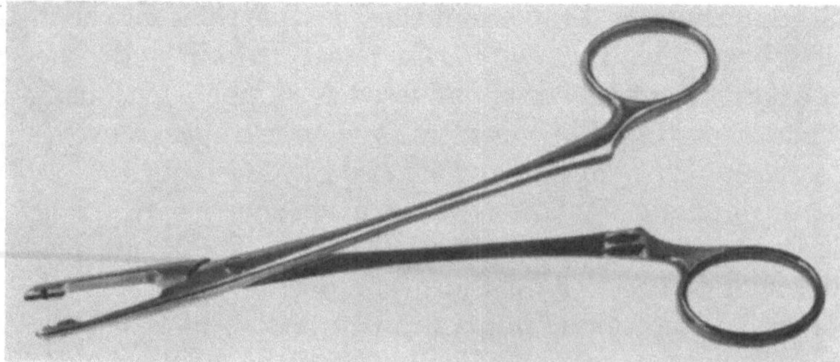

Fig. 19. Radium needle holding forceps

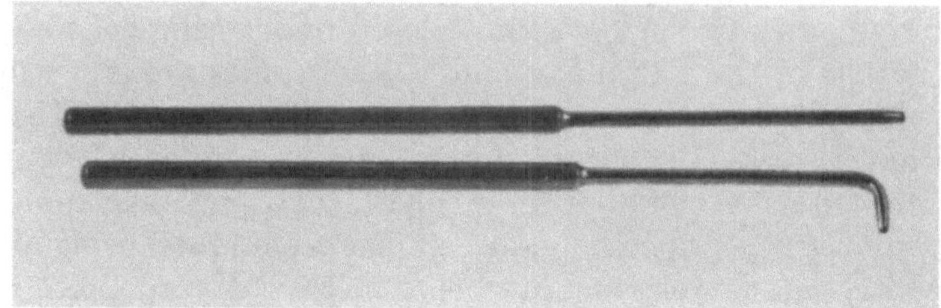

Fig. 20. Radium needle pushers

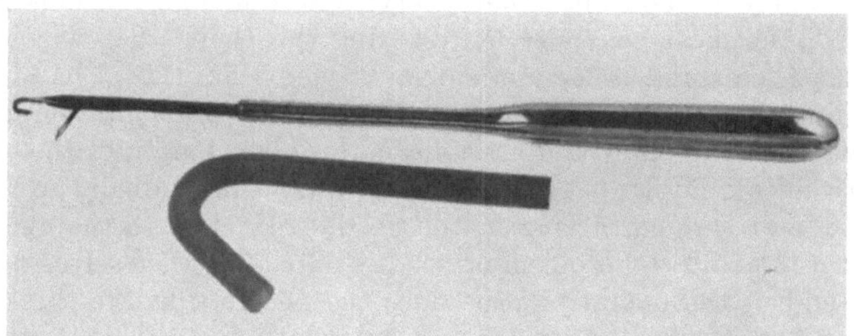

Fig. 21. Rug hook and rubber tubing

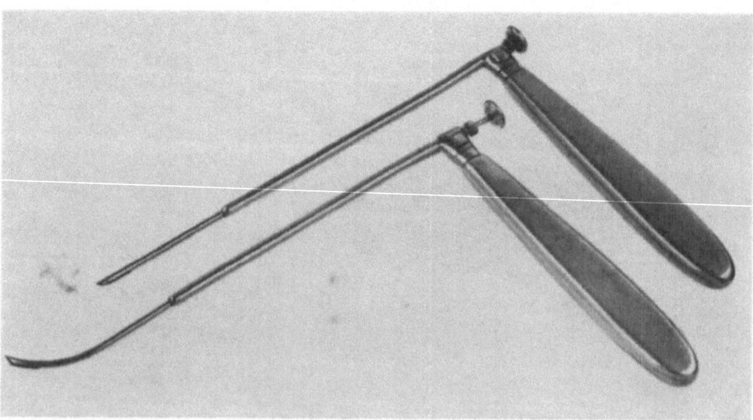

Fig. 22. Gold seed guns

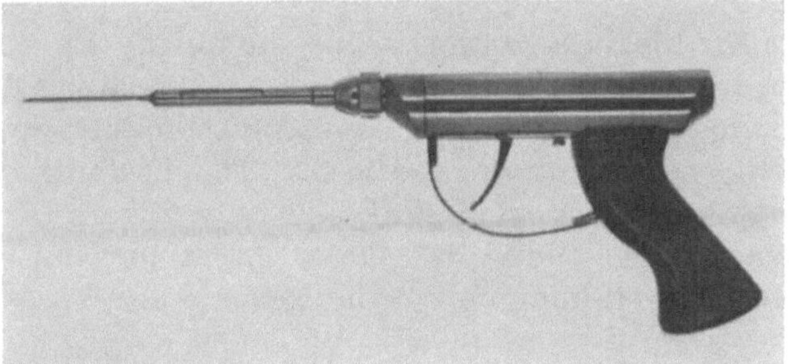

Fig. 23. Implant gun for radioactive gold grains

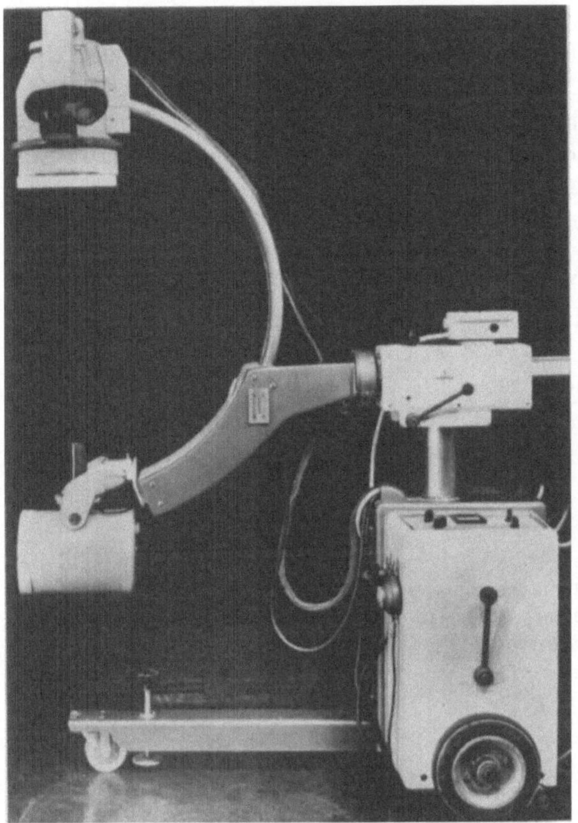

Fig. 24

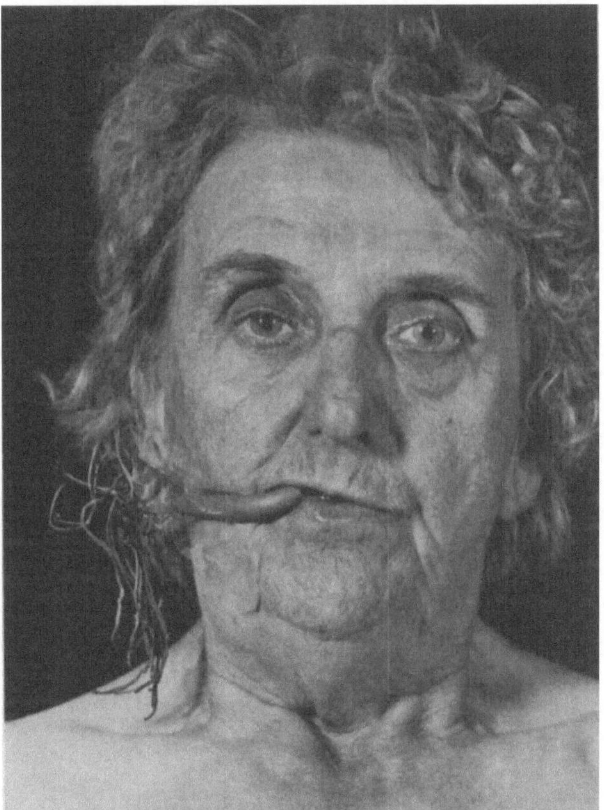

Fig. 25

Fig. 24. Siemen's image intensifier

Fig. 25. Subject of Fig. 6 after implant showing rubber tube in position

(generally a metal ring) of known dimension, on the patient's skin near the implant site. The physicist is thus able to measure the true area or volume implanted, and an accurate calculation can be made of the dose rate, which may differ from that precalculated, as the exact execution of an implant plan is often difficult in the mouth. The average patient with radium needles in his mouth has surprisingly little discomfort after the oedema of the first 24 post-operative hours settles down. To ensure a comfortable immediate post-operative night Pethidine, mg 100, is generally prescribed, but thereafter simple analgesics, such as aspirin and codeine suffice. The mouth is kept clean by syringing with a weak solution of hypochlorite, and where there is difficulty in the swallowing act, liquid high caloric feeds are given by a feeding cup with a piece of rubber rubing attached to the spout, which by-passes the tongue and thus keeps the tongue movement to a minimum. The use of Casilan or a similar high protein food, occasionally fortified with brandy, gives a satisfactory caloric intake. The needles are removed easily by cutting through the catgut suture and exerting tension on the needle silk. The dismantling of the implant can be done satisfactorily by trained nursing staff, and only in rare cases is medical assistance necessary. A general anaesthetic is seldom called for, but Omnopon 30 mg or morphia 15 mg, is given half-an-hour before the removal and keeps any discomfort to a minimum.

The required dose of radiation from an implant is given over the period of about seven days continuous irradiation. For many years the practice of the Christie Hospital, Manchester, has been a median dose of about 7000 R in seven days with 7500 R for smaller growths, and 6000 R to 6500 R for larger ones. PATERSON (1952) in the Mackenzie Davidson Memorial Lecture to the British Institute of Radiology, demonstrated that in single plane and volume implants in the mouth, the highest tolerable dose was not the optimum dose for squamous cancer in this site. In the single plane series 6500 R in seven days gave better results than 7000 or 7500 R in seven days, and in volume implants 6800 to 7000 R in seven days was preferable to using higher or lower dose levels. He also showed that the larger the irradiated area the greater the risk of necrosis for any given dose, and demonstrated that excessive dosage may be accompanied not only by radiation necrosis, but also by tumour persistence. He called this the "supra-lethal" effect and considered it was due to a rapid decrease in the blood supply to the tumour due to the radiation, with a consequent poor radiation effect on the tumour.

Suitable strengths and sizes of needles for use in the mouth to achieve dosage levels similar to the above in seven days, are standardised in Britain with linear loading rates of 0.66 mg per cm, and 0.33 mg per cm.

Total mg at 0.66 mg/cm	3.0	2.0	1.3	1.0
Total mg at 0.33 mg/cm	1.5	1.0	0.66	0.5
Active length cm	4.5	3.0	2.0	1.5
Total length cm	5.8	4.2	3.5	2.5
Screen mm of Pt	0.65	0.6	0.6	0.6

Whilst these needles are satisfactory for single plane implants to give a dose rate of about 1000 R per day, it will be found that in small two plane and volume implants the necessary amount of radium is contained in too few needles to allow a sufficient number of sources to obey the distribution rules. For such cases the following are preferable, with a linear loading rate of approximately 0.5 mg per cm, and 0.25 mg per cm.

Total mg at 0.5 mg/cm	1.6
Total mg at 0.25 mg/cm	0.8
Active length cm	3.0
Total length cm	4.2
Screen mm of Pt	0.6

Differentially loaded needles are sometimes an advantage, and considerable use is made of "Indian club" needles. These have additional 0.5 mg cells at the point end of the needle and are of advantage where it is not possible to place an orthodox crossing needle at the lower end of an implant. They should be regarded as ordinary half-intensity needles (0.33 mg per cm), the extra cell going to form a bottom crossing of the implant. Planar implants employing such needles should be constructed with sides and top crossing of standard full intensity (0.66 mg/cm) radium using "Indian club" needles for the bars. These should be speaced approximately 1 cm apart, a minimum of three "Indian club" needles being used. The calculation length of the implant should be taken as from the top crossing to the centre of the small additional cell, i.e. 2.5 mm inside the active ends of the needles. Cylindrical volume implants should be constructed with at least eight "Indian club" needles for the belt, whilst the core should have one "Indian club" needle, the remainder of the core being of standard half-intensity (0.33 mg per cm) needles, with the top crossing as for an ordinary volume implant. The calculation length of the implant is taken from the top crossing to the centre of the additional cell at the tips of the needles. The following "Indian club" needles have been found to be useful:

Total mg	1.5	2.0
Active length in cm	3.5	5.0
Total length in cm	4.7	6.3
Screen mm of Pt	0.6	0.65

The 1.5 mg needles consist of two 0.5 mg cells of length 1.5 cm plus one 0.5 mg cell of length 0.5 cm at the point end of the needle. The 2.0 mg needles have an additional 0.5 mg cell of length 1.5 cm.

Where radioactive gold is used instead of radium in needles, loading to any desired linear intensity can be achieved.

Before undertaking a proposed implant careful examination of the lesion must be carried out to ensure that there is a margin of 1 cm around the tumour to receive the peripheral needles of the implant. Where it is not possible to close the ends of the implant a greater margin of clearance is necessary. A pre-calculation is then made of the total amount of radium required and appropriate sources are ordered. DOBBIE (1958) in discussing time-dosage relationship in radium implants, shows a graph by S. K. STEPHENSON of the Physics Department, Christie Hospital, Manchester (Fig. 26), which "shows the connection between dose rate and time to produce the effect of 7000 R in 7 days".

Because of technical difficulties in implanting in the mouth, the use of radium needles is confined to the anterior two thirds of the tongue and floor of mouth, and to the buccal surface of the cheek. Radioactive gold seeds or grains, because of their small size, can be employed more posteriorly, and particularly in highly curved or otherwise inaccessible sites (Fig. 27a and b). Seeds have additional advantage in that the half-life is short, they are of small intrinsic value and may therefore be left permanently *in situ*. The stay

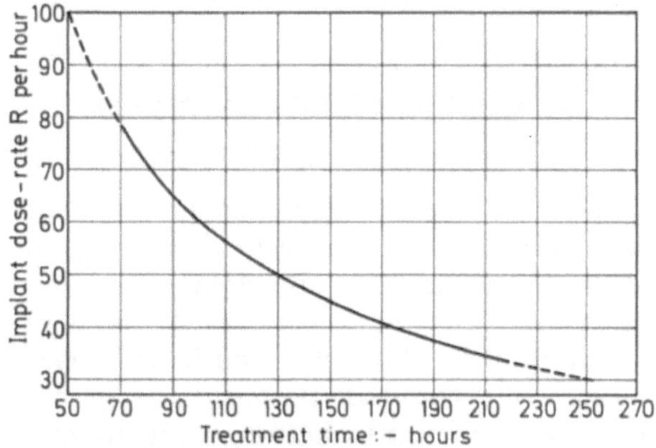

Fig. 26. Time—Dose rate relationship for radium needle implant where desired dose is 7000 R in 168 hours, or its equivalent

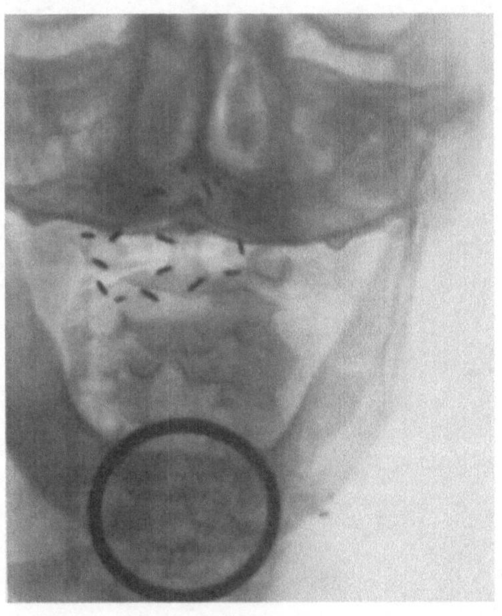

a

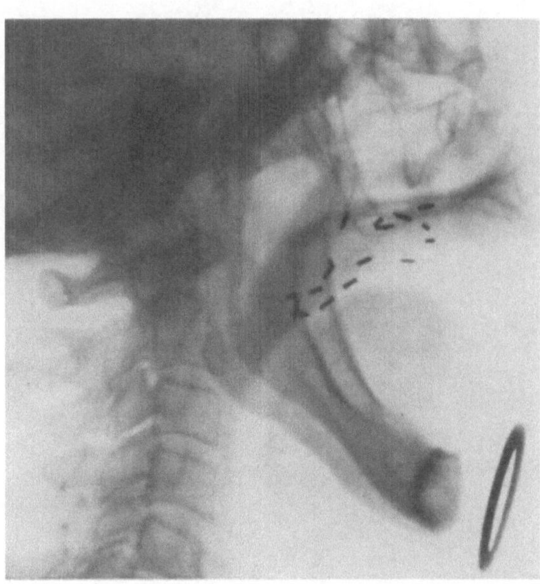

b

Fig. 27. (a) A.P. radiograph of single plane gold seed implant for squamous carcinoma of soft palate. (b) Lateral radiograph of (a) in hospital can be two or three days instead of the week necessary for a needle implant, and for older people this, and the fact that there is little in the way of splinting of the tongue, as with needles, are advantageous. There is, however, one major objection to permanent seed implants. To carry out such an implant exactly as planned is notoriously difficult, and adjustment of errors even more so. When calculation, after the implant, shows that the dose is too high, this has to be accepted and possible necrosis expected. Where the dose is too low, however, it is possible to give additional dosage of external x-radiation. To try to overcome this problem the use of removable seeds with silks attached to them is advised. The patient is, however, liable to pull the seeds out, consciously or unconsciously, and in practice they have not been found universally satisfactory. Perhaps the best method of avoiding over-dosage is to select say 5500 R as the dose to be achieved from the implant. Should the implanted area be less than that calculated, a higher dose will have been achieved, but this will still probably be within limits of tolerance. Where 5500 R or less is achieved from the implant additional external roentgen therapy is added to bring the dose up to the equivalent of, say, 6500 R.

Whilst it is possible to use seeds for two-plane and volume implants, the difficulties of achieving a satisfactory distribution of sources in accordance with the distribution rules is such that this method is generally confined to the single plane approach.

3. Selection of implant method

a) Single plane needle implant

Probably more than half the cancers occurring in the mouth are suitable for this method. For the common plaque-like carcinoma of the lateral border of the tongue, the superficial carcinoma of the buccal mucosa and dorsum of tongue, it is the treatment of choice. Whilst it may sometimes be tempting to implant the needles horizontally for side of tongue lesions, the vertical implant (Figs. 28a and b) is easier to carry out accurately. Care must be taken to ensure that the most posterior needle is directed well backwards and that tumour on the lateral border is included within the treated slab of 1 cm thick-

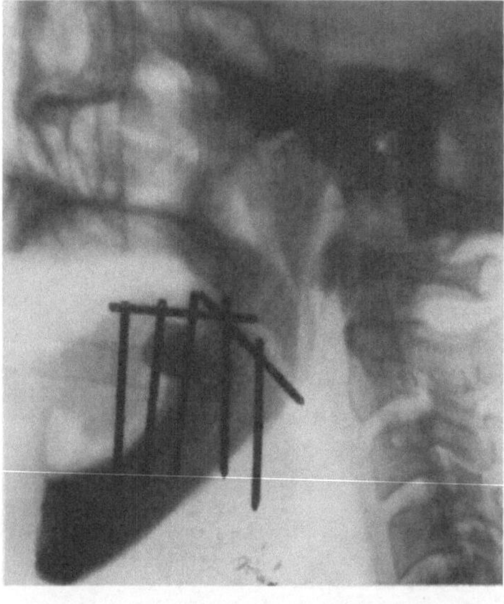

a

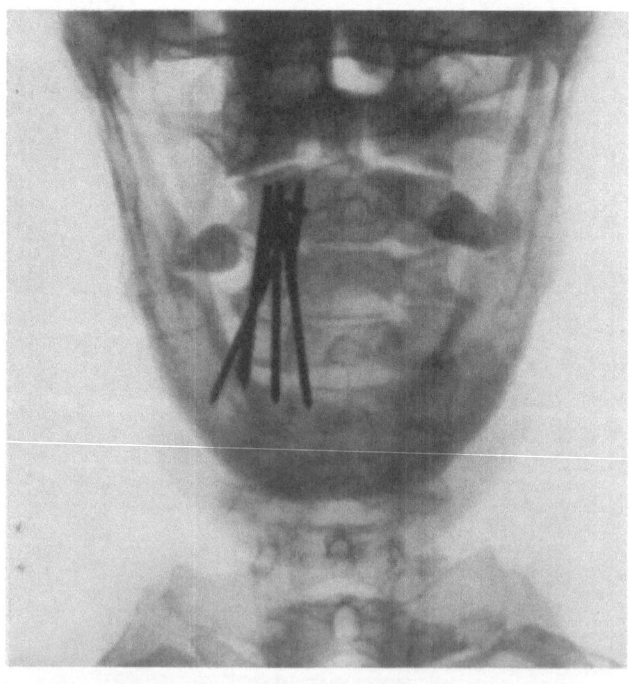

b

Fig. 28. (a) P.A. and (b) lateral radiographs of vertical. single plane implant of tongue

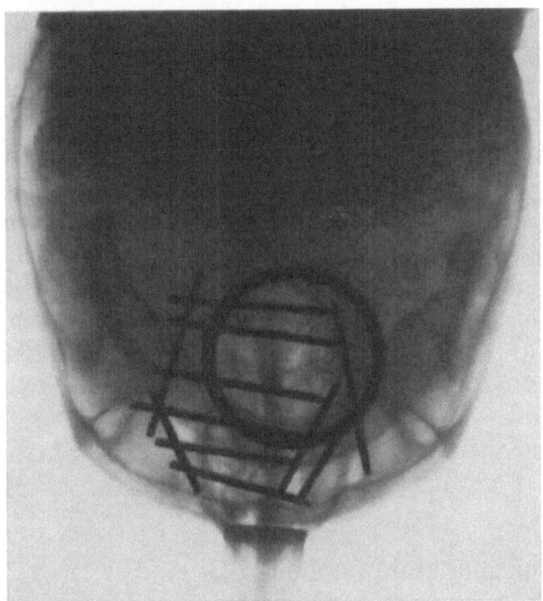

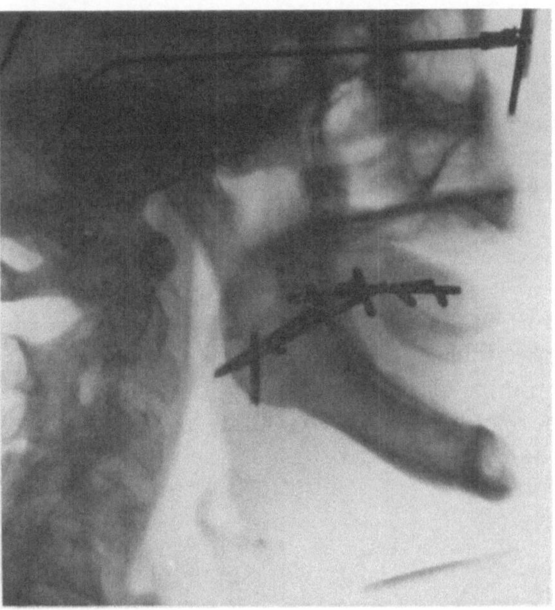

a b

Fig. 29. (a) Vertico-mental radiograph of single plane implant dorsum of tongue. Note 4 cm diameter brass ring used for estimation of magnification. (b) Lateral view of (a)

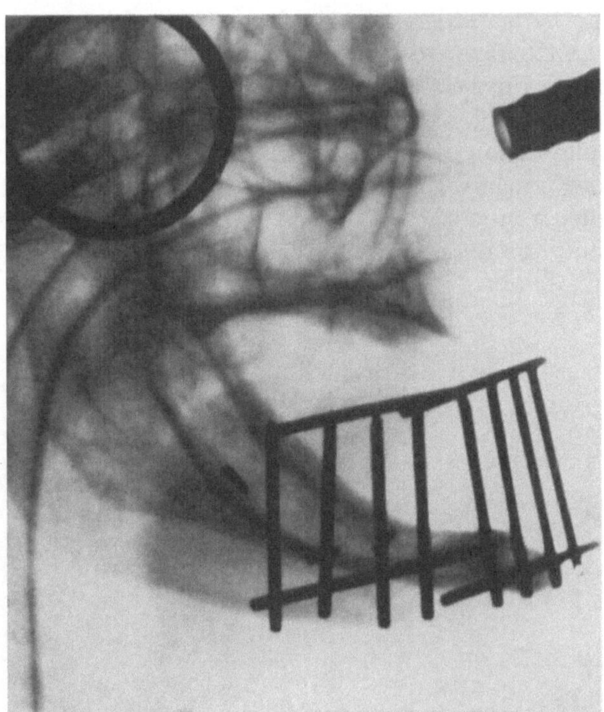

Fig. 30. Lateral radiograph of single plane needle implant of buccal mucosa with additional gold seeds added medial to the plane

ness. A deliberate effort must be made to insert the needles just under the mucosa of the lateral border to avoid "bow-stringing" the tumour outside the plane of high dose radiation. The lower end of the implant is generally uncrossed and modifications are available in the dosage system to take account of this. The needles used for the body of the implant are 2 mg and 1 mg, the bottom being uncrossed. The use of "Indian club" needles meets the situation when the need arises. For the top crossing either 2×1.5 mg, or 3×1.0 mg (short) needles are employed. Lesions of the dorsal surface are liable to spread superficially, and an implant of the whole dorsum of the tongue is safer than a local implant confined to the lesion (Figs. 29a and b). The tolerance of the dorsum of the tongue is less good than the lateral border, and a dose of 6000 R in seven days is safer than 6500 R. Lesions of the most anterior part of the buccal mucosa are treated by double mould, but posterior to this single plane implant is carried out. The needles are inserted horizontally, either through the buccal mucosa or the skin of the cheek. It is preferable to use the internal route, but the vertical crossing needles may be inserted more easily through the skin. For the lesion which extends into the upper or lower alveolo-buccal sulcus needle implant remains practicable, but a line of gold seeds often takes the place of the upper or lower horizontal needles. Gold seeds are similarly used when a cheek lesion extends just on to the alveolar mucosa, and they are here inserted medial to the plane of the implant and contribute extra dose to the tumour extension (Fig. 30).

b) Single plane gold seed, or gold grain implant

Lesions treatable by single plane needle implants can equally well be treated by gold seeds or grains (Fig. 31). In view of the lesser accuracy of this method it should be confined to older patients, to those in poor general condition, or where the condition is incurable owing to fixed secondary nodes or distant metastases. In some sites, where needle implant is technically impossible, gold seeds are a satisfactory intra-oral alternative to external irradiation methods. This is particularly true of carcinoma of the soft palate and uvula (which may extend on to the anterior pillar of the fauces) (Figs. 27a and b). Although the soft palate is only a few mms thick, it can carry a single plane of gold seeds satisfactorily. Minor degrees of extension of the lesion to the hard palate can also be included, although implantation of seeds, sub-mucosally into the hard palate, is not easy. The awkward curvature in the region of the anterior pillar of the fauces and its junction with the palate and buccal mucosa, make seed implantation in these sites the treatment of choice, where the simplest possible effective treatment is called for.

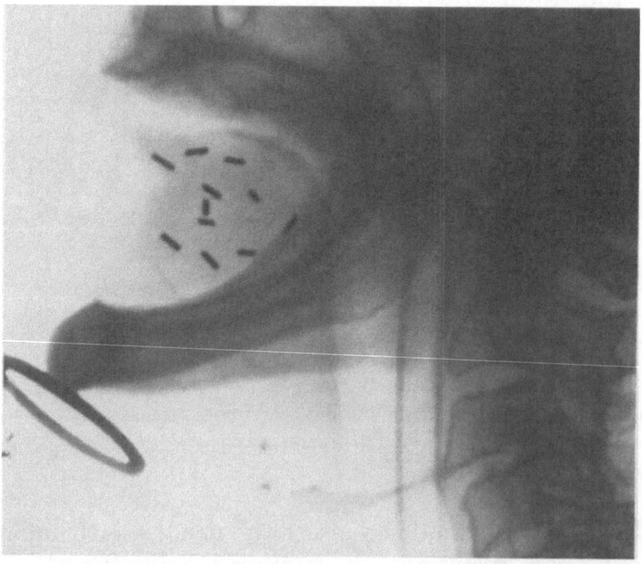

Fig. 31. Single plane gold seed implant in lateral border of tongue for small squamous carcinoma in elderly patient

c) Two-plane implant

This implant is now confined to carcinoma of the lateral border of the tongue, too extensive for a single plane implant, but remaining slab-like and not calling for a cylindrical implant (Figs. 32a and b). The maximum useful separation of the planes is 2.5 cm, each plane ideally being clear of the tumour. With the typical side-of-tongue lesion the lateral plane often has to transfix tumour. If this is very friable and fails to hold the needles in position, it is preferable to stitch a piece of sorbo-rubber to the floor of the mouth and insert the needles through this. A number of lesions in which both cheek

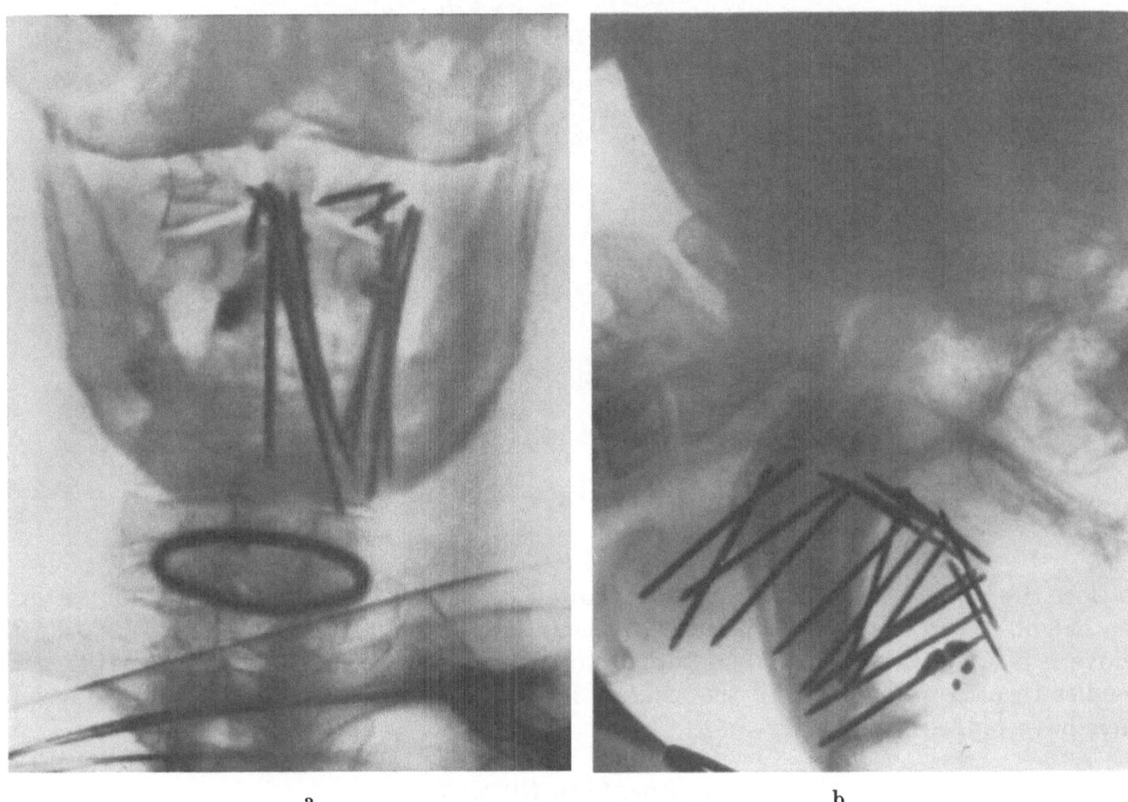

a b

Fig. 32. (a) P.A. and (b) lateral radiograph of two-plane implant for thick plaque of carcinoma. lateral border of tongue

and floor of mouth are involved can technically be included between two planes of needles. It is now considered inadvisable to include the whole thickness of the mandible between implanted planes, owing to the high risk of subsequent bone necrosis, whether the bone is involved by the malignant process or not. A dose of 6000 R in 7 days at 0.5 cm from the planes is usual.

d) Volume implant

The volume implant has three main applications in the mouth. It is used for the tumour originating in the lateral border of the tongue and infiltrating beyond the midline, for the tumour of the dorsum penetrating deeply into the substance of the tongue, and for the lesion of the anterior part of the floor of the mouth extending into the under-surface of the tongue. A circular or oval volume of tissue is irradiated, of a mean diameter of about 3.5 cm, the needles being inserted vertically (Fig. 33). It is usually not practicable

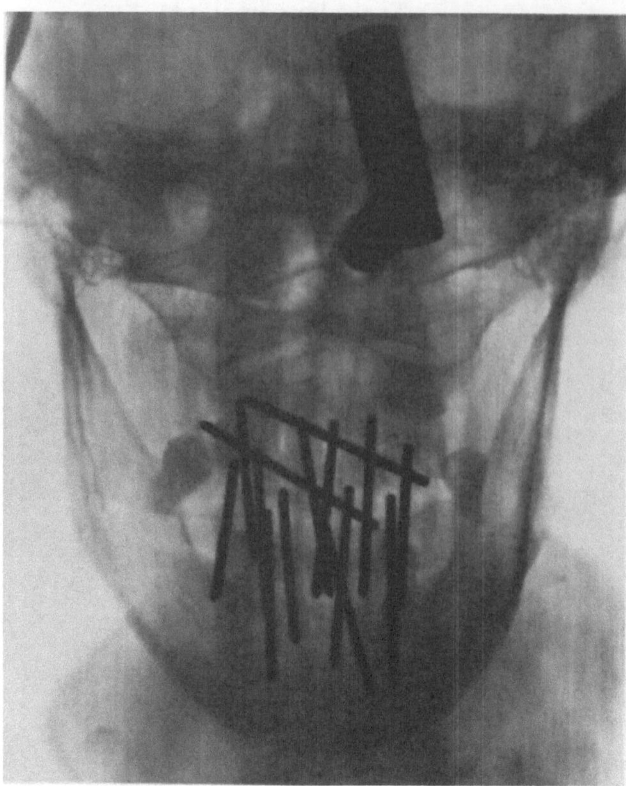

Fig. 33. P.A. radiograph of volume implant for infiltrative squamous carcinoma of tongue

to close the bottom end of the volume implanted, and using needles of 1.6 mg and 0.8 mg, the height of the irradiated volume is 3.6 cm. For the floor of mouth lesion mentioned above it is advisable to stitch the tongue to the floor of the mouth before inserting the needles through the dorsum of the tongue. Doses in the range of 6500–7000 R in seven days have proved satisfactory.

4. Roentgen therapy

In most cases not dealt with surgically or by radium, the treatment of potentially curable mouth cancer will entail the use of high energy beam units (VAN DE GRAAF, linear accelerator, betatron or telecobalt). Only in rare instances, such as for the occasional tumour of the buccal mucosa, will orthovoltage machines, short source to skin distance (SSD) cobalt units or caesium units, provide the beam of choice. The main reason for preferring a high energy beam is the lessening of the risk of subsequent radio-necrosis of the jaw (due to the diminished bone absorption of the high energy beam); subsidiary reasons are the better depth dose, the sharp cut-off at the beam edge (Fig. 34) due to the lack of side scatter, the facility with which wedge filters can be used, and the skin-sparing effect due to the relative lack of back scatter, all of which lead to greater flexibility of treatment planning, and thus to more circumscribed and accurate treatment of the tumour volume.

a) High energy methods

Beams produced by machines operating in the range of 3 to 8 MV are ideal, MEREDITH (1958). At higher voltages the increasingly great depth required for the dose to build up to the maximum (100 %) level becomes a disadvantage. There is little to choose between, say, a 4-MV linear accelerator operating at a focal skin distance (FSD) of 100 cm, and

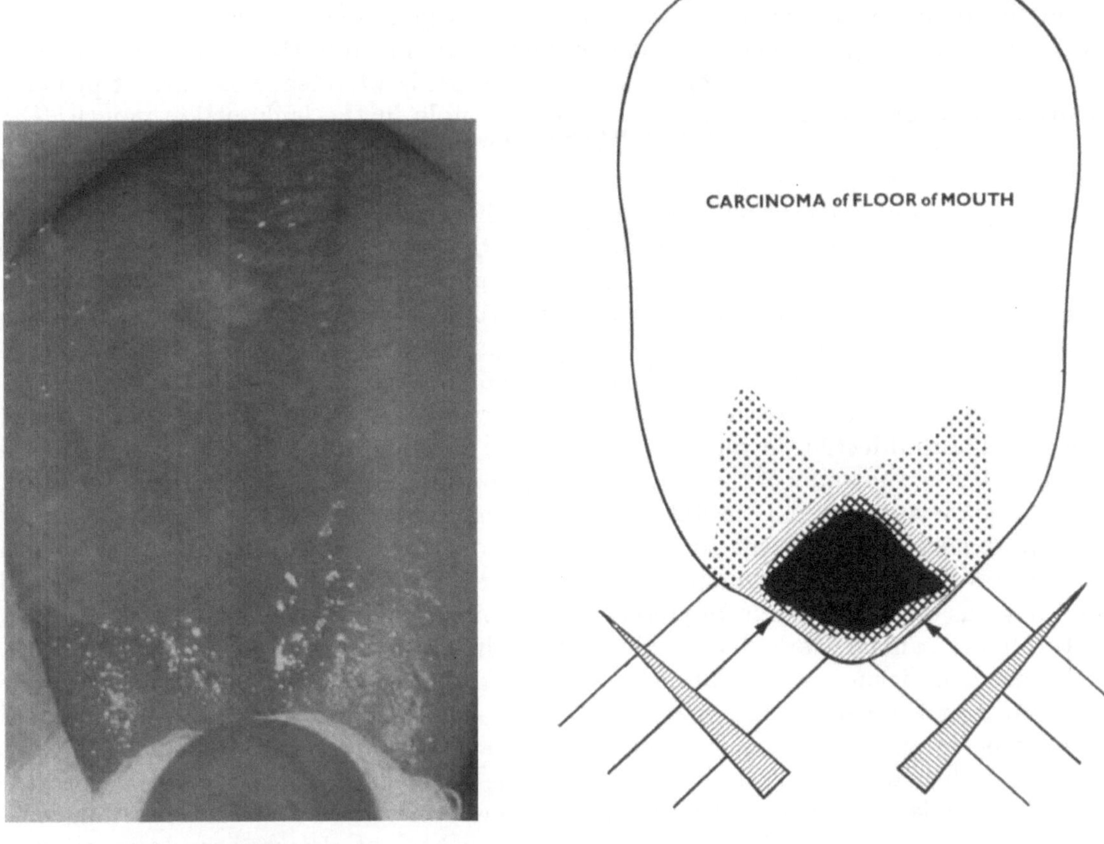

Fig. 34 Fig. 35

Fig. 34. Colour photograph showing sharp edge of mucosal reaction on dorsum of tongue at completion of 4 MV treatment of carcinoma of hard palate

Fig. 35. Treatment plan for wedge pair treatment of squamous carcinoma floor of mouth

a telecobalt machine using an equivalent SSD, which may be regarded as having a beam equivalent to a 3-MV linear accelerator. With the high intensity sources (of the order of 5000 Curies) now available, the output in rads per minute is also of the same order. The longer SSD permits better collimation than could be obtained with earlier machines, so there is less troublesome penumbra. JOHNS (1962) compared in detail the merits of telecobalt with other high energy plants.

The ease with which the tumour volume can be encompassed, using accurate techniques of beam direction, as described by DOBBIE (1963) makes high energy radiation a strong competitor with radium implants or moulds, in many sites. In particular, tumours of the floor of mouth and of the palate, can often be more readily treated by a wedge pair technique (Fig. 35) than by the sandwich radium methods described on p. 415. The tumours of alveolus, retro-molar trigone and soft palate, which can be dealt with by interstitial gold seeds (p. 375 and 378) may be equally well treated by means of a wedge pair. Due to difficulty in immobilising the tongue during roentgen therapy this does not, except for palliative purposes, offer a satisfactory alternative to interstitial radium treatment for tumours of the anterior two-thirds of this organ. The less mobile posterior third, which, incidentally, is more difficult to implant, does lend itself more readily to beam directed irradiation.

When making the choice between external beam-directed methods and interstitial or mould treatments using radium, the ease with which the tumour-bearing volume can be encompassed must not be allowed to obscure the special advantages of radium—in particular the extreme localisation of the high dose zone can never be matched by beam directed techniques where substantial volumes of normal tissue must, of necessity, be traversed by the converging beams. This may mean that much of the mouth receives say, half the tumour dose, a matter of importance when there is a tendency for further primary tumours to arise elsewhere at a later date, for example in the leukoplakic mouth. The problem of the dry mouth due to irradiation of salivary glands is less common after interstitial than after roentgen therapy.

Before making a final decision as to the type of therapy, the tumour must be accurately localised. For most lesions in the floor of the mouth, alveolar region and buccal surface of cheek, inspection and palpation will suffice. A suspicion of bone invasion by an alveolar tumour may be confirmed by a radiograph. In a tumour of the palate, the nasal cavity must be inspected, and bone involvement may require stereoscopic or body section views for its demonstration. Occasionally in a tumour involving the posterior part of the tongue, especially the type with extension on to the anterior pillar of the fauces, with marked tenderness due to infection, it may be necessary to examine the patient under a general anaesthetic before the limits of the tumour can be accurately palpated. Having determined the limits of the tumour, it is useful to relate them to radiographic landmarks, such as teeth, and to measure the extent across the midline or, with calipers, to measure the depth of the lateral border of the tumour below the skin of the cheek. Tumours of the hard palate or gums will often make impressions on a bite-block of black tray compound, so that the limits can be marked by embedding radio-opaque markers in the bite block. If there are insufficient natural landmarks and a bite-block is not suitable, for example in a tumour of the retro-molar trigone invading the buccal mucosa, an inactive gold seed may be implanted under local anaesthesia at the unmarked boundary. There is something to be said for not using more than one such marker for, if two or more are used and one falls out it may not be possible, when looking at a localisation radiograph, to be sure which is missing. If a biopsy of the tumour has not already been taken, it may be convenient to do so when implanting the marker.

As a routine a bite-block will have been made because, even if not required for the carriage of markers, it helps to steady the lower jaw, abolishes unwanted airspace in the mouth, and may be used to push most of the tongue out of the high dose zone. The next step is to make a plaster of Paris cast of the patient's head. The application of petroleum jelly to the skin, and the protection of the hair with thin polyethylene sheeting, makes the procedure easier. A model of the head can now be obtained by pouring liquid plaster of Paris into the cast, and, on this plaster model, is moulded a cellulose acetate shell. 2 mm cellulose acetate becomes malleable when warmed. For most mouth cancer a three-quarter shell, as illustrated in Fig. 36 is adequate. Such a shell is both supple enough to be "sprung" on and off the patient, and strong enough to carry the necessary bolus and directional devices. In the absence of facilities for making such a shell a simple plaster cast will serve reasonably well. The shell and bite-block may now be tried on the patient and, if a firm comfortable fit is obtained, a row of radio-opaque markers can be fixed to both front and back as in Fig. 36. A lateral radiograph (Fig. 37), shows the relationship of the boundaries of the tumour to these two rows of markers. If, on the film, the centre spot of the tumour is chosen, a line can be drawn through it and extended to intersect both rows of markers. Holes can now be made in the shell to correspond to these intersections and a stiff wire passed through them will approximate to the line drawn on the radiograph. The ratio of the length of this line drawn on the film to the distance between the holes, gives the magnification of the radiograph, so that the distance from the centre of the tumour to one of the holes can be easily calculated. If a second stiff wire is passed through the shell at right angles to the first wire, and crossing it at a point to which the tumour centre can be related, the latter is localised within the shell (Fig. 36). The entrance and exit holes of the second wire may now be marked with a small ring and a ball-bearing.

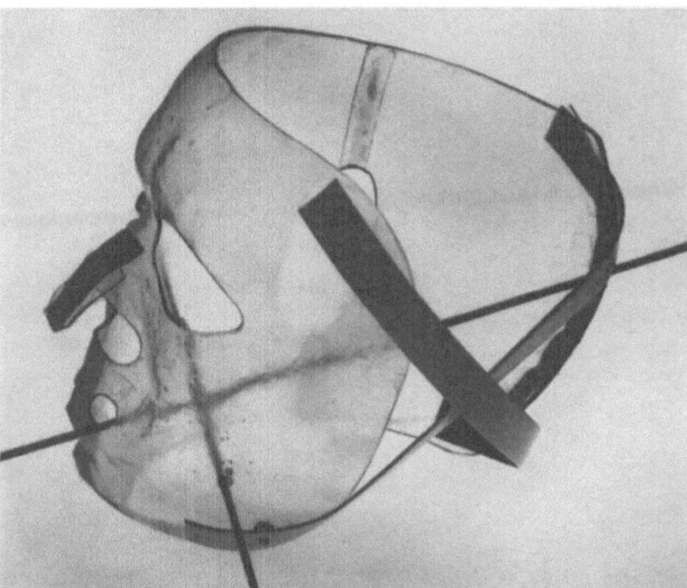

Fig. 36. Three-quarter cellulose acetate shell with radio-opaque markers applied with adhesive tape to the midline anteriorly and posteriorly. This also shows the intersection of the directional wires. Used in treatment of carcinoma of lower alveolus with extension into cheek

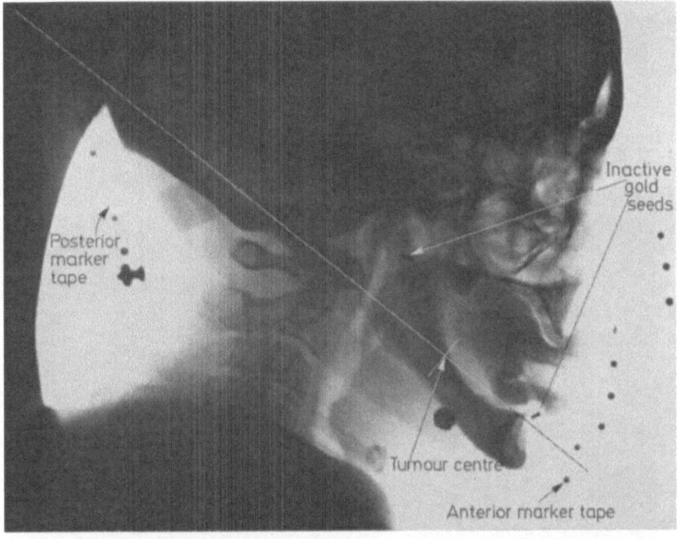

Fig. 37. Lateral radiograph of patient wearing shell with anterior and posterior marker tapes in position. Inactive gold seeds denote the anterior and posterior limits of the tumour. Note the line drawn through the centre of the tumour and intersecting markers on the shell in the proposed treatment plane

If a perspex plate with radio-opaque markers at its corners, and of an area large enough to encompass the tumour with an appropriate margin is centred on the entrance point (Fig. 38), a second lateral radiograph will verify that the field is accurately placed (Fig. 39). Often a small adjustment of the alignment of the field is required at this stage.

The treatment plane must now be decided upon and, in the majority of oral tumours, will be horizontal. Using the entrance and exit points of the central axis of the verified field, with the addition of a further point (commonly one of the holes made with reference to the rows of markers) the three points necessary to define the plane are obtained. A contour representing the patient's skin in this plane is now transferred to paper by use

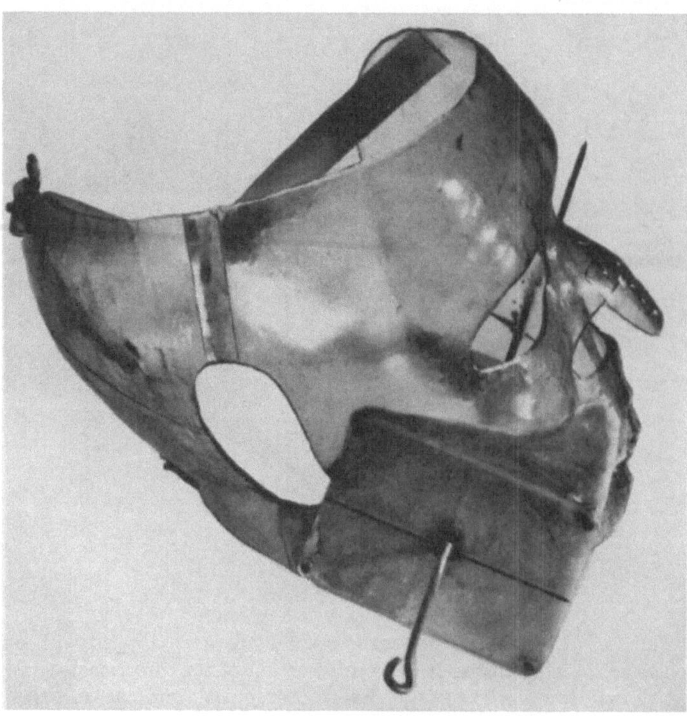

Fig. 38. Shell shown in Fig. 36 with perspex plate for radiographic verification of field placing

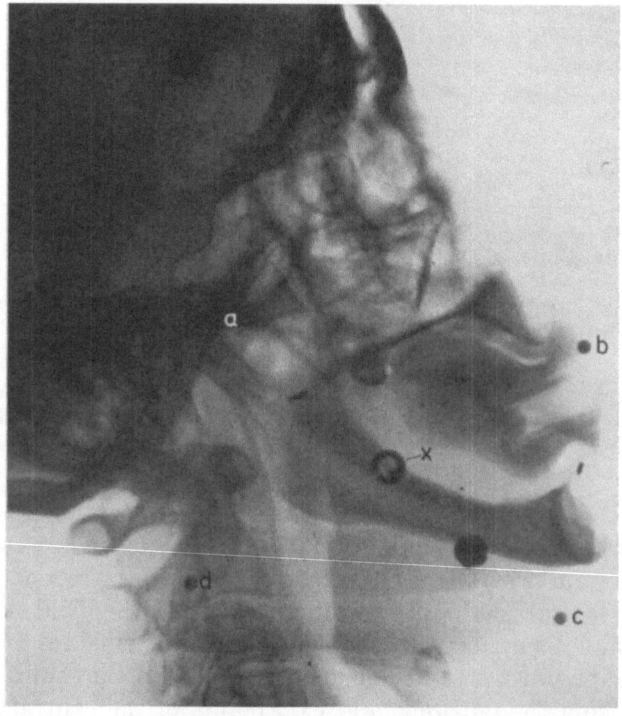

Fig. 39. Lateral verification radiograph of patient wearing shell shown in Fig. 38. The ring and ball bearing (X) mark the central axis of the proposed beam and the ball bearings (a, b, c, and d) mark the boundaries of the field. Note that field will have to be adjusted to ensure adequate margin at anterior limit of tumour

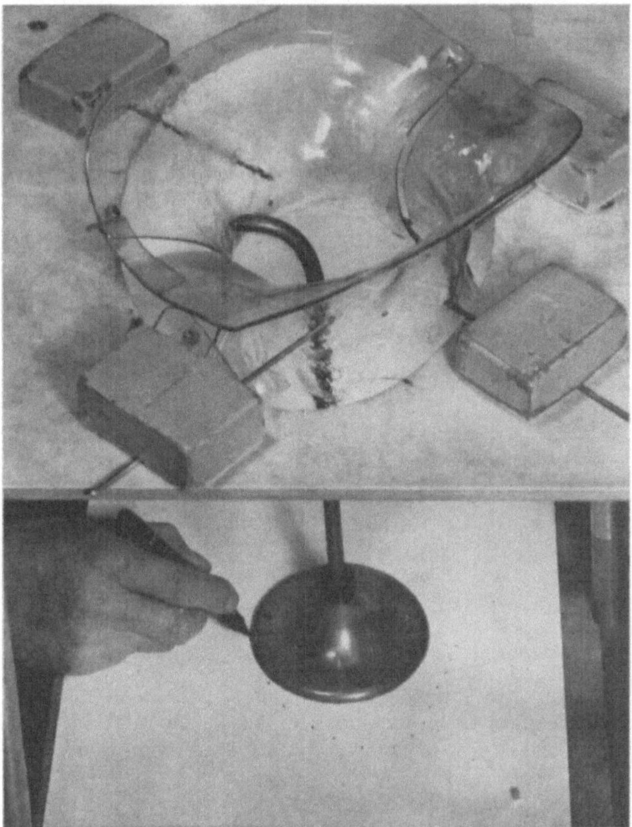

Fig. 40. Contour table as used in Christie Hospital, Manchester

of a device, such as the table shown in Fig. 40. In the absence of such a contour table, a thin strip of plaster of Paris bandage can be moulded to the contour of the desired plane and, when hard, placed on a drawing board so that a pencil outline can be taken—allowance may have to be made for the thickness of the shell. Reference points, in particular the midline anteriorly and posteriorly, with the entrance and exit points of the verified fields, are also marked on the contour, allowing the tumour to be related to the diagram.

When using megavoltage it is essential that there is sufficient depth of tissue, or tissue-equivalent material (such as paraffin wax) over the more superficial parts of the tumour to ensure that it receives the planned tumour dose. A fresh contour will have to be drawn to include such bolus.

The planning of the beam arrangement is carried out in the usual fashion by isodose charts—it is helpful to have a wide range for both plain and wedged fields available.

So far, the steps will have been the same for most tumours, but now the actual placing of the fields on the contour will depend on the precise position of the tumour. The objective, of course, being—to quote STEWART (1962)—"...a homogeneous zone of irradiation, localised to the tumour, with appropriate margin, of optimum dose and with as little irradiation of other tissue as possible". At most sites a pair of wedged fields, at right angles to one another, will be found appropriate as in Fig. 41, but occasionally, as in lesions of the base of tongue, a three-field arrangement (Fig. 42) may be preferable. For extensive tumours placed anteriorly a pair of opposed fields (Fig. 43) one of which is wedged to compensate for the oblique incidence, may cover the tumour more effectively.

The problem of oblique incidence deserves more detailed consideration. Much of what follows is described fully by STEWART (1962), and the diagrams are also taken from his paper. In Fig. 44a the isodose chart of a 4-MV field is incident to an oblique surface, the

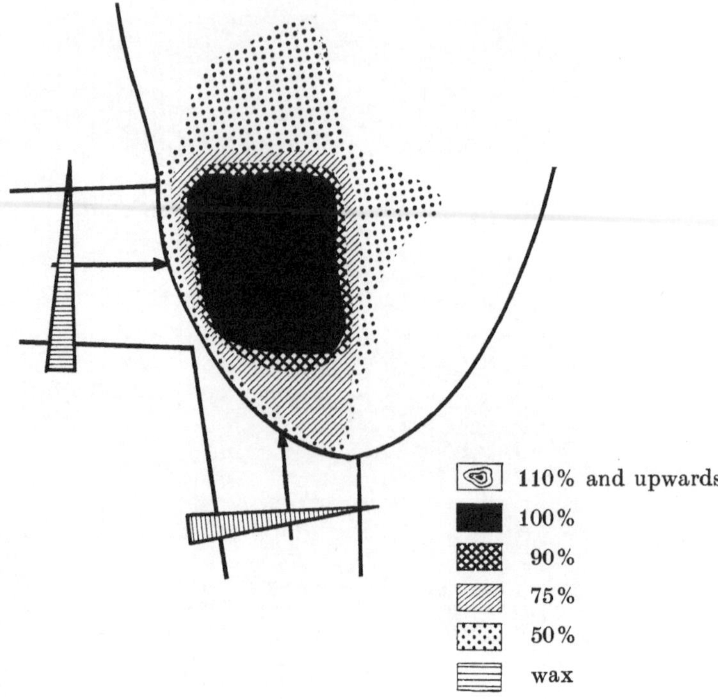

Fig. 41. Plan for 4 MV wedge pair to treat carcinoma of cheek and alveolo-buccal mucosa. Note the code of patterns to demonstrate different dose values

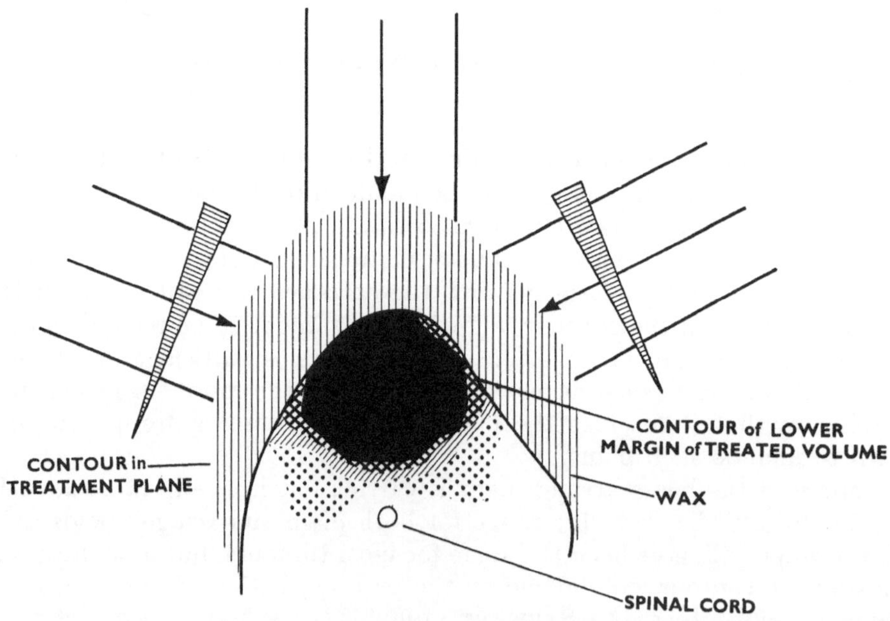

Fig. 42. Treatment plan, on this occasion of a section through the lower part of the treated volume, of a 4 MV 3 field arrangement for carcinoma of the base of the tongue. Wax bolus abolishes the obliquity of the submandibular region. A plain anterior field is balanced by two oblique wedged fields. Note the position of the cervical cord outside the high dose volume

central axis passing through point A. The readings on the central axis are accurate, but if another axis, such as XY, to one side of the central axis is taken, then, with the isodose chart in the first position, the reading at Y will be too low, as no allowance has been made for the diminished absorption in the air gap. If the chart is moved to the second position

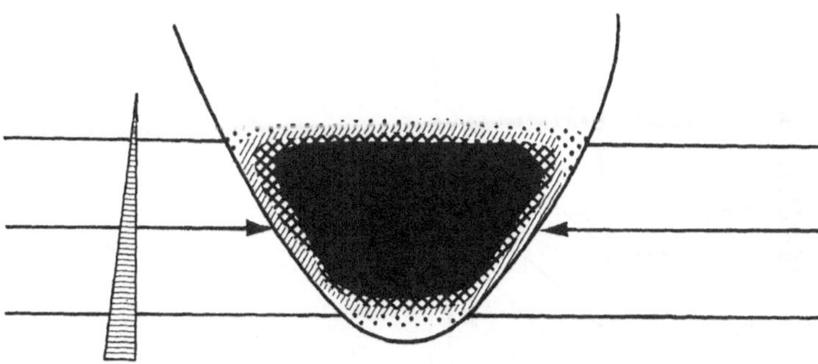

Fig. 43. Plan to show treatment arrangement using a pair of opposed telecobalt fields, one of which is wedged to compensate for the oblique incidence. The lesion is a squamous carcinoma anteriorly placed in the floor of the mouth with extension to the alveoli

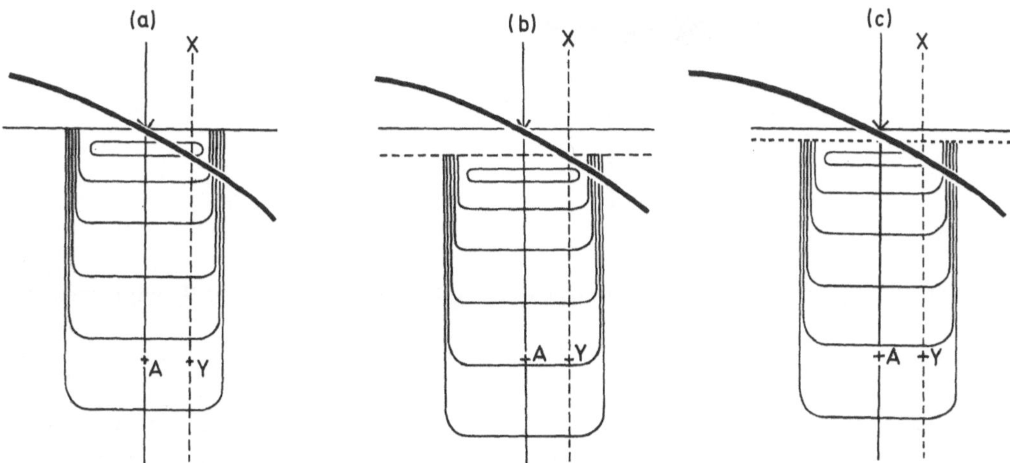

Figs. 44a–c. Diagrams to show isodose of 4 MV field incident to an oblique surface (see text)

Fig. 44b the reading at Y will be too high, due to lack of allowance for the inverse square law effect on the FSD. On moving the chart to the third intermediate position Fig. 44c, half-way between the first and second positions, a sufficiently accurate compromise is obtained. In Figs. 45a–c three methods by which the effects of oblique incidence can be compensated are shown, namely the use of bolus to abolish the oblique surface, though at the cost of losing the skin-sparing effect of the beam; by adjustment of the hinge angle (a term used to describe the angle between the axes of a wedge pair); and by alteration of the wedge angle (the slope of the isodoses in a wedged field). So far only oblique incidence in the treatment plane (usually the horizontal plane) has been considered. For lesions of the lower alveolus and floor of mouth in particular, it is necessary to deal with the obliquity of the submandibular surface. This is most readily accomplished by waxing up the shell to the contour of the plane, thus giving the outer surface a roughly cylindrical shape, as seen in Fig. 46; the price to be paid, of course, being the loss of the skin-sparing effect in parts of the fields. If it is desirable to compensate for this obliquity and still avoid the skin reaction, recourse may be made to the compensator described by Ellis, Hall and Oliver (1959); in this device the obliquity and irregularities of the skin surface are taken up by a number of brass rods of 14.3×14.3 mm section to leave a flat surface

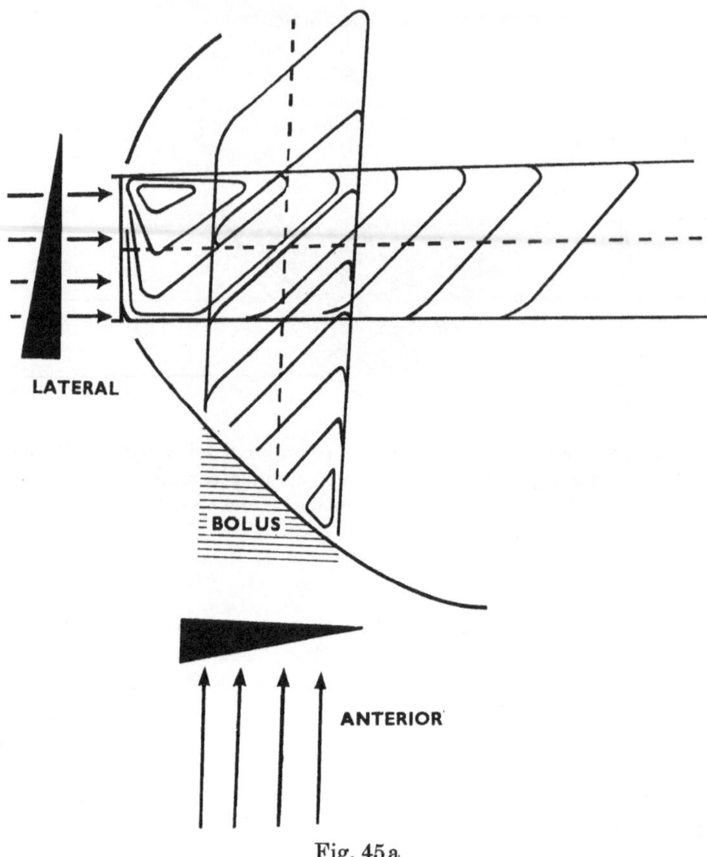

Fig. 45 a

Figs. 45 a–c. Methods of compensating for oblique incidence. (a) By the use of bolus. (b) By adjustment of hinge angle. (c) By alteration of wedge angle

for the incident beam. This block is now reproduced exactly, except that the new rods are just 9.5 × 9.5 mm, and the finished compensator is placed one-third of the way up the beam.

Example to show the use of wedge fields in the treatment of a squamous cell carcinoma of left upper alveolus, with extension on to the hard palate:

A "three-quarter" shell is made, the tumour is localised within this and the localisation is verified as described on p. 383. A contour is drawn in the treatment plane, as in Fig. 47, in which the tumour is represented by the area around point "T". Isodose charts for wedged fields are now used, making due allowance for oblique incidence, as described on p. 387 to determine the placing of the treatment fields. In this case the lateral, verified field is positioned first and the isodose passing through the centre point "T" of the tumour, is marked on the plan. Points X and Y lie on this isodose. Two further points, A and B are now selected on a line at right angles to X Y. The anterior field is so placed that its isodoses are also parallel to X Y. Reading are taken from the isodose charts as follows:

Field	Size of field	Percentage depth dose				
		X	T	Y	A	B
Lateral	5.5 × 5 cm	91	91	91	103	82
Anterior	5 × 5 cm	90	91	91	81	101
		181	182	182	184	183

In this case there is no need to balance the given doses since the "gradient" between A and B is very similar for both fields. For a tumour dose of 6000 rads (182%), 3300 rads (100%) would have to be given to each field.

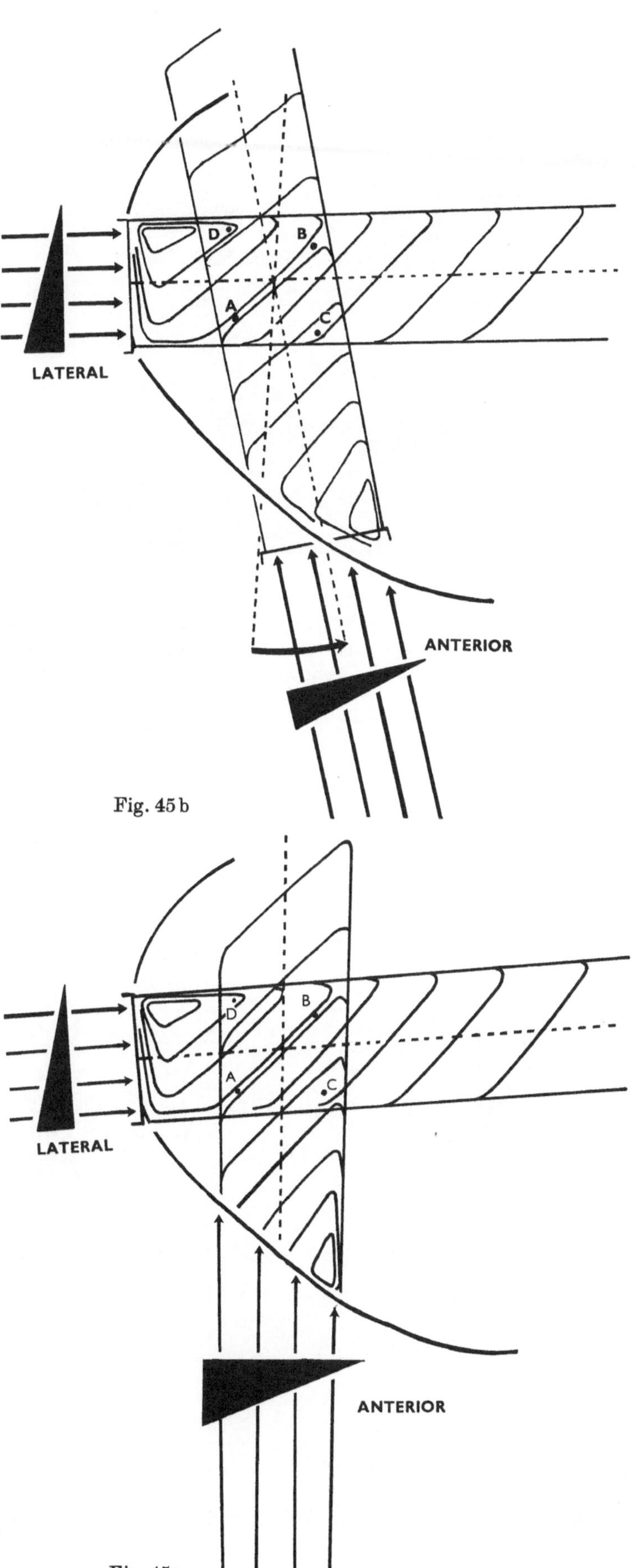

Fig. 45b

Fig. 45c

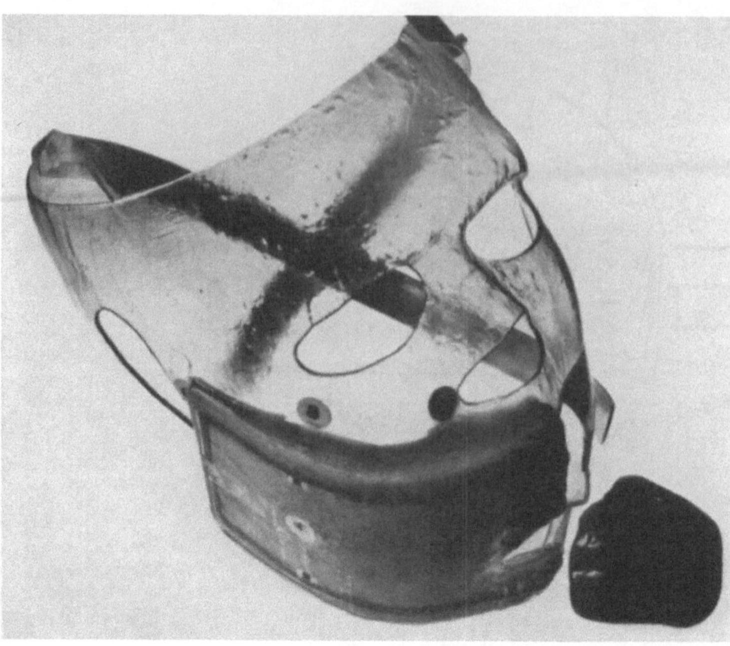

Fig. 46. Shell with wax bolus prepared for 4 MV treatment of patient with carcinoma of the lower alveolus which extends to the skin. The bolus serves two purposes: 1. to ensure that the superficial parts of the tumour receive the full dose and 2. to abolish unwanted oblique incidence

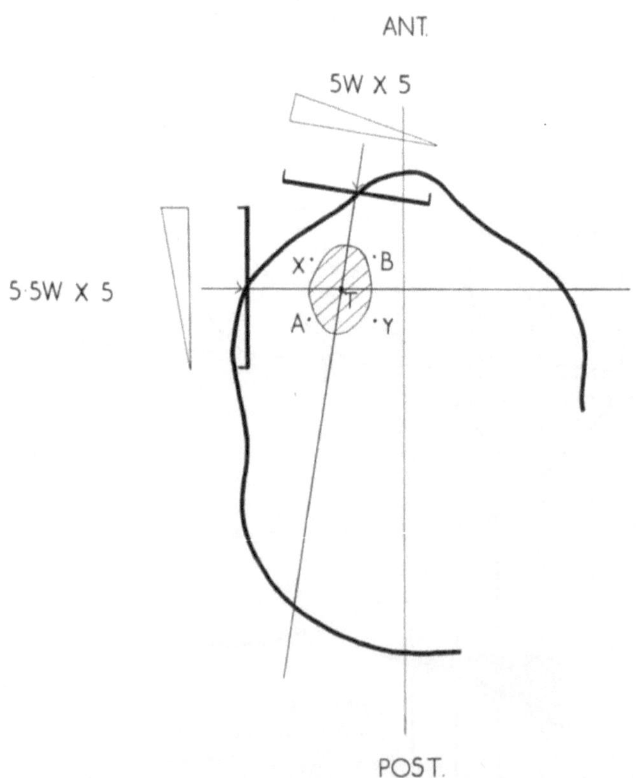

Fig. 47. Diagram used in planning treatment by 4 MV wedge fields of patients with carcinoma of lower alveolus

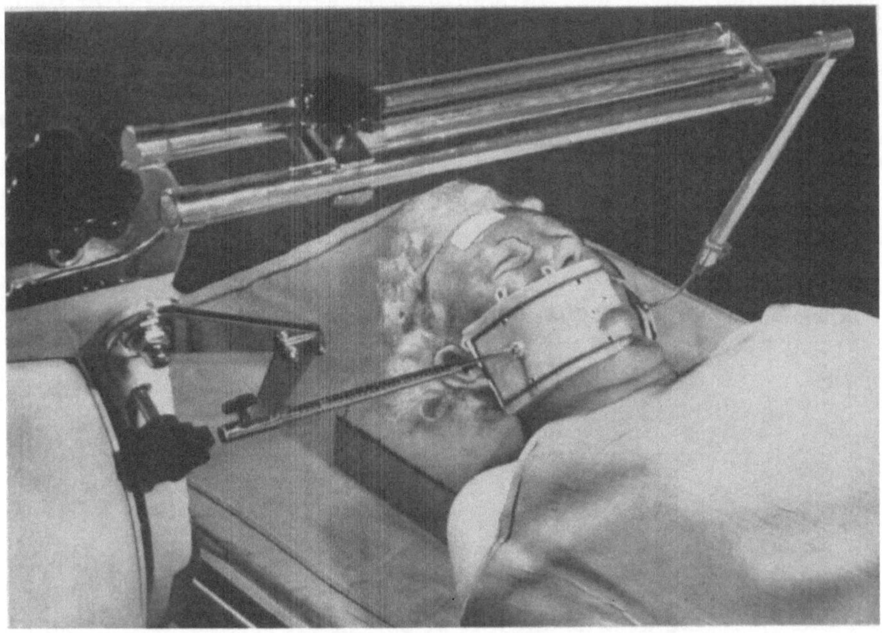

Fig. 48. Patient with carcinoma of lower alveolus in position for 4 MV treatment. The front pointer will be removed immediately before the exposure commences

When placing the fields on the plan care is taken to keep any parts of the central nervous system (such as the upper cervical cord and brain stem, when treating a tumour of soft palate or base of tongue) out of the highdose zone (Fig. 42). The tolerance dose for small volumes of brain stem or cord can be taken as 5000 rads (megavoltage) in three weeks—a figure which derives from the dose of 4250 R (orthovoltage), quoted by BODEN (1950 and 1948), and is obtained by expressing the dose in rads and making a correction for the relative biological effectiveness of megavoltage radiation (Symposium 1957). If at least one parotid gland can be spared it will help to lessen the discomfort of a persistently dry mouth.

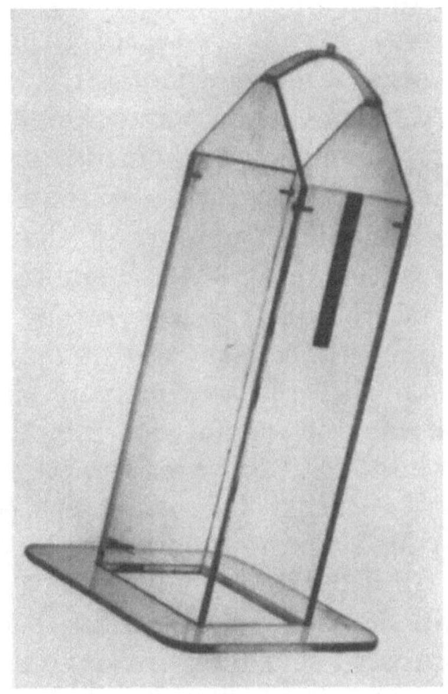

Fig. 49. Device known as "nipple ended applicator"

Having settled on a plan, the entrance and exit points of the fields can be transferred to the shell by direct measurement and, apart from the strips of cellulose acetate required to hold these points, and any bolus that has been applied, the entrance portals can have the surplus cellulose acetate removed to expose the maximum area of skin. In most cases the machine will be aligned on the shell by the use of front and back pointers which are in the central axis of the beam and are placed over the entrance and exit points on the shell (Fig. 48), the front pointer to be swung out of the beam during treatment. If it is desired to fix the shell in the beam, a special "nipple-ended applicator", such as the one in Fig. 49 devised by J. L. DOBBIE, may be used. This applicator has an open end, except for the perspex bow carrying the nipple which engages with the entrance point on the shell, so that it acts as a front pointer, yet retaining most of the skin sparing virtue of an open field.

The dose to be prescribed will, of course, vary with the volume of tissue taken to tumour dosage, and the overall treatment time. The doses given in Table 4 are recommended as tolerance doses at which to aim, though of course they may have to be modified according to the degree of reaction produced in the patient's mouth towards the end of treatment, and possibly, by other factors, such as the patient's age.

Table 4. *Tolerance doses for external Roentgen therapy to the mouth using megavoltage radiation in daily fractionated treatments*

Volume	Dose in 3 weeks (rad)	Dose in 5 weeks (rad)
Up to		
6 × 6 × 6 cm	5750	6500
7 × 7 × 7 cm	5500	6250

b) The use of short SSD units and orthovoltage

The radium beam unit containing about 10 gm of radium, or an equivalent amount of Cobalt-60, and operating at a mean SSD of 8.3 cm provides a useful beam for treating posteriorly placed lesions of the buccal surface of the cheek, where the tumour extends onto the alveolus, making coverage by a radium needle or gold seed implant uncertain (more anteriorly placed tumours of this region are best treated by a two-plane mould). Apparatus of this type was described by Sievert in 1933, and later modifications, including much detail of usage, by Wood in 1951. Single fields in the range 5 to 8 cm are useful, but a cluster of fields as described by Charteris (1955) gives a better depth dose. With such a method a dose of 5500 rads in three weeks, or 6000 rads in five weeks, is recommended. Where a high energy beam unit of long focal skin distance is not available the use of the beam cluster can be extended to include any carcinoma in the mouth where the deepest part is less than 5 cm from the skin surface; this is of especial value in the treatment of tumours of the alveoli and floor of mouth, though in this latter site, as described on p. 367 a single radium beam field is best combined with an intra-oral mould.

Orthovoltage very rarely provides the beam of choice for the radical treatment of mouth cancer, though, if megavoltage is not available, it can be used successfully for beam directed treatment of the base of the tongue. Likewise, in the absence of facilities for making a sandwich mould, or if a radium beam unit is not to hand, a single orthovoltage field provides an acceptable method for treating a carcinoma of the buccal surface of the cheek. This latter procedure is improved if the patient's tongue can be protected by lead mounted on a bite-block.

Per oral treatment by low voltage apparatus of the type described by Chaoul (1940) can be used for treating superficial tumours in the tongue, alveoli and buccal mucosa, provided that they are small enough and can be made accessible to the intra-oral applicator. This is usually placed over the tumour by using an eye-piece, light, and angled mirror inserted into the side of the applicator. However, such tumours will usually lie at an oblique angle to the applicator, rendering the dose distribution more or less inhomogeneous, and it is difficult to ensure that the tumour is kept in apposition to the applicator during treatment. In view of this uncertainty of control over treatment factors this method is not generally recommended.

c) Electron beam therapy

In recent years the publication of a number of papers on both the physical aspects and the clinical uses of electron beams has aroused great interest. Farmer (1962), in reviewing present day facilities and techniques of megavoltage therapy, considers that both the betatron and the linear accelerator are well suited to the production of high energy electrons. Their physical characteristics have been reported by various workers including WIDEROE (1959, 1960), OVADIA and UHLMANN (1960), INNES, ROTBLAT and BRADSHAW (1960), LAUGHLIN, OVADIA, BEATTIE, HENDERSON, HARVEY and HAAS (1953), MARKUS and PAUL (1953), SEMPERT (1960). The main difference between electron beams and megavoltage roentgen rays is in the depth of penetration. With electrons this is mainly dependent on the energy (the field size is of less importance) and the fall-off in dose beyond the range of the electrons is very rapid.

The advantages of electron therapy in mouth cancer are considered by VERAGUTH (1961) to be the nearly homogeneous dose produced from a single field for a number of centimetres, the rapid fall-off beyond the high dose zone and the small absorption of electrons in bone. He considers that the RBE of high energy electrons is 0.6 to 0.7 for skin reaction, and 0.7 for tumour tissues. With a machine capable of producing electrons in the range 5–40 MeV, a suitable MeV is selected to give the depth dose required and in the case of tumours of the buccal mucosa or alveolus a single field is all that is required.

GREENE (1961) in a comparison of the potential value of high energy electron therapy with megavoltage (4 MV) roentgen therapy, in which he assumed there was no difference in the "therapeutic ratios" of the two beams, concluded "it is apparent that even for energies of up to 35 MeV, electron beam therapy has no advantage over the treatments that can be given with the more versatile 4 MV X-ray generator".

It is in the lower energy ranges (2–10 MeV) that electron beam therapy have will its greatest usefulness. At higher energies there is a less precipitous fall in depth dose and the problems of tissue inhomogeneity also detract from its usefulness. These points are developed more fully by JACKSON (1970). At this lower energy range electron beams are useful for treating skin conditions and tumours, such as carcinoma of the breast, affecting the chest wall but have no application in the oral cavity.

Table 5. *Radical treatment of primary tumour. Summary of recommended methods by site*

Site	Superficial non-infiltrative lesion	Bulky infiltrative lesion
Tongue (tip)	single plane seed implant or excision	vertical volume implant with tongue stitched down
Tongue (lateral border)	vertical single plane needle implant (or seed implant in older patient)	vertical 2-plane needle implant
Tongue (dorsum)	horizontal single plane needle or seed implant	vertical volume needle implant
Tongue (base)	megavoltage roentgen therapy	megavoltage roentgen therapy
Floor of mouth and anterior lower alveoli	sandwich radium treatment or megavoltage roentgen therapy	megavoltage roentgen therapy
Hard palate and upper alveoli	single plane intra-oral mould, sandwich radium treatment or megavoltage roentgen therapy	megavoltage roentgen therapy
Posterior lower alveoli	seed implant or megavoltage roentgen therapy	megavoltage roentgen therapy
Soft palate	seed implant or megavoltage roentgen therapy	megavoltage roentgen therapy
Anterior buccal aspect of cheek	sandwich radium treatment or needle implant	single field orthovoltage therapy or megavoltage roentgen therapy
Posterior buccal aspect of cheek	seed implant or megavoltage roentgen therapy	megavoltage roentgen therapy

5. Management of patient undergoing external radiation therapy

This differs little from for radium treatment described on p. 373 and 374. During a three-week course of treatment the so-called fibrinous mucosal reaction appears about the tenth day, to reach its maximum at, or just after, the completion of treatment. Any skin reaction usually follows two to four days later. Usually the cutaneous reaction will subside first, to be followed by the mucosal reaction several days later, so that healing is achieved within about three weeks of the completion of the treatment. During the reacting stage oral toilet is important, a simple bicarbonate of soda mouth wash is useful and a preparation such as aspirin mucilage,

Pulv Trag Co 600 mg,
Acid Acetylsal. Pulv. 600 mg,
Aqua Chloroform ad 15 ml,
Sig: 15 ml t.d.s., a.c. to be swallowed slowly,

does much to relieve the associated discomfort. If there is suspicion of bacterial infection of the reacting mucosa a systemic antibiotic such as Tetracycline, 250 mg 6-hourly, should be administered without hesitation. Skin reactions seldom prove troublesome in these patients, but if they do proceed to moist desquamation the application of 0.75% aqueous gentian violet, or an antibiotic/steroid cream (e.g. containing neomycin and prednisone) may hasten resolution.

6. Radical treatment of secondary nodes

There is almost universal agreement in centres dealing with large numbers of patients suffering from mouth cancer, that the radical treatment of choice for unilateral mobile metastatic nodes in the neck is surgical block dissection of the affected side. There is no such agreement as to the policy to be adopted in patients presenting without palpable nodes. Douglas (1947) estimated that 60% of cancer clinics throughout the world adopted a watch policy, whilst the remainder advised prophylactic surgery. Since the majority of mouth cancer patients develop secondary nodes at some stage of the disease there is much to be said for the prophylactic operation. On the other hand, block dissection of the neck does carry an operative mortality risk, although this is less than 3%, and is an operation not without disabling consequences, particularly in the manual worker. In a series of prophylactic block dissections done by Douglas in 1934–1937 only 18% of the patients had positive nodes, and the ultimate results in these cases were considered to be little better than if a watch policy had been adopted, with surgery as soon as nodes became palpable.

If a watch policy is adopted the follow-up of the patient must be particularly strict, and he should be seen at monthly intervals for the first year after treatment of the primary growth, two-monthly for the second year, three-monthly for the third year, and thereafter four-monthly for the two succeeding years. As soon as a node becomes palpable in the ipsilateral side of the neck, preparation must be made for block dissection. Clinicians are by no means always right in their estimation of the significance of nodes in the neck. Where an obvious septic focus exists in the mouth, or the node is tender, antibiotics should be given for five days, and thereafter, if the node is unchanged operation should be proceeded with. Such a watch policy, with block dissection reserved for nodes which become palpable later, is inadvisable if, for any reason, intensive follow-up is likely to be impossible. In these cases prophylactic dissection should be carried out. The selection of the optimum time after treatment of the primary lesion, to perform block dissection is important.

In prophylactic operations, the radiation reaction in the primary site should be allowed to heal before surgery. This four to six weeks delay is also generally acceptable when a highly mobile node is present at the first examination, but in such cases it is advisable to see the patient fortnightly after the primary treatment, so that surgery may be performed earlier if there is any suggestion that the node is losing mobility. In the patient who has a borderline operable node when first seen, there are several possibilities. Block dissection before, or at the same time as the primary treatment, block dissection immediately after the primary treatment is completed (that is, as the reaction is commencing), or block dissection at the normal four/six weeks' interval, the node having been given a "holding" roentgen treatment at the time of the primary treatment. By using this latter method there are several apparent advantages. The mouth reaction has settled by the time surgery is performed, and healing of the wound is quicker. In addition there has been no interference with the blood supply to the mouth by block dissection, and there is therefore no delay in healing of the primary reaction. In patients in whom the primary treatment is by interstitial radiation, a "holding" roentgen treatment by a single orthovoltage field is given to the node with only a small margin of normal surrounding tissue. By keeping the area small and confined to the node, a dose of 2000 rads can be given in one treatment. In cases having roentgen therapy for the primary growth, one of the fields is so arranged as to traverse the node, which will receive a dose of the order of 4000–4500 rads in three/five weeks. Both these methods prevent fixation of the node and may cause some resolution, but they do not increase the operative difficulties.

The presence of bilateral mobile nodes, or the appearance of a contralateral mobile node after block dissection on one side, does not prevent bilateral neck dissection. Douglas considered, from his experience of over 500 dissections, that the interval between operations may be as little as three weeks, but with this small gap the second internal jugular vein should not be removed. Both internal jugular veins can safely be taken if there is a three months interval. Partial block dissection, such as the suprahyoid block and the supraomohyoid block, are really node excisions as opposed to block dissection and the full radical block, founded on that described by Crile fifty years ago, is the operation of choice.

Patients with operable nodes, but in whom, for some reason, radical surgery is inadvisable, should have radical radiation therapy to the neck. If an attempt is made to irradiate the entire lymph node area of the neck the dose of radiation will be less than lethal to squamous carcinoma, and it is therefore preferable to treat the palpable node or nodes only, with a small surrounding margin. The maximum tolerable dose should be delivered and orthovoltage roentgen therapy provides adequate depth dose from a single field. The dose given on a field of up to 30 cm^2 is 6000 rads in five weeks, or 5500 rads in three weeks. (Larger areas require lower dose levels and treatment becomes palliative rather than radical). Short distance teleradium, generally as a cluster of three fields to achieve sufficient depth dose, is also effective at similar dose levels.

7. Palliative treatment of primary nodes

Mention has already been made of the need, if at all possible, of relieving the patient of the primary tumour. In a number of patients on first presentation, the primary tumour is beyond hope of cure, and inoperable neck nodes may also be present. The decision has to be made initially in such cases whether any treatment is warranted. It is seldom advisable to treat the very advanced lesions just for the sake of doing something, and it must be borne firmly in mind that palliation means relief of symptoms, albeit without hope of cure. Unless, therefore, there is a real chance of relieving the patient of one or more clamant symptoms, particularly in those in whom cachexia is evident, it is kinder in the long run to advise against treatment. The patient, in good general condition, may however gain worthwhile temporary relief by judicious palliative therapy. Such treatment should be as simple and of as short duration as possible, with a post radiation reaction less than that radical therapy. Treatment producing no reaction is unlikely to provide useful palliation. In general in the palliation of mouth cancer external irradiation is the principle treatment method. Moulds are almost never used with palliative intent though the interstitial treatments do have a real place especially where it is hoped to control a small primary of the tongue, for example—in the presence of inoperable metastatic neck nodes. With large, inoperable primaries, with or without nodes, external irradiation becomes the treatment of choice. Once more a high energy beam is best in view of its better depth dose, but orthovoltage apparatus is often adequate (Figs. 50a and b). Laterally placed tumours may be dealt with by a single field, but more often a parallel opposed pair of fields is used, opposition of the fields being attained by the use of a back pointer, a jig or a treatment machine in which the head can be rotated through 180°. Occasionally, in order to improve the dose at depth without producing a brisk reaction in both sides of

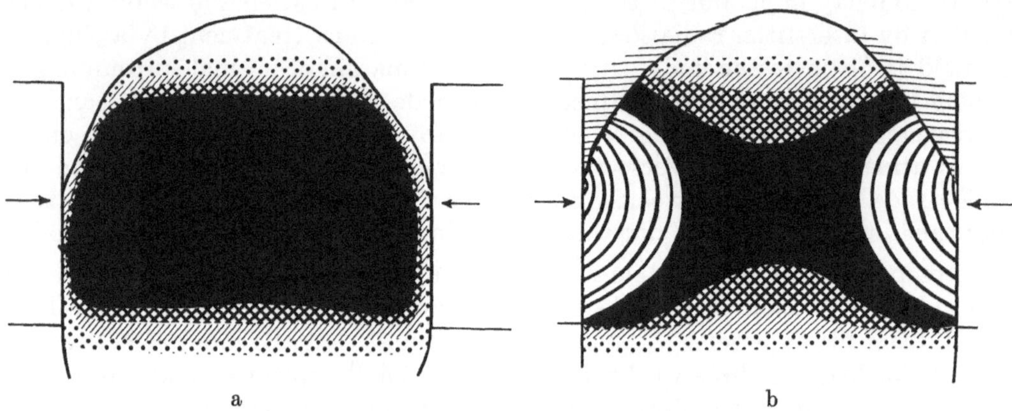

Fig. 50. (a) Diagram of parallel pair of telecobalt fields used in palliative treatment of extensive mouth cancer showing homogeneity of high dose zone. (b) Similar field arrangement with orthovoltage. Note the lack of homogeneity

the mouth, a simplified wedge pair technique using a jig or pin and arc arrangement may be used. The precision of a beam directed method using a shell is superfluous for palliative work. Using orthovoltage, a sieve technique (Jolles, 1953) may give a treatment approximating to a unilateral high energy beam field and might be applicable, say, to a lesion in the anterior pillar of the fauces with extension to the tongue. An extensive carcinoma of the buccal surface of the cheek, with inoperable nodes, may be best treated by a single orthovoltage field using lead mounted on a bite block to protect the tongue.

As the doses used in palliative work are appreciably lower than in radical treatments there is no need to prolong treatment time (the main advantage in treatment of three weeks or over being the latitude granted to the radiotherapist in the judgement of tissue tolerance) so treatment over one, four or ten days becomes the rule. A recommended dose is 4000 rads delivered in 8 fractions over 10 days with megavoltage for a parallel pair of 8×8 cm fields. This dose would have to be decreased if orthovoltage equipment is used, if the field sizes are increased or if the overall time is shortened. Another satisfactory method of providing growth restraint for those patients who can conveniently attend as out-patients, is to give once weekly exposures over a period of from 4–6 months. The weekly given dose varies from 300 rads for fields of 100 to 150 cm^2 to 400 rads for smaller fields of the order of 50 cm^2. About 5–6 weeks after the commencement of such a treatment, there will be a marked erythema of the skin, but a week or two later this will settle down to a dusky erythema with commencing pigmentation. In any palliative treatment radiation necrosis must be avoided at all costs, and the decision as to when to stop a course of weekly treatments is an important one. Patients seem to vary considerably in their skin reaction to protracted radiation of this type and the final dose given varies from 6000 rads to 10000 rads in from 4 to 6 months. When the irradiated skin develops a pigskin appearance with subcutaneous oedema, treatment must be terminated as the limit of tolerance has been reached.

8. Treatment of recurrent carcinoma of the mouth

When recurrent cancer develops completely or largely within an area which has previously had a full radiation treatment, it is seldom advisable to proceed with further radiotherapy even by a different method. The chances of satisfactorily eradicating the disease are small and the likelihood of producing an extensive radiation necrosis is high. Surgery can salvage a number of such cases and provided the surgeon is satisfied that he can clear the tumour with a reasonable margin, operation should be proceeded with, no matter how radical and mutilating it has to be. This is well worthwhile in patients who are fit for operation and in whom secondary lymph nodes have either not appeared or remain operable. In some cases because of the extent of the primary lesion, the age of the patient, or the presence of inoperable secondary nodes, such a radical procedure is not advisable, and palliative procedures such as intra-arterial chemotherapy or local diathermy coagulation may relieve symptoms for a time.

A tumour appearing at the edge of a previously irradiated area but not extending into it may be either a new primary, or a recurrence of the original lesion due to the irradiation of an inadequate area in the first attempt. Treatment of the new lesion by the appropriate radiation method is permissible although there is some danger of a line of necrosis at the junction of the two irradiation areas. Provided no undue overlap has occurred, this is likely to be small, and can be dealt with satisfactorily.

When surgery alone has been the primary treatment and recurrence develops later, radical radiotherapy appropriate to the site is carried out. Due to the previous operation the blood supply to the tissues may be poor, but the dose should seldom be modified because of this. Any resulting necrosis is likely to be a small price to pay for permanent cure.

The chemotherapy of recurrent mouth cancer should only be considered after radiotherapeutic and surgical possibilities have been exhausted (though there are occasional exceptional circumstances where little radiotherapy is available, for example in Kenya, creating a need for heroic chemotherapy as described by Clifford, Beecher, Harries, Oettgen, Brown and Lewes, 1963). Cytotoxic drugs administered systemically, either by mouth or intravenously will seldom produce marked regression in the common squamous cell carcinoma of the mouth. Of more value, but, it must be emphasised, at the cost of much labour and a prolonged stay in the hospital for the patient, is intra-arterial chemotherapy. This may take the form of perfusion as described by Creech, Krementz, Ryan and Wimblad (1958) in which the tumour bearing area is partially isolated and connected to an extracorporeal circulation. An alkylating agent, such as melphalan can now be introduced into the tumour in a much higher concentration than can be tolerated systemically. Alternatively, infusion as described by Sullivan and Watkins (1963) may be chosen. In this technique a fine polyethylene tube is introduced into the external carotid artery, often via the superficial temporal artery, and is passed downwards until injection of a dye, by staining the tissues, confirms that the arterial supply to the tumour has been reached. If need be, both external carotid arteries can be used simultaneously. A cytotoxic agent—for this purpose an antimetabolite such as methotrexate is preferred—is now infused continuously over a period of 7 to 30 days. This procedure may have to be repeated more than once to obtain worth-while regression. Dosage schedules, with and without the concurrent systematic use of the antidote citrovorum factor are given in the paper by Sullivan and Watkins (1963). They claim sustained tumour regression of 25 months and more in some cases.

Pain can be a most distressing feature in recurrent mouth cancer. If this is associated with radiation necrosis (recurrence and necrosis form a not too infrequent combination) diathermy coagulation as described above may provide useful, though temporary, relief. On occasions the pain may be due to secondary infection of the growth and may yield to the systemic administration of an antibiotic. In the majority, however, the choice of a measure to relieve pain have to be made from opiates, intra-arterial chemotherapy and neurosurgical procedures. By far the greatest proportion will be managed by drugs. The "Brompton mixture",

Morphine	10 mg,
Cocaine	5 mg,
Brandy	8 ml,
Honey	4 ml,
Chloroform water	ad 20 ml,

is a recommended standby. In some cases, though, due to local ulceration in the mouth, the patient cannot tolerate the mixture and morphine by injection may be substituted. Death in these patients will usually follow rapidly due either to an aspiration pneumonia or, less often, to massive haemorrhage. Intraarterial chemotherapy calls for considerable stamina in both patient and staff and will usually be reserved for the relatively young, fit patient who can appreciate the need for the demands that will be made upon him. Neurosurgical pain relief procedures are less laborious than chemotherapy. The posterior third of the tongue derives its sensory nerve supply from the glossopharyngeal nerve, the rest of the mouth from the trigeminal nerve. Injection of alcohol or phenol into the trigeminal ganglion will produce, at least temporarily, pain relief in a proportion of cases but, more certain in its effects is division of the sensory root, an operation which can be combined with section of the glossopharyngeal nerve and even of the upper cervical posterior roots if the distribution of the pain indicates this extension. Surgical procedures are described by O'CONNELL (1959) who gives further references. O'CONNELL also mentions the use of prefrontal leucotomy, not to relieve pain but to dull the patient's awareness of its significance. To be successful this must cause a sufficient personality change which, in itself, is distressing to the patient's relatives. These neurosurgical procedures still call for a moderately fit patient and even then, will sometimes be contra-indicated due to the spread of malignancy interfering with the surgeon's route of approach.

9. Oral hygiene and dental sepsis

Poor oral hygiene and dental sepsis are accepted as playing a part in the aetiology of mouth cancer. They are also of importance in the response to radiation treatment. On admission to the hospital for treatment by radiotherapy vigorous measures should be adopted to clear up sepsis in the mouth. In general a combination of systemic antibiotics and vigorous cleansing of the mouth by the use of a dental spray is necessary. The removal of teeth, diseased or otherwise, before treatment remains a controversial problem. Many authors, among them MURPHY (1959), CADE and LEE (1957) consider that all septic teeth should be removed before treatment commences. This inevitably means some delay in starting radiotherapy. On balance, provided that the condition of the mouth is improved by antibiotics, dental sprays and scaling of the teeth, treatment should proceed without delay. There are some exceptions to this general rule. Where a tooth has apparently been a factor in the production of the tumour, it will obviously be traumatic to the reacting area following treatment and should therefore be removed. In some cases the presence of teeth can make the application of the treatment of choice difficult or impossible. Teeth may, for example, prevent the accurate fitting of a mould, and again extraction is desirable. In such cases, the prophylactic administration of an antibiotic is advisable, and the gums should be carefully sutured to promote rapid healing. The presence of teeth within the radiated area does not necessarily mean that bone necrosis will occur. At some later stage however the patient may develop "toothache" due either to dental caries or to incipient bone necrosis. At this stage extraction may cause an extensive osteonecrosis of radiated bone. Provided however the extractions are done under an antibiotic cover and as atraumatically as possible by a dental surgeon accustomed to the problem, the danger of a major necrotic breakdown is not high. It is wise to advise the patient to report as soon as he develops "toothache" so that treatment may be adequately supervised.

XI. Complications of treatment

Where radical radiation treatment of squamous cancer is producing optimum results, a number of the patients, probably 2–5% will inevitably develop radiation necrosis of soft tissue and/or bone. This will occur no matter how meticulous the technique and will, in general, be due to circumstances beyond the control of the radiotherapist. These include, idiosyncracy of the patient to radiation, unexpectedly poor blood supply to the part, and malignant bone involvement not obvious clinically and not demonstrated radiologically. Where a necrosis rate of greater than 5% occurs, it is likely that some aspect of the technique is at fault and investigation may show that this is within the control of the radiotherapist. Be that as it may, radiation necrosis of soft tissue and bone in the mouth is a problem and it is the responsibility of the radiotherapist to institute or arrange for appropriate treatment.

1. Soft tissue necrosis

Acute necrosis, which occurs immediately following the radiation reaction, and is generally due to overdosage, is less commonly seen today and the more usual problem is ulceration of the mucosa some time after the reaction has settled. This is often precipitated by trauma causing interference with the blood supply of the part, and in particular, may occur after block dissection of the neck, or be due to an ill-fitting or cracked dental plate causing constant irritation within the radiated area. In many of these cases where the necrosis is only superficial the frequent use of a bland mouth wash (e.g. Sod. bicarb. in lukewarm water) will be sufficient to cause healing and should be tried in the first instance. If no evidence of healing is evident after a month or two of this regime superficial diathermy coagulation of the ulcerated area and its surroundings, using the ball diathermy, is advisable. This is likely to give immediate pain relief and after 4–6 weeks healing may follow. Should this fail to improve the situation, surgical excision of the necrosis and also of the whole area irradiated with high dose should be done. It is seldom however that this is necessary.

2. Bone necrosis

Bone necrosis may be present under an intact mucosa, and is at this stage aseptic and painless. When a breach in the continuity of the mucosa occurs, the bone becomes septic, pain is a problem and the condition is one of osteomyelitis. If the necrotic area is superficial, sequestration occurs fairly quickly, and conservative measures to keep the patient comfortable, until the dead bone is extruded, or can be easily removed, are often justifiable. Such measures include repeated short courses of systemic antibiotics, mouth washes of 1 in 40 hypochlorite solution, and simple analgesics for pain. When larger areas are involved complete sequestration may take anything up to two years to occur, and during this period the patient will have recurring bouts of severe pain due to infection. These can be temporarily controlled by antibiotics and hypochlorite irrigation, but require frequent hospitalisation for short periods of nursing. The patient is never really comfortable and may go on to develop submandibular fistulae. It is therefore preferable to proceed with surgical removal of the diseased bone and a considerable margin of surrounding healthy bone. If this margin does not extend sufficiently beyond the area of necrosis into bone with an adequate blood supply, recurring sequestration at the cut ends of the bone is likely to call for further surgery. Immediate adequate surgery gives rapid relief of pain and is now considered to be preferable to awaiting natural sequestration.

XII. Rare malignant tumours of the mouth

1. Malignant melanoma

This tumour occasionally occurs in the oral cavity where it shows a predilection for the palate and upper alveoli (Fig. 51). It is quite exceptional to find this tumour in

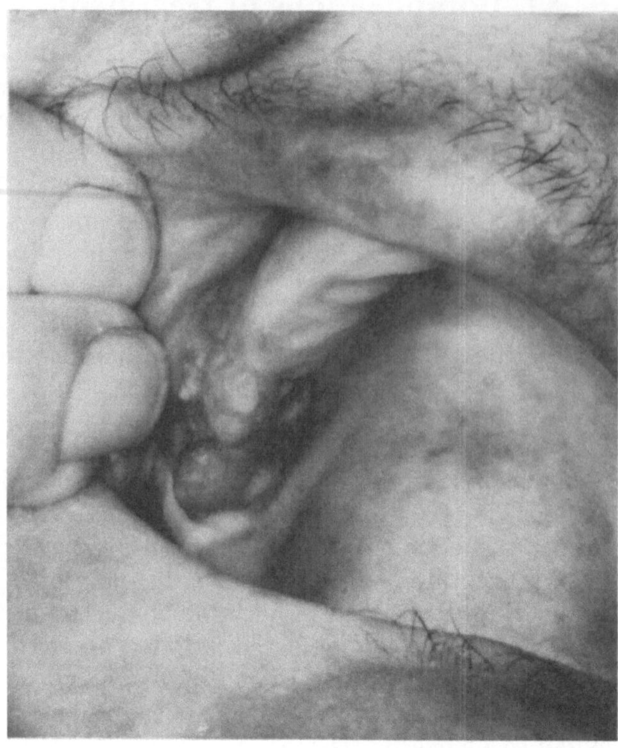

Fig. 51. Patient with a typically placed malignant melanoma of the upper alveolus

the tongue, lower alveoli or buccal surface of cheek. Pack, Perzik and Scharnagel (1947) describe 7 oral cases in a series of 862 cases of melanoma from the Memorial Hospital for Cancer and Allied Diseases, New York. None of these 7 cases survived 5 years and in a later publication Pack (1959) again emphasises the very poor prognosis for melanoma in this site. Where possible, radical surgical excision is usually advised as the treatment of choice.

2. Sarcoma

Fibrosarcoma, lymphosarcoma and angiosarcoma of the mouth have been described but more often sarcoma in the oral cavity takes the form of reticulosarcoma. Most commonly this is to be found in the posterior third of the tongue but it can be present in other sites such as the alveoli (Fig. 52). A high proportion of cases of reticulosarcoma will have node involvement when first seen—in fact it may be the enlargement of the neck nodes which is the presenting feature. Reticulosarcoma is best treated by radiation—in the mouth this will commonly be by means of a pair of opposed fields of the order of 10×10 cm encompassing the primary tumour and adjacent nodes and the tumour dose recommended is 4000 rads (megavoltage) over three weeks. In lymphosarcoma, a tumour of much greater sensitivity, the treatment fields may be increased in size to cover the whole neck and mouth (say from base of skull to upper mediastinum) and the tumour dose lowered to 3000 rads in three weeks.

3. Plasmocytoma

Solitary plasmocytoma, of the type occurring in the upper air passages, occasionally presents in the oral cavity where it usually affects the gums or buccal surface of cheek. This tumour usually arises in males in the 5th, 6th and 7th decades. It is a radiosensitive

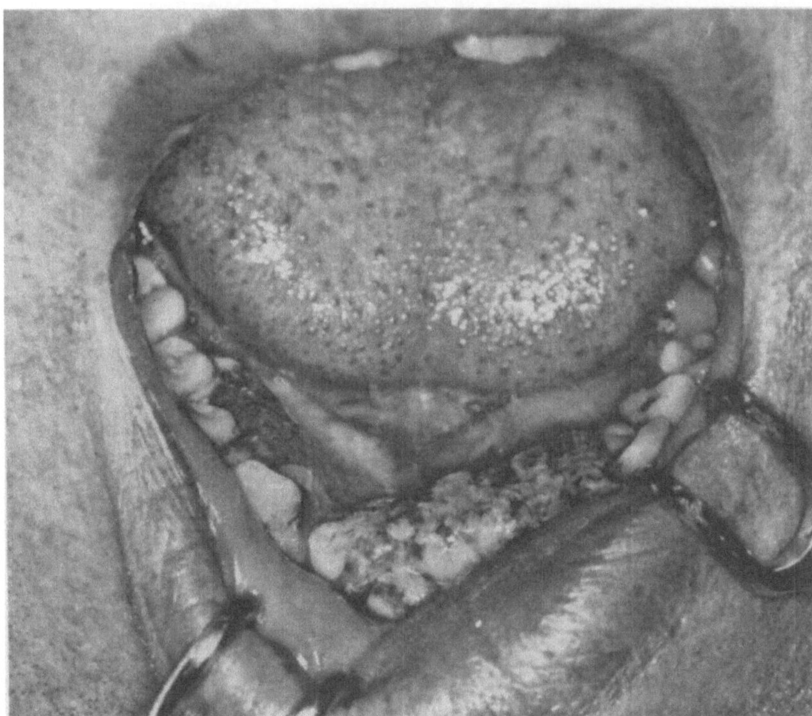

Fig. 52. Patient with reticulosarcoma presenting in the lower alveolus

tumour requiring a dose of the order of 3500 rads (megavoltage) in 3 weeks to achieve permanent local regression (TODD, 1965). The disease may proceed to generalized myelomatosis, often many years after the initial treatment.

XIII. Salivary tumours

HARRISON (1956) reviewing cases referred to the Christie Hospital, Manchester, between 1937 and 1952, reported 82 cases of ectopic salivary tumours, of which 66 occurred in the buccal cavity. Of these, 31 were adenomas or mixed adenomas, and 35 were cylindromas. The majority of cases occurred in the hard palate or the buccal surface of cheek (Fig. 53) presenting as a smooth swelling which later became ulcerated. Most of the adenomas were treated by enucleation and post-operative irradiation (either needle implant or radium mould) and two-thirds of the patients remained free of disease up to fourteen years after treatment.

In the cylindroma group it used to be considered (SNELLING, 1959) that the tumours are not radio-sensitive but radiotherapy was advocated for palliation of the frequently occuring local recurrences. More recently it has been shown that in a small proportion radiotherapy can be curative. For example STEWART, JACKSON and CHEW (1968) emphasize the value of radiotherapy using generous field sizes, because of the diffusely infiltrative nature of these tumours, and quite high doses. However, these tumours do tend to be of long duration. In the series described by SMITH, LANE and RANKOW (1965) more than half of these patients who died did so more than five years after the initial therapy, and the majority required both surgery and radiotherapy at some stage in their management.

Metastases from cylindroma occur to neck nodes and also to lungs (calling for a radiograph of the chest in any unusual mouth tumour), liver and brain. Block dissection is advocated for operable neck nodes, with radiotherapy a poor second. The nodes may, however, be slow growing and may be held in check by irradiation to the neck.

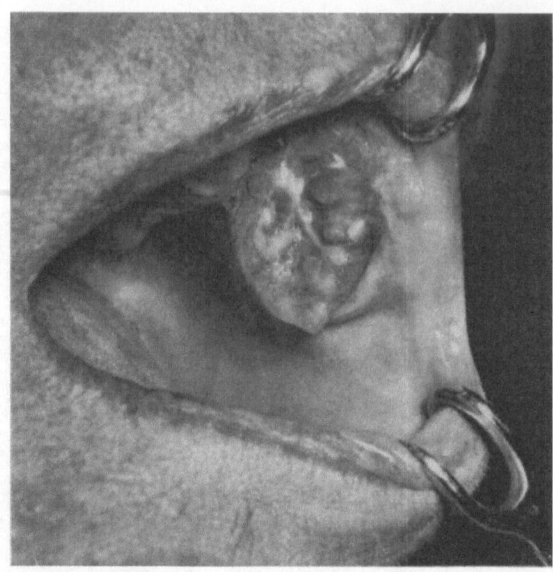

Fig. 53. Typical cylindroma of buccal surface of cheek

Results

When examining the late results of the treatment of mouth cancer it is heartening to note the steady improvement in survival rates over the past 30 years. For instance in Table 6, during the period 1928 to 1953 at the Christie Hospital, Manchester, the age corrected 5 years survival rate for radically treated cases improved from 27% to 53%. Not all this improvement can be ascribed to better management for, as Russell (1954) points out, during this period the changing sex incidence has also favoured higher survival rates.

Table 6. *Radical treatment of mouth cancer—Progressive results during the period 1928—1953. (Christie Hospital, Manchester)*

Years	No. treated	Age corrected 5 year survival rates
1928—1932	727	27%
1933—1937	693	33%
1938—1942	615	47%
1943—1947	696	48%
1948—1950	355	46%
1951—1953	364	53%

Looking at crude overall survival rates there is general agreement within the range 25 to 30% at 5 years. Between 1945 and 1954 there were 1705 cases seen at the Christie Hospital, Manchester, with a crude 5 year survival rate of 28.3%, a figure in close agreement with the 26.8% obtained from James' Cancer Prognosis Manual (1961). James collected published results for 5820 cases mainly from North American centres. There is less consistency in the results for each site within the mouth, as can be seen in Table 7. The adverse effect of syphilis is confirmed, for James found reports on 93 cases of carcinoma of tongue associated with syphilis with a survival rate of 7.5%. Also it is worthy of note that his 145 cases with lesions of the base of the tongue had a 5 years survival rate of 13.1% as compared with 24.5% for the tongue as a whole.

A striking feature of all results is the great difference between early and late cases, most of the latter being so designated because of the presence of metastases in cervical lymph nodes. Figures to illustrate this are given in Table 8. Ash (1962) points out that nodes appearing after the primary treatment are better controlled than those present when the patient is first seen, the explanation lying either in the slower growth and hence later appearance of the former or in their recognition at an earlier, more curable

Table 7. *Results by site*

Christie Hospital 1945—1954			James (1961) collected figures	
Site	No. of cases	5 year survival	No. of cases	5 year survival
Tongue	798	25.9 %	3627	24.5 %
Floor	243	24.3 %	1021	33.8 %
Cheek or buccal mucosa	243	37.9 %	929	30.8 %
Alveoli or Gingiva	259	31.7 %	243	28.7 %
Palate	162	26.5 %	—	—

stage during careful follow-up. Christie Hospital figures during the years 1949 to 1952 shed light on the value of block dissection of cervical lymph nodes. Of all the patients with node metastases in this period only 96 were submitted to operation and in some of these no malignancy was identified in the operation specimen, so this constitutes a very selected series. However the crude 5 year survival rate of 39.6 % is surprisingly close to the rate of 41.4 % given in Table 8 for node free cases.

Table 8. *Effect on crude survival rates of secondary lymph nodes present at patient's first attendance*

Report	No. of cases	5 year survival node free	5 year survival with nodes
Christie Hospital, Manchester, (1945—54)	1705	41.4 %	11.1 %
Ash (1962) Toronto	1748	39.9 %	21.1 %
Bhansali (1961), Royal Marsden Hospital, London	692	40 %	12 %
James (1961) collected results	2099	42.3 %	16.5 %

References

Ahlbom, H. E.: Simple achlorhydria, anaemia, Plummer-Vinson syndrome, and carcinoma of the mouth pharynx and oropharynx in women. Brit. med. J. **1936 II**, 331.

Ash, C.: Oral cancer: Twentyfive year study. Amer. J. Roentgenol. **87**, 417 (1962).

Bhansali, J. K.: Malignant tumours of the oral cavity: Clinical analysis of 970 cases. Clin. Radiol. **12**, 299–308 (1961).

Boden, G.: Radiation myelitis of the cervical cord. Brit. J. Radiol. **21**, 464 (1948).

— Radiation myelitis of the brain stem. J. Fac. Radiol. (Lond.) **2**, 79 (1950).

Cade, S.: Malignant disease and its treatment by radium, vol. 2. Bristol: Wright 1949.

— Treatment of cancer of the tongue. Amer. J. Roentgenol. **63**, 716–718 (1950).

— Lee, E. S.: Cancer of the tongue: a study based on 653 patients. Brit. J. Surg. **44**, 433–446 (1957).

Chaoul, H.: Treatment of cancer and allied diseases (ed. Pack and Livingstone), vl. I, p. 234–257. New York: Hoeber 1940.

Charteris, A. A.: Radium beam therapy. British practice in radiotherapy (ed. Carling, Windeyer and Smithers). London: Butterworth & Co. 1955.

Clifford, P., Beecher, J. L., Harries, J. R., Oettgen, H. G., Brown, F. P., Lewes, W. E.: Nitrogen mustard therapy with aortic occlusion in nasopharyngeal carcinoma. Brit. med. J. **1963 I**, 1256.

Creech, O., Krementz, E. T., Ryan, R. F., Wimblad, J. N.: Chemotherapy of cancer: Regional perfusion utilizing an extracorporeal circuit. Ann. Surg. **148**, 616 (1958).

Denoix, P. F., Paris: Monographie de L'Institute Nationale D'Hygiene. No 5 (1954).

Dobbie, J. L.: The relative radiosensitivity of primary and secondary in carcinoma of the mouth. Brit. J. Radiol. **27**, 656–659 (1954).

— Methods of applying radium therapy. Treatment of cancer and allied diseases, 2nd ed. (ed. Pack and Ariel), vol. I. London: Pitman 1958.

— Beam directed small field X-ray therapy. The treatment of malignant disease by radiotherapy (ed. Paterson). London: Arnold 1963.

Douglas, W. R.: Discussion on the treatment of cancer of the tongue. Proc. Roy. Soc. Med. **40**, 409 (1947).

Ellis, F., Hall, E. J., Oliver, R.: A compensator for variations in tissue thickness for high energy beams. Brit. J. Radiol. **32**, 421 (1959).

Farmer, F. T.: Supervoltage therapy; a review of present day facilities and techniques. Phys. Med. Biol. **6**, 505–531 (1962).

Greene, D.: A study of the potential value of high energy electron beams in comparison with megavoltage X-ray therapy. Brit. J. Radiol. **34**, 318–322 (1961).

Harrison, K.: A study of ectopic mixed salivary tumours. Ann. Roy. Coll. Surg. Eng. **18**, 99 (1956).

Innes, G. S., Rotblat, J., Bradshaw, A. L.: Physical aspects of electron therapy. Brit. J. Radiol. **33**, 339 (1960).

Jackson, S. M.: The clinical application of electron beam therapy with energies up to 10 MeV. Brit. J. Radiol. **43**, 431 (1970).

James, A. G.: Cancer prognosis manual. New York: American Cancer Society (1961).

Johns, H. E.: Address delivered to the tenth Int. Congr. of Radiology. Montreal: Unpublished 1962.

Jolles, B.: Sieve therapy in cancer. London: H. K. Lewis 1953.

Kini, M. G.: Epithelioma of palate caused by smoking a cigar with lighted end inside mouth. Indian med. Gaz. **79**, 572 (1944).

Laughlin, J. S., Ovadia, J., Beattie, J. W., Henderson, W. S., Harvey, R. A., Haas, L. L.: Some physical aspects of electron beam therapy. Radiology **60**, 165–184 (1953).

Manual of the international statistical classification of diseases, injuries and causes of death, vol. I, Geneva: W. H. O. 1948.

Markus, B., Paul, W.: Über Dosismessungen und Dosisverteilung in elektronenbestrahlten Körpern. Strahlentherapie (Sonderausgabe, 1953) 599–611 (1953).

Martin, H. E.: The history of lingual cancer. Amer. J. Surg. **48**, 703–716 (1940).

Meredith, W. J. (Ed.): Radium dosage, The Manchester system. Edinburgh: Livingstone Ltd. 1947.

— Some aspects of supervoltage radiation therapy. Amer. J. Roentgenol. **79**, 1 (1958).

Murphy, W. T.: Radiation therapy. Philadelphia: W. B. Saunders Co. 1959.

O'Connell, J. E. A.: The place of surgery in the management of intractable pain. Brit. J. Surg. **46**, 608 (1959).

Orr, I. M.: Oral cancer in betel nut chewers in travancore. Lancet **1933 II**, 515.

Ovadia, J., Uhlmann, E. M.: Isodose distribution and treatment planning with electrons of 20–35 MeV for deep seated tumours. Amer. J. Roentgenol. **84**, 754–760 (1960).

Pack, G. T.: End results of treatment of malignant melanoma. Surgery **46**, 447–460 (1959).

— G. T., Perzik, S. L., Scharnagel, I. M.: The treatment of malignant melanoma — report of 862 cases. Calif. Med. **66**, 283–287 (1947).

Parker, H. M.: A dosage system for interstitial radium therapy — Part II physical aspects. Brit. J. Radiol. **11**, 313–340 (1938).

Paterson, R.: A dosage system for interstital radium therapy. Part 1: Clinical aspects. Brit. J. Radiol. **11**, 252–266 (1938).

— Studies in optimum dosage. Brit. J. Radiol. **25**, 298 (1952).

Paterson, R.: The treatment of malignant disease by radiotherapy, p. 207 and 284. London: Arnold & Co. 1963.

Registrar general of England and Wales: Statistical review for the years 1938 and 1939. London: H. M. Statiolnary Office 1947.

Russell, M. H.: Cancer of the tongue, mouth and pharynx. Sex differences in prognosis following radiotherapy. Brit. med. J. **1954 I**, 430.

— Diverging sex-morbidity trends in cancer of the mouth (a hospital morbidity study). Brit. med. J. **1955 II**, 823.

Sempert, M.: New development in high energy electron beam therapy with the 35 MeV Brown Boveri Betatron. Radiologie **74**, 105 (1960).

Sievert, R. M.: The new Apparatus for teleradium treatment used at radiumhemmet. Acta radiol. (Stockh.) **14**, 197 (1933).

Simmons, H. T.: A prosthetic ulcer of the mouth. Brit. med. J. **1941 I**, 113.

Smith, L. C., Lane, N., Rankow, R. M.: Cylindroma (adenoid cystic carcinoma) a report of fifty eight cases. Amer. J. Cancer **110**, 519 (1965).

Snelling, M. D.: Malignant tumours of the lips, mouth and jaws. Cancer (ed. — Raven) vol. 5, London: Butterworth & Co. 1959.

Stewart, J. G.: Dose distribution problems in megavoltage therapy. Brit. J. Radiol. **35**, 743 (1962).

Stewart, J. G., Jackson, A. W., Chew, M. K.: The role of radiotherapy in the management of malignant tumours of the salivary glands. Amer. J. Roentgenol. **102**, 100 (1968).

Sullivan, R. D., Watkins, E.: Effects of prolonged intravenous and intra-arterial infusion of cancer chemotherapeutic compounds. American J. Roentgenol. **89**, 590 (1963).

Symposium on R.B.E. of X-rays at 4 MV and 300 KV. Brit. J. Radiol. **30**, 337 (1957).

Todd, I. D. H.: Treatment of solitary plasmocytoma. Clin. Radiol. **16**, 395 (1965).

U.I.C.C. (Geneva): Malignant tumours of the buccal cavity, including the lip, pharynx and the larynx (1967).

Veraguth, D.: Clinical experiments with electron therapy up to 30 MeV. Brit. J. Radiol. **34**, 152–159 (1961).

Wideröe, R.: Integraldosen für 200 keV — Röntgen- und für Megavoltstrahlen. Strahlentherapie **110**, 1 (1959).

— Neuere Entwicklung der Therapie mit hochenergetischen Elektronenstrahlen. IXth Int. Congr. Radiology 1960.

— Physikalische Untersuchungen zur Therapie mit hochenergetischen Elektronenstrahlen. Strahlentherapie **113**, 2 (1960).

Windeyer, B. W.: End results and treatment of cancer of the tongue. Amer. J. Roentgenol. **63**, 719–726 (1950).

Wood, C. A. P.: The technique and results of treatment of cancer of the tongue with a 10 Gm. radium beam unit. Amer. J. Roentgenol. **63**, 727–738 (1950).

— Radium beam therapy. J. Fac. Radiol. Lond. **3**, 79 (1951).

F. Cancer of the lips

By

R. C. S. Pointon

With 19 Figures

I. Introduction

Cancer of the lip is a tumour arising from the mucous membrane of the red of the lips. Tumours arising from the skin of the lips should not be included in this classification.

1. History of therapy

Following the successful treatment of skin cancer with x-rays it was only logical to extend this treatment to such an accessible cancer as that of the lip with its similar clinical and histological appearances. The earliest reports of successful treatments appeared shortly after the beginning of this century. The use of radium to treat lip cancer was also undertaken at this time with favourable results. The subsequent development of radiation treatment of cancer of the lip has followed the general evolution of clinical radiation therapy. As radiation therapy of cancer of the lip has developed so has the proportion by this method increased, so that in the majority of large treatment centres throughout the world it has become the treatment of choice for most lip cancers.

2. Incidence

In the period 1953–1957 there were 19074 new cancer registrations at the Christie Hospital and Holt Radium Institute, Manchester, England, of which there were 237 cases of lip cancer or 1.3%. Over the same period there were registered 952 new cancers of the mouth (as defined by the International List of Diseases and, therefore, excluding fauces and tonsil). Hence the ratio of lip to mouth cancers was 1:4. This ratio was the same for cases registered a decade earlier, i.e. 1943–1947.

Table 1

	1943–1947	1953–1957
"New" lip cancers	292	237
"New" mouth cancers	1136	952
Ratio of lip to mouth cases	1:4	1:4

Burkell (1950) reported that at the Saskatoon Cancer Clinic, Sask., Canada, of 2254 consecutive cases of malignant disease seen at the Clinic, 254 or 11.3% of patients had cancer of the lip.

Ebenius (1943) reported from the Radiumhemmet, Stockholm, that lip cancer made up 4.2% of 16125 malignant tumours and 41.8% of 1628 malignant tumours of the lips and oral cavity seen there.

Martin, MacComb and Blady (1941) reported from the Memorial Hospital, New York, that cancer of the lip comprised about 30% of all malignant tumours of the oral cavity proper and about 4% of all admissions of cancer to that hospital.

3. Age

Lip cancer occurs most frequently between 50 and 80 years. The age frequency distribution for two groups of cases of lip cancer registered a decade apart is shown in Table 2, and for the male cases only, presented in the form of a histogram in Fig. 1.

Table 2

	Age groups							
	under 25	25–34	35–44	45–54	55–65	65–74	75–84	85 and over
No. of cases (1943–1947)	0	4	12	34	94	96	49	3
No. of cases (1953–1957)	0	3	14	37	66	64	48	5
% Frequency distribution (1943–1947)	0	1.4	4.1	11.6	32.2	32.9	16.8	1.0
% Frequency distribution (1953–1957)	0	1.3	5.9	15.6	27.8	27.0	20.3	2.1

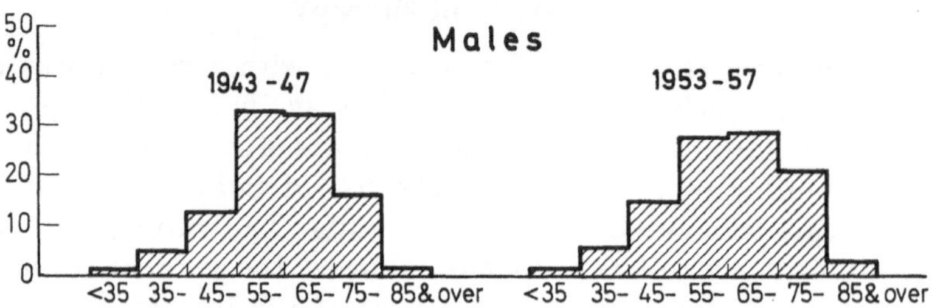

Fig. 1. Cancer of lip. Comparison of age frequency distribution at a decade's interval

The mean ages of the males only in the two registration periods 1943–1947 and 1953 to 1957 were as follows:

Period	Mean age (years)
1943–1947	63.4
1953–1957	64.4

EBENIUS (1943) reported that the maximal frequency of lip cancer in Sweden would seem to lie between the 60th and 80th years. The average age in his series was 64.3 ± 0.5 years; for men it was 64.0 ± 0.5 years and women 68.7 ± 1.1 years.

In BURKELL'S (1950) series from Saskatoon, the mean age was 57 years. MARTIN, MACCOMB and BLADY (1941) found the mean age to be 56 years.

4. Sex

Cancer of the lip is predominantly in males. The sex incidence for the two groups 1943–1947 and 1953–1957 was as follows:

Table 3

	1943–1947	1953–1957
Males	271	214
Females	21	23
Ratio of males to females	13:1	9:1

Of LANE-CLAYPON'S (1930) collected series 93.5% occurred in the male and 6.5% in the female, a sex ratio of 14:1. In MARTIN, MACCOMB and BLADY'S series 98% were male. BURGENDAL (1938), reported from Lund, Sweden that 91.3% of cases occurred in the male and 8.7% in the female. EBENIUS (1943) figures from Stockholm were 92.4% male and 7.6% female, a ratio of 12.2:1.

BURKELL (1950), reported from Saskatoon that 98.6% of his series were male and 1.4% female.

5. Site

The distribution by site of 237 cases of lip cancer seen at the Christie Hospital and Holt Radium Institute, Manchester, in the years 1953–1957 is shown in Table 4. The predominance of the lower lip as the site of cancer is clearly seen.

Table 4

Site	Total	Male	Female	Total	Frequency distribution male	Frequency distribution female
Upper lip	18	10	8	7.6%	4.7%	34.8%
Lower lip	214	199	15	90.3%	93.3%	65.2%
Commissure	3	3	0	1.3%	1.4%	—
Upper and lower (2 lesions)	2	2	0	0.8%	0.9%	—
	237	214	23	100.0%	100.0%	100.0%

BURKELL (1950) reported that 97% of his series occurred in the lower lip. EBENIUS (1943) reported that of his series of 792 patients with lip cancer 98% occurred on the lower lip, 1% on the upper lip and 1% at the commissure. MARTIN, MACCOMB and BLADY (1941) reported that 93% of their series occurred on the lip, 6% on the upper lip and about 1% directly in one of the labial commissures.

II. Causative factors

1. Occupational

Cancer of the lip based on an occupational exposure to carcinogenic agents (tar, pitch and crude oils) is observed in members of various occupations (gas plant workers, stokers, tar workers, roofers, fishermen and spinners) HUERER (1942). SHAMBAUGH (1935) reported on tar cancer of the lip in fisherman. A frequent practice was the holding of a tar smeared needle in the mouth while repairing nets. BECK (1938) demonstrated the carcinogenic activity of the tar-creosote mixture which comes in contact with the lips of fisherman.

It has long been recognised that cancer of the lip occurs most commonly in outdoor workers. HARNETT (1952) in his Survey of Cancer in London found that a significantly high percentage of general and dock labourers was found among males with cancer of the lower lip, compared with the percentage in the occupied population of Greater London. Similarly there was also a high percentage of agricultural workers.

2. Climatic

Sunlight has long been regarded as an important causative factor for cancer of the lip. This is supported by the fact that cancer of the lip occurs more commonly in those geographic areas subject to long hours of sunlight and the frequency with which it occurs in outdoor workers. Other climatic factors which must also be considered are prolonged exposure to wind and cold and salt-water spray, e.g. in sailors. The great preponderance of cancer of the lower lip is explained as due to the exposed position of the lower lip, relative to the upper lip, to these factors.

3. Tobacco

Smoking has been found to be an important factor in the development of cancer of the oral cavity (WYNDER, 1957). HARNETT (1942) found that the percentage of males who were very heavy smokers was higher in those with cancer of the lower lip than that in published statistics of controls. EBENIUS (1943) in his series found that pipe smoking was an important predisposing factor in lip cancer, while other forms of the use of tobacco were of subordinate importance. AHLBOM (1936) found that of women patients with cancer of the lip 50% had been pipe smokers. WYNDER (1957) found that where cancer of the lip occurred in tobacco chewers the lesion was usually found at the site where the tobacco was held. Of oral cancer occurring in betel-nut chewing about six per cent occur on the lips (ORR, 1933).

4. Syphilis

Syphilis would not appear to be an important causative factor in lip cancer. In MARTIN's (1941) series the incidence of syphilis was about ten per cent compared to the general incidence of six per cent in white males of a corresponding age group. WYNDER and BROSS (1957) found that syphilis was more common among patients with cancer of the mouth than among controls. The only sites which showed statistically significant differences were lip and tongue.

5. Leukoplakia

Some degree of leukoplakia is present in about one third of cases. There is, however, a lack of control figures for the general population with which to compare, so that its place as a causative factor cannot be fully elicited.

6. Nutritional deficiency

The Plummer-Vinson syndrome, which is a major predisposing factor in the high incidence of oral cancer in women in Sweden, is of little significance as a predisposing factor in lip cancer (EBENIUS, 1943).

7. Miscellaneous factors

There is little evidence to suggest that dental hygiene, trauma, alcoholism play a significant part as causative factors of lip cancer. Race is not significant except that lip cancer is rare in negroes.

III. Pathological anatomy

The great majority of carcinomata of the lip are squamous cell tumours. The growths are usually well or moderately differentiated tumours, only a few exhibit a poorly differentiated structure.

The tumour usually begins as an indurated nodule, superficial erosion or warty thickening at the muco-cutaneous junction. As the growth progresses it may assume either of two main forms, the papillary and the ulcerative. The papillary form presents the appearance of a warty thickening which projects from the surface of the lip (Fig. 2 a), the lesion slowly extends and may involve most of the lip without any marked deep infiltration, (Fig. 2 b). Eventually ulceration occurs. The ulcerative form has the appearance of a typical malignant ulcer with raised everted edges and an indurated base. This type invades deeply with subsequent destruction of lip substance (Fig. 3). Admixtures of these two main macroscopic types may occur.

Lip cancer extends slowly into the substance of the lip, and as it advances the growth may invade the cheeks, the alveolar-buccal sulcus, the floor of the mouth and, in advanced

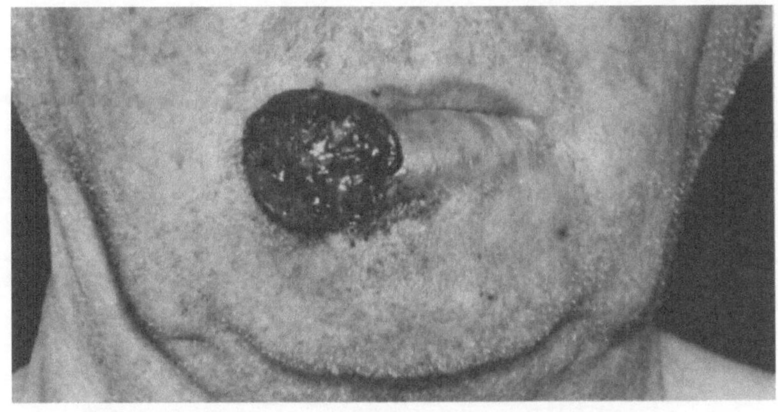

a

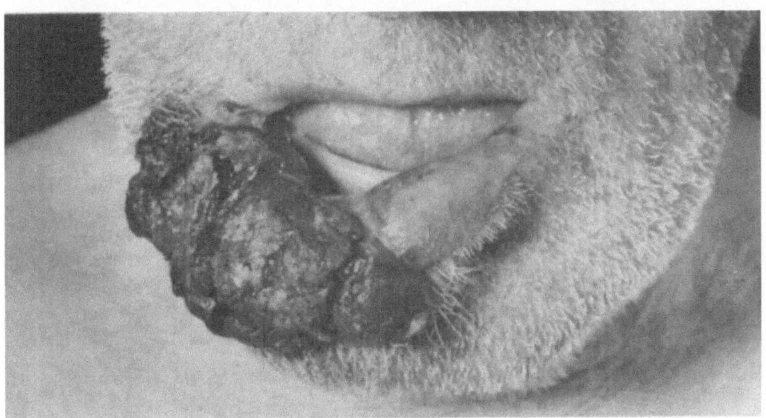

b

Fig. 2a and b. Papillary carcinoma of lip

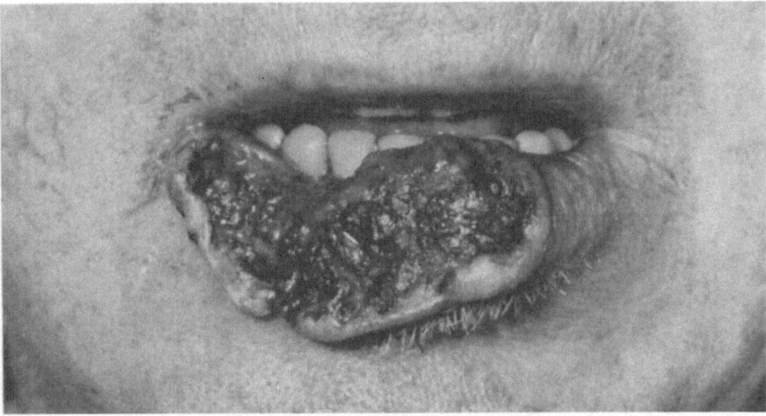

Fig. 3. Ulcerative carcinoma of lip

cases, the bone of the jaws. Lesions at the commissure extend to involve both lips and the bucca (Fig. 4a and b). Carcinomata of the upper lip follow a similar course to those of the lower lip (Fig. 5).

The principal mode of metastasis is to the regional lymph nodes.

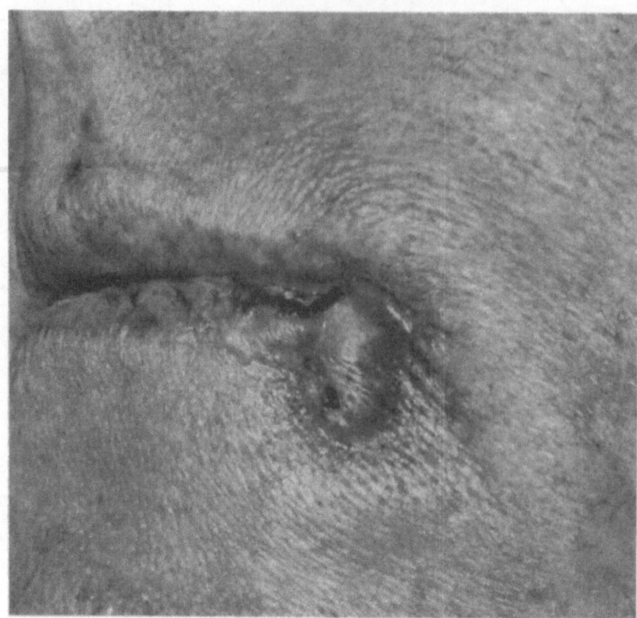

a

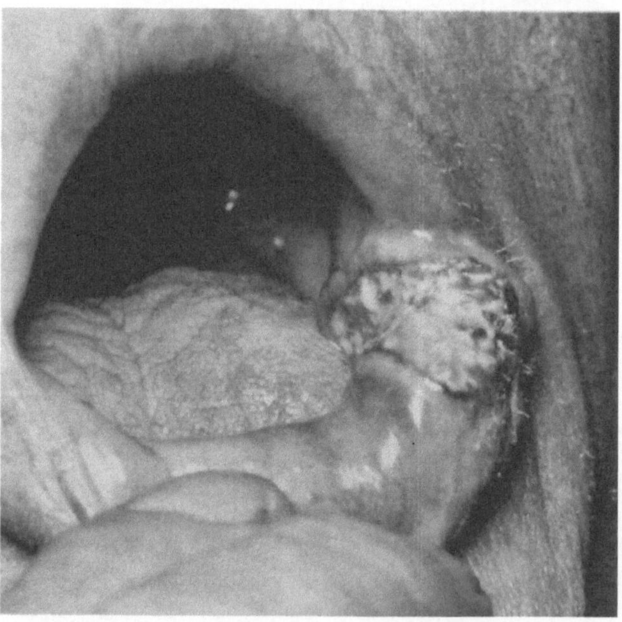

b

Fig. 4a and b. Carcinoma of lip involving commissure

IV. Lymphatic drainage of the lip

There is a fine capillary network of lymphatics which arises in the red of the lip; this network drains to different lymphatic trunks which in turn drain into the regional lymph nodes. Both lips drain pricipally into common lymph nodes. The lymphatics of the lower lip drain into the submandibular and submental nodes but may occasionally bypass these to drain directly into the deep cervical lymph node chain. Efferent lymphatics from the submental and submandibular nodes drain into the anterior nodes of the upper part of the deep cervical chain.

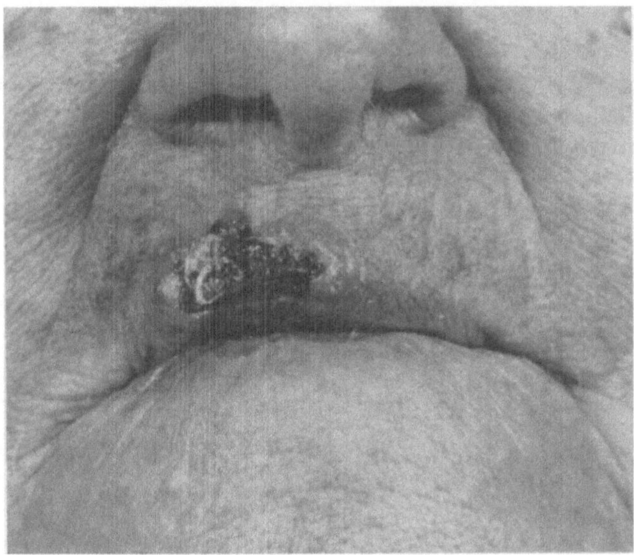

Fig. 5. Carcinoma of upper lip

The lymphatics of the upper lip also drain into the submental and submandibular lymph nodes and may drain into the preauricular and the infraparotid nodes although this occurs less frequently.

The lymphatics of the lip anastomose freely in the midline and so there may be contralateral node involvement particularly if the primary lesion is situated in or near to the midline.

The percentage of cases presenting with lymph nodes is shown in the following Table 5.

Table 5

	Total	Males	Females
Number of cases seen 1953–1957	237	214	23
Number presenting with lymph nodes	18	18	0
% presenting with lymph nodes	7.6	8.4	0

The percentage of cases developing lymph nodes in 0–5 years is as shown below:

Table 6

	Total	Males	Females
Number of cases treated 1949–1953	256	240	16
Number developing lymph nodes 0–5 years	24	24	0
% developing lymph nodes 0–5 years	9.4	10.0	0

Hence 7.6% of cases presented with clinically detectable secondary lymph nodes and 9.4% of cases developed them within 5 years of registration.

Charteris (1946) in his series of 242 cases found that 14% presented with involved cervical nodes and 8% developed nodes after successful treatment of the primary growth.

Figi (1934) in 549 prophylactic lymph node dissections found involved nodes in 91 (16.53%). Ebenius (1943) estimated that the actual frequency of lymph node metastases in 618 treated primary cases was somewhat below 25%; in his series 7.9% developed after admission.

MARTIN (1941) in an analysis of several hundred cases of cancer of the lip found that of those patients admitted without palpable nodes and in whom the primary was subsequently cured, only 8% developed metastases in an observation period of five years.

DUFFY (1938) in a series of 233 cases admitted without nodes found that 90.1% did not develop nodes subsequently.

V. Distant metastases from lip cancer

Distant metastases from lip cancer are uncommon. EBENIUS (1943) reports five cases of distant metastases from his series of 792 cases of which three were autopsy proven. MARTIN *et al.* (1941) report that in a survey of the autopsy records of the Memorial Hospital, New York, it was found in 14 patients dead of lip cancer, visceral metastases had occurred in 4 (29%). WILLIS (1948) found remote metastases to be present in two of seven autopsy cases.

VI. Other tumours of the lip

1. Basal cell carcinoma

This tumour may rarely arise from the lip but the majority arise in adjacent skin and involve the lip by direct extension.

2. Mucous gland tumours

Mucous gland tumours of the lip are uncommon; they arise from the small mucous glands present in the lips. Histologically they are usually either mixed adenomas or cylindromas. HELEN RUSSELL (1955), reviewing all cases of adenomatous tumours of the anterior foregut region filed in the Pathological Department of the Christie Hospital during the decade 1944–1953, reported on 272 cases of which four occurred in the lips. Two were mixed adenomas and two were cylindromas. Three occurred in the upper lip and one in the lower, the sex incidence being equal.

These tumours occur in the substance of the lips and usually do not ulcerate the vermilion boder of the lip. Figs. 6a and b shows a cylindroma of the upper lip which has ulcerated through the buccal mucous membrane of the lip.

3. Malignant melanoma

Malignant melanoma may occur on the lips. Of 237 cases of lip cancer seen at the Christie Hospital in the years 1953–1957 there were two cases of malignant melanoma. Both occurred in the lower lip and presented with the characteristic clinical features of this tumour. Fig. 7 shows a malignant melanoma of the lower lip.

4. Kerato-acanthoma

Kerato-acanthoma or molluscum sebaceum is a not uncommon cutaneous lesion which clinically and histologically may be mistaken for a squamous cell carcinoma. These lesions may also arise from the mucous membrane of the lips (BELISARIO, 1959).

Benign tumours which may appear in the lips are granular cell myoblastoma (EVANS, 1956); angiomata, fibromata and lipomata.

VII. Staging

There is no generally accepted method of staging. The clinical staging of lip cancer adopted at the Christie Hospital and Holt Radium Institute is as follows:

Stage I. The primary growth has not spread beyond the tissue of origin to such an extent as to produce definite clinical evidence of loss of mobility or function in the affected part and has an estimated maximum diameter of less than three centimeters.

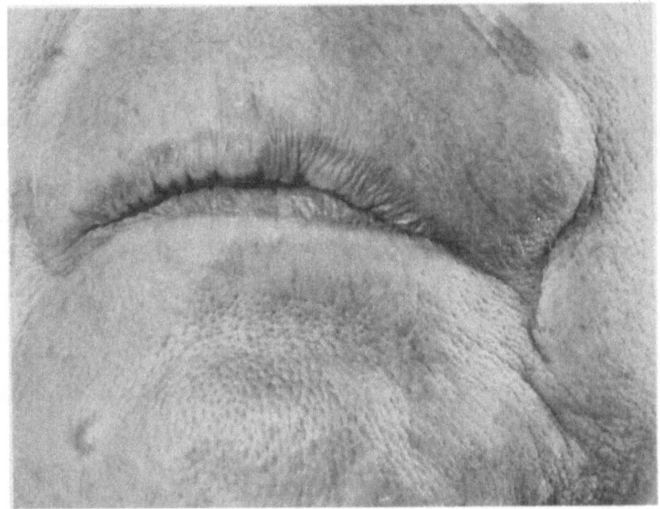

a

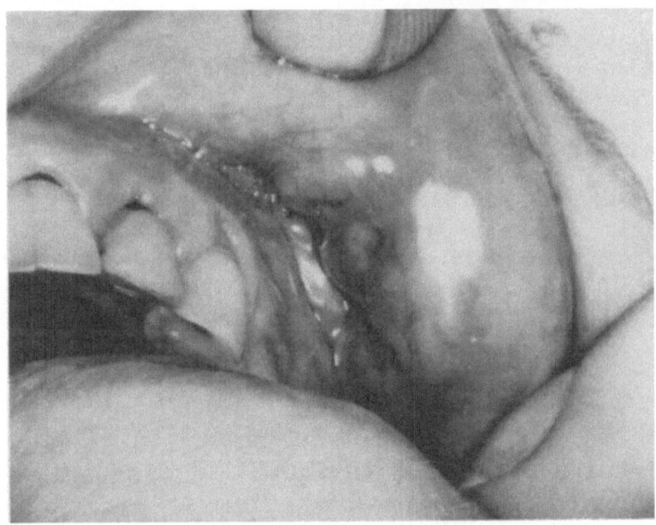

b

Fig. 6a and b. Cylindroma arising in upper lip

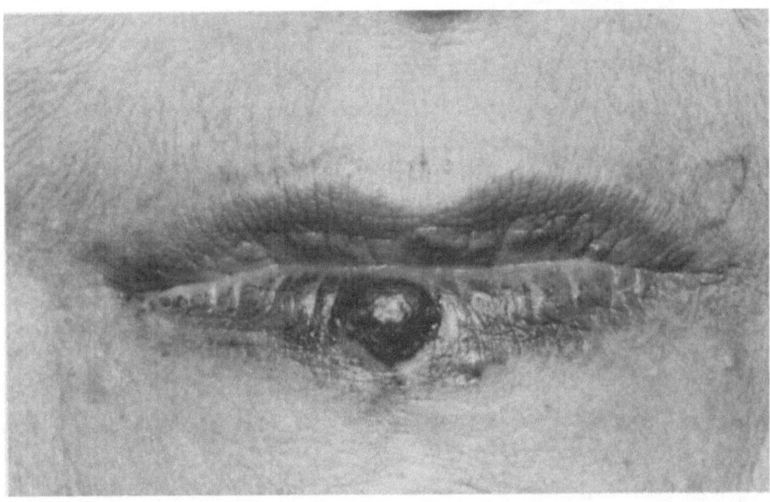

Fig. 7. Malignant melanoma of lower lip

There are no palpable secondary lymph nodes.

Stage II. The primary growth is more extensive than Stage I but has an estimated maximum diameter of less than four centimeters.

There are no palpable secondary lymph nodes.

Stage III. Primary growth as in Stages I or II.

A node or multiple discrete nodes are present in the cervical lymph node area of the same side in which growth does not appear to have extended beyond the capsule as indicated by the absence of fixation to the muscle, bone or cartilage. (Owing to the difficulty of interpretation, growths apparently adherent to vessels only are not considered as fixed).

Stage IV. a) Primary growth more advanced than Stages I or II.

b) Lymph nodes of malignant type with definite evidence of extra-capsular spread, or bilateral lymph nodes, even if mobile.

c) Remote metastases.

The frequency distribution by stage of registered cases 1953–1957 is as below:

Table 7

	No.	Frequency distribution
Total cases 1953–1957	237	—
Stage I	181	76.4%
Stage II	38	16.0%
Stage III	15	6.3%
Stage IV	3	1.3%

The preponderance of cases, as can be seen, fall into the early stages.

VIII. Treatment

Arising in a readily accessible site, lip cancer usually presents in an early and curable stage. Moreover, as lip cancer is the least malignant of all oral malignancies, good results will follow from any well applied form of treatment.

As with most oral malignancy, the management of lip cancer presents two separate problems:

1. Treatment of the primary lesion.
2. Treatment of involved lymph nodes.

1. Treatment of the primary lesion

In the treatment of the primary lesion both radiation and surgery have been employed successfully. Any surgical treatment will result in some cosmetic defect, the severity of which will depend on the extent of the lesion. Radiation will cure the great majority of lip cancer and give an excellent cosmetic result and is therefore the treatment of choice for most lesions. A biopsy, irrespective of the mode of treatment decided upon, must be taken before treatment is commenced.

2. Radiation therapy

There are a variety of methods of radiation therapy which when well applied are all capable of curing early or moderately advanced cancer of the lip. The selection of the method to be used will depend on several factors:

1. Age and general condition of patient.
2. Site and size of lesion.

3. Hospital facilities, i.e. availability of beds.
4. Technical facilities.
5. Standard treatment methods employed at the centre.

X-Ray Therapy

1. Medium voltage X-ray therapy: 100–140 kv.
2. High voltage X-ray therapy: 200–300 kv.

3. Radium methods

1. Surface applicator or double mould.
2. Interstitial implant a) Radium needles. b) Radon seeds.
3. Telecurie Therapy.

a) Radium applicator or mould

For early and moderately advanced carcinoma of the lower lip, a surface applicator using radium or an equivalent radioactive material, i.e. ^{60}Co, affords a very satisfactory form of treatment. The method employed is the use of the double mould as described by PATERSON (1948). This is a precise and accurately calculated treatment giving an excellent cosmetic result. There is an absence of high dose areas and a reasonably homogeneous dose is delivered to the treated volume. It is of particular value when there is extension of the growth to the buccal mucous membrane but its use is limited when there is extension to the alveolar-buccal sulcus. To construct a satisfactory double mould a fairly high degree of technical skill is required.

The general principle for any intra-oral mould must be observed. It must be easily removable and replaceable with certainty. It must be closely applied to the part so that negligible movement is possible. It must be comfortable for the patient to wear.

There are a number of suitable materials available for the construction of the mould. Any specific material must be easy to use, cut and shape, it must be stable at body temperature and impervious to body fluids.

α) Details of construction

The applicator consists of two parts, an inner and outer radium-carrying plane, parallel to each other (Figs. 8a, b, c, 9a, b). The area to be treated should include the lesion plus a margin of 1—1.5 cm of tissue wide of apparent tumour. Each applicator is constructed for the individual patient and for the average case is constructed as follows.

β) Inner mould

A rectangular plaque of perspex 0.5 cm in thickness curved to form a sector of a cylinder of radius 4.5 cm of an adequate size to subtend the proposed mucosal area is fitted behind the lesion and the area to be treated is marked out on its convex surface. This plaque should extend 0.5 cm below the proposed area and 1.5 cm above it. To the top of this plaque is cemented a perspex sleeve through which the holding screw joining the two planes passes. This perspex sleeve engages in a similar sleeve in the outer mould and maintains the interplanar distance. The mode of engagement is such to prevent any rotation of either plane independent of the other.

A second plaque of perspex 0.3 cm in thickness curved to form a sector of a cylinder of 4 cm radius is then made. The outer surface of this plaque is troughed and this trough will eventually carry the radioactive sources. To the upper part is fixed the holding screw by which the two planes are joined. These two plaques are then coupled by means of small screws. To the lingual surface of the combined plaque is cemented a flange of perspex. A block of black tray compound of suitable size is softened by heat, and is attached to the lingual surface of the perspex plaque, adhesion being assisted by the perspex flange

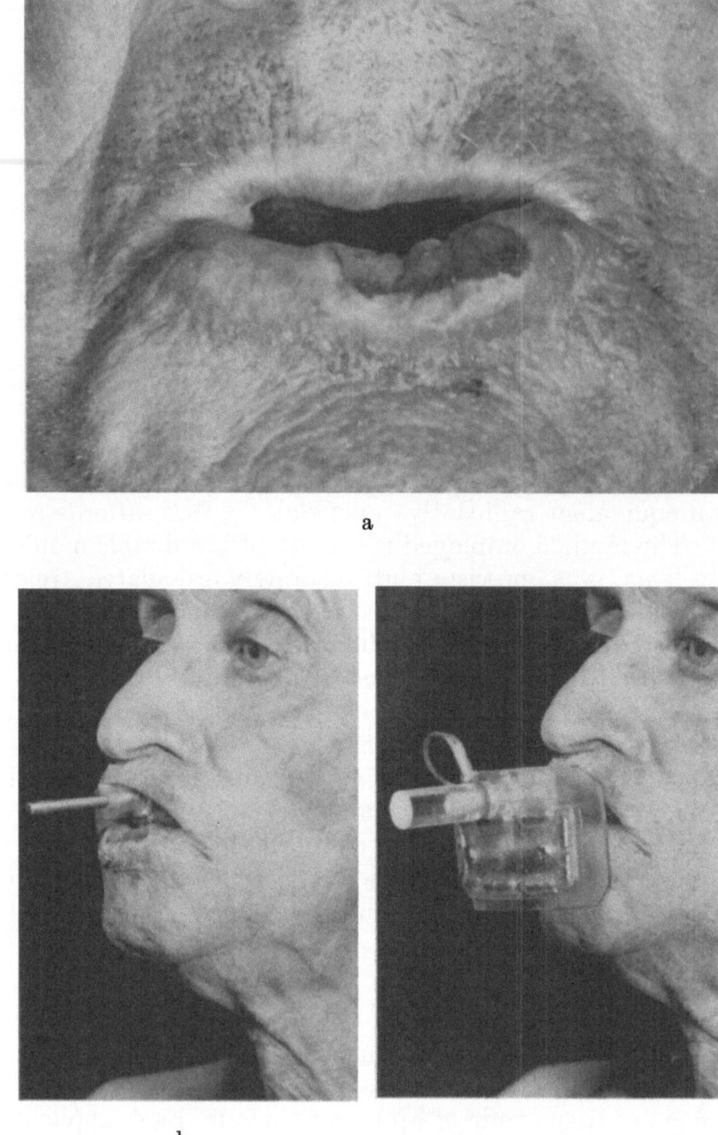

Fig. 8a–c. Carcinoma of lower lip. Treatment by surface applicator. a Lesion. b Inner mould in position. c Complete mould in position

described above. The black tray compound, while soft, is inserted into the mouth and a comfortable bite is taken. At the same time it is arranged that the lesion is in the centre of the prescribed area on the perspex plaque. The bite is removed and the black tray compound allowed to harden. The exact radium-bearing area can now be marked out on the troughed plaque; this will, of course, be smaller than the mucosal area as the inner plane of the applicator is convex.

γ) Outer plane

For a lip thickness of 1 cm, the treating distance for the outer plane will be 1.5 cm, and for a lip thickness of 1.5 cm, the treating distance will be 2 cm.

The outer plane is composed of a rectangular plaque of perspex 0.3 cm in thickness which is curved to be parallel to the inner plane. To the upper part of the plaque is cemented a perspex sleeve through which the holding screw will pass. This perspex sleeve engages

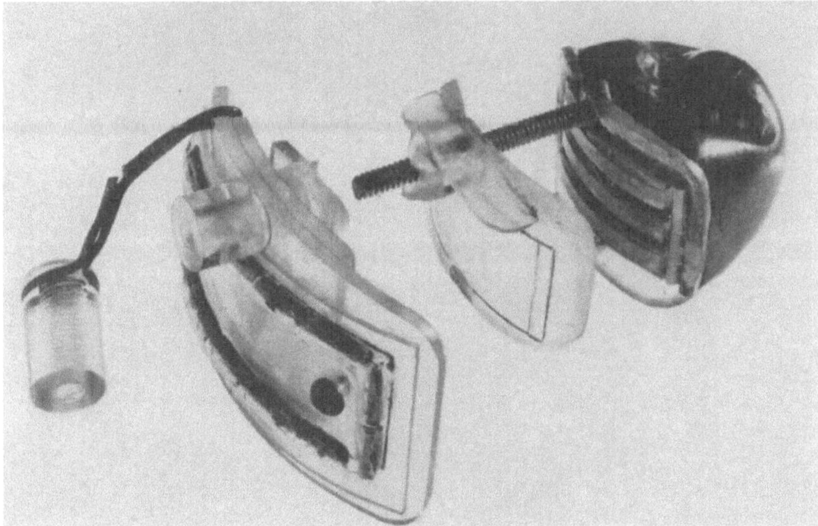

a

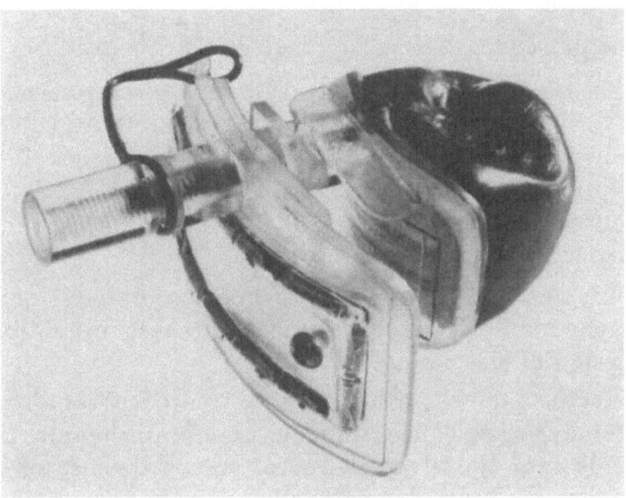

b

Fig. 9a and b. Double mould for treatment of carcinoma of lower lip showing details of construction

in a similar sleeve cemented to the inner mould. The radioactive sources on the outer mould are maintained in their position by means of a thin perspex cover, so constructed as to fit the individual sources closely. This perspex cover is screwed to the outer surface of the perspex plaque.

The two parts of the applicator are then joined and their position maintained by means of a perspex nut, which threads on to the holding screw. A check is made on the interplanar separation by means of temporary perspex templates which are removed when the check has been completed.

A small perspex elevator may be fitted to the outer part to prevent the lip falling downwards and outwards.

When the physical calculation has been completed and the radioactive sources to be used are known, the troughed plaque on the inner part of the applicator is fitted with small perspex fences which hold the sources in place. By virtue of the transparency of perspex

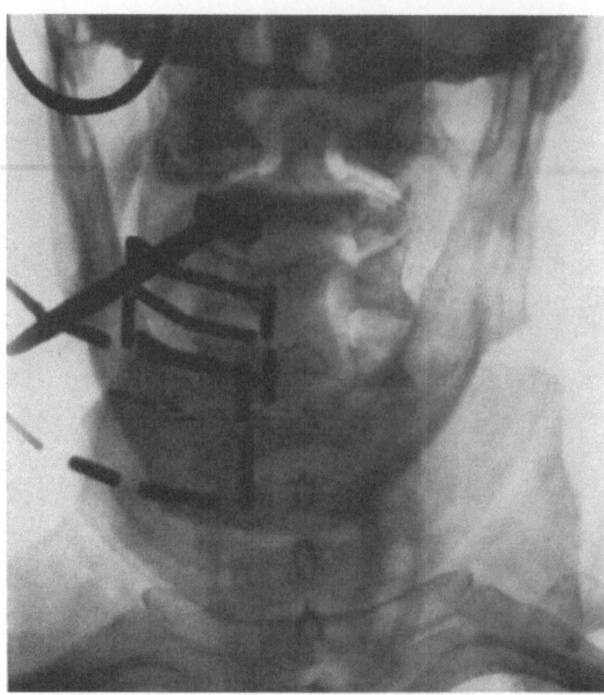

Fig. 10. Radiograph of double mould in position, the lowest line of sources on the inner mould replaced by a line of radon seeds inserted below level of alveolar-buccal sulcus

and using sources coloured for identification, it is easy to check their loading and the position before and during treatment.

As gamma sources are used it is not possible to shield completely the rest of the mouth; the inclusion of lead in the mould being impractical, the best protection is distance which is assured by careful design of the mould.

With such an applicator the whole lip may be treated if required. Its value in the treatment of lesions extending to the buccal mucous membrane has already been mentioned. When the lesion extends into the alveolar-buccal sulcus the use of such an applicator is limited but may be overcome by replacing the lowest line of sources on the inner mould by implanted radium needles or radon seeds below the level of the sulcus. Fig. 10 shows a radiograph of a double mould in situ where the lowest line of sources on the inner mould was replaced by radon seeds inserted below the level of the sulcus.

δ) *Dose*

The mould is worn for 8 days for approximately 6 hours a day. For a lip thickness of 1 cm the dose for average cases is 7000 R mucosa and 6000 R skin, for a lip thickness of 1.5 cm the dose will be 7500 R mucosa and 6000 R skin. The dose in the middle of the lip is 5500 R or over.

ε) *Calculation*

For full details of the physical basis of the double mould, reference should be made to MEREDITH (1949).

Lesion (Fig. 8) to be treated by a double mould, which is to be worn for approximately 6 hours for 8 days.

Lip thickness—1.5 cm.

Dose required—mucosa 7500 R, skin 6000 R.

Inner mould

Area—2.3×3.2 cm $= 7.4$ cm^2.

Treating distance h $= 0.5$ cm.

Site	Mucosa	Mid lip (1)	Mid lip (2)	Skin
Distance from cobalt	0.5 cm	1 cm	1.5 cm	2 cm
mg. h/1000 R[a]	201	375	588	848
Percentage depth dose	100	53.6	34.2	23.7

[a] Includes correction for elongation.

Outer mould

Skin area—2.3×4.8 cm $= 11$ cm^2.

Treating distance h $= 2$ cm.

Site	Mucosa	Mid lip (1)	Mid lip (2)	Skin
Distance from cobalt-60	3.5	3.0	2.5	2
Effective areas in cm^2	8.3	9.2	10.1	11
mg.h/1000 R[a]	1996	1608	1294	1010
Percentage depth dose	50.6	62.8	78	100

[a] Includes correction for elongation.

Supposing that inner mould contributes M roentgens to the mucosa and the outer contributes S roentgen to the skin, then at mucosa:

$$M + 0.506\ S = 7500,$$

whereas at skin:

$$S + 0.237\ M = 6000.$$

Hence S $= 4800$ R and M $= 5060$ R.

Inner mould

Milligramme-hours to deliver 1000 R $= 201$

for 5060 R milligramme-hours required—$201 \times 5.060 = 1017$.

This may be achieved in 50 hr with 20.34 mg.

ζ) Distribution

See Fig. 11. For this mould cobalt-60 sources were used. In the Manchester System, there are available 7 linear activities in a geometric progression of steps of 1.5. For each activity there are rods of 1.0 cm active length and longer rods of 1.5 cm active length. The total length of each rod is 1.1 and 1.6 cm respectively, and the diameter of the rods is approximately 3 mm. The cobalt is enclosed in thin nickel sheaths. Strength identification is by means of coloured epoxy resin coatings. The area is 2.3×3.2 cm rectangle at a treating distance of 0.5 cm hence 2 "bars" parallel to the long side are required, each with a linear intensity of two-thirds that of the periphery. For each long side use 1 short rod equivalent to 1.65 mg radium, filtered by 0.5 mm platinum, and 1 long rod equivalent to 2.42 mg. For each short side use 2 short rods of strength equivalent to 1.65 mg radium. For each bar use 1 short rod equivalent to 1.08 mg radium and 1 long rod of 1.62 mg. Total used $= 6 \times 1.65 + 2 \times 2.48 + 2 \times 1.08 + 2 \times 1.62$ $= 20.26$ mg.

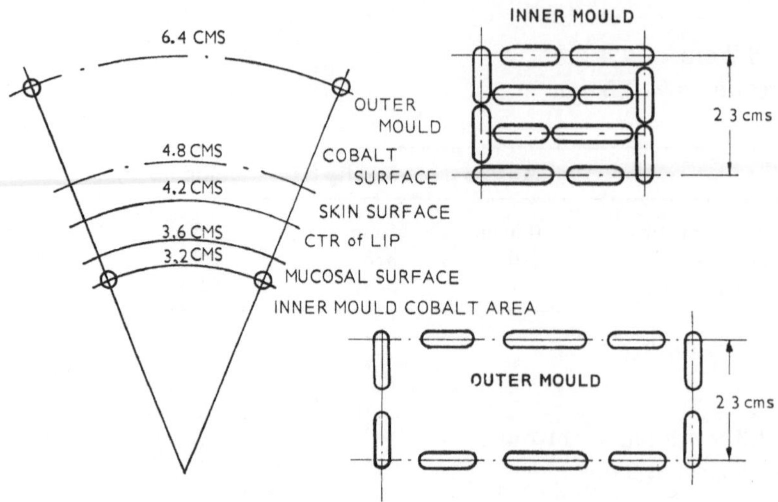

Fig. 11. Diagram to show areas treated by mould and distribution of sources

Outer mould

Milligramme hours to deliver 1000 R = 1010

for 4800 R milligramme hours required 1010 × 4.800

= 4848.

This may be achieved in 50 hours with 97 mg.

Area is a rectangle 2.3 × 4.8 cm. Treating distance is 2 cm hence no "bar" is required.

Cobalt-60 used:

For each long side use: 2 short rods radium equivalent to 8.85 mg and 1 long rod of 13.28 mg.

For each short side use: 2 short rods each of 8.85 mg.

Total cobalt-60 = 8 × 8.85 mg + 2 × 13.28 mg.

= 97.36 mg.

Since cobalt-60 used differs from that calculated, the treatment time will be changed. A final check calculation is therefore made as follows:

Site	Mucosa	Mid lip (1)	Mid lip (2)	Skin
Inner mould R per h	100.8	54	34.4	23.9
Outer mould R per h	48.8	62.6	78.5	96.4
Combined dose rate in R per h	149.6	116.6	112.9	120.3

A final treatment time of 50.1 h, i. e. $6^1/_4$ h for 7 days and 6 h 20 min for 1 day, gives the following dose distribution:

Site	Mucosa	Mid lip (1)	Mid lip (2)	Skin
Dose	7500	5840	5660	6030

4. Interstitial treatment

a) Radium implant

A radium implant affords another very satisfactory treatment for carcinoma of the lip. It is of particular value in the treatment of carcinoma of the lower lip when the lesion extends into the alveolar buccal sulcus and is the treatment of choice for most carcinoma of the upper lip.

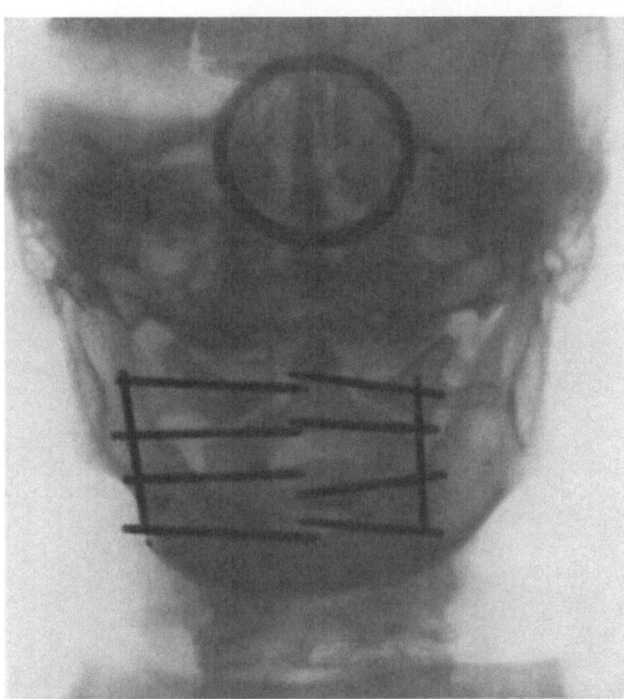

Fig. 12. Single plane radium implant for carcinoma of upper lip. Interleaving implant

A single plane through the base of the tumour is used. The area implanted must include at least 1 cm of healthy tissue around the tumour. The needles used are of linear intensity 0.66 mg and 0.33 mg per cm of active length. These needles when used according to the Paterson-Parker rules give a dose rate of approximately 1000 R day. The needles commonly used are filtered by 0.6 mm Pt and of active length 1.5—3.0 cm. Long lesions are treated using an interleaving implant (Fig. 12) rather than using longer needles which produce distortion and uncomfortable splinting of the lip. The implant is usually carried out under general anaesthesia but local anaesthesia may be used. A rectangular implant is employed and care should be taken to see that the needles which run immediately deep to the red of the lip are not more than 0.5 cm deep to it. The dose delivered should be 6500 R at 0.5 cm in 7 days or its equivalent for the average lesion.

At the completion of the implant radiographs are taken in the anteroposterior and lateral planes at right angles to each other for calculation purposes. The final time for the implant is then adjusted according to the physical calculations from these radiographs.

The needles are removed in the ward without anaesthetic.

Fig. 13 shows a typical implant for a carcinoma of the upper lip. For this case the calculation was as follows:

Single plane implant. Desired dose = 6500 R in 7 days.

Dimension = 4×2.5 cm.

Area = 10 cm^2.

From Paterson-Parker dosage tables milligramme hours per 1000 R = 235

therefore 6500 R require $235 \times 6.5 = 1528$.

For a time of 168 h we require approximately $\frac{1528}{168} = 9.5$ mg

Radium used: 2×2 mg Active length = 3 cm Filtration = 0.6 mm Pt,
2×1 mg Active length = 3 cm Filtration = 0.6 mm Pt
2×1.33 mg Active length = 2 cm Filtration = 0.6 mm Pt.

Total = 8.66 mg − 2% for filtration = 8.48 mg.

Provisional time = 180 hr, final time = 166 hr.

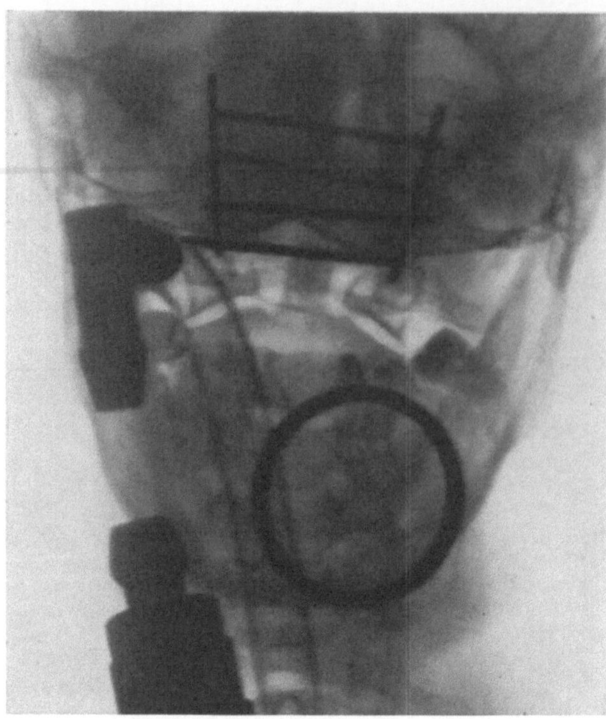

Fig. 13. Single plane radium implant for carcinoma of upper lip

b) Radon seed implant

A radon seed implant makes a very suitable form of treatment for an early carcinoma of the lip in an elderly subject or when a simple treatment which requires the minimum of hospitalization is needed. The implant may be temporary using threaded seeds but normally a permanent implant is employed. The radon seeds used are 4 mm long with a wall thickness of 0.5 mm Au or equivalent metal, the strength of each seed is preferably from 0.6–0.7 mCi, each radon being measured individually. The implant is carried out under local anaesthetic. The distribution of the source is as determined by the Paterson-Parker rules. Care must be taken as it is easy to produce crowding of the sources with the consequent production of high dose areas. The dose planned for is 6500 R. After the implant is completed the usual radiographs are taken for calculation purposes. Any deficiency in distribution may be corrected by the addition of extra seeds. If the overall dose is low it may be supplemented by external irradiation. Fig. 14 shows a permanent radon seed implant for a carcinoma of the lip.

The calculation for this implant was as follows:

Permanent radon seed implant. Dose desired = 6500 R.

Area = 3.5 × 2.5 cm oval
= 7.1 cm^2

From Paterson-Parker dosage tables mg h/1000 R = 193
therefore 6500 R mg/h, required = 193 × 6.5 = 1255.

As each initial millicurie delivers 133.3 mCi h for permanent implantation
therefore millicuries radon required = $\frac{1255}{133.3} = 9.4$.

Radon seeds used = 12 × 0.75 mCi = 9.0 mCi.

In place of radon seeds radioactive gold seeds or grains ^{198}Au (half-life 2.72 days) may be used (SINCLAIR, 1952). The gold grains are sheathed in platinum to filter off the primary beta radiation. Each grain is 2.5 mm long and 0.8 mm in diameter. Irradiation in

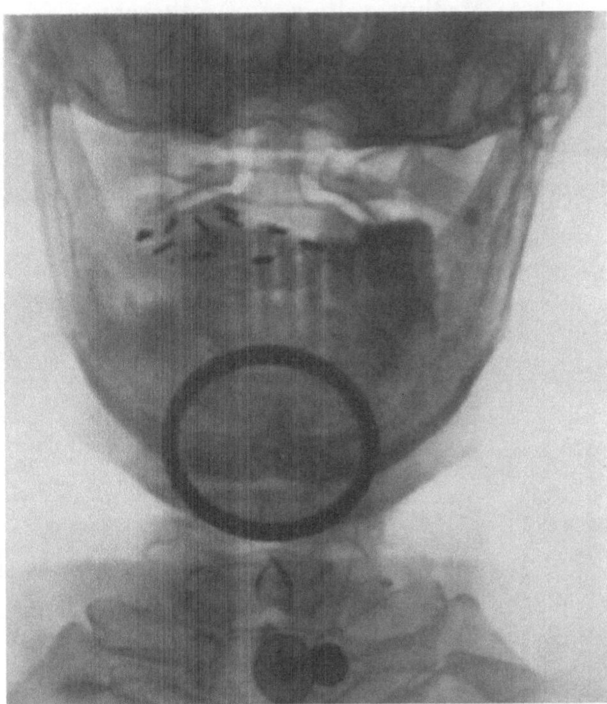

Fig. 14. Single plane permanent radon seed implant for carcinoma of lip

the pile can be arranged to produce suitable activities per grain, 4.3 mCi ^{198}Au being equivalent to 0.9 mCi radon. The grains are inserted by means of a specially designed implantation gun (Hodt, Sinclair and Smithers, 1952).

5. Telecurie therapy

Single field treatment of carcinoma of the lip using a short FSD teletherapy apparatus has no particular advantages over X-ray therapy; moreover it has the disadvantage of the inability to shield the rest of the mouth.

In advanced carcinoma of the lip where there is bone involvement advantage may be taken of the bone-shielding qualities of this type of radiation. Similarly supervoltage X-ray therapy may be used.

6. X-ray therapy

Owing to its ready accessibility cancer of the lip may be treated quite simply by means of X-ray therapy. The advantages of this mode of treatment have been well summarised by Fleming (1952). As with a radium surface applicator no operative procedure is required. There is the minimum of delay in the commencement of treatment as no elaborate applicator has to be constructed requiring a high degree of technical skill. There is no risk to personnel from the handling of radioactive substances. Adequate protection of the rest of the mouth is possible owing to the type of radiation employed by means of suitably constructed lead shielding. The daily treatment time is short and outpatient treatment is very practical.

X-ray treatment is the method of choice for the majority of advanced carcinoma of the lip. It is an effective method for most early and moderately advanced lesions but is not as suitable as a surface radium applicator for lesions which extend on to the buccal mucosa.

a) Medium voltage X-ray therapy

Superficial carcinoma of the lip may be treated by means of a single field approach using medium voltage X-ray therapy of 100—140 kV with a half-value layer of 2—3 mm Al. Lower energy X-rays, e.g. 60 kV, may be employed (SMITHERS, 1946), but 100—140 kV treatment is simpler and surer. With medium voltage X-rays an adequate if not homogeneous dose may be delivered to the treatment volume through a single field applied to

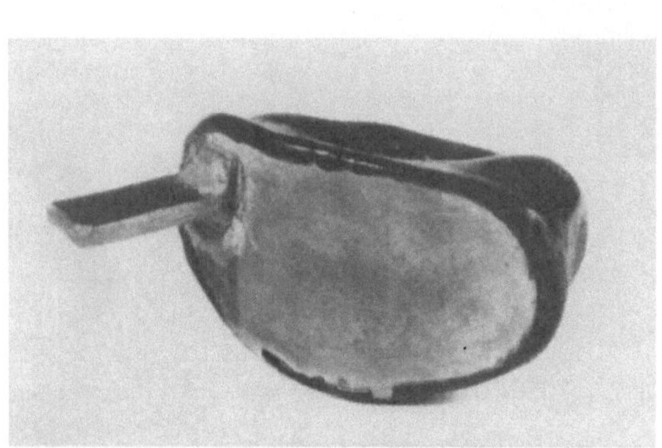

a

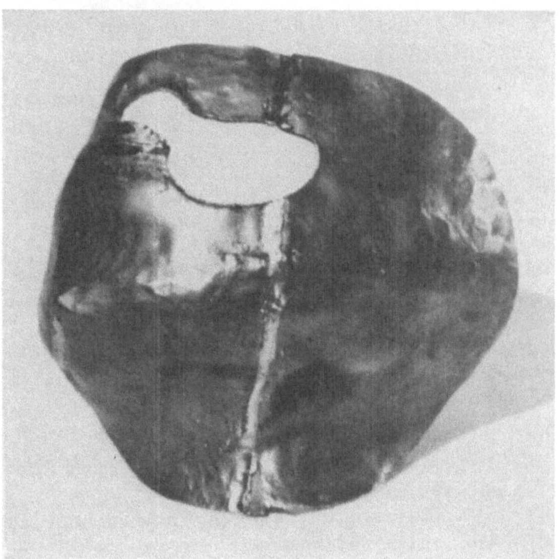

b

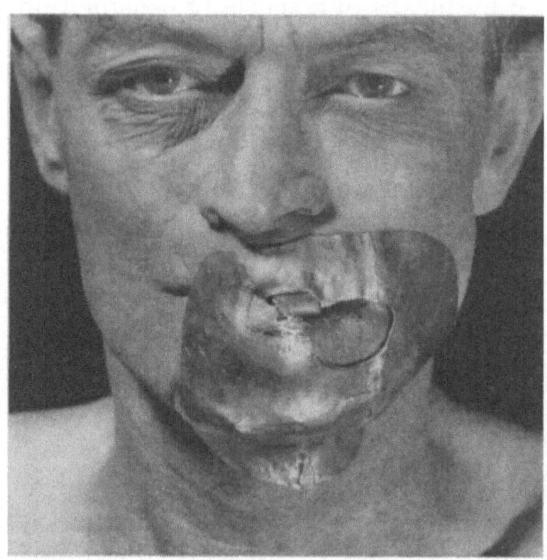

c

Fig. 15a–c. Lead shielding used in treatment of carcinoma of lip by X-rays

the skin of the lip. In order to shield the mouth and the tip of the tongue a suitably moulded lead sheet is slipped behind the lip. For X-rays of this quality lead sheeting of 1 mm thickness is adequate. For a single application of X-rays it is normally sufficient to fit this loosely but it is preferable, particularly with fractionated treatments, to have the lead shielding carried on a "bite" composed of black tray compound (Fig. 15a). This "bite" is taken in a similar manner to that described in the construction of the inner mould of the surface radium applicator. This form of shielding may be combined with a lead mask (Fig, 15b+c) to reduce the direct radiation of normal structures to a minimum.

Dosage: Single exposure 2250 rads; 5000 rads in 8—10 days; 5500 rads in 3 weeks.

Treatment by means of a single exposure is a very simple and effective mode of treatment in superficial growths in patients of poor general condition. Otherwise the fractionated treatments are to be preferred.

b) High voltage X-ray therapy

For more substantial lesions and for the majority of advanced cancer of the lip, conventional deep X-ray therapy, i.e. 250–300 kV of half-value layer 1.6–2.4 mm Cu is employed. A single direct field is used subtending the lesion and an adequate margin. Shielding of the mouth is carried out as above, only for 250 kV X-rays of HVL 1.6 mm Cu the lead should be 2 mm thick, and for 300 kV X-rays of HVL 2.5 mm Cu 3 mm thick.

Doses employed are 5000 rads in 8–10 days or more, preferably 5500 rads in three weeks; a single exposure of 2000 rads may be used.

For advanced lesions with bone involvement, resort may be made to supervoltage or equivalent telecurie therapy. The technique employed will be highly individual for the given case; with supervoltage resort may be made to the use of a wedge pair of fields. Even so the salvage of these advanced cases remains very poor.

See also the complementary paper: Die percutane Bestrahlung der Lippengeschwülste, p. 435.

IX. Complications

1. Dental hygiene

If teeth are present and are sound and free from obvious sepsis, unless by their presence they interfere with the fitting of the inner mould of a double mould, they should be left. Carious teeth and teeth associated with marked dental sepsis should be removed before radiation treatment is started in order to reduce the risk of bone necrosis. Dental extraction usually will mean a delay of approximately two weeks before the sockets are sufficiently healed to allow the construction of a well fitting mould. When X-rays are used in the treatment of the primary tumour, the delay will be shorter and moreover the alveolus can be adequately shielded by lead as previously described. Where teeth have been left in the treated area, the patient should be warned of the risk of necrosis should these teeth require extraction at a later date.

2. Leukoplakia

Some degree of leukoplakia is present in approximately one third of all cases of lip cancer. The amount present will vary from a small area to involvement of the whole length of the lip. The primary lesion together with an adequate margin should be treated and any leukoplakic area outside of this volume which shows no evidence of malignant change should not be included in the treated volume. Where there is doubt about the activity of the leukoplakia a biopsy should be taken. Prophylactic irradiation of leukoplakia will not prevent subsequent development of malignant change. Inactive leukoplakia is kept under close observation and at the first sign of malignant change the appropriate treatment should be undertaken.

3. Development of second primary carcinoma of the lip

The incidence of other lip cancers occurring within 5 years of the original registration is shown in the table below:

Table 8

	Total	Males	Females
Number treated 1949–1953	277	259	18
Number new lesions 0–5 years	2	2	0
% new lesions 0–5 years	0.7	0.8	—

In this series less than one percent of cases developed a further lip cancer within 5 years of first being seen. It may be difficult to differentiate between a new primary and a late recurrence of the original lesion.

The subsequent management of the new lesion will depend upon its relationship to the originally treated lesion. Further radiation treatment may be used if there is an adequate margin of healthy tissue between the two lesions. If there is no adequate margin the new lesion should be treated by surgical excision.

4. Syphilis

The demonstration of positive serology should not delay the treatment of the lip cancer. It is extremely seldom that there is such vascular damage to the tissues of the lip due to syphilis to contraindicate the treatment of the primary lesion by means of radiation. The appropriate treatment for syphilis should be undertaken.

5. Anaemia

Anaemia is not of significance as an aetiological factor in lip cancer. If anaemia is present the appropriate therapy should be undertaken.

6. Necrosis

Necrosis following well planned radiation therapy of lip cancer is uncommon. This is so in spite of the fact that a large proportion of patients are engaged in outdoor occupations and hence are subject to extremes of climate. The most common manifestation is of a minor mucosal necrosis occurring at the junction of the lip and buccal mucous membranes; this usually heals within a few weeks spontaneously.

Major soft-tissue necrosis of the lip is very uncommon and if it occurs it is best treated by immediate surgical excision and such plastic repair as may be appropriate. Similarly necrosis of the jaw is extremely uncommon and its management is the same as that for any intraoral bone necrosis.

X. Surgical treatment of the primary lesion

Although radiation is the preferred treatment for early lip cancer a wedge excision affords a reasonable prospect of cure provided that an adequate margin is taken. For more advanced lesions the simple wedge excision is inadequate and resort must be made to a wider excision and some sort of reconstructive procedure. For details of the various methods of cheiloplasty reference should be made to the appropriate surgical text books. Surgery and radiation are complementary in the treatment of lip cancer, surgery in the main being reserved for the treatment of recurrent primary tumours following radiation.

XI. Treatment of involved lymph nodes

Of equal importance to the successful treatment of the primary is the treatment of involved lymph nodes in the management of lip cancers.

The cases fall into three main clinical groups:

1. No clinical evidence of involved lymph nodes.
2. Mobile, discrete involved nodes in the immediate lymph drainage.
3. Fixed nodes or nodes beyond immediate lymph drainage.

1. No clinical evidence of involved lymph nodes

The subsequent development of secondary nodes following successful treatment of the primary occurs with a frequency of 8–10%, indeed in some series (Burkell, 1950) the incidence has been less. It is therefore quite evident that prophylactic treatment of the lymph node drainage is not indicated in lip cancer. MARTIN (1951) discussing the value of prophylactic block dissection of the neck in lip cancer reported a consecutive series of 237 patients with cancer of the lip in whom prophylactic block dissection of the neck would have been done if it was routine policy; there remained only fifteen cases in whom it could possibly have been of value, or one in sixteen cases (6.25%). Hence fifteen operations would have been necessary in order to be of benefit in one case.

Similarly prophylactic irradiation of the immediate lymph drainage areas in lip is of little value. While radiation may cure isolated involved nodes or small node masses, it is not possible to sterilise such a large volume.

It therefore follows that in those cases where there is no clinical evidence of involved lymph nodes the policy followed is that of close follow-up over the five years following treatment of the primary. During the first year following treatment of the primary lesion the patient should be examined at monthly intervals. In the second year the interval between examinations may be extended to two months. In the third and fourth years the interval between examinations should be three monthly and four monthly respectively. In the fifth year six monthly intervals between examinations are adequate.

2. Mobile discrete involved nodes

Both radiation or surgery may be used in the treatment of node involvement of this type. The treatment of choice is full radical block dissection of the affected side of the neck. Surgical treatment is preferred as it offers a more certain method of cure than does radiation. BOND and MANSFIELD (1959) advocate a bilateral supraomohyoid dissection with completion of the radical dissection where the upper cervical nodes are found to be involved, similarly TAILHEFER (1952) restricts the operation to the submental and submaxillary areas on both sides of the neck, except if the tumour is unilateraly localised and well away from the medial line. However, preference should be for the full radical block, founded on the Crileblock operation (DOUGLAS, 1947). Bilateral block dissection may be carried out with an interval gap between the two sides of not less than 3 weeks leaving the second internal jugular vein. Both internal jugulars can be safely taken if there is a 3 months interval; cases have been done with a shorter interval (DOUGLAS, 1947).

When there are involved mobile discrete nodes in the immediate lymph drainage area on presentation, the primary is treated by a suitable radiation method and a block dissection of the affected side of the neck is carried out after an interval of 4–6 weeks in order to avoid the radiation reaction phase. In those cases where it is felt that the operability of the affected nodes may be impaired by delay, the following policies may be followed:

1. Block dissection of the affected side of the neck followed by radiation treatment of the primary.
2. Radiation treatment of the primary followed by immediate block dissection of the affected side, i.e. before the radiation reaction has developed.
3. Radiation treatment of the primary plus a localised radiation treatment of the involved node or group of nodes followed by block dissection of the affected side of the neck within 4–6 weeks when the reaction phase will be mainly over.

In general, completion of the radiation treatment of the primary before surgical treatment of the involved nodes is preferred. The latter policy (3) outlined above offers the advantage of performing the block dissection at the optimum time in relation to the radiation reaction.

Radiation treatment of node involvement of this type is therefore confined principally to patients whose age or general condition precludes them from a radical block dissection of the neck. Radiotherapeutic methods employed are (1) interstitial irradiation, single plane radium implant (CHARTERIS, 1953) (2) X-ray therapy, (3) radium beam therapy.

Of these methods external irradiation with X-rays has been found to be as effective and as expedient as any other method. Treatment is confined to the node or group, the field size employed being 4–6 cm in diameter. Usual practice is to use 250–300 kV X-rays of HVL 1.6–2.5 mm Cu. Dosages used are 2000 rads in one exposure, 5000 rads in 10 days, 5500 rads in 3 weeks.

3. Fixed nodes

Treatment of node involvement of this type must on the whole be palliative in intent. Simple single field X-ray treatments are usually adequate, the field size used and the dosage employed will vary with the individual case.

XII. Results

In a series containing a high proportion of old people, which is the case in cancer of the lip, some age-corrected rate is desirable, since death from causes other than cancer of the treated site occurs at a much higher rate as the after-treatment interval lengthens.

The age-corrected method of calculation first suggested by Berkson (1942), approved by the World Health Organisation Sub-Commitee on Registration of Cancer (1950), and discussed and applied in the Third Statistical Report from the Christie Hospital and Holt Radium Institute (1950), has been used to correct for the number of deaths that would be expected to occur under prevailing conditions of mortality in a population having the same sex and age distribution as the treated series. This rate may be expressed as:

$$\text{Survival rate corrected} = \frac{\text{Number alive and treated after N years}}{\text{Expected number of survivors after N years}}$$

Analysis by stage of cases treated 1949–1953 is shown in Table 9.

Table 9. *5-year survival rates, all techniques by stage*

Stage	No. treated	5-year survival rates crude	5-year survival rates corrected
I	219	68.5%	87.1%
II	32	53.1%	
III	14	57.1%	
IV	9	0%	
Total	274	63.9%	81.3%

Thus the 5-year crude survival rate for all stages in this series was 63.9%, and the 5-year corrected survival rate was 81.3%.

Analysis by individual technique and stage is shown in Table 10.

In this series the majority of early carcinoma of the lip was treated by double mould and radium implant. Those cases treated by X-rays were primarily lesions occurring in the elderly, or poor-general-condition patients, or lesions too extensive for treatment by mould or implant.

Analysis by stage shows that for Stage I cancer of the lip either technique is capable of curing the great majority of these lesions.

The poor prognosis for patients presenting with very advanced lesions is confirmed.

The recurrence rate for each technique is shown in Table 11.

The cases treated by X-rays contained most of the advanced lesions and hence a higher recurrence rate might be expected. With regard to late recurrences it is often difficult to differentiate between a recurrence and the occurrence of a fresh primary carcinoma of the lip.

Table 10. *5-year survival rates by individual technique and stage*

Technique	Stage	No. treated	5-year survival rates crude	5-year survival rates corrected
Mould (radium or cobalt)	I	123	74.8%	88.4%
	II	18	61.1%	
	III	11	54.55%	
	IV	0	0%	
Total		152	71.7%	84.8%
Implant	I	40	65.0%	76.8%
	II	5	60.0%	
	III	2	50.0%	
	IV	2	0%	
Total		49	61.2%	72.3%
X-ray	I	56	57.1%	91.7%
	II	9	33.3%	
	III	1	100.0%	
	IV	7	0%	
Total		73	49.3%	79.1%

Table 11. *Recurrence rates by individual technique and total, expressed cumulatively to 5th year*

Technique	No. treated 1949–1953	Numbers (cumulative)					Rates percent (cumulative)				
		0–1 year	1–2 years	2–3 years	3–4 years	4–5 years	0–1 year	1–2 years	2–3 years	3–4 years	4–5 years
Mould	152	5	7	8	10	10	3.3	4.6	5.3	6.6	6.6
Implant	49	3	4	5	5	5	6.1	8.2	10.2	10.2	10.2
X-ray	73	10	12	12	13	13	13.7	16.4	16.4	17.8	17.8
Total	274	18	23	25	28	28	6.6	8.4	9.1	10.2	10.2

BURKELL (1950) reported from Saskatoon a series of 534 consecutive cases of carcinoma of the lip in which the overall net 5-year survival was 89.5%. A comparison between the two most frequently used methods in this series is shown below:

Technique	Number of patients treated	5-year net survival
X-radiation	115	85%
Radium implant	349	91%

There was in this series a bias toward using radium implants for the earlier stages. The recurrence rate in this series was 5.2%.

MARTIN, MACCOMB and BLADY (1941) report a series of 375 consecutive cases of cancer of the lip in which the net 5-year cure rate was 70%. In this series in those cases which had no metastases at any time the cure rate was 95%. The presence of metastases at some time during the course of the disease reduced the cure rate to 27%.

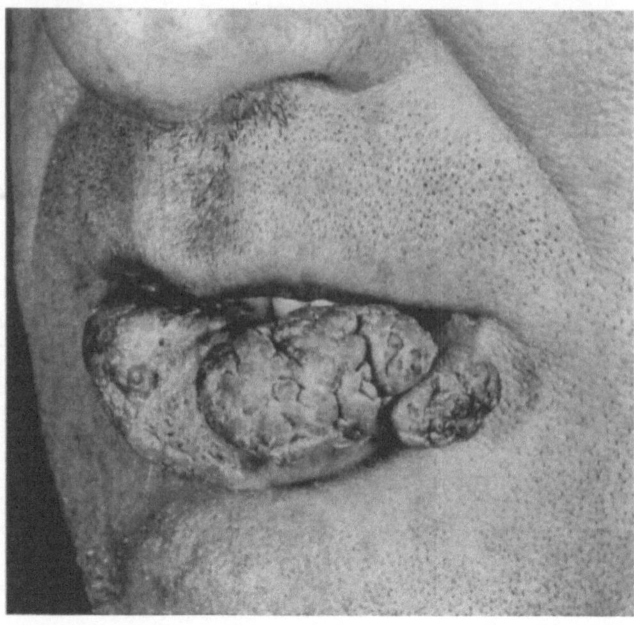

a

Fig. 16a–c. Papillary carcinoma of lower lip treated by double mould

Charteris (1946) in a series of 242 cases of lip cancer treated by radium obtained a cure rate of 92% in those cases treated by radium implant who remained free from metastases.

Smithers (1946) in a series of 66 cases of lip cancer treated by X-rays reported 55% symptom-free at 5 years, and of the early cases 74%. Of these 66 cases 2 recurred in the primary only.

Burgendal (1938) reported a series of 265 cases of cancer of the lower lip treated by radium at the Radiological Clinic Lund. Of the 181 operable cases 69.1% were free from symptoms at 5 years; in the entire material the result of treatment after 5 years was 63.9%.

Ebenius (1943) from the Radiumhemmet Stockholm reported a relative 5-year cure rate of 64.9% for the entire series of 749 cases and 68.9% for the primary cases. The recurrence rate in this series calculated on the number of patients with local primary healing was 7.9%.

The results of surgical treatment of lip cancer have been reported as follows:

Figi (1934) reported 78.74% 5-year survival in 228 cases treated by surgery alone. In those cases where nodes were not involved 89.74% survived for 5 years.

Ward and Hendrick (1950) in their series of 259 consecutive cases of cancer of the lip treated at the John Hopkins Hospital found that of 72 primary cases of cancer of the lip treated by surgery 89% were well at 5 years.

Cross, Guralnick and Daland (1948) reporting from the Pondville Hospital, Massachusetts, where the preferred method of treatment of cancer of the lip is surgery, obtained in 172 cases of primary cancer of the lip treated by surgery a 5-year cure rate of 91.8%.

Harnett (1952) in his survey of cancer in London found that 30 patients with cancer of the lower lip treated by surgery alone gave a 5-year survival rate of 60%. 90 cases were treated by radiotherapy with a 5-year survival rate of 53.3%. Estimated by actuarial methods, both surgery and radiotherapy give a 5-year duration of life of over 100% of the expected for the group in the cases without lymph node involvement, 83.4% and 88.8% of normal respectively where the cervical nodes were involved.

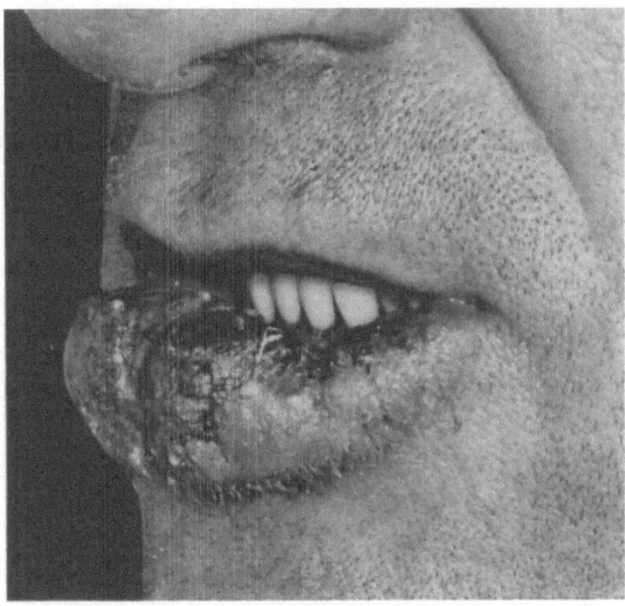

Fig. 16 b

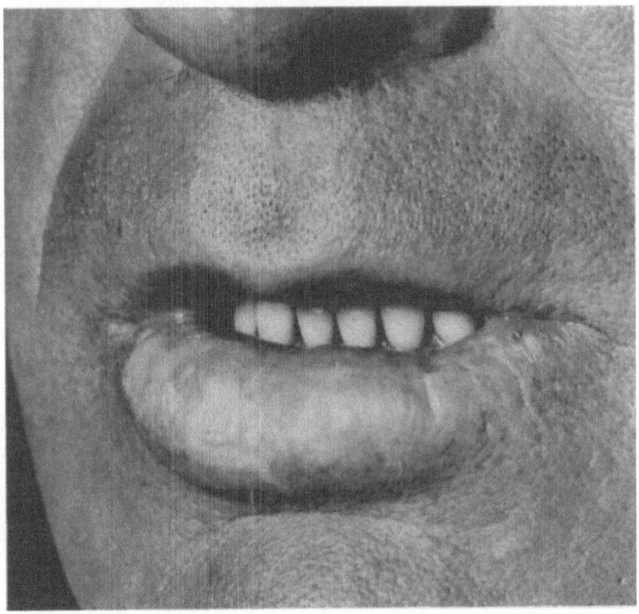

Fig. 16 c

When there is node involvement on presentation or when nodes subsequently develop, as already stated, the prognosis is much less favourable. The 5-year crude survival of cases where block dissection was carried out for involved nodes is as shown in the table below:

Table 12

Procedure	No. treated 1949–1953	No. alive	No. dead	5-year survival rates crude
Unilateral	16	10	6	62.5%
Bilateral	4	1	0	(25.0%)
Total	20	11	6	55.0%

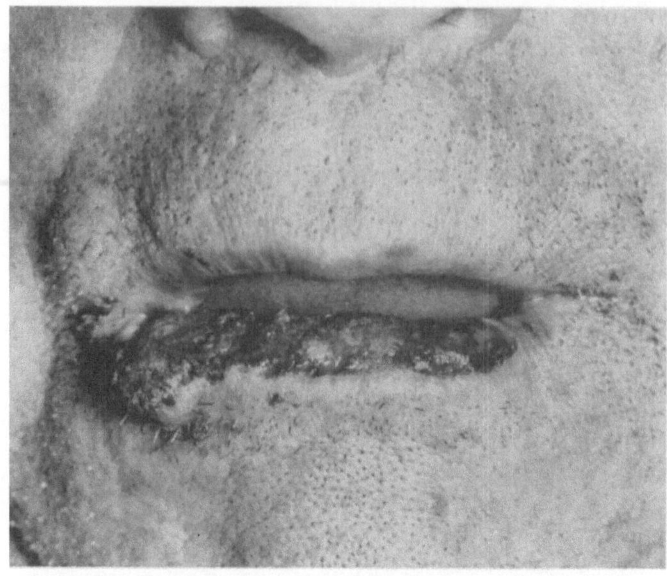

a

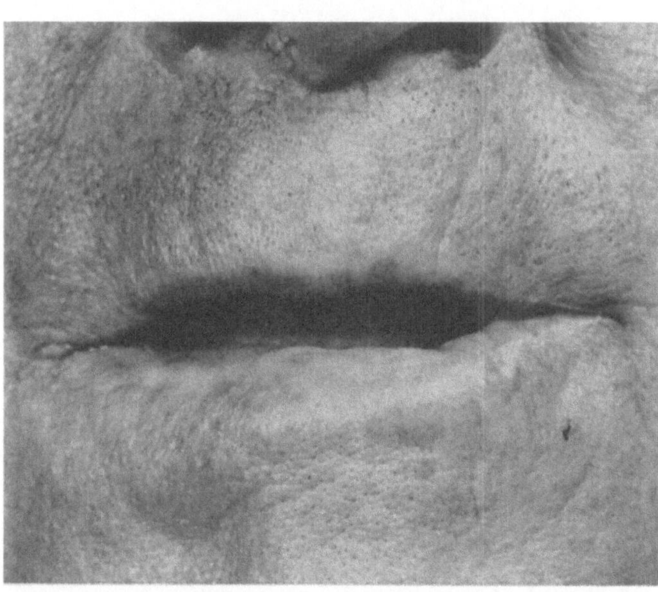

b

Fig. 17a and b. Ulcerative carcinoma of lower lip treated by double mould

This is a small series; over a longer period (1945–1953) 38 cases had block dissections of the neck for involved nodes giving a 5-year crude survival rate of 52.6%, the age corrected rate being 66.9%.

Figi (1934) reported a cure rate of 39% for cases with involved nodes treated by block dissections, Taylor and Nathanson (1942) 42%; Cross, Guralnick and Daland (1948) reported a 5-year cure rate of 42.4% of patients with proved positive nodes.

Because of the small incidence of secondary nodes in lip cancer and the fact that surgery is the treatment of choice, a comparable group of cases in which the nodes were treated by radiation is not available. That radiation can be effective in the treatment

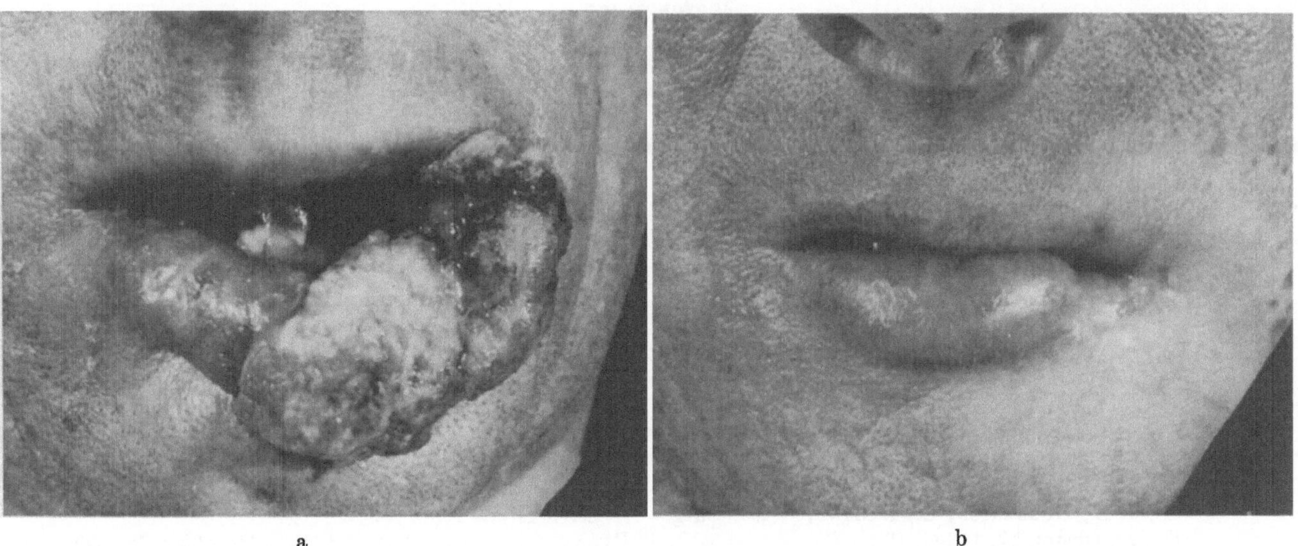

a b

Fig. 18a and b. Carcinoma of lip treated by X-rays 230 kV HVL 1.63 mm Cu, 5500 R in 3 weeks. Well at 10 years

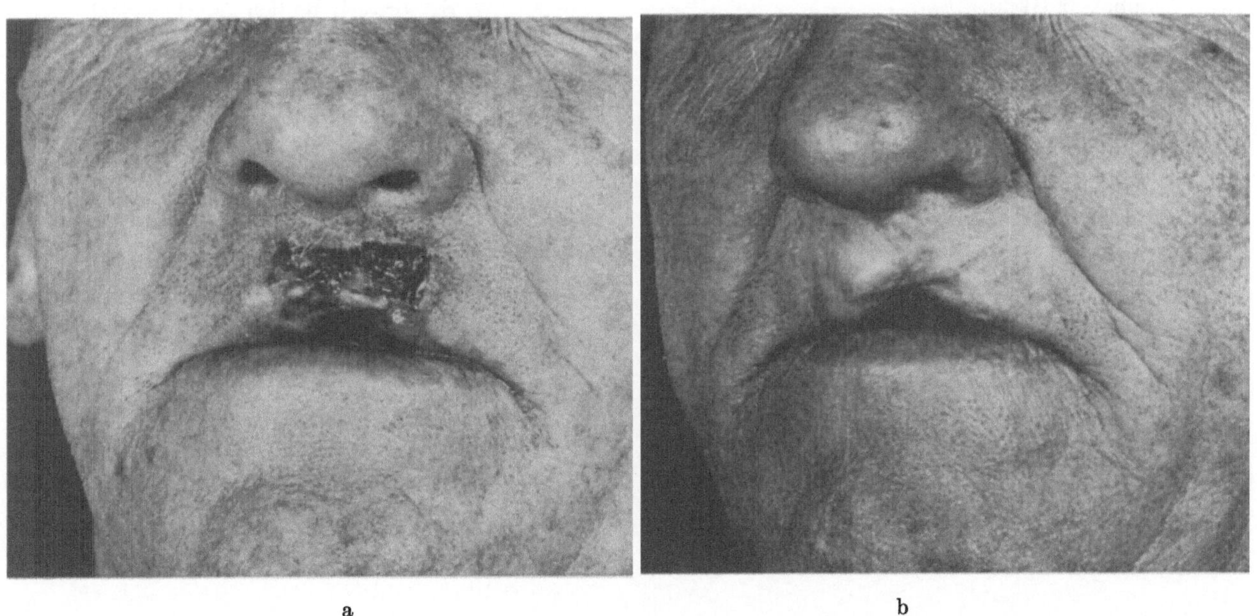

a b

Fig. 19a and b. Carcinoma of upper lip treated by single plane radium implant (a). 7000 R in 7 days. Well at 10 years (b)

of involved nodes from oral cancer has clearly been shown by DOBBIE (1954). In 22 cases of cancer of the floor of the mouth in whom involved nodes were treated by X-rays DOBBIE (1954) reported success in 5 cases. CHARTERIS (1954) discussing the radium treatment of squamous cell carcinoma in cervical lymph nodes reported the survival of 6 patients from a group of 27 suffering from fixed malignant nodes in the neck.

References

Ahlbom, H. E.: Brit. med. J. **1936 II**, 331.

Beahrs, O. H., Barber, K. W.: Arch. Surg. **85**, 49 (1962).

Beck, S.: Brit. med. J. **1938 II**, 1313.

Belisario, J. C.: Cancer of the skin. London: Butterworth & Co. 1959.

Berkson, J.: The calculation of survival rates being ch. 22, p. 467, in: Carcinoma and other malignant lesions of the stomach. Philadelphia and London: W. B. Sanders & Co. 1942.

Bond, W. H., Mansfield, O. T.: Treatment of cancer in clinical practice. London: E. & S. Livingstone 1959.

Burgendal, A.: Acta radiol. (Stockh.) **19**, 103 (1938).

Burkell, C. C.: Canad. med. Ass. J. **62**, 28 (1950).

Charteris, A. A.: Brit. med. J. **1946 I**, 719.

— J. Fac. Radiol. (Lond.) **6**, 84 (1954–1955).

Cross, J. E., Guralnick, E., Daland, E. M.: Surg. Gynec. Obstet. **87**, 153 (1948).

Dobbie, J. L.: Brit. Radiol. **27**, 656 (1954).

— Brit. J. Surg. **41**, 250 (1953–1954).

Douglas, W. R.: Proc. roy. Soc. Med. **40**, 415 (1947).

Duffy, J. J.: Amer. J. Roentgenol. **39**, 767 (1938).

Ebenius, B.: Cancer of the lip. Acta radiol. (Stockh.), Suppl. **43** (1943).

Essen,C. F.von: Amer. J. Roentgenol. **83**, 556 (1960).

Evans, R. W.: Histological appearances of tumours. Edinburgh: E. & S. Livingstone Ltd. 1956.

Figi, F. A.: Surg. Gynec. Obstet. **59**, 810 (1934).

Fleming, J. A. C.: St. Thomas's Repts 8, 20 (1952).

Harnett, W. L.: Survey of cancer in London, p. 150–171. London: Brit. Emp. Cancer Campaign 1952.

Hodt, H. J., Sinclair, W. K., Smithers, D. W.: Brit. J. Radiol. **25**, 419 (1952).

Huerer, N. C.: Occupational tumours. Springfield, Illinois: C. C. Thomas 1942.

Lane-Claypon, J.: Report on cancer of the lip, tongue and skin. Reports on Publ. Health and Med. Subj. 59. London: His Majesty's Stationery Office 1930.

Mackay, E. N., Sellers, A. H.: Canad. med. Ass. J. **90**, 670 (1964).

Martin, H., MacComb, W. S., Blady, J. V.: Ann. Surg. **114**, 226 (1941).

— Del Valle, D., Ehrlich, H., Cahan, W. G.: Cancer (Philad.) **4**, 441 (1951).

Meredith, W. J.: Radium dosage the Manchester system. Edinburgh: E. & S. Livingstone Ltd. 1949.

Mitchell, J. S., Mitchell, L. M.: Acta radiol. (Therapy) **6**, 299 (1967).

Orr, J. M.: Lancet **1933 II**, 575.

Paterson, R.: The treatment of malignant disease by radium and X-rays. London: Edward Arnold 1948.

— Tod, M., Russell, M.: The results of radium and X-ray therapy in malignant disease. Edinburgh: Livingstone 1950.

Regato, J. A. del, Sala, J. M.: Radiology **78**, 839 (1959).

Russell, Helen: Adenomatous tumours of the Anterior foregut region showing the cylindroma pattern. Brit. J. Surg. **43**, 248–254 (1955).

Shambaugh, P.: J. Amer. med. Ass. **104**, 2326 (1935).

Sinclair, W. K.: Brit. J. Radiol. **25**, 417 (1952).

Smithers, D. W.: The X-ray treatment of accessible cancer. London: Edward Arnold 1946.

Stoddart, T. G.,: Canad. med. Ass.J. **90**, 666 (1964).

Tailhefer, A.: Proc. roy. Soc. Med. **45**, 758 (1952).

Taylor. G. W., Nathanson, I. T.: Lymph node metastases. New York: Oxford Univ. Press 1942.

Ward, G. E., Hendrick, J. W.: Surgery **27**, 321 (1950).

Willis, R. A.: Pathology of tumours. London: Butterworth & Co. 1947.

World health organisation: Tech., Rep. Series No. 25. Geneva 1950.

Wynder, E. L., Bross, I. J.: Brit. med. **1957 I**, 1137.

— — Feldnan, R. M.: Cancer (Philad.) **10**, 1300 (1957).

G. Die percutane Bestrahlung bei Lippengeschwülsten

Von

W. Hellriegel

Mit 13 Abbildungen

I. Historie

Die geschichtliche Entwicklung der Behandlung von Lippencarcinomen wurde von Barth und Kern in einer ausführlichen Aufstellung dargelegt. Danach wurden die ersten chirurgischen Therapieergebnisse dieser Geschwülste von Partsch (1884) veröffentlicht. Dieser konnte eine 3jährige Überlebenszeit von 54% nachweisen.

Weitere Publikationen zu diesem Thema erfolgten von Grumpertz (1889), Pittins (1899), Ebel (1903), Birke (1904), Armknecht (1906). (Weitere Angaben s. bei Barth und Kern).

Bereits 1904 berichtet Perthes über Heilungsergebnisse der Lippencarcinome nach Röntgen- bzw. Radiumbestrahlung. Die ersten statistischen Angaben macht Lacassagne 1929.

Über die ätiologische Entstehung des Lippencarcinoms durch Pfeifenrauchen hat bereits Soemmering im Jahre 1795 (zit. bei Thiersch) hingewiesen, wie Nicolov berichtet.

II. Anatomie

Im allgemeinen klinischen Sprachgebrauch ist der äußere Abschluß der Mundhöhle der *Mund*, gebildet durch die Lippen. Ontogenetisch wird der Kopfdarm durch das Hinzutreten eines ektodermalen Ansatzstückes, der Mundbucht, verlängert. Der Abschluß der eigentlichen Mundhöhle, Cavum oris, erfolgt durch die Zähne. Bei Menschen und Säugetieren bilden sich aus besonderen Epithelleisten verschiedene Weichteillappen getrennter Herkunft, die sich vor die Zähne schieben und Wangen und Lippen bilden. Der Vorraum der Mundhöhle, das Vestibulum oris, besteht nach außen hin aus den Weichteilen der Wange, der *Ober- und Unterlippe*.

Die ontogenetische Entstehung der Ober- und Unterlippe ist für den Kliniker insofern bedeutungsvoll, als sich dadurch der Lymphabfluß aus diesen Gebieten besser erklären läßt.

Die Abb. 1a—e zeigt die embryonalen Keimanlagen und die sich daraus entwickelnden Weichteile des Gesichts und der Skeletpartien des Gesichtsschädels. Die Oberlippe entsteht aus drei Teilen, den paarigen Kieferbögen und dem mittleren Nasenfortsatz. Die Unterlippe wird nur aus zwei Anlagen des Kieferbogens zusammengesetzt.

„Die Mundgegend wird durch die Ausbildung einer kreisförmig die Mundöffnung umziehenden Muskulatur (M. orbicularis) in ihrem Aufbau bestimmt" (Corning). Dieser scheinbar in sich geschlossene Ringmuskel ist eine breite Platte, die unten bis an die Kinnlippenfurche reicht und oben das Nasenseptum berührt. Es bestehen zahlreiche Beziehungen und Verfilzungen zu den benachbarten mimischen Gesichtsmuskeln.

Das Besondere der Lippenmuskulatur, wie bei der übrigen mimischen Gesichtsmuskulatur überhaupt, ist das Fehlen einer *Muskelfascie*. Die Muskelfasern des Orbicularis inserieren zum Teil in der äußeren Haut oder sind durch eine dicke, filzige Bindegewebsplatte mit der Haut verbunden. Bei Zerstörung des Orbicularis, besonders der Unterlippe, kann die Funktion der Lippe in begrenzten Maßen durch Nachbarmuskeln ersetzt werden.

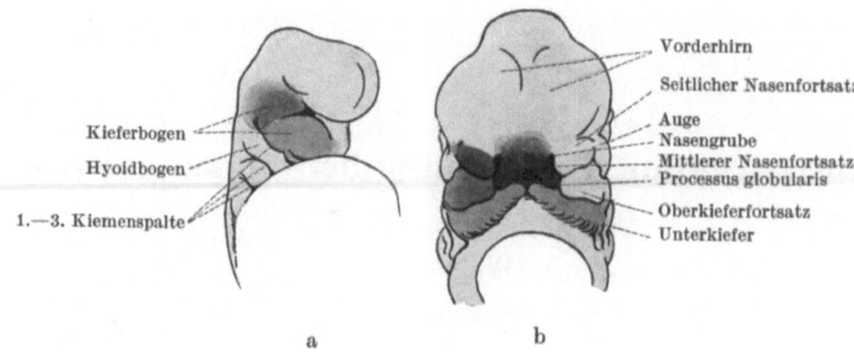

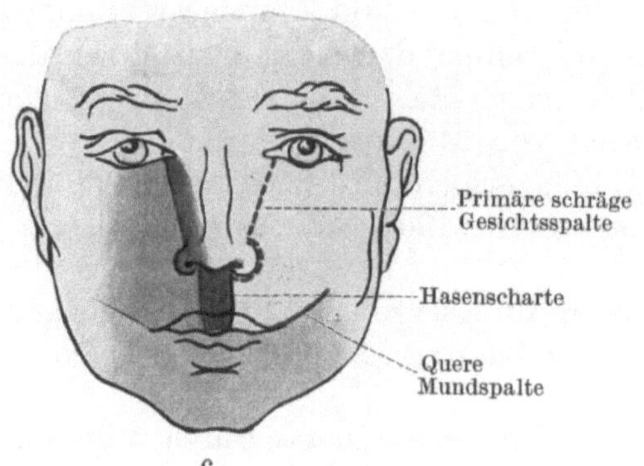

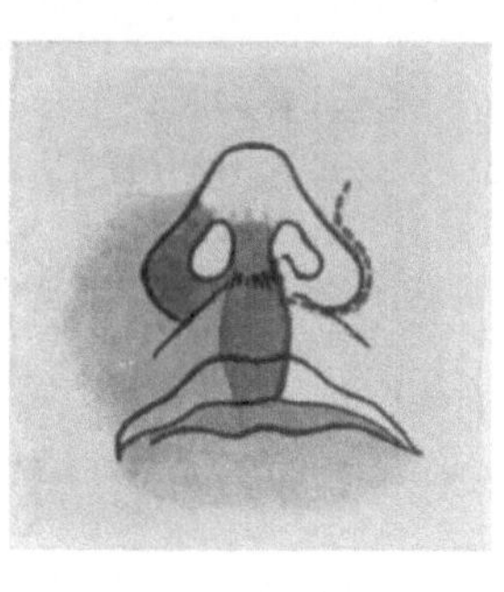

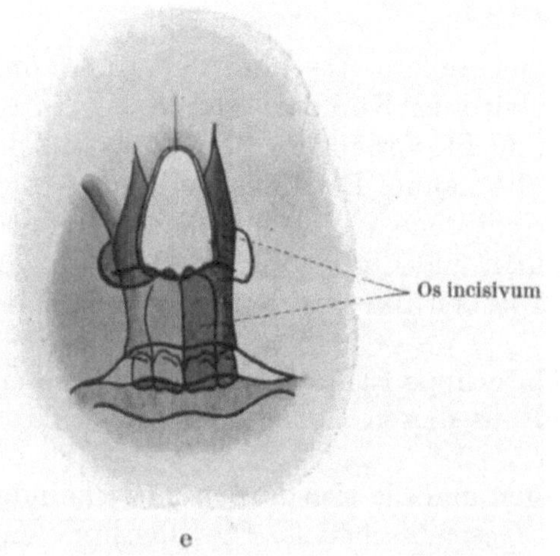

Abb. 1a—e. Entstehung der Weichteile des Gesichts. Rechte Gesichtshälfte mit schematischen Farben für die einzelnen Bausteine, linke mit Hervorhebung der Grenzen zwischen diesen (Sitz der Hasenscharte und Gesichtsspalten). a Menschlicher Embryo, Kopf von der Seite, Gesamtlänge 2,5 mm. b Kopf von vorn, etwas älterer Embryo. c—e Erwachsener. (BRAUS, H.: Anatomie des Menschen, II. Band)

Da die Muskelfasern des Orbicularis im Lippenrotbereich, in der Unterlippe mehr als in der Oberlippe, der Oberfläche sehr nahe liegen und das Lippenrot bilden, werden die Muskeln bei einem penetrierend wachsenden Tumor sehr häufig lädiert. Aus diesem Grunde ist eine frühzeitige Behandlung der Tumoren besonders angezeigt (Abb. 2 und 3).

Die motorische Innervation erfolgt durch den *N. facialis* und die sensible aus den Ästen des *N. infraorbitalis* (*N. maxillaris*) und aus dem *N. mentalis*, der aus dem *N. mandibularis* kommt.

Die arterielle Versorgung geschieht durch die *A. coronaria labii sup. und inf.*, die aus der *A. maxillaris ext.* kommen. Die Lippenarterien bilden einen Gefäßring und liegen

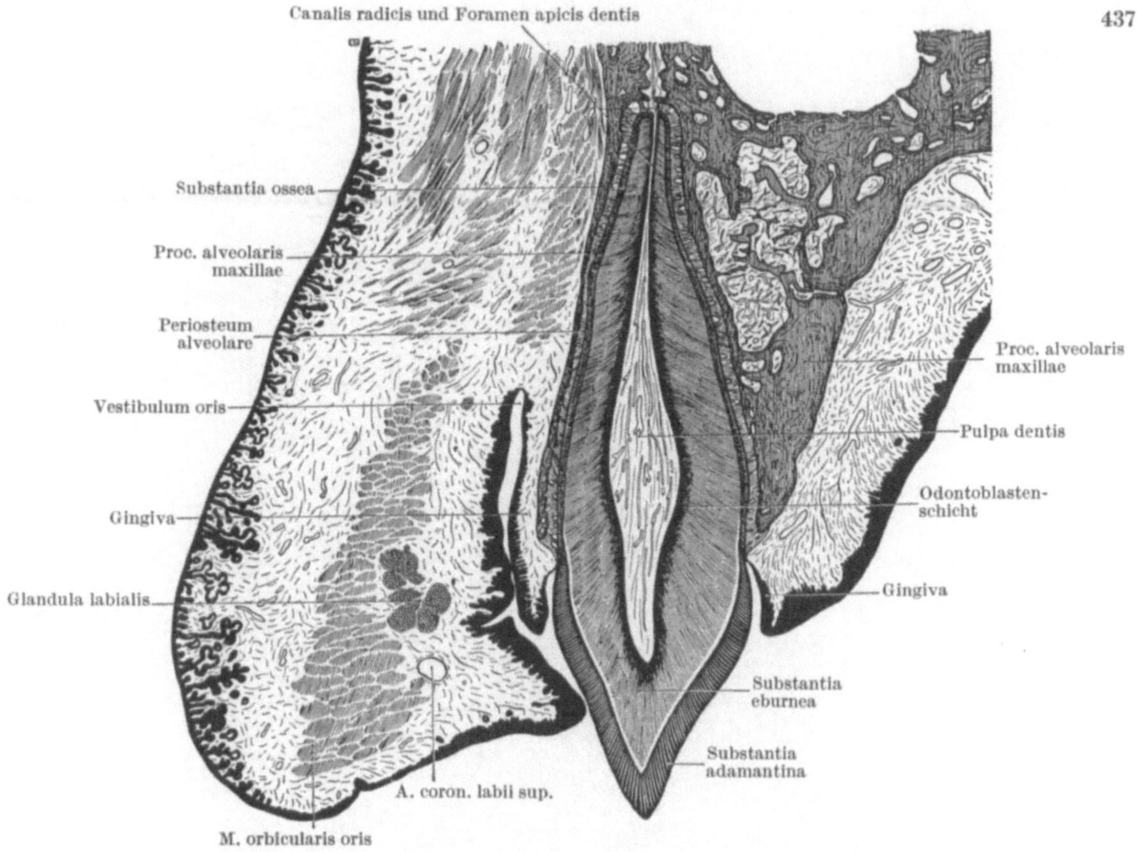

Abb. 2. Schnitt durch die Oberlippe sowie durch einen Schneidezahn in seiner Alveole. Nach einem Mikrotomschnitt. (CORNING, H. K.: Lehrbuch der topographischen Anatomie)

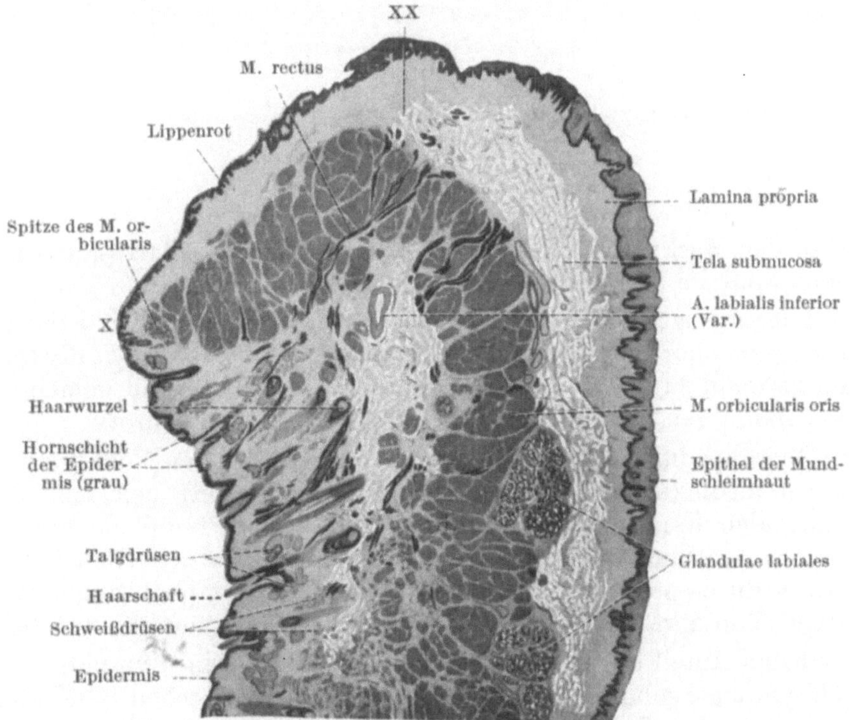

Abb. 3. Querschnitt der Unterlippe eines Mannes. Rechts vom Beschauer die Innenseite: Schleimhaut, links die Außenseite: Integument. Lippenrot zwischen X und XX. Alle quer getroffenen Muskeln dunkelgrau, die längs getroffenen schwarz gezeichnet. Die A. lab. inf. liegt ausnahmsweise außen von M. orbicularis oris (gewöhnlich innen von ihm). (BRAUS, H.: Anatomie des Menschen, II. Band)

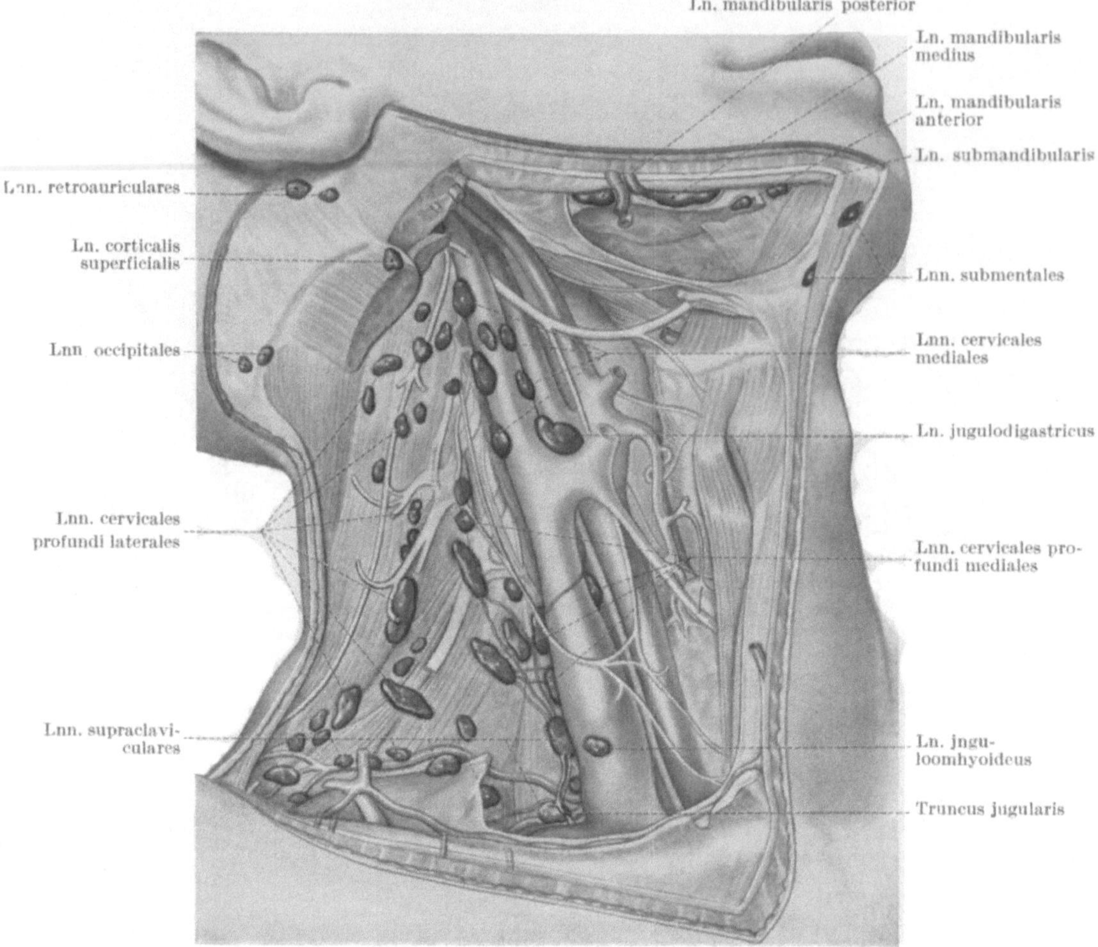

Abb. 4. Die Lymphknoten des Halses (Hafferl: Topographische Anatomie)

relativ tief in der Muskulatur. Kommt es infolge einer Gefäßarrosion zu einer Massenblutung, dann muß die A. maxillaris ext. unterbunden werden.

Ein besonderes Augenmerk verdienen die Lymphabflußwege und die Lymphknoten, da Lippencarcinome nur lymphogen metastasieren. Die *Lymphgefäße der Ober- und Unterlippe* laufen getrennt in zwei Systemen, führen aber teilweise zu gemeinsamen Lymphknoten. Sie haben ihren Ursprung im Capillarsystem des Lippenrots.

Von der Oberlippe führen die Lymphgefäße der Haut zu den Nodi lymphat. submandibulares ant. et medii (meist 3 Knoten am Unterkieferrand), gelegentlich zu den Nodi lymphat. parotidei. Es sollen Anastomosen zu den Nodi lymphat. praeauriculares bestehen. Aus der Schleimhaut führen die Lymphbahnen zu den Nodi lymph. submandibulares ant., medii et post. und von dort zu den Nodi lymphat. angularis im Trigonum inframaxillaris. Von dort weiter zu den tiefen cervicalen Lymphknoten (s. Abb. 4).

Vom medialen Anteil der Haut der Unterlippe führen die Lymphbahnen vorwiegend zu den Nodi lymphat. submentales (2—3 kleine Knoten zwischen Kinn und Zungenbein) und aus dem lateralen Gebiet zu den Nodi lymphat. mandibulares ant. et medii. Der Abfluß geht in Richtung cervicale Lymphknoten. Die Lymphbahnen aus der Unterlippenschleimhaut führen zu den Nodi lymphat. submandibulares mit Anastomosen zu den Nodi lymphat. submentales (PERNKOPF, ROHEN. WALDEYER, CORNING).

III. Klinik und Pathologie der Lippengeschwülste

Da im Lippenbereich zahlreiche Geschwülste auftreten und durch bekannte oder unbekannte Einflüsse in maligne Tumoren übergehen können, sind sie für die Differentialdiagnose des Lippenkrebses von Bedeutung. Daher ist eine kurze Übersicht der möglichen Geschwülste erforderlich.

1. Gutartige Neubildungen der Blutgefäße

Von den *gutartigen Blutgefäßtumoren*, die im Bereich der Lippen auftreten, wie *Hämangiome*, Hämangiopericytome, Gemmangiome, Globustumoren und das Granuloma pyogenicum teleangiektaticum, interessiert nur das Hämangiom aus strahlentherapeutischer Sicht. Die angeborenen planen symmetrischen oder asymmetrischen Hämangiome (Naevi flammei), die in der Regel mit Organmißbildungen auftreten, sind für die Strahlentherapie meist ungeeignet. Ein Teil dieser planen Hämangiome bildet sich spontan zurück oder blaßt zumindestens mit zunehmendem Alter ab. Sollte sich aus bestimmten Gründen doch eine Strahlentherapie als notwendig erweisen, dann ist eine Weichstrahlbehandlung mit 8—12 kV oder die durch ihre begrenzte Eindringtiefe günstigere Bestrahlung mit Radiostrontium angezeigt. Bei der Anwendung eines Radiostrontiumpräparates wird eine Probebestrahlung empfohlen, wobei in 8tägigen Abständen 3—4mal 400 rep appliziert werden.

Schirren empfiehlt bei einer Bestrahlung mit einer Gewebehalbwertstiefe bis zu 4 mm Einzeldosen von 800—1 000 R. Bei 4—6wöchigen Abständen soll die Gesamtdosis 5 000—6 000 R nicht überschreiten. Bei einer Röntgenbestrahlung mit einer Gewebehalbwertstiefe von 0,6—1,0 mm werden 2mal 600 R an aufeinanderfolgenden Tagen empfohlen. Diese Kurzserie sollte nicht mehr als 2—3mal wiederholt werden. Rausch hält eine Gesamtdosis über 6000 R für nicht vertretbar.

Die cavernösen bzw. blastomatösen Hämangiome (planotuburöse und subcutane) sind durch die ausgeprägte Endothelproliferation bzw. Endothelsprossung für die Strahlentherapie gut geeignet. Manche Autoren lehnen sie jedoch wegen der spontanen Rückbildungstendenz dieser Geschwulst ab. Breit hat sich mit dieser Frage besonders befaßt und kommt aufgrund seines Literaturstudiums und eigener Beobachtungen zu folgenden Ergebnissen: Nach dem 1. Jahr sind 2%, nach dem 2. Jahr etwa 9%, nach dem 3. und 4. Jahr 23%, nach dem 5. und 6. Jahr 56% und nach dem 7. und 11. Jahr 69% spontan abgeheilt. Breit hat 3 000 Patienten mit Hämangiomen behandelt und konnte feststellen, daß bei kleinen planotuberösen und subcutanen Hämangiomen des Gesichts in dem ersten Lebensjahr keine Rückbildung auftrat, dafür kam es zu einer Ausbreitung auf das 5—10-fache der früheren Fläche.

Zweifellos ist in der Behandlung der Hämangiome in den letzten Jahren eine Wandlung dahingehend eingetreten, als bestimmte Therapiemethoden grundsätzlich abzulehnen sind. Dazu gehört die Radium- und Chaoulsche Nahbestrahlung (60 kV) bei Kleinkindern. Hämangiome sollten nur noch mit der β-Strahlung des Radiostrontium (^{90}Sr — ^{90}Y) oder einer Weichstrahltherapie mit einer GHWT von 0,3—2,0 mm behandelt werden.

Die Bestrahlung soll das Wachstum der Hämangiome in den ersten Jahren zum Stillstand bringen.

Therapie. Unter Abdeckung der Umgebung werden in wöchentlichen Abständen 2—3mal mit Radiostrontium 400—500 rad eingestrahlt; bei einer Weichstrahltherapie appliziert man 3—4mal 200 R mit einer GHWT von 0,3—2,0 mm. Frühestens nach 3 Monaten kann eine 2. Bestrahlungsserie mit halber Dosis vorgenommen werden, besonders wenn es in den Randgebieten zu weiterem Wachstum des Hämangioms kommt (vgl. dazu Jakob in diesem Handbuch, Bd. XVII, S. 431ff.).

Weist das Hämangiom eine zentrale Abblassung auf oder tritt ein ulceröser Zerfall ein, wird von einer weiteren Bestrahlung abgesehen, weil in diesem Zustand mit einer Abheilung zu rechnen ist.

Rankenangiome werden operativ behandelt (Gefäßunterbindung).

Hämangiopericytome sind weitgehend gutartig, aber sie können nach Stout und Murray gleichwohl maligne sein oder maligne entarten (etwa ein Drittel). Es sind sehr seltene Geschwülste, die bisher im Lippenbereich noch nicht beobachtet wurden.

Lymphangiome. Bei den Lymphangiomen handelt es sich um geschwulstartige Neubildungen aus Lymphgefäßen. Sie sind relativ selten, das Verhältnis Hämangiom zu Lymphangiom wie 100:1.

Erkrankungsort, geordnet nach Häufigkeit. Zunge, Mundboden, Lippen, Wangenschleimhaut, Gaumen und Zahnfleisch.

Eine spontane Zurückbildung wurde bisher noch nicht beobachtet. Sie sind weniger strahlenempfindlich als Hämangiome.

Therapie. Elektronenbestrahlung mit 5—8 MeV, Einzeldosen von 250—300 rad, Gesamtdosis in einer Serie 2000 rad. Eine zweite Bestrahlungsserie nach 3—4 Monaten ist meistens erforderlich.

Von einer Radiumspickung ist wegen der Nebenschädigung abzuraten.

Primär sollte jedoch eine operative Maßnahme erfolgen.

2. Gutartige Neubildungen, Pseudoblastome

Von den Pseudoblastomen bzw. sog. Pseudocancerosen, wie Verruca seborrhoica, Papillomatosis cutis carcinoides (Gottron) und das Keratoakanthom, kommt im Lippenbereich lediglich das Keratoakanthom oder Molluscum pseudocarcinomatosum vor.

Molluscum pseudocarcinomatosum, Keratoakanthom. Wegen der Verwechslungsmöglichkeit mit dem Plattenepithelcarcinom soll diese Geschwulst besonders genannt werden. Da es manchmal zur spontanen Rückbildung kommt, wurde das Keratoakanthom auch als „selbstheilendes Stachelzellcarcinom" beschrieben.

Ätiologie. Möglicherweise auch virusbedingt. Intensive Sonnenbestrahlung soll die Entstehung dieser Geschwülste fördern.

Erkrankungsalter. Die einzelnen auftretenden Tumoren kommen besonders bei älteren Personen vor.

Lokalisation. Gesicht, besonders an den Lippen (nicht in der Mundhöhle).

Wachstumsgeschwindigkeit. Innerhalb von 4—12 Wochen kann die Geschwulst entstehen und bis etwa nach 3 Monaten unter Narbenbildung wieder abheilen. Eine Lymphknotenbeteiligung ist nicht zu erwarten. Die histologische Untersuchung zum Ausschluß eines Carcinoms ist unbedingt erforderlich.

Therapie. Die Mehrzahl der Keratoakanthome bildet sich von selbst zurück. Da diese Tumoren etwa 5% aller Hautcarcinome ausmachen und sowohl klinisch als auch histologisch den Plattenepithelcarcinomen sehr ähnlich sind, sollte unbedingt eine Therapie eingeleitet werden, um jedes Risiko auszuschließen.

Schirren empfiehlt eine Strahlentherapie mit einer Gewebehalbwertstiefe von 6—12 mm und verabfolgt 3—4mal 500 R an aufeinanderfolgenden Tagen. Meistens kam es nach der ersten Bestrahlung bereits zu einer Rückbildung, die bis zur vollständigen Abheilung fortschritt. Greither sah nach einer Nahbestrahlung mit 60 kV bei einer Dosis von 4500 R keine Rückbildung der Geschwülste.

Bleiben die Tumoren durch eine Strahlentherapie unbeeinflußt, dann ist eine Totalexcision angezeigt.

3. Wahrscheinliche Infektionskrankheiten

Lymphadenose benigna cutis (BÄFVERSTEDT). Es handelt sich bei der 1943 von BÄFVERSTEDT beschriebenen Erkrankung der Haut um solitär oder multipel auftretende Hautgeschwülste (v. ALBERTINI), die relativ rasch wachsen und nicht schmerzhaft sind.

Erkrankungsalter. Häufung im Alter von 5—10 Jahren, im 4. und 7. Lebensjahrzehnt. Verhältnis weibliches zu männlichem Geschlecht 2:1.

Lokalisation. Am häufigsten wird das Gesicht (etwa $^2/_3$) befallen, ferner Ohrläppchen, Brustwarzen, und Scrotum.

Pathologie. Meist gutartig. Gelegentlich spontane Rückbildung, sowie auch maligne Entartung.

Differentialdiagnose. Aleukämische Lymphadenose der Haut, Retothelsarkom, Retothelsarkomatose und Reticulosarkomatose (GOTTRON), Boecksches Sarkoid, das sog. eosinophile Granulom der Haut, der Lupus erythematodes integumentalis.

Therapie. Strahlenbehandlung 800—1200 rad 5 MeV-Elektronen in dreitägigen Abständen oder 50—60 kV-Röntgenstrahlen 3—4mal 300 R in wöchentlichen Abständen. GRAUL und RAUSCH empfehlen in dreitägigen Abständen je 50 R, insgesamt 500 R (Gewebehalbwertstiefe 3—6 mm).

4. Pigmentbildende Naevi

Im Lippenbereich kommen die gutartigen Pigmentzelllnaevi, wie Naevuszellnaevi, juvenile Melanome, Mongolenflecke und blaue Naevi, vor und haben insofern für die Radiologie eine Bedeutung, als sie maligne entarten können. Im ruhenden, d.h. gutartigen Zustand sind sie für eine Strahlenbehandlung nicht geeignet.

5. Gutartige Geschwülste des Bindegewebes

Im Lippenbereich können gutartige mesenchymale Geschwülste, wie Fibrome, Papillome, Fibroepitheliome, Neurinome und Neurome, Myome, Myoblastenmyome (sog. Abrikossoff-Tumoren) und Lipome, auftreten. Alle diese Geschwülste sollten nur operativ behandelt werden.

6. Entzündlich degenerative Atrophien

Im Endzustand der Lichtdermatosen kommt es zu einer Atrophie der Haut, wobei sich die Epidermis und die subepidermalen Schichten des Bindegewebes degenerativ verändern, so daß es sekundär zu Stachelzellcarcinomen kommen kann.

Xeroderma pigmentosa, Radiodermatitis, Seemanns- und Landmannshaut.

Erkrankungsalter. Xeroderma pigmentosa im 1. und 2. Lebensjahrzehnt.
Radiodermatitis als Spätveränderung 1—5 Jahre nach Strahleneinwirkung.
Seemanns- und Landmannshaut meistens ab 50. Lebensjahr.

Lokalisation. Xeroderma pigmentosa: u.a. auch an den Lippen und in der Mundhöhle.
Radiodermatitis: Ort der Strahleneinwirkung.
Seemanns- und Landmannshaut: bevorzugt wird die Unterlippe.

Pathologie. Bei Xeroderma pigmentosa handelt es sich um ein neurocutanes recessives Erbleiden, wobei es durch Lichteinwirkung zur pathologischen Reizbeantwortung kommt, wie fleckförmige Hyper- und Depigmentierung, Teleangiektasien, Atrophien und Hyperkeratosen und schließlich zur malignen Entartung, meist als Stachelzellkrebse, gelegentlich auch als Basaliome.

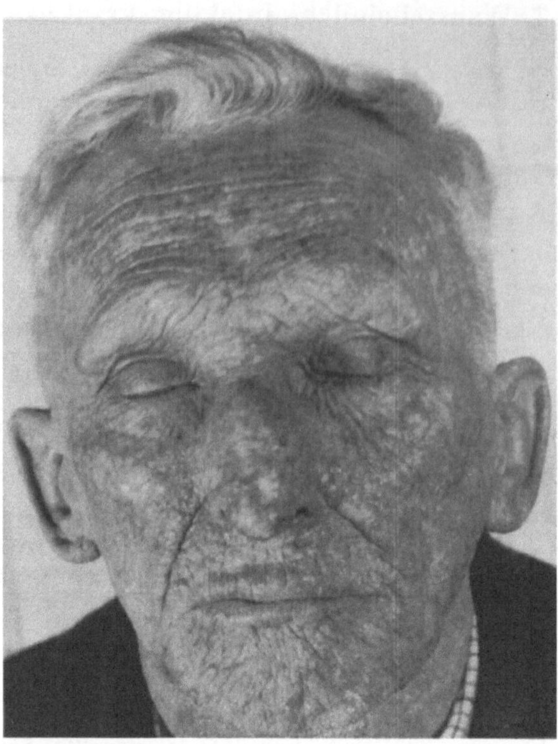

Abb. 5. F. St. Ausgedehnte Radiodermatitis mit zahlreichen Hautkrebsen, auch im Lippenbereich. Vor 20 Jahren wurde bei dem Patienten ein Gesichtsekzem mit einer ungefilterten Röntgenstrahlung behandelt

Bei der Radiodermatitis und Seemanns- bzw. Landmannshaut kommt es zu kollagenen Degenerationen mit Atrophien, fleckigen Überpigmentierungen, Teleangiektasien, Hyperkeratosen und maligner Entartung, meist als Stachelzellkrebse. Aus der Radiodermatitis können sich auch Sarkome entwickeln (s. Abb. 5).

Prognose. Xeroderma pigmentosa: infaust. Bei den sekundären Carcinomen kann ein Palliativeffekt erreicht werden.

Radiodermatitis und Seemanns- bzw. Landmannshaut: relativ günstig. Bei sekundären Carcinomen relativ gute lokale Behandlungseffekte.

Therapie. Die Grundkrankheit kann nicht mit Strahlen behandelt werden. Sekundäre Plattenepithelcarcinome werden mit 300 rad, 5—8 MeV-Elektronen täglich bestrahlt, Gesamtdosis 6000 rad oder 60 kV-Röntgenstrahlen, ebenso 6000 R. Basaliome werden in gleicher Weise mit 5000 rad bestrahlt.

7. Granulomatosen unbekannter Genese

Bei diesen Erkrankungen kommt es zur Bildung von Granulationsgewebe; sie gehören wahrscheinlich den Retikulosen an. Eine virusbedingte Ätiologie ist naheliegend.

a) Sarkoidose (Morbus Besnier-Boeck-Schaumann)

Erkrankungsalter. 4. und 5. Lebensjahrzehnt wird bevorzugt, das weibliche Geschlecht erkrankt überwiegend.

Ätiologie. Wahrscheinlich entzündliche Systemerkrankung, möglicherweise unbekannte Viruskrankheit.

Lokalisation. Bei dieser Systemerkrankung sind die Mundschleimhaut und die Lippenregion mit 2,8% beteiligt (DETTE). Davon wird die Oberlippe mit 55% und die Unterlippe mit 34% befallen, der weiche Gaumen mit 21%, der harte Gaumen mit 18% und die Tonsillen mit 16%, Wangenschleimhaut und Gaumenbögen je 6%, Gingiva, Uvula und Zunge mit je 4,5%. Bevorzugt werden die lateralen Lippenpartien und Mundwinkel.

Pathologie. Stecknadelkopf- bis erbsengroße, einzelne oder konfluierende Knoten, glatte oder höckerige Oberfläche, die blaurot bis braunrot ist und Teleangiektasien aufweist. Die Herde sind schmerzlos, die Konsistenz ist hart und derb. Die Knötchen ulcerieren in der Regel nicht.

Prognose. Die Krankheit kann Jahre oder Jahrzehnte dauern, entscheidend ist der Grad der Lungenbeteiligung und eine sekundäre Infektion, besonders Tuberkulose.

Komplikationen. Bei den lokalen Herden sind keine Komplikationen zu erwarten, eine maligne Entartung ist nicht bekannt. Durch die Lungenbeteiligung kommt es zum Versagen des rechten Herzens und Einengung des kleinen Kreislaufes. Tuberkulöse Infektionen der Lunge.

Differentialdiagnose. Lupus vulgaris, Lymphadenosis cutis benigna, Granuloma faciei eosinophilicum und sog. juveniles Melanom.

Therapie. Zur Allgemeinbehandlung ist eine Corticosteroidtherapie über Monate und Jahre erforderlich. Wegen der Infektionsgefährdung ist ein antibiotischer Schutz angezeigt.

Die Strahlenempfindlichkeit der cutanen Knoten ist gering. Bei Versagen der genannten therapeutischen Maßnahmen wird eine Bestrahlung mit 50—60 kV in täglichen Dosen von 300 R und insgesamt 3000 R empfohlen oder eine Röntgenbestrahlung mit einer Gewebehalbwertstiefe von 7 mm (Graul und Rausch). Wolfram bestrahlt die Sarkoidose 2—3mal mit 150—200 R in 4—6wöchigen Abständen; Kalkoff verabreicht in einzelnen Fällen 300—500 R täglich bei einer Gesamtdosis von 3000—7000 R.

b) Granuloma faciale eosinophilicum

Mit dem Begriff „eosinophiles Granulom" ist noch keine nosologisch eindeutige Definition, sondern nur eine morphologisch deskriptive Zustandsbezeichnung gegeben, die auf das mehr oder minder reichliche Vorkommen von eosinophilen Granulocyten in einem Granulationsgewebe hinweist (Schuermann, Greither, Hornstein).

Ätiologie nicht bekannt.

Erkrankungsalter vorwiegend Erwachsene.

Lokalisation fast ausschließlich Gesicht.

Auffallende Häufigkeit: Wangen, Schläfe, Nasenrücken, Stirn, cutaner Anteil der Ober- und Unterlippe und Kinn. Die Oberlippe wird häufiger als die Unterlippe befallen.

Prognose. Günstige Spontanheilungen können vorkommen.

Komplikationen. Ulceröser Zerfall kommt im allgemeinen nicht vor, maligne Entartung ist nicht bekannt.

Differentialdiagnose. Sarkoidose, Lymphocytom, Lupus erythematodes und fixe Arzneiexantheme.

Therapie. Geringe Strahlenempfindlichkeit. Gertler empfiehlt 12 × 500 R, 50—60kV, jedoch auch danach kann es zu Rezidiven kommen. Auch nach Excisionen treten Rezidive auf. ACTH und Hormone der Cortisongruppe sind meist wirkungslos.

8. Präcancerosen

Zu dem klinischen Begriff der Präcancerosen gehören in engerem Sinne die präcancerösen Leukoplakien, das Keratoma senile, das Cornu cutaneum, Morbus Bowen und die Melanosis circumscripta praeblastomatosa.

a) Leukoplakien

Von den verschiedenen umschriebenen Verhornungsanomalien, wozu auch die Leukoplakien gehören, interessieren in diesem Rahmen in erster Linie die präcancerösen Leukoplakien und nicht die idiopathischen und traumatisch irritativen. Im klinischen Erscheinungsbild sind sie alle etwa gleich.

Bei der präcancerösen Leukoplakie als eigenes Krankheitsbild handelt es sich um eine chronische, nicht rückbildungsfähige Dyskeratose des Epithels mit unregelmäßig in die Tiefe wachsenden plumpen Strängen. Es bestehen atypische Zellen mit überstürzter Verhornung (v. Albertini).

Ätiologie. Nicht bekannt.

Erkrankungsalter. Vorkommen bereits im 3. Lebensjahrzehnt. Männer werden häufiger befallen als Frauen.

Lokalisation. Schleimhaut und Lippen.

Komplikationen. Übergang zu endgültigen Plattenepithelcarcinomen.

Differentialdiagnose. Morbus Bowen, Lichen ruber planus. Eine histologische Untersuchung ist vor der Behandlung immer erforderlich.

Therapie. Unbehandelt geht ein erheblicher Teil in maligne Entartung über. Die Leukoplakie an sich ist für die Strahlenbehandlung ungeeignet. Empfohlen wird die Excision.

b) Keratoma senile

Das Keratoma senile tritt nur im Hautanteil der Lippen auf.

Ätiologie. Klimatische und aktinische Reize bei vorhandener degenerativer und atrophischer Hautveränderung.

Erkrankungsalter. Fast nur bei alten Menschen.

Lokalisation. Hautteil der Ober- und Unterlippe.

Wachstumsgeschwindigkeit. Sehr langsam.

Klinik. In einer Witterungshaut kommt es zu fleckförmigen Erythemen mit trockener und rauher Oberfläche. Über Jahre und Jahrzehnte nehmen diese gelbbräunlichen Flecke an Größe zu, es bilden sich unregelmäßige, warzige Hyperkeratosen aus. Maligne Entartung zu Stachelzellcarcinomen.

Differentialdiagnose. Seborrhoische Warzen, Morbus Bowen, Lupus erythematodes chronicus. Zur rechtzeitigen Erkennung eines Plattenepithelcarcinoms ist eine histologische Untersuchung erforderlich.

Therapie. Bei maligner Entartung ist die Nahbestrahlung mit 50—60 kV oder eine Elektronentherapie mit 5 MeV-Elektronen und einer Herddosis von 6000 R angezeigt.

Zur Behandlung des Keratoma senile wird eine Nahbestrahlung mit einer Gewebehalbwertstiefe von 0,6—1,5 mm empfohlen. Dabei werden 3×1500 R an aufeinanderfolgenden Tagen eingestrahlt.

c) Cornu cutaneum

Das meist solitär auftretende Cornu cutaneum steht dem Keratoma senile nahe bzw. ist eine Abart desselben.

Ätiologie. Ähnlich dem Keratoma senile.

Erkrankungsalter. Sehr alte Personen.

Lokalisation. Zwei Drittel aller Cornea cutanea treten im Gesicht auf. Reihenfolge: Wangen, behaarter Kopf, Lider und Lippenbereich, hier besonders Hautteil sowie das Gaumengebiet und die Schleimhaut.

Komplikationen. Das Cornu cutaneum kann auch bei Kindern auftreten, besonders dann, wenn eine Xeroderma pigmentosum vorliegt. Ebenso kann es sich auf krankhaft veränderter Haut bilden, wie Narbenatrophien u.ä.

Männer und Frauen sind gleich häufig befallen.

Unter dem Hauthorn bilden sich relativ häufig hochdifferenzierte verhornende Stachelzellkrebse aus.

Therapie. Excision. Bei maligner Entartung zu Plattenepithelcarcinom Bestrahlung wie bei einem solchen.

d) Morbus Bowen

Bei dem Morbus Bowen handelt es sich um eine Dyskeratose mit atypischer Epithelwucherung, die zu einer Verbreiterung der Epidermis und zu einer zapfenartigen Proliferation der interpapillären Leisten geführt hat, auffallende Epithelatypien (v. ALBERTINI). Bis auf wenige Ausnahmen geht der M. Bowen in einen Stachelzellkrebs über.

Erkrankungsalter. 3.—9. Lebensjahrzehnt.

Häufigkeit. Relativ häufig, jedoch meistens nicht erkannt.

Geschlechtsverteilung. Männer : Frauen wie 3:1.

Ätiologie. Möglicherweise Virusgenese.

Klinik. Es werden 2 Formen unterschieden: 1. eine leukoplakieartige mit flachen weißlichen Plaques, 2. eine verruköse tumorartige mit hasel- bis walnußgroßen Knoten, Hyperplasie (Hyperplasie cure).

Lokalisation. Schleimhaut der Lippen mit Übergreifen auf das Lippenrot.

Differentialdiagnose. Präcanceröse Leukoplakie, Lichen ruber planus, Lupus erythematodes integumentalis, epitheliale Naevi, Papillomatose der Mundschleimhaut und Schleimhautcarcinom.

Therapie. SCHIRREN empfiehlt zur Behandlung des M. Bowen eine Weichstrahltherapie mit einer Gewebehalbwertstiefe von 1 mm. Nach 3—4maliger Einstrahlung von 2000 R kommt es unter exsudativer Strahlenreaktion zu einer vollständigen Abheilung.

Wenn eine maligne Entartung zu einem Plattenepithelcarcinom eingetreten ist, empfiehlt sich die Elektronentherapie mit 5—8 MeV-Elektronen und einer Herddosis von 6000 rad.

e) Melanosis circumscripta praeblastomatosa

Die Melanosis circumscripta praeblastomatosa kommt als melanotische Präcancerose am häufigsten im Gesicht und dabei auch in der Umgebung der Lippen vor. Es kann sowohl ein Übergeifen auf das Saumgebiet und die Schleimhaut erfolgen, als auch primär im Bereich der Mundschleimhaut auftreten.

Erkrankungsalter. Bereits im 4. Lebensjahrzehnt bei beiden Geschlechtern, in höherem Alter häufiger.

Lokalisation. Hautteil der Lippen mit Übergeifen auf Lippenrot und Schleimhaut.

Wachstumsgeschwindigkeit ist unterschiedlich. Entstehung innerhalb weniger Wochen bis zu mehreren Jahren. Im Durchschnitt kommt es nach 10—13 Jahren zu einer malignen Entartung.

Klinik. Unregelmäßig begrenzte, braun über anthrazit bis schwarz-bläuliche Pigmentierung. Bei maligner Entartung rote bis tiefbraun pigmentierte Knoten im Zentral- und Randbereich.

Prognose. Solange keine Melanombildung eingetreten ist, ist sie relativ gut. Bei maligner Entartung etwas günstiger als bei malignen Melanomen, die auf Naevuszellnaevi entstanden sind.

Therapie. Nach Röntgennah- und Weichstrahlbehandlung kommt es zur vollständigen Abheilung. Nische, Schirren und Schuermann empfehlen eine Strahlung mit Gewebehalbwertstiefe von 0,6—1,0 mm, wobei 5×2000 R appliziert werden sollen.

Verfasser sah Abheilung bei 6000 R 60 kV-Nahbestrahlung.

Besonders empfehlenswert ist eine Elektronentherapie bis 5 MeV und 5000 rad.

9. Semimaligne Neubildungen

Zu den semimalignen Neubildungen gehören die verschiedenen Formen der Basaliome, die Cylindrome, die naevoiden Basaliome und die Mischtumoren. Davon interessieren den Radiologen im wesentlichen die Basaliome für den Bereich der Lippen.

a) Basaliome

Synonyme: *Carcinoma basocellulare, Basalzellcarcinom, Ulcus rodens.*

Bei der gewöhnlichen Form des Basalioms gibt es nach v. Albertini keine Metastasierung. Eine atypische Form, das Epithelioma intermédiaire — ein anaplastisches Plattenepithelcarcinom — kann jedoch in die regionären Lymphknoten metastasieren.

Erkrankungsalter. Es kann bereits im 2. Lebensjahrzehnt auftreten, meistens jedoch in höherem Lebensalter. Eine Bevorzugung des Geschlechtes besteht nicht.

Lokalisation. Der Hautteil der Oberlippe wird bevorzugt befallen. Es kommt zu einem Übergreifen auf das Saumgebiet, relativ selten wird die Schleimhaut befallen.

Wachstumsgeschwindigkeit. Der Verlauf erstreckt sich häufig über Jahre, sogar über Jahrzehnte.

Rezidive und Metastasen. Rezidive treten in etwa 20% der Fälle auf, besonders dann, wenn die Größe des Bestrahlungsfeldes nicht ausreichend war. Bekanntlich dehnt sich das Basaliom unter der Epidermis aus.

Keine Metastasen, s. oben.

Prognose. Im allgemeinen ist die Prognose sehr gut.

Therapie. Wegen des kosmetisch günstigeren Effektes ist die Strahlenbehandlung der operativen Maßnahme vorzuziehen.

Tumordosis und Technik s. bei Plattenepithelcarcinomen.

b) Ulcus terebrans

Eine besondere klinische Form des Basalioms ist das Ulcus terebrans, ein destruierend wachsendes Basaliom. Obwohl das histologische Bild dem des Basalioms entspricht, ist das infiltrierende und penetrierende Wachstum eine typische Eigenart dieser Basaliome.

Erkrankungsalter. Meist etwas früher als beim soliden Basaliom.

Es werden hauptsächlich Männer befallen.

Lokalisation. Fast ausschließlich Gesicht und Kopf, jedoch niemals unterhalb der Mundspalte, so daß nur die Oberlippe befallen wird. Bei zunehmender Ausdehnung erkranken auch der knöcherne Kiefer und die Mundhöhle (s. Abb. 6).

Metastasierung. In seltenen Fällen ist eine Metastasierung in die Lymphknoten möglich.

Prognose. Wegen des relativ raschen infiltrierenden Wachstums ist die Prognose insofern ungünstig, als es immer wieder zu Rezidiven kommt.

Therapie. Da der Radiologe nur ganz selten Frühformen des Ulcus terebrans zur Behandlung bekommt, ist er gezwungen, sich mit den fortgeschrittenen Tumoren zu befassen. In solchen Fällen wird die Elektronentherapie mit 5—12 MeV Strahlungsenergie je nach Tiefenausdehnung des Tumors empfohlen. Bei einer täglichen Dosierung von 250 R soll eine Gesamtdosis von 6000 rad erzielt werden.

Als Behandlung für das Ulcus terebrans im Anfangsstadium empfiehlt GREITHER in erster Linie die operative Maßnahme.

Die Cylindrome im Lippenbereich sind für den Radiologen uninteressant, weil sie für eine Strahlenbehandlung ungeeignet sind.

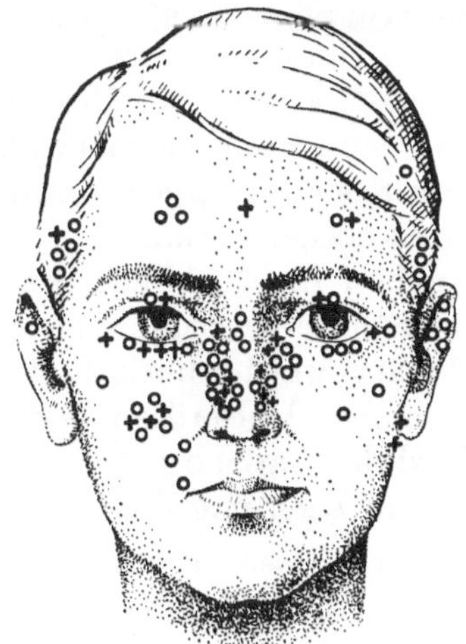

Abb. 6. Basalioma terebrans. Ursprung von 79 Einzelfällen. Kein Herd unterhalb der Mundspalte. (Aus „Krankheiten der Mundschleimhaut und der Lippen" von SCHUERMANN-GREITHER-HORNSTEIN. München-Berlin-Wien: Urban & Schwarzenberg, 1960)

10. Maligne Neubildungen

Zu den malignen Neubildungen im Lippenbereich gehören die Plattenepithelcarcinome und die malignen Melanome. Primäre mesenchymale Sarkome werden an den Lippen selten beobachtet.

a) Das Plattenepithelcarcinom

Synonyme: Spinaliom, Carcinoma spinocellulare, Plattenepithel-, Stachelzellen-, Pflasterzellcarcinom, Cancroid. Diese echten Carcinome zeichnen sich durch relativ schnelles Wachstum von infiltrativ penetrierendem Charakter aus. Typisch dafür ist die Metastasierung, die fast ausschließlich lymphogen erfolgt. Am häufigsten wird das verhornende Plattenepithelcarcinom beobachtet.

Häufigkeit. An allen Krebskrankheiten ist das Lippencarcinom mit 1% beteiligt. Der Anteil an allen Hautcarcinomen beträgt 11% (SCHIRREN).

Erkrankungsalter. Das 6.—9. Lebensjahrzehnt wird bevorzugt. Allerdings können sie auch vor dem 30. Lebensjahr auftreten (BARTH, KERN, WATSON und BURKELL, TÓTH u. Mitarb., NICOLOV, u.a.).

90—95% aller Lippenkrebse treten bei Männern auf.

Lokalisation. An der Unterlippe werden mehr als 90% der Carcinome beobachtet. Der Rest verteilt sich auf die Mundwinkel und die Oberlippe. Bevorzugter Befall unterhalb der Mundspalte. Nach WATSON und BURKELL wurden 3% (54 von 1884 Fällen) an der Oberlippe beobachtet, davon waren 9 Basalzellcarcinome.

Ätiologie. Häufig sind es exogene Noxen, wie Witterungseinflüsse und starke Sonnenbestrahlung, lichtbedingte Unterlippenatrophien; schlechte Mund- und Zahnpflege (bei den meisten Unterlippencarcinomen besteht auch ein höchst sanierungsbedürftiger Zahnzustand). Pfeifenraucher sollen nur dann an Lippenkrebs erkranken, wenn sie beruflich im Freien tätig sind (bei anderen Pfeifenrauchern wurde kaum ein Lippencarcinom beobachtet).

Die Entstehung des Lippencarcinoms wird gefördert, wenn bereits andere Lippenerkrankungen vorliegen, wie Keratoma senile, Leukoplakien, Erythroplasien, Bowensche Krankheit, Lupus vulgaris erythematodes, Lichen ruber planus, Xeroderma pigmentosum und Zustände nach chemischen, mechanischen und thermischen Schädigungen (Schuermann, Greither, Hornstein).

Klinik. Obwohl die Lippen gut zu beobachten und abzutasten sind, kommen die Patienten meistens erst ein Jahr nach Krankheitsbeginn in ärztliche Behandlung. Die Anamnesedauer ist oft recht unterschiedlich, in den ersten 6 Monaten kommen nach Barth und Kern rd. 25%, nach Nicolov 49% und nach 24 Monaten 35% bzw. 13%. Stössel konnte bei 10% der Patienten eine Anamnesedauer von 5 Jahren beobachten. Das Tumorwachstum beginnt häufig mit einer schuppenden Hyperkeratose, beim Abheben der Schuppen kommt es zu geringen Blutungen, in der Folgezeit entwickelt sich eine knotige Verhärtung, die schließlich zentral ulceriert. Erst wenn das Geschwür nach Wochen nicht abheilt, kann es vorkommen, daß der Patient einen Arzt konsultiert. Zeichen der Entzündung oder Schmerzen sind meistens nicht vorhanden. Der Ulcusrand ist hart und höckerig und unregelmäßig begrenzt. Der weitere Verlauf besteht in einem zunehmend ulcerösen Zerfall, oder es kommt zu einem exophytisch papillären Zustand. Wird das Carcinom nicht behandelt, dann dehnt es sich einerseits oralwärts und andererseits in Richtung Kinn aus.

Metastasen. Die Metastasierung erfolgt fast ausschließlich lymphogen und soll im zweiten Krankheitsjahr gehäuft auftreten. Zu Beginn der Behandlung sind im Mittel bei 30% der Patienten Lymphknotenmetastasen vorhanden (s. auch Häufigkeit der Metastasen).

Prognose. Wird ein Lippencarcinom, besonders ein Unterlippencarcinom, frühzeitig behandelt, dann liegt die 5-Jahres-Heilungsziffer bei rund 70%.

Therapie. Das Unterlippencarcinom ist besonders für die Strahlentherapie geeignet. Für die Bestrahlung kommen die Nahbestrahlung und besonders die Elektronentherapie in Frage. Erforderlich ist eine Herddosis von 6000 R, bei der Elektronentherapie werden täglich 300 rad, bei der Nahbestrahlung 200—250 R eingestrahlt (s. Bestrahlungstechnik, S. 450).

Differentialdiagnose. Keratoakanthom, ulcerierter Lupus vulgaris, luischer Primäraffekt, Granuloma teleangiektaticum.

b) Maligne Melanome

Die malignen Melanome der Lippen sind selten. Der Anteil der Schleimhautmelanome beträgt etwa 15%.

Häufigkeit des Schleimhautbefalles. Harter Gaumen am häufigsten, dann Schleimhaut des Oberkiefers, des Unterkiefers, die Wangenschleimhaut, die Lippen, die Zunge und die Tonsillen.

Ätiologie, Klinik und Verlauf s. spezielles Kapitel: Maligne Melanome S. 161.

Therapie. Nach der Erfahrung in der Behandlung der malignen Melanome der Haut wird eine Elektronentherapie mit 5 MeV von 6000 bis max. 7000 rad empfohlen (die in der Literatur angegebenen extrem hohen Strahlendosen sind nach eigenen Erfahrungen absolut unnötig, denn sie bringen keine besseren Ergebnisse).

Im Anschluß an die Bestrahlung sollte nach Möglichkeit noch eine Excision des Resttumors vorgenommen werden.

Wegen der großen Metastasierungsneigung der malignen Melanome wird eine Bestrahlung der regionären Lymphknoten empfohlen.

11. Maligne Granulomatosen

Zu den bösartigen granulomatösen Geschwülsten des undifferenzierten Bindegewebes gehören die Lymphogranulomatose, die Mycosis fungoides und die Brill-Symmersche Krankheit. Diese Erkrankungen treten in der Schleimhaut der Mundhöhle und des Mundes auf. Für den Lippenbereich hat nur die Mycosis fungoides eine Bedeutung.

Mycosis fungoides

Von den verschiedenen Verlaufsformen interessiert nur die tumoröse Form, die im Lippenbereich auftreten kann (s. Abb. 7). Die Mycosis fungoides kann unter Überspringung aller anderen Formen als d'emblée-Form auftreten. Die Auffassungen über die Ätiologie sind unterschiedlich; es wird sowohl eine reine Neoplasie des erweiterten reticuloendothelialen Systems als auch eine spezifische Granulationsgeschwulst angenommen (GREITHER und TRITSCH).

Die Erkrankung tritt im 3.—8., besonders jedoch ab 5. Lebensjahrzehnt auf. Bei Befall der Mundhöhle und des Mundes wird die Lippe bevorzugt.

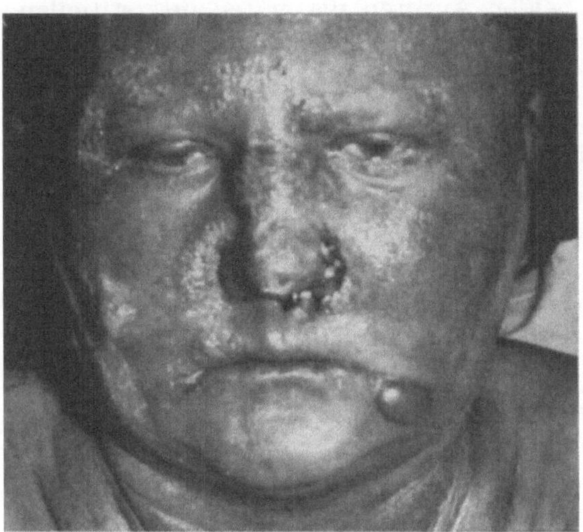

Abb. 7. Mycosis fungoides im Gesicht und im Lippenbereich

Die Prognose ist insgesamt ungünstig. Bei Anwendung von Corticosteroiden, evtl. Cytostatica und Strahlenbehandlung können jedoch recht gute palliative Erfolge erzielt werden.

Therapie. Wegen der relativ hohen Strahlenempfindlichkeit ist eine Nahbestrahlung bis zu 60 kV angezeigt. Nach täglicher Bestrahlung von 150—300 R und einer Gesamtdosis von max. 2000 R bilden sich die Geschwülste zurück.

Die Elektronenbestrahlung mit 5—8 MeV-Elektronen und einer Gesamtdosis von max. 2000 R in 3—4 Einzelbehandlungen ist besonders angezeigt. BODE u. Mitarb. haben mit der Elektronentherapie sehr frühzeitig Erfahrung sammeln können. Die damals empfohlene einzeitige Bestrahlung entspricht nicht mehr ganz den heutigen Vorstellungen.

12. Maligne Leukosen und Retikulosen

Im Lippenbereich kommen sekundäre Geschwülste der tumorbildenden Lymphadenosen und Lymphosarkome, der Retothelsarkome, sog. Reticulosarcomatosis des Plasmocytoms und der Angiomatosis Kaposi (Kaposi-Sarkom) vor. Da meistens eine Systemerkrankung vorliegt, ist die Diagnose relativ einfach. In Zweifelsfällen ist eine histologische Untersuchung unerläßlich.

Diese Geschwülste sind im allgemeinen strahlenempfindlich, ausgenommen das Kaposi-Sarkom.

Therapie. Tumorform der Leukämie: Nahbestrahlung mit 50—60 kV, Gesamtdosis 2000 R.

Lymphosarkom: Elektronentherapie mit 5—10 MeV. Tumordosis 4500 rad.

Retothelsarkom: Elektronentherapie mit 5—10 MeV. Tumordosis 4500 rad.

IV. Die Therapie

Verständlicherweise bestand die erste Behandlung der Lippenkrebse in der operativen Entfernung. Da die Lippen für Mundschluß, Mimik und Gesichtsausdruck von entscheidender Bedeutung sind und die operativen Maßnahmen anfänglich unbefriedigend waren, konnte sich die Strahlentherapie wegen der relativ guten kosmetischen Ergebnisse frühzeitig ein dankbares Indikationsgebiet erobern. Bereits 1901 nahm Perthes die Röntgenbestrahlung der Lippencarcinome auf und konnte über gute Heilungsergebnisse berichten. 1907 hat Dominici die Radiumkontaktbestrahlung entwickelt. Die Wachsparaffinmoulagen mit implantierten Radiumträgern wurden von Regaud und Lacassagne 1921 eingeführt. Außerdem nahmen die beiden Autoren die ersten interstitiellen Radiumimplantationen vor. Diese Behandlungsmethoden sind auch heute noch mit gewissen Variationen und technischen Verbesserungen im klinischen Gebrauch (s. Abschnitt von Pointon, S. 405).

Durch die Radiumtherapie konnte eine annähernd homogene Durchstrahlung mit einer energiereichen Strahlung erreicht werden, was mit der damaligen relativ weichen und stark heterogenen Röntgenbestrahlung nicht möglich war (Forssell).

Obwohl in den 20er Jahren die Hochvolttherapie und die Homogenisierung der Strahlen eine immense technische Entwicklung erfuhren, konnten die Forderungen für die Behandlung oberflächlicher Tumoren, wie steiler Dosisabfall nach der Tiefe und Schonung des gesunden Gewebes, nicht erfüllt werden.

1931 kam dann die Nahbestrahlung zur Anwendung, die mit der Entwicklung der Hohlanodenröhre (Zimmer, 1932) ihre Vervollkommnung erreichte.

Die Nahbestrahlung nach Chaoul fand in der ganzen Welt rasche Verbreitung, ausgenommen in England und teilweise auch USA. Noch heute ist diese Bestrahlungstechnik die meist angewendete Behandlungsmethode für oberflächliche Tumoren, somit auch der Lippenkrebse.

Nach Entwicklung der Elektronenbeschleuniger konnten auch schnelle Elektronen in der Strahlentherapie eingesetzt werden. Es ist erstmalig möglich, über die Energie die Reichweite der Elektronen zu bestimmen und somit ein genau definiertes Gewebsvolumen homogen zu bestrahlen.

Durch die Anwendung der Elektronentherapie werden Bestrahlungsbedingungen erreicht, die weder mit der Nah- noch mit der Radiumbestrahlung möglich sind.

Der apparative Aufwand eines Elektronenbeschleunigers (z.B. Betatron) ist groß und damit auch teuer, doch ist das der einzige Nachteil.

Im Gegensatz zur Radiumbehandlung der Lippengeschwülste, ist die Bestrahlungstechnik sowohl für die Nah- als auch die Elektronentherapie sehr einfach. Beide Methoden haben den großen Vorteil, daß der Therapeut keinerlei Strahlenbelastung ausgesetzt ist.

1. Nahbestrahlungstechnik

Über die Grundlagen der Nahbestrahlung (besonders rel. Tiefendosis und Raumdosis) s. in diesem Handbuch, Bd. XVI, Teil 1, bei Wachsmann und Vieten, Gahlen, van der Plaats und Barth. Besondere Einzelangaben über diese Bestrahlungstechnik s. in „Die Nahbestrahlung“ von Chaoul und Wachsmann.

Beim Lippenkrebs oder sonstigen Lippengeschwülsten sind die seitliche und die Tiefenausdehnung klinisch recht gut erfaßbar.

Die seitliche Tumorausweitung bestimmt die Wahl des Bestrahlungstubus. Bei unregelmäßig begrenzten Geschwülsten ist zuweilen eine Feldeingrenzung durch eine dünne Bleifolie (0,2—0,4 mm) nötig. Jedoch ist dabei zu bedenken, daß sowohl das Plattenepithelcarcinom und besonders das Basaliom oft eine weit größere subcutane Ausdehnung haben als klinisch erkennbar. Deshalb müssen die Felder immer größer als der sichtbare Tumor gewählt werden.

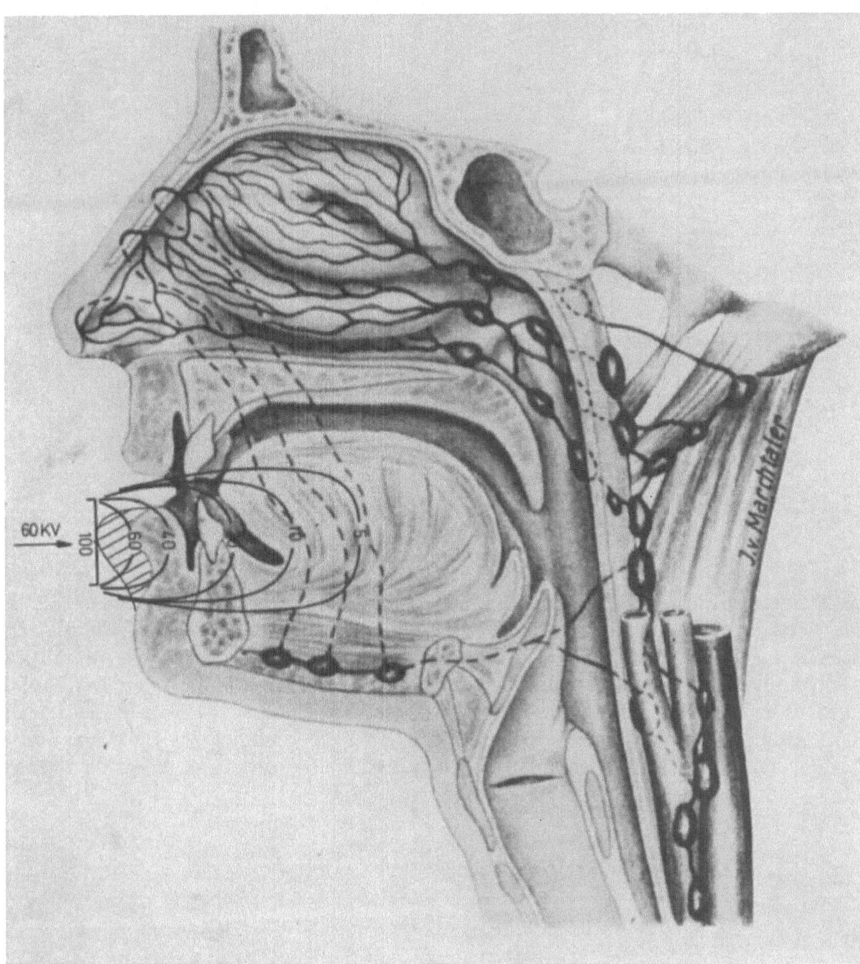

Abb. 8. Schematische Darstellung einer Lippenkrebsbestrahlung mit 60 kV-Röntgenstrahlung (Nahbestrahlung). Durch den steilen Dosisabfall im Einstrahlungsbereich wird eine inhomogene Durchstrahlung erreicht. In größerer Tiefe ist der Dosisabfall flach, so daß Gingiva und Zahnleiste mit einer relativ großen Dosis von 30—20% bestrahlt werden, wenn kein ausreichender Strahlenschutz vorhanden ist.

Da bei einer 60 kV-Röntgenstrahlung der Tiefendosisabfall nach 1 cm Gewebsschicht wenig steil ist, muß das Gebiet hinter der Lippe, wie Gingiva und Zahnleiste, durch eine Bleiabschirmung geschützt werden (s. Abb. 8).

Nach 1 cm wasseräquivalentem Gewebe (Lippenstärke im Mittel) beträgt die Dosis immer noch rund 50%. Andererseits ist aber der Dosisabfall in den obersten Gewebsschichten (bis 10 mm Tiefe ein Abfall von 50%) so groß, daß immer eine Überdosierung erforderlich wird, wenn eine ausreichende Strahlenbelastung der tieferen Gebiete erreicht werden soll (vgl. Abb. 9).

Eine Umfrage ergab, daß Nah- und Elektronenbestrahlung die Behandlungsmethoden der Wahl sind, s. Tabelle 1. Zahlreiche Befragte würden der Elektronentherapie den Vorzug geben, wenn sie die apparativen Voraussetzungen dazu hätten.

Poppe läßt die Lippenkrebse operativ durch Keilexcision behandeln und nimmt nur bei nicht radikaler Entfernung eine Nachbestrahlung vor. Erkrankte Lymphknoten werden excidiert. In 60% der Fälle wird eine prospektive Bestrahlung der submentalen und submandibulären Lymphknoten vorgenommen. In gegenseitiger Absprache mit dem Kieferchirurgen werden bei Oelssner die Lippenkrebse radiativ oder operativ behandelt. Ausgedehnte Geschwülste werden vorwiegend operiert. Die befallenen Lymphknoten werden dabei entfernt, nur bei Inoperabilität erfolgt eine Strahlentherapie.

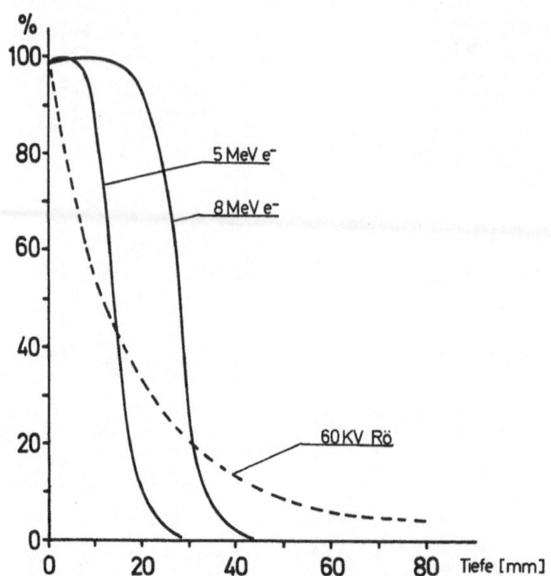

Abb. 9. Relative Tiefendosiskurven von 5 und 8 MeV-Elektronen und 60 kV Röntgenstrahlen. (Die Elektronentiefendosen wurden am Stuttgarter 42 MeV-Betatron gemessen.) Bei 5 MeV-Elektronen beträgt die relative Tiefendosis in 1 cm Tiefe rund 95% und bei 60 kV Röntgenstrahlen etwa 50%. Somit kann eine 1 cm starke Gewebsschicht annähernd homogen durchstrahlt werden, was bei dem steilen Dosisabfall der 60-kV-Röntgenstrahlen nicht möglich ist. In 2 cm Gewebstiefe beträgt die Dosis bei 5 MeV-Elektronen weniger als 10% und bei 60 kV-Röntgenstrahlen aber noch rund 35%. In 3 cm Tiefe ist bei Elektronen keine Strahlung mehr vorhanden, bei 60 kV-Röntgenstrahlen ist noch eine Dosis von etwas mehr als 20% vorhanden

Tabelle 1. *Behandlungsart der Lippenkrebse*

Nahbestrahlung	Elektronentherapie	Kontakt- oder interstitielle Bestrahlung mit Ra oder Radionukliden
ANACKER, München: 60 kV	BARTH, Gießen	GAUWERKY, Hamburg: Ra-Spickung und Moulagen
BIRKNER, Berlin	BIRKNER, Berlin	
	BECKER, Heidelberg	
BECKER, Heidelberg: 60 kV	FRANKE, Hamburg: 6—12 MeV	JAKOB, Nürnberg: ^{182}Ta
EICHHORN, Berlin: 60 kV bei oberflächlichem Tumor	HELLRIEGEL, Stuttgart	KROKOWSKI, Kassel: Ra-Nadeln
FRIEDMANN, Köln: 60 kV	HESS, Marburg: 9 MeV	OELSSNER, Leipzig: ^{60}Co und ^{198}Au-seeds
HAUBRICH, Karlsruhe: 60 kV	KÄRCHER, Wien: 10 MeV	VAN VAERENBERGH, Gent: bei ausgedehneten Tumoren mit Ra und ^{137}Cs
HESS, Marburg: 55 kV bei Tumor bis 1 cm ∅	LISSNER, München	THOMAS, Leiden: Ra
HOEFFKEN, Köln: 60 kV	LORENZ, Frankfurt: 15 MeV	
KROKOWSKI, Kassel: 60 kV	SCHERER, Essen: 5—7,5 MeV	
LISSNER, München: 60 kV	SOMMER, Homburg: 5—9 MeV	
OELSSNER, Leipzig: 60 kV bei oberflächlichem Tumor	VAN VAERENBERGH, Gent: bei infiltrierenden Tumoren	
SCHERER, Essen: 45—100 kV bei kleinen Tumoren	VIETEN, Düsseldorf: 6—12 MeV	
THOMAS, Leiden: 100 kV		
VAN VAERENBERGH, Gent: 50 kV bei oberflächlichen Tumoren		

2. Elektronentherapie

Die Reichweite der Elektronen ist direkt abhängig von der Energie. Im Wasser bzw. wasseräquivalenten Gewebe (= Lippe) ist der Dosisabfall bei 5 MeV-Elektronen nach 1 cm Tiefe so steil, daß die Dosis in weiterer Tiefe fast vernachlässigt werden kann (Abb. 10).

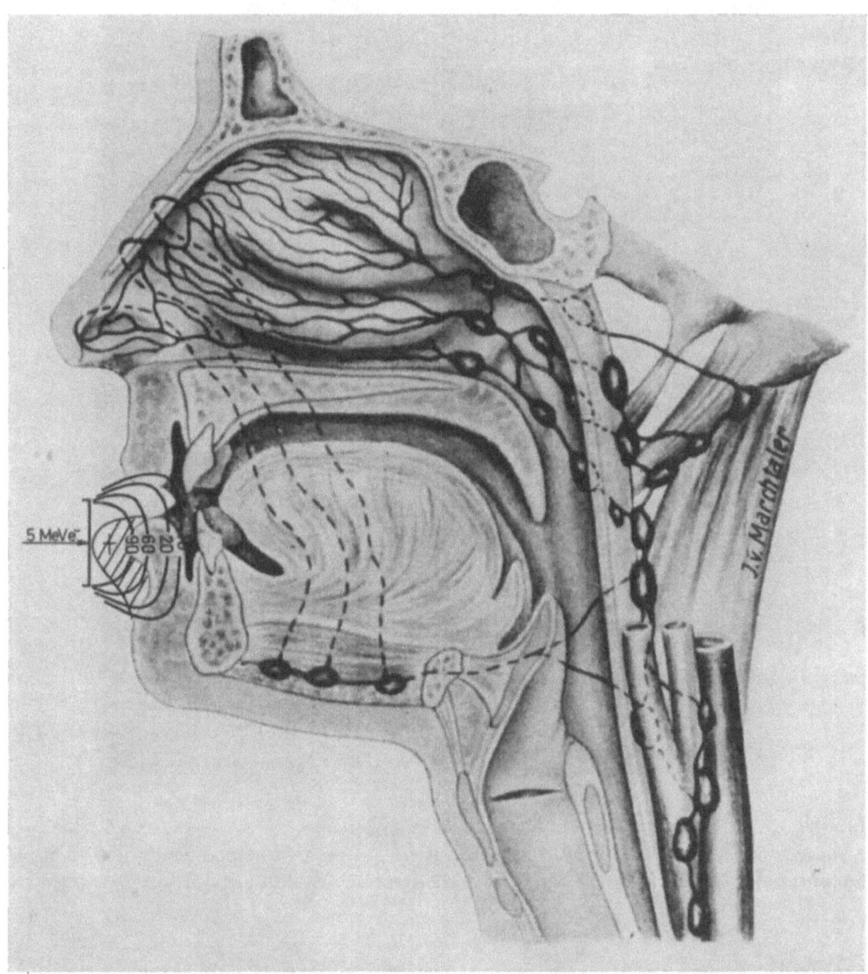

Abb. 10. Schematische Darstellung einer Lippenkrebsbestrahlung mit 5 MeV-Elektronen. Es wird eine annähernd homogene Durchstrahlung des Tumorgewebes erreicht. Die durchtretende Strahlung ist so gering, daß eine unbedeutende Strahlenbelastung in der Gingiva und Zahnleiste erfolgt

Die Wahl der Strahlungsenergie ist abhängig von der Dicke der Lippe, die mit Leichtigkeit in cm gemessen werden kann. Da ein Lippenkrebs häufig neben Gewebsmassenvermehrung des Tumors von einer entzündlichen Reaktion begleitet wird, beträgt die Lippenstärke im Mittel 1,5—3 cm. Die zu wählende Strahlungsenergie beträgt somit in der Regel 5—8 MeV.

Die durch das Tumorgebiet hindurchtretende Strahlendosis (ca. 5—10%) ist bei einer fraktionierten Bestrahlungstechnik von täglich 300—400 rad vernachlässigbar. Eine Reaktion an der Gingiva wird nicht auftreten. In der knöchernen Zahnleiste sind keine Reaktionen zu erwarten.

Ist die Dosis hinter der Lippe bzw. dem Lippentumor größer als 10% oder werden täglich Einzeldosen höher als 400 rad gewählt, dann sollte zwischen Lippe und Zahnleiste eine Absorbermasse, wie Paraffin oder ein formbarer Kunststoff, wie er in der Zahn-

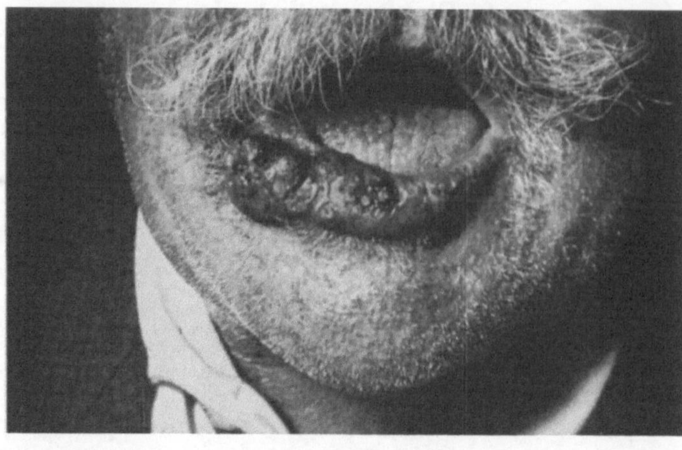

a

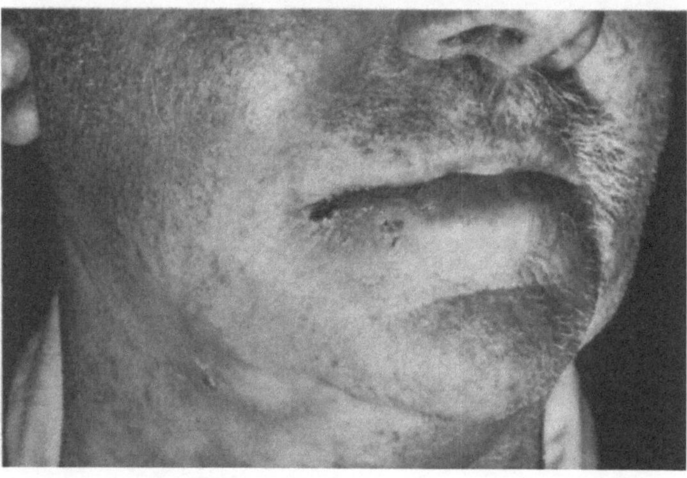

b

Abb. 11a u. b. Ausgedehntes Plattenepithelcarcinom, das $^2/_3$ der Unterlippe und den rechten Mundwinkel befallen hatte. Nach 6000 rad bei 8 MeV-Elektronen Abheilung. 5 Jahre symptomfrei

behandlungstechnik verwendet wird, eingebracht werden. Eine Massenstärke von 0,5 bis 1,0 cm reicht im allgemeinen aus, um die durchtretende Strahlendosis zu absorbieren.

Eine Absorbermasse sollte jedoch immer dann verwendet werden, wenn hinter dem Bestrahlungsgebiet Metalleinlagen in den Zähnen vorhanden sind.

Die Elektronentherapie der Lippenkrebse ist heute die Methode der Wahl (Bode u. Mitarb., Hellriegel) (s. Abb. 11a und b). Die Nahbestrahlung wird nur bei kleinen, oberflächlichen Krebsen angewendet oder von solchen Strahlentherapeuten, die nicht die Möglichkeit der Elektronenanwendung haben.

3. Bestrahlung der regionären Lymphknotenmetastasen

Bei einem fortgeschrittenen Lippenkrebs sind primär die submentalen und die submandibulären Lymphknoten mit Metastasen befallen. Aus der klinischen Beobachtung und den experimentellen Untersuchungen von Nardi und Senin ist bekannt, daß die submandibulären Lymphknoten früher und häufiger erkranken als die submentalen. Wenn auch der Tumor mit großer Wahrscheinlichkeit zuerst in die ihm nächstgelegenen seitengleichen Lymphknoten metastasiert, so kommt es oft genug vor, daß über Anastomosen die gegenseitigen Lymphknoten ebenfalls befallen werden.

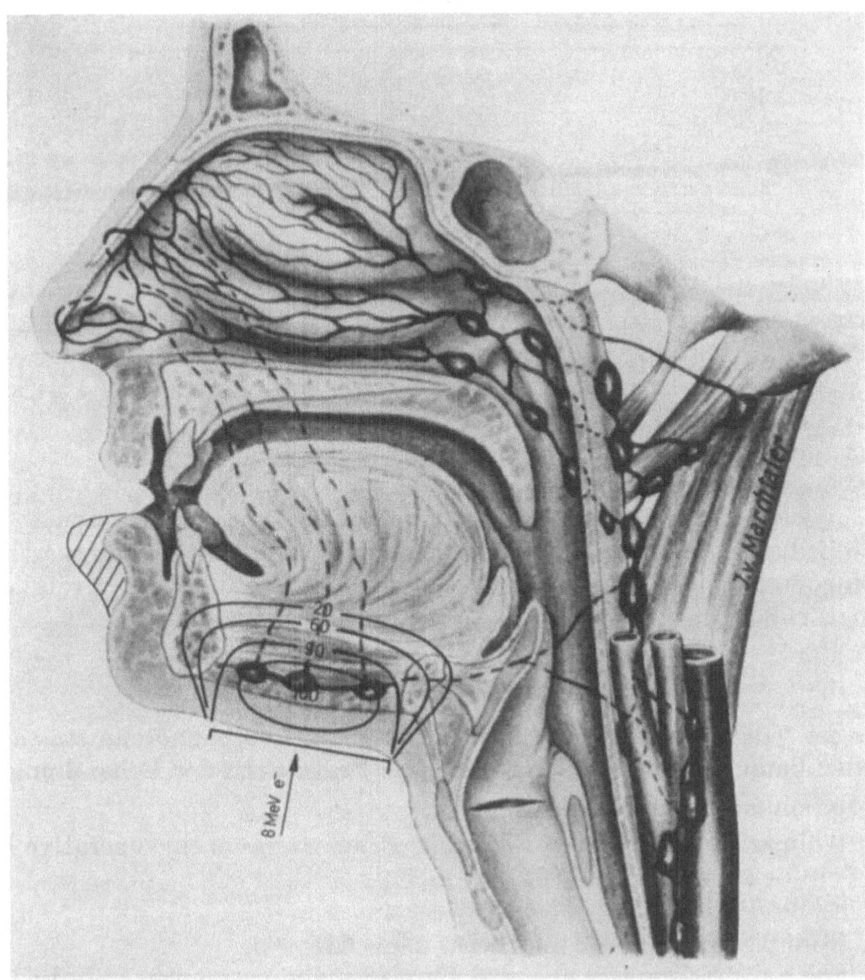

Abb. 12. Schematische Darstellung einer Bestrahlung der submandibulären Lymphknoten mit 8 MeV-Elektronen. Bei entsprechender Feldgrößenwahl wird eine homogene Bestrahlung der Lymphknoten und der Lymphwege erreicht

Außerdem kann es zu einem infiltrierenden Wachstum in das umgebende Gewebe des Mundbodens kommen.

Nach diesen Beobachtungen ist es deshalb erforderlich, alle dem Tumor nahegelegenen Lymphknoten zu bestrahlen. Die direkte Bestrahlung der gesamten submentalen und submandibulären Lymphknotengruppen läßt sich technisch am einfachsten mit der Elektronentherapie vornehmen (s. Abb. 12).

Bei einem entsprechend großen Feld wird mit einer Strahlungsenergie von 8—12 MeV die Bestrahlung durchgeführt. Die Gewebsdichte zwischen Mundhöhle und äußerer Haut ist leicht meßbar, deshalb bereitet die Wahl der Elektronenenergie keine Schwierigkeiten.

Wird eine Telekobalt- oder Röntgenbestrahlung vorgenommen, so wird von zwei seitlichen Feldern aus bestrahlt. Die Feldeinstellung soll so gewählt werden, daß der gesamte Mundboden gleichmäßig durchstrahlt wird.

4. Häufigkeit der Metastasen

Die Häufigkeit des Auftretens von Metastasen ist ein Hinweis auf den Malignitätsgrad bzw. die Aktivität des Krebses. Weil es im Einzelfall immer relativ langsame wie auch relativ rasche Verlaufsformen geben wird, soll die Statistik zitiert werden. Auch hier sind die Angaben über die Metastasenhäufigkeit unterschiedlich (s. Tabelle 2).

Tabelle 2

NICOLOV (1953)	253 Fälle	17,4% Metastasen
STÖSSEL (1970)	188 Fälle	29,8% Metastasen
EBENIUS (1943)	807 Fälle	30,1% Metastasen
BARTH u. KERN (1961)	78 Fälle	33,0% Metastasen

Mit rd. 28% ist die Metastasenhäufigkeit der Lippenkrebse recht groß, GREINEDER und SCHATTER geben sogar 36,5% an. Dagegen fanden WATSON und BURKELL bei 1884 Lippenkrebsen nur in 4,3% der Fälle Lymphknotenmetastasen zu Beginn der Behandlung. Allerdings ist hierbei zu berücksichtigen, daß 1608 Patienten (= 85,3%) sich im Erkrankungsstadium I befanden.

Patienten mit einem Lippenkrebs kommen, wie schon erwähnt, oft recht spät zur Behandlung und erschweren dadurch die genaue Zeitangabe, wann Lymphknotenmetastasen aufgetreten sind. NICOLOV nennt dafür den 6.—18. Monat nach Beginn des Krebses. Zweifellos ist die Metastasierungsneigung von der Wachstumsgeschwindigkeit des Primärtumors abhängig. Bei schnell und destruierend wachsenden Krebsen wird man auch mit einer frühen Metastasierung rechnen müssen.

5. Bestrahlungstechnik der Metastasen

Da etwa bei jedem dritten Lippenkrebs mit einer Lymphknotenmetastasierung gerechnet werden kann, erhebt sich folgerichtig die Frage nach der Behandlung.

Drei Wege können eingeschlagen werden:

1. Erst bei klinisch nachweisbaren Lymphknotenmetastasen eine operative Entfernung (neck dissection) derselben
2. oder eine Bestrahlung,
3. sofort prophylaktische Bestrahlung bei allen Krebsen.

Geht man von der Erkenntnis aus, daß Lymphknotenmetastasen eines Plattenepithelcarcinoms strahlenresistent sind, dann ist die operative Entfernung wohl der kürzeste Weg, um die Metastasen zu beseitigen, und die damit verbundenen Neben- und Späterscheinungen (Störungen des Lymphabflusses) müssen dabei in Kauf genommen werden.

Da heute kein Zweifel mehr besteht, daß durch eine Vorbestrahlung eine Devitalisierung der Tumorzellen erreicht wird, sollte die Vorbestrahlung eine dringende Notwendigkeit sein. Leider bekommt auch heute noch der Radiologe die wenigsten Fälle zur Vorbestrahlung.

Häufiger erfolgt die Nachbestrahlung. Wenn diese auch für den Radiologen mit einigen Risiken und Schwierigkeiten verbunden ist, so sollte sie dennoch in allen Fällen ausgeführt werden.

Die prophylaktische Bestrahlung der Lymphknoten ist heute immer noch eine umstrittene Angelegenheit; logischerweise sollte sie stets durchgeführt werden. Obwohl sie von einem Teil der Radiologen abgelehnt wird, führen sie viele Therapeuten regelmäßig durch, wie eine Umfrage ergab (s. Tabelle 3).

Der Streitpunkt Operation oder Bestrahlung der Lymphknotenmetastasen kann hier nicht besprochen und entschieden werden. Die Wichtigkeit der Vorbestrahlung ist so groß, daß man sich allgemein auf die Methode: Vorbestrahlung mit 2000 rad in 4 Tagen, sofort anschließende Operation, Nachbestrahlung mit 4000—5000 rad, einigen sollte.

6. Tumordosis

Bei den Lippenkrebsen handelt es sich vorwiegend um differenzierte Plattenepithelcarcinome, die eine hohe Tumorvernichtungsdosis erfordern.

Tabelle 3. *Behandlungsart der Metastasen*

Prophylaktische Bestrahlung	Bei klinisch erkennbaren Knoten	Wenn Primärtumor eine bestimmte Größe überschritten hat
ANACKER, München: submentale und submandibulare Knoten	HELLRIEGEL, Stuttgart: mit 8—12 MeV Elektronen	EICHHORN, Berlin: bei großen und infiltrierten Tumoren werden alle Lymphknoten bis zu den cervicalen bestrahlt, anschließend Operation
BARTH, Gießen: submentale und submandibulare Knoten mit Elektronen	JAKOB, Nürnberg	GAUWERKY, Hamburg: bei Primärtumor größer als 5 cm ∅ und bei tastbaren Knoten Elektronentherapie
BECKER, Heidelberg: submentale und submandibulare Knoten mit Elektronen	KROKOWSKI, Kassel: mit 8—12 MeV, früher mit Rö-Strahlen	HELLRIEGEL, Stuttgart: bei Primärtumor größer als 1,5 cm ∅ Elektronen mit 8—12 MeV
BIRKNER, Berlin: submentale, submandibulare und cervicale Knoten	FRANKE, Hamburg: submentale, submandibulare und cervicale Knoten	
FRIEDMANN, Köln: submentale und submandibulare Knoten mit 200 kV-Rö	LORENZ, Frankfurt: Elektronen	JAKOB, Nürnberg
HAUBRICH, Karlsruhe: submentale und submandibulare Knoten	OELSSNER, Leipzig: en-bloc-Operation und Telekobalt	KROKOWSKI, Kassel: bei Primärtumoren größer als 1,5 cm ∅ Elektronen
HELLRIEGEL, Stuttgart: submentale und submandibulare Knoten	SCHERER, Essen: Elektronen	LISSNER, München: bei großen Primärtumoren
HESS, Marburg: submentale und submandibulare Knoten bei größeren Primärtumoren mit Elektronen	VAN VAERENBERGH, Gent: prä- und postoperative Bestrahlung mit Elektronen oder Radiokobalt	SCHERER, Essen: bei großen Primärtumoren
JAKOB, Nürnberg: submentale und submandibulare Knoten		
KÄRCHER, Wien: submentale und submandibulare und cervicale Knoten mit Elektronen 10—15 MeV		
SOMMER, Homburg: submentale Knoten mit Elektronen		

Bei der *Nahbestrahlung* gibt BARTH eine Herddosis von 5000 R an; in 48stündigem Abstand werden Einzeldosen von 500 oder 600 R, jedoch niemals unter 300 R bei einem FHA von 3 bzw. 5 cm appliziert. Nach SCHERER sind alle kleineren Tumoren mit 5000 bis 6000 R zu heilen. Der Verfasser empfiehlt die Plattenepithelcarcinome immer mit 6000 R bei einem FHA von 3 oder 5 cm und 60 kV zu bestrahlen. Es werden fallende Einzeldosen von 600—300 R täglich verabreicht. Auch TÓTH u. Mitarb. empfehlen 6000 R Gesamtdosis.

DU MESNIL empfiehlt täglich Einzeldosen von 500 R bis zu einer Gesamtdosis von 6000 R, je nach Ausdehnung sogar 8000—10000 R. Diese Methode hat HESS beibehalten.

Da bei der Nah- und besonders bei der Weichstrahltherapie eine inhomogene Dosisverteilung im Tumor und Tumorgrund vorausgesetzt wird, kommt es zu einer Bestrahlungsveränderung und Dosiserhöhung bis zu 7000—8000 R (oder sogar mehr). Nach SCHIRREN und von ihm zitierten Autoren soll sich die Gesamtdosis weitgehend nach dem erreichten Tumorschwund richten; eine Vorstellung, die heute von strahlenbiologischer Sicht nicht mehr vertretbar ist.

Bei der *homogenen Kleinvolumenbestrahlung* (STRANDQVIST) werden unter Abdeckung der Zahnleiste und des nicht erkrankten Gewebes mit Bleimarken von 2—3 mm Dicke Einzeldosen von 250—400 R OD und eine Gesamtdosis von 6000—7000 R bei 200 kV und 0,5 mm Cu- bzw. Thoraeusfilter verabreicht (wöchentlich 800—1500 R OD). Ähnlich behandeln WATSON und BURKELL (3 × 1000 R).

Die *Elektronentherapie* hat den immensen Vorteil, daß bei jeder Einzelbestrahlung bis zu einer voraus genau definierbaren Gewebetiefe eine homogene Dosisbelastung erreicht wird. Es ist nicht erforderlich, bei langsamem Tumorschwund die Gesamtdosis zu erhöhen. Solche Maßnahmen wären falsch. Bei der Elektronentherapie beträgt die Gesamtdosis 6000 rad, die tägliche Einzeldosis 300—400 rad. Sie kann auf tägliche Einzeldosen bis 500 rad erhöht werden, dann sind jedoch die obengenannten Schutzmaßnahmen angezeigt.

VAN VAERENBERGH sah bei Gesamtdosen von 4500—6000 rad ausgezeichnete Heilungen. Auch KÄRCHER erzielte mit 4800 rad (6 MeV) sehr gute Ergebnisse, ebenso BECKER mit 4200—5200 rad bei 400 rad täglichen Einzeldosen.

Bei Bestrahlung der Lymphknotenmetastasen sind die gleichen Herddosen erforderlich.

7. Therapieergebnisse

Die Behandlungsergebnisse der bestrahlten Lippenkrebse sind vom *Erkrankungsstadium* abhängig.

Dafür werden neben der TNM-Einteilung verschiedene Gruppen vorgeschlagen.

DU MESNIL und FIEBELKORN:

1. umschriebene kleine Tumoren,
2. größere (über 1,5 cm ⌀) und infiltrierende Tumoren,
3. alle Tumoren mit Metastasen.

BARTH und KERN nach dem Vorschlag von EWING:

1. Das papillomatöse Carcinom. Es zeichnet sich durch mehr oberflächliches exophytisches Wachstum aus und neigt weniger zur Metastasierung.

2. Das ulceroinfiltrative Carcinom. Es wächst infiltrierend und ulceriert fast immer. Die Neigung zur Metastasenbildung ist größer als bei 1.

EBENIUS unterteilt in 4 Gruppen nach Oberflächengröße der Tumoren, dieser Einteilung schließt auch NICOLOV sich an.

Gruppe I	Tumorfläche bis 2 cm^2,
Gruppe II	Tumorfläche 2—4 cm^2,
Gruppe III	Tumorfläche 4—10 cm^2,
Gruppe IV	Tumorfläche über 10 cm^2.

Eine andere klinische Einteilung geben WATSON und BURKELL an.

Stadium I: Geschwülste kleiner als 3 cm ⌀. Keine Tiefeninfiltration und Bewegungseinschränkung der Lippe. Tumor ist noch verschieblich auf der Unterlage.

Stadium II: Primärtumor wie in Stadium I. Bewegliche Lymphknoten, beschränkt auf das unmittelbare Lymphabflußgebiet.

Stadium III: Immer größer als 3 cm ⌀. Tiefenwachstum. Schlechte Lippenbeweglichkeit. Lymphknoten können vorhanden sein, aber noch verschieblich.

Stadium IV: Fixierte Lymphknoten. Metastasen in mehr als einem Lymphknotengebiet, Fernmetastasen.

Die verschiedenen Stadieneinteilungen erschweren natürlich die Vergleichbarkeit der Erfolgsberichte der Autoren. Ohne Zweifel liegen die besten Heilungschancen bei Tumoren mit kleinen Durchmessern bzw. kleiner Fläche und ohne Tiefenwachstum. WATSON und BURKELL können aus einem großen Kollektiv von 1884 Lippenkrebsen recht eindrucksvolle Angaben machen (s. Tabelle 4).

Tabelle 4. *Überlebensrate im Verhältnis zur Tumorgröße*

	Kleiner als 1 cm ∅	Bis 2 cm ∅	Bis 3 cm ∅	$>$ 3 cm ∅	Ohne Angaben	Summe
Anzahl	605	364	82	54	216	1321
5jährige Überlebenszeit in %	86,4%	81,3%	73,2%	48,1%	78,7%	81,4%

Tabelle 5. *Ergebnisse der Tumorbehandlung*

Autor	Methode	Zahl der Fälle	Überlebensrate	
			3 Jahre	5 Jahre
Breed et al. (1957) 86,3 %	Ra., Radon, Ebenius (1943)	^{60}Co Ra.	124 778	86,3%
Ebenius (1943)	Ra.	778		62,4 %
Körbler (1953)	Ra.	1155	73,1 %	64,2 %
Nicolov (1953)	Ra.	139 105		63,8 % (oberflächliche Tumoren 50,0 % (infiltrierte Tumoren)
Stössel (1965)	Ra., Rö 200 kV	170		64,5 %
Watson und Burkell (1955)	Ra. Radon seed Rö 200 kV (einmalig) Rö 200 kV (mehrmals)	735 90 52 253		81,6 % 84,4 % 80,8 % 78,3 %
Dick (1962)	Rö 140 kV	287	90,5 %	81,4 %
Reddy (1962)	Rö 140 kV	300	85,0 %	75,0 %
Barth und Kern (1961)	Nahbestrahlung	78	75,6 %	66,6 %
Chaoul und Wachsmann (1953)	Nahbestrahlung	oberflächliche Tumoren infiltrierte Tumoren	96,5 % 73,0 %	
Darcis (1955)	Nahbestrahlung Stadium I Stadium II Stadium III Stadium IV	 176 107 60 35		 93,7 % 86.0 % 35,0 % 8,5 %
Tóth (1963)	Nahbestrahlung	287	81,5 %	68,3 %
Wooldridge und Lorenc (1968)	Nahbestrahlung 85 kV + Ra-Implantat	109	100 % (nach 2 Jahren)	
Kärcher (1965)	6 MeV-Elektronen Stadium I + II Stadium III + IV	60 47 13	 70,0 % 9,0 %	 62,0 % 0 %
Mittelwert		4991		= 69 %

Bei malignen Tumoren gilt die 5-Jahres-Überlebensrate im allgemeinen als Maß der Wirksamkeit einer bestimmten Behandlungsmethode. Oberflächlich liegende Krebse der Haut und der Lippe lassen sich mit der Strahlentherapie gut beeinflussen, besonders wenn sie frühzeitig behandelt werden können und noch keine Progredienz bei Behandlungsbeginn aufweisen. Die 5-Jahres-Überlebensrate sollte hierbei nicht überbewertet werden, weil bekanntlich diese Krebse selten Ursache des Todes sind. Da sie vorwiegend in den hohen Lebensjahrzehnten auftreten, sind die Todesursachen weit häufiger interkurrente Krankheiten, einschließlich Organkrebs, als die oberflächlichen Krebse. SHIGEMATSU, WEBSTER und BRICOUT sind diesem Problem nachgegangen. Von 813 Patienten mit Haut- oder Lippenkrebsen waren rd. 80% über 60 Jahre alt. Nach 5 Jahren waren davon 334 gestorben und davon nur 22 an den Folgen des Primärtumors. Somit sind rd. 94% an interkurrenten Erkrankungen gestorben, s. dazu Tabelle 6.

Tabelle 6. *Todesursache in bezug zur histologischen Klassifikation*

Todesursache	Basalzell-Carcinom				Plattenepithel-Carcinom			
	lebend	tot nach 3 Jahren	tot nach 5 Jahren	insgesamt	lebend	tot nach 3 Jahren	tot nach 5 Jahren	insgesamt
Primärtumor		1	1	1		8	8	8
Metastasen		2	2	2		10	11	11
Andere Krebse		14	28	37		10	12	17
Interkurr. Krankheiten		86	112	178		33	54	72
Unbekannt		0	2	4		2	3	4
	404	103	155	222	67	63	88	112

V. Beurteilung der Bestrahlungsmethoden

Da einige Bestrahlungsmethoden zweifellos Nachteile haben, ist eine kritische Beurteilung angezeigt.

Unter Berücksichtigung des hohen Lebensalters und der in dieser Zeitspanne vorhandenen Anfälligkeit für Krankheiten und der zunehmenden Absterbequote ist die nachfolgende Erfolgsstatistik nur unter Vorbehalt zu betrachten.

Die *interstitielle Therapie* mit Radium oder mit Radionukliden (z.B. ^{60}Co, ^{198}Au, ^{182}Ta, Emanation) hat bei guter geometrischer Verteilung der Strahlungsträger den Vorteil der gleichmäßigen Strahlenbelastung des Tumorgewebes. Die Nachteile dieser Methode sind die Strahlenbelastung des benachbarten gesunden Gewebes, die mögliche Mobilisierung von Tumorzellen durch das Einstechen der Nadeln und somit Förderung der Metastasierung und schließlich die Strahlenbelastung des Therapeuten.

Die *Moulagentherapie* mit Radium hat den Vorteil der gleichmäßigen Durchstrahlung des Tumors. Die Dosisbelastung des gesunden Gewebes kann jedoch nicht vollständig durch Bleiabschirmung behoben werden. Nachteilig ist die Strahlenbelastung des Therapeuten.

Die *Röntgenbestrahlung* mit 200 kV und 0,5 mm Cu-Filter ermöglicht zweifellos eine homogene Durchstrahlung des Tumors und der Lippe. Das umgebende gesunde Gewebe muß sehr sorgfältig mit Bleimasken abgedeckt werden. Der Schutz der Gingiva, der Zahnleiste und der Mundhöhle ist schwierig. Reicht der Bleischutz nicht aus, sind Gebiete der Mundhöhle gefährdet.

Die *Nahbestrahlung* mit 50—60 kV oder niedrigerer Energie ist eine sehr einfache Bestrahlungsmethode, die mit wenig Aufwand und sehr sorgfältig durchgeführt werden kann. Der Nachteil dieser Methode liegt im steilen Dosisabfall dieser Energien, der oft eine Dosisüberhöhung bei infiltrierenden Tumoren nach sich zieht.

Die Methode der Wahl ist heute die *Elektronentherapie*, weil über die Energie die homogene Durchstrahlung von Tumor und Lippe genau gesteuert werden kann. Es gibt keine unerwünschte Strahlenbelastung des umgebenden gesunden Gewebes. Die geringe durchtretende Strahlung kann mit einfachen Mitteln bequem abgefangen werden.

VI. Nachsorge

Ohne den Wert der operativen Behandlung der Lippenkrebse zu schmälern, muß doch festgestellt werden, daß im allgemeinen nach der Strahlenbehandlung meistens gute kosmetische Erfolge erzielt werden, besonders dann, wenn es durch den Tumor noch nicht zu größeren Zerstörungen der Lippe gekommen war (s. Abb. 13 a und b).

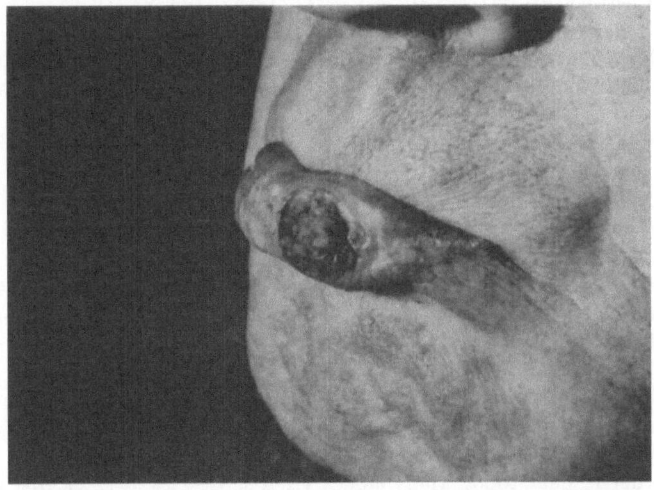

a

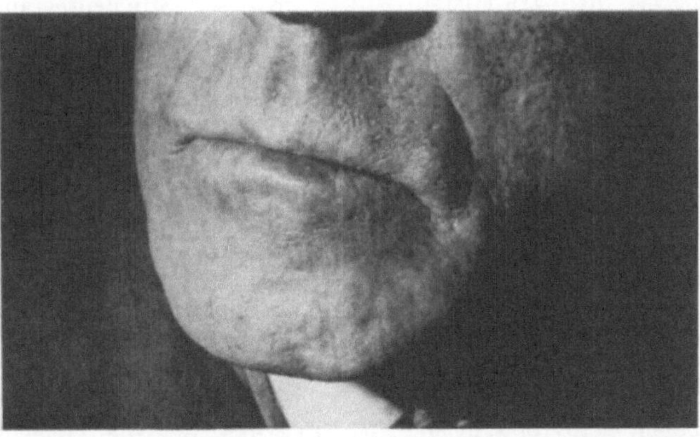

b

Abb. 13a u. b. Plattenepithelcarcinom im mittleren Teil der Unterlippe. Nach 6000 rad 5 MeV-Elektronen vollständige Abheilung. Keine Funktionsstörung der Lippe

Nach erfolgter Heilung sollte jedoch eine Irritation der Lippen durch chemische, aktinische oder sonstige reizenden Stoffe, Verschmutzung oder erkrankte Zähne vermieden werden. Eine sorgfältige Pflege der Lippen und besonders des Narbengebietes ist unerläßlich, um Risse, Erosionen und Ulcerationen zu vermeiden. Mit dem Problem der Rehabilitation der geheilten Lippenkrebskranken haben sich KEINERT, SCHUMANN und ROSTOCK eingehend beschäftigt.

Literatur

Albertini, A. von: Histologische Geschwulstdiagnostik. Stuttgart: Thieme 1955.

Barth, G., Kern, W.: Ergebnisse der Strahlenbehandlung des Lippenkarzinoms in den Jahren 1945—1960. Strahlentherapie **116**, 203 (1961).

Bode, H. G.: Über die Bedeutung schneller Elektronen für die Dermatologie. Hautarzt 1, 15 (1952).

— Hampel, D., Markus, B.: Weitere Erfahrungen in der Geschwulstbehandlung mit schnellen Elektronen. Strahlentherapie **92**, 563 (1953).

— Paul, W., Schubert, G.: Elektronentherapie menschlicher Hautcarcinome mit einem Betatron von 6 MeV. Strahlentherapie **81**, 251 (1950).

— — Theimann, H.: Vergleichende Untersuchungen über die Hautreaktionen nach Verabfolgung von schnellen Elektronen und Röntgenstrahlen. Strahlentherapie 81, 193 (1950).

Braus, H.: Anatomie des Menschen, Bd. II: Eingeweide. Berlin: Springer 1934.

Breed, J. E., Carroll, W. W.: Cobalt-60 therapy of lip cancer. With block dissection of lymph nodes. Amer. J. Roentgenol. **77**, 815—817 (1957).

Breit, A.: Das Problem der Strahlenbehandlung von Hämangiomen. Erfahrungen an 3000 Patienten. Strahlentherapie **139**, 1—8 (1970).

Becker, J., Schubert, G.: Die Supervolttherapie. Stuttgart: Thieme 1961.

Chaoul, H., Wachsmann, F.: Die Nahbestrahlung. Stuttgart: Thieme 1953.

Corning, H. K.: Lehrbuch der topographischen Anatomie. München: Bergmann 1931.

Darcis, L.: Contribution à l'étude du cancer des lèvres. Acta chir. belg. **54**, 709—729 (1955).

Dette, W.: Das Sarkoid Boeck an der Mundschleimhaut und den Lippen. Diss. Würzburg, 1952.

Dick, D.: Clinical and cosmetic results in squamous cancer of the lip treated by 140 kV radiation therapy. Clin. Radiol. 8, 304—312 (1962).

Ebenius, B.: Cancer of the lips. Acta radiol. (Stockh.), Suppl. **48** (1943).

Eichhorn, H. J., Lessel, A., Richter, E., Rotte, K. H., Schubert, G., Zühlke, R.: Die 5-Jahres-Ergebnisse in der Krebsbehandlung bei Strahlentherapie als einzige Behandlungsmethode. Berichte der Jahre 1953—1963). Strahlentherapie **131**, 227 (1966).

Essen, C. F. von: Roentgentherapy of skin and lip carcinoma: Factors influencing success and failure. Amer. J. Roentgenol. **83**, 556 (1960).

— Skin and lip in Textbook of Radiotherapy. ed. G. H. Fletcher. Philadelphia: Lea & Febiger 1966.

Ewing, J.: Neoplastic diseases, ed. 4. Philadelphia: W. B. Sanders Co., 1940.

Fletcher, G. H.: Textbook of radiotherapy. Philadelphia: Lea & Febiger 1966.

Forssell, G.: Übersicht über die Resultate der Krebsbehandlung am Radiumhemmet in Stockholm 1910—1915. Fortschr. Röntgenstr. **25**, 142 (1917/18).

Graul, E. H., Rausch, L.: Die Strahlenbehandlung von Hautkrankheiten im „Lehrbuch der Strahlenheilkunde" von R. du Mesnil de Rochemont. Stuttgart: F. Enke 1958.

Greineder, K., Schatter, T.: Neuere mehrjährige Ergebnisse der Nahbestrahlung beim Haut- und Lippencarcinom. Strahlentherapie **73**, 578 (1943).

Greither, A., Tritsch, H.: Die Geschwülste der Haut. Stuttgart: Thieme 1957.

Hellriegel, W.: Krebstherapie mit schnellen Elektronen von 20 bis 30 MeV- und 35 MeV-Röntgenstrahlen. Strahlentherapie **121**, 481 (1963).

Höfer, W.: Lymphadenosis benigna cutis. Arch. Derm. **203**, 23 (1956).

Kärcher, K. H.: Indikationen und Ergebnisse der Therapie mit schnellen Elektronen im Hals-, Nasen- und Ohrenbereich. Deutscher Röntgenkongr. 1965, Teil B. München-Berlin-Wien: Urban & Schwarzenberg 1966.

Kalkoff, K. W.: Indikation und Technik der Röntgenbehandlung und der Dermatologie. In: Die Strahlentherapie von H. Meyer und K. Matthes. Stuttgar: Thieme 1949.

Keinert, K., Schumann, E., Rostock, P.: Die Rehabilitationssituation nach Strahlenbehandlung des Lippenkarzinoms. Radiobiol. Radiother. (Berl.) **11**, 149 (1970).

Körbler, J., Frank, P., Skarica, P., Buhac, I.: Radium treatment of cutaneous and lip cancer. Radiol. clin. (Basel) **22**, 185—201 (1953).

Lacassagne, A.: Über die Wirkung der Röntgenstrahlen und der Radiumgammastrahlung auf die Gefäße und ihre Rolle bei der Rückbildung der Krebse. Strahlentherapie **32**, 441 (1929); — Arch. Electr. Med. **37**, 358—366 (1929).

MacKay, E. N., Sellers, A. H.: A statistical review of carcinoma of the lip. Canad. med. Ass. **90**, 666 (1964).

Nardi, S., Senin, U.: Studio dei linfatici del capo edel collo con Au-198 etc. III. Limfoscintigrafia della labra. Valsalva **42**, Suppl. Nr 1, 24—48 (1966).

Nicolov, N.: Die Radiumbehandlung des Lippenkarzinoms. Strahlentherapie **92**, 251—280 (1953).

Pernkopf, E.: Atlas der topographischen und angewandten Anatomie des Menschen, Bd. I. München-Berlin: Urban & Schwarzenberg 1963.

Perthes, G.: Die Frage der Röntgentherapie des Carcinoms. Langenbecks Arch. klin. Chir. **74**, 400 (1904).

Rausch, L.: Zur Behandlung von Hämangiomen und Naevi teleangiektativi. Arch. klin. exp. Derm. **206**, 123 (1957).

Reddy, K. D.: The role of radiotherapy in cancers of the lips. Indian J. Radiol. **16**, 261—271 (1962).

Regaud, Cl.: A propos de la durée d'application en curietherapie etc. Bull. Ass. franç. Cancer **11**, 482 (1923).

Rohen, J. W.: Topographische Anatomie. Stuttgart-New York: Schattauer 1969.

SCHERER, E.: Strahlentherapie. Stuttgart: Thieme 1967.

SCHIRREN, C. G.: Die Röntgentherapie gutartiger und bösartiger Geschwülste der Haut. In: Handbuch der Haut- und Geschlechtskrankheiten von JADASSOHN, Bd. 5, Teil 2, Strahlentherapie von Hautkrankheiten. Berlin-Göttingen-Heidelberg: Springer 1959.

SCHUERMANN, H., GREITHER, A., HORNSTEIN, O.: Krankheiten der Mundschleimhaut und der Lippen. München-Berlin-Wien: Urban & Schwarzenberg 1966.

SHIGEMATSU, Y., WEBSTER, J. H., BRICOUT, P.: Results of radiotherapy of skin cancer with special emphasis on treatment failure. Radiology **86**, 904 (1966).

STODDERT, T. G.: Canad. med. Ass. J. **90**, 666 (1964).

STOUT, A. P., MURRAY, M. R.: Hemangiopericytoma: Vascular tumor featuring Zimmermann's poricytes. Ann. Surg. **116**, 26 (1942).

STRANDQVIST, M.: Studien über die kumulative Wirkung der Röntgenstrahlen bei Fraktionisierung: Erfahrungen aus dem Radiumhemmet an 280 Haut- und Lippencracinomen. Acta radiol. (Stockh.), Suppl. **55** (1944).

THIERSCH, C. W.: Leipzig: Engelmann 1865.

TÓTH, F., KELEMEN, J., SZATAI, I.: Spätergebnisse der Röntgennahbestrahlung des Lippenkarcinoms. Strahlentherapie **121**, 58—68 (1963).

VAERENBERGH, P. M. VAN: The treatment of cancer of the lip with high speed electrons. Symposium on High-energy Electrons von A. ZUPPINGER und G. PORETTI. Berlin-Heidelberg-New York: Springer 1965.

— SCHELSTRAETE, K.: Les indirations de la therapie aux électrons accélérés. J. Radiol. Électrol. **45**, 681 (1964).

VAERENBERGH, P. M. VAN, SCHELSTRAETE, K.: Die Indikation der Elektronentherapie. Deutscher Röntgenkongreß **1964**, Teil B. Sonderdruck Strahlentherapie 61. München-Berlin-Wien: Urban & Schwarzenberg 1965.

— — SIMONS, M.: Die Kombinationstherapie von Tumoren der Lippe, der Zunge und des Larynx mit schnellen Elektronen (6 bis 17,5 MeV) Strahlentherapie **137**, 264 (1969).

WALDEYER, A.: Anatomie des Menschen. 2. Teil. Berlin: de Gruyter & Co. 1970.

WOLFRAM, ST.: Über Behandlung der Hautkrankheiten mit der Röntgennahbestrahlung. Wien-Bonn: Wilh. Maudrich 1956.

WOOLDRIDGE, W. E., LORENC, E.: Combined X-ray and gamma-radium ray therapy for cancer of the lip. Sth. med. J. (Bgham, Ala.) **61**, 612—617 (1968).

ZIMMER, TH.: Eine neue Körperhöhlenröntgenröhre. Strahlentherapie **44**, 797 (1932).

Persönliche Mitteilung von:

ANACKER, H., München
Barth, G., Gießen
BECKER, J., Heidelberg
BIRKNER, R., Berlin
EICHHORN, H.-J., Berlin-Buch
FRANKE, H., Hamburg
FRIEDMANN, G., Köln-Lindenthal
GAUWERKY, F., Hamburg
HAUBRICH, R., Karlsruhe
HESS, F., Marburg
HOEFFKEN, W., Köln
JAKOB, A., Nürnberg
KÄRCHER, H., Wien
KROKOWSKI, E., Kassel
LISSNER, J., München
LORENZ, W., Frankfurt a. M.
OELSSNER, W., Leipzig
POPPE, H., Göttingen
SCHERER, E., Essen
SOMMER, F., Homburg a. d. Saar
THOMAS, P., Leiden
VAN VAERENBERGH, P. M., Gent
VIETEN, H., Düsseldorf

H. Große Speicheldrüsen

Von

C.-M. Eneroth und F. Jacobsson

Mit 12 Abbildungen

I. Allgemeines

Wenn man über Tumoren der großen Speicheldrüsen — Glandulae parotis, submandibularis und sublingualis major — spricht, sind im allgemeinen die vom Drüsenparenchym im engeren Sinne ausgehenden Tumoren gemeint, die nach RAUCH als Sialome zusammengefaßt werden. Die Sialome (echte parenchymale Tumoren) sind von den sog. Synsialomen (mesenchymalen Tumoren) abgegrenzt. Die Synsialome gehen nämlich von Blut- und Lymphgefäßen, Nerven oder vom interstitiellen Bindegewebe in den Speicheldrüsen aus. Beispiele solcher Synsialome sind Hämangiome, Lymphangiome, Neurinome, Fibrome, Lipome u.a. Sehr seltene Formen sind maligne Varianten von Synsialomen, nämlich Sarkome verschiedener Art. Bei Erwachsenen sind etwa 95% aller Tumoren Sialome. Bei Kindern kommt das Synsialom bedeutend häufiger vor als bei Erwachsenen und in diesem Fall besonders das Hämangiom und Lymphangiom. SEIFERT hat erwähnt, daß während des 1. Lebensjahres 95% aller Parotistumoren Hämangiome sind.

Da die Histologie und Klinik des Synsialoms durch andere Lokalisationen im Organismus wohlbekannt sind, werden sie in diesem Kapitel nicht näher behandelt; es wird ausschließlich den echten parenchymalen Speicheldrüsentumoren, den sog. Sialomen, gewidmet.

Die Histogenese des Sialoms ist während des vergangenen Jahrhunderts sehr lebhaft diskutiert worden. Man ist sich jetzt aber allgemein darüber einig, daß der Ursprung des Sialoms rein epithelial ist. Es wird angenommen, daß das Sialom vom Epithel in verschiedenen Abschnitten des Gangsystems der Speicheldrüsen ausgeht, und zwar vor allem von sowohl den inneren ductalen Epithelzellen wie den äußeren myoepithelialen Zellen in Schalt- und Streifenstücken. Man ist der Meinung, daß auch das Acinusepithel eine Rolle als Ausgangspunkt gewisser Tumortypen spielt (Acinuszellcarcinome u.a.).

Sialome kommen nicht nur in den großen, sondern auch in den kleinen intraoralen Speicheldrüsen des Gaumens, der Wangen, der Lippen, der Zunge, der Tonsillen und des Pharynx vor. Geschwülste von gleicher Struktur wie Sialome kommen auch an anderen Stellen als den Speicheldrüsen vor. Man findet derartige Gebilde in der Gl. lacrimalis, der Trachea, den Bronchien und in der Haut. Die Sialome haben sowohl benigne als auch maligne Formen.

1. Vorkommen

Laut FRAZELL betragen die Tumoren in den großen Speicheldrüsen etwa 5% aller benignen und malignen Tumoren, wenn man alle Hauttumoren ausschließt. Laut HELLWIG, PACK und ARIEL u.a. betragen die Speicheldrüsentumoren $<3\%$ aller Tumoren; sind also relativ selten.

Tumoren in den kleinen Speicheldrüsen treten bedeutend seltener auf als in den großen Speicheldrüsen. Glandula parotis ist die häufigste Lokalisation von Tumoren. Ca. 80% aller Speicheldrüsentumoren werden als in der Glandula parotis, ca. 10% in der Glandula submandibularis vorkommend angegeben, während Tumoren in der Glandula sublingualis major sehr selten sind ($<1\%$).

Die große Mehrzahl der Tumoren ist benigne. Bei der Durchsicht großer Materialien des Radiumhemmets hat es sich gezeigt, daß die benignen Tumoren 80—85 % in der Parotisdrüse, 60—65 % in der Submandibularisdrüse und ca. 50 % in den kleinen Speicheldrüsen betragen.

2. Alter

Sowohl benigne als maligne Sialome kommen vom Kindesalter bis ins hohe Alter vor, sind aber im Alter von 40—60 Jahren am häufigsten und besitzen eine leicht variierende Altersprädisposition bei den verschiedenen Tumortypen. Somit kommen Mischtumoren und mucoepidermoide Carcinome meistens im Alter von 40—50 Jahren vor, während adenoid-cystische Carcinome und Acinuszellcarcinome meistens im Alter von 50—60 Jahren auftreten. Papilläre Cystadenolymphome treten meistens im Alter von 50—70 Jahren auf, Onkocytome in der Regel nach 60 Jahren.

3. Geschlecht

Nach Angabe vieler Autoren ist ein eindeutiger Geschlechtsunterschied in bezug auf die Tumorfrequenz bei den verschiedenen Typen festzustellen. Dieser Unterschied ist in den meisten Fällen statistisch nicht erwiesen, da die Tumormaterialien zu gering sind. Betreffend papilläre Cystadenolymphome besteht indessen eine eindeutige männliche Geschlechtsdisposition (ca. 90 % Männer), und auch beim Onkocytom ist die männliche Geschlechtsdisposition vorherrschend.

Bei den Mischtumoren gehen die Ansichten auseinander; in den meisten Materialien besteht jedoch eine weibliche Dominanz (60—65 % Frauen). Die meisten Autoren sind der Ansicht, daß bei mucoepidermoiden Carcinomen (insbesondere hochdifferenzierten Formen), adenoid-cystischen Carcinomen und Acinuszellcarcinomen eine weibliche Geschlechtsdisposition vorliegt.

4. Dauer und Symptome

Die meisten Typen von Sialomen (u.a. die große Mischtumorgruppe) sind durch ihr langsames Wachstum charakterisiert. Es ist nicht ungewöhnlich, daß Patienten angeben, sie hätten ihre Geschwulst 40 Jahre oder länger. Ein rasches Wachstum des Tumors oder eine plötzlich zunehmende Wachstumsgeschwindigkeit bei einer langsam wachsenden Geschwulst kann oft — aber nicht immer — eine Malignifizierung bedeuten.

Für gewöhnlich gibt der Patient an, er habe allmählich eine Anschwellung wahrgenommen, die keine Schmerzen verursacht und langsam an Größe zunahm. Während einer langen Periode habe er überhaupt keine Vergrößerung bemerkt und an keine gefährliche Schwellung geglaubt. Allmählich bewirkt die Geschwulst durch ihre Größe eine kosmetische Entstellung, die besonders Frauen relativ frühzeitig veranlaßt, den Arzt aufzusuchen.

Tumoren in der Parotis entwickeln sich am häufigsten im äußeren Lappen, also dem Teil der Parotis, der lateral vom Nervus facialis liegt. Bei dieser Lokalisation können sich große Geschwülste ohne eigentliche Drucksymptome entwickeln, weil sie bei ihrem Wachstum nach außen keinen anderen Widerstand als Haut und Unterhaut finden. Wenn Tumoren dagegen im tiefen Parotislappen liegen, entstehen wegen des straffen und unnachgiebigen Gewebes schon bei ganz kleinen Schwellungen Drucksymptome. Das Auftreten von Schmerzen und einer Facialisparese läßt Malignität vermuten; denn äußerst selten verursacht ein benigner Tumor durch Druck eine Lähmung des N. facialis. Wir haben im Radiumhemmet keinen einzigen Fall von benignem Tumor beobachtet, der eine Facialisparese verursacht hätte.

Oft veranlassen die Angehörigen des Patienten, wenn sie die Anschwellung bemerken, eine Untersuchung. Es kommt auch vor, daß der Patient den Arzt wegen anderer Beschwerden aufsucht und der Tumor als Nebenbefund entdeckt wird.

II. Diagnose und Differentialdiagnose

Es ist oft schwierig und in vielen Fällen sogar unmöglich, durch klinische Untersuchungen zu entscheiden, ob ein Tumor benigne oder maligne ist. Die Mischtumoren sind meistens unregelmäßig abgerundet oder oval mit einer glatten, lobulierten oder kleinknotigen Oberfläche; sie bestehen abwechselnd aus harten (cartilaginären) und pseudofluktuierenden, weichen (mucinösen) Partien. Die benignen Mischtumoren sind scharf abgegrenzt, während die malignen durch ihr infiltratives Wachstum ins umgebende Gewebe verschwommen abgegrenzt sind und sich im umgebenden Gewebe fixiert anfühlen. Auch die übrigen benignen Speicheldrüsentumorarten sind bei der Palpation oft scharf abgegrenzt und relativ beweglich, während die malignen Formen sich mehr fixiert anfühlen. Dies gilt vor allem bei der Tumorlokalisation im oberflächlichen Lappen. Wenn das Gewächs im tiefen Lappen der Parotis sitzt, ist seine Beweglichkeit wegen des umgebenden straffen und relativ unnachgiebigen Gewebes oft gehemmt, und zwar auch bei eindeutig benignen Tumorarten.

Gewisse Tumorarten, wie papilläre Cystadenolymphome und mucoepidermoide Carcinome (besonders die hochdifferenzierte Form), sind cystisch und bei der Palpation mehr oder weniger straff fluktuierend.

1. Schmerz und Empfindlichkeit

wurden von vielen Autoren als Zeichen für Malignität angegeben. Bei der Durchsicht eines großen Tumormaterials zeigte es sich aber, daß keine sicheren Schlüsse aus diesen Symptomen gezogen werden können (Eneroth, 1964). Man ist indessen der Meinung, daß intensive Schmerzzustände auf eine Malignität hinweisen.

2. Spontan auftretende Facialisparese

Eine *spontan auftretende Facialisparese* ist das Kriterium einer besonders ungünstigen Prognose. In 13% eines großen Materials von malignen Tumoren der Glandula parotis (Eneroth, 1964) trat spontan eine Facialisparese auf; sämtliche Patienten starben innerhalb von 5 Jahren nach Eintritt der Parese, wie radikal immer die Behandlung war. Eine spontane Facialisparese deutet somit auf einen sehr hohen Grad von Malignität des Tumors hin und kommt infolgedessen in höherer Frequenz bei den hochmalignen als bei den gering malignen Tumortypen vor. Es wird angegeben, daß insbesondere adenoid-cystische Carcinome (Cylindrome) die Tendenz haben, perineural zu wachsen und eine Facialisparese zu erzeugen. Dies geht auch aus einer Untersuchung von Blank et al. hervor, bei der in ca. 30% adenoid-cystischer Carcinome eine spontane Facialisparese auftrat.

3. Die Sialographie

wird in variierendem Umfang zur diagnostischen Untersuchung von Tumoren in den Speicheldrüsen verwendet. Die Methode basiert auf der Annahme, daß der Tumor das intraglanduläre Gangsystem beeinflußt und somit in einem Sialogramm dargestellt werden kann. Ein normales Sialogramm deutet darauf hin, daß keine Veränderungen im Gangsystem der Speicheldrüse vorliegen. Durch eine Sialographie kann man feststellen, ob ein Tumor in der eigentlichen Speicheldrüse oder außerhalb derselben liegt, ferner ob der betreffende Tumor scharf abgegrenzt und eingekapselt ist oder verschwommen infiltrativ und destruktiv wächst. Hierdurch kann mit einer gewissen Wahrscheinlichkeit angenommen werden, daß der Tumor benigne resp. maligne ist. Irgendwelche sicheren Schlüsse lassen sich indessen hieraus nicht ziehen, da ein großer Teil der malignen Tumoren relativ scharf abgegrenzt ist. Vor allem ist die Sialographie ein wichtiges diagnostisches Hilfsmittel bei der Differentialdiagnose von echten Neoplasmen und verschiedenen tumorähnlichen Zuständen, wie Parotitis chronica und kollagene Sialose. Die letzteren Krankheitszustände treten nämlich mit einem sehr typischen Sialogrammbild in Form von abwechselnden Strikturen und kleinen cystischen Erweiterungen im Gangsystem auf.

4. Die Biopsie

Die einzige Form der präoperativen Biopsie, die heute als berechtigt angesehen wird, ist die *Aspirationsbiopsie* mit feiner Nadel. Die Gefahr einer Aussaat von Tumorfragmenten in das umgebende Gewebe und die dadurch verschlechterten Möglichkeiten einer radikalchirurgischen Behandlung werden bei anderen Formen von Biopsie als allzu groß angesehen, und zwar vor allem in der Glandula parotis, wo der Nervus facialis die operative Radikalität erschwert. Die Aspirationsbiopsie mit feiner Nadel ist dagegen eine diagnostische Methode ohne nachweisbare Gefahr einer Aussaat von Tumorfragmenten ins angrenzende Gewebe (Mavec et al.). Die Methode ist bereits von großem Wert für die Diagnose verschiedener Tumorerkrankungen in den Speicheldrüsen. Bei einer Korrelationsuntersuchung zwischen cytologischen und histologischen Diagnosen an einem sehr großen Tumormaterial (Eneroth et al., 1967) konnte festgestellt werden, daß in etwa 92% der Fälle die cytologische Untersuchung eine positive Tumordiagnose ergab, die Tumordiagnose also in etwa 8% gänzlich mißlang. In ca. 70% des Materials wurde durch die cytologische Untersuchung eine korrekte histologische Typendiagnose gestellt. Die hauptsächliche Ursache für diese relativ niedrige Ziffer lag in den Schwierigkeiten, papilläre Cystadenolymphome und viele der malignen Tumorarten cytologisch zu diagnostizieren. Durch morphologische Studien an Abstrichpräparaten konnte eine bedeutend bessere diagnostische Sicherheit bei der cytologischen Untersuchung im Lauf der letzten Jahre erreicht werden. Ein Beispiel hierfür ist die Diagnostik des papillären Cystadenolymphoms (Eneroth und Zajicek, 1965), Mischtumoren (Eneroth und Zajicek, 1966), adenoidcystische Carcinome (Eneroth und Zajicek, 1969) und Acinuszellcarcinome (Eneroth et al.).

III. Histologische Klassifizierung

Die Tumoren in den Speicheldrüsen zeigen ein sehr heterogenes histologisches Bild, wodurch sich Schwierigkeiten ergeben haben, eine einheitliche Klassifizierung zu erreichen. Die Klassifizierungen basieren oft noch auf histologisch und damit auch klinisch verschwommen abgegrenzten Tumorgruppen. Dadurch erklärt sich die große Unsicherheit bei der Malignitätsgradierung dieser Tumoren. Diese Unsicherheit wird am besten dadurch illustriert, daß die Speicheldrüsentumoren noch immer in so großem Ausmaß in benigne, semimaligne und maligne eingeteilt werden. Der Begriff der Semimalignität ist vor allem an die Gruppe der Mischtumoren gebunden. Eine Korrelationsstudie an einem großen Tumormaterial (Eneroth, 1964 und 1965) zeigte, daß die meisten als semimaligne bezeichneten Kriterien, wie Zellreichtum, Dominanz der epithelialen Komponente, cylindromatöse Strukturen, multiple Herde und unzureichende Kapselabgrenzung, keine Malignität in Form von erhöhter Rezidivfrequenz, Metastasen und Tumormortalität ergeben. Nur bei klarem infiltrativ-destruktivem Wachstum eines Tumors in das angrenzende Gewebe konnten Metastasen und Tumormortalität beobachtet werden. Die Mischtumoren können daher in zwei Gruppen eingeteilt werden — *benigne* Tumoren ohne infiltrativ-destruktives Wachstum (ca. 97%) und *maligne* mit solchem Wachstum. Durch Korrelationsstudien von histologischen Strukturen und klinischem Verlauf konnten außerdem die übrigen Tumortypen des Materials in entweder benigne oder maligne eingeteilt werden (Eneroth, 1964). Die verschiedenen histologisch scharf abgegrenzten Tumortypen in dem zur Zeit gebräuchlichsten Klassifizierungsschema sind aus der Tabelle ersichtlich und basieren auf der von Foote und Frazell vorgeschlagenen Klassifizierung von Speicheldrüsentumoren.

Tabelle. *Klassifizierung von Speicheldrüsentumoren*

Gutartige Tumoren	Bösartige Tumoren
Mischtumoren (Pleomorphe Adenome)	Mischtumoren (Carcinome in pleomorphe Adenome)
Papilläre Cystadenolymphome	Mucoepidermoide Carcinome
Onkocytome (acidophile Adenome)	Adenoidcystische Carcinome (Cylindrome)
	Acinuszellcarcinome
	Schleimbildende adenopapilläre Carcinome
	Solide anaplastische Carcinome
	Plattenepithelcarcinome

1. Mischtumoren (Pleomorphe Adenome)

Die Mischtumoren sind aus sowohl epithelialen wie mesenchymähnlichen Komponenten aufgebaut. Fehlt eine dieser Hauptkomponenten, darf der Tumor nicht als echter Mischtumor klassifiziert werden. Hierauf wird besonders hingewiesen, um die Grenze zwischen echten Mischtumoren und dem in vielen Klassifizierungen noch immer verschwommenen Mischtumorbegriff zu kennzeichnen, in dem mehrere der nunmehr als selbständige Tumortypen abgegrenzte adenoidcystische Carcinome, mucoepidermoide Carcinome, Acinuszellcarcinome etc., zusammengefaßt sind.

Die epithelialen Zellen proliferieren zu Anhäufungen und Strängen; bei Dominanz dieser Komponente erscheint der Tumor sehr zellreich (Abb. 1). Relativ häufig ist eine charakteristische Gestaltung der epithelialen Komponente in Form von Anhäufungen und Strängen der kleinen epithelialen Zellen, die Cylinder von zellarmem hyalinem Stroma einschließen (Abb. 2). Sowohl Zellreichtum, Dominanz der epithelialen Komponente wie Vorhandensein von cylindromatösen Strukturen haben sich als bedeutungslos für die Bestimmung der Malignität erwiesen (Eneroth, 1964 und 1965).

Mesenchymähnliche Komponenten verschiedenster Art sind in variierendem Ausmaß als fibroid, myxoid und chondroid (Abb. 3) festgestellt worden. Die Tumoren werden in der Regel als fibromyxochondroepithelial bezeichnet. Die Mischtumoren sind oft stark

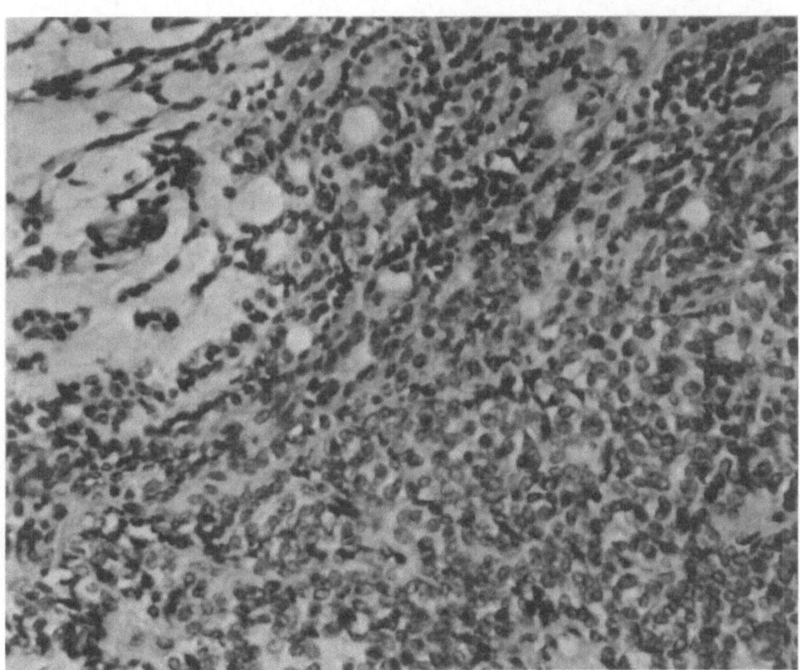

Abb. 1. Pleomorphe Adenome. Zellreiche epitheliale Komponente (Vergr. 130×)

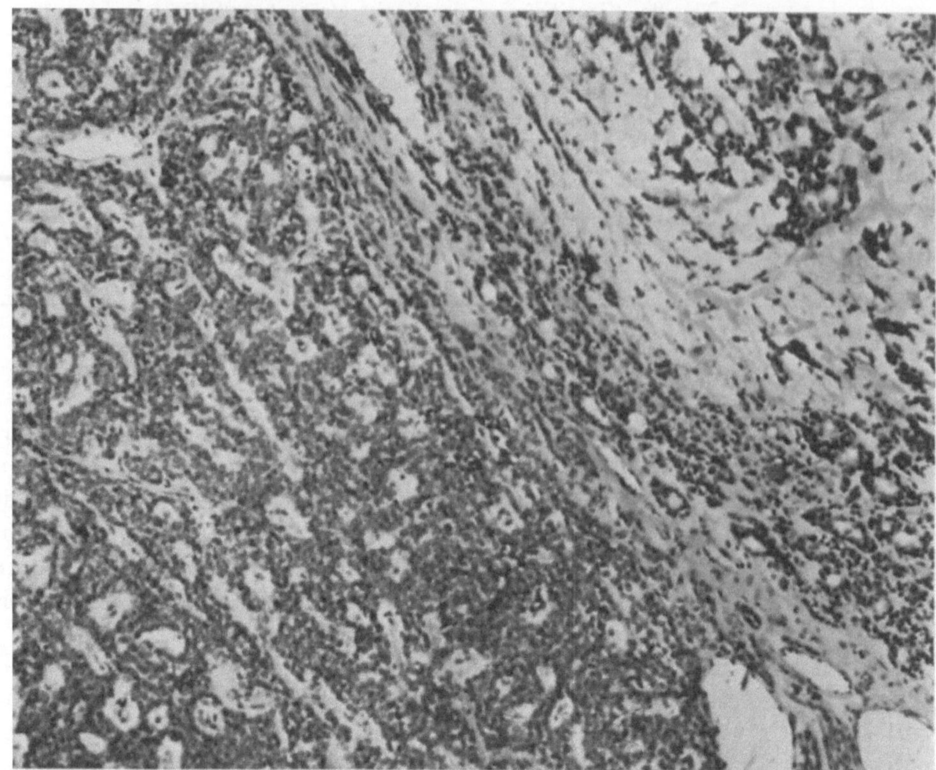

Abb. 2. Pleomorphe Adenome. Epitheliale Komponente mit cylindromatösen Strukturen (Vergr. 50×)

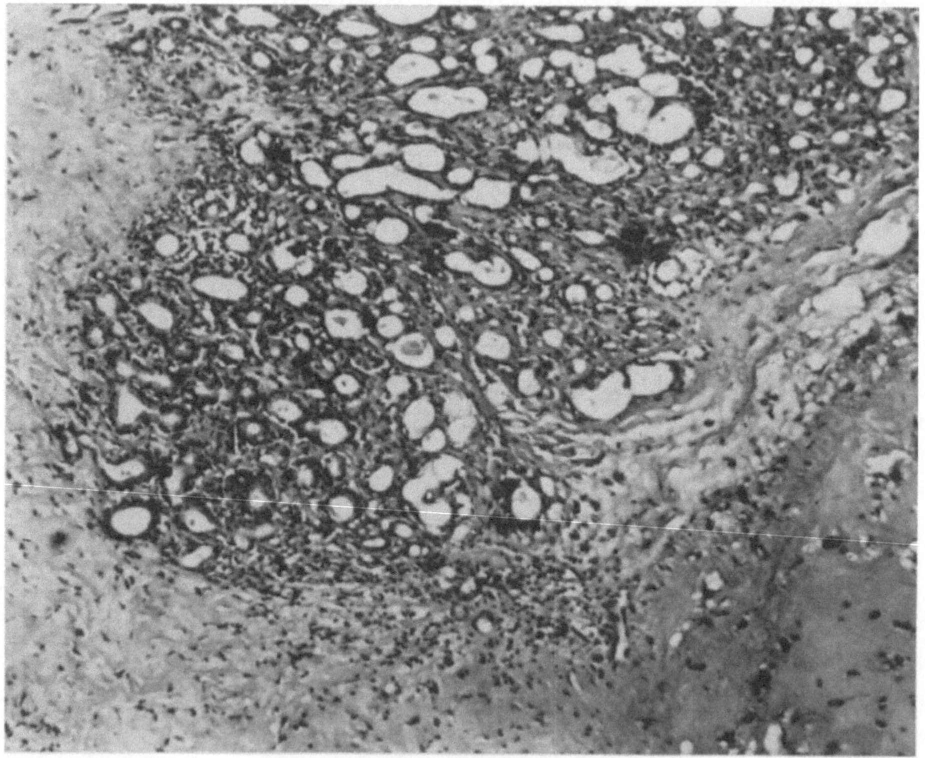

Abb. 3. Pleomorphe Adenome. Fibroide, myxoide, chondroide und epitheliale Komponente (Vergr. 50×)

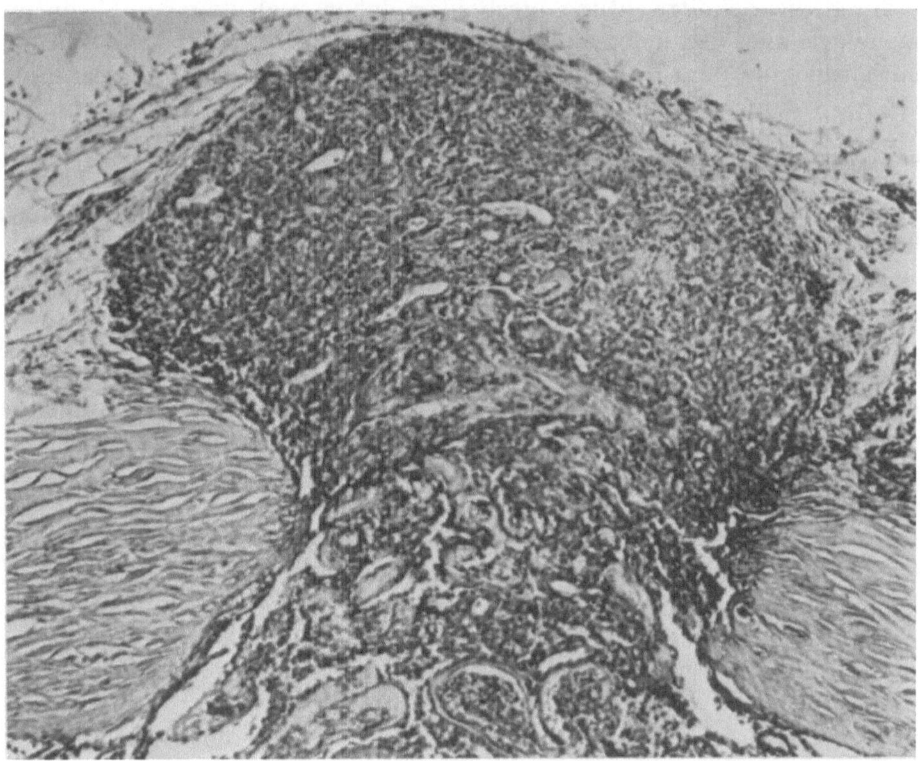

Abb. 4. Pleomorphe Adenome. Tumorgewebe ist völlig in die Kapsel eingedrungen und liegt direkt am angrenzenden Gewebe (Vergr. 50×)

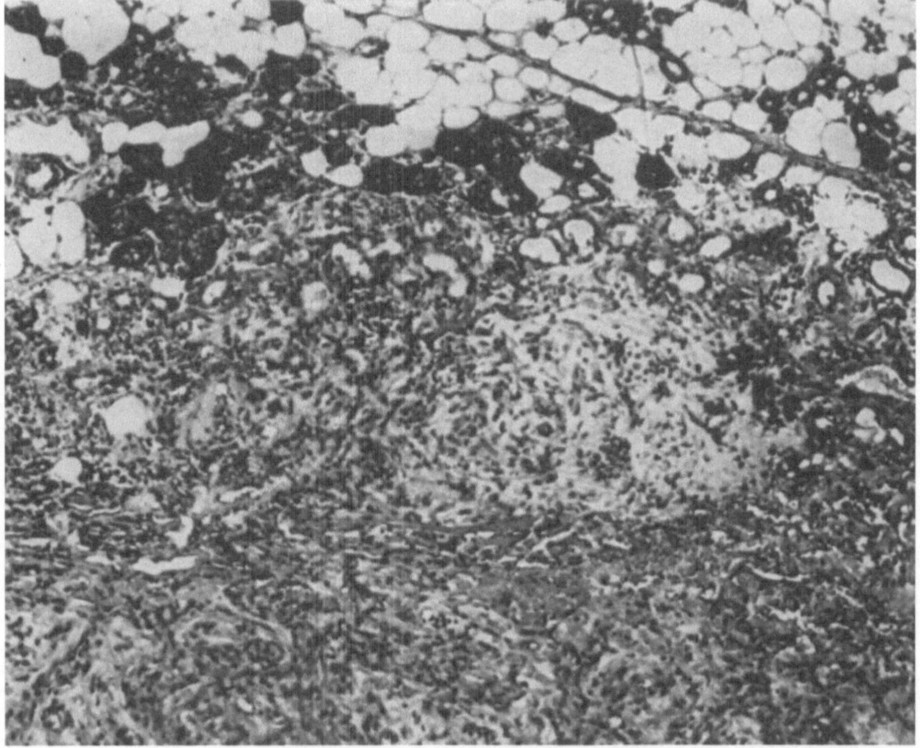

Abb. 5. Pleomorphe Adenome. Tumorgewebe ohne Kapsel aber mit deutlich feststellbarer Grenze zum angrenzenden Gewebe (Vergr. 50×)

lobuliert; durch die Schnittrichtung erscheinen daher auch primäre Mischtumoren als multipel angelegt. Dies ist indessen sehr selten der Fall, was durch Serienschnitte von sog. Satellitherden und dem Haupttumor nachgewiesen werden konnte (ENEROTH, 1964). Multiple Herde — oft weit entfernt von dem Haupttumor in angrenzendem Speicheldrüsengewebe, Fett- und Muskelgewebe — kommen dagegen oft nach nicht radikalen operativen Eingriffen vor. Das Verhältnis zwischen Tumorkapsel und angrenzendem Gewebe variiert stark, und zwar von Tumoren, die ganz von einer Kapsel umgeben sind, bis zu solchen mit infiltrativ destruktivem Wachstum in angrenzenden Geweben. In einer Reihe von Fällen (Abb. 4) ist das Tumorgewebe völlig in die Kapsel eingedrungen und liegt direkt am angrenzenden Gewebe, in anderen Fällen (Abb. 5) fehlt dagegen die Kapsel in variierendem Umfang; trotzdem ist die Grenze zwischen Tumorgewebe und angrenzendem Gewebe deutlich feststellbar.

Klinische follow-up-Untersuchungen haben gezeigt, daß diese ungenügende Kapselabgrenzung nicht bedeutet, daß eine gesteigerte Malignität vorliegt. Nur in relativ seltenen Fällen bei infiltrativ destruktivem Wachstum der Mischtumoren in den angrenzenden Geweben besteht eine Malignität (2—3% sämtlicher Mischtumoren). Es hat sich gezeigt, daß die für Mischtumoren charakteristischen histologischen Strukturen bei ca. $^3/_4$ aller Parotistumoren und in mehr als der Hälfte aller Submandibularistumoren vorhanden sind. Die Mischtumoren sind also der eindeutig dominierende Tumortyp in den großen Speicheldrüsen.

2. Papilläre Cystadenolymphome

Papilläre Cystadenolymphome sind ein Tumortyp mit histologisch-charakteristischem Bild, das durch zwei Hauptkomponenten dominiert wird; einer epithelialen und einer lymphoiden. Die epitheliale Komponente umfaßt teils papilläre Excrescenzen, teils cysten- und gangähnliche Hohlräume. Die lymphoide Komponente variiert stark in Größe und enthält eine wechselnde Menge von Lymphfollikeln (Abb. 6).

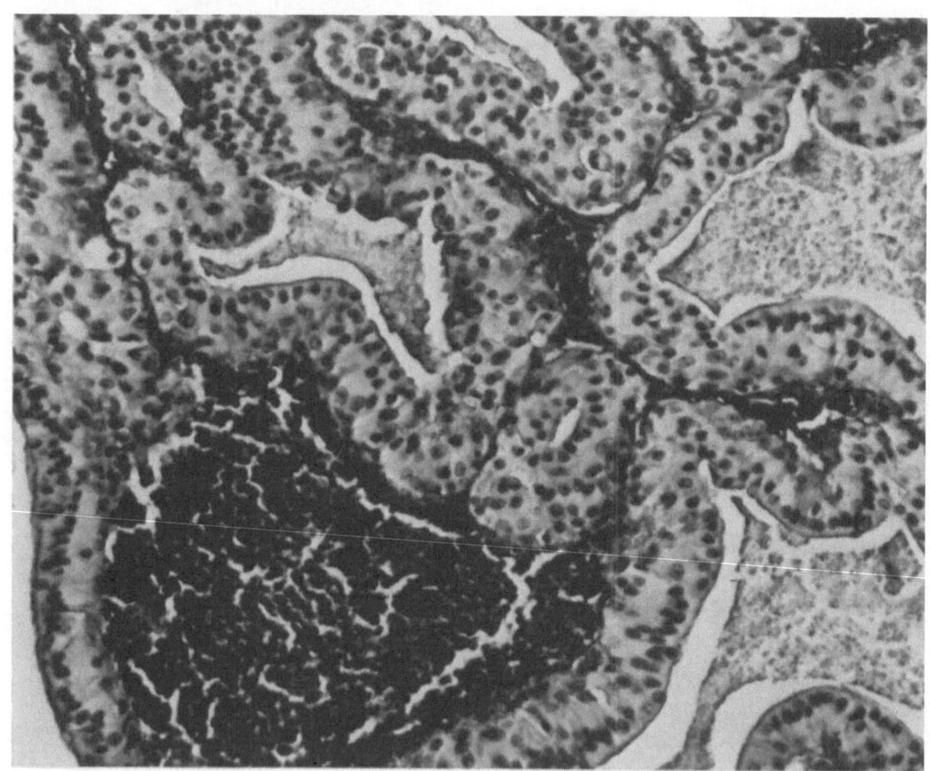

Abb. 6. Papilläre Cystadenolymphome. Epitheliale und lymphoide Komponenten (Vergr. 130×)

Der Tumortyp ist völlig benigne und umfaßt ca. 5% der Tumoren in den großen Speicheldrüsen; er kommt fast ausschließlich in der Glandula parotis vor. Nur in Einzelfällen wurde er in der Glandula submandibularis beschrieben. Im Gegensatz zu anderen benignen Tumoren, tritt diese Tumorart nicht selten multipel und auch bilateral auf, was aus ihrer Histogenese erklärt werden kann. Dieser Tumortyp entsteht somit aus heterotopen Speicheldrüsengangfragmenten in den Lymphdrüsen der Parotisdrüse sowohl intra- als auch extraparenchymalen. Die Behauptung über die Rezidivneigung dieser Tumorart erklärt sich daraus, daß der Tumortyp oft multipel angelegt ist.

3. Onkocytome (Acidophile Adenome)

Der Tumor ist aus gleichartigen großen Zellen mit deutlichen Zellgrenzen aufgebaut und besitzt einen kleinen, dunklen, peripher gelegenen Kern. Die Zellen sind kugel- oder strangförmig in spärlichem Stroma gelagert (Abb. 7). Der Tumor ist benigne und kommt selten vor ($<1\%$ der Tumoren in den großen Speicheldrüsen).

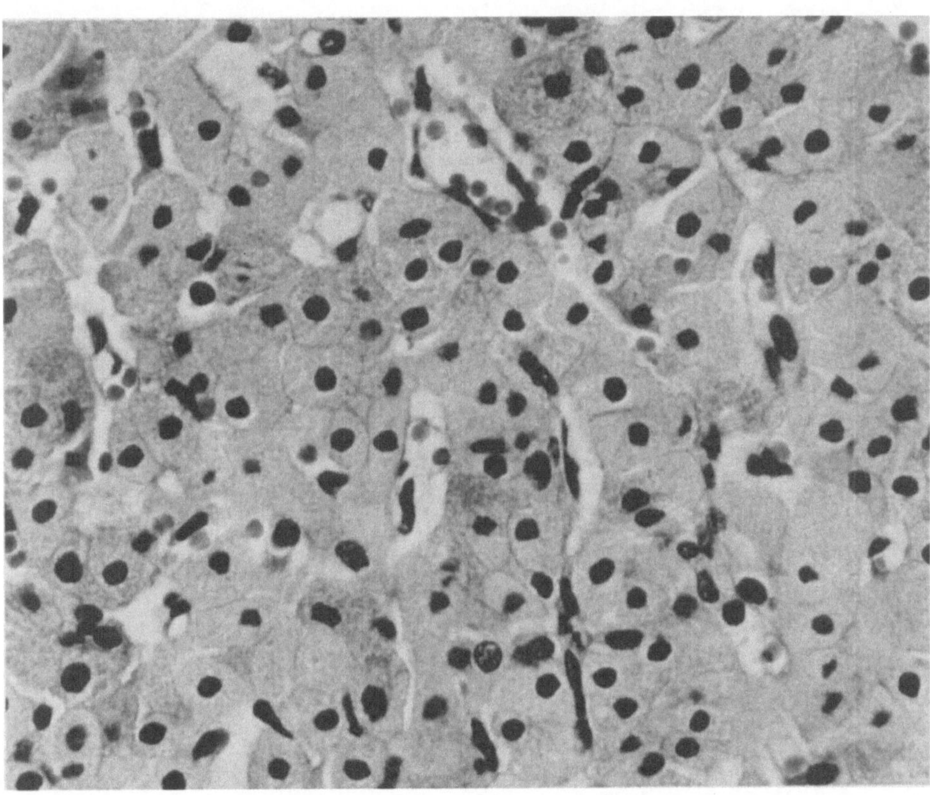

Abb. 7. Oncocytom. Charakteristische Tumorstrukturen aus gleichartigen großen Zellen aufgebaut (Vergr. 300×)

4. Mucoepidermoide Carcinome

Das charakteristische mikroskopische Bild zeigt teils Anhäufungen und Stränge von plattenepitheldifferenzierten Zellen und teils schleimerzeugende große zylinderförmige Epithelzellen. Die schleimerzeugenden Zellen liegen teils diffus verstreut in den epidermoiden Zellgebieten und teils zusammengeballt, wobei sie größere oder kleinere Cystenräume bekleiden. Auch eine dritte gering differenzierte Zellenart kommt vor, die sog. intermediären Zellen. Bei hoch differenzierten Tumoren sind alle drei Zelltypen mit einer ausgesprochenen Plattenepitheldifferenzierung und reichlichen schleimgefüllten Cystenhohlräumen vorhanden (Abb.8), im Unterschied zu den gering diffe-

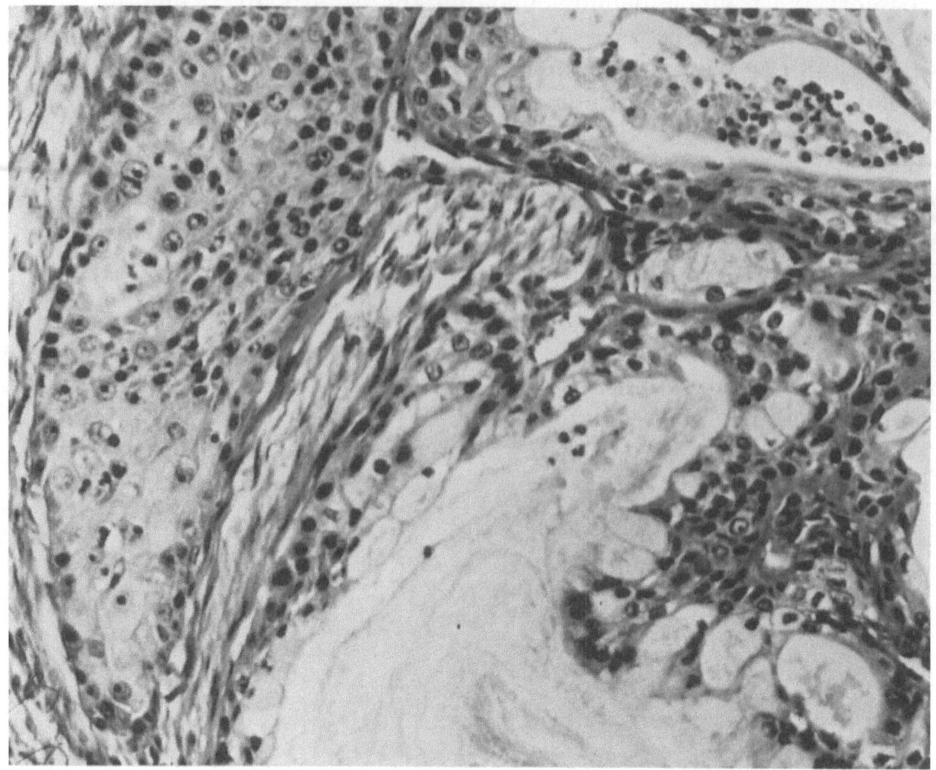

Abb. 8. Mucoepidermoide Carcinome. Hochdifferenzierter Tumor mit Plattenepitheldifferenzierung und schleimerzeugenden großen Zellen, die Cystenräume bekleiden (Vergr. 130×)

renzierten Tumoren, bei denen intermediäre und gering differenzierte epidermoide Zellen dominieren. Zwischen 5—10% aller Tumoren in den großen Speicheldrüsen sind mucoepidermoide Carcinome und ca. 90% von diesen sind auf die Glandula parotis lokalisiert (LUCAS). Die Verteilung zwischen stark differenzierten (geringmalignen) und gering differenzierten (hochmalignen) mucoepidermoiden Carcinomen wechselt in verschiedenem Material sehr, da es schwer ist, eine scharfe Grenze zwischen diesen beiden Gruppen zu ziehen.

5. Adenoidcystische Carcinome

Adenoidcystische Carcinome oder Cylindrome sind ein Tumortyp mit charakteristischer Histologie in Form von größeren oder kleineren Epithelinseln, die aus kleinen gleichartigen Zellen mit dunkelgefärbten Kernen und unbedeutendem Cytoplasma aufgebaut sind. Diese Epithelanhäufungen enthalten Schleim und oft hyalinentartete Flächen (Zylinder), wodurch charakteristische cribriforme Strukturen entstehen (Abb. 9). Die sog. cribriformen Strukturen werden teils durch rein cystische Gebiete und teils durch rein solide Felder abgelöst. Außerdem ist infiltratives Wachstum in angrenzenden Geweben und besonders in perineuralen Lymphspatien typisch (Abb. 10). Am häufigsten ist diese Tumorart auf die kleinen intraoralen Speicheldrüsen, Trachea, Bronchien, auf Nase und Nebenhöhlen lokalisiert. Laut RAUCH befallen nur 4% aller adenoidcystischen Carcinome die Speicheldrüsen. Es hat sich gezeigt, daß die Frequenz an adenoidcystischen Carcinomen in der Glandula parotis bzw. Glandula submandibularis bei etwa 2 bzw. 15% bei der Reklassifizierung großer Tumormaterialien des Radiumhemmets liegt. In den kleinen Speicheldrüsen des Gaumens liegt die Frequenz adenoidcystischer Carcinome bei 24% (ENEROTH, 1971).

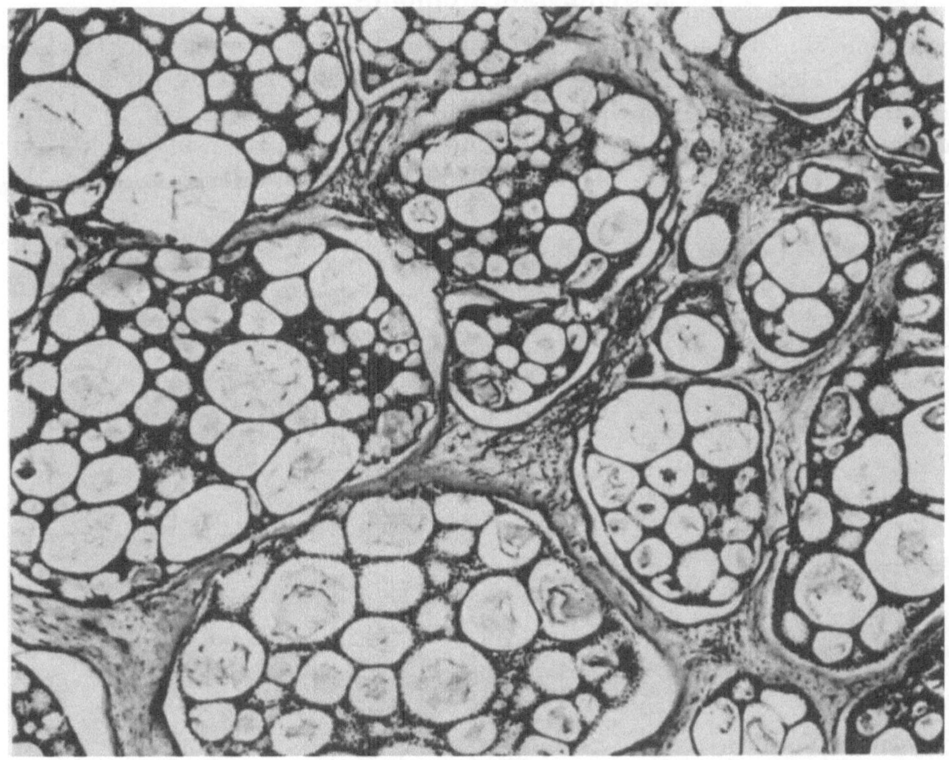

Abb. 9. Adenoidcystische Carcinome. Charakteristische cribriforme Strukturen (Vergr. 80×)

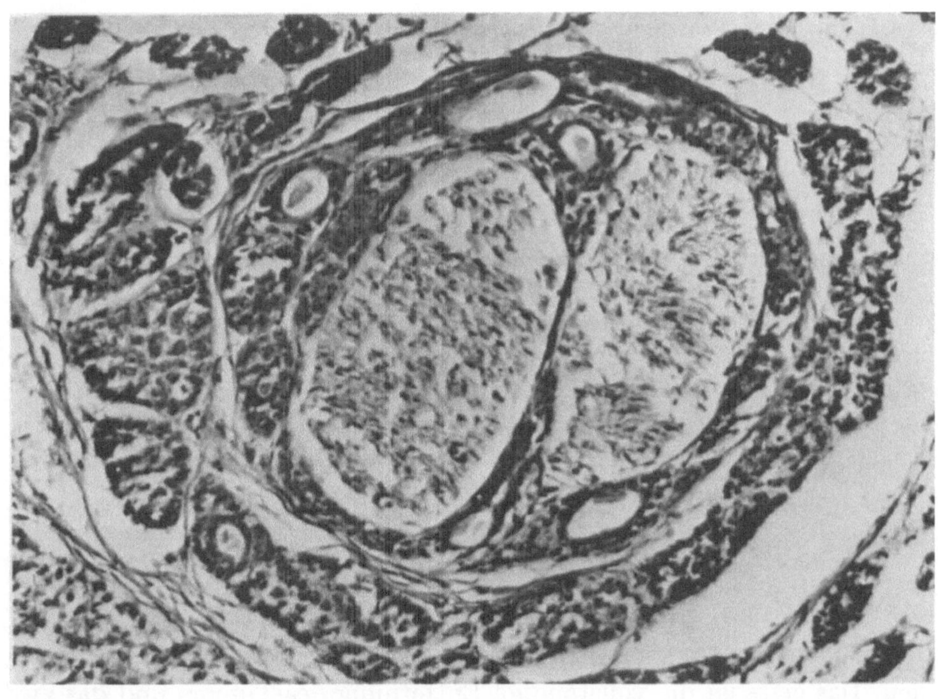

Abb. 10. Adenoidcystische Carcinome. Infiltratives perineurales Wachstum (Vergr. 130×)

6. Acinuszellcarcinome

Diese Carcinome sind aus acinusähnlichen Zellen aufgebaut, die teils dicht zusammengeballt in soliden Feldern liegen können und teils glanduläre Strukturen bilden. Die einzelne Tumorzelle besitzt eine deutliche Zellmembran und einen kleinen, dunklen Kern. Stroma und Blutgefäße sind sparsam verteilt, und in der Regel kann man keine ductalen Strukturen sehen. Das typische histologische Bild ist in Abb. 11 dargestellt. Die Acinus-

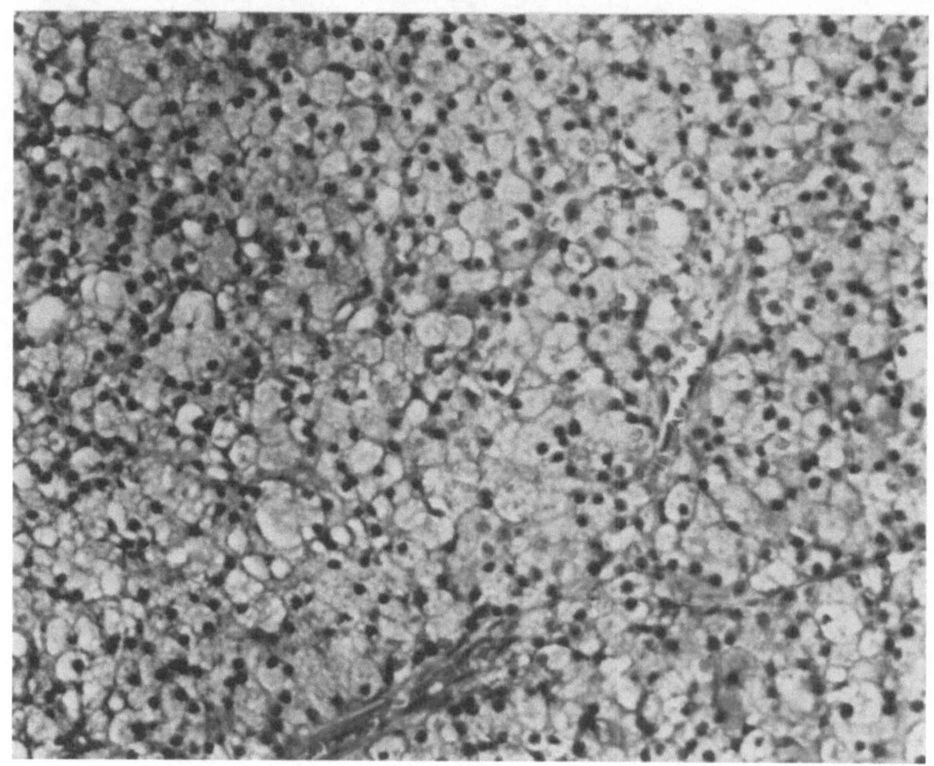

Abb. 11. Acinuszellcarcinome. Charakteristische Tumorstrukturen aus acinusähnlichen Zellen aufgebaut (Vergr. 130×)

zellcarcinome betragen ca. 2—3 % der Speicheldrüsentumoren, kommen aber fast ausschließlich in der Glandula parotis vor, wo der Tumortyp ca. 3 % aller Tumoren beträgt (Eneroth, 1971).

Das histologische Bild der *schleimbildenden adenopapillären Carcinome, solid-anaplastischen Carcinome* und *plattenepithelialen Carcinome* ist von anderen Lokalisationen wohlbekannt, weshalb eine nähere histologische Beschreibung dieser Formen überflüssig ist. Die histologische Struktur der beispielsweise schleimbildenden adenopapillären Carcinome stimmt mit dem Bild der schleimbildenden Carcinome im Magen-Darmtrakt überein. Diese relativ stark malignen Carcinome betragen ca. 6—7 % der Tumoren in den größeren Speicheldrüsen und besitzen eine verhältnismäßig höhere Frequenz in der Glandula submandibularis als in der Glandula parotis.

IV. Behandlung

1. Chirurgie

Die chirurgische Behandlung der Parotistumoren sollte auf zwei Hauptprinzipien basiert werden. Das erste ist die vollständige Entfernung des Tumors und das zweite die Vermeidung unnötiger Verletzungen am N. facialis.

Die Furcht, den N. facialis zu verletzen, hatte zur Folge, daß frühere Methoden, wie Enucleation und Exstirpation des Tumors, oftmals nicht ausreichend radikal waren, so daß eine sehr hohe Rezidivfrequenz auch bei benignen Tumoren resultierte. Die Rezidivfrequenz war somit früher bei der großen Gruppe benigner Mischtumoren sehr hoch, was sich daraus erklärt, daß das Tumorgewebe oftmals in das angrenzende Gewebe in Form von kleinen Fransen und Knötchen hineinwächst, die infolgedessen bei einem nicht ausreichend radikalen Eingriff zurückgelassen wurden.

Da es sich außerdem gezeigt hat, daß die Frequenz der Facialisschäden bedeutend höher bei Eingriffen ist, bei denen der N. facialis nicht freigelegt wird, hat man während des letzten Jahrzehnts immer mehr die früheren, leichteren operativen Eingriffe fallengelassen, um stattdessen Parotidektomie nach Freilegung des N. facialis durchzuführen. Routinemäßig sollte bei jeder Form von Tumoren der Glandula parotis der chirurgische Eingriff bereits von Anfang an so geplant werden, daß ein primäres radikales Entfernen des Tumors mit angrenzendem Gewebe möglich ist. Somit soll der Eingriff eine subtotale oder sog. superfizielle Parotidektomie einschließen, wodurch alles Parotisgewebe lateral um den N. facialis und dessen Verzweigungen entfernt wird. Sollte der Tumor unter, d.h. medial um den N. facialis gelegen sein, wird auch das medial um den Nerv liegende Parotisgewebe entfernt. Der Eingriff wird dann als eine totale konservative Parotidektomie bezeichnet, wenn der N. facialis geschont wird.

Die totale radikale Parotidektomie, d.h. das Entfernen der gesamten Parotisdrüse sowie eines größeren oder kleineren Teils des N. facialis wird vorgenommen, falls der Parotistumor hochmaligne ist oder den N. facialis affiziert hat. In diesen Fällen wird eine Autonerventransplantation zwischen dem Hauptstamm und den peripheren Zweigen mit oft sehr gutem funktionellen Resultat durchgeführt.

Die Indikationen für eine Neckdissektion bei den Parotistumoren sind nicht so allgemein akzeptiert worden wie die Prinzipien einer lokalen chirurgischen Behandlung.

Zusammenfassend kann gesagt werden, daß eine Neckdissektion neben den Fällen, in denen klinisch nachweisbare Halslymphdrüsenmetastasen vorhanden sind, auch bei malignen Lokalrezidiven und bei den malignen Tumortypen durchgeführt werden sollte, von denen man erfahrungsgemäß weiß, daß sie zu metastasieren pflegen. Dies bedeutet, daß die Neckdissektion bei sämtlichen primären malignen Tumoren, möglicherweise mit Ausnahme von Acinuszellcarcinomen und hoch differenzierten mucoepidermoiden Carcinomen, die sehr selten metastasieren, durchgeführt werden sollte.

2. Strahlenbehandlung

Eine Bestrahlung wird heute bei benignen Mischtumoren nicht mehr angewandt, da man sie mit Parotidektomie radikal entfernen kann.

Einige Verfasser verwenden aber immer noch bei der Behandlung dieser Tumoren lediglich eine Elektronentherapie (KÄRCHER, ZIMMERLI). Sie sind der Auffassung, daß die Mischtumoren auf diese Behandlung gut ansprechen. Die Dosis muß ziemlich hoch gehalten werden (5000—5500 rad), und die Rückbildung erfolgt langsam. Sie sind der Meinung, daß in den Fällen, wo man nicht operieren kann, ohne den N. facialis zu opfern, eine primäre Strahlenbehandlung gegeben werden sollte. LOTT hat bei benignen Mischtumoren Excision und postoperative Bestrahlung in Form von Radiumimplantation während 5 Tagen angewandt. Während der letzten Jahre hat er eine externe Behandlung mit ^{60}Co mit 4500 rad während 3 Wochen oder 5500 rad während 4 Wochen mit einem Feld oder Keilfiltertechnik gegeben.

Lymphepitheliale Lymphome („benign lymphoepithelial lesion“) werden mit Dosen wie bei inflammatorischen Zuständen mit gewöhnlichen Röntgenstrahlen behandelt.

Papilläre Cystadenolymphome werden nur selten mit Bestrahlung behandelt. Die Ursache hierfür ist, daß die Epithelialkomponente nicht auf Bestrahlung reagiert, und daß man wegen des Vorhandenseins multifokaler Anlagen oftmals Rezidive erhält. Daher wird in diesen Fällen eine superfizielle Parotidektomie empfohlen.

Bei malignen Speicheldrüsentumoren wird heute oft eine Kombination von Bestrahlung und Chirurgie als die beste Methode angesehen (CHARTERIS, LOTT u.a.). Nur besondere Umstände, z.B. Inoperabilität, zwingen zu alleiniger Anwendung der Strahlentherapie.

Mit nur Supervolttherapie haben einige Verfasser, wie HAAS et al., LOCHMANN, MITCHEL et al., ZUPPINGER et al., BECKER, KÄRCHER, ZIMMERLI und LATHROP et al. günstige Ergebnisse angegeben. Mit schnellen Elektronen werden Energien bis zu 15 MeV und Einzeldosen von 200—300 rad verwendet. Um eine Schrumpfung der Kiefergelenkkapsel und Narbenbildung um den N. facialis u.a. zu vermeiden, wird ein Teil der Behandlung unter Siebbedingungen gegeben. Eine Totaldosis von 7000—8000 rad ist oft erforderlich.

Bei der kombinierten Behandlung kann diskutiert werden, ob diese prä- oder postoperativ angewandt werden soll. Man hört von vielen Seiten, daß sie bei operablen Tumoren postoperativ erfolgt. Bei zweifelhaften operablen wird dagegen eine präoperative Behandlung vor allem bei adenoidcystischen Carcinomen, die strahlenbeeinflußbar sind, vorgezogen.

Es sei darauf hingewiesen, daß die Strahlentherapie der Speicheldrüsentumoren nicht starr schematisch, sondern dem Einzelfall angepaßt erfolgen muß.

Externe Strahlenbehandlung mit Photonstrahlen (γ- oder Röntgenstrahlen) kann verschiedenartig verabreicht werden. Rotations- oder Pendeltechnik wurde sowohl mit ^{60}Co-Bestrahlung wie mit 2 MeV-Röntgenbestrahlung von FRIEDMANN et al. u.a. verwendet.

Im Material des Radiumhemmets und in gewissen früher publizierten Arbeiten (CHARTERIS, 1965; LEDERMAN, 1959) hat man eine Kurzdistanzbestrahlung mit Radium, sog. Teleradiumtechnik, mit 5—30 cm SSD angewendet. Diese Mehrfeldertechnik wurde während der letzten Jahre durch Verwendung von ^{60}Co oder ^{137}Cs als Strahlenquelle verbessert. Die Technik ist für eine Strahlenbehandlung innerhalb konvexer Regionen sehr geeignet, wo eine relativ hohe und gleichmäßige Strahlendosis in halbtief gelegenen Tumorherden mit raschem Dosisfall zur Tiefe und seitwärts sowie mit einer auffallend hautschonenden build-up-Wirkung erreicht werden kann (WALSTAM). Zur Anpassung an die verschiedenen Tumorlokalisationen sind verschiedene Methoden für dreidimensionale Planung und Dosenberechnung ausgearbeitet worden.

Vom Gesichtspunkt der Planung und Einstellung einfacher sind die Methoden mit der ordinären Telegamma-Apparatur, die mit 50—100 cm SSD arbeiten. Ein Beispiel der Dosenverteilung bei diesen Methoden wird in Abb. 12 gegeben, wo zwei Keilfilterfelder in 90°-Winkeln kombiniert wurden. In diesem Zusammenhang sollte jedoch die vom Gesichtspunkt der Dosenverteilung schwierige anatomische Situation beachtet werden, die eine Korrektur der Dosenberechnung erheischt. Die Unregelmäßigkeiten in der Einfallsfläche können auch mit für jedes Strahlenbündel ausgearbeiteten individuellen Filtern kompensiert werden. Die Totaldosen bei externer Behandlung mit Photonbestrahlung liegen zwischen 6000 und 8000 rad, verteilt auf 6—8 Wochen. PATERSON verwendet 5000 rad in 3 Wochen. LOTT gibt 6000 rad in 4 Wochen in Fällen, in denen der Tumor nicht „low grade“ und die Operation wahrscheinlich radikal ist.

Einige Chirurgen, wie ARIEL, implantierten „radon seeds“ bei Operationen innerhalb der Gebiete, in denen sie wegen der Radikalität Bedenken haben, speziell bei Tumoren mit Ausläufern in die Fossa pterygomandibularis. Man kann auch eine Spickung mit Radium- oder Cobaltnadeln oder Iridium-192-Fäden oder Radiummoulage ausführen. Auf diese Weise können inoperable Tumoren und Rezidive gut beeinflußt werden (KIRKLIN et al., BOTSZTEJN, PATERSON). PATERSON verwendet „single plane implant“ mit Radium und gibt eine Dosis von 6500 rad, auf 7 Tage verteilt, postoperativ in 0,5 cm Tiefe.

Da viele Speicheldrüsentumoren einen sehr langsamen Verlauf haben und lange Zeit lokalisiert bleiben, sollte man eine intensive Strahlenbehandlung anwenden. Es ist schon von großem Wert, wenn man nur das Wachstum eines malignen Tumors aufhalten kann. Das Furchtbarste an diesen Neubildungen ist, daß sie allmählich infiltrieren und Schmerzen verursachen, die zu den unausstehlichsten gehören, die es gibt, ganz besonders, wenn der Zustand des Patienten im übrigen nicht direkt durch den Krebs beeinflußt ist.

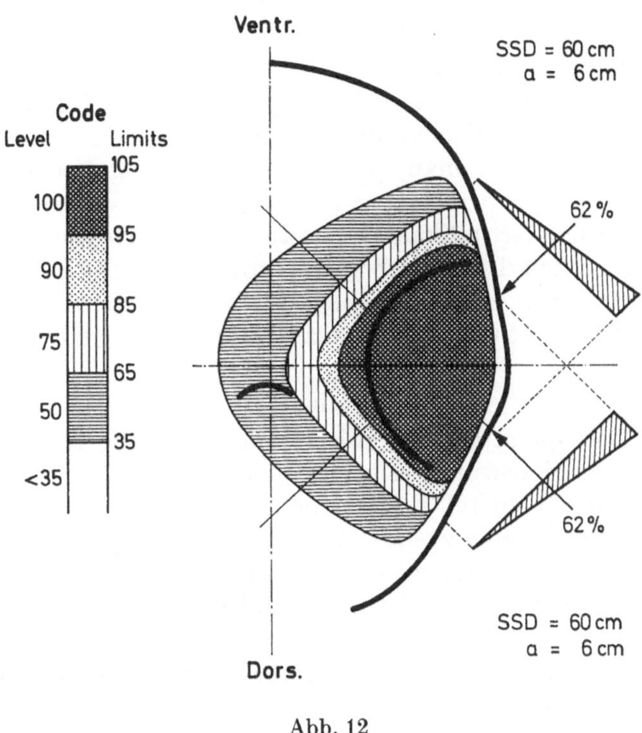

Abb. 12

Radiosensibilität

Die benignen Mischtumoren sind im allgemeinen kaum radioempfindlich. Unter den benignen Schleim- und Speicheldrüsentumoren ist das lymphoepitheliale Lymphom („benign lymphoepithelial lesion") außerordentlich strahlenempfindlich und wird einzig und allein mit Bestrahlung behandelt. Auch das papilläre Cystadenolymphom ist oft radiosensibel, dann aber nur die lymphoide Komponente (Tillinger).

Maligne Mischtumoren sind in ungefähr 20 % der Fälle strahlenempfindlich (Ahlbom, Baclesse).

Die Radiosensibilität beim adenoidcystischen Carcinom ist oft schwer zu beurteilen. Die Angaben hierüber wechseln. Einige Verfasser sehen den Tumor als sehr radiosensibel an, andere dagegen als bedingt strahlenempfindlich (McCabe et al.). Im Radiumhemmet wurde bei adenoidcystischen Carcinomen der Glandula parotis (Blanck et al.) in 34 Fällen eine Strahenbehandlung verabreicht. In 17 Fällen war der Tumor sehr radiosensibel, in 9 Fällen ausgesprochen radiosensibel.

Acinuszellcarcinome können nach unserer Erfahrung strahlensensibel sein (Eneroth et al, 1966).

Die Strahlensensibilität des Mucoepidermoidcarcinoms ist nach unserer Erfahrung gering (Jakobsson et al.).

3. Behandlungskomplikationen

a) Facialisparese

Die gefürchtetste Komplikation bei der Operation von Parotistumoren ist die permanente Facialisparese. In Kliniken mit großer Erfahrung an primär operierten Fällen, scheint ein dauernder Schaden am N. facialis relativ selten zu sein. Nachdem die frühere Operationstechnik mit Exstirpation des Tumors fallengelassen wurde und stattdessen eine superfizielle Parotidektomie nach Freilegung des N. facialis routinemäßig vorgenommen wird, sind Facialisschäden immer seltener geworden. Dagegen kommt eine temporäre Facialisparese bedeutend häufiger vor (10—20%). Die temporäre Parese kann in einer allgemeinen Herabsetzung der Nervenfunktion oder in einer Parese in einem oder mehreren Nervenzweigen bestehen. Der Nerv gewinnt seine Funktion nach einer oder mehreren Wochen oder auch erst nach Monaten wieder.

Bei malignen Tumoren muß man, je nach Ausdehnung der Geschwulst, in einem gewissen Prozentsatz von Fällen mit einer permanenten Facialisparese rechnen. In einer Anzahl von Fällen muß bei der radikalen Operation der N. facialis geopfert werden, wenn nämlich der N. facialis affiziert ist, oder wenn diffus wachsende, hochmaligne Tumoren vorliegen. Ist der Nerv durchtrennt oder ausgeschaltet, soll man versuchen, die Funktion durch Nervensutura oder Autonerventransplantation wiederherzustellen.

b) Speichelfistel

Im Vergleich zur postoperativen Facialisnerveneinwirkung tritt ein vorübergehender Speichelfluß aus der Operationswunde relativ selten auf. In der Regel vernarbt sie spontan. Eine vorübergehende Speichelfistel kann jedoch bis zu einem Jahr nach der Operation bestehen bleiben. Um die Heilung zu beschleunigen und die Sekretion zu hemmen, kann eine Röntgenbestrahlung durchgeführt werden. In der Regel reichen einige wenige Bestrahlungen von 300 R. Eine persistierende Parotisfistel ist selten. Wenn man sie nicht durch plastische Operation zur Heilung bringt, wird eine Röntgenbehandlung notwendig, um eine längere Sekretion aus der Parotis zu stillen. Dazu ist eine Gesamtdosis von mindestens 1500 R erforderlich.

c) Auriculo-temporales Syndrom (Freysches Syndrom)

Es gibt Fälle, bei denen der Patient beim Essen Beschwerden in Form von Erröten und Schweißausbruch der operierten Gesichtshälfte hat ("gustatory swelling and flushing"). Die Wange wird warm und ist gerötet, und der Patient klagt über stechende Schmerzen in der Präauricularregion. Diese Erscheinungen werden als Freysches Syndrom bezeichnet. Die Meinungen über die Häufigkeit dieses Syndroms gehen stark auseinander. Laut Laage-Hellman besteht dieses Syndrom mehr oder weniger bemerkbar in einer sehr hohen Zahl und tritt selten vor einem Jahr nach der Operation auf. Er empfiehlt anticholinergische, lokal applizierte Salbe beim Auftreten der Beschwerden. In der Mehrzahl der Fälle verschwindet das Syndrom und nimmt nach einiger Zeit spontan an Intensität ab.

V. Prognose

Die Prognose der verschiedenen Tumortypen in den großen Speicheldrüsen wurde durch Korrelationsuntersuchungen der Histologie und des klinischen Verlaufs der Tumoren studiert.

Da Tumoren in der Glandula submandibularis und Glandula sublingualis major relativ selten vorkommen, ist das bisher beschriebene Tumormaterial in diesen Lokalisationen in der Regel zu gering, um irgendwelche sicheren prognostischen Schlüsse aus den histologisch-klinischen Korrelationsuntersuchungen ziehen zu können. Daher basieren die Angaben über den Malignitätsgrad verschiedener Tumorarten auf Untersuchungen an Tumoren aus der Glandula parotis, in der ja $>80\%$ aller Speicheldrüsentumoren lokalisiert sind. Es besteht indessen ein eindeutig prognostischer Unterschied zwischen einem Tumor in der Glandula parotis und Glandula submandibularis. Erstens ist die Häufigkeit an malignen Tumoren in der Glandula submandibularis größer als in der Glandula parotis und zweitens ist die Prognose beim gleichen Tumortypus bedeutend besser bei der Lokalisation in der Glandula parotis als in der Glandula submandibularis (ENEROTH 1971). FRAZELL gibt die Überlebenden bei malignen Parotistumoren nach 5 Jahren mit 45,8 % an und bei malignen Submandibularistumoren mit nur 19 %. Dies ist ziemlich bemerkenswert, wenn man die vom operativen Gesichtspunkt aus bedeutend schwierigeren anatomischen Verhältnisse in der Glandula parotis im Vergleich zur Glandula submandibularis berücksichtigt. Die wesentlich längere präoperative Tumordauer für Geschwülste der Glandula submandibularis und die dadurch erhöhte Gefahr einer Metastasierung erklärt möglicherweise die ungünstigere Prognose bei Submandibularistumoren. Daß die präoperative Tumordauer länger ist bei Tumoren der Glandula submandibularis als der Glandula parotis kann darauf beruhen, daß maligne Tumoren in der ersteren Lokalisation kein Warnungszeichen in Form von Facialisparese, Tumorfixierung in der Tiefe geben, und daß es überhaupt schwieriger ist, sie bei der Kontrolle zu entdecken, als es bei Tumoren der Glandula parotis der Fall ist.

Betreffend der Prognose für die verschiedenen Tumorarten ist in der Literatur eine große Anzahl Untersuchungen über die Häufigkeit lokaler Rezidive und Metastasen sowie der Mortalität an Tumorerkrankung und Überlebenszeit beschrieben. Man kann damit rechnen, daß die Prognose für die verschiedenen Tumortypen in bisher nachkontrolliertem Material aufgrund der während der letzten 5—10 Jahre immer radikaler werdenden Chirurgie und der größeren Erfahrungen mit der Strahlentherapie verbessert werden kann. Bei der Beurteilung des Malignitätsgrades der verschiedenen Tumorarten können aufgrund der bisher meistens konservativen Chirurgie keine eigentlichen Schlüsse über die Häufigkeit lokaler Rezidive gezogen werden. BEAHRS et al. u.a. konnten nämlich ein Absinken der Rezidivfrequenz bei Mischtumoren von $>10\%$ auf $<1\%$ zeigen, wenn statt der Exstirpation des Tumors eine Parotidektomie durchgeführt wurde. Dagegen dürfte ein Vergleich zwischen Metastasenbefall und Überlebenszeit bei den verschiedenen Tumortypen bei einer Malignitätsgradierung der einzelnen Tumoren von Nutzen sein.

Histologisch-klinische Korrelationsuntersuchungen an einem großen Tumormaterial haben gezeigt, daß weder Metastasenbefall noch Tumorsterblichkeit bei den in der vorliegenden Klassifizierung als benigne bezeichneten Tumortypen berücksichtigt wurden. Von besonderem Interesse ist, daß die früher als Zeichen einer Semimalignität angegebenen Kriterien sich vom Gesichtspunkt der Malignität als bedeutungslos erwiesen haben (ENEROTH, 1964 und 1965).

Die malignen Tumortypen haben verschiedene Malignitätsgrade. Aufgrund einer Analyse über Metastasenhäufigkeit und Überlebensrate an 2513 Patienten mit Speicheldrüsentumoren, die am Radiumhemmet und Karolinska Sjukhuset behandelt wurden, wurde der Malignitätsgrad der verschiedenen malignen Tumorgruppen miteinander verglichen (ENEROTH, 1971). Es kann festgestellt werden, daß die hochdifferenzierte Form des mucoepidermoiden Carcinomes und das Acinuszellcarcinom von geringerer Malignität sind als die malignen Mischtumoren, das wenig differenzierte mucoepidermoide Carcinome, das adenoidcystische Carcinome, die schleimbildenden adenopapillären und solid-anaplastischen Carcinome. Durch eine langfristige klinische Nachkontrolle (5—40 Jahre) ließ sich in der vorliegenden Untersuchng zeigen, daß die Prognose des adenoidcystischen Carcinoms bedeutend ungünstiger ist, als frühere, allzu kurzfristige Nachkontrollen es haben vermuten lassen.

Die Prognose der verschiedenen malignen Tumortypen variiert mit der Lokalisation. Bei einem Vergleich der Prognose verschiedener maligner Speicheldrüsentumortypen im Gaumen, in der Glandula parotis und Glandula submandibularis zeigte sich, daß die Prognose der einzelnen Tumortypen immer am besten ist bei der Gaumenlokalisation, danach bei der Parotis- und am schlechtesten bei der Submandibularislokalisation.

Literatur

Ahlbom, H. E.: Acta radiol. (Stockh.), Suppl. 23 (1935).

Ariel, J. M.: G. P. "Kansas City Mo" **13**, 92—104 (1956).

Baclesse, F.: Rev. Stomat. (Paris) **47**, 469—474 (1946).

Beahrs, G. H., Woolner, L. B., Carveth, S. W., Devine, K. O.: Arch. Surg. **80**, 890 (1960).

Becker, J.: Strahlentherapie **102**, 419—421 (1957).

Blanck, C., Eneroth, C.-M., Jacobsson, F., Jakobsson, P. Å.: Acta radiol. (Stockh.) **6**, 177—196 (1967).

Botsztejn, Ch.: Oncologia (Basel) **2**, 133—148 (1949).

Charteris, A. A.: Clin. Radiol. **17**, 86—88 (1966).

Eneroth, C.-M.: Acta oto-laryng. (Stockh.), Suppl. 191 (1964).

— Arch. Ohr.-, Nas.- u. Kehlk.-Heilk. **184**, 430—442 (1965).

— Cancer (Philad.) **27**, 1415—1418 (1971).

— Franzén, S., Zajicek, J.: Acta cytol. (Philad.) **11**, 470—472 (1967).

— Jakobsson, P. Å., Blanck, C.: Cancer (Philad.) **19**, 1761—1772 (1966).

— Zajicek, J.: Acta cytol. **9**, 355—361 (1965).

— — Acta cytol. (Philad.) **10**, 440—454 (1966).

— — Acta cytol. (Philad.) **13**, 59—63 (1969).

— — Zajicek, J.: Acta radiol. (Stockh.) Suppl. **310**, 85—93 (1971).

Foote, F. W., Jr., Frazell, E. L.: Atlas of tumor pathology 1954, sect. IV, fasc. 11. Washington, D. C.: Armed Forces Institute of Pathology 1954.

Frazell, E. L.: Cancer (Philad.) **7**, 637 (1954).

Friedman, M., Southard, M. E., Ellett, W.: Amer. J. Roentgenol. **81**, 402—419 (1959).

Haas, L. L., Harvey, R. A., Laughlin, J. S., Beattie, J. W., Henderson, W. J.: Amer. J. Roentgenol. **72**, 250—259 (1954).

Hellwig, C. A.: Arch. Path. (Chic.) **40**, 1 (1945).

Jakobsson, P. Å., Blanck, C., Eneroth, C.-M.: Cancer (Philad.) **22**, 111—124 (1968).

Kärcher, K. H.: Symposium on high-energy electrons, p. 290—292. Berlin-Heidelberg-New York: Springer 1965.

Kirklin, J. W., McDonald, J. R., Harrington, St. W., New, G. B.: Surg. Gynec. Obstet. **92**, 721—733 (1951).

Laage-Hellman, J.: Acta oto-laryng. (Stockh.) **48**, 234 (1957).

Lathrop, F. D., Smedal, M. I., Trump, J. G., Wright, K. A., Granke, R. C.: Laryngoscope **65**, 578—658 (1955).

Lederman, M.: J. Laryng. **73**, 279—288 (1959).

Lochmann, D. J.: Amer. J. Surg. **98**, 847—850 (1959).

Lott, J. S.: J. Canad. Ass. Radiol. **14**, 70—75 (1963).

Lucas, R. B.: Pathology of tumors of the oral tissues. London: J. A. Churchill, Ltd. 1964.

Mavec, P., Eneroth, C.-M., Franzén, S., Moberger, G., Zajicek, J.: Acta oto-laryng. (Stockh.) **58**, 471—484 (1964).

McCabe, B. F., Boles, R.: Ann. Otol. (St. Louis) **71**, 448—454 (1962).

Mitchell, J. S., Smith, C. L., Allen-Williams, D. J., Braams, R.: Acta radiol. (Stockh.) **40**, 603—613 (1953).

Pack, G. T., Ariel, J. M.: Treatment of cancer and allied diseases, vol. III, 2nd ed. New York: P. H. Hoeber 1959.

Paterson, R.: Treatment of malignant disease by radium and X-rays. Baltimore: Williams & Wilkins Company 1948.

Rauch, S.: Die Speicheldrüsen des Menschen. Stuttgart: G. Thieme 1959.

Seifert, G.: Z. Kinderchir. **3**, 285 (1965).

Tillinger, K.: Acta radiol. (Stockh.) **28**, 241—253 (1947).

Walstam, R.: Acta radiol. (Stockh.), Suppl. 236 (1965).

Zimmerli, B.: Symposium on High-Energy Electrons, p. 288—290. Berlin-Heidelberg-New York: Springer 1965.

Zuppinger, A., Veraguth, P., Poretti, G., Nötzli, M., Maurer, H.-J.: Strahlentherapie **111**, 161—166 (1960).

J. Oesophagus

Von

W. Hellriegel

Mit 25 Abbildungen

I. Anatomie und Topographie des Oesophagus

Der Oesophagus ist neben dem Magen nach Braus ein Teil des Vorderdarmes und erstreckt sich vom unteren Rand des Ringknorpels, also in Höhe des 6. Halswirbelkörpers, bis zur Cardia ventriculi. Die Längsmuskulatur des Oesophagus entspringt an der Rückfläche der Ringknorpelplatte. Beim Heben und Senken des Kehlkopfes tritt eine Verlängerung bzw. Verkürzung des Oesophagus ein. Da es im höheren Alter zu einem Tiefertreten des Kehlkopfes kommt, befindet sich der Beginn der Speiseröhre meistens unterhalb der Höhe des 6. Brustwirbelkörpers. Das Ende des Oesophagus befindet sich bei Exspiration in Höhe des 11. und bei Inspiration in Höhe des 12. Brustwirbelkörpers.

Die durchschnittliche Länge des Oesophagus vom Oesophagusmund in Höhe des Ringknorpels bis zur Cardia beträgt beim Erwachsenen 25 cm beim Mann und 23 cm bei der Frau. (Die Entfernung von der vorderen Zahnleiste bei rückwärts geneigtem Kopf bis zum Beginn des Oesophagus beträgt 15 cm.)

Anatomisch werden beim Oesophagus die Pars cervicalis, die Pars thoracalis und die Pars abdominalis unterschieden, die mit der in der Röntgendiagnostik üblichen Einteilung in oberes, mittleres und unteres Drittel nicht identisch sind. Das obere Drittel reicht vom Beginn der Speiseröhre bis etwa in die Höhe des Aortenbogens, das mittlere Drittel von hier bis etwa handbreit oberhalb der Cardia und das unter Drittel von da bis zur Cardia und entspricht dem Lymphabfluß zu den subdiaphragmalen Lymphknoten. „Die Pars cervicalis wird bis zur Höhe der Incisura jugularis sterni gerechnet, also etwa bis zur Grenze des 2. und 3. Brustwirbels. Die Pars abdominalis, der Abschnitt unterhalb des Zwerchfells, wechselt in seiner Ausdehnung je nach dem Kontraktionszustand der Oesophagusmuskulatur, nach der Stellung des Zwerchfelles und nach der Körperhaltung. In Rückenlage zieht der zur Seite der Wirbelsäule absinkende Magen den Oesophagus ein Stück weit in die Bauchhöhle herunter, so daß dann eine etwa 3 cm lange Pars abdominalis vorhanden ist" (Braus).

Nur in den seltensten Fällen entspricht der Oesophagus einem geraden, gestreckten Rohr, meistens werden Lumenveränderungen beobachtet. „Erweiterungen und Verengungen sind in jeder Höhe am Oesophagus beobachtet worden, am häufigsten jedoch an drei Stellen, nämlich erstens am Anfang der Pars cervicalis (obere Enge), zweitens hinter der Bifurkation der Trachea, dort wo der Arcus aortae den Oesophagus kreuzt, um in der Höhe des 4. Brustwirbels mit der Wirbelsäule in Kontakt zu treten (mittlere Oesophagusenge oder Aortenenge). Die dritte Enge findet sich an jenem Abschnitte, welcher durch den Hiatus oesophageus in die Bauchhöhle eintritt" (Corning). An den Engen sollen Carcinome häufiger auftreten als an den anderen Stellen der Speiseröhre. Von Mehnert wurden sogar 13 Engen in verschiedenen Höhen beobachtet, die für Divertikel und auch Neubildungen prädestiniert sein sollen.

Die obere Enge des Oesophagusmundes weitet sich maximal nur bis 14 mm im Durchmesser und ist somit die engste Stelle des Oesophagus überhaupt (Killian). Die mittlere Enge ist etwa 4—6 cm lang und wird von links und dorsal durch die Impression des Anfangsteiles der Aorta descendens und von ventral durch die Impression des linken

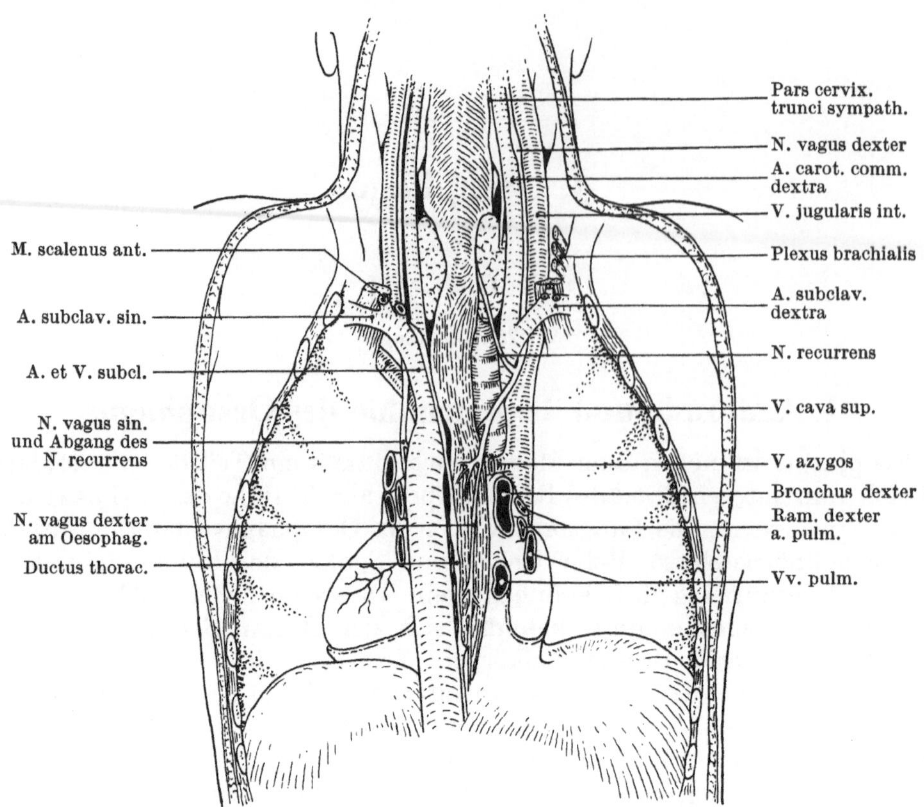

Abb. 1. Ansicht der Gebilde des Mediastinums und des Halses von hinten nach Entfernung der Hals- und Brustwirbelsäule sowie der dorsalen Hälften der Rippenspangen

Bronchus hervorgerufen. Erkrankte bronchiale Lymphknoten können hier Bronchus- und Oesophaguswand fest miteinander verbacken und zu Perforationen führen. Die untere Enge ist etwa 1—2 cm lang und ist bedingt durch die Ringmuskulatur des Oesophagus und den Durchtritt durch das Zwerchfell (BRAUS, CORNING, ACKERMAN und DEL REGATO).

Da die Beziehungen des Oesophagus zu den Nachbarorganen bei der Tumorausweitung von Bedeutung sein können, sollen diese hier kurz erwähnt werden. In der Pars cervicalis, die bis zum 2. Brustwirbel reicht, steht der Oesophagus mit der Fascia praevertebralis in lockerer Beziehung, so daß eine seitliche Verschiebung zu einem gewissen Grade gestattet ist. Ventral wird der Oesophagus von der Trachea überlagert und beide werden durch eine Bindegewebsschicht getrennt. In den durch Oesophagus und Trachea gebildeten Rinnen laufen beiderseits die Nn. recurrentes. Die Seitenlappen der Schilddrüse treten beiderseits mit dem Oesophagus dicht in Kontakt (Abb. 1). Die Aa. carotides comm. laufen etwa parallel, haben aber keine direkte Verbindung mit der Speiseröhre; die Entfernung voneinander beträgt etwa 12 mm.

In der Pars thoracalis entfernt sich der Oesophagus immer weiter von der Wirbelsäule und liegt tief im hinteren Mediastinum. Zwischen Wirbelsäule und Oesophagus schiebt sich vom 8.—9. Brustwirbelkörper an die Aorta thoracica nach unten ein und begleitet ihn linkerseits und dorsal bis etwa zum Durchtritt durch das Zwerchfell. In der Rinne zwischen Oesophagus und Aorta verläuft der Ductus thoracicus. Vorn wird der Oesophagus von der Trachea bis zur Höhe des 4. Brustwirbelkörpers überlagert. In diesem Bereich wird die zweite Enge von links her durch die Aorta und teils von der A. carotis comm. sin. geformt. Unterhalb der Bifurkation tritt der Oesophagus, etwa im Bereich des linken Vorhofes, in direkte Beziehung zum Perikard. Die Nn. vagi schließen sich, nachdem sie die Hauptbronchien gekreuzt haben, dem Oesophagus an, und zwar der N. vagus

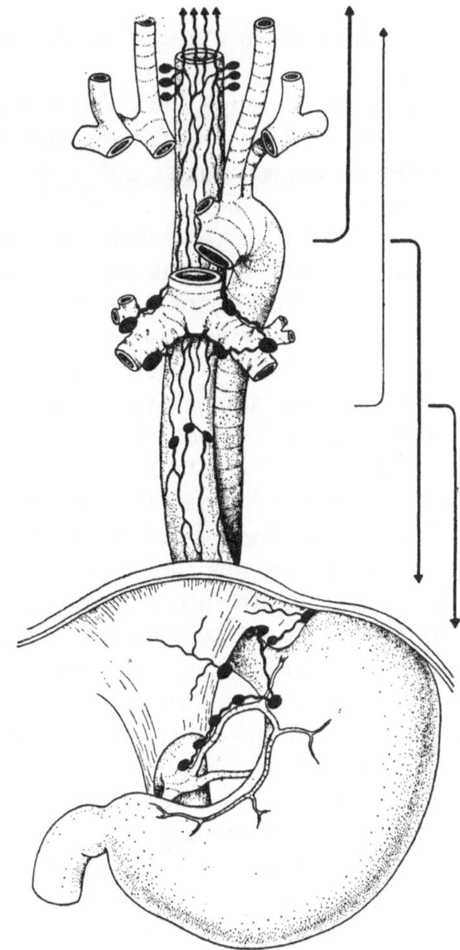

Abb. 2. Anatomische Skizze der Lymphwege des Oesophagus, die zu den cervicalen, mediastinalen und subdiaphragmalen Lymphknoten führen. Die gebogenen Pfeile geben den möglichen Abfluß zu den cervicalen oder diaphragmalen Regionen an. Die Möglichkeit der diaphragmalen Tumorausweitung nimmt vom oberen Drittel nach unten zu. [Aus ACKERMANN, L. V,. DEL REGATO, J. A.: Cancer. Diagnosis, Treatment and Prognosis. St. Louis: C. V. Mosby Comp. (1947)]

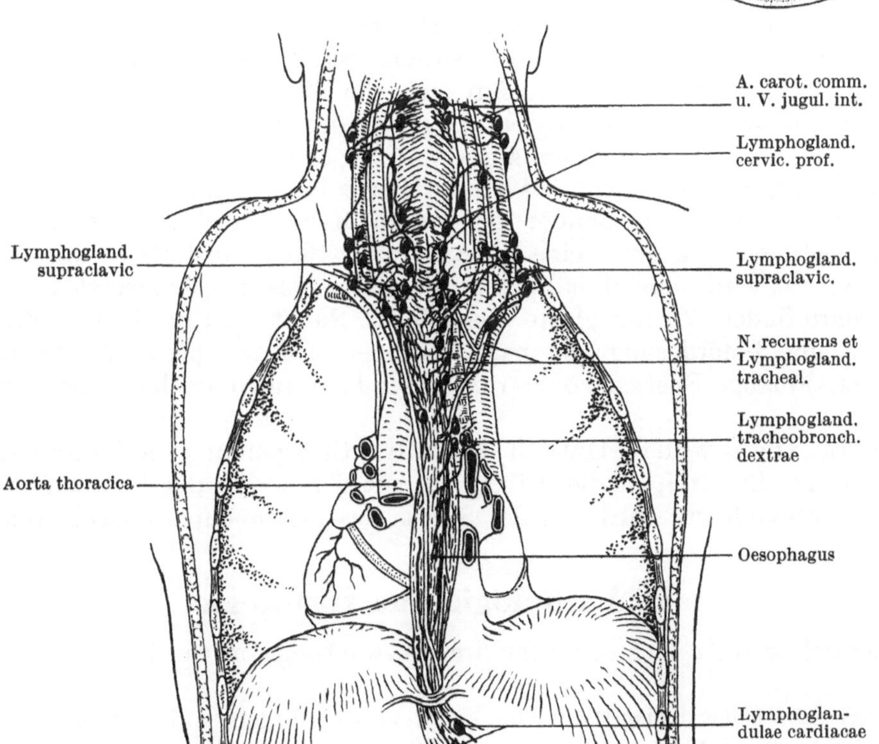

Abb. 3. Lymphgefäße und regionäre Lymphknoten des Oesophagus (Ansicht von hinten). Mit Benützung der Angaben und Abbildungen von SAKATA (Mitteilungen aus den Grenzgeb. d. Med. u. Chir, XI, 1903)

dexter am dorsalen und der N. vagus sinister am linken und vorderen Umfang des Oesophagus.

Die 2—3 cm lange Pars abdominalis ist vollständig vom Peritoneum überzogen und verläuft im Sulcus oesophageus der Leber. Der N. vagus dexter liegt auf dem hinteren und der N. vagus sinister auf dem vorderen Umfang des Oesophagus (nach Corning).

Für die Kenntnis der lymphogenen Metastasierung ist das Wissen über den Verlauf der Lymphwege von entscheidender Bedeutung. Die Lymphgefäße des Oesophagus sowie seine regionären Lymphknoten sind in den Abb. 2 (Ansicht von vorn) und Abb. 3 (Ansicht von hinten) dargestellt. Im Prinzip werden 3 Abflußwege unterschieden: der obere, der mittlere und der untere.

Die *oberen Lymphwege* führen zu den cervicalen Lymphknoten längs der Vena jugularis interna und den supraclaviculären Lymphknoten.

Die *mittleren Lymphwege* enden in den posteromediastinalen und in den retrotrachealen Lymphknoten, aber auch in den Lymphonodulae cervicales prof. inferiores, die in dem Winkel zwischen V. jugularis int. und der V. subclavia liegen.

Die *unteren Lymphwege* gehen zu den Lymphknoten, die der Cardia und der oberen kleinen Kurvatur des Magens anliegen.

Da ausgedehnte Interkommunikationen zwischen Mucosa, Submucosa und Muscularis bestehen und auch zahlreiche Verbindungen zu den Lymphknoten der verschiedenen Regionen untereinander vorhanden sind, ist der Lymphabfluß und somit der Weg der Metastasierung, nicht unbedingt auf die oben genannten Wege begrenzt. Daher können die Metastasen sowohl in den oberhalb oder unterhalb des Tumors gelegenen Lymphknoten auftreten.

Die Wandung des Oesophagus besteht aus der Mucosa, Submucosa, Muscularis und der Adventitia oder Externa.

Die Schleimhaut der Speiseröhre ist weißlich und glatt, ist fest und widerstandsfähig. Sie wird von einem mehrschichtigen Plattenepithel gebildet. Im unteren Oesophagusteil kommen fast regelmäßig versprengte Inseln von zylindrischem Magenepithel vor, gelegentlich finden sich solche aber auch im oberen Halsteil.

Darunter liegt die sehr lockere Tunica submucosa, die der Mucosa die Längsfältelung ermöglicht. In der Submucosa befinden sich die Muscularis mucosae und zahlreiche Schleimdrüsen, besonders im Anfang- und Endteil des Oesophagus. Außerdem sind hier, wie auch in allen anderen Schichten, stark verzweigte Gefäße vorhanden.

Die Tunica muscularis besteht aus einer äußeren längsverlaufenden und einer inneren querverlaufenden völlig voneinander getrennten Muskelschicht. Im ersten Viertel des Oesophagus befindet sich eine reine quergestreifte Skeletmuskulatur wie im Pharynx, im zweiten Viertel wird diese allmählich durch glatte Muskulatur ersetzt, im übrigen Teil der Speiseröhre findet sich nur glatte Muskulatur. Somit wird in nicht senkrechter Lage des Körpers eine Beförderung von pastösen Speisen durch peristaltische Bewegungen gewährleistet. Flüssige Speisen können in dieser Lage nicht in den Magen transportiert werden.

Die Tunica externa wird im Halsteil auch Adventitia genannt und besteht aus lockerem Bindegewebe. Im Brustteil ist die Adventitia mit der Serosa der Pleura überzogen. Der Bauchteil des Oesophagus wird von der Serosa des Peritoneums bedeckt (nach Braus).

II. Pathologie und Histologie

Pathologisch werden nach Aschoff drei Ausbreitungsformen dieses Carcinoms unterschieden:

1. Die *cirrhöse Form* weist flache höckrige Verdickungen und Verhärtungen ohne anfängliche geschwürige Veränderungen auf. Die Längsausbreitung ist gering, dafür wird die zirkuläre, halbringförmige Stenose bevorzugt. Die Wand ist verdickt, die Wandschichten bleiben lange erhalten, die Schleimhaut ist relativ lange intakt.

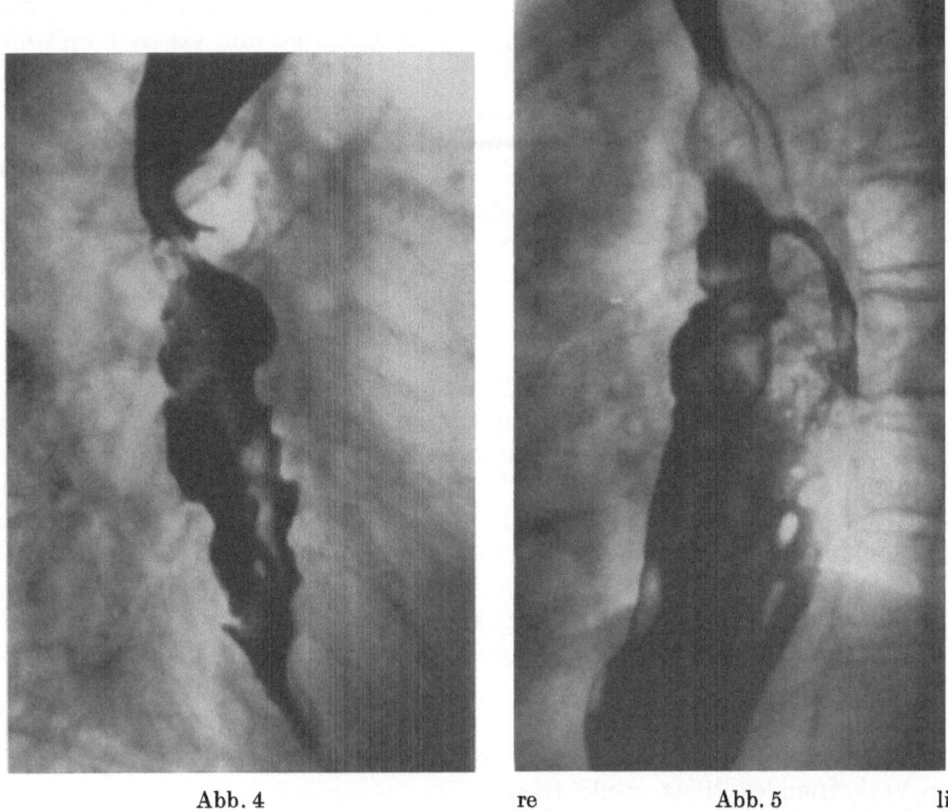

Abb. 4 Abb. 5

Abb. 4. Medulläres Carcinom. Geschwürsbildung und wallartiger Rand, große, unregelmäßig tiefe, rinnenförmige Aushöhlungen

Abb. 5. Papilläre Form des Oesophaguscarcinoms. Breitbasig aufsitzender, knollig, lappig oder papillär zentral zerfallender Tumor

Metastasen können fehlen, aber auch bei relativ kleinem Tumor recht umfangreich sein (vorwiegend Basalzellenkrebse).

2. Die *medulläre Form* mit weichem geschwürigem Zerfall. Große Ausbreitungsneigung, Geschwürsbildung und wallartiger Rand, schüsselförmige oder große unregelmäßig tiefe, rinnenförmige Aushöhlungen. Die weichen Krebsmassen zerfallen leicht durch den mechanischen Reiz der durchgepreßten Speisen (vorwiegend verhornende Plattenepithelcarcinome (Abb. 4).

3. Die *papilläre Form* kennzeichnet sich durch breitbasig aufsitzende knollig, lappig oder papilläre, oft recht umfangreiche Geschwülste mit zentralem Zerfall.

Zwischen Zylinderepithel- und reinen Plattenepithelkrebsen kommen alle Mischformen vor (Abb. 5).

Histologische Einteilung der Oesophagusgeschwülste nach VON ALBERTINI

A. Gutartige Geschwülste

a) Nichtepitheliale Geschwülste:

Fibrome (sind äußerst selten).

Lipome (werden nur ganz vereinzelt gefunden).

Leiomyome (kommen im unteren Teil an der Vorderwand vor).

ALÉ beschreibt 6 und GLANVILLE 7 Leiomyome mit intramuralem und extramukösem Wachstum. Primäre Symptome sind substernale Schmerzen und weniger Dysphagien.

Nach einer Sammelstatistik von Chi und Adams von 143 mesenchymalen Oesophagustumoren beträgt der Anteil der Leiomyome 71,3%. Der Rest verteilt sich auf Cysten, Fibrome, Lipome, Angiome, Neurinome und Osteochondrome.

Rhabdomyome (sehr selten, im oberen Teil).

b) Epitheliale Geschwülste (gehören ebenfalls zu den größten Seltenheiten):

Adenoma polyposum (von Weigert im unteren Abschnitt des Oesophagus beschrieben).

Fibroepitheliome (treten meist in Polypenform auf, es ist aber nicht sicher, ob es echte Geschwülste, Hyperplasien oder nur entzündliche Wucherungen sind).

B. Maligne Geschwülste

a) Nicht epitheliale Geschwülste:

Sarkome (sind im Vergleich zu den Carcinomen selten).

Ungefähr alle üblichen Sarkomformen sind in der Literatur beschrieben worden. Die umschriebenen polypösen Sarkome sollen relativ gutartig sein, die diffus infiltrierten dagegen bösartig.

Unter 215 Oesophagustumoren fanden Buschmann und Kerk 2 Sarkome (1 Spindelzellsarkom und 1 Leiomyosarkom) und 4 gutartige Tumoren (1 Polyp, 1 Fibrom, 1 Lipofibrom, 1 Leiomyom). Jackson (1935) gibt den Anteil der Sarkome an allen malignen Oesophagustumoren mit 0,7% an.

Goodner u. Mitarb. (1963) fanden unter 1456 Oesophaguskrebsen 8 Sarkome (= 0,5%).

b) Epitheliale Formen:

1. Pflasterzellcarcinome (92—93% aller Carcinome gehören dazu).
   α) Verhornendes Pflasterzellcarcinom.
   β) Nichtverhornendes Pflasterzellcarcinom.
   γ) Anepidermoides Carcinom (identisch mit dem Transitionalzellcarcinom der amerikanischen Autoren und dem Basalzellkrebs des Oesophagus).
2. Adenocarcinome (sie kommen vorwiegend im untersten Abschnitt der Speiseröhre vor und leiten sich wahrscheinlich von versprengten Magenschleimhautinseln ab, was aber keineswegs sichergestellt ist. Im übrigen Oesophagus sind sie eine ganz große Seltenheit).
3. Sog. Mischformen der Oesophagusgeschwülste:
   α) Eigentliche Mischgeschwülste.
   β) Carcinosarkome.
4. Leukoplakie der Oesophagusschleimhaut (sie ist sehr häufig zu beobachten. Die Beziehung zum Carcinom im Sinne der Präcancerose ist noch nicht geklärt).

Dormanns gibt in seiner großen Sammelstatistik von 1925—1933 1679 Oesophaguscarcinome und 158 (= 9,4%) nichtcarcinomatöse Oesophagusgeschwülste an, die sich in folgender Weise verteilen:

Mesenchymale Geschwülste:

gutartig 46 = 2,5%,
bösartig 5 = 0,2%.

Epitheliale Geschwülste:

gutartig 65 = 3,5%,
bösartig 42 = 2,3%.

Nach seiner Ansicht erscheinen ihm die Zahlen recht hoch, besonders bei den epithelialen Geschwülsten, doch decken sie sich annähernd mit den Angaben von v. Albertini.

Die Angaben über die Verteilung der verschiedenen Carcinomarten sind nicht immer einheitlich. De Amesti und Otaiza fanden im oberen Drittel 78% Plattenepithelcarcinome, 16% undifferenzierte und 6% Adenocarcinome. Im unteren Drittel waren 50% Adenocarcinome, 20% Plattenepithelcarcinome und 10,7% solide Carcinome, den Rest mit 19,3% bildeten Mischgeschwülste und Sarkome, ein auffallend hoher Anteil.

WATSON gibt folgende prozentuale Verteilung an:

Plattenepithelcarcinome	79%
Adenocarcinome	8%
Undifferenzierte Carcinome	3%
Mischgeschwülste	10%

Die Angaben in der Literatur lassen sowohl im Anteil als in der Nomenklatur erhebliche Abweichungen erkennen.

MUSTAKALLIO sah bei 192 histologisch diagnostizierten Geschwülsten folgende Verteilung:

Stachelzellenkrebse	67%	68,5%
Basalzellenkrebse	1,5%	
Adenokrebse	3%	
Undifferenzierte Krebse	3,5%	
Unsichere histologische Diagnose	25%	

Wir selbst konnten von 123 Tumoren folgende histologischen Diagnosen gewinnen:

Verhornende Plattenepithelcarcinome	22%	88%
Nichtverhornende Plattenepithelcarcinome	52%	
Undifferenzierte Plattenepithelcarcinome	14%	
Carcinoma solidum	3%	
Adenocarcinome	8%	
Fibroepitheliome mal.	0,8%	

SCHINZ und ZUPPINGER haben 159 Tumoren histologisch diagnostizieren können:

Plattenepithelcarcinome	104 = 65,4%	79,8%
Semiepidermoide Carcinome	23 = 14,4%	
Undifferenzierte Carcinome	22 = 13,8%	
	davon 7 Transitionalzellcarcinome	
Adenocarcinome	7 = 4,2%	
Carcinosarkome	2 = 1,3%	
Polymorphzelliges Sarkom	1 = 0,6%	

Die pathohistologische Verteilung der 198 untersuchten Oesophaguskrebse von SCHERER war folgende:

Undifferenzierte Plattenepithelcarcinome	5 = 2,5%	78,8%
Wenig differenzierte Plattenepithelcarcinome	48 = 24,7%	
Nichtverhornende Plattenepithelcarcinome	25 = 12,5%	
Wenig verhornende Plattenepithelcarcinome	9 = 4,5%	
Verhornende Plattenepithelcarcinome	47 = 23,8%	
Hochdifferenzierte Plattenepithelcarcinome	22 = 11,1%	
Nicht näher differenzierte Plattenepithelcarcinome	34 = 17,2%	
Carcinoma solidum simplex	4 = 2,0%	
Carcinoma adenomatosum cylindrocellulare	4 = 2,0%	
Präcancerose	1 = 0,5%	

Zur Bestätigung der Diagnose konnten GLANINGER und MAYER bei 108 von 147 Patienten durch Probeexcision einen histologischen Befund gewinnen:

Verhornende Plattenepithelcarcinome	26 = 24%	73,1%
Unreife Plattenepithelcarcinome	26 = 24%	
Nicht näher charakterisierte Plattenepithelcarcinome	27 = 25%	

Solide Carcinome	18 = 17 %
Polymorphzellige Carcinome	6 = 5,5 %
Adenocarcinome	3 = 2,7 %
Scirrhöses Carcinom	1 = 0,9 %
Plexiformes Carcinom	1 = 0,9 %

Die Verteilung der verschiedenen Krebsarten auf die Oesophagusabschnitte gibt NEUBERGER wie folgt an (Tabelle 1).

Tabelle 1

Histologie	Anzahl	$^1/_3$	$^2/_3$	$^3/_3$
Carcinoma platicell.	172 (57%)	40 (23%)	93 (54%)	39 (23%)
Carcinoma solid. med.	65 (22%)	8 (12%)	35 (54%)	22 (34%)
Carcinoma scirrhosum	8 (3%)	2 (25%)	2 (25%)	4 (50%)
Carcinoma adenomatos.	13 (4%)	—	—	13 (100%)
diverse atypische	5 (1,5%)	1 (20%)	2 (40%)	2 (40%)
Sarkome	2 (0,5%)	1 (50%)	—	1 (50%)
Struktur unbekannt	36 (12%)	9 (25%)	18 (50%)	9 (25%)
	301 (100%)	61 (20%)	150 (50%)	90 (30%)

III. Ausdehnung des Oesophaguscarcinoms

Von den pathologischen Formen dieses Krebses ist wohl die medulläre am häufigsten anzutreffen. Der Krebs wächst relativ rasch symptomlos und hat bei der ersten klinischen Untersuchung meistens schon einen beachtlichen Teil des Oesophagus befallen. GOLDMAN berichtet, daß dieser Krebs bei der ersten Untersuchung wenigstens eine Länge von 10 cm hat. Diese Ausdehnung wird in der Regel nach dem röntgenologischen oder endoskopischen Befund gemessen. Meistens hat sich aber der Tumor submukös schon weiter ausgedehnt.

Zweifellos stehen Tumorgröße und Metastasierung in unmittelbarer Beziehung, und rein spekulativ kann man annehmen, daß ein ausgedehnter Tumor stärker metastasieren kann als ein räumlich kleiner. FLEMING hat nachgewiesen, daß bei einer Tumorlänge unter 5,1 cm 50 % Metastasen und bei einem Tumor über 5,1 cm Länge 88,1 % Metastasen vorhanden sind. Er berichtet weiter, daß bei einer Tumorlänge von über 5 cm die Prognose für den Patienten hoffnungslos ist. Die Tumorlänge über einem Maß von 5 cm sollte jedoch kein Grund sein, eine Strahlentherapie als aussichtslos abzulehnen, denn wir haben bei Tumoren von 8—9 cm Länge nach einer Bestrahlung Abheilung und mehrjährige Überlebenszeiten beobachten können (HELLRIEGEL).

Die Tumoren mit geringer Ausdehnung sind leider selten. Bei unseren eigenen Oesophaguscarcinomen waren Krebse unter 5 cm Länge nur mit 22 % beteiligt, dagegen die Tumoren bis 10 cm Länge mit 57 % und über 10 cm mit 21 %. Auffallend kleine Geschwülste werden recht selten beobachtet. GLANINGER und MAYER von der II. Universitätsklinik für Hals-Nasen- und Ohrenkrankheiten in Wien fanden Tumorlängen von 3—8 cm bei Oesophagoskopie. In 65,9 % wuchs die Geschwulst zirkulär, in 25,8 % bürzel- und blumenkohlartig mit ulcerierter Oberfläche und in 28,3 % längsverlaufend, zum Teil intramural mit zumeist glattem, intaktem Schleimhautüberzug; die Befunde stammen von insgesamt 147 Patienten.

Nach ZUPPINGER war die Ausdehnung des Tumors durchschnittlich sehr groß, sie überstieg fast immer 5 cm. Selten waren Carcinome kleiner als 2 cm, am häufigsten hatten sie eine Länge von 6 cm oder mehr und nahmen somit ein Viertel der Oesophaguslänge ein.

IV. Ausbreitung des Tumors

Hinsichtlich der Therapie und besonders der Prognose ist es wesentlich, daß ein Teil der Krebse wahrscheinlich gar nicht oder doch sehr spät metastasiert. Nach den Angaben von DORMANNS war es nach seiner Sammelstatistik immerhin ein Fünftel der Befallenen, die beim Tode noch keine Metastasen aufwiesen (Tabelle 2).

Dabei ist die Tatsache, daß in den höheren Lebensdezennien die Metastasierungsneigung abnimmt, immerhin recht interessant. Das kritische Lebensdezennium mit der stärksten Metastasierung ist das Fünfte.

NEUBERGER fand bei 301 Autopsien, daß etwa ein Drittel der Oesophaguscarcinome nicht metastasierte (s. Tabelle 3).

Tabelle 2. *Carcinome, die weder Metastasen noch Einbrüche machten.* [Aus Arch. Ohren- usw. Heilkunde, Zschr. Hals- usw. Heilk. **163**, 342 (1953)]

Alter	Zahl	Hoch-sitzend	Sitz der Bifurkation	Tiefsitzend	Fraglicher Sitz
25—49	112 (18 = 16%)	11 (2 = 18%)	57 (7 = 12%)	27 (6 = 22%)	17 (3 = 18%)
50—59	413 (59 = 14%)	60 (5 = 8%)	187 (25 = 13%)	133 (20 = 15%)	33 (9 = 27%)
60—69	616 (144 = 23%)	92 (15 = 16%)	293 (60 = 20%)	190 (54 = 28%)	41 (15 = 36%)
70—89	298 (88 = 29%)	42 (8 = 19%)	132 (40 = 30%)	100 (32 = 32%)	24 (8 = 33%)
25—89	1439 (309 = 21,5%)	205 (30 = 14,6%)	669 (132 = 19,7%)	450 (112 = 24,9%)	115 (35 = 30,4%)

Vor dem 60. Lebensjahr 77 von 525 = 15%; nach dem 60. Lebensjahr 232 von 914 = 25%.

Tabelle 3

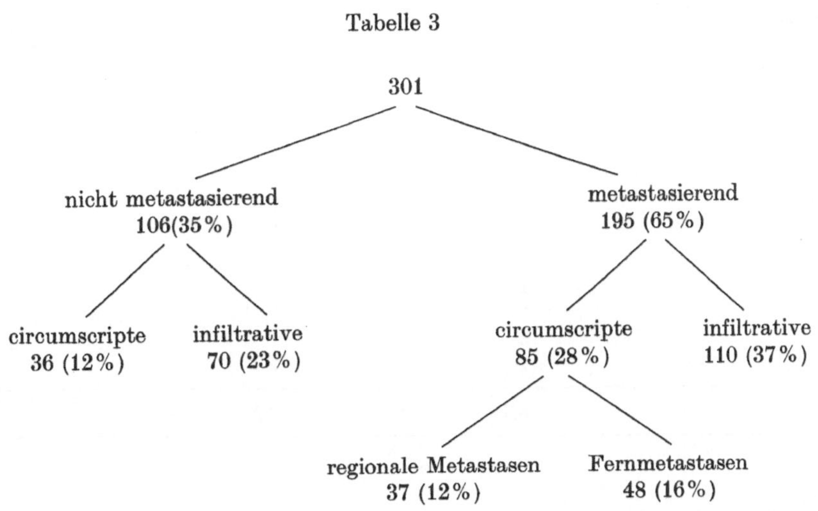

„Die Wachstumstendenz der nichtmetastasierenden Carcinome ist in 36 Fällen circumscript, d.h. rund 12% aller Speiseröhrenkrebse sind bis zum Ableben infolge ihres circumscripten Wachstums und ihrer Metastasenfreiheit für eine Kausaltherapie aussichtsreich."

Hochdifferenzierte Carcinome, wie das verhornende Plattenepithelcarcinom, haben eine geringe hämatogene Metastasierungsneigung (KRETSCHMER).

Die Topik des Oesophaguscarcinoms ist von größter Bedeutung für seine Wachstumstendenz und zeigt nahe Beziehungen zur Form der Metastasierung.

Tabelle 4

Topik	Anzahl	Keine Metastasen	Regionale Metastasen	Fern-metastasen
Obere/3	61	19 (31%)	20 (33%)	22 (36%)
Mittlere/3	150	55 (37%)	56 (37%)	39 (26%)
Untere/3	90	32 (36%)	20 (22%)	38 (42%)

Das Geschlecht des Patienten hat auf die Wachstumstendenz und die Metastasierung des Oesophaguscarcinoms keinen erkennbaren Einfluß.

Der feingewebliche Aufbau des Oesophaguscarcinoms hat keine wesentliche Bedeutung für die Wachstumsneigung und zeigt auch keinen erkennbaren Einfluß auf die Metastasierungsform (NEUBERGER).

Tabelle 5. *Die primären Krebse der kranialen Speiseröhre (Oesophagus I)*

	Planocelluläres Carcinoma			Cylindro-celluläres Carcinoma, adenomat.	Sarkoma	Total
	anepidermoid simplex	lucidum	epidermoid			
Zahl der Fälle	50	5	141	1	2	199
ohne Ausbreitung	8	1	26			35
mit kontinuierlicher Ausbreitung	29	2	101	1		133
mit Metastasen	31	3	87	1	2	124
in den regionalen Lymphknoten	23	3	69	1	2	98
auf dem Blutwege	26	2	28		2	58
Lungen	25	2	27		2	56
Herzmuskel			1			1
Milz	4					4
Knochenmark	12		4			16
Leber	17	2	9			28
Bauchspeicheldrüse	2		7		1	3
Niere	6		7			13
Gehirn	1					1
Hirnhäute	1					1
Schilddrüse	3				1	4
Nebennieren	3	1	1		1	6
Haut	1					1
M =	6,1	5,6	3,5			

Die histologische Struktur des Krebses bestimmt dagegen nach WALTHER zweifellos wesentlich die Bösartigkeit der malignen Geschwulst. Unter Bösartigkeit verstehen wir im allgemeinen Wachstumsgeschwindigkeit, Ausbreitung, Zerfall, lymphogene und hämatogene Mestastasierung. Aus den Faktoren kontinuierliche Ausbreitung, lymphogene Aussaat berechnet WALTHER den Malignitätsindex einer bösartigen Geschwulst. Er unterscheidet primäre Oesophaguskrebse der cranialen und abdominalen Speiseröhre, entsprechend der hauptsächlichsten Lymphabflußrichtungen und kommt dabei zu der interessanten Feststellung, daß Krebse vom gleichen histologischen Bau je nach ihrer topographischen Lage einen unterschiedlichen Malignitätsindex aufweisen, und zwar haben die Krebse des abdominellen Oesophagus eine größere Malignität (Tabelle 5 und 6).

Tabelle 6. *Die primären Krebse der abdominalen Speiseröhre (Oesophagus II)*

	Planocelluläres Carcinoma			Cylindro-celluläres Carcinoma, adenomat.	Sarkoma	Total
	anepidermoid		epidermoid			
	simplex	lucidum				
Zahl der Fälle	31	2	110	2	1	146
ohne Ausbreitung	5		18			23
mit kontinuierlicher Ausbreitung	8	2	49	2	1	62
mit Metastasen	22	1	73	1	1	98
in den regionalen Lymphknoten	18	1	65	1		85
auf dem Blutwege	19	1	34	1	1	56
Leber	15	1	26	1		43
Lungen	11		13			24
Herzmuskel			2	1	1	4
Milz	1		1			2
Ductus thoracicus	1					1
Knochenmark	7		6	1	1	15
Retroperitoneum (Sa.)			1			1
Magen	1					1
Nieren	4		4	1	1	10
Vorsteherdrüse			1			1
Gehirn	1		1			2
Schilddrüse	1		1			2
Nebennieren	2		4	1	1	8
M=	7,6		5,2			

Diese Hinweise der vermehrten Metastasierung der unteren Oesophaguskrebse entsprechen den Angaben von DORMANNS (s. Tabelle 7), OCHSNER und DE BAKEY sowie KOHLER.

Tabelle 7. *Carcinome mit Metastasen ohne Berücksichtigung anderer Faktoren*

Alter	Zahl	Hochsitzend	Sitz an Bifurkation	Tiefsitzend	Fraglicher Sitz
25—49	112 (71 = 63%)	11 (7 = 64%)	57 (40 = 73%)	27 (16 = 59%)	17 (8 = 47%)
50—59	413 (282 = 68%)	60 (41 = 68%)	187 (125 = 67%)	133 (96 = 72%)	33 (20 = 61%)
60—69	616 (359 = 57%)	92 (48 = 52%)	293 (180 = 61%)	190 (117 = 65%)	41 (14 = 34%)
70—89	298 (165 = 55%)	42 (25 = 59%)	132 (73 = 55%)	100 (56 = 56%)	24 (11 = 46%)
25—89	1439 (877 = 60,9%)	205 (121 = 59%)	669 (418 = 62,3%)	450 (285 = 63,3%)	115 (53 = 46%)

Rund 40% aller Carcinome machten *keine* Metastasen.
Vor dem 60. Lebensjahr *33%*; *nach dem 60.* Lebensjahr *43%*. 54% der Carcinome mit fraglichem Sitz *ohne* Metastasen (fraglich wegen größerer Neigung zu flächenhaftem Wachstum ?).

DORMANNS unterscheidet Carcinome mit Metastasen, aber ohne Einbrüche und Carcinome mit Einbrüchen ohne Metastasen und kann nachweisen, daß die tiefsitzenden Carcinome mit 40,9% Metastasen ohne Einbrüche und die hochsitzenden mit 26,3% mit Einbrüchen ohne Metastasen vertreten sind. Carcinome, die Einbrüche und Mestastasen machen, sind mit 35,7% im mittleren Abschnitt zu erwarten. Weiterhin kommt er zu der bedeutenden Feststellung, daß

1. sowohl die Häufigkeit der Einbrüche wie der Metastasierung mit fortschreitendem Alter abnimmt,

2. bei einem Fünftel aller Fälle weder Einbrüche noch Metastasen gefunden wurden,

3. bei einer größeren Anzahl der Fälle mit Einbrüchen keine Metastasen festgestellt wurden, besonders häufig bei hohem Sitz (in gut einem Viertel der Fälle), die am stärksten zu Einbrüchen neigen.

Für die prognostische Beurteilung eines Oesophaguscarcinoms ist die Richtung der Einbrüche und die Richtung der Metastasierung von Bedeutung. Die folgenden Tabellen geben darüber Auskunft (Tabelle 8 u. 9).

Daraus ist zu entnehmen, daß die Einbrüche in die Trachea, Bronchien und Lunge mit rund 65 % am häufigsten zu erwarten sind, während sie in das Mediastinum nur in etwa 13 % der Fälle auftreten.

Tabelle 8. *Richtung des Einbruchs (Alter: 25—89 Jahre)*

Sitz des Primärtumors	Trachea und Bronchien	Lunge und Lungenhilus	Mediastinum	Pleurahöhlen	Aorta und große Arterien	Herzbeutel	Schilddrüse	Kehlkopfwand	Große Venen	Halsbindegewebe	Wirbelsäule	Zwerchfell, Peritoneum	Leber
Hoch (122)	90	—	10	5	4	—	15	12	3	7	—	—	—
Bifurkation (358)	216	65	49	15	25	13	—	—	7	—	6	—	—
Tief (254)	35	38	25	24	10	16	—	—	1	—	—	6	5
Alle (634)	314	103	84	44	39	29	15	12	11	7	6	6	5

Tabelle 9. *Richtung der Metastasierung*

Organ der Metastasierung	Hoch (121)	Bifurkation (418)	Tief (285)	Alle (824)
Lymphknoten:				
a) supraclaviculäre	6	20	12	38
b) infraclaviculäre	1	5	1	7
c) paratracheo- und paraesophageale	84	99	37	220
d) mediastinale	28	231	147	406
e) abdominale	11	104	121	236
f) Achseldrüsen	—	—	—	1
g) Inguinaldrüsen	—			1
Leber	20 (16%)	122 (29%)	122 (43%)	264 (32%)
Lunge und Pleura	38 (31%)	82 (20%)	56 (20%)	176 (31%)
Knochensystem	11 (9%)	31 (7%)	26 (9%)	68 (8%)
Nieren	5	30	24	59
Netz und Peritoneum	2	15	27	44
Nebennieren	4	10	21	35
Magen	2	17	15	34
Herzmuskel und Perikard	1	18	14	33
Darm	2	5	10	17
Schilddrüse	8	5	2	15
Pankreas	0	7	8	15
Milz	1	6	7	14
Kehlkopf, Trachea, Bronchien	4	8 (3)	1 (3) (1)	13
Gehirn, Dura, Rückenmark: Gehirn und Dura 6; Rückenmark 1				7
Haut	1	2	3	6
Zwerchfell	0	2	3	5
Tonsillen	3	0	0	3
Lippen und Zahnfleisch	1 Lippe	0	1 Zahnfl.	2
Hypophyse, Prostata, Gallenblase, Samenblase je 1				4

Die Metastasierung vom oberen Oesophagusdrittel geht zu den vorderen Jugularlymphknoten oder in die Supraclavicularregion. Aus dem mittleren Drittel ist die Lymphknotenmetastasierung in den mediastinalen, aber auch in den subdiaphragmalen Lymphknoten zu erwarten, während vom unteren Drittel vorwiegend die abdominalen Lymphknoten befallen werden (Tabelle 9). Ausnahmen sind natürlich möglich. CHURCHILL sah bei 24 Krebsen im oberen Drittel einmal eine Metastasierung in die abdominalen Lymphknoten, dagegen wurden bei 32 Krebsen im mittleren Drittel elfmal und von 16 im unteren Drittel achtmal subdiaphragmale Lymphknotenmetastasen gefunden.

Das infiltrative Wachstum zum Tracheobronchialbaum ist relativ häufig. NEUBERGER fand unter 301 Oesophaguscarcinomen in 13,2% (40 Fälle) Oesophagustrachealfisteln und in 10% (31 Fälle) Luftröhrenhinterwandinfiltrate.

SCHRÖDER und ROTTE konnten an 70 Sektionsprotokollen von Patienten mit behandeltem Oesophaguscarcinom statistisch nachweisen, daß die Häufigkeit von hämatogenen Metastasen unabhängig von der Lokalisation des Primärtumors im oberen, mittleren oder unteren Drittel ist. Am häufigsten erfolgt die Metastasierung in die Leber, dann Skelet, Lunge, Niere, Nebenniere, Gehirn und Magenwand.

V. Häufigkeit des Auftretens

Der Oesophaguskrebs gilt noch als relativ selten. Nach einer amerikanischen Statistik von 1940 sind es ungefähr 2% aller Krebstodesfälle (ACKERMAN und DEL REGATO). Nach MURPHY sind es 2—5%. DORMANNS hat 1925—1933 aus 42 Pathologischen Instituten bei 22139 Krebssektionen 1679 Oesophaguscarcinome = 7% errechnet.

Nach Angaben des Statistischen Bundesamtes in Wiesbaden sind in der Bundesrepublik Deutschland in den Jahren 1960—1964 9913 Personen (7112 Männer und 2801 Frauen) an bösartigen Neubildungen der Speiseröhre gestorben. Der Anteil der Oesophagusgeschwülste beträgt somit etwa 4% aller malignen Tumoren.

Nach OESER betrug die Häufigkeit des Speiseröhrenkrebses unter allen Geschwülsten in Berlin rund 2% und in Bayern 11,9%. Nach KWAN (1937) sollen in China diese Krebse etwa die Hälfte aller Krebse des Verdauungstraktes ausmachen. HARTZ berichtet, daß bei den Negern in Curaçao der häufigste Krebs der des Oesophagus ist, an zweiter Stelle steht der Magenkrebs. Nach LEBORGUE beträgt in Uruguay die Mortalitätsrate der Oesophaguscarcinome 7,6%, bezogen auf alle Krebse.

Auf den ersten Blick muten diese krassen Zahlenunterschiede etwas merkwürdig an. Wenn man sich aber einmal die geographisch-pathologische Carcinomstatistik von 1933 des damaligen Reichsgebietes, aufgestellt von DORMANNS, ansieht, dann kann man nachlesen, daß in einem relativ kleinen Gebiet enorme Unterschiede in der prozentualen Häufigkeit des Oesophaguscarcinoms vorhanden sein können. In der Relation Magencarcinom : Oesophaguscarcinom wurden z.B. Werte wie 100:6,8 (Patholog. Institut Tübingen) und 100:59,3 (Patholog. Institut Köln) gefunden. Im nordwestlichen Raum Deutschlands ist die Oesophaguscarcinomhäufigkeit überdurchschnittlich und im süddeutschen Raum, einschließlich Thüringen und Sachsens, unterdurchschnittlich. Somit kann das Oesophaguscarcinom manchenorts selten sein und in anderen Gegenden relativ häufig.

Die Mortalität beim Oesophaguskrebs der männlichen Bevölkerung liegt im Jahre 1958—1959 am höchsten in Puerto Rico, danach in Frankreich, Schweiz, farbige Bevölkerung der USA, Finnland und Japan. Bei der weiblichen Bevölkerung steht ebenfalls Puerto Rico an erster Stelle, dann Finnland, Schottland, Irland und Japan.

Die Ursache für das unterschiedliche Auftreten dieses Krebses ist noch nicht bekannt, wahrscheinlich spielen aber die Eß- und Trinkgewohnheiten eine wesentliche Rolle, wie hastiges Schlucken schlecht gekauter Speisen, heiße Getränke, starke Weine (KWAN, WATSON), starke alkoholische Getränke (Rußland, Japan). Der Alkoholabusus spielt bei der Krebsentstehung im Oesophagus eine wichtige Rolle. MOSEBECH und VIDEBAEK

(Dänemerk) fanden bei 101 Oesophaguskrebsen in 65% Alkoholabusus und Piquet und Tison (Frankreich) in 95% bei 110 Krebskranken.

Auch von Gsell und Löffler wird Alkohol- und Tabakabusus als ätiologischer Faktor angesehen.

Levy sah eine deutliche Zunahme der Oesophaguscarcinome bei den männlichen südafrikanischen Eingeborenen.

Carcinome entstehen aber auch mit Vorliebe an Divertikeln (Bérard und Sargnon, Hodes et al.) und an lange bestehenden Strikturen und den physiologischen Engen (Kiviranta). Wir selbst fanden unter 248 Oesophaguscarcinomen nur 4 (= 1,6%), die auf Divertikeln entstanden waren. Riberti, Battersby und Vellios beschreiben eine Carcinomentwicklung an einem pharyngo-oesophagealen Divertikel und fanden in der Literatur nur 10 weitere Berichte darüber.

Megaoesophagus mit chronischer Oesophagitis und Kardiospasmus fördert die Krebsentstehung; die Krebse treten dann häufiger vor dem 40. Lebensjahr auf (Marciani).

Rake berichtet über 15 Patienten mit Achalasie, wovon 3 an Krebs erkrankten. Das ist eine relativ hohe Zahl, denn Plummer und Vinson sahen bei 301 Patienten keine solche Entwicklung und Bersack fand unter seinen 207 Patienten nur einmal eine Oesophaguscarcinomentwicklung. Vererbung und die Syphilis scheinen keinen Einfluß auf eine Oesophaguscarcinomentwicklung auszuüben.

Ein mehr wissenschaftliches Interesse hat das Postkrikoidcarcinom, das in Höhe des Ringknorpels am Oesophagusmund entsteht, bevorzugt Frauen befällt, und dessen Maximum etwa 10 Jahre früher als das der anderen Oesophaguscarcinome auftritt. Das Verhältnis Mann : Frau ist etwa 1:5; in Skandinavien kommt es häufiger vor als in Deutschland. W. Trotter hat erstmalig auf diese besondere Geschwulst hingewiesen. Turner und später Wahlbom haben nachgewiesen, daß Dysphagia sideropenia (Plummer-Vinson-Syndrom oder Paterson-Brown-Kelly-Syndrom) möglicherweise mit der Entstehung des Postkrikoidcarcinoms in Zusammenhang steht. Es handelt sich dabei um Schluckbeschwerden, typische röntgenologische Befunde am Oesophagusmund und um Eisenmangel. Diese Erkrankung wird in Schweden relativ häufig bei Frauen beobachtet. Nach Eisengaben bilden sich die röntgenographisch und oesophagoskopisch erkennbaren Veränderungen wieder zurück. Lindvall hat 1953 nach eingehenden Untersuchungen nachgewiesen, daß diese Veränderungen am Oesophagus nicht Ausgang einer Krebsentstehung sind.

Weitere Hinweise zu diesem Symptomenkomplex sind bei Åkerlund und Welin, Holmgren, Kjellberg und Waldenström zu finden.

In diesem Rahmen ist die Mitteilung von Goodner und Watson interessant, daß bei einem Oesophaguskrebskranken noch weitere Krebse auftreten können. Unter 1315 Oesophaguscarcinomfällen waren 126 (= 9,5%) andere Krebse aufgetreten, und zwar 106 primäre Doppelkrebse, 14 primäre Dreifachkrebse, zweimal 4 verschiedene und viermal multiple Krebse. Bei den doppelten Krebsen traten außer dem Oesophaguscarcinom 52mal Krebse im Mundraum, Kehlkopf, Parotis und den Lippen auf, 18mal in der Haut und 36mal in anderen Organen, wie Mamma (11), Colon (6), Prostata (5), Magen (4), Rectum (3), Niere (3), Uterus (1), Gallenblase (1), Milz (1) und Lymphknoten (1).

Bei 3 primären Krebsen waren die Erkrankungsherde vorwiegend im Mund-Kehlkopfbreich und weniger in der Haut, Magen, Prostata und Schilddrüse, ebenso bei 4 primären Krebsen. Bei multiplem Krebsbefall war vor allem die Haut betroffen und einmal zusätzlich noch der Kehlkopf.

Auch Ficari und Jacobelli berichten über gleichzeitiges Auftreten von Speiseröhren- und Magenkrebs (2 Fälle).

Howel-Evans u. Mitarb. beschreiben in zwei nicht miteinander verwandten Familien eine signifikante Häufung von Oesophaguscarcinom und Keratosis palmaris et plantaris. Bei 48 Familienmitgliedern mit Keratosis wurden 18 Oesophaguscarcinome festgestellt, während bei 87 keratosefreien Mitgliedern nur einmal ein Oesophaguscarcinom beobachtet wurde.

MATZNER u. Mitarb. sahen erstmalig das gleichzeitige Vorkommen eines Carcinoms und einer Sklerodermie des Oesophagus.

VI. Ort der Erkrankung

Die Carcinomentstehung im Oesophagus ist unterschiedlich. Die prädisponierten Stellen sind in physiologischen Engen, wobei die mittlere Enge in Bifurkationshöhe nach den Sektionsbefunden am häufigsten erkrankt.

Tabelle 10

Alter	Zahl	Hochsitzend	Sitz an Bifurkation	Tiefsitzend	Fraglicher Sitz
25—49	112	11 (9,8%)	57 (50,8%)	27 (24,1%)	17
50—59	413	60 (14,5%)	187 (45,3%)	133 (32,2%)	33
60—69	616	92 (14,9%)	293 (47,6%)	190 (30,8%)	41
70—89	298	42 (14,1%)	132 (44,3%)	100 (33,6%)	24
25—89	1439	205 (=14,2%)	669 (=46,5%)	450 (=31,3%)	115 (=8%)

Wie aus der Tabelle 10 von DORMANNS hervorgeht, kommen rund die Hälfte aller Krebse in Bifurkationshöhe, also im mittleren Drittel vor. Wichtig ist in dieser Sammelstatistik, daß mit zunehmendem Alter auch die Erkrankungshäufigkeit im unteren Drittel zunimmt.

OCHSNER und DE BAKEY sammelten 8572 Fälle klinischer Befunde aus der Literatur und fanden, daß 20% im oberen Drittel, 37% im mittleren Drittel und 43% im unteren Drittel lokalisiert waren.

Bei KOHLER waren es 12% im oberen, 44% im mittleren und 44% im unteren Drittel.

Diese abweichenden Angaben lassen sich vielleicht aus dem Hinweis von DORMANNS erklären, daß selbst bei den Sektionsbefunden in 8% der Fälle wegen der Ausdehnung der Erkrankung eine Einreihung nicht möglich war.

Nach GOLDMAN entwickeln sich etwa 20% im oberen, 35% im mittleren und 45% im unteren Drittel.

Bei unseren eigenen 248 Oesophaguskrebsen fanden wir im oberen Drittel 15%, dazu kommen noch die Krebse im Oesophagusmund, sog. Postkrikoidtumoren mit 3%. Außerdem war bei 2% die Ausdehnung der Geschwulst so groß, daß sie den größten Teil des oberen und mittleren Drittels einnahm.

Im mittleren Drittel waren 34% der Krebse lokalisiert. Aber auch hier gab es Tumoren, die sich über weite Strecken des mittleren und unteren Oesophagusanteils erstreckten; es waren 7% aller Geschwülste.

Im unteren Drittel waren 39% der Krebse lokalisiert. DIETHELM gibt von 530 lokalisierbaren Oesophaguskrebsen folgende Verteilung an.

Oberes Drittel 11,5%, mittleres 33,7% und unteres 54,7%. In der Mitteilung von DIETHELM muß eine interessante Feststellung gemacht werden, nämlich, daß der Anteil der zu bestrahlenden Krebse im unteren Drittel der Speiseröhre von 1909 bis zur Gegenwart abnimmt, wie es die folgenden Zahlen zeigen:

	1900—1934	1935—1950	1951—1958
Oberes Drittel	24 (9,5%)	19 (11,6%)	18 (14,4%)
Mittleres Drittel	63 (24%)	54 (32,9%)	62 (49.6%)
Unteres Drittel	154 (58,4%)	91 (55,5%)	45 (36%)

Wie der Anteil im oberen und mittleren Abschnitt zunimmt, so nimmt er im unteren ab. Mit einiger Wahrscheinlichkeit ist die Ursache hierfür in der zunehmenden Operationshäufigkeit und der besseren Röntgendiagnostik der Carcinome zu suchen.

Der Sitz des Tumors wurde von ZUPPINGER mit 27,2 % im oberen, mit 46,2 % im mittleren und mit 26,7 % im unteren Drittel angegeben und von BERNARD u. Mitarb. bei 199 Carcinomen mit 37,1 % im oberen, 27,1 % im mittleren und mit 35,6 % im unteren Anteil der Speiseröhre.

Die Carcinome des Oesophagusmundes werden gelegentlich als Postkrikoidcarcinome bezeichnet. Gemeint sind die Carcinome, die von der Lamina posterior bis zur gedachten Ebene reichen, die vom oberen Rand des Manubrium sterni bis zur Mitte des 2. Brustwirbelkörpers reicht. LEDERMAN empfiehlt für diese Carcinome den Namen „epioesophageale Carcinome".

Es hat sich als zweckmäßig erwiesen, für den Ort der Erkrankung den Oesophagus in ein oberes, mittleres und unteres Drittel einzuteilen, um einen leichteren Vergleich der Behandlungsergebnisse der Radiologen und Chirurgen vornehmen zu können. DIETHELM weist mit Recht darauf hin, daß es eine klare Definition dieser Einteilung nicht gibt und schlägt folgendes topographische Bezugssystem vor:

1. Einen supraaortalen Teil vom Pharynx-Ringknorpel bis zum oberen Rand der Aorta als *oberes Drittel.*

2. Einen aortalen und infraaortalen Teil einschließlich der Höhe der Bifurkation bis zur Mitte zwischen Bifurkation und Kardia als *mittleres Drittel.*

3. Einen supracardialen Teil bis zur Mitte zwischen Bifurkation und Cardia als *unteres Drittel* (Abb. 6).

Diese Einteilung berücksichtigt recht gut die unterschiedliche Gefäßversorgung, die Beziehung zu den Nachbarorganen und den Lymphabfluß.

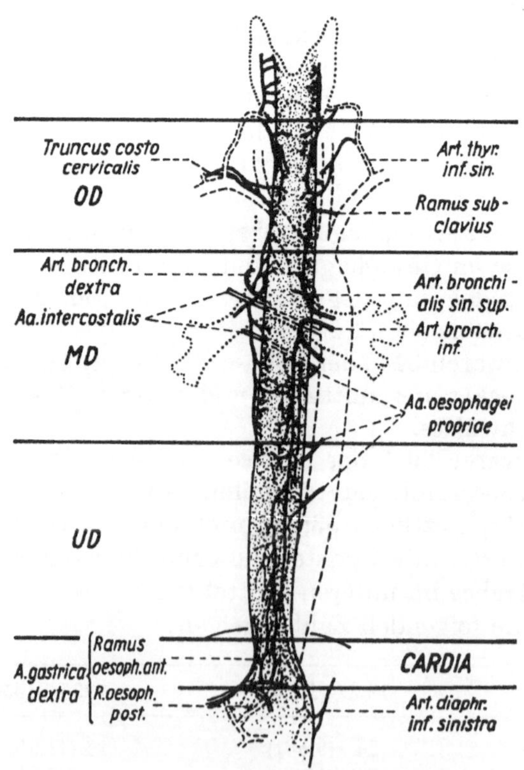

Abb. 6. Die 3 Oesophagusabschnitte in ihren Beziehungen zur Gefäßversorgung

VII. Erkrankungsalter und Verteilung auf die Geschlechter

Das häufigste Erkrankungsalter ist das 6. Dezennium, sowohl für Männer als auch für Frauen. Die Erkrankung an diesem Krebs vor dem 50. Lebensjahr ist relativ selten. Die Tabelle 11 gibt das Erkrankungsalter der eigenen behandelten Oesophaguskrebse an.

Tabelle 11. *Erkrankungsalter bei Oesophaguscarcinom*

Alter	Männer	Frauen	Alle
30—39	1 (0,5%)		1 (0,4%)
40—49	7 (3,8%)	2 (3,3%)	9 (3,7%)
50—59	32 (17,5%)	11 (18,3%)	43 (17,6%)
60—69	75 (40,8%)	24 (40,0%)	99 (40,6%)
70—79	62 (33,7%)	17 (28,4%)	79 (32,4%)
80—89	6 (3,2%)	6 (10,0%)	12 (4,9%)
90 u.ä.	1 (0,5%)	—	1 (0,4%)
	184	60	244

Die Angaben über die Erkrankungszeit sind manchmal unterschiedlich. ACKERMAN und DEL REGATO, MURPHY nennen als häufigstes Alter die Zeit zwischen 40 und 60 Jahren. OESER legt das Maximum der Erkrankung zwischen das 70. und 80. Lebensjahr. Die relative Erkrankungszeit errechnet ZUPPINGER zwischen dem 55. und 60. Lebensjahr, im Mittel $59{,}0 \pm 0{,}57$ Jahre (s. Abb. 7) (ZUPPINGER: Ergebnisse der medizinischen Strahlenforschung, 1936). Der jüngste Patient war 41 Jahre und der älteste 82 Jahre.

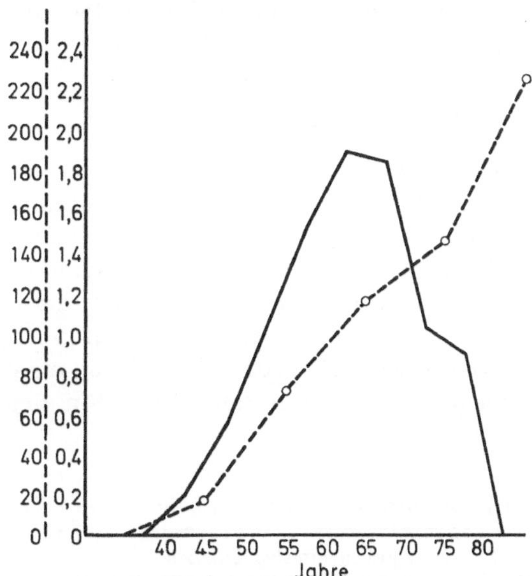

Abb. 7. Erkrankungsintensität an Oesophaguscarcinomen beim Mann. ——— unser Material. -------- Häufigkeit des Oesophaguscarcinoms auf gleiche Zahl Lebende gleichen Alters berechnet (nach SCHINZ und SENTI) aufgrund der Zürcher Mortalitätsstatistik. Die erste Kolonne in der Ordinate gibt die an Krebs gestorbenen Männer auf 100000 Männer gleichen Alters nach SCHINZ und SENTI an. Die zweite Kolonne entspricht der Erkrankungsintensität im vorliegenden Material

Nach SCHÄRER ist das Altersspektrum der Patienten recht breit und reicht vom 44.—83. Lebensjahr. Durchschnittlich betrug das Alter 63 Jahre. Von 225 Patienten waren nur 9 Frauen, das sind rund 4%.

DORMANNS fand, daß das häufigste Sterbealter der Patienten mit Speiseröhrenkrebs zwischen dem 60. und 70. Lebensjahr liegt, bei Magenkrebsen zum Vergleich zwischen dem 50. und 70. Lebensjahr (s. Tabelle 12).

Tabelle 12. *Sterbealter von Patienten mit Oesophagus- und Magenkrebsen.* (Nach DORMANNS)

Alter	Oesophagus	Magen
20—29	0,18%	0,8%
30—39	1,4%	3,7%
40—49	9,3%	13,1%
50—59	29,2%	30,3%
60—69	40,2%	34,3%
70—79	17,8%	15,7%
80—89	2,1%	2,1%

Ermittelt aus 1665 Oesophaguscarcinomen und 7253 Magenkrebsen.

Die Geschlechtsverteilung wird ebenfalls nicht einheitlich angegeben. Nach GUISEZ beträgt das Verhältnis Männer : Frauen 5:1 bei 565 Patienten, bei DIETHELM 4:1 bei 613 Patienten, ebenso bei BARTH, BRICHZY und JAXTHEIMER. Bei unseren eigenen Patienten war das Verhältnis 3:1. LANG berichtet, daß bei den Chinesen dieses Verhältnis etwa 19:1 betragen soll. Dagegen fand AHLBOM, daß in Schweden 40% der Oesophaguskrebse Frauen sind. Im Gegensatz hierzu erkranken Frauen in der Schweiz auffallend selten an diesem Krebs. ZUPPINGER fand unter 190 Männern nur 5 Frauen mit einem Oesophaguscarcinom.

Im Iran beträgt nach MALEKI der weibliche Anteil der Oesophaguscarcinome 34% und von 450 Fällen waren 82 (= 18,3%) jünger als 40 Jahre.

VIII. Anamnesendauer

Je nach der Histopathologie des Tumors ist die Dauer der Anamnese großen Schwankungen unterworfen. Gutartige Geschwülste können eine Anamnese von mehreren Jahren haben, ohne daß eine wesentliche Zunahme der Symptome zu verzeichnen ist.

Bei bösartigen Geschwülsten werden ebenfalls unterschiedlich lange Zeiten der Beschwerden angegeben, die zwischen einem und 12 Monaten, manchmal auch noch länger, schwanken. Schnell wachsende, lumeneinengende Tumoren vom medullären und papillären Typ werden frühzeitig Beschwerden verursachen. Nach eigenen Beobachtungen sind es etwa 52% der 218 Patienten, die in den ersten 3 Monaten wegen Schluckbeschwerden

Tabelle 13. *Anamnesendauer und Lokalisation des Tumors*

Anamnesendauer	Anzahl (insgesamt 218)	Lokalisation des Tumors		
		bei 40 Patienten im oberen Drittel	bei 91 Patienten im mittleren Drittel	bei 87 Patienten im unteren Drittel
bis 1 Monat	32 (14,7%)	6 (15%)	11 (12%)	15 (17,2%)
bis 2 Monate	39 (17,9%)	9 (22,5%)	17 (18,7%)	13 (14,9%)
bis 3 Monate	43 (19,7%)	6 (15%)	24 (26,4%)	13 (14,9%)
bis 6 Monate	62 (28,4%)	10 (25%)	24 (26,4%)	28 (32,2%)
bis 9 Monate	22 (10,1%)	6 (15%)	8 (8,8%)	8 (9,2%)
bis 12 Monate	12 (5,5%)	1 (2,5%)	3 (3,3%)	8 (9,2%)
bis 18 Monate	6 (2,7%)	2 (5%)	2 (2,2%)	2 (2,3%)
bis 24 Monate	2 (0,9%)	—	2 (2,2%)	—

zur Behandlung kommen. War der Tumor im oberen Drittel lokalisiert, kamen 52% von 40 Patienten, im mittleren Drittel 57% von 91 Patienten und im unteren Drittel 47% von 87 Patienten in den ersten 3 Monaten zur Behandlung (s. auch Tabelle 13).

Die mittlere Anamnesendauer bei 40 Patienten mit dem Tumor im oberen Drittel betrug 4,7 Monate, bei 91 Patienten mit dem Tumor im mittleren Drittel 5 Monate und bei 87 Patienten mit dem Tumor im unteren Drittel 5,2 Monate.

Von ZUPPINGER wird die Anamnesendauer im Mittel mit 4,2 $\pm$ 0,3 Monaten angegeben, die längste Anamnese betrug 2 Jahre. Interessant ist die Feststellung, daß die mittlere Anamnesendauer bei 4 unbehandelten Patienten 1,8 Monate betrug und die mittlere Überlebenszeit 6 Monate.

SCHNEPPER und SCHULZE geben die mittlere Anamnesendauer mit 6,8 Monaten an. Die kürzesten Anamnesen von 2 Monaten werden bei epigastrischen Schmerzen verzeichnet.

SCHÄRER gibt für das obere Drittel eine Anamnesendauer von 5,5 Monaten, für das mittlere Drittel von 4,4 Monaten und für das untere Drittel von 4,5 Monaten an. Einen Rückschluß auf die Schwere der Erkrankung konnte er aus der Anamnesendauer nicht ziehen.

Die *Lebensdauer* der Patienten mit einem unbehandelten Oesophaguscarcinom ist auffallend kurz, wie die Durchschnittswerte in Tabelle 14 zeigen.

Tabelle 14. *A = Lebensdauer von den ersten subjektiven Erscheinungen bis zum Tode in Monaten; B = Dauer der klinischen Beobachtung von der 1. Untersuchung bis zum Tode in Wochen*

Alter	Sitz	Lebensdauer (A)	Klinische Beobachtung (B)
25—49 Jahre	Hoch	7,8 Monate	10,4 Wochen
	Bifurkation	7,6 Monate	11,9 Wochen
	Tief	6,3 Monate	7,1 Wochen
50—59 Jahre	Hoch	7,5 Monate	17,4 Wochen
	Bifurkation	7,6 Monate	9,6 Wochen
	Tief	7,8 Monate	7,6 Wochen
60—69 Jahre	Hoch	7,9 Monate	10,2 Wochen
	Bifurkation	7,4 Monate	8,9 Wochen
	Tief	8,2 Monate	8,1 Wochen
70—89 Jahre	Hoch	6,7 Monate	6,6 Wochen
	Bifurkation	6,8 Monate	6,8 Wochen
	Tief	5,8 Monate	14,1 Wochen
25—89 Jahre	Hoch, Bifurkation, Tief	7,3 Monate	9,9 Wochen

Oesophaguscarcinome mit einer mehrjährigen Lebensdauer ohne Behandlung sind eine große Seltenheit, aber sie kommen immerhin vor. DORMANNS gibt in seiner Statistik 5 Krankengeschichten an und berichtet, daß die Patienten 5 Jahre oder länger gelebt haben, das wären 0,3%.

GREENWOOD berichtet über 299 unbehandelte Oesophaguscarcinome und fand, daß 25% innerhalb von 6 Monaten starben, 50% innerhalb 8 Monaten und 75% innerhalb eines Jahres. Nach ADAMS beträgt die Zeit zwischen dem ersten Symptom und dem Tod im Durchschnitt 5—8 Monate; Alter des Patienten, Ort der Erkrankung oder Art des Tumors üben keinen wesentlichen Einfluß aus. Nach LÜDIN sind es 6—8 Monate.

BARTH u. Mitarb. konnten Anamnesendauern von 14 Tagen bis 2 Jahren beobachten. In der Tabelle 15 ist die Anamnesendauer in Abhängigkeit von den verschiedenen Lokalisationen des Tumors angegeben.

Tabelle 15. *Anamnesendauer der Patienten mit Oesophaguscarcinom insgesamt und in Abhängigkeit von den verschiedenen Lokalisationen des Tumors* [Aus BARTH: Strahlentherapie **106**, 523 (1958)]

Anamnesendauer	Gesamtzahl der Patienten	Sitz des Carcinoms			
		Oberes Drittel	Mittleres Drittel	Unteres Drittel	
				ohne Cardia-beteiligung	mit Cardia-beteiligung
unter 1 Monat	14 (6,2%)	2 (7,7%)	4 (7,0%)	4 (10,5%)	4 (3,9%)
1—2 Monate	28 (12,5%)	1 (3,8%)	10 (17,2%)	3 (7,9%)	14 (13,7%)
2—3 Monate	46 (20,5%)	9 (34,7%)	16 (27,5%)	4 (10,5%)	17 (16,7)
3—6 Monate	78 (34,8%)	10 (38,5%)	19 (32,7%)	17 (44,8%)	32 (31,4%)
6—12 Monate	38 (17,0%)	3 (11,5%)	7 (12,1%)	7 (18,4%)	21 (20,6%)
über 12 Monate	20 (9,0%)	1 (3,8%)	2 (3,5%)	3 (7,9%)	14 (13,7%)
	224 (100%)	26 (100%)	58 (100%)	38 (100%)	102 (100%)

Tabelle 16. *Anamnesendauer und Überlebenszeit*

Anzahl		Überlebenszeit					
		weniger als 1 Jahr	1 Jahr	2 Jahre	3 Jahre	4 Jahre	5 Jahre
Bis 3 Monate							
o/3	21	17 (80,9%)	4 (19,0%)	1 (4,8%)	1 (4,8%)	1 (4,8%)	1 (4,8%)
m/3	52	37 (71,2%)	15 (28,8%)	8 (15,4%)	4 (7,7%)	2 (3,8%)	2 (3,8%)
u/3	41	28 (68,3%)	13 (31,7%)	3 (7,3%)	—	—	—
	114	82 (71,9%)	32 (28,1%)	12 (10,5%)	5 (4,4%)	3 (2,6%)	3 (2,6%)
Bis 6 Monate							
o/3	10	7 (70%)	3 (30%)	—	—	—	—
m/3	24	19 (79,2%)	5 (20,8%)	3 (12,5%)	3 (12,5%)	1 (42%)	1 (4,2%)
u/3	28	23 (82,1%)	5 (17,9%)	1 (3,6%)	—	—	—
	62	49 (79%)	13 (21%)	4 (6,5%)	3 (4,8%)	1 (1,6%)	1 (1,6%)
Bis 9 Monate							
o/3	6	4 (66,6%)	2 (33,3%)	—	—	—	—
m/3	8	6 (75%)	2 (25%)	1 (12,5%)	—	—	—
u/3	8	7 (87,5%)	1 (12,5%)	—	—	—	—
	22	17 (77,3%)	5 (22,7%)	1 (4,5%)	—	—	—
Bis 12 Monate							
o/3	1	—	1	—	—	—	—
m/3	3	1	2	—	—	—	—
u/3	8	7	1	—	—	—	—
	12	8 (66,6%)	4 (33,3%)	—	—	—	—
Über 12 Monate							
o/3	2	2	—	—	—	—	—
m/3	4	2	2	—	—	—	—
u/3	2	2	—	—	—	—	—
	8	6 (75%)	2 (25%)	—	—	—	—
	218	62 (74,3%)	56 (25,7%)	17 (7,8%)	8 (3,7%)	4 (1,8%)	4 (1,8%)

Anamnesendauer und Überlebenszeit sind voneinander abhängig. Eigene Untersuchungen zeigten, daß bei einer kurzen Anamnese, also bei einer Frühbehandlung, mit relativ günstigen Überlebenszeiten zu rechnen ist. Das trifft besonders bei Tumoren im oberen und mittleren Drittel des Oesophagus zu (s. Tabelle 16).

IX. Klinik des Oesophaguscarcinoms

Ein typisches Frühsymptom des Oesophaguscarcinoms gibt es nicht, wenn man die im Einzelfall gelegentlich auftretenden uncharakteristischen leichten ziehenden Schmerzen oder ein unbestimmtes Druckgefühl hinter dem Sternum als Frühsymptom bezeichnen möchte. Pool bezeichnet als Frühsymptom die Verlangsamung der Essensaufnahme, feine Unregelmäßigkeiten oder Schmerzempfindungen beim Genuß von kalten oder warmen Speisen und leichte oder dauernde Halsschmerzen. Da aber die gleichen Beschwerden auch bei Herz-, Herzkranzgefäß-, Bronchus- und anderen Erkrankungen auftreten und es sich meistens um ältere Personen handelt, werden diese Beschwerden vom Patienten nicht als alarmierend angesehen, und eine gezielte Untersuchung unterbleibt. Erst wenn die Erkrankung schon fortgeschritten ist und Schluckbeschwerden oder Engegefühl aufkommen, begibt sich der Patient zum Arzt.

Die Dysphagie ist zweifellos das häufigste Symptom. Bei unseren eigenen Fällen war es bei 85% der Erkrankten der Anlaß, eine Untersuchung vorzunehmen. Jackson gibt 95% und Lee 65%, Glaninger und Mayer 75% und Zuppinger 63,5% an.

Bei einem lumeneinengenden Tumor im Bereich der drei Engen treten Schluckbeschwerden und Engegefühl relativ frühzeitiger auf als in dem Bereich der Oesophagusweiten. Die oberste Enge hat die geringste Dehnungsmöglichkeit, so daß hier Tumoren frühzeitig registriert werden. Häufig handelt es sich dabei um Tumoren mit noch geringer Ausdehnung, die dazu verleiten, das Bestrahlungsfeld relativ klein zu wählen, um die Integraldosis im gesunden Gewebe niedrig zu halten.

Bei einer 80jährigen Patientin wurde der Tumor (gering verhornendes Plattenepithelcarcinom) (s. Abb. 8a, Röntgenaufnahme vom 20.9.60) mit einem immerhin noch 6×8 cm großen Feld am Betatron mit 35 MeV-Röntgenstrahlen und einer Herddosis von 5000 R bestrahlt. Der Tumor heilte ab, hatte sich aber wahrscheinlich schon über das röntgenologisch erkennbare Maß hinaus ausgedehnt, denn es kam nach etwa 14 Monaten zu einem Randrezidiv (s. Abb. 8b, Röntgenaufnahme vom 11.1.62).

Raumbeengende Geschwülste in der untersten Enge verursachen relativ spät Schluckbeschwerden, weil sich der craniale Oesophagusanteil erheblich dilatieren kann und es dadurch zu einem Völlegefühl, Druck auf das Herz und bei übermäßiger Füllung der Speiseröhre zu Erbrechen kommt. Tumoren in der mittleren Enge verursachen neben der Dysphagie frühzeitig Schmerzen und Erbrechen. Nach oesophagoskopischen Untersuchungen fanden Glaninger und Mayer Tumoren der oberen Enge in 12,4%, der mittleren in 65,7% und der unteren in 21,9%.

Ein Hinweis für einen stenosierenden Prozeß ist die Angabe des Patienten, daß er nur noch flüssige Kost schlucken kann.

Bei medullärem oder papillärem Krebs kann es durch Ulceration oder Verletzung des Tumors zu Blutungen kommen, die sich als Blutgeschmack, Bluterbrechen oder als Teerstühle äußern. Die Folge wiederholter Blutungen ist die Ursache der sekundären Anämie.

Blutungen bei scirrhösen Tumoren sind dann zu erwarten, wenn es zu nekrotischem Zerfall kommt, was eigentlich nur im Spätstadium zu erwarten ist. Dafür machen sich hierbei besonders Stenoseerscheinungen bemerkbar. Das Schlucken wird erschwert, der Patient wird eßunlustig, obwohl er hungrig ist, und nimmt sehr bald erheblich an Gewicht ab. Die Gewichtsabnahme bei diesen Krebskranken ist also kein Zeichen der fortgeschrittenen Krebsausweitung, sondern eine Folge der gestörten und zu geringen Nahrungsaufnahme. Der stenosierende Prozeß kann dabei absolut noch lokalisiert sein. Die

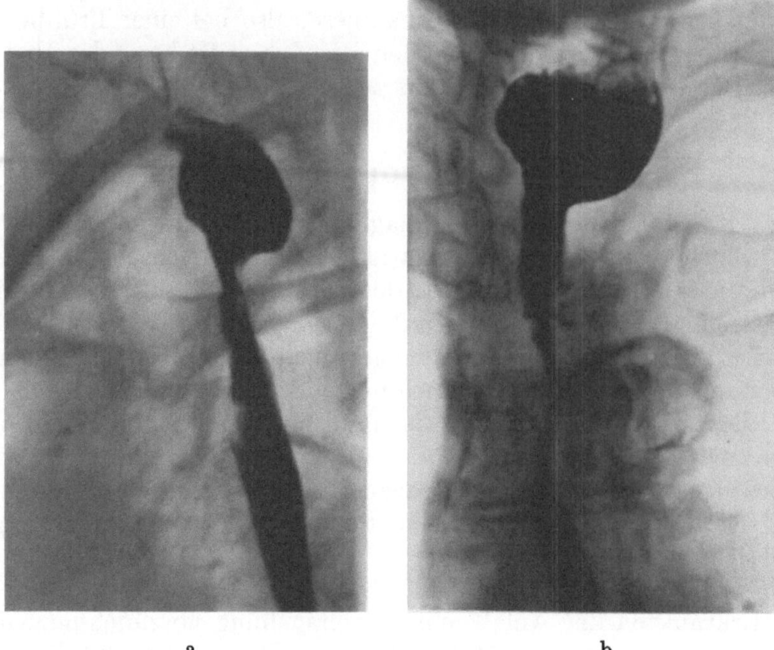

Abb. 8. a Gering verhornendes Plattenepithelcarcinom im oberen Oesophagusdrittel vor der Bestrahlung. b Randrezidiv caudal vom Primärtumor

Patienten erholen sich nach der Beseitigung der Passagestörung im Oesophagus unter der Strahlenbehandlung wieder auffallend gut. Der abgemagerte Zustand eines Patienten ist also keine absolute Gegenindikation einer radikalen Strahlenbehandlung.

Schmerzen hinter dem Sternum treten auf, wenn der Prozeß im mittleren oder auch im unteren Drittel lokalisiert ist. Wenn er sich im oberen Drittel befindet, dann werden diese im Kehlkopf, Hals oder Ohr angegeben, besonders wenn der Vagus durch den Tumor irritiert wird. Persistierende Schmerzen hinter dem Sternum deuten fast regelmäßig auf ein beginnendes Oesophaguscarcinom hin, sofern eine kardiale oder coronare Erkrankung ausgeschlossen werden kann. Bei Ausweitung des Krebses im mittleren Abschnitt oder bei Lymphknotenmetastasen im Mediastinum kann es zu Kompressionen des N. recurrens, und somit zur Lähmung eines Stimmbandes — also Heiserkeit — kommen.

Ein Zeichen für Tumorzerfall ist der foetide Mundgeruch, aber auch beim langen Verweilen der Speisen im dilatierten Oesophagus macht sich ein fader Mundgeschmack oder auch foetider Mundgeruch bemerkbar.

Bei Penetration des Tumors in die Trachea oder in einen Bronchus kann es zu ständigem Hustenreiz kommen, besonders dann, wenn es zu einer Fistel zwischen Oesophagus und Luftröhre gekommen ist. Hustenreiz ist auch dann zu erwarten, wenn es infolge einer Stenose zu Erbrechen von Speisen und Aspiration in die Luftröhre kommt. Die Gefahr einer pneumonischen Komplikation ist dann gegeben.

Zu Beginn der Bestrahlung befinden sich die Patienten meistens schon in einem ungünstigen Zustand. Nach BARTH, BRICHZY und JAXTHEIMER befanden sich von 224 Patienten 9 (= 4%) in einem guten Ernährungs- und Allgemeinzustand, bei 63 Patienten (= 28%) war der Allgemeinzustand leicht, bei 117 (= 52,4%) stark reduziert und 35 Kranke (= 15,6%) waren bereits kachektisch. Der Allgemeinzustand der Patienten mit einem Carcinom im oberen Abschnitt war insgesamt schlechter als bei den übrigen Lokalisationen.

X. Diagnostische Untersuchungsmethoden

Die Untersuchungsmethoden des Oesophagus wurden bereits an anderer Stelle dieses Handbuches beschrieben, so daß hier ein kurzer Hinweis genügt.

Zur Klärung der Diagnose kommen folgende Untersuchungen in Betracht.

1. Röntgendurchleuchtung und -aufnahme mit Kontrastbrei in stehender und liegender Position des Patienten. Dabei soll eine sorgfältige Kontrolle der Kontrastmittelpassage, Studium des Bewegungsablaufes, des Schluckaktes und des Schleimhautreliefs erfolgen. Es ist wichtig, daß der Tumor in verschiedenen Positionen dargestellt wird, damit die Ausdehnung genau bekannt wird. Die Lage und Ausdehnung des Krebses ist für die Bestrahlung von entscheidender Bedeutung.

Zur Prüfung der Resezierbarkeit der Tumoren empfehlen BRUNETTE u. Mitarb. die Pulmonararteriographie und die Acigos-Venographie, ebenso MAYS und GONZALES.

2. Oesophagoskopie. Wenn die Röntgenuntersuchung eine Stenose oder einen Tumor ergeben hat, sollte unbedingt eine endoskopische Untersuchung angeschlossen werden, aber sie sollte auch vorgenommen werden, wenn bei der Röntgenuntersuchung Zweifel aufgetreten sind, ob es sich tatsächlich um einen malignen Tumor handelt. Die Lage des Tumors soll damit fixiert werden, daß die Entfernung von der Zahnleiste bis zum Tumor in Zentimetern angegeben wird.

3. Probeexcision. Bei der Oesophagoskopie sollte regelmäßig eine Probeexcision vorgenommen werden, was bei einem medullär oder papillär wachsenden Tumor ohne Schwierigkeiten gelingt, während es bei einem scirrhös wachsenden Tumor nicht immer möglich ist.

4. Laryngoskopie. Eine laryngoskopische Untersuchung sollte bei allen Patienten vorgenommen werden, bei denen Verdacht auf ein Oesophaguscarcinom besteht. Die Recurrensparese ist ein Hinweis auf Lymphknotenmetastasen.

5. Bronchoskopie. Mit Hilfe der Bronchoskopie ist es möglich, Verformungen durch den Tumor oder Metastasen an der Trachea oder dem linken Hauptbronchus festzustellen. Außerdem lassen sich damit Einbrüche, Fisteln usw. nachweisen.

Differentialdiagnose

Wenn auch das Oesophaguscarcinom im Röntgenbild charakteristische Merkmale aufweist, so ist differentialdiagnostisch immer an eine Oesophagitis, Diverticulitis, Spasmus, Kompression durch Lymphknotenvergrößerung bei M. Hodgkin, Tuberkulose, Varicen und narbige Veränderungen zu denken (PÖSCHL). MADSEN weist darauf hin, daß durch bulbäre und pseudobulbäre Erkrankungen im Oesophagus krebsähnliche Veränderungen vorgetäuscht werden können, wie Kontrastpassage in die Trachea, Anhäufung des Kontrastmittels im Pharynx, in der Vallecula und im Sinus piriformis und verzögerte Passage durch den Oesophagus. Die Schwierigkeiten der röntgenologischen Carcinomdiagnose im Bereich des Oesophagusmundes und in der Cardiagegend sind ausreichend bekannt und wurden von HAAS und BAKER (Veränderungen im Füllungszustand der Hypopharynxregion, Verbreiterung des prävertebralen Weichteilschattens, Vortäuschung von hochsitzendem Oesophaguscarcinom), JACCOTTET und CRUCHAUD (idiopathische Oesophagusdilatation, chronische Entzündung und Krebs), DON und MURPHY (Hiatushernie, Kompression durch die Aorta, gutartige Tumoren und peptische Ulcera) beschrieben.

XI. Stadieneinteilung

Die Stadieneinteilung des Oesophaguscarcinoms sollte nach den Empfehlungen der Internationalen Studienkommission (I.C.P.R.) vorgenommen werden. In der Klinik ist das aber nur in einem begrenzten Maße möglich. Durch röntgenographische und endoskopische Untersuchungen kann die Ausdehnung des Krebses einigermaßen genau angegeben werden. Einen Teil der Lymphknotenmetastasen wird man nachweisen können, sofern sie röntgenographisch auffindbar sind. Im oberen Mediastinum kann zur Metastasensuche evtl. noch die Mediastinoskopie herangezogen werden. Nach den klinischen Untersuchungsmethoden wird es leichter sein, ein Stadium III (Primärtumor, regionäre Lymphknotenmetastasen) und Stadium IV (Primärtumor greift auf die Nachbarorgane über oder Fernmetastasen) nachzuweisen als das Stadium I (Primärtumor ist auf den Entstehungsort begrenzt) oder Stadium II (Ausweitung des Primärtumors im Entstehungsort = Begrenzung auf den Oesophagus).

Wegen der schwierigen klinischen Klassifikation hat Murphy folgende Stadieneinteilung empfohlen:

Stadium I: der Krebs ist auf den eigentlichen Oesophagus begrenzt.

Stadium II: der Krebs hat das unmittelbar benachbarte paraoesophageale Gewebe befallen (Organe und/oder Lymphknoten).

Stadium III: der Krebs hat sich über das unmittelbar benachbarte Gewebe ausgeweitet und hat entfernte Regionen befallen.

Diethelm möchte bei einer Stadieneinteilung eine Charakterisierung des Allgemeinzustandes berücksichtigt sehen und gibt folgende Einteilung an:

Stadium I: Tumor streng organbegrenzt und von geringer Größe.

Stadium II: Tumor organbegrenzt, aber von erheblicher Größe bis maximal 9 cm mit deutlichem Tumorschatten im Tomogramm oder Pneumomediastinum.

Stadium III: Ausgedehnter Tumor mit Infiltration in die Umgebung, Tumorlänge 10 cm oder darüber. Regionäre Metastasen, Kachexie.

Stadium IV: Ausgedehnter Tumor mit Infiltration in die Umgebung und in benachbarte Organe. Fernmetastasen.

Da diese Einteilung etwa auch den Gebieten der arteriellen Gefäßversorgung entspricht, wird sie auch von Nakayama bevorzugt.

XII. Behandlungsmethoden

Die Behandlung der bösartigen Geschwülste des Oesophagus besteht wie bei allen anderen Krebsen in der Bestrahlung, Operation und der Kombination dieser beiden Methoden. Wegen der begrenzten operativen Möglichkeiten wird der Schwerpunkt der Behandlung zunächst auf der Strahlenbehandlung liegen, solange keine anderen Methoden bekannt werden, die zu besseren Ergebnissen führen.

Bei einem stenosierenden Prozeß wird der lebensbedrohliche Zustand zweifellos schneller durch eine operative Entfernung des Tumors beseitigt als durch eine Bestrahlung. Befindet sich der Tumor im unteren Drittel und besonders im subdiaphragmalen Gebiet, dann ist die Operation der Bestrahlung vorzuziehen. Ebenso wird die Excision der Lymphknotenmetastasen möglich sein. Dagegen ist die operative Entfernung von Tumor und Metastasen im mittleren und oberen Oesophagusabschnitt praktisch unmöglich, weil bei einem solchen Eingriff Aorta, Lunge und Hilus gefährdet sind. Sollte sich bei einer Operation jedoch herausstellen, daß die Exstirpation des Tumors nicht möglich ist, dann wäre es eine empfehlenswerte Tat des Chirurgen, wenn er die Ausdehnung der gesamten Erkrankung durch Metallklips markieren würde, weil damit der Radiologe bei seiner gezielten Bestrahlung einige Anhaltspunkte für seine Tumorlokalisierung hat.

Operative Entfernung des Tumors im cervicalen Oesophagusgebiet wurde vielfach vorgeschlagen und ausgeführt. Bei einem Tumor im Oesophagusmund wird wohl immer eine totale Laryngektomie erforderlich sein. Eine vollständige Entfernung aller Lymphknoten wird nicht immer möglich sein, weil auch in diesem Gebiet der Lymphabfluß sehr variabel sein kann. Somit wird die Nachbestrahlung eine unabwendbare Notwendigkeit bleiben.

Tabelle 17. *Übersicht über operative Behandlung von Oesophaguscarcinomen*

Alter	Sitz des Carcinoms	Radikal-operation	Lebensdauer p. op.	Magen-fistel	Lebensdauer p. op.	Tracheo-tomie
25—49 Jahre	(11) hoch	2	14,5 Tage	11	77,6 Tage	2 (18)
	(57) Bifurkation	1	1 Tag	24	52,2 Tage	—
	(27) tief	4	15,6 Tage	10	44 Tage	1 (10)
50—59 Jahre	(60) hoch	—	—	20	50,4 Tage	4 (10,7)
	(187) Bifurkation	3	4,3 Tage	70	48,9 Tage	—
	(133) tief	7	2,7 Tage	54	47,9 Tage	1 (50)
60—69 Jahre	(92) hoch	2	22 Tage	34	50,1 Tage	12 (36,1)
	(293) Bifurkation	2	3,5 Tage	127	46,4 Tage	—
	(190) tief	2	4 Tage	88	40,4 Tage	—
70—89 Jahre	(42) hoch	1	9 Tage	18	40,4 Tage	5 (14,9)
	(132) Bifurkation	—	—	42	39,8 Tage	—
	(100) tief	—	—	28	29,7 Tage	—
25—89 Jahre	1324 alle	24	—	526	—	25

Interessant ist es zu erfahren, wie hoch der Anteil der operativ behandelten Patienten an allen Oesophaguskrebsen ist (Tabelle 17).

Dormanns gibt auf diese Frage eine ungefähre Antwort. Demnach wurde bei 1,8% der Patienten eine radikale Operation versucht, von diesen lebte keiner länger als 3 Wochen. Bei 14,4% der Patienten wurde eine Strahlenbehandlung vorgenommen, entweder mit Röntgen- oder Radiumtherapie. In 39,4% wurde eine Magenfistel und in 1,9% eine Tracheotomie angelegt. Nach dieser Aufstellung kann natürlich bei einem Teil der gastrotomierten und tracheotomierten Patienten zusätzlich auch eine Strahlenbehandlung stattgefunden haben. Angaben darüber werden nicht gemacht. Somit wurde bei rund 43% der Patienten nur eine palliative Maßnahme vorgenommen, während 57% überhaupt nicht zur Behandlung kamen. Da inzwischen mehr als 30 Jahre vergangen sind, ist anzunehmen, daß jetzt mehr Oesophaguscarcimome erkannt werden und daß die therapeutischen Maßnahmen zu einer längeren Überlebenszeit führen.

Methoden der Strahlentherapie

Viele Methoden wurden im Laufe der Zeit versucht, aber nur wenige haben sich als nützlich erwiesen.

a) Die Kontaktbestrahlung,

b) die interstitielle Bestrahlung,

c) die percutane Bestrahlung.

a) Kontaktbestrahlung

Die Kontaktbestrahlung hat jetzt nur noch eine geschichtliche Bedeutung.

In den 30er Jahren wurde der Radiumbehandlung vor der Tiefentherapie der Vorzug gegeben. Zur Einbringung des Radiums an den Tumor wurden zahlreiche Sonden konstruiert (Einhorn-Sonde, Czerny-Caansche Sonde). Die Sondenbehandlung erwies sich aber häufig als zu gefährlich, deshalb wurde von Kurtzahn die Methode der Sonde am Faden ohne Ende eingeführt. Dazu war die Anlegung einer Magenfistel erforderlich, aus der der Sondenfaden herausgezogen wurde (s. Abb. 9). Die Sonde besaß am oberen Ende eine Holzkugel, um ein Durchrutschen durch den stenosierenden Tumor zu vermeiden. (Diese Methode haben Dogliotti und Actis-Dato wieder neu aufgegriffen, ebenso Orechia, Bandellino und Sinestrero.) Kurtzahn hat nach dieser Methode 24 Patienten behandelt, der günstigste lebte 1 Jahr und 8 Monate. Beck sah bei 30 Patienten

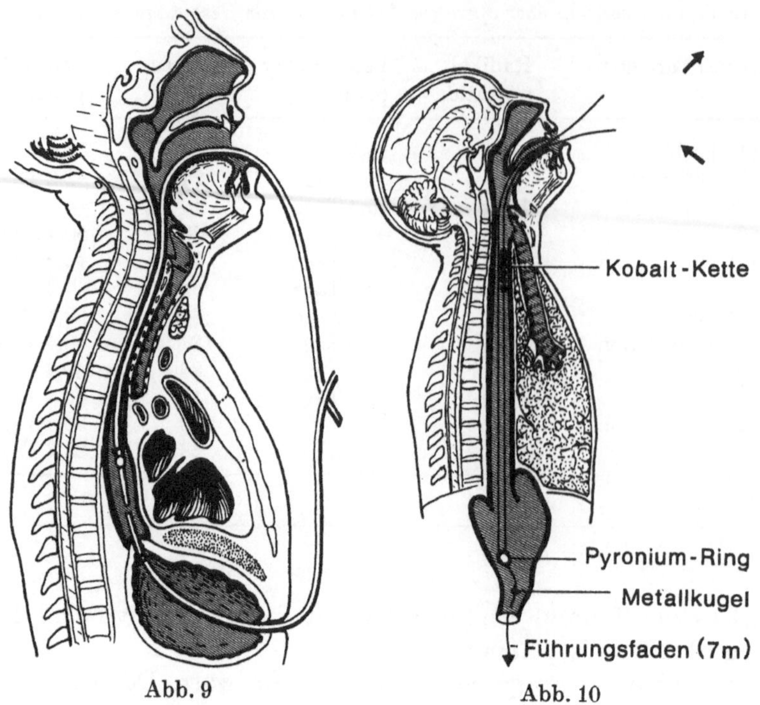

Abb. 9 Abb. 10

Abb. 9. Schema der Radiumbestrahlung nach dem Prinzip der Sondierung ohne Ende (Nach Kurtzahn)

Abb. 10. Schema der Einführung einer Kobaltperlenkette in den Oesophagus

einen 3 Jahre leben und Jüngling hat von 36 Patienten bei 8 das Leben um 1 Jahr verlängern können. Die besten Ergebnisse erzielte Guisez; bei 16 von 25 Patienten hielt die Heilung länger als 3 Jahre an, nämlich 3—15.

Diese Methodik wurde 1952 von Becker und Beck mit einer Variation wiederholt, indem jetzt statt Radium radioaktive Kobaltperlen benutzt wurden. Eine Magenfistel wird nicht angelegt, stattdessen schluckt der Patient eine kleine Bleikugel, an der ein Seidenfaden befestigt ist. Die Bleiperle befindet sich etwa am 3. Tag im Dickdarm. Am oberen Ende des Seidenfadens wird ein kleiner Metallring befestigt, durch den ein doppelter Nylonfaden gezogen wird. Nachdem der Metallring schließlich im Magen angekommen ist, werden die Radiokobaltperlen mit Hilfe des Nylonfadens vor das Carcinom gezogen (Abb. 10).

Die nach dieser Methode behandelten Patienten wurden 1963 von Frischbier, Kuttig und Kraus in derselben Klinik nachuntersucht. Dabei zeigte sich, daß die mit Radiokobalt kontaktbestrahlten und mit einer zusätzlichen Bewegungsbestrahlung behandelten Patienten eine durchschnittliche Überlebenszeit von 7,2 Monaten und die nur bewegungsbestrahlten Patienten eine Überlebenszeit von 8,8 Monaten hatten. So überlebten 21,7% der allein Röntgenbestrahlten länger als 1 Jahr gegenüber 15,2% der kombiniert lokal und percutan bestrahlten Patienten. Hackenthal kann einige interessante Beobachtungen über den Wert dieser Methode berichten. Eine Verlängerung der durchschnittlichen Überlebenszeit durch eine zusätzliche tumornahe Bestrahlung war nicht zu erreichen. Die durchschnittliche Überlebenszeit beträgt bei percutaner Röntgenbestrahlung 3500—6000 R/H) 10,7 Monate, bei Percutanbestrahlung (3000 R/H) + ^{60}Co oder Radium (2800—3000 R) 5,6 bzw. 5,1 Monate. Außerdem war die Gefahr der Perforation nach der tumornahen Bestrahlung viermal größer als nach der alleinigen Röntgenbestrahlung.

Jones und Mould beschreiben 1966 eine intracavitäre Bestrahlungsmethode, wobei mittels eines Plastikkatheters die Strahlerquelle (^{198}Au-Draht, früher Radium) in den Oesophagus eingebracht wird.

Auch die Marbuger Klinik (FIEBELKORN und SCHERER) lehnen die zusätzliche Kontaktbestrahlung mit Radium wegen der absolut unübersichtlichen Dosisverteilung grundsätzlich ab. Auch dort wurde keine offensichtliche Lebensverlängerung durch diese Methode erreicht, die durchschnittliche Überlebenszeit betrug 6,8 Monate, obwohl es sich um klinisch noch günstige Erkrankungsstadien handelte.

Dagegen sah SCHÄRER nach Rotationsbestrahlung und anschließender Radiumsondenbehandlung eine bemerkenswerte Überlebenszeit von durchschnittlich 20 Monaten. PÖSCHL errechnete bei 24 Patienten nach einer Pendelbestrahlung (5000—6500 R/Herddosis) eine mittlere Überlebenszeit von 12,4 Monaten. Die Radiumbehandlung wurde hierbei sehr vorsichtig vorgenommen; in 2 cm Tiefe wurde eine Dosis von 900 R errechnet.

DIETHELM berichtet über eine 14jährige Heilung eines kleinen ulcerierten Schleimhautcarcinoms nach alleiniger Radiumbehandlung. Bei zwei weiteren Fällen wurden nach einer kombinierten Radium-Röntgen-Behandlung Überlebenszeiten von 6,5 Jahren bzw. 3 Jahren 3 Monaten beobachtet.

GLANINGER und MAYER konnten bei 4 von insgesamt 87 radiumbestrahlten Patienten eine Beschwerdefreiheit für länger als $^1/_2$ Jahr erzielen, nämlich 1 Jahr bei einem Patienten, 3 Jahre bei 2 Patienten und 5 Jahre bei 2 Patienten.

Wir verfügen über 8 Krankengeschichten von Patienten mit einem Oesophaguscarcinom, das zunächst mit Radium bzw. ^{60}Co und anschließend mit Röntgenstrahlen behandelt wurde. Die Überlebenszeiten schwankten zwischen 2 und 12 Monaten. Die Tumorrückbildung war in keinem Fall überzeugend.

Ein weiterer Vorschlag wurde von KRAINZ und KUMER gemacht, wobei über den Radiumträger ein aufblasbarer Gummiballon gestülpt wurde, um durch die Abstandsvergrößerung des Radiums vom Gewebe eine bessere Dosisverteilung und eine Schonung des gesunden Gewebes zu erzielen.

Diese Methode wurde von den Russen RUDERMAN, PAVLOV und LOPATNIKOVA insofern erneut aufgegriffen, als sie nach einer percutanen Tele-γ- oder Röntgenbestrahlung bis zur Durchgängigkeit des Oesophagus (2000—4500 R/H) zusätzlich eine Kontaktbestrahlung mit Radium oder Radiokobalt mit einer Gesamtdosis von 1500—3500 R/H vornehmen. Von 12 Patienten war das Ergebnis bei 8 primär gut.

Die Kontaktbestrahlung wird wegen der geringen Erfolgsergebnisse und der Gefahr der raschen Tumoreinschmelzung mit Perforation kaum noch angewendet. Viele Berichterstatter mit umfangreicher Erfahrung an einer großen Krankenzahl haben diese Behandlungstechnik wegen des geringen Erfolges und der zu häufigen Nebenerscheinungen abgelehnt (STRANDQUIST, HOLFELDER, REISNER, BARRAUD-DECKER-ROSSELET, SCHINZ und ZUPPINGER, DELARIO).

BORAK faßt die Argumente gegen die Radiumbehandlung in folgender Weise zusammen: Die innerliche Radiumapplikation, die in der Behandlung der verschiedenen malignen Erkrankungen so erfolgreich ist, kann aus anatomischen Gründen (dünne Wände, enges Lumen) auf dem Gebiet des Oesophaguscarcinoms nicht seine volle Wirksamkeit entfalten, es sei denn in den ersten Anfangsstadien.

ZUPPINGER hat bereits 1936 darauf hingewiesen, daß die Radiumkontaktbestrahlung völlig unzureichend ist. „Es zeigt sich also, daß in 2 cm Abstand vom Präparat nur eine Dosis verabreicht werden kann, die bei voller Belastung der Oberfläche für die Tumorsterilisation absolut unzureichend ist. Wenn die Dosis trotzdem höher gewählt wird, resultieren immer Perforationen."

b) Interstitielle Bestrahlung

Die interstitielle Bestrahlung, wobei Radiumnadeln oder entsprechende radioaktive Stoffe in den Tumor gespickt werden, ist wegen der zu großen Gefahr der Gefäß- oder Wandverletzung als unbrauchbar abzulehnen.

Einmal konnten wir den Verlauf einer solchen Behandlung verfolgen. Der 68jährige Patient (Kaufmann, Hch.) klagte seit 3 Monaten über Schluckbeschwerden. Es wurde zunächst in der Hals-Nasen-Ohren-Klinik eine Dehnung vorgenommen. Da diese keine wesentliche Besserung brachte, wurde der Tumor im mittleren Drittel der Speiseröhre mit Radiumnadeln gespickt (1 140 mg Elh). Nach einer Besserung von 4 Wochen kam es zu einem ausgedehnten Rezidiv, das zu Beginn der Röntgenbestrahlung auch den unteren Teil des Oesophagus befallen hatte. Außerdem war es zu einer Perforation in das Mediastinum gekommen. Der Patient starb an einer Mediastinitis nach weiteren 3 Monaten.

Fleming lehnt auch die interstitielle Radonbehandlung wegen der Perforationsgefahr ab, obwohl er einen Fall von Pohle und Benson zitiert, der nach Radonbehandlung und percutaner Bestrahlung 7 Jahre lebte.

Sowohl bei der Kontakt- als auch bei interstitieller Bestrahlung wird es immer zu einer unvollkommenen Mitbestrahlung der nächstgelegenen und erkrankten Lymphknoten kommen. Sie werden immer nur für eine kurzzeitige palliative Behandlung in Betracht gezogen werden können.

c) Percutane Bestrahlung

Die percutane Bestrahlung wird nach den großen technischen Fortschritten wie folgt unterschieden:

1. Stehfeldbestrahlung mit konventionellen Röntgenstrahlen,
2. Bewegungsbestrahlung mit konventionellen Röntgenstrahlen,
3. Stehfeldbestrahlung mit Megavoltstrahlen,
4. Bewegungsbestrahlung mit Megavoltstrahlen.

Es erübrigt sich, hier auf die besonderen Eigenschaften der einzelnen Bestrahlungsmethoden einzugehen, da diese in einem besonderen Kapitel behandelt werden und dort nachgelesen werden können.

Differenzierte Angaben sind zu finden über:

die *Stehfeldbestrahlung* bei
Paterson, Holfelder, Murphy, Oeser, Ungár, Zuppinger;

die *Rotationsbestrahlung* bei
Du Mesnil de Rochemont, Barth und Wachsmann, Diethelm;

die *Pendelbestrahlung* bei
Kohler und Bender, Pöschl, Barth und Wachsmann, Wichmann und Heinzel, Janker und Rossmann;

die *Megavoltbestrahlung* bei
Kuttig und Weitzel, Becker und Schubert.

Aufgrund der Kenntnisse von der Ausdehnung und Ausweitung des Krebses sollten die Bestrahlungsfelder in der Länge so groß gewählt werden, daß auch die im Röntgenbild noch nicht erkennbare Ausdehnung der Geschwulst mit erfaßt wird. Es hat sich als vorteilhaft erwiesen, wenn das Oesophagusgebiet 2 cm cranial und caudal vom Tumor sicher mitbetrahlt wird (Pöschl, Kohler, Bender, Hellriegel).

Die Breite des Feldes soll so groß gewählt werden, daß die regionären Lymphknoten mitbestrahlt werden. Da die Metastasierungsrichtung bei jedem einzelnen Carcinom eine andere sein kann, ist es äußerst schwierig anzugeben, welche Lymphknotenstationen mitbestrahlt werden sollen. Aus der Kenntnis des hauptsächlichsten Lymphabflusses der Carcinome in den drei Oesophagusabschnitten ergibt sich die Notwendigkeit, typische Lymphknotenstationen bei einer radikalen Therapie mitzubestrahlen. Das bedeutet, daß bei Tumoren im oberen Drittel die supraclaviculären Regionen, bei Tumoren im mittleren Drittel die mediastinalen und evtl. die subdiaphragmalen Regionen und bei Tumoren im unteren Drittel die subdiaphragmalen ebenfalls zu bestrahlen sind.

Die Feldbreite im Bereich des Primärtumors soll etwa 5—6 cm betragen.

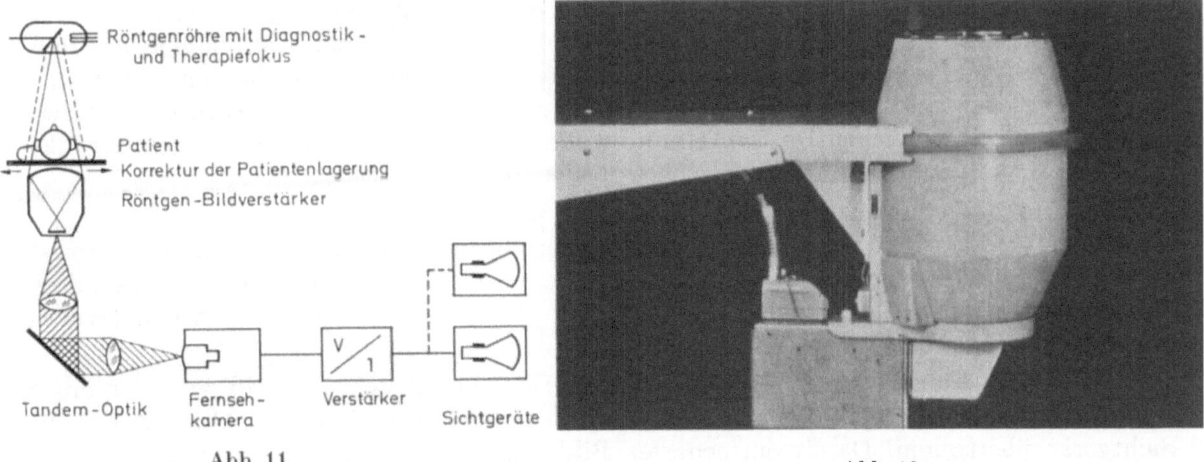

Abb. 11

Abb. 12

Abb. 11. Schema der Tumorlokalisierung mit Fernsehkontrolle

Abb. 12. Bildverstärker und Fernsehkamera, verbunden durch Winkeloptik

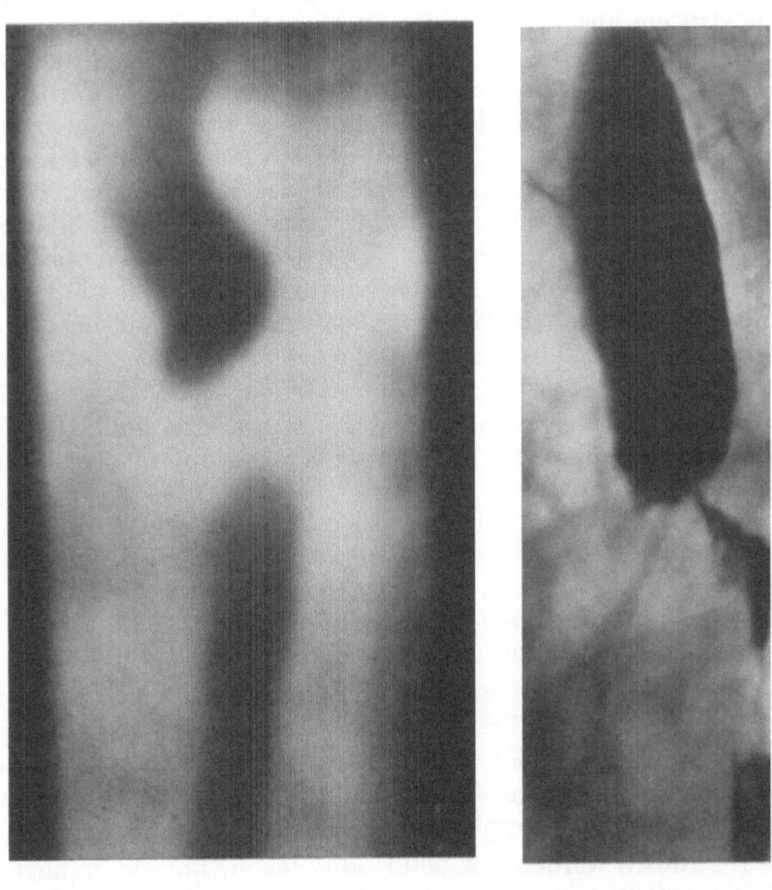

a b

Abb. 13. a Röntgenaufnahme von einem Oesophaguscarcinom, angefertigt mit dem Focus einer Therapieröhre. b Röntgenaufnahme eines Oesophaguscarcinoms, angefertigt mit dem Diagnostikfocus einer Doppelfocustherapieröhre

Pöschl aus der Schule Kohlers empfiehlt 4 cm breite Felder, Krebs, Nielsen und Andersen wählten eine Feldbreite von 4—5 cm, Kahr 4,5—5 cm. Sie nehmen an, daß die Feldbreite ausreicht, um die benachbarten Lymphknoten mit zu erfassen. Neumann und Wachsmann schlagen sogar Feldbreiten von nur 1,5—2 cm vor. Dadurch erhalten sie einen steileren seitlichen Dosisabfall und wollen damit eine Schonung des dem Krankheitsherd benachbarten gesunden Gewebes erreichen.

Der Erfolg einer Radikalbestrahlung ist zum großen Teil von der genauen Lokalisierung des Tumors abhängig. Über Tumorlokalisierung wird in einem besonderen Kapitel berichtet. Auf eine sehr genaue und einfache Lokalisierungsmethode ist aber besonders hinzuweisen, nämlich die Lokalisierung mit dem Bildverstärker und Fernsehen (Hellriegel).

Das Prinzip ist aus der Abb. 11 zu ersehen. Das Durchleuchtungsbild wird von einer Bildverstärkerröhre aufgenommen und mit Hilfe einer Fernsehkamera (Abb. 12) auf ein Sichtgerät übertragen. Damit ein scharfes Bild erzielt wird, enthält die Therapieröhre zusätzlich einen Focus für Diagnostik. Dadurch werden Bilder scharf abgebildet, und es kann eine normale Durchleuchtung und genaue Lokalisierung des Oesophagustumors vorgenommen werden. Die Abb. 13a und b zeigen einen Oesophagustumor einmal nach einer Durchleuchtung mit dem Therapiefocus und einmal mit dem Diagnostikfocus.

XIII. Dosierung

Die Herddosis ist von der Strahlenempfindlichkeit des Tumors abhängig. Empirisch hat sich erwiesen, daß ein ausdifferenziertes Plattenepithelcarcinom eine relativ geringe Strahlenempfindlichkeit hat; je undifferenzierter ein Plattenepithelcarcinom oder anderes Carcinom ist, desto strahlenempfindlicher wird es. Nach Pöschl kann das Oesophaguscarcinom, insbesondere das Plattenepithelcarcinom, nicht als strahlenresistent gelten. Wenn vielfach noch die Ansicht vertreten wird, daß ein Plattenepithelcarcinom des Oesophagus wenig strahlenempfindlich sein soll, so ist das kaum erklärlich, denn Plattenepithelcarcinome anderer Lokalisation, wie Haut, Lippen, Mundhöhle, Larynx und Cervix uteri, können durch Strahlen geheilt werden. „Die Meinung, das Oesophaguscarcinom sei strahlenresistent, steht auch nicht im Einklang mit der Tatsache, wie Lacassagne erstmalig zeigen konnte, daß nämlich im Tierexperiment das Plattenepithel, welches die Oesophaguswand überzieht, auf Strahlen genau so reagiert wie das Plattenepithel anderer Organe, die diesen Epitheltyp zeigen“ (Borak).

Somit ist es ratsam, das verhornende, nichtverhornende und Adenocarcinom mit 6000 R Tumordosis zu bestrahlen, das undifferenzierte, entdifferenzierte, solide Carcinom mit 5000 R Tumordosis zu belasten.

Die Tumordosis der Sarkome ist unterschiedlich (s. auch Kapitel „Weichteilsarkome“.)

Die Fibro-, Spindel-, Lipo- und Myxosarkome benötigen schon eine Tumordosis von 6000 R;

die Rundzellen-, polymorphzelligen Sarkome 5000 R,

die Lympho-, Retothel-, Reticulo- und Angiosarkome 4000 R.

Die hier angegebenen Dosen sind natürlich nur Richtwerte, die sich aus der Erfahrung ergeben haben. In der täglichen Praxis werden individuelle Variationen erforderlich werden. Ein bereits nekrotisierender Tumor wird sich unter der Bestrahlung schnell zurückbilden, so daß bei laufenden Röntgenkontrollen die Bestrahlung entsprechend eingestellt werden muß, damit Komplikationen vermieden werden.

Die täglichen Herddosen werden mit 200 R angegeben. Bei sechsmaliger Bestrahlung in der Woche würde somit die gesamte Bestrahlungsdauer 5 Wochen betragen. Wenn eine Bewegungsbestrahlung mit konventionellen oder Megavolt-Röntgenstrahlen vorgenommen wird, dann wird diese Bestrahlungszeit vom Patienten im allgemeinen gut vertragen. Aber auch hier muß die Einzeldosis den individuellen Verhältnissen angepaßt werden.

Aus eigener Erfahrung hat sich die kontinuierliche gezielte Bestrahlung als günstig erwiesen. Bei einer Herddosis von 6000 R ist die Behandlung in 5—6 Wochen vorzunehmen.

HOLSTI hat die Bestrahlung in 2 Serien mit einer zwischenzeitlichen Ruhepause von 2—3 Wochen vorgenommen. Danach waren die Resultate nicht schlechter als nach der kontinuierlichen. Es bestand eine bessere Verträglichkeit bei den Patienten.

Die täglichen Herddosen bei der Bewegungsbestrahlung werden unterschiedlich angegeben und schwanken zwischen 100 R (BÜTIKOFER) und 500 R (NAKAIDZUMI und MIYKAWA). Die extrem hohen Dosen sind doch mit einigen Risiken verbunden. Es ist wohl möglich, daß 300 R tägliche Herddosis vom Gewebe manchmal vertragen wird, aber man läuft dabei doch immer Gefahr des zu schnellen Tumorzerfalles, der Infektion, der Mediastinitis und des Zerfalls des gesunden Gewebes mit Perforation. NIELSEN gab in täglich 2 Sitzungen 150 und 200 R. GYNNING empfiehlt 200—225 R täglich. Auch EBERHARDT und STRIEZEL sahen bei einer täglichen Herddosis von 150—200 R die beste Verträglichkeit.

Die mittlere Überlebenszeit der bestrahlten Patienten wird bei zunehmender Herddosis größer, wie es HAUBRICH (1949) zeigen konnte. Er berichtet, daß bei einer Herddosis von 3000 R die mittlere Überlebenszeit 3,5 Monate beträgt, bei 4500 R 5,4 Monate und über 4500 R 10,7 Monate. Die Forderung nach einer höheren Herddosis wurde von zahlreichen anderen Autoren in der Zeit gefordert, als fast ausschließlich nur die Stehfeldtherapie angewendet werden konnte. Erst die Bewegungsbestrahlung und die Anwendung der Megavolttherapie erlauben eine höhere Tumordosis bei geringer Integraldosis im gesunden Gewebe.

Für das Plattenepithelcarcinom sieht BURNETT eine Herddosis von 5000—6000 R in 4—6 Wochen als erforderlich an, um einen lebensverlängernden Effekt zu erreichen, ebenso FRISCHBIER, KUTTIG und KRAUS, MACARINI u. Mitarb., EBERHARDT u. STRIEZEL. Auch PATERSON fordert für eine radikale Bestrahlung eine Herddosis von 6000 R.

BEIBUTOV sah die besten Ergebnisse bei 7000—8000 R mit der Telekobalttherapie und BONOMINI bei 6000—7000 R (^{60}Co), GARY-BOBO 6000—8000 R (täglich 150—200 R), MARQUES u. Mitarb. 6000—7000 R (tägliche Einzeldosen von 200—250 R), MUSTAKALLIO 6000 R (tägliche Einzeldosen von 300 R). DELARIO bei 5000 R (Rotation, täglich 150 R in 2 Sitzungen), DEVOIS, DECKER und DESANTI bei 4500 R (Rotation, täglich 100—150 R), HERVERBEI 4500—5000 R (täglich 100—150 R).

Bei der Rotationsbestrahlung werden von DICKSON und MORGAN 5500—6000 R Tumordosis in 5—6 Wochen bei wöchentlich 1000 R angegeben.

BARTH u. Mitarb. haben bei der Rotationsbestrahlung zu Beginn der Behandlung 120—150 R am Herd verabreicht. Bei Verträglichkeit steigerten sie die Werte auf 200, mitunter auf 250 R. Als Gesamtdosis wurden pro Serie 4000—5000 R angestrebt. Wenn es der Allgemeinzustand erlaubte, sind sie sogar bis zu einer Gesamtdosis von 8000 R in 6—8 Wochen hinaufgegangen.

NAKAIDZUMI und MIYKAWA haben bei 5 Patienten eine Überdosis von 10000 R gegeben, und es kam prompt zu Komplikationen. Meistens wurden 7000—10000 R in 10—30 Tagren verabreicht. NIELSEN, BÜTIKOFER empfehlen 5000 R in 25—30 Tagen. Nach verschiedenen Versuchen stellte GYNNING fest, daß die Toleranzdosis bei 7000 R in 35—40 Tagen liegt und daß sich die Erfolge bei diesen noch recht hohen Dosen nicht günstiger gestalten als nach einer Dosis von maximal 6500—6800 R in 35—40 Tagen.

Zur Frage der Fraktionierung nimmt PROPST (von LEB empfohlen) von histopathologischer Sicht aus, anhand von 10 obduzierten Oesophaguscarcinomen, Stellung. Nach eingehendem Studium der Strahlennekrose, der Faserproduktion innerhalb der Nekrose und des Ersatzes durch ein faseriges Maschenwerk, kommt er zu der Überzeugung, daß bei einer stärkeren Fraktionierung der Dosis die tödlichen Komplikationen des Speiseröhrenkrebses verringert werden können und dadurch den reaktiven mesenchymalen Reaktionen ein längerer Zeitraum für die zur Vernarbung führenden Abbauvorgänge eingeräumt wird.

Kahr aus der Lebschen Klinik konnte bestätigen, daß die Rückbildung der Tumoren nach einer täglichen maximalen Herddosis von 150 R günstiger ist als nach höheren Dosen, und daß die Nebenerscheinungen dabei relativ gering sind.

XIV. Ergebnisse

Bedingt durch die Größe des Organes, der Topographie und der außerordentlich verzweigten Lymphabflußwege und die sich daraus ergebende relativ rasche Ausweitungsmöglichkeit des Krebses, ist die durchschnittliche Lebenszeit der Erkrankten sehr kurz. Von Dormanns werden für das unbehandelte Carcinom 5,8—8,2 Monate und von Adams 5—8 Monate angegeben.

Die Bemühungen, das Leben der Patienten durch Strahlentherapie, Operation oder Kombination dieser beiden Methoden zu verlängern, gelingt leider nur bei einer ganz kleinen Gruppe. Bei unseren eigenen bestrahlten Oesophaguscarcinompatienten starben 59% innerhalb der ersten 6 Monate und rund 80% innerhalb eines Jahres. Bei Barth waren es 55% nach 6 und 80% nach 12 Monaten. Die Überlebensaussichten sind hierbei noch ungünstiger als beim Bronchuscarcinom.

Buschke hat eine sehr aufschlußreiche Statistik der Berichte einiger bekannter Chirurgen (Sweet und Garlock) und Radiotherapeuten (Nielsen, Gynning, Smithers und Watson) zusammengestellt, um einen Vergleich von Chirurgie und Radiotherapie der behandelten Oesophaguscarcinome im oberen und mittleren Oesophagusanteil anzustellen (s. Tabelle 18).

Tabelle 18. *Carcinome des thorakalen Oesophagus. Prozentuale Symptomenfreiheit*

Überlebenszeit	Alle behandelten Patienten		Optimal behandelte Patienten	
	Operation	Radiotherapie	Operation	Radiotherapie
1 Jahr	36,8 (46:125)	33 (20:60)	48,5 (46:95)	42,5 (20:47)
2 Jahre	13,1 (15:114)	11,6 (7:60)	17,2 (15:87)	14,9 (7:47)
3 Jahre	9,7 (9:92	6,8 (18:262)	12,9 (9:70)	10,4 (18:173)
5 Jahre	2,5 (1:40)	3,6 (8:218)	3,3 (1:30)	6,2 (8:128)

Wenn diese Zahlen auf den ersten Blick zunächst noch recht unbefriedigend wirken, so sind sie kein Argument, bei einem Krebskranken keine Therapie zu betreiben, denn durch die verbesserte Strahlentherapie besteht doch ein berechtigter Grund zu der Annahme, daß in Zukunft bei einem größeren Prozentsatz der Patienten eine erhebliche Lebensverlängerung zu erreichen sein wird.

Zweifellos befinden sich die meisten Patienten zu Beginn der Bestrahlung in einem fortgeschrittenen Stadium, so daß die Prognose immer ungünstig sein wird. Aber es sind doch Faktoren bekannt, bei deren Vorhandensein die Überlebenszeit verlängert werden kann. Solche sind:

1. Ausdehnung des Tumors,
2. Ort der Erkrankung,
3. Alter des Patienten.

Die Lebensverlängerung wird sicher beeinflußt durch:

4. Bestrahlungstechnik,
5. Strahlenart,
6. Tumordosis.

1. Ausdehnung des Tumors

Fleming zeigte, daß von der Länge des Tumors auch die prozentuale Häufigkeit der Metastasierung abhängig ist; bei einer Länge von 5,1 cm beträgt die Metastasierung etwa 50% und über 5,1 cm bereits 88%. Schärer sah bei Tumoren von mehr als 5 cm Länge in 90% seiner Patienten eine Metastasierung. Hat der Tumor eine bestimmte Länge überschritten, etwa ein Viertel des Oesophagus, dann ist im allgemeinen nicht mehr mit einem kurativen Erfolg zu rechnen (Pierquin et al.).

Dagegen meinen Lachapèle und Touchard, daß die Länge der Stenose keine Bedeutung für die Prognose habe.

Die Überprüfung unserer eigenen Patienten, bei denen die Tumorlänge röntgenographisch bestimmt werden konnte, bestätigte die Feststellung von Fleming, daß Tumoren bei einer Ausdehnung von mehr als 5 cm eine wesentlich schlechtere Überlebenszeit haben (s. Tabelle 19).

Tabelle 19. *Tumorlänge und Überlebenszeit*

	Anzahl	Überlebenszeit					
		weniger als 1 Jahr	1 Jahr	2 Jahre	3 Jahre	4 Jahre	5 Jahre
Bis 5 cm	28	16 (57,1%)	12 (42,9%)	3 (10,7%)	2 (7,1%)	2 (7,1%)	2 (7,1%)
	durchschnittliche Überlebenszeit: 16,1 Monate						
Bis 10 cm	67	46 (68,7%)	21 (31,3%)	7 (10,4%)	4 (6%)	1 (1,5%)	1 (1,5%)
	durchschnittliche Überlebenszeit: 11,0 Monate						
Über 10 cm	24	22 (91,7%)	2 (8,3%)	—	—	—	—
	durchschnittliche Überlebenszeit: 6,0 Monate						

2. Ort der Erkrankung

Wieweit der Ort der Erkrankung hinsichtlich der Überlebenszeit eine Rolle spielt, wird in der Literatur nicht eindeutig beantwortet. Es wäre denkbar, daß ein der Oberfläche näher liegender Tumor günstiger durch Strahlen beeinflußt werden kann als ein tiefer gelegener. Entscheidend für die Tumorrückbildung ist aber zweifellos die applizierte Herddosis. In dieser Beziehung ist die Angabe von Schärer in der Tabelle 20 recht interessant.

Tabelle 20. *Oesophaguscarcinom. Resultate der Strahlenbehandlung 1943—1951.* [Aus Schärer: Strahlentherapie **97**, 511 (1955)]

	Oberes Drittel	Mittleres Drittel	Unteres Drittel	Total
Anzahl	56	111	58	225
Durchschnittliche Überlebensdauer	13,0 Monate	8,6 Monate	8,6 Monate	9,7 Monate
Feldbestrahlung	15,5 Monate	9,2 Monate	4,7 Monate	
Rotationsbestrahlung	9,4 Monate	8,4 Monate	9,1 Monate	
3-Jahres-Heilungen	5	5	2	12
5-Jahres-Heilungen	2	1	2	5

Hier ist zu erkennen, daß die oberflächennahen Tumoren nach der Stehfeldbestrahlung im oberen Drittel auffallend günstige Überlebenszeiten haben. In den tiefer gelegenen Regionen des mittleren und unteren Drittels sind die Überlebenszeiten ungünstig. Bei der Bewegungsbestrahlung sind sie dagegen fast annähernd gleich, weil die Dosierung hier wahrscheinlich etwa gleich hoch war.

3. Alter des Patienten

In der Literatur waren keine klaren Angaben über das Verhältnis Alter zu Überlebenszeit zu finden. Die Untersuchung unserer eigenen 218 Patienten ist das Ergebnis der Tabelle 21.

Tabelle 21. *Alter und Überlebenszeit*

Alter	Anzahl	Überlebenszeit					
		weniger als 1 Jahr	1 Jahr	2 Jahre	3 Jahre	4 Jahre	5 Jahre
30—39	1	1					
40—49	6	4 (66,6%)	2 (33,3%)				
50—59	39	25 (64,1%)	13 (33,3%)	3 (7,7%)	1 (2,6%)	1 (2,6%)	1 (2,6%)
60—69	88	64 (72,7%)	24 (27,3%)	9 (4,5%)	4 (4,5%)	1 (1,1%)	1 (1,1%)
70—79	77	63 (91,8%)	14 (18,2%)	5 (6,5%)	2 (2,6%)	1 (1,3%)	1 (1,3%)
80—89	8	5 (62,5%)	3 (37,5%)	1 (12,5%)	1 (12,5%)		

Nach dieser Übersicht kann man feststellen, daß die Patienten im Alter von 50—59 Jahren und von 80—89 Jahren relativ günstige Überlebenszeiten haben. Bei diesen kleinen Zahlen ist natürlich der mittlere Fehler groß, so daß man daraus keine endgültigen Schlüsse ziehen kann.

4. Bestrahlungstechnik

Zweifellos übt die Bestrahlungstechnik einen Einfluß auf die Überlebenszeit aus, denn gelingt es mit jener den Tumor zu zerstören und das umgebende gesunde Gewebe weitgehend zu schonen, dann ist die Chance der Ausheilung und der Vernarbung relativ groß.

Tabelle 22. *Prozentuale Überlebenszeiten nach Stehfeldbestrahlung mit konventionellen Röntgenstrahlen*

Autor	Anzahl	Überlebenszeit				
		1 Jahr	2 Jahre	3 Jahre	4 Jahre	5 Jahre
Schinz u. Zuppinger (1937)	219	26/219 (12%)	5/191 (2,6%)	3/140 (2,2%)	1/111 (0,9%)	
Reisner (1943)	72	29,2%		4,2%		2,8%
Nielsen (1945)	140	10%	4%			
Zuppinger (1949)	193	12%	1%			
Köhler (1951)	293	22%				
Jørgsholm (1952)	67[a]	25/67 (37,3%)	11/67 (16,4%)	8/67 (11,9%)		
Burnett (1956)	28[b]	6 (21,4%)	2 (7,1%)	1 (3,6%)		
radikal rö.	11	4 (36,3%)	2 (18,2%)	1 (9,1%)		
op.	39	3 (7,7%)	3 (7,7%)	3 (7,7%)		
Papillon (1956)	225			2,2%	0,9%	
Smithers (1956)	229	14%	8,7%			
Barth (1958)	87	15%	1%	1%		
Rozanov (1958)	116		13%			
Hellriegel (1959)	76	10 (13,1%)	2 (2,6%)	1 (1,3%)	1 (1,3%)	
Engelstad		10%				
Hellriegel (1964)	83	12/83 (14,5%)	2/83 (2,4%)	1/83 (1,2%)	1/83 (1,2%)	1/83 (1,2%)
Cocchi (1962)	724	40/724 (5,5%)		18/587 (3%)		7/435 (1,5%)
Frischbier u. Mitarb. (1963)	120	15/120 (12,5%)	4/120 (3,5%)			
Bauer u. Mitarb.	48	4/48 (8,5%)	1/48 (2%)			

[a] Nur im Halsteil
[b] Nur Plattenepithelcarcinom.

Hier interessiert in erster Linie die percutane Bestrahlungstechnik. Die Bedeutung der Kontaktbestrahlung wurde bereits auf S. 507ff. eingehend besprochen.

Bei der percutanen Bestrahlung stehen die Stehfeld- und Bewegungsbestrahlung mit konventionellen und Megavolt-Röntgenstrahlen zur Diskussion. Die Gegenüberstellung der prozentualen und der durchschnittlichen Überlebenszeiten geben Aufschluß über den Einfluß der Bestrahlungstechniken (Tabelle 22 und 23).

Tabelle 23. *Durchschnittliche Überlebenszeit nach Stehfeldbestrahlung*

Benthaus	6,0 Monate
v. Braunbehrens	11,6 Monate
Bütikofer	6,0 Monate
Brule u. Mitarb.	5,4 Monate
Cocchi	9,7 Monate
Cox	8,5 Monate
Engelstad	5,1 Monate
Freid	11,0 Monate
Grasser	5,5 Monate
Haubrich	5,8 Monate
Hellriegel	6,7 Monate
Holsten	6,5 Monate
Köhler	8,1 Monate
Krebs u. Mitarb.	8,1 Monate
Papillon u. M.	6,6 Monate (oberes Drittel)
	7,2 Monate (mittleres Drittel)
	10,7 Monate (unteres Drittel)
Pettit	5,8 Monate (nach Operation 5,5 Monate)
Reisner	10,8 Monate
Schinz u.	6,4 Monate
Zuppinger	6,2 Monate
Mittelwert	7,5 Monate

a) Bewegungsbestrahlung mit konventionellen Röntgenstrahlen

„Man hält es für wünschenswert, daß die große Energieabsorption so streng wie irgend möglich auf den Tumor selbst beschränkt wird, und daß der Energieabfall in unmittelbarer Nähe des Tumors am steilsten sei, um das umgebende Gewebe, von dessen Regenerationsvermögen der Heilungsprozeß abhängt, zu schonen und gleichzeitig die Integraldosis, die verantwortlich für die allgemeine Reaktion ist, so klein wie möglich zu halten“ (Nielsen und Jorgsholm). Mit der Bewegungsbestrahlung kommt man dieser Forderung schon recht nahe, wenn es auch noch nicht der Idealzustand ist. Da aber eine hohe Herddosis bei Schonung der Haut und des gesunden Gewebes damit zu erreichen ist, sind die Behandlungsergebnisse schon merklich besser als nach der Kreuzfeuermethode.

Die durchschnittliche Überlebenszeit errechneten Fiebelkorn und Scherer für die Rotationsbestrahlung mit 8 Monaten, für die Stehfeldbestrahlung mit 5 Monaten und bei zusätzlicher Radiumbehandlung mit 6,8 Monaten. Nach der Bewegungsbestrahlung ist mit einer längeren Überlebenszeit zu rechnen, wie es die Absterbekurve dieser beiden Autoren zeigt (Abb. 14).

Bei der Rotationsbestrahlung betrug die mittlere Überlebenszeit nach den Angaben von Dickson und Morgan bei 57 Patienten 8,7 Monate, bei den noch lebenden 10,0 Monate. 33 Tumoren befanden sich im mittleren Drittel.

Hierbei wird die Frage aufkommen, ob der Tumor in einer oder in mehreren Serien bestrahlt werden wird. Durch die günstige Raumdosisverteilung bei der Bewegungsbestrahlung wird es keine Schwierigkeiten machen, die erforderliche Tumordosis in einer Serie einzustrahlen. Eine zweite Serie wird sowohl vom Patienten als auch vom Gewebe

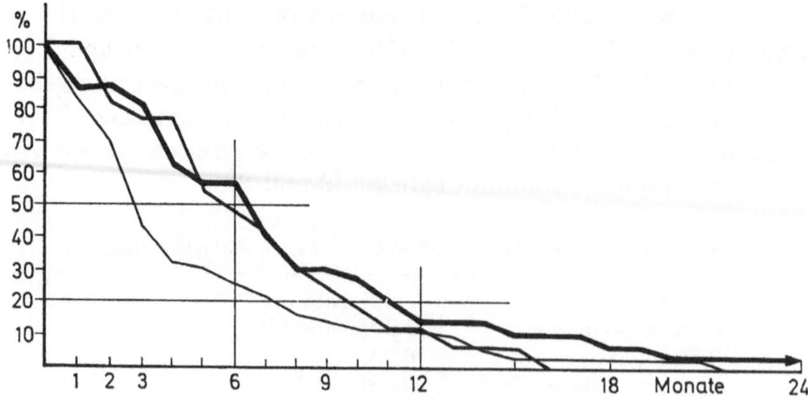

Abb. 14. Absterbekurven verschieden bestrahlter Oesophaguscarcinompatienten nach Behandlungsbeginn; —— nach Rotationsbestrahlung; —— nach Stehfeldbestrahlung; —— nach Stehfeld- und Radiumbehandlung

schlecht vertragen, die Behandlungsergebnisse sind meistens weniger gut. Weitere Serien bleiben fast immer ohne subjektiven und objektiven Erfolg (BARTH, HELLRIEGEL; Tabelle 24 und 25).

Tabelle 24. *Prozentuale Überlebenszeit nach Bewegungsbestrahlung mit konventionellen Röntgenstrahlen*

Autor	Anzahl	Überlebenzeit				
		1 Jahr	2 Jahre	3 Jahre	4 Jahre	5 Jahre
GYNNING (1951)	88	15/77 (19%)	10/77 (13%)	8/88 (9%)	5/77 (6,5%)	4,88 (4,5%)
radikal	77			8/77 (10,4%)		4/77 (5,2%)
PÖSCHL (1952)	206			12/206 (6%)		6/206 (3%)
radikal	144			12/144 (8%)		6/144 (4%)
DEVOIS (1954)	254	11%	7%	1,1%		
NIELSEN (1954)	423	105/423 (25%)	52/423 (12%)	22/423 (5%)	12/423 (3%)	9/423 (2,1%
radikal	216	105/216 (49%)	52/216 (24%)	22/216 (10%)	12/216 (6%)	9/216 (4,2%
BARTH (1958)	114	27/114 (24%)	8/114 (7%)	7/114 (6,1%)	2/114 (2%)	1/114(0,9%)
radikal	71	17/71 (24%)	7/71 (10%)	6/71 (8%)	2/71 (3%)	1/71 (1%)
DIETHELM (1959)	101	31%	8,9%	5,9%	5,9%	5,9%
radikal	81	39%	11%	7,4%	7,4%	7,4%
HELLRIEGEL (1959)	60	22/60 (36,7%)	4/60 (6,6%)	2/60 (3,3%)	1/60 (1,70%)	
radikal	34	15/34 (44,1%)	3/34 (8,8%)	2/34 (5,8%)	1/34 (2,9%)	
HERVE (1959)	51	11/51 (21,6%)	4/51 (7,8%)	1/51 (2%)		
FRISCHBIER, KUTTIG u. KRAUS (1963) radikal	69	15/69 (21,7%)	4/69 (5,8%)			
HOLSTEN u. STENDER (1964)	94		11/94 (11,7%)	5/94 (5,3%)		2/94 (2,1%)
radikal	76		11/76 (14,4%)	5/76 (6,5%)		2/76 (2,6%)
HELLRIEGEL (1964)	137	45/137 (32,8%)	14/129 (10,9%)	8/115 (7,0%)	4/104 (3,8%)	4/104 (3,8%
radikal	110	43/110 (39,0%)	14/101 (13,8%)	7/94 (7,4%)	4/84 (4,7%)	3/70 (4,3%)
LEBORGUE (1966) radikal	503					9 (2,5%)
GYNNING (1965) radikal	430	18%		6%		4%
KUTTIG (1966) radikal	107	16,8%	6,6%			2,2%

Tabelle 25. *Mittlere Überlebenszeit nach Bewegungsbestrahlung mit konventionellen Röntgenstrahlen*

Devois	6,0 Monate
Dickson u. Mitarb.	8,7 Monate
Elter	14,3 Monate
Hackenthal	10,7 Monate
Hellriegel	9,6 Monate
Holsten	10,8 Monate
Krebs u. Mitarb.	10,0 Monate
Schärer	8,8 Monate
Mittelwert	9,9 Monate

b) Megavoltbestrahlung

Wie wir inzwischen gelernt haben, benötigen wir zur Zerstörung eines Plattenepithelcarcinoms eine bestimmte Dosis, die für ein unreifes Plattenepithelcarcinom etwa 5000 R und für ein differenziertes etwa 6000 R betragen soll. Die Kontaktbestrahlung mit Radium oder Radiokobalt ist aus anatomischen Gründen meistens nicht vertretbar, wenn es sich nicht gerade um ein ganz frühes Stadium handelt. Bei der Stehfeldbestrahlung müßte eine Oberflächendosis von 12000—15000 R verabreicht werden, um die erforderliche Herddosis zu erzielen. Solche hohen Dosen stellen natürlich an den Patienten die höchsten Anforderungen.

Die gewünschte Herddosisapplikation ist mit der Bewegungsbestrahlung möglich, wenn dabei auch die allgemeine Strahlenbelastung des Patienten immerhin noch recht erheblich sein kann.

Mit der Megavoltbestrahlung als Bewegungsbestrahlung mit Radiokobalt, aber noch besser mit der sehr harten Strahlung eines Betatrons, ist es eine Leichtigkeit, die hohe Tumordosis ohne wesentliche Beeinträchtigung des Patienten zu applizieren.

Erfahrungsgemäß sind zu Beginn der Bestrahlung die überwiesenen Patienten häufig in einem schon recht fortgeschrittenen Krankheitszustand. Man darf nun nicht erwarten, daß bei einer ungünstigen Ausgangslage die Bestrahlungserfolge im Mittel bei der Megavolttherapie mit Photonenstrahlen besser sein müssen. Es ist wohl kaum möglich, daß mit Betatron- oder Kobaltbestrahlung bei einem weitmetastasierten Tumor andere Ergebnisse erzielt werden, als nach einer Bewegungs- oder Stehfeldbestrahlung mit konventionellen Strahlen. Wenn aber der Tumor noch einigermaßen lokalisiert ist, dann werden wegen der besseren Verträglichkeit und der besseren Lokalisierung die Ergebnisse nach der Megavolttherapie erfolgreich sein (Tabelle 26).

Wir hatten die Möglichkeit, 18 Patienten mit dem 35 MeV-Betatron zu bestrahlen und konnten eine verhältnismäßig günstige Überlebenszeit beobachten. Die Patienten befanden sich meistens noch in ausreichendem Allgemeinzustand. Es waren keine sog. aus-

Tabelle 26. *Prozentuale Überlebenszeit nach Megavoltbestrahlung*

Autor	Anzahl	Überlebenszeit				
		1 Jahr	2 Jahre	3 Jahre	4 Jahre	5 Jahre
Chiarotti Telekobalt	18		11%			
Blomfield (1956) 2 MeV-Rö	28	1 (3,5%)	1 (3,5%)			
Haas, Harvey (1956) 22 MeV-Rö	18			1 (5,5%)		
Cocchi (1958) 31 MeV-Rö.	16	30%	18%	15%		

Tabelle 26 (Fortsetzung)

Autor	Anzahl	Überlebenzeit				
		1 Jahr	2 Jahre	3 Jahre	4 Jahre	5 Jahre
LOTT u. Mitarb. (1958) Telekobalt	31	39,6%	19,6%	16%	6,4%	3,2%
SMITH u. Mitarb. (1958) Telekobalt	16		31%	25%		
PIERQUIN u. Mitarb. (1958) 22 MeV-Rö.	54	37%			5,5%	
ZUPPINGER (1958) 31 MeV-Rö.	70			4,3%		
BARINA u. Mitarb. (1959) Telekobalt	10	30%		10%		
UHLMANN (1959) 30 MeV-Elektr.	16		1—6%			
BEIBUTOV (1960) Telekobalt	66	26/66 (39,4%)	15/66 (22,7%)	5/66 (7,6%)		
MACARINI u. Mitarb. (1960) Telekobalt	21		9,5%			
GARY-BOBO (1962) Telekobalt	81	14,5%	9% o/3 (28%) m/3 (3%) u/3 (33%)			
GIORGI u. Mitarb. (1962) Telekobalt	12	25%	17%			
HUBACHER (1962) Telekobalt	77	35/77 (45%)	11/77 (15%)			
MUSTAKALLIO (1962) Telekoblat	80	21/80 (26%)	4/34 (12%)			
FRISCHBIER, KUTTIG u. KRAUS (1963): radikal Telekobalt	47	12/47 (25,5%)	3/30 (10%)			
HOLSTEN u. Mitarb. (1964) Telekobalt	28	9/28 (32%)	3/28 (10,6%)			
JACOB u. Mitarb. (1964) Telekobalt	52	15%				
BAUER u. Mitarb. (1966) Telekobalt-Bewegungstherapie	106	22/106 (21%)	4/106 (4%)	3/106 (3%)		2/106 (2%)
MALEKI u. Mitarb. (1965) Telekobalt	450					31 (7%)
PEARSON (1966) 4 MeV Linearbeschleuniger Röntgen	144					32 (22%)
TRIAL (1963) Telekobalt	83		16 (19%)	4 (5%)	3 (4%)	
BAKER (1967) 2 MeV-Rö.	156			5 (3,2%)		
CARESANO (1967) Telekobalt	214			3,8%		3,1%
EICHHORN (1966) Telekobalt	74	22%		11,5%		13%
KUTTIG (1966) Telekobalt	140	47,4%	11%			7,4%
KOGA (1968) Telekobalt	74	42,2%	16,4%	10,9%		4,0%
TAKAOKA (1968) Telekobalt	105					7,7%

gewählten Fälle. Vier Patienten waren über 70 Jahre, der jüngste war 49 und der älteste 90 Jahre. Bei 5 Patienten wurde vor der Überweisung zur Bestrahlung bereits eine Witzelfistel angelegt, bei 4 Patienten war der Tumor über 7 cm lang. Die mittlere durchschnittliche Überlebenszeit betrug 14,3 Monate. 10 von 19 Patienten lebten 1 Jahr (= 53%), 3 von 11 2 Jahre (= 27%), 2 von 8 3 Jahre (= 25%) und 1 von 8 4 Jahre (= 12,5%). Die Tumordosis von 6000 R wurde immer in 6 Wochen eingestrahlt. Nach unseren Beobachtungen sind wir überzeugt, daß durch die Megavolttherapie bei einer gezielten Einstellung deutlich bessere Endergebnisse erreicht werden können.

Zu dieser Feststellung hat Cocchi einen Beitrag geliefert. Ein Teil seiner Patienten wurde zunächst ohne Auswahl bestrahlt. Die Ergebnisse waren nicht besser als nach der konventionellen Bestrahlung. Erst als eine begrenzte Indikation zur Betatronbestrahlung gestellt wurde, waren auch die Behandlungsergebnisse besser.

Bestrahlung aller überwiesenen Patienten von 1951—1955:

1 Jahr	2 Jahre	3 Jahre	4 Jahre	5 Jahre
7/73 = 10%	1/73 = 1%	0/73	0/73	0/73

Strenge Indikation zur Betatronbestrahlung der Patienten von 1956—1959:

1 Jahr	2 Jahre	3 Jahre	4 Jahre
16/53 = 30%	6/33 = 18%	2/13 = 15%	0/2 = 0%

Die Einstellung der Autoren zur Megavolttherapie ist in der Literatur noch nicht einheitlich. Von allen Autoren wird eindeutig die gute Verträglichkeit bestätigt. Uhlmann ist überzeugt, daß durch eine Elektronentherapie mit mehr als 30 MeV bei noch begrenztem Tumor bessere Überlebenszeiten erzielt werden. Wenn aber der Tumor über das sog. „Operable Stadium" hinausgewachsen ist und wenn schon weit verbreitete Lymphknotenmetastasen vorhanden sind, dann wird die Prognose auch nicht gebessert (Zuppinger, Pierquin u. Mitarb., Fletcher). Wie die durchschnittlichen Überlebenszeiten zeigen, ist der palliative Effekt nach der Megavoltbestrahlung deutlich größer.

Die Bestrahlungstechnik mit Elektronen und ultraharten Röntgenstrahlen des Betatrons und den γ-Strahlen des Telekobaltgerätes werden von Kuttig und Weitzel ausführlich in „Supervolttherapie" von Becker und Schubert besprochen. Wegen der großen Bedeutung der Megavolttherapie werden die Bestrahlungsmethoden hier ausführlich aufgeführt.

1. Bestrahlung mit schnellen Elektronen. Uhlmann bestrahlte die Tumoren mit 30—35 MeV und wandte je nach Lage des Tumors zwei gegenüberliegende oder zwei ventrale und drei dorsale Felder von 8 cm Breite an (Abb. 15).

2. Bestrahlung mit ultraharten Röntgenstrahlen.

a) Stehfeldbestrahlung mit *einem* Feld. Diese Methode wurde von Meister am Züricher Betatron anfänglich angewendet, wegen der großen Nebenerscheinungen aber wieder aufgegeben.

b) Vorteilhafter erwies sich die *Zwei*feldermethode von einem ventralen und einem dorsalen Feld (Cocchi, Fletcher, Deely und François). Es wurden tägliche Herddosen von 175 R appliziert (Abb. 16).

c) Die *Drei*feldermethode wird von Zuppinger (31 MeV-Betatron) und Wood (8 MeV-Linearbeschleuniger) und Pisani u. Mitarb., Stuhl u. Mitarb., Buraggi u. Mitarb. (^{60}Co) beschrieben (Abb. 17).

d) Die *Vier*feldermethode wird von zwei dorsalen und zwei ventralen Feldern vorgenommen. Sie wird empfohlen von Pierquin u. Mitarb. (22 MeV-Betatron), Bellion u. Mitarb. (31 MeV-Betatron), Smith u. Mitarb. und Barina (Telekobalt) (Abb. 18).

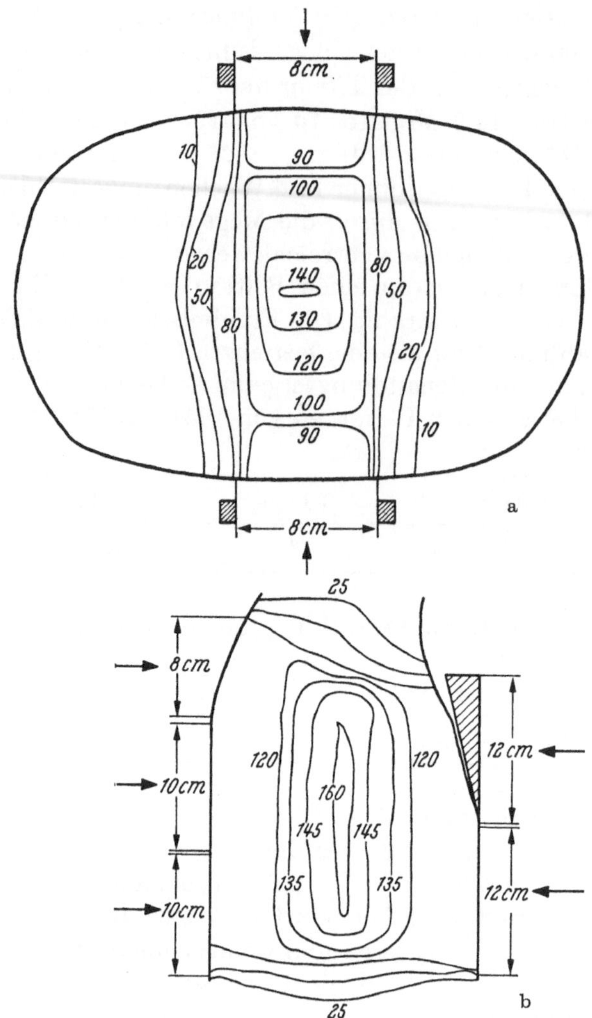

Abb. 15 a u. b. Bestrahlung von Oesophaguscarcinomen mit schnellen Elektronen. a Kleineres Carcinom. Bestrahlung über zwei 8 cm breite Gegenfelder von ventral und dorsal. Dosisverteilung bei 33 MeV Elektronenenergie und 21,5 cm Thoraxdurchmesser (in der Sagittalebene). Horizontalschnitt. b Ausgedehntes Carcinom. Bestrahlung in Gegenfeldtechnik über 2 ventrale und 3 dorsale Felder von je 8—12 cm Länge. Dosisausgleich ventral mit Plexiglaskeil. Dosisverteilung bei 33 MeV Elektronenenergie im Sagittalabschnitt. (Nach Uhlmann, aus „Supervolttherapie", S. 405)

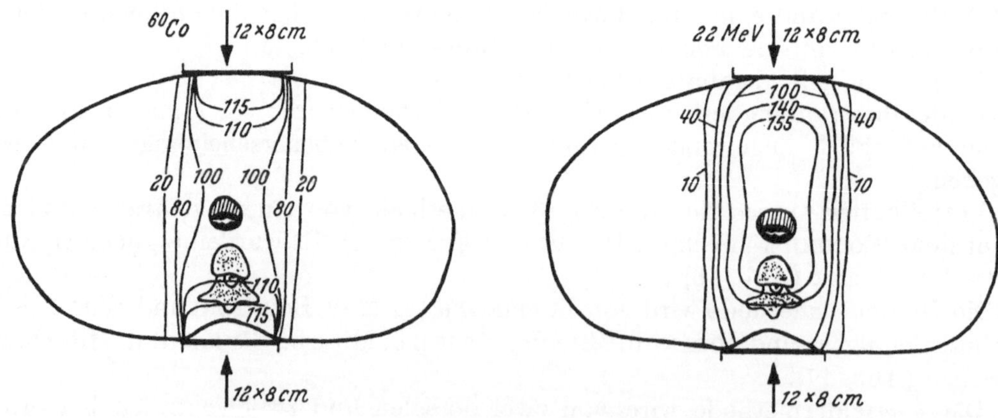

Abb. 16. Dosisverteilung bei Bestrahlung des Oesophagus über 2 Gegenfelder, links: mit 60-Kobalt-γ-, rechts: mit 22-MeV-Röntgenstrahlen. (Nach Fletcher, aus „Supervolttherapie", S. 406)

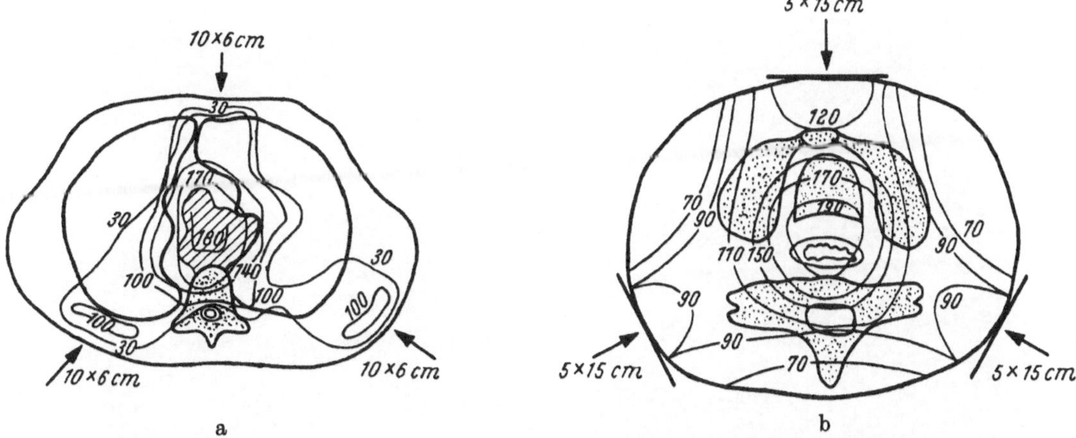

Abb. 17. a Dosisverteilung bei Kreuzfeuerbestrahlung des Oesophagus über 3 Felder mit 8 MeV-Röntgenstrahlen (nach WOOD). b Dosisverteilung bei einer 3-Felder-Kreuzfeuerbestrahlung des cervicalen Oesophagusbereichs mit 60-Kobalt-γ-Strahlen. (Nach STUHL und TOURNIER, aus „Supervolttherapie", S. 406)

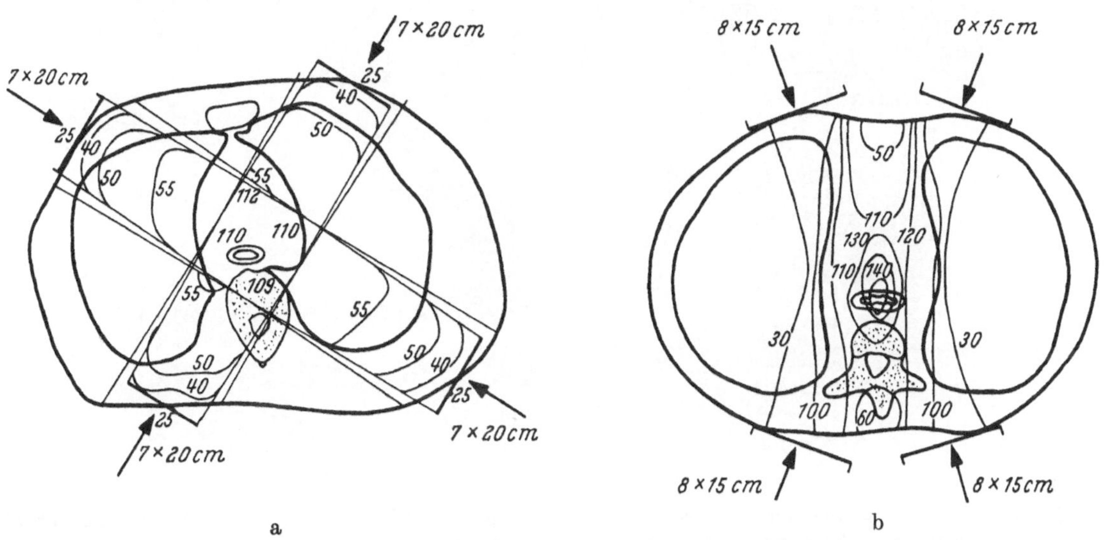

Abb. 18. Dosisverteilung bei einer 4-Felder-Kreuzfeuerbestrahlung des Oesophagus mit 22 MeV-Röntgenstrahlen (nach PIERQUIN, LALANNE, DUTREIX, TUBIANA und SURMONT). b Dosisverteilung bei einer 4-Felder-Kreuzfeuerbestrahlung des Oesophagus mit 60-Kobalt-γ-Strahlen. (Nach STUHL und TOURNIER, aus „Supervolttherapie", S. 406)

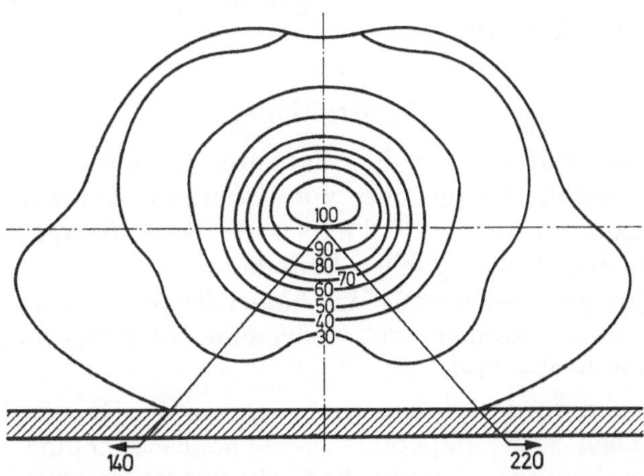

Abb. 19. Isodosen-Pendel-Telekobalttherapie mit Feldern von 6×18 cm; Abstand Strahlungsquelle — Rotationsachse: 75 cm. (Aus JACOB et al.: J. Radiol. Electrol, S. 66)

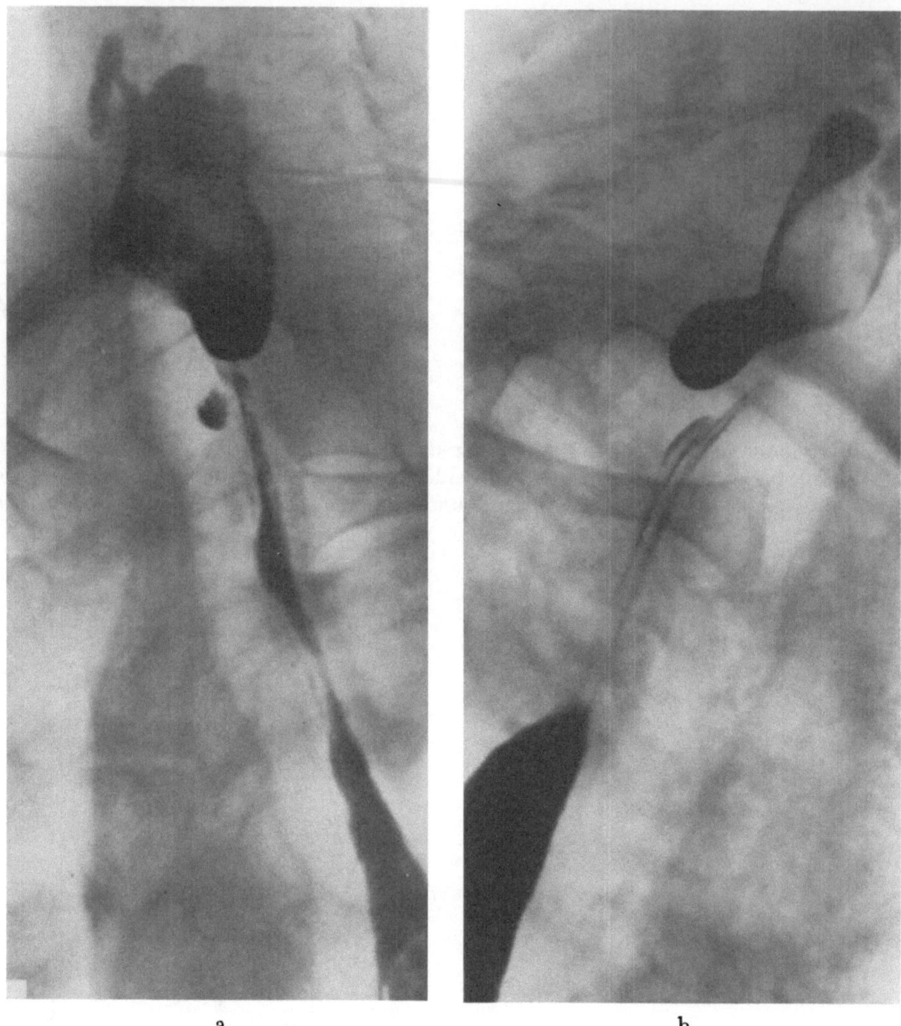

Abb. 20. a Nichtverhornendes und ulceriertes Plattenepithelcarcinom 5 cm caudal vom Oesophagusmund. b Zustand nach 8 Jahren. Der Tumor wurde mit einer Herddosis von 2700 rad bestrahlt

e) Steht nur ein Telekobaltgerät zur Verfügung und ist damit eine Bewegungsbestrahlung möglich, dann ist diese wohl wegen der günstigen Dosisverteilung im Herd die geeignetste Methode (Abb. 19).

5. Strahlenart

Die schonendste Behandlung für den Patienten ist zweifellos die Bestrahlung mit schnellen Elektronen, wie die Erfahrungen von UHLMANN, ZUPPINGER u.a. gezeigt haben. UHLMANN schreibt dazu: ,,In keinem Fall haben wir das Auftreten von sog. Röntgenkater beobachtet, trotzdem die physiologischen Gründe, die oft einen Hauptfaktor darstellen, in allen unseren Fällen gegeben waren. Wir haben ferner keinen nachweisbaren Einfluß auf das Blutbild feststellen können und weder eine Verminderung der roten noch der weißen Blutkörperchen beobachtet.''

Bei der angegebenen Bestrahlungstechnik und einer Herddosis von 7000—8000 R und 25—30 MeV haben sich inoperable Oesophaguscarcinome vollkommen zurückgebildet. Autoptische Befunde ergaben kein Carcinomgewebe mehr im Bestrahlungsgebiet.

Bei der Telekobaltbestrahlung sind Auswirkungen der Strahlen im peripheren Blut kaum faßbar, aber im Knochenmark sind eindeutige Veränderungen einer Strahlenreaktion im Bestrahlungssektor nachweisbar (BEIBUTOV).

6. Tumordosis

Die Erfahrung hat gelehrt, daß erst bei einer ausreichend hohen Herddosis, die der Strahlenempfindlichkeit des Tumorgewebes entsprechen soll, mit großer Wahrscheinlichkeit auch mit längeren Überlebenszeiten zu rechnen ist. BARTH schrieb, daß nur bei Patienten, bei denen die Tumordosis mindestens 6000 R betrug, mit einer Überlebenszeit von mehr als 2 Jahren zu rechnen ist. Für das statistische Mittel ist das absolut richtig, denn die meisten Autoren machen ähnliche Angaben.

Selbstverständlich können auch einmal lange Überlebenszeiten bei kleinen Herddosen vorkommen. Wir selbst haben 1954 einen 71jährigen Mann (B., Wilh., geb. 27.9.83) mit einem nichtverhornenden und ulcerierten Plattenepithelcarcinom 5 cm unterhalb des Oesophagusmundes behandelt. Von 4 Stehfeldern aus wurden mit 220 kV und 1 mm Cu HWS insgesamt 8800 R eingestrahlt. Am Tumor wurde eine Herddosis von 2700 R errechnet. Der Tumor heilte vollständig ab, es kam zu einer mäßigen narbigen Enge in der Speiseröhre, aber die Schluckverhältnisse waren ungestört. Der Patient lebte noch 8 Jahre und 5 Monate (Abb. 20a und b).

XV. Palliativer Bestrahlungseffekt

Bei einem beachtlichen Anteil der Kranken wird sich zu Beginn der Behandlung noch immer entscheiden lassen, ob die Bestrahlung als kurative, d.h. radikale, zu Ende geführt, werden kann oder ob sie infolge des ungünstigen bzw. sich verschlechternden Zustandes mit Nachweis der aufkommenden Metastasierung als palliative abgebrochen werden muß. Das primäre Ziel jeder Bestrahlung wird die Erreichung der Durchgängigkeit des Oesophagus sein. Das Gefühl der wiederkehrenden Schluckfähigkeit ist für den Patienten ein neues Erlebnis, es ist beglückend und hebt das Zutrauen zu sich selbst. Der neu aufkommende Lebenswille fördert zweifellos den Heilungsprozeß.

In einem recht hohen Prozentsatz kann immerhin ein palliativer Effekt erzielt werden.

GAUL und PARCHWITZ sahen unter Hinzuziehung der Röntgenbefunde, daß sich die totale Stenose immer rückgebildet hat; bestand eine Teilstenose, so hat sich diese in 87% weitgehend oder völlig zurückgebildet. Bei 81% trat eine Besserung der Passageverhältnisse für die verschiedenen Kostformen ein. Bestanden Schmerzen, so konnten diese in 70% der Fälle bemerkenswert gebessert werden. Dadurch wurde naturgemäß auch das Allgemeinbefinden entsprechend beeinflußt. Dieses konnte durch die Bestrahlung bei 60% aller Patienten gut gebessert werden.

Bei einem bestimmten Zustand der Erkrankung ist von vornherein eine radikale Bestrahlung nicht angezeigt, so, wenn ausgedehnte Lymphknotenmetastasen klinisch erkennbar sind, bei Mediastinitis, bei Kachexie. Manche Autoren lehnen eine kurative Bestrahlung bei Tumoren über 5 cm Länge bei einer Witzelfistel ab (LE CLAIRE und JAPHA, JUCKER, PAPILLON und GOYON).

Eine radikale Bestrahlung ist auch nicht indiziert, wenn der Tumor bereits in den Tracheobronchialbaum eingebrochen ist. Kontraindikationen für die Bestrahlung sind Tumorlängen über 10 cm, Metastasen in den Knochen, in der Lunge, in den supraclaviculären Lymphknoten, Kachexie, Fieber, Bronchopneumonie und Recurrensparese, Tumoren mit Perforationsneigung und schwerer Alkoholismus (PAPILLON und GOYON).

Einen palliativen Erfolg hinsichtlich der Besserung der Schluckbeschwerden sah PÖSCHL bei 164 Patienten in folgender Art:

Deutliche Besserung bei	53,7%	(88 Patienten),
Leichte Besserung bei	12,3%	(20 Patienten),
Keine Besserung bei	34,1%	(56 Patienten).

Demnach sind bei rund zwei Drittel aller Patienten sowohl subjektiv als auch röntgenographisch Besserungen eingetreten.

Nach SCHÄRERs Beobachtungen wurde folgender palliativer Effekt erzielt (Tabelle 27 u. 28):

Tabelle 27. *Mittlere Überlebenszeit nach Megavolttherapie*

BARINA	12,1 Monate (Telekobalt)
GIORGI	12,0 Monate (Telekobalt)
HUMMON	18,0 Monate (Telekobalt)
MACARINI	6,0 Monate (Telekobalt)
SALVINI	7,4 Monate (Telekoblat)
YAMAGUCHI	13,5 Monate (Telekobalt)
BAUER	14,0 Monate (Telekobalt und 18 MeV-Betatron)
PIERQUIN	14,0 Monate (22 MeV-Betatron)
TUBIANA	12,0 Monate (22 MeV-Betatron)
ZUPPINGER	10,8 Monate (31 MeV-Betatron)
BLOMFIELD	5,8 Monate (2 MeV-Linearbeschleuniger)
[ADAMS (postop.)]	21,3 Monate (2 MeV-Linearbeschleuniger)
Eigene	14,3 Monate (35 MeV-Betatron)
Mittelwert	11,5 Monate (ohne ADAMS)
(Mittelwert	12,3 Monate mit ADAMS)

Tabelle 28. *Oesophagus-Carcinom. Resultate der Strahlenbehandlung 1943—1951.* [Aus SCHÄRER: Strahlentherpie **97**, 512 (1955)]

Von den 225 Fällen wurden durch die Behandlung		
35 verschlimmert	15%	53%
85 nicht beeinflußt	38%	
42 verbessert für einige Wochen	18%	36%
42 verbessert für mehrere Monate	18%	
9 lokal geheilt, später an Metastasen gestorben	4%	
12 für 3 Jahre geheilt	5%	
5 für 5 Jahre geheilt	2%	

Die Dysphagie bessert sich bereits nach einer Dosis von 2000—2500 R [MACARINI u. Mitarb., PIERQUIN, STUHL und TOURNIER, TUBIANA u. Mitarb., PAPILLON u. Mitarb. (3000 R)].

Nach PAPILLON und GOYON:

Totales Verschwinden der Dysphagie	in 50%,
Besserung der Dysphagie	in 72%,
Besserung des Allgemeinzustandes	in 53%,
Verschwinden des Tumors	in 30%.

XVI. Präoperative Bestrahlung

Wenn man nun nach Kenntnis der recht umfangreichen Erfolgsberichte der radiativen und operativen Behandlung des Oesophaguscarcinoms einmal eine Bilanz aufstellt und die Aktiva und Passiva genau betrachtet, dann muß man sich auch einmal fragen, welcher Gewinn bei der einen und der anderen Therapieform tatsächlich erzielt wird.

Zunächst die uns vertraute Radiotherapie:

1. Die interstitielle Therapie mit Radiumnadeln oder anderen ist wegen der großen Gefahr der Nebenerscheinungen ungeeignet.

2. Die Kontaktbestrahlung mit Radium, Kobalt oder anderen ist nur begrenzt anzuwenden, weil bei einer Stenose die Sonde nicht eingeführt werden kann, weil die Fixierung des Strahlenträgers nicht gesichert sowie die Dosisverteilung sehr ungünstig ist und die regionären Lymphknoten nicht mitbestrahlt werden. Diese Behandlungsform ist für den Patienten mit großen Unannehmlichkeiten verbunden, und der Therapeut wird selbst mit einer hohen Strahlendosis belastet. Die Methode kommt nur für kurze palliative Maßnahmen in Frage, für eine radikale Bestrahlung ist sie ungeeignet. Bis auf wenige Ausnahmen wurden keine günstigen Erfolge angegeben.

3. Die Stehfeldbestrahlung mit konventionellen Röntgenstrahlen ist ungeeignet, weil die Integraldosis im gesunden Gewebe sehr hoch wird, wenn der Tumor mit einer Herddosis von 5000—6000 R bestrahlt werden soll. Bei einigen Kranken können damit zweifellos längere Überlebenszeiten oder auch Heilungen erreicht werden. Wegen der hohen Strahlenbelastung des Patienten und der geringen Erfolge ist aber auch diese Methode heute ungeeignet.

4. Die Bewegungsbestrahlung mit konventionellen Röntgenstrahlen hat den Vorteil, daß im Tumor eine hohe Dosis erreicht wird und daß im gesunden Gewebe die Integraldosis relativ klein ist. Im Vergleich zu den bisher genannten Methoden sind die Endergebnisse schon erheblich besser. Bei einem größeren Prozentsatz aller bestrahlten Krebskranken wird eine längere Überlebenszeit, eine höhere Zahl von palliativen Ergebnissen und Heilungen erreicht.

Diese Therapieform ist noch vertretbar, wenn keine besseren Behandlungsmöglichkeiten vorhanden sind.

5. Die Tele-γ-Therapie, besonders als Bewegungsstrahlung, hat bisher noch bessere Endresultate ergeben als die Bewegungsbestrahlung mit konventionellen Röntgenstrahlen. Die Bestrahlung wird vom Patienten gut vertragen, die Nebenerscheinungen sind geringer. Die durchschnittliche und prozentuale Überlebenszeit ist länger als bei den anderen Methoden. Diese Therapie ist für die Oesophaguscarcinombestrahlung geeignet.

6. Die Therapie mit Photonenstrahlen des Betatrons erwies sich nach den bisherigen Erfahrungen bei richtiger Indikation noch günstiger als die γ-Bestrahlung, weil die Verträglichkeit für den Patienten besser ist.

Durch Verbesserung der Bestrahlungstechnik haben sich auch die Ergebnisse gebessert, aber das Endresultat ist insgesamt noch absolut unbefriedigend.

Die Operation. Die operativen Ergebnisse sind, insgesamt betrachtet, noch ebenso ungünstig wie die radiativen. Der Chirurg hat dabei den großen Vorteil, daß er seinen Eingriff nur bei ausgewählten Patienten vornimmt, also bei Patienten im guten Allgemeinzustand und bei klinisch noch lokalisiertem Tumor. Aber die Therapie selbst ist mit großen Schwierigkeiten verbunden. FISCHER schreibt dazu, „daß die Gefährlichkeit des Eingriffes von der Cardia an aufwärts ansteigt, daß aber leider auch die Dauerergebnisse in dieser Richtung schlechter werden. Es ist nicht ermutigend, wenn man aus den Arbeiten von SWEET entnehmen muß, daß nach 5 Jahren nur noch 4 % der Kranken nach Resektion (und zwar von den die Resektion Überlebenden) eines thorakalen Oesophagus leben. So hat sich auch wieder die Frage ergeben, ob nicht das Gesamtbild besser wird, wenn diese Kranken einer modernen Röntgenbestrahlung unterworfen werden.“ Bei SWEET betrug die Operationsquote von insgesamt 450 Oesophaguscarcinomen im mittleren Oesophagusabschnitt 69 % und im unteren, einschließlich Cardia, 85 %, bei MEREDINO und MARK 74 %. NAKAYAMA überblickt 3056 Oesophagus- und Cardiatumoren und hat davon 1161 operiert, somit beträgt die Operationsquote rund 38 %. Der Ausleseanteil ist somit recht groß. Die Schwierigkeit für den Operateur ist die Operationsmortalität, die inzwischen von mehr als 50 % auf 6 % bei NAKAYAMA abgesunken ist. SWEET gibt für den mittleren Oesophagusanteil 25 % und für den unteren 7 % an. Die 5jährige Überlebensquote der operierten Tumoren ist mit 4 % (bei SWEET) als noch recht günstig anzusehen (im unteren Bereich sogar 14,8 %). Bei anderen Autoren (GÜTGEMANN, BECKER, HAHN und SAE-

GESSER, MORENO und MARINO, MEREDINO und MARK, MUSTARD und IBBERSON u. a.) wird sie in ähnlicher Weise bezeichnet. Wenn eine sehr sorgfältige Auswahl stattfindet, sind bei 36 Fällen bis 28% 5-Jahres-Heilungen (GARLOCK). Somit konnte auch hier nur bei wenigen Kranken tatsächlich eine radikale Entfernung des Krebses erfolgen, bei den meisten Patienten handelte es sich eben nur um eine palliative Maßnahme, ähnlich wie bei der Strahlenbehandlung.

Außerdem wissen wir, daß durch den chirurgischen Eingriff, besonders durch die Manipulationen am Tumor, dieser mobilisiert wird und daß es dabei zu einer Ausschwemmung von Tumorzellen in das Blut kommt (WIMHÖFER). Die Möglichkeit der hämatogenen Metastasierung ist damit absolut gegeben.

Somit kann die hochentwickelte Strahlentherapie und die Chirurgie in der Behandlung des Oesophaguscarcinoms doch einige Aktivposten aufweisen, die aber allein noch unbefriedigend sind. Es ist das Nächstliegende, bei den Methoden in einer sinnvollen Weise zu kombinieren und das ist nur mit präoperativer Bestrahlung und der anschließenden Operation möglich. ZUPPINGER, LEB, MUNTEAN, KOHLER u.a. haben immer wieder auf die große Bedeutung der Vorbestrahlung hingewiesen. Wir sehen im Röntgenbild die gute Rückbildung des Tumors nach der Bestrahlung; es liegen genügend histologische Kontrollbefunde über die vollständige oder fast vollständige Rückbildung des Krebses und über die schwere Beeinträchtigung der Tumorzellen vor.

Glücklicherweise konnten auch schon reichlich Erfahrungen an einer großen Zahl von Patienten gesammelt werden.

Die Operationsrate konnte durch die Vorbestrahlung von 44% auf 88% verbessert werden (AKAKURA u. Mitarb.) NAKAYAMA hat 114 präoperativ bestrahlte Patienten operiert, davon 60 im oberen und mittleren Drittel, 51 im unteren Drittel und 3 im Halsbereich. Durch die Vorbestrahlung wurde die Operabilität um das Doppelte verbessert. Die 2jährige Überlebenszeit dieser Patienten betrug fast 50%, während sie bei den nur operierten 25,5% und den nur bestrahlten 13,5% betrug.

1964 gibt NAKAYAMA bei 44 Patienten eine 3-Jahres-Überlebensrate von 44,4% der mit Telekobalt präoperativ Bestrahlten an (oberes und mittleres Drittel, 2000—3000 R in 3—6 Tagen, 7 Tage später Operation).

1967 berichtet NAKAYAMA über 200 präoperativ bestrahlte Oesophaguscarcinome des oberen und mittleren Drittels. Nach 5 Jahren leben 37,5% der Patienten. Im bestrahlten Tumorgewebe waren in 42% fortgeschrittene Degenerationen, abgestorbene bzw. keine Tumorzellen mehr. In weiteren 26% diffuse Degenerationen, auch der Tumorzellen und keine Mitosen.

PARKER und GREGORIE erreichten nach Vorbestrahlung (4500 R Megavolt-Röntgen in 3 Wochen) und Operation eine 2-Jahres-Überlebensrate von 9%.

Auch CLIFFTON, GOODNER und BRONSTEIN haben sich 1960 eingehend zu dieser Fragestellung an einer sehr sorgfältig ausgesuchten Patientengruppe geäußert. Von 20 vorbestrahlten Patienten kamen 13 zur Operation. Bei 11 konnten keine Tumorzellen mehr in den Lymphknoten gefunden werden, bei 2 waren Metastasen in entfernten Lymphknoten vorhanden. Der Primärtumor war entweder vollständig geschwunden oder auf ein Minimum reduziert. Die Abb. 21a—c illustriert die Wirkung der Vorbestrahlung.

Systematische histologische Untersuchungen von DOCTOR und SIRSAT bei 20 präoperativ bestrahlten Oesophaguscarcinomen ergaben, daß nach 2000—6000 rad innerhalb von 11—53 Tagen die ausgeprägten regressiven Veränderungen 2—3 Wochen nach Bestrahlungsende vorhanden sind.

Die Forderung nach der präoperativen Bestrahlung ist also beim Oesophaguscarcinom ganz besonders berechtigt, weil eben hier durch die Kombinationsbehandlung zweifellos eine Verbesserung der Überlebenszeit erzielt werden kann. Auch PIERQUIN, TUBIANA und DUTRIEUX, POURQUIER und LEENHARDT sehen in der radikalen Megavoltbestrahlung und der anschließenden Operation einen günstigen Weg, um die Endresultate zu verbessern.

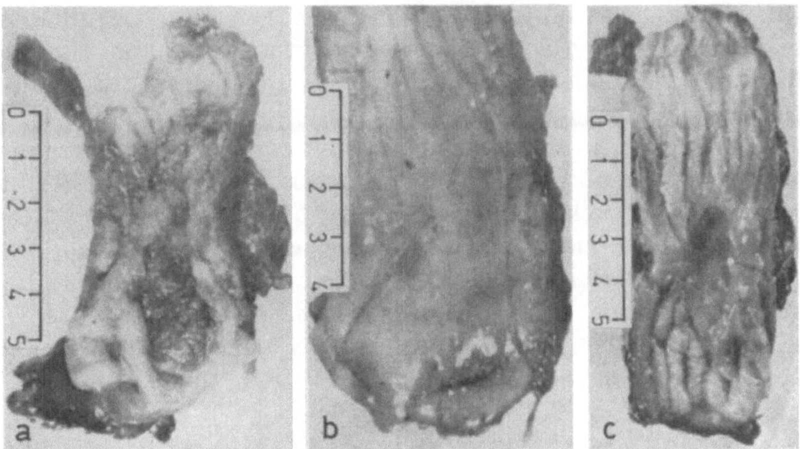

Abb. 21. a Photographie eines Operationspräparates nach Resektion ohne Vorbestrahlung. Bemerkenswert ist die tiefe Ulceration durch die Oesophaguswand. b Operationspräparat nach Vorbestrahlung. Keine Läsion der Schleimhaut, nur kleine Tumorknoten in der Muscularis. c Operationspräparat, Ulceration ohne Tumorreste

Der Operateur fürchtet, daß das Operationsfeld nach einer Bestrahlung für seinen Eingriff schwieriger zu behandeln sei. Aus diesem Grunde stellt NAKAYAMA folgende Forderungen auf:

1. durch die Bestrahlung darf keine Erschwerung der Operation und keine postoperative Wundheilungsstörung verursacht werden;

2. der Allgemeinzustand des Kranken soll durch die Bestrahlung nicht verschlechtert werden.

Diese Forderungen sind vom Radiologen heute leicht zu erfüllen, wenn die richtige Bestrahlungstechnik angewendet wird, nämlich die Megavolttherapie mit täglichen Einzeldosen von maximal 150 R Herddosis.

Andererseits stellt aber der Radiologe auch Forderungen, nämlich die der vollständigen Bestrahlung des Krebses. Vom radiologischen Standpunkt ist es vernüftiger, erst die volle Tumordosis von 5000—6000 R. einzustrahlen, die lokalen Strahlenreaktionen abklingen zu lassen, was in etwa 4—6 Wochen erfolgt, und dann erst die Operation vorzunehmen. Dann wird der Zweck der Vorbestrahlung voll erfüllt, wie es NAKAYAMA selbst fordert:

1. die lymphatischen Ausbreitungswege der Geschwulst zu veröden, die regionären metastatischen Lymphknoten zum Rückgang zu bringen sowie durch direkte Zellschädigung das Tumorwachstum aufzuhalten;

2. die Krebsdissemination beim operativen Eingriff und die Krebsmetastasen zu veröden;

3. bei allen zunächst inoperablen Tumoren die Ausbreitung in der regionären Lymphbahn zu reduzieren, die Geschwulst zu verkleinern und in ein technisch operables Stadium zu überführen.

XVII. Wert der Probeexcision

Die Bedeutung der histologischen Diagnose vor Beginn der Bestrahlung, besonders hinsichtlich der Dosierung, ist unumstritten. Manche Autoren lehnen die Probeexcision ab, weil dadurch der Tumor mobilisiert werden kann (GUISEZ), die Metastasierung gefördert und der örtliche Heilungsprozeß gestört wird (PÖSCHL). Andere begnügen sich mit der röntgenographischen Untersuchung (REISNER), weil bei einem Tumorbefund in der Speiseröhre fast immer nur ein Carcinom in Frage kommt.

Wenn auch das klinische Bild und der Röntgenbefund meist eindeutig für eine Speiseröhrengeschwulst sprechen, so soll grundsätzlich nicht auf eine Probeexcision zur Sicherung der Diagnose verzichtet werden (v. BRAUNBEHRENS). „Wir glauben, daß dieser Frage vielleicht in Zukunft eine noch größere Bedeutung zukommt als bisher, weil nach der Verbesserung der Operationsmöglichkeit auch der histologische Befund: verhornendes oder nichtverhornendes Plattenepithelcarcinom, Adenocarcinom oder Übergangsgeschwulst wegen der unterschiedlichen Strahlenempfindlichkeit zur Anzeigestellung der Behandlung mit herangezogen werden muß" (v. BRAUNBEHRENS). Ein Zwischenfall nach der Probeexcision wurde niemals beobachtet (ebenso GLANINGER und MAYER, BRULÉ u. Mitarb.).

Die Probeexcision stößt manchmal auf Schwierigkeiten, nämlich dann, wenn der Tumor intramural liegt und noch mit intakter Schleimhaut überzogen ist. Bei 100 sicheren Oesophaguscarcinomen wurde 13mal bei der Probeexcision durch das Oesophagoskop kein Carcinomgewebe gewonnen (PALMER). Es ist auch darauf zu achten, daß das Gewebe an der richtigen Stelle entnommen wird.

XVIII. Problem der Gastrostomie

Besteht zu Beginn der Bestrahlung eine komplette oder fast komplette Stenose, dann erhebt sich natürlich sofort die Frage der Anlegung einer Gastrostomie (Witzelfistel). Unsere eigene Erfahrung hat uns gelehrt, daß man eine Gastrostomie vermeiden soll, solange es ärztlich vertretbar ist. Ebenso hat sich PÖSCHL erst zur Anlegung einer Witzelfistel entschlossen, wenn es nicht mehr anders ging. Die Magenfistel ist für den Patienten nicht nur eine enorme Belastung, sondern auch ein locus minoris resistentiae für Infektionen, Förderung der lokalen und fortgeleiteten Entzündung auf den Oesophagus. PÖSCHL registrierte, „daß der Patient nach Anlegung der Witzelfistel besonders schnell verfällt." Die gestörte Nahrungs- und Flüssigkeitsaufnahme während der Zeit der kompletten Stenose kann durch Infusionsbehandlung ausreichend ausgeglichen werden. Ist die komplette Passagestörung nach 10—14 Tagen noch nicht teilweise behoben, dann wird wohl die Gastrostomie unumgänglich werden.

REISNER rät ebenfalls von einer frühzeitigen Magenfistel ab. Die Gastrostomie soll nur dann durchgeführt werden, wenn der Kräftezustand während der Behandlung bedrohlich weiter abnimmt, so daß die Nahrungsaufnahme nicht in genügender Menge gesichert ist (ebenso v. BRAUNBEHRENS, GLANINGER und MAYER).

Die Bestrahlung soll nicht mit der Gastrostomie kombiniert werden, es gibt entweder die eine oder die andere Methode zur Verlängerung des Lebens (PATERSON).

ZUPPINGER, SCHINZ und ZUPPINGER lehnen die Gastrostomie als allgemeines palliatives Hilfsmittel ab. Die Indikation zur Gastrostomie wird nur dann gestellt, wenn die orale Ernährung auf große Schwierigkeiten stößt.

GYNNING und LINDGREN lehnen die Gastrostomie als gefährlich ab. Sie sollte nur in Notfällen angelegt werden, in ähnlicher Weise äußern sich KOZLOVA und LOPATNIKOVA.

Andererseits haben FRISCHBIER, KUTTIG und KRAUS bei fast allen Patienten vor der Bestrahlung eine Gastrostomie anlegen lassen, um eine Irritation der Oesophagusschleimhaut durch den Speisenfluß zu vermeiden und um die Ernährung sicherzustellen.

Die Gastrostomie wird im allgemeinen wegen der Unvollkommenheit aufgegeben, sie verlängert das Leben ohne Komfort und Hoffnung (BUSCHKE); kann der Patient nicht essen, dann „fehlt das größte irdische Vergnügen. Ist dieses nicht mehr da, dann ist das Leben nicht mehr lebenswert" (ROBERTS).

Leider ist es ja so, daß die Entscheidung zur Gastrostomie meistens nicht beim Radiologen liegt, sondern beim Chirurgen, der in der Regel den Krebskranken als Erstbehandler sieht und bei einem stenosierenden Prozeß glaubt, eine Fistel anlegen zu müssen. So kamen von unseren 240 Patienten bereits 83 (= 34,3%) mit einer Gastrostomie zur Behandlung. Davon starben im 1. Jahr nach der Behandlung 81,2%, wie es die nachstehende Gegenüberstellung zeigt (Tabelle 29). Nach diesem Vergleich haben Patienten ohne Magenfistel doch eine bessere Chance länger zu leben.

Tabelle 29. *Überlebenszeit der Patienten mit und ohne Gastrostomie zu Beginn der Bestrahlung*

Patienten mit Gastrostomie zu Beginn der Bestrahlung	Anzahl	Überlebenszeit						
		bis 6 Monate	bis 12 Monate	1 Jahr	2 Jahre	3 Jahre	4 Jahre	5 Jahre
	83	63,7%	17,5%	18,7%	3,7%	2,5%	1,3%	1,3%
		81,2%						
Patienten ohne Gastrostomie zu Beginn der Bestrahlung	157	53,5%	14%	32,5%	10,2%	5,1%	2,5%	1,9%
		67,5%						

XIX. Komplikationen nach der Bestrahlung und infolge des Tumorwachstums

Nach der Bestrahlung können Komplikationen auftreten, die Folgen der Bestrahlung, Folgen des schon weit fortgeschrittenen Carcinoms oder Folgen der Ausheilung des Tumors sind. Solche Komplikationen sind

1. Perforation mit oder ohne Mediastinitis,
2. Einbruch in den Bronchotrachealbaum,
3. narbige Retraktionen von Perforationen,
4. Spätperforationen nach mehreren Jahren,
5. narbige Stenosen nach mehreren Monaten,
6. Pneumonitis,
7. Randrezidive,
8. akute Oesophagitis.

Wenn bei Beginn der Bestrahlung der Verdacht auf eine beginnende oder gedeckte Perforation besteht, so ist die Bestrahlung immer mit einem Risiko verbunden, denn bei raschem Tumorzerfall muß mit einer Mediastinitis, Einbruch in die Trachea oder in einen Bronchus gerechnet werden.

Die Abb. 22a läßt eine beginnende Perforation im mittleren Oesophagusabschnitt erkennen. Es handelte sich um ein nichtverhornendes Plattenepithelcarcinom. Anamnesendauer 3 Monate. Vor der Bestrahlung wurde eine Witzelfistel angelegt. Am Pendelgerät wurden 2400 R/Herd mit 250 kV eingestrahlt. Drei Wochen nach Bestrahlungsbeginn mußte die Bestrahlung wegen einer Mediastinitis infolge Erweiterung der Perforation abgebrochen werden (Abb. 22b). Nach weiteren 7 Wochen war es zu einem Einbruch in den rechten Unterlappenbronchus gekommen (Abb. 22c). In diesem Zustand hat die Patientin noch knapp 3 Monate gelebt.

Zweifellos war hier der Tumor schon weit fortgeschritten und es wäre wahrscheinlich früher oder später auch ohne die Bestrahlung zu diesem Krankheitsverlauf gekommen. Aber durch die Bestrahlung wurde der Tumorzerfall beschleunigt und die Perforation gefördert.

Andererseits kann sich bei einem schon durchgebrochenen Carcinom die Perforation nach der Bestrahlung zurückbilden. Die Abb. 23a zeigt ein großes penetrierend wachsendes verhornendes Plattenepithelcarcinom im mittleren Oesophagusabschnitt mit fieberhafter Mediastinitis. Anamnesendauer 3 Monate. Der Tumor wurde am Pendelgerät mit 250 kV und 6000 R/Herd bestrahlt. Drei Wochen nach Bestrahlungsende hatte sich die Geschwulst zurückgebildet und die Perforation verkleinert (Abb. 23b).

Perforationen können aber auch sehr spät auftreten. Die Abb. 24a zeigt ein kleines, leicht verhornendes Plattenepithelcarcinom im mittleren Abschnitt zu Beginn der Be-

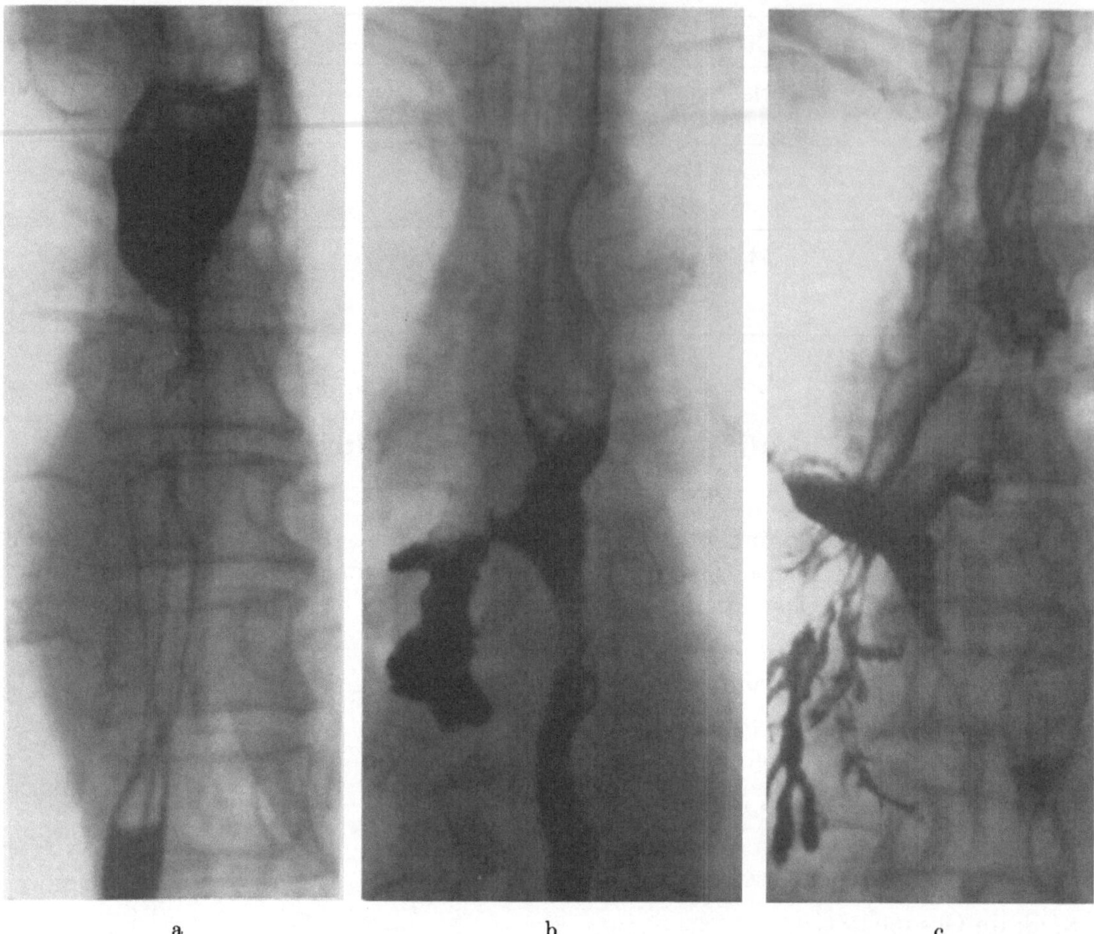

Abb. 22. a Nichtverhornendes Plattenepithelcarcinom im mittleren Drittel mit Verdacht auf gedeckte Perforation. b Nach Einstrahlung einer Herddosis von 2400 R innerhalb von 3 Wochen. Breite Perforation in das Mediastinum. c Nach weiteren 7 Wochen Einbruch in den rechten Unterlappenbronchus

strahlung. Anamnesendauer 4 Monate. Am Pendelgerät wurde der Tumor mit 250 kV und 6000 R Herddosis bestrahlt und heilte ab, wie die Röntgenuntersuchung nach 3 Jahren zeigte (Abb. 24b). Nach weiteren 3 Jahren stellte sich im Bestrahlungsgebiet eine Perforation ein (Abb. 24c). Die Oesophagoskopie zeigte glatte Schleimhaut und eine narbige Veränderung. Ein Anhalt für ein Rezidiv bestand nicht.

Somit ist die Perforation 6 Jahre nach der Bestrahlung aufgetreten. Wahrscheinlich sind solche Spätveränderungen auf trophische Ernährungsstörungen zurückzuführen.

Eine weitere Komplikation nach der Bestrahlung ist die stenosierende Vernarbung.

Die Abb. 25a zeigt ein papilläres Carcinom im oberen Oesophagusabschnitt, histologisch gering verhornendes Plattenepithelcarcinom. Anamnesendauer 10 Monate. Am Pendelgrät wurden mit 250 kV 6000 R Herddosis eingestrahlt. Die Abb. 25b zeigt nach 10 Monaten eine zirkuläre Stenose. Stenosierende Vernarbungen bilden sich meistens erst nach mehreren Monaten zurück.

Akute Strahlenreaktionen in der Oesophagusschleimhaut können gelegentlich in der ersten Bestrahlungswoche auftreten, die sich als Zunahme der Schluckstörungen bemerkbar machen. Oesophagitis wird etwas häufiger am Ende der Bestrahlung oder danach beobachtet und äußert sich in leicht ziehenden Schmerzen.

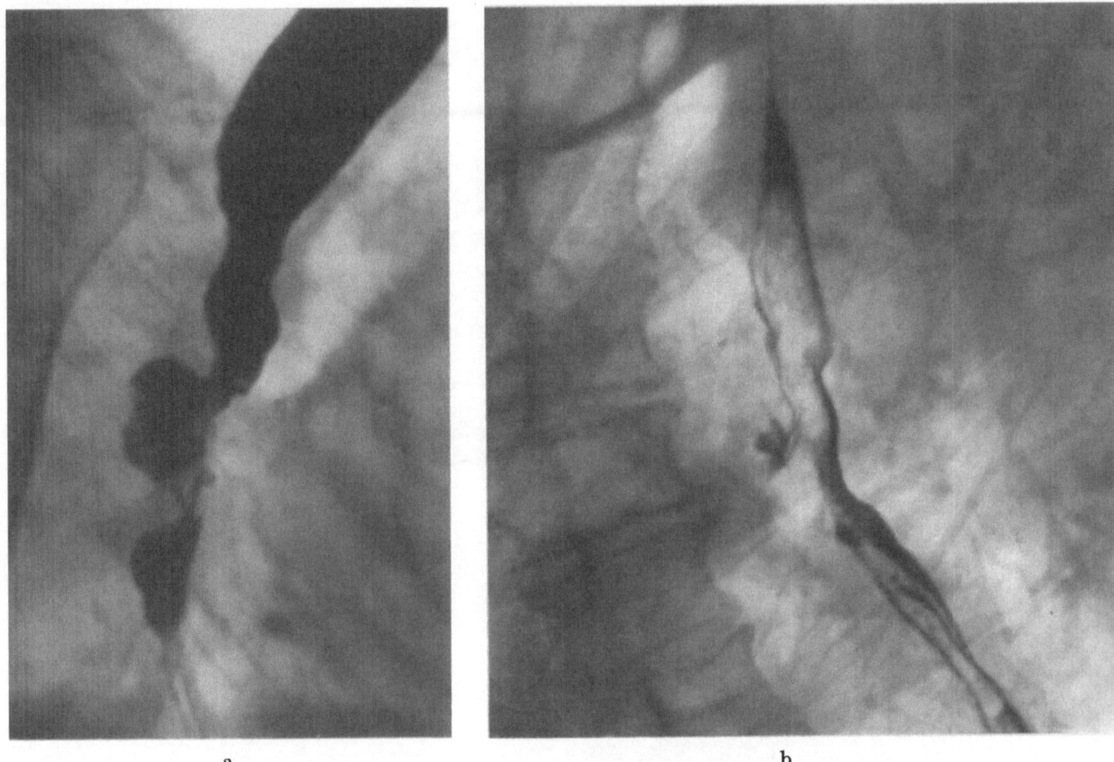

a b

Abb. 23. a Verhornendes Plattenepithelcarcinom im mittleren Oesophagusabschnitt mit Perforation zu Beginn der Bestrahlung. b 3 Wochen nach Einstrahlung von 6000 R Herddosis hatten sich die Perforation und der Tumor fast vollständig zurückgebildet

Eine Schädigung des Herzmuskels ist selbst bei einer radikalen Bestrahlung selten. Pierquin u. Mitarb. haben 33 Patienten laufend elektrokardiographisch kontrolliert und konnten nur bei 2 eine nennenswerte Veränderung der Herzstromkurve feststellen. Auch Pisani und Malaspina konnten keine Störungen am Herzen nach intensiver Telekobaltbestrahlung feststellen.

Bei der Megavolttherapie ist zu erwarten, daß die akuten Strahlenreaktionen, je nach der angewendeten Energie, 0,5 bis mehrere Zentimeter unterhalb der Hautoberfläche liegen und somit die Hautreaktion nicht mehr als Maß der Gewebetoleranz in der bekannten Weise angesehen werden kann. Mit der Megavoltbestrahlung kann man in kürzerer Zeit eine hohe Herddosis einstrahlen, und bei täglichen Herddosen über 200 R kann es dabei zu schnellen und intensiven Reaktionen auch in der Schleimhaut und Wand des Oesophagus kommen. Seaman und Ackerman haben nach der Bestrahlung mit 24 MeV-Röntgenstrahlen diese Veränderungen kontrolliert und sahen, daß bei Zugrundelegung einer relativen biologischen Wirksamkeit der 24 MeV-Röntgenstrahlung von 0,6 bis 0,8 und einer Herddosis bis zu 7500 R in 30—45 Tagen zu starke örtliche Reaktionen auftreten. Diese äußern sich im milden Fall als Oesophagitis, die röntgenographisch verfolgt werden kann, und im schweren Fall als Epitheldefekte mit Verdickung der Submucosa, Bindegewebs-, Gefäß- und Muskeldegeneration. Sie folgern daraus, daß die RBW etwa 1 ist und daß als Toleranzgrenze für den Oesophagus nicht mehr als 6000 R in 6 Wochen angenommen werden dürfen.

Dickson und Morgan berichten über einen Patienten, der nach der Bestrahlung eine Striktur bekam, infolgedessen keine festen Speisen mehr den Oesophagus passieren konnten. Das Resektionspräparat zeigte, daß der Tumor sich vollständig zurückgebildet hatte und daß anstelle des Tumors festes fibröses Gewebe vorlag.

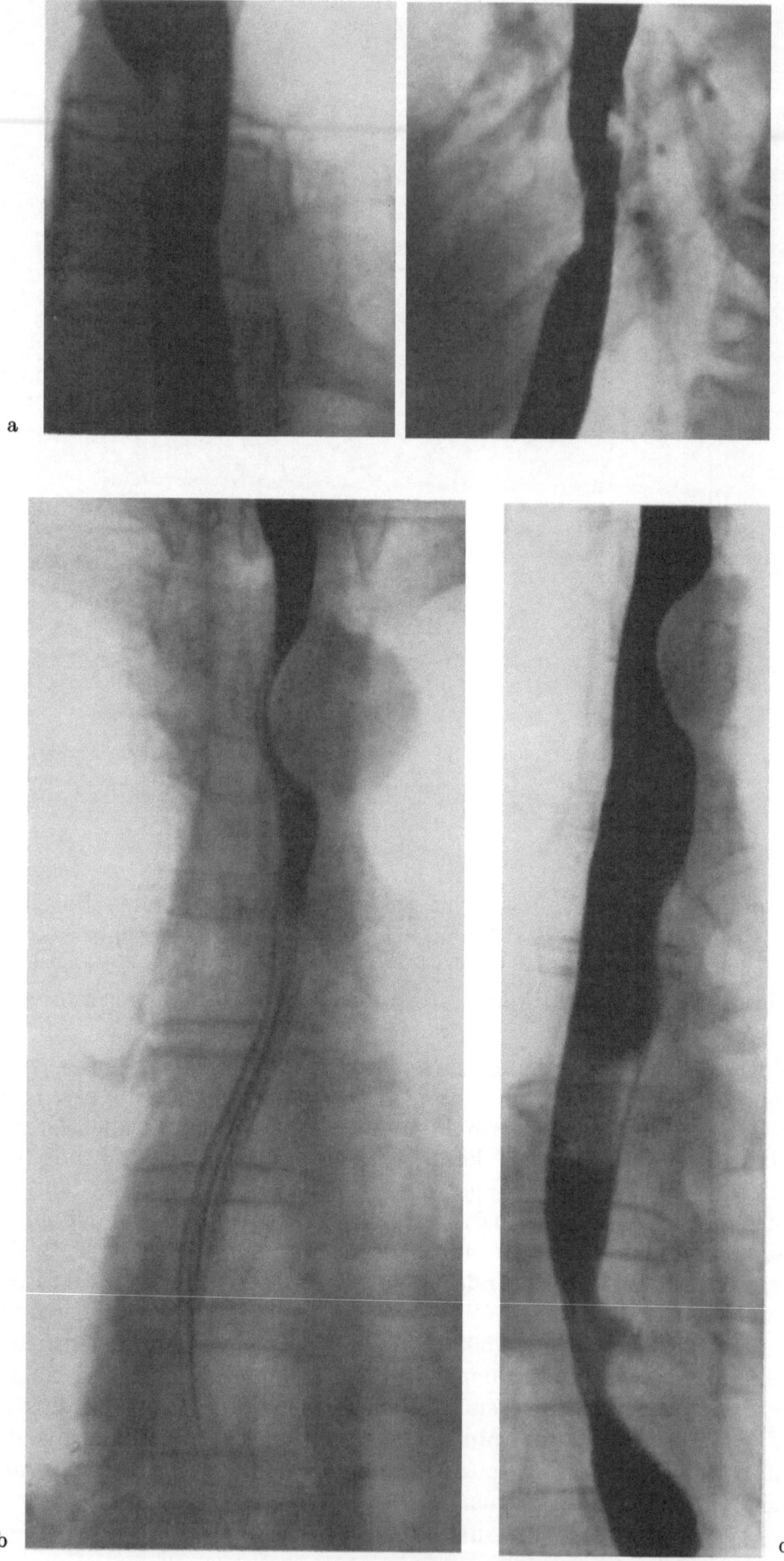

Abb. 24. a Verhornendes Plattenepithelcarcinom im mittleren Oesophagusdrittel vor der Bestrahlung. b Vollständige Abheilung des Tumors nach 6000 R Herddosis. Zustand nach 3 Jahren. c Spätperforation nach 6 Jahren

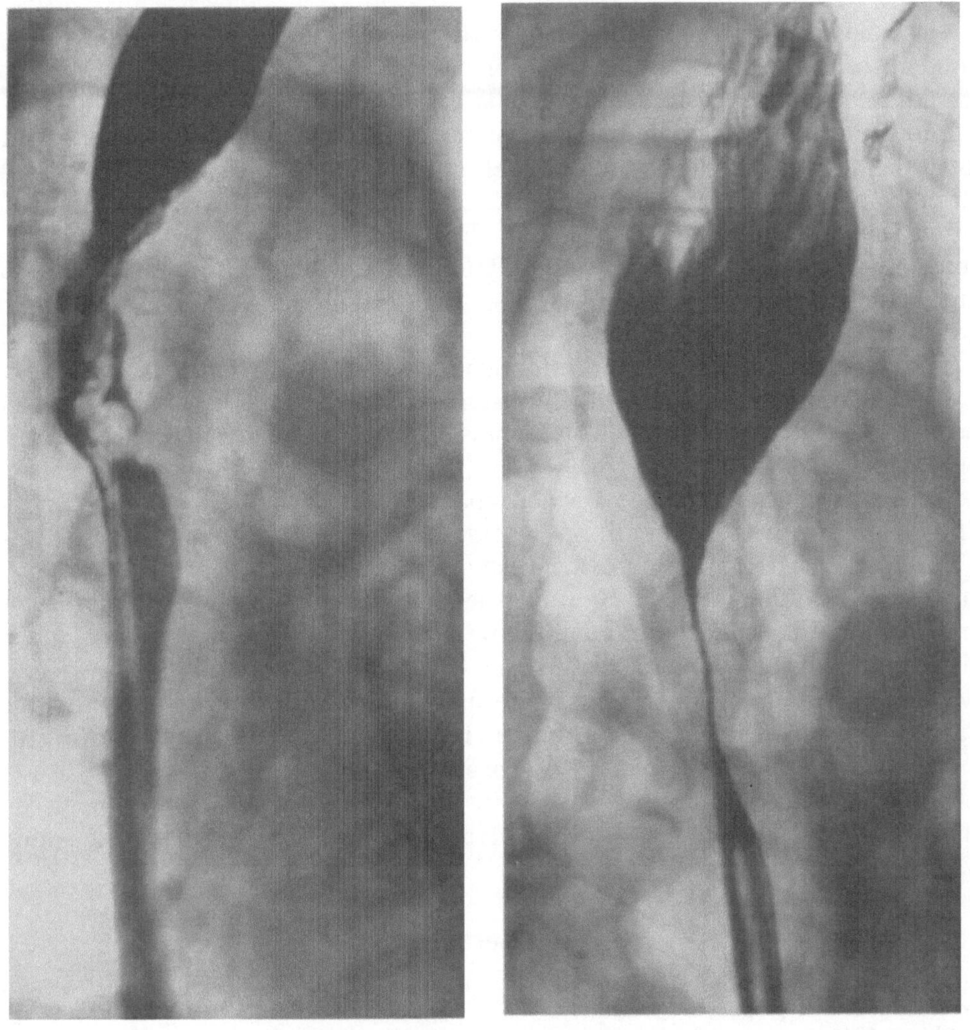

Abb. 25. a Papilläres, gering verhornendes Plattenepithelcarcinom im mittleren Drittel vor der Bestrahlung b Stenosebildung 10 Monate nach der Bestrahlung

Die nach der Bestrahlung auftretenden fibrösen Verengungen oder Stenosen empfiehlt CARTER zu dehnen und einen 0,6 cm weiten Polyäthylentubus einzuführen. Von 24 Patienten erfuhren 13 eine entscheidende Erleichterung, 5 Patienten starben nach der Dehnung an einer Mediastinitis.

GAUL und PARCHWITZ konnten bei 5 von 23 Patienten nach einem Intervall von 7—12 Monaten Randrezidive beobachten, die zu einer erneuten Verschlechterung des Allgemeinzustandes und zur schnell fortschreitenden Kachexie führten. Fisteln können noch relativ spät auftreten. Diese beiden Autoren sahen 4 von 7 Perforationen erst nach 12 Monaten. Das Auftreten von Randrezidiven ist zweifellos auf die Anwendung zu kurzer Bestrahlungsfelder zurückzuführen (s. auch Fall R., Kapitel Klinik, S. 504).

Bei der Durchstrahlung von Lungengewebe kann es zu interstitiellen Reaktionen kommen, die röntgenologisch nachweisbar sind. Diese Reaktionen sind aber wahrscheinlich unabhängig von der Strahlenart und sind individuell bedingt. Wenn PERESLEGIN und LOPATNIKOVA bei 20 von 80 Patienten nach der Telekobaltbestrahlung Veränderungen in der Lunge, wie Intensivierung des Lungenschattens und Atelektasen, sahen, so darf das nicht so ausgelegt werden, daß nach der Megavolttherapie diese Reaktionen häufiger auftreten als nach der konventionellen Bestrahlung.

XX. Einfluß der Strahlen auf das Carcinom

Das Oesophaguscarcinom kann sich bei ausreichend hoher Dosis von 5000—6000 R zurückbilden, wie es mehrere histologische Kontrollen gezeigt haben. Dickson und Morgan beschreiben eine histologische Kontrolle (s. S. 533).

Gaul und Parchwitz berichten über ein röntgenologisch und histologisch gesichertes Carcinom, das sich nach der Pendelbestrahlung vollständig zurückbildete. Aber nach 6 Monaten kam es zu einer gedeckten Perforation. Die histologische Untersuchung des bestrahlten Gebietes ergab keinen Anhalt mehr für ein Neoplasma.

Krebs gibt an, daß bei 20% seiner Patienten der Tumor durch die Rotationsbestrahlung örtlich vernichtet worden war. Die kurzen Überlebenszeiten sind im wesentlichen durch Fernmetastasen bedingt.

Gynning verfügt über 4 autoptische Beobachtungen, in denen sich im bestrahlten Gebiet kein Tumorgewebe mehr nachweisen ließ. Vollständige Krebsheilungen nach autoptischen Befunden werden auch von anderen Autoren angegeben (Bonomini, Adler u. Mitarb., Nielsen).

Aber auch von älteren Autoren werden vollständige Ausheilungen nach der Strahlenbehandlung berichtet, wie Holfelder, Cathie, Cade, Palugyay, Crump und Kasebach, Baum, Engelstad, Strandquist, Smithers.

Propst und Kahr haben an 10 Autopsien die Rückbildung des Krebses nach Bestrahlung beobachten können und bei Anwendung von kleinen täglichen Einzeldosen (maximal 150 R) guten Tumorschwund und nekrotischen Zerfall nachweisen können. Aber sie fanden in der Peripherie des Oesophagus in der narbig umgewandelten Wand noch Carcinomnester. Diese Beobachtungen bestätigen die von Leb so dringend empfohlene radiochirurgische Therapie, die Vorbestrahlung.

Nach Telekobaltbestrahlung kommt es in den Lymphknoten zu radiologischen Veränderungen, wie Kalkeinlagerungen und Hornperlenbildung (Pourquier und Leenhardt).

Literatur

Ackerman, L. V., del Regato, J. A.: Cancer, diagnosis, treatment and prognosis. St. Louis: C. V. Mosby Comp. **1947**.

Adams, H. D., Smedal, M.: Treatment of cancer of the esophagus by resection and postoperative supervoltage roentgen therapy. Surg. Clin. N. Amer. **1955**, 647—652.

Adams, W. E.: The pathological considerations relating to the early diagnoses and curative surgical treatment of carcinoma of the esophagus. Int. Abstr. Surg. **72**, 105—110 (1941) (in Surg. Gynec. Obst., Febr. 1941).

Adler, D. C., Deeb, P. H.: Radiation therapy in carcinoma of the thoracic esophagus. Amer. J. Roentgenol. **70**, 709—720 (1953).

Ahlborn, H. E.: Simple achlorhydric anemia, Plummer-Vinson syndrome and carcinoma of the mouth, pharynx and esophagus in women: Observation at the Radiumhemmet, Stockholm. Brit. med. J. **1936 II**, 331—333.

Akakura, J., Nakamura, Y., Kagekawa, T.: The combined treatment for carcinoma of the esophagus with radical resection and the preoperative irradiation. Keio J. Med. **14**, 145 (1956).

Åkerlund, A., Welin, S.: Roentgendiagnosis of malignant tumors within the boundery region between pharynx and esophagus. Acta radiol. (Stockh.) **25**, 883—911 (1944).

Albertini, A. v.: Histologische Geschwulstdiagnostik. Stuttgart: Georg Thieme **1955**.

Alé, G.: Leiomyome des Oesophagus (6 Fälle). Minerva radiol. **12**, 73 (1967).

Amesti, F. de, Otaiza, E.: Cardioesophageal cancers, treated via the transthoracic and transdiaphragmatic route. In: Pack, G. T., Cancer of the esophagus. St. Louis: G. V. Mosby & Comp. **1949**.

Aschoff, L.: Pathologische Anatomie, 8. Aufl., Jena: Gustav Fischer **1936**.

Baker, R. R., Lott, St.: Carcinoma of the thoracic esophagus. Johns Hopk. med. J. **121**, 153 (1967).

Barina, G., Occhiodoro, A.: Contributo al trattamento del carcinoma esofageo con telegammaterapia. Radiologia (Roma) **15**, 719—741 (1959).

Barraud, Decker, Rosselet,: Zit. nach Bonse, 2. Internat. Kongr. Kampf d. Krebs **2**, 352 (1937).

Barth, G., Brichzy, W., Jaxtheimer, H.: Ergebnisse der Strahlenbehandlung des Oesophaguscarcinoms an der Medizinischen Universitätsklinik Erlangen (1946—1955). Strahlentherapie **106**, 523—537 (1958).

Bauer, R., Gerhardt, P.: Über die Aussichten der Strahlenbehandlung von Speiseröhrencarcinomen. Strahlentherapie **131**, 21 (1966).

Baum, S. M.: Esophageal-gastric carcinoma successful treated by protracted fractional X-ray. Radiology **27**, 58—62 (1936).

BECK: Zit. bei JÜNGLING.

BECKER, J., BECK, A., BECKER, J., SCHEER, K. E.: Strahlentherapeutische Anwendung von radioaktivem Kobalt in Form von Perlen. Strahlentherapie **86**, 540—547 (1952).

— SCHUBERT, G.: Die Supervolttherapie. Stuttgart: Georg Thieme **1961**.

BEIBUTOV, SH. M.: Esophagus cancer irradiation on a telegamma device GUT-400. Vop. Onkol. **6**, 87—93 (1960).

— The state of the peripheral blood and bone marrow in telegammatherapy of patients with of the esophagus. Med. Radiol. (Moskau) **6**, 7—11 (1961).

BELLION, B., LOVERA, G.: Our experience of betatron therapy on certain clinical aspects. In: BECKER, J., SCHEER, K., Betatron- und Telekobalttherapie. Berlin-Heidelberg-New York: Springer 1958.

BENDER, M., KOHLER, A.: Über Messungen bei der Pendelbestrahlung. Strahlentherapie **65**, 468—476 (1939); **67**, 669—692 (1940).

— — Zur Pendelbestrahlung, Messungen an kreiszylindrischen Phantomen. Strahlentherapie **72**, 289—306 (1942).

BENTHAUS, R.: Zur Strahlentherapie des Oesophaguskarzinoms. Strahlentherapie 88, 460—646 (1952).

BÉRARD, L., SARGNON, A.: Cancer de l'oesophage. Paris: Gaston Doin & Co. 1927.

BERNARD, PH., GELLÉ, X., LALANNE, C., LOISILLIER, F., MARKOVITS, P., PICARD, I. D., PIERQUIN, B.: Étude de 229 cas de cancer de l'oesophage thoracique suivis à l'Institut Gustave Roussy de 1948 à 1955. Bull. Ass. franç. Cancer **43**, 296—330 (1956).

BERSACK, S. R.: Carcinoma of the esophagus in association with achalasia of the cardia. Radiology **42**, 220—223 (1944).

BONOMINI, B.: Radioterapia delle neoplasie del tratto gastroesofageo. Acta chir. ital. 17, 61—81 (1961).

BLOMFIELD, G. W.: Clinical evaluation of results in supervoltage X-ray therapy. J. Fac. Radiol. (Lond.) **7**, 260—277 (1956).

BONSE, G.: Zur Therapie des Oesophaguskarzinoms. Strahlentherapie **78**, 393—402 (1949).

BORAK, J.: Strahlentherapie des Oesophaguskarzinoms. Strahlentherapie 77, 349—354 (1948).

BOULÉ, G., GÉRARD-MARCHANT, R., SCHLUMBERGER, J. R.: Essai d'appréciation précoce du prognostic des épitheliomas de l'oesophage. Presse méd. **1952**, 1357—1358.

BRAUNBEHRENS, H. v.: Die Strahlenbehandlung des Speiseröhrenkrebses. Strahlentherapie **79**, 417—426 (1949); In: LÜTCHEMEIER, Diss. Freiburg 1942.

BRAUS, H.: Anatomie des Menschen, Bd. II: Eingeweide. 2. Aufl. Berlin: Springer 1934.

BRUNETTE, K. W., SCHWINDT, W. D., CRUMMY, A. B., BENFIELD, J. R.: Angiography: A guide in the management of intrathoracic neoplasms. Amer. Rev. resp. Dis. **94**, 933 (1966).

BÜTIKOFER, R.: Die Rotationsbestrahlung der Oesophaguskarzinome. Radiol. clin. (Basel) **16** (1947).

BURAGGI, G. L., CARNEVALI, G., FELCI, U., RONCORONI, L.: Telecobaltoterapia a campi fissi. Presentazione di schemi di trattamento. Tumori (Torino) **45**, 261—272, 273—295 (1959).

BURNETT, H. W., JR., MOORE, S. W.: Squamous cell carcinoma of the thoracic esophagus. An evaluation of treatment methods. Amer. J. Roentgenol. **76**, 949—955 (1956).

BUSCHKE, F., CANTRIL, S. F.: Super voltage roentgen therapy of esophageal carcinoma. Radiology **42**, 480—492 (1944).

BUSCHKE, F.: Surgical and radiological results in the treatment of esophageal carcinoma. Amer. J. Roentgenol. **71**, 9—24 (1954).

BUSCHMANN, O., KERK, L.: Zur Röntgendiagnostik von Oesophagustumoren. Fortschr. Röntgenstr. **103**, 42 (1965).

CADE, S.: Malignant disease and the treatment with radium. Baltimore: Williams & Wilkins 1950.

CARESANO, A., ROSETTE, S., FAILONI, S.: La radioterapia del cancro dell'esofago. Radiaz. alta Energia **6**, 89 (1967).

CARTER, M. G.: Endoscopic intubation and dilatation in the management of esophagus carcinoma. Amer. J. Surg. **93**, 266—270 (1957).

CATHIE, I. A. B.: Some histological tumor variants and their influence upon radiosensitivity. Radiology **32**, 425—433 (1939).

CHI, P. S. H., ADAMS, W. E.: Arch. Surg. **60**, 92 (1950).

CHIAROTTI, F.: Sui resultati clinici immediati della telecobalto terapia. Minerva med. **51**, 1669—1681 (1960).

CLIFFTON, E. E., GOODNER, J. T., BRONSTEIN, E.: Preoperative irradiation for cancer of the esophagus. Cancer (Philad.) **13**, 37—45)1960).

COCCHI, U.: Klinische Erfahrungen mit dem 31 MeV-Betatron. Züricher Bestrahlungsergebnisse 1951—1957. In: BECKER, J., SCHEER, K., Betatron- und Telekobalttherapie, S. 28—38. Berlin-Heidelberg-New York: Springer 1958.

— Resultate der Strahlenbehandlung von Patienten mit Hirntumoren, Oesophagus- und Bronchialkarzinomen mit 31 MeV-Betatron (Photonen) im Vergleich zur 200 kV-Röntgenbestrahlung. Strahlentherapie **117**, 3—17 (1962).

CORNING, H. K.: Lehrbuch der topographischen Anatomie, 16. u. 17. Aufl. München: J. F. Bergmann 1931.

COX, R.: The management of dysphagia due to malignant disease of the thoracic and abdominal esophagus. Ann. roy. Coll. Surg. **21**, 133—176 (1957).

CRUMP, A., KASEBACH, H.: Report of "proved cured cases" of squamous cell epithelioma of esophagus treated by intraesophageal and external irradiation. J. thorac. Surg. **5**, 157—164 (1935).

DECKER, P., HAHN, C., SAEGESSER, F.: Ergebnisse der Resektion des Oesophaguskarzinoms. Thoraxchirurgie **3**, 17—24 (1955/56).

DEELY, T. J., FRANÇOIS, P. E.: A technique for the irradiation of the upper esophagus in megavoltage therapy. Brit. J. Radiol. **31**, 395—396 (1958).

DELARIO, A. J.: Carcinoma of the esophagus. Amer. J. dig. Dis. **19**, 50—54 (1952).

DEVOIS, A., DECKER, R., DESANTI, A.: Résultats dans cyclothèrapie du cancer oesophagien. J. Radiol. Électrol. **36**, 438—442 (1955).

DICKSON, R. J., MORGAN, R. H.: 250 kV-rotation therapy for carcinoma of esophagus using the

John Hopkins screen intensifier. Amer. J. Roentgenol. **85**, 78—86 (1961).

DIETHELM, L.: Zur Behandlung des Oesophaguskarzinoms. Strahlentherapie **109**, 268—288 (1959).

DOCTOR, V. M., SIRSAT, M. V.: A histopathologic study of preoperative radiated carcinoma of the esophagus. Clin. Radiol. (Edinb.) **18**, 422 (1967).

DOGLIOTTI, A. M., ACTIS-DATO, A.: L'attuale nostro orientamento per la cura dei tumori maligni dell'esofageo medio e superiore. Minerva med. **1955 II**, 451—453.

DON, C., MURPHY, D. J. L.: Some difficulties in the diagnoses of carcinoma in the region of the cardia. Proc. roy. Soc. Med. **49**, 278—283 (1956).

DORMANNS, E.: Das Oesophaguscarcinom. Ergebnisse der unter Mitarbeit von 39 pathologischen Instituten Deutschlands durchgeführten Erhebung über das Oesophaguscarcinom (1925—1933). Z. Krebsforsch. **49**, 86—108 (1939).

EBERHARDT, H. J., STRIEZEL, M.: Erfahrung mit der Telekobaltbestrahlung bösartiger Oesophagustumoren. Radiobiol. Radiother. (Berl.) **11**, 121 (1970).

EICHHORN, H. J., ROTTE, K. H.: Oesophaguscarcinom. Ergebnisse der Telekobalttherapie im Vergleich zur konventionellen Röntgentherapie. Med. Klin. **61**, 539 (1966).

ELTER, H.: Die Rotationsbestrahlung des Oesophaguskarzinoms. Radiol. clin. (Basel) **23**, 41—56 (1954).

ENGELSTAD, R. B.: Radiological treatment of carcinoma of esophagus. Acta radiol. (Stockh.) **20**, 270—488 (1939).

FICARI, A., JACOBELLI, G.: Sui tumori maligni multipli carcinoma duplice dell'esofageo e dello stomaco. Chir. ital. **10**, 543—558 (1958).

FIEBELKORN, H. J., SCHERER, E.: Ein klinischer und methodischer Beitrag zur Strahlentherapie des Oesophaguskarzinoms. Strahlentherapie **92**, 838—394 (1953).

FISCHER, A. W.: Die Operationen am Oesophagus. In: BIER-BRAUN-KÜMMEL, Chirurgische Operationslehre, Bd. III, S. 353—420. Leipzig: Joh. Ambrosius Bart 1955.

FLEMING, J. A. C.: Carcinoma of the thoracic esophagus. Some notes on its pathology and spread in relation to treatment. Brit. J. Radiol. **16**, 212 (1943).

— Radiotherapy in cancer of the thoracic esophagus. Thorax **2**, 206—215 (1947).

— The place of radiotherapy in the treatment of cancer of the esophagus. Med. Press **5950**, 470—473 (1953).

FLETCHER, G. H.: A clinical program to evaluate the practical significance of higher energy levels than 1—3 MeV. Amer. J. Roentgenol. **76**, 866—893 (1956).

— Clinical stationary field therapy with a cobalt-60-unit. Part I. Amer. J. Roentgenol. **75**, 61—116 (1956).

FREID, J. R.: Roentgen treatment of cancer of esophagus. Amer. J. Roentgenol. **59**, 551—554 (1948).

FRISCHBIER, H. J., KUTTIG, H., KRAUS, R.: Telekobalttherapie des Oesophaguskarzinoms. Ergebnisse und Erfahrungen im Vergleich zur konventionellen Röntgen- und Co^{60}-Kontakttherapie. Strahlentherapie **120**, 191—201 (1963).

GARLOCK, J. H.: Surgery of esophagus. Harlem Hosp. Bull. **4**, 69—81 (1951).

GARY-BOBO, J.: La telecobaltoterapia en el tratamiento del cancer do esofageo. Acta ibér. radiol.-cancer. **17**, 169—182 (1962).

GAUL, M., PARCHWITZ, H. K.: Ergebnisse der Strahlenbehandlung des Oesophaguskarzinoms von 1953—1957. Strahlentherapie **109**, 588—198 (1959).

GIORGI, C., CAPROTTI, M., BABINI, L.: Considerazioni sulla telecobaltoterapia del cancero dell'esofages. Minerva fisioter. **7**, 201—204 (1962).

GLANINGER, J., MAYER, J.: Oesophaguskarzinom und Strahlentherapie. Krebsarzt **8**, 14—21 (1953).

GLANVILLE, J. N.: Leiomyomata of the oesophagus. Clin. Radiol. **16**, 187 (1965).

GOLDMAN, L. B.: Early cancer. New York-London: Grune & Stratton 1963.

GOODNER, J. T., MILLER, T. R., WATSON, W. L.: Sarcoma of the esophagus. Amer. J. Roentgenol. **89**, 132 (1963).

GOODNER, J. T., WATSON, W. L.: Cancer of the esophagus. Its association with other primary cancers. Cancer (Philad.) **9**, 1248—1252 (1956).

GRASSER, C. H.: Zur Röntgentherapie des Oesophaguskarzinoms. Strahlentherapie **74**, 491—532 (1944).

GREENWOOD, M.: Natural duration of cancer. British Ministry of Health Reports on Public Health and Medical Subjects No 33. London: H. M. Stationary Office 1926.

GSELL, O., LÖFFLER, A.: Ätiologische Faktoren des Oesophaguscarcinoms. Dtsch. med. Wschr. **87**, 2173 (1962).

GÜTGEMANN, A.: Zur Frage der radikalen und palliativen Operation des Oesophaguscarcinoms. Langenbecks Arch. klin. Chir. **276**, 357—364 (1953).

GUISEZ, J.: Cancer de l'Oesophage. Traitment radiotherapeutique. Bull. d'Otol. **25**, 273 (1927).

— Plusieurs Cas de cancers de l'Oesophage, traités avec succès par la radiumthérapie. Bull. Soc. Chirurgiens Paris **22**, 751—760 (1930).

— Frequence relative des différentes affections de l'Oesophage d'après la statistique des cas observés dans ces dix dernières années. Bull. Soc. Chirurgiens Paris **27**, 331—338 (1935).

GYNNING, J.: Roentgen rotation therapy in Cancer of the oesophagus. Acta radiol. (Stockh.) **35**, 428—442 (1951).

— LINDGREN, M.: Roentgen rotation therapy of oesophageal cancer. Acta chir. scand., Suppl. **356**, 130 (1965).

HAAS, L. L., BAKER, B.: Signs of esophageal carcinoma on neck roentgenograms. Trans. Amer. Acad. Ophthal. Otolaryng. **59**, 459—473 (1955).

— HARVEY, R. A.: Clinical aspects of betatron irradiation. Amer. J. Roentgenol. **76**, 905—918 (1956).

— — LANGER, S. S.: Radiation management of otherwise hopeless thoracic neoplasms. J. Amer. med. Ass. **154**, 323—326 (1954).

HACKENTHAL, P.: Erfahrungen mit der Strahlentherapie des Oesophaguskarzinoms. Strahlentherapie **113**, 121—127 (1960).

HARTZ, P. H.: The incidence of malignant tumors in unselected autopsy. Material at Curaçao, Netherlands West Indies. Amer. J. Cancer **40**, 355—258 (1940).

HAUBRICH, R.: Beitrag zur Röntgentherapie des Oesophaguskarzinoms. Strahlentherapie **80**, 559—568 (1949).

HELLRIEGEL, W.: Der Vorteil der gezielten Bewegungsbestrahlung beim Oesophaguskarzinom. Strahlentherapie **108**, 43—51 (1959).

HERVE, A.: Cyclothérapie du cancer de l'oesophage. J. Radiol. Électrol. **40**, 656—664 (1959).

HODES, J., AKINS, J. P., HODES, B. L.: Esophageal intramural divertikulosis. Amer. J. Roentgenol. **96**, 411 (1966).

HOLFELDER, H.: Die Röntgentiefentherapie. Leipzig: Georg Thieme 1938.

HOLMGREN, B.: Sideropenic dysphagia or cancer of the Hypopharynx? Acta radiol. (Stockh.) **24**, 455—461 (1943).

HOLSTEN, D. R., STENDER, H. S.: Erfahrungen mit der Orthovolt- und Telekobalttherapie bei 207 Oesophaguscarcinomen. Strahlentherapie **103**, 323 bis 338 (1964).

HOLSTI, L. R.: Split-course radiotherapy of cancer. Acta radiol. (ther.) **6**, 313 (1967).

HOWEL-EVANS, W., MCCORNELL, R. B., CLARKE, C. A., SHEPPARD, P. M.: Carcinoma of the esophagus with keratosis palmaris et plantaris (Sylosis). Quart. J. Med., N. S. **27**, 410—429 (1958).

HUBACHER, O.: Fünfjahreserfahrungen mit Bestrahlungen mit der Kobaltbombe. Schweiz. med. Wschr. **91**, 1316—1319 (1961).

HUMMON, J. F.: The esophagus. In: Roentgens, rads and riddles, S. 319—326. A Symposium on Supervoltage Radiation therapy. U. S. Atomic Energy Commission 1959.

JACCOTTET, H., CRUCHAUD, S.: Mégaoesophages et cancers secondaires. Rev. méd. Suisse rom. **76**, 1153—1161 (1956).

JACKSON, CH.: Carcinoma and sarcoma of the esophagus. A plea for early diagnosis. Amer. J. med. Soc. **169**, 625—648 (1925); — Sth. Surg. **4**, 1 (1935).

JACOB, P., ABBATUCCI, J. S., ROBILLARD, J.: Résultats comparé du traitement des cancers de l'oesophage par cobalthérapie et radiothérapie à 200 kV. J. Radiol. Électr. **45**, 64—69 (1964).

JANKER, R., ROSSMANN, K.: Grundriß der Röntgentherapie. Berlin-Heidelberg-Göttingen: Springer 1958.

JONES, C. H., MOULD, R. F.: Carcinoma of the esophagus with special reference of the upper third. Part. II. Physical considerations. Brit. J. Radiol. **39**, 197 (1966).

JØRGSHOLM, B.: Roentgentherapy in cancer of the extrathoracic portion of the esophagus. Acta radiol. (Stockh.) **38**, 61—78 (1952).

JUCKER, C.: L'interessamente tracheo bronchiale nella evoluzione di cancro esofageo: accutamento diagnostice e limiti della radioterapia. Radiobiol. Radioter. Fis. med., Ser. III, **16**, 278—295 (1961).

JÜNGLING, O.: Strahlenbehandlung der bösartigen Geschwülste. In: P. LAZARUS, Handbuch der gesamten Strahlenheilkunde, Bd. II. München: J. F. Bergmann 1931.

KAHR, E.: Zur Technik der Bewegungsbestrahlung des Oesophaguskarzinoms. Strahlentherapie **103**, 249—256 (1957).

KILLIAN, G.: Über den Mund der Speiseröhre. Z. Ohrenheilk. u. Krankh. d. Luftwege **55**, 1 (1908).

KIVIRANTA, U. K.: Carcinoma of the esophagus, its incidence, age and sex distribution and prognosis in Finland. Acta oto-laryng. (Stockh.) **42**, 73—88 (1952).

KOHLER, R.: Roentgen-treatment of cancer of esophagus. Acta radiol. (Stockh.) **35**, 207—220 (1951).

KOGA, S.: Radiotherapy of cancer of the oesophagus. 31. Report on telecobalttherapy. Nippon Acta radiol. **28**, 473 (1968).

KOZLOVA, A. V., LOPATNIKOVA, F.: Die Strahlentherapie des Oesophaguskrebses. Med. Radiol. (Mosk.) **12**, 17 (1967).

KREBS, C., NIELSEN, H., ANDERSEN, P. E.: Rotation therapy of cancer of the esophagus. Acta radiol. (Stockh.) **32**, 304—316 (1949).

KRETSCHMER, W.: Das Oesophaguscarcinom. Untersuchungen am Sektionsgut des Wiener Pathologisch-Anatomischen Institutes. Wien. klin. Wschr. **80**, 425 (1968).

KURTZAHN, H.: Die Röntgen- und Radiumbehandlung des Oesophaguskarzinoms. Ergebn. med. Strahlenforsch. **1**, 665 (1925).

KUTTIG, H., SUNARIC, D.: Vergleich der Ergebnisse nach Strahlentherapie des Oesophaguscarcinoms mit konventionellen Röntgen- und Co-60-Gammastrahlen. Strahlentherapie **129**, 341 (1966).

— WEITZEL, G.: Geschwülste des gastro-intestinalen Traktes und der extraintestinalen abdominellen Krebse. In: BECKER, J., SCHUBERT, G., Die Supervolttherapie. Stuttgart: Georg Thieme 1961.

KWAN, K. W.: Carcinoma of the esophagus. Chin. med. J. **52**, 237—254 (1946).

LACASSAGNE, A.: Zit. nach BORAK, Arch. Inst. Radium 141 (1930).

LACHAPÈLE, A. P., TOUCHARD, J.: Á propos de 24 cas de cancer de l'oesophage traité par cyclothérapie. Rev. Laryng. (Bordeaux) **78**, 857—875 (1957).

LANG, K. C.: Report of 59 cases of esophageal carcinoma. Chin. med. J. **53**, 57—63 (1938).

LEB, A.: Die Kombination der präoperativen Strahlenbehandlung mit der chirurgischen Therapie maligner Tumoren. Krebsarzt **10**, 12—15 (1955).

— Die Röntgenvorbestrahlung in der Therapie der malignen Tumoren. X. Österreich. Ärztetag. 28.—30. 9. 56, S. 107—114. Wien: Springer 1957; Wien. klin. Wschr. **69**, 208 (1957).

— Die stationäre Behandlung maligner Tumoren. Radiol. austr. **10**, 131 (1958).

— Die präoperative Strahlenbehandlung der malignen Tumoren: ihre strahlenbiologischen Grundlagen, Technik und Resultate. IX. Internat. Radiologenkongreß, S. 113. München 1959.

LEBORGUE, R., LEBORGUE, F., JR., BARLOCCI, L.: Cancer of the oesophagus. Results of radiotherapy. Brit. J. Radiol. **36**, 806 (1963).

LE CLAIRE, H., JAPHA, E. M.: The radiologic management of carcinoma of the esophagus. Rev. Gastroent. **19**, 301—305 (1952).

LEDERMAN, M.: Epi-esophageal cancer with special reference to tumours of the postcricoid region. Brit. J. Radiol. **28**, 173—183 (1955).

LEE, E. S.: Malignant disease of the esophagus and stomach. In: CADE, S., Malignant disease and its treatment by radium, Bd. III. Baltimore: Williams & Wilkins 1950.

LEVY, J. J.: The diagnosis of carcinoma of the oesophagus etc. Afr. J. Radiol. **4**, 1 (1966).

LINDVALL, N.: Hypopharyngial carcinoma in sideropenic dysphagia. Acta radiol. (Stockh.) **39**, 17—39 (1953).

LOTT, J. S., SMITH, J. H.: Cobalt-60 beam therapy in carcinoma of the esophagus. Radiology **71**, 321—326 (1958).

LÜDIN, M.: Krankheiten der Speiseröhre. In: Handbuch der inneren Medizin, Bd. III/1, S. 1—171. Berlin: Springer 1938.

MACARINI, N., BOCCACCIO, R.: Tre anni di esperienza di telecobaltoterapia nel trattamento dei tumori esofagei. Minerva med. **51**, 4040—4045 (1960).

MADSEN, E.: Dysphagia in bulbar and pseudobulbar lesions simulating esophageal carcinoma. Acta radiol. (Stockh.) **41**, 517—524 (1954).

MALEKI, A., HASHEMIAN, H., AFCHARI, R.: Carcinoma of the oesophagus in Iran. J. Radiol. Électrol. **46**, 135 (1965).

MARCIANI, A.: Il megaesofago complicato da cancro esofageo. Recentia med. (Roma) **4**, 791 (1965).

MATZNER, M. J., TRACHTMAN, B., MANDELBAUM, R. A.: Coexistant carcinoma and scleroderma of esophagus. Amer. J. Gastroent. **39**, 31 (1963).

MAYS, E. T., GONZALES, R. C.: Azygography. An aid in the evaluation of thoracic pathology. Arch. Surg. **88**, 233 (1964).

MEHNERT, L.: Über die klinische Bedeutung des Oesophagus- und Aorten-Varietäten. Langenbecks Arch. klin. Chir. **58**.

MEISTER, TH.: Bisherige Erfahrungen des Zürcher 31 MeV-Betatrons. Das Brown-Boveri-Betatron. Sonderheft: Zwei Jahre Forschung und Erfahrung mit dem 31 MeV-Betatron am Kantonspital Zürich. Zürich 1953, S. 67—70.

MEREDINO, K. A., MARK, V. H.: Analysis of 100 cases of squamous cell carcinoma of esophagus with special reference to its theoretical curability. Surg. Gynec. Obstet. **94**, 110—114 (1952); — Cancer (Philad.) **5**, 52—61 (1952).

DU MESNIL DE ROCHEMONT, R.: Lehrbuch der Stralenheilkunde. Stuttgart: Ferd. Enke 1958.

MORENO, G. J., GIL DARENO, H. N.: Cancer of esophagus; surgical experience in 101 resections from 1948—1955. Amer. J. Surg. **94**, 387—392 (1957).

MOSEBECH, J., VIDEBAEK, A.: On the etiology of esophageal carcinoma. J. nat. Cancer Inst. **15**, 1665—1673 (1955).

MUNTEAN, E.: Die präopertaive Röntgenbestrahlung des Mammakarzinoms. Stuttgart: Georg Thieme 1961.

MURPHY, W. Z.: Radiation therapie. Philadelphia-London: W. B. Saunders Comp. 1959.

MUSTAKALLIO, S.: Erfahrungen mit der Telekobalt-60-Behandlung bei Oesophagus- und Lungenkarzinomen. Radiobiol. Radiother. (Berl.) **3**, 273—275 (1962).

MUSTARD, R. A., IBBERSON, O.: Carcinoma of esophagus; review of 381 cases admitted to Toronto General Hospital 1937—1953 inclusive. Ann. Surg. **144**, 927—940 (1956).

NAKAIDZUMI, M., MIYAKAWA, T.: Über die räumliche Dosisverteilung der Röntgenstrahlen bei der Rotationsbestrahlung. Strahlentherapie **66**, 583—592 (1939).

— — Zur Rotationsbestrahlung mit Hilfe einer ständigen Durchleuchtungskontrolle für den Oesophaguskrebs. Strahlentherapie **68**, 254—262 (1940).

NAKAYAMA, K.: Diagnostic significance of radioactive isotopes in early cancer of the allmentary tract, especially the esophagus and the cardia. Surgery **39**, 736—759 (1956).

— Erfahrungen bei etwa 3000 Fällen von Oesophagus- und Kardiakarzinomen. Langenbecks Arch. klin. Chir. **295**, 81—90 (1960).

— Die präoperative Strahlenbehandlung des Oesophaguskrebses und ihre theoretische Grundlage. Chirurg **33**, 14—18 (1962).

— ORIHATA, H., YAMAGUCHI, K.: Surgical treatment combined with preoperative concentrated irradiation for esophageal cancer. Cancer (Philad.) **20**, 778 (1967).

— Pre-operative irradiation in the treatment of patients with carcinoma of the oesophagus and some other sites. Clin. Radiol. **15**, 232 (1964).

— YANAGISAWA, F., NABEYA, K., TAMIYA, T., KOBAYASH, S., MAKINO, K.: Concentrated preoperative irradiation therapy. Arch. Surg. **87**, 1003 (1963).

— — WAGNER, B.: Erfahrungen mit der präoperativen Strahlenbehandlung des Oesophaguskrebses. Langenbecks Arch. klin. Chir. **305**, 94 (1964).

NEUBERGER, F.: Zur Metastasierung des Speiseröhrenkrebses. Arch. Hals-, Nas.- u. Ohrenheilk. **163**, 340—350 (1953).

NEUMANN, W., WACHSMANN, F.: Ermittlung der Herddosis bei Rotationsbestrahlung unter Berücksichtigung der Absorptionsunterschiede im Gewebe. Strahlentherapie **71**, 438—449 (1942).

NIELSEN, J.: Clinical results with rotation therapy; preliminary report based on 174 cases. Acta radiol. (Stockh.) **26**, 361—391 (1945).

— JØRGSHOLM, B.: Indikation für Bewegungsbestrahlung. Strahlentherapie **95**, 41—48 (1954).

OCHSNER, A., DE BAKEY, M.: Surgical aspects of carcinoma of the esophagus. J. thorac. Surg. **10**, 401—445 (1941).

OESER, H.: Strahlentherapie der Geschwülste. München-Berlin: Urban & Schwarzenberg 1954.

ORECHIA, C., BANDELLINO, F., SINESTRERO, C.: Indirazioni e resultati del trattamento radiochirurgico del'carcinoma dell'esofageol. Minerva gastroent. **6**, 121—126 (1960).

PALMER, E. D.: Difficulties in diagnosis of esophageal carcinoma: failure in transesophagoscopic biopsy. Amer. J. dig. Dis. **22**, 65—67 (1955).

PALUGYAY, J.: Die Radium-Roentgentherapie des Speiseröhrenkarzinoms. Strahlentherapie **41**, 746 bis 749 (1931).

PAPILLON, J., GOYON, M.: La roentgenthérapie dans le cancer de l'oesophage. Arch. Mal. Appar. dig. **41**, 112—120 (1952).

— — Place de la roentgenthérapie dans le traitement du cancer oesophagien. J. franç. Oto-rhino-laryng. **3**, 462—473 (1954).

— — Indications de la roentgenthérapie dans le cancer de l'oesophage (d'après une statistique de 120 cas). J. Radiol. Électrol. **35**, 353—364 (1954).

— — Le traitement radiothérapique du cancer de l'oesophage d'après 225 observations. Bull. Ass. franç. Cancer **43**, 331—340 (1956).

PARKER, E. F., GREGORIE, H. B.: Combined radiation an surgical treatment of carcinoma of the esophagus. Arch. Surg. **161**, 710 (1965).

PATERSON, R.: The treatment of malignant disease by radium and X-rays. London: Edw. Arnold & Co. 1953.

PEARSON, J. G.: The radiotherapy of carcinoma of the oesophagus and post cricoid region in South East Scotland. Clin. Radiol. **17**, 242 (1966).

PERESLEGIN, J. A., LOPATNIKOVA, F.: Changes in the lungs in telegammatherapy of patients with cancer of esophagus. Vestn. Rentgenol. Radiol. (Moskau) **34**, 62—66 (1959).

PETTIT, H. S.: Carcinoma of the esophagus. Amer. J. Roentgenol. **77**, 818—825 (1957).

PIERQUIN, B.: Intérêt du traitement des cancers de l'oesophage thoracique par la Radiothérapie de haute énergie (Bétatron 22 MeV). J. Chir. (Paris) **76**, 582—586 (1958).

— LALANNE, C., DUTRIEUX, J., TUBIANA, M., SURMONT, J.: Comparaison entre deux groupes de cancers de l'oesophage thoracique traité par radiothérapie sous 200 kV et par radiothérapie de haute énergie (Bétatron 22 MeV). Arch. Mal. Appar. dig. **47**, 895—902 (1958).

– TUBIANA, M., DUTRIEUX, J., Étude de 54 cas de cancers de l'oesophage thoracique traités par le bétatron (22 MeV). J. Radiol. Électrol. **39**, 725—736 (1958).

– WAMBERSIE, A., TUBIANA, M.: Cancer of the thoracic oesophagus: Two series of patients tracted by 22 MeV-betatron. Brit. J. Radiol. **29**, 189 (1966).

PIQUET, J., TISON, J.: Alcohol et cancer de l'oesophage. Bull. Acad. Méd. **117**, 236—239 (1957).

PISANI, G., MALASPINA, A.: Considerazioni su 18 casi di cancero dell'esofago trattati con telecobalterapia. Minerva fisioter. **4**, 12—17 (1959).

PLUMMER, H. S., VINSON, P. P.: Cardiospasm: A report of 301 cases. Med. Clin. N. America **5**, 355 (1921).

PÖSCHL, M.: Die Pendelbestrahlung des Speiseröhrenkrebses. Strahlentherapie **87**, 162—184 (1952).

POOL, J. L.: Carcinoma of the esophagus, diagnostic and treatment problems. Rev. Gastroent. **20**, 499—509 (1953).

POURQUIER, H., LEENHARDT, P.: La télécobalthérapie des neoformations du carrefour aerodigestif. Les possibilités ultérieures d'association chirurgicale. J. franç. Oto-rhino-laryng. **7**, 371—394 (1958).

PROPST, A.: Morphologische Befunde nach Bewegungsbestrahlung des Oesophaguskarzinoms. Strahlentherapie **103**, 244—248 (1957).

RAKE, G.: Epithelioma of the esophagus in association with achalasia of the cardia. J. thorac. Surg. **2**, 682 (1931).

REISNER, A.: Die Röntgenstrahlenbehandlung des Speiseröhrenkrebses. Strahlentherapie **73**, 411—422 (1943).

RIBERTI, A., BATTERSBY, J. S., VELLIOS, F.: Epidermoid carcinoma in a pharyngo-esophageal diverticulum. Cancer (Philad.) 8, 727—730 (1955).

ROBERTS, F.: Malignant disease of esophagus. Brit. J. Radiol. **9**, 732—742 (1936).

ROZANOV, B. S., RUDERMAN, A. J.: Zum Problem der chirurgischen und der Strahlentherapie der Karzinome des thorakalen Teil des Oesophagus. Chirurgija H. 10, 13—19 (1955).

RUDERMAN, A. J., PAVLOV, A. S., LOPATNIKOVA, F.: On the method of combined roentgen and radiumtherapy on esophagus cancer. Vopr. Onkol. **3**, 701—706 (1957).

SALVINI, E.: Telecobaltoterapia del cancero esophageo. Minerva med. **53**, 2415—2416 (1963).

SCHÄRER, K.: Die Rotationsbestrahlung des Oesophaguskarzinoms. Onkologia **7**, 16—26 (1954); **8**, 211—217 (1955).

— Die Strahlenbehandlung des Oesophaguskarzinoms. Strahlentherapie **97**, 508—513 (1955).

SCHINZ, H. R., SENTI, A.: Krebssterblichkeit in Zürich. Züricher statist. Nachr. H. 3 (1932).

— ZUPPINGER, A.: 17 Jahre Strahlentherapie der Krebse. Leipzig: Georg Thieme 1937.

SCHNEPPER, E., SCHULZE, E.: Klinik und Strahlentherapie des Oesophaguscarcinoms. Strahlentherapie **132**, 321 (1967).

SCHRÖDER, H., ROTTE, K. H.: Über hämatogene Metastasen bei Oesophaguscarcinomen. Strahlentherapie **136**, 657 (1968).

SEAMAN, W. B., ACKERMAN, L. V.: The effect of radiation on the esophagus. Radiology **68**, 534—541 (1957).

SMITH, J. H., LOTT, J. S.: Some observations on the effect of cobalt-60 beam therapy on epidermoid carcinoma during the first five-year study period. Amer. J. Roentgenol. **79**, 406—414 (1958).

SMITHERS, D. W.: X-ray treatment of carcinoma of esophagus. Brit. J. Radiol. **16**, 317—322 (1943).

— The treatment of carcinoma of the esophagus. Ann. roy. Coll. Surg. **20**, 36—49 (1957).

— CLARKSON, J. R., STRONG, J. A.: The roentgen treatment of cancer of the esophagus. Amer. J. Roentgenol. **49**, 606 (1943).

Statistisches Bundesamt Wiesbaden: Statistisches Jahrbuch für die Bundesrepublik Deutschland 1965.

STRANDQUIST, M.: Zit. nach BONSE, Nord. Med. (Stockh.) **1940**, 1933.

— Transthoracic roentgen treatment of cancer of esophagus. Acta radiol. (Stockh.) **22**, 172—193 (1941).

STUHL, L., TOURNIER, J.: Étude dosimétrique et premiers resultats du traitement du cancer de l'oesophage par télécobaltthérapie. J. Radiol. Électr. **40**, 61—63 (1959).

SWEET, R. H.: Treatment of carcinoma of esophagus, cardia and of stomach by surgical exstirpation. Surgery **23**, 952—975 (1948).

— Results of radical surgical exstirpation in treatment of carcinoma of esophagus and cardia with 5-year survival statistics. Surg. Gynec. Obstet. **94**, 46—52 (1952).

— Late ressults of surgical treatment of carcinoma of the esophagus. J. Amer. med. Ass. **155**, 422—425 (1954).

TAKAOKA, A., MAEDA, M., URANO, M.; Radiationtherapy in cancer of the esophagus. Nippon Acta radiol. **27**, 1607 (1968).

TRIAL, R., ROZE, R.: Telekobalttherapie des thorakalen Oesophaguscarcinoms. Strahlentherapie **122**, 349 (1963).

TROTTER, W.: Zit. bei OESER, H.

TUBIANA, M., PIERQUIN, B., DUTRIEUX, J.: Traitement des tumeurs du poulmon et de l'oesophage par le bétatron. Minerva nucl. **1**, 289—294 (1957).

TURNER, A. L.: Carcinoma of the post-cricoid region (Pars Laryngea Pharyngis) and upper end of the esophagus. J. Laryn. **35**, 34 (1920); — Edinb. med. J. **25**, 345 (1920).

UNGÁR, E.: Die Röntgentherapie des Speiseröhrenkrebses mit Stehfeldern. Radiobiol. Radiother. (Berl.) **2**, 271—286 (1961).

UHLMANN, E. M.: Ein 45-Millionen-Volt-Linearbeschleuniger als Elektronenquelle für die Behandlung tiefliegender Karzinome. Strahlentherapie **106**, 319—334 (1959).

— Clinical experience with high-speed electrons in cancer therapy. Radiology **73**, 76—84 (1959).

— Utilization of high-speed electrons in the treatment of deepseated cancer. IX. Internat. Congr. Radiol. München, S. 826—832 (herausgeg. B. RAJEWSKY). Georg Thieme u. Urban & Schwarzenberg. München: 1961.

— OVADIA, J.: High-energy electrons in the treatment of malignant tumours of the thorax. Radiology **74**, 265—272 (1960).

WACHSMANN, F., BARTH, G.: Die Bewegungsbestrahlung. Stuttgart: Georg Thieme 1953.

WAGNER, D., SCHUNK, R.: Der Tumorzellennachweis im strömenden Blut der Frau bei Genitalkarzinom. Freib. Med. Firsch. **1**, 236—238 (1962).

WAHLBOM, H. E.: Prädisponierte Faktoren für Plattenepithelkarzinome in Mund, Hals und Speiseröhre. Eine statistische Untersuchung am Material des Radiumhemmet Stockholm. Acta radiol. (Stockh.) **18**, 163—185 (1937).

WALDENSTRÖM, J., KJELLBERG, S. R.: The roentgenological diagnosis of the sideropenic dysphagia. Acta radiol. (Stockh.) **20**, 618—638 (1939).

WALTHER, H. E.: Krebsmetastasen. Basel: Bruno Schwabe & Co. 1948.

WATSON, F. A., BROWN, E. M.: X-ray therapy in carcinoma of esophagus. J. thorac. Surg. **22**, 216—218 (1951).

— POOL, J. L.: Cancer of cervical esophagus. Surgery **23**, 893—905 (1948).

WATSON, W. L.: Cancer of the esophagus. Amer. J. Roentgenol. **41**, 420 (1939). Zit. nach SCHINZ, BAENSCH, FRIEDL-UEHLINGER, Lehrbuch der Röntgendiagnostik, Bd. IV, Teil II. Stuttgart: Georg Thieme 1952.

WICHMANN, H., HEIMZEL, F.: Leitfaden der Bewegungsbestrahlung. Berlin-Göttingen-Heidelberg: Springer 1959.

WILDNER, G. P., GIBEL, W.: Epidemiologische Untersuchungen zum Speiseröhrenkrebs. Dtsch. Gesundh.-Wes. **21**, 1883 (1966).

WOOD, C. A. P.: The treatment of carcinoma bronchus by supervoltage therapy. Acta Un. int. Cancr. **15**, 514—519 (1959).

YAMAGUCHI, H., ISHIGAMI, S., NOGUCHI, T., SAEGUSA, T.: Results of telecobalttherapy for esophageal cancer. Int. J. appl. Radiat. 8, 108—109 (1960).

ZUPPINGER, A.: Die Behandlung des Oesophaguskarzinoms. Zürcher Erfahrungen. Ergebn. med. Strahlenforsch. **7**, 389—456 (1936).

— Betrachtungen zu den sekundären Oesophagustumoren. Z. Krebsforsch. **47**, 413—420 (1938).

— Indikationsstellung zur Hochvolttherapie. Oncologia (Basel) **13**, 142—161 (1960).

— Hochvoltstrahlung. Schweiz. med. Wschr. **93**, 838—845 (1963).

— Klinische Erfahrungen mit energiereichen Strahlen. In: BECKER, J., SCHEER, K., Betatron und Telekobalttherapie, S. 50—53. Berlin-Heidelberg-New York: Springer 1958.

— FRANK, L., RENKER, Z., SCHREIBER, A., TÜTSCH. C.: Früherfahrungen mit dem 31 MeV-Betatron, Strahlentherapie **102**, 407—418 (1957).

— VERAGUTH, P., PORETTI, G., NÖTZLI, M., MAURER, H. J.: Erfahrungen der Therapie mit 30 MeV-Elektronen. Strahlentherapie **111**, 161—166 (1960).

Magen, Dünndarm, Colon

Von

A. Zuppinger

Mit 38 Abbildungen

I. Tumoren des Magens

1. Allgemeines

Schon bald nach der Entdeckung der Röntgenstrahlen berichtete der öfters zitierte DESPEIGNES über Rückbildung einer Geschwulst und Linderung der Beschwerden nach Bestrahlung eines Magencarcinoms. Neben ablehnenden Stimmen war immer wieder von günstigen Beeinflussungen, in kleiner Zahl auch von Heilungen zu hören. Trotzdem kann man nicht umhin festzustellen, daß die Strahlentherapie der Magen-Darm-Tumoren von vielen Strahlentherapeuten als Stiefkind behandelt wird und in den Darstellungen der gesamten Strahlentherapie gelegentlich sogar überhaupt keine Erwähnung findet. Mehrere Tatsachen und Beobachtungen fordern aber gebieterisch nach einer neuen kritischen Betrachtung und zwingen zu bedenken, ob die ablehnende Stellung und der derzeitige Defaitismus durch eine Phase systematischer klinischer Versuche oder durch Empfehlung der Bestrahlung in besonderen Situationen abgelöst werden sollte, ja müßte. Die im großen und ganzen ablehnende Haltung war zur Zeit der Behandlung mit konventioneller Strahlung verständlich. Es wäre unwirklich zu bestreiten, daß besonders beim Magencarcinom die Allgemeinwirkungen, speziell beim Versuch kurativer, aber sehr oft auch bei palliativer Behandlung die Patienten schwer belasteten. In Anbetracht der fehlenden oder nur minimalen Heilungsaussicht lehnten die meisten Chirurgen die Strahlentherapie überhaupt ab, aber auch die die Nachbehandlung durchführenden Ärzte und selbst viele Strahlentherapeuten scheuten sich, diese Behandlung zu empfehlen.

Mit der Hochvolttherapie treten die Allgemeinerscheinungen in viel geringerem Maß auf und lassen sich besser beeinflussen oder fallen vielfach vollständig weg. Es ist viel leichter, die notwendigen Dosen unter gleichzeitiger Reduktion der Volumdosis an den Herd zu bringen. Obwohl eine allgemeine Behandlungsscheu weiterhin besteht, wurden doch recht eindrückliche Beeinflussungen möglich, nicht nur als auffallende Einzelergebnisse mit Heilung bei anscheinend hoffnungsloser Situation, sondern auch durch Erzielung von palliativen und zum Teil kurativen Ergebnissen bei Behandlung größerer Serien. Man hatte inzwischen auch gelernt, bei Anwendung der Strahlentherapie eine Auswahl zu treffen. Ist beispielsweise die Metastasierung schon weit fortgeschritten, vor allem die Leber schon erheblich betroffen, so bleibt die Situation für Strahlen auch palliativ unbeeinflußbar. Der Strahlentherapeut muß, wie es der Chirurg schon seit jeher tut, in solchen Fällen Abstand von einer Behandlung nehmen oder bei schwerer Beeinträchtigung des Allgemeinzustandes und noch lokalisierter Erkrankung zuerst dafür sorgen, daß der Patient überhaupt behandlungsfähig wird. Bei Beachtung dieser Grundsätze ist zu erwarten, daß die weitverbreitete Angst und Ablehnung jeglicher Strahlentherapie gemindert werden kann. Bei richtiger Indikationsstellung sollte und muß die heute noch — nicht nur bei Behandlung von Magen-Darm-Tumoren — vielerorts geltende Auffassung der Ultima-ratio-Therapie verschwinden.

Vielfach wird die Ansicht vertreten, daß die Magen-Darm-Geschwülste generell strahlenresistent sind. Diese aus der Zeit der konventionellen Strahlentherapie stammende und schon damals irrige Meinung kann bei der Hochvolttherapie einwandfrei widerlegt werden, wobei eine ganze Skala unterschiedlich ansprechender Geschwülste vorliegt (S. 552).

Man kann aufgrund der Histologie, unter kritischer Berücksichtigung des klinischen Bildes und des Verlaufs, mit guter Wahrscheinlichkeit sagen, in welche Gruppe der einzelne Fall einzuordnen ist. Die Durchsicht der Literatur und eigene Erfahrung zeigen ermutigende Ansätze, die eine gute, sachliche Grundlage bieten zu vermehrter, gezielter Anwendung ionisierender Strahlung bei Magen-Darm-Tumoren sowohl in palliativer wie vor allem in kurativer Beziehung.

In diesem Zusammenhang ist eine Tatsache festzuhalten: Die Magen-Darm-Geschwülste entwickeln sich auf einem Gewebe, das sich durch hohe Strahlensensibilität auszeichnet und zudem meistens nur eine dünne Schicht reaktionsfähigen Substrats aufweist. Schon die Pioniere der Radiologie wußten, daß eine kurative Therapie gewisse Gefahren in sich birgt und auf keinen Fall generell als alleinige Behandlung angestrebt werden darf. Eine

Tabelle 1. *Berechnete Morbidität an Magen- und Coloncarcinomen für 100000 Personen/Jahr im Alter von 35—64 Jahren.* (Nach Doll, 1969)

	Magen (%)	Colon (%)
Südafrika (Johannisburg)	19,4	4,0
Kanada	24,5—53,8	18,5—29,8
USA (Weiße)	14,8	26,6
USA (Nicht Weiße)	35,6	25,6
Uruguay	55,0	26,9
Indien (Bombay)	11,3	6,6
Israel	35,4	15,0
Japan (Miyagi)	158,3	5,0
UdSSR (Kirgisien)	160,4	—
Frankreich	20,0	16,8
Deutschland (Hamburg)	14,2	16,4
Schweiz	20,9	13,9
Yugoslawien	38,6	6,2

Kombination mit der Chirurgie ist in der Mehrzahl der Fälle geboten. Auch auf diesem Gebiet muß versucht werden, *vor der ersten therapeutischen Maßnahme* — mit Ausnahme von Notfällen — die Situation mit dem Chirurgen, eventuell mit dem Internisten zu besprechen, um den Behandlungsplan festzulegen. Auch bei den Magen-Darm-Tumoren gilt der Satz, daß die erste therapeutische Handlung das Schicksal bestimmt und spätere Korrekturen nur geringe Erfolgsaussichten bieten.

Als weiterer Gesichtspunkt sei angeführt, daß die Magen-Darm-Tumoren in nicht wenigen Ländern nahezu die Hälfte aller malignen Tumoren ausmachen. Die Ergebnisse der bisherigen Therapie sind äußerst bescheiden, diejenigen beim Dünndarm meist nur palliativ und auch beim Colon noch keineswegs befriedigend. Schon aus ärztlich-ethischen Gründen erwächst der Radiologie die Pflicht zu untersuchen, ob nicht eine wohlgeplante Strahlentherapie eventuell in Zusammenarbeit mit der Chemotherapie aber vor allem in Kombination mit der Chirurgie die bisher enttäuschende, in weiten Gebieten deprimierende Sachlage verbessern kann.

Im Hinblick auf die zu wünschende vermehrte Anwendung der Strahlentherapie bei Magen-Darm-Tumoren seien einige Gesichtspunkte erörtert die bedeutsam werden können.

Auffallend und in den Ursachen vollkommen unbekannt ist das unterschiedliche *Geschlechtsverhältnis*, auf das bei den verschiedenen Tumorformen im einzelnen kurz eingegangen wird. Es zeigt sich, daß eine globale Betrachtung leicht zu Trugschlüssen führen kann.

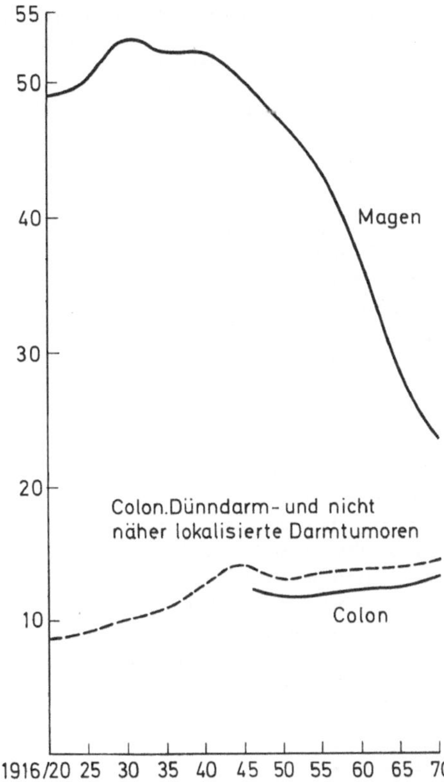

Abb. 1. Häufigkeit von Magen- und Colontumoren. Sterbefälle pro 100000 Einwohner in der Schweiz von 1916—1970. Die Zahlen für die Coloncarcinome stehen erst seit 1942 getrennt zur Verfügung. Die früheren Angaben schließen die Dünndarm- und nicht näher lokalisierten Magen-Darm-Tumoren mit ein, die mit geringer Schwankung durchschnittlich 11% der Coloncarcinome ausmachen. ----- Colon, Dünndarm- und nicht näher lokalisierte Darmtumoren. (Die Unterlagen wurden uns freundlicherweise vom Eidg. Statistischen Amt zur Verfügung gestellt)

Die *Häufigkeit der Magen-Darm-Carcinome* weist in den verschiedenen Ländern starke Unterschiede auf sowohl in den absoluten Zahlen als auch im Befall der einzelnen Darmabschnitte und im Verhältnis zu den übrigen bösartigen Geschwülsten. Vor kurzem hat Doll versucht, aufgrund der Mortalitätsstatistik in den Altersbereichen 35—64 die Morbiditätszahlen zu errechnen. Einige instruktive Werte sind in Tabelle 1 zusammengestellt. Wir erkennen die großen Unterschiede der Häufigkeit von einem Land zum anderen, wobei auffällt, daß neben Japan auch in der UdSSR, in Kirgisien, eine sehr hohe Magencarcinom-Anfälligkeit vorliegt. Auch das Verhältnis vom Magen- zum Coloncarcinom ist sehr unterschiedlich.

Die neuesten Erhebungen der UICC über die Morbidität sind noch aufschlußreicher. Der Vergleich der Häufigkeit von Magen- und Coloncarcinomen ist hochinteressant. Wir haben getrennt die extremen Werte und eine Reihe anderer Zahlen zusammengestellt, die uns besonders instruktiv erschienen (Tabelle 2 und 3).

Am niedrigsten sind die Zahlen für Magen-Darm-Carcinome in Indien, bei der jüdischen Bevölkerung in Israel und bei den Eingeborenen in Südafrika. Die niedrigsten Zahlen sind zum Teil, aber sicher nicht ausschließlich, durch das geringere mittlere Alter erklärbar, indem der Befall — bezogen auf die hohen Altersklassen — dort tiefer liegt als in anderen Ländern, und zwar sowohl für Magen- wie für Coloncarcinome. In den meisten Ländern sind Magencarcinome häufiger als Coloncarcinome. Bemerkenswert ist ferner, daß Magencarcinome im allgemeinen abnehmen, während die Coloncarcinome häufiger werden. Es gibt bereits Länder, in denen Coloncarcinome heute häufiger sind als Magencarcinome. Dies trifft für Coloncarcinome bei Frauen in Californien, England und Schottland zu. Den veränderten Verlauf der Häufigkeit zeigen auch die Mortalitätsziffern in der Schweiz in Abb. 1. In den drei letzten Jahrzehnten haben die Todesfälle an Magencarcinom stark abgenommen, während diejenigen an Coloncarcinom um etwa 50% zunahmen. Die Abnahme der Magencarcinom-Todesfälle ist nicht durch die Therapie bedingt, ebenso wie die Zunahme der Todesfälle an Coloncarcinom durch die einwandfrei

Tabelle 2. *Morbidität der Magencarcinome (aus UICC, Cancer Incidence in Five Continents, Vol. II, 1970). Krebsfälle pro 100000 Einwohner/Jahr*

	Magencarcinome		Alle Tumorfälle		% aller Tumorfälle	
	♂	♀	♂	♀	♂	♀
Deutschland, DDR, 1964—1966	58,4	37,9	321,0	318,8	18	11
England, Südwestliche Gegend, 1962—1965	36,0	25,5	358,4	346,0	10	7
—, Schottland, 1963—1966	26,7	17,2	288,3	255,3	9	6
Norwegen, Städte, 1964—1966	41,9	30,2	290,6	291,7	14	10
—, Landschaft, 1964—1966	42,5	25,6	218,1	217,9	19	11
Jugoslawien, Slowenien, 1961—1965	47,4	31,9	208,7	204,4	22	15
USA, Kalifornien, Alameda-Gebiet, 1960—1964						
Weiße	17,6	11,7	287,5	297,0	6	3
Neger	17,1	6,1	186,0	167,9	9	3
USA, Nevada, 1959—1966	9,3	2,5	244,7	233,9	3	1
Kanada, Quebec, 1963—1966	13,8	6,5	176,5	184,4	7	3
—, Saskatchewan, 1963—1966	35,8	16,9	413,4	317,4	8	5
Japan, Okayama-Gebiet, 1966	106,9	54,4	213,7	170,3	50	31
Indien, Bombay, 1964—1966	4,7	2,7	71,8	67,7	6	3
Israel, Juden, 1960—1966	22,2	14,0	162,7	180,4	13	7
— Juden, geboren in Afrika oder Asien, 1960—1966	15,6	10,7	138,2	127,3	11	8
— Juden, geboren in Europa oder Amerika, 1960—1966	53,2	31,8	344,0	394,4	15	8
— Nichtjuden, 1960—1966	7,4	2,6	81,2	46,1	9	5
Südafrika, Kap, Provinz, 1956—1959						
Weiße	30,8	17,0	356,2	319,5	8	5
Mischlinge	24,3	13,2	100,6	98,6	24	13
Bantu-Neger	10,3	8,3	108,0	95,0	9	8

Tabelle 3. *Morbidität der Coloncarcinome (aus UICC Cancer Incidence in Five Continents, Vol. II, 1970) Krebsfälle pro 100000 Einwohner/Jahr*

	Coloncarcinome		Alle Tumorfälle		% aller Tumorfälle	
	♂	♀	♂	♀	♂	♀
Deutschland, DDR, 1964—1966	12,5	16,8	321,0	318,0	3	5
England, Südwestliche Gegend, 1962—1965	22,8	32,0	358,4	346,0	6	9
—, Schottland, 1963—1966	19,0	25,0	288,3	255,3	6	9
Norwegen, Städte, 1964—1966	22,0	24,8	290,6	291,7	7	8
—, Landschaft, 1964—1966	14,5	16,7	218,1	217,9	6	7
Jugoslawien, Slowenien, 1961—1965	5,8	6,9	208,7	204,4	2	3
USA, Kalifornien, Alameda-Gebiet, 1960—1964						
Weiße	27,6	33,3	287,5	297,0	9	11
Neger	10,6	15,5	186,0	167,9	5	9
USA, Nevada, 1959—1966	15,3	17,0	244,7	233,9	6	7
Kanada, Quebec, 1963—1966	13,0	15,0	176,5	184,4	7	8
Saskatchewan, 1963—1966	34,3	34,5	413,4	317,4	8	10
Japan, Okayama-Gebiet, 1966	5,1	5,7	213,7	170,3	2	3
Indien, Bombay, 1964—1966	1,9	1,5	71,8	67,7	2	2
Israel, Juden, 1960—1966	8,8	10,4	162,7	180,4	5	5
Juden, geboren in Afrika oder Asien, 1960—1966	4,5	5,1	138,2	127,3	3	4
Juden, geboren in Europa oder Amerika, 1960—1966	21,8	25,7	344,0	394,4	6	6
Nichtjuden, 1960—1966	2,2	1,4	81,2	46,1	2	3
Südafrika, Kap, Provinz, 1956—1959						
Weiße	13,1	20,2	356,2	319,5	3	6
Mischlinge	2,2	4,3	100,6	98,6	2	4
Bantu-Neger	3,8	2,1	108,0	95,0	3	2
Südafrika: Natal, 1964—1966	1,1	1,4	126,8	101,7	0	1
Inder, 1964—1966	1,0	2,0	53,2	68	1	2

besseren Ergebnisse der Chirurgie während der beiden letzten Jahrzehnte nicht aufgehalten werden konnte.

Der bekannten hohen Quote von Magencarcinomen in Japan steht eine niedrige von Coloncarcinomen gegenüber. In Alameda/Kalifornien wurden die Erhebungen an Weißen und Negern getrennt vorgenommen. Beim Magencarcinom ist der Befall bei beiden Rassen bei Männern gleich, bei Frauen liegt er — wie praktisch in allen Ländern — erheblich tiefer, doch werden Negerfrauen weniger häufig betroffen. Neger werden vom Coloncarcinom wesentlich seltener befallen, aber Negerfrauen etwas häufiger als Männer.

Erhebungen in Israel haben gezeigt, daß Juden, die in Europa und Amerika geboren sind, viel häufiger an Magen- und Coloncarcinom erkranken als diejenigen, die in Afrika und Asien geboren wurden. Die Quote für beide Tumorarten ist bei Nichtjuden erheblich niedriger. Sicher sind dafür nicht nur rassische Gründe, sondern andere Lebensgewohnheiten mitverantwortlich. Diese Beobachtungen können einen Hinweis dafür geben, daß die auslösende Ursache möglicherweise oder gar wahrscheinlich Jahrzehnte zurückliegt.

Die *Histologie* der primären Magen-Darm-Tumoren ist im ganzen Magen-Darm-Trakt recht einheitlich. Die Häufigkeit der einzelnen Tumorformen variiert indessen ziemlich stark in Abhängigkeit vom Sitz. Seltene Tumorformen können einzelne Darmabschnitte bevorzugen.

Bei den *epithelialen* Tumoren handelt es sich in überwiegender Mehrzahl um Tumorformen, die vom Epithel bzw. drüsigen Anteilen abgeleitet werden können als mehr oder weniger stark differenzierte Adenocarcinome. Das histologische Erscheinungsbild ist so vielfältig, daß bisher noch keine einheitliche Klassifikation zustande kommen konnte. Die UICC (1969) unterscheidet folgende Sonderformen: tubuläres, alveoläres, papilläres und schleimbildendes Adenocarcinom, wobei zusätzlich bei sehr reicher Schleimbildung das mucoide Gallertcarcinom, das Siegelringcarcinom und das mucoepidermoide Carcinom angeführt werden, ferner sind die anaplastischen, medullären und trabeculären Adenocarcinome sowie der Scirrhus, das Adenocancroid und der Carcinoidtumor als besondere Formen angeführt.

Wie schon KAUFMANN betonte, kommt es immer wieder vor, daß man bei den wenig differenzierten Tumoren nicht unterscheiden kann, ob es sich um Carcinome oder Sarkome handelt. Unter dem Einfluß der angelsächsischen Pathologen hat sich die Tendenz entwickelt, diese Tumoren den undifferenzierten Carcinomen zuzuordnen, während man im deutschen Sprachgebiet noch bis vor wenigen Jahren dazu neigte, von Sarkomen zu sprechen. Beide Ansichten können begründet werden, wirken sich aber verwirrend aus. Wir glauben, daß es besser, ehrlicher und förderlicher wäre, diese Geschwülste als Sondergruppe aufzufassen, bei denen eine Zuordnung zu Carcinomen oder Sarkomen nicht möglich ist.

Die weitgehende Differenzierung bei der erwähnten Gruppierung zeigt, trotz des einheitlichen Ursprungs, sehr eindrücklich die Vielfalt der Ausdrucksformen und ist für die Bearbeitung von Sonderfragen zweifellos wichtig; sie eignet sich aber nicht für Übersichtsbetrachtungen. Bei Untersuchung an verschiedenen Stellen können Tumoren ihre besondere Ausdrucksform ändern. Ferner können andere Faktoren: Dauer, Sitz, Grad der Metastasierung, den Charakter der Erkrankung so stark beeinflussen, daß — wie GUISS sich für die Chirurgie der Magencarcinome ausdrückt — der mikroskopischen Form nur sekundäre Bedeutung zukommt. Es ist offensichtlich, daß, je nach der Fragestellung, eine Änderung der Klassifikation sich als aufschlußreicher erweisen kann.

MCNEER schlägt eine sehr einfache Gruppierung vor:

Carcinoma *in situ*;

Adenocarcinome;

gelatinöse und schleimbildende Carcinome;

metaplastische Tumoren: a) Plattenepithelcarcinom,
b) Chorioncarcinom.

Das Carcinoma *in situ* ist gesondert zu betrachten und darf nicht in die allgemeine Statistik einbezogen werden. Die Klassifikation von MCNEER und GUISS mag für chirurgische Zwecke genügen. Für andere Therapieformen sind sicherlich weitere Unterteilungen erforderlich. Die alte Einteilung von KAUFMANN erscheint uns für die Beurteilung strahlentherapeutischer Fragen sinnvoll und einfach:

Cylinderzellkrebs mit den Unterformen
Adenocarcinom, cylindrocellulare solidum und papillorum;
Carcinoma medullare;
Scirrhus;
Carcinoma gelatinosum et colloides;
seltene Tumoren.

Daneben kann die Gruppierung von BRODERS, wie sie an der Mayo-Klinik öfters angewandt wird, für besondere Fragen aufschlußreich sein.

Die Bezeichnung Cylinderzellkrebs ist heute nicht mehr üblich. Man spricht allgemein von Adenocarcinomen mit den verschiedenen Differenzierungsformen.

Die am Berner Pathologisch-Anatomischen Institut (Dir. Prof. H. COTTIER) gebräuchliche Klassifikation, die sowohl histologische als auch biologische Kriterien berücksichtigt, scheint uns für strahlen- und wahrscheinlich auch chemotherapeutische Untersuchungen gut brauchbar zu sein.

1. Adenocarcinoma tubulare $\pm$papilliferum;
2. Carcinoma solidum,
   Carcinoma medullare,
   Carcinoma simplex,
   Carcinoma scirrhosum;
3. Schleimbildende Carcinome:
   Carcinoma mucinosum $\pm$tubulare,
   Carcinoma sigillocellulare $\pm$scirrhosum;
4. Malignes Carcinoid;
5. Seltene Tumoren;
   Plattenepithelcarcinom.

Kombinationen kommen häufig vor. Die am wenigsten differenzierte Stelle ist für die Wertung maßgebend. Das Carcinoma solidum scirrhosum wird auch einfach als Scirrhus oder Linitis plastica bezeichnet. Unter den schleimbildenden Carcinomen kommt es bei der mucinösen Form vorwiegend zur Schleimsekretion in die Umgebung, bei der vigillocellulären Form (Siegelringzellenkrebs) häuft sich der Schleim intracellulär an.

Plattenepithelcarcinome kommen auch an der Kardia vor und sollten bei den tiefsitzenden Oesophaguscarcinomen eingeordnet werden. Sehr selten begegnet man ihnen an anderen Stellen des Magens (s. S. 578). Im Dünn- und Dickdarm treten primäre Plattenepithelcarcinome praktisch nicht auf. Als extreme Seltenheit sei auf den Fall von WARREN hingewiesen, der ein Plattenepithelcarcinom im Sigma beobachtet hat.

Metastasen von epithelialen Geschwülsten im Magen, Dünn- und Dickdarm werden allgemein, mit Ausnahme von Melanometastasen, als äußerst selten betrachtet. Eine multiple Metastasierung im Dickdarm mit zahlreichen Stenosen, von denen die unterste die gleiche Histologie aufwies wie das Mammacarcinom, 3 Jahre nach Operation eines Mammacarcinoms mit nachfolgendem cancer en cuirasse, der durch Bestrahlung lokal beherrscht werden konnte, findet sich in Abb. 2. Der Fall ist von SCHWEGLER ausführlicher dargestellt. Häufigkeit und Art der metastatischen Geschwülste ist in den verschiedenen Darmabschnitten unterschiedlich und wird bei diesen besprochen.

Die *primären Sarkome* gruppiert man mit Vorteil in Tumoren, die von der Muskulatur und dem Bindegewebe ausgehen und in die malignen Lymphome. Die seltenen Tumoren sind in einer Sondergruppe zusammenzufassen. In der ersten Gruppe überwiegen die Leiomyosarkome. Es folgen die Fibro-, Spindel- und polymorphzelligen Sarkome. Nicht selten kann bei letzteren mit Sonderfärbung der Ausgang von der Muskulatur gesichert

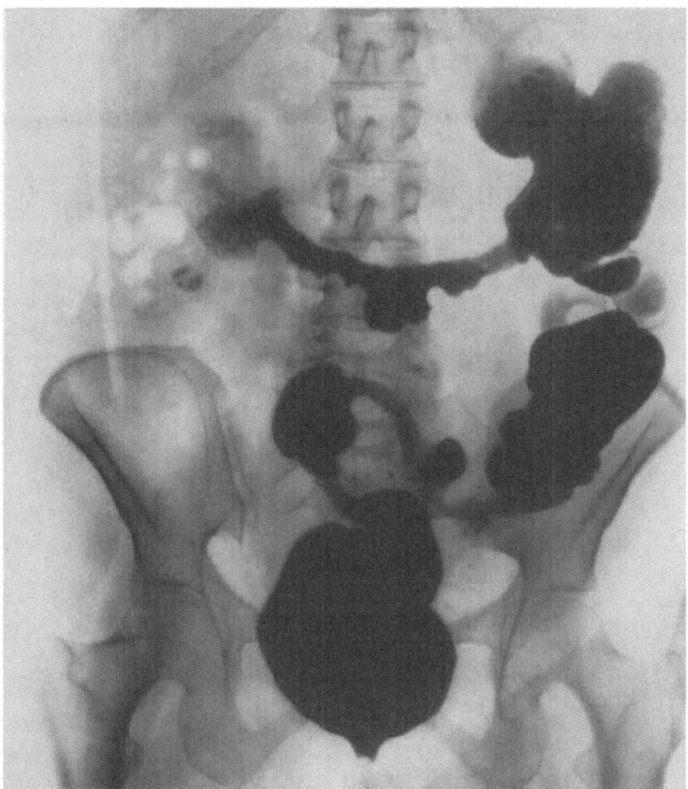

Abb. 2. Multiple Metastasierung im Dickdarm 3 Jahre nach Operation eines Mammacarcinoms mit nachfolgendem Cancer en cuirasse bei 70jähriger Frau

oder wahrscheinlich gemacht werden. Auch bei diesen Geschwülsten scheint eine Gruppierung nach dem Differenzierungsgrad sinnvoll zu sein (s. S. 552).

Bei den polymorphzelligen Sarkomen ergibt sich gelegentlich die Schwierigkeit zu entscheiden, ob sie den Muskel- und Bindegewebstumoren zuzuordnen sind, eventuell undifferenzierten lymphoiden Tumoren entsprechen (s. GALL und MALLORY) oder gar undifferenzierte Carcinome sind. Bei den vom lymphatischen Gewebe abgeleiteten Geschwülsten sind verschiedene Bezeichnungen gebräuchlich: lymphoide Tumoren, Lymphosarkome oder lymphoretikuläre Sarkome. Die in letzter Zeit gebräuchliche Zusammenfassung in *maligne Lymphome* ist vom klinischen Standpunkt aus sehr sinnvoll und praktisch.

Die *malignen Lymphome* gruppiert man mit Vorteil in Lymphosarkome, großfollikuläres Lymphoblastom (BRILL-SYMMERS), Reticulosarkom und Lymphoma malignum Hodgkin, wobei die nicht näher klassifizierbaren Rundzellsarkome gesondert angeführt werden sollten.

Nach einem Vorschlag von GALL und MALLORY kann man bei den Lymphosarkomen eine lymphoblastische und lymphocytische Form unterscheiden. Da die Magen-Darm-Sarkome selten sind und die Fälle der einzelnen Autoren sich über Jahrzehnte erstrecken, kommen bei den älteren Statistiken in der Rubrik Lymphosarkome sicher auch Reticulosarkome vor.

Die Abgrenzung von Lympho- und Reticulosarkom ist auch heute noch nicht scharf. Andererseits gibt es undifferenzierte Rundzell- und polymorphzellige Sarkome mit wenig oder überhaupt fehlender retikulärer Struktur. GALL und MALLORY haben sie als klasmatocytische Lymphome bezeichnet. Unter den Rundzellsarkomen gibt es eine Form mit zahlreichen Mikrocyten, die VON ALBERTINI als mikrocytenreiches Rundzellsarkom (Abb. 3)

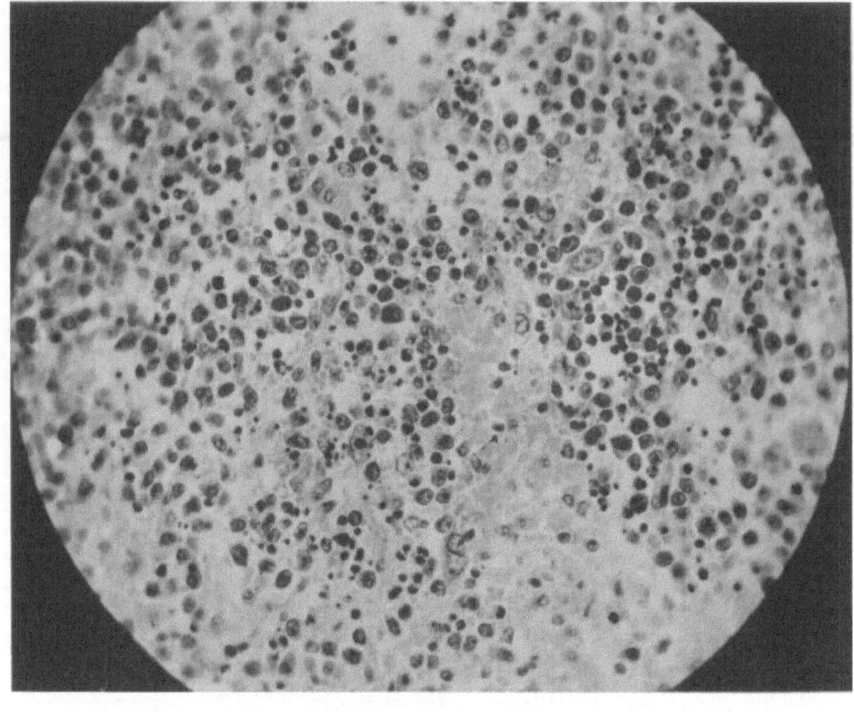

a

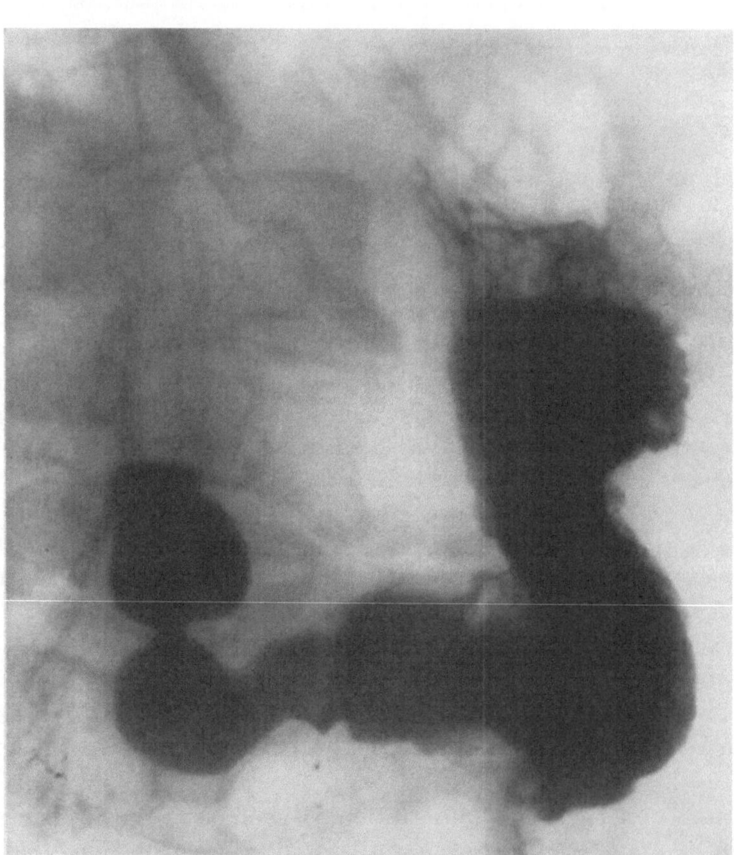

b

Abb. 3a u. b. Mikrocytenreiches Rundzellsarkom des Magens; ziemlich gleichmäßige Durchsetzung des Tumors mit Mikrocyten (s. Abb. 15)

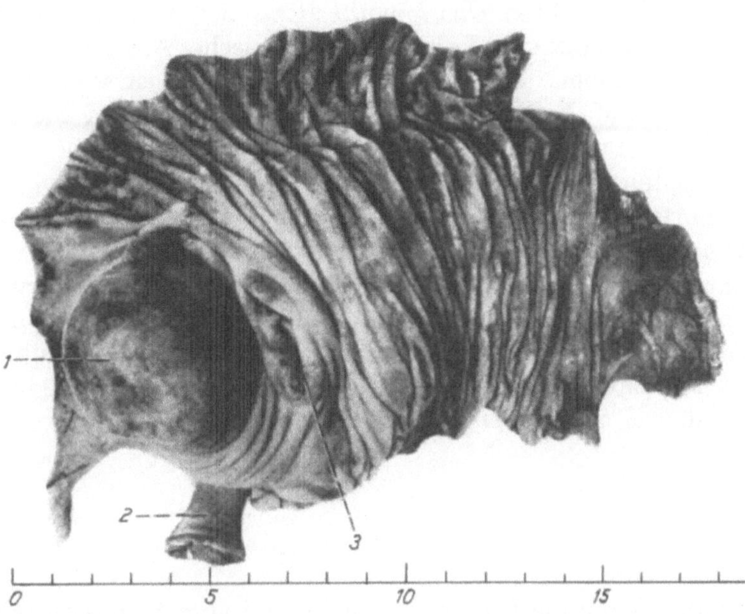

Abb. 4. Plasmocytom des Coecums bei 45jähriger Frau. Kugeliger, von stark ausgespannter Schleimhaut überzogener Tumor, der gegenüber dem Coecum unscharf begrenzt ist und ohne scharfe Grenze in die Mucosa übergeht. Lymphknoten frei. Operation und nach 6 Monaten Bestrahlung einer wahrscheinlichen Netzmetastase; 1 Monat später faustgroßer paraaortaler Lymphknoten mit ca. 3000 und 1500 R konventionell bestrahlt. Die Tumoren erwiesen sich als sehr strahlensensibel. 2 Jahre später symptomfrei

beschrieben hat. Es zeichnet sich durch ausgesprochene Strahlensensibilität aus, die wesentlich höher ist als beim Lymphosarkom. J. Rüedi hat 1940 unsere ersten Beobachtungen veröffentlicht. Diese Tumorform darf aber erst diagnostiziert werden, wenn die Mikrocyten mehr oder weniger gleichmäßig über den ganzen Tumor verteilt sind.

Eine Sonderform ist mit Recht von Brill und Symmers als *großfollikuläres Lymphom* abgetrennt worden bei deutlich erkennbaren Keimzentren. Der Verlauf ist im allgemeinen gutartiger, bei sehr guter Strahlensensibilität. Wegen der besseren Prognose sollte diese Tumorart gesondert angeführt werden.

Unter intestinaler Lymphogranulomatose in engerem Sinn versteht man nach Schlagenhaufer (1913) Fälle, bei denen der Magen-Darm-Trakt vorwiegend oder ausschließlich und offenbar primär erkrankt ist.

Es wäre auch wünschenswert, das *maligne Lymphoma Hodgkin* mit seinen Spielarten, dem Paragranulom und dem Hodgkin-Sarkom, getrennt anzuführen, weil sie sich mit ihren umschriebenen primären Manifestationen im Magen-Darm-Trakt — soweit dies aus den bisherigen Mitteilungen beurteilbar ist — sowohl klinisch, prognostisch wie auch in bezug auf die Behandlung erheblich von den übrigen malignen Lymphomen unterscheiden.

Als sehr seltene Tumorform ist das isolierte *Plasmocytom* des Magen-Darm-Trakts zu nennen. Forssmann berichtet über ein plasmocytäres Sarkom unter 9 Magensarkomen, ohne Angaben über den Verlauf. Jaeger hat in seiner These über isolierte Plasmocytome einen Fall in der Ileocöcalgegend beschrieben (Abb. 4). Cude et al. veröffentlichten einen kasuistischen Fall mit Sitz im Magen und 3 weitere Fälle, die sie der Literatur entnahmen. Wegen der Seltenheit dieser Tumorform, kann bis heute nicht mehr gesagt werden, als daß sie sicher zu den malignen Geschwülsten zu zählen sind. Wenn eine Analogie zu den isolierten Plasmocytomen außerhalb des Magen-Darm-Trakts gestattet ist, darf man aufgrund der Sammlung von Jaeger annehmen, daß es bei gleicher Histologie Fälle gibt mit langsamem und rascherem Verlauf und solche mit guter und schlechterer Strahlensensibilität. Es fand sich in seinen Fällen nie ein Übergang in ein multiples Myelom.

Das Vorkommen eines echten *Chorionepithelioms* des Magens war Anlaß zu ausgedehnter Diskussion (s. BORRMANN). Das makroskopische Aussehen ist dasjenige eines gewöhnlichen Magencarcinoms. Die Existenz dieses Tumors ist auch deswegen schwierig zu beweisen, weil, worauf MCNEER und PACK hinweisen, beim histologisch sicheren, reinen Magencarcinom stark erhöhte Gonadotropinwerte vorkommen können.

Ebenfalls sehr selten sind *Carcinosarkome* des Magens. BORRMANN erwähnt 4 Fälle der Literatur. WALTHER führt in seinem Material 2 Fälle an, die weder regionäre noch hämatogene Ausbreitung aufwiesen.

Diese Betrachtungen zeigen, daß wir bei der Wahl der Behandlungsverfahren auch bei Magen-Darm-Tumoren den Einzelfall in bezug auf seine Strahlensensibilität klassifizieren müssen. Die oft angewandte Dreiteilung in sensible, begrenzt sensible und resistente Tumoren scheint uns eher zu grob zu sein. Vier Grade haben sich in der Routine als brauchbar erwiesen. Die Strahlenempfindlichkeit kann sein:

hochsensibel,

gut,

träge und

strahlenresistent.

Zugegebenermaßen kann die Einordnung nicht frei vom Ermessen sein. Man kann sie etwa von einer 80%igen Kurabilität, bei einer bestimmten Dosis abhängig machen, wie wir es bei Pharynxtumoren vorgeschlagen haben. Exakte Unterlagen bei den einzelnen Tumorformen fehlen noch, doch gibt eine derartige Taktik eine praktisch brauchbare Richtlinie für die zu wählende Dosis. Bei hochsensiblen Geschwülsten gibt es höchst- oder extremsensible, wie das *mikrocytenreiche Riesenzellsarkom*. Die zur Sterilisation notwendige Dosis liegt bei den hochsensiblen Geschwülsten bei 4000 rad.

Bei den gut sensiblen Geschwülsten, etwa den wenig differenzierten Plattenepithel-Carcinomen müssen um 6000 rad verabreicht werden. Als träge reagierende Geschwülste möchten wir solche bezeichnen, die zwar auf die Bestrahlung mit einer erheblichen Verkleinerung ansprechen, indessen nicht oder nur ausnahmsweise radiokurabel sind. Kurative Bestrahlung kommt in der Regel nicht in Frage, doch kann eine Vorbestrahlung sinnvoll sein. Bei diesen Geschwülsten kann auch die Wahl einer anderen Strahlenart unter gewissen Umständen noch eine Heilung erzielen lassen. Zu den strahlenresistenten Tumoren ordnen wir jene ein, die nicht oder nur äußerst träge auf eine hohe Dosis ionisierender Bestrahlung antworten. Auch eine Vorbestrahlung ist hier sinnlos.

Die Radiokurabilität ist nicht nur von der Histologie, sondern von der Größe, der Reaktionsfähigkeit der die Geschwülste tragenden Gewebe, von begleitenden infektiösen Momenten und wahrscheinlich auch vom Allgemeinstatus abhängig. Keiner der erwähnten Faktoren kann mit den heutigen Möglichkeiten quantitativ erfaßt werden, so daß die Erfahrung mit Einschätzung der globalen Aussichten in die Lücke springen muß.

Jede Klassifikation tut den tatsächlichen Verhältnissen Zwang an, weil sprunghafte Änderungen im Kollektiv, dem der einzelne klinische Fall angehört, vorkommen, wenn sie auch äußerst selten sind. Die Aussage über den individuellen Fall hat deshalb Wahrscheinlichkeitscharakter, wobei wir den Grad heutzutage nur schätzungsweise angeben können. Wenn wir eine Empfindlichkeitsskala aufstellen, müssen wir uns dieser Tatsache bewußt sein. Die Zuordnung zur entsprechenden Klasse ist für das zu wählende Verfahren ein wichtiger oft wesentlich bestimmender Faktor. Bei der Durchführung der Strahlentherapie können wir, wenn der Tumor meßbar ist, durch Beobachtung des Verlaufs leicht erkennen, ob unsere anfängliche Beurteilung irrig war. Dies zeigt sich schon bei Dosen, die zu keinen klinisch manifesten Schädigungen der normalen Gewebe führen und kann Anlaß zur Änderung des ganzen Behandlungsplans oder der Dosierung sein.

Die Diagnostik der Magentumoren steht wegen ihrer großen Häufigkeit in vielen Ländern im Mittelpunkt der Bemühungen des praktischen Arztes, wobei einerseits vielfach ein Defaitismus vorliegt, andererseits die Assoziation Diagnose—Chirurgie wegleitend ist für das weitere Vorgehen. Es soll Aufgabe der folgenden Ausführungen sein darzulegen, ob diese Standpunkte noch als sachlich begründet aufgefaßt werden dürfen.

2. Magensarkome

Die erste histologisch als Sarkom erkannte Geschwulst des Magens wurde 1847 von BRUCH beschrieben. Eine erste große Materialsammlung von 130 Fällen besorgte 1912 HESSE. Weil sich seither Histologie und Behandlung stark geändert haben, sollen sie nicht näher besprochen werden. 1914 stellte FORNI 200 Fälle zusammen, die von D'AUNOY und ZOELLER auf 335 Fälle ergänzt wurden. KONJETZNY hat sich vom klinischen Standpunkt mit der Problematik des Magensarkoms auseinandergesetzt.

Die Häufigkeit der Magensarkome wird recht unterschiedlich beurteilt. BORRMANN kam schon 1920 bei 200 Magentumoren auf 5 Sarkome. Er schätzt die Häufigkeit auf 1—2% sämtlicher bösartigen Magengeschwülste, eine Annahme, die im allgemeinen zutrifft. Es liegen indessen Mitteilungen über größere Häufigkeit vor von LOFARO mit 4%, STOUT mit 6%, OCHSNER und OCHSNER mit 5,7% oder gar PERRA und SHAW mit 8%. Dieser Unterschied beruht wohl zum Teil auf verschiedener histologischer Deutung des Tumors.

STOUT macht darauf aufmerksam, daß das Lymphosarkom mit dem Pseudolymphosarkom verwechselt werden kann, doch ist dieses — wie man heute weiß — sehr selten und kann nicht als alleinige Erklärung für die unterschiedliche Häufigkeit und die verschiedenen Heilungsergebnisse herangezogen werden. Eine andere Möglichkeit liegt darin, daß undifferenzierte Magencarcinome gelegentlich — in Analogie zu den Schilddrüsensarkomen und -carcinomen — als Sarkome gedeutet werden oder umgekehrt, daß Sarkome bei den Carcinomen eingeordnet werden. Auch diese Interpretationsschwierigkeit — auf die schon STOUT hingewiesen hat — ist aller Wahrscheinlichkeit nach nicht Ursache der unterschiedlichen Häufigkeit. Da rassische Differenzen bisher nicht bekannt wurden, muß man — wie bei anderen Geschwülsten — eine regional bedingte unterschiedliche Häufung annehmen, ohne diese erklären zu können.

In Ergänzung zu der S. 549 besprochenen *Histologie* der Magen-Darm-Sarkome muß noch die Differentialdiagnose zwischen Lymphosarkom mit dem *Pseudolymphosarkom* besprochen werden. Das Pseudolymphosarkom ist bisher nur am Magen beschrieben worden. SMITH und HELWIG haben diese Frage eingehend diskutiert. Die *Pseudolymphosarkome* sehen makroskopisch wie infiltrierende Lymphosarkome mit den bekannten oberflächlichen Ulcerationen und Höckern aus (s. Abb. 5 und 6). Die histologische Differenzierung wird möglich, indem das sog. Tumorgewebe mit Plasmazellen vermischt ist, Keimzentren aufweist und nicht metastasiert. Da aber auch bei den Lympho- und Reticulosarkomen Metastasen fehlen können, darf die Differenzierung nur auf den beiden typischen histologischen Kriterien basieren.

In Analogie zur Hashimoto-Struma würde man beim Pseudolymphosarkom nach COTTIER am besten von einer *Gastritis lymphomatosa* sprechen. Untersuchungen auf Autoantikörper sind bisher noch nicht vorgenommen worden.

WARREN und LULENSKI machen auf die seltenen benignen Lymphome aufmerksam, die als isolierte kleine Knoten gewöhnlich in der Submucosa liegen.

Nach einer Beobachtung des Memorial Hospitals (NY) wird der Magen in etwa 40% bei generalisierter Lymphosarkomatose betroffen. Klinische Erscheinungen treten bei dieser Lokalisation nur selten auf. Die generalisierte Lymphosarkomatose wird hier nicht behandelt. Die Fälle sind aus der Statistik der lokalisierten Sarkome auszuschalten.

Die einzelnen Sarkomformen kommen in sehr verschiedener Häufigkeit vor. HESSE, der die erste eingehende histologische Bearbeitung eines größeren Materials vorgenommen hat, fand 40% Lymphosarkome, 21% Spindel-, 16% Myosarkome und 23% anderweitige seltenere Sarkomformen. Den Morbus Hodgkin hat er sicher nicht zu diesen Sarkomen gezählt. Eine Differenzierung in Lympho- und Reticulosarkome gab es damals noch nicht.

PALMER (1950) fand in einer Sammelstatistik von 500 Fällen 42% Lymphosarkome, 8,8% Reticulosarkome, 9% Hodgkin-Fälle, 20% Leiomyosarkome und 20% anderweitige Sarkome. Zu diesen ordnet er die Spindelzellsarkome, die ziemlich häufig auftreten können und die man am besten mit den Leiomyosarkomen zusammenfaßt, ferner die seltenen neurogenen Sarkome, Angio-, Myxo-, Plasmazellsarkome und das Carcinosarkom. Die Existenz des malignen Schwammoms wurde von STOUT bezweifelt, doch berichten PACK und MCNEER über ein malignes Schwammom mit niederem Malignitätsgrad.

MADDING und WALTERS beschrieben 1940 67 Sarkomfälle, von denen 21 Lympho-, 20 Reticulosarkome und 6 Morbus-Hodgkin-Fälle waren. Bei den übrigen Sarkomen fanden sie 7 Leiomyosarkome, 9 Spindelzellsarkome und 4 Mischformen. THORBJARNARSON, BEAL

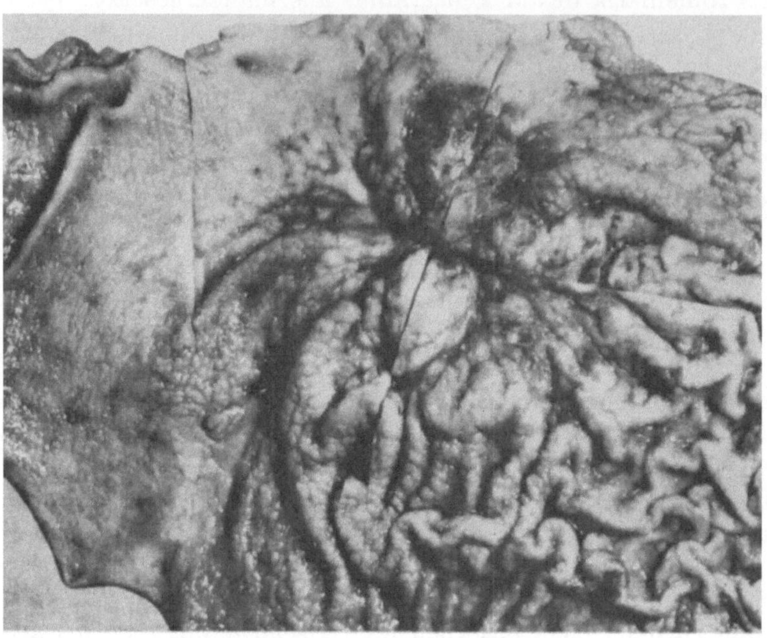

Abb. 5. Bild eines Pseudolymphoms des Magens mit ulcerierten und prominenten groben Falten. (Aus ACKERMANN u. DEL REGATO, 1962)

und PEARCE fanden zwischen 1932 und 1955 bei 32 Patienten 22 Lympho-, 9 Reticulosarkome und 3 Morbus-Hodgkin-Fälle. Über ein sehr großes Material berichten SHERRICK, HODGSON und DOCKERTY aus der Mayo-Klinik. In der Zeit von 1951—1960 sahen sie 72 primäre maligne Lymphome des Magens, nämlich 28 retikuläre Sarkome, 26 Lymphosarkome und 13 lymphocytische Lymphosarkome, 2 großfollikuläre Lymphome und 3 Hodgkin-Fälle. Bei WOLFERTH, BRADY, ENTERLINE und BLAKEMORE (1959) überwiegen — wie bei unserem Material — retikuläre Sarkome. Von 26 Fällen waren 21 retikuläre Sarkome, 4 Lymphosarkome und 1 Plasmocytom.

Wie selten Magensarkome vorkommen, zeigt eine Mitteilung von FORSSMANN aus dem Radiumhemmet (1960). Während 7 Jahren sah er nur 9 Fälle, nämlich 2 Lympho-, 4 Reticulosarkome und je ein Plasmocytom, Fibro- und Myxosarkom.

Die Differenzen sind z.T. durch Zuordnung der einzelnen Geschwülste zu verschiedenen Einzelformen zu erklären. Andererseits bestehen aber sicher auch regionale Unterschiede, oder man muß annehmen, daß sich das Auftreten der Einzelformen im Lauf der Jahrzehnte verschoben hat. Es finden sich auch zu wenig Angaben, um sich eine sichere Vorstellung über das Verhältnis der malignen Lymphome zu anderen Sarkomformen zu machen.

Ohne einen großen Irrtum zu begehen, darf man wohl annehmen, daß 60—70% der Magensarkome auf maligne Lymphome und 40—30% auf die übrigen Sarkomformen

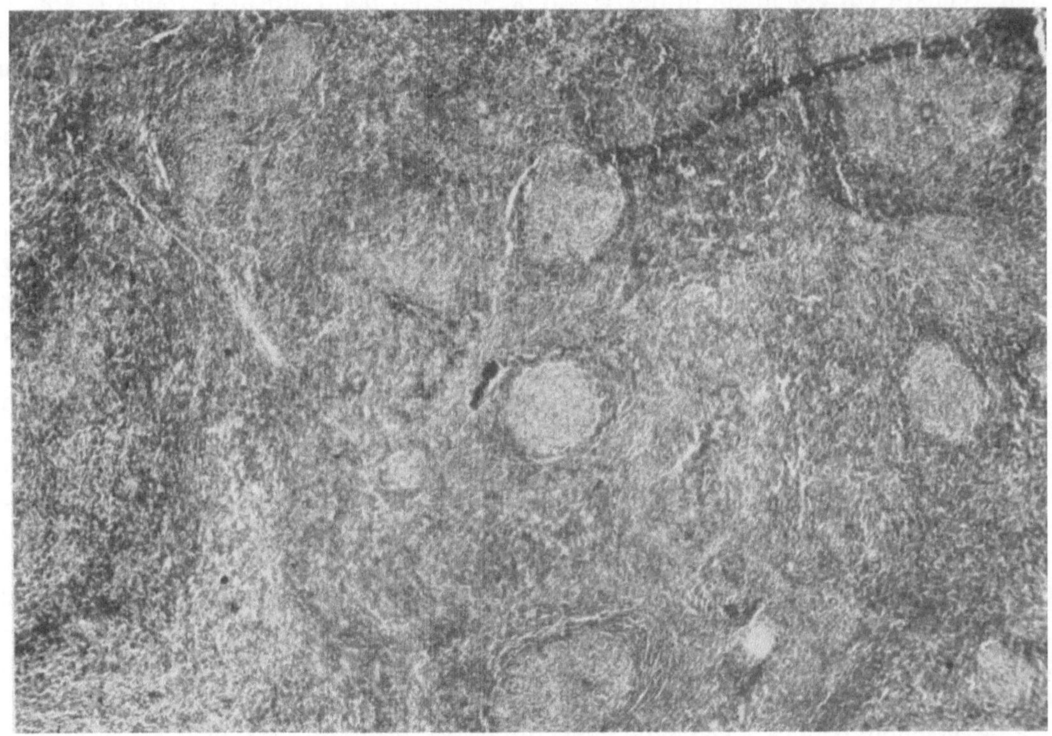

a

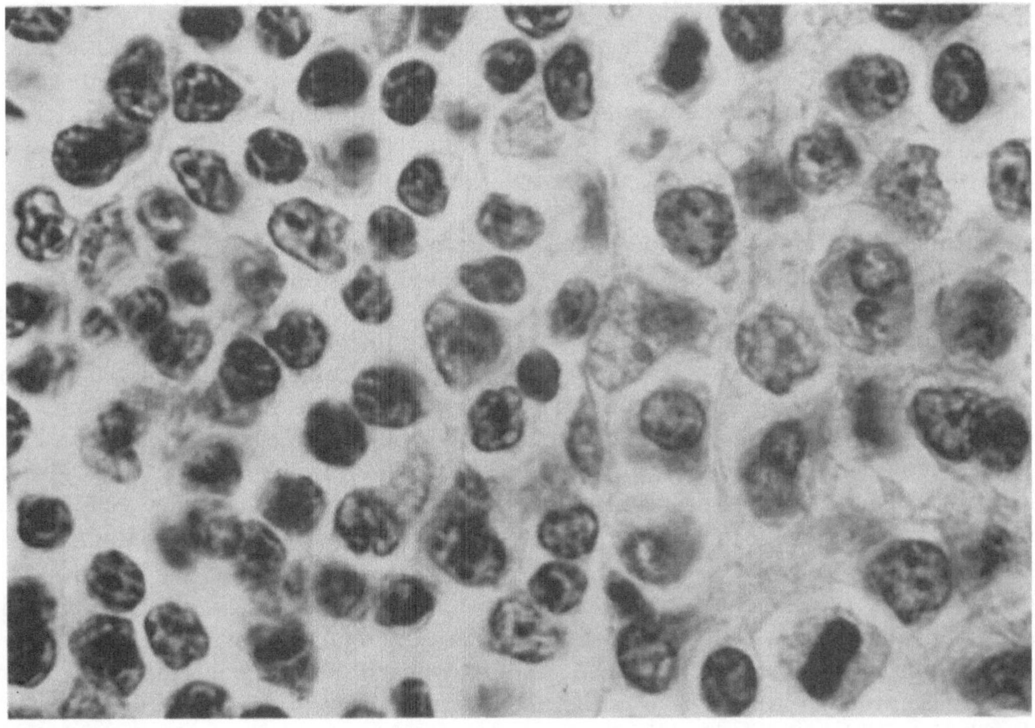

b

Abb. 6a u. b. Histologisches Bild eines Pseudolymphoms. a Lupenvergrößerung: Man erkennt deutlich die zahlreichen Keimzentren. b Starke Vergrößerung (375×) an der Grenze eines Keimzentrums. Man beachte das ziemlich gleichmäßig gestaltete Tumorgewebe mit zahlreichen Plasmazellen. (Die Präparate wurden uns freundlicherweise von Prof. H. Cottier, Path. Univ.-Inst., Bern, zur Verfügung gestellt) entfallen. Sichere Unterschiede in der Häufigkeit liegen beim Morbus Hodgkin vor. Uns ist in 20 Jahren ein einziger Fall von *Brill-Symmers* des Magens bekannt geworden, während im Lauf der letzten 12 Jahre 16 Lympho- und Reticulosarkome zur Behandlung kamen.

Der lokalisierte Hodgkin soll, wie auf S. 551 begründet, in jeder Statistik besonders hervorgehoben werden. Über seine Häufigkeit wird im Zusammenhang mit der Therapie berichtet (S. 573).

Die *sekundären Magensarkome* sind viel seltener als die primären. KESSLER fand 1933 in der ihr zugänglichen Literatur seit 1862 23 Fälle. Schließt man die zu jener Zeit meistens als Sarkome aufgefaßten malignen Melanommetastasen aus, die am häufigsten im Gebiet des Magens gefunden wurden, so setzen sich die Sekundärtumoren in erster Linie aus Lympho- und Rundzellensarkomen zusammen. In diesen Tumoren sind die Reticulosarkome enthalten, weil diese Sonderform erst in neuerer Zeit als solche diagnostiziert wird.

KESSLER berichtet über einen eigenen Fall eines sekundären Magensarkoms, das knapp 1 Jahr nach erfolgreicher lokaler Behandlung eines Retothelsarkoms der Tonsille auftrat. Ein weiterer Fall, ebenfalls 1 Jahr nach durchgeführter Primärbehandlung eines Lymphosarkoms der Tonsille, wurde von BUSCHKE und CANTRIL (1943) veröffentlicht. 2 Fälle wurden 1951 von FRANK und NEUMAN mitgeteilt; der eine war ein Lymphosarkom, der andere ein Reticulosarkom. Das Tonsillarsarkom ist von den lokalisierten malignen Erkrankungen der häufigste Primärtumor, der zu Metastasen im Magen führt. ENNUYER und BATAINI berichten über 9 Magen-Darm-Metastasenfälle, alle von Tumoren des Waldeyerschen Ringes ausgehend, gegenüber 14 primären Magen-Darm-Sarkomen. Ob diese Metastasierungsform schon Ausdruck einer Generalisation ist oder auch als isolierte Metastase vorkommt, ist nicht bekannt. Da bei den meisten bekannten Fällen die Magenmanifestation im Zeitpunkt der Diagnose als alleinige Manifestation vorlag, kann man eine gewisse Affinität der Sarkome der lymphatischen Reihe zur Magenmetastase nicht ausschließen. Die Magensarkommetastase muß — wie jede andere Metastasierung — prognostisch als sehr ernst beurteilt werden, ist doch bisher kein geheilter Fall bekannt geworden. Trotzdem sollte bei Tonsillarsarkomen, wenn Magen- oder Oesophagusbeschwerden auftreten, nach dieser Möglichkeit gesucht werden, da bei frühzeitiger Diagnose mit Bestrahlung und der modernen Chemotherapie zum mindesten lange Remissionen erzielt werden können.

Im autoptischen Material finden sich Sarkommetastasen begreiflicherweise etwas häufiger. WALTHER stellte bei 711 Magengeschwülsten 6mal eine metastatische Sarkommanifestation fest, bei je einem Primärtumor in der Tonsille und der Nasennebenhöhle. Auf die gleiche Zeitperiode entfallen 13 primäre Sarkome und 2 Carcinosarkome.

Eigenartigerweise wurden bei der ebenfalls häufigen Lokalisation von Sarkomen im Epipharynx bisher keine sicheren sekundären Magensarkome beschrieben. Nur GLENK berichtet über einen Fall von Epi-Mesopharynxtumor bei einem entdifferenzierten Tumor, bei dem nicht bestimmt werden konnte, ob es ein Carcinom oder Sarkom war. Auch bei den — trotz gegenteiliger Auffassung — ohne Zweifel recht häufigen Schilddrüsensarkomen im Gebiet der Alpen liegen keine Mitteilungen über isolierte Magensarkommetastasen vor.

Die *Metastasierungstendenz* wird bei malignen Lymphomen des Magens im allgemeinen als sehr hoch angenommen. Es liegen nur wenige Angaben vor, weil die Diagnose nur durch histologische Untersuchung sichergestellt werden kann. Bekannt ist, daß vergrößerte Drüsen nicht unbedingt tumorbefallen sein müssen, andererseits können normal aussehende Lymphknoten bei malignen Lymphomen histologisch bereits betroffen sein.

WARREN und LULENSKI fanden bei 14 lymphoiden Magensarkomen zwar 13mal vergrößerte Lymphknoten, von denen aber nur 4 histologisch tumorbefallen waren. Im allgemeinen wird eine viel größere Metastasierungshäufigkeit angenommen. MCNEER und PACK fanden bei 27 von 35 operierten Fällen maligner Lymphome tumorbefallene Drüsen.

FORSSMANN berichtet bei Lympho- und Reticulozellsarkomen über Lymphknotenmetastasen in etwa 60—75%. Betroffen werden die perigastrischen Lymphknoten und sehr früh auch diejenigen im Bereich der A. coeliaca und je nach dem Sitz auch die Lymphknoten im Gebiet der Kardia. Schon früh zeigen Milz und Leber Metastasen. Andererseits beweist eine vergrößerte Milz — wie CARDON und GREENBAUM zeigen — noch nicht unbedingt Sarkombefall. In ihrem Fall lag ein Lymphosarkomeinbruch in die Milzvene vor mit multiplen Infarkten.

Bei jeder Behandlung muß diese sehr hohe Metastasierungswahrscheinlichkeit in Betracht gezogen werden. Lymphographisch ist der Nachweis nur möglich, wenn die Metastasierung bereits auf die paraaortalen Drüsen übergegriffen hat. Bei Verdacht oder bei sichergestelltem malignem Lymphom empfehlen wir die sehr einfache Maßstabaufnahme der Milz und in jedem Fall eine Leberszintigraphie. Ist der Befund auf Lebermetastasierung verdächtig oder weist die klinische Untersuchung auf Leberstörung hin, so ist die Arteriographie angezeigt, weil der Nachweis von Leber- oder Milzmetastasen eine kurative Therapie von vornherein ausschließt.

Als entferntere Drüsenstationen sind das Mediastinum und — wenn auch weniger häufig — die Virchow-Drüsen bekannt.

Beim Befall fernliegender Drüsensysteme, die nicht im direkten Abflußgebiet des Magens liegen, dürfte die Unterscheidung gegenüber einer allgemeinen Lymphosarkomatose nicht allzu schwierig sein, weil sie sich durch keine größeren Magentumoren zu manifestieren pflegt.

Ob beim *lokalisierten Lymphogranulom* des Magens der Drüsenbefall ebenso häufig ist wie bei den übrigen malignen Lymphomen, ist noch nicht sichergestellt. Da durch operatives Vorgehen eine ganze Reihe von Hodgkin-Fällen des Magens allein, ohne Bestrahlung, geheilt werden konnte, ist anzunehmen, daß diese Sonderform eine erheblich geringere Metastasierungstendenz aufweist als die übrigen malignen Lymphome.

Über lymphographische Untersuchungen beim umschriebenen M. Hodgkin des Magens liegen noch keine Mitteilungen vor. Wird aber der M. Hodgkin des Magens diagnostiziert, so ist heute die lymphographische Untersuchung strikte indiziert.

Die *myogenen Sarkome*, wie die *Fibrosarkome* und die übrigen seltenen Sarkome zeigen — im Gegensatz zu den malignen Lymphomen — praktisch keine Tendenz zur regionären Propagation. MARSHALL und MEISSNER fanden keine Invasion der Gefäße oder der Lymphdrüsen. Auch im Material des Memorial Hospitals (MCNEER und PACK) wird die regionäre Metastasierung nicht erwähnt. Bisher wurde angenommen, daß die lymphogene Metastasierung bei diesen Geschwülsten — wenn sie überhaupt vorkommt — jedenfalls sehr selten sei, während eine direkte Propagation in das Omentum und das große Netz aller Wahrscheinlichkeit nach von klinischer Bedeutung ist. Diese Auffassung scheint indessen, nach den Untersuchungen von GIBERSON, DOCKERTY und GRAY revisionsbedürftig zu sein (s. S. 563).

Über die *Geschlechtsverteilung* bestehen unterschiedliche Angaben. Die erste große Sammelstatistik von D'AUNOY und ZOELLER ergab zwischen Männern und Frauen ein Verhältnis von 1,7:1, dasjenige von SNODDY 3:2. In zahlreichen anderen Mitteilungen wird für das weibliche Geschlecht ein gleich hoher oder gar höherer Befall angegeben (BURNETT und HERBERT u.a.). Demnach kann das Geschlecht für diagnostische Zwecke nicht einmal als Wahrscheinlichkeitsfaktor eingesetzt werden.

Altersverteilung. Die Magensarkome kommen in jedem Alter vor. CHONT berichtet über eine Beobachtung bei einem Kleinkind, wobei er annimmt, daß der Tumor schon bei Geburt vorlag. Mehrere Fälle sind weniger als 10 Jahre alt. Das mittlere Alter wird mit 40—50 Jahren angenommen, liegt also durchschnittlich 10 Jahre tiefer als beim Magencarcinom. KESSLER stellt fest, daß bei standardisierten Zahlen die Sarkomkurve nach einem anfänglichen Anstieg annähernd horizontal verläuft, während bei Carcinomen mit zunehmendem Alter ein steiler Anstieg mit Abflachung erst im hohen Alter von etwa 80 Jahren zu sehen ist.

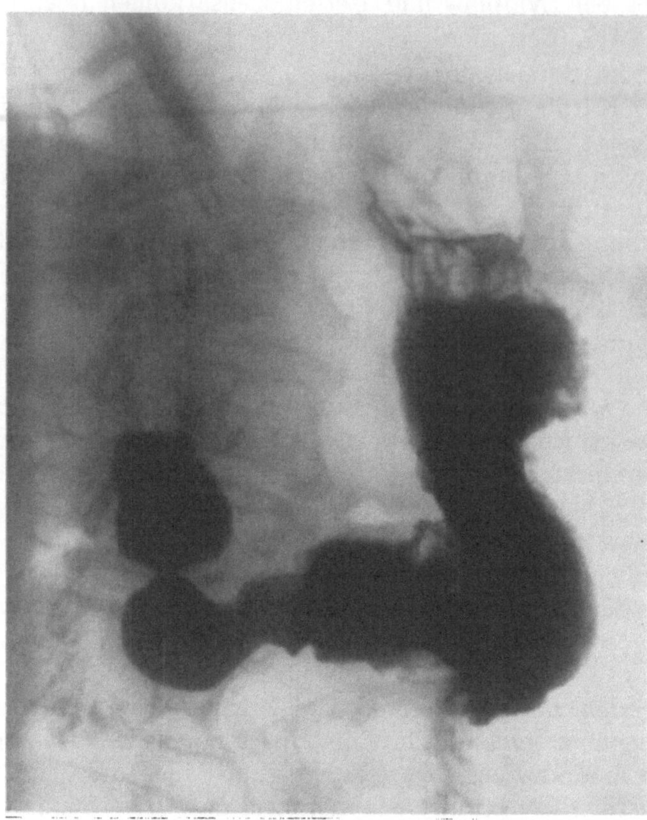

Abb. 7. Ausgedehnter, höckeriger, in das Lumen vorspringender Tumor. Histologisch mikrocytenreiches Rundzellsarkom (Histologie Abb. 3) bei 70jährigem Mann

Die *Symptomatologie der Magensarkome* muß bei der vielfältigen Histologie sehr unterschiedlich sein. Im Gegensatz zum Magencarcinom, werden häufig Schmerzen, wie sie meist beim Ulcus auftreten, angegeben, und zwar sowohl bei malignen Lymphomen als auch bei Leiomyosarkomen. Hämatemesis und Melaena werden selten angegeben, okkulte Blutungen werden hingegen in den meisten Fällen festgestellt. Erbrechen fehlt meistens, entsprechend dem wenig häufigen Sitz im Gebiet des Pylorus. Die Gewichtsabnahme soll, besonders bei Lymphomen, häufig und oft ausgesprochen stark sein. Nach EUSTERMANN und BALFOUR findet sich in 50 % ein großer, palpabler Tumor, häufiger bei Leiomyo- und Fibro- sowie Spindelzellsarkomen als bei malignen Lymphomen; doch auch bei diesen häufiger als bei Magencarcinomen. Selten beginnt das Magensarkom mit einer Perforation wie in Fall 5 von TAYLOR. Der Ansicht von CHONT, daß sich die Symptomatologie von derjenigen des Magencarcinoms nicht typisch unterscheidet, ist zuzustimmen. CHONT macht indessen darauf aufmerksam, daß die Allgemeinerscheinungen geringer sind als bei den epithelialen Tumoren. Bei der Magensaftuntersuchung soll im allgemeinen häufiger Säure gefunden werden als beim Magencarcinom.

Nach wie vor ist die *Röntgenuntersuchung* das sicherste und einfachste Verfahren, um eine organische Veränderung am Magen, sei sie raumfordernd oder infiltrativ, festzustellen. Es wäre ein logischer Fehler, wollte man aufgrund der pathologisch-anatomischen und pathophysiologischen Kenntnisse, die wir heute über die Magensarkome besitzen, ein typisches Bild erwarten. Wohl ist gelegentlich die Diagnose vor der Operation gestellt worden, doch müssen wir streng genommen sagen, daß es sich um Zufallstreffer handelte. Die Diagnose auf Sarkom kann nur mit einer gewissen Wahrscheinlichkeit gestellt werden. Eine sichere Diagnose läßt sie sich heute, vielleicht mit Ausnahme des Leiomyosarkoms, nicht stellen. Im Röntgenbild gibt es indessen Erscheinungen, bei denen man den Ver-

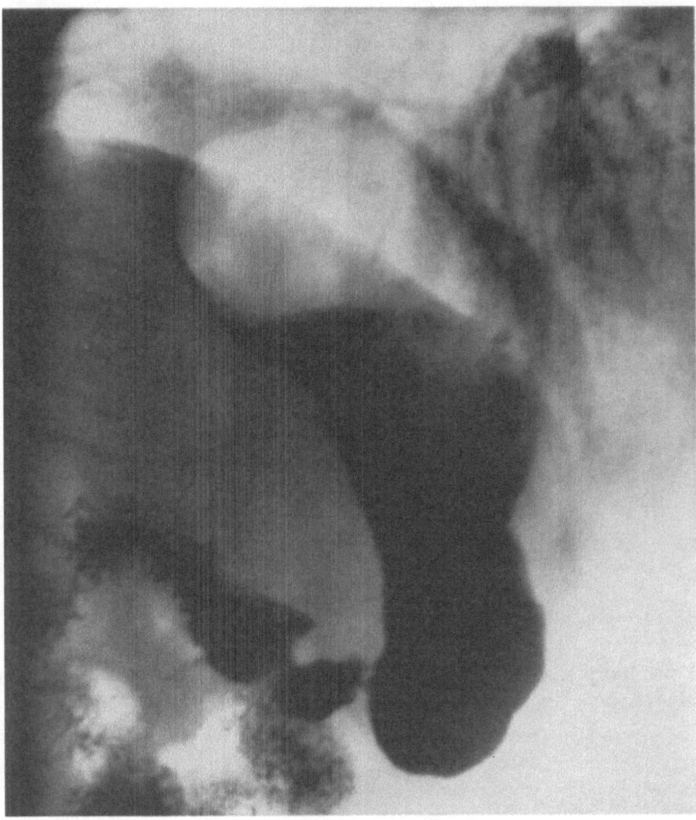

Abb. 8. Wenig faserbildendes, rund- bis polymorphzelliges Sarkom mit präpylorischer Stenosierung und ausgedehntem Infiltrat an der kleinen Kurvatur, bei Laparotomie als inoperabel beurteilt. Aufgrund des makroskopischen Bildes nicht von einem Carcinom zu differenzieren

dacht auf Magensarkom aussprechen darf, ja muß. Erste Zusammenstellungen über die Radiologie des Magensarkoms finden sich bei KESSLER sowie KADRNKA und SIERRO. Die Vielfalt der Erscheinungen kann man in drei verschiedene Formen einordnen:

1. Große, höckerige, in das Lumen vorspringende Geschwülste (Abb. 7).

2. Ein mehr oder weniger ausgedehntes, gelegentlich große Teile des Magens einnehmendes Infiltrat mit groben, starren oder wenig beweglichen Schleimhautfalten, begleitet von einzelnen flachen Höckern oder Ulcerationen (Abb. 8).

3. Mehr oder weniger ausgedehnte Tumoren der Magenwand mit Dehnung der Falten oder der Konturen mit oder ohne umschriebenes Infiltrat oder flachen Ulcerationen (Abb. 9).

Die ersten beiden Formen kommen bei malignen Lymphomen vor, die dritte bei den Leiomyosarkomen und anderen vom Bindegewebe abgeleiteten Geschwülsten. Kleinere und ausnahmsweise auch sehr große derartige Geschwülste können auch Fibro- oder Leiomyomen entsprechen. Wenn kleinere, bis etwa hühnereigroße derartige Geschwülste ein zentrales Kontrastdepot aufweisen, muß an ein Divertikelmyom gedacht werden, das nach CLEVE sarkomatös entarten kann. Bei den Bindegewebssarkomen wird in jedem Pathologiebuch über die gestielten Magentumoren geschrieben. KONJETZNY berichtet über Sarkome, die nach außen und innen gestielt sind. BALABAN beschreibt einen solchen Fall. Die gestielten Geschwülste sind sicher selten. Ist der Tumor nach außen gestielt, wäre eine dreieckige Ausziehung an der äußeren Magenwand zu erwarten. Indessen konnten wir in den Lehrbüchern kein entsprechendes Bild finden. Ein nach innen gestielter Tumor (Abb. 9) soll nach KONJETZNY der Magenwand ziemlich breitbasig aufsitzen.

Am wenigsten typisch ist das röntgenologische Aussehen bei den infiltrierenden Formen, das sich am häufigsten bei Carcinomen findet. Es gibt Sarkome, die aussehen

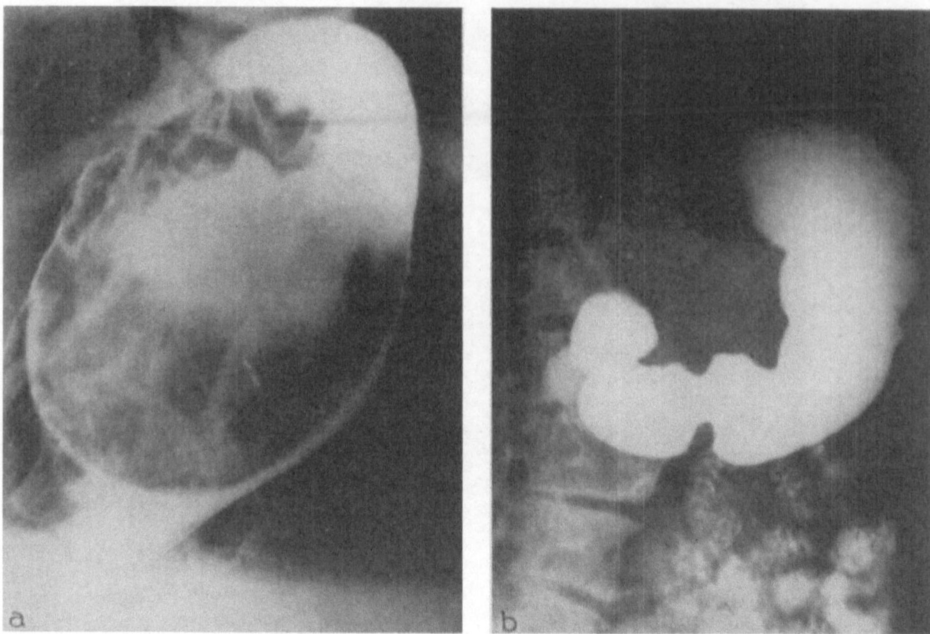

Abb. 9. a Leiomyosarkom; hauptsächlich intraventriculär wachsender Tumor mit Basis im Bereich der Kardia. b Status nach transgastrischer Excision. Symptomfrei seit 10 Jahren. (Nach MARSHALL und MEISSNER)

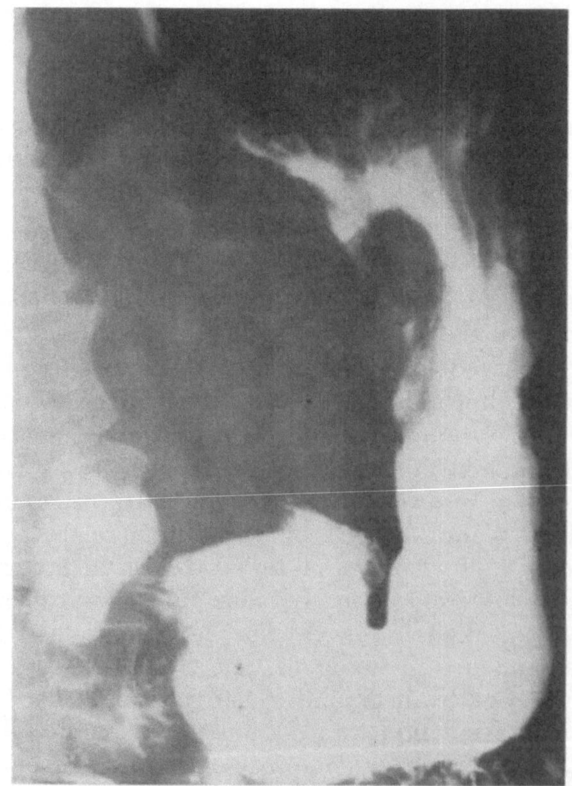

Abb. 10. Chronisch-hypertrophische Gastritis, einen Tumor vortäuschend. Histologisch gesichert. (Nach L. BERLIN, 1962)

wie eine chronisch hypertrophische Gastritis (MÉNETRIER). Andererseits gibt es chronisch hypertrophische Gastritiden, die das Bild von Tumoren vortäuschen können und an Sarkome denken lassen (Abb. 10). Selbst das zusätzliche Vorkommen umschriebener, flacher Höcker ist nicht beweisend für Sarkom, ja nicht einmal für einen neoplastischen Prozeß. Wenn sich gleichzeitig breite Falten darstellen, muß neben chronischer Gastritis an ein Pseudolymphosarkom (s. S. 553) gedacht werden, das aber sehr selten ist. Sein Vorkommen ist noch nicht allgemein bekannt.

Es sei ausdrücklich betont, daß auch ein schüsselförmiges Ulcus, wie es für ein Carcinom typisch ist, oder auch ein umschriebener infiltrativer Prozeß sarkomatöser Natur sein kann. GRASSER macht darauf aufmerksam, daß die Konturen beim Sarkom weniger starr seien als beim Carcinom, und daß sie innerhalb kurzer Zeit ein unterschiedliches Bild zeigen können. Der Zeitfaktor, als vierte Dimension im diagnostischen Geschehen, wird aber nur ausnahmsweise verwertbar, weil mit der Therapie nicht lange zugewartet werden darf, wenn ein Tumor sicher festgestellt ist. Immer wieder wird hervorgehoben, daß die Lokalisation an der großen Kurvatur ein Indiz für das Vorliegen eines Sarkoms und andererseits die Lokalisation am Pylorus, respektive in der präpylorischen Region selten sei. BEELER hat 75 Fälle zusammengestellt, von denen 6 im Bereich des Pylorus, 50 an den Kurvaturen lagen, wobei die große Kurvatur bevorzugt war. Andere Statistiken weisen keine Bevorzugung der großen Kurvatur auf, doch wird sie häufiger betroffen als beim Carcinom. Nur 6 von BEELERS Fällen zeigten eine diffuse Infiltration. Die Pylorusstenose ist selten sarkomatöser Natur. Der Sitz am Pylorus ist nicht häufig, doch lagen von den 7 Fällen von malignen Lymphomen des Radiumhemmet 5 im Canalis egestorius, also in der Pars pylorica des Magens. Bemerkenswert ist, daß schon HAUDECK, nach einer Mitteilung von SCHLESINGER, erkannte, daß bei einem Tumor am Pylorus ohne Stenoseerscheinungen ein Magensarkom in Erwägung zu ziehen sei. Praktisch wichtig ist die von MARTIN geäußerte und später mehrfach bestätigte Feststellung, daß sich die Infiltration häufig über den Pylorus auf das Duodenum ausdehne.

Auf die Multiplizität der Lokalisation bei Lymphosarkomen hat schon KONJETZNY hingewiesen. ALLEN und DONALDSON fanden in 25% ihrer primären malignen Lymphome multiple Herde. SHERRICK, HODGSON und DOCKERTY stellten bei 72 primären Lymphomen des Magens 12mal multiple Ulcerationen fest im Vergleich zu 11 bei 750 Carcinomfällen. Mehrfache Herde werden bei diesen Tumoren demnach mehr als 10mal häufiger gefunden als bei Magencarcinomen. Die Multiplizität des Vorkommens ist mikroskopisch viel häufiger als makroskopisch. McNEER und PACK sahen in 26 Fällen 5 mehrfache Lokalisationen, aber histologisch wurde die Multiplizität 17mal festgestellt.

Über Besonderheiten beim Lymphogranulom wird auf S. 573 berichtet. Da es kein makroskopisches Bild gibt, daß ein Sarkom eindeutig diagnostizieren läßt, ist auch ein für Sarkom typisches Röntgenbild ausgeschlossen. Bei gewissen makroskopischen Ausgangsformen können wir nur den mehr oder weniger begründeten Verdacht auf Sarkom aussprechen. Bei einem ausgedehnten, die Magenwand verdrängenden Tumor mit geringen Schleimhautveränderungen darf man mit großer Wahrscheinlichkeit ein Leiomyo- oder Fibrosarkom annehmen. Bei jedem grobhöckerigen Tumor, der ausgedehntere Bezirke des Magens einnimmt, muß der Radiologe, schon wegen der therapeutischen Konsequenzen, an die Möglichkeit eines Sarkoms denken. Wenig differenzierte Carcinome können aber genau gleich aussehen. Auch ein ausgedehntes Infiltrat kommt beim Sarkom vor, wird aber beim Scirrhus viel häufiger beobachtet. Sind neben dem Haupttumor noch ein oder mehrere Tumoren nachweisbar, muß der Verdacht auf Sarkom ausgesprochen werden.

Ohne Zweifel ist die *gastroskopische Untersuchung* eine wertvolle Bereicherung. SCHLESINGER und SCHINDLER haben sich vor allem um die Ausarbeitung dieses Verfahrens für die Sarkomdiagnose bemüht. Beim diffusen Lymphosarkom sollen nach SCHINDLER starre Leisten und Bänder mit höckerig-knolliger Beschaffenheit typisch sein. Es ist nicht zu erwarten, daß aspektmäßig in jedem Fall eine zuverlässige Information durch dieses Verfahren zu erhalten ist. Die Gastroskopie ist indessen in ihrer heutigen Technik sehr wertvoll, weil sie — zusammen mit der Cytologie und Histologie — in einzelnen Fällen Sicherheitsdiagnosen erlaubt. Wieweit die Treffsicherheit beim Sarkom zu veranschlagen ist, kann bei der Seltenheit dieser Erkrankung noch nicht gesagt werden.

Die Isotopenuntersuchung wurde bisher nicht systematisch für die Diagnostik der Magenneoplasien eingesetzt, doch sollte Gallium in hohem Maß gespeichert werden. Es ist aber nicht zu erwarten, daß mit dieser Untersuchung ein Unterschied gegenüber einem Carcinom, einem exogastrischen Prozeß oder selbst einem entzündlichen Geschehen sichergestellt werden kann.

Überblicken wir die Symptome, die beim Magensarkom festgestellt wurden, so kommen wir zum Schluß, daß die Erkennung eines lokalen organischen Prozesses vor allem mit der Röntgenuntersuchung in der überwiegenden Mehrzahl der Fälle möglich ist. Bei ausgedehnten raumfordernden Prozessen mit keinen oder nur geringen Schleimhautveränderungen muß an myogene oder Fibrosarkome des Magens gedacht werden. Bei jedem großknotigen Tumor, besonders wenn die Palpation auf einen eher weichen Tumor deutet, kann es sich um ein Sarkom handeln. Auch das Auftreten bei jüngeren Menschen und Schmerzen wie bei Ulcus oder Gastritis sollten beim Nachweis eines auf Tumor verdächtigen oder sicheren Röntgenbefundes an Sarkom denken lassen. Freie Salzsäure, geringe oder fehlende Kachexie selbst bei größerem Gewichtsverlust sind weitere Indizien. Die unter diesen Umständen heute dringend angezeigte Gastroskopie mit gleichzeitiger Histologie und Cytologie kann die Indikationsstellung erheblich erleichtern.

Das *unbehandelte maligne Lymphom* hat, mit wenigen Ausnahmen, einen raschen letalen Verlauf. Über das seltene lokale Magenlymphogranulom sind wir kaum orientiert, doch ist aufgrund der relativ großen Heilungsziffer nach alleiniger Operation anzunehmen, daß seine Streckenprognose günstiger als diejenige der übrigen malignen Lymphome ist. Bei den Myo- und Fibrosarkomen sind lange Krankheitsdauern bekannt, doch weiß man aufgrund des einmaligen Untersuchungsbefundes nicht sicher, ob ein gut- oder bösartiger Tumor vorliegt, und wenn er maligne sein sollte, ob er zu den rasch verlaufenden gehört oder in die Phase des raschen Wachstums eintritt.

Bei Verdacht auf Magensarkom ist, wenn der Patient noch behandlungsfähig ist, rasches Vorgehen dringend geboten, besonders im Hinblick auf das schnelle Wachstum und auf die im Vergleich zu den Magencarcinomen erheblich bessere Heilungswahrscheinlichkeit.

Vor jeder kurativen Therapie ist die gründliche internistische Untersuchung geboten, und die Frage nach dem Vorliegen von Lebermetastasen durch Szintigraphie zu beantworten. Die selektive Arteriographie hat in Zweifelsfällen sehr gute Dienste geleistet. Auch die Ultraschalltomographie als wenig belastende Methode und mit der Möglichkeit der unter Kontrolle erfolgenden selektiven Punktion hat sich als sehr wertvolle Untersuchung erwiesen.

a) Behandlung und Behandlungsergebnisse des Magensarkoms

Es ist nicht ganz einfach, sich über die Bedeutung und die effektive Leistung der Strahlentherapie ein Bild zu machen. Die weitaus größte Mehrzahl der Magensarkome wird erst durch die histologische Untersuchung nach Magenresektion erkannt. Die Indikation zur Nachbestrahlung wird sehr oft bei unvollständiger Operation oder beim Nachweis von Drüsenmetastasen, die entweder entfernt wurden oder belassen werden mußten, gestellt. Erschwerend wirkt ferner, daß der einzelne Beobachter nur über wenige eigene Fälle verfügt, die zudem über Jahrzehnte verstreut liegen. Während dieser Berichtsperioden wurde die chirurgische und strahlentherapeutische Technik stark verbessert, so daß auch in bezug auf den Effekt der Therapie nichts Eindeutiges ausgesagt werden kann. Der Großteil der Patienten wurde nur mit konventioneller Strahlung behandelt, von der wir wissen, daß sie zu so schweren Allgemeinerscheinungen führen kann, daß die Behandlung unterbrochen werden muß. Dadurch wird die Verabreichung der zur Sterilisation des Tumors notwendigen Dosis unmöglich gemacht. Mit der konventionellen Bestrahlung war es zudem allein schon aus physikalischen Gründen viel schwieriger, die erforderliche Dosis an den Herd zu bringen. Auch über die Leistungsfähigkeit der Hochvolttherapie, zu der — aus Analogiegründen zur übrigen Strahlenbehandlung — übergegangen wurde, kann heute noch wenig ausgesagt werden. Vor allem aber wissen wir noch zu wenig über die Erfolgsmöglichkeiten der alleinigen Strahlentherapie, weil aus verständlichen Gründen diese meistens nur angewandt wird, wenn sich der Tumor als inoperabel erweist, so daß eine Auslese prognostisch denkbar ungünstiger Fälle vorliegt.

Die Beurteilung der Strahlenbehandlung soll an Hand von Literaturangaben und unseres zahlenmäßig bescheidenen Materials kritisch vorgenommen werden. Da die Gruppierung in maligne Lymphome, Leiomyo-, Spindel-, Fibro- und seltene Sarkome biologisch begründet und von den meisten Kliniken anerkannt ist, soll sie auch diesen Betrachtungen zugrunde gelegt werden.

α) Leiomyo-, Spindel-, Fibro- und seltene Sarkome

Jede Diskussion über die dominierende Bedeutung der chirurgischen Behandlung erübrigt sich bei dieser Tumorgruppe nicht nur deswegen, weil die präoperative Diagnose bestenfalls in knapp der Hälfte der Fälle nur mit Wahrscheinlichkeit gestellt werden kann, sondern weil sie allgemein als relativ strahlenresistent gilt. Da man bisher annahm, daß keinerlei lymphogene Metastasierung erfolgte oder diese zum mindesten extrem selten sei und auch die Tendenz zu lokaler Ausdehnung gering ist, konnte im allgemeinen relativ konservativ operiert werden. Gewöhnlich genügt eine subtotale Gastrektomie. Bei gestielten Tumoren kann sogar die alleinige Excision zur Heilung führen, wie der in Abb. 9 wiedergegebene Fall zeigt, der 10 Jahre symptomfrei blieb. Heute steht man aber auf dem Standpunkt, daß möglichst radikal operiert werden soll, weil die lokale Rezidivquote hoch ist. Die Heilungsziffern lauten sowohl für das Memorial Hospital (7 von 13 Fällen) als auch für die Mayo-Klinik zufällig genau gleich, nämlich 53,8%. Nur MARSHALL und MEISSNER (1950) berichten über Heilungen bei 8 von 9 Fällen, wobei die kurz nach der Operation überlebenden Patienten im Ergebnis mit enthalten sind. In einer späteren Publikation von MARSHALL und ADAMSON (1959), die teilweise dasselbe Material einschließt, beträgt die 5-Jahres-Überlebensrate 45%. Sie empfehlen eine möglichst radikale chirurgische Therapie. OCHSNER und OCHSNER beobachteten 6 Leiomyosarkome, von denen 5 operiert werden konnten mit einer mittleren Überlebensdauer von 5 Jahren. Ein Neurofibrosarkom wurde operiert, konnte aber nicht weiter verfolgt werden.

Wenn diese Ergebnisse auch Spitzenresultaten entsprechen, die im Gesamtkrankengut wohl kaum erreicht werden, so ist man trotzdem erstaunt, weshalb die Heilungsziffern nicht höher liegen. Der Resektionsprozentsatz ist nämlich sehr hoch, alte und schwer kachektische Patienten bilden bei dieser Krankheitsgruppe die Ausnahme und werden keiner Operation unterzogen. Die Ursache für das Versagen kann aus dem Material der Mayo-Klinik (GIBERSON, DOCKERTY und GRAY) abgeleitet werden. Von den 40 in der Zeitspanne von 1907—1950 beobachteten Fällen haben 18 metastasiert resp. lokal oder in unmittelbarer Nachbarschaft rezidiviert. Lymphknoten wurden 3mal, aber nur durch direkte Invasion des Tumors befallen befunden. Nie wurden Metastasen außerhalb des Abdominalraumes festgestellt, doch 4mal bei der Operation in der Leber. Das Peritoneum zeigte nur 2mal Zeichen der Infiltration. Die Autoren finden eine gute Beziehung zwischen den Malignitätsgraden nach BRODERS und dem Auftreten von Rezidiven und Metastasen. Unter den Überlebenden finden sich 16mal Broders Stadium I und nur 2 von Broders II und 1 Grad III.

Von den an Rezidiven und Metastasen Gestorbenen wiesen alle Broders Grad II oder III auf. Demnach ist die Fernmetastasierungstendenz gering, die lokale Rezidivwahrscheinlichkeit hoch und die Prognose weitgehend vom Differenzierungsgrad abhängig.

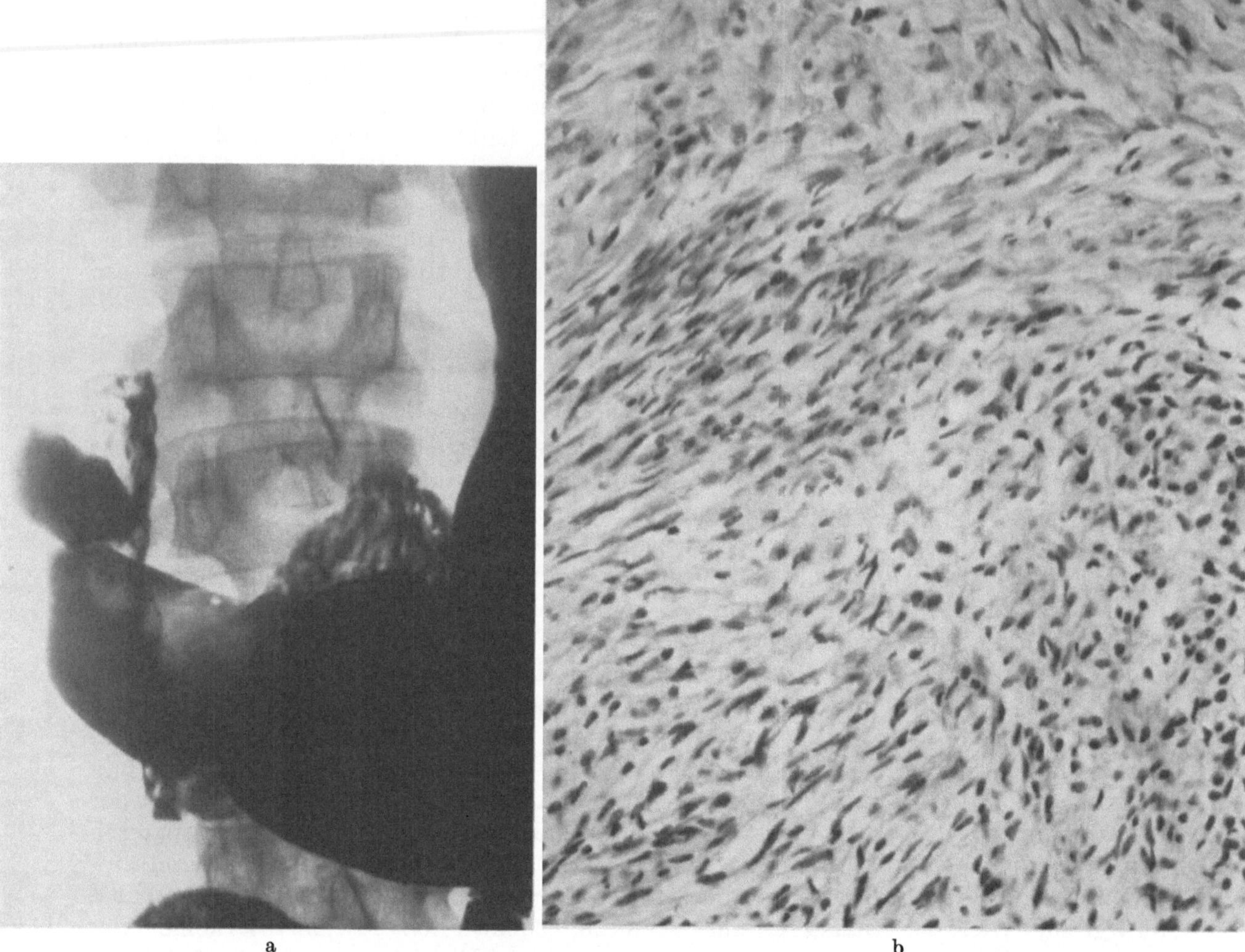

a b

Abb. 11. a Leiomyosarkom der präpylorischen Region mit scharf umschriebenem, glatt begrenztem Füllungsdefekt. Radiologisch sollte der Verdacht auf einen außergewöhnlichen Tumor gestellt werden, wobei auch ein Leiomyosarkom in Frage kommt. Resektion nach Billroth II und Nachbestrahlung mit 3500 R 30 MeV Röntgenstrahlen und 2475 30 MeV Elektronen in 27 Tagen. Symptomfrei seit 8 Jahren. b Aufgrund dieses Bildes mit Polymorphie und mehrfachen Mitosen (Broders II-III) wurde die Indikation zur Nachbestrahlung gestellt. c Stelle desselben Tumors mit regelmäßiger Struktur (Broders I)

Allgemein wird die *Durchführung einer Nachbestrahlung* als nicht notwendig erachtet. Beim Material der Mayo-Klinik wurde nur 5mal bei inoperablen Fällen und Rezidiven bestrahlt. Die Autoren konnten keine Anhaltspunkte dafür finden, daß die Behandlung wirksam war. Bei der zu erwartenden hohen Strahlenresistenz ist es sicher richtig, daß man zum mindesten bei niedrigem Malignitätsgrad primär auf die Anwendung der Strahlentherapie verzichtet. Die relativ hohe lokale Versagerquote bei chirurgischer Therapie sollte doch, besonders in Anbetracht des durchschnittlich niedrigen Alters, Anlaß zu weiteren Bemühungen geben. Wir glauben, daß bei hohem Malignitätsgrad und klinisch erheblicher Rezidivwahrscheinlichkeit die Nachbehandlung mit Hochvoltstrahlung angezeigt ist.

Abb. 11 zeigt einen in dieser Weise behandelten Fall, der allein wegen der Histologie, die wir regelmäßig mit dem Pathologen besprechen, nachbestrahlt wurde. Die Stelle, die am wenigsten ausdifferenziert ist (Abb. 11b), war für die Indikation ausschlaggebend.

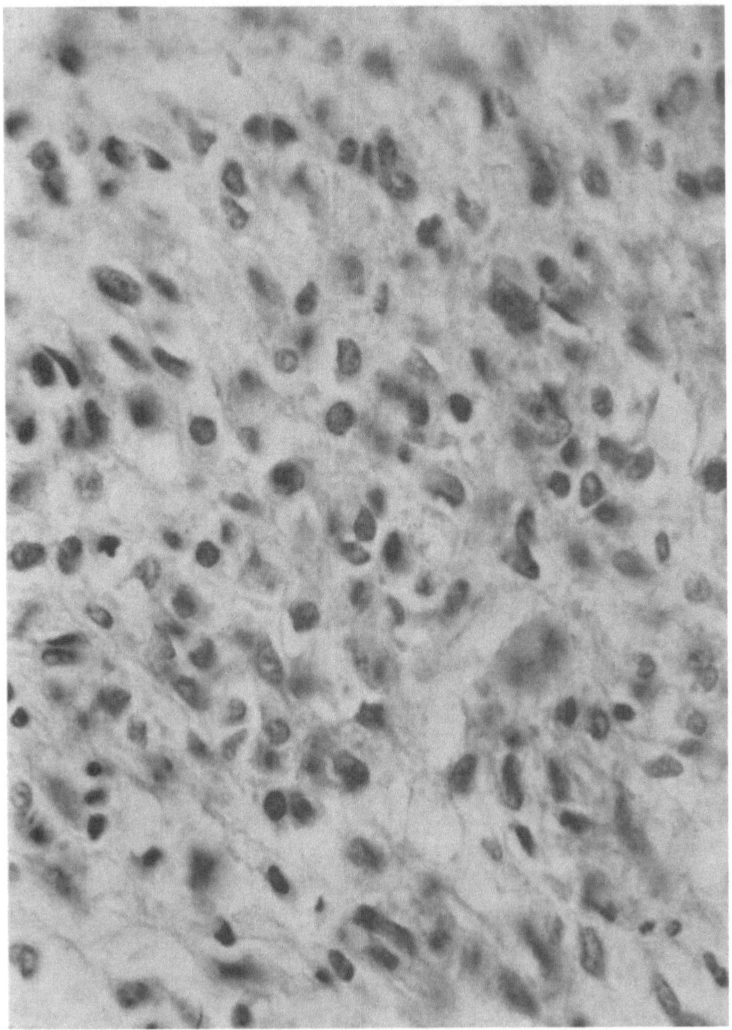

Abb. 11c

Entschließt man sich zur Nachbestrahlung, sollten Dosen von rund 5000 rad in 4—5 Wochen verabreicht werden. In Analogie zu den Weichteilsarkomen (ZUPPINGER) würden wir Myo- und Fibrosarkome, die mit Elektronen sicherer zu beeinflussen sind als mit Photonen, dieser Strahlenart zuführen. Maschinen mit einer Leistung von mindestens 35 MeV müßten aber zur Verfügung stehen. Ein Versuch der Vorbestrahlung erscheint uns nur bei Inoperabilität und eventuell bei präoperativ festgestelltem niederem Differenzierungsgrad gerechtfertigt.

β) Maligne Lymphome

Die Beurteilung der Behandlungsergebnisse und der verschiedenen Methoden wird durch die Tatsache erschwert, daß die präoperative Diagnose nur ausnahmsweise gestellt wurde und daher die chirurgische Behandlung bei weitem überwiegt. Zudem ist die Erkrankung sehr selten. Es konnten keine gezielten klinischen Versuche vorgenommen werden, und die Fälle lagen über zu weite Zeitspannen verstreut. Vielfach wurde nur bei positivem Drüsenbefund nachbestrahlt oder wenn der Eingriff nicht radikal erfolgen konnte. Der alleinigen kurativen Bestrahlung wurden fast ausnahmslos inoperable Fälle zugeführt. Die Ergebnisse können auch durch Fälle von Pseudolymphosarkom, die

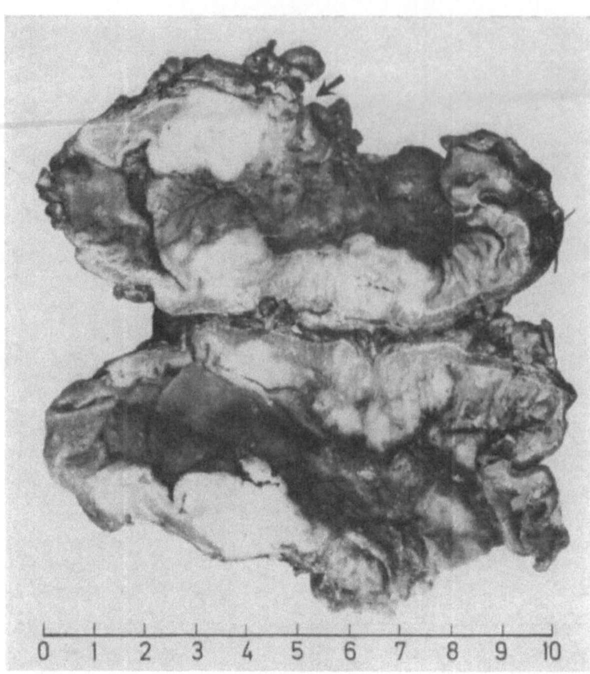

Abb. 12. Lymphosarkom-Resektionspräparat. Patient überlebte, trotz nicht radikaler Operation, ohne weitere Behandlung 19 Jahre. Der Pfeil zeigt auf die Stelle, an der der Tumor durchschnitten wurde (Fall von STOUT)

irrtümlicherweise als Lymphosarkome aufgefaßt wurden, im günstigen Sinn verfälscht werden. Diese Irrtumsmöglichkeit ist aber klein, weil es sich — wie früher dargelegt — um eine äußerst seltene Erkrankung handelt. Beachtenswert ist, daß es einzelne sehr langsam verlaufende maligne Lymphome gibt, andererseits einzelne Fälle Rückbildungstendenz mit klinischer Beschwerdefreiheit bis zur objektiven Symptomfreiheit zeigen, ohne oder nur ungenügend behandelt worden zu sein. TAYLOR berichtet über einen Fall, der nach unvollständiger Operation 8 Jahre symptomfrei blieb, wobei der beigefügte histologische Befund ein Pseudolymphosarkom ausschließen läßt. Bei einem anderen Fall wurde nach unvollständiger Operation die Bestrahlung mehrfach unterbrochen und mit ungenügender Dosis abgeschlossen. Der Patient blieb 5 Jahre symptomfrei. Ein mikrocytenreiches Rundzellsarkom kommt nicht in Frage, doch zeigt das histologische Bild einen mitosenreichen Tumor, so daß eine sehr hohe Strahlensensibilität möglich ist. Mehrfach wurde auf den Fall von STOUT hingewiesen, der trotz unvollständiger Magenresektion 19 Jahre überlebte (Abb. 12). Er nimmt zwei verschiedene Formen an: eine langsam progressive, relativ benigne und die gewöhnliche Form mit multiplen Herden und raschem Verlauf. Auch CARDON und GREENBAUM berichten über einen sehr langsam verlaufenden Fall, der sich ohne Kachexie über 4 Jahre hinzog. Die Diagnose wurde erst bei der Autopsie gestellt. Erstaunlich ist auch die Mitteilung von PUND und STELLING. Bei einem 37jährigen Mann mit einem stenosierenden Tumor in der Pylorusregion und hohen Salzsäurewerten fand sich bei der Laparotomie eine knotige Aussaat über das Peritoneum, so daß nur eine Gastroenterostomie angelegt wurde. Die histologische Untersuchung ergab ein Lymphosarkom. Eine weitere Behandlung wird nicht vermerkt. 6 Jahre später lebte der Patient ohne klinische Symptome.

Sicher gibt es gelegentlich sehr langsam verlaufende maligne Lymphome und möglicherweise auch einzelne Spontanheilungen. Die Zahl dieser Fälle liegt aber praktisch unter 1%. Der Schluß, daß 5-Jahres-Heilungsziffern, die 10% übersteigen, einer wirklichen therapeutischen Leistung entsprechen, kann trotz der erwähnten Abweichungen vom erwarteten Verlauf vernünftigerweise nicht bestritten werden.

Da das Interesse an dieser Tumorform — trotz ihrer Seltenheit — sehr groß ist, sind wir nicht nur über die Häufigkeit und Klinik, sondern auch über die therapeutischen Möglichkeiten recht gut orientiert. FORNI hat bis 1914 200 Fälle gesammelt, darunter 33 Lymphosarkome. D'AUNOY und ZOELLER stellten Material von 1914—1929 zusammen. TAYLOR sammelte im Anschluß bis 1937 152 weitere Fälle aus der Literatur und fügte 5 eigene hinzu. ARCHER und COOPER führten während der gleichen Zeitperiode bei den „Diplomates of the American Board of Radiology" eine Umfrage durch und fanden 94 neue, in der Statistik von TAYLOR noch nicht enthaltene Fälle mit 13 Heilungen (1 durch Operation, 4 durch Operation und Nachbestrahlung, 8 durch alleinige Bestrahlung). Die Statistik von TAYLOR wurde von SNODDY ergänzt, der bis 1951 388 Fälle zusammenstellte mit 46 5-Jahres-Heilungen (13 allein durch Bestrahlung, 21 durch alleinige Chirurgie, 12 durch Chirurgie und Bestrahlung). Bei seinen eigenen 34 Patienten, die aber nicht alle über 5 Jahre beobachtet wurden, erzielte er in 4 Fällen allein durch Chirurgie Symptomfreiheit über mehr als 5 Jahre. Er errechnet bei 474 Fällen eine 10,5%ige 5-Jahres-Überlebensrate, die viel besser sei als diejenige beim Magencarcinom, bei dem VOEGTLIN auf eine globale Zahl von nur 1—2% kommt. Die Statistik von SNODDY wurde durch REDD bis 1959 weitergeführt. Er fand 360 neue Fälle mit 55 5-Jahres-Überlebenden. 6 von diesen wurden durch alleinige Bestrahlung nach Probelaparotomie und Biopsie geheilt. Obwohl nicht alle 360 Fälle über 5 Jahre beobachtet wurden, leben mindestens 15% der letzten Serie mehr als 5 Jahre symptomfrei.

Die Übersicht über die Sammelstatistiken zeigt, daß die Heilungsziffern in den letzten Jahren leicht anzusteigen scheinen. Die Großzahl der Heilungen ist durch Operation und Operation mit Nachbestrahlung erzielt worden. Doch hat auch die alleinige Bestrahlung bei inoperablen Fällen zu bemerkenswerten Ergebnissen geführt.

Neben dieser Übersicht finden sich zahlreiche Mitteilungen, die wertvolle zusätzliche Informationen liefern. Wir haben sie gruppiert in Berichte über 10 und mehr Patienten und solche die über weniger als 10 Kranke und Einzelbeobachtungen verfügen. Der Vergleich wird erschwert, weil viele Autoren alle malignen Lymphome einschließen, andere sich nur auf Lymphosarkome beschränken. Die Gruppe mit mehr als 10 Patienten stammt fast ausschließlich aus chirurgischen Spitälern, wobei vor allem amerikanische Kliniken sich für die Beeinflußbarkeit dieser Tumoren interessiert haben. SPELLBERG und ZIVIN (1949) beobachteten von 1931—1946 bei 960 malignen Magentumoren 11 Lymphosarkome. 4 Patienten wurden reseziert und bestrahlt, von denen 2 nach 6 und 7 Jahren symptomfrei waren. 7 Fälle erwiesen sich als inoperabel und wurden bestrahlt. Ein Patient überlebte die 5-Jahres-Periode. Leider fehlen Dosisangaben. SNODDY (1952) berichtet über 34 eigene Fälle von Leiomyo- und retikulären Sarkomen mit einer Operationsmortalität von 34%. Die Behandlung war vornehmlich chirurgisch. Anscheinend wurde nur in inoperablen Situationen bestrahlt. Nur 4 Patienten überlebten 5 Jahre. Die 5-Jahres-Heilungsziffer ist allerdings nicht bestimmbar. Sie dürfte um 20% liegen. Der Autor glaubte, trotz der niederen Heilungsziffern auf eine Nachbestrahlung verzichten zu können, wenn sich die Lymphdrüsen tumorfrei erwiesen. Er will der Bestrahlung nur die unvollständig Resezierten und Patienten mit Lymphdrüsenbefall unterziehen.

ALLEN, DONALDSON, SNIFFEN und GOODALE (1954) referieren über 44 Fälle, die reseziert wurden (ohne Bericht über die inoperablen Fälle). Bei 11 Patienten war Tumor noch an der Resektionsstelle vorhanden. Bei Operation ohne Bestrahlung lebten 5 von 10 Fällen länger als 5 Jahre, bei Operation mit Bestrahlung von 16 Patienten 10, trotz schlechter Auslese des Materials. Die Operationsmortalität betrug 16%, seit 1944 nur noch 3%. Unter Berücksichtigung der postoperativen Todesfälle läßt sich eine 5-Jahres-Heilungsziffer aller operierten Fälle von knapp 50% berechnen.

THORBJARNARSON, BEAL und PEARCE (1956) beobachteten 32 maligne Lymphome mit 22 Lymphosarkomen, 9 Reticulosarkomen und 3 Hodgkin-Fällen. 21 Patienten liegen mehr als 5 Jahre zurück, von denen 9 symptomfrei leben; 7 hatten eine Nachbestrahlung,

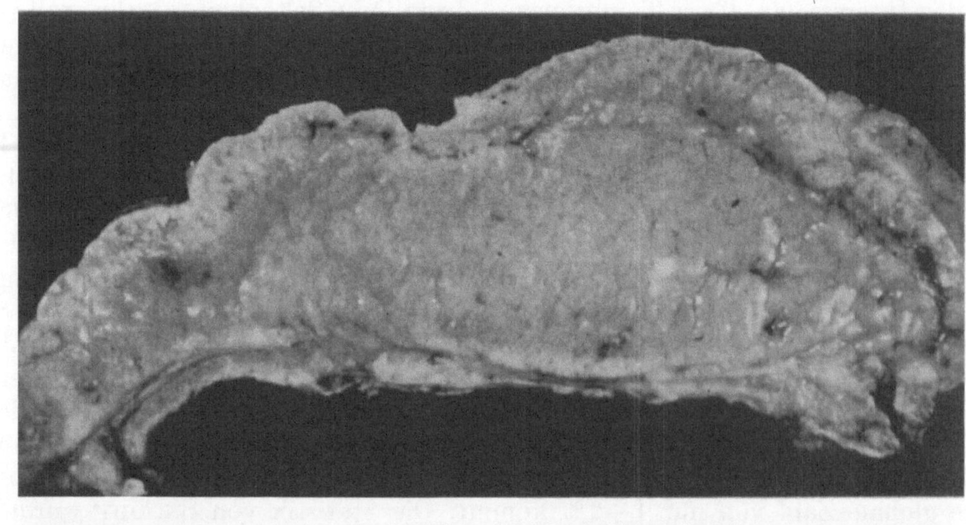

a

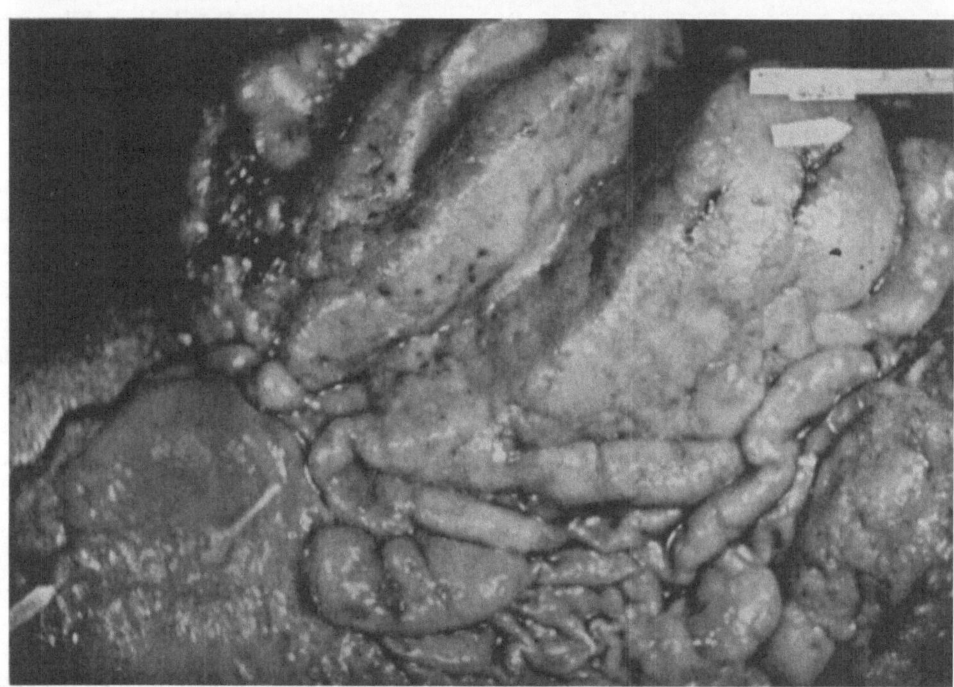

b

Abb. 13a u. b. Operationspräparat eines Reticulumzellsarkoms des Magens, behandelt mit totaler Gastrektomie und Nachbestrahlung. Patient lebt mehr als 5 Jahre symptomfrei. a Ausgedehnte intramurale Tumormasse. b Riesige, breite Falten, die von Tumor infiltriert waren. (Nach MCNEER und PACK)

bei denen 4mal schon eine Lymphknoteninvasion histologisch nachgewiesen war. Auch hier fehlen Dosisangaben.

Ihre Heilungsziffer von 43% ist ebenfalls bemerkenswert hoch. Zwei der symptomfrei lebenden Fälle wiesen einen Hodgkin auf. Einer davon erlag im 6. Jahr einem Reticulosarkom.

MCNEER und PACK (1957) beobachteten am Memorial Hospital von 1931—1955 39 Patienten mit malignen Lymphomen ohne Generalisationssymptome. 17 Patienten wurden subtotal operiert, 11 einer totalen Gastrektomie unterzogen. Dementsprechend ist die Operationsmortalität von 25% relativ hoch. Bei 21 Patienten liegt der Behandlungsbeginn mehr als 5 Jahre zurück. 6 blieben symptomfrei, 5 nach Operation, von denen 4 nachbestrahlt wurden und einer nach Bestrahlung eines bei der Probelaparotomie als inoperabel beurteilten Tumors. Abb. 13 zeigt, daß selbst bei riesigen Geschwülsten durch Operation und Nachbestrahlung Symptomfreiheit erzielt werden kann. Das 5-Jahres-Resultat beträgt 28,6%. Die Autoren empfehlen grundsätzlich die Nachbestrahlung wegen der mikroskopischen Multiplizität der Tumoren. Tumordosen von mindestens 3000 bis 4000 R werden empfohlen, von verschiedenen Feldern eingestrahlt. Sie nehmen sogar das Auftreten einer Spätradiofibrose als akzeptables Risiko in Kauf.

Burnett und Herbert (1956) beobachteten 27 Fälle. 2 lebten weniger als 3 Jahre und 3 wiesen entfernte Metastasen auf. Bei Operation ohne Nachbestrahlung lebten von 7 Patienten 3 nach 5 Jahren symptomfrei. Nachbestrahlt wurde, wenn der Tumor das radikal operative Stadium überschritten hatte. 9 von 15 Fällen lebten über 3 Jahre, resp. 6 von 9 länger als 5 Jahre symptomfrei, womit der Wert der Bestrahlung offensichtlich belegt werden kann.

Es wurde eine Dosis von 3000—3500 R in 40 Tagen angestrebt, damals noch mit konventioneller Strahlung, mit individueller Dosierung, je nach Reaktion und Verträglichkeit. Zu beachten ist ein über 7 Jahre geheilter Fall nach Bestrahlung mit 1600 R in 37 Tagen. Die Autoren vertreten die Ansicht, daß auch ohne Resektion durch alleinige Bestrahlung gleich gute Resultate erwartet werden können.

In der Mayo-Klinik wurden nach Bericht von Sherrick, Hodgson und Dockerty (1965) von 1951—1960 72 Patienten mit malignen Lymphomen beobachtet. 53 Patienten konnten reseziert werden, bei den anderen wurde nur eine Biopsie vorgenommen. 3 Kranke starben postoperativ. 42mal wurde operiert und nachbestrahlt. 8 Patienten wurden nur operiert. 46 Fälle, offenbar die radikal operierten, kommen für die 5-Jahres-Berechnung in Frage. 52% der Patienten überlebten 5 Jahre. Die Autoren halten die Operation und Bestrahlung für die Methode der Wahl, machen aber keine Angaben über Bestrahlungsdosen. Auch über die Ergebnisse in Abhängigkeit von der Histologie wird nichts gesagt.

Über die Erfahrungen der Lahey-Klinik berichten Marshall und Meissner (1950). Von 1929—1949 wurden 41 Patienten beobachtet, 9 mit Leiomyosarkom, 32 mit lymphoiden Tumoren, von denen 14 bei der Operation schon regionäre Metastasen aufwiesen. 6 hatten retikuläre Sarkome, 12 Lymphosarkome. Auffallend hoch ist die Zahl der Hodgkin-Fälle: im ganzen 10. 4 Fälle werden als maligne Lymphome nach Warren und Lulenski klassifiziert. 7 von 22 Patienten mit lymphoiden Tumoren, ohne Hodgkin, lebten länger als 5 Jahre. Nur 8mal wurde nachbestrahlt, davon 7mal bei Rezidiven. Der 8. Patient hatte einen inoperablen Hodgkin. Von den Rezidivfällen lebten nach Bestrahlung 2 länger als 6 Jahre. Die Autoren vertreten aufgrund ihrer Erfahrung die Auffassung, daß die Nachbestrahlung angezeigt ist, wenn die Operation ein Lymphom ergab.

Gummel, Wittig und Berndt führen in ihrem Bericht über die Magentumoren der Robert Rössler-Klinik, Berlin, aus, daß von 11 Sarkomen (total 940 bösartige Tumoren des Magens) keiner die 5-Jahres-Grenze überlebt hat. Es wird nicht erwähnt, ob eine Strahlentherapie durchgeführt wurde.

Wolferth, Brady, Enterline und Blakemore (1959) beobachteten von 1939—1957 26 Fälle von Lymphosarkom. Bei 15 liegt eine Beobachtungszeit von mehr als 5 Jahren vor, 7 davon leben symptomfrei. Wenn histologisch der Drüsenbefund negativ war, blieb das Ergebnis gleich, ob nachbestrahlt wurde oder nicht.

Bei Nachbestrahlung wurde eine sehr kleine mittlere Dosis von 1464 rad in 33 Tagen verabreicht. Die Autoren glauben, daß die postoperative Bestrahlung, wenn keine Drüsenmetastasen vorliegen, nicht notwendig sei, verweisen aber auf 2 Fälle mit inoperablen Tumoren, die nach Bestrahlung symptomfrei wurden. Einer davon mit Reticulosarkom hatte nur 619 rad im Tumor erhalten. Bemerkenswert sind 2 weitere Fälle, von denen der eine nach Infiltration in die Leber mit Resektion und ohne Nachbestrahlung $4^3/_4$ Jahre später symptomfrei lebte. Der andere Patient mit Metastasen nach subtotaler Gastrektomie und Nachbestrahlung mit 2666 rad starb erst $5^1/_2$ Jahre später an generalisierter Metastasierung. Wir glauben, daß die niedrigen Nachbestrahlungsdosen zur Sterilisation

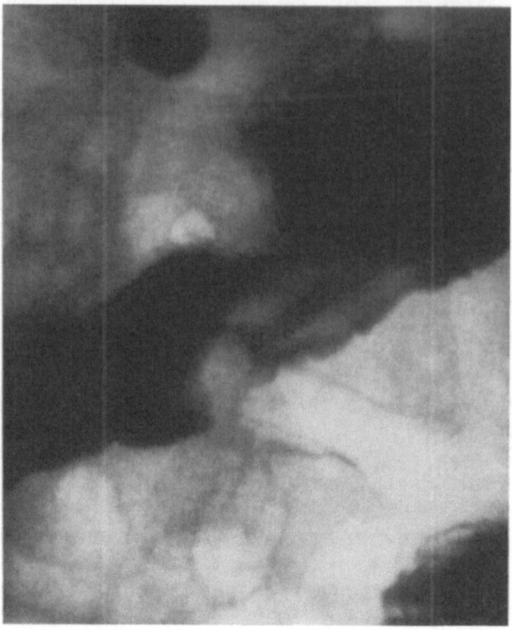

a

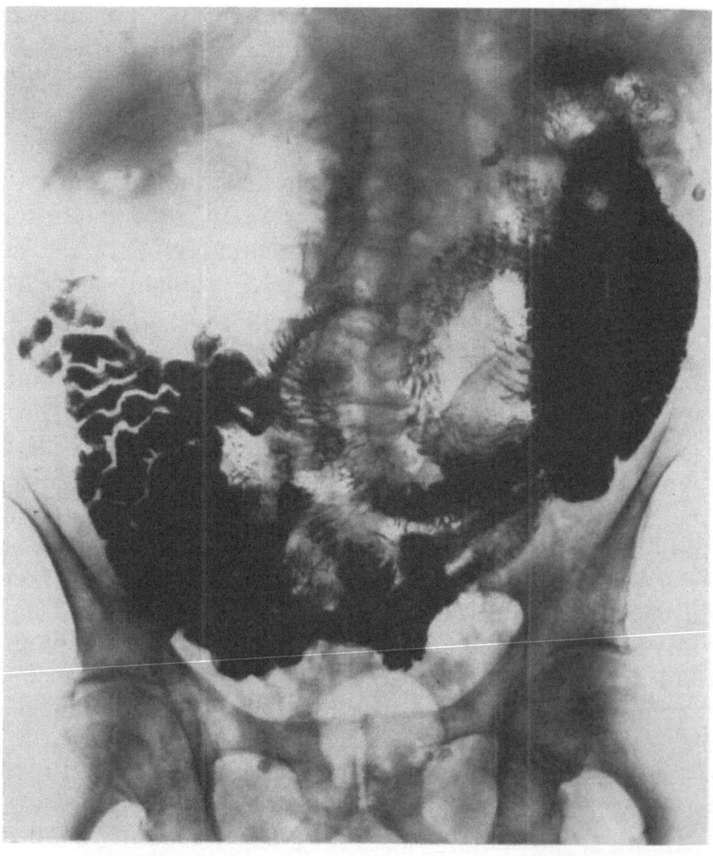

b

Abb. 14a—c. Lokalrezidiv bei 80jährigem Mann mit ausgedehntem mesenterialem Drüsenbefall 8 Monate nach Radikaloperation (Billroth I) eines mikrocytenreichen Rundzellsarkoms. a Lokalrezidiv. b Bis unter den Nabel reichender Tumor im Epigastrium (Probelaparotomie und histologische Sicherstellung des Drüsentumors). Bestrahlung mit 3300 R, 33 MeV Röntgenstrahlen mittlerer Dosis an der Tumorperipherie. Sehr rascher Tumorschwund. c Zustand bei Bestrahlungsabschluß. Lokalrezidiv und Kompression der Dünndarmschlingen haben sich zurückgebildet. Symptomfrei nach $5^3/_4$ Jahren

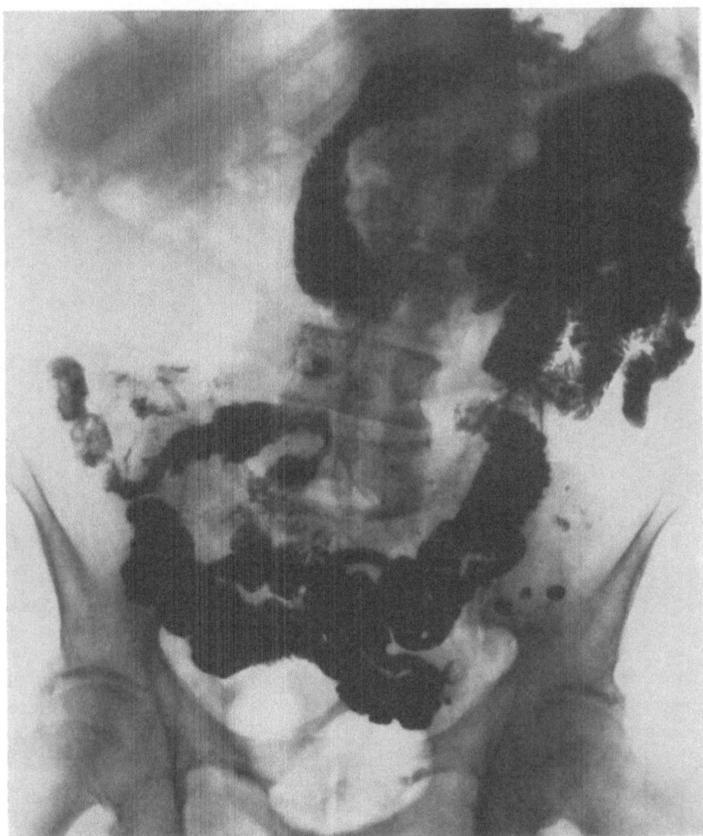

Abb. 14c

auch bei Nachbestrahlung nicht generell genügen. Auch in Anbetracht der kleinen Zahl ist der Schluß, die Nachbestrahlung sei nicht notwendig, nicht zulässig.

Über unser eigenes Material berichteten wir 1966 (ZUPPINGER) summarisch, wobei alle Fälle unter Lymphosarkom zusammengefaßt waren. Es handelte sich um 12 Fälle, die über 3 Jahre beobachtet worden waren, von denen 7 symptomfrei waren. Heute können wir über 15 Fälle berichten, die über 5 Jahre (seit 1957) beobachtet wurden und über 16 Fälle mit 3jähriger Beobachtungszeit. Es handelt sich um ein Lymphosarkom, 10 Reticulosarkome, 4 rund- bis polymorphzellige Sarkome sowie ein Reticulosarkom, das erst 3 Jahre zurückliegt. Lymphogranulome und großfollikuläre Sarkome wurden in dieser Berichtsperiode nicht beobachtet. Die Fälle wurden von verschiedenen Chirurgen zugewiesen. Über die regionäre Metastasierungsquote kann keine Aussage gemacht werden. 6mal wurde der Magen anscheinend radikal, subtotal reseziert. 3 Patienten sind nach Nachbestrahlung gesund, einer hatte 2 Jahre nach abgeschlossener Nachbestrahlung ein Rezidiv im Bereich der Papilla Vateri (Feldgrenze) und lebt jetzt, 6 Jahre nach operativer Entfernung, symptomfrei.

5 Fälle erhielten als alleinige kurative Therapie eine Strahlenbehandlung, nämlich 3 Patienten mit Operationsrezidiven, die 3, 5 und 14 Jahre (Abb. 14 u. 15) symptomfrei leben. Beim letzten Fall entwickelte sich im 15. Jahr eine letal verlaufende Lebervergrößerung. Zwei wurden nach der Probelaparotomie als inoperabel zur Bestrahlung zugewiesen. Der eine ist seit 13 Jahren symptomfrei, der andere blieb 12 Jahre symptomfrei (Abb. 16). Dann entwickelte sich lateral in der rechten Abdomenhälfte ein extrahepatischer Tumor, der auf neuerliche Bestrahlung seit $1^1/_2$ Jahren verschwunden ist. Beim letzten Fall wurde bei unsicherer Diagnose ein von der Kardia bis zum Pylorus reichender Tumor vorbestrahlt, mit fast vollständiger Rückbildung. Die Operation wurde dringend empfohlen,

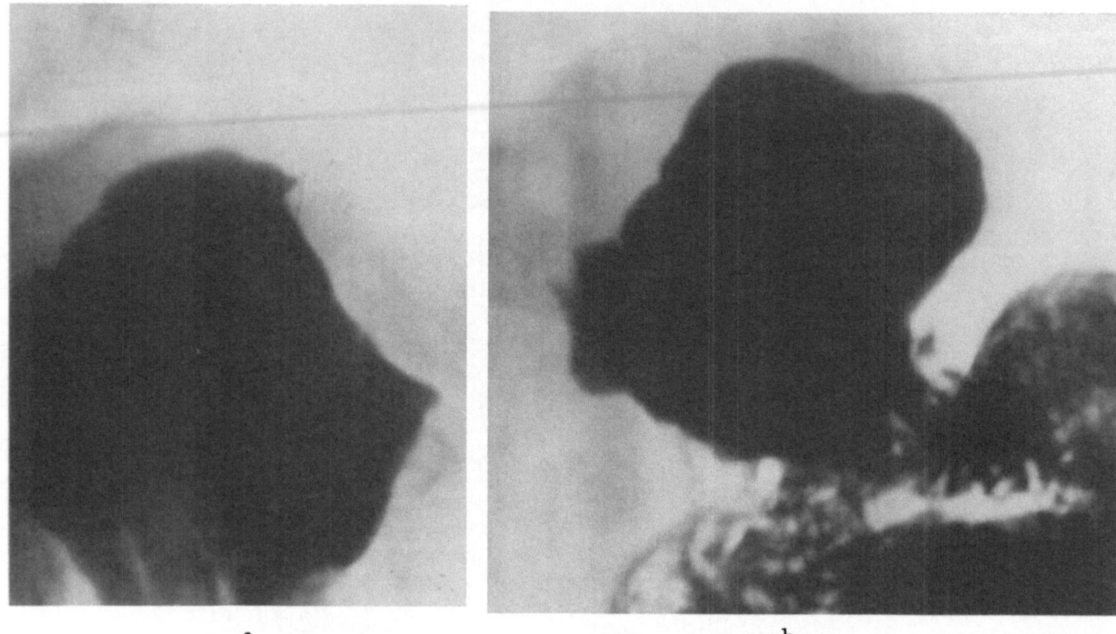

a b

Abb. 15. a Lokalrezidiv eines Reticulosarkoms des Magens 6 Monate nach Resektion nach Billroth II. Füllungsdefekt im Fundus. Bestrahlung mit 5000 R 30 MeV Betatron. b Zustand 1 Jahr später: gute Entfaltbarkeit des Fundus, glatte Konturen. Symptomfrei nach 14 Jahren. Im 15. Jahr letal verlaufende Hepatomegalie

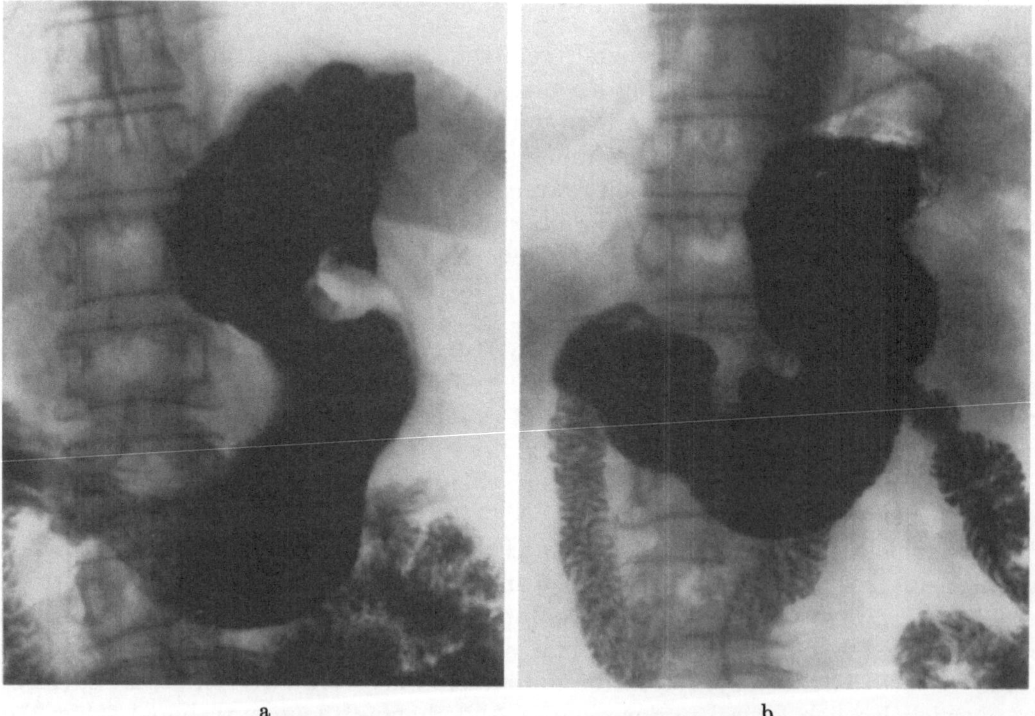

a b

Abb. 16a u. b. Ausgedehntes, durch Probelaparotomie als inoperabel sichergestelltes Reticulosarkom bei 56jähriger Frau. a Zustand bei Behandlungsbeginn. Bestrahlung mit 6100 R El. 30 MeV in 36 Tagen. Sofortige Rückbildung des Tumors. b Zustand 6 Jahre später: normale Motilität des Magens

aber nicht ausgeführt. Ein 5 Monate später auftretendes Rezidiv erwies sich, trotz neuerlicher Vorbestrahlung, als inoperabel. Histologisch lag ein wenig faserbildendes polymorphzelliges Sarkom vor. Die Dosis von 5920 R Cobalt-60 in 49 Tagen genügte nicht zur Sterilisation. 4 Fälle konnten wegen Ausdehnung über das ganze Abdomen und 3 zusätzlich wegen Leber-, Pleura- und supraclaviculären Metastasen nur palliativ bestrahlt werden.

Das absolute Ergebnis beträgt demnach 56% für die 3-Jahres- und 53% für die 5-Jahres-Periode. Bezogen auf die kurativ behandelten Fälle leben von 12 Fällen 9 mehr als 3 Jahre und von 11 8 mehr als 5 Jahre symptomfrei. Sowohl das Lympho- wie die Reticulosarkome sprachen sehr gut an, während die Sensibilität der rund- bis polymorphzelligen Sarkome unterschiedlich war. Die applizierten Dosen schwanken bei kurativer Behandlung zwischen 5000 und 6900 R in 4—6 Wochen. Wenn irgend möglich verwenden wir eine Hochvoltröntgenstrahlung von 30 MeV; damit gelingt die homogenere Durchstrahlung und eine gute Tiefendosis leichter als mit Cobalt-60-Strahlung.

Einzelfälle und Beobachtungen von bis zu 10 Fällen werden gesondert besprochen, weil diese Mitteilungen oft wertvolle Hinweise enthalten.

Vom Radiumhemmet in Stockholm wurden von 1935—1942 nach FORSSMANN (1943) 9 Fälle mit Magensarkom beobachtet, von denen 7 maligne Lymphome waren, 2 einem Myo- und einem Fibrosarkom entsprachen. Nur 3 Fälle lagen mehr als 5 Jahre zurück, von denen 2 symptomfrei leben. 1 Fall von Reticulosarkom, bei dem nur eine Biopsie vorgenommen wurde mit folgender Bestrahlung, war 2 Jahre später symptomfrei. Die Dosen sind höher und liegen bei etwa 5000 R mit Zusatz nach 2—3 Monaten.

DEEB und STILSON (1952) berichten über 2 Fälle, von denen der eine nur einer Biopsie unterzogen wurde mit Bestrahlung von 3500 R und einem Zusatz von 1200 R in 1 Jahr mit 7jähriger Symptomfreiheit; der andere Fall wurde mit dem Röntgenbefund eines Kardiatumors laparotomiert, ohne daß der Chirurg etwas feststellen konnte. Die histologische Untersuchung aufgrund des Röntgenbefundes ergab den an der Kardia seltenen Befund eines Lymphosarkoms. Nach Bestrahlung (keine Dosisangabe) war der Patient 4 Jahre später symptomfrei.

JENKINSON, EPPERSON und PFISTERER (1954) sahen unter 8 Fällen einen mit Perforation in das Pankreas und Ligamentum gastrocolicum. Es wurde nur eine Gastroenterostomie vorgenommen. Nach Bestrahlung (keine Dosisangabe) lebte der Patient $12^1/_2$ Jahre später noch symptomfrei.

OCHSNER und OCHSNER (1955) beobachteten 10 Fälle maligner Lymphome. 4 konnten reseziert werden, 6 wurden nur probelaparotomiert. Mit Ausnahme eines Falles von Hodgkin-Sarkom, der lebt (keine Zeitangabe), sind alle Patienten gestorben.

ENNUYER und BATAINI (1965) sahen an der Fondation Curie von 1948—1965 48 Fälle von Lymphoreticulosarkomen des Magens und Darms. 32 liegen länger als 5 Jahre zurück. 14 davon sind zu den lokalisierten Sarkomen zu zählen. 9 wiesen Generalisationssymptome auf und 9mal handelte es sich um Metastasen. Von 5 Magentumoren leben 3 symptomfrei, einer starb postoperativ. Es wurde konventionell mit 3000—4000 R bestrahlt, systematisch rechts und links mit großen Feldern (Abb. 17). 3000—3500 R in 30—40 Tagen werden bei Hochvolttherapie als ein Minimum erachtet.

Einer besonderen Betrachtung bedürfen die *Hodgkin-Tumoren*. Über therapeutische Ergebnisse sind wir schlecht orientiert. Die Häufigkeit ist sehr unterschiedlich und liegt in der Regel zwischen 0 und 25% aller malignen Lymphome. In frühere Sammelstatistiken wurde der M. Hodgkin gar nicht eingeschlossen. PALMER (1950) erwähnt in seiner Statistik von 500 Magensarkomen aller histologischen Formen 9% Hodgkin-Fälle, was, auf die malignen Lymphome allein bezogen, 15% ausmachen würde. PORTMANN, DUNNE und HAZARD (1954) stellten 200 Fälle der Literatur zusammen, bei denen der Gastrointestinaltrakt allein oder als Hauptsitz befallen war. Nur in einem Viertel der Fälle fanden sich genügend Angaben, um eine Aussage über den Sitz zu gestatten. In 45% war die Antrumgegend betroffen, 20% zeigten eine infiltrierende Form, die sich

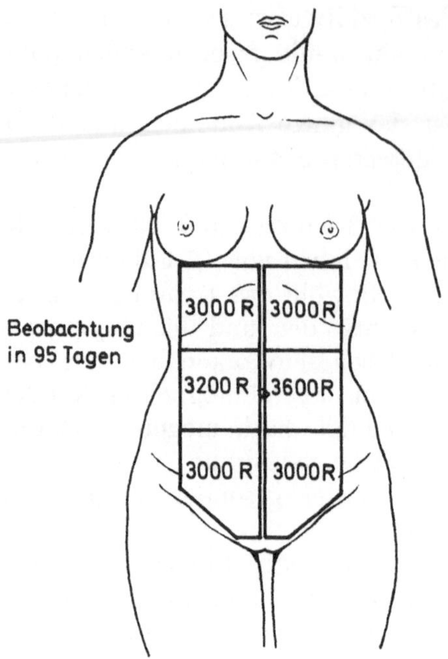

Abb. 17. Bestrahlungsplan bei mit subtotaler Gastrektomie operiertem Lymphosarkom der kleinen Kurvatur des Magens mit ausgedehntem Drüsenbefall. Bestrahlung mit 180 kV 1 mm Cu, 2 mm Al. Die Dosen sind in die Felder eingezeichnet. Heilung seit 8 Jahren. (Nach ENNUYER und BATAINI)

über den ganzen Magen ausdehnte. Die übrigen Fälle verteilten sich gleichmäßig über die Pars media, Kardia oder über beide Lokalisationen. Die infiltrative Form überwog, im Gegensatz zu den übrigen malignen Lymphomen, indem auf diese 60% aller Fälle kommen, während je 20% polypoides und ulceröses Aussehen aufwiesen. Über die Therapie konnten PORTMANN et al. keine genauen Angaben finden, doch überlebten mehrere Fälle die 5-Jahres-Periode. Auch über den Wert der Nachbestrahlung ließ sich nichts sagen.

Viele andere Autoren schließen den Hodgkin des Magen ebenfalls aus, wobei man nicht weiß, ob sie — wie wir selbst — keine Hodgkin-Fälle beobachten konnten oder diese ausklammerten. Einige Angaben konnten wir aber doch finden.

BURNETT und HERBERT (1956) beobachteten unter 27 Fällen von malignen Lymphomen des Magens 2 Hodgkin-Patienten, die nach nicht radikaler Resektion mit 4200 und 4350 R bestrahlt wurden und länger als 5 Jahre lebten. Bei einem der Patienten wurde nach $5^1/_2$ Jahren eine Halsdrüse entfernt, die histologisch das Bild eines Reticulosarkoms ergab.

THORBJARNARSON u. Mitarb. fanden auf 32 Fälle 3 Hodgkin-Patienten. 2 konnten länger als 5 Jahre beobachtet werden und lebten symptomfrei nach Operation und Nachbestrahlung, doch erkrankte der eine im 6. Jahr an einem letal verlaufenden Reticulosarkom.

Bei ALLEN u. Mitarb. finden sich 7 Hodgkin-Fälle bei 44 Magenresektionen wegen malignem Lymphom, von denen 3 länger als 5 Jahre lebten. Nicht alle Fälle wurden über die 5-Jahres-Periode beobachtet, und es ist nicht ersichtlich, wie viele Fälle nachbestrahlt wurden.

MARSHALL und MEISSNER beobachteten viele Hodgkin-Patienten, nämlich 10 von 41 malignen Lymphomen. Die Angaben sind zu unbestimmt, als daß die 5-Jahres-Überlebenszeit angegeben werden könnte, doch sind beim Hodgkin die Ergebnisse besser als bei den übrigen Lymphomen.

Der größte Anteil von Hodgkin-Fällen findet sich bei BERGER u. Mitarb. Bei 25 malignen Lymphomen wurde histologisch 10mal M. Hodgkin, 4mal ein Hodgkin-Sarkom diagnostiziert. 4 Hodgkin-Fälle lebten, doch nur einer länger als 5 Jahre, nach subtotaler Gastrektomie und Nachbestrahlung mit niedrigen Dosen.

Bei den 39 Fällen maligner Lymphome des Memorial Hospital fand sich kein Hodgkin-Fall des Magens.

Die vorhandenen Mitteilungen lassen keinen Schluß darüber zu, ob die Magen-Hodgkin-Fälle die gleiche oder eine bessere Prognose als die Lymphosarkome (mit Einschluß der Reticulosarkome) haben. Es ist indessen durchaus möglich, daß ihre Prognose besser ist. Wegen der Seltenheit der Erkrankung ist zu wünschen, daß bei der Berichterstattung über maligne Lymphome bei den Hodgkin-Fällen getrennt über Therapie und Verlauf Angaben gemacht werden.

Über den Ausgang der *großfollikulären Lymphome* wissen wir noch weniger als über denjenigen der Hodgkin-Tumoren. In Analogie zu anderen Lokalisationen von *Brill-Symmers* ist aber anzunehmen, daß die Prognose günstiger ist. Zum mindesten kann mit guter Sicherheit gesagt werden, daß ihr Verlauf protrahierter ist als derjenige der Lympho- und Reticulosarkome.

Auch über die Prognose der *Plasmocytome* des Magens sind wir praktisch nicht unterrichtet. FORSSMANN macht keine Angaben über seinen Fall. DARON u. Mitarb. (1950) beschrieben einen Fall und fanden 3 in der Literatur. Nur der eigene Fall lebt 8 Monate nach histologisch nicht radikaler Operation und Bestrahlung mit 1700 R ohne Symptome von Tumorrezidiv.

αα) Die Strahlentherapie der malignen Lymphome des Magens

Sämtliche Erhebungen und Erfahrungen der einzelnen Kliniken und Behandlungszentren lassen mit Sicherheit schließen, daß die Strahlentherapie bei malignen Lymphomen eine gute Beeinflussungsmöglichkeit ist. In Anbetracht der Tatsache, daß sie als alleinige Behandlung nur bei inoperablen Fällen angewandt wurde, sind die zahlreichen 5-Jahres-Heilungen erstaunlich hoch. Obwohl einige Fälle bekannt sind, die ohne oder mit nur ungenügender Behandlung abheilten, kann kein Zweifel darüber bestehen, daß das maligne Lymphom durch die Strahlenbehandlung in erheblicher Zahl geheilt werden kann.

Die Indikation zur Strahlenbehandlung ist bei inoperablen Fällen unbestritten. Heilungen konnten erzielt werden, obwohl in den meisten Fällen nur konventionell behandelt werden konnte. Die Überlegenheit der Hochvoltstrahlung kann heute zahlenmäßig noch nicht bewiesen werden. Schon die Tatsache, daß bei Hochvoltstrahlung die Nebenerscheinungen geringer und in den meisten Fällen gut zu beherrschen sind, zwingt zu ihrer Anwendung. Mit der Hochvoltstrahlung gelingt es zudem viel häufiger, die notwendige Dosis an den Herd zu bringen und nur selten muß wegen Unverträglichkeit die Behandlung unterbrochen werden. Die einzelnen Formen der malignen Lymphome sind verschieden strahlenempfindlich. Über die größten Erfahrungen verfügen wir bei den Lympho- und Reticulosarkomen. Im allgemeinen sind die Lymphosarkome gut strahlensensibel. Bei den Reticulosarkomen finden sich größere Differenzen der Ansprechbarkeit, so daß sich aufgrund des histologischen Befundes keine genaue Aussage machen läßt. In der Mehrzahl der Fälle ist die Strahlensensibilität ebenso gut wie beim Lymphosarkom. Erheblich größer sind die Differenzen bei den als undifferenzierte Sarkome klassifizierten Fällen, unter denen sich möglicherweise auch einige undifferenzierte Carcinome befinden.

Die *alleinige Bestrahlung* hat gegenüber der Nachbestrahlung den großen Vorteil, daß die Dosis durch regelmäßige Röntgenkontrollen der Rückbildung des Tumors angepaßt werden kann. Indessen soll nicht bestritten werden, daß die kurative Behandlung — auch mit Hochvoltstrahlung — den Patienten erheblich belasten kann. Sie darf deshalb nur vorgenommen werden, wenn man sich überzeugt hat, daß keine Fernmetastasierung vorliegt.

Wir sind der Ansicht, daß Lebermetastasen nicht nur szintigraphisch, mit der Überschalltomographie, sondern im Zweifelsfall auch arteriographisch ausgeschlossen werden sollten, bevor eine kurative Therapie eingeleitet wird. Können Lebermetastasen nachgewiesen werden, darf — wenn überhaupt — nur eine Palliativbestrahlung gegen bestehende oder zu erwartende Beschwerden vorgenommen werden. Nach unserer Erfahrung ertragen Tumorkranke mit beträchtlicher Lebermetastasierung die Strahlenbehandlung so schlecht, daß das palliative Ergebnis in Frage gestellt wird.

Die Strahlenbehandlung hat auch ihre *Gefahren*. Diese Überlegungen sind ebenfalls für die übrigen Darmtumoren gültig. In der älteren Literatur wird immer wieder auf die Perforationsmöglichkeit infolge zu rascher Schrumpfung und auf die Blutungsgefahr hingewiesen. Das Magensarkom hat eine nicht geringe Tendenz, selten initial und gelegentlich in seinem Verlauf zur Perforation zu führen. Es wäre denkbar, daß diese Entwicklung durch die Strahlenbehandlung gefördert wird. Wir konnten nur einen einzigen Fall finden (BERGER u. Mitarb.), bei dem eine Perforation auf die Bestrahlung zurückzuführen oder durch sie begünstigt war. Die Rundfrage von ARCHER und COOPER bei Radiologen betreffend tödlicher strahlenbedingter Komplikationen führte zu einem negativen Ergebnis. Demnach kann die Perforationsgefahr nicht als wesentlich angesehen werden; auf keinen Fall ist sie eine Kontraindikation für eine primäre Strahlenbehandlung. Wird die Dosis aber sehr hoch gewählt, kommt man — wie Nachbestrahlungen bei Seminomen gezeigt haben — in den Gefahrenbereich der Perforation. Bei konventionellen Strahlen liegt er im Bereich zwischen 4000 und 4500 rad in 4—6 Wochen. Bei Berücksichtigung der RBW bei Hochvoltbestrahlung sollte diese Dosis möglichst nicht überschritten werden. Die Gefahr einer Schädigung der *Nebennieren*, auf die HOHLFELDER als erster hinwies, ist gering. Entsprechende Fälle konnten bisher nicht beobachtet werden, ihre Möglichkeit ist aber nicht ausgeschlossen. Sie könnten mit der heutigen Substitutionsmethode leicht beherrscht werden. Bei Anwendung der Hochvolttherapie richtet sich unser Augenmerk vor allem auf die Gefahr einer Schädigung der *Nieren*, die aber durch einen korrekten Bestrahlungsplan auf ein Minimum herabgesetzt werden kann.

Bei hoher Dosis (4500 rad in 4—6 Wochen) besteht die Möglichkeit, daß eine *Peritonealfibrose* auftritt. MCNEER und PACK glauben, daß wegen der besseren Heilungsergebnisse auch diese Komplikation der Nachbestrahlung in Kauf genommen werden muß. Wird die erwähnte Dosis nicht überschritten, sollte auch diese Komplikation nur selten auftreten und zu Beschwerden führen.

Nach wie vor werden die meisten Magensarkome erst bei der histologischen Untersuchung des Resektionspräparates erkannt. Früher wurde vielfach die Meinung vertreten, daß eine Nachbestrahlung die Ergebnisse nicht verbessert. Verabreicht man nur niedrige Dosen von 1000—1500 rad, wie es bei konventioneller Strahlenbehandlung wegen der Allgemeinerscheinungen üblich war, ist es wahrscheinlich, daß sich kein Unterschied in den Ergebnissen einstellt. Die Durchsicht der Literatur zeigt, daß die Ergebnisse mit höheren Dosen (3000—4000 rad) besser sind. Die Diskussion über die Notwendigkeit der Nachbestrahlung dürfte heute, besonders Dank der Untersuchungen an der Mayo-Klinik und dem Memorial-Hospital, als abgeschlossen betrachtet werden.

Wir kamen schon 1946 (ZUPPINGER) zum Schluß, daß beim Lymphosarkom mit mindestens 2800 R in 20 Tagen eine 80%ige lokale Leistung (Sterilisation) möglich ist. Bei Bestrahlung über 6 Wochen entspricht dies einer Dosis von 3800 R. Unsere Auffassung deckt sich restlos mit derjenigen der amerikanischen Kliniken, daß die Nachbestrahlung bei malignen Lymphomen strikte indiziert ist, und zwar auch in Fällen ohne histologisch nachweisbaren Lymphknotenbefall.

In Anbetracht der hohen Strahlensensibilität der meisten malignen Lymphome, insbesondere der Lymphosarkome, und der Tatsache, daß bei inoperablen Fällen eine erhebliche Zahl allein durch Bestrahlung geheilt werden konnte, ist die Frage zu erörtern, ob nicht die *alleinige Bestrahlung*, unter bestimmten Bedingungen auch die Vorbestrahlung, angezeigt wäre.

Es ist bekannt, daß zahlreiche maligne Lymphome, besonders Lympho- und Reticulosarkome, ein sehr rasches Wachstum aufweisen, so daß sich der Zeitverlust, der durch die Probelaparotomie entsteht, ungünstig auswirkt oder nachteilige Folgen haben kann. Operation und anschließende Bestrahlung können andererseits für den Patienten eine so hohe Belastung darstellen, daß ein Unterbruch oder gar vorzeitiger Abbruch der Behandlung notwendig wird. Zudem ist die Operationsmortalität, besonders bei totaler Gastrektomie, heute noch sehr hoch. Es wäre schon viel gewonnen, wenn allein die Zahl der totalen Gastrektomien herabgesetzt werden könnte. Auch die Letalität bei der Probelaparotomie ist nicht gering. Die histologische Sicherstellung ist aber eine unabdingbare Voraussetzung für die alleinige Bestrahlung. Die Röntgendiagnostik kann hierbei eine wichtige Aufgabe erfüllen. Wir kennen eine ganze Reihe von Erscheinungsbildern bei Neoplasien des Magens (s. S. 549), die mit großer Wahrscheinlichkeit auf ein malignes Lymphom schließen lassen. In diesen Fällen besteht unserer Ansicht nach die strikte Indikation zur Gastroskopie mit zusätzlicher histologischer oder eventuell cytologischer Untersuchung. Wird dadurch die Diagnose eines strahlensensiblen Tumors gestellt, möchten wir folgendes Vorgehen empfehlen: Kann zu Beginn eine radikale Entfernung des Tumors mit partieller Gastrektomie erwartet werden und spricht der Tumor gut an, so wird die Bestrahlung entweder bei 2000 rad abgeschlossen und nach kurzem Intervall operiert oder es folgt die Bestrahlung als alleinige Behandlung. Spricht der Tumor träge an, muß nach kurzem Intervall auf jeden Fall operiert werden. Liegt ein inoperabler oder als Grenzsituation zu bezeichnender Tumor vor, der eine totale Gastrektomie erfordern würde, wird bestrahlt, mit dem Ziel, den Tumor operabel zu machen. Je nach Ansprechen der Geschwulst sind 3000—4000 rad notwendig. Das Intervall zwischen Abschluß der Bestrahlung und Operation muß in diesem Fall mindestens 2, besser 3 bis 4 Wochen betragen. Spricht der Tumor ausgesprochen gut auf die Bestrahlung an, sollte sie als alleinige Behandlung durchgeführt werden. Wenn man sich auf eine maximale Dosis von 5000 rad beschränkt, kann — wenn der Tumor wider Erwarten nicht vollständig verschwindet — immer noch die Operation vorgenommen werden. Bei Anwendung der Hochvolttherapie wird das Operationsrisiko nicht oder nur unwesentlich erhöht.

Einer besonderen Betrachtung bedarf das Vorgehen bei *Morbus Hodgkin*. Die allgemein gültigen Richtlinien bei der Untersuchung und Behandlung des M. Hodgkin sollten angewandt werden, auch wenn es sichere Fälle gab, daß isolierte Hodgkin-Tumoren des Magens allein durch Operation oder durch Operation und lokale Nachbestrahlung abheilten. Die Prognose solcher Fälle ist vermutlich sogar besser als beim Lympho- oder Reticulosarkom. In erster Linie ist eine Lymphographie vorzunehmen. Die Nachbestrahlung sollte wie beim infradiaphragmalen Hodgkin erfolgen, wobei besonders bei hohem Sitz die kardialen Drüsenstationen und dann auch das Mediastinum unbedingt in das Bestrahlungsfeld eingeschlossen werden müssen. Wir würden glauben, daß auch das Gebiet der Virchow-Drüsen prophylaktisch zu bestrahlen wäre.

γ) Die Chemotherapie der Magensarkome

Die bisherigen Erfahrungen sind wenig ermutigend. Der vielzitierte Fall von Thomson und Haase, der auf Nitrogen-Mustard gut angesprochen haben soll, hält einer strengen Kritik nicht Stand. Bei der Laparotomie wurde ein inoperabler Tumor mit Befall der Drüsen der Peritonäalhöhle festgestellt. Zwei der Drüsen waren von Reticulosarkom befallen. Der Patient wurde nach Hause entlassen. Erst 1 Jahr später kam er mit einer Tonsillarschwellung wieder. Über den Magenbefund in diesem Zeitpunkt wird nichts angegeben. Erst jetzt wurde eine zweimalige Nitrogen-Mustard-Behandlung vorgenommen. Bei der Laparotomie nach $2^1/_2$ Jahren fand sich eine fibröse Narbe. Eine histologische Untersuchung wurde nicht durchgeführt. Der Patient wurde einer Palliativoperation zur Herstellung der Passage unterzogen. Zur Zeit der Publikation war der Patient mehr als 7 Jahre symptomfrei. Kommt ein Patient mit einem inoperablen Reticulosarkom des Magens nach 1 Jahr ohne Behandlung in gebessertem Zustand zur Kontrolle, so liegt ohne Zweifel eine der seltenen Formen vor, die zur Selbstheilung neigen.

Nach McNeer und Pack, die sich auf mündliche Äußerungen von Diamond und Cravor beziehen, sprechen viscerale Läsionen bei generalisierten malignen Lymphomen schlecht an. Werden aber in der Zukunft Fortschritte in der Chemotherapie gemacht — was durchaus im Bereich der Möglichkeit liegt — so muß der Beweis für die Leistungsfähigkeit bei Fällen angetreten werden, deren Prognose chirurgisch und strahlentherapeutisch schlecht ist.

3. Die Magencarcinome

Eine Erörterung der Möglichkeiten der Strahlentherapie erscheint uns unumgänglich, weil triftige Argumente vorliegen, daß die Magencarcinome zu Unrecht von der Strahlentherapie vernachlässigt worden sind und andererseits die bisher einzig als wirksam betrachtete chirurgische Behandlung, trotz aller Fortschritte in Diagnostik und Therapie, leider nur zu sehr bescheidenen Ergebnissen führt. Hier ist nicht der Ort, über die Epidemiologie, Pathologie, Klinik und die chirurgische Therapie zu sprechen. Dafür sei auf das umfassende Buch „Neoplasma of the stomach" von McNeer und Pack verwiesen. Nur einige Punkte seien herausgegriffen, die für vermehrte Anwendung der Strahlentherapie, zum mindesten im gezielten klinischen Versuch, von Bedeutung sein könnten.

Obwohl die Häufigkeit des Magencarcinoms in vielen Ländern abnimmt, zeigen die Morbiditätsstatistiken[1] noch sehr hohe Erkrankungsziffern. Das Magencarcinom ist in allen erfaßten Ländern bei Männern häufiger als bei Frauen, wobei sehr starke Schwankungen vorliegen von 30% höherem Befall bei Männern (England) bis 300% und mehr (Nevada, USA, nicht-jüdische Bewohner Israels).

Neben der bekannt großen Häufigkeit in Japan (Gebiete von Okayama und Miyagi 106,9 und 78 Fälle auf 100000 Personen im Jahr) finden sich auch sehr hohe Werte in Deutschland, Norwegen und England (von 58, auf 40—36% absinkend). Nach M. Segi, Kurihara und Matsuyama sollen die Zahlen in Österreich sogar diejenigen von Japan und Deutschland übertreffen. Auffallend niedrig sind sie hingegen in den USA (9—17 auf 100000 Einwohner im Jahr bei Männern). Die Gründe für den unterschiedlichen Befall sind unbekannt.

Das Magencarcinom ist ein *ausgesprochener Alterskrebs*. Jugendliche unter 20 Jahren werden nur äußerst selten betroffen. Auch zwischen 20 und 30 Jahren sind nur ganz wenige Fälle zu beobachten. Der Anstieg beginnt in der 2. Hälfte des 4. Lebensjahrzehnts, erreicht ein Maximum zwischen dem 70. und 80. Lebensjahr und fällt dann ab. Auf diese Häufigkeitsverteilung haben wir schon 1951 zusammen mit Wegmüller hingewiesen. Sie ist — wie aus den letzten Erhebungen der UICC hervorgeht — beispielsweise auch für das Bronchuscarcinom deutlich, bei dem es sich nicht um einen Befund schlechten Erfassens wegen hohen Alters handeln kann. Die absolut größte Häufigkeit wegen stärkerer Belegung der Altersklassen findet sich zwischen 60 und 70 Jahren. Sozial schlechter gestellte Gesellschaftsgruppen erkranken häufiger an Magencarcinom als besser gestellte.

Die *Histologie* entspricht den übrigen Magen-Darm-Carcinomen, nur kommen anscheinend unreifere Tumorformen etwas häufiger vor als beispielsweise im Colon. Im Bereich der Kardia finden sich nach McPeak und Warren hingegen oft gut differenzierte Adenocarcinome. In der Kardia beobachtet man gelegentlich auch Plattenepithelcarcinome, die als tiefsitzende Oesophaguscarcinome aufgefaßt werden. Im übrigen Magen sind Plattenepithelcarcinome äußerst selten. Dreyer und Louw haben — unter Ausschluß der Kardiacarcinome — die Fälle der Weltliteratur zusammengestellt. Sie fanden bis 1956 nur 10 echte Plattenepithelcarcinome und 15 Adenoakantome des Magens.

Für die Beurteilung des makroskopischen Aussehens hat sich die folgende Einteilung in 4 Haupttypen nach Borrmann mit geringgradigen Modifikationen von Konjetzny und Willis gut bewährt:

1. Polypöse Carcinome mit vorwiegend endogastrischem Wachstum,
2. lokal ulcerierter Tumor mit wallartigem, gut begrenztem Rand,
3. ulcerierter Tumor mit nicht scharfer Infiltration der benachbarten Magenwand,
4. diffus infiltrierende Carcinome.

[1] Anmerkung: s. Tabellen 1, 2 und 3, S. 545 und 546.

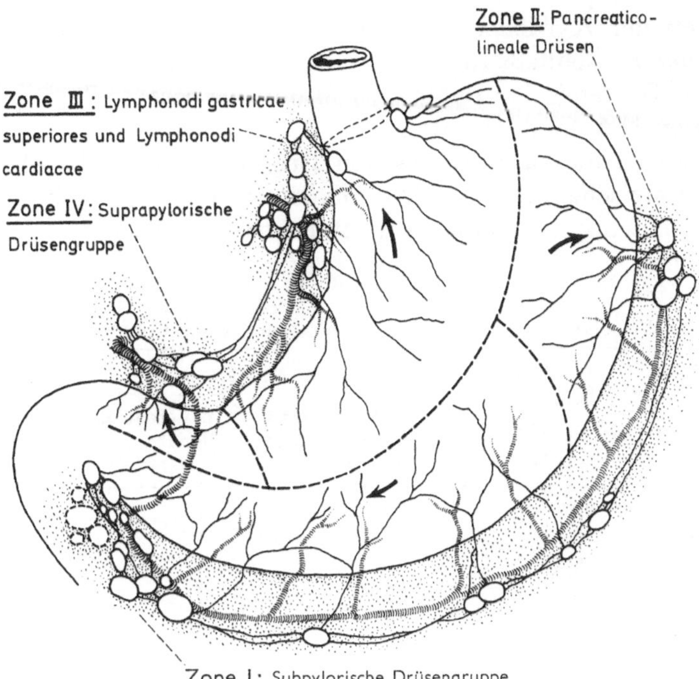

Abb. 18. Schematische Darstellung der regionären Metastasierung bei Magencarcinom. (Nach COLLER, KAY und McINTYRE)

Nähere Einzelheiten finden sich bei BÜCKER (Handbuch der med. Radiologie, Bd. XI/1, S. 447).

Die 3. Form kommt am häufigsten vor, die 4. am seltensten.

Im Magen selbst sitzt das Carcinom am häufigsten, bis 50% im Antrumgebiet, bis 30% im Magenkörper, gefolgt von den Carcinomen der Kardia und des Fundus. Bei den infiltrierenden Formen liegen die Werte meist unter 10%.

Das Magencarcinom *metastasiert* sehr früh und sehr intensiv. Wegweisend sind immer noch die Untersuchungen von COLLER, KAY und McINTYRE, die auf 53 Magencarcinomfällen basieren, von denen 51 Resektionspräparate waren. In nicht weniger als 40 sämtlicher Fälle (75,5%) wurden bei Serienuntersuchungen histologisch Metastasen festgestellt. 14 Fälle zeigten eine Infiltration in das Duodenum. Die Autoren kommen zum Schluß, daß ohne histologische Untersuchung nicht unterschieden werden kann, ob ein normal aussehender Lymphknoten Tumor enthält oder nicht. Sie unterscheiden drei lymphatische Systeme: das intramurale, intermurale und extramurale System im Magen selbst, die miteinander in enger Verbindung stehen. Die Autoren teilen den Magen, ähnlich wie ROUVIÈRE, in 4 Zonen mit unterschiedlichem Abfluß der Lymphe ein (Abb. 18). Von der *Zone I*, der distalen Partie der großen Kurvatur, werden vornehmlich die Drüsen der großen Kurvatur im Ligamentum gastrocolicum, entlang der gastroduodenalen Gefäße befallen. Von dort geht der Abfluß weiter zu den Drüsen, die distal vom Antrum und Pylorus liegen, die sog. inferioren gastrisch-subpylorischen Drüsen.

Von der *Zone II*, der proximalen großen Kurvaturseite bis zum Fundus, werden hauptsächlich die pankreaticolienalen Drüsen befallen. Diese werden von SUNDERLAND noch in die eigentliche Drüsengruppe am Milzhilus und in die entlang den Milzgefäßen und in der benachbarten Pankreasregion liegenden unterteilt. Diese Drüsen können auch retrograd befallen werden, wenn andere Abflußwege blockiert sind. *Zone III* umfaßt Tumoren der Kardia und der oberen zwei Drittel der kleinen Kurvatur. Von hier aus werden zuerst die Lymphknoten und die Kardia medial und lateral, entlang der oberen beiden Drittel der kleinen Kurvatur betroffen, die mehr um die Arteria gastrica sinistra gelegen sind als im Omentum minus. Der weitere Abfluß erfolgt gegen die cöliakalen

Drüsen von den von der Kardia ausgehenden Geschwülsten gegen den unteren Oesophagusabschnitt. *Zone IV* schließt die proximale Antrum- und Pyloruspartie ein und ist der supr pylorischen Drüsenregion tributär, von der der weitere Transport zu den hepatischen und cöliakalen Drüsen stattfindet.

Am häufigsten waren die suprapylorischen Drüsen befallen (Tabelle 4). An 2. Stelle stehen die oberen gastrischen Drüsen. Die Metastasierung ist stark vom Sitz und der Ausdehnung der Geschwulst abhängig. Am intensivsten war sie bei zirkulär den Magen befallenden Carcinomen.

Tabelle 4. *Regionäre Metastasierung bei 53 Magencarcinomen.* (Nach Coller, Kay und McIntyre)

Lokalisation	Fälle	Metastasen-befall	Gebiet der Metastasierung			
			untere gastro-subpylorische Region	pancreatico-lienal	obere Magengegend	supra-pylorisch
Zirkulär	26	22	22	5	14	9
Kleine Kurvatur	10	5	5	0	5	1
Vorderwand	7	6	6	0	3	0
Große Kurvatur	5	3	3	1	0	1
Hinterwand	5	4	4	1	1	1

In einer umfassenden Studie kommt Sunderland (1964) zu einer leicht abweichenden Verteilung der Metastasen, was sich durch das unterschiedliche Ausgangsmaterial erklären läßt. Die Tumoren an der Kardia überwiegen. In 90% der Fälle wurde eine totale Gastrektomie vorgenommen, so daß es sich um ausgedehntere Tumoren als diejenigen der Collerschen Serie gehandelt haben muß. In Übereinstimmung mit Untersuchungen von Allison und Berrie (1949) erwähnt er bei Tumoren an der Kardia einen häufigen Befall der pankreaticolienalen Drüsen (64%). Diese waren auch bei einem Viertel der Tumoren der oberen Hälfte der kleinen Kurvatur betroffen.

Übereinstimmend ist die große Zahl der Drüsenmetastasen. Die Autoren heben die Bedeutung der Histologie hervor, da bei wenig differenzierten Geschwülsten die Metastasierungshäufigkeit stark zunimmt.

Die Fernmetastasierung erfolgt vornehmlich in die Leber, das Peritoneum und das Netz. Am aufschlußreichsten ist immer noch die aus 3 pathologisch-anatomischen Instituten stammende Sammelstatistik von Borrmann: 42,5—56,4% Lebermetastasen, 20 bis 40% Bauchfellmetastasen und 12—22% Netzmetastasen; es folgt die klinisch wohlbekannte Metastase in die *Ovarien*, die in $^2/_3$ der Fälle vom Magen ausgeht und besonders bei jungen Carcinomträgerinnen auftritt mit 4—8,7% und die Douglas-Metastase mit 0—3%. Lungen- und Skeletmetastasen sind zwar nicht selten, treten aber gegenüber den Metastasen im Bauchraum stark zurück. Die *Virchow-Metastase* und auch die rechtsseitig supraclaviculäre Manifestation sowie die Nabelmetastase sind selten, noch seltener sind Hirnmetastasen. In 21—25% der Autopsiefälle dieser Statistik wurden überhaupt keine Metastasen gefunden.

Eine weitere aufschlußreiche Untersuchung an autoptischem Material liegt von Walther vor. Er berücksichtigt zusätzlich die Histologie und den Mechanismus der Metastasierung. Die Häufigkeit der einzelnen Ausbreitungen ist von ähnlicher Größenordnung. In 25% seiner Fälle fehlte eine regionäre Metastasierung, doch wurde das Material nicht, wie bei Coller u. Mitarb., serienmäßig untersucht.

Es ist wenig wahrscheinlich, daß die Magenresektion das Muster der Metastasierung grundsätzlich ändert, zumal bekannt ist, daß nach Bowden in etwa 60% der operierten Fälle lokale Rezidive am Magenstumpf und am Duodenum auftreten und weitere 20% Metastasen in den regionären Lymphdrüsen zeigen. Auch nach neueren Mitteilungen beträgt die lokale Rezidivhäufigkeit rund 50%, so daß dringend ausgedehntere Resektionen oder gar der grundsätzliche „second look" gefordert werden. Mit Recht lehnen aber die meisten Chirurgen das letztere Vorgehen ab.

Magenmetastasen von anderen epithelialen Primärgeschwülsten begegnet man klinisch selten. Im autoptischen Material sind sie aber keineswegs rar. WILLIS fand 53 Fälle in der Literatur mit 17 malignen Melanomen, 12 Brustkrebsen und 4 Hodentumoren als häufigste Primärtumoren. Er fügt 2 weitere Fälle bei mit primärem Sitz in der Thyreoidea und im Pharynx (Abb. 19). WALTHER stellte auf 696 Magencarcinome 14mal Carcinommetastasen im Magen fest. Am häufigsten fanden sie sich bei malignen Melanomen (5mal) sowie je 2mal bei primären Nieren-, Mamma- und Collum uteri-Carcinomen und einmal bei einem Leber-, Oesophagus- und Zungencarcinom.

Die *Ursache* der meisten Magencarcinome ist unbekannt. Der Patient erkrankt aus voller Gesundheit ohne augenfällig krankhaften Befund. Es gibt aber eine Reihe von Zuständen, die mit größerer Häufigkeit an Magencarcinom einhergehen.

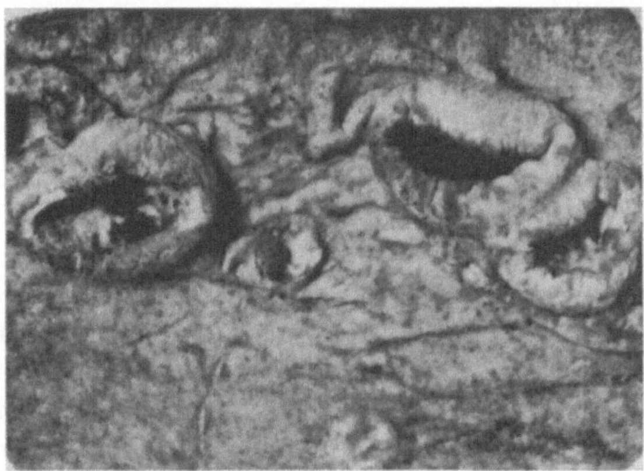

Abb. 19. Multiple kraterähnliche, ulcerierte Metastasen im Magen bei primärem Pharynxcarcinom nach WILLIS (natürliche Größe)

Die ursächliche Beziehung zwischen *perniziöser Anämie* und Magencarcinom wurde zwar von klinischer Seite vermutet, doch ließ sich lange Zeit keine eindeutige Antwort geben. Erschwerend wirkte sich die Tatsache aus, daß die Unterscheidung zwischen perniziöser Anämie und Carcinomanämie früher nicht immer möglich war. Noch 1945 glaubte WILKINSON und 1948 schloß WILLIS sich dieser Auffassung an, daß die Koinzidenz beider Erkrankungen eine zufällige war. Im selben Jahr erörterten KAPLAN und RIGLE das Problem aufgrund von 293 autoptischen Fällen von perniziöser Anämie, wobei sie 36 Magencarcinome feststellten, was einer 3mal größeren Zahl entsprach als bei zufälligem Auftreten beider Erkrankungen. RIGLER, KAPLAN und FINK stellten bei 211 röntgenuntersuchten *Biermerschen* Anämien in 17 Fällen ein Carcinom und 15mal gutartige Polypen fest, in guter Übereinstimmung mit dem autoptischen Ergebnis. MOSBECH und VIDEBAEK konnten in Dänemark bei 301 perniziösen Anämien 15 Magencarcinome finden, während die normale Erwartung nur 5 hätte betragen sollen. Die Differenz ist statistisch gesichert. Eine noch erheblich größere Häufung von Carcinomen bei perniziöser Anämie fanden HITCHCOCK u. Mitarb. mit einer 20mal höheren Carcinomanfälligkeit als bei der Normalbevölkerung und fordern bei Patienten mit perniziöser Anämie eine halbjährliche röntgenologische Magenkontrolle. Aufgrund dieser Untersuchungen kann heute kaum mehr ein Zweifel bestehen, daß die Perniciosakranken eine stark erhöhte Erkrankungswahrscheinlichkeit aufweisen, von einem Magencarcinom betroffen zu werden. ZAMCHECK u. Mitarb. nehmen ein mittleres Intervall von Beginn der perniziösen Anämie und Auftreten des Carcinoms von 7—8 Jahren an. SCHELL, DOCKERTY und COMFORT stellen aufgrund von 94 Fällen von Perniciosa und Magencarcinom der Mayo-Klinik fest, daß das Carcinom bei Perniciosa, im Gegensatz zu den anderen Magencarcinomen, die Gegend des Fundus und der Kardia bevorzugt und in 27% multilokulär vorkommt im Vergleich zu 1—2% bei den übrigen Magencarcinomen. Auch das makroskopische Aussehen differiert, indem die Carcinome bei Perniciosa in $^{4}/_{5}$ der Fälle polypoid aussehen. In wieweit die Vitamin B_{12}-Behandlung das Auftreten eines Carcinoms bei Perniciosakranken herabsetzt, ist wegen zu kurzer Dauer dieser Behandlungsform noch nicht geklärt. Die periodische 6monatige Magenröntgenkontrolle der Perniciosakranken ist unbedingt zu empfehlen.

Magenpolypen können carcinomatös entarten. Besonders bei breitbasig der Mucosa aufsitzenden Formen ist die Gefahr groß. Beim typischen Bild des Polypen ist radiologisch ein initiales Carcinom mit Sicherheit nicht ausschließbar. Im Material des Memorial-Hospitals von New York wurden auf 62 wegen Polypen operierten Patienten histologisch 24mal malignes Wachstum festgestellt. Auch Multiplizität oder gar eine diffuse Polyposis schließen Malignität an einzelnen Polypen nicht aus. Nur bei ernstlicher Kontraindikation oder zu alten Patienten sollte von einer Operation abgesehen werden.

Seit den Veröffentlichungen von KONJETZNY wurde darüber diskutiert, ob die *chronische Gastritis* als Präcancerose anzusehen sei, fallen doch Magencarcinom und chronisch atrophische Gastritis sehr oft zusammen. Die ursächliche Beziehung wurde aber durch GEISS und STEWART in Frage gestellt. Sie fanden, daß die chronisch atrophische Gastritis mit zunehmendem Alter häufig auftritt. Mikroskopische Hinweise auf chronische Gastritis wurden in $^{4}/_{5}$ aller über 40 Jahre alten Personen gefunden, die weder an Magencarcinom litten noch deswegen reseziert worden waren.

Ebenso alt ist wohl die Diskussion über die Beziehung des *chronischen Ulcus ventriculi zum Carcinom*. Hier ist nicht der Ort, das ganze Problem zu erörtern. In aller Kürze seien nur einige die Radiologie betreffenden Überlegungen erwähnt. Die Wahrscheinlichkeit der carcinomatösen Degeneration des chronischen Ulcus ventriculi ist zeitweise und mancherorts sicher überwertet worden, weil immer wieder ulceröse Prozesse im Magen vorkommen, bei denen die röntgenologische Unterscheidung Ulcus/Carcinom sehr schwer, ja oft nicht möglich ist. Besondere Vorsicht ist in der präpylorischen Region geboten. Andererseits kann nicht bestritten werden, daß bei chronisch rezidivierenden Ulcera der Übergang in Carcinom gehäuft vorkommt. Aus diesem Grund wurde immer wieder vorgeschlagen, daß Ulcus ventriculi — wenn nur irgend möglich — chirurgisch zu behandeln. WELCH und BURKE sind der Frage nachgegangen, wie groß die Lebenserwartung bei Ulcus ventriculi mit und ohne Operation ist. Sie kamen zum Schluß, daß bei genereller Operation nach 5 Jahren 92—95 von 100 Patienten leben, bei internistischer Behandlung 90—95%. Also sei es vernünftig und verantwortbar, offensichtlich gutartige Ulcera internistisch zu behandeln. Die Operation sei bei Verdacht auf maligne Entartung angezeigt und wenn das Ulcus nicht heilt oder rezidiviert. Das Argument, das Ulcus ventriculi wegen der Möglichkeit der malignen Entartung generell zu operieren, hat an Überzeugungskraft verloren seit der Mitteilung, daß nach Gastroenterostomie und Resektion bei sicher gutartigem Ulcus das Krebsvorkommen im späteren Verlauf nicht geringer sondern größer als erwartet ist. Die erste, wenig beachtete Mitteilung über *gehäuftes Vorkommen von Magencarcinom nach chirurgischer Ulcustherapie* stammt von SCHWARZ (1926). Er konnte bei 200 wegen Ulcus gastroenterostomierten Kranken 13 Carcinome feststellen. Der Autor macht darauf aufmerksam, daß diese Folge kein seltenes Ereignis sei. Allerdings konnte damals in seinem Material ein primär bestehendes, nicht richtig erkanntes Carcinom nicht genügend sicher ausgeschlossen werden. Etwa 30 Jahre später wiesen KÜHLMEYER und ROKITANSKY (1954) sehr bestimmt auf die Häufung von Magenstumpfcarcinomen als Spätfolge nach Ulcuschirurgie hin. Sie berichten über 8 Fälle, 6 nach Magenulcera, 2 nach Ulcus duodeni und kommen zum Schluß, daß bei Resezierten die Wahrscheinlichkeit, an einem Magencarcinom zu erkranken, 10mal höher sei als bei einem Nichtoperierten. GRAY und LOFGREN konnten im Material der Mayo-Klinik bei 825 Fällen von Magenoperationen wegen Stenose, marginalem Ulcus oder schlecht funktionierender GE nur 11mal ein späteres Magencarcinom feststellen. Im Krankengut des Memorial-Hospitals, New York, fanden sich nur 18 von 623 wegen Magencarcinom Operierten, die früher einer GE oder einer subtotalen Gastrektomie wegen Ulcus unterzogen wurden. Demgegenüber fanden aber HELSINGEN und HILLESTAD, die nur Fälle berücksichtigten, die eine Ulcusoperation mindestens 5 Jahre überlebt hatten, eine 3mal größere Häufigkeit von Carcinomen als die der natürlichen Erwartung entsprach. Nach Ulcus duodeni stellte sich indessen auf 130 Patienten später nur ein Magencarcinom ein. Die Gesamthäufigkeit könnte bei den operierten Magenulcera noch größer sein, weil nicht alle Patienten die bei ihrer Carcinomerkrankung festgestellte mittlere Latenz von 20 Jahren im Zeitpunkt der Untersuchung erreicht hatten. Das häufigere Auftreten von Magencarcinomen nach Ulcusoperation wurde von GREMMEL, SCHULTE und VIETEN (1959) bestätigt. Sie berichten über 12 Fälle von Carcinom nach Ulcusoperation und stellen fest, daß ein späteres Carcinom bei Ulcus ventriculi etwa 4mal häufiger vorkommt als nach Operation bei Ulcus duodeni. Die mittlere Latenz zwischen Ulcusoperation und Auftreten eines Carcinoms betrug in ihrem Material 18 Jahre. Auffällig ist der Unterschied bei den Ergebnissen der amerikanischen und europäischen Quellen. Im Material der Mayo-Klinik (1948) könnten unter den an unbekannter Ursache Verstorbenen sehr wohl zahlreiche Fälle von Magencarcinom vorhanden sein. Das Fehlen der Häufung von Carcinomen nach Gastroenterostomie im Magencarcinommaterial des Memorial-Hospitals kann durch Selektion eventuell derart erklärt werden, daß früher operierte Patienten bei einer zweiten Erkrankung nicht wieder das Memorial-Hospital aufsuchten und demnach in der Statistik fehlen. Nach dem europäischen Krankengut kann indessen kein Zweifel darüber bestehen, daß das Magencarcinom nach Gastrektomie wegen Ulcus ventriculi mindestens 3—4mal häufiger vorkommt als bei der Durchschnittsbevölkerung. Diese Feststellung muß dazu verpflichten, die wegen Magenulcus Operierten mindestens von der 10-Jahres-Periode an jährlich zu kontrollieren, zumal die Prognose von Stumpfcarcinomen, wenn sie Symptome machen, noch schlechter ist als bei Magencarcinomen ohne vorherige Operation.

Über den *Verlauf des Magencarcinoms ohne Behandlung* sind wir eigenartigerweise sehr schlecht orientiert, obwohl das Magencarcinom einer der häufigsten Krebse ist. Zuverlässige Aussagen sind fast nicht zu erhalten. Chirurgisch behandelte Fälle sind ein in mehrfacher Beziehung anderes Krankengut als die aus irgendeinem Grund nicht operierten. Im Hinblick auf die große Zahl der Kranken, die bei der Diagnosenstellung eines Magencarcinoms als inkurabel bezeichnet werden müssen, wäre es wichtig, quantitativ verwertbare Daten über den natürlichen Verlauf zu erhalten, um neuartige Verfahren prüfen zu können. Am bekanntesten sind die Erhebungen von NATHANSON und WELCH (1937). Sie konnten an 159 unbehandelten Magencarcinomkranken feststellen, daß 8 Monate nach Auftreten der ersten Erscheinungen bereits ein Viertel dem Leiden erlag. 50% starben nach 13 Monaten und 75% nach 17monatiger Krankheitsdauer. SHIMKIN stellte die Werte von GREENWOOD zusammen, die auf Untersuchungen aus der Zeit von 1882—1924 basieren, sowie diejenigen von NATHANSON und WELCH (1937) und FORRER (1931). Nach dieser Sammelstatistik waren 2 Jahre nach Beginn der ersten Erscheinungen noch 20% der Patienten am Leben. Der einfache Fehler ist indessen so groß, daß im ungünstigen Fall die Lebenserwartung schon unter dem Nullwert liegt. Diese Werte sind wohl allgemein aufschlußreich, können aber heute nicht mehr als Basis anerkannt werden, weil die diagnostischen Mittel und Möglichkeiten damals viel ungünstiger waren. FARBER (1931) fand bei 288 Patienten, die einer explorativen Operation unterzogen worden waren, eine mittlere Überlebensdauer seit Beginn der ersten Symptome von 12,2 Monaten. Auch diese Zahl ist nicht repräsentativ, da einerseits alle Fälle ausgeschaltet wurden, die nicht mehr operabel waren und es sich andererseits doch um fortgeschrittene Fälle gehandelt haben muß, da nur ein explorativer Eingriff vorgenommen werden konnte. Zu berücksichtigen ist ferner, daß schon der Eingriff als solcher die Lebenserwartung herabsetzt.

POLLARD und HENLEY (1955) werteten 475 gesicherte Fälle aus. Die mittlere Erkrankungsdauer bis zur Diagnosenstellung beträgt nach ihnen $12{,}7 \pm 19{,}4$ Monate. 14 Patienten lehnten die Operation ab, hatten eine mittlere Anamnesendauer von 8,2 Mo-

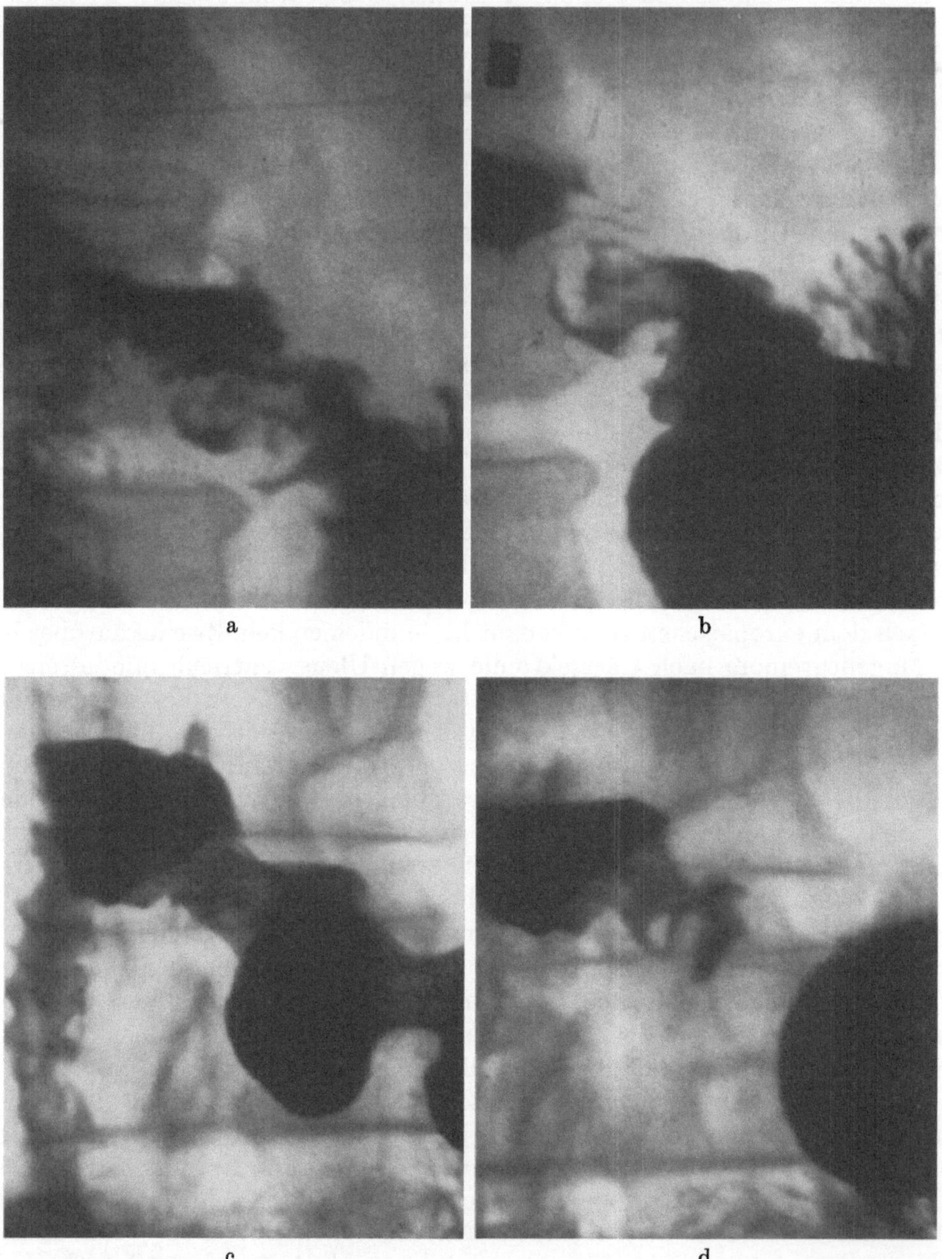

Abb. 20a—d. Präpylorisches Ulcus bei 57jährigem Mann. *Oben:* Initialer Zustand „Ulcus" mit präpylorischem Peristaltikstillstand. Verdacht auf Carcinom. *Unten:* Zustand 14 Tage nach antibiotischer Therapie. Weitgehende Rückbildung des Infiltrats. Peristaltik wieder durchgehend: kein Carcinom. Mehr als 10 Jahre später zunehmende Stenosierung. Resektion. Histologie: Ulcus. Keine Anhaltspunkte für einen neoplasmatischen Prozeß.

naten und kamen 6,2 Monate später ad exitum. Die Autoren bedauerten schon damals, so wenig zuverlässige Angaben über den natürlichen Verlauf zu besitzen.

Es ist sicher, daß die durchschnittliche Lebenserwartung unbehandelter Magencarcinompatienten niedrig ist. Indessen sind auch jahrelange Überlebenszeiten bei histologisch sichergestellten Tumoren keineswegs selten. Vergleicht man die Gesamtdauer der Erkrankung bis zum Tode, muß man feststellen, daß wohl vor allem wegen der sehr unterschiedlichen und oft unsicher bestimmbaren Anamnesendauer starke Schwankungen bestehen. Uns scheint zusätzlich die Feststellung der Überlebenszeit vom Zeitpunkt der

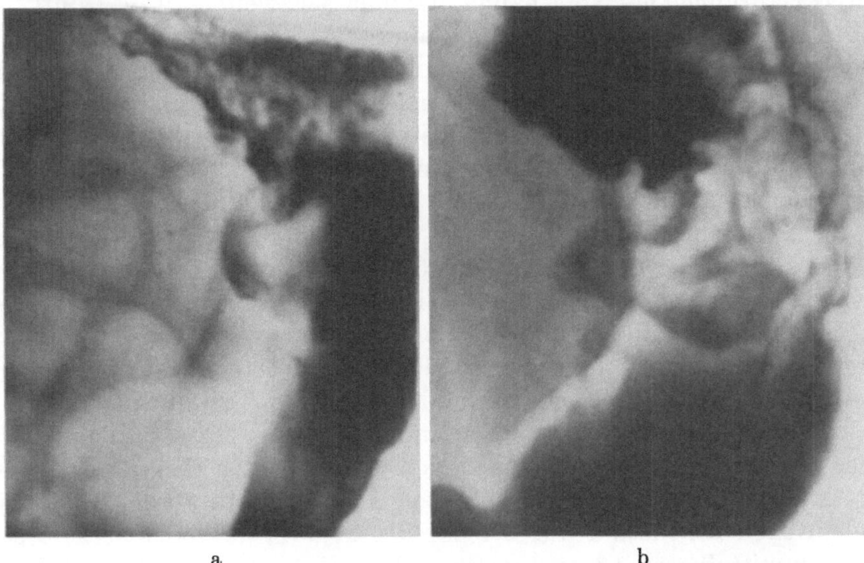

Abb. 21a u. b. Rezidivierendes Ulcus ventriculi bei 73jährigem Mann. a Große Ulcusnische an der kleinen Kurvatur mit Faltenkonvergenz und ziemlich ausgedehntem Infiltrat. b Zustand 14 Tage später, nach antibiotischer Therapie. Das Ulcus hat sich deutlich zurückgebildet. Es bleiben aber die Unstetigkeiten der Kontur, besonders am caudalen Rand. Verdacht auf Ulcuscarcinom. Cytologie einmal verdächtig. Biopsie negativ. Anschließende Cytologie wieder negativ. Aufgrund des röntgenologischen Befundes Operation. Histologie bei Operation: umschriebenes Adenocarcinom an einer Stelle des Ulcusrandes mit beginnender Infiltration der Submucosa. Der Ulcusgrund war frei von Carcinom

Diagnosenstellung sinnvoll zu sein, weil die Krankheit dann jenen Schweregrad erreicht hat, der intensive ärztliche Hilfe erfordert und die Zeitangabe exakt ist. Weitere Untersuchungen wären sehr wünschenswert.

a) Bemerkungen zur Diagnostik des Magencarcinoms

Nach wie vor kommt der Röntgendiagnostik zum Nachweis des Magencarcinoms dominierende Bedeutung zu. Die prophylaktischen Schirmbilduntersuchungen haben sich, mit Ausnahme von Japan (MURAKAMI), wo dieser Tumor sehr häufig vorkommt und gute Ergebnisse erzielt wurden, wenig bewährt, so daß sie nur ausnahmsweise als Screening-Verfahren angewandt werden.

Die individuelle Röntgenuntersuchung mit verfeinerter Technik (s. BÜCKER) ist zwar sehr leistungsfähig, hat aber auch ihre Grenzen. Nach wie vor sind der Nachweis des Füllungsdefekts und des Infiltrats, die Störung des Schleimhautreliefs und der Peristaltik Kardinalpunkte der Untersuchung. Wir kennen die typischen Befunde, die mit an Sicherheit grenzender Wahrscheinlichkeit einen malignen Tumor diagnostizieren lassen, auch den zweifelhaften Befund und den Zustand fehlender Anhaltspunkte für ein Malignom. Die Schwierigkeiten der Differentialdiagnose Ulcus/Carcinom sind auch nach jahrelanger Erfahrung und mit den neuesten Untersuchungsmöglichkeiten keineswegs gering. Dem Chirurgen leistet man mit der häufigen Aussage ,,Malignom nicht auszuschließen" einen schlechten Dienst. Liegen keine Zeichen für Carcinom vor, muß der Radiodiagnostiker sagen, daß radiologisch kein Zeichen für ein Neoplasma zu finden ist. Jedermann weiß, daß die Röntgenuntersuchung eine makroskopische Methode ist. Liegen Zeichen für Infiltrierung oder Schleimhautveränderungen vor, die nicht pathognomonisch für ein Malignom sind, also einen zweifelhaften Befund darstellen, wird im allgemeinen zur Gastroskopie, zur Probelaparotomie geschritten oder eine Kontrolluntersuchung nach Ulcuskur empfohlen. Nach dieser bleiben immer noch viele Fälle unklar. Darum sei auf eine wenig bekannte, einfache Methode (ZUPPINGER und LAESER) hingewiesen, mit der wir sehr gute Erfahrungen gemacht haben, nämlich bei zweifelhaftem Röntgenbefund eine antibiotische Therapie während 14 Tagen und Kontrolluntersuchung. Beim ulcerösen Prozeß bildet sich das Infiltrat meistens vollständig zurück oder zeigt zum mindesten starke Änderung (Abb. 20). Beim neoplastischen Prozeß ist die Rückbildung, wenn sie überhaupt eintritt, meistens gering und unstetige Strukturen bleiben zurück (Abb. 21).

Die Röntgenuntersuchung kann auch eine Gefahr in sich bergen. Heute wissen wir, daß mechanische Belastung eines Tumors zu Tumorembolien führen kann. Bei der Operation kann diese Gefahr vernünftigerweise nicht mehr bestritten werden. Eine grobe Palpation, wie sie bei der Röntgenuntersuchung gelegentlich vorkommt, kann ähnliche Risiken enthalten. Sie kann möglicherweise Erklärung dafür sein, warum kleine Carcinome, die mit subtiler Schleimhauttechnik und entsprechend intensiver Palpation nach Berg diagnostiziert wurden, bei Nachkontrollen nicht die erwartete erheblich höhere Heilungsquote zeigen. Kuhlencordt berichtet aus der Bergschen Klinik über 18 operierte Fälle mit auf die Schleimhaut begrenztem Carcinom im Sinn eines Carcinoma *in situ*, von denen keiner — soweit in Erfahrung zu bringen war — an den Folgen des Magencarcinoms erlegen ist, während bei 19 oberflächlichen Schleimhautkrebsen mit umschriebenem infiltrierendem Tiefenwachstum nur 3 mehr als $4^3/_4$—14 Jahren lebten, 5 starben allerdings in der unmittelbaren postoperativen Phase. Ohne Palpation ist eine Tumoruntersuchung meistens nicht möglich. Dosierte Kompression bei verdächtigen Füllungsdefekten und Prüfung der Beweglichkeit übersteigen das biologische Maß der Deformation durch die Peristaltik wohl kaum. Grobe Palpation ist zu vermeiden und nach unserer Auffassung auch bei klinischer Untersuchung nicht notwendig, zumal eine Röntgenuntersuchung angeschlossen werden muß.

Die gastroskopische Untersuchung ist bei eindeutiger Röntgendiagnose für die nur chirurgische Behandlung unserer Meinung nach nicht notwendig. Bei sichergestelltem Tumor kann sie für die Unterscheidung Carcinom/Sarkom gute Dienste leisten. Bei zweifelhaftem oder negativem Röntgenbefund und bestehendem Verdacht auf einen neoplastischen Prozeß in der Magengegend ist sie zweifellos eine sehr nützliche Methode. Doch hat auch die Gastroskopie ihre Grenzen, indem ein cytologisch negativer Befund ein Neoplasma keineswegs sicher auszuschließen erlaubt. Murray stellte fest, daß cytologisch in $^2/_3$ der Fälle eine klare Diagnose gestellt werden konnte. Die besten Ergebnisse brachte die Kombination von Cytologie und Radiologie.

Auch bei der *Probelaparotomie* kann ausnahmsweise bei einwandfreiem radiologischem Befund am Magen der Tumor palpatorisch dem Nachweis entgehen. Bei sicherem Röntgenbefund darf auf die Resektion nicht verzichtet werden.

Die *lymphographische Untersuchung* hatte bisher beim Magencarcinom wenig Sinn. Mit der heutigen Technik werden die regionären Drüsen nicht sichtbar, die paraaortalen Stationen nur ausnahmsweise in genügendem Maß. Hingegen kann die Virchow-Drüse gut dargestellt werden. Abb. 22 zeigt die typischen neoplasmatischen Füllungsdefekte im tomographischen Bild, mit raschem Wachstum im Intervall von $2^1/_2$ Wochen.

Arteriographisch können größere Magengeschwülste gut dargestellt und ihr Ursprung aufgedeckt werden. Es ist aber zweifelhaft, ob die Arteriographie leistungsfähig genug ist, um auch initiale Carcinome erkennen zu lassen. Liegt szintigraphisch Verdacht auf Lebermetastasen vor, kann die Arteriographie andererseits die Diagnose sicherer stellen lassen als es selbst die Probelaparotomie erlauben würde.

Mit der *Szintigraphie* können wohl große Metastasen erkannt werden, Metastasen, die aber weniger als 2 cm Durchmesser haben, entgehen bisher dem Nachweis. Bei diffuser Durchsetzung treten Schwierigkeiten in der Abgrenzung gegenüber entzündlichen und degenerativen Lebererkrankungen auf.

Die *Ultraschalltomographie* ist nach bisherigen Erfahrungen eine wesentliche Bereicherung. Sie läßt manchen szintigraphisch oder arteriographisch zweifelhaften Befund sicherstellen und ist ein verblüffend einfaches und wenig belastendes Verfahren. Wie Hünig an unserem Material feststellen konnte, ist ihre Aussagekraft sehr gut, so daß der Ultra-

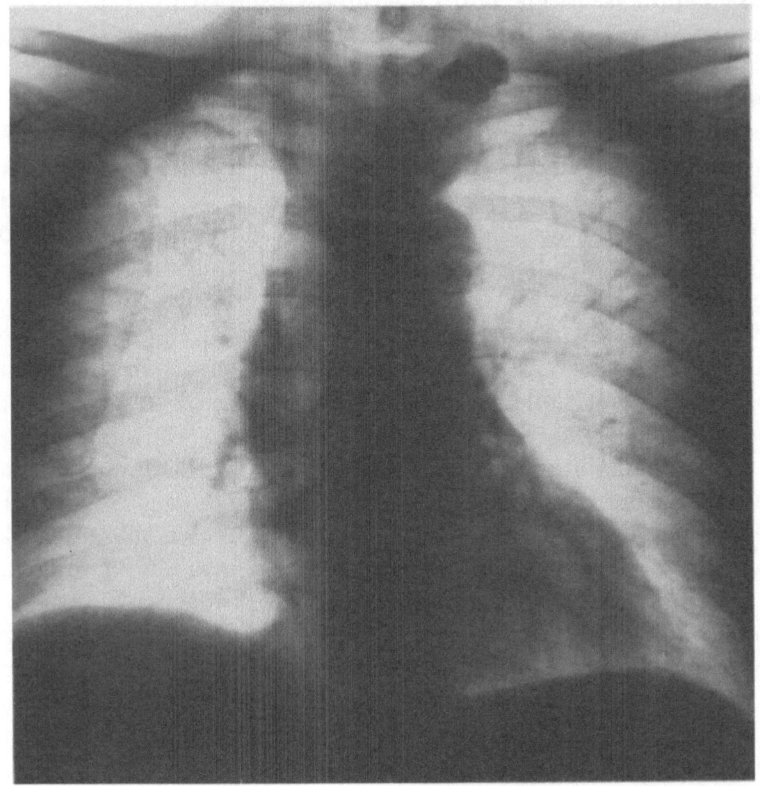

a

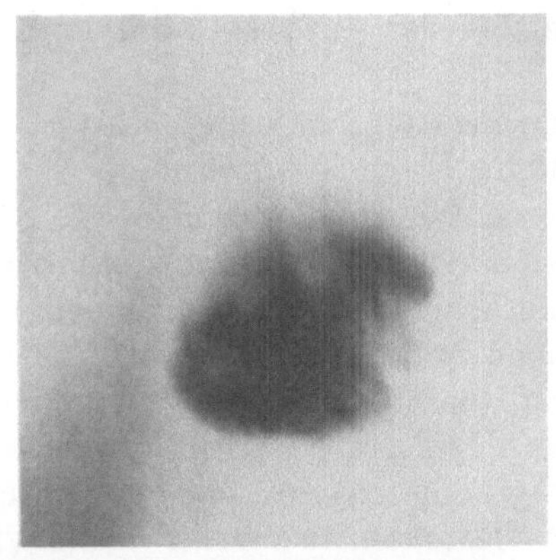

b

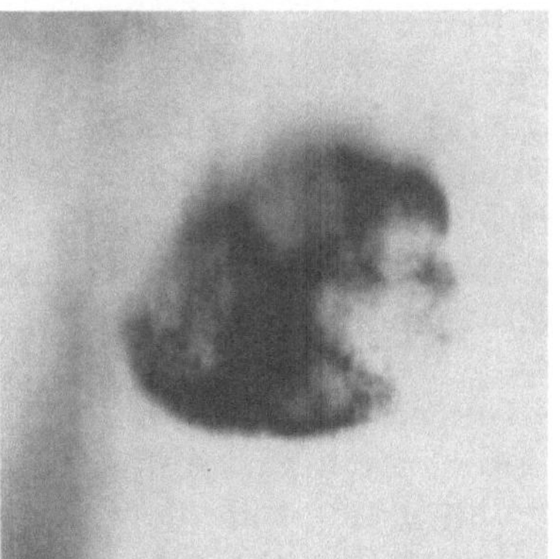

c

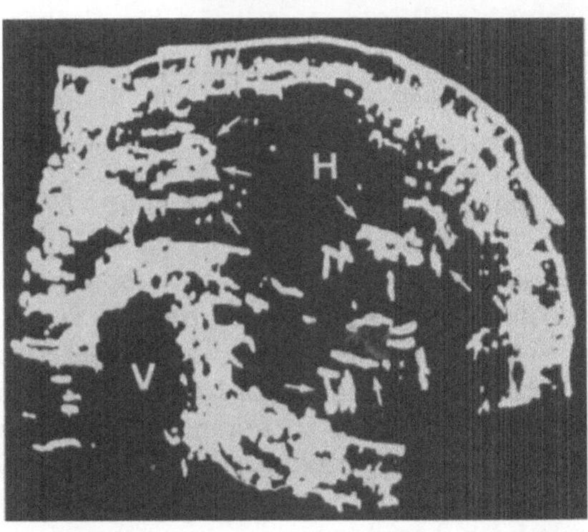

d

Abb. 22a—d. Patientin mit Rezidiv eines operierten Adenocarcinoms des Magens. a Thoraxaufnahme nach Lymphographie. Tumormetastasen in einem vergrößerten supraclaviculären Lymphknoten. b Tomographische Aufnahme mit multiplen marginalen Füllungsdefekten, bedingt durch Tumorgewebe. c Rasches Tumorwachstum 17 Tage später. d Transversales Ultraschallszintigramm auf Höhe des Processus xiphoideus. Abnorm starke Reflexionen mit z.T. herdförmiger Anordnung (Pfeile), hervorgerufen durch multiple Lebermetastasen. H: Leberparenchym, V: Wirbelsäule. (Aus: Fuchs, W. A., Davidson, J. W., Fischer, H. W.: Lymphography in cancer, recent results in cancer research. Vol. 23. Berlin-Heidelberg-New York: Springer 1969)

schalltomographie beim Nachweis von Lebermetastasen (Abb. 22c) in Zukunft wohl der Vorrang gegeben werden wird. Sie besitzt zudem den großen Vorteil, daß die Punktion eines fraglichen Prozesses unter Lichtkontrolle möglich wird. Die Kenntnis dieser Methode ist besonders wichtig, weil die Probelaparotomie bei Lebermetastasierung mit einer nicht unbeträchtlichen Mortalität verbunden ist und auch ein eventueller Bestrahlungsversuch — wenn nicht eine palliative Indikation vorliegt — kontraindiziert ist.

Es gibt aber auch lokale oder sich weit ausdehnende Veränderungen des Innenreliefs gutartiger Natur, die einem neoplastischen Prozeß sehr ähnlich sein können, zu Verwechslungen Anlaß geben, oder bei denen die Entscheidung unsicher oder unmöglich ist.

Als erstes sei die lokalisierte, ausgedehnte oder den ganzen Magen befallende *hypertrophische Gastritis* erwähnt. MÉNÉTRIER beschrieb sie schon 1888. Die echte Ménétriersche Erkrankung mit Proliferation der ganzen Mucosa ist sehr selten. Indessen kann nach SCHINDLER auch eine interstitielle Infiltration der Mucosa beobachtet werden, die zum gleichen makroskopischen Bild führt. In den geläufigen röntgendiagnostischen Lehrbüchern finden sich nur ungenügend Hinweise auf Unterscheidungsmöglichkeiten gegenüber dem Carcinom. Gewöhnlich heißt es nur, die Differenzierung sei sehr schwer. Vor allem fehlen Hinweise auf Peristaltikstörungen und Infiltration der Magenwand, die eigentlich die Differenzierung ermöglichen sollten. Für den Übergang in ein Neoplasma gibt es bisher keine Anhaltspunkte. Erschwerend ist, daß die gastroskopische Kontrolle der röntgenologisch erhobenen Befunde nur in einem Teil der Fälle Bestätigung bringt. Andererseits kann die Gastroskopie Befunde einer möglichen hypertrophischen Gastritis aufdecken, die radiologisch nicht bestätigt werden können. Die Gastroskopie läßt mit der heutigen Technik eine Klärung durch die histologische Untersuchung zu.

Selten kann einmal ein *Morbus Hodgkin* als erste Erscheinungsform eine tumorförmige Bildung im Magen aufweisen (s. S. 573). Äußerst selten sind ferner umschriebene *Amyloide, leukämische Infiltrate,* die *Sarkoidose* und *Tuberkulose* mit tumorähnlichem Aussehen. Diese Befunde treten in der Regel bei der Autopsie oder als Überraschungsbefund bei Operation zutage.

Weit wichtiger ist die radiologische Unterscheidung zwischen Polyp und Carcinom. Die *Polypen* können lokalisiert oder zerstreut im Magen vorkommen. Sie sind auch bekannt als Ausdruck eines *Peutz-Jäghers-Syndroms.* Während umschriebene Polypen bei der Schleimhautuntersuchung relativ einfach und sicher erkannt werden können, ist erfahrungsgemäß die Unterscheidung breitbasiger Formen von kleinen Carcinomen nicht möglich. Die Differenzierung ist jedoch nicht von großer praktischer Bedeutung, weil (s. S. 582) angesichts des häufigen Übergangs in Carcinom die Operation angezeigt ist. Die diffuse Polypose kann radiologisch eine diffuse Hyperplasie der Schleimhaut nachahmen. Nach MCNEER, JOLY und BERG soll die Unterscheidung gastroskopisch einfach sein. Beim Aufblasen des Magens bleiben die Polypen bestehen, während die Hyperplasie der Schleimhaut verschwindet. Bleibt sie bestehen, kann ein diffuses Carcinom, ein Sarkom oder auch ein Pseudolymphosarkom (S. 553) noch in Frage kommen.

Der *Scirrhus* und seine Sonderform, die *Linitis plastica,* sind meist leicht zu erkennen, können aber auch mit einer phlegmonösen Gastritis verwechselt werden. Der übrige klinische Befund und der weitere Verlauf erlauben bald die Unterscheidung.

Die Betrachtungen zur Diagnose zeigen, daß wir heute über genügend Mittel und Wege verfügen, die Diagnose in kurzer Zeit mit großer Sicherheit selbst bei kleinen Magencarcinomen zu stellen. Wenn trotzdem die Ergebnisse unbefriedigend sind, so ist dies wesentlich durch die Tatsache bedingt, daß die Beschwerden, die den Patienten veranlassen, den Arzt aufzusuchen, erst dann jenen Schweregrad erreichen, wenn bei den meisten Kranken der Tumor mit den heutigen Mitteln schon inkurabel ist. Die meisten Bemühungen, den Tumor schon in der asymptomatischen Phase zu erkennen, schlugen bisher fehl. Das Problem ist am XII. Internationalen Radiologenkongreß in Tokyo 1969 eingehend besprochen worden. Nur der Japaner MURAKAMI konnte mit der systematischen Schirmbilduntersuchung von befriedigenden Ergebnissen berichten.

Samuel stellte fest, daß in den letzten 20 Jahren nur unwesentliche Fortschritte in der Früherfassung des Magencarcinoms gemacht worden sind. Die Cytologie erwies sich als ungeeignetes Verfahren für die Früherfassung. Möglicherweise kann eine gezielte, systematische Schirmbilduntersuchung bei Leuten über 50 Jahren weiterführen. Denkbar ist auch ein Screening-Verfahren mit Isotopen, wie etwa Gallium, doch lassen sich bisher entzündliche von neoplasmatischen Prozessen nicht unterscheiden, und zudem sind die Kosten zur Zeit für ein Screening-Verfahren zu hoch.

Eine *Klassifikation* ist, wenn klinische Versuche durchgeführt werden, unumgänglich. Der Vorschlag der UICC (1966) könnte gut als Basis dienen. Die Regionen werden anders eingeteilt als die Gruppierung nach Coller u. Mitarb. Der Magen wird in 3 Regionen eingeteilt, indem die kleine und große Kurvatur äquivalent gedrittelt werden. Das obere Magendrittel umfaßt Kardia und Fundus, das mittlere Drittel den Großteil des Corpus und das untere Drittel die Antrumgegend mit Einschluß des Pylorus.

Die Kategorien des Primärtumors sind:

T 1 Tumor auf Mucosa oder Mucosa und Submucosa begrenzt, unabhängig von der Ausdehnung;

T 2 Tumor mit tiefer Infiltration, der aber nicht mehr als eine halbe Region befällt;

T 3 Tumor mit tiefer Infiltration, der mehr als die Hälfte einer Region befällt, aber nicht mehr als eine Region;

T 4 Tumor, der mehr als eine Region umfaßt oder auf benachbarte Strukturen übergeht.

Für die regionalen Lymphknoten wird das Symbol N x gewählt weil der Tumorbefall klinisch nicht beurteilbar ist, so daß die histologische Untersuchung beigezogen werden kann.

N x + a heißt, daß die perigastrischen Drüsen betroffen werden;

N x + b bedeutet andere Knoten, die aber bei der Operation entfernt werden können entlang der Arteriae gastricae sinistrae, Coeliaca hepatica communis und lienalis sowie im Ligamentum hepato-duodenale;

N x + c entspricht Lymphknoten, die bei der Operation nicht entfernt werden können, d.h. solche, die entlang der abdominellen Aorta oder der Arteria mesenterica und iliaca gelegen sind.

Fernmetastasen werden wie üblich mit M 0 und M 1 bezeichnet.

b) Die Therapie der Magencarcinome

Die *Behandlungsergebnisse* sind bei der heute als optimal anerkannten Methode, der operativen Entfernung der Geschwulst, leider äußerst bescheiden. Die Ergebnisse werden, bezogen auf das Krankengut der chirurgischen Kliniken, in der Regel als Maßstab der Leistung gewertet. An der Eiselsbergklinik wurden 1938, bezogen auf die 3-Jahres-Periode, 7,1 % Heilungen erreicht (Oppolzer). Das 5-Jahres-Resultat liegt etwa bei 5 %. Nach Regelsberger wurden 1938 an der Bierschen Klinik ebenfalls 5 % 5-Jahres-Heilungen erzielt. In der Zwischenzeit ist die chirurgische Technik erheblich verbessert worden, die Operationsmortalität sank stark ab, die Eingriffe konnten radikaler und öfter makroskopisch im Gesunden ausgeführt werden. Die Zahl der Heilungen ist aber immer noch erschreckend tief. Walters und Berkson (1953) berichten zwar über eine Verbesserung von 180 % beim Vergleich der Ergebnisse der Perioden von 1907—1916 und 1940—1949. Leider geben die Chirurgen öfters die Ergebnisse an, indem sie sich auf die die Operation überlebenden Patienten beziehen, wobei Heilungsziffern bis zu 20 % und mehr erreicht werden. Rapant berichtet bei Patienten, welche die Resektion überlebten, von einer 5-Jahres-Heilung von 23,4 %. Berechnet man aber den Prozentsatz für alle in die chirurgische Klinik eingelieferten Patienten, so kommt man auf 8,5 %. Gummel, Wittig und Berndt (1967) erreichten ein 9,5 %iges 5-Jahres-Ergebnis bei einer Resektionsziffer von 57,1 %. Andere führende Kliniken erzielten — bezogen auf alle in die Klinik eingelieferten Kranken — eine Heilungsziffer, die in der Regel unter 15 % liegt. Marshall meldet 13,6 % 5-Jahres-Heilungen, Walters von der Mayo-Klinik 14 %. Ganz pessimistisch äußert sich NISSEN (1962): Von 100 Magencarcinomen, die in die Klinik kommen, gehören nur 5 in die günstige, metastasenfreie Gruppe. Bei diesen konnte allerdings eine 5-Jahres-Überlebensrate von 45% erreicht werden. Die 5-Jahres-Leistung würde demnach im gesamten etwa 3% betragen.

In der Public Health Service Publication No. 789 (1960) wurden von 99 Spitälern der USA die dort behandelten Krebsfälle ausgewertet. Die 5-Jahres-Überlebensalter bei Magencarcinomen belaufen sich bei den histologisch sichergestellten Fällen nach 1950 auf 10% mit gleichem Ergebnis für Frauen und für Männer.

Das Material der chirurgischen Kliniken kann aber in bezug auf die Gesamtleistung beim Magencarcinom nicht ohne Einschränkungen als repräsentativ gewertet werden. In die chirurgischen Kliniken werden nur Fälle eingewiesen, von denen man hofft, daß die Entfernung der Geschwulst zur Heilung führt oder daß ein palliativer Eingriff eine Lebensverlängerung bewirkt. GUISS stellte 1951 eine sehr aufschlußreiche Untersuchung der Leistung bei Magencarcinomen in der Region Los Angeles an. Er kam zum Schluß, daß 20% aller Magencarcinome nicht in eine Klinik eingewiesen werden. Die Operabilitätsquote der in Krankenhäuser eingewiesenen Patienten betrug 40%, doch konnten nur 25% der in Kliniken behandelten Patienten einem radikalen Eingriff unterzogen werden. Bei diesen war das Ergebnis auffallend gut. 27,7% der operierten Patienten überlebten die 5-Jahres-Periode. Bezogen auf alle Magencarcinome der Region überlebten aber nur 1,4% 5 Jahre und nur 1,1% war in diesem Zeitpunkt symptomfrei. Als Hauptgrund der späten operativen Behandlung betrachtet der Autor das Zögern der Kranken. Kommt der Patient zum Arzt, wird die Diagnose in 80% innerhalb des ersten Monats gestellt. Bis die korrekte Behandlung durchgeführt wird, tritt ein längeres Intervall ein, ein weiterer wesentlicher Grund für die schlechten Resultate. Können die Carcinome hingegen sehr früh diagnostiziert werden, wenn der Tumor noch auf die Schleimhaut begrenzt ist und die Muscularis mucosae noch nicht infiltriert hat, sind die Ergebnisse der chirurgischen Behandlung ausgezeichnet.

KOTTMANN, der sich an einem ausgelesenen Material besonders für die Früherkennung einsetzte, berichtet über 5-Jahres-Heilungen von über 90%. Zu ähnlichen Ergebnissen kommen MAINZER, AMBERG und MARGULIS. An 2 Universitätsinstituten beobachteten sie während 10 und 20 Jahren die 5- und 10-Jahres-Ergebnisse bei Magencarcinomen, welche die Muscularis mucosae nicht überschritten hatten. Im ganzen waren es 32 Fälle. Die 5-Jahres-Heilungen betrugen 87%, die 10-Jahres-Heilungen 82%. Leider geben die Autoren die Gesamtzahl der in der Berichtsperiode diagnostizierten Magencarcinome nicht an. Die Zahl der Schleimhautcarcinome umfassen sicher nur wenige Prozent aller Carcinome. Nur in Japan ist ihre Zahl höher. Über 85 Fälle von Frühstadien (T1) auf eine Gesamtzahl von 980 Magenkrebsen der Jahre 1958—1967 referiert KOGA. 43 wiesen nur eine Infiltration der Schleimhaut und 42 eine solche der Submucosa auf. 44 Fälle sind länger als 5 Jahre beobachtet. Unter Abzug der Todesfälle wegen anderer Krankheiten, beträgt das Ergebnis 93%. Es wiesen aber schon diese Frühstadien Lymphknotenmetastasen auf, nämlich 2 der 42 Schleimhautkrebse und 8 der 43 Submucosakrebse. Damit ist festgestellt, daß das Magencarcinom, früh diagnostiziert, in sehr hohem Prozentsatz heilbar ist.

Die Heilungsziffern können nur gut werden, wenn wir das Magencarcinom erfassen, bevor es Symptome hervorruft. Wir schließen uns ganz der Ansicht von ACKERMANN und DEL REGATO an: Considering the small proportion of patients who eventually benefit by the surgical treatment of cancer of the stomach, the contributions, however small, of any other form of treatment would be welcome.

α) Die Strahlentherapie der Magencarcinome

Die Strahlentherapie bei Magencarcinomen setzte schon 1896, kurz nach Entdeckung der Röntgenstrahlen, ein. Wie eingangs erwähnt, konnte DESPEIGNES (1896) mit den damals sehr bescheidenen Möglichkeiten einer über lange Zeit fraktionierten Bestrahlung einen palliativen Effekt erzielen. Die Behandlung mit konventioneller Strahlung erzeugte erhebliche Beschwerden, galt doch die Magenregion als die empfindlichste von allen. Da die Effekte in bezug auf die Tumorrückbildung meist bescheiden waren, verzichteten die meisten Radiologen auf die Behandlung, und einzelne Chirurgen, wie BAUER, erklärten sie bis in die neuste Zeit und trotz aller Verbesserungen schlankweg für sinnlos. Sie lehnten auch die Vorbestrahlung als kontraindiziert ab. Mit einem derartigen unbegründeten Nihilismus schaden wir, nach KRAUSE, den Kranken und hemmen den Fortschritt.

Es gab trotzdem immer wieder Befürworter der Strahlentherapie. Zahlreiche Versuche wurden unternommen, um die ionisierende Strahlung als zusätzliche Methode im Kampf gegen den Magenkrebs einzusetzen. Man unterscheidet auch hier am besten zwischen palliativen und kurativen Maßnahmen, Vor- und Nachbestrahlung sowie der alleinigen Bestrahlung. Bei der Beurteilung des Schrifttums soll zwischen den Möglichkeiten der konventionellen und der Hochvoltstrahlung unterschieden werden.

Eine *palliative Indikation* ist die Bestrahlung bei Blutung aus dem Tumor. MURPHY (1967) empfiehlt eine Hochvoltbestrahlung von 150—200 rad täglich bis zu einer Gesamtdosis von 2000—3000 rad. Die Schmerzbeeinflussung ist eine Indikation, auf die KRAUSE als Internist schon aufmerksam gemacht hat. Sie findet auch heute zu wenig Beachtung, zumal Schmerzfreiheit mit relativ kleinen Dosen, praktisch ohne Strahlenkater, erzielt werden kann. SAUERBREY und REINHOLD berichteten 1963 über 226 nachkontrollierte Patienten, die bei inoperablem Magencarcinom mit Herddosen von 2000 R auf 2 ventrale Felder mit konventioneller Strahlung behandelt wurden. 32% überlebten das 1. Jahr, 13% das 2. und 6% sogar 5 Jahre. Es ist erstaunlich, daß mit diesen verhältnismäßig kleinen Dosen so günstige Effekte erzielt wurden. Da keine histologischen Untersuchungen vorliegen, mögen Fehldiagnosen, wie z.B. Sarkome, zum günstigen Ergebnis beigetragen haben. Diese Einwände können indessen kaum die beachtliche durchschnittliche Lebensverlängerung erklären. PISANI und NUVOLONE berichten über 88 Patienten mit inoperablem Magencarcinom, die mit ^{60}Co bestrahlt wurden. Palliativ kam es zur Linderung der Schmerzen und einer Passageverbesserung. Nur 12,5% blieben unbeeinflußt. 32 Kranke lebten länger als 2 Jahre, 6 waren nach 3 Jahren noch am Leben. Die besten Ergebnisse erzielten sie mit Dosen von 4000—5000 rad.

Die Unterscheidung zwischen *kurativer und palliativer* Bestrahlung ist besonders bei inoperablen Situationen nicht immer strikt durchzuführen, indem der Plan nicht selten erst im Verlauf der Behandlung endgültig gefaßt werden kann oder gewechselt werden muß. Schließlich darf auch eine palliative Beeinflussung bei initialer kurativer Absicht als positive Leistung bewertet werden. Die Behandlung in *kurativem Sinn* stößt gerade beim Magencarcinom — und diese Überlegung gilt auch für andere Darmtumoren — auf ein mit den heutigen Mitteln nicht zu überwindendes Hindernis: die hohe Strahlensensibilität der Magenschleimhaut und der übrigen Strukturen des Darms. Werden Dosen von 5000 R in 4—6 Wochen überschritten, besteht die Gefahr von Schädigungen. Schwer zu beeinflussende Ulcerationen können entstehen, auch Perforationen, wie sie bei der Nachbestrahlung von Seminomen beobachtet wurden; oder es tritt eine Fibrose des Peritoneums auf, die als solche, wenn sie nicht sehr hochgradig ist, zwar meistens keine Beschwerden macht, aber weitere operative Eingriffe erschwert oder gar verhindert. Diese Überlegungen zeigen, daß ein kuratives Resultat nur in bescheidenem Rahmen möglich ist. Hingegen sollte die Strahlentherapie der Magencarcinome als Vorbestrahlung sehr wahrscheinlich mit guter Aussicht eingesetzt werden können. Der Nachbestrahlung sind aus den gleichen Gründen relativ enge Grenzen gesetzt.

Unserer Auffassung nach ist es grundsätzlich falsch, die Magencarcinome als strahlenresistent und damit als strahleninkurabel zu kennzeichnen. Ein unentwegter Befürworter der Strahlenbehandlung des Magencarcinoms — trotz der allgemeinen Ablehnung — war HOHLFELDER. Seine Methode bestand in fraktionierter Bestrahlung bei zusätzlicher Kompression auf zahlreiche kleine Felder, die jedes mit 2000—3000 R Oberflächendosis während 6—8 und mehr Wochen belastet wurden. Er befürwortete die Entfernung möglichst großer Tumormassen, behandelte aber auch zahlreiche Fälle ohne vorherige Operation. Die Strahlentherapie beschränkte sich auf inoperable Situationen. 1938 berichtete er über 182 Fälle. In 47% hatte er eine Besserung erzielt, 5,5% waren nach 3 Jahren symptomfrei, 4% nach 5 Jahren. Bemerkenswert ist ein inoperabler Fall, bei dem an der Mayo-Klinik durch Probelaparotomie die Inoperabilität und Histologie festgestellt wurden. Die Patientin wurde während 3 Monaten bestrahlt mit gleichzeitiger Gasatmung nach Fischer-Wasels, von der man heute weiß, daß sie den Tumor nicht beeinflußt. Die Patientin erholte sich bald. Bei der späteren Röntgenuntersuchung fand Dr. Bucky einen völlig normalen Magen. Zur Zeit der Berichterstattung erfreute sich die Patientin, mehr als 9 Jahre nach Behandlung, einer guten Gesundheit. Berg (1941) berichtete in seiner Dissertation über die Fälle von Frankfurt. Neben Hohlfelder war Kohler ein eifriger Befürworter der Strahlenbehandlung des Magencarcinoms. Er wandte die Pendeltherapie an. Über seine Ergebnisse berichtete 1952 Brandl. Bestrahlt wurde mit 4000 bis 5000 R bei überwiegend inoperablen Ausgangsstadien. Für die Beurteilung schaltete er 93 Fälle aus, weil sie entweder älter als 70 Jahre waren oder weil die Behandlung vorzeitig abgebrochen werden mußte und weil bei 18 Fällen der weitere Verlauf nicht feststellbar war. Bei den verbleibenden 129 Fällen wurden 11,4% 3-Jahres-Heilungen und 7,6% 5-Jahres-Heilungen erzielt. Auch hier könnte man einwenden, daß über die Histologie keine Aussage gemacht wird. Es werden aber eindrückliche Bilder von Rückbildungen gezeigt. Möglicherweise lagen einzelne Sarkome vor. Auch Kohlers Ergebnisse beweisen, daß von einer allgemeinen Strahlenresistenz der Magencarcinome nicht die Rede sein kann. Das Resultat ist sogar überraschend gut, wenn man bedenkt, daß es sich um eine Auslese fortgeschrittener Carcinome handelte. Die Überlebensraten lagen nicht weit von denjenigen der damaligen chirurgischen Behandlung entfernt. In 60% wurden gute palliative Ergebnisse gezeitigt.

Neben diesen erfreulichen Mitteilungen finden sich aber auch weniger gute, Werner hat sich 1910 skeptisch ausgedrückt. Schinz (1938) berichtet von bescheidenen Beeinflussungen. Sein Krankengut war indessen schwer belastet. Der schlechte Ruf der Strahlentherapie bei Magencarcinom beruht zu einem erheblichen Teil darauf, daß vielfach nicht nur eine Auslese inoperabler Kranker vorliegt, sondern oft Fälle der Bestrahlung zugeführt werden, die allgemein schon so stark reduziert sind, daß sie jede Belastung nur schlecht vertragen. Auch bei den heutigen Möglichkeiten der Hochvolttherapie mit den viel geringeren Allgemeinerscheinungen möchten wir bei Vorliegen von Lebermetastasen (s. S. 575) — sofern sie nicht zu lokalem Schmerz oder Gallenwegsverschluß geführt haben — dringend von der Bestrahlung abraten. Bei Unverträglichkeit empfehlen wir, die Behandlung abzubrechen. Man sollte sich andererseits hüten, jede Störung als Strahlenkater zu bezeichnen und mögliche leichte Erscheinungen suggestiv zu verstärken. Die vorsichtige Anwendung von Psychoanaleptika hat sich bei uns vielfach gut bewährt.

Zahlreich sind die Versuche, durch *operative Freilegung des Tumors* das inoperable Magencarcinom doch noch zu beeinflussen. Die ersten gehen auf Beck (1909) und Finsterer (1915) zurück. Die Ergebnisse waren bescheiden. Eine allgemeine Anwendung kam nicht zustande. Chaoul verbesserte die Methode, indem er mit der Nahbestrahlung die Dosis im Tumor selbst stark erhöhen konnte bei gleichzeitiger Schonung der tieferen Abdominalpartien. Die allgemeinen Erscheinungen traten zurück.

Barth und Wachsmann übernahmen seine Methode. Sie nennen keine Heilungsresultate, erwähnen aber die Gefahr von Durchbrüchen in das Peritoneum und lebensbedrohenden Blutungen. Ogilvie Sir Honeance (1938) legte den Tumor frei und bestrahlte mit einer einmaligen hohen Dosis von 3000 R. Ähnlich gingen Fairchild und Shorter vor. Sie bestrahlten z.T. mit niedriger Dosis und fügten eine spätere Bestrahlung von außen an. Über Ergebnisse über längere Sicht ist nichts bekannt. Die Methode der Freilegung des Magencarcinoms mit Bestrahlung von außen wird kaum mehr angewandt.

Über *Operation* und *Nachbestrahlung* finden sich nur spärliche Mitteilungen. Mit konventioneller Bestrahlung wurde dieses Verfahren systematisch selten angewandt. ADAMS u. Mitarb. (1953) empfehlen die Nachbestrahlung mit Dosen von 6000 R Hochvoltstrahlung in 35 Tagen. Sie berichten über ermutigende Frühresultate bei einer Beobachtungszeit von mindestens 2 Jahren. SAUERBREY und REINHOLD verfügen ebenfalls über günstige Ergebnisse. Allerdings ist ihr Material zahlenmäßig gering. Bei 24 Patienten kam es zu 27 % 5-Jahres-Heilungen, obwohl Fälle mit fraglich radikaler Operation mit eingeschlossen sind.

Wir glauben nicht, daß die Nachbestrahlung der beste Weg ist, die ionisierenden Strahlen beim Magencarcinom einzusetzen. Sinnvoll ist sie, wenn der Tumor undifferenziert ist, die operative Entfernung fraglich oder nicht im Gesunden durchführbar ist. Beschränkt man die Nachbestrahlung auf diese Fälle, wird es allerdings schwierig, sich ein

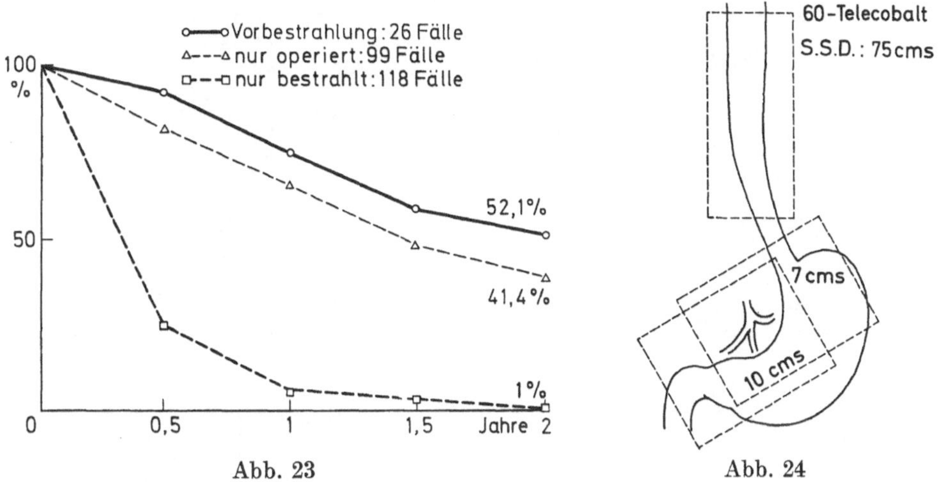

Abb. 23 Abb. 24

Abb. 23. Behandlungsergebnisse bei Carcinomen des Magenkörpers und der pylorischen Portion (NAKAYAMA, 1963)

Abb. 24. Vorbestrahlungsfelder bei Carcinomen des Oesophagus und Magens. (Nach NAKAYAMA, 1963)

schlüssiges Urteil über ihre Leistungsfähigkeit zu bilden. Eine Lebensverlängerung ist aber zu erwarten. Bei schlechter Verträglichkeit muß die Behandlung abgebrochen werden.

Die *Vorbestrahlung* wurde bereits von verschiedenen Seiten und auch von uns mehrfach angeregt. Sie kam bei inoperablen Geschwülsten auch zur Anwendung, doch fehlen — mit einer Ausnahme — systematische Untersuchungen. Nur NAKAYAMA unternahm einen großen klinischen Versuch. Er berichtete 1964 über 164 Magencarcinome. 41 % waren bei alleiniger Operation und 52 % bei Vorbestrahlung und Operation nach 2 Jahren symptomfrei (Abb. 23). Noch günstiger waren die Ergebnisse bei Tumoren im unteren Oesophagusabschnitt und an der Kardia. Bei alleiniger Operation waren 21,7, bei Bestrahlung und Operation 44,4 % nach 3 Jahren geheilt. In Abb. 24 ist die Felderwahl wiedergegeben. Die Vorbestrahlung wurde nach zwei Methoden durchgeführt: tägliche Bestrahlung mit 200—300 R bis total 2000 R, später mit 1 × 700 und 2 × 600 R an aufeinanderfolgenden Tagen. Diese Methode erwies sich als wirksamer, eine Beobachtung, die unter Berücksichtigung des Zeitfaktors auch zu erwarten ist. Das Intervall zwischen Bestrahlung und Operation war mit 4—7 Tagen das beste. Wurde länger als 14 Tage bis zur Operation zugewartet, sanken die Ergebnisse ab. Auch diese Beobachtungen stimmen mit unseren radiobiologischen Überlegungen überein. Zur Herabsetzung der Propagation soll bei Vorbestrahlung mit kleiner Dosis, das Intervall kurz gewählt werden. Bei größerem Intervall und kleinen Dosen setzt die Mitosetätigkeit wieder ein, womit die Herabsetzung der Propagationsgefahr hinfällig werden muß. Das Ergebnis der grö-

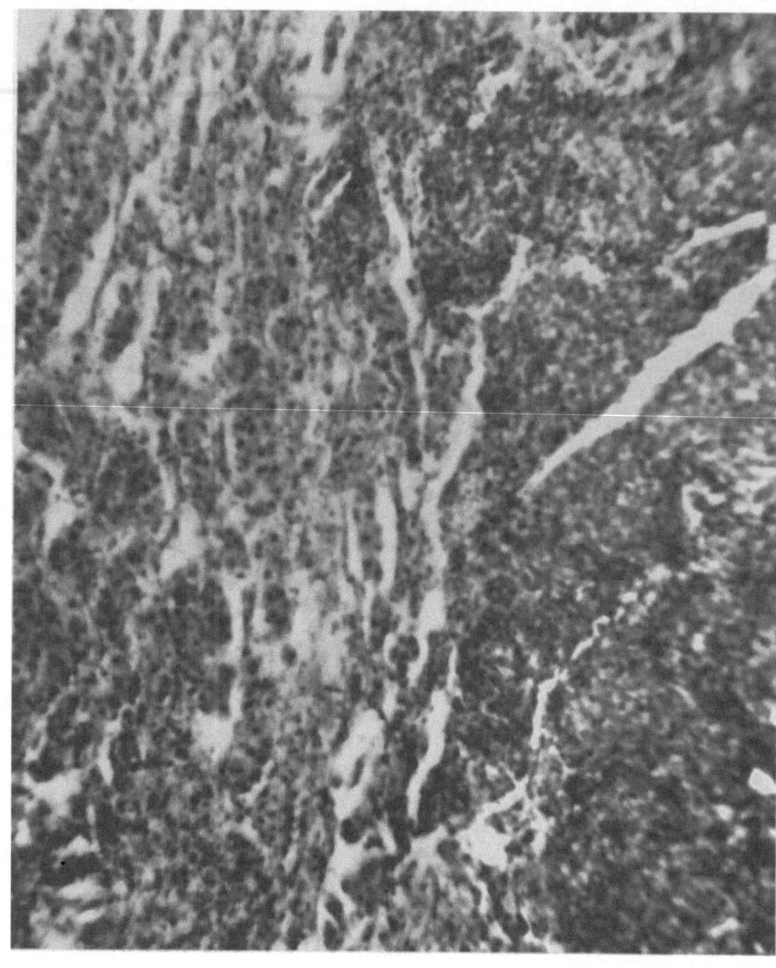

a

Abb. 25. a Carcinoma solidum simplex bei inoperablem Tumor des Magens. Biopsie aus Tumorrand der in die Leber infiltriert. b Gleicher Tumor nach Verabreichung von 5600 R in 26 Tagen mit 30 MeV Röntgenstrahlen und sofortiger Operation. Starke Tumorrückbildung und kräftige Fibrose

ßeren Überlebensdauer bei Vorbestrahlung ist nach NAKAYAMA nach 2jähriger Beobachtung gesichert.

Wir selbst konnten mit Hochvoltbestrahlung von 30 MeV und schnellen Elektronen 17 inoperable Fälle behandeln, von denen 9 später operiert wurden. Zwei weitere Kranke waren zwar operabel, hatten aber Fernmetastasen. Bei 2 Fällen war die Operation nicht radikal, 4 blieben inoperabel. Nur 2 Patienten waren nach der 5-Jahres-Periode symptomfrei. Dieser Versuch zeigt, daß die Vorbestrahlung inoperabler Fälle ein gangbarer Weg ist. Er beweist das Ansprechen der Tumoren in der Mehrzahl der Fälle. Es ist auch einfach, nicht nur makroskopisch sondern auch mikroskopisch das Ansprechen der Magencarcinome auf die Bestrahlung nachzuweisen. Abb. 25a zeigt einen durch Probelaparotomie sichergestellten Fall. Nach Verabreichung von 5600 R in 26 Tagen mit 30 MeV Röntgenstrahlen schrumpfte der Tumor auf ein Viertel zusammen und wurde versehentlich sofort operiert. Histologisch zeigte das Carcinoma solidum nach Bestrahlung, vor Erreichung der maximalen Strahlenreaktion, nur noch vereinzelte Tumorzellen in einem fibrösen Gewebe (Abb. 25a und b). Exitus an Lebermetastasen nach 16 Monaten. Gelegentlich können auch bei ausgedehnten Geschwülsten langdauernde Heilungen erreicht werden (Abb. 26).

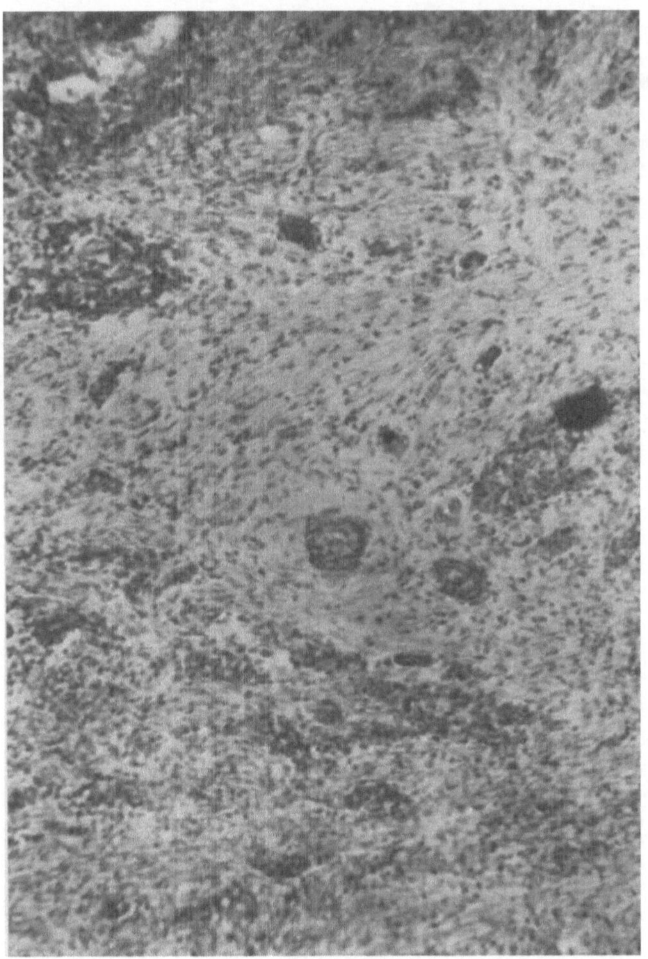

Abb. 25 b

Tabelle 5. *Vorbestrahlung von Magen-Darm-Tumoren*

	Anzahl	Operabel	Operabel, aber Metastasen	Nicht radikale Operation	Inoperabel	Lebend oder T̄ über 5 Jahre symptomfrei	Symptomfrei T̄ i.c.
Magen	17	9	2	2	4	2	—
Rectum-Sigma	24	14	3	3	4	7	1
Coecum	2	2[a]	—	—	—	1	1
	43	25	5	5	8	10	2

Nach Bestrahlung operabel 24:42 = 57 %.
[a] 1 Fall war vor Bestrahlung operabel.

Unsere Ergebnisse bei Vorbestrahlung inoperabler Fälle finden sich in Tabelle 5. Es zeigt sich, daß die Operabilität häufig erreicht werden kann.

Beschränkt man sich bei inoperablen Fällen auf die Vorbestrahlung, muß das Resultat wegen der großen Zahl späterer Metastasen bescheiden bleiben. Mit großer Wahrscheinlichkeit ist auch zu erwarten, daß — entsprechend den Erfahrungen von NAKAYAMA — die Vorbestrahlung bei operablen Magencarcinomen die Ergebnisse erheblich verbessern würde.

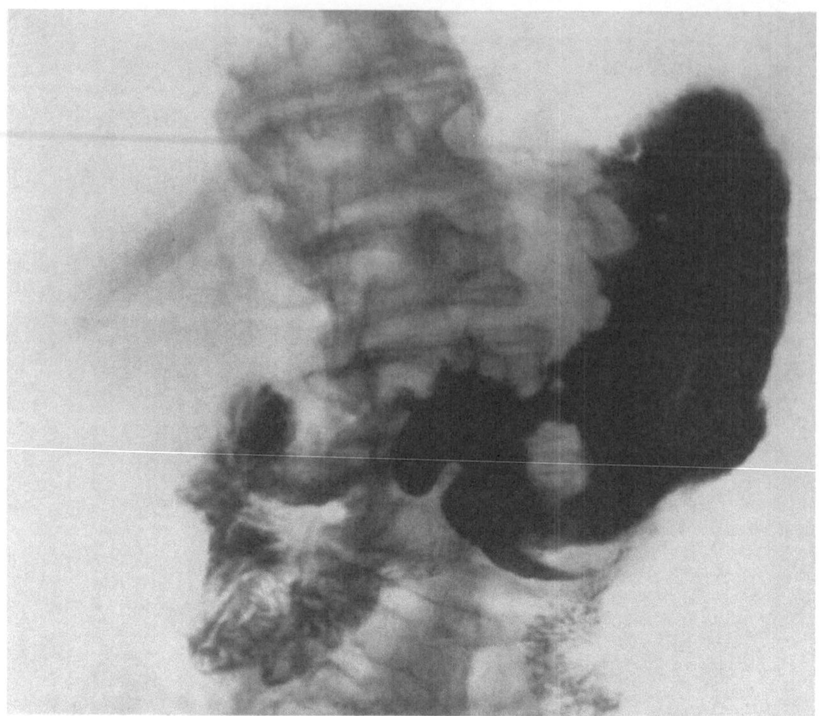

a

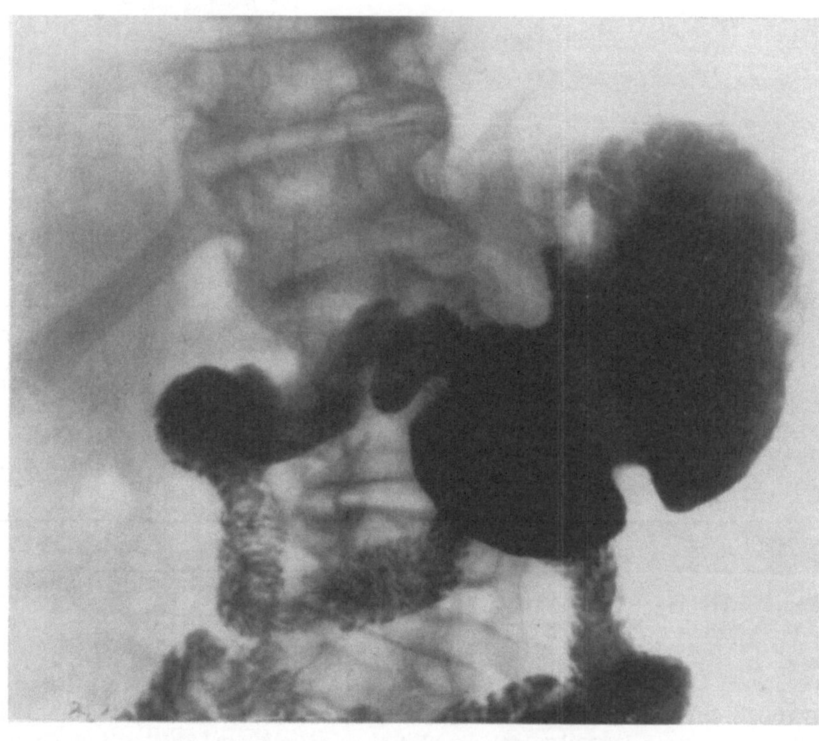

b

Abb. 26. a Riesiges, klinisch inoperables Magencarcinom, von der Kardia bis zum Bulbus duodeni reichend, bei 70jährigem Mann. b Zustand nach Vorbestrahlung mit 4020 R, 30 MeV Röntgenstrahlen. Weitgehende Rückbildung. Einen Monat später war der Tumor operabel. Histologisch: Carcinoma solidum simplex et cylindrocellulare partim gelatinosum. c Zustand $3^1/_2$ Jahre später. d Exitus an allgemeiner Kachexie nach $9^1/_2$ Jahren. Lokal symptomfrei, keine Zeichen für Lokalrezidiv

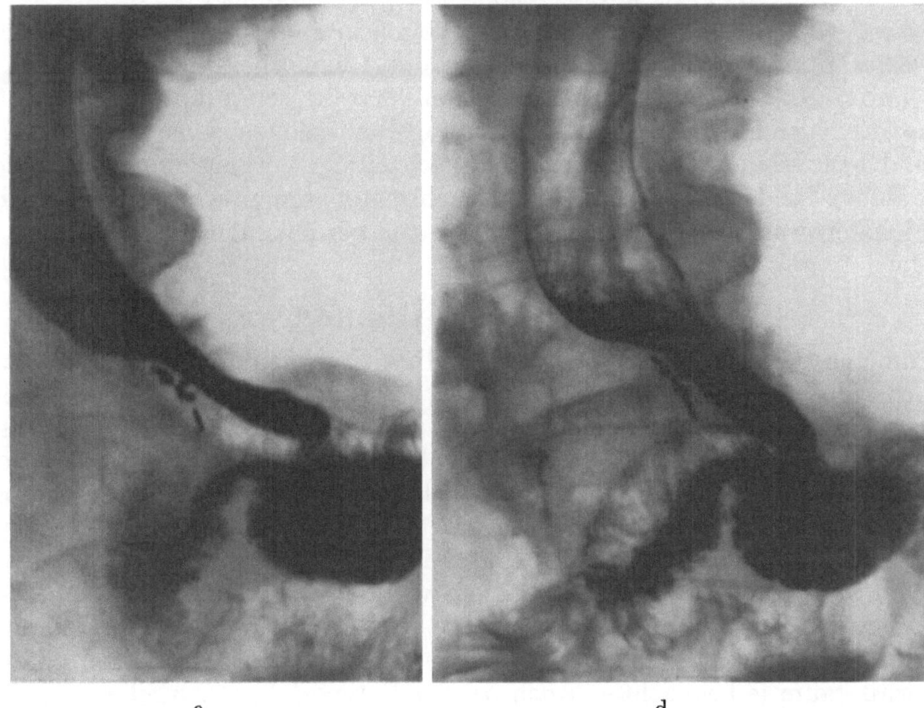

Abb. 26c u. d

Wir glauben, daß bei Vorbestrahlung grundsätzlich zwei Formen unterschieden werden müssen. Bei operablen Fällen soll mit kleiner Dosis von 2000—3000 rad vorbestrahlt werden. Hierbei haben wir allerdings Hemmungen, so hohe Einzeldosen wie NAKAYAMA zu verabreichen. Sicher können mit 4—5mal 400—500 R ähnliche Ergebnisse erzielt werden. Das Intervall muß, entsprechend den Erfahrungen von NAKAYAMA, kurz gewählt werden. Bei inoperablen Tumoren müssen höhere Dosen gewählt werden. 4000 rad konventioneller Strahlung sollten, mit entsprechender Korrektur bei Hochvoltstrahlung, eine adäquate Dosis sein. Das unmittelbare Ziel ist die Umwandlung des inoperablen in einen operablen Tumor. Wegen der Latenz der Strahlenwirkung muß das Intervall zwischen Bestrahlung und Operation etwa 4 Wochen betragen. Für die Felderwahl im Einzelfall sollte das Metastasierungsmuster nach COLLER u. Mitarb. gute Dienste leisten.

Es ist Ermessenssache, welche Fälle als operabel und welche als inoperabel zu bezeichnen sind. Maßgebend für die Zuordnung muß das Verhalten bei chirurgischer Behandlung sein. Durch BOWDEN wissen wir, daß rund 60% lokal und 20% regionär rezidivieren. Die Fernmetastasierungsquote ist nach MCNEER nur bei 15% alleinige Todesursache. Die Fernmetastasierungsquote ist aber sicher höher zu veranschlagen, worauf die Untersuchungen von BORRMANN und WALTHER (S. 580) hinweisen. Wenn auch durch ausgedehntere Operation die lokale Versagerquote wahrscheinlich etwas gesenkt werden kann, zeigt diese hohe Zahl von Rezidiven doch, daß rund die Hälfte der Fälle im strengen Sinn des Wortes bereits inoperabel waren. Sicher ist die Zahl der Lokalrezidive bei ausgedehnten Geschwülsten größer als bei umschriebenen. Bei der Zuweisung zur Vorbestrahlung operierter und de facto inoperabler Tumoren bleibt kaum ein anderes Kriterium als die röntgenologisch nachgewiesene Ausdehnung des Tumors. Wir glauben, daß sich die von der UICC vorgeschlagenen Kategorien (S. 589) eignen würde: Bei T1-Tumoren ist eine Vorbestrahlung nicht angezeigt. T2 wären mit niedriger Dosis und kurzem Intervall vorzubestrahlen, T3 und T4 mit höherer Dosis und längerem Intervall.

β) *Die Chemotherapie der Magencarcinome*

Die *chemotherapeutische Beeinflussung* des Magencarcinoms war bisher unbefriedigend. Die Idee einer Kombination von Bestrahlung und Chemotherapie ist aber naheliegend. Falkson und Sandison erzielten mit der Kombination von Fluorouracil i.v. 15 mg/kg an aufeinanderfolgenden Tagen und Bestrahlung Remissionen, aber keine Heilungen. In Doppelblindversuchen mit vorgängiger oder gleichzeitiger Verabreichung von Fluorouracil und Bestrahlung fanden Childs u. Mitarb. nach 6 Monaten eine erhöhte Überlebensrate, nach 12 Monaten war aber das Ergebnis gleich wie bei alleiniger Bestrahlung.

II. Tumoren des Dünndarms

Die Tumoren des Dünndarms sind selten. Ihre Eigenarten sind deswegen wenig bekannt, doch sollte ihre Kenntnis dazu beitragen, sie früher und erfolgreicher zu behandeln.

Benigne Dünndarmgeschwülste sind häufiger als maligne. Sie werden meist als Zufallsbefund bei der Autopsie entdeckt. Dundon beobachtete am Universitätsspital von Cleveland während 13 Jahren 62 Dünndarmgeschwülste, von denen 44 gutartig waren. Nur 2 von diesen machten klinische Erscheinungen. Nach Ackermann und del Regato sind drei Viertel der Dünndarmgeschwülste gutartig, ein Viertel bösartig. In einer Untersuchung von Starr und Dockerty, die allein von der Muskulatur ausgehende Tumoren berücksichtigt, fanden sich im Krankengut der Mayo-Klinik während 40 Jahren 35 Leiomyome und 41 Leiomyosarkome. Der Übergang einer gutartigen in eine bösartige Geschwulst wird kaum je beobachtet. Auch bei der Polyposis des Dünndarms, beim Peutz-Jeghers-Syndrom, ist die maligne Umwandlung sehr selten. Die meisten Mitteilungen befassen sich deshalb nur mit den bösartigen Dünndarmgeschwülsten.

Über die Häufigkeit der *bösartigen Dünndarmtumoren* schreibt Dundon, daß jede 3000. Spitaleinweisung ein Kranker mit Dünndarmtumor sei. Bezogen auf die Magen-Darm-Tumoren sind sie doch nicht so selten, um nicht praktische Bedeutung zu haben. Nach Brill (1931) liegen 2,5% aller malignen Magen-Darm-Tumoren im Dünndarm. Raiford (1939) fand unter 756 Magen-Darm-Geschwülsten 4,9% Dünndarmtumoren. Bei Willis beträgt der Prozentsatz 3,7. Nach Berger soll er unter 1% liegen. Ewing schätzt die Häufigkeit auf 3% aller Magen-Darm-Tumoren und dürfte der allgemeinen Beobachtung damit recht nahe kommen.

Die Dünndarmtumoren sollen nach Raiford meistens im terminalen Ileum, dann im Duodenum und am seltensten im Jejunum liegen. Medinger fand 1939 in der Literatur, mit Einschluß von 22 eigenen Dünndarmtumoren, 51 im Duodenum, 39 im Jejunum und 44 im Ileum. Diese Verteilung entspricht der allgemeinen Erfahrung. Trotz seiner Kürze ist das Duodenum etwas häufiger als die beiden anderen Dünndarmabschnitte betroffen.

Metastatische Dünndarmtumoren sind dem Kliniker kaum bekannt, doch findet sie der Pathologe nicht selten. Kaufmann beschreibt die Metastase eines Lymphosarkoms des Magens im Dünndarm. Willis beobachtete auf 323 Tumorautopsien 4 Dünndarmmetastasen und 3mal Metastasen sowohl im Dünn- wie im Dickdarm. Von 135 Literaturfällen von Dünn- und Dickdarmmetastasen war der häufigste Primärtumor mit 45 Fällen ein malignes Melanom, gefolgt von Lungen- mit 15, Brust- mit 12 und Chorioncarcinom mit ebenfalls 12; 10 von der Niere und 9 Fälle bei primärem Magentumor. Er weist auf die hohe Zahl von Chorionepitheliommetastasen hin. Bei 102 Fällen mit Angaben über die Zahl der Metastasen waren diese 84mal multipel und 18mal solitär. Am häufigsten fanden sie sich im Dünndarm allein (65mal), 7mal im Dickdarm, und 30mal waren Metastasen sowohl im Dünn- wie im Dickdarm gelegen. Walther stellte auf 3584 Autopsien von Tumorfällen 41 oder 1,14% mit Metastasen im Dünndarm fest. Bei ihm überwiegen die sekundären Dünndarmtumoren die Anzahl der primären, von denen er 29 feststellte. Die klinischen Symptome können dieselben sein wie bei primären Dünndarmtumoren. Sie bleiben aber meistens inapperzept, weil die allgemeine Metastasierung zum letalen Ausgang führt, bevor lokale Erscheinungen auftreten. Bei jedem Dünndarmtumor muß aber die Möglichkeit eines metastatischen Geschehens ausgeschlossen werden.

Es ist nicht einfach, sich eine klare Vorstellung über die Häufigkeit der verschiedenen Tumorarten in den einzelnen Dünndarmabschnitten in Abhängigkeit von Histologie und Sitz zu bilden. Wir führen zunächst das wichtigste Tatsachenmaterial an.

Die *Histologie* der primären Dünndarmtumoren ist vielfältig und unterscheidet sich nur in bezug auf die Häufigkeit von derjenigen der Magentumoren. Eine Ausnahme bildet das Vorkommen von Carcinoiden. Die einzelnen Tumorformen sind in den drei Dünndarmabschnitten unterschiedlich vertreten.

Die Carcinome sind praktisch ausschließlich Adenocarcinome, allerdings in verschiedenen Ausreifungsgraden, die quantitativ nicht erfaßbar sind. Häufig kommen wenig differenzierte Tumorformen vor. Der *Scirrhus* findet sich selten.

Das *Carcinoid* wurde von den Pathologen wegen der histologischen und biologischen Wertung seit jeher lebhaft diskutiert und findet in der Klinik besondere Beachtung seitdem man weiß, daß es Serotonin produziert und die Flush-Erscheinungen hervorruft. Es ist weder ein häufiger noch ein seltener Tumor. DUNDON fand auf 12 Carcinome 2 Carcinoide. COOKE beobachtete 3 maligne und 8 gutartige Carcinoide im Dünndarm. In der Mayo-Klinik (DOCKERTY und ASHBURN) kamen auf 130 Dünndarmcarcinome in den Jahren 1906—1943 30 *Carcinoide*, von denen 13 metastasierten. Die Autoren fassen die Carcinoide als Carcinome mit niedrigem Malignitätsgrad auf *(Broders I)*, im Gegensatz zu den meisten Befunden bei Sitz in der Appendix. 25% der im Ileum gelegenen Tumoren zeigen multiple Knoten. 8 von 17 Dünndarmcarcinomen von WILLIS waren — wie er die Carcinoide bezeichnet — argentaffine Carcinome. Er hält die von OBERNDORFER 1907 eingeführte Bezeichnung für irreführend und befürwortet bei Sitz im Dünndarm mit Recht die Einordnung zu den Carcinomen. Im Meckelschen Divertikel ist es der häufigste Tumor. Im Material von CHANOINE finden sich 160 Carcinoide des Ileums und Jejunums, also 24% der histologisch klassierbaren Jejunum- und Ileumtumoren, mit Bevozugung des Ileums (ohne genauere Aufschlüsselung). Gleichzeitig wurden 256 andere Dünndarmcarcinome festgestellt. VUORI konnte auf 180 Dünndarmmalignome 33 Carcinoide feststellen, von denen 3 im Duodenum, einer im Jejunum und 29, also 88%, im Ileum gelegen waren. Das Carcinoid ist demnach — obwohl es in kleineren Statistiken nicht erwähnt wird — bezogen auf die anderen Dünndarmtumoren eine oft vorkommende Geschwulst, die man differentialdiagnostisch bei Läsionen von Jejunum und Ileum immer in Erwägung ziehen muß.

Nach den meisten Mitteilungen kommen *Sarkome* im Dünndarm weniger häufig vor als Carcinome. Bei über 104000 Autopsien fand FELDMAN 58 Sarkome des Dünndarms. Nach ACKERMANN und DEL REGATO ist das Verhältnis Sarkom/Carcinom 1:3. SPELLBERG nimmt an, daß 25% der Dünndarmtumoren Sarkome seien. Klammert man das Duodenum aus, so überwiegen die Sarkome (CHANOINE). ULLMAN und ABESHOUSE fanden in der Literatur 126 Sarkome im Dünndarm, von denen nur 4 auf das Duodenum entfallen.

Die *Leiomyosarkome* kommen nach CHONT im Dünndarm sehr selten vor. Bis 1941 fand er in der Literatur 31 Fälle, zudem noch einen eigenen Fall. 5mal war die Geschwulst im Duodenum, 12mal im Jejunum und 10mal im Ileum lokalisiert. Bei den übrigen Fällen finden sich keine Lokalisationsangaben. In MEDINGERS eigenem Material finden sich unter 22 Dünndarmtumoren im Ileum 5 Leiomyosarkome und 2 Carcinome, im Jejunum auf 11 Carcinome ein Myosarkom und bei 3 Duodenalcarcinomen kein Sarkom. PREY, FOSTER und DENNIS (1935) stellten 47 Duodenalsarkome aus der Literatur zusammen, davon waren 4 Myosarkome, ein Myxosarkom, 5 Spindelzell- und 3 Melanosarkome, denen — mit Einschluß eines eigenen Falls — 35 Lymphosarkome gegenüberstanden. Im Material der Mayo-Klinik sind die Leiomyosarkome ausnehmend häufig. PRIDGEN sagt aus, daß im gleichen Zeitraum bei 61 Carcinomen 40 Leiomyosarkome und nur 17 Lymphosarkome gefunden wurden. Diese Verteilung entspricht nicht der allgemeinen Erfahrung. Auch das Verhältnis benigner zu malignen Geschwülsten ist in der Mayo-

Klinik anders, indem dort 35 Leiomyomen 41 Leiosarkome gegenüberstehen. CHANOINE (1955) stellte Fälle aus der Literatur seit 1858 zusammen. Mit 6 eigenen sind es 787 Tumoren des Dünndarms mit Ausschluß des Duodenums. 664 können als Carcinome und Sarkome bewertet werden. 38,6% waren Carcinome, 61,4% Sarkome. Von den Sarkomen werden 58% auf das lymphatische System bezogen. Der Anteil von 23 retikulären Sarkomen und 6 großfollikulären Lymphoblastomen dürfte so gering sein, weil diese Tumorformen erst seit wenigen Jahrzehnten diagnostiziert werden. Auch die relativ niedrige Zahl von 46 Leiomyosarkomen bei 89 Spindel- und 18 Fibrosarkomen ist sicher auf die fehlende pathologisch-anatomische Differenzierung zurückzuführen. Interessant ist die Feststellung von 16 Neurofibrosarkomen und 3 Melanomen ohne anderweitige Manifestation. Ganz anders ist die Relation bei CORNER und FAIRBANKS: nur 2 Leiomyosarkome auf 63 Sarkome. Nach SPEEZE ist das Verhältnis gar 1:96. Trotz der sehr unterschiedlichen Feststellungen ist ohne Zweifel das Leiomyosarkom des Dünndarms eine seltene Geschwulst. Neben dem Leiomyosarkom gibt es noch seltenere, nicht auf das lymphatische System zu beziehende Sarkome, wie Fibro- und Neurofibrosarkome. Letztere fehlen in den meisten Statistiken. Es dürfte auch vom Pathologen und der Anwendung neuerer Untersuchungsmethoden abhängen, ob ein Leiomyosarkom als Spindelzellsarkom eingereiht wird. Biologisch stehen die Spindelzellsarkome den Leiomyosarkomen sehr nahe.

Die *malignen Lymphome* sind im Dünndarm die häufigsten Sarkome. Die Beurteilung der histologischen Untergruppen ist aus gleichen Gründen wie bei den Magensarkomen unsicher. Häufig wird allgemein nur von Lymphosarkomen gesprochen. Liegt im Kindesalter der seltene Befund eines Dünndarmtumors vor, so ist nach CUTLER u. Mitarb. vor allem an ein Lymphosarkom zu denken. Nach neueren Berichten ist das Reticulosarkom häufiger als das eigentliche Lymphosarkom (FAULKNER und DOCKERTY). Das großfollikuläre Lymphosarkom kommt nur vereinzelt vor, sollte aber gesondert besprochen werden, weil seine Prognose besser ist als diejenige der anderen malignen Lymphome. Die Zusammenstellung von MARCUSE und STOUT vermittelt eine Vorstellung über die Verteilung im Dünndarm. Von total 192 Fällen konnten 142 lokalisiert werden: 9 auf das Duodenum, 36 auf das Jejunum, 97 auf das Ileum. Es kann gesagt werden, daß das Lymphosarkom des Dünndarms am häufigsten im unteren Dünndarm auftritt. Die Gesamtbeurteilung wird durch die Tatsache erschwert, daß die malignen Lymphome, die von den mesenterialen Lymphknoten ausgehen, nach ALLEN und DONALDSON etwa zweimal häufiger sind als diejenigen, die ihren Ursprung vom Darm nehmen. Lymphosarkome, mit Einschluß der Reticulosarkome, kommen häufig multipel vor, nach CHANOINE in 21%.

Der *Morbus Hodgkin* des Dünndarms ist sicher sehr selten. Die meisten Arbeiten über Hodgkin erwähnen keine auf den Dünndarm bezogenen Fälle. PORTMANN fand auf 217 Hodgkin-Erkrankungen 6 im Magen, je eine im Jejunum und Ileocoecum. Die Literaturzusammenstellung von PORTMANN u. Mitarb. (1954), in der der Gastrointestinaltrakt alleiniger oder hauptsächlicher Sitz der Erkrankung war, zeigt, daß das maligne Granulom im Dünndarm etwa gleich oft vorkommt wie im Magen, nämlich in einem Verhältnis 45:52. Die Verteilung im Dünndarm ist nach den gleichen Autoren wie folgt: 12% Duodenum, 55% Jejunum und proximales Ileum, 21% im terminalen Ileum, und in 12,5% war der ganze Dünndarm befallen.

Das *Duodenum* ist der vom *Carcinom* am häufigsten befallene Dünndarmabschnitt. Nach BERGER und KOPPELMANN kommen dort 45%, nach KELLOG und KELLOG 46% aller Dünndarmcarcinome vor. Am häufigsten finden sie sich im Bereich der Papilla Vateri. Nach BERGER und KOPPELMANN liegen 20% der Duodenalcarcinome oberhalb der Papilla Vateri, 65% im Bereich der Papilla und 15% infrapapillär. Das *Jejunum* wird häufiger als das *Ileum* vom Carcinom betroffen. Nach PRIDGEN beträgt das Verhältnis 70:30, nach CHANOINE 80:15. Im Jejunum wird der orale Abschnitt bevorzugt, im Ileum der terminale.

Zusammenfassend läßt sich Folgendes sagen: Maligne Tumoren kommen am häufigsten im Duodenum, fast gleich häufig im Jejunum und Ileum vor. Ein Duodenaltumor ist mit mindestens 90% Wahrscheinlichkeit ein Carcinom und sitzt am häufigsten im Bereich der Papilla Vateri. Ein Tumor im Jejunum und Ileum ist wahrscheinlicher ein Sarkom als ein Carcinom (CHANOINE). Im Ileum sind die Sarkome häufiger als im Jejunum. Das Carcinoid, das im Dünndarm als maligner Tumor aufgefaßt werden muß, ist im Jejunum und vor allem im Ileum ein relativ häufiger Tumor. Die Mehrzahl der Sarkome sind Lymphosarkome, in denen viele retikuläre Sarkome eingeschlossen sein dürften. Hodgkin-Fälle sind sehr selten, ebenso Leiomyosarkome, die keine Bevorzugung eines einzelnen Dünndarmabschnittes zeigen.

Alters- und Geschlechtsverteilung. Auch bei Dünndarmtumoren wird das männliche Geschlecht 2—3mal öfter betroffen als das weibliche. PRIDGEN und DOCKERTY fanden auf 44 Fälle im Jejunum ein Verhältnis von 2:1 und auf 19 Fälle im Ileum 1:1. Bei den Duodenalsarkomen stellte PREY einen gleichen Befall der Geschlechter fest (34:32). CHONT fand in seiner Literatursammlung für die Lymphosarkome ein Verhältnis von 2:1, bei den Leiomyosarkomen von 3:2. Bei ALLEN kamen Lymphosarkome 15mal bei Männern und 10mal bei Frauen vor. Gesamthaft scheint das weibliche Geschlecht etwas häufiger befallen zu sein als bei den Carcinomen von Magen und Colon.

Das durchschnittliche Alter ist einwandfrei niedriger als bei den Magen- und Coloncarcinomen. Bei den Dünndarmcarcinomen fanden PRIDGEN und DOCKERTY ein mittleres Alter von 49 Jahren, bei den Sarkomen ist es noch etwas niedriger. FAULKNER stellte allerdings fest, daß zwei Drittel der Fälle nach dem 40. Jahr auftreten. Er gibt kein Durchschnittsalter an. PREY u. Mitarb. errechneten ein Durchschnittsalter von 38 Jahren. Bei CHONT liegen die meisten Fälle zwischen 25 und 40 Jahren. Selbst Kinder können betroffen werden. Unter den 3 Fällen von SCHWARTZ fanden sich zufällig 2 Kinder von $^{1}/_{2}$ und 5 Jahren. Den jüngsten Fall eines Carcinoms beschreibt DUNCAN (1885) mit $3^{1}/_{2}$ Jahren. Nach STEIN fand sich ein Lymphosarkom schon bei der Geburt.

Die Hodgkinsche Erkrankung bevorzugt nach DROPE das 4. und 5. Lebensjahrzehnt. Sie tritt demnach später auf als bei den übrigen Hodgkin-Fällen.

Länger dauernde, ungeklärte Dünndarmbeschwerden in jedem Alter erfordern eingehende Untersuchung auf neoplastische Prozesse.

Die *Symptomatologie* der Dünndarmtumoren ist sehr vielgestaltig und oft uncharakteristisch. Die histologischen Sonderformen können — mit Ausnahme des Carcinoids — nur durch histologische Untersuchung sicher erkannt werden. Zwar wird gelegentlich darauf hingewiesen, daß Sarkome sich eher weich anfühlen, doch zeigt die Erfahrung, daß die große Mehrzahl auch der Sarkome erst vom Pathologen als solche erkannt wird. Deswegen kann nur von den Erscheinungen der Dünndarmtumoren im allgemeinen gesprochen werden.

*Darmverschluß*symptome sind in 20—30% Anlaß zur Intervention. Häufig gehen intermittierende krampfartige Schmerzen voraus. Der Verschluß wird teils durch direktes Tumorwachstum im Lumen, Kompression von außen oder durch Invagination erzeugt. Die Häufigkeit der Symptome der Passagebehinderung wechselt aber stark. DUNDON beobachtete sie in 6 von seinen 18 Fällen, während MEDINGER bei seinen 22 Dünndarmtumoren diese Symptome überhaupt nicht sah, auch nicht bei der Operation. Nach KASEMEYER war die Invagination in 30% durch einen malignen Tumor bedingt.

Sitzt der Tumor im Duodenum, deuten die Symptome auf hochsitzenden Verschluß. Im Jejunum und Ileum herrschen die Symptome des eigentlichen Ileus vor. Im Zweifelsfall erlaubt die Abdomenleeraufnahme im Stehen eine sofortige Entscheidung. Eine Kontrastmitteluntersuchung wird dabei selten notwendig. Entsprechend der Dringlichkeit ist sofortige chirurgische Intervention geboten.

Die *Perforation*, als zweites akutes Geschehen, ist weniger häufig Beginn der Erkrankung. Dreimal wurde bei Sarkomen in den 25 Fällen von ALLEN die Perforation beobachtet. Bei 17 Lymphosarkomen von JURE und JOHNITE wurden gar 8 Perforationen festgestellt. Bei den Carcinomen könnte nach Pridgen und Dockerty die Perforation, die sie in jedem 6. Fall beobachteten, möglicherweise noch häufiger sein. Diese Fälle suchen gewöhnlich nicht die großen Kliniken auf, sondern werden schon an der Peripherie operiert. Am Darm sind die Symptome zuweilen sehr wenig auffällig. Es ist wichtig, daß der Chirurg in allen Fällen von Perforation des Dünndarms nicht einfach die Übernähung vornimmt, sondern Material zur histologischen Sicherstellung der Ätiologie entnimmt. Bei operativen Eingriffen finden sich gedeckte Perforationen in etwa einem Drittel der Fälle mit lokaler Peritonitis oder Abscedierung verbunden.

Das dritte akute Geschehen ist die *Darmblutung*. Sie ist als Melaena nicht häufig. Rankin und Newell fanden sie beispielsweise 3mal bei 18 Geschwülsten, Faulkner in 2 von 33 Sarkomen. Viel häufiger ist die okkulte Blutung. Allen konnte sie bei malignen Lymphomen in etwa 50% der Fälle feststellen. Bei Carcinomen liegt der Prozentsatz noch etwas höher. Es ist bemerkenswert, daß ungefähr die Hälfte der Dünndarmgeschwülste keine okkulte Blutung aufweist. *Anämie* ist aber, sowohl bei Carcinomen als auch Sarkomen, ein sehr häufiges Symptom. Die Mehrzahl aller Fälle zeigt Allgemeinerscheinungen, wie Ermüdbarkeit, Appetitlosigkeit, allgemeine Schwäche und Gewichtsverlust. Diese Erscheinungen können sogar vorliegen ohne anderweitige Hinweise auf einen Darmtumor.

Die meisten Fälle zeigen *Stenoseerscheinungen* in Form von kolikartigen Schmerzen, wobei es typisch sein soll, daß sie durch Nahrungsaufnahme verstärkt werden. Charakteristisch ist nach Faulkner und Dockerty die Angabe des Patienten, daß er sich wohl fühle, wenn er nur nicht essen müsse. Nausea findet sich nach denselben Autoren in 55% aller Fälle. Manchmal bestehen abdominelle Schmerzen ohne eigentlich kolikartigen Charakter. Bei Duodenaltumoren treten Erscheinungen der hochsitzenden Passagebehinderung auf und oft Symptome von seiten der Gallenwege, entsprechend dem häufigsten Sitz im Bereich der Papilla Vateri. *Obstipation* wird in einem Drittel bis zur Hälfte der Fälle festgestellt. Gelegentlich manifestiert sich der Dünndarmtumor durch unbeeinflußbare Durchfälle, durch übelriechende Stuhlentleerungen und abnorme Gasproduktion. *Aufstoßen*, z.T. als Darmgase, ist weniger häufig.

Ein *palpabler Tumor* ist bei Carcinomen in gut der Hälfte der Fälle, bei Sarkomen etwas seltener zu tasten. Der Tumor soll besonders oft palpabel sein beim Sitz im Ileum. *Fieber* ist nicht selten, meist verbunden mit anderen Erscheinungen. Auffallenderweise erzeugt aber gerade der M. Hodgkin keine Temperaturerhöhungen. In keinem Fall hatten Temperaturerhöhungen den Charakter des Ebstein-Fiebers.

Ausnahmsweise beginnt der Dünndarmtumor ohne lokale Erscheinungen mit Fernmetastasen in den Lungen oder einmal mit einer Hirnmetastase (Dundon).

Die *Metastasierungshäufigkeit* ist bei allen Dünndarmtumoren hoch. Shallow fand bei 38 Dünndarmtumoren 31mal Metastasen. Auch nach Drope sind die benachbarten Lymphdrüsen fast regelmäßig betroffen. Bei Carcinomen stellten Bridge u. Mitarb. in 70% Metastasen fest. Über eine Metastase im Dünndarm bei primärem Magensarkom berichtet Kaufmann. Nach Ullman und Abeshouse fanden sich bei Sarkomen in mehr als 50% Metastasen bei der Operation.

Usher und Dixon stellten bei Lymphosarkomen in 68% Metastasen fest. Nach Faulkner finden sie sich bei Reticulosarkomen in 75%, bei kleinzelligen Lymphosarkomen in 36%. Marcuse und Stout stellten bei 13 Lymphosarkomen 8mal regionäre Metastasen fest. Geringer ist die Metastasierungstendenz bei Leiomyosarkomen. Bei 39 operierten Fällen von Starr und Dockerty fanden sich 9mal histologisch Metastasen, nämlich 4 in der Leber und 3 im Peritoneum, 2 im Omentum und 3 im Mesenterium. In den Drüsen wurden nie Metastasen festgestellt. Schwartz u. Mitarb. berichten über ein Leiomyosarkom des Duodenums mit Metastasen in den regionären Drüsen. Nach Dundon machten 2 Leiomyosarkome Metastasen in mesenterialen Drüsen und im Peritoneum.

Chanoine fand bei seinen 256 Carcinomen in 47% mesenteriale Metastasen, 8mal retroperitoneal und 10 im Ganglion de Troisier. 20mal (8%) lagen Lebermetastasen vor, 13mal peritoneale und 6mal im Colon und Pankreas. Zudem zeigte sich je ein Fall von Lungen- und Ovarialmetastasen. Über Gleichzeitigkeit verschiedener Lokalisationen finden sich keine Aussagen.

Es kann kein Zweifel darüber bestehen, daß auch das Dünndarmcarcinom ein intensiv metastasierender Tumor ist, doch sind Fernmetastasen relativ selten.

Bei den Carcinoiden sind die Angaben über Metastasierung spärlicher. Nach DOCKERTY und ASHBURN metastasierten 43%, nach CHANOINE 19% in die mesenterialen Drüsen, 10% in die Leber, 7% ins Peritoneum und 3% in die Lungen.

Multiplizität ist bei den Carcinomen relativ selten. WEBER und KIRKLIN fanden bei 80 Adenocarcinomen 4 multiple. Im Material der Mayo-Klinik lagen nie 2 Tumoren gleichzeitig vor. Bei den Sarkomen kommen gelegentlich 2 Tumoren vor (DUNDON). Duplizität scheint bei den Sarkomen des Dünndarms seltener zu sein als bei den Magensarkomen. CHANOINE fand sie bei den Lymphosarkomen allerdings in 21% der Fälle. Bei den Carcinoiden kommt nach DOCKERTY und ASHBURN Multiplizität in 25% der Fälle vor. Von anderen Autoren wird sie gar nicht erwähnt.

1. Die Röntgenuntersuchung des Dünndarms

Die Röntgenuntersuchung ist ohne Zweifel das aufschlußreichste Verfahren, um die oft schwierige Diagnose eines Neoplasmas des Dünndarms stellen zu können.

Bei *akuter Erkrankung* lassen sich, sofern eine Röntgenuntersuchung überhaupt notwendig ist, durch eine gewöhnliche Leeraufnahme im Stehen Ileus und Perforation leicht erkennen. Der Vollständigkeit halber sei erwähnt, daß bei Perforation selten einmal Gas unter dem Zwerchfell fehlen kann. Bei Verschlußsymptomen, die auf ein Hindernis im Duodenum oder obersten Jejunum hinweisen, sollte — wenn die chirurgische Intervention nicht dringlich ist — die Untersuchung nicht mit Barium, sondern mit einem durchsichtigen Kontrastmittel, wie etwa Gastrografin, vorgenommen werden. Dieses Vorgehen erschwert eine nachfolgende chirurgische Maßnahme nicht. Bei *akuten, bedrohlichen Blutungen* ist es heute unumgänglich, mittels Arteriographie die Lokalisation der Blutungsquelle zu suchen. Meistens ist das mit erheblicher Treffsicherheit und nur geringer Belastung des Kranken möglich. Dabei lassen sich, bei Berücksichtigung des Gefäßverlaufs, in der Umgebung der Blutungsquelle Aussagen über die Natur des Prozesses machen.

Bei *subakuten und chronischen Symptomen*, die an das Vorliegen eines Dünndarmtumors denken lassen, wird eine fraktionierte Dünndarmuntersuchung mit Barium vorgenommen, wie sie PANSDORF vorgeschlagen hat oder mit Modifikationen von WELTZ und GOLDEN. Die Untersuchungsmethoden sind von PRÉVÔT in Band XI/2 besprochen. CHERIGIÉ empfiehlt, in stündlichen, bei suspektem Befund in halbstündigen Intervallen Aufnahmen mit ergänzender Durchleuchtung zu machen. Auch die zusätzliche Kontrastdarstellung mit der Miller-Abbot-Sonde wurde mehrfach empfohlen (DUNDON u.a.m.). Wesentlich ist die Beherrschung einer der erwähnten Methoden.

Bei den Carcinomen ist die Treffsicherheit gut. Nach PRIDGEN wurde bei 19 Untersuchungen nur einmal kein Befund erhoben. Das typische Bild ist die zirkuläre Einengung des Lumens (Abb. 27). Auch polypöse und ulcerative Bilder können durch ein *Carcinom* hervorgerufen werden. Die zuführende Schlinge ist in der Regel dilatiert. Vielgestaltig und oft wenig sicher sind die Befunde beim *malignen Lymphom*. Nach FAULKNER konnte in zwei Dritteln der Fälle mit der einfachen Magen-Darm-Passage ein gesicherter pathologischer Befund erhoben werden. Es darf angenommen werden, daß mit den neuen Techniken die Diagnose einer organischen Veränderung noch häufiger gestellt werden kann. Bei den malignen Lymphomen finden sich infiltrative, polypöse und ulceröse Formationen, wobei ziemlich häufig ein zentraler Zerfall zu einer Verbreiterung des Lumens (Abb. 28) über dem Querschnitt des normalen Darmrohrs führt. Man erhält den Eindruck eines abscedierenden Prozesses. Dieses Bild gilt als röntgenpathognomonisch

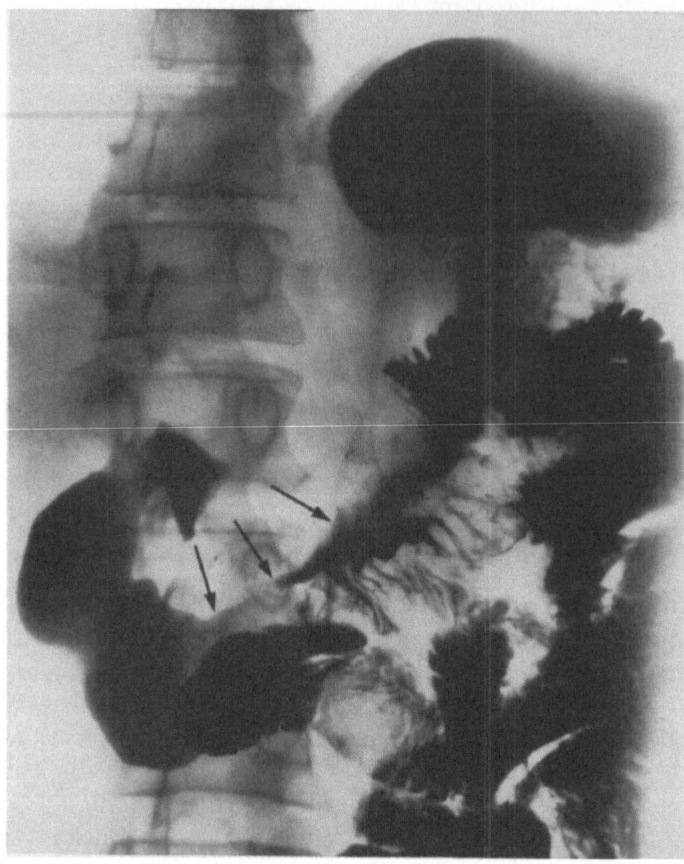

Abb. 27. Stenosierender Dünndarmtumor caudal der Flexura duodeni jejunalis mit Metastasen im Mesenterium, paraaortal, im großen Netz und in der Leber bei 43jährigem Mann. Adenocarcinom im Bereich der Flexura duodeni jejunalis. Umschriebene, wellig begrenzte Stenose. Bei Probelaparotomie, trotz erst 6wöchiger Anamnese, Lebermetastasen. Das Bild zeigt den Status nach Gastroenterostomie

für ein malignes Lymphom, soll nach CHANOINE aber ausnahmsweise auch bei einem Leiomyosarkom vorkommen. Daneben gibt es Bilder der Intususception, die sowohl beim Carcinom als auch beim Sarkom vorkommen können, jedoch weniger als in 10% der Fälle beobachtet werden, am häufigsten noch bei Tumoren im untersten Ileum. Andererseits gibt es bei malignen Lymphomen Erscheinungsformen, wie sie bei den epithelialen Tumoren bereits beschrieben wurden. Sie gestatten keinerlei Differenzierung. Beim *Leiomyosarkom* findet sich an den Konturen des Darmlumens eine relativ umschriebene Infiltration, wie sie bei Carcinomen und auch malignen Lymphomen vorkommen kann. Die in der Regel große Tumormasse kontrastiert zu den oft diskreten röntgenologisch faßbaren Veränderungen an der Darmwand. Bei den *lokalisierten Hodgkinprozessen* des Dünndarms überwiegen nach PORTMANN die infiltrativen Formen, die aussehen wie bei einem epithelialen Vorgang. Daneben gibt es, in ähnlicher Häufigkeit wie beim Hodgkin des Magens, ulceröse und polypoide Formen.

Bei jedem Dünndarmtumor, besonders bei den malignen Lymphomen, gibt es uncharakteristische Bilder, wie man sie bei funktioneller Störung und entzündlichen Veränderungen der Darmwand kennt, ohne daß es gelingt, einen lokalen Tumor darzustellen.

Gesamthaft betrachtet, läßt die Kontrastmitteluntersuchung des Dünndarms, die bei klinischem Verdacht auf ein Dünndarmcarcinom mit besonderer Sorgfalt vorzunehmen ist, in hohem Prozentsatz einen lokalen Prozeß feststellen. Sie erlaubt z.T. schon eine sichere Diagnose, häufig aber nur die Aussage über ein lokales Geschehen, bei dem ein

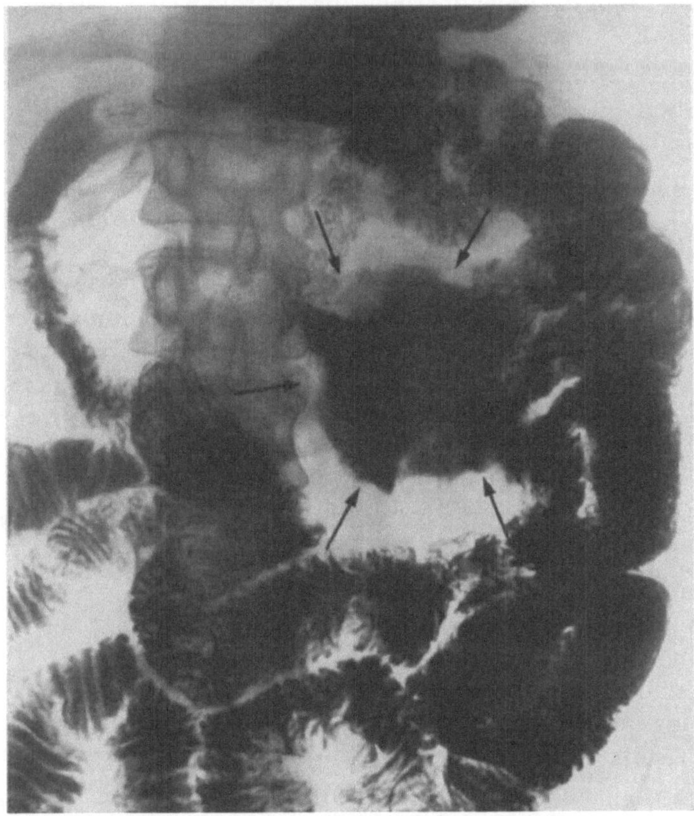

Abb. 28. Rund- bis polymorphzelliges Sarkom am oberen Jejunum. Die Breite des zerfallenden Ulcus ist typischerweise größer als diejenige der anschließenden, nicht betroffenen Dünndarmlumina. Im Operationspräparat fanden sich 2 voneinander getrennte Dünndarmtumoren, von denen nur der größere im Röntgenbild sichtbar ist

maligner Prozeß ätiologisch im Vordergrund steht. Die lokale Enteritis und eine Tuberkulose im unteren Dünndarmabschnitt können gelegentlich Bilder von Dünndarmneoplasien vortäuschen. Bei zweifelhaftem Befund oder wenn kein lokalisierter Prozeß dargestellt werden kann, ist heute bei klinischem Verdacht auf ein Dünndarmneoplasma die arteriographische Darstellung der mesenterialen Gefäße unumgänglich. Ohne Zweifel könnte die Frühdiagnose der neoplastischen Prozesse im Dünndarm eine erhebliche Förderung erfahren, wenn die klinische Symptomatologie den Ärzten besser bekannt wäre und die modernen Methoden der Röntgendiagnostik sinngemäß eingesetzt würden. Es ist auch wahrscheinlich, daß die Isotopenuntersuchung, besonders mit Gallium, einen positiven Beitrag zur Früherkennung der Dünndarmtumoren leisten kann.

2. Behandlung und Ergebnisse

Die Behandlung von Dünndarmgeschwülsten kann primär kaum eine andere als eine chirurgische sein, weil in vielen Fällen als erste Forderung die anatomische und histologische Klarstellung der Erkrankung im Vordergrund steht. Zudem wird vielfach die Intervention wegen mechanischer Störung der Darmfunktion notwendig. Ausnahmsweise wird man der Empfehlung von Chont folgen und eine probatorische Bestrahlung, die er Radiation Biopsy nennt, vornehmen mit einer einmaligen Dosis von 200 R. Tritt nach 72 Std eine deutliche Rückbildung ein, ist ein Lymphosarkom sehr wahrscheinlich, so daß anschließend die alleinige Strahlenbehandlung erwogen werden darf. Wenn man bei Verdacht auf Lymphosarkom von einer Operation absehen will, kann man versuchen, durch

Nadelbiopsie unter Laparoskopiekontrolle die histologische Diagnose doch noch zu sichern.

Die Behandlungsergebnisse sind abhängig von der Histologie, von Sitz und Ausdehnung der Tumoren und sicherlich auch von der Behandlungsart.

Über die *Leiomyosarkome* als häufigsten Vertreter der Bindegewebsreihe orientiert uns die Untersuchung der Mayo-Klinik über Therapie und Prognose. Anscheinend verhalten sich auch die *Spindelzellsarkome* ähnlich. Starr und Dockerty (1955) berichten über 41 maligne Tumoren während einer Beobachtungszeit von 40 Jahren. 6 waren mit einem Meckelschen Divertikel verbunden. 28 der malignen Geschwülste liegen mehr als 5 Jahre zurück. Zweimal konnte nur eine Biopsie vorgenommen werden. 26 Tumoren wurden radikal operiert. 13 Patienten lebten länger als 5 Jahre symptomfrei, doch rezidivierten 3 später. Die Überlebenden wiesen, mit einer Ausnahme, nur geringe Zeichen von Malignität auf (*Broders*, Grad I). Die Kranken mit weniger differenzierten Tumoren erlagen alle ihrem Leiden. Bestrahlt wurden nur 10 Patienten, ohne nachweisbaren Effekt. Es fehlen Angaben über Dosierung und Indikation. Wird erst bei Rezidiv oder inoperablen Fällen bestrahlt, ist ein Erfolg kaum zu erwarten, weil die Geschwülste höhere Dosen benötigen, bis sie reagieren.

Chanoine hat in seiner Literatursammlung (Tabelle 6) bei 49 Fällen von fusiformen Sarkomen, die offenbar Leiomyosarkome mit enthalten, 7mal eine 5-Jahres-Heilung festgestellt, also eine Quote von 16% errechnet. Trotz der allgemein als günstig angesehenen Prognose ist demnach die Rezidivwahrscheinlichkeit auch bei dieser Tumorform sehr hoch. Erfahrungsgemäß metastasiert sie in die Leber nur in einem bescheidenen Prozentsatz, andererseits treten Fernmetastasen sehr selten auf. In der Literatur haben wir nur eine weitere Angabe über Bestrahlungsresultate bei dieser Tumorgruppe gefunden. Chont berichtet über einen Fall, bei dem die Inoperabilität durch Probelaparotomie mit Biopsie sichergestellt wurde. Bestrahlt wurde von 4 Feldern mit 600 R, offenbar Oberflächendosis, mit späterem Zusatz. Der Tumor bildete sich vollständig zurück, rezidivierte aber später mit letalem Ausgang 2 Jahre nach Behandlungsbeginn. Dieser Fall hat also mit einer bescheidenen Dosis zu einer guten Rückbildung und einem palliativen Effekt geführt. Aus Analogie zu den übrigen Weichteilsarkomen glauben wir, daß man bei den heutigen Möglichkeiten der Strahlentherapie in unreifen Formen von Leiomyosarkom einen Bestrahlungsversuch als postoperative Behandlung unbedingt machen soll. Bei inoperablen oder an der Grenze der Operabilität stehenden Tumoren sollte eine Vorbestrahlung mit anschließender Operation aussichtsreicher sein als die Operation mit unvollständiger Entfernung der Geschwulst, selbst wenn man die Nachbestrahlung anschließt. Die Hochvoltstrahlung erlaubt heute, bei nicht zu stark reduziertem Allgemeinstatus, eine tumorwirksame Dosis zu verabreichen. Wahrscheinlich sind Elektronen wirksamer als Photonen.

Bei den *malignen Lymphomen*, Lympho- und Reticulosarkomen sind die Resultate deutlich besser, aber noch keineswegs befriedigend. Ullmann und Abeshouse konnten schon 1932 in einem Bericht über 126 Lymphosarkome des Dünn- und Dickdarms, die auch Reticulosarkome enthalten, 12 Fälle finden, die länger als 5 Jahre symptomfrei waren. Es erfolgte allerdings keine getrennte Wiedergabe der Heilungen bei den Dickdarm- und Dünndarmgeschwülsten, die im Verhältnis von 1:2 beobachtet wurden. Die Heilungen wurden durch Operation erzielt. In einzelnen Fällen wurde nachbestrahlt. Die Autoren empfehlen Operation und Nachbestrahlung in allen Fällen. Marcuse und Stout (1950) ergänzten obige Statistik bis 1948. Bei 150 Fällen mit genügend Angaben zur Beurteilung und 13 eigenen Patienten fanden sie 20 Fälle, die nach 5 Jahren symptomfrei lebten. Die meisten Heilungen wurden allein durch Resektion (13:54 Fälle) erzielt. Etwas niedriger war die Zahl bei Röntgenbestrahlung und Operation (5:29) und immerhin 2 von 26 bei alleiniger Röntgenbestrahlung, obwohl ihre Prognose am weitaus schlechtesten war.

Faulkner, Allen u.a. berichten ebenfalls über Heilungsziffern bei kleinerem Zahlenmaterial, die um 20% der operierten Fälle liegen. Häufig, aber nicht immer, wurde die Nachbestrahlung angeschlossen. Sie wird von den meisten Autoren als empfehlenswert oder notwendig bezeichnet. Die Nachbestrahlungsdosen können meistens nur geschätzt werden, weil — wenn überhaupt eine Angabe gemacht wird — es sich in der Regel nur um Oberflächendosen handelt. Die Herddosen liegen schätzungsweise zwischen 1500 und 2000 R. Die Fälle mit alleiniger Bestrahlung waren vorher nur einem palliativen Eingriff oder einer Probelaparotomie mit Biopsie unterzogen worden. Trotzdem liegen einige bemerkenswerte Ergebnisse vor. Der erste Bericht stammt von Chont (1941). Er bestrahlte ein großzelliges Lymphoblastom, das durch Probelaparotomie als inoperabel erklärt worden war, mit 1400 R Oberflächendosis von vorn und hinten. Der Tumor verschwand vollständig. Er rezidivierte nach $2^1/_2$ Jahren, bildete sich wieder zurück, führte aber später zum letalen Ausgang. Deeb und Stilson berichten über 4 Fälle von Dünndarmsarkomen, von denen 2 nach alleiniger Bestrahlung 7 Jahre symptomfrei überlebten. Die applizierten Dosen waren klein. Ein Fall machte bemerkenswerterweise 8 Jahre später eine Knochenmetastase, die histologisch sichergestellt wurde und nach einer etwas höheren Dosis (2800 R) im Zeitpunkt der Publikation seit 1 Jahr symptomfrei war. Present (1939) macht auf den palliativen Effekt der Bestrahlung aufmerksam. Bei einem sich im Duodenum über einen großen Bezirk erstreckenden Infiltrat ergab die Biopsie ein Lymphosarkom vom großfollikulären Typ. Nach Röntgenbestrahlung mit 200 kV und einer geschätzten Herddosis von knapp 1500 R kam es zur weitgehenden Besserung. Nach 1 Jahr trat ein Rezidiv auf, das wiederum verschwand. Im Zeitpunkt der Publikation, $^1/_2$ Jahr später, lebte der Patient symptomfrei. Rowe und Neely schildern einen Fall von Lymphosarkom des Ileums, der nur biopsiert werden konnte. Nach Bestrahlung (keine Dosisangabe) trat eine rasche Besserung ein. Nach 1 Jahr und 10 Monaten rezidivierte der Tumor. Nach einer zweiten Bestrahlung kam es zu neuerlicher Symptomfreiheit, die im Zeitpunkt der Publikation, $2^1/_2$ Jahre später, noch andauerte. Bemerkenswert ist schließlich ein Fall von Swain. Bei einem 5jährigen Knaben wurde wegen inoperablem Tumor nur eine Ileostomie vorgenommen. Nach Bestrahlung (keine Dosisangabe) lebte das Kind mehr als 9 Jahre symptomfrei. Früher glaubte man, daß die Prognose bei Lymphosarkomen der Kinder schlechter sei als bei Erwachsenen. Die erste Heilung wurde von Charache erzielt, der bei einem 7jährigen Knaben nach Operation und Bestrahlung über Symptomfreiheit nach 9 Jahren berichtete. In der Mitteilung von Marcuse und Stout finden sich 3 Kinder, die länger als 5 Jahre lebten. Gleichsinnig sind auch die Beobachtungen von Ennuyer und Bataini. Bei einem 4jährigen Mädchen mit Lymphosarkom des Ileocoecums mit Adenopathie wurde eine rechtsseitige Colektomie vorgenommen und nachbestrahlt (180 kV, 1 mm Cu). In 25 Tagen wurde eine Dosis von 1800 R verabreicht. Die Heilung hielt über 9 Jahre an. Die gleichen Autoren erzielten bei einem Lymphosarkom des Dünndarms, bei dem nach Resektion zahlreiche mesenteriale Drüsen befallen waren, mit Nachbestrahlung über das ganze Abdomen (4 Felder in 60 Tagen, 3200 R) eine Heilung, die 11 Jahre nach Behandlungsabschluß andauerte. Über eine zweite Heilung können sie bei einem mesenterialen Lymphosarkom berichten, das inoperabel war und nur durch Biopsie sichergestellt wurde. Mit gleicher Bestrahlungstechnik lebt der Patient 11 Jahre symptomfrei. Ihre Bestrahlungstechnik und Dosierung (Abb. 29), die die wahrscheinliche Ausdehnung und die individuelle Ansprechbarkeit berücksichtigt, erachten wir als vorbildlich. Zu bemerkenswerten Ergebnissen gelangten Jenkin, Sonley, Stephens u. Mitarb. bei kindlichen Lymphomen. Während anfänglich bei lokaler Bestrahlung mit 2000—3000 rad die Ergebnisse bescheiden waren, trat mit dem Übergang zu Nachbestrahlung des ganzen Abdomens mit 2500 rad in 4 Wochen mit partieller Schonung der Nieren eine starke Verbesserung der Ergebnisse auf. Im allgemeinen wird die Meinung vertreten, daß die Reticulosarkome resistenter seien als die eigentlichen Lymphosarkome. Betrachten wir die Dosierung, die bei der Nachbestrahlung und auch bei alleiniger Strahlenbehandlung der Lymphosarkome verabfolgt wurde, so

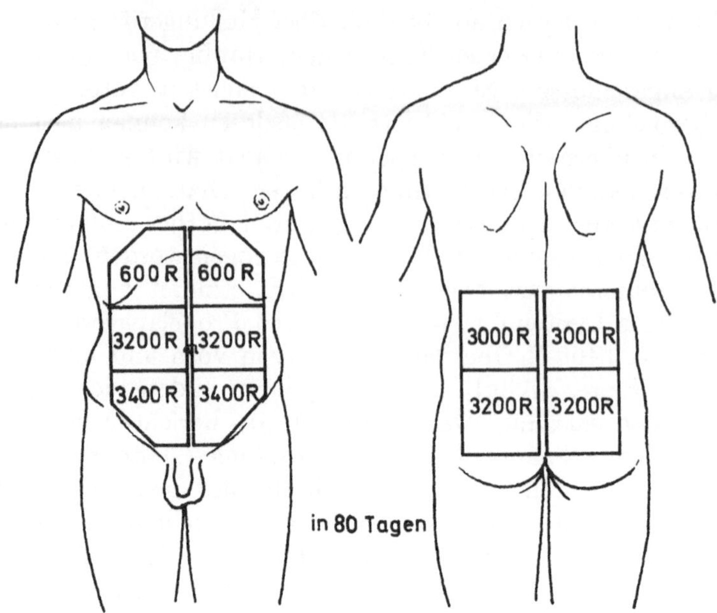

Abb. 29. Bestrahlungsanordnung bei einem inoperablen, mesenterialen Reticulolymphosarkom mit Heilung seit 11 Jahren. (Nach ENNUYER und BATAINI)

finden wir, daß die Dosen im allgemeinen sehr niedrig waren. Dies hat jedenfalls seinen Grund in der schlechten Verträglichkeit der Bestrahlung mit konventioneller Methode, die in den meisten Fällen angewandt wurde. Es ist deswegen nicht verwunderlich, daß sich auch Mitteilungen finden, die der Bestrahlung keine Bedeutung zumessen. So berichtet VUORI über geringe Effekte der Bestrahlung, doch wurde diese — wie so oft — bei prognostisch ungünstigen Fällen angewandt und dabei ähnliche Ergebnisse erzielt wie bei allein operierten Fällen. Angaben über Dosis und Methodik fehlen.

Wir glauben, daß bei Applikation höherer Dosen, in der Größenordnung von 3000 R und bei guter Verträglichkeit noch höher mit Hochvoltstrahlung und bei besserer Berücksichtigung des regionären Gebiets mit Bestrahlung großer Abdominalpartien, unter Umständen des ganzen Abdomens, die Heilungsaussichten bei Lymphosarkomen erheblich gesteigert werden könnten. Im Bestrahlungsplan muß dafür gesorgt werden, daß die Nierendosis 2000 R nicht übersteigt.

Über Behandlungsergebnisse bei *M. Hodgkin* finden sich nur wenige Berichte. PORTMANN (1954) erwähnt in seiner Literaturübersicht, daß die Prognose sehr schlecht sei. 40% waren von Anfang an unheilbar. Von den übrigen starb die Hälfte im Anschluß an die Operation. Doch seien mehrere Fälle mit längerer Überlebensdauer bekannt. Der Autor berichtet über einen Fall von Hodgkin des Jejunums, der nach Operation und Bestrahlung 2 Jahre symptomfrei war. Mehrfach erwähnt wird der Fall von BIEBL (1926). Ein mit der Blase verwachsener Hodgkin blieb nach Dünndarm-Blasen-Resektion $5^1/_2$ Jahre symptomfrei, machte dann im Jejunum eine Perforation, bei der histologisch wieder Hodgkin festgestellt wurde. Zur Zeit der Publikation, kurz nach der Operation, war der Patient wieder symptomfrei.

Nach der heutigen Auffassung wird man bei M. Hodgkin im Darm, der in der Regel erst postoperativ diagnostiziert werden kann, unbedingt die klassische Strahlentherapie des regionären mit Einschluß des paraaortalen Gebiets wählen. Ist der Allgemeinstatus schlecht, kann u.U. zunächst die Chemotherapie die Zeit bis zur Erholung überbrücken helfen.

Bei *Jejunum- und Ileumcarcinomen* haben PRIDGEN und DOCKERTY (1950) in einem Bericht aus der Mayo-Klinik bei weitem die besten Ergebnisse zu verzeichnen. Sie beobachteten während über 40 Jahre 63 Fälle. 70% der Patienten konnten einer radikalen chirurgischen Behandlung unterzogen werden. 8 von 32 Carcinomen des Jejunums, 3 von 17 Ileumkrebsen überlebten die 5-Jahres-Periode. Dies entspricht einer 5-Jahres-Heilungsziffer des gesamten Materials von 22,5%, wobei eine Steigerung durchaus möglich ist, da in den letzten Jahren die operative Mortalität auf wenige Prozent gesenkt werden konnte. Andererseits ist zu berücksichtigen, daß dieses Material eine erhebliche Präselektion aufweist. CHANOINE kommt in seiner Sammelstatistik über Jejunum- und Ileumtumoren zum Schluß, daß 25% zu Beginn als inkurabel betrachtet werden müssen. Bei Carcinomen, die einer ausgedehnten Resektion unterzogen werden konnten, findet sich eine Heilungsziffer von 8,2% (Tabelle 6). Bezogen auf das Gesamtmaterial entspricht das einer 5-Jahres-Heilungsziffer von 6,1%. Selbst diese Zahl dürfte zu hoch sein, wenn man sich auf sämtliche Dünndarmcarcinome bezieht. Überträgt man die Überlegungen von GUISS vom Magen auf den Dünndarm, so kommt man auf eine ähnliche Heilungsquote wie beim Magencarcinom. In diesem Sinn sprechen auch die Berichte von DUNDON: Bei 12 Carcinomen und 2 Carcinoiden konnte keine Heilung erzielt werden. DIXON u. Mitarb. sahen bei 37 Fällen nur eine Heilung über 6 Jahre.

Noch viel ungünstiger sind die Ergebnisse bei *Duodenalcarcinomen.* BERGER und KOPPELMAN (1942) haben 386 Fälle aus der Literatur zusammengestellt mit nur 4 Heilungen von länger als 5 Jahre. Sie entfallen alle auf peripapilläre Carcinome, während bei den supra- und infrapapillären keine 5-Jahres-Heilungen bekannt waren. Dies ist um so bedauerlicher, als diese Carcinome — mit Ausnahme der suprapapillären — eine niedrige Metastasierungsziffer haben. Nach Angaben dieser Autoren liegt sie zwischen 20 und 33%. Vermutlich wegen der frühzeitig auftretenden klinischen Störungen können die Tumoren früher erfaßt werden als Carcinome mit anderer Lokalisation. Nur WERNER u. Mitarb. (1962) erzielten bei resezierbaren periampullären Carcinomen eine 5-Jahres-Heilungsziffer von 37,5%. Wenn auch die Ergebnisse mit den neuen Techniken bessere sind, bleiben sie gesamthaft niedrig.

Die *Bestrahlung der Duodenaltumoren* konnte wegen schlechter Verträglichkeit mit konventioneller Methode nur ausnahmsweise versucht werden. In der Regel mußte bei ungenügender Dosis abgebrochen werden. In Anbetracht der Histologie, die keine günstigen Effekte erwarten ließ, wurde in den meisten Fällen die Strahlenbehandlung nicht einmal diskutiert. In der neueren Literatur findet sich nur ein Fall, der die Hoffnung nährt, eine Heilungssteigerung erzielen zu können. Er stammt von BURNS und SHIELDS (1963) und soll eingehender besprochen werden. Bei einem durch Probelaparotomie als inoperabel erwiesenen papillären Adenocarcinom des Duodenums wurde eine GE angelegt und eine Bestrahlung mit 4360 R in 49 Tagen angeschlossen. 40 Tage später zeigte sich bei der Relaparotomie, daß der ursprünglich 10 cm messende Tumor auf 4 cm geschrumpft war und reseziert werden konnte. 5 Monate später lebte der Patient ohne Zeichen für Rezidiv. Wenn auch in keiner Weise von einer Heilung gesprochen werden kann und einzuwenden wäre, daß die Ausschaltungsoperation für die Rückbildung eines Tumors mitverantwortlich sein kann, so ist doch festzustellen, daß die Rückbildung im Anschluß an die Bestrahlung der allgemeinen Erfahrung entspricht: Mit der Hochvolttherapie können Dosen verabreicht werden, die im Sinn der Vorbestrahlung zu erheblicher Tumorschrumpfung und zur Herabsetzung der Metastasierungswahrscheinlichkeit führen können.

Bei den *Carcinoiden* sind die Aussichten nach einer Zusammenstellung von CHANOINE (Tabelle 6) nur geringgradig besser. Es ist indessen sehr wohl möglich, daß die eher günstigeren Resultate durch unterschiedliche Interpretation der Natur des Tumors zustande kommen. Über strahlentherapeutische Erfahrungen liegen keine Berichte vor. Bei zwei eigenen Fällen, die eine weitgehende Metastasierung aufwiesen, mußte die Hochvolttherapie vorzeitig abgebrochen werden. Eine Beeinflussung des Prozesses auch im palliativen Sinn war nicht möglich.

Die Strahlentherapie der Dünndarmtumoren ist bisher sicherlich zu wenig systematisch in Betracht gezogen worden und sollte mit den heutigen Möglichkeiten der Hochvolt-

Tabelle 6. *Literatursammlung von Behandlungsergebnissen bei Dünndarmtumoren (Jejunum und Ileum), die einer kurativen Therapie unterzogen wurden.* (Nach CHANOINE, 1955)

Tumortyp	Art der Behandlung	Total der behandelten Fälle	Zahl der mitgeteilten Resultate	Todesfälle			Wohlbefinden während		
				während des ersten Jahres	später, an Rezidiven	Total	weniger als 2 Jahren	2—5 Jahren	mehr als 5 Jahren
Carcinome	Chirurgie	210	170	98 (57 %)	16	114 (63 %)	33	9	14 (8,2 %)
Carcinoide	Chirurgie	128	76	17 (22 %)	8	25 (34,1 %)	25	17	9 (13,7 %)
Spindelzellige Sarkome	Chirurgie	55	49	23 (47 %)	6	29 (60 %)	11	2	7 (16,3 %)
Lymphosarkome	Chirurgie	163	132	91 (69 %)	8	99 (72,1 %)	19	2	13 (9,2 %)
Lymphosarkome	Röntgenstrahlen oder Radium	48	35	20 (60 %)	7	27 (85,5 %)	4	0	2 (6 %)
Lymphosarkome	Chirurgie und Röntgenstrahlen oder Radium	20	15	4 (26 %)	1	5 (33 %)	4	3	3 (20 %)

therapie einen nützlichen Beitrag zur Steigerung der Heilungsaussichten leisten können. Indikation und Art der Behandlung sind von Histologie und Ausdehnung der Läsion abhängig. Bei den *malignen Lymphomen*, Lympho- und retikulären Sarkomen ist Bestrahlung auch nach anscheinend radikaler Operation strikte angezeigt; bei inoperablen und nur partiell entfernten Tumoren bietet die Bestrahlung eine nicht unbeträchtliche Heilungsaussicht. Es muß das ganze Abdomen bestrahlt werden, wobei Dosen von mindestens 3000 R anzustreben sind. Beim seltenen Morbus Hodgkin sind die bei dieser Läsion bekannten Prinzipien anzuwenden. Bei *Leiomyo-* und *Spindelzellsarkomen* scheint bei undifferenzierten Tumoren eine Nachbestrahlung angezeigt zu sein. Bei inoperablen Tumoren bietet wahrscheinlich die Vorbestarhlung bessere Aussicht als die partielle Entfernung mit Nachbestrahlung. Bei den *Carcinomen* erscheint uns die lokale Nachbestrahlung mit Einschluß des regionären Drüsengebiets angezeigt; bei Inoperabilität ist die Vorbestrahlung in Erwägung zu ziehen, von der man besonders bei den Duodenalcarcinomen eine Leistungssteigerung erwarten kann. Die *Carcinoide* sind wahrscheinlich strahlenresistent. Ein Bestrahlungsversuch kann nur bei inoperablen aber noch lokalisierten Tumoren empfohlen werden.

III. Tumoren des Dickdarms

Die Tumoren des Dickdarms nehmen, im Gegensatz zur Abnahme bei den Magencarcinomen, in den meisten Ländern an Häufigkeit zu und haben die Magengeschwülste an mehreren Orten bereits überholt (S. 546). Dies sollte ein zusätzlicher Anlaß sein sich zu überlegen, ob von radiologischer Seite aus ein Beitrag zur Verbesserung der Behandlungsergebnisse geleistet werden kann. Die folgenden Ausführungen befassen sich nur mit den eigentlichen Colontumoren, ohne das Rectum. Es werden im wesentlichen nur Gesichtspunkte berücksichtigt, die für die Radiologie von Bedeutung sein können.

Die große Mehrzahl der Colontumoren sind epithelialen Ursprungs, doch verdienen die seltenen Sarkome, besonders wegen ihrer Strahlensensibilität, besondere Beachtung.

1. Die Sarkome des Dickdarms

Bezogen auf alle Colontumoren rechnet man einheitlich mit einer Häufigkeit von 0,2—0,3 % (WINTROBE, DELAHAY, GRISWORLD, WYCHULIS). Im Vergleich zu den übrigen Magen-Darm-Sarkomen ist demnach der Dickdarm weit seltener als Jejunum und Ileum betroffen, aber doch erheblich häufiger als das Duodenum. In Anbetracht der großen Häufigkeit der Colontumoren überhaupt muß der Röntgendiagnostiker mit der Möglichkeit des Vorliegens eines Colonsarkoms rechnen. ULLMANN und ABESHOUSE fanden in ihrer Sammelstatistik auf 77 Dünndarmsarkome, von denen nur 4 im Duodenum lokalisiert waren, 32 Colonsarkome. Gewöhnlich liegen die Zahlen für Colonsarkome eher etwas niedriger. ALLEN u. Mitarb. (1954) geben bei 44 Magensarkomen und 25 Dünndarmsarkomen nur 8 Sarkome im Colon an. Dünndarmsarkome sind etwa 2—3mal häufiger als Colonsarkome.

Histologisch handelt es sich in der überwiegenden Mehrzahl der Fälle um Lympho- und Reticulosarkome. Von den 50 Colonsarkomen von WYCHULIS waren 16 Reticulosarkome, 11 lymphocytäre Sarkome, der lymphoblastische Typus lag nur einmal vor. Mischformen wurden 20mal diagnostiziert und Hodgkin 2mal. Demnach wird der Morbus Hodgkin äußerst selten isoliert im Colon vorgefunden. Auch PORTMANN fand bei seinen 200 in der Literatur gesammelten Lymphogranulomen des Magendarms nur 8 auf das Colon lokalisiert. Die übrigen Sarkome sind extrem selten. Sarkomatöse Metastasen im Colon sind noch viel seltener als die primären Sarkome. WALTHER erwähnt 2 Fälle auf insgesamt 449 Colontumoren, nämlich einen solitären Herd bei einem polymorphzelligen Schilddrüsensarkom und einen Fall mit multiplen Herden bei einem angioplastischen Sarkom der Tonsille. Bei beiden Fällen lagen ebenfalls Lungenmetastasen vor.

Die *Lokalisation* im Colon zeigt eine deutliche Bevorzugung des Coecums, wobei viele Tumoren noch auf den unteren Dünndarm übergehen. Bei einer Zusammenstellung von 3 Autoren (ALLEN, WYCHULIS, ULLMANN), die eine differenzierte Lokalisation erlauben, sind auf 90 Fälle in 63 % Coecum und Colon ascendens betroffen, wobei das Coecum am meisten befallen war. Die anderen Sarkome verteilen sich ziemlich regelmäßig auf die übrigen Colonabschnitte, nämlich 12 auf das Transversum und 10 auf die Flexura lienalis, 4 Fälle wiesen multiple Tumoren auf und 3 zeigten eine diffuse Infiltration. Das Sigma wird 8mal als Sitz angegeben. Er kann von dort auch auf das Rectum übergehen, das selbst selten isoliert von einem Sarkom befallen wird. Wenn also ein Tumor im Ileocoecum liegt, muß besonders darauf geachtet werden, ob er eventuell den Kriterien eines Sarkoms entspricht. Wie bei den übrigen Darmsarkomen ist Multiplizität ziemlich häufig. SPELLBERG nimmt auch für das Colon eine Häufigkeit von 25 % an. Der 2. Tumor kann im Ileum, im Pankreas oder gar im Magen liegen. Die Multiplizität ist immerhin so groß, daß man gezielt nach ihr suchen muß.

Die *Altersverteilung* ist ähnlich wie bei den Sarkomen des Magens und Dünndarms, indem das Durchschnittsalter etwa 10 Jahre tiefer liegt als bei den Carcinomen. Auch Jugendliche unter 10 Jahren können betroffen werden. Die späteren Altersklassen sind ziemlich gleichmäßig vertreten. Jedenfalls besteht keine Bevorzugung der höheren Altersklassen wie beim Carcinom.

Bei der *Geschlechtsverteilung* fand DELAHAY aufgrund von in der Literatur gesammelten Fällen Bevorzugung des männlichen Geschlechts von 35 zu 8 Fällen. In dem uns zugänglichen Material ist das männliche Geschlecht etwa doppelt so häufig betroffen wie das weibliche, während bei den Carcinomen die Geschlechtsverteilung sehr ähnlich ist oder an verschiedenen Orten Frauen sogar häufiger befallen werden als Männer (s. Tabelle 2).

Die *klinischen Erscheinungen* manifestieren sich nach WYCHULIS u. Mitarb. vornehmlich mit abdominellen Schmerzen, gewöhnlich über dem Tumorsitz. Ausstrahlende Schmerzen kommen beim häufigsten Sitz in der Coecalregion in die Inguina und in den Oberschenkel vor. In etwa der Hälfte der Fälle finden sich krampfartige Erscheinungen intermittierenden Charakters mit ausnahmsweise akutem Beginn wie bei einer Appendicitis, ohne daß die Appendix unbedingt selbst Sitz des Tumors zu sein braucht. Eine Passagebehinderung kommt in etwa $^1/_4$ der Fälle vor. Ein Tumor ist besonders bei coecalem Sitz häufig zu palpieren oder wird vom Patienten selbst bemerkt. Er ist gewöhnlich weniger derb als beim Carcinom und ist oft bei der ersten Feststellung schon sehr groß. Durchfälle, die jeder Therapie trotzen, werden besonders bei ausgedehnt infiltrierenden Tumoren gefunden.

Die *Röntgenuntersuchung* in Form des Holzknecht-Einlaufs, kombiniert mit dem Doppelkontrastverfahren, gestattet heute in hohem Prozentsatz den Nachweis der lokalen

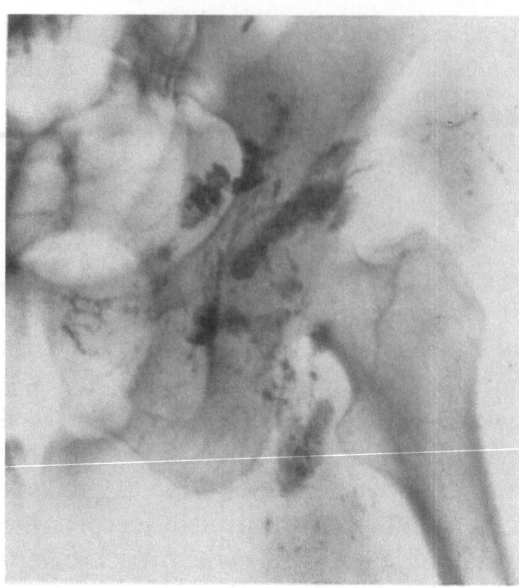

Abb. 30. Carcinom des Colon descendens: Maligne Infiltration der Iliacalregion. Vollständige Obstruktion der Lymphzirkulation. Zahlreiche Kollaterallymphgefäße im Oberschenkel und in der Bauchwand. (Aus W. A. Fuchs, Davidson und Fischer: Lymphography in cancer. Recent Results in Cancer Research 23, Springer 1969)

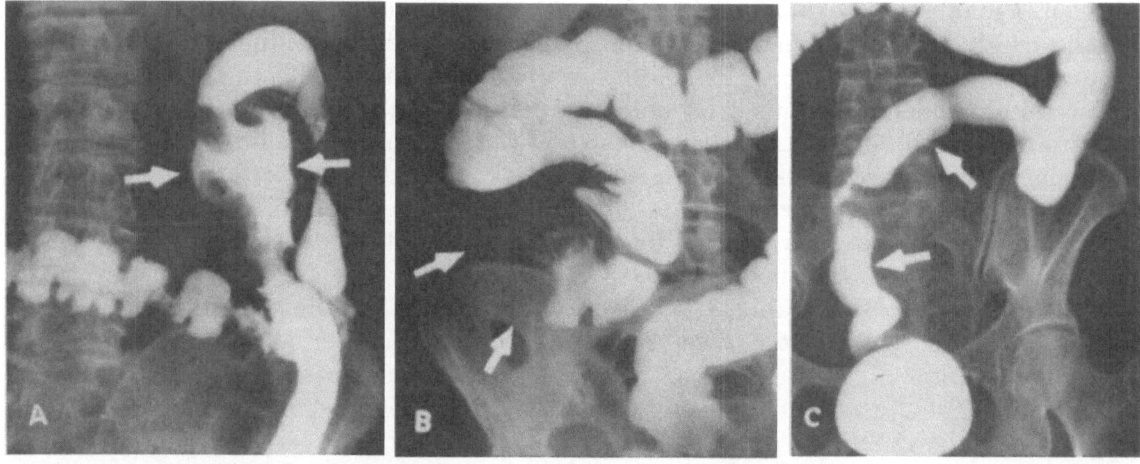

Abb. 31 A—B. Verschiedene Röntgenbilder bei lokalisierten Lymphosarkomen des Colons. A Ausgedehntes Infiltrat im Colon transversum mit der „typischen" zentralen Verbreiterung. B Füllungsdefekt im Bereich des Coecums mit großer Tumormasse, die weit über die radiologisch sichtbare Veränderung reicht. C Kurze, segmentäre Stenose mit ausgedehntem Tumor außerhalb des Colonlumens (dumbbell variety). (Nach Wolf und Marshak)

Infiltration oder eines raumfordernden Prozesses. Die Röntgenuntersuchung des Colons, die für alle Colontumoren gleich ist, erfolgt beim akuten klinischen Geschehen mit einer Leeraufnahme im Stehen. Häufig leistet der zusätzliche Einlauf bis zur Stenose den Chirurgen gute Dienste.

Bei den übrigen Fällen sind der Holzknecht-Einlauf und die Doppelkontrastuntersuchung sowohl für die Frühdiagnostik der malignen Prozesse, als auch der Vorläufer unerläßlich. Die Untersuchungsmethodik wurde von Lindblom in Bd. XI/2, S. 277—281, besprochen. Immer muß, besonders bei Sitz im Coecum, eine Untersuchung mit oraler Kontrastgabe, wie sie bei der Dünndarmuntersuchung beschrieben ist, vorgenommen werden, um die oft vorhandene Ausdehnung auf die Bauhinsche Klappe und den übrigen unteren Dünndarm nachzuweisen und um eine eventuelle Zweitlokalisation, die gezielt

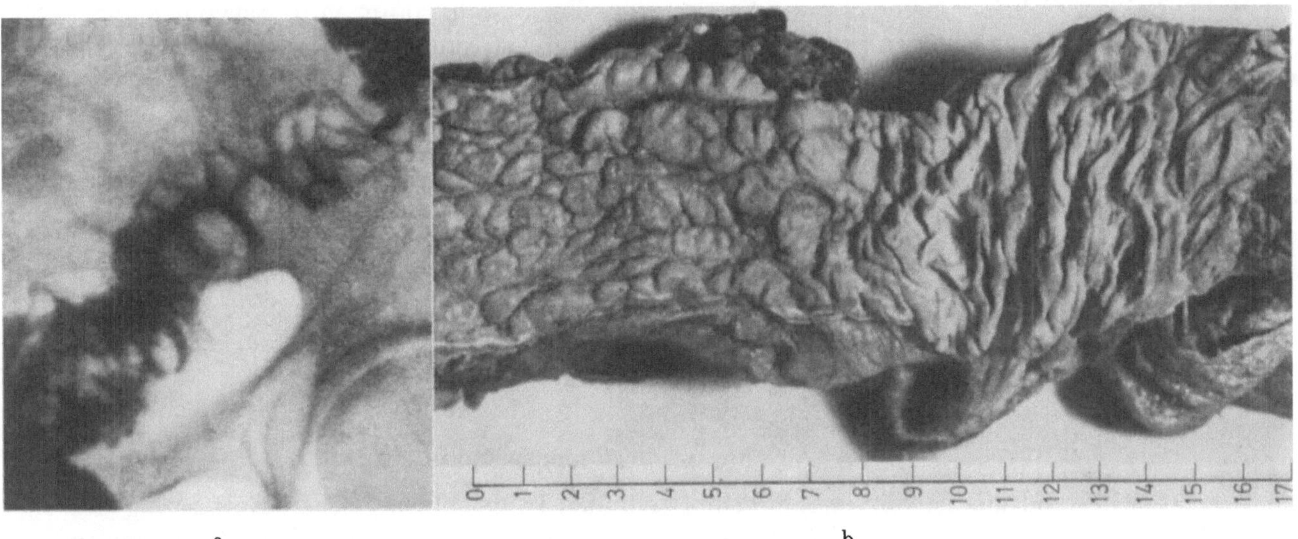

a b

Abb. 32a u. b. Typisches pflastersteinartiges Relief mit Wandverdickung bei Morbus Crohn des Colon sigmoideum. (Fall COTTIER, 1953)

gesucht werden muß, nicht zu übersehen. Die lymphographische Untersuchung kann die paraaortalen Drüsenstationen zur Darstellung bringen. Sie ist unseres Erachtens heute bei allen Colonneoplasmen angezeigt und kann bei einem den eigentlichen Colontumor begleitenden Infiltrat gestatten, die entzündliche von der neoplasmatischen Natur zu unterscheiden (Abb. 30).

Für den Nachweis oder Ausschluß von Lebermetastasen verlangen wir, gleich wie bei den übrigen Magen-Darm-Tumoren, Szintigramm, Ultraschalltomographie und eventuell Arteriographie.

Beim Sarkom unterscheidet man mit Vorteil eine lokale und eine weit infiltrierende Form (WOLF und MARSHAK). Auch beim Colonsarkom kann man kein absolut typisches Röntgenbild erwarten, das sich vom Carcinom unterscheidet. Es gibt aber Bilder, bei denen ein Sarkom in Erwägung gezogen werden muß. Beim lokalisierten Prozeß finden sich zum Teil ulceröse, lokal infiltrierende oder polypoide Vorgänge. Der lokal palpable Tumor soll den radiologisch nachweisbaren Befund vielfach bei weitem übertreffen (Abb. 31). Auch beim Colon soll diese Differenz charakteristisch für ein Sarkom sein, kommt aber, wie Abb. 37 zeigt, auch bei undifferenzierten Carcinomen vor. Wenn die Stenose eng ist und beidseits ein großer Weichteiltumor palpabel ist, sprechen WOLF und MARSHAK von einer hantelförmigen Varietät („dumbbell" variety). Das schon beim Dünndarmsarkom beschriebene Symptom, daß bei ulcerösem Prozeß das Lumen oft weiter ist als dasjenige des normalen Darms und aneurysmatisch aufgetrieben erscheint, ist auch bei Sitz im Colon bekannt und sehr suspekt auf Sarkom. Bei den selteneren infiltrativen Formen sind ausgedehnte Bezirke befallen, bei Sitz im Colon ascendens bis oder über die Flexura hepatica hinausreichend. Ausnahmsweise ist das ganze Colon bis zum Rectum betroffen (GLINSKI). Der Darm ist dann in ein starres Rohr mit engem Lumen umgewandelt, das teils größere Infiltrate mit nur flachen oberflächlichen Ulcerationen zeigt, wenn solche überhaupt nachweisbar sind. Die typischen Symptome der Colitis ulcerosa fehlen.

Differentialdiagnostisch muß aufgrund des Röntgenbildes das weitaus häufigere Carcinom mit seinen umschriebenen Infiltraten und engem Lumen abgegrenzt werden. Bei der infiltrativen Form ist der Morbus Crohn und die Colontuberkulose auszuschließen. Die Ileitis regionalis kann sich auch auf den benachbarten Dickdarm ausdehnen. Einen isolierten Fall von Crohnscher Erkrankung im Dickdarm beschreibt COTTIER mit einem pflastersteinartigen Relief (Abb. 32).

Bei der Colitis tuberculosa ist die tumoröse Form wohl kaum vom Sarkom makroskopisch zu unterscheiden, besonders auch im Hinblick auf die eher weiche Konsistenz des Tumors. In ihrer ulcerösen Erscheinung kann sie wohl den Befund der infiltrativen Form des Sarkoms im Colon ascendens nachahmen, und es ist denkbar, obwohl dies in der Literatur nicht erwähnt ist, daß sogar das Stierlingsche Symptom der beschleunigten Passage vorliegt. Zwar wird man nach Tuberkulose suchen müssen, aber keineswegs das Ergebnis des Tierversuchs abwarten dürfen, weil beim Sarkom die Therapie keinen Verzug erlaubt. Im Zweifelsfall wird man den Prozeß als Sarkom auffassen und die entsprechenden therapeutischen Konsequenzen ziehen. Bei der diffusen Form muß nach WOLF und MARSHAK noch die diffuse Polyposis, eine Colitis mit pseudopolypoiden Veränderungen und eine granulomatöse Colitis ausgeschlossen werden. Ohne histologische Untersuchung ist eine exakte Diagnose nicht möglich.

a) Die Therapie der Colonsarkome

Sie bestand aus leicht verständlichen Gründen in der chirurgischen Entfernung des Tumors, wobei vielfach eine Nachbestrahlung durchgeführt wurde. Noch 1954 konnte ALLEN u. Mitarb. bei 8 Colonsarkomen die von 1913—1953 gesammelt wurden, keine Heilung erzielen, obwohl in allen Fällen nachbestrahlt worden war. Auch SPELLBERG und ZIVIN beobachteten bei 5 Colonsarkomen keine Heilung. Nur PORTMANN berichtet bei 8 Fällen von Hodgkin des Colons über 2 Patienten, die 4 und 2 Jahre nach operativer Entfernung lebten, während die anderen ihrem Leiden erlegen waren. DELAHAY u. Mitarb. sprechen sich in ihrem Bericht überhaupt nicht über die erzielten Ergebnisse aus und behandeln nur allgemein die Möglichkeiten der Strahlentherapie. Einzig GLICK und SOULE und anschließend WYCHULIS, BEAHRS und WOOLNER, die 1966 über Beobachtungen des Krankenguts der Mayo-Klinik berichten, beobachteten von 1907—1964 insgesamt 69 Colonsarkome, von denen 50 als auf das Colon lokalisierte Erkrankung aufgefaßt wurden. Von diesen konnten 40 einer kurativen Resektion unterzogen werden. Bei 29 Patienten, die die Operation überlebten und die mehr als 5 Jahre zurückliegen, sind 16 geheilt. Selbst wenn man die operativen Todesfälle berücksichtigt, deren Zahl allerdings aus den Angaben der Arbeiten nicht genau festzulegen ist, findet sich bei den kurativ behandelbaren Fällen eine Heilungsziffer von rund 50%. Sie erbringen damit den Beweis, daß mit den heutigen Methoden das Colonsarkom in ähnlich hohem Prozentsatz heilbar ist wie das Carcinom. Die meisten Patienten waren durch eine Hemicolektomie behandelt worden mit Nachbestrahlung, sofern regionäre Metastasen festgestellt wurden oder der Tumor das Colon überschritten und auf die benachbarte Region übergegriffen hatte. Bei drei Rezidiven nach 14, 51 und 70 Monaten konnte durch alleinige Bestrahlung wieder Symptomfreiheit erzielt werden, die länger als 5 Jahre anhielt. Dosisangaben werden leider keine gemacht. Da nicht in allen Fällen systematisch nachbestrahlt wurde und auch Dauerheilungen erzielt wurden ohne Nachbestrahlung, glauben die Autoren, keine Aussage über den Wert der Nachbestrahlung machen zu können, halten diese aber — mit Ausnahme der Fälle ohne regionäre Metastasen — für angezeigt, besonders bei Auftreten von Rezidiven.

Angaben über die Effekte der Strahlentherapie bei Colonsarkomen sind im übrigen äußerst spärlich. ENNUYER und BATAINI berichten über einen Rectumtumor, der histologisch als sehr verdächtig auf Lymphosarkom diagnostiziert wurde und nach Verabreichung von 3500 R über ein Sacralfeld nach 13 Jahren symptomfrei lebt. Bei *diffusen Sarkomen* des Colons empfehlen WOLF und MARSHAK (1960) die Bestrahlung, beginnend mit sehr kleinen Dosen von 20—30 rad als Dosis in Abdomenmitte, unter strenger Kontrolle des Blutbildes und Unterbruch der Behandlung, wenn die Leukocyten unter 3000 sinken. Mit allmählicher Steigerung der Dosis erzielten sie palliative Effekte. Diese Empfehlung braucht bei den heutigen Möglichkeiten der Beherrschung solcher Komplikationen weniger streng befolgt zu werden.

Wir besitzen keine eigenen Erfahrungen über die Strahlenbehandlung des Colonsarkoms. Es liegt aber kein logischer Grund vor, weshalb das Colonsarkom sich anders verhalten soll als die übrigen Sarkome des Magen-Darm-Traktes, zumal es sich fast ausschließlich um solche der lymphatischen Reihe handelt. Wenn auch ohne Zweifel Fälle ohne Nachbestrahlung geheilt werden konnten, so ist — in Anbetracht der Tatsache, daß postoperative Rezidive durch Nachbestrahlung geheilt wurden — nicht einzusehen, daß durch eine systematische Nachbestrahlung die Heilungsquote nicht ebenfalls verbessert werden könnte. Es muß aber auch beim Colonsarkom eine genügend hohe Dosis verabreicht werden unter Berücksichtigung des regionären Ausbreitungsgebietes und des bei der Operation erhobenen Befundes. Wir glauben, daß man eine Dosis von mindestens 4000 R anstreben muß. Dies ist bei Anwendung von Hochvoltstrahlung leicht zu erzielen. Wir glauben auch, daß bei Verdacht auf ein Colonsarkom das Vorbestrahlungsprinzip mit guten, triftigen Gründen angewandt werden darf. Die Dosierung muß sich nach der klinisch nachweisbaren Schrumpfung richten. Wir würden empfehlen, daß operativ vorgegangen wird, sobald sich der Tumor auf die Hälfte zurückgebildet hat und als operabel betrachtet werden kann. Sollte man sich in der Interpretation getäuscht haben, indem anstelle eines Sarkoms ein Carcinom vorliegt, hat man sicher nicht geschadet, sondern sehr wahrscheinlich die individuelle Heilungswahrscheinlichkeit noch erhöht.

2. Die Coloncarcinome

Sie sind unbestritten die Domäne der chirurgischen Therapie, und es wäre nicht folgerichtig, wollte man angesichts der relativ hohen Strahlensensibilität der normalen Strukturen des Colons bei den uns heute zur Verfügung stehenden Möglichkeiten die alleinige Heilung durch Bestrahlung anstreben. Die chirurgischen Heilungsziffern liegen hoch und erreichen oder übersteigen in einzelnen Zentren die 50%-Quote. Der Public Health Service der USA kommt für alle dort erfaßten Fälle nach 1950 auf 31% 5-Jahres-Heilung bei Männern und 38% bei Frauen. Ein ausführlicher Bericht über die Ergebnisse bei Sigmacarcinomen liegt für die Jahre 1948—1952 für Dänemark vor (Sørensen und Stancke). Bei einer radikalen Operabilität von 41% bei Männern und 36% bei Frauen wurde bei den Fällen mit vollständiger Information eine 5-Jahres-Heilung von 20% erzielt. Diese hohen Ziffern konnten aber erst erreicht werden als sich das Prinzip durchsetzte, grundsätzlich die Hemicolektomie durchzuführen. Wie groß der Heilungsprozentsatz, bezogen auf die Gesamtzahl der zur Beobachtung gelangenden Coloncarcinome, ist, kann heute, da die neueren Methoden noch nicht sehr lange angewandt werden, noch nicht bestimmt werden. Er dürfte aber, bezogen auf sämtliche Coloncarcinome — in Analogie zu den Magencarcinomen — doch ebenfalls eine erhebliche Reduktion erfahren. Eine weitere Steigerung durch Verbesserung der chirurgischen Behandlungsverfahren ist wohl kaum möglich, doch dürfen die Bemühungen um eine Verbesserung durch zusätzliche Maßnahmen, solange die Zahl der Mißerfolge noch eine beträchtliche ist, nicht nachlassen. Auch in Anbetracht der ansteigenden Zahl der Coloncarcinome erwächst den Strahlentherapeuten die Aufgabe zu untersuchen, ob es nicht Möglichkeiten gibt, auch bei dieser Tumorform zur Leistungssteigerung beitragen zu können.

a) Allgemeine Betrachtungen

Unter Coloncarcinom versteht man maligne epitheliale Neubildungen, die die Darmabschnitte vom Coecum bis zum Sigma befallen. Schwierigkeiten in der Einordnung ergeben sich bei den Rectosigmoidtumoren, die nach der ICD (International Statistical Classification of Diseases Injuries and Causes of Death WHO 1957) noch zu den Rectumtumoren zu rechnen sind. In der Diskussion bemerkt aber Muir mit Recht, daß es manchmal schwierig ist zu sagen, ob ein Rectumsigmoidtumor noch im Sigma gelegen ist oder schon in der eigentlichen Rectosigmoidgegend. In der 8. Revision der ICD wird unter einer 4. Untergruppe (Rectumtumoren) ermöglicht, diese Gruppe gesondert zu beurteilen, was besonders im Hinblick auf die unterschiedliche Metastasierungswahrscheinlichkeit und die daraus sich ergebenden Folgerungen für die Therapie nicht unwesentlich ist. In den Berichten von 1970 der WHO ist diese Untergruppierung nicht enthalten. Die Rectosigmoidtumoren sind noch ausschließlich in der Zahl der Rectumcarcinome eingeschlossen.

Die Coloncarcinome befallen nach Willis häufiger Männer als Frauen im Verhältnis von 3:2 bis 2:1 (1962). Segi und Nealon (1965) stellen fest, daß Frauen annähernd gleich häufig betroffen werden. Nach den neuesten Erhebungen der UICC 1970 (Tabelle 3) erkranken aber Frauen in fast allen Ländern etwas häufiger an Coloncarcinom als Männer, während für die Rectumcarcinome das männliche Geschlecht in den meisten Ländern leicht überwiegt. Die Ursache dieser in den letzten Jahren sich ändernden Geschlechtsverhältnisse ist ebenso unbekannt wie der allgemeine Anstieg der Coloncarcinome.

Die *Häufigkeit* ist in den verschiedenen Ländern sehr unterschiedlich und schwankt, wie in Tabelle 3 angegeben, die einige aufschlußreiche Zahlen aus der erwähnten Mitteilung wiedergibt, zwischen 34,5 Erkrankungen pro 100000 Einwohner und Jahr in Saskatchewan/Kanada, und 1,0 Fälle bei der indischen Bevölkerung von Südafrika als niedrigstem bekannten Wert. In der gleichen geographischen Gegend aber weisen die Weißen eine Anfälligkeit von 13 bei den Männern und 20 bei den Frauen auf, zeigen demnach eine Anfälligkeit von ähnlicher Größenordnung wie die übrigen weißen Rassen. Es liegt eine erhebliche Rassenabhängigkeit vor, die nicht durch unterschiedliche mittlere Lebenserwartung erklärt werden kann. Nach der Erhebung der UICC trifft dies aber für Kalifornien/Alameda, wo die Erkrankungshäufigkeit getrennt für Weiße und Neger registriert wurde, nur zu, indem die Weißen mehr als doppelt so häufig vom Coloncarcinom betroffen werden als Neger, aber wesentlich häufiger als in Afrika. Sowohl bei Weißen wie auch bei Negern werden Frauen etwas häufiger betroffen als Männer.

Ganz eigenartig ist die Entwicklung der Häufigkeit des Coloncarcinoms im Vergleich zu derjenigen des Magencarcinoms. In Kanada und in den USA ist an den meisten Orten das Coloncarcinom jetzt häufiger als das Magencarcinom, bei Männern bis 2mal häufiger, bei Frauen bis fast 4mal häufiger. In den europäischen Ländern ist das Magencarcinom erheblich häufiger als das Coloncarcinom. Nur in England und Schweden ist das Coloncarcinom bei Frauen und Männern gleich häufig, während das Magencarcinom Männer erheblich öfter befällt. In Japan überwiegt das Magencarcinom sehr stark. In Indien sind beide Tumorarten selten, mit einem stärkeren Überwiegen der Magencarcinome bei Männern als bei Frauen.

Das *Ansteigen der Mortalitätsrate* in den letzten 40 Jahren, getrennt für Magen- und Coloncarcinome, ist aufgrund der Angaben des Schweizerischen Statistischen Amtes (S. 545) dargestellt. Es kann kein Zweifel bestehen, daß unterschiedliche Momente das Auftreten von Magen- und Coloncarcinomen bedingen, wobei wir für die Ursache keinerlei Erklärung abgeben können.

Das Dickdarmcarcinom ist ein ausgesprochenes *Alterscarcinom*, das zwar vereinzelt schon im Kindesalter vorkommen kann, aber mit zunehmendem Alter immer häufiger wird. Der größte Anstieg erfolgt nach dem 50. Jahr. Das mittlere Alter liegt in der Nähe der sechziger Jahre. Bezogen auf gleiche Klassenzahlen nimmt es aber bis zu den höchsten Altersgruppen dauernd zu.

Wenn auch bei den meisten Coloncarcinomen die Ursache unbekannt ist, gibt es doch einige Erkrankungen, die als *Präcancerosen* bekannt sind. Bei der Colitis ulcerosa ist das Auftreten von gehäuften Coloncarcinomen, gelegentlich sogar multipel, seit langer Zeit bekannt. Das mittlere Intervall zwischen dem Beginn der Colitis und dem Auftreten eines Carcinoms beträgt etwa 15 Jahre. Das mittlere Alter der Carcinomerkrankung bei Colitis ist erheblich tiefer als dasjenige der übrigen Coloncarcinomkranken. Reifferscheid fand in seinem Material bei Patienten mit chronischer Colitis nach 5 Jahren in 17% ein Coloncarcinom, nach 15 Jahren waren 25% an Coloncarcinom erkrankt. Die Prognose der auf dieser Basis entstandenen Carcinome ist ungünstiger als bei den ohne Präcancerose entstandenen Coloncarcinomen. In REIFFERSCHEIDS Material belief sich das 5-Jahres-Resultat auf 28%.

Die *Polyposis intestini* ist seit der klassischen Arbeit von ERDMANN und MORRIS (1925) als Präcancerose unbestritten. JÜNGLING (1928) unterscheidet einen Erwachsenentyp und eine Adoleszentenform. Bei letzterer wies JÜNGLING einen dominanten Erbgang nach. Etwa 50% der Nachkommen erkranken wiederum an Polyposis intestini. Nach MAYO u. Mitarb. sind von den unbehandelten Polyposiskranken nach dem 50. Jahr alle an Carcinom verstorben oder wiesen ein fortgeschrittenes Carcinom auf. Das Neoplasma tritt 2—3 Jahrzehnte früher auf als bei den übrigen Coloncarcinom-Patienten.

Bei den *nichtfamiliären Polypen* müssen 2 Formen unterschieden werden, die adenomatösen Polypen und die papillären oder villösen Adenome. Beide Formen werden meistens als Präcancerosen betrachtet. Bei Kindern werden die adenomatösen Polypen nach HINES u. Mitarb. nicht maligne. ACKERMANN und DEL REGATO machen, auf Mitteilungen von HULTBORN und eigene Beobachtungen sich stützend, darauf aufmerksam, daß in bezug auf die Häufigkeit in den verschiedenen Colonabschnitten eine Divergenz zwischen der Häufigkeit der Carcinome und den adenomatösen Polypen besteht. Erstere kommen mit 50% in der Rectosigmoidregion vor, während letztere dort nur in einer Häufigkeit von 20% vorgefunden werden. In ihrem eigenen Autopsiematerial finden sich bei 88% Coloncarcinomen keine Polypen, während die 12% mit Koinzidenz der allgemeinen Häufigkeit des Vorliegens von asymptomatischen adenomatösen Colonpolypen entsprechen. Ein direkter Zusammenhang wird von diesen Autoren abgelehnt, wenn auch gelegentlich eine carcinomatöse Entwicklung möglich ist. Der mit den heutigen Untersuchungstechniken leicht mögliche Nachweis eines Colonpolypen wird sicher zur Klärung dieser Frage beitragen. Bei den villösen Adenomen hingegen, die breitbasig der Schleimhaut aufsitzen, besteht kein Zweifel, daß sie sehr häufig in Carcinom übergehen, wenn es sich nicht überhaupt um beginnende Carcinome handelt. Sie kommen mit großer Vorliebe in der rectosigmoidalen Region vor. Jeder breitbasig dem Colon aufsitzende Tumor muß als Carcinom oder als papilläres Adenom mit hoher Carcinomwahrscheinlichkeit betrachtet werden.

Die Röntgen- und übrigen Untersuchungen werden in gleicher Weise vorgenommen, wie sie auf S. 611 u. 612 beschrieben wurden. Der Tumor kann in der großen Mehrzahl der Fälle sichergestellt werden. Es ergeben sich aber immer wieder überraschende Befunde, wobei besondere Vorsicht bei der dringend notwendigen postoperativen Kontrolluntersuchung geboten ist (Abb. 33).

Die Verteilung auf die verschiedenen Colonabschnitte zeigt eine gewisse Bevorzugung des Sigmas, während die übrigen Colonpartien ziemlich regelmäßig gleich stark betroffen werden. Andere Autoren finden zusätzlich eine gewisse Bevorzugung der Ileocoecalregion mit Einschluß der Gegend des Colon ascendens.

Die *Multiplizität* des Coloncarcinoms ist seit langem bekannt, auch ohne Vorliegen einer Polyposis oder Colitis ulcerosa. BERSON und BERGER haben in ihrem Material eine Häufigkeit von 4,6% gefunden, von denen 3,2% gleichzeitig, die übrigen im weiteren Verlauf festgestellt wurden. Ein Fall wies gleichzeitig 3 Carcinome auf und einer nacheinander. Wenn auch andere Autoren niedrigere Zahlen fanden, sind sie hoch genug, um sich bei Beginn der Erkrankung durch den Eindruck des ersterkannten Sitzes nicht abhalten zu lassen, das ganze Colon zu untersuchen und besonders auch auf Polypen zu achten. Zudem ergibt sich die Verpflichtung, bei Coloncarcinom-Patienten regelmäßige Kontrollen vorzunehmen.

Histologisch besteht kein Unterschied zu den Tumoren des Magens. Die meisten Geschwülste des Dickdarms sind gut ausdifferenzierte Adenocarcinome, wobei aber unreife Tumorformen keineswegs selten sind. Weniger häufig sind colloid- und mucinhaltige Tumoren, die bösartiger sein sollen als die gewöhnlichen Adenocarcinome und in ihrem makroskopischen Verhalten eine größere Tendenz zu infiltrativem Wachstum zeigen. *Carcinoide* sind selten und werden noch am häufigsten im Rectum gefunden. Nur etwa

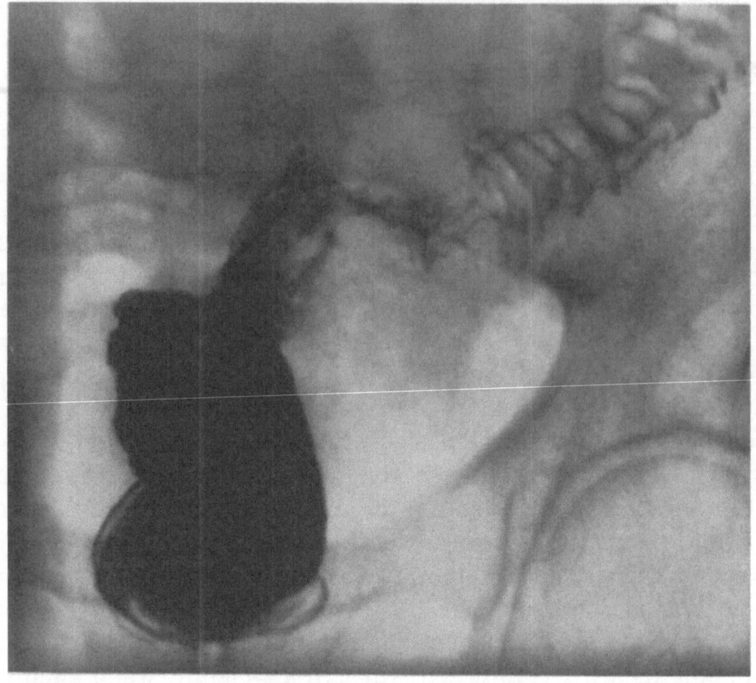

a

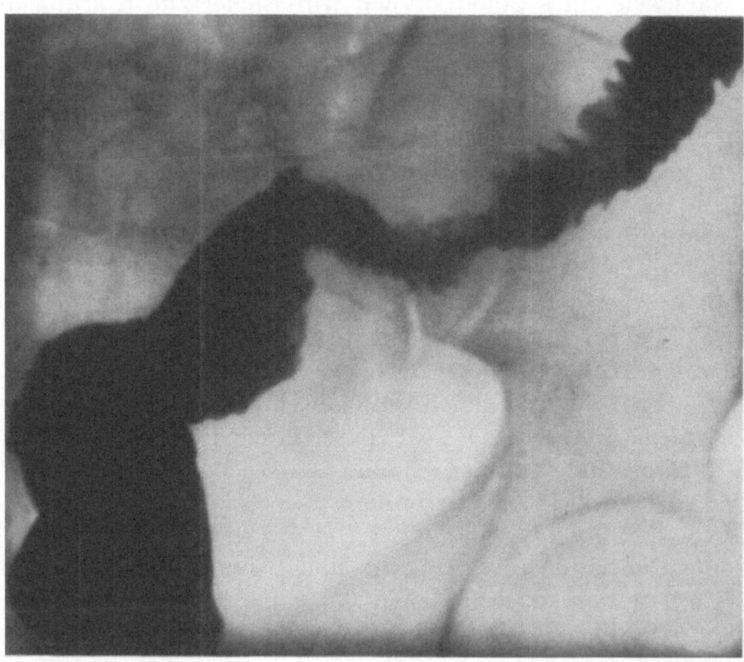

b

Abb. 33a u. b. Zunehmende Stenose 12 Monate nach Resektion eines kleinen, zufällig bei einer Cholecystektomie entdeckten Dickdarmcarcinoms. Histologisch: Granulationsgewebe, kein Tumorrezidiv

ein Viertel zeigt Symptome erhöhter Serotoninproduktion. Im Gegensatz zum Sitz in der Appendix, müssen sie als potentiell maligne Tumoren betrachtet werden. Nach PESKIN und ORLOFF sollen bei Sitz im Colon in 50% Metastasen auftreten. Sie empfehlen ein Vorgehen wie beim Coloncarcinom bei Ausdehnung über 2 cm, während bei kleineren konservative Maßnahmen gerechtfertigt seien.

Tabelle 7. *Regionäre Metastasierung bei Adenocarcinomen* (Coller, Kay und McIntyre)

Tumorsitz	Zahl der Fälle	Anzahl der Fälle mit Metastasen	in %
Coecum	4	3	75,0
Colon ascendens	4	2	50,0
Flexura hepatica	3	1	33,3
Colon transversum	9	7	77,7
Flexura lienalis	3	2	66,6
Colon descendens	3	2	66,6
Colon sigmoideum	20	11	55,0
Total	46	28	60,87

Die Ausdehnung der Carcinome über die makroskopisch sichtbare palpable Grenze ist bis 2 cm sehr häufig, über 5 cm aber praktisch als nicht existent zu betrachten. Der Ausbreitung im Darm selbst wird von chirurgischer Seite (Economou u. Mitarb.) erhebliche Bedeutung beigemessen, indem möglichst mechanische Schonung des Tumors und Ligatur des Colons proximal und distal vom Tumor vor der Darmdurchtrennung empfohlen wird.

Die verschiedenen Möglichkeiten der Metastasierung sind schematisch in Abb. 34 (Coller u. Mitarb.) dargestellt. Ein ähnliches, ebenfalls sehr aufschlußreiches Schema, ist bei Rouvière zu finden.

Die *lymphogene* Metastasierungswahrscheinlichkeit ist auffallend hoch und beträgt nach Coller u. Mitarb., die 46 resezierte Fälle sehr genau durchuntersucht haben, 61%. Bezogen auf das Gesamtmaterial müßte der Prozentsatz demnach noch höher liegen. In bezug auf den Sitz (Tabelle 7) bestehen geringe Unterschiede. Nur bei den 3 Tumoren der Flexura hepatica wurden bei einem einzigen Fall Metastasen gefunden, was bei der kleinen Zahl als zufällig beurteilt werden muß.

Über die Metastasierungshäufigkeit in der Leber finden sich wenig zuverlässige Angaben. Es ist auffällig, daß bei den klinisch als operabel betrachteten Fällen nur ausnahmsweise Lebermetastasen vorgefunden werden. Im weiteren Verlauf stellen sie aber einen wesentlichen Grund für den Mißerfolg dar. Nach Taylor, der 180 Todesfälle an Coloncarcinom untersuchte, führt die Lebermetastasierung in 25% der operierten Fälle zum Tod. In 67% zeigten sich keine Anzeichen von Metastasen. Es fand sich kein Fall, bei dem die alleinige Lymphknotenmetastasierung zum Tode führte. Im Bemühen, die Wahrscheinlichkeit des Auftretens von Lebermetastasen herabzusetzen, versucht eine Reihe von Chirurgen, die Venen vor der Entfernung des Primärtumors zu unterbinden (Economou u. Mitarb.).

Sekundäre Coloncarcinome sind selten. Willis sah einen Fall auf 323 Darmtumorautopsien mit isoliertem Tumor und 3 weitere gleichzeitig mit Metastasen im Dünndarm. In der Literatur fand er auf 102 Fälle mit Metastasen im Darm 7 mit alleinigem Dickdarmbefall und 32 mit gleichzeitigem Befall des Dünndarms. In der Sammlung von Walther finden sich, neben den auf S. 611 erwähnten beiden Sarkommetastasen, auf 265 primäre maligne Coloncarcinome 5 Metastasen von epithelialen Organen, nämlich je zwei bei primärem Mammacarcinom und kleinzelligem Bronchuscarcinom und eine bei einem Mesopharynxcarcinom. Nie lag der Ausgang im Magen oder Dünndarm. Er macht darauf aufmerksam, daß er auch keine Metastase von malignem Melanom im Colon feststellen konnte.

Die *Stadieneinteilung* des Primärtumors wird häufig nach Dukes vorgenommen. Unter Stadium A versteht man Geschwülste, bei denen nur die Muskulatur infiltriert ist. Beim Stadium B findet sich eine Invasion der Serosa, und im Stadium C ist die Serosa durchbrochen und die Lymphdrüsen sind befallen. Die UICC schlug 1968 folgende nach dem Operationsbefund festgestellten *histopathologischen Kategorien vor:*

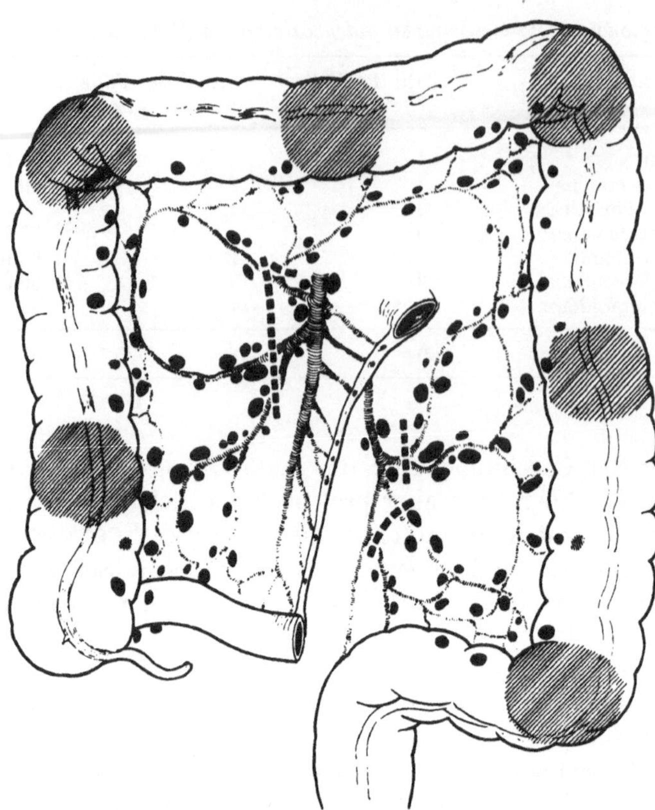

Abb. 34. Schematische Darstellung der lymphogenen Metastasen bei Coloncarcinom. Die unterbrochenen Linien stellen die ideale Schnittführung im Mesocolon dar, so daß die epi- und paracolischen, sowie die intermediären Metastasen mit entfernt werden. (Nach COLLER, KAY und MCINTYRE, 1941)

P 1 Carcinom auf die Mucosa beschränkt.

P 2 Carcinome, die die Submucosa infiltrieren, aber die Muscularis propria freilassen.

P 3 Carcinome, die die Muscularis propria infiltrieren oder sich bis in die Subserosa erstrecken.

P 4 Carcinome, die die Serosa infiltrieren oder darüber hinausgehen.

Für die klinisch feststellbare Ausdehnung des Primärtumors T wird kein Vorschlag gemacht.

b) Die Strahlentherapie der Coloncarcinome

Für sie gelten die gleichen Überlegungen wie beim Magencarcinom, vielleicht in noch verstärktem Maße, indem sie allgemein nur als Palliativmaßnahme betrachtet wird. Selbst HOHLFELDER, der die Indikation für die Strahlenbehandlung (1938) sehr weit gesteckt hat, erwähnt diese Indikation, im Gegensatz zu den Magen- und Rectumtumoren, überhaupt nicht. Er muß aber doch Versuche angestellt haben, konnten wir doch in der Literatur einen in seinem Institut bestrahlten kasuistischen Fall bei FLESCH-THEBESIUS finden, mit einem Tumor der rectosigmoidalen Region, der aber nach der Beschreibung mehr im Bereich des Sigmas gelegen war und bei dem chirurgisch nur ein Anus praeter angelegt wurde. Nach der ersten Bestrahlungsserie wurde der histologische Befund gesichert und weiterbehandelt. Der Patient lebte 21 Jahre nach durchgeführter Therapie symptomfrei. Die Dosierung ist nur in Luft angegeben, war aber sicher hoch, indem ein Röntgenschaden der Haut entstand, der die Verlegung des Anus praeter notwendig machte und mit plastischer Deckung fast vollständig beherrscht werden konnte.

Im allgemeinen wird sowohl von Chirurgen als auch von Strahlentherapeuten angenommen, daß die Dickdarmcarcinome strahlenresistent seien. Die Bestrahlung als alleinige kurative Therapie kommt bei den heutigen Möglichkeiten wegen der hohen Strahlensensibilität der Dickdarmschleimhaut bei den Carcinomen nicht in Frage. Kurativ kann sie wie bei den anderen Magen-Darm-Carcinomen als Vorbestrahlung erwogen werden und eventuell als Nachbestrahlung oder gelegentlich bei der Behandlung von Rezidiven. Bei inoperablen Fällen und Rezidiven ist die palliative Bestrahlung zu erörtern. Im Gegensatz zu zahlreichen Publikationen über Rectumtumorbestrahlungen sind aber die Mitteilungen über die Bestrahlung von Coloncarcinomen äußerst spärlich. Sie werden meist bei den Rectosigmoidcarcinomen, ohne Trennung, zusammen mit den Rectumbestrahlungen besprochen. Wegen den Ähnlichkeiten der Tumorbiologie, mit Einschluß der Histologie, sollten Analogieschlüsse zulässig sein.

Das logisch gut begründete Prinzip der Vorbestrahlung wurde von AGOSTINO und NICKSON experimentell geprüft. Sie implantierten 200 weiblichen Wistar-Ratten Walker 256 Carcinosarkome in die coecale Appendix. 2 Wochen später wurde mit 4mal 200 R bestrahlt und 24 Std später operiert. Nach 9 Wochen wurden die Überlebenden getötet und untersucht. Die Vorbestrahlten wiesen sowohl in bezug auf die Überlebenszeit als auch auf die Rezidivfreiheit signifikant bessere Ergebnisse auf.

Auf die Bedeutung der Vorbestrahlung weist 1939 BERVEN hin. Für diese plädieren 1941 DOUB, PRATT und JONES, besonders in Fällen mit fraglicher radikaler Operabilität. Sie machen darauf aufmerksam, daß das Intervall zwischen Bestrahlung und Operation abhängig gemacht werden soll vom allgemeinen Status des Patienten und vom lokalen Befund. Sie bestrahlen noch konventionell (200 kV, 0,45 mm Cu und 11 mm Al.) 4 Felder mit je 720 R, mit Operation nach 4—6 Wochen. Sie sprechen der Vorbestrahlung aber nicht nur eine Reduktion des Tumors zu, sondern vertreten die Auffassung, daß sie einen Schutz gegen das Auftreten von Peritonitis darstelle, wobei sie sich auch auf tierexperimentelle Untersuchungen von ALTENMEIER und JONES berufen. Die Ergebnisse waren erstaunlich gut, erzielten sie doch bei den vorbestrahlten Grenzfällen eine 46%ige 5-Jahres-Überlebensrate, wobei mit Einschluß der allein operierten kleinen Tumoren eine gesamte 5-Jahres-Heilung von 60% erreicht werden konnte. Die Vorbehandlung wurde mit der Einführung der Hochvolttherapie erheblich erleichtert. Trotzdem hat sich diese Behandlung nicht eingebürgert. Es ist das Verdienst amerikanischer Chirurgen und Radiologen, die Bedeutung der Vorbestrahlung von Rectum- und Rectosigmoidaltumoren systematisch untersucht zu haben. Bei Rectumtumoren fanden STEARNS u. Mitarb. (1959) eine Verbesserung der Leistung, wenn Metastasen vorlagen, bei einer Vorbestrahlung mit 2000 R von 23% bei den unbestrahlten Kontrollen auf 37% 5-Jahres-Ergebnis bei bestrahlten. Noch deutlicher war der Effekt bei Überprüfung der 10-Jahres-Ergebnisse [mit 10 auf 27% bei Vorbestrahlung (QUAN)]. Bei Fällen ohne Metastasen war das Ergebnis gleich. RUFF, DOCKERTY, FRICK und WANGH führten Vorbestrahlungen durch und konnten 10 inoperable in ein operables Stadium überführen, von denen 6 nach 5 Jahren lebten. Der Wert der Methode zeigt sich erst bei Beobachtung über lange Zeit. Einem negativen Frühergebnis, wie es von HIGGINS u. Mitarb. mitgeteilt wird, kommt deshalb noch keine Beweiskraft zu. Die gewählte Dosis von 2000 R Hochvolttherapie ist unserer Auffassung nach bei ausgedehnten Tumoren zu niedrig.

Wohl die meisten Chirurgen zögern, die Vorbestrahlung anzuwenden, weil sie vermehrte Komplikationen befürchten. FLETCHER, ALLEN und DUNPHY haben diese Frage untersucht. Sie bestrahlten 27 ausgedehnte Rectum- und Rectosigmoidtumoren mit Tumordosen von 5000 R und operierten nach 4—6 Wochen. Die Komplikationsrate, die bei Rectosigmoidtumoren bekannterweise recht hoch ist, war trotz dieser hohen Dosis auffallend niedriger als bei einer früher nicht bestrahlten Kontrollserie.

Da im Anschluß an die Bestrahlung die Beschwerden oft stark zurückgehen, muß man, wie FLETCHER u. Mitarb. berichten, Sorge dafür tragen, daß die Patienten trotzdem zur Operation kommen. Im Material von HIGGINS haben von 226 Patienten tatsächlich 9 die Operation verweigert.

Kurative Behandlungsversuche bei inoperablen Tumoren und Rezidiven und palliative Bestrahlungen lassen sich nicht scharf trennen. Ein erster Bericht über Hochvolttherapie mit einer 1 Mill.-Voltstrahlung liegt von SHEDDEN und DRESSER (1940) vor. Sie applizierten Einzeldosen von 200—400 R bis total 6000 R und berichten über 13 palliative Beeinflussungen im Sinn von Schmerzfreiheit, Rückgang von Blutung und in verschiedenen Fällen auch Tumorrückbildung, wobei sie die gute Verträglichkeit hervorheben. MURDOCK und KRAMER erzielten bei perinealen Rezidiven nach Miles'scher Operation bei Cobalt-60-Bestrahlung mit 4500—5000 R in 4—$5^1/_2$ Wochen bei 9 von 13 Patienten ein gutes palliatives Ergebnis. WANG, DALAND und GEPHART konnten bei 2 durch Probelaparotomie als inoperabel erwiesenen Adenocarcinomen des Sigmoids in einem Fall durch alleinige Bestrahlung mit 2500 R (2 MeV van de Graff), im anderen durch Bestrahlung in 2 Serien mit 4000 R und 1500 R nach 3 Wochen und Operation (histologisch negativ) Symptomfreiheit über 5 Jahre erzielen. WANG und SCHULZ gaben 1962 ihre Erfahrung über die Behandlung von 111 Patienten mit Sigma- und Rectumtumoren mit einem 2 MeV van der Graff-Generator bekannt. 86mal handelte es sich um Rezidive nach Operation, 9mal um unvollständige Operation und 16mal um inoperable Fälle wegen lokaler Ausdehnung oder Metastasierung. 15 dieser Tumoren waren im Sigma lokalisiert, 15 weitere im Rectosigmoid. Es waren alles histologisch sichergestellte Adenocarcinome. In 84% war das palliative Ergebnis gut. Für eine Palliation im Sinn von Schmerzfreiheit und Blutstillung reichen Dosen von 2000—3000 R aus. Die besten Ergebnisse in bezug auf die Überlebenszeit wurden mit Dosen von 3500—5000 R bei wöchentlich 1000 R möglich. Von 58 noch lokalisierten Tumoren leben 6 nach 5 Jahren ohne nachweisbaren Tumor. Eine Differenzierung in bezug auf die Ergebnisse zwischen Sigma- und Rectumtumoren erfolgt in der Arbeit nicht. BALOFSKY konnte bei 26 inoperablen Coloncarcinomen oder Rezidiven mit durchschnittlich 5000 R Cobalt-60-Bestrahlung in 5 Wochen in 20 Fällen einen palliativen Effekt feststellen, der allerdings in einem Viertel derselben nur sehr schwach war. Die Resultate waren nur palliativ, die Nebenerscheinungen gering.

Unsere eigenen Erfahrungen beschränken sich bei konventioneller Strahlung auf palliative Beeinflussungen, die aber sehr bescheiden waren. Bei der Bestrahlung mit Hochvoltstrahlung des Betatrons (30 MeV) hatten wir gute Rückbildung bei Magen- und einzelnen Dickdarmtumoren. Im Bereich des Sigmas und Rectums waren die Ergebnisse enttäuschend. Auffallende Ergebnisse erzielten wir beim Versuch mit schnellen Elektronen bei 2 Fällen von Bauchwandmetastasen, von operierten Coloncarcinomen, die in den Abb. 35 und 36 dargestellt sind. Diese Beobachtungen belegen, daß Colontumoren keineswegs strahlenresistent sind und selbst schleimbildende Carcinome zum mindesten mit schnellen Elektronen mit guter Regression ansprechen und bei günstiger Lage, wenn der Darm selbst geschont werden kann, heilbar sind.

Diese erfreulichen Ergebnisse veranlaßten uns, Versuche mit Vorbestrahlung mit schnellen Elektronen vorzunehmen. Man kann den Effekt, wie Abb. 37 zeigt, auch histologisch gut darstellen. Im ganzen sind 20 Colon- und Rectumcarcinome als inoperable und einzelne an der Grenze der Operabilität stehende Fälle vorbestrahlt worden mit einer Beobachtungszeit von mehr als 5 Jahren. Abb. 38 zeigt einen großen ileocoecalen Tumor, der nach Vorbestrahlung mit 3000 R 30 MeV-Elektronen + 2000 R 30 MeV-Röntgenstrahlen in 31 Tagen sich auf weniger als $^1/_3$ des ursprünglichen Volumens zurückbildete. Da uns bis zu jener Zeit nur 30 MeV-Elektronen zur Verfügung standen, mußten wir bei den in der Regel tiefliegenden Prozessen noch Zusätze mit Hochvoltröntgenstrahlen anwenden. Wie aus Tabelle 5 hervorgeht, ist es gelungen, in mehr als der Hälfte der Fälle die Radikaloperation nach einem Intervall von 4—6 Wochen vorzunehmen. In weiteren 11% wäre der Tumor operabel gewesen, doch fanden sich bei der Operation dem klinischen Nachweis entgangene Metastasen, die ein kuratives Vorgehen verhinderten. 40% der operabel gewordenen Fälle überlebten die 5-Jahres-Periode symptomfrei. Für die Vorbestrahlung erachten wir, sofern man sich für Elektronen entscheidet, Energien von mindestens 40 MeV als notwendig sowie die Ein-

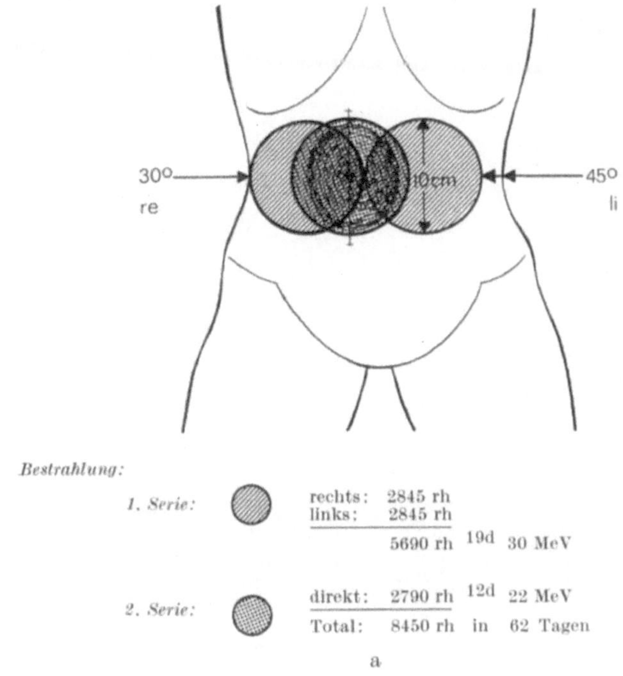

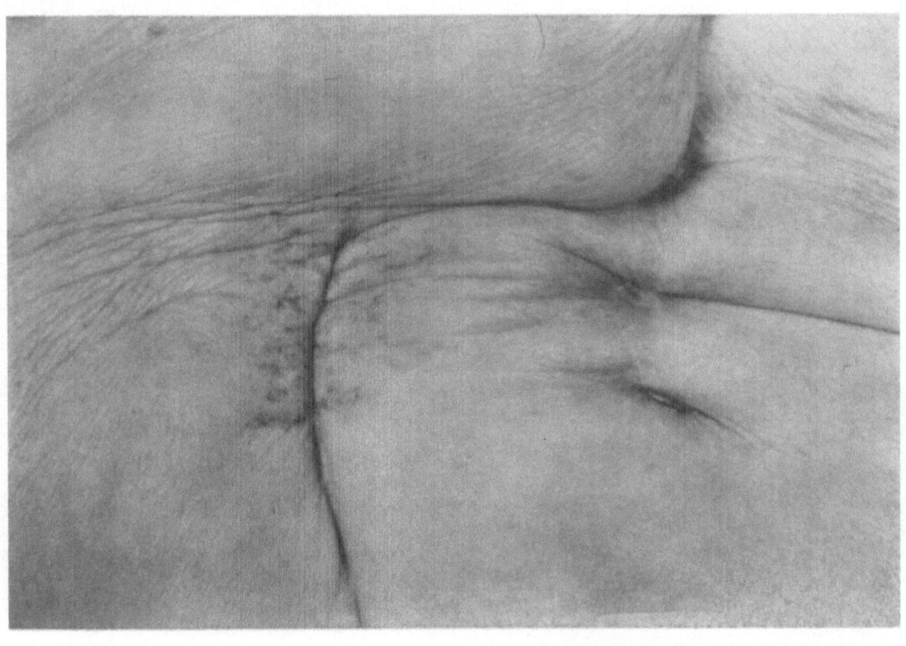

b

Abb. 35. a Initialstatus und Bestrahlungsanordnung. Eine 66jährige Frau weist 5 Monate nach Operation eines Carcinoma solidum et cylindrocellulare partim gelatinosum der Flexura hepatica einen 8×10 cm messenden Tumor in der Bauchwand auf, der mit der Haut verwachsen ist. Der Tumor wird vom Chirurgen als inoperabel beurteilt. Bestrahlung in 2 Serien. 1. Serie: 5690 rh in 19 Tagen, 30 MeV von 2 schrägen Feldern. Nach 1 Monat starke Schrumpfung. 2. Serie: direktes Feld mit 2790 R in 12 Tagen, 22 MeV. 11 Monate später Magenresektion wegen Ulcus pepticum. Komplikationslose Heilung. Symptomfrei. b zeigt den Zustand 5 Jahre später. Umschriebene nichtstörende Bauchwandinduration 13 Jahre nach Bestrahlung der Bauchwandmetastase

richtung, um die Bewegungsbestrahlung durchzuführen, weil diese sowohl bei Elektronen wie bei Gammastrahlen eine erheblich bessere Schonung normaler Strukturen gestattet. Schnelle Elektronen bieten, unserer Ansicht nach, nicht nur allein vom physikalischen

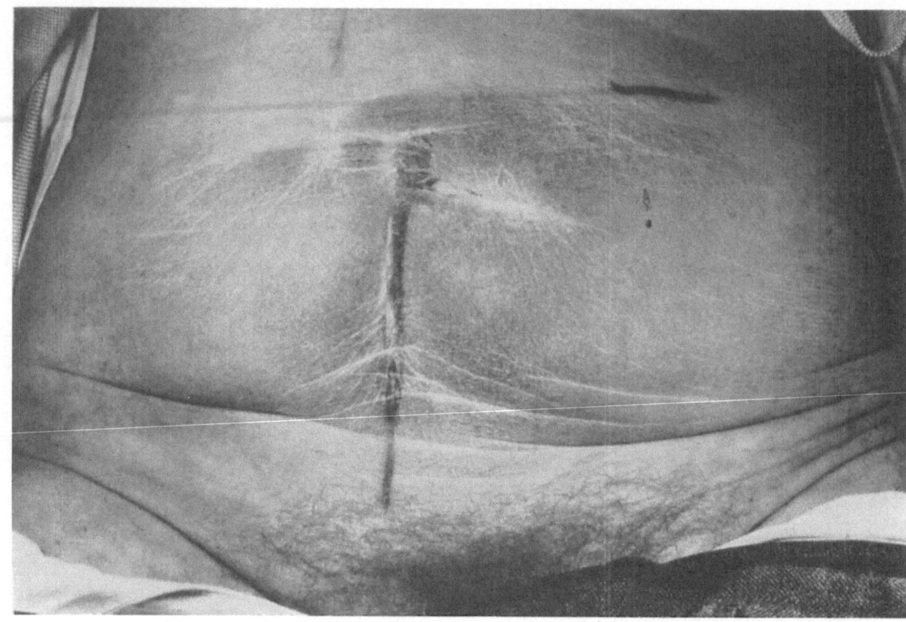

a

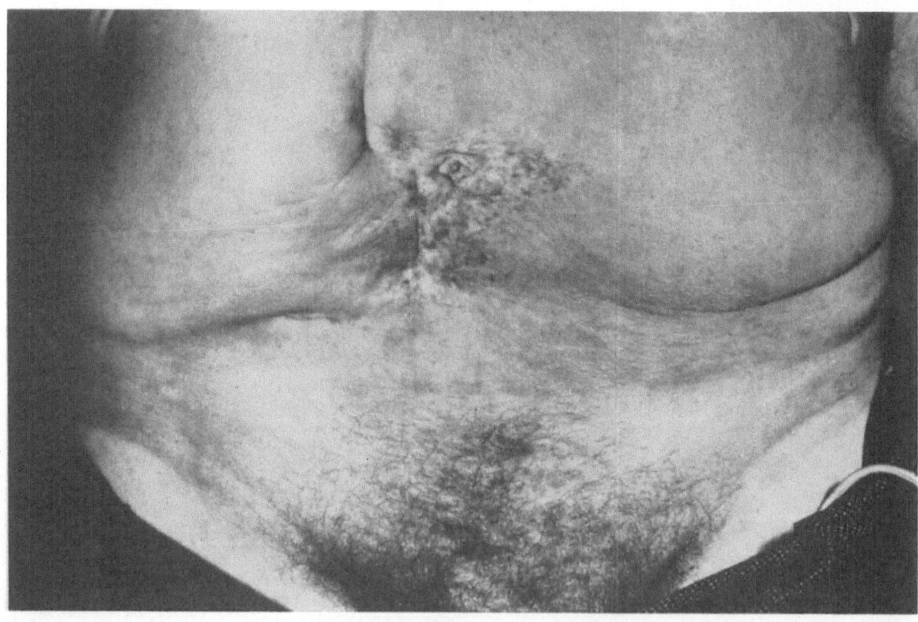

b

Abb. 36a u. b. Operation eines Tumors des Colon transversum links bei 71jährigem Mann. 4 Monate später nicht radikale Entfernung einer Bauchwandmetastase. Histologisch: Carcinoma cylindrocellulare gelatinosum. a 4 Monate später: Bestrahlung eines unscharf begrenzten Tumors der Bauchwand von 6×6 cm mit 7970 R, 25 MeV El. in 38 Tagen. 5 Jahre später symptomfrei. b 2 Jahre später: Infiltrat am Feldrand. Nadelbiopsie: Zellarmes Bindegewebe. Technetiu-Szintigramm negativ. Keine weitere Abklärung wegen zentraler Sklerose. Exitus 5 Monate später. Obwohl ein Feldrandrezidiv nicht sicher ausgeschlossen ist, gelang es, ein inoperables Bauchwandrezidiv mehr als 5 Jahre lokal zu beherrschen

Standpunkt aus in vielen Situationen günstigere Dosisverteilung, sondern scheinen, wie die beschriebenen Beispiele zeigen, auch biologische Vorteile aufzuweisen.

Überblicken wir die bisherigen Bestrahlungsergebnisse bei der Behandlung von Coloncarcinomen, so glauben wir, daß der bislang waltende Defaitismus von seiten der meisten

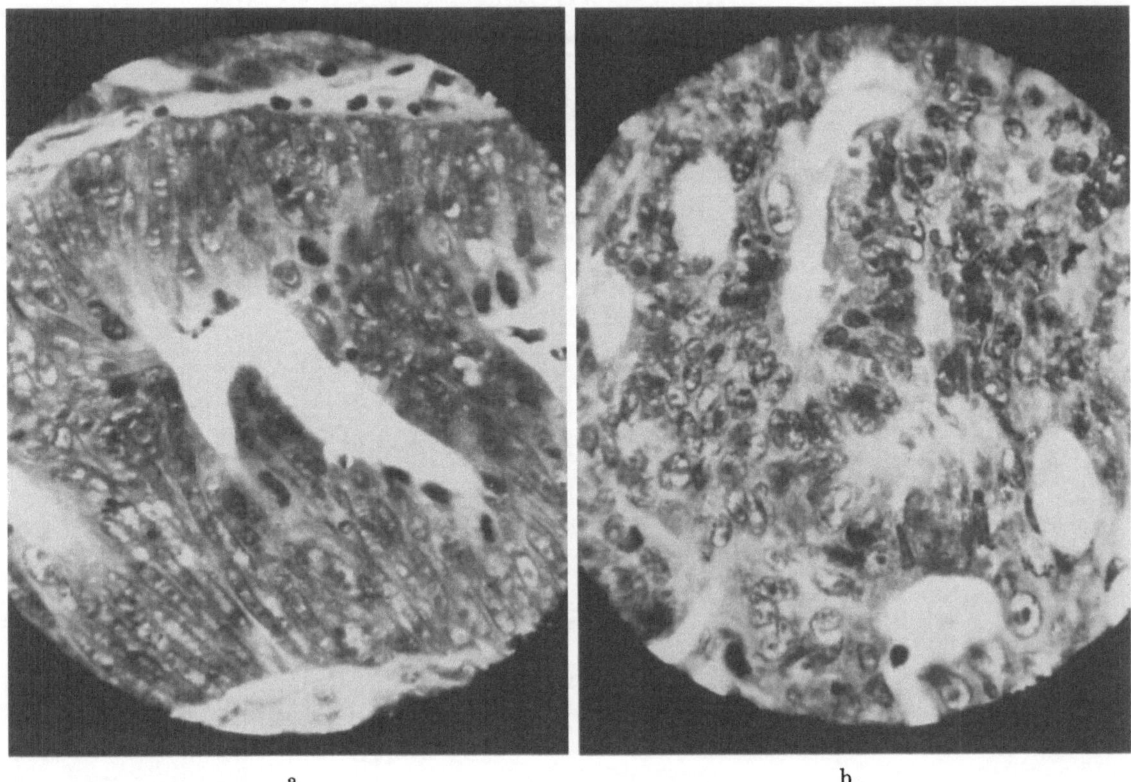

a b

Abb. 37a u. b. Adenocarcinom des Sigma mit zahlreichen Mitosen. a Biopsie. b Zustand 4 Wochen nach Vorbestrahlung mit 3200 R, 25 MeV El. Man kann kaum mehr eine ungeschädigte Tumorzelle erkennen

Chirurgen und auch der Mehrzahl der Strahlentherapeuten sachlich nicht mehr begründet ist. Eine kurative Strahlentherapie kommt bei den Coloncarcinomen mit den heutigen Möglichkeiten nur ausnahmsweise, bei Bauchdeckenrezidiven und bei Operationsrezidiven, bei letzteren allerdings nur mit relativ niedrigen Heilungsaussichten, in Frage.

Die Aussichten der Nachbestrahlung bei chirurgisch nicht radikaler oder fraglich radikaler Operation halten wir nicht für günstig. Erweist sich aber, daß bei Operation der Eingriff nicht im Gesunden oder nur fraglich radikal erfolgt ist, so sollte, unserer Auffassung nach, die Nachbestrahlung nicht aufgeschoben werden bis das sichere Rezidiv klinisch manifest ist.

Nicht ausgeschöpft sind bei den Coloncarcinomen auch die Möglichkeiten der Vorbestrahlung. Sie sollte heute ernstlich in Betracht gezogen werden, weil genügend Tatsachen beweisen, daß das Coloncarcinom keineswegs zu den strahlenresistenten Tumoren zu zählen ist. Auch bei der Vorbestrahlung müssen grundsätzlich die beiden Möglichkeiten unterschieden werden: Vorbestrahlung bei Grenzsituationen und inoperablen Geschwülsten und Vorbestrahlung bei operablen Tumoren. Wenn ein inoperabler Tumor vorliegt, oder wenn bei der Operation oder auch schon vorher angenommen werden muß, daß eine Grenzsituation besteht, sollte man heute vom Operationsversuch absehen und zunächst nur den Entlastungseingriff vornehmen, der die Colonpassage garantiert. Die anschließende Vorbestrahlung hat zum Ziel, den Tumor von der inoperablen oder Grenzsituation in das operable Stadium überzuführen. Dementsprechend muß eine etwas höhere Dosis gegeben werden; wir schätzen sie im Mittel auf 4000 R bis eventuell 5000 R mit Intervall von 4—6 Wochen, damit sich die mit Latenz einstellende Schrumpfung des Tumors voll auswirken und die Strahlenreaktion abklingen kann.

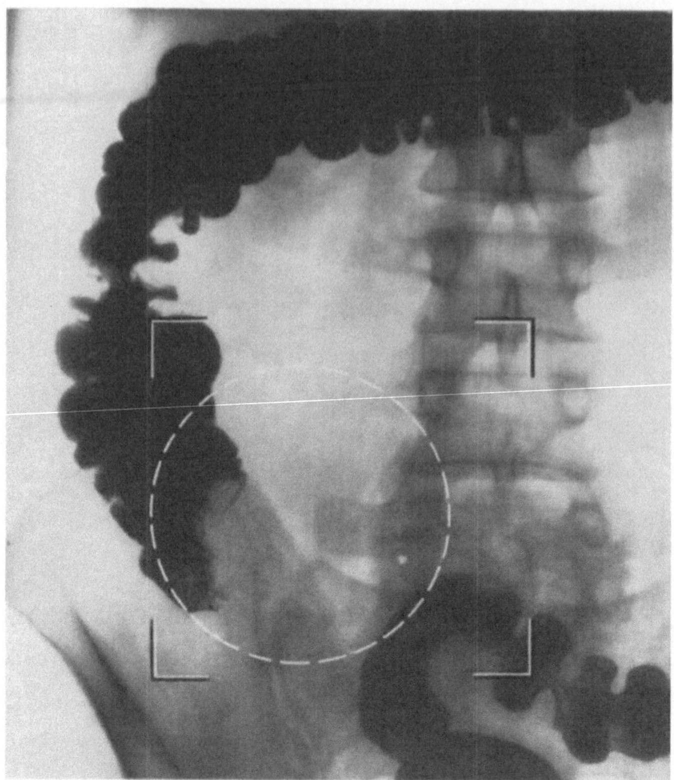

a

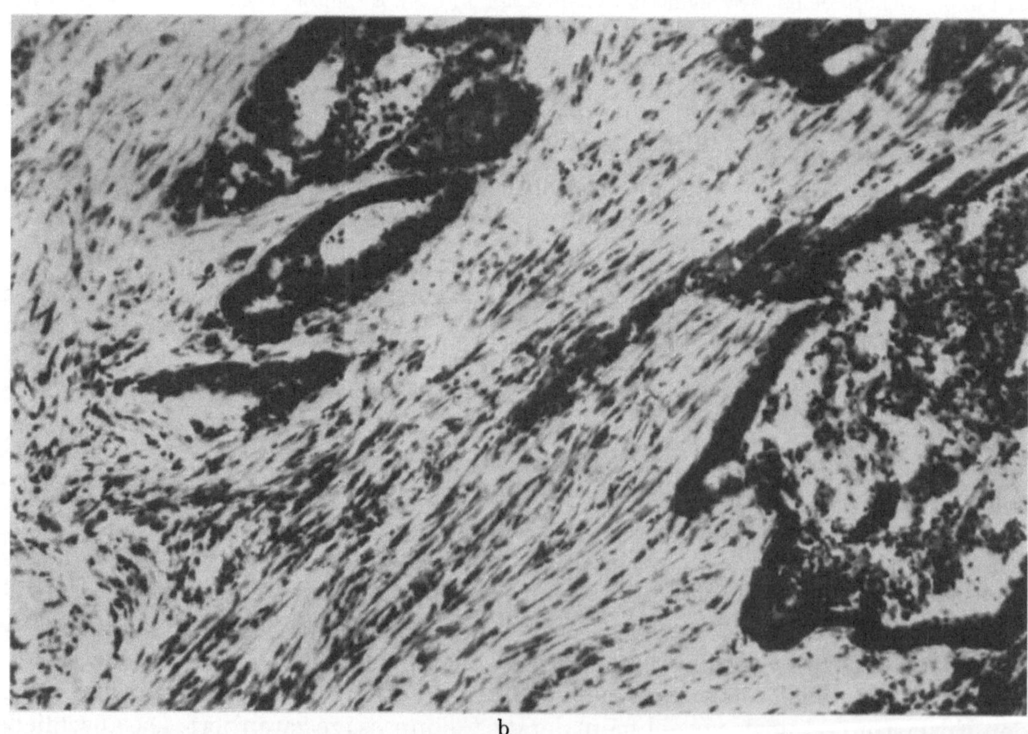

b

Abb. 38a u. b. 10×10 cm messender Ileocoecaltumor bei 61jährigem Mann. a Zustand bei Bestrahlungsbeginn mit Einzeichnung der klinisch palpablen Tumorgrenzen. Vorbestrahlung mit 3000 R El., 30 MeV und 2000 R Röntgenstrahlen, 30 MeV in 31 Tagen. Der Tumor schrumpfte so stark, daß man auch an das Vorliegen eines Sarkoms dachte. Operation 10 Tage später. Rechtsseitige Hemicolektomie. Verwachsungen zum Sigma und Retroperitoneum werden scharf durchtrennt. b Tumormasse 3×3 cm. Histologisch: Partiell nekrotisches Adenocarcinoma tubulare mit Infiltration des pericolischen Fettgewebes. 7 Jahre später symptomfrei

Ein klinischer Versuch bei operabler Tumorsituation wäre sehr zu begrüßen. Wir glauben, daß die Dosis auf etwa 2500 R in etwa 10 Tagen zu veranschlagen ist, mit anschließender sofortiger Operation oder mit kurzem Intervall von 3—7 Tagen. Es ist auch denkbar, daß — in Analogie zu den Magencarcinomen — etwas höhere Einzeldosen, in kürzerer Zeit appliziert, zum gleichen Ergebnis führen wie das erste vorgeschlagene Vorgehen, das wir als weniger belastend ansehen.

Literatur

Magen allgemein

ALBERTINI, A. v.: Historische Geschwulstdiagnostik. Stuttgart: Georg Thieme 1955.

BORRMANN, L.: Henke Lubasch, Handbuch der pathologischen Anatomie und Histologie, Bd. IV/1, S. 812—1050. Berlin: Springer 1926.

BRODERS, A. C.: Carcinoma, grading and practical application. Arch. Path. **2**, 376 (1926).

— Grading of cancer. Its relation to metastases and prognosis. Tex. J. Med. **29**, 520 (1933).

COTTIER, H.: Mündliche Mitteilung.

CUDE: Mündliche Mitteilung.

DOLL, R.: The geographical distribution of cancer. Brit. J. Cancer **23**, 1—8 (1969).

Eidg. Statistisches Amt: Statistisches Jahrbuch der Schweiz. Basel: Birkhäuser 1964, 1966, 1970.

FORSSMANN, G.: Über die Röntgendiagnostik und Strahlenbehandlung von Magensarkomen und Retikulumzellensarkomen. Acta radiol. (Stockh.) **24**, 343—373 (1943).

GALL, E. A., MALLORY, T. B.: Malignant lymphoma: a clinicopathologic survey of 618 cases. Amer. J. Path. **18**, 381—415 (1942).

GUISS, L. W.: Endresults for gastric cancer. Surg. Gynec. Obstet. (Suppl.) **93**, 313—331 (1951).

— Pathology of gastric neoplasms, in MCNEER, G., and PACK, G. T.: Neoplasma of the Stomach. Philadelphia: J. B. Lippincott 1967.

HESSE, O.: Das Magensarkom. Zbl. Grenzgeb. Med. u. Chir. **15** (1912).

JAEGER, E.: Das extramedulläre Plasmocytom. Diss. Zürich (1942).

KAUFMANN, E.: Spezielle pathologische Anatomie. Berlin u. Leipzig: Walter de Gruyter & Co. 1922.

OBERNDORFER, S.: Die Geschwülste des Darmes. Henke Lubasch, Handbuch der pathologischen Anatomie, Bd. IV/3, S. 717—953. Berlin: Springer 1929.

PACK, G. T., MCNEER, G.: Sarcoma of the stomach. Ann. Surg. **101**, 1206—1224 (1935).

PALMER, E.: The sarcomas of the stomach: A review with reference to gross pathology and gastroscopic manifestation. Amer. J. dig. Dis. **17**, 186—195 (1950).

Public Health Service USA: Survival experience of Chemotherapy National Service Center. End Results Evaluation Section. Publ. No 789.

ROUVIÈRE, H.: Anatomie des lymphatique de l'homme. Paris: Masson 1932.

RÜEDI, J.: Zur Kenntnis des mikrozytenreichen Rundzellensarkoms. Schweiz. Z. allg. Path. **3**, Fasc. I (1940).

SCHLAGENHAUFER, F.: Beiträge zur pathologischen Anatomie der Granulomatose des Magendarmtraktes. Virchows Arch. path. Anat. Zbl. allg. Path. path. Anat. **24**, 965—966 (1913).

SMITH, J. L., JR., HELWIG, E. B.: Malignant lymphoma of the stomach; its diagnosis distinction and biological behaviour. Amer. J. Path. **34**, 553 (1958).

STOUT, A. P.: Tumors of the stomach. Atlas of tumor pathology. Washington, D. C.: Armed Forces Institute of Pathology 1953.

— Surgical treatment of Lymphosarcoma. Proc. of Second National Cancer Conference, vol. 1, p. 573—581. New York: Amer. Cancer Soc. Inc. 1952.

UICC: Illustrierte Tumor-Nomenklatur. Berlin- Heidelberg-New York: Springer 1965.

— Illustrierte Tumor-Nomenklatur, second ed. Berlin-Heidelberg-New York: Springer 1969.

— Cancer incidence in five continents, vol. II. Berlin-Heidelberg-New York: Springer 1970.

WARREN, S., LULENSKI, C. R.: Primary solitary lymphoid tumors of the gastrointestinal tract. Ann. Surg. **115**, 1—12 (1942).

WILLIS, R. A.: The spread of tumours in the human body. London: Churchill 1934.

— Pathology of tumours. London: Butterworth Med. Publ. 1948.

ZUPPINGER, A.: Radiation therapy with high speed electrons. Radiat. Clin. **31**, 129—140 (1962).

— Radiation therapy of sarcoma of the bone and soft tissue. Amer. J. Roentgenol. **99**, 435—443 (1967).

— Treatment by supervoltage machines electron beam therapy. Butterworths: Radiotherapy 250—259 (1967).

— Neuere Grundlagen der Tumortherapie. Praxis **56**, 518—522 (1967).

— High speed electron therapy. Amer. J. Roentgenol. **99**, 932—938 (1967).

— Progress in high speed electron therapy. Gann Monogr. **9**, 123—132 (1970).

— Elektronen gegen Krebs. Bild d. Wissenschaft 1185—1191 (1969).

Magensarkom

ACKERMANN, L. V., REGATO, J. A. DEL: Cancer diagnosis, treatment and prognosis. St. Louis: C. V. Mosby Co. 1954.

ALLEN, W., DONALDSON, G., SNIFFEN, R. C., GOODALE, F., JR.: Primary malignant lymphoma of the gastrointestinal tract. Ann. Surg. **140**, 428—438 (1954).

Amreich, A. I.: Dauernd geheiltes metastatisches Ovarialkarzinom. Wien. klin. Wschr. **44**, 165—168 (1931).

Archer, V. W., Cooper, G.: Lymphosarcoma of the stomach. Amer. J. Roentgenol. **42**, 332—340 (1939).

Balaban, I. J.: Zur Frage des primären Magensarkoms. Fortschr. Röntgenstr. **49**, 513—518 (1934).

Balfour, D. C., McCane, J. C.: Sarcoma of the stomach. Surg. Gynec. Obstet. **50**, 948—953 (1930).

Berger, I. R., Gay, B. B., Jr., Whorton, C. M.: Malignant lymphoma of the stomach. Radiology **62**, 527—535 (1954).

Berlin, L.: Gastritis: A medical dilemma. Amer. J. Roentgenol. **88**, 627—636 (1962).

Borrmann, L.: Henke Lubasch, Handbuch der pathologischen Anatomie und Histologie, Bd. IV/1, S. 812—1050. Berlin: Springer 1926.

Broders, A. C.: Grading of cancer. Its relation to metastases and prognosis. Tex. J. Med. **29**, 520 (1933).

— Carcinoma, grading and practical application. Arch. Path. **2**, 376—381 (1926).

Bürkle, G., Frommhold, W.: Tumorsimulierende Magenerkrankungen und ihre Differentialdiagnose. Fortschr. Roentgenstr. **114**, 231—246 (1971).

Burnett, H. W., Herbert, E. A.: The role of irradiation in the treatment of primary malignant lymphoma of the stomach. Radiology **67**, 723—728 (1956).

Buschke, F., Cantril, S. T.: Secondary lymphosarcoma of the stomach. Amer. J. Roentgenol. **49**, 450—454 (1943).

Cardon, L., Greenbaum, R. S.: Lymphosarcoma of the stomach. Amer. J. dig. Dis. **12**, 339—344 (1945).

Chont, L. K.: Prymary sarcoma of the stomach. Radiology **34**, 714—720 (1940).

Daron, N., Richardson, P. B., Raidler, L. K., Ziskid, L.: Plasma cell tumor of the stomach. Radiology **55**, 207—213 (1950).

D'Aunoy, R., Zoeller, A.: Sarcoma of the stomach. Amer. J. Surg. **9**, 444—464 (1930).

Deeb, P. H., Stilson, W. L.: Manifestations of lymphosarcoma of the stomach. Radiology **58**, 529—535 (1952).

Doerr, W.: Spezielle pathologische Anatomie II. Heidelberger Taschentücher. Berlin-Heidelberg-New York: Springer 1970.

Doll, R.: The geographical distribution of cancer. Brit. J. Cancer **23**, 1—8 (1969).

Dreyer, B., Louw, J. H.: Squamous-cell carcinoma of the stomach. Brit. J. Surg. **44**, 425—426 (1956/1957).

Ennuyer, A., Bataini, P.: Lympho-réticulo-sarcomes de l'estomac et de l'intestin. Bull. Ass. franç. Cancer **52**, 215—240 (1965).

Eustermann, G. B.: Gastric syphilis, observations based on 93 cases. J. Amer. med. Ass. **96**, 173—179 (1931).

Forssmann, G.: Über die Röntgendiagnostik und Strahlenbehandlung von Magensarkomen und Retikulumzellensarkomen. Acta radiol. (Stockh.) **24**, 343—373 (1943).

Frank, A., Nauman, W.: Das Magensarkom, seine klinische, röntgenologische und endoskopische Diagnostik. Gastroenterologia (Basel) **76—77**, 127—148 (1950—1951).

Gall, E. A., Mallory, T. B.: Malignant lymphoma: a clinicopathologic survey of 618 cases. Amer. J. Path. **18**, 381—415 (1942).

Giberson, R. G., Dockerty, M. B., Gray, H. K.: Leiomyosarcoma of the stomach. Surg. Gynec. Obstet. **98**, 186—196 (1954).

Glenk, M.: Magenwandmetastasen nach Epi-Mesopharynxtumor. Fortschr. Röntgenstr. **85**, 244—245 (1956).

Grasser, C. H.: Röntgenologische Studie über zwei primäre Retothelsarkome des Magens. Radiol. clin. (Basel) **22**, 265—277 (1953).

Gray, H. K., Lofgren, K. A.: The significance of an ulcerating lesion in the stomach after gastroenterostomy. Proc. Mayo Clin. **23**, 454—460 (1948).

Gummel, H., Wittig, G., Berndt, H.: Therapieresultate und Prognose des Magenkrebses. Arch. Geschwulstforsch. **29**, 274—292 (1967).

Hesse, O.: Das Magensarkom. Zbl. Grenzgeb. Med. u. Chir. **15**, 1912.

Hohlfelder, H.: Die Röntgentiefentherapie. Leipzig: Georg Thieme 1938.

Jenkinson, E. L., Epperson, K. D., Pfisterer, W. H.: Primary lymphosarcoma of the stomach. Amer. J. Roentgenol. **72**, 34—44 (1954).

Jordan, G.-L., Jr., Bolton, B. F., Heard, J. G., Waldron, G.: Sarcomas of the stomach. Surg. Gynec. Obstet. **100**, 453—457 (1955).

Kadrnka, S., Sierro, A.: Le sarcome primitif de l'estomac, diagnostic clinique et radiologique. Arch. Mal. Appar. dig. **23**, 51—87 (1933).

Kaufmann, E.: Spezielle pathologische Anatomie. Berlin u. Leipzig: Walter de Gruyter & Co. 1922.

Kessler, E.: Das Magensarkom. Fortschr. Roentgenol. **50**, 247—263 (1934).

Koga, S.: Postoperative Fernresultate von Magenkrebs in seinem Frühstadium und sein Rezidiv. Chirurg **41**, 553—560 (1970).

Konjetzny, G. E.: Das Magensarkom. Ergebn. Chir. Orthop. **14**, 256—324 (1921).

— Zur Frühdiagnose und Frühoperation des Magenkrebses. Langenbecks Arch. klin. Chir. **264**, 331—333 (1950).

Kuhlencordt, F.: Das Carcinoma in situ des Magens und der kleine Magenkrebs. Dtsch. med. Wschr. **47**, 2111—2115/2127 (1959).

— Nachuntersuchungen beim sogenannten kleinen Magenkrebs. II. Weltkongr. f. Gastroenterologie, München 1962, II, 585—589 (1963).

Madding, G. F.: Hodgkin disease of the stomach: Report of six cases. Proc. Mayo Clin. **13**, 618—623 (1938).

— Walters, W.: Lymphosarcoma of the stomach. Arch. Surg. **40**, 120—134 (1940).

Mainzer, F., Amberg, J. R., Margulis, A. R.: Superficial carcinoma of the stomach. Radiology **93**, 109—116 (1969).

MARSHALL, S. F., ADAMSON, N. E., JR.: Malignant tumors of the stomach. Surg. Clinics of N. America **39**, 699—701 (1959).
— — Sarcoma of the stomach. Tumors of lymphatic and reticuloendothelial origin (62 cases). Surg. Clin. N. Amer. **39**, 711—718 (1959).
— MEISSNER, W. A.: Sarcoma of the stomach. Amer. J. Surg. **131**, 824—837 (1950).
MARTIN, W. C.: Lymphoblastoma of the gastrointestinal tract. Amer. J. Roentgenol. **36**, 881—891 (1936).
MCPEAK, E., WARREN, S.: Histologic features of carcinoma of the cardioesophageal junction and cardia. Amer. J. Path. **24**, 971—1001 (1948).
MÉNETRIER, P.: Les polyadénomes gastrique et leurs rapport avec les cancers de l'estomac. Arch. de physiol. norm. et path. **1**, 236—262 (1888).
NAUMANN, W.: Zur Röntgendiagnostik des Magensarkoms. Fortschr. Röntgenstr. **75**, 72—78 (1951).
MCNEER, G., PACK, G. T.: Neoplasms of the stomach. Philadelphia: J. B. Lippincott Company 1967.
OBERLING, CH.: Les réticulosarcomes et les réticulo-endothéliomes de la moelle osseuse (sarcomes d'Ewing). Bull. Ass. Ét. Cancer **17**, 259 (1928).
OCHSNER, S., OCHSNER, A.: Sarcoma of the stomach. Analysis of 17 cases. Amer. Surg. **142**, 804—809 (1955).
PACK, G. T., MCNEER, G.: Sarcoma of the stomach. Ann. Surg. **101**, 1206—1224 (1935).
PALMER, E.: The sarcomas of the stomach: A review with reference to gross pathology and gastroscopic manifestation. Amer. J. dig. Dis. **17**, 186—195 (1950).
PORTMANN, V. V., DUNNE, E. F., HAZARD, J. B.: Manifestation of Hodgkin's disease of the gastrointestinal tract. Amer. J. Roentgenol. **72**, 772—787 (1954).
PUND, E. R., STELLING, F. H.: Lymphosarcoma; report of 3 apparently cured cases. Amer. J. Surg. **52**, 50—54 (1941).
REDD, B. L.: Lymphosarcoma of the stomach. Amer. J. Roentgenol. **82**, 634—650 (1959).
REESE, D. F., HODGSON, J. R., DOCKERTY, M. B.: Giant hypertrophy of the gastric mucosa (Ménétrier's disease): A correlation of the roentgenographic, pathologic and clinical findings. Amer. J. Roentgenol. **88**, 619—626 (1962).
SCHINDLER, R.: Die gastroskopische Diagnose des diffusen Lymphosarkoms des Magens. Klin. Wschr. **1/2**, No 42 (1922).
SCHLESINGER, H.: Unterscheidet sich das Magensarkom klinisch vom Karzinom? Wien. klin. Wschr. **29**, 785—791 (1916).
SHERRICK, D. W., HODGSON, J. R., DOCKERTY, M. B.: The roentgenologic diagnosis of primary hastric lymphoma. Radiology **84**, 925—932 (1965).
SMITH, J. L., JR., HELWIG, E. B.: Malignant lymphoma of the stomach; its diagnosis distinction and biological behaviour. Amer. J. Path. **34**, 553 (1958).
SNODDY, W. T.: Primary lymphosarcoma of the stomach. Gastroenterology **20**, 537—553 (1952).
SPELLBERG, M. A., ZIVIN, S.: Lymphosarcoma of the gastrointestinal tract. Ann. Surg. **119**, 108—123 (1944).
SYMMERS, D.: Giant follicular lymphadenopathy with or without splenomegaly. Arch. Path. **26**, 603—647 (1938).
STOUT, A. P.: Surgical treatment of lymphosarcoma. Proc. of Second National Cancer Conference, vol. 1, p. 573—581. New York: Amer. Cancer Soc. Inc. 1952.
— Tumors of the stomach. Atlas of tumor pathology. Washington, D. C.: Armed Forces Institute of Pathology 1953.
TAYLOR, E. S.: Primary lymphosarcoma of the stomach. Amer. Surg. **110**, 200—221 (1939).
THOMSON, T. J., HAASE, S.: Reticulo-sarcoma of stomach successfully treated with nitrogen mustard. Brit. J. Radiol. **29**, 95—98 (1956).
THORBJARNARSON, B., BEAL, J. M., PEARCE, J. M.: Primary malignant lymphoid tumors of the stomach. Cancer (Philad.) **9**, 712—717 (1956).
VOEGTLIN, C.: Program for study of cancer of stomach. J. nat. Cancer Inst. **1**, 539—558 (1940/41).
— A program for the study of cancer of the stomach. Surg. Clin. N. Amer. **27**, 1100—1105 (1947).
WALTHER, H. E.: Krebsmetastasen. Basel: Schwabe & Co. 1948.
WARREN, S., LULENSKI, C. R.: Primary solitary lymphoid tumors of the gastrointestinal tract. Ann. Surg. **115**, 1—12 (1942).
WINTROBE, M. M.: Conditions chiefly affecting lymph nodes and the speen. Clin. Hématology **1**, 1099—1181 (1961).
WOLFERTH, CH. C., JR., BRADY, L. W., ENTERLINE, H. T., BLAKEMORE, W. S.: Primary lymphosarcoma of the stomach. Surg. Gynec. Obstet. **109**, 755—761 (1959).
ZUPPINGER, A., LÄSER, S.: Die Röntgenuntersuchung des Magens mit besonderer Berücksichtigung der Tumordiagnostik. Radiol. clin. (Basel) **22**, 400—412 (1953).
— WEGMÜLLER, W.: Differenzierte Tumorhäufigkeit. Radiol. clin. (Basel) **20**, 430—442 (1951).

Magencarcinom

ACKERMANN, L. V., DEL REGATO, J. A.: Cancer. St. Louis: C. V. Mosby Co. 1962.
ADAMS, H. D., HARE, H. F., TRUMP, J. G., WIRT, L. D., GRANKE, R. C.: The treatment of carcinoma of the esophagus and cardia by resection and postoperative supervoltage roentgen rays. Amer. Surg. **138**, 631—642 (1953).
ALLISON, P., BERRIE, J.: The treatment of malignant obstruction of the cardia. Brit. J. Surg. **37**, 1—21 (1949).
BARTH, G.: Erfahrungen von Ergebnissen mit der Nahbestrahlung operativ freigelegter Tumoren. Strahlentherapie **91**, 481—527 (1953).
— WACHSMANN, F.: Zur Methode der Nahbestrahlung operativ freigelegter Tumoren. Strahlentherapie **77**, 585—598 (1948).
BAUER, K. H.: Das Krebsproblem, S. 733—735. Berlin-Göttingen-Heidelberg: Springer 1963.
BECK, K.: On external roentgen treatment of internal structures. (Even . . . treatment.) N. Y. med. J. **27** (1909).

Borrmann, L.: Henke Lubasch, Handbuch der pathologischen Anatomie und Histologie, Bd. IV/1, S. 825. Berlin: Springer 1926.

Bowden, L.: Surgery of locally recurrent gastric cancer. McNeer and Pack, Neoplasms of the stomach. Philadelphia: J. B. Lippincott 1967.

Brandl, W.: Die Pendelbestrahlung des Magenkarzinoms. Strahlentherapie **87**, 185—194 (1952).

Chaoul, H., Neumann, W.: Die Röntgenbestrahlung der Magen-Darm-Karzinome. Strahlentherapie **69**, 536—553 (1941).

Childs, D. S., Moertel, Ch. G., Holbrook, M. A., Reitemeier, R. J., Colby, M. Y., Jr.: Treatment of malignant neoplasms of gastrointestinal tract with a combination of 5-Fluoracil and Radiation. Radiology **84**, 843—848 (1965).

Coller, F. A., Kay, E. B., McIntyre, R. S.: Regional lymphatic metastases of carcinoma of the stomach. Arch. Surg. **43**, 748—761 (1941).

Desjardin, A. U.: Action of roentgen rays and radium on the gastrointestinal tract. Amer. J. Roentgenol. **26**, 1—40 (1931).

Despeignes, V.: Observation concernant un cas de cancer de l'estomac traité par les rayons Röntgen. Lyon méd. **82**, 428 und 503 (1896).

Donn, F., McNeer, G.: Metastasis of gastric cancer to other organs, p. 426—440. In: A. McNeer and G. T. Pack. Neoplasms of the stomach. Philadelphia: J. B. Lippincott 1967.

Dreyer, B., Louw, J. H.: Squamous-cell carcinoma of the stomach. Brit. J. Surg. **44**, 425—426 (1956/57).

Fairchild, G. C., Shorter, A.: Direct irradiation of cancer of stomach and other viscera exposed temporarily at operation. Lancet **1945 II**, 522—526.

— — Irradiation of gastric cancer. Brit. J. Radiol. **20**, 511—522 (1947).

Falkson, G., Sandison, A. G., Jacobs, E. L., Fichardt, T.: Combined telecobalt and 5-Fluorouracil therapy in cancer of the stomach. S. Afr. med. J. **37**, 712—717 (1963).

Farber, J. E.: Incurabel cancer. British Ministry of Health Reports on Public Health and Medical Subjects **66**, 26 (1931).

Finsterer, H.: Zur Therapie inoperabler Magen- und Darmkarzinome mit Freilegung und nachfolgender Röntgenbestrahlung. Strahlentherapie **6**, 205—213 (1915).

Fried, C.: Four more years' experience with Roentgen therapy of inoperable gastric cancer. Rev. Cirurg. S. Paulo **10**, 76—126 (1945).

Gray, H. K., Lofgren, K. A.: The significance of an ulcerating lesion in the stomach after gastroenterostomy. Proc. Mayo Clin. **23**, 454—460 (1948).

Greenwood, M.: A report on the natural duration of cancer. Ministry of Health, Reports on Public Health and Medical Subjects, 33. London: His Majesty's Stat. Off. 1926.

Gremmel, H., Schulte, W., Vieten, H.: Karzinome nach Magenoperationen wegen nicht blastomatöser Erkrankung. Fortschr. Röntgenstr. **90**, 342—350 (1959).

Guiss, L. W.: Endresults for gastric cancer. Surg. Gyn. Obstet. (Suppl.) **93**, 313—331 (1951).

Gummel, H., Wittig, G., Berndt, H.: Therapieresultate und Prognose des Magenkrebses. Arch. Geschwulstforsch. **29**, 274—292 (1967).

Helsingen, N., Hillestad, L.: Cancer development in the gastric stump after partial gastrectomy for ulcer. Amer. Surg. **143**, 173—179 (1956).

Hitchcook, C. R., McLean, L. D., Sullivan, W. A.: The secretary and clinical aspects of achlorhydria and gastric atrophy as precursors of gastric cancer. J. nat. Cancer Inst. **18**, 795—811 (1957).

Hogg, L., Pack, G. T.: The controversial relationship between blood group A and gastric cancer. Gastroenterology **32**, 797—806 (1957).

Hohlfelder, H.: Die Röntgentiefentherapie. Leipzig: Georg Thieme 1938.

Koga, S.: Postoperative Fernresultate von Magenkrebs in seinem Frühstadium und sein Rezidiv. Chirurg **41**, 553—560 (1970).

Konjetzny, G. E.: Zur Frühdiagnose und Frühoperation des Magenkrebses. Langenbecks Arch. klin. Chir. **264**, 331—333 (1950).

Krause, P.: Kritischer Bericht über die Grundlagen und Erfahrungen mit der Röntgentherapie bei Karzinomen des Magen-Darm. Strahlentherapie **47**, 125—136 (1933).

Kühlmeyer, R., Rokitansky, O.: Das Magenstumpfkarzinom als Spätproblem der Ulkuschirurgie. Langenbecks Arch. klin. Chir. **278**, 361—375 (1954).

Kuhlencordt, F.: Das Carcinoma in situ des Magens und der kleine Magenkrebs. Dtsch. med. Wschr. **47**, 2111—2115/2127 (1959).

— Nachuntersuchungen beim sogenannten kleinen Magenkrebs. II. Weltkongr. f. Gastroenterologie, München 1962, II, 585—589 (1963).

Mainzer, F., Amberg, J. R., Margulis, A. R.: Superficial carcinoma of the stomach. Radiology **93**, 109—116 (1969).

Marshall, S. F., Adamson, N. E., Jr.: Carcinoma of the stomach. Follow-up results in a series of 1708 patients. Surg. Clin. N. Amer. **39**, 703—710 (1959).

McNeer, G., Joly, D. J., Berg, J. W.: The significance of adenomatous polyps. Neoplasm of the stomach (McNeer and Pack). Philadelphia: J. B. Lippincott Co. 1967.

— Pack, G. T.: Neoplasm of the stomach. Philadelphia: J. B. Lippincott Co. 1967.

McPeak, E., Warren, S.: Histologic features of carcinoma of the cardioesophageal junction and cardia. Amer. J. Path. **24**, 971—1001 (1948).

Mosbech, J., Videbaek, A.: Mortality from and risk of gastric carcinoma among patients with pernicious anaemia. Brit. med. J. **1950 II**, 391—394.

Murakami, K.: The early detection of gastric cancer by mass survey. XII Internat. Congr. of Radiology, Tokyo 1969, National Board of Management, S. 166.

Murphy, W. T.: Radiation therapy. Philadelphia-London: W. B. Saunders 1967.

Murray, J. P.: XII Int. Congr. of Radiology, Tokyo 1969, National Board of Management, p. 165.

Nakayama, K.: Pre-operative irradiation in the treatment of patients with carcinoma of the oeso-

phagus and some other sites. J. Fac. Radiol. **15**, 232—241 (1964).
NATHANSON, I. T., WELCH, C. E.: Life expectancy and incidence of malignant disease. III. Carcinoma of the gastrointestinal tract. Amer. J. Cancer **31**, 457—466 (1937).
— — Gastroenterology **29**, 526 (1955).
NISSEN, R.: Klinische „Frühdiagnose" des Magenkarzinoms. Chirurg **33**, 205—209 (1962).
OPPOLZER, R. V.: Über das Magenkarzinom. Lebensdauer und Schicksal von 859 Fällen der Jahre 1926—1935 der Klinik v. Eiselsberg-Ranzi. Langenbecks Arch. klin. Chir. **192**, 55—93 (1938).
OTTENJANN, R., HECKEL, M.: Gezielte endoskopische Gastrobiopsie bei Riesenfalten der Magenschleimhaut. Dtsch. med. Wschr. **90**, 1510—1515 (1965).
PISANI, G., NUVOLONE, U.: La telecobaltoterapia del carcinoma gastrico inoperabile. Radioter. Radiobiol. Fis. med. **17**, 21—29 (1962).
POLLARD, H. M., HENLEY, K. S.: The natural history of survival in carcinoma of the stomach, treated and untreated. Gastroenterology **29**, 526—535 (1955).
RAPANT, V.: Operative Mortalität und Spätergebnisse nach subtotalen und totalen Resektionen beim Magen- und Cardiakarzinom. Chirurg **29**, 529—533 (1958).
REGELSBERGER, H.: Zur Behandlung des inoperablen Magenkarzinoms. Strahlentherapie **61**, 201—232 (1938).
RIGLER, L. G., KAPLAN, H. S., FINK, D. L.: Pernicious anemia and the early diagnosis of tumors of the stomach. J. Amer. med. Ass. **128**, 426—432 (1945).
ROUVIÈRE, H.: Anatomie des lymphatiques de l'homme. Paris: Masson 1932.
SAMUEL, E.: XII Int. Congr. of Radiologa Tokyo, 1969. National Board of Management, S. 164.
SAUERBREY, R., REINHOLD, H.: Zur Strahlentherapie des Magenkarzinoms. Strahlentherapie **121**, 193—199 (1963).
SCHELL, R. F., DOCKERTY, M. B., COMFORT, M. W.: Carcinoma of the stomach associated with pernicious anemia. Surg. Gynec. Obstet. **98** (I), 710—720 (1954).
SCHINZ, H. R.: Zürcher Erfahrungen bei der Bestrahlung von Malignomen der drüsigen Bauchorgane ohne Geschlechtsdrüsen (1919—1935). Strahlentherapie **60**, 170—177 (1938).
— Lehrbuch der Röntgendiagnostik. Allgemeine Grundlagen, Bd. I. Stuttgart: Georg Thieme 1965.
SCHMERZ, K.: Über die Karzinombildung am Gastro-Enterostomosering. Bruns' Beitr. (F. Bandmann) **186**, 210—221 (1953).
SCHWARZ: XXXII. Tag. der Vereinig. Nordwestdtsch. Chirurgen, 18. u. 19. 6. 1926, Bremen. Zbl. Chir. **53**, 3000—3001 (1926).
SEGI, M., KURIHARA, M., MATSUYAMA, T.: Cancer mortality for selected sites in 24 countries. Sendai (Japan) Department of Public Health. Tohoku Univ. School of Med. 1969.
SHIMKIN, M. B.: Duration of life in untreated cancer. Cancer (Philad.) **4**, 1—8 (1951).
SUNDERLAND, D. A.: The lymphatic spread of gastric cancer. In: PACK u. MCNEER, S. 48.
TRAPEZUIKOV, N. N.: Results of surgical treatment of cancer of the stomach. Brit. med. J. **5156**, 857—859 (1959).
VOEGTLIN, C.: A program for the study of cancer of the stomach. J. nat. Cancer Inst. **1**, 539—558 (1941).
WALTERS, W. W., BERKSON, J.: An improvement of 180 per cent in the five-year survival rate of patients with carcinoma of the stomach. Ann. Surg. **137**, 884—890 (1953).
WALTHER, H. E.: Krebsmetastasen. Basel: Schwabe & Co. 1948.
WELCH, C. E.: Carcinoma of the stomach. Surg. Clin. N. Amer. **27**, 1100—1105 (1947).
— BURKE, J. F.: An appraisal of the treatment of gastric ulcer. Surgery **44**, 943—958 (1958).
WERNER, R., CAAN, A.: Über die Wirkung von Röntgenstrahlen auf Geschwülste. Münch. med. Wschr. **57**, 1384—1385 (1910).
ZAMCHECK, N., GRABLE, E., LEY, A., NORMAN, L.: Occurence of gastric cancer among patients with pernicious Anemia at the Boston City Hospital. New Engl. J. Med. **252**, 1103—1110 (1955).
ZUPPINGER, A., LÄSER, S.: Die Röntgenuntersuchung des Magens mit besonderer Berücksichtigung der Tumordiagnostik. Radiol. clin. (Basel) **22**, 400—412 (1953).
— WEGMÜLLER, W.: Differenzierte Tumorhäufigkeit. Radiol. clin. (Basel) **20**, 430—442 (1951).

Dünndarmtumoren

ACKERMANN, L. V., REGATO, J. A., DEL: Cancer. St. Louis: The Mosby Co. 1970.
ALLEN, A. W., DONALDSON, G., SNIFFEN, R. C., GOODALE, F., JR.: Ann. Surg. **140**, 428—438 (1954).
BERGER, L., KOPPELMANN, H.: Primary carcinoma of the duodenum. Ann. Surg. **116**, 738—750 (1942).
BIEBL, M.: Intestinal lymphogranulomatosis. Dtsch. Z. Chir. **198**, 104—108 (1926).
BILLINGSLEY, J. S., BARTHOLOMEW, L. G., CHILD, D. S.: A study of radiation therapy in carcinoma of the pancreas. Proc. Mayo Clin. **33**, 426—430 (1958).
BINI, G., PARVES, A.: Sulla linfogranulomatosis gastrointestinale promitiva. Pathologica **32**, 89—111 (1940).
BURNS, G. M., SHIELDS, A. B.: Resection of carcinoma of duodenum following irradiation. Northw. Med. (Seattle) **62**, 425—427 (1963).
CHANOINE, F.: Tumeurs malignes primitives du jéjuno-iléon. Acta gastro-ent. belg. **18**, 163—199 (1955).
CHARACHE, H.: Primary lymphosarcoma of the intestine. Amer. J. Surg. **27**, 171—173 (1935).
— Primary lymphosarcoma of the intestine in a boy of seven. Follow-up of nine years. Amer. J. Surg. **59**, 601 (1943).
CHERIGIÉ, E., HILLEMAND, P., PROUX, C., BOURDON, R.: L'intestin grêle normal et pathologique. Paris: Expansion Scientifique éd. (1957).
— PRADEL, J.: Les lymphosarcomes de l'intestin grêle. Ann. Radiol. **4**, 295—304 (1961).

Chont, L. K.: Sarcomas of the small intestine and reference to their radiosensitivity. Radiology **36**, 86—97 (1941).

Cooke, H. H.: Carcinoid tumors of the small intestine. Arch. Surg. **22**, 586—597 (1931).

Corner, Fairbanks: Zit. nach Chanoine.

Cutler, G. D., Stark, R. B., Scott, H. W., Jr.: Lymphosarcoma of the bowel in childhood. New Engl. J. Med. **232**, 665—670 (1945).

Deeb, P. H., Stilson, W. L.: Roentgenologic manifestions of Lymphosarcoma of the small bowel. Radiology **63**, 235—240 (1954).

Dixon, C. F., Lichtmann, A. L., McDonalds, J. R.: Malignant lesions of the duodenum. Surg. Gynec. Obstet. **83**, 83—93 (1946).

Dockerty, M. B., Ashburn, F. S.: Carcinoid tumors (so called) of the ileum and report of 13 cases in which there was metastasis. Arch. Surg. **47**, 221—246 (1943).

Drope, H.: Zur Kenntnis der Lymphogranulomatose des Verdauungsschlauches. Virchows Arch. path. Anat. **259**, 147—159 (1926).

Duncan, A. J.: Case of scirrhus of abdominal organs in a young child. Edinb. med. J. **31** (pt. 2), 1127—1129 (1886).

Dundon, C. C.: Primary tumors of the small intestine. Amer. J. Roentgenol. **59**, 492—504 (1948).

Emmet, J. M., Dreyfuss, M. L.: Malignant tumors of the small bowel. Ann. Surg. **123**, 859—865 (1946).

Faulkner, J. W., Dockerty, M. B.: Lymphosarcoma of the small intestine. Surg. Gynec. Obstet. **95**, 76—84 (1952).

Foster, J. H.: A ten-year-experience with carcinoma of the pancreas. Arch. Surg. **94**, 322—325 (1967).

Golden, R.: Radiologic examination of the small intestine. Springfield Ill., 1959. Philadelphia-London-Montreal: J. B. Lippincott Co. 1945.

Gyr, K.: Ergebnisse der chirurgischen Therapie der periampullären Karzinome. Schwiwo **99**, 249—253 (1969).

Innes, J.: Carcinoma of the duodenum with report of a case. Clin. Radiol. **14**, 361—364 (1963).

Irvine, W. T., Johnstone, J. M.: Lymphosarcoma of the small intestine with special reference to perforating tumors. Brit. J. Surg. **42**, 591—618 (1955).

Jenkin, R. D., Sonley, M. J., Stephens, C. A.: Primary gastrointestinal tract lymphoma in childhood. Radiology **92**, 763—767 (1969).

Kasemeyer, E.: Tumorinvagination des Darms. Dtsch. Z. Chir. **118**, 205—264 (1912).

Kaufmann, E.: Spezielle pathologische Anatomie. Berlin u. Leipzig: Walter de Gruyter & Co. 1922.

Kleinerman, J., Yardumian, K., Tamaki, H. T.: Primary carcinoma of duodenum. Ann. intern. Med. **32**, 451—465 (1950).

Konjetzny, G. E.: Langenbecks Arch. klin. Chir. **264**, 331—333 (1950).

Lexer: Magensarkom. Verhandlg. d. Gesellsch. f. wissenschaftl. Klinik, Königsberg 1910.

Lunn, G. M.: Carcinoma of the duodenum. Brit. J. Surg. **40**, 5—12 (1952).

Marcuse, P. M., Stout, A. P.: Primary lymphosarcoma of the small intestine. Cancer (Philad.) **3**, 459—474 (1950).

McDougal, W. J.: Carcinoma of the small intestine. Amer. J. Surg. **66**, 119—122 (1944).

McSwain, B., Beal, J. M.: Lymphosarcoma of the gastro-intestinal tract. Ann. Surg. **119**, 108—123 (1944).

Medinger, F. G.: Malignant tumors of the small intestine. A study of their incidence and diagnostic characteristics. Surg. Gynec. Obstet. **69**, 299—305 (1939).

Morris, P. J., Nordi, G. L.: Pancreaticoduodenal cancer (Experience from 1951 to 1960 with a look ahead and behind). Arch. Surg. **92**, 834—837 (1966).

Morse, R. W., Cole, L. G.: The anatomy of the small intestine as observed roentgenographically. Radiology 8, 149—153 (1927).

Murray, J. P.: Limitation of the early detection of gastric cancer. XII. Internat. Congr. of Radiology, Tokyo 1969, S. 164—166. National Board of Management.

Oberndorfer, S.: Die Geschwülste des Darmes. Henke/Lubarsch, Bd. IV/3. Berlin: Springer 1929.

Portmann, U. V., Dunne, E. F., Hazard, J. B.: Manifestation of Hodgkin's disease of the gastrointestinal tract. Amer. J. Roentgenol. **72**, 773—787 (1954).

Present, A. J.: Primary lymphosarcoma of the duodenum. Amer. Roentgenol. **41**, 545—548 (1939).

Prévôt, R.: Grundriß der Röntgenologie des Magendarmkanals. Hamburg: H. H. Nölke 1948.

Prey, D., Foster, J. M., Jr., Dennis, W.: Primary sarcoma of the duodenum. Arch. Surg. **30**, 675—684 (1935).

Pridgen, J. E., Mayo, Ch. W., Dockerty, M. B.: Carcinoma of the jejunum and ileum exclusive of carcinoid-tumors. Surg. Gynec. Obstet. **90**, 513—524 (1950).

Rankin, F. W., Newell, C. E.: Cit. bei Dundon, C. C.

Rowe, E. W., Neely, J. M.: Primary malignancy of small intestine. Radiology **28**, 325—338 (1937).

Raiford, T. S.: Tumor of the small intestine: Their diagnosis with special reference to the X-ray appearence. Radiology **16**, 253—270 (1931).

Samuel, E.: Limitation of the early detection of gastric cancer, p. 164—166. XII. Internat. Congr. of Radiology, Tokyo, 1969.

Schindler, R.: On hypertrophic glandular gastritis, hypertrophic gastropathy and pariental cell mass. Gastroenterology **44/45**, 77—83 (1963).

Schlaeger, R.: Examination of the small intestine, in Alimentary tract. Roentgenology, p. 589—604 (Margulis and Burhenne), vol. II. St. Louis: Mosby Co. 1967.

Schlagenhaufer, F.: Beiträge zur path. Anatomie der Granulomatose des Magendarmtraktes. Virchows Arch. path. Anat.

Schwartz, N. H., Swingle, R. C., Raymond, E. A.: Malignant tumors of the duodenum. Report of two cases. Arch. intern. Med. **7**, 410—417 (1951).

Spellberg, M. A., Zivin, S.: Lymphosarcoma of the gastrointestinal tract. Arch. intern. Med. **83**, 135—149 (1949).

Speeze, Cit. nach Chanoine.

STARR, G. F., DOCKERTY, M. B.: Leiomyomas and leiomyosarcomas of the small intestine. Cancer (Philad.) 8, 101—111 (1955).

STEIN, Tumors of the small intestine. Amer. J. dig. Dis. 4, 517 (1937).

SUGARBAKER, E. D., CRAVER, L. F.: Lymphosarcoma; study of 196 cases with biopsy. J. Amer. med. Ass. 115, 17—23 (1940).

ULLMAN, A., ABESHOUSE, B. S.: Lymphosarcoma of the small and large intestine. Ann. Surg. 95, 878—915 (1932).

USHER, F. C., DIXON, C. F.: Lymphosarcoma of the intestines. Gastroenterology 1, 160—178 (1943).

VUORI, V. A.: Primary malignant tumours of the small intestine. Acta chir. Scand. 137, 555—561 (1971).

WALTHER, H. E.: Krebsmetastasen. Basel: Schwabe & Co. 1948.

WARREN, K. W., CATTELL, R. B., BLACKHURN, J. P., NORA, P. F.: A long-term appraisal of pancreatico-duodenal resection for Peri-ampullary carcinoma. Ann. Surg. 155, 653—662 (1962).

WEBER, H. M., KIRKLIN, B. R.: Roentgenologic manifestation of tumors of the small intestine. Amer. J. Roentgenol. 47, 243—253 (1942).

WERNER, R., CAAN, A.: Über die Wirkung von Röntgenstrahlen auf Geschwülste. Münch. med. Wschr. 57, 1384—1385 (1910).

WILLIS, R. A.: Pathology of tumours. London: Butterworths Medical Publications 1948.

Coloncarcinome

ACKERMANN, L. V., REGATO, J. A. DEL: Cancer. St. Louis: The Mosby Co. 1970.

AGOSTINO, V. M. D., NICKSON, J. J.: Preoperative X-ray therapy in a simulated colon carcinoma. Radiology 74, 816—819 (1960).

ALLEN, A. W., DONALDSON, G., SNIFFEN, R. C., GOODALE, F., JR.: Primary malignant lymphoma of the gastro-intestinal tract. Ann. Surg. 140, 428—438 (1954).

BACON, H. E.: Anus, rectum, sigmoid, colon (diagnosis and treatment), 1. Aufl. Philadelphia: J. B. Lippincott Comp. 1938.

BALOFSKY, S. L.: Advanced gastrointestinal carcinoma. Roentgen, rads, and riddles. A Symposium on Supervoltage Radiation Therapy. US Atomic Energy Commission 415—417 (1959).

BERSON, E. J., BERGER, L.: Multiple carcinomas of the large intestin. Surg. Gynec. Obstet. 80, 75—84 (1945).

BERVEN, E.: Radiological treatment of cancer of the rectum. Acta radiol. (Stockh.) 20, 373—390 (1939).

BRODERS, A. C., BUIE, L. A., LAIRD, D. R.: Prognosis in carcinoma of the rectum. J. Amer. med. Ass. 115, 1066—1071 (1940).

COLLER, F. A., KAY, E. B., MCINTYRE, R. S.: Regional lymphatic metastasis of carcinoma of the colon. Ann. Surg. 114, 56—67 (1941).

COTTIER, H.: Colitis regionalis und Crohnsche Krankheit. Helv. Med. Acta 20, 490—501 (1953).

DELAHAY, R. O., ISNARD, J., PYARD, M.: Les lymphosarcomes du coecum. J. Radiologie 44, 625—634 (1963).

DOUB, H. P., PRATT, J. P., JONES, H. C.: Combined irradiation and surgery in the treatment of carcinoma of the pelvic. Radiology 37, 575—580 (1941).

DUKES, C. E.: Discussion on the pathology and treatment of carcinoma of the colon. Proc. roy. Soc. Med. 38, 381—384 (1945).

ECONOMOU, S. G., MRAZEK, R., SOUTHWICK, H., MCDONALD, G. O., SLAUGHTER, D., COLE, W.: Prophylactic measures in the spread of carcinoma of the colon and rectum. Dis. Colon Rect. 2, 98—108 (1959).

ENNUYER, A., BATAINI, P.: Lympho-réticulo-sarcomes de l'estomac et de l'intestin. Bull. Ass. franç. Cancer 52, 215—240 (1965).

ERDMANN, J. F., MORRIS, J. H.: Polyposis of the colon. Surg. Gynec. Obstet. 40, 460—468 (1925).

FLESCH-THEBESIUS, M.: Dauerheilung eines Rectum-Carcinoms durch Röntgenbestrahlung (Kasuistischer Beitrag). Strahlentherapie 80, 213—214 (1949).

FLETCHER, W. S., ALLEN, C. V., ENGLEBERT DUNPHY, J.: Preoperative irradiation for carcinoma of the colon and rectum. Amer. J. Surg. 109, 77 (1965).

GLINSKI, L. K.: Zur Kenntnis der Dickdarm-Lymphosarcome. Anat. u. Physiol. 167, 373—382 (1902).

GONDARD, L.: A propos de trois cas de carcinome rectal traités par contact thérapie. J. Radiol. Électrol. 32, 743—747 (1951).

HENSCHKE, U.: Radiation therapy of cancer of colum and rectum. Dis. Colon Rect. 2, 84—91 (1959).

HIGGINS, G. A., DWIGHT, R. W., WALSH, W. S., HUMPHREY, E. W.: Preoperative radiation therapy as an adjuvant to surgery for carcinoma of the colon and rectum. Amer. J. Surg. 115, 241—246 (1968).

HINES, M. O., HANLEY, P. H., RAY, J. E., RUSH, B. M.: Polyps of the colon and rectum in children: Experience with 27 cases. Dis. Colon Rect. 2, 161—165 (1959).

HOHLFELDER, H.: Die Röntgentiefentherapie. Leipzig: Georg Thieme 1938.

HULTBORN, K. A.: The causal relationship between benign epithelial tumors and adenocarcinoma of the colon and rectum. Acta radiol. (Stockh.), Suppl. 113, 5—17 (1954).

JÜNGLING, O.: Polyposis intestin. Hereditäre Verhältnisse und Beziehungen zum Carcinom. Bruns' Beitr. klin. Chir. 3, 76 (1928).

MAYO, CH. W., DE WEERD, J. H., JACKMAN, R. J.: Diffuse familial polyposis of the colon. Surg. Gynec. Obstet. 93, 87—96 (1951).

MURDOCK, M. G., KRAMER, S.: Cobalt-60 therapy in the management of perineal recurrence from carcinoma of rectum and colon. Amer. J. Radiol. 91, 149—154 (1964).

NEALON, F. F.: Management of the patient with cancer. Philadelphia-London: W. B. Saunders Comp. 1965.

OTTENJANN, R.: Fortschritte auf dem Gebiet der Gastroenterologie. Med. Klin. 57, 809—813 (1962).

PESKIN, G. W., MASHALL, J. O.: Carcinoids, the malignant carcinoid syndrome and 5-Hydroxytryptamine (Serotonin). Amer. J. med. Sci. 237, 224—237 (1959).

Peskin, G. W., Orloff, M.: A clinical study of 25 patients with carcinoid of the rectum. Surg. Gynec. Obstet. **109**, 673—682 (1959).

Portmann, U. V., Dunne, E. F., Hazard, J. B.: Manifestations of Hodgkin's disease of the gastrointestinal tract. Amer. J. Roentgenol. **72**, 773—787 (1954).

Puzin, I., Susnow, D. A.: Lymphosarcoma of the rectosigmoid. Amer. J. Surg. **93**, 477—480 (1957).

Quan, St. H. Q.: Preoperative radiation for carcinoma of rectum. N. Y. St. J. Med. **66**, 2243—2247 (1966).

Reifferscheid, M.: Das Spätschicksal des Colitis-ulcerosa-Kranken. Langenbecks Arch. klin. Chir. **293**, 558—570 (1959/60).

Ruff, C. C., Dockerty, M. B., Frick, R. E., Wangh, J. M.: Preoperative radiation-therapy for adenocarcinoma of the rectum and rectosigmoid. Surg. Gynec. Obstet. **112**, 715—723 (1961).

Schlagenhaufer, F.: (Selbstbericht.) Über Granulomatosis des Magendarmtraktes. Zbl. allg. Path. path. Anat. **24**, 965—966 (1913).

Segi, M., Kurihara, M., Matsuyama, T.: Cancer mortality for selected sites in 24 countryes, Sendai, Japan, Department of Public Health. Tohoku University School of Medecine, Aug. 1969.

Shedden, W. M., Dresser, R.: Carcinoma of the colon (exclusiv of the rectum). Amer. J. Roentgenol. **43**, 715—727 (1940).

Smith, J. L., J.r., Helwig, E. B.: Malignant lymphoma of the stomach. Amer. J. Path. **34**, 553 (1958).

Sørensen, B. L., Stancke, B.: Survival after radical surgery for sigmoid and rectal cancer in Denmark. Acta clin. scand. **134**, 392—397 (1968).

Stearns, M.W., Jr., Deddish, M. R., Quan, St. H. Q.: Preoperative roentgen therapy for cancer of the rectum. Surg. Gynec. Obstet. **109**, 225—229 (1959).

Taylor, F. W.: Cancer of colon and rectum. A study of rules of metastases and death. Surgery **52**, 305—308 (1962).

UICC: Cancer incidence in five continents. Vol. II, 1970.

Ullmann, A., Abeshouse, B. S.: Lymphosarcoma of the small and large intestines. Ann. Surg. **95**, 878—915 (1932).

Wang, C. C., Daland, E. M., Gephart, Th.: Carcinoma of the sigmoid colon. Report of two inoperable cases with favourable results five or more years following radiation therapy. J. Fac. Radiol. (Lond.) **10**, 50—53 (1959).

— Schulz, M. D.: The role of the radiation therapy in the management of carcinoma of the sigmoid, rectosigmoid and rectum. Radiology **79**, 1—5 (1962).

Willis, R. A.: Pathology of tumours. London: Butterworths Medical Publications 1948.

Wolf, B. S., Marshak, R. H.: Roentgen features of diffuse lymphosarcoma of the colon. Radiology **75**, 733—740 (1960).

Wychulis, A. R., Beahrs, O. H., Woolner, L. B.: Malignant lymphoma of the colon (a study of 69 cases). Arch. Surg. **93**, 215—225 (1966).

L. Rectum

Von

E. Scherer

Mit 3 Abbildungen

I. Allgemeiner Teil

Die Anwendung ionisierender Strahlen in der Therapie der malignen Mastdarmgeschwülste ist nicht unbestritten und nach Auffassung vieler Chirurgen nutzlos. (Im neueren deutschen Schrifttum s. hierzu HELLNER, 1953; GULEKE, 1957; KOOTZ, 1959.) Dem steht die Erfahrung vieler Strahlentherapeuten entgegen, daß man bei der so großen Gruppe der nicht radikal operablen Kranken bemerkenswerte Palliativerfolge erzielen und zuweilen sogar Operabilität erreichen kann. Wenn es auch außer Frage ist, daß die Operation bei einem ausgereiften Krebs des Darmes an der Spitze aller therapeutischen Bemühungen steht und auch weiterhin in absehbarer Zeit stehen wird, so hat doch die Strahlenbehandlung in einer jahrzehntelangen Entwicklung ein Stadium erreicht, das es als richtig erscheinen läßt, sie mehr als bisher in die therapeutische Diskussion miteinzubeziehen. Die Probleme der Kombinationsbehandlung und der präoperativen Strahlentherapie wurden erstmals unter einheitlicher Auswertung eines großen chirurgischen und radiologischen Krankengutes von HULTBORN (1952) behandelt. Dieser Monographie kommt somit auch für die Strahlentherapeuten eine besondere Bedeutung zu. In den nun folgenden kurzen Ausführungen zur Klinik des Rectumcarcinoms stützt sich unsere Darstellung neben den schon erwähnten Monographien von GULEKE und HULTBORN auf die Bücher von D'ALLAINES (1956) und REIFFERSCHEID (1962).

1. Klinik des Rectumcarcinoms

Häufigkeit. Das Dickdarm- und Rectumcarcinom nimmt, bezogen auf die Gesamtzahl aller bösartigen Tumoren, den beachtlichen Anteil von 10—12% ein. Nach einer Statistik von W. FISCHER (1940) starben in Deutschland im Jahre 1937 16560 Menschen an einem Colon- (5%) oder Rectumcarcinom (7%). Zu geringeren Zahlen kamen für die Vereinigten Staaten, wenn man die größere Bevölkerungszahl berücksichtigt, WHITEHEAD (1945), JACKMAN u. MAYO (1951) sowie BARDEN u. RITTER (1953), die die Zahl der jährlichen Todesfälle an Colon- und Rectumcarcinomen in den USA mit 30000 Menschen angeben. Die Mehrzahl (70%) der Dickdarmneoplasmen haben nach einer Zusammenstellung von über 8000 Fällen aus der Mayo-Klinik (CH. MAYO, 1948) ihren Sitz im Rectum und Sigmoid; nach BACON und TRIMPI (1949) sind es sogar 80%. Sie stehen damit in der Häufigkeit nach dem Magenkrebs an zweiter Stelle der Krebserkrankungen des Verdauungskanals.

Geschlechtsverteilung. Zahlreiche Untersuchungen ergaben, daß das Rectumcarcinom beim männlichen Geschlecht häufiger auftritt als beim weiblichen. SCHMIEDEN (1940), ABEL (1948) und MAYO (1939) errechneten ein Verhältnis von 5:3; REICHEL und STAEMMLER (1924) kamen zu einem annähernd gleichen Ergebnis, indem sie die prozentuale Beteiligung der Männer mit 59—62% angeben. Beobachtungen von BACON (1941), DUKES (1940) und CLEMMESEN (1948) bestätigten die gleiche Prozentzahl. Im Karolinska Sjukhuset Stockholm waren 61,3% der Rectumcarcinompatienten Männer (HULTBORN, 1952). Am Krankengut von 138 Patienten der Universitäts-Strahlenklinik Marburg a. d.

Lahn (1948—1957) betrug der Prozentsatz der Männer 55,4%, an der Chirurgischen Universitätsklinik Marburg 60,8% (KOOTZ, 1959), bei DUKES (1960) 66%.

Altersverteilung. Das Rectumcarcinom tritt am häufigsten zwischen dem 50. und 70. Lebensjahr auf. Nach DUKES (1940) beträgt das Durchschnittsalter bei den Männern 58,6 Jahre, bei den Frauen 55,1 Jahre. Der B.E.C.C. Annual Report 1946/47 berichtet über ein Alter von 62 Jahren bei den Männern und von 59 Jahren bei den Frauen; ABEL (1948) fand 61% aller Rectumcarcinome bei Frauen und Männern zwischen 60 und 69 Jahren. REICHEL und STAEMMLER (1924) berechneten bei beiden Geschlechtern ein Durchschnittsalter von 56,8, REDLICH von 55,4 und FEILCHENFELD von 57,3 Jahren (zit. nach GULEKE, 1957). Am Krankengut der Universitäts-Strahlenklinik Marburg a. d. Lahn betrug das Durchschnittsalter bei den Männern 63,1 Jahre, bei den Frauen 57,8 Jahre. Bei HULTBORN (1952) lauten diese Zahlen 61,6 : 58,8 Jahre.

Anatomischer Sitz. In neuerer Zeit ist die Höhe des Tumorsitzes in chirurgischer Hinsicht bedeutsam geworden, weil hiervon die Möglichkeit einer sphinctererhaltenden Operation abhängt. Aber auch der Strahlentherapeut muß sich nach der Tumorlage die günstigste lokale Anwendungsmethode der Röntgen- oder γ-Strahlen aussuchen. Nach GULEKE (1957) liegen $^3/_4$—$^4/_5$ aller Rectumcarcinome innerhalb der 10 cm-Grenze, vom Anus aus gerechnet. Auch HULTBORN (1952) bestätigte diesen Befund, und HOLLENBACH (1951) fand unter 326 Rectumcarcinomen 78% unterhalb 12 cm und nur 22% oberhalb dieser Grenze. Das Marburger chirurgische Krankengut (KOOTZ, 1959) wies unter 256 Rectumcarcinomen 141 Fälle zwischen Anus und einer Höhe von 8 cm auf, 88 im Bereich zwischen 9 und 13 cm. SCHMINCKE (1941) gab folgende Lokalisationshäufigkeit an: pars analis, canalis analis 3,8%, pars perinealis 27,7%, pars ampullaris 58,4%.

a) Ätiologie

In der Ätiologie des Rectumcarcinoms spielen die *Polypen* eine wichtige Rolle. Die nicht seltene Entstehung eines Cacrinoms auf dem Boden eines Polypen ließ die Anschauung aufkommen, daß es sich bei den Polypen um eine Präcancerose im histopathologischen Sinne handele. GULEKE (1957) lehnt diese Bezeichnung jedoch ab. Lediglich bei der dominant vererbbaren *Polyposis intestini* könne man von einer Präcancerose sprechen. Der Übergang zur Malignität ist hierbei die Regel. Der Begriff der Präcancerose sollte nur in seiner ursprünglichen pathologisch-anatomischen Formulierung gebraucht werden; bei ihr sind stets echte, fertige Krebszellen vorhanden. Es handelt sich also um „latente" Carcinome, die das sichtbare Realisationsstadium noch nicht erreicht haben (v. ALBERTINI, 1955). Nach GULEKE entartet praktisch jede Darmpolyposis in Krebs, sofern der Träger das Krebsalter erreicht hat. Untersuchungen von GRÖSCH (1938); (96 Fälle) ergaben, daß die Polyposis intestini in 80% der Fälle entartet. DUKES (1952) fand bei 196 Darmpolyposispatienten 114 Carcinome; die durchschnittliche Latenzzeit bis zur krebsigen Umwandlung betrug 10—15 Jahre. Bei den gestielten Polypen schwankt die Häufigkeit der Degeneration zwischen 10—20% (WELCH, MCKITTRICK u. BEHRINGER, 1952). Besonders sind hier die adenomatösen Polypen zu nennen, deren Frequenz nach dem 35. Lebensjahr von 8% bis auf 25% im 70. Lebensjahr ansteigt (MORTON, 1948). Es wurde deshalb vorgeschlagen, jeden gestielten Polypen zu entfernen.

Als weiterer ätiologischer Faktor ist die *Colitis ulcerosa chronica* zu erwähnen. BARGEN, SAUER u. SLOAN (1954) (zit. nach GULEKE) zeigten an einem 1564 Patienten umfassenden Krankengut der Mayo-Klinik, daß die chronisch ulceröse Colitis einen gefährlichen Boden für die Carcinomentstehung bildet, da bei 6,3% dieser Patienten ein malignes Wachstum eingetreten war. BARGEN et al. (1954) sahen außerdem pseudoadenomatöse Polypen, die bei einer Colitis ulcerosa auftraten und sich zu einem Carcinom entwickelten. MCDOUGALL (1954) hob hervor, daß die Wahrscheinlichkeit, an einem Dickdarmkrebs zu erkranken, bei Patienten mit einer chronischen Colitis fünfmal größer sei als bei normalen Darmverhältnissen. Manchmal tritt das Carcinom multiloculär auf. Nach CATTELL u.

BOEHME (1947) liegt das durchschnittliche Alter dieser Patienten bei 27,6 Jahren. Die Dauer bis zum Auftreten des Carcinoms beträgt etwa 17 Jahre. Die Aufteilung unter den Geschlechtern ist gleich. GULEKE (1957) lehnt die klinisch öfter gebrauchte Bezeichnung einer „Präcancerose" auch hier ab, da ein Krebs wohl auf dem Boden einer chronischen Colitis entstehen könne, dies aber nicht immer der Fall sein muß. Es fehlt weiterhin der echte „Übergang" in eine latente Neoplasie, sondern der Krebs entsteht eigengesetzlich in dem einen oder dem anderen Fall. Sind Polypen mit einer Colitis vergesellschaftet, so ist die Chance einer malignen Entartung sehr groß (ACKERMAN u. DEL REGATO, 1954).

Das Entstehen eines Carcinoms auf dem Boden einer *Diverticulitis* ist nach STARKLOFF u. BINDBEUTEL (1953) (zit. nach GULEKE) sehr selten. Andererseits besagt eine zusammenfassende Übersicht (RAUCH, 1956) über 118 Patienten mit Coloncarcinom und gleichzeitiger Diverticulitis, daß beide Affektionen in 73 % der Fälle im gleichen Segment vorkommen, und daß die Häufigkeit dieses Zusammentreffens mit dem Alter ansteigt. Die Operationsmortalität ist höher, die Prognose des Carcinoms ist im Verein mit einer Diverticulitis schlechter.

Eine chronische *Amöbenruhr* soll dagegen, ähnlich der Colitis ulcerosa, den Boden für eine spätere Krebserkrankung bilden (LASHEY, 1953). W. FISCHER (1949) hält dies jedoch für eine Seltenheit. Bei den Bemühungen um die Klärung der Ursache des Rectumcarcinoms stößt man sehr oft auf die Frage, inwieweit eine chronische *Obstipation* zur Krebsentstehung beitragen könne. Die mechanische Schädigung der Darmwand durch den oft steinharten Stuhl könne durch den bevorzugten Sitz des Carcinoms im Rectum und an den Flexuren seine Bestätigung finden. Nach GULEKE (1957) müßte jedoch, wenn dies von entscheidender Bedeutung wäre, die Zahl der Krebserkrankungen viel größer sein. Trotzdem ist es auffällig, daß das Durchschnittsalter der Frauen, die sehr häufig an chronischen Obstipationen zu leiden haben, um 5—6 Jahre früher liegt als das Krebserkrankungsalter der Männer.

Bakterielle Einflüsse können nach GULEKE (1957) nur insofern eine Rolle spielen, als sie bei der chronischen Colitis oder Ruhr Entzündungen mit Wucherungen hervorrufen und so den Boden für atypische Gewebsbildungen vorbereiten.

b) Histologie und Metastasierungswege

Bei dem größten Teil aller Rectumtumoren handelt es sich histologisch um Adenocarcinome. Nach CHAOUL u. NEUMANN (1941) sowie POPPERT (1952) sind es 90 %, nach SIMON (1950) 83 %.

Es zeigt meist einen drüsigen, hochdifferenzierten Gewebsbau. In der Schleimhaut entstehend, wächst es langsam gegen die Darmlichtung vor. Hierdurch entsteht die charakteristische Knollenform. Es neigt weniger dazu, in die Umgebung infiltrierend einzuwachsen, eher dagegen zu einem Zerfall an seiner Oberfläche und einer Nekrose in seinem Zentrum. So kommt es zur Entstehung des für das Rectumcarcinom typischen Geschwürskraters. Mitunter können Adenocarcinome regelrecht Schleim bilden, so daß sie als Gallertkrebse bezeichnet werden können. 8—10 % aller im Mastdarm auftretenden Krebsbildungen sind scirrhöse Carcinome. Diese bilden derbe, diffus infiltrierende, stark zur Schrumpfung neigende Geschwülste. Histologisch stehen die bindegewebigen Anteile im Vordergrund. Den Epithelzellen fehlt die hohe Differenzierung des Adenocarcinoms. Das scirrhöse Carcinom neigt zu frühzeitiger Metastasierung.

Die von der Analregion ausgehenden Carcinome sind fast immer Plattenepithelcarcinome. Nach BINKLEY (1950) sind dies 3—4 % aller Rectumcarcinome.

Wegen seiner Ausbreitung und Metastasierung ist das scirrhöse Carcinom weitaus gefährlicher als das Adenocarcinom. Durch die enge Lagebeziehung zur Blase, Prostata bzw. Vagina und Uterus kommt es nicht selten zum Einbruch in diese Organe. Im Marburger Krankengut hatte das Carcinom bei 15,3 % der Patientinnen auf die Vagina, bei 6,5 % der Patienten auf die Blase und bei 8 % auf die Prostata übergegriffen. Der direkte Befall der Prostata wird sowohl von WESTHUES (1934) als auch von THIERMANN (1943) und HULTBORN (1952) für seltener gehalten als man angesichts der räumlichen Nähe dieses Organs glauben sollte. Eine direkte Invasion der Lymphgefäße ohne lymphatische Fernmetastasierung fand man in 20 von 188 Fällen (HULTBORN); auch ein Befall venöser Gefäße ist gerade bei extramuraler Carcinomausbreitung nicht selten (DUKES u. BUSSEY, 1941). SUNDERLAND (1949) erzielte eine 5-Jahres-Überlebensrate von 41,4% bei venöser Invasion, während die Fälle ohne venösen Befall 73,2% erreichten. Die sog. hochsitzenden Carcinome metastasieren in die Lymphbahnen entlang den Vasa haemorrhoidales superiores, in die Lymphbahnen um die tiefliegenden Mesenterialgefäße sowie in die lumbalen Lymphknoten. Eine retrograde Metastasierung in die Analregion ist selten, nach DUKES (1949) in etwa 1% aller Fälle und dann meist nur bei fortgeschrittenen Primärtumoren. Die tiefsitzenden Tumoren dringen meist entlang den mittleren und oberen Hämorrhoidalgefäßen, die in die iliacalen und hypogastrischen Lymphknoten münden. Primär metastasieren sie zunächst in die nahegelegenen Lymphknoten in zentraler Richtung. Des öfteren finden sich nur Metastasen in entfernt gelegenen Lymphknoten, ohne daß die dazwischengelegenen Knoten befallen sind; nach der Meinung von DUKES (1950) handelt es sich hierbei um eine anatomische Anomalie, indem einige Lymphbahnen die Lymphknoten umgehen und unmittelbar nach oben führen. Eine andere Deutung ist die, daß es den Krebszellen gelingt, eine oder mehrere Lymphknoten zu passieren, ohne sich hier festzusetzen. Die Verschiedenartigkeit der Lymphabflußwege scheint für die Prognose wesentlich zu sein. Wegen der weiten Streubreite der Lymphbahnen im unteren Rectumbereich sind die Aussichten auf eine Dauerheilung in diesem Bereich schlechter als im oberen. Die Lebenserwartung des Rectumcarcinoms mit einem Sitz bis zu 8 cm vom Anus entfernt ist um etwa ein Drittel schlechter als bei einem solchen, das in mehr als 9 cm Entfernung liegt. Zahlen hierzu finden sich bei OSNES (1955), der sogar nur 26% 5 Jahres-Heilungen bei den tiefsitzenden Tumoren gegenüber 60% bei höhergelegenen fand (158 Fälle, chirurgische Statistik). Es kommt bei den Carcinomen des unteren Drittels auch zur sog. lateralen Metastasierung in die inguinalen Lymphknoten, die nach WESTHUES (1934) und DUKES (1949) zwar selten sein soll, im Krankengut von HULTBORN (1952) dagegen in 9 von 192 Fällen beobachtet wurde, bei denen sich ein operabler Primärtumor im unteren Rectumdrittel fand. So ist es verständlich, daß manche Chirurgen bei diesem Tumorsitz eine radikalere Operationsmethode mit Lymphadenektomie des Beckens fordern (BACON und SAUER, 1950; STEARNS, DEDDISH u. QUAN, 1959). Die gleichen Gesichtspunkte gelten natürlich auch für die methodischen Überlegungen des Strahlentherapeuten. Im übrigen haben radikale Beckenausräumungen mit nachfolgender genauer histologischer Untersuchung gezeigt, daß gerade bei einem Tumorsitz an der peritonealen Umschlagfalte oder tiefer häufiger als früher vermutet eine Metastasierung in den M. obturatorius und die hypogastrischen Lymphknoten vorliegt (DEDDISH, 1951). Daß ein extraperitonealer Sitz des Primärtumors durch die laterale Tumorausbreitung eine schlechtere Prognose erhält, wurde von DAVID und GILCHRIST (1949) angegeben, während KIRKLIN u. Mitarb. (1949) an Hand einer Untersuchung von 131 Fällen dies nicht bestätigen konnten.

Die hämatogene Metastasierung zeigt gleichfalls Verschiedenheiten. So gehören die Venen des oberen Rectum bis zur Ampullenmitte zum Abflußgebiet der Mesenterialvenen. Hierdurch gelangen die Geschwulstteilchen über die Pfortader in die Leber. Die Venen des unteren Rectum ziehen über den Plexus pudendalis zur Iliaca interna und weiter zur Cava inferior, umgehen also die Leber. Diese Metastasen sind in anderen Organen zu suchen. BACON und JACKSON (1953) fanden bei 600 Carcinomen des distalen Colon und Rectum in 25% der Fälle Lebermetastasen. Im Marburger Krankengut fanden sich 15,5% Leber-, 7,3% Knochen- und 5,4% Lungenmetastasen, weiterhin 4,3% Netzmetastasen, also insgesamt ähnliche Zahlen. In unserem neueren Essener Krankengut liegen sie deutlich niedriger, wohl infolge einer günstigeren Patientenauswahl (SCHERER, 1970). Als eine weitere Metastasierungsquelle ist noch die Operationsimplantation zu nennen. Nach

Lloyd-Davies (1950) und Cordes (1952) kommen gelegentlich lokale Rezidive nach scheinbar radikaler Operation vor, deren Erklärung darin zu suchen ist, daß die Krebszellen an den Wundrändern implantiert worden sind. Auch Meur und Boerema (1950) (zit. nach Guleke) machten diese Beobachtungen. Goligher u. Mitarb. (1951) vermuteten, daß eine Implantation bei der Hälfte aller Fälle als Ursache lokaler Rezidive in Betracht komme.

c) Stadieneinteilung und prognostische Kriterien

Ein exaktes und auf pathologisch-anatomischen Grundsätzen aufgebautes Klassifizierungssystem läßt sich leider nur dann anwenden, wenn stets eine radikale Operation mit Entfernung oder zumindest Inspektion der regionalen Lymphknoten am Anfang der Therapie steht. Die therapeutische Beurteilung entweder ausschließlich oder präoperativ bestrahlter Patienten erfordert hingegen eine klinische Klassifikation, deren Hauptstütze neben dem äußeren klinischen Befund eine histologische Malignitätsdifferenzierung darstellt. Da die Prognose des Rectumcarcinoms weitgehend vom lokalen Wachstum und der Ausbreitung der Geschwulst abhängt, hat Dukes (1950) folgende Einteilung angegeben, die inzwischen im Schrifttum allgemeine Anerkennung gefunden hat, wenn auch in Zukunft das sog. TNM-System (Schinz u. Wellauer, 1959) sicher in den Vordergrund treten wird.

Stadieneinteilung nach Dukes:

Stadium I: Tumor auf die Darmwand begrenzt, keine Lymphknotenbeteiligung.

Stadium II: Tumor hat die Darmwand durchbrochen, keine Lymphknotenbeteiligung.

Stadium III: Tumor ist in die Nachbarschaft vorgedrungen, mit Befall der regionalen Lymphknoten.
A. Nur in regionären Lymphknoten.
B. In Lymphknoten längs der Blutgefäße.

Stadium IV: Tumor mit Fernmetastasen.

In dem Bestreben, das histologische Verhalten eines Tumors zu erforschen, hat man schon vor Jahrzehnten ausgedehnte Untersuchungen an histologischen Präparaten vorgenommen. Speziell für das Rectumcarcinom findet sich von Rankin u. Broders (1928) bis zu Grinell (1939) eine ausgedehnte Literatur. Rankin und Broders (1928) stellten ein sog. Malignogramm auf; sie unterscheiden vier Grade der Differenzierung:

1. Grad: Die Tumorzellen sind zu 75—100% ausdifferenziert, sie haben längliche Form und relativ kleine Kerne.

2. Grad: Die Tumorzellen sind zu 50—75% ausgereift, sie sind weniger hoch, die Kerne sind größer.

3. Grad: Die Ausreifung beträgt 25—50%. Die Zellen sind groß und rundlich. Der Kern nimmt fast die ganze Zelle ein.

4. Grad: Die Ausdifferenzierung ist in 0—25% der Zellen erfolgt. Die Zellen sind groß und rund und haben keine Ähnlichkeit mehr mit normalen Schleimhautzellen.

Eine Einteilung nach der Malignität des histologischen Bildes nahm auch Hultborn (1952) vor. Diese Art der Differenzierung stimmt mit den klinischen Einteilungen von Dukes (1932) und Grinell (1939) recht gut überein. Im übrigen verweisen wir an dieser Stelle auf die Ausführungen von Lederman in Bd. XVIII dieses Handbuches über die „Spezielle Anwendung des TNM-Systems bei Rectumcarcinomen“ (Tabelle 1).

Das *Vorkommen multipler Carcinome* in Colon und Rectum betrifft nach den verschiedenen Untersuchern 0,5—7,4% der Kranken. In einer Arbeit über 132 Fälle multipler Primärtumoren (ohne Polyposis oder Colitis ulcerosa) fanden Thomas, Dockerty u. Waugh (1947), daß Unterschiede bestehen zwischen den Gruppen der gleichzeitig entstandenen oder nacheinander aufgetretenen Geschwülste. In der letztgenannten Gruppe

Tabelle 1. *The rectum (excluding anal canal).* (Nach LEDERMAN, 1967)

Regions

1. Rectum above the reflection of the peritoneum
2. Rectum below the reflection of the peritoneum

Note: A tumour is assigned to the region in which the bulk of it is situated

T	*primary tumour*
T 1	Tumour occupying one-third or less of the length or circumference of the rectum and not infiltrating the muscular coat
T 2	Tumour occupying more than one-third but not more than one-half of the length or circumference of the rectum or infiltrating the muscular coat but not producing fixation of the rectum
T 3	Tumour occupying more than one half of the length or circumference of the rectum or producing fixation of the rectum but not infiltrating neighbouring structures
T 4	Tumour infiltrating neighbouring structures
N	*regional lymph nodes*
	As it is impossible to access the intra-abdominal lymph nodes the symbol NX will be used, permitting eventual addition of histological information, thus: NX— or NX+
M	*metastases*
MO	No evidence of distant metastases
M	Distant metastases present
Histopathological extent (determined at operation)	
P 1	Carcinoma infiltrating the rectal mucosa only
P 2	Carcinoma infiltrating the submucosa but not infiltrating the muscularis propria
P 3	Carcinoma infiltrating the muscularis propria or extending to the subserosa
P 4	Carcinoma infiltrating the serosa or beyong

zeigten sich ein stärkeres Überwiegen der Männer, ein niedrigeres Durchschnittsalter, ein größerer Anteil Kranker mit familiärer Krebsbelastung, eine andere räumliche Verteilung im Dickdarm (Überwiegen der proximalen Abschnitte) und ein höherer Prozentsatz von Fällen mit benachbarten Polypen. Nach den Erfahrungen von HULTBORN (1952) kann man die multiplen Tumoren häufiger einem niedrigeren Malignitätsgrad und einem früheren Stadium zuordnen als die singulären Carcinome.

d) Symptomatologie und Diagnostik

Entsprechend dem Charakter dieses Buches kann hier nur das Wesentliche über die allgemeine und spezielle Diagnostik gesagt werden, wenn man auch HULTBORN (1952) ebenso wie vielen anderen Autoren recht geben muß, daß das Rectumcarcinom insgesamt mehr ein diagnostisches als ein therapeutisches Problem darstellt. Es verläuft allzu lange symptomlos, so daß immer noch 50—60% aller Kranken bei der Diagnosestellung bereits inoperabel sind (ZENKER, 1952). Auftreten von Blut im Stuhl oder Schleimabgang sind als führende Symptome zu bezeichnen. Unter den 332 Patienten von HULTBORN (1952) fand sich bei 115 Kranken Blutabgang, bei 80 traten Schmerzen, Druckgefühl, Tenesmen, Fremdkörpergefühl oder Stuhldrang auf. MUIR (1957) spricht von einem Auftreten von Blutungen in 60% der Fälle; in unserem eigenen Krankengut sind es 61,8%, während 17,4% über vermehrten Schleimabgang klagten. Je höher der Tumor sitzt, um so mehr ist das Blut mit den Faeces vermischt: bei tiefsitzenden Carcinomen ist es dagegen dem Kot nur äußerlich angelagert, so daß hier oft die so verhängnisvolle Verwechslung mit einem Hämorrhoidalleiden vorkommen kann, besonders wenn die mit einer Obstipation vergesellschafteten Blutungen nach Einnahme von Laxantien verschwinden. Der Wechsel von Obstipation und Durchfall wurde von LASHEY (1953) in 80% der Fälle gesehen, von uns in 60%. Gelegentlich beginnt die Erkrankung mit einem Ileus. Ein besonders auffälliger Hinweis auf eine Rectumstenose ist das Auftreten eines bandartigen und „bleistiftdicken" Stuhles. Stellt man nach der Literatur und den Erfahrungen am eigenen Krankengut in Marburg und Essen die Symptome nach der Reihenfolge der Häufigkeit zusammen, so ergibt sich folgendes Bild:

1. Blut im Stuhl (65—70%),
2. Obstipation, Durchfall oder beides im Wechsel (60%),
3. Gewichtsabnahme (25—30%),
4. Schleimabgang (20—25%),
5. Häufiger Stuhldrang (20—25%),
6. Tenesmen (15%).

Im Durchschnitt vergeht $^1/_4$—1 Jahr vom Beginn der ersten Symptome bis zum ersten Arztgang, nach GULEKE (1957) sind es durchschnittlich 10,6 Monate. Nach unseren eigenen Erfahrungen kommen nur 56% der Kranken im 1. Halbjahr zum Arzt, und bei 14% lagen die Symptome länger als $1^1/_2$ Jahre zurück.

Im Hinblick auf die klassischen Methoden der röntgenologischen Routinediagnostik muß auf die einschlägigen Lehrbücher verwiesen werden. Es dürfte schwierig sein, Tumoren nachzuweisen, deren Größe unter 1 cm liegt. Somit stellt sich immer wieder die Frage nach *Verbesserungsmöglichkeiten der Einlauftechnik*, vor allem auch hinsichtlich der Polypendiagnostik, zumal deren chirurgische Entfernung mehr und mehr als Krebsprophylaxe angesehen werden muß. Vor allem in Amerika wurde die schon früher angewandte und in Deutschland hauptsächlich von A. W. FISCHER (1923) ausgebaute Doppelkontrastmethode wieder aufgenommen und an der Entwicklung neuer und hierfür geeigneter Kontrastmittel gearbeitet (LEDOUX-LEBARD und GARCIA-CALDERON, 1933; RIGLER und ERIKSEN, 1936; HAMILTON, 1946; ZDANSKY, DREXLER und HAMPEL, 1953). Weitere Fortschritte wurden von WELIN erzielt (1955, 1958, 1959). 90% der dargestellten Polypen waren kleiner als 1 cm im Durchmesser (ANDRÉN, FRIEDBERG und WELIN, 1955). Aufgrund vieler Untersuchungen verteilt sich der Sitz der Polypen auf 46% im Rectum, 21% im Sigmoid und je 13,6% im Colon descendens und transversum. Eine weitere Verbesserung der röntgenologischen Polypendiagnostik wurde seinerzeit durch Verwendung eines neuartigen Untersuchungsgerätes (UGX der Fa. C. H. F. Müller, Hamburg) möglich, da hier alle Wandabschnitte des Enddarmes randbildend dargestellt werden können (HETTLER, 1957). Weiterhin kann die Arteriographie der Beckengefäße einen wichtigen Beitrag zur Diagnose, Lokalisation und Größenbestimmung des Rectumcarcinoms bringen (PORTMANN, 1964; OLSSON, 1964; STRÖM und WINBERG, 1962).

Über die Röntgendiagnostik hinaus gibt es keine wesentliche diagnostische Methode zur Erkennung eines Rectumcarcinoms, wenn man von der vorher vorzunehmenden Digitaluntersuchung und Rectoskopie absieht. Man muß immer wieder darauf hinweisen, daß diese beiden einfachen Untersuchungsmethoden vernachlässigt und häufig zu spät angewandt werden. Sie gehören an den Anfang der Diagnostik bereits in der Praxis des erstbehandelnden Arztes. Die Abgrenzung des Rectumcarcinoms vom Analcarcinom stützt sich in Zweifelsfällen auf den histologischen Befund. Plattenepithelkrebse sollte man stets zu den Analkrebsen rechnen, sofern nicht die Analregion vollkommen frei ist, was jedoch extrem selten sein dürfte. Die Cytologie spielt nur eine geringe Rolle in den Fällen, in denen es sich um die Sicherung eines lokalen Rezidivs in Anusnähe oder gut erreichbare knotige Metastasen handelt, so daß bei früherer histologischer Sicherung jetzt eine Punktion mit cytologischer Ausstrichuntersuchung genügt. Nur ein positiver Tumorzellennachweis ist hier jedoch beweisend.

Im Hinblick auf die Metastasendiagnostik ist über die Ausscheidungsurographie und die Lymphszintigraphie hinaus vor allem die röntgendiagnostische Lymphographie zu erwähnen, die gelegentlich bei positivem Ausfall präoperativ einen Lymphknotenbefall aufzeigen und Anlaß zur Ausräumung der entsprechenden Knoten geben kann.

e) Differentialdiagnose

Als Differentialdiagnose zu einem Rectumcarcinom ist an erster Stelle das *Sarkom* zu nennen, da es ja auch zu der Gruppe der bösartigen Tumoren gehört. Gegenüber dem Carcinom spielt das Rectumsarkom eine untergeordnete Rolle. Nach BACON u. TAVERNER (1951) verhalten sich die Zahlen wie 200:1. Unter den Sarkomen spielen die Melanosarkome eine bedeutende Rolle. Nach MOSKOWITZ (1948) sind 60% dieser Sarkome melanotischer Natur. Sie befallen offenbar häufiger Männer als Frauen (BACON u. TAVERNERN, 1951; zit. nach GULEKE). Bezüglich des bevorzugten Alters ist zu erwähnen, daß, während das Carcinom die höheren Lebensalter vorzugsweise befällt, das Sarkom ebenso oft in jüngeren Jahren auftritt. Die klinischen Erscheinungen ähneln sehr oft denen des Carcinoms. Wegen der verschiedenen Entwicklungsformen der Sarkome sind die Symptome außerordentlich variabel.

Eine gewisse Sonderstellung unter den Dickdarmtumoren nehmen die *Carcinoide* ein, die am häufigsten an der Appendix und im Rectum beobachtet wurden. Nach FREUND (1957) sind über 200 Fälle von Carcinoiden des Mastdarms veröffentlicht. Wenn es sich hier auch um meist gutartige Tumoren mit besonderen Wachstumseigenheiten handelt, so müssen sie vom klinischen Standpunkt aus zu den Carcinomen gerechnet werden, da sie die gleichen lebensbedrohlichen Störungen hervorrufen können (GULEKE, 1957). Zwei neuere amerikanische Fallberichte enthalten die Feststellung, daß der Primärtumor und die Hautmetastasen eine gute Strahlensensibilität gegenüber Röntgenstrahlen besaßen. Diese Arbeiten enthalten auch das Schrifttum über die einschlägige neuere Kasuistik (ROTH, 1961; VAETH, ROUSSEAU, PURCELL, 1962).

Von den gutartigen Geschwülsten des Rectums müssen vor allem die *Polypen* erwähnt werden, da sie am häufigsten gleichzeitig mit Carcinomen vorkommen und in solche übergehen können. Die Unterscheidung macht keine allzu großen Schwierigkeiten. Lediglich bei den sich rasenförmig ausbreitenden Polypen kann eine Abgrenzung gegenüber den Carcinomen schwierig sein.

Als weitere Differentialdiagnose zu einem Carcinom muß die *Endometriose* genannt werden. Die durch diese erzeugten Symptome ähneln denen beim Carcinom. Charakteristisch für diese Störungen ist, daß die Beschwerden abhängig vom Menstruationscyclus sind. Es ist außerdem die Regel, daß die Endometriose nicht in das Darmlumen oder in die Blase einbricht. KRATZER und SALVATI (1955) sahen bei 225 Endometriosefällen den Befall des Rectums und Sigmoids in 34% der Fälle.

Differentialdiagnostische Schwierigkeiten kann von den entzündlichen Erkrankungen die *Diverticulitis* machen. Die Symptome können denen des Carcinoms völlig gleichen. Es kann allerdings das Blut im Stuhl fehlen und statt dessen Eiter auftreten; außerdem stehen bei der Diverticulitis die entzündlichen Erscheinungen (Fieber, Blutbildveränderungen) im Vordergrund.

Die *Lymphogranulomatose* im Rectumbereich tritt selten auf. Aufgrund des klinischen Bildes (Pel-Ebstein-Fieber, Pruritus, Anämie, Leukocytose, Polynukleose und Eosinophilie) ist sie nicht schwer von anderen Rectumerkrankungen abzugrenzen (GECHMANN, BLUTH u. GROSS, 1956).

Als seltene Erkrankung ist weiterhin noch das *Lymphogranuloma inguinale* (NICOLAS-FAVRE) zu erwähnen, das zu entzündlichen Rectumstrikturen führen kann. Im Hinblick auf die Pathologie dieser Erkrankung sei auf WOHLWILL (1943) verwiesen. Gewisse diagnostische Irrtumsmöglichkeiten kann das sehr seltene *Ulcus callosum recti* bilden. KREUTER (1937) beobachtete unter 356 operierten Rectumcarcinomen ein Ulcus callosum.

II. Therapeutischer Teil

1. Spezielle Operationsverfahren

Von den zahlreichen, insbesondere von KRASKE, QUÉNU und VOLKMANN ausgearbeiteten Operationsverfahren unter Opferung des Schließmuskels hat sich die zweizeitige abdomino-sacrale Amputation nach KIRSCHNER und SCHMIEDEN als besonders erfolgreich erwiesen. Die Amputation wird dann vorgenommen, wenn der Tumor wenig beweglich ist oder weniger als 10 cm vom Anus entfernt sitzt (GULEKE, 1957). Die Gefahren der Rectum-amputation sind relativ gering. Die niedrigste Mortalität konnte GULEKE (1957) mit 4,5% bei 200 Operationen erzielen. Nach seinen Beobachtungen betrug die Dauerheilungsziffer an 137 vor mehr als 5 Jahren operierten Kranken 46,7%. Diese günstigen Ergebnisse dürfen nach ZENKER (1952) nicht darüber hinwegtäuschen, „daß die Bildung eines Kunst-afters nicht voll befriedigend ist". Nach den Bemühungen von GOETZE (1931), BABCOCK (1939), FINSTERER (1941) und DIXON (1944) kann man heute wohl sagen, daß die andere Möglichkeit, nämlich das Resektionsverfahren unter Beibehaltung der Afterfunktion, hinsichtlich der Radikalität und Operationsmortalität nicht mehr hinter der Amputations-operation zurücksteht. Die Vereinigung der beiden Darmstümpfe kann durch End-zu-End-Naht oder durch das Durchzugsverfahren (HOCHENEGG, 1888; BABCOCK, 1939; BACON, 1941) herbeigeführt werden. Bei den unterhalb der 10 cm-Grenze gelegenen Carcinomen ist die Resektion entgegen einigen Autoren (D'AILLAINES, BACON, BABCOCK, FINSTERER, WANGENSTEEN) wegen der retrograden submukösen und lymphogenen Tumoraus-breitung nicht zu empfehlen (ZENKER, 1951, 1952; BAUER, 1952; SCHWAIGER, 1954). Es besteht auch die Schwierigkeit, für dünnen Stuhl oder Winde eine volle Sphincterkontinenz zu erreichen. Außerdem scheinen Fistelhäufigkeit und Lokalrezidive als Komplikation des Resektionsverfahrens häufiger aufzutreten (Lit. bei KOOTZ, 1959). Durch eine Verbesse-rung der Vorbereitung der Kranken, die Bekämpfung der Infektion durch gezielte Chemo-therapie sowie eine verbesserte Narkosetechnik ist es jedoch in neuester Zeit zu einer immer häufigeren Verwendung des einzeitigen Vorgehens gekommen. Die Entscheidung der Frage: Amputation mit Opferung des Schließmuskels oder Resektion unter Erhaltung des Schließmuskels ist unter Berücksichtigung des Sitzes und der Ausbreitung des Tumors sowie des Allgemeinzustandes des Patienten zu treffen.

Als palliativ-chirurgische Maßnahme bei dem nicht mehr radikal operablen Kranken werden Umgehungsanastomosen und Kotfisteln angelegt. Von den 256 Mastdarmkrebs-patienten der Chirurgischen Universitätsklinik Marburg a. d. Lahn (1946—1955) wurden 111 (43,3%) nur palliativ operiert. Bei 103 Kranken wurde lediglich ein Anus praeter, bei 6 Dickdarmfisteln angelegt. Zwei Patienten wurden nur probelaparotomiert (KOOTZ, 1959). Als weitere chirurgische Maßnahme ist noch die Chordotomie zu erwähnen. Sie kann schlagartig völlige Schmerzfreiheit herbeiführen. Leider ist ihre Wirkung auch nur von beschränkter Dauer. Sie sollte aber trotzdem in geeigneten Fällen angewandt werden.

2. Strahlenbehandlung

a) Allgemeines

Wie bereits einleitend erwähnt, ist die Strahlenbehandlung der Rectumcarcinome keineswegs Allgemeingut der Therapeuten, und es wird immer wieder ins Feld geführt, daß die Geschwülste des Magen-Darmkanals strahlenrefraktär seien. Natürlich bestehen die bekannten allgemeinen Schwierigkeiten, wenn es sich um die Strahlenanwendung bei Tumoren dünnwandiger Hohlorgane ohne ausreichendes Gegengewebe handelt. Mit der Orthovolttherapie ist es nicht leicht, eine genügend hohe Herddosis ohne Überlastung der Strahleneintrittspforten an den Tumor zu bringen, und es gelingt nur, wenn alle Hilfs-mittel für genauestes Zielen ausgenutzt und, wenn möglich, auch die intrakavitäre Radium-therapie zu Hilfe genommen wird. Hier hatte die Bewegungsbestrahlung gewisse Fort-schritte gebracht. Die Erfahrungen an der Cervix uteri haben im übrigen gezeigt, daß

Adenocarcinome grundsätzlich genau so strahlenbeeinflußbar sind wie Plattenepithelcarcinome. Das viel schwierigere Problem, bei schon fortgeschrittenen Fällen einen größeren Raum unter Einschluß der Lymphabflußgebiete zu durchstrahlen, läßt sich bei konventioneller Strahlentherapie unter Anwendung der Sieb- oder Rastermethode, besser aber mit schnellen Elektronen, ultraharten Röntgenstrahlen oder der Telegammabehandlung mit ^{60}Co-Geräten lösen. So stehen wir heute eindeutig auf dem Standpunkt, daß es auch bei sicher inoperablen Tumoren gerechtfertigt ist, einen Bestrahlungsversuch mit dem Ziel einer Heilung, also mit hoher Herddosis, zu unternehmen, entgegen der Meinung der Chirurgen, wie Hellner (1953), Guleke (1957), Kootz (1959).

Darüber hinaus können die Röntgenstrahlen auch bei nur palliativer Anwendung mit mäßiger Herddosis die Beschwerden des Tumorkranken oft erheblich lindern. Nach einer Statistik von Williams und Horwitz (1956) verschwanden hiernach die rectalen Blutungen gänzlich oder teilweise in 90% der Fälle, die Schmerzen bei 77%, die Tenesmen bei 73% und der Schleimabgang bei 67% der Kranken. Nach den im Lehrbuch von du Mesnil de Rochemont (1958) verzeichneten Zahlen starben von den unbehandelten Patienten im ersten Jahr 33%, während von den bestrahlten Patienten nur 13% ad exitum kamen (Berven, 1939). Vor jeder Strahlenbehandlung ist die Anlegung eines Anus praeter angezeigt (Hintze, 1941; du Mesnil de Rochemont, 1954; Wiesner, 1956). Einmal besteht bei der meist vorhandenen Entzündung der Rectumschleimhaut die Gefahr eines Ileus durch vorübergehende Verlegung des Darmvolumens, andererseits verbessert der Anus praeter durch Ausschaltung der dauernden Reizung des Carcinoms durch die Kotpassage das Allgemeinbefinden des Patienten. Seine Anlage stellt für sich bereits eine Heilmaßnahme dar. Die durchschnittliche Überlebensdauer betrug nach Oeser (1954), der sie der Arbeit von Thomas et al. (1948) entnahm,

bei Anus praeter und Strahlenbehandlung	= 27 Monate	(131 Patienten),
bei alleiniger Bestrahlung	= 21,7 Monate	(42 Patienten),
bei Anus praeter allein	= 17,8 Monate	(96 Patienten),
ohne Behandlung	= 14,8 Monate	(66 Patienten).

Im folgenden sollen die einzelnen methodischen Möglichkeiten der Strahlenbehandlung genauer ausgeführt werden. Die Geschichte der Strahlentherapie des Rectumcarcinoms ist in diesem Abschnitt mit enthalten.

b) Methodische Einzelheiten der Strahlenbehandlung des Rectumcarcinoms

α) *Percutane Behandlung*

Die Anwendungsformen der percutanen Strahlentherapie bestanden bis vor etwa 20 Jahren aus der Stehfeldbestrahlung und der Bewegungsbestrahlung mit Röntgenstrahlen bis 250 kV. Im Hinblick auf das sehr umfangreiche Schrifttum sei auf die Bücher von Holfelder (1938), Hultborn (1952) und du Mesnil de Rochemont (1958) verwiesen.

An der Marburger Strahlenklinik führten wir vor der Einführung des ^{60}Co-Gerätes und des Betatrons die *Röntgentiefenbestrahlung* über 7 Felder durch, teilweise mit Siebanwendung.

Es empfiehlt sich eine Aufzeichnung der Tumorlage auf der Haut, nicht nur im sagittalen Strahlengang, sondern auch seitlich, entsprechend der Marburger gynäkologischen Bestrahlungsmethode. Nur so lassen sich die genauen Tiefendosen für alle Einfallsrichtungen der Strahlen festlegen. Unsere Methode lehnte sich an die alte Holfeldersche Technik an und benutzt 4 Rücken- bzw. Gesäßfelder, 2 Bauchfelder und 1 Dammfeld. Nur die beiden Gesäßfelder wurden als Siebfelder gegeben, die oberen Rücken- und Bauchfelder können ohne Sieb angesetzt werden. Die jeweils notwendige Kippung der Felder zur Mittellinie hin wird nach einer Querschnittszeichnung berechnet. Mit Hilfe dieser 7 Felder gelingt es ohne Schwierigkeiten, 5000—6000 R Herddosis im ganzen Tumorausbreitungsgebiet zu erzielen. Nach 6—10 Wochen erfolgte die 2. Bestrahlungsserie mit Hilfe der Kobaltkette, die wir wegen der besseren Führung und Distanzierung in eine dicke Gummisonde mit Zentimetereinteilung einlassen, ähnlich der von BRAUNBEHRENS beschriebenen Radiumsonde. Führt man hiermit eine zehnmalige Bestrahlung von jeweils 2 Std Dauer jeden 2. Tag durch, erhält man je nach Aktivität der Kette eine Dosis von etwa 5000 R an der Sondenoberfläche und 2200 R in 1 cm Tiefe. Diese Behandlung wird durchweg sehr gut vertragen und gestattet es, bei einzelnen vorher inoperablen Kranken späterhin noch eine radikale Operation zu versuchen (SCHERER, 1960).

Die Zuhilfenahme der *Pendel*- bzw. *Pendelkonvergenz*-Bestrahlung bietet die Möglichkeit, die Oberflächenbelastung noch geringer zu halten, ist aber naturgemäß nur bei umgrenzten Prozessen anwendbar und läßt die weiteren Lymphabflußwege unbeeinflußt. Nach VOGEL (1952) kann man z.B. die Pendelung mit einem Winkel von 180° in Knie-Ellenbogen-Lage des Patienten durchführen, mit der dorsalen Circumferenz als Einstrahlfeld. Er konnte mit dieser Methode bei 12 sog. Grenzfällen sechsmal eine 5-Jahres-Heilung erzielen. Unter Grenzfällen versteht VOGEL die Patienten, bei denen der Primärtumor so weit fortgeschritten ist, daß die Möglichkeit einer radikalen Operation zweifelhaft erscheint. Insgesamt erzielte er eine 3-Jahres-Heilung von 26,1% bei 155 Patienten der Gruppe III. Im Gegensatz zu VOGEL bevorzugt SEYSS (1955) bei der Pendelbestrahlung die Rückenlage des Patienten, da sie für die z.T. sehr alten Patienten bequemer ist. Er erreicht bei dorsaler Pendelung mit wesentlich größerem Rotationswinkel eine mittlere Dosisleistung am Herd von 20 R/min, während VOGEL bei ventralem Einfallsfeld mit 180° nur 17 R/min erhielt. Er empfiehlt für die Zukunft eine Pendelkonvergenzbestrahlung mit einem Translationswinkel von 60°, um die Herddosis unter noch besserer Schonung der Oberfläche zu erreichen. Bezüglich der Feldbreite ist SEYSS der Meinung, daß ein Überschreiten von 4,5 cm wegen der stärkeren Hautbelastung nicht ratsam sei. Wegen des starken Dosisabfalles wird die Länge auf 7—9 cm begrenzt. Bei der Pendelkonvergenzbestrahlung erhält die Blase etwa 5% mehr als bei einfacher Pendelung. Die relative Herddosis im Vergleich zur Hautdosis (= 100%) beträgt bei einfacher Pendelung in der Regel 140%, bei Pendelkonvergenz 270%.

Auch mit der *Spiralkonvergenz*bestrahlung (Siemens-Gerät) wurden beim Rectumcarcinom gute Früherfolge erzielt (KRAUTZUN, 1954, 35 behandelte Fälle). Große kraterförmige Carcinome bildeten sich bis auf kleine Narben zurück. Blutungen und Tenesmen ließen schnell nach. Reizerscheinungen von seiten der Blase und des übrigen Darms wurden nicht bemerkt. Die Gesamtdosis am Herd betrug 4000—5000 R, pro Tag 200 R, für die man zwei Abläufe benötigte. Diese Methode ist natürlich nur für in der Ampulla recti gelegene und lokal begrenzte Rectumcarcinome geeignet, besonders bei Übergreifen auf den Anus. Übereinstimmend wird von allen Autoren gerade auch im Hinblick auf die Orthovolttherapie die gute palliative Wirkung der Röntgenstrahlen auf Schmerzen, Tenesmen, Blutungen und begleitende Entzündungen hervorgehoben (WANG und SCHULZ, 1962).

Über die *Hochvolttherapie* beim Rectumcarcinom liegen im Schrifttum inzwischen zahlreiche Mitteilungen vor. COCCHI (1958, 1959) berichtete über klinische Erfahrungen mit dem 31 MeV-Betatron bei Anwendung ultraharter Röntgenstrahlen, nachdem BUSCHKE (1953) einen kasuistischen Beitrag aus der Radiotherapeutischen Klinik in Zürich veröffentlicht hatte. Von den 45 behandelten Patienten mit inoperablen Tumoren des Colon und Rectum haben 27% mindestens 1 Jahr gelebt; mindestens 3 Jahre symptomfrei blieben 7%. Die durchschnittliche Überlebensdauer der 42 verstorbenen Patienten betrug 9 Monate. Sieben Kranke wiesen eine vorübergehende Besserung des Befundes auf. Die Behandlungstechnik bestand in den ersten Monaten nach Inbetriebnahme des Betatrons in täglichen Einzeldosengaben von 300 R (in 5 cm Tiefe) bei 1 m FH-Abstand, Gesamtherddosis 4000—8000 R. Hiernach traten teilweise schwere gangräneszierende Veränderungen auf. Späterhin wurden 2 × 100 R auf ein vorderes und ein hinteres Feld gegeben. Die Gesamtherddosis betrug hierbei 6000—7000 R in 38—46 Tagen. Nach 2—3 Monaten konnte eine evtl. Zusatzbestrahlung mit einer Gesamtdosis von 3000—4000 R

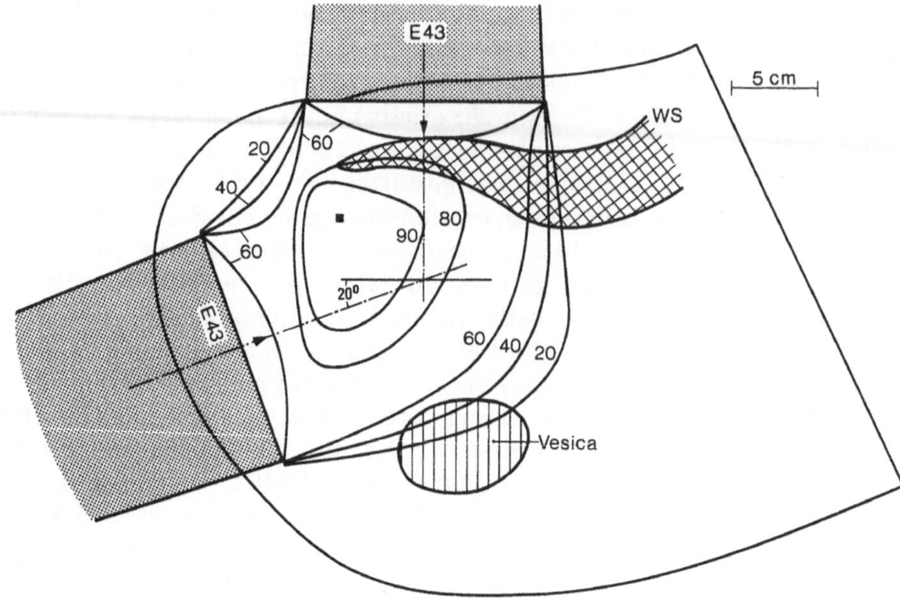

Abb. 1. Isodosen bei der Betatron-Bestrahlung eines Rectumcarcinoms. 43 MeV-Elektronenstrahlung von einem Kreuzbein- und Dammfeld (Knie-Ellenbogen-Lage). Jeweils 50% HD; FHA: 120 cm, Tubus 14 × 10, Fol. 4

angeschlossen werden. Vorher hatten WILLIAMS und HORWITZ (1956) in einer großen Mitteilung über 189 Fälle der Jahre 1937—1954 bei Anwendung einer 1 MeV-Röntgenstrahlung (9,3 mm Cu HWS) erstmals die Wirkung energiereicher Strahlen bewiesen, die sie in Form einer Kreuzfeuertechnik mit 5 oder 6 Feldern applizierten. 155 Patienten waren primär inoperabel, bei 34 Patienten war ein operativer Eingriff kontraindiziert. Die Ergebnisse waren bei Gaben von 1000 R Tumordosis pro Woche und in der Regel 6000 R Gesamtherddosis zunächst noch nicht sehr gut und lagen im Stadium III bei 15% 3-Jahres-Heilungen und 6% 5-Jahres-Heilungen. Bemerkenswert waren die beobachteten Komplikationen in Form von Fistelbildungen bei 6% und Fibrosen bei 17% der Patienten. Die Autoren sprachen die Hoffnung aus, daß mit Strahlen höherer Energie, also mit Telekobalt-Geräten und ultraharten Röntgenstrahlen aus Teilchenbeschleunigern bessere Resultate zu erzielen seien. Die bisherigen Publikationen sind nicht eindeutig und verfügen nicht über ausreichende Zahlen, zumal vielfach primär inoperable Patienten statistisch mit Rezidivfällen nach Operation zusammengefaßt wurden. Eine sichere Verbesserung der echten Heilungsziffern läßt sich noch nicht absehen (GREMMEL u. SCHULTE-BRINKMANN, 1967; KUTTIG u. WEITZEL, 1961; WISE u. SMEDAL, 1959). Wichtig erscheint in diesem Zusammenhang die Behandlung der Rezidive, über die es erfreuliche Mitteilungen gibt. Sie wird u.a. von HENSCHKE (1959) besonders empfohlen, weiterhin haben WILLIAMS, SHULMAN und TODD (1957) an 82 Fällen (Rezidiven) die hervorragende palliative Wirkung der 1 MeV-Röntgenstrahlen und MURDOCK und KRAMER (1964) anhand von 13 Patienten der Telekobalttherapie beschrieben. Die letztgenannten Autoren weisen auf die guten Erfahrungen bei perinealen Rezidiven hin. Es liegt auf der Hand, daß bei tiefliegenden kleinen Tumoren vom Damm her auch schnelle Elektronen in günstiger Weise appliziert werden können (Abb. 1). Abb. 2 und 3 zeigen weitere Dosispläne, wie sie sich bei der Anwendung des 43 MeV-Betatron ergeben. Zu beachten ist das mit Absicht gewählte außerordentlich umfangreiche Phantom (30 cm). Der Plan in Abb. 3 eignet sich für ausgedehnte Geschwülste bei dicken Patienten, während bei schlanken Patienten von zwei gegenüber liegenden Feldern aus bestrahlt werden kann. Die jetzt mehrjährigen Erfahrungen mit schnellen Elektronen von 30—43 MeV und ultraharten Röntgenstrahlen an einem eigenen großen Krankengut führen zu dem Urteil, daß auch ausgedehnte Rectum-

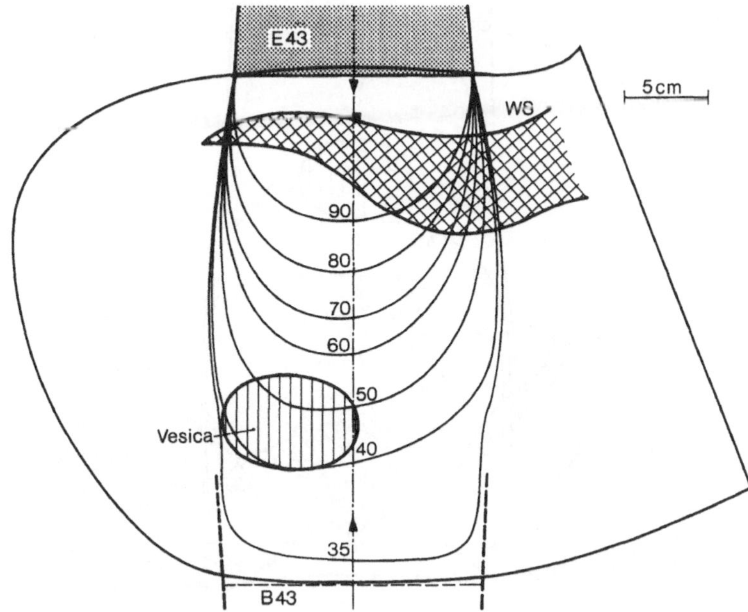

Abb. 2. Isodosen bei der Betatron-Bestrahlung eines Rectumcarcinoms. 43 MeV-Bremsstrahlung von einem Bauchfeld ($^{1}/_{3}$ HD); FHA: 120 cm; Feld 15 × 15, Filter II. 43 MeV-Elektronenstrahlung von einem Kreuzbeinfeld ($^{2}/_{3}$ HD); FHA: 120 cm, Tubus 14 × 10, Fol. 4

carcinome und Tumorrezidive zuweilen kurativ, immer aber recht eindrucksvoll palliativ angegangen werden können (SCHERER, 1970). Auch von VALDAGNI (1963) wurde die Kombination von schnellen Elektronen mit Telekobalttherapie empfohlen. Im übrigen bleibt abzuwarten, ob sich eine Überlegenheit der schnellen Elektronen über die übrigen Formen der Megavolttherapie erweisen wird. ZUPPINGER (1968) hält den Versuch für gerechtfertigt, auch höhere Elektronendosen zu geben. Daß die Telekobalttherapie einen

Tabelle 2. *Prozentuale Überlebensziffern nach Kobalt-60-Teletherapie des Rectumcarcinoms* (Heidelberger Krankengut, 1970)

Gruppe		1 Jahr	2 Jahre	3 Jahre	4 Jahre	5 Jahre
I	Radikaloperation radikale Bestrahlung	36/46 78,3%	20/42 47,6%	13/37 35,1%	10/31 32,3%	8/25 32,0%
II	Inoperabel radikale Bestrahlung	38/47 80,8%	19/44 42,3%	9/34 26,5%	6/30 20,0%	4/23 17,4%
III	Radikaloperation radikale Bestrahlung wegen Rezidiv	23/41 56,1%	15/37 40,5%	9/31 29,0%	6/24 25,0%	5/20 25,0%
IV	Inoperabel radikale Bestrahlung wegen lokaler Rezidivreaktion	10/17 58,8%	5/13 38,5%	2/11 18,2%	2/11 18,2%	2/10 20,0%
V	Radikaloperation palliative Bestrahlung	4/17 23,5%	2/17 11,8%	1/13 7,7%	0/15	0/13
VI	Inoperabel palliative Bestrahlung	17/33 51,5%	10/32 31,2%	5/32 15,6%	3/29 10,3%	2/26 7,7%
VII	Radikaloperation palliative Bestrahlung wegen Rezidiv	8/27 29,6%	4/25 16,0%	3/24 12,5%	1/22 4,5%	1/18 5,5%
VIII	Inoperabel palliative Bestrahlung wegen lokaler Rezidivreaktion	1/5 20,0%	1/5 20,0%	1/5 20,0%	0/5	0/5

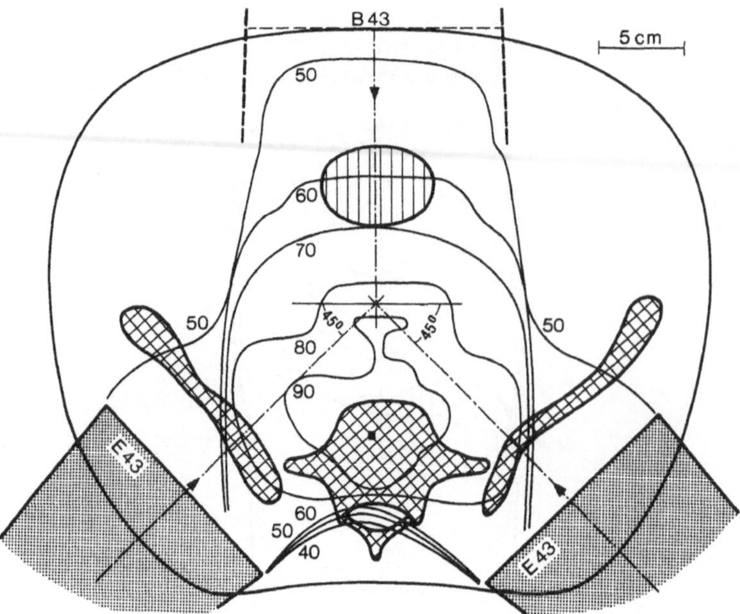

Abb. 3. Isodosen bei der Betatron-Bestrahlung eines Rectumcarcinoms. 43 MeV-Bremsstrahlung über ein Bauchfeld ($^{1}/_{3}$ HD), FHA: 120 cm, Feld 15 × 15, Filter II. 43 MeV-Elektronenstrahlung über zwei Gesäßfelder (je $^{1}/_{3}$ HD), FHA: 120 cm, Tubus 14 × 10, Fol. 4

eindeutigen Fortschritt in der Strahlentherapie des Rectumcarcinoms gebracht hat, beweist die Tabelle 2 (nach FORNUSEK, KUTTIG und ZUNTER, 1970) aus der Heidelberger Strahlenklinik. Es sei abschließend erwähnt, daß in Fällen nicht zu ausgedehnter Tumoren auch eine Kobalt-Pendelbestrahlung durchgeführt werden kann, wobei MASSENTI und VIOLANTI (1962) eine biaxiale Methode (Winkel jeweils 200° mit 8 cm Achsenabstand und Feldgrößen von 8 × 15 cm) empfehlen. Die Höhe der notwendigen Dosis wird zumeist mit 6000 R angegeben (u.a. MURPHY u. CASTRO, 1964; MURDOCK u. KRAMER, 1964; SMITH et al. 1962; CLEMENTI u. PISAPIA, 1965; CIAMBELLOTTI, 1965), während andere Autoren (TESKE und CZECHAU, 1964) bei radikaler Bestrahlung Dosen bis zu 7200 R empfehlen.

Bevor nun die Kombinationsmöglichkeiten der percutanen Strahlentherapie mit operativen Methoden abgehandelt werden sollen, sei zunächst noch die lokale Therapie mit Radium, künstlich radioaktiven Isotopen und Röntgenstrahlen beschrieben.

β) Lokale Behandlung

Unter den Kontaktbestrahlungsmethoden des Rectumcarcinoms spielte früher die *Radiumbehandlung* eine überragende Rolle. Man legt das Radium täglich für mehrere Stunden in das Rectum ein und erreicht je nach Distanzierungsmöglichkeit in 10—12 Sitzungen eine Gesamtoberflächendosis von 5000—6000 R. Zur Applikation dient ein gewöhnliches Darmrohr oder die Rectumsonde nach v. BRAUN-BEHRENS. Für diese Therapie eignen sich besonders diejenigen Tumoren, die zirkulär den Darm umgreifen, und bei denen zur Einführung der Radiumträger das Lumen noch weit genug ist. MAISIN u. LANGEROCK (1953) geben an, daß sie gleichfalls Radiumpräparate (3 × 20 mg bei 2 mm Plattenfilter) in Gummisonden einführen und etwa 48 Std liegen lassen. Die Radiumbehandlung reicht aber als alleinige Behandlungsmethode fast niemals aus; die Rezidive gehen meistens von Beckeninfiltraten aus, auch die vorhandenen Drüsenmetastasen sind durch die Radiumbestrahlung allein nicht ausreichend zu treffen (DU MESNIL DE ROCHEMONT, 1958). An Stelle der *intrakavitären Radiumtherapie*, bei der die diagnostische Übersicht über die Ausdehnung des Tumors immer schwer ist, bevorzugten NEUMANN u.

CORYN (1927, 1931) die *interstitielle Radiumbehandlung* des Tumors. In gleicher Weise hatten GORDON-WATSON (1927) und GABRIEL (1932) über Radiumbehandlungen, teilweise auch bei operablen Fällen, berichtet. Beide Autoren hatten die lokale Radium applikation nach operativer Freilegung bevorzugt, ebenso wie NEUMANN u. CORYN (1931), die ihr Vorgehen nach Incision vom Sacrum aus in einem Handbuchbeitrag ausführlich dargelegt haben. Die Dosis lag in einem Bereich von 5300—8000 mgeh. Wenn es möglich war, wurde 2—3 Monate später eine Rectumresektion durchgeführt. Die Gesamtheilungsziffer über 3 Jahre betrug trotz des komplizierten Vorgehens nur 15%. Eine andere Möglichkeit ist die *Radiumspickung* oder die Einführung von Radon-Seeds durch das Rectoskop, wie es von MUIR (1931) geschildert wurde. Auch späterhin wurde von PATERSON (1947) sowie MAISIN und LANGEROCK (1953) die Spickung der im Analbereich gelegenen Tumoren empfohlen. Eine Kombination von intrakavitärer Radiumtherapie mit Telecobaltbestrahlung wurde von LEE (1950) beschrieben.

In neuerer Zeit wurde das Radium teilweise durch künstlich *radioaktive Isotope* ersetzt (Spickung mit Drähten oder Nadeln aus radioaktivem Tantal-182, Kobalt-60 oder Gold-198). BECKER u. SCHEER (1956) haben günstige Ergebnisse mit Radiokobaltmoulagen erzielt. Die Dosierung muß dabei recht hoch sein, und es wird eine Verabfolgung einer Gesamtoberflächendosis von 8000 R in 3 Einzelsitzungen angestrebt. An der Marburger Strahlenklinik kam vor allem das Radiokobalt in Form der Kobaltperlen zur Anwendung. Je nach Ausdehnung des Tumors werden 10—15 Perlen an einem Faden aufgereiht. Dieser Faden wird dann in ein normales Gummidarmrohr geschoben und das Rohr mit Hilfe des Rektoskops eingeführt. Durch eine Röntgenaufnahme kann man sich von der richtigen Lage der Kobaltkette überzeugen (SCHERER, 1960). Andere Methoden haben sich bisher nicht durchsetzen können. Bei WEISS u. Mitarb. (1954) findet sich der Versuch, die Röntgenbehandlung durch örtliche Infiltration mit radioaktivem Chromphosphat zu ergänzen.

Nicht zuletzt ist die Weiterentwicklung interstitieller Methoden zu erwähnen, einmal in Form von intraoperativer Iridium-192-Anwendung (HENSCHKE, 1959) oder bei sacroperinealen Rezidiven durch Spickung von außen mit Einführung von Nylonbändern, gleichfalls beladen mit Iridium-192 (LIEGNER, 1964). Auch an anderen Stellen macht man sich Gedanken über ein primär konservatives Vorgehen mit Elektrokoagulation, örtlicher Excision und gelegentlich zusätzlicher Radiumtherapie. Die von JACKMAN (1961) aus der Mayo-Klinik veröffentlichte Studie an 252 ausgewählten Patienten im Frühstadium mit über 90% primären Heilungen ist bemerkenswert. Sie zeigt, daß es nicht sinnvoll ist, in reflektorisch eingefahrenen Therapieschemata zu denken. Eine umfassende Anwendung radioaktiver Isotope und vor allem auch der Lymphographie bei der örtlichen Tumordiagnostik und der Metastasensuche dürfte in Zukunft zu einer besseren Aufgliederung des Krankengutes führen und neue Wege der Kombination chirurgischer und radiologischer Methoden finden helfen. Die Kombination zwischen einer Strahlentherapie und der Elektrokoagulation war im übrigen schon von TEPERSON (1940) angegeben worden.

Im Jahre 1934 trat die Röntgentherapie des Rectumcarcinoms durch die *Nahbestrahlungsmethoden von* CHAOUL in ein neues Stadium ein. Sein Betreben war es, „eine der Radiumbehandlung äquivalente Röntgentherapie zu schaffen, die den Vorteil des steilen Dosisabfalles mit der exakteren Applizier- und Dosierbarkeit verbindet". Somit ist die Nahstrahltherapie mit Röntgenstrahlen als Modifikation der älteren Nahstrahlmethoden mit Radium anzusehen. Die bessere Abschirmbarkeit zum Gesunden und damit auch eine bessere Distanzierbarkeit und Tiefenwirkung sind als Vorteile gegenüber der Radiumanwendung hervorzuheben, wenn man auch in neuerer Zeit eine gezielte Curietherapie, etwa mit Caesium-137, ausgearbeitet hat (GAUWERKY, 1956). Beiden Verfahren haftet aber der Nachteil an, daß ihre Tiefenwirkung für fortgeschrittene Fälle nicht ausreicht. CHAOUL gab 3 Methoden der Nahbestrahlung an:

Die peranale Nahbestrahlung mit der Spitzanodenröhre. CHAOUL empfahl diese Methode bei zirkulär ausgebreiteten und stenosierenden Tumoren. Sie werden nach und nach zurückgebildet, so daß sich die Röhre bei den späteren Bestrahlungen auch zu den oberhalb der ursprünglich vorhandenen Stenose gelegenen Tumorabschnitten hinaufschieben läßt.

Die peranale Nahbestrahlung mit der Schräganodenröhre nach vorheriger operativer Freilegung des Tumorgebietes. Diese Methode gibt die beste diagnostische Übersicht und bietet somit am ehesten die Gewähr, den Tumor vollständig mit der erforderlichen Dosis von 10000 R zu belegen. Den Vorteil der Freilegung hatten ja schon frühere Autoren ausgenutzt. Die tägliche Dosis soll dabei 400—500 R betragen. Nach einer Gesamtoberflächendosis von 6000 R soll eine Bestrahlungspause von einer Woche eingelegt werden, um dann noch eine weitere Bestrahlungsserie von 5000—6000 R Gesamtdosis anzuschließen. Ist danach der endgültige Tumorschwund noch nicht erreicht, kann man eine weitere Bestrahlung von 4000—5000 R versuchen. CHAOUL gelang es, bei 104 Patienten 60% Primärerfolge und eine Reihe langjähriger Heilungen zu erzielen. Er hoffte, daß ein Großteil der *inoperablen* Rectumcarcinome durch die Nahbestrahlung dauernd geheilt werden könne, und glaubte sich berechtigt, auch die *operablen* Formen primär mit der Nahstrahlmethode zu behandeln. Diese Anschauung kann heute wohl nicht mehr gelten, da angesichts der Fortschritte der chirurgischen Technik bei denjenigen Kranken, denen man eine Freilegungsoperation zumuten kann, auch eine Radikaloperation möglich wäre. Die von SCHATTER (1948) vorgenommene Nachuntersuchung der peranal bestrahlten Fälle ergab, daß bei dem größten Teil der Patienten nach 3—5jähriger Symptomfreiheit Rezidive auftraten. Allerdings verfügten CHAOUL und WACHSMANN (1953) auch über 30 von 104 Fällen, die 4—6 Jahre, ja sogar bis 17 Jahre rezidivfrei blieben. Heute müssen wir sagen, daß die Nahbestrahlung ebenso wie die lokale Radiumbehandlung als alleinige Behandlung nicht ausreicht, sondern durch die percutane Röntgentiefentherapie ergänzt werden muß, und daß auch dann der Nachweis einer Überlegenheit der Dauerresultate bei den *operablen* Stadien über diejenigen der modernen Operationsverfahren bisher nicht erbracht werden konnte. Daß die geschilderten Formen der Strahlentherapie jedoch bei *inoperablen* Stadien Wertvolles zu leisten vermögen, wird besonders eindrucksvoll in der großen Statistik von MAISIN u. LANGEROCK (1953) über 621 behandelte inoperable Rectumcarcinome dargelegt. Es wurden an diesem ungünstigen Material 12% 5-Jahres-Heilungen erzielt, 13 Kranke überlebten 10 Jahre.

Der Nutzen des Körperhöhlenrohrs wird auch von einer Reihe anderer Autoren hervorgehoben. Die wesentlichen französischen und italienischen Arbeiten finden sich bei GHISLANZONI (1956). LAMARQUE und POULIQUEN (1952) benutzten eine berylliumgefensterte Röhre, die mit Spannungen bis zu 100 kV betrieben werden kann. Auch das Körperhöhlenrohr des RT 100 (C. H. F. Müller), das wir benutzen, arbeitet mit Spannungen bis zu 100 kV. Der Anodendurchmesser beträgt hier, einschließlich der Tubuswand, nur 18,8 mm. Die Einführung des Rohres zur Behandlung anorectaler Tumoren gelingt also leichter und schmerzloser als beim Chaoulschen Gerät. LAMARQUE (1955) erzielte mit seinem Gerät bei den noch lokalisierten Rectumkrebsen ohne Drüsenmetastasen eine 5-Jahres-Heilungsziffer von 50%, und zwar ohne Anlage eines Anus praeter. Stenosierende und ulcerierende Tumorformen bezeichnet er als nicht so gut geeignet für diese Behandlung. Als Gesamtoberflächendosis wurden 12000—15000 R gefordert, um auch am Tumorgrund eine Dosis von 6000—7000 R zu erreichen. 1954 teilten LAMARQUE und GROS ihre Erfahrungen an 221 Fällen anorectaler Tumoren mit und gingen auch auf geschwulstklinische Gesichtspunkte (Histologie, Stadieneinteilung) ein. Die Kontaktbehandlung allein wenden sie nur für die Fälle des Stadium I, gelegentlich auch des Stadium II an. Die Heilungsziffern wurden hier mit 42,3% bzw. 30% angegeben. Bei allen Tumoren des Stadiums III und einigen des Stadiums II wurde die Kontaktbehandlung mit der Tiefentherapie kombiniert; Heilungen im Stadium III: 20%. In Frankreich ist die Kontaktbestrahlung weiter gepflegt worden, wie die Arbeiten von LAMARQUE und GROS (1954), von PARTURIER-ALBOT (1954) und vor allem die 1960 erschienene Monographie von PAPILLON u. Mitarb. zeigen. In ihr wird deutlich die Tendenz vertreten, gerade die

Frühfälle in der beschriebenen Weise mit der Körperhöhlenröhre anzugehen. KINK in Basel hat, unter Verarbeitung aller Erfahrungen im Ausland, sich 1959 eindeutig für den Wert der peranalen Kontakttherapie des beginnenden Rectumcarcinoms eingesetzt und sie als echte Alternative zur chirurgischen radikalen Amputation bezeichnet, die im Zusammenwirken mit der Hochvolttherapie den stärker ausgedehnten Tumoren vorbehalten bleiben soll.

Die histologischen Untersuchungen von HULTBORN (1952) zeigten die Wirksamkeit der Kombination der percutanen Bestrahlung und der Nahstrahltherapie mit Körperhöhlenrohr oder Radium besonders deutlich an den nahe dem Darmlumen gelegenen Tumoranteilen. Bei einigen Fällen war nach einer präoperativen Bestrahlung überhaupt kein Tumorgewebe mehr zu finden. Dies wurde ebenso durch histologische Untersuchungen von TEPPER et al. (1968) bewiesen. Das Adenocarcinom des Darmes ist nicht strahlenresistent, wie manchmal angenommen wurde. Dieser Gesichtspunkt leitet über zu den Überlegungen im Hinblick auf eine kombinierte chirurgisch-radiologische Therapie.

c) Die kombinierte Anwendung von Strahlen und Radikaloperation

Schon seit Jahrzehnten wird die Frage diskutiert, ob die Heilungsaussichten der operativen Behandlung durch eine prä- oder postoperativ ausgeführte Strahlenbehandlung des Rectumcarcinoms verbessert oder beeinträchtigt werden.

Die *präoperative* Strahlenbehandlung wurde im Jahre 1921 in der Schmiedenschen Klinik (Frankfurt) zum ersten Mal durchgeführt. Die damaligen Ergebnisse waren wegen der unzulänglichen Bestrahlungstechnik nicht sehr ermutigend. HOLFELDER (1938) verlangte trotzdem grundsätzlich eine Vorbestrahlung. BINKLEY (1933) konnte bei 42 vorbestrahlten Patienten eine 5-Jahres-Heilung von 56% nachweisen. Er führte zunächst eine Röntgentiefenbestrahlung mit anschließender Radiumpackbestrahlung durch, legte einen Anus praeter an und nahm nochmals eine Radiumbehandlung, nunmehr in Form der Spickung, vor. Dieser Behandlung folgte dann die Operation (4,6% primäre Mortalität). Bei BERVEN (1939) betrug die Ziffer der 5-Jahres-Heilung bei präoperativer Bestrahlung 47,5%. Nach MATHEY-CORNAT (1947) scheint die Vorbestrahlung hoch differenzierter Rectumcarcinome nicht zu besseren Resultaten zu führen; dagegen könne man sie bei wenig differenzierten Tumoren befürworten. Im Gegensatz hierzu war JÜNGLING (1934) der Ansicht, daß der Vorbestrahlung nur eine geringe Bedeutung zukomme. Die durch die notwendigen hohen Dosen ausgelösten Nebenerscheinungen von seiten des Darmes stehen nach ihm in keinem Verhältnis zu dem Gewinn. Wie KOHLER (1957) schrieb, geschah diese Ablehnung wohl mit Recht, da es damals keine wirksame Durchstrahlung definierter Räume gab. Hier hat jedoch die Einführung der Bewegungsbestrahlung und der Hochvolttherapie einen Wandel geschaffen. Nach seiner Auffassung kann eine Vorbestrahlung die Indikationsstellung bei schwierigen Entscheidungen über die technische Operabilität beeinflussen. Ohne das operative Risiko zu vergrößern, läßt sich hierdurch der Kreis der operablen Fälle erweitern. Wegen der großen Anforderungen, die die Bestrahlung an den Körper stellt, soll nach KOHLER die Operation erst nach einem längeren Intervall erfolgen. Im Gegensatz hierzu spricht sich HULTBORN (1952) für eine baldige Operation nach der Bestrahlung aus. Der histologisch sichtbare Effekt der Bestrahlung sei nach 3—4 Wochen am größten.

Nach einer großen Übersichtsarbeit von STEARNS u. Mitarb. (1959) über 1276 Kranke des Memorial-Center (New York) ergab sich bei 727 Patienten mit präoperativer Bestrahlung und vollständiger Resektion eine 5-Jahres-Heilung von 51% gegenüber 47% bei den 549 nur operierten Patienten. Bei denjenigen Fällen, die von vornherein bereits Metastasen aufwiesen, konnte die präoperative Bestrahlung die Heilungsziffer von 23% auf 37% steigern. Das gleiche Material wurde auch von HENSCHKE (1959) publiziert. Auffallend ist die geringe Dosis von nur 1200—1660 R am Herd innerhalb von 10 Tagen, meist unmittelbar vor der Operation. Im übrigen wurden — wie schon erwähnt — intraoperativ radioaktive Kolloide verwendet, oder eine interstitielle Tumortherapie hinzugefügt. Tabelle 3 zeigt summarisch weitere empfehlende Arbeiten über die präoperative Strahlenbehandlung. Die letztgenannte Arbeit (ALLEN u. FLETCHER, 1970) ergab Symptomfreiheit bei 16/22 Patienten des Stadium I, bei 11/19 des Stadium II und 6/10 des Stadium III bei Durchführung der Vorbestrahlung und Operation 4—6 Wochen später. Man fand keinerlei Erhöhung der chirurgischen Komplikationsrate und späterhin keine Lokalrezidive. Interessanterweise schnitten die Patienten ohne Colostomie — man hatte hier 2 Gruppen eingeteilt — deutlich besser ab als diejenigen mit vorheriger Anlage eines Anus praeter. Eine neuere Studie über die postoperative Mortalität und die Überlebenszeit bei 226 vorbestrahlten und 232 nur operierten Patienten beurteilt das Verfahren kritisch, da sich keine sichere Überlegenheit der präoperativen Bestrahlung ergab; allerdings bei einer zunächst nur kurzen Beobachtungszeit von 30 Monaten (HIGGINS et al., 1968).

Tabelle 3. *Berichte über eine präoperative Strahlentherapie des Rectumcarcinoms.* (Nach SCHERER, 1970)

STEARNS, DEDDISH, QUAN (1959) QUAN, DEDDISH, STEARNS (1960) LEAMING, STEARNS, DEDDISH (1961)	(Memorial Center, New York, gleiches Material wie HENSCHKE)
RUFF, DOCKERTY, FRICKE, WAUGH (1961)	(Mayo-Clinic). 96 Patienten mit Radium behandelt. 10mal Tumor beseitigt, 10 Fälle operabel geworden
FLETCHER, ALLEN, DUNPHY (1965)	(Portland, Oregon) 5000 R mit v.d. Graaff-Generator. 27 Patienten 26mal Tumorrepression, einmal Tumorschwund, 2 Patienten wurden operabel. Keine Operationserschwerung!
TEPPER, VIDONE, HAYES, LINDENMUTH, KLIGERMAN, (1968)	(New Haven, Conn.) 4500 R mit 6 MeV Lin. Accel. 18 Patienten. 17 wurden operiert. Keine Operationserschwerung! Prospektive Statistik in Vorbereitung
ALLEN, FLETCHER (1970)	(Portland, Oregon). 5000 R mit v. d. Graaff-Generator (2 MeV) oder Telekobalt. 51 Patienten

Der Wert einer *postoperativen* Bestrahlung wird von den verschiedenen Autoren unterschiedlich beurteilt. HINTZE (1934) trat, ähnlich wie LEXER, SCHMIEDEN und CLAIRMONT, für die prophylaktische Bestrahlung auch nach radikal ausgeführter Operation ein, um einem später auftretenden Rezidiv entgegenzuwirken. Nach seiner Statistik beträgt die 1-Jahres-Überlebensrate der nur Radikaloperierten 49%, die der prophylaktisch Nachbestrahlten 81,8%. Die 5-Jahres-Heilung war bei den nur Operierten 16%, bei den Nachbestrahlten 25%. Sicherlich sind die Zahlen dieser Statistik in der heutigen Zeit überholt, da die Verbesserung der Operationstechnik den Prozentsatz der 5-Jahres-Heilungen ansteigen ließ (nach GULEKE 46,7%). Der Wert einer generellen prophylaktischen Bestrahlung konnte jedenfalls für die Orthovoltbestrahlung nicht eindeutig bewiesen werden. Sie ist lediglich bei unvollständiger Operation indiziert. Der mögliche Nutzen eines solchen Vorgehens muß stets gegenüber der Belastung des Allgemeinzustandes durch zwei erhebliche Eingriffe abgewogen werden. Nach HULTBORN (1952) kann man im Stadium III, wo die alleinige chirurgische Behandlung noch 30% 5-Jahres-Heilungen erzielt, eine postoperative Strahlenbehandlung durchführen. Der Prozentsatz der 5-Jahres-Heilungen betrug hierbei jedoch auch nicht über 30%. Die relativ kleine Anzahl der Fälle (23 bzw. 45 Fälle) gestattet es wohl noch nicht, diese Frage eindeutig zu entscheiden. Auch bei der Errechnung der 5-Jahres-Überlebenszeit für die Stadien I und II erhielt der gleiche Autor fast gleiche Zahlen: 71% bei den kombiniert behandelten (29 Fälle) und 73% bei den rein chirurgisch behandelten Kranken (94 Fälle).

Wahrscheinlich jedoch wird die generelle Anwendung ultraharter Strahlen die Indikationsstellung in dem Sinne verändern, daß eine postoperative „prophylaktische" Bestrahlung häufiger und hoffentlich erfolgreicher angewandt werden kann, und daß inoperable Fälle des Stadiums III häufiger operabel werden. Bereits unter Anwendung konventioneller Bestrahlungsverfahren sah man immer wieder, daß inoperable Kranke operabel wurden und dann viele Jahre überlebten.

Noch ein weiterer Gesichtspunkt spricht für eine primäre Strahlenanwendung in den sog. Grenzfällen: Rezidive nach Bestrahlung sind häufig noch chirurgisch angehbar oder können ein zweites Mal bestrahlt werden, während die nach Operation auftretenden Rezidive als besonders ungünstig gelten (MAISIN u. LANGEROCK, 1953).

3. Therapeutische Schlußbetrachtung

Für die operablen Rectumcarcinome muß nach der bisherigen Erfahrung die *radikale Operation* als die Methode der Wahl bezeichnet werden. Es kommen aber etwa 60% der Patienten in *inoperablem* Zustand zum Chirurgen (ZENKER, 1952), andere Statistiken sind die Ausnahme (MORGAN, 1968). Die Schuld tragen neben der Tücke der Erkrankung das Verhalten des Patienten und die oft unzulängliche Untersuchung des erstbehandelnden Arztes. Etwa 80% der Geschwülste können durch die digitale Untersuchung gefunden werden, weitere 10% sind mit Hilfe des Rectoskops auffindbar. Im Bereich des Rectosigmoids steht die röntgendiagnostische Untersuchung im Vordergrund.

Bei den sog. *Grenzfällen*, also denjenigen Kranken, bei denen die Möglichkeit einer radikalen Operation fraglich erscheint, soll man auf jeden Fall nach Anlegung eines Anus praeter mit einer *Bestrahlungs*serie beginnen, um nach *Abschluß* der Behandlung *noch einmal* mit dem Chirurgen die *Operabilität zu prüfen*. Es gibt zahlreiche Fälle, bei denen die Bestrahlung die Indikationsstellung und die Entscheidung über die technische Operabilität zu beeinflussen vermag. Im eigenen Krankengut konnte mehrfach die Beobachtung gemacht werden, daß Tumoren des Stadiums III nach einer Bestrahlungsserie operabel wurden.

Von einer *prophylaktischen Bestrahlung* mit *konventionellen* strahlentherapeutischen Geräten *nach anscheinend radikaler Operation* ist wegen der großen Belastung der Abwehrkräfte des Kranken durch zwei große Eingriffe *abzuraten*. Durch die Hochvolttherapie mit Teilchenbeschleunigern und die Telekobalttherapie ergeben sich in Zukunft jedoch andere Gesichtspunkte. Hier ist die Durchstrahlung des großen Herdgebietes mit cancericiden Dosen leichter durchführbar. Sie wird wesentlich besser vertragen und setzt geringere Hautreaktionen. Es erscheint gerechtfertigt, auch die Stadien I und II einer symptomatischen postoperativen Hochvolttherapie zuzuführen, wobei man den ultraharten Röntgenstrahlen oder der Telekobalttherapie den Vorzug geben sollte.

Nach einer unvollständigen Operation ist eine *postoperative Bestrahlung unbedingt zu befürworten*. Man sollte zunächst mit der percutanen Hochvoltbestrahlung beginnen und schließt, wenn erforderlich, nach 8—10 Wochen eine endokavitäre Radium- bzw. Radioisotopenbehandlung an. Auch in diesen Fällen sind große Felder erforderlich, so daß ultraharte Röntgenstrahlen den Vorzug verdienen.

Bei den inoperablen Rectumcarcinomen und den Rezidiven ist eine hochdosierte Strahlenbehandlung angebracht, wenn der Allgemeinzustand des Kranken dies erlaubt. Voraussetzung ist eine genaue räumliche Vorstellung über das zu bestrahlende Tumorausbreitungsgebiet, eine exakte Lokalisationstechnik des Dosismaximums und die Erzielung einer hohen relativen Herddosis durch Verwendung einer genügenden Zahl von Feldern. Bei sehr ausgedehnten Herden gelang es früher bei Zuhilfenahme der Siebmethode, auch mit gewöhnlichen Tiefentherapiegeräten eine Herddosis von 5000—6000 R zu erreichen. Es ergab sich bei den Bestrahlten eine 1-Jahres-Überlebensrate von 87% gegenüber 67% bei unbehandelten Kranken (DU MESNIL DE ROCHEMONT, 1958). Es ist mitunter erstaunlich, wie die subjektiven Beschwerden des Patienten (Blutungen, Tenesmen, Schleimabgang) für längere Zeit verschwinden. Die Bestrahlung der inoperablen Patienten wird man aber, wenn die technische Möglichkeit vorhanden ist, besser mit den Röntgenstrahlen des Betatrons oder den γ-Strahlen eines Telekobaltgerätes vornehmen und dann nach mehrwöchiger Pause die Behandlung lokal mit der Kobaltkette, evtl. auch mit den Elektronen des Betatrons fortsetzen. Eine Reihe von Patienten haben wir auch unmittelbar mit schnellen Elektronen behandelt, wenn die Tumoren oder ihre Rezidive räumlich nicht zu ausgedehnt waren. Im Abdominalbereich selbst muß man Energien von 43 MeV wählen, um zu einer genügenden Eindringtiefe zu kommen. Im kleinen Becken genügt gelegentlich bei analwärts gelegenen Tumoren eine Energie von 30 MeV. Die Begleitreaktionen (Blase, Dünndarm, Haut) können kräftig sein, klingen aber rasch und ohne Folgen ab. Insgesamt wird die Elektronentherapie gut vertragen und führt oftmals zu einem erstaunlichen Rückgang der Tumoren, die bisher als weitgehend strahlenresistent gegolten hatten. Es scheint, daß hierzu auch die geringere Fraktionierung mit 3×300 rad oder 2×400 bis 2×500 rad pro Woche beiträgt. Im übrigen ist nach neueren russischen Erfahrungen an 90 Patienten die systematische Telekobaltbestrahlung bei den Rezidiven der Rectumcarcinome sinnvoll. Regressionen traten in 33% der Fälle ein. 8/15 Patienten überlebten 3 Jahre, 6/12 Patienten 5 Jahre (KRUSCHOV und RAIFEL, 1968). FAJBISOWICZ et al. (1966) machten in Paris an 22 Fällen gleichfalls gute Erfahrungen.

Wichtig für die Verbesserung der Bestrahlungsresultate bei den Grenzfällen und den sicher inoperablen Kranken sowie den Rezidiven ist eine gute klinische Diagnostik und sachgemäße klinische Behandlung. Besteht der Verdacht einer Blasen- oder Ureterbeteiligung, soll man sich zunächst durch ein Ausscheidungsurogramm und eine Cystoskopie Klarheit verschaffen. In solchen Fällen ist die Bestrahlung mit einer vollen Tumordosis schon wegen der Gefahr einer Fistelentstehung nicht ratsam. Auch eine Lymphographie ist anzuraten. Bei der klinischen Behandlung ist vor allem eine reichliche Vitaminzufuhr angebracht. Dem Kranken ist eine leichte, aber calorisch hochwertige Kost, unterstützt von Pankreaspräparaten, zu geben. Gelegentliche Bluttransfusionen und Elektrolytinfusionen tragen wesentlich dazu bei, das Allgemeinbefinden zu heben und die Abwehrkräfte des Kranken zu stärken. Treten während der Bestrahlung Tenesmen auf, sind Spasmolytica angezeigt. Die sorgfältige Anus-praeter-Pflege darf nicht vergessen werden; außerdem sind gelegentliche reinigende Kamillenspülungen des Mastdarms anzuraten.

Insgesamt ist zu erwarten, daß sich die bisher spärlichen Heilungsergebnisse bei konsequenter klinischer Behandlung und sachgemäßer sorgfältiger Bestrahlung, möglichst mit den Telekobaltgeräten oder Teilchenbeschleunigern, verbessern lassen.

Literatur

ABEL, W.: Statistisches zum Krebsproblem. Z. Krebsforsch. **56**, 36—79 (1948).

ACKERMAN, L., REGATO, J. A. DEL: Cancer (diagnosis, treatment, prognosis). St. Louis: C. V. Mosby Co. 1954.

ALBERTINI, A. v.: Geschwulst und Trauma. Schweiz. med. Wschr. **85**, 873 (1955).

D'ALLAINES, F.: Die chirurgische Behandlung des Rectumcarcinoms. Leipzig: J. A. Barth 1956.

ALLEN, C. V., FLETCHER, W. S.: Observations on preoperative irradiation of rectosigmoid carcinoma. Amer. J. Roentgenol. **108**, 136 (1970).

ANDRÉN, S., FRIEBERG, S., WELIN, S.: Roentgen diagnosis of small polyps in the colon and rectum. Acta Radiol (Radiol.) **43**, 201—208 (1955).

BABCOCK, W. W.: Experiences with resection of the colon and the elimination of colostomy. Amer. J. Surg. **46**, 186—203 (1939).

BACON, H. E.: Surgical treatment of lymphogranulomatous strictures of rectum; report of 24 cases. South M. J. **34**, 31—35 (1941).

BACON, H. E., JACKSON, C. C.: Visceral metastases from carcinoma of the distal colon and rectum. Surgery (St. Louis) **33**, 494 (1953); (zit. nach GULEKE).

— SAUER, J.: Surgical treatment of cancer of the lower bowel. Cancer (Philad.) **3**, 773—778 (1950).

— TAVERNER, T.: Rectal sarcoma and anorectal malignant melanoma. Amer. J. Surg. **82**, 339 (1951). (Zit. nach GULEKE).

— TRIMPI, H. D.: Cancer of the rectum and colon. West. J. Surg. **57**, 58 (1949).

BARDEN, R. P., RITTER, V. W.: Premalignant lesions of the gastrointestinal tract. Amer. J. Surg. **19**, 1045 (1953); zit. nach GULEKE.

BARGEN, J. A., SAUER, W. G., SLOAN, W. P., CAGE, R. P.: Über das Auftreten von Carcinomen bei chronischen ulcerösen Kolitiden. Ref. in Krebsarzt **9**, 243 (1954).

BARTH, G.: Erfahrungen und Ergebnisse mit der Nahbestrahlung operativ freigelegter Tumoren. Strahlentherapie **91**, 481—527 (1952).

BARTH, G., WACHSMANN, F.: Zur Methode der Nahbestrahlung operativ freigelegter Tumoren. Strahlentherapie **77**, 585—598 (1948).

BAUER, K. H.: Über die sacro-abdominelle Rectumexstirpation. Chirurg **23**, 145—150 (1952).

BECKER, J., SCHEER, K. E.: Klinische Betrachtungen zur Isotopenbehandlung der Carcinome des Verdauungstraktes. Strahlentherapie **100**, 184—191 (1956).

BERVEN, E.: Radiological treatment of cancer of the rectum. Acta Radiol. (Stockh.) 20, 373—390 (1939).

BINKLEY, G. E.: Radiation therapy of rectal cancer. Amer. J. Surg. **21**, 78—81 (1933).

— Epidermoid carcinoma of the anus and rectum. Amer. J. Surg. **79**, 90 (1950).

British Empire Cancer Compaign: Annual Rep. **23**, 144—166 (1946).

— Annual Rep. **24**, 193—220 (1947).

BUSCHKE, F.: 31 MeV Röntgentherapie. Einige Überlegungen und Zürcher Frühbeobachtungen. Oncologia (Basel) **4**, 225—260 (1953).

CATTELL, R. B., BOEHME, E. J.: The importance of malignant degeneration as a complication of chronic ulcerative colitis. Gastroenterology 8, 695—710 (1947).

CHAOUL, H., NEUMANN, W.: Die Röntgennahbestrahlung der Magen-Darm-Karzinome. Strahlentherapie **69**, 541—553 (1941).

— SCHATTER, T.: Die Röntgennahbestrahlung des Rectumcarcinoms. Strahlentherapie **73**, 554—577 (1943).

— WACHSMANN, F.: Die Nahbestrahlung, S. 162—172. Stuttgart: Thieme 1953.

CIAMBELLOTTI, E.: La Telecobaltoterapia nel trattamento dei Carcinomi del Retto. Radiaz. alta energia **4**, 241 (1965).

CLEMENTI, T., PISAPIA, M.: Risultati della telecobaltoterapia nelle neoplasie maligne inoperabili del retto e nelle recidive intervento chirurgico. Nunt. radiol. (Firenze) **31**, 600 (1965).

CLEMMESEN, J.: The age distribution of malignant diseases in Denmark. Acta radiol. (Stockh.) **30**, 9—16 (1948).

COCCHI, U.: In Betatron und Telekobalttherapie: Intern. Symposion am Czerny-Krankenhaus für Strahlenbehandlung der Univ. Heidelberg. Berlin-Göttingen-Heidelberg: Springer 1958.

— Zürcher Erfahrungen mit dem 31 MeV-Betatron. In: Strahlenbiologie, Strahlentherapie, Nuclearmedizin u. Krebsforschung. Ergebnisse 1952—1958. Stuttgart: Thieme 1959.

CORDES, E.: Die abdominale Resektion des Mastdarmkrebses. Chirurg **23**, 66—71 (1952).

DAVID, V. C., GILCHRIST, R. K.: Abdominoperineal removal of low lying cancer of the rectum. Surg. Gynec, Obstet. **89**, 31—36 (1949).

DEDDISH, M. R.: Abdominopelvic lymph-node dissection in cancer of the rectum and distal colon. Cancer (Philad.) **4**, 1364–1366 (1951).

DIXON, CL. F.: Anterior resection for carcinoma low in the sigmoid and rectosigmoid. Surgery **15**, 367—377 (1944).

DUKES, C. E.: The classification of cancer of the rectum. J. Path. Bact. **35**, 323—332 (1932).

DUKES, C. E.: Cancer of the rectum: An analysis of 1000 cases. J. Path. Bact. **50**, 527 (1940).

— The surgical pathology of rectal cancer. J. clin. Path. **2**, 95—98 (1949).

— The relation of histology to spread in intestinal cancer. Brit. J. Cancer **4**, 59—62 (1950).

— Familial intestinal polyposis. Ann. roy. Coll. Surg. **10**, 293 (1952).

— Cancer of the rectum. In: Neoplastic Disease at Various Sites. Gen. Ed. D. W. SMITHERS, Vol. XIII Edinburgh-London: Livingstone 1960.

— BUSSEY, H. J. R.: Venous spread in rectal cancer. Proc. roy. Soc. Med. **34**, 571—573 (1941).

FAJBISOWICZ, S., LALANNE, C. M., SARRAZIN, D., JUILLARD, G.: La télécobaltthérapie du cancer du rectum à l'Institut Gustave-Roussy. Ann. Radiol. **9**, 833 (1966).

FINSTERER, H.: Zur chirurgischen Behandlung des Rectumcarcinoms. Langenbecks Arch., klin. Chir. **202**, 15—83 (1941).

FISCHER, A. W.: Über eine neue röntgenologische Untersuchungsmethode des Dickdarms. Klin. Wschr. **2**, 1595—1598 (1923).

FISCHER, W.: Die Häufigkeit des Krebses in den verschiedenen Organen. Med. Klin. **1940**, 319—322.

— Krebsfragen. Zur Ätiologie, Pathologie, Diagnostik, Heilung und Prophylaxe des Krebses. Jena: G. Fischer 1949.

FLETCHER, W. S., ALLEN, C. V., DUNPHY, J. E.: Preoperative irradiation for carcinoma of the colon and rectum. A preliminary report. Amer. J. Surg. **109**, 76 (1965).

FORNUSEK, A. H., KUTTIG, H., ZUNTER, F.: Zur Strahlentherapie des Rektumkarzinoms. Strahlentherapie **139**, 271 (1970).

FREUND, S. J.: Carcinoid tumor of the rectum. Amer. J. Surg. **93**, 67—73 (1957).

GABRIEL, W. B.: The end-results of perineal excision and of radium in the treatment of cancer of the rectum. Brit. J. Surg. **20**, 234—248 (1932).

GAUWERKY, F.: Caesium^{137} zur gerichteten intracavitären Curietherapie gynäkologischer Carcinome. Strahlentherapie, Sonderbd. **36**, 211—213. München u. Berlin: Urban & Schwarzenberg 1956.

GECHMANN, E., BLUTH, J., GROSS, J. M.: Hodgkin's disease of the rectum. Arch. intern. Med. **97**, 483—491 (1956).

GHISLANZONI, R.: Considerazioni sulla terapia dei cancri ano-rettali con particolare riguardo alla endoroentgenterapia. Boll. Oncol. **30**, 3—16 (1956).

GOETZE, O.: Das Rektumkarzinom als Exstirpationsobjekt: Vorschläge zur sakralen und abdominosakralen Operation. Zbl. Chir. **58**, 1746—1766 (1931).

GOLIGHER, J., DUKES, C. E., BUSSEY, H. J.: Local recurrences after sphinctersaving excisions for carcinoma of the rectum. Brit. J. Surg. **39**, 199—211 (1951).

GORDON-WATSON, CH.: Treatment of cancer of the rectum with radium by open operation. Proc. roy. Soc. Med. **21**, 9—16 (1927).

— Radium treatment of carcinoma of the rectum. Acta radiol. (Stockh.) **10**, 345—361 (1929).

Gremmel, H., Schulte-Brinkmann, W.: Ergebnisse bei Bestrahlung des Rektumkarzinoms 1952—1963. Strahlentherapie **133**, 321 (1967).

Grinell, R. S.: The grading and prognosis of carcinoma of the rectum and colon. Ann. Surg. **109**, 500—533 (1939).

Grösch, R.: Polyposis des Dickdarms u. Mastdarms, insbesondere ihre Todesursache. Inaug.-Diss. Frankfurt 1938.

Guleke, N.: Die bösartigen Geschwülste des Dick- und Mastdarms. Neue deutsche Chirurgie, Bd. 66. Stuttgart: Enke 1957.

Halpert, B., Murdoch, R. L., Young, M. O.: Carcinoma of the sigmoid colon, rectum and anal canal. Cancer (N.Y.) **2**, 587 (1949) (Zit. nach Guleke.)

Hamilton, J. B.: Amer. J. Roentgenol. **56**, 101 (1946). (Zit. nach Welin.)

Hartl, H.: Zur Diagnostik, Prophylaxe und Therapie des Colon- u. Rectumcarcinoms. Krebsarzt **10**, 157—165 (1955).

Hellner, H.: Der heutige Stand in der Behandlung des Rectumcarcinoms. Dtsch. med. Wschr. **78**, 53—56 (1953).

Henschke, U. K.: Radiation therapy of cancer of the colon and rectum. Dis. Colon Rect. **2**, 84 (1959).

Hettler, M.: Über die klinische Verwendbarkeit des Untersuchungsgerätes UGX. Röntgen-Bl. **10**, 323—334 (1957).

Higgins, G. A., Jr., Dwight, R. W., Walsh, W. S., Humphrey, E. W.: Preoperative radiation therapy as an adjuvant to surgery for carcinoma of the colon and rectum. Amer. J. Surg. **115**, 241 (1968).

Hintze, A.: Wann ist beim Mastdarmkrebs die Bestrahlung angezeigt? Zbl. ges. Radiolog. **17**, 331—333 (1934).

— Erfolge der Radiumbehandlung beim Rectumcarcinom. Strahlentherapie **69**, 579—656 (1941).

Hochenegg, J.: Die sakrale Methode der Exstirpation von Mastdarmkrebsen nach Prof. Kraske. Wien. klin. Wschr. **1**, 254 (1888).

Holfelder, H.: Die Röntgentherapie. Leipzig: Thieme 1938.

Hollenbach, F.: Die Radikaloperation des Rectumcarcinoms mit Erhaltung des Schließmuskels. Chirurg **22**, 28—37 (1951).

Hultborn, K. A.: Cancer of the colon and rectum. Acta chir. scand. (Stockh.), Suppl. **172** (1952).

Jackman, R. J.: Conservative management of selected patients with carcinoma of the rectum. Dis. Colon Rect. **4**, 429 (1961).

— Mayo, C. H.: The adenomacarcinoma sequence in cancer of the rectum. Surg. Gynec. Obstet. **93**, 327—330 (1951).

Jüngling, O.: Grundsätzliches zur Frage der präoperativen Bestrahlung. Strahlentherapie **51**, 393—416 (1934).

Kink, F.: Die Therapie des Rectumcarcinoms durch Röntgenkontaktbestrahlung. Gastroenterologia (Basel) **92**, 287 (1959).

Kirklin, J. W., Dockerty, M. B., Waugh, J. M.: The role of the peritoneal reflection in the prognosis of carcinoma of the rectum and sigmoid colon. Surg. Gynec. Obstet. **88**, 326—331 (1949).

Kohler, A.: Die Bedeutung der Vorbestrahlung bösartiger Geschwülste. Strahlentherapie **103**, 342—347 (1957).

Kootz, F.: Ergebnisse der Colon- und Rectumcarcinom-Chirurgie v. 1646–1955. Chirurg **30**, 10—14 (1959).

Kratzer, G. L., Salvati, E. P.: Collective review of endometriosis of the colon. Amer. J. Surg. **90**, 866—869 (1955).

Krautzun, K.: Vorläufige Mitteilung über praktische Erfahrungen mit dem sog. Konvergenzbestrahler. Strahlentherapie **93**, 84—88 (1954).

Kreuter, E.: Ulcus callosum recti. Zbl. Chir. **III**, 2401—2404 (1937).

Kruschov, M. M., Raifel, B. A.: Radiation therapy of postoperative relapses of carcinoma of the rectum. Vestn. Rentgenol. Radiol. (Mosk.) **43**, 73—78 (1968); (Russ. mit engl. Zus.fass.).

Kuttig, H., Weitzel, G.: In: Die Supervolttherapie, S. 415. Hrsg. J. Becker, und G. Schubert. Stuttgart: Thieme 1961.

Lamarque, P.: La endorroentgentherapia o roentgentherapia endocavitaria. Acta iber. radiol.-cancer. **4**, 79 (1955).

— Gros, Ch.: L'endoroentgentherapie des cancers du canal et de l'ampoule rectale. J. Radiol. Électrol. **35**, 245—246 (1954).

— Pouliquen: Presentation d'un nouveau tube endocavitare à fénêtre de Beryllium et fonctionnant sous 100 kV. J. Radiol. Électrol. **33**, 554—562 (1952).

Lashey, F. H.: The origin and management of the cancer of the colon and rectum. Amer. J. Surg. **86**, 489 (1953).

Leaming, R. H., Stearns, M. W., Deddish, M. R.: Preoperative irradiation in rectal carcinoma. Radiology **77**, 257 (1961).

Lederman, M.: General tumour staging. In: Handbuch der medizinischen Radiologie, Bd. XVIII (Allg. Strahlentherapie maligner Tumoren), S. 278. Berlin-Heidelberg-New York: Springer 1967.

Ledoux-Lebard, R., Garcia-Calderon, J.: J. Radiol. Électrol. **17**, 429 (1933). (Zit. nach Welin).

Lee, E. S.: Malignant disease of the rectum and anus. In: Malignant disease and its treatment by radium, vol. III, p. 385. Bristol: S. Cade 1950.

Liegner, L. M.: "Blind end" technique pour implants interstitiels de rubans de nylon amovibles charges d'iridium 192 s'applicant aux carcinomes du rectum et du vagin. U.I.C.C. **20**, 1783 (1964).

Lloyd-Davies, O. V.: Discussion on conservative resection in carcinoma of the rectum. Proc. roy. Soc. Med. **43**, 706—710 (1950).

Maisin, J., Langerock, G.: Le traitment du cancer du rectum inoperable. J. belge Radiol. **36**, 335—336 (1953).

Massenti, S., Violanti, R.: Cobalt teletherapy of the rectum: technical note. Minerva Fisioter **7**, 254—266 (1962).

Mathey-Cornat, R.: Röntgentherapeutische und radiochirurgische Indikationen beim Mastdarmkrebs. J. Radiol. Électrol. **27**, 531 (1946). Ref. in Krebsarzt **2**, 185 (1947).

MAYO, C. H.: Factors influencing the prognosis of carcinoma of the colon. West. J. Surg. **47**, 566 (1939).
MCDOUGALL, J. P. M.: Ulcerative colitis and carcinoma of the large intestine. Brit. med. J. **1954 I**, 852.
DU MESNIL DE ROCHEMONT, R.: Die Strahlenbehandlung des Rectumcarcinoms. Strahlentherapie **94**, 262—266 (1954).
— Lehrbuch der Strahlenheilkunde, S. 623—631. Stuttgart: Enke 1958.
MEYER, H.: Lehrbuch der Strahlentherapie, Bd. I, S. 599—1051. Berlin-Wien: Urban u. Schwarzenberg 1925.
MONTAG, C.: Ein Beitrag zur Behandlung des Rectumcarcinoms. Med. Klin. **42**, 549—550 (1947).
MORGAN, C. N.: Treatment of cancer of the rectum. Amer. J. Surg. **115**, 442—448 (1968).
MORSON, B. C., BUSSEY, H. J. R.: Pathology and prognosis of cancer of the colon and rectum. Schweiz. med. Wschr. **97**, 568 (1967).
MORTON, P. C.: Treatment of rectal and rectosigmoid polyps. J. Amer. med. Ass. **138**, 1090 (1948).
MOSKOWITZ, E.: Malignant melanoma. Amer. J. Surg. **75**, 283 (1948).
MUIR, E. G.: Diagnosis of carcinoma of colon and rectum. Year Book of Cancer 190 (1957/58).
MUIR, J.: Die Behandlung bösartiger Geschwülste mit Radiumimplantation. In: Handbuch der gesamten Strahlenheilkunde etc., herausgegeb. von P. LAZARUS, 2. Aufl., Bd. 2, S. 635ff. München: J. F. Bergmann 1931.
MURDOCK, M. G., KRAMER, S.: Cobalt 60 therapy in the management of perineal recurrence from carcinoma of rectum and colon. Amer. J. Roentgenol. **91**, 149 (1964). Basel-New York: Karger 1968.
MURPHY, W. T., CASTRO, L.: Irradiation of cancer of the rectum and rectosigmoid. Dis. Colon Rect. **7**, 102 (1964).
NEUMANN, W., CORYN, G.: Technik der Radiochirurgie beim Rectumcarcinom. Zbl. Radiol. **3**, 491 (1927).
— — Handbuch der gesamten Strahlenheilkunde etc., 2. Aufl., Bd. 2, S. 616ff. München: J. F. Bergmann 1931.
OESER, H.: Strahlenbehandlung der Geschwülste, S. 272—280. München-Berlin: Urban & Schwarzenberg 1954.
OLSSON, O.: Frühdiagnose von Tumoren im Abdomen mit Hilfe der Angiographie. Dtsch. Röntgenkongr. 1964, Teil A, S. 73. Stuttgart: Thieme 1965.
OSNES, S.: Carcinoma of the colon and rectum. Acta chir. scand. **110**, 378—388 (1955/56).
PAPILLON, J., DARGENT, M., PINET, A., CHASSARD, J.-J.: Le traitement des cancers anorectaux par la radiothérapie de contact. Paris: Masson 1960.
PARTURIER-ALBOT, M.: Le cancer du rectum au début. Acta gastro-enterol. belg. **17**, 815—818 (1954).
PATERSON, R.: The treatment of malignant disease by radium and X-rays. London: E. Arnold & Co., Ltd. 1947.
POPPERT, S.: Newer aspects of the pathology of the colon. J. intern. Coll. Surg. **17**, 286 (1952).
PORTMANN, J.: Angiographische Größenbestimmung der Sigma- und Rektum-Karzinome. Fortschr. Röntgenstr. **101**, 246 (1964).
QUAN, St. H. Q., DEDDISH, M. R., STEARNS, M. W.: The effect of preoperative Roentgen therapy upon the 10 and 5 year results of the surgical treatment of cancer of the rectum. Surg. Gynec. Obstet. **111**, 507 (1960).
RANKIN, F. W., BRODERS, A. C.: Factors influencing prognosis in carcinoma of the rectum. Surg. Gynec. Obstet. **46**, 660—667 (1928).
RAUCH, R. F.: Coexisting diverticulitis and carcinoma of the colon. Comprehensive study on survival. Arch. Surg. **73**, 823—827 (1956).
REICKEL, P., STAEMMLER, M.: Die Neubildungen des Darmes. Dtsch. Chirurgie **46 A**, I (1924). (Zit. nach GULEKE.)
REIFFERSCHEID, M.: Darmchirurgie. Indikation, Technik, Prognose. Stuttgart: Thieme 1962.
RIES, J.: Zur Strahlenbehandlung des Mastdarmkrebses. Strahlentherapie **74**, 39—47 (1943).
RIGLER, L. G., ERIKSEN, L. G.: Radiology **26**, 6 (1936). (Zit. nach WELIN).
ROBINSON, J. M.: Polyps of the colon: How to find them. Amer. J. Roentgenol. **77**, 700—725 (1957).
ROTH, M.: Carcinoid of the rectum. A case report with observations on radiosensitivity of nodular metastases to the skin. Amer. J. Roentgenol. **86**, 97 (1961).
RUCKENSTEINER, E.: Zur Nahbestrahlung des Anal- u. Rectumcarcinoms. Strahlentherapie **93**, 540—548 (1954).
RUFF, C. C., DOCKERTY, M. B., FRICKE, R. E., WAUGH, J. M.: Preoperative radiation therapy for adenocarcinoma of the rectum and rectosigmoid. Surg. Gynec. Obstet. **112**, 715 (1961).
SCHATTER, T.: Die Röntgennahbestrahlung der Rectumcarcinome. Strahlentherapie **77**, 211—216 (1948).
SCHERER, E.: Erfahrungen mit der Siebbestrahlung beim Rektumkarzinom. Strahlentherapie, Sonderbd. **46**, 124 (1960).
— Indikationen zur Strahlenbehandlung des Rektum- und Prostatakarzinoms. Deutscher Röntgenkongr. Stuttgart 1969. Stuttgart: Thieme 1970.
SCHINZ, H. R., WELLAUER, J.: Das TNM-System bei den wichtigsten Krebslokalisationen und dessen Ausbau. Fortschr. Röntgenstr. **91**, 89—117 (1959).
SCHMIEDEN, V.: Das Dickdarmcarcinom. Langenbecks Arch. klin. Chir. **200**, 338 (1940).
SCHMINCKE, S.: Die Heilungsaussichten beim Rectumcarcinom. Bruns' Beitr. klin. Chir. **172**, 323—358 (1941).
SCHWAIGER, M.: Über die Bewertung des Amputationsverfahrens und Resektionsverfahrens beim Rektumkarzinom. Chirurg **25**, 66 (1954).
SEYSS, R.: Zur Bewegungsbestrahlung des Rectumcarcinoms. Krebsart **10**, 266—270 (1955).
SHULMAN, J. M., WILLIAMS, I. G., TODD, J. T.: The treatment of recurrent carcinoma of the rectum by supervoltage X-ray therapy. Brit. J. Surg. **44**, 506—508 (1957).
SIMON, L.: Ergebnisse einer 28jährigen Krebsbekämpfung. Bruns' Beitr. klin. Chir. **180**, 281—316 (1950).
SMITH, I. H.: Cobalt 60 beam therapy: Some impressions after five years. Canad. med. Ass. J. **77**, 289—297 (1957).

SMITH, I. H., FETTERLY, J. C. M., LOTT, J. S.: Cobalt-60-tele-therapy. London. New York, Evanston 1962.
STARKLOFF, G. B., BINDBEUTEL, D.: Diverticulitis or carcinoma of the colon? Amer. Surg. **19**, 59 (1953); (Zit. nach GULEKE).
STEARNS, M. W., JR., DEDDISH, M. R.: Abdominopelvic lymph node dissection for carcinoma of the rectum. Dis. Colon Rect. **2**, 169 (1959).
— — QUAN, ST. H. Q.: Preoperative roentgen therapy for cancer of the rectum. Surg. Gynec. Obstet. **109**, 225—229 (1959).
STRÖM, B. G., WINBERG, TH.: Percutaneous selective angiography of the inferior mesenteric artery. Acta radiol. (Stockh.) **57**, 401 (1962).
SUNDERLAND, D. A.: The significance of vein invasion by cancer of the rectum and sigmoid. Cancer (Philad.) **2**, 429 (1949).
SWINTON, N. W., COUNTS, R. L.: Cancer of colon and rectum. Year Book of Cancer 200—202 (1957/58).
TEPERSON, H. I.: Treatment of carcinoma of rectum by electrocoagulation and radiation, in selected cases. Radiology **34**, 610—617 (1940).
TEPPER, M., VIDONE, R. A., HAYES, M. A., LINDENMUTH, W. W., KLIGERMAN, M. M.: Preoperative irradiation in rectal cancer: Initial comparison of clinical tolerance, surgical and pathologic findings. Amer. J. Roentgenol. **102**, 587 (1968).
TESKE, H. J., CZECHAU, B.: Die Strahlenbehandlung der malignen Tumoren an Rektum und Anus. Strahlentherapie **125**, 197 (1964).
THIERMANN, E.: Die Beziehungen des Rectumcarcinoms zum Urogenitalsystem. Ergebn. Chirurg. Orthop. **34**, 94 (1943).
THOMAS, J. F., DOCKERTY, M. B., WAUGH, J. M.: Multiple primary carcinomas of the large intestine. Cancer (Philad.) **1**, 564—573 (1948).
THORLAKSEN, R.: Cancer of colon and rectum. Year Book of Cancer 198—200 (1957/58).
TURNBULL, R.: Cancer of colon and rectum. Year Book of Cancer 196—198 (1957/58).
VAETH, J. M., ROUSSEAU, R. E., PURCELL, TH. R.: Radiation response of carcinoid of the rectum. A case report. Amer. J. Roentgenol. **88**, 967 (1962).
VALDAGNI, C.: Osservazioni sul trattamento radiante con alte energie nel cancro del retto. Min. radiol. fisioter. radiobiol. (Torino) 1963.
VOGEL, G.: Die Pendelbestrahlung des Rectumcarcinoms. Strahlentherapie **87**, 195—208 (1952).
VOGT, A.: Diagnostik und Strahlentherapie der Geschwulstkrankheiten. Stuttgart: Thieme 1955.
WANG, C. C., SCHULZ, M. D.: The role of radiation therapy in the management of carcinoma of the sigmoid, rectosigmoid and rectum. Radiology **79**, 1, (1962).
WANGENSTEEN, O. H.: Primary resection of rectal ampulla for malignancy with preservation of sphincter function. Surg. Gynec. Obstet. **81**, 1—24 (1945).
WEISS, A. G., CHEVALLIER, A., KUNTZMANN, J., BURG, C.: Essai de traitement d'un cancer du rectum par le phosphate de chrome radioactif associé à la chirurgie. Mém. Acad. chir. **80**, 916—920 (1954).
WELCH, C. E., MCKITTRICK, I. B., BEHRINGER, G.: Polyps of the rectum and colon and their relation to cancer. New Engl. J. Med. **247**, 959 (1952).
WELIN, S.: Zur Darstellung der Kolonpolypen mit der Doppelkontrastmethode. Fortschr. Röntgenstr. **82**, 341—344 (1955).
— Modern trends in diagnosis roentgenology. Brit. J. Radiol. **31**, 433—464 (1958a).
— Über moderne röntgenologische Dickdarmdiagnostik (Doppelkontrastmethode). Münch. med. Wschr. **100**, 1142—1144 (1958b).
WESTHUES, H.: Die pathologisch-anatomischen Grundlagen der Chirurgie des Rectumkarzinoms. Leipzig: Thieme 1934.
WHITEHEAD, L. H.: Roentgenological manifestation of malignancy of the colon. Sth. med. J. (Bgham, Ala.) **38**, 85—88 (1945).
WIESNER, R.: Über den Wert des Anus praeter bei inoperablen Rectumcarcinomen. Z. ges. inn. Med. **11**, 474—476 (1956).
WILLIAMS, I. G., HORWITZ, H.: The primary treatment of adenocarcinoma of the rectum by high voltage X-rays. Amer. J. Roentgenol. **76**, 918—928 (1956).
— SHULMAN, I. M., TODD, I. P.: The treatment of recurrent carcinoma of the rectum by supervoltage x-ray therapy. Brit. J. Surg. **44**, 506 (1957).
WISE, R. E., SMEDAL, M. I.: Palliative treatment of recurrent rectosigmoidal neoplasms with two million volt radiation. Surg. Clin. N. Amer. **39**, 775—780 (1959).
WOHLWILL, F.: Zur pathologischen Anatomie der Allgemeinerscheinungen bei der Nicolas-Favreschen Krankheit. Schweiz. Z. allg. Path. path. Anat. **6**, 125 (1943).
ZDANSKY, E., DREXLER, L., HAMPEL, K.: Der Tannin-Einlauf bei entzündlichen Prozessen des Dickdarms. Radiol. clin. (Basel) **22**, 388—399 (1953).
ZENKER, R.: Operationen am Darm. Op-Lehre von KIRSCHNER. Berlin-Göttingen-Heidelberg: Springer 1951.
— Erkennung und Behandlung des Rectumcarcinoms. Dtsch. med. Wschr. **77**, 1041—1044 (1952).
ZUPPINGER, A.: Retreatment of previously irradiated cancer utilizing electrons. In: Frontiers of radiation therapy and oncology, vol. 2, Electron therapy, p. 257. Basel-New York: S. Karger 1968.

M. Pankreas

Von

E. Scherer

Mit 2 Abbildungen

I. Einleitung

In der Praxis spielt die Strahlenbehandlung der primären bösartigen Tumoren der Bauchspeicheldrüse keine besondere Rolle, wenn auch die spezielle strahlentherapeutische Literatur hierzu umfangreicher ist als etwa bei den Tumoren der Leber oder der Gallenwege.

Die spezielle Pathologie dieser Geschwülste, die chirurgische Behandlung und die radiotherapeutischen Möglichkeiten sind in einer derart engen Weise miteinander verflochten, daß eine zusammenfassende klinisch-therapeutische Übersicht den gegenwärtigen Stand der Dinge am besten wiederzugeben vermag.

II. Die wesentlichen anatomischen Daten über die Bauchspeicheldrüse

Die Bauchspeicheldrüse des Erwachsenen stellt einen etwa 70—90 g schweren, langgestreckten, grau-rötlichen Körper dar, der sich vom Duodenalknie nach links und aufwärts etwa in Höhe des 1.—2. Lendenwirbelkörpers bis zum Milzhilus hin erstreckt; die Länge beträgt etwa 15—20 cm. Die craniocaudale Ausdehnung beträgt etwa 4—5 cm bei einer Dicke von 2—3 cm. Hinter dem Pankreas verlaufen die Aorta abdominalis und die Vena cava inferior.

Man teilt die Bauchspeicheldrüse gewöhnlich in drei verschiedene Abschnitte ein: 1. Kopf (Caput), 2. Körper (Corpus) und 3. Schwanz (Cauda). Der Pankreaskopf wird dabei von den ersten drei Duodenalabschnitten gleichsam eingerahmt, so daß zu erwarten ist, daß sich pathologische Veränderungen in diesem Pankreasabschnitt in Veränderungen der normalen Anatomie und Funktion des Duodenums widerspiegeln. Der Pankreasschwanz steht in inniger Beziehung zum Milzhilus. Der Corpusteil erstreckt sich zwischen Kopf und Schwanz in Höhe des 1. und 2. Lendenwirbels. Das Pankreas ist retroperitoneal gelegen, lediglich der Schwanz kann im Bereich des Milzhilus allseits von Peritoneum überzogen sein. Die retroperitoneale Lage macht die Bauchspeicheldrüse nur schwer diagnostischen und therapeutischen Maßnahmen zugänglich. Nur durch das Omentum minus hindurch oder nach Durchtrennung der Pars gastromesocolica des Omentum majus entlang der großen Magenkurvatur und durch das Mesocolon transversum hindurch ist das Pankreas direkt zu erreichen. Die Oberfläche der Bauchspeicheldrüse ist unregelmäßig und entspricht damit der Läppchenstruktur des Organs.

Funktionell beherbergt diese große Drüse zwei verschiedene Systeme: 1. das exokrine, in den Darm ausscheidende System, dessen mikroskopische Struktur aus acinösen Endstücken mit centroacinären Zellen und Schaltstücken besteht. 2. das endokrine System (Inselorgan) mit 500000—1500000 Inseln. Dieses System hat keinen Anschluß an das Ausführungssystem des exokrinen Pankreas, sondern gibt seine Produkte direkt in das Blut weiter. Im endokrinen System unterscheidet man — entsprechend der Färbbarkeit — A-Zellen (20%) (Glucagonbildung) und B-Zellen (80%) (Insulinbildung). Die nervöse Versorgung des Pankreas obliegt den antagonistisch wirkenden Nn. vagi und splanchnici majores. Die Bauchspeicheldrüse wird über die A. pancreaticoduodenalis superior, die der A. gastroduodenalis entstammt, und die A. pancreaticoduodenalis inferior aus der A. mesenterica superior mit arteriellem Blut versorgt.

Das Pankreas stellt ein sehr *lymphbahnenreiches Organ* dar, das enge Verbindungen zum Lymphsystem des Zwölffingerdarmes hat. Die Lymphbahnen kommen aus der Tiefe des Organs zur Pankreasoberfläche, wo sie sich den dort verlaufenden Gefäßen anschließen. Nach Bartels (1906) unterscheidet man folgende Lymphstämme:

1. Die Lymphstämme des linken Pankreasabschnittes; sie münden in Lymphknoten, die im Bereich des Milzhilus oder am unteren oder oberen Rand des Pankreasschwanzes gelegen sind. Dieser Lymphstamm dient zur Ableitung aus dem Pankreasschwanz.

2. Den superioren Lymphstamm, der den Hauptteil des Pankreaskörpers versorgt. Die zugehörigen regionären Lymphknoten liegen paraaortal.

3. Den inferioren Lymphstamm zum Abtransport der Lymphe, ebenfalls des Corpusabschnittes in die mesenterialen und paraaortalen Lymphknoten.

4. Die Lymphstämme des rechten Pankreasabschnittes und des Pankreaskopfes.

Der anteriore Anteil betrifft den visceralen Abschnitt des Pankreaskopfes, während der posteriore Abschnitt zur Ableitung der Lymphe der Hinterwand des Pankreaskopfes dient. Die regionären Lymphknoten dieses Systems liegen im Bereich des Pylorus, des Mesenteriums und des Duodenopankreas. Von der Rückseite des Pankreaskopfes erfolgt der Abfluß in paraaortal gelegene Lymphknoten.

Eine Heterotopie von funktionstüchtigem Pankreasgewebe ist nicht selten (CASTRO BARBOSA et al., 1946; CATTELL u. WARREN, 1953; BRADLEY et al., 1956; LONGMIRE u. WALLNER, 1956; WARREN u. BAKER, 1958). Diese Lageanomalien finden sich häufig im Bereich der Submucosa des Duodenums, des Magens und des Jejunums. Seltener sind das Ileum, das Mesenterium, das Netz, die Milz oder die Gallenblase als Sitz von heterotropem Pankreasgewebe bekannt geworden. Auch typisches Inselgewebe mit Ausbildung eines Inselzelladenoms kann an der Heterotopie beteiligt sein (MARSHALL, 1958). Daß auch Pankreascarcinome in solchen verschleppten Pankreasgeweben entstehen können, zeigt ein Fall von ZAK (1956), der das Carcinom in einem pankreasgewebeenthaltenden Meckelschen Divertikel fand.

III. Allgemeines über das primäre Pankreascarcinom

1. Häufigkeit

Unter den Erkrankungen des Pankreas tritt das primäre Carcinom an praktischer Bedeutung weit hinter die chronisch-entzündlichen Veränderungen dieses Organs zurück (HENNING, 1954). Vor dem Beginn der modernen Pankreasdiagnostik galt jedoch das primäre Carcinom als sehr häufige Affektion der Bauchspeicheldrüse. Nach HOFFMANN (1934) und HENNING (1954) handelt es sich bei 2—3% aller Carcinome um einen primären Krebs der Bauchspeicheldrüse; nach Untersuchungen von BELL (1957) sind es 5—6%, nach ANSARI u. BURCH (1968) 3,3%. Das primäre Carcinom des Pankreas steht damit bezüglich der Häufigkeit etwa auf gleicher Höhe wie Carcinome des Colons, des Oesophagus und der Prostata (BARTELHEIMER, 1959; CREUTZFELDT et al., 1959), denen jedoch im Vergleich zum Bauchspeicheldrüsenkrebs weit mehr Beachtung geschenkt wird. Bei 0,6% aller Sektionen findet sich ein primäres Carcinom des Pankreas (HENNING, 1954). CLIFFTON (1956) sah einen Bauchspeicheldrüsenkrebs bei 2,2% seines Patientengutes.

2. Alter und Geschlecht

Die primären Carcinome des Pankreas befallen — wie alle anderen epithelialen Malignome — vorwiegend Menschen in höherem Lebensalter. Das Häufigkeitsmaximum liegt dabei zwischen dem 60. und 80. Lebensjahr (MILLER et al., 1951; BROADBENT u. KERMAN, 1951; WERNER, 1953; DOUBILET, 1953; MOORE u. YOUNGHOUSBAND, 1954; HENNING, 1954; WHEAT, 1954; CLIFFTON, 1956; ROSS, 1957; BELL, 1957; KAPP, 1958; BARTELHEIMER, 1959). Nur selten einmal werden junge Menschen vor dem 40. Lebensjahr von dieser Krankheit befallen (CORNER, 1943; MILLER et al., 1951; GRANT u. PERCEVAL, 1954; BELL, 1957). Nach BELL (1957) haben 97% aller an einem Pankreascarcinom verstorbenen Patienten das 40. Lebensjahr überschritten, im Gegensatz zu allen übrigen Carcinomen, wo dies nur in 85% der Fall ist. Fast 92% der Patienten von CLIFFTON (1956) hatten bereits das 55. Lebensjahr überschritten. Das Durchschnittsalter der Patienten mit einem Pankreascarcinom beträgt nach BROADBENT u. KERMAN (1951) 58,2 Jahre, nach KAPP (1958) 65,6 Jahre. Nach MILLER et al. (1951) beträgt das Durchschnittsalter der Patienten mit einem Krebs der Bauchspeicheldrüse am Todestage 60,7 Jahre.

Ebenso wie beim primären Carcinom der Leber und der extrahepatischen Gallengänge werden vorwiegend Männer von diesem Tumor befallen. Nach CLIFFTON (1952) ergibt sich dabei ein Verhältnis Mann zu Frau von 1,6:1; bei BROADBENT u. KERMAN (1951) lauten die entsprechenden Zahlen 1,85:1, bei WERNER (1953) 1,2:1, bei GULLICK (1959) 1,8:1, bei ARKIN u. WEISBERG (1949) 3,7:1, bei SALMON (1966) 3:1. KAPP (1958) sah dagegen in seinem Krankengut ein leichtes Übergewicht der weiblichen Patienten. Das Durchschnittsalter der von einem Pankreascarcinom befallenenen Männer liegt geringfügig unter dem der weiblichen Patienten (MILLER et al., 1951).

3. Ätiologie

Die Ursache für die Entstehung von Pankreascarcinomen ist völlig unklar, wenn man von wenigen Einzelfällen absieht. So fanden WUKETICH u. MARK (1957) ein metastasierendes Pankreascarcinom bei einem Patienten 13 Jahre nach Durchführung einer Arteriographie der Femoralarterien mit Thorotrast. Daneben bestand bei dem gleichen Patienten noch ein hellzelliges, alveolär-tubuläres Carcinom (Hypernephrom) der rechten Niere. Die Entwicklung dieser beiden Carcinome wurde mit der engen topischen Beziehung dieser Organe zu den nachweisbaren massiven ThO_2-Depots in Verbindung gebracht und hierbei der cancerogene Effekt der Strahlung unterstrichen (SCHUBERT et al., 1956; SCHMIDT et al., 1950).

Inwieweit eine Pankreolithiasis ursächlich für die Carcinomentstehung eine Rolle spielt, ist nicht bekannt, wenn man auch heute mehr und mehr zu der Erkenntnis kommt, daß Pankreassteine nicht so selten sind, wie man bisher angenommen hatte (SCHÄFER, 1959).

Die Beziehungen zwischen einer einfachen epithelialen Hyperplasie und der Entwicklung eines Carcinoms im Bereich des Pankreas wurden von SOMMERS et al. (1954) untersucht. Diese Autoren fanden, daß bei 41 % der Patienten mit einem Pankreascarcinom das Gangepithel der nicht vom Carcinom befallenenen Abschnitte im Sinne einer epithelialen Hyperplasie umgewandelt ist. Bei Patienten ohne irgendeinen Anhalt für ein Carcinom ließen sich diese Veränderungen dagegen nur in 9 % der daraufhin untersuchten Fälle nachweisen. Ob die einfache benigne epitheliale Hyperplasie als Vorläufer der malignen Erkrankung angesehen werden kann, bleibt dahingestellt. Eine ätiologische Beziehung ist jedoch gut denkbar. Schon 1924 hatte NAKAMURA auf diese benigne epitheliale Hyperplasie des Gangepithels hingewiesen.

Eine ätiologische Beziehung zwischen einem Pankreascarcinom und einer Cholelithiasis, die sich bei 15 % der männlichen und bei 25 % der weiblichen Kranken findet, ist zweifelhaft; bei entzündlichen Veränderungen wird andererseits ein Zusammenhang für wahrscheinlich gehalten (BELL, 1957). Nach ACKERMAN u. DEL REGATO (1954) und KATSCH u. GÜLZOW (1953) besteht jedoch kein Anhalt für eine ursächliche Verknüpfung von Pankreascarcinom mit einer chronischen Pankreatitis. GRÖZINGER et al. (1969) fanden allerdings unter 169 Fällen 19, die auf dem Boden chronischer Läsionen entstanden waren.

4. Pathologie

Als Ausgangsort stehen dem primären Carcinom der Bauchspeicheldrüse zwei verschiedene histologische Strukturen zur Verfügung, nämlich das Gangepithel, von dem nach MILLER et al. (1951) 82 % aller Pankreascarcinome ausgehen, und das eigentliche Drüsenparenchym, in dem sich nur 12 % der Carcinome primär entwickeln. Berücksichtigt man daneben noch die von den Langerhansschen Inseln ausgehenden Inselzellcarcinome, so kennt man eigentlich drei verschiedene Ursprungsorte. Der bevorzugte Sitz aller primären Bauchspeicheldrüsenkrebse ist der Pankreaskopf; weniger häufig läßt sich der Körper oder der Schwanz als primärer Ursprungsort nachweisen. Selten ist auch eine primär diffuse maligne Degeneration des Pankreas. BELL (1957) sah bei 609 Patienten mit Pankreascarcinom, daß in 59,1 % der Fälle der Kopf, in 18,2 % der Fälle der Körper und in 7,4 % der Fälle der Schwanz primär befallen war. In 15,3 % der Fälle hatte sich das Carcinom diffus im Pankreas entwickelt. MILLER et al. (1951) fanden unter 202 Fällen in 71,3 % ein primäres Pankreaskopfcarcinom. Körper und Schwanz waren nur in 28,7 % aller Pankreascarcinompatienten der primäre Ursprungsort des Tumors. Ähnliche Befunde stammen von HENNING (1949), BROADBENT u. KERMAN (1951), CLIFFTON (1952), KATSCH u. GÜLZOW (1953), McGLONE et al. (1956) und KAPP (1958).

Die primären Carcinome des Pankreaskörpers werden bei der Sektion etwas größer befunden als primäre Kopfcarcinome. MILLER et al. (1951) geben hierbei einen mittleren Durchmesser von 5,6 cm an, während der Durchmesser eines Carcinoms im Pankreaskopfbereich nach diesen Untersuchungen nur 4,2 cm beträgt. Den größten Durchmesser (8,9 cm) weisen die Carcinome auf, deren Ursprungsort nicht mehr eindeutig zu bestimmen ist, so daß sie weder vom Gangepithel noch vom Drüsenparenchym abgeleitet werden können.

Die primären Pankreascarcinome sind makroskopisch-pathologisch durch eine steinerne Härte gekennzeichnet (MILLER et al., 1951; ACKERMAN u. DEL REGATO, 1954). Beim Schneiden des Tumors erscheint die Schnittfläche zumeist grobkörnig verändert. Manche Carcinome erscheinen makroskopisch noch scharf von der Umgebung abgesetzt, während andere zu ausgedehnten infiltrativen Veränderungen im Bereich der benachbarten Organe geführt haben. Je nach Lokalisation im Pankreas kommt es zu Vorwölbungen der Oberfläche; manchmal kann das Carcinom auch als eingezogene Narbe imponieren.

Histologisch kann man zwischen folgenden Tumoren im Bereich der Bauchspeicheldrüse differenzieren (v. ALBERTINI, 1955):

A. Nichtepitheliale Tumoren
   1. gutartige: Fibrome, Lipome, Myxome, Chondrome, Lymphangiome;
   2. bösartige: Sarkome (verschiedene histologische Typen).

B. Epitheliale Tumoren
   1. gutartige: Adenome
      a) exkretorische Adenome (tubulär von den Gängen ausgehend),
      b) exokrine Adenome (acinös, vom acinösen Drüsenparenchym ausgehend),
      c) endokrine Adenome (trabeculär, vom Inselapparat ausgehend);
   2. bösartige: Carcinome
      a) Gangcarcinome (Adenocarcinome, cylindrocellulär, Gallertcarcinome, Adenocancroide, Pflasterzellcarcinome, anaplastische Formen),
      b) Parenchymcarcinome (Carcinom vom Typus der acinösen Drüse),
      c) Inselzellcarcinome (hormonaktiv, hormoninaktiv).

Primäre Sarkome des Pankreas sind ausgesprochene Raritäten, obwohl vereinzelt spindel- bis polymorphzellige Sarkome, aber auch Angio- und Myxosarkome beschrieben worden sind (v. ALBERTINI, 1955). FEINBERG et al. (1959) berichteten über ein primäres Leiomyosarkom des Pankreas; GOMBKÖTÖ (1942) stellte 54 Beobachtungen eines primären Bauchspeicheldrüsensarkoms aus der Literatur zusammen. Die Lokalisation dieser bösartigen Bindegewebstumoren und auch das klinische Bild entsprechen, abgesehen von einem etwas schnelleren Verlauf, dem eines Pankreascarcinoms (KATSCH u. GÜLZOW, (1953).

Bei den Carcinomen der Ausführungsgänge handelt es sich vorwiegend um Adenocarcinome mit cylindrocellulärer Zellstruktur. Das Carcinom ahmt dabei in seinem histologischen Aufbau gangähnliche Strukturen nach. Die Tumorzellen sind sehr regelmäßig konfiguriert und haben einen basal gelegenen Kern, der im Vergleich zum normalen Gangepithel stärker hyperchromatisch ist. Ein fibröses Stroma ist in den meisten Fällen stark ausgebildet.

Als Variante eines Adenocarcinoms tritt in 2 % der Fälle (MILLER et al., 1951) eine intratumoröse Schleimbildung auf. Diese Carcinome sind oft schon makroskopisch an ihrem extremen Schleimgehalt zu erkennen. Daneben kommen aber auch noch Cystadenocarcinome (WARREN u. CATTELL, 1959), Adenocancroide und reine Pflasterzellcarcinome (v. ALBERTINI, 1955) zur Beobachtung.

Manche Pankreascarcinome weisen histologisch eine ausgesprochene Entdifferenzierung auf, so daß anhand der anaplastischen Zellformationen eine „rekonstruktive Histogenese“ (v. ALBERTINI, 1955) nicht möglich ist und diese Carcinome dann als Sarkom imponieren können. Solche Formen finden sich in 5 % aller Pankreascarcinome.

Carcinome vom Typus der acinösen Drüse kommen nach MILLER et al. (1951) in 13% aller Pankreascarcinome vor. Im Vergleich mit den Gangcarcinomen haben sie zumeist eine etwas weichere Konsistenz. Histologisch findet man Strukturen, die an die Acini eines normalen Pankreas erinnern. Ob sich diese Carcinome von dem normalen Drüsenparenchym histogenetisch ableiten lassen, ist nach v. ALBERTINI (1955) unbestimmt, jedoch denkbar, da MILLER et al. (1951) in den rundlichen Tumorzellen dieses Carcinomtypus intracytoplasmatische Einschlüsse mit entsprechenden Färbungen nachweisen konnten. So sollen diese Carcinome oft zu ausgedehnten Fettnekrosen als Ausdruck einer Enzymproduktion führen (SUGIURA et al., 1936). Diese Fettnekrosen sind auch im Bereich der Metastasen solcher Tumoren bekannt (HEGLER u. WOHLWILL, 1930; TITONE, 1936; COMFORT et al., 1943; AUGER, 1947).

Nach v. ALBERTINI (1955) werden jedoch reine acinöse Carcinomformen nie allein beobachtet, sondern sie kommen immer in Kombination mit anderen carcinomatösen Strukturen vor.

Primäre maligne Inselzellcarcimone (WILDER et al., 1927; DUFF, 1942; HANNO u. BANKS, 1943; HOWARD et al., 1950) sind außerordentlich selten. HESS (1950) konnte lediglich 26 absolut eindeutige Fälle aus der Literatur zusammenstellen. Nach cytologischen Gesichtspunkten kann man drei verschiedene Tumortypen im Bereich der Inselorgane unterscheiden: 1. A-Zell-Tumoren, 2. B-Zell-Tumoren und 3. indifferente Tumoren. Diese Geschwülste kommen vorwiegend zwischen dem 50. und 60. Lebensjahr bei beiden Geschlechtern gleich häufig vor. Die B-Zell-Tumoren machen etwa 75% aller Inselzelltumoren aus. In etwa 10% handelt es sich um indifferente Tumoren; der Rest entfällt auf die A-Zell-Tumoren. Die histologische Differenzierung zwischen A- und B-Zell-Tumoren erfolgt mit der Gomori-Färbung und der Silberimprägnation.

Die *Inselzellcarcinome*, deren Malignität oft nur schwer zu beurteilen ist (HESS, 1950), kommen wie die benignen Inselzelladenome vorwiegend im Schwanzteil des Pankreas zur Beobachtung (v. ALBERTINI, 1955). Die A-Zell-Tumoren werden als Regenerationsgeschwülste aufgefaßt, die vom insulären Gangorgan ausgehen können. Bei den hormonaktiven Adenomen war die Frage nach dem produzierten Wirkstoff lange unklar (Glucagon ?, Serotonin ?). Seit einiger Zeit ist durch die Entdeckung des Gastrins (DEMLING u. OTTENJANN, 1969) die Beziehung dieser Tumoren zum Zollinger-Ellison-Syndrom gesichert.

Bei den *hormonaktiven B-Zell-Tumoren* — sowohl den Adenomen als auch den Carcinomen — kommt es in 80—85% der Fälle zu dem klinischen Bild des perniziösen Hyperinsulinismus, wobei die Insulinproduktion des Tumors bis zu 85 Einheiten pro Tag betragen kann. Eine Beeinflußbarkeit dieser Tumoren durch das B-Zell-Gift Alloxan hat sich nicht ergeben (HOWARD et al., 1950; ZOLLINGER u. ELLISON, 1955; PORTER u. FRANTZ, 1956; BUSTEED u. SPEIR, 1957; FORD et al., 1957; weitere Literatur in: Verhandlungen der Deutschen Gesellschaft für Pathologie. Stuttgart: Fischer-Verlag 1959).

Die *Metastasen* eines primären Pankreascarcinoms sitzen ebenso wie die eines primären Inselzellcarcinoms vorwiegend im Bereich der regionären Lymphknoten. Oft sind auch die Lymphknoten im Bereich der Porta hepatis befallen. Die mesenterialen, paraaortalen und hinteren mediastinalen Lymphknoten bis zu den supraclaviculären Lymphknoten hin können gleichfalls carcinomatös verändert sein. Hämatogene Absiedlungen sind hauptsächlich im Bereich der Leber lokalisiert, aber auch Lungen- und Knochenmetastasen sind nicht ungewöhnlich. BOYSEN et al. (1951) haben einen Fall eines primären Pankreascarcinoms mit Metastasen in der Cervix uteri beschrieben. Im Gegensatz zum Pankreaskopfcarcinom, das oft lange Zeit streng lokalisiert bleibt, neigen die Körper- und Schwanzcarcinome früh zu ausgedehnten Metastasierungen (MILLER et al., 1951; ACKERMAN u. DEL REGATO, 1954). Eine ausführliche Beurteilung der Pathologie der Pankreastumoren mit eindrucksvoller Gegenüberstellung von makroskopischen Bildern und histologischen Schnitten findet sich im *Atlas of Tumor Pathology* des Armed Forces Institute of Pathology (FRANTZ, 1959).

IV. Das klinische Bild

Bei der Betrachtung des klinischen Bildes eines primären Pankreascarcinoms spielt die Lokalisation des Tumors in Kopf, Körper oder Schwanz des Organs eine ausschlaggebende Rolle. Die Häufigkeit, mit der die verschiedenen Symptome und Zeichen bei den unterschiedlichen Lokalisationen des Carcinoms auftreten, mag die Tabelle 1 (nach BELL, 1957) veranschaulichen.

Das häufigste und früheste Symptom eines Pankreascarcinoms ist der Schmerz, der als Bauchspeicheldrüsenschmerz dadurch charakterisiert ist, daß er zumeist von vorn rechts nach links hinten ausstrahlt, und zwar in die dem Pankreas zugehörigen Headschen Zonen (D6—D9). Oft strahlen die Schmerzen auch in die linke Schulter aus. Es wird

Tabelle 1. *Initialsymptome des Pankreascarcinoms nach dessen Lokalisation.* (Nach BELL, 1957)

	Lokalisation					
	Kopf	Körper	Schwanz	diffus	absolute Zahl	%
Zahl der untersuchten Fälle	333	107	43	90	573	100,0
Bauchschmerzen	183	61	22	55	321	56,0
Ikterus	142	2	0	13	157	27,4
Übelkeit und Erbrechen	49	9	3	11	72	12,6
Appetitlosigkeit	47	13	8	7	75	13,1
Schwächegefühl	42	9	5	3	59	10,3
Gewichtsverlust	19	10	6	11	46	8,0
Obstipation	13	4	2	6	25	4,4
Durchfall	23	8	1	3	35	6,1
Rückenschmerzen	12	10	2	1	25	4,4
Aufstoßen	7	1	1	2	11	1,9
Fieber	4	0	1	1	6	1,0
Auftreibung des Leibes	6	10	3	6	25	4,4
Lungenmetastasen	4	2	1	2	9	1,6
Knochenmetastasen	0	3	0	3	6	1,0
Metastasen im Gehirn oder im Rückenmark	0	1	3	2	6	1,0
Periphere Lymphknotenmetastasen	4	1	0	1	6	1,0
Thrombophlebitis	3	1	2	3	9	1,6

immer wieder versucht, die Charakteristika des Pankreasschmerzes darzulegen und insbesondere aus der Schmerzlokalisation topographische Rückschlüsse auf den pathologischen Prozeß zu ziehen. Interessant sind in diesem Zusammenhang Untersuchungen von BLISS et al. (1956). Bei Reizung der Bauchspeicheldrüse im Bereich des Kopfes durch Elektroden tritt beim Menschen ein Rechtsschmerz im Bereich von Th6—Th11 auf. Bei Reizung des Körperteiles kommt es zu Schmerzsensationen in den gleichen Hautsegmenten, jedoch auf beiden Seiten. Einen Linksschmerz im Bereich von Th6—L1 erzielt man durch Reizung des Schwanzteiles, während bei Reizung aller drei Pankreasabschnitte ein gürtelförmiger Schmerz ausgelöst wird. Diese Untersuchungen zeigen, daß ein Pankreasschmerz nicht allein durch Invasion der benachbarten nervalen Strukturen bedingt sein muß. Die Schmerzqualität wird z.T. als leichtes Unwohlsein, als leichte Mißempfindung, aber auch als Vernichtungsschmerz angegeben. Der Schmerz wird vorwiegend in den Bereich des Epigastriums lokalisiert, doch können die Patienten auch über Schmerzen im rechten oder linken Hypochondrium oder im gesamten Unterbauch klagen.

Nach Angaben in der Literatur (CHAUFFARD, 1908; DUFF, 1939; BERK, 1941; BROWN, et al., 1952; COUNTRY u. FOULK, 1953; BELL, 1957; KAPP, 1958; BARTELHEIMER, 1959) findet sich der Schmerz als Frühsymptom bei über 50% der Fälle, gleichgültig ob der

Tumor im Kopf, Körper, Schwanz oder diffus im Pankreas lokalisiert ist. Das anatomische Substrat des klinischen Symptoms Schmerz bei Pankreaskopfcarcinom stellt nach WHIPPLE (1947) der carcinomatöse Befall von Fasern des Plexus coeliacus und die oft maximale Dilatation des Hauptpankreasganges dar. Bei den übrigen Tumorlokalisationen wird ebenfalls der häufige Nervenbefall für das Auftreten des Schmerzes verantwortlich gemacht (DRAPIEWSKI, 1944). Der durch Pankreaskopftumoren verursachte Schmerz wird in der Regel nach Nahrungsaufnahme stärker, während die Schmerzen, die von Tumoren des Körper- und Schwanzteiles ausgehen, im Liegen zunehmen (GULLICK, 1959; hier vollständige angloamerikanische Literatur).

An zweiter Stelle in der Häufigkeit der Symptome steht der Ikterus, dessen Auftreten verständlicherweise durch den Tumorsitz entscheidend beeinflußt wird. Insbesondere die Pankreaskopfcarcinome und die das Pankreas diffus befallenden Carcinome führen zur Entwicklung eines Ikterus. Nach KAPLAN u. ANGIST (1943) kommen drei verschiedene Entstehungsmöglichkeiten des Gallenwegsverschlusses, der letzten Endes immer für den Ikterus verantwortlich ist, in Frage:

1. Carcinomatöse Infiltration der Wand des Choledochus mit Fixation und Kompression des Gallenganges.
2. Scirrhöse Gewebsreaktion und annuläre Stenose durch carcinomatöse Invasion des Gallenganges.
3. Invasion des Gallenganges und Verschluß des Lumens durch Tumormassen.

Nach DRAPIEWSKI (1944) konnte bei 46% aller ikterischen Pankreascarcinompatienten kein Anhalt für einen anatomischen Verschluß gefunden werden. Er nimmt bei diesen Fällen einen physiologischen Block als Folge der carcinomatösen Wandinfiltration an. Dieses Fehlen des anatomischen Verschlusses bei komplettem physiologischem Block konnten auch MILLER et al. (1951) in ihrem Krankengut nachweisen. Diese Autoren haben darauf hingewiesen, daß in 84% der Fälle die Nerven im Bereich des Gallenganges vom Carcinom befallen waren, was für den Verschlußmechanismus von Bedeutung sein kann. Eine rein mechanische Kompression des Choledochus gelingt jedoch nur bei vorheriger Fixation des Gallenganges durch infiltrative Wandveränderungen (KAPLAN u. ANGRIST, 1943; BELL, 1957). Auch Lymphknotenabsiedlungen im Bereich des Choledochus bei noch kleinem Primärtumor im Pankreas können einen mechanischen Gallenwegsverschluß verursachen (KAPLAN u. ANGRIST, 1943).

Am häufigsten findet sich der Verschlußikterus beim Pankreaskopfcarcinom und den diffusen Carcinomen. Die Angaben über die Häufigkeit schwanken zwischen 41% (BELL, 1957), 80% (SALMON, 1966) und nahezu 100% (MILLER et al., 1951).

In manchen Fällen geht dem Ikterus keine Schmerzperiode voraus, sondern es kommt zur Entwicklung eines schmerzlosen Ikterus, der differentialdiagnostisch zwar leicht von einem Ikterus durch Steinverschluß, schwer jedoch von einem Ikterus als Folge eines primären Carcinoms der Ampulle oder der extrahepatischen Gallenwege abzugrenzen ist. Nach BELL (1957) sind schmerzhafter und schmerzloser Ikterus beim Pankreascarcinom gleich häufig.

Im Zusammenhang mit dem Ikterus sei hier noch auf ein weiteres Zeichen hingewiesen, das sich nach KATSCH u. GÜLZOW (1953) in 40—75% der Fälle beobachten läßt: die durch Gallestauung bedingte Dilatation der Gallenblase (Courvoisiersches Zeichen). Dieser Befund stellt eine untrügliche Differenzierungshilfe zwischen einem chronischen Steinverschluß und einem Pankreascarcinom dar; er kann jedoch des öfteren auch beim Vorliegen eines primären Carcinoms der extrahepatischen Gallengänge erhoben werden. Bei chronisch-entzündlichen Veränderungen der Gallenblasenwand im Rahmen eines Steinleidens konmt es zu fibrotischen Reaktionen der Wand, die die Dehnbarkeit erheblich einschränken.

Andere häufig bei einem Pankreascarcinom zu findenden Symptome sind Anorexie, Übelkeit und Erbrechen. Oft vor dem Auftreten von anderen Symptomen klagen die Patienten über Müdigkeit, Abgeschlagenheit und Gewichtsverlust. Obstipation ist relativ häufig zu beobachten, aber auch eine Diarrhoe ist nicht selten (BERK, 1941; THOMPSON u. RODGERS, 1952; KATSCH u. GÜLZOW, 1953; BELL, 1957). Fieber, Zunahme des Leibesumfanges und durch Metastasen bedingte Symptome, wie Dyspnoe, Hämoptoe, Knochenschmerzen und inguinale Lymphknotenschwellungen, sind selten zu beobachten. LAUGHTON u. LAWS (1954) berichten

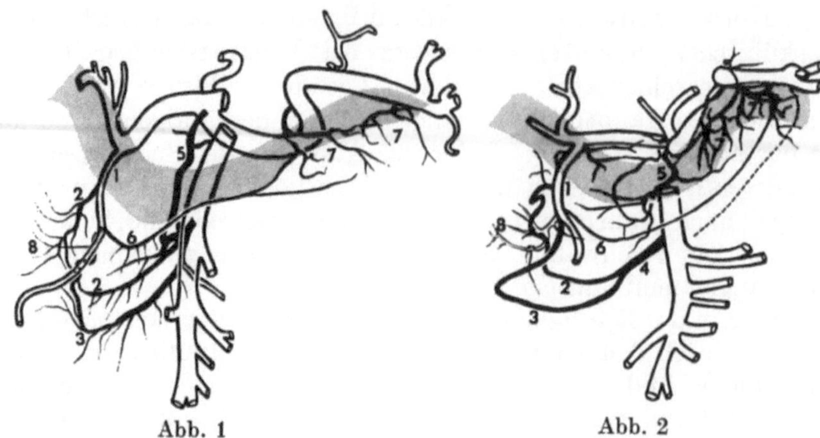

Abb. 1 u. 2. Schematische Darstellung der arteriellen Pankreasversorgung, die mit selektiver kombinierter Angiographie der A. coeliaca und A. mesenterica superior dargestellt werden kann. Die Variationen sind unzählig, und diese Fälle repräsentieren zwei Beispiele von Variationen des Grundschemas. *1* A. gastroduodenalis. *2* A. pancreaticoduodenalis posterior superior. *3* A. pancreaticoduodenalis anterior superior. *4* A. pancreaticoduodenalis inferior. *5* A. pancreatica dorsalis. *6* A. pancreatica transversa. *7* Arterienzweige aus der A. lienalis für Corpus und Cauda pancreatis. *8* Duodenaläste (nach LUNDERQUIST). Kombinierte selektive Angiographie der A. coeliaca und A. mesenterica superior. (Aus OLSSON, 1965)

über Fälle von Pankreascarcinomen, bei denen die Dysphagie das erste Zeichen des Tumors war, was aber schon den metastatischen Befall des Oesophagus anzeigt. SCHIFF (1957) fand bei fast allen Fällen von Pankreaskopfcarcinomen eine oft erhebliche Hepatomegalie.

Gerade in den letzten Jahren ist eine Reihe von Arbeiten erschienen, die sich mit dem Problem einer Venenthrombose im Rahmen eines Pankreascarcinoms befassen (SPROUL, 1938; KENNEY, 1943; MILLER et al., 1951; WRIGHT, 1952; GORE, 1953; OELBAUM u. STRICH, 1953; SMITH u. YATES, 1955; BUTTROSS u. SALATICH, 1955; WOOLLING u. SCHICK, 1956; BELL, 1957). Dabei ist jedoch streng zwischen einer terminal bei vielen Erkrankungen auftretenden Phlebothrombose und einer Thrombophlebitis zu unterscheiden (BELL, 1957), die in der Reihenfolge der Häufigkeit die V. portae, die Vv. ileofemorales, die V. hepatica und die V. lienalis befallen (MILLER et al., 1951). Nach GULLICK (1959) treten systematisierte Venenthrombosen insgesamt in 36,6% der Fälle auf; bei Körper- und Schwanztumoren beträgt die Häufigkeit 50%.

Nach SPROUL (1938), KENNEY (1943), MILLER et al. (1951) und GORE (1953) führen vorwiegend Corpus- und Caudacarcinome zu diesen Venenveränderungen, was BELL (1957) in seinem Krankengut nicht bestätigen konnte. Nach MILLER et al. (1951) sollen Thrombophlebitiden bei Carcinomen vom Typus des acinösen Drüsenparenchyms häufiger sein als bei den Carcinomen, die vom Gangepithel ausgehen. Die Tatsache, daß ein Ikterus und eine Leberinsuffizienz mit nachfolgender Hypoprothrombinämie häufiger bei Pankreaskopfcarcinomen als bei Corpus- und Caudacarcinomen vorkommen, mag für die Verhinderung einer Venenthrombose beim Kopfcarcinom von Bedeutung sein.

BUTTROSS u. SALATICH (1955) haben eine arterielle Thrombose und SMITH u. YALES (1955) eine terminale Endokarditis als Folge des primären Pankreascarcinoms beschrieben.

Häufig in Kombination mit einer Thrombophlebitis oder Kompression der V. lienalis oder beim Vorliegen von Leber- oder Peritonealmetastasen kommt es zur Ausbildung eines Ascites, der sich in 54% der zur Sektion kommenden Pankreascarcinomfälle nachweisen läßt [zwischen 1000 und 5000 ml (BELL, 1957)]. Warum solche Venenthrombosen beim Pankreascarcinom so häufig sind, läßt sich nicht beantworten. Nach SPROUL (1938) handelt es sich nicht um eine carcinomatöse Infiltration der Venenwand oder einen mechanischen Verschluß. Eine Glykosurie oder eine Hyperglykämie bei einem Pankreascarcinom ist gleichfalls nicht selten, auch wenn man von den eigentlichen Inselzelltumoren absieht. BERK (1941) konnte in 9,4% der Fälle, BELL (1957) sogar in 14,4% der Fälle eine Glykosurie nachweisen. Eine Hyperglykämie ist nach BERK (1941) in 19,4%, nach BELL (1957) in 20,4% der Fälle zu beobachten. Ein echter Diabetes mellitus tritt jedoch nur in 7,7% der Fälle auf. Der Diabetes kann dabei dem Carcinom oft Jahre vorausgehen (SCHLESINGER et al., 1960). In manchen Fällen entwickelt sich die diabetische Stoffwechsellage jedoch erst, nachdem der Pankreaskrebs schon länger bekannt ist. Klinisch ist es oft sehr schwer, zwischen einem echten idiopathischen Diabetes mellitus, einem Steroiddiabetes und einem Diabetes als Folge einer Destruktion des Inselapparates zu unterscheiden. Die

Tabelle 2. *Metastasierung des Pankreascarcinoms* [100 Fälle nach SILVER u. LUBLINER (1948)]

Organ	Prozentualer Befall bei Carcinomen	
	des Caput	des Corpus und der Cauda pancreatis
Lymphknoten	52	60
Leber	54	66
Milz	2	21
Intestinum	13	33
Gallenblase	3	2
Peritoneum (singulär)	19	14
Peritoneum (generalisiert)	—	51
Lunge und Pleura	22	35
Nebenniere	12	37
Niere	7	14
Ureteren	2	2
Uterus	—	2
Ovarien	3	14
Herz	5	5
Schilddrüse	3	5
Knochen	3	5
Keine Metastasen	17,5	5

Inselorgane werden nur selten, selbst bei ausgedehnten und weit fortgeschrittenen Carcinomen, infiltrativ befallen, so daß die Mehrzahl aller im Rahmen eines Pankreascarcinoms auftretenden Störungen des Kohlenhydratstoffwechsels andere Ursachen haben muß (BELL, 1957).

Bei manchen Fällen, insbesondere bei Caudacarcinomen, kommt es gelegentlich zu psychischen Veränderungen im Sinne ängstlich-melancholischer Verstimmung, die die Grundkrankheit verdecken können (SAVAGE u. NOBLE, 1954; GULLICK, 1959).

Die *Metastasierung* des primären Pankreascarcinoms erfolgt überwiegend in die regionären Lymphknoten und die Leber. Die weiteren Möglichkeiten gehen aus Tabelle 2 hervor. Gerade bei Carcinomen des Pankreaskörpers und -schwanzes treten oftmals die ersten Symptome der Erkrankung durch die erfolgte Metastasierung auf, wobei diese Gruppe bis zu 25% des Krankengutes ausmachen kann (MANI et al., 1966).

Die *klinische Untersuchung* des Patienten bringt den Untersucher nur in wenigen Fällen weiter. Durch seine versteckte retroperitoneale Lage ist das Pankreas palpatorisch nur schwer von den Nachbarorganen abzugrenzen. Die verschiedensten Palpationstechniken (GIMBERT, 1926; GROTT, 1935; MALLET-GUY et al., 1959; DE BUSSCHER, 1948) erlauben nur sehr geübten und erfahrenen Untersuchern eine diagnostische Aussage. Jede sich wurstförmig quer durch den Oberbauch erstreckende Resistenz gilt als wichtiger Hinweis auf die Bauchspeicheldrüse, insbedondere dann, wenn gleichzeitig eine respiratorische Unverschieblichkeit nachweisbar ist.

Wichtige Aufschlüsse über das vorliegende pathologische Geschehen kann eine eingehende röntgenologische Untersuchung des Patienten erbringen (DICKSON, 1923; ENGEL u. LYSHOLM, 1934; PAUL, 1936; CASE, 1940; HOLM, 1941; BEELER u. KIRKLIN, 1952; SIFRE et al., 1953; KATSCH u. GÜLZOW, 1953; BEELER u. BEELER, 1953; CHAMBERLIN u. IMBER, 1954; HODES et al., 1954; LEGLER et al., 1954; MASSE u. BARON, 1954; LARSEN u. PEDERSEN, 1956; WISE u. JOHNSTON, 1956; MERCADIER u. HEPP, 1956; LEVRAT et al., 1956; MCGLONE et al., 1956; LEVENE u. SCHIFF, 1957; ZINTEL, 1957; BARTELHEIMER, 1960; ANACKER, 1962, 1965; RÖSCH, 1967; DODDS u. ZBORALSKI, 1968). Die wesentliche Untersuchungsmethode beim Pankreascarcinom stellt zunächst die Magen-Darm-Passage dar. Beim Pankreaskopfcarcinom kommt es in etwa 50% der Fälle zu Pelotteneffekten im Bereich des Magens und/oder des Duodenums. Das Duodenum kann durch den raumfordernden Prozeß zur großen duodenalen C-Schlinge umgeformt werden, worauf BUTLER u. RIVO (1931) erstmalig hingewiesen haben. Es ist auch möglich, durch eine anticholinergische Substanz das Duodenum hypotonisch zu machen (Antrenyl-Ciba) und das

Kontrastmittel durch eine Sonde zu geben (Mallet-Guy et al., 1959), eine Methode, die zuerst von Liotta in Argentinien angegeben wurde. Diese hypotone Duodenographie, vor allem auch mit Doppelkontrasttechnik nach Luftinsufflation, gestattet eine verbesserte Diagnostik im Bereich des Pankreaskopfes, wobei eine Unterscheidung zwischen einem malignen Tumor und einer chronischen Pankreatitis nicht immer möglich ist (Jacquemet, 1966; Kröger et al., 1967; Baum u. Howe, 1968; Bilbao et al., 1968; Kriessmann, 1968; Walter u. Teichmann, 1968; Doerr u. Hahn, 1968).

Bei Kompression des Duodenums läßt sich eine Duodenalstenose mit Retroperistaltik, Erweiterung oder auch Atonie des proximalen Zwölffingerdarmabschnittes nachweisen. Frostberg (1938) hat auf ein röntgenologisches Frühzeichen des Pankreascarcinoms hingewiesen, das er als „inverted three filling defect" bezeichnet hat. Es handelt sich dabei um eine Verlagerung der Pars descendens duodeni im Sinne einer umgekehrten Drei. Nach Katsch u. Gülzow (1953) soll dieses Zeichen jedoch häufiger bei einer chronischen Pankreatitis als bei einem primären Pankreascarcinom auftreten. Masse u. Baron (1954) weisen auf die Verdrängung des Magens um zumeist 3—4 cm nach links hin; gleichzeitig soll eine Einkerbung am Angulus des Magens nachweisbar sein. Die Autoren betonen, daß diese Veränderungen schon bei kleinen, aber bereits in das Omentum minus hineinreichenden Tumoren zu sehen sind.

Bei der intravenösen Cholangiographie zeigt der Choledochus im Rahmen eines Pankreascarcinoms im Gegensatz zum normalen Verlauf einen nach rechts-lateral konvexen Bogen vor seiner Einmündung in das Duodenum, ein röntgenologisches Zeichen, auf das besonders Levene u. Schiff (1957) aufmerksam gemacht haben. Auch die operative Cholangiographie (Hess, 1955, 1965) und die operative Pankreatographie (Hayes, 1960) stellen weitere diagnostische Hilfsmittel bei der Suche nach einem Pankreascarcinom dar. Ein Pankreaskopfcarcinom bildet für das in den Choledochus instillierte Kontrastmittel einen unüberwindlichen Stop, selbst bei Anwendung eines Druckes von 100 cm^3 Wassersäule. Bei einer chronischen Pankreatitis, bei der alle bisher beschriebenen röntgenologischen Veränderungen in gleicher Weise vorkommen können, läßt sich das Hindernis im Choledochus bei Anwendung solcher Drucke dagegen stets überwinden (Katsch u. Gülzow, 1953).

Pankreaskörper und -schwanzcarcinome können zu Veränderungen im Bereich der linken Niere führen, zu deren Darstellung ein Pyelogramm sehr geeignet ist. Chamberlin u. Imber (1954) beschreiben Veränderungen am Ausscheidungspyelogramm der linken Niere. Es kommt nach Angabe der Autoren zu einer Verbreiterung und Elongation des Parenchymschattens ohne Verlagerung der gestreckt oder spindelförmig erscheinenden Kelche. Kompressionsbedingte Deformierungen sind verschieden stark ausgebildet. Im lateralen Pyelogramm zeigt sich oft eine Verlagerung des renalen Parenchymschattens nach dorsal. Die geschilderten Kompressionszeichen lassen sich nur im Liegen und nicht im Stehen nachweisen, es sei denn, daß die Niere bereits durch den sich ausbreitenden Tumor fixiert ist. Levrat et al. (1956) haben zur Diagnose des Pankreascarcinoms auf die Luftinsufflation in den Magen und das Anlegen eines Retropneumoperitoneums mit anschließender Transversalschichtung hingewiesen. Sie konnten bei einem Pankreascarcinom in fast allen Fällen mit dieser Maßnahme den Tumor nachweisen. Bei einer chronischen Pankreatitis, die in der Differentialdiagnose des Pankreascarcinoms an erster Stelle steht, läßt sich mit dieser röntgenologischen Spezialuntersuchung nur sehr selten ein pathologischer Prozeß feststellen. Macarini u. Oliva (1957) konnten durch vergleichende anatomische und röntgenologische Untersuchungen den Nachweis erbringen, daß mit der von ihnen so benannten Pankreaspneumostratigraphie der Pankreasschatten im Röntgenbild bei Vorliegen eines Carcinoms eindeutig verändert sein kann. Heuck (1965) sowie Heuck u. Piepgras (1965) haben im deutschen Schrifttum über diese Methode empfehlend berichtet, während Ludin (1965) sich kritisch äußerte, weil die Isotopenuntersuchung und die selektive Arteriographie überlegen seien. Während auf die inzwischen weit verbreitete Methode der Pankreasszintigraphie mit ^{75}Se-Methionin unter

Hinweis auf das zusammenfassende Schrifttum (SODEE, 1967; BECK et al., 1968; SCHNEIDER, 1968; STEINHOFF u. PABST, 1968; RICCOBONO, 1968; IAEA-Symposium, 1969; BLAU u. MANSKE, 1961; RODRIGUEZ-ANTUNEZ, 1968, FEINE u. ZUM WINKEL, 1969; OESER et al., 1970) hier nicht weiter eingegangen werden kann, sollen die wichtigsten angiographischen Arbeiten Erwähnung finden. Mit Hilfe der simultanen oder konsekutiven Darstellung der A. coeliaca und A. mesenterica superior von beiden Femoralarterien aus lassen sich Carcinome von einer Größe von 2 cm ab nachweisen (LUNDERQUIST, 1965; OLSSON, 1965; LUDIN et al., 1966; BEDACHT u. ZIMMERMANN, 1967; RÖSCH, 1967; LUDIN, 1968; RÖSCH u. JUDKINS, 1968) (Abb. 1 u. 2).

Nach LUDIN (1968) beträgt die Trefferquote der Untersuchungen 90%. Hinzuweisen ist auch auf die französische Monographie von HEPP et al. (1968). Auch bei Vorliegen eines Zollinger-Ellison-Syndroms ist die Arteriographie angezeigt (OTTO et al., 1969). Gelegentlich wurde auch eine angioszintigraphische Technik mit ^{131}J-HSA bei Inselzelladenomen erprobt (AUSTONI et al., 1967).

Die im Schwanzbereich lokalisierten Pankreascarcinome führen häufig zu einer Kompression oder Thrombose der V. lienalis, so daß eine percutane Splenoportographie in Einzelfällen weitere diagnostische Aufschlüsse bringen kann (BERK, 1941; LEGLER et al., 1954; HALE, 1956; RÖSCH u. HERFORT, 1962).

Alle Bemühungen, zu einer Kontrastdarstellung des Pankreas zu kommen, waren bisher wenig erfolgreich. Zinkverbindungen erwiesen sich als zu toxisch. Auch die Versuche, durch Sekretingaben vor der Untersuchung zu einer Urografin-Anreicherung im Pankreas zu gelangen, führten nicht zu einer eindeutigen Verbesserung der Carcinomdiagnostik (KISSELER et al., 1965).

Laboratoriumsuntersuchungen erlauben nur selten die Diagnose eines primären Pankreascarcinoms, im Gegensatz zu akuten entzündlichen Pankreasaffektionen (KATSCH u. GÜLZOW, 1953; BECKER, 1957; HEINKEL, 1958; GÜLZOW, 1959; RITTER, 1959; FORELL u. DOBINOVICNIK, 1959). Alle Untersuchungen zeigen einen zumeist kompletten Gallenwegsverschluß an. Eine bei einem Pankreaskopfcarcinom auftretende Verdauungsinsuffizienz kann auch bei einer chronischen Pankreatitis beobachtet werden. Bei gesunden Menschen bewirkt die Injektion von dreimal täglich 0,5 ml Sekretinlösung einen Anstieg der Urinlipase von 0,15—1,2 E (Normalwerte) auf 3,5—6,2 E. Bei Patienten mit einem Pankreascarcinom unterbleibt dagegen der Anstieg der Urinlipase (NOTHMAN u. CALLOW, 1957); die Werte liegen trotz Sekretingabe zwischen 0,15 und 1,2 E. Schon 1956 hat SELIGER auf die diagnostische Bedeutung dieses Testes hingewiesen. RUTENBERG et al. (1958) haben das Verhalten der Leucin-Aminopeptidaseaktivität bei Patienten mit einem Pancreascarcinom und auch bei völlig anderen Erkrankungen untersucht. Es handelt sich um ein proteolytisches Ferment, das der Hydrolyse der l-Leucin-Peptide dient. Bei Vorliegen eines Pankreascarcinoms soll dieses Ferment sowohl im Serum als auch im Urin deutlich erhöht sein. Die Autoren glauben, durch das Fehlen eines erhöhten Leucin-Aminopeptidasewertes ein Pankreascarcinom ausschließen zu können.

Die Bestimmung der Diastase besitzt nur bei einer akuten Pankreatitis einen Wert, nicht aber für das Pankreascarcinom, es sei denn, daß es zu einem ausgedehnten Parenchymzerfall kommt. Gelegentlich beobachtet man eine Erhöhung des Cu-Spiegels im Serum; auch kann schon frühzeitig eine Hypoproteinämie auftreten. Die Enzymausscheidung im Stuhl gilt als empfindliches Kriterium zum Nachweis von Pankreascarcinomen. Die Bestimmung von Chymotrypsin und Trypsin im Stuhl erfolgt titrimetrisch mit Hilfe spezifischer Substrate (p-Toluolsulfonyl-L-Arginin-Methylester für Trypsin, N-Äthyl-L-Tyrosin-Äthylester für Chymotrypsin) entsprechend den Angaben von HAVERBACK (zit. nach AMMANN u. FILIPPINI, 1967). Die untere Grenze für die normalen Trypsinaktivitäten wurden empirisch auf 30 mcg/g, diejenigen des Chymotrypsins auf 120 mcg pro g festgesetzt. Die Resultate der Chymotrypsinbestimmung sind diagnostisch von größerem Wert als diejenigen des Trypsins. Bei 16 von 19 Patienten mit operativ gesichertem Pankreaskopfcarcinom war die Chymotrypsinaktivität im Stuhl signifikant vermindert (AMMANN u. FILIPPINI, 1967). 9 der 16 Patienten, bei denen duodenale Sekretionsstudien durchgeführt wurden, wiesen eine exokrine Pankreasinsuffizienz auf. Die restlichen 3 Patienten mit einem Pankreaskopfcarcinom sowie ein Patient mit Krebs des Pankreaskörpers bzw. -schwanzes zeigten hingegen übereinstimmend normale Resultate sowohl des Pankreocymin-Sekretintestes als auch der Stuhlchymotrypsinaktivität. Diese funktionell stummen Pankreascarcinome zeigen die Grenzen jeder Frühdiagnostik auf. Die intraduodenale und fäkale Funktionsprüfungen sind ein wertvolles Hilfsmittel für die Diagnose des Pankreaskopfcarcinoms.

Die Tumoren des Inselorgans machen sich hauptsächlich durch Veränderungen des Blutzuckers bemerkbar. Meistens entsteht eine Hyperglykämie, die bis zum Diabetes geht. Hierfür wird meist eine Häufigkeit von etwa 12—20% angegeben (BROWN et al., 1952; MIKAL u. CAMPBELL, 1950; CLIFFTON, 1956; BROADBENT u. KERMAN, 1951; u.a.). Zum Diabetes kommt es allerdings erst, wenn 95% der Inselzellen zerstört sind (SALMON, 1966). Eine Glucosurie wird auch beobachtet. Die Häufigkeit wird mit 20% (BROWN et al., 1952) angegeben.

BELL (1957) spricht von 14,4%, bei GRÖZINGER et al. (1969) sind es 15%. Es muß also bei Diabetikern geklärt werden, ob es sich vielleicht um ein Inselzelladenom oder -sarkom handelt.

Ein weiteres diagnostisches Hilfsmittel stellt die cytologische Untersuchung des Duodenuminhaltes dar. Gerade bei den primären Carcinomen des Pankreas, vor allem bei den im Kopfbereich lokalisierten Tumoren, können Tumorzellen häufiger als bei anderen Carcinomen des hepato-pankreatico-biliären Bereichs gefunden werden, wenn man von den Carcinomen der Papilla Vateri absieht, bei denen der cytologische Befund fast immer positiv ist (RASKIN et al., 1959).

Selbst bei einer Laparotomie kann die Diagnose eines Pankreascarcinoms außerordentlich schwierig sein (WARREN, 1955; CATTELL et al., 1959), denn eine durch einen harten Tumor bedingte Resistenz im Bereich des Pankreas kann durchaus einer chronischen Pankreatitis angehören (CARLSON, 1950), bei der es durch die chronisch-entzündlichen Veränderungen zu einer deutlichen Fixation der Läppchen untereinander kommt. Die letzte Entscheidung über die Diagnose liegt deshalb immer in der Hand des Pathologen, dem ausreichend Material zur feingeweblichen Untersuchung zur Verfügung gestellt werden muß (PROBSTEIN et al., 1950). Oft erweist sich die transduodenale Entnahme von Gewebe als die zuverlässigste Methode, um den vorliegenden pathologischen Prozeß nachzuweisen und zu sichern.

Differentialdiagnostisch müssen abgegrenzt werden: chronische Pankreatitis, mechanischer Verschluß des Gallenganges durch Stein, Pankreascysten, sekundäre Pankreascarcinome und andere primäre und sekundäre Carcinome der periampullären Region. Therapeutische Maßnahmen sollten nur dann eingeleitet werden, wenn die Diagnose histologisch gesichert ist.

V. Therapie

1. Chirurgie

Ein erfolgreiches radikales chirurgisches Vorgehen bei primären Pankreastumoren, insbesondere bei primären Pankreascarcinomen, ist wegen der besonderen topographischen Lage der Bauchspeicheldrüse und ihrer engen anatomischen und funktionellen Beziehungen zu wichtigen Nachbarorganen sehr schwierig.

Seit der ersten Duodenopankreatektomie wegen eines primären Carcinoms der Ampulle durch WHIPPLE et al. (1935) hat die moderne Pankreaschirurgie jedoch einen unerhörten Aufschwung genommen. BRUNSCHWIG (1937) nahm als erster eine Duodenopankreatektomie wegen eines primären Pankreaskopfcarcinoms vor. Bei diesem radikal-chirurgischen Vorgehen wird auf die exkretorische Pankreasfunktion verzichtet. Späterhin wurde dieses Vorgehen zugunsten der pankreatodigestiven Anastomosen, für deren Ausführung zahlreiche operationstechnische Varianten angegeben wurden (MANAGA, 1960), teilweise wieder verlassen. Im Jahre 1944 eröffnete BRUNSCHWIG der Pankreaschirurgie ein weiteres Feld durch Einführung der totalen Pankreatektomie mit Entfernung des Duodenums, eines Teils des Magens und der Milz. Durch diesen Eingriff geht sowohl die exkretorische als auch die inkretorische Funktion der Bauchspeicheldrüse verloren, so daß man zu einer ausreichenden Substitution der beiden ausgefallenenen Drüsenfunktionen gezwungen ist. Man hatte gehofft, durch diese radikalen chirurgischen Maßnahmen die Prognose des Pankreascarcinoms verbessern zu können. Bei der Überprüfung der Ergebnisse stellte sich aber heraus, daß nur wenige Patienten 5 Jahre nach dem operativen Eingriff noch lebten. Von CATTELL u. PYTREK (1949) und auch von PARSONS (1947) wurde deshalb der Schluß gezogen, diese Radikaloperationen nur bei primären Carcinomen der Papille durchzuführen, da hier die Erfolgsaussichten weit günstiger lagen.

Um Wert und Erfolg einer chirurgischen Maßnahme abwägen und beurteilen zu können, muß man 3 verschiedene Punkte im Auge behalten:

1. Das Risiko der Operation. Die Operationsmortalität bei Duodenopankreatektomien betrug zunächst noch rund 25% (HESS, 1950; CLIFFTON, 1956; CASTIGLIONI u. PIZZECCO, 1959). CATTELL et al. (1959) gaben eine Mortalität von nur 11,3% an. Die wichtigsten

Todesursachen nach einer Duodenopankreatektomie sind nach diesen Autoren, weiterhin nach YOUNGHOUSBAND (1955) und BRUNSCHWIG (1952), eine Leber-Nieren-Insuffizienz, eine Pankreasfistel, eine Peritonitis und eine Thrombose des Pfortadersystems. WARREN et al. (1968) haben 1967 35 Duodenopankreatektomien mit nur einem postoperativen Todesfall ausgeführt.

2. Die Überlebenszeit nach dem operativen Eingriff bzw. der durchschnittliche Prozentsatz der 5-Jahres-Heilungen. Diese Zahlen lagen beim primären Pankreascarcinom zunächst noch weit unter 10%. CATTELL et al. (1959) berichteten über insgesamt 81 Duodenopankreatektomien wegen eines Pankreascarcinoms mit 9% 5-Jahres-Heilungen. CASTIGLIONI u. PIZZECCO (1959) kamen nur auf 6% 5-Jahres-Heilungen unter 100 Fällen von Pankreaskopftumoren, die sie aus der Literatur zusammengestellt hatten. Wenn diese Zahlen auch nicht sehr ermutigend sind, so sollte doch allein die Tatsache, daß mit diesem Eingriff überhaupt 5-Jahres-Heilungen erzielt werden können, Veranlassung geben, durch weitere Verbesserungen der Operationstechnik, durch häufigere Durchführung dieses Eingriffes und durch sorgfältige Vor- und Nachbehandlung der Patienten eine Verbesserung der Ergebnisse zu versuchen. Palliativoperationen (Umgehungsanastomosen zur Ableitung der Galle und Wiederherstellung der Magen-Darm-Passage) können lediglich zu einer symptomatischen Besserung führen. Diese Eingriffe haben eine durchschnittliche Überlebenszeit von 5 bis höchstens 10 Monaten erreicht. Daß auch ohne irgendeine Therapie ein Pankreascarcinom zu einer guten Remission kommen kann, zeigt ein Fall von DEPISCH (1951). Er berichtet über einen Patienten mit einem fortgeschrittenenen Pankreascarcinom mit Knochenmetastasen und Metastasen im Bereich des Netzes bei hochgradiger Tumorkachexie. Nach der Probelaparotomie trat ohne eine gezielte Therapie eine 2 Jahre anhaltende Remission mit einer Gewichtszunahme von 40 kg ein.

3. Das subjektive Ergebnis für den erkrankten Patienten. Ein schwieriges Problem für Patienten, die einer Duodenopankreatektomie unterzogen worden sind, bietet die Ernährung und der Ausgleich des gestörten Kohlenhydrathaushaltes. Durch Ausfall der Pankreasfermente Diastase, Lipase und Trypsin entsteht eine vollständige Verdauungsinsuffizienz, die einer dauernden Substitution bedarf. Nach den bisherigen Erfahrungen kommen nur etwa 60% aller Pankreascarcinompatienten für ein radikal-chirurgisches Vorgehen in Frage, so daß die Frühdiagnose eines primären Pankreascarcinoms für seine erfolgreiche Behandlung von entscheidender Bedeutung ist, um die jetzt noch schlechten Ergebnisse zu verbessern.

Berichte über radikal-chirurgische Maßnahmen und ihre Problematik stammen von BRUNSCHWIG (1937, 1944, 1949, 1952), WHIPPLE (1941, 1948/49), MIKAL u. CAMPBELL (1950), PARSONS (1947), MILLER u. CLAGET (1952), BROADBENT u. KERMAN (1951), GOUREVITCH u. WHITEFIELD (1952), CLIFFTON (1952), WARREN u. CATTELL (1959), HESS (1950), SUZKI (1955), WARREN (1955), YOUNGHOUSBAND (1955), DENNIS u. VARCO (1956), CHILD u. DONOVAN (1956), HONJO (1956), RHOADS et al. (1957), BECKER (1957), WAUGH u. GIBERSON (1957), ZIMMERMANN (1957), PORTER (1958), BRITTON (1959), NUBOER (1959), CASTIGLIONI u. PIZZECCO (1959), CREUTZFELDT et al. (1959), VARCO (1945), PEARSE u. ROCHESTER (1946), CATTELL u. PYTREK (1949), WENZL (1949), HESS (1971).

Zur Technik der Eingriffe ist im deutschsprachigen Schrifttum vor allem auf KÜMMERLE (1965) hinzuweisen. KERN et al. (1963) empfehlen aufgrund ihrer Erfahrungen mit 81 Umgehungsanastomosen und 17 Radikaloperationen den radikalen Eingriff, dessen Mortalität sich als kaum höher erwies als bei den palliativen Operationen. Auch an anderen Orten (STRITZKO, 1964; hier weiteres Schrifttum) hat sich die Duodenopankreatektomie durchgesetzt, gegenüber früheren kritischen Stimmen, unter denen hier auf EHLERS et al. (1961) zu verweisen ist. STRITZKO (1964) hatte bei einer Resektionsquote von 22,5% eine primäre Mortalität von 5,5% und eine 5-Jahres-Überlebenszeit von 50%; dies beweist, welche Fortschritte chirurgisch bei einem allerdings entsprechend selektierten Krankengut erreicht wurden. Auch bei Kindern wurde der Eingriff gelegentlich vorgenommen (Fonkalsrud et al., 1966). Weiterhin gibt es kasuistische Berichte über langjährige, durch Radikaloperation erzielte Heilungen bei Vorliegen eines Pankreassarkoms (Brooke u. Maxwell, 1966).

2. Strahlentherapie

Von radiologischer Seite hat man gleichfalls versucht, primäre Carcinome des Pankreas therapeutisch zu beeinflussen. Richards (1922) war wohl der erste, der bei drei Patienten mit einem durch Laparotomie nachgewiesenen Pankreascarcinom strahlentherapeutisch vorging. Zwei der behandelten Patienten konnten so weit gebessert werden, daß sie für 1 Jahr völlig beschwerdefrei waren. Mühlmann (1928) berichtete dann, daß er durch eine Bestrahlung mehrerer Patienten mit einem Pankreascarcinom nichts anderes erreicht habe als eine vorübergehende Besserung der Schmerzen. Die schmerzlindernde und spasmolytische Wirkung der Röntgenstrahlen indiziert aber durchaus ein strahlentherapeutisches Vorgehen bei diesen Tumoren.

Experimentelle strahlenbiologische Untersuchungen über die Wirkung von Röntgenstrahlen auf das Pankreas wurden erstmalig 1926 von Fisher et al. an isoliert vorgelagerten Hundebauchspeicheldrüsen vorgenommen. Nach Applikation einer Strahlendosis von 3 HED zeigte sich im histologischen Bild der untersuchten Drüse eine markante Fibrose mit Auftreten eines Diabetes mellitus. Dosen von 4—5 HED führten zu einer Totalnekrose des Pankreas. Seino (1937) bestrahlte das freigelegte Pankreas von Kaninchen mit Dosen von 250, 500, 750 und 1000 R bei 0,5 mm Cu und 1 mm Al, 3 mA, 160 kV und 30 cm FHA. Bei niedrigen Strahlendosen ließen sich histologisch keine Veränderungen nachweisen, dagegen führten höhere Dosen zu einer Sklerosierung mit Parenchymdegeneration. Rauch u. Stenstrom (1952) bestrahlten das Pankreas von Hunden nach Anlage einer Pankreasfistel und konnten nach Dosen von 400—600 R einen depressorischen Effekt auf die Produktion der Pankreasfermente Diastase, Lipase und Trypsin nachweisen. Nach Einzeldosen von 600 R oder nach fraktionierten Dosen von 200 R pro Tag bis zu einer Gesamtdosis von 800—1600 R konnten keine histologischen Veränderungen der Bauchspeicheldrüse beobachtet werden. Dannegger u. Pöschl (1955) gaben bei weißen Ratten auf die Pankreasgegend Dosen von 1 × 90 R bis 10 × 400 R bei 0.5 mm Cu, 12 mA, 180 kV, 40 cm FHA und einer Feldgröße von 2 × 3 cm. Bei der Bestrahlung des normalen Pankreas ergab sich, daß einmalige große Strahlenmengen bis zu 2000 R zu unterschiedlichen Schwankungen der Blutdiastase führten, während fraktionierte kleinere Dosen von je 200 und 400 R bis zu einer Gesamtdosis von 4000 R periodische Reaktionswellen der Blutfermente auslösten. Ein sich nach der Strahleneinwirkung entwickelnder Diabetes mellitus konnte nicht beobachtet werden. Eine einmalige Dosis von nur 90 R verursachte eine Senkung der Blutdiastasewerte vom 2. bis zum 5. Tage nach der Bestrahlung (Lit.: Seino, 1937; Dannegger u. Pöschl, 1955). Neuere Untersuchungen an Hunden (Archambeau et al., 1966) nach Anlage einer Pankreatico-Duodenal-Fistel mit fraktionierten Bestrahlungen von insgesamt 4500—5000 R (250 kV) und Kontrollen nach 1, 2 und 5 Monaten ergaben eine Fibrose und eine Verkleinerung des Organs. Acini und Inselzellen waren nicht verändert. Die funktionellen Veränderungen waren wenig ausgeprägt, allenfalls trat ein Amylaseabfall im Serum ein.

Weitere experimentelle strahlentherapeutische Untersuchungen stammen von Ireton u. Watman (1959). Sie prüften die Möglichkeit einer Strahlentherapie im Bereich der Bauchspeicheldrüse durch interstitielle Applikation von Radio-Gold (^{198}Au) bei Hunden. Die Tiere erhielten in einem Bezirk von 8 cm^3 eine Menge von 10 mCi appliziert, wobei die Autoren die Ansicht vertraten, daß die Strahlendosis bei Anwendung dieses Vorgehens in der Humanmedizin niedriger gehalten werden kann. Es erfolgt hierbei keine Ausscheidung der radioaktiven Substanz aus dem Körper. Akute Pankreatitiden als Folge der Strahleneinwirkung oder als Folge des chirurgischen Eingriffes wurden nicht beobachtet, ebenso konnte keine Ausbreitung des radioaktiven Materials in die Leber, die Milz oder in andere benachbarte Organe festgestellt werden, Als Bestrahlungsfolge kam es in den meisten Fällen zu einem völligen Schwund des Drüsenparenchyms in dem infiltrierten Bezirk, ohne Anhalt für derartige Strahlenreaktionen in den übrigen Pankreasabschnitten oder den benachbarten Organen, insbesondere in der Leber.

De Laroquette (1927) kombinierte eine Strahlenbehandlung des Pankreascarcinoms mit einer Diathermieanwendung. Die Beurteilung des Erfolges dieser Therapie erforderte eine kritische Stellungnahme, da keine histologische Sicherung des Carcinoms vorlag. Die betreffende Patientin war angeblich wieder völlig gesund nach Hause entlassen worden und habe 8 Monate nach der Behandlung ihre Beschäftigung wieder aufnehmen können.

Ein neuer Weg in der Bestrahlung der Geschwülste des Pankreas wurde 1934 von Handley beschritten. Er versuchte, durch Implantation von Radium das Feld der therapeutischen Möglichkeiten zu erweitern. Die Bezeichnung Pankreascarcinom wurde von diesem Autor jedoch mehr klinisch als pathologisch-anatomisch benutzt, so daß auch primär im Choledochus oder in der Ampulle entstandene Carcinome hier mitgezählt wurden. Er behandelte insgesamt 7 Patienten mit einem „Pankreascarcinom", von denen einer noch 14 Jahre nach der Behandlung lebte. Bei einem zweiten Fall konnte das Leben um 2 Jahre verlängert werden. Bei 4 Fällen trat der Tod jedoch unmittelbar nach der Laparotomie ein, während ein Patient 10 Monate nach der Behandlung noch gesund erschien. Das therapeutische Vorgehen gestaltete sich so, daß der Chirurg das dorsale Peritoneum parietale rechts vom Duodenum durchtrennte und anschließend den Zwölffingerdarm mobilisierte. Danach wurde das Radium mit der Tumorrückseite in innigen Kontakt gebracht. Unter der Annahme einer späteren weiteren Obstruktion der Gallenwege und des Duodenums wurde gleichzeitig eine Cholecystoenterostomie und eine Gastroenterostomie durchgeführt. Das Radium wurde dann bis zu einer Gesamtdosis von 675—1 800 mgeh liegengelassen. Handley gibt die optimale Radiumdosis bei diesem Vorgehen mit 700—1 000 mgeh an. Ob es sich bei dem mit dieser zweifelsohne interessanten Methode über 14 Jahre geheilten Patienten wirklich um ein primäres Pankreascarcinom gehandelt hat, muß angezweifelt werden, da pathologisch-histologische Untersuchungen nicht angestellt wurden. Hayer (1936) berichtete über die percutane Strahlenbehandlung eines Pankreaskopfcarcinoms mit einer intensiven fraktionierten Bestrahlung bis zu einer Gesamtdosis von 7 500 R, die vom Patienten sehr gut vertragen wurde. Nachdem sich unter der Strahlentherapie der Allgemeinzustand des Patienten deutlich gebessert hatte, kam es bei einer anschließenden Operation zu einer tödlichen Blutung.

Aufschlußreich für die Beurteilung des Erfolges und für die Brauchbarkeit einer Strahlenbehandlung bei primären Carcinomen des Pankreas sind weiterhin die Arbeiten von Miller u. Fuller (1958) und von Billingsley et al. (1959), obwohl sich vorher auch andere Autoren (Pack u. McNeer, 1938; Holmes u. Schulz, 1950; Guttman, 1955) mit diesem Problem befaßt hatten.

Pack u. McNeer (1938) behandelten 23 Patienten mit einem primären Pankreascarcinom. Bei 12 Fällen lag die Herddosis zwischen 2 400 und 3 600 R, erzielt mit einem 200 kV-Apparat. Die durchschnittliche Überlebenszeit nach der Strahlenbehandlung betrug 9,37 Monate. Bei 11 Patienten wurde die verabfolgte Tumordosis nicht angegeben. Auch Harper u. Lathrop (1958) berichteten über ähnliche Ergebnisse.

Miller u. Fuller (1958) behandelten 209 Patienten mit einem primären Carcinom der Bauchspeicheldrüse, von denen 91 Fälle — durchweg in weit fortgeschrittenem Stadium — einer Strahlenbehandlung unterzogen wurden. Alle Fälle waren vor der Behandlung histologisch gesichert worden. Bei 59 der 91 Fälle war vor Beginn der Strahlentherapie eine Cholecystojejunostomie oder eine Choledochojejunostomie angelegt worden. Bei 30 Patienten diente der durchgeführte operative Eingriff lediglich zur Entnahme von Gewebe zur feingeweblichen Untersuchung. Von diesen 91 Fällen wurden 34 mit einem 180—250 kV-Apparat, 12 mit Radium, 20 mit dem 1 000 kV-Apparat und 20 mit einem 22,5 MeV-Betatron behandelt. Eine interstitielle Radiumspickung wurde bei 4 Patienten vorgenommen; bei einem Fall wurde an Stelle des Radiums radioaktives Iridium verwendet. Radioaktives Gold, radioaktiver Phosphor und radioaktives Chromphosphat wurden nur zur Behandlung eines begleitenden Ascites benutzt.

Die Bestrahlung selbst wurde von einem Teil der Patienten gut vertragen; bei anderen jedoch mußte die Behandlung abgebrochen werden, da der schlechte Allgemeinzustand der Patienten eine weitere Bestrahlung nicht gestattete. Zumeist handelte es sich hierbei um Fälle, bei denen es schon zu ausgedehnten Fernmetastasen gekommen war.

Von den 34 Patienten, die unter konventionellen Bedingungen (180—250 kV) bestrahlt worden waren, zeigte sich nur in 2 Fällen ein ungewöhnlicher Palliativeffekt mit einer wahrscheinlichen Verlängerung der Überlebenszeit. Einer dieser Patienten lebte noch 14 Monate, der andere sogar noch 18 Monate nach der Behandlung. Drei der nur mit Radium behandelten Patienten lebten noch 14, 16 und 28 Monate nach der Bestrahlung. Sie starben dann jedoch an den Folgen eines Rezidivs.

Bei 13 Patienten, die mit dem Betatron bestrahlt wurden, konnte die Behandlung wegen laufender Verschlechterung des Zustandes oder eines vorzeitigen Todes nicht zu Ende geführt werden. Die übrigen Fälle wurden bis zu einer Herddosis von 5000—6400 R bestrahlt. Nur bei einem Kranken ließ sich ein guter Palliativeffekt erzielen. Der Kranke war für 1 Jahr lang klinisch tumorfrei, starb jedoch dann unter Erscheinungen, die Hirnmetatstasen zugeordnet wurden.

Die besten palliativen Erfolge wurden mit dem 1000 kV-Apparat erzielt. Die verabfolgte Tumordosis betrug bei allen Fällen etwa 5000 R. Ikterus, Schmerzen und tastbare Oberbauchtumoren gingen deutlich zurück. Drei Patienten lebten noch mehr als 2 Jahre nach der Behandlung. Wenn auch bei den übrigen Patienten keine eindeutige Lebensverlängerung erreicht wurde, so kam es doch zu deutlicher Hebung des Allgemeinbefindens und zu einer eindrucksvollen Linderung der Schmerzen.

MILLER u. FULLER (1958) wiesen darauf hin, daß die besten palliativen Erfolge dann zu erreichen sind, wenn die Patienten unmittelbar nach der Operation einer Strahlentherapie unterzogen werden. Aber auch bei Patienten, die sich nach einer Shunt-Operation zunächst wohlgefühlt hatten, konnte bei erneutem Auftreten von Beschwerden durch eine Strahlenbehandlung eine symptomatische Besserung erreicht werden. Ein nach der Behandlung wieder auftretender Ikterus wird als ungünstiges Zeichen angesehen, da er auf einen Leberabsceß, eine ascendierende Cholangitis oder einen massiven metastatischen Befall der Leber hinweist.

Bei Betrachtung aller 91 Fälle ergibt sich jedoch nur eine durchschnittliche Überlebenszeit von 6,6 Monaten nach der Bestrahlung und von 12,8 Monaten nach Auftreten des ersten Symptoms. Demgegenüber steht eine durchschnittliche Überlebenszeit von 6,1 Monaten bei 118 nichtbehandelten Patienten. Bei 10% der bestrahlten Patienten konnte sowohl eine Verlängerung der Überlebenszeit als auch eine deutliche Besserung des Allgemeinzustandes erzielt werden. Bei 13% der Fälle entwickelte sich nach der Bestrahlung ein teilweise reversibler Diabetes mellitus, der bei denjenigen Patienten sich gut zurückbildete, die insgesamt günstig auf die Bestrahlung reagierten.

MILLER u. FULLER (1958) glauben somit aufgrund ihrer Erfahrungen, daß Patienten in einem noch relativ guten Allgemeinzustand eine Bestrahlung des Oberbauches ebenso gut vertragen wie eine Bestrahlung im Bereich des Beckens. Bei einer pathologisch-histologischen Untersuchung des Pankreasgewebes nach der Bestrahlung ergab sich kein Anhalt für eine unterschiedliche Strahlensensibilität der verschiedenen Tumortypen. Bei den Autoren hat sich folgendes Behandlungsschema bewährt:

1. Laparotomie zur Biopsie und Beurteilung der Operabilität.
2. Bei bestehendem Ikterus und einer Duodenalstenose Anlage einer Cholecystojejunostomie und Gastroenterostomie.
3. Implantation von goldgefiltertem Radium oder Iridium-Seeds, wobei Vorsicht geboten ist, da es bei lokalen Überdosierungen leicht zu einer Pankreasnekrose kommen kann.
4. Nachfolgende percutane Strahlentherapie unter Hochvoltbedingungen oder mit einer Strahlenquelle mit einer Leistung von mindestens 1 MeV.

BILLINGSLEY et al. (1959) berichteten über insgesamt 64 Patienten mit einem primären Krebs der Bauchspeicheldrüse. Bei 29 Patienten wurde eine Choledochoduodenostomie und eine Gastroenterostomie angelegt; bei weiteren 20 Fällen wurde, außer der Entnahme von Gewebe zu einer Biopsie, chirurgisch kein weiterer Eingriff vorgenommen. Von den

12 Patienten, bei denen eine radikal-chirurgische Operation noch durchgeführt werden konnte, wurden 6 Fälle nachbestrahlt. Drei Fälle wurden überhaupt nicht behandelt. Alle Patienten, mit Ausnahme eines einzigen, bei dem man einen 250 kV-Apparat anwandte, wurden mit einem Telekobaltgerät behandelt. Die Behandlung erstreckte sich über durchschnittlich 19 Bestrahlungstage.

Eine zusammenfassende Untersuchung von 52 nicht chirurgisch behandelten Fällen zeigt, daß die Patienten mit palliativ-operativen Maßnahmen ohne nachfolgende Strahlentherapie eine durchschnittliche Überlebenszeit von 8,9 Monaten nach Symptombeginn und von 5,4 Monaten nach Stellung der histologischen Diagnose haben. Bei den lediglich bioptisch gesicherten Fällen ohne Shunt-Operation oder Nachbestrahlung lauten die entsprechenden Zahlen 8,1 und 3,8 Monate. Wird jedoch einer Palliativoperation eine Bestrahlungsserie angeschlossen, so lauten die entsprechenden Zahlen 12,5 und 7,3 Monate; eine alleinige Bestrahlung nach der Biopsie ergab 6,9 bzw. 3,9 Monate. Die applizierten Tumordosen lagen zwischen 700 und 4000 R, durchschnittlich bei 2660 R, die von zwei Feldern aus eingestrahlt wurden.

Nach Meinung der Autoren besteht bezüglich der Überlebenszeit der bestrahlten und der nichtbestrahlten Patienten kein signifikanter Unterschied. Viele Patienten fühlen sich nach der Bestrahlung erheblich schlechter als vorher. BILLINGSLEY et al. (1959) folgern hieraus, daß eine Strahlentherapie mit den von ihnen angewandten Dosen nur einen geringen Nutzen besitzt. Sie glauben jedoch, daß man bei Auswahl solcher Patienten, die noch in guter körperlicher Verfassung sind und bei denen der Tumor trotz Inoperabilität noch streng auf das Pankreas lokalisiert ist und noch keine Leber- oder Fernmetastasen aufgetreten sind, durch Anwendung höherer Dosen eine Besserung erzielen kann. Zur exakteren Einstellung der Bestrahlungsfelder hat sich nach diesen Autoren eine Markierung des Tumors mit röntgenschattengebenden Klips durch den Chirurgen bei der Laparotomie als günstig erwiesen. Ein typischer 3 Felder-Bestrahlungsplan für die Telekobalttherapie findet sich bei BENASSI u. SINISTRERO (1957).

Weitere Berichte über Telekobaltbehandlungen an 3 bzw. 6 Patienten geben FREID et al. (1956) sowie BALOFSKY (1959). Es kam in Einzelfällen zu Besserungen, doch in der Regel tritt später die tödliche Metastasierung ein. Eine interessante interstitielle Methode wurde von HARPER u. LATHROP (1958) angegeben. Sie behandelten Tumoren bis zu einer Größe von 100 g mit maximal 150 mCi ^{131}J, insgesamt 14 Patienten. Das ^{131}J wird hierbei in einer Silberverbindung in einen Kunststoffschlauch gegeben, der in regelmäßigen Windungen in und um das Tumorgebiet geführt wird. Es resultiert eine Strahlendosis von 10000—15000 R, die zu erstaunlichen Besserungen führte (Erfahrungen an 14 Patienten). Im übrigen wurde die im Abschnitt über die Lebercarcinome erwähnte Methode von ARIEL (1965) mit intraarteriellen Applikationen (A. coeliaca) von ^{90}Y-markierten Mikropartikeln (15—120 mCi) auch bei 6 Patienten mit Pankreascarcinomen angewandt. Es kam bei 5 Patienten zu einer deutlichen Besserung.

Überblickt man das bisher vorliegende Erfahrungsgut in der Strahlenbehandlung der bösartigen Pankreastumoren, so kommt man zu dem Urteil, daß nur eine Frühoperation, möglicherweise in Verbindung mit einer lokalen Anwendung von Radioisotopen, eine echte Heilung bewirken kann, vor allem dann, wenn eine postoperative Bestrahlung mit schnellen Elektronen erfolgt. Wegen der Schonungsmöglichkeit der Umgebung (Nieren, Wirbelsäule, Dickdarm) sollte der Elektronentherapie in Zukunft besondere Aufmerksamkeit geschenkt werden. In diesem Zusammenhang verdient die Schilderung eines Falles Beachtung, den ich der privaten Mitteilung von Prof. E. M. UHLMANN (Chicago) verdanke. Es handelte sich um ein histologisch gesichertes Adenocarcinom.

"This patient had a laparotomy for a tumor mass the size of an orange, with severe pain. Treatments were given from May 13, 1959 to June 24, 1959, with two opposing fields and a total of 6050 Röntgens to the tumor. The energy used was 33 MeV with a 15 cm diameter round field.

The tumor mass disappeared completely following therapy, and the patient was free of symptoms until the fall of 1960 when he again developed pain in the upper epigastrium. Careful studies did not reveal any evidence of recurrence or metastatic spread, but an ulcer of the stomach was found on the small curvature.

For this he was treated in November 1960, and when his condition did not improve, admitted to a Veterans Hospital. The patient died in February 1961. Unfortunately, no autopsy was obtained."

Die Behandlung mit schnellen Elektronen sollte in Zukunft gerade auch bei inoperablen Abdominaltumoren angewandt werden, um vielleicht auf diesem Wege die ersten Schritte aus der bisher so infausten Situation zu erzielen.

Literatur

Ackermann, L. V., Regato, J. A. del: Cancer diagnosis, treatment and prognosis. St. Louis: C. V. Mosby 1954.

Albertini, A. v.: Histologische Geschwulstdiagnostik. Systematische Morphologie der menschlichen Geschwülste als Grundlage für die klinische Beurteilung. Stuttgart: Georg Thieme 1955.

Ammann, R., Filippini, L.: Zur Funktionsdiagnostik des Pankreaskarzinoms. Dtsch. med. Wschr. **92**, 1636—1637 (1967).

Anacker, H.: Die pathologischen Veränderungen des Pankreasgangsystems im Röntgenbild. Fortschr. Röntgenstr. **96**, 455—470 (1962).

— Kritische Bewertung der röntgenologischen Untersuchungsmethoden zur Pankreasdiagnostik. Radiologe **5**, 312—318 (1965).

Ansari, A., Burch, G. E.: A correlative study of proven carcinoma of the pancreas in 83 patients. Amer. J. Gastroent. **50**, 456—475 (1968).

Archambeau, J., Griemand, M., Harper, P.: The effect of 250 kV-x-rays on the dog's pancreas. Morphological and functional changes. Radiat. Res. **28**, 243—256 (1966).

Ariel, I. M.: Treatment of inoperable primary pancreatic and liver cancer by the intra-arterial administration of radioactive isotopes (^{90}Y radiating microspheres). Ann. Surg. **162**, 267—278 (1965).

Arkin, A., Weisberg, S. W.: Carcinoma of the pancreas, a clinical and pathologic study of 57 cases. Gastroenterology **13**, 118—126 (1949).

Auger, C.: Acinous cell carcinoma of the pancreas with extensive fat necrosis. Arch. Path. **43**, 400—405 (1947).

Austoni, M., Cévese, P. G., Trisotto, A., Fedespiel, G., Macri, C.: Scintigraphic and angiographic exploration of the pancreas in a case of insulinoma: Presentation of a new scintigraphic technique. Acta isotop. (Padova) **7**, 253—260 (1967).

Balofsky, S. L.: Advanced gastrointestinal carcinoma. In: Symposium on Supervoltage Radiation Therapy, 415—417. US Atomic Energy Commission 1959.

Bartelheimer, H.: Schwierigkeiten und Möglichkeiten der Diagnose des Pankreaskarzinoms. Med. Klin. **54**, 668—672 (1959).

— Grundzüge der Diagnostik und Therapie der Pankreaskrankheiten. Dtsch. med. J. **11**, 1—8 (1960).

Bartels, P.: Über die Lymphgefäße des Pankreas. II. Das feinere Verhalten der lymphatischen Verbindungen zwischen Pankreas und Duodenum. Arch. Anat. u. Entwickl.-Gesch. **1906**, 250—287.

Baum, M., Howe, C. T.: Hypotonic duodenography in the diagnosis of carcinoma of the pancreas and its further use when combined with percutaneous cholangiography and pancreatic scintiscanning. Amer. J. Surg. **115**, 519—525 (1968).

Beck, C., Pigneux, J., Blanquet, P.: Scintigraphie pancréatique par soustraction électronique. A propos de 200 examens. Ann. Radiol. (Paris) **11**, 850—856 (1968).

Becker, V.: Sekretstudien am Pankreas. Zwanglose Abhandlungen aus dem Gebiet der normalen und pathologischen Anatomie, Heft 1. Stuttgart: Georg Thieme 1957.

Becker, W. F.: Pancreatoduodenectomy for carcinoma of pancreas in infant: report of a case. Surg. **145**, 864—872 (1957).

Bedacht, R., Zimmermann, H.: Angiographie zur präoperativen Pankreasdiagnostik. Brun's Beitr. klin. Chir. **215**, 257—274 (1967).

Beeler, J. W., Beeler, R. C.: Barium study of gastrointestinal tract in determining cause of jaundice. J. Amer. med. Ass. **151**, 268—270 (1953).

— Kirklin, B. R.: Roentgenologic findings accompanying carcinoma of the pancreas. Amer. J. Roentgenol. **67**, 576—584 (1952).

Bell, E. T.: Carcinoma of the pancreas. Amer. J. Path. **33**, 499—523 (1957).

Benassi, E., Sinistrero, C.: La telecobaltoterapia dei tumori profundi. Minerva nucl. **1**, 308—321 (1957).

Berk, J. E.: The diagnosis of the carcinoma of the pancreas. Arch. intern. Med. **68**, 525—559 (1941).

Bilbao, M. K., Rösch, J., Frische, L. H., Dotter, Ch. T.: Hypotonic duodenography in the diagnosis of pancreatic disease. Seminars Roentgenol. **3**, 280—287 (1968).

Billingsley, J. S., Bartholomew, L. G., Child, D. S.: A study of radiation therapy in carcinoma of the pancreas. S. Afr. Practit. **1959**, 33—34.

Blau, M., Manske, R. F.: The pancreas specificity of Se^{75}-selenomethionine. J. nucl. Med. **2**, 102—105 (1961).

Bliss, W. R., Burch, B., Martin, M. M., Zollinger, R. M.: Localisation of referred pancreatic pain induced by electric stimulation. Gastroenterology **16**, 317—323 (1956).

Boysen, Th. H., McCloskey, J. F., Scheffey, L. C.: Carcinoma of the pancreas with metastasis to the cervix uteri. Amer. J. Path. **61**, 923 (1951).

Bradley, R. L., Klein, H. M., Levy, F.: Gastric heterotopic pancreas with hemorrhage. Gastroenterology **30**, 297—300 (1956).

Britton, R. C.: Tumors of the extrahepatic biliary system. Amer. J. Surg. **67**, 141—147 (1959).

Broadbent, Th. R., Kerman, H. D.: One hundred cases of carcinoma of the pancreas: a clinical and roentgenological analysis. Gastroenterology **17**, 163—177 (1951).

Brooke, W. S., Maxwell, J. G., Primary sarcoma of the pancreas. Eight year survival after pancreatoduodenectomy. Amer. J. Surg. **112**, 657—661 (1966).

Brown, R. K., Moosley, V., Pratt, T. D., Pratt, J. H.: Early diagnosis of cancer of pancreas based on clinical and pathological study of 100 autopsied cases. Amer. J. med. Sci. **223**, 349—363 (1952).

Brunschwig, A.: Resection of head of pancreas and duodenum for carcinoma pancreatoduodenectomy. Surg. Gynec. Obstet. **65**, 681—685 (1937).

— The surgical treatment of carcinoma of the body of pancreas. Ann. Surg. **120**, 406—416 (1944).

— Neue Fortschritte in der Behandlung des Pankreaskarzinoms. Krebsarzt **2**, 510—511 (1947).

— Results of pancreatoduodenectomy. Cancer (Philad.) **2**, 763—766 (1949).

— Pancreatoduodenectomy: a "curative" operation for malignant neoplasms in the pancreatoduodenal region. Ann. Surg. **136**, 610—624 (1952).

Busteed, F. F., Speir, E. P.: Case of islet-cell carcinoma associated with peptic ulceration of jejunum. Arch. Surg. **74**, 703—708 (1957).

Butler, P. F., Rivo, M.: Extra-bowel pathology. Amer. J. Roentgenol. **25**, 474—481 (1931).

Buttross, D., Jr., Salatich, J.: Venous and arterial thrombosis in association with carcinoma of the pancreas. Ann. intern. Med. **43**, 213—216 (1955).

Carlson, R. I.: The problem of diagnosis at the time of operation in tumors of the head of the pancreas. Surgery **28**, 672—679 (1950).

Case, J. T.: Roentgenology of pancreatic diseases. Amer. J. Roentgenol. **44**, 485—518 (1940).

Castiglioni, G. C., Pizzecco, E.: Möglichkeiten und Grenzen chirurgischer Radikaleingriffe bei Pankreaskopf- und Papillenkarzinom. Zbl. Chir. **84**, 1462—1471 (1959).

Castro Barbosa, J. J. de, Dockerty, M. B., Waugh, J. M.: Pancreatic heterotopia. Surg. Gynec. Obstet. **82**, 527—542 (1946).

Cattell, R. B., Pytrek, L. J.: An appraisal of pancreatoduodenal resection: a follow-up study of 61 cases. Ann. Surg. **129**, 840—849 (1949).

— Warren, K. W.: Surgery of the pancreas. Philadelphia: Saunders 1953.

— — Au, F. T. G.: Periampullary carcinomas: diagnosis and surgical management. Surg. Clin. N. Amer. **39**, 781—798 (1959).

Chamberlin, G. W., Imber, I.: Pyelography for the diagnosis of lesions of the body and tail of the pancreas. Radiology **63**, 722—729 (1954).

Chauffard, M. A.: Le cancer du corps de pancréas. Bull. Acad. Méd. (Paris) **60**, 242—255 (1908).

Child, C. G., Donovan, A. J.: Surgical aspects of pancreatic disease. J. La med. Soc. **108**, 195—204 (1956).

Cliffton, E. E.: Carcinoma of the pancreas. Symptoms, signs and results of treatment in 122 cases. Amer. Arch. Surg. **61**, 290—306 (1952).

— Carcinoma of pancreas. Amer. J. Med. **21**, 760—780 (1956).

Comfort, M. W., Butt, H. R., Baggenstoss, A. H., Osterberg, A. E., Priestley, J. T.: Acinar cell carcinoma of pancreas: report of a case in which function of carcinomatous cells was suspected. Ann. intern. Med. **19**, 808—816 (1943).

Corner, B. D.: Primary carcinoma of the pancreas in an infant aged 7 months. Arch. Dis. Childh. **18**, 106—108 (1943).

Country, J. C., Foulk, R.: A clinical review of 30 cases of carcinoma of the pancreas. U.S. armed Forces med. J. **4**, 831—838 (1953).

Creutzfeldt, W., Kümmerle, F., Kern, E.: Beobachtungen an 4 Patienten mit totaler Duodenopankreatektomie wegen eines Karzinoms des Pankreas. Dtsch. med. Wschr. **84**, 541—549 (1959).

Dannegger, M., Pöschl, M.: Röntgenbestrahlung des Pankreas (Versuche an weißen Ratten). Strahlentherapie **98**, 355—365 (1955).

Demling, L., Ottenjann, R.: Non-insulin-producing tumors of the pancreas. Modern aspects on Zollinger-Ellison syndrom and gastrin. Internat. Symposion Erlangen 1968. Stuttgart: Georg Thieme 1969.

Dennis, C., Varco, R. L.: Survival of more than five years after pancreatoduodenectomy for cancer of the ampulla and the pancreatic head. Surgery **39**, 92—106 (1956).

Depisch, F.: Über eine ungewöhnliche Remission bei einem Pankreas-Carcinom mit Knochen- und Netzmetastasen. Wien. klin. Wschr. **101**, 477—479 (1951).

Dickson, W. H.: Diagnosis of obscure abdominal lesions by roentgen gastrointestinal examination. Amer. J. Roentgenol. **25**, 474—481 (1923).

Dodds, W. J., Zboralski, F. F.: Roentgenographic diagnosis of pancreatic neoplasms. Seminars Roentgenol. **3**, 242—253 (1968).

Doerr, F., Hahn, B.: Probleme und Schwierigkeiten der Duodenographie in Hypotonie. Fortschr. Röntgenstr. **109**, 24—28 (1968).

Doubilet, H., Sage, H. H., Mullholland, J. H.: The diagnosis of biliary and pancreatic cancer. Surg. Clin. N. Amer. **33**, 461—478 (1953).

Drapiewski, J. F.: Carcinoma of the pancreas: a study of neoplastic invasion and its possible clinical signifacance. Amer. J. clin. Path. **14**, 549—556 (1944).

Duff, G. L.: The clinical and pathological features of carcinoma of the body and tail of the pancreas. Bull. Johns Hopk. Hosp. **65**, 69—99 (1939).

— The pathology of islet cell tumors of pancreas. Amer. J. med. Sci. **203**, 437—451 (1942).

Ehlers, P. N., Grözinger, K.-H., Grimsehl, H.: Kritische Betrachtungen zur Frage „Radikaloperation oder Palliativeingriff" beim Pankreascarcinom. Langenbecks Arch. klin. Chir. **297**, 461—472 (1961).

Engel, A., Lysholm, E.: A new roentgenological method of pancreas examination and its practical results. Acta radiol. (Stockh.) **15**, 635—651 (1934).

Feinberg, S. B., Margulis, A. R., Cober, P.: The roentgen findings in leiomyosarcoma of pancreas. Minn. Med. **40**, 505—506 (1959).

Feine, U., zum Winkel, K.: Nuklearmedizin. Szintigraphische Diagnostik. Stuttgart: Thieme 1969.

FISHER, N. F., GROOT, J. T., BACHEM, B.: The effects of x-ray on the pancreas. Amer. J. Physiol. **76**, 299—305 (1926).

FONKALSRUD, E. W., WILKERSON, J. A., LONGMIRE, W. P.: Pancreatoduodenectomy for islet-cell tumor of the pancreas in infancy and childhood. Case report with five-year survival. J. Amer. med. Ass. **197**, 586—588 (1966).

FORD, T. J., JORDAN, G. L., ERICKSON, E. E., FREEMAN, R. G.: Recurrent gastrojejunal ulceration and islet-cell carcinoma of the pancreas. Arch. Surg. **75**, 272—276 (1957).

FORELL, M. M., DOBINOVICNIK, W.: Über Möglichkeiten und Grenzen der Erkennung akuter und chronischer Pankreaserkrankungen auf Grund von Diastase-, Lipase- und Trypsinbestimmungen. Klin. Wschr. **37**, 1018—1024 (1959).

FRANTZ, V. K.: Tumors of the pancreas. In: Atlas of tumor pathology. Published by the Armed Forces. Washington: Institute of Pathology 1959.

FREID, J. R., GOLDBERG, H., TENZEL, W., OKRAINETZ, C. L., ARAL, M. I.: Cobalt-60 beam therapy: Three years experience at Montefiore Hospital (New York). Radiology **67**, 200—209 (1956).

FROSTBERG, N.: A characteristic duodenal deforming in cases of different kinds of perivaterial enlargement of the pancreas. Acta radiol. (Stockh.) **19**, 164—173 (1938).

GOMBKÖTÖ, R.: Über das Sarkom der Bauchspeicheldrüse. Brun's Beitr. klin. Chir. **173**, 596—600 (1942).

GORE, I.: Thrombosis and pancreatic cancer. Amer. J. Path. **29**, 1093—1103 (1953).

GOUREVITCH, A., WHITEFIELD, A. G. W.: Total pancreatectomy. Brit. J. Surg. **40**, 104—107 (1952).

GRANT, G. H., PERCEVAL, P. E.: Carcinoma of the pancreas in a girl of 16, presenting as carcinomatosis of lungs. Brit. med. J. **1954 I**, 857

GRÖZINGER, K.-H., DALLENBACH, F., HEISLER, H.: Korrelationen zwischen chronischen und malignen Pankreaserkrankungen. Langenbecks Arch. Chir. **326**, 47—61 (1969).

GROTT, J. W.: Beitrag zur palpatorischen Untersuchung des Pankıeas. Arch. Verdau.-Kr. **58**, 181—195 (1935).

GÜLZOW, M.: Biologische Grundlagen der Fermentdiagnostik von Pankreaserkrankungen. Med. Klin. **54**, 707—711 (1959).

GULLICK, H. D.: Carcinoma of the pancreas. A review and critical study of 100 cases. Medicine (Baltimore) **38**, 47—84 (1959).

GUTTMAN, R. J.: Effect of two million volt roentgen therapy on various lesions of upper abdomen. Amer. J. Roentgenol. **74**, 204—212 (1955).

HALE, B. C.: Cancer du queue du pancréas révélé par une splenomegalie. Interêt de la splenoportographie. Mém. Acad. Chir. **82**, 485—489 (1956).

HANDLEY, W. S.: Pancreatic cancer and its treatment by implanted radium. Ann. Surg. **100**, 215—223 (1934).

HANNO, H. A., BANKS, R. W.: Islet cell carcinoma of pancreas with metastasis. Ann. Surg. **117**, 437—449 (1943).

HARPER, P. V., LATHROP, K.: Implant radiation therapy of carcinoma of the pancreas. Arch. Surg. **77**, 613—620 (1958).

HAYER, D.: Die Strahlenbehandlung der Krebse des Magens und der in das Duodenum ausscheidenden großen Drüsen. Med. Klin. **32**, 1733—1736 (1936).

HAYES, M. A.: Operative pancreatography. Surg. Gynec. Obstet. **110**, 404—409 (1960).

HEGLER, C., WOHLWILL, F.: Fettgewebsnekrosen in Subcutis und Knochenmark durch Metastasen eines Karzinoms des Pankreasschwanzes. Virchows Arch. path. Anat. **274**, 784—802 (1930).

HEINKEL, K.: Die Laboratoriumsdiagnostik bei Pankreaserkrankungen. Ärztl. Lab. **4**, 357—368 (1958).

HENNING, N.: Lehrbuch der Verdauungskrankheiten. Stuttgart: Georg Thieme 1949.

— Krankheiten der Verdauungsorgane. In: DENNIG, H., Lehrbuch der Inneren Medizin, 3. Aufl., 2. Bd. Stuttgart: Georg Thieme 1954.

HEPP, J., HERNANDEZ, C., MOREAUX, J., BISMUTH, H.: L'artériographie dans les affections chirurgicales du foie, du pancréas et de la rate. Paris: Masson & Cie. 1968.

HESS, W.: Chirurgie des Pankreas. Basel: Benno Schwabe u. Co. 1950.

— Operative Cholangiographie. Stuttgart: Georg Thieme 1955.

— Intraoperative Untersuchungsmethoden bei Pankreaserkrankungen. Radiologe **5**, 298—307 (1965).

— Indikationen der Pankreatektomien. Dtsch. Med. Wschr. **96**, 41—42 (1971).

HEUCK, F.: Der Beitrag der Röntgendiagnosik zur Früherkennung von Pankreastumoren. 45. Tag. Dtsch. Röntgengesellschaft Wiesbaden 1964. Fortschr. Röntgenstr. 1965, Beiheft, 160—163.

— PIEPGRAS, U.: Neue Möglichkeiten der Röntgendiagnostik des Pankreaskarzinoms. Dtsch. med. Wschr. **90**, 906—911 (1965).

HODES, PH. J., PENDERGRASS, E. P., WINSTON, N. J.: Pancreatic, ductal and vaterial neoplasm: their roentgen manifestations. Radiology **62**, 1—15 (1954).

HOFFMANN, F. L.: Cancer of the pancreas. New Engl. J. Med. **211**, 165—169 (1934).

HOLM, O. F.: Über den Wert der Röntgenuntersuchungen des Pankreas. Acta radiol. (Stockh.) **22**, 620—642 (1941).

HOLMES, G. W., SCHULZ, M. D.: Therapeutic radiology. Philadelphia: Lea & Fiebiger 1950.

HONJO, I.: Total pancreatectomy. J. int. Coll. Surg. **25**, 551—557 (1956).

HOWARD, J. M., MOSS, N. H., RHOADS, J. E.: Collective review: Hyperinsulism and islet-cell tumors of pancreas with 398 recorded tumors. Int. Abstr. Surg. **90**, 417—455 (1950).

IAEA-Symposium, Salzburg 1968: Medical radioisotope scintigraphy. Two volumes. Vienna 1969.

IMANAGA, H.: A new method of pancreaticoduodenectomy designed to preserve liver and pancreatic function. Surgery **47**, 577—586 (1960).

IRETON, R. I., WATMAN, R. N.: A study of interstitial radiation of the dog's pancreas with radioactive colloidal gold (Au^{198}) preliminary to use in malignant disease of the pancreas. Surgery **45**, 475—486 (1959).

JAQUEMET, P.: Diagnostic précoce des tumeurs pancréatiques et vatériennes par la duodenographie hypotonique. J. Radiol. Électrol. **47**, 261—266 (1966).

KAPLAN, N., ANGRIST, A.: The mechanism of jaundice in cancer of the pancreas. Surg. Gynec. Obstet. **77**, 199—204 (1943).

KAPP, H.: Das Krankheitsbild des Pankreaskarzinoms. Praxis **42**, 989—991 (1958).

KATSCH, G., GÜLZOW, M.: Die Krankheiten der Bauchspeicheldrüse: In: Handbuch der Inneren Medizin. Begründet von L. MOHR und R. STAEHELIN, IV. Aufl. Hrsg. G. v. BERGMANN, W. FREY u. H. SCHWIEGK, Bd. 3, Teil 2, Verdauungsorgane. Berlin-Göttingen-Heidelberg: Springer 1953.

KENNEY, W. E.: The association of carcinoma in the body and tail of the pancreas with multiple venous thrombi. Surgery **14**, 600—609 (1943).

KERN, E., CREUTZFELDT, W., KÜMMERLE, F., GRANER, H. P.: Radikale, palliative oder konservative Behandlung des Pankreascarcinoms? Unter Auswertung von 150 Fällen. Langenbecks Arch. klin. Chir. **303**, 456—475 (1963).

KISSELER, B., LEISTNER, G. H., BARTH, E.: Zur Darstellung des Pankreas im Röntgenbild. Fortschr. Röntgenstr. **100**, 309—318 (1964).

— — — The roentgenologic diagnosis of pancreatic disease. Radiology **85**, 59—64 (1965).

KRIESSMANN, A.: Die hypotonische Duodenographie. Fortschr. Röntgenstr. **108**, 464—474 (1968).

KRÖGER, W., MOLDENHAUER, W., SCHULTZ, J.: Die Bedeutung der Duodenumuntersuchung in Hypotonie bei Erkrankungen des Pankreas und des Duodenums. Radiol. diagn. (Berl.) 8, 647—653 (1967).

KÜMMERLE, F.: Die Chirurgie der duodenopankreatischen Region. Divertikel und Tumoren. Langenbecks Arch. klin. Chir. **313**, 218—227 (1965).

LAROQUETTE, M. DE: Tumeur du pancréas et de l'estomac traitée par la radiothérapie et la diathermie. J. Radiol. Électrol. **11**, 204—206 (1927).

LARSEN, K. A., PEDERSEN, A.: Roentgenologic findings in the stomach and duodenum in cancer of the pancreas. Acta radiol. (Stockh.) **45**, 459—469 (1956).

LEGLER, L., LAJONANINE, P., CORNET, A., ARNAVIELHE, J.: Le rentissement splenique des affections pancréatiques. Press. méd. **62**, 666—669 (1954).

LEVENE, G., SCHIFF, S.: Intravenous cholangiography as an aid in diagnosis of carcinoma of the head of the pancreas. Radiology **68**, 714—717 (1957).

LEVRAT, M., BRET, P., COSTAZ, G.: Exporation radiologique du pancréas par stratigraphie axiale transverse. Nouveaux documents. Arch. Mal. Appar. dig. **45**, 189—198 (1956).

LONGMIRE, W. P., WALLNER, M. H.: Pancreatitis occuring in heterotopic pancreatic tissue. Surgery **40**, 412—418 (1956).

LUDIN, H.: Pneumographische Pankreasdarstellung — ein überholtes Verfahren. Radiologe **5**, 272—274 (1965).

— Zur Pankreasangiographie. Schweiz. med. Wschr. **96**, 283—284 (1968).

— FAHRLÄNDER, H. J., MAURER, W.: Arteriographische Diagnostik von Karzinomen des Pankreaskörpers und -schwanzes. Schweiz. med. Wschr. **96**, 871—875 (1966).

LUNDERQUIST, A.: Angiography in carcinoma of the pancreas. Acta radiol. (Stockh.), Suppl. 235 (1965).

MACARINI, N., OLIVA, L.: Neue Wege zur Pankreasdarstellung. Fortschr. Röntgenstr. **86**, 55—65 (1957).

MALLET-GUY, P., JAQUEMENT, P., CAVAZZUTI, F.: La séméiologie radiologique des pancréatites chroniques. Lyon chir. **55**, 161—178 (1959).

MANI, J. R., ZBORALSKI, F. F., MARGULIS, A. R.: Carcinoma of the body and tail of the pancreas. Amer. J. Roentgenol. **96**, 429—446 (1966).

MARSHALL, S. F.: Islet cell tumors of pancreas producing hypoglycemia. Surg. Clin. N. Amer. **38**, 775—784 (1958).

MASSE, M. L., BARON, A.: Sur le diagnostic radiologique des tumeurs pancréatiques gauches. Arch. Mal. Appar. dig. **43**, 576—582 (1954).

MCGLONE, F. B., ROBERTSON, D. S., GROGAN, J. M.: The roentgenologic manifestations of pancreatic tumors. Gastroenterology **31**, 551—565 (1956).

MERCADIER, M., HEPP, J.: Radiologie dans les tumeurs pancréatiques. Semaine Hôp. Ann. Chir. **32**, 981—988 (1956).

MIKAL, S., CAMPBELL, A. J. A.: Carcinoma of the pancreas; diagnostic and operative criteria based on 100 consecutive autopsies. Surgery **28**, 963—969 (1950).

MILLER, E. M., CLAGET, O. T.: Survival five years after radical pancreaticoduodenectomy for carcinoma of the head of the pancreas. Ann. Surg. **134**, 1013—1017 (1952).

MILLER, J. R., BAGGENSTOSS, A. H., COMFORT, M. W.: Carcinoma of the pancreas. Effect of histological type and grade of malignancy on its behavior. Cancer (Philad.) **4**, 233—241 (1951).

MILLER, TH. R., FULLER, L. M.: Radiation therapy of carcinoma of the pancreas. Amer. J. Roentgenol. **80**, 787—792 (1958).

MOORE, R. G., YOUNGHOUSBAND, J. D.: Carcinoma of the head of the pancreas. (A review of 49 personal cases). Brit. J. Surg. **170**, 562—574 (1954).

MÜHLMANN, E.: Leber, Pankreas, Niere und Milz. In: HEIMANN, F., Die Strahlenbehandlung gut- und bösartiger Geschwülste. Berlin: Georg Stilke 1928.

NAKAMURA, N.: Untersuchungen über das Pankreas bei Feten, Neugeborenen, Kindern im Pubertätsalter. Virchows Arch. path. Anat. **253**, 286—349 (1924).

NOTHMAN, M. M., CALLOW, A. D.: The urinary lipase test as an aid in the diagnosis of carcinoma of the pancreas. Amer. J. Gastroent. **27**, 356—361 (1957).

Nuboer, J. F.: Die Behandlung des Carcinoms des Duodeno-Pancreas. Dtsch. med. J. **10**, 97—101 (1959).

Oelbaum, M. H., Strich, S. J.: Thrombophlebitis migrans and carcinoma of body and tail of pancreas. Brit. med. J. **1953 II**, 907—909.

Oeser, H., Schumacher, W., Ernst, H., Frost, D.: Atlas der Szintigraphie. Berlin: W. de Gruyter u. Co. 1970.

Olsson, O.: Angiographie bei Pankreastumoren. Radiologe **5**, 281—287 (1965).

Otto, H., Reschke, H., Ewe, K.: Arteriographischer Nachweis und operative Behandlung eines ulzerogenen Pankreastumors (Zollinger-Ellison-Syndrom). Dtsch. med. Wschr. **94**, 486—488 (1969).

Pack, G. T., McNeer, G.: Radiation treatment of pancreatic cancer. Amer. J. Roentgenol. **40**, 708—714 (1938).

Parsons, W. B.: Radical operations on the head of the pancreas. Surg. Clin. N. Amer. **27**, 401—410 (1947).

— Carcinoma of the pancreas and carcinoma of the ampulla of Vater: a re-evaluation. Bull. N.Y. Acad. Med. **27**, 339—350 (1951).

Paul, L. W.: Roentgen diagnosis of carcinoma of the pancreas. Amer. J. Cancer **28**, 720—734 (1936).

Pearse, H. E., Rochester, N.Y.: Should we standardize the reconstruction after pancreaticoduodenectomy? Surgery **20**, 663—669 (1946).

Porter, M. R.: Carcinoma of the pancreatic-duodenal area: operability and choice of procedure. Ann. Surg. **148**, 711—724 (1958).

— Frantz, V. K.: Tumors associated with hypoglycemia pancreatic and extrapancreatic. Amer. J. Med. **21**, 944—961 (1956).

Probstein, J. G., Sachar, L. A., Rindskopf, W.: Biopsies of pancreatic masses. Surgery **27**, 356—359 (1950).

Raskin, H. F., Kirsner, J. B., Palmer, W. L.: Role of exfoliative cytology in diagnosis of cancer of the digestiv tract. J. Amer. med. Ass. **169**, 789—791 (1959).

Rauch, R. F., Stenstrom, K. W.: Effects of x-ray radiation on pancreatic function in dogs. Gastroenterology **20**, 595—603 (1952).

Rhoads, J. E., Zintel, H. A., Hellwig, J., Jr.: Results of operations of the Whipple type in pancreatico-duodenal carcinoma. Ann. Surg. **146**, 661—668 (1957).

Riccobono, X. J.: Pancreatic scanning. Seminars Roentgenol. **3**, 310—317 (1968).

Richards, G. E.: Possibilities of roentgen-ray treatment in carcinoma of pancreas. Amer. J. Roentgenol. **9**, 150—152 (1922).

Ritter, U.: Intraduodenale Fermentbestimmungen in der Diagnostik der Pankreasleiden. Dtsch. med. Wschr. **84**, 1063—1965 (1959).

Rodriguez-Antúnez, A.: Photoscanning of the pancreas. J. Amer. med. Ass. **205**, 347—348 (1968).

Rösch, J.: Roentgenologic diagnosis of pancreatic disease. Amer. J. Roentgenol. **100**, 664—672 (1967).

— Bemerkungen zur Arteriographie des Pankreas. Radiol. diagn. (Berl.) 8, 627—632 (1967).

Rösch, J., Herfort, K.: Contribution of splenoportography to the diagnosis of diseases of the pancreas. I. Tumerous diseases. Acta med. scand. **171**, 251—261 (1962).

— Judkins, M. P.: Angiography in the diagnosis of pancreatic disease. Seminars Roentgenol. **3**, 296—309 (1968).

Ross, D. E.: Cancer of pancreas. Amer. J. Surg. **93**, 990—994 (1957).

Rutenberg, A. M., Goldberg, J. A., Pineda, E. P.: Leucin-Aminopeptidase-Aktivität. Beobachtungen bei Patienten mit Pancreascarcinom und anderen Krankheiten. New Engl. J. Med. **259**, 469—475 (1958). Ref. in Medizinische, Stuttgart **1959**, 1181.

Salmon, P. A.: Carcinoma of the pancreas and extrahepatic biliary system. Surgery **60**, 554—565 (1966).

Savage, C., Noble, D.: Cancer of pancreas. (Two cases simultating psychogenic illness.) J. nerv. med. Dis. **120**, 62—65 (1954).

Schäfer, H.: Konkremente des Pankreas. Dtsch. med. Wschr. **84**, 418—423, 426, 431—432 (1959).

Schiff, L.: Absence of palpable liver. — Sign of value in excluding obstructive jaundice due to pancreatic cancer. Gastroenterology **32**, 1143—1151 (1957).

Schlesinger, F. G., Schwarz, F., Wagenvoort, C. A.: The association of diabetes mellitus with primary carcinoma of the pancreas. Acta med. scand. **166**, 337—347 (1960).

Schmidt, W., Schulte, A., Lapp, H.: Klinischer und pathologisch-anatomischer Beitrag zur Frage der Schädigung durch Thorotrast. Strahlentherapie **81**, 93—102 (1950).

Schneider, C.: Szintigraphie der Leber, der Gallenblase und des Pankreas. Schweiz. med. Wschr. **98**, 272—278 (1968).

Schubert, G. A., Künkel, H. A., Overbeck, L., Uhlmann, G.: Untersuchungen zur experimentellen Krebsauslösung durch lokale Beta-Strahleneinwirkung. Strahlentherapie **100**, 335—351 (1956).

Seino, J.: Veränderungen des Pankreas nach Röntgenbestrahlung. Strahlentherapie **58**, 449—463 (1937).

Seliger, H.: Ein neuer Test für die Diagnose des Pankreascarcinoms. Z. ges. inn. Med. **11**, 908 (1956).

Sifre, R. A., Stenberg, E. S., Graybrill, L. D.: Roentgen configuration of the duodenojejunal area in carcinoma of the pancreas. Geriatrics 8, 486—493 (1953).

Silver, G. B., Lubliner, R. K.: Carcinoma of the pancreas. A clinico-pathologic survey. Surg. Gynec. Obstet. **86**, 703—716 (1948).

Smith, J. P., Yates, P. O.: The thrombotic syndrome associated with carcinoma. J. Path. Bact. **70**, 111—117 (1955).

Sodee, D. B.: Efficacy of routine pancreatic-scanning. Amer. J. Gastroent. **48**, 211—215 (1967).

Sommers, S. C., Murphy, S. A., Warren, S.: Pancreatic duct hyperplasia and cancer. Gastroenterology **27**, 629—640 (1954).

Sproul, E. E.: Carcinoma and venous thrombosis. The frequency of association of carcinoma in the

body or tail of the pancreas with multiple venous thrombosis. Amer. J. Cancer **34**, 566—585 (1938).
Steinhoff, H., Pabst, H. W.: Bisherige Ergebnisse der Pankreasszintigraphie mit ^{75}Se-Methionin. Schweiz. med. Wschr. **98**, 285—287 (1968).
Stritzko, O.: Ergebnisse der chirurgischen Behandlung des Pankreascarcinoms. Langenbecks Arch. klin. Chir. **305**, 108—125 (1964).
Sugiura, K., Pack, G. T., Stewart, E. W.: A study of enzyme content of a parenchymatous adenocarcinoma of pancreas and a comparison with the normal human pancreas. Amer. J. Cancer **32**, 351—357 (1936).
Suzki, R.: Results of pancreatoduodenectomy. Foreign letters section. J. Amer. med. Ass. **158**, 501—502 (1955).
Thompson, C. M., Rodgers, L. C.: Analysis of the autopsy-records of 157 cases of carcinoma of the pancreas with particular reference to incidence of thromboembolism. Amer. J. med. Sci. **223**, 469—478 (1952).
Titone, M.: Über ungewöhnlich ausgebreitete Fettgewebs- und Gewebsnekrosen bei Pankreaskrebs. Virchows Arch. path. Anat. **287**, 416—424 (1936).
Varco, R. L.: A method of implanting the pancreatic duct into the jejunum in the Whipple operation for carcinoma of the pancreas. Surgery **18**, 569—573 (1945).
Walter, L. W., Teichmann, W.: Die Duodenographie in Antrenylhypotonie. Fortschr. Röntgenstr. **109**, 516—525 (1968).
Warren, K. W.: Differentiation of carcinoma of ampulla of Vater and carcinoma of head of pancreas: surgical responsibility. Lahey Clin. Bull. **9**, 162—166 (1955).
— Baker, A. L., Jr.: Choice of surgical procedures in treatment of pancreatic cysts. Surg. Clin. N. Amer. **38**, 815—829 (1958).
— Braasch, J. W., Thum, Ch. W.: Carcinoma of the pancreas. (Symposium). Surg. Clin. N. Amer. **48**, 601—618 (1968).
— Cattell, R. B.: Pancreatic surgery. New Engl. J. Med. **261**, 280—288, 333—340, 387—392 (1959).
Waugh, J. M., Giberson, R. G.: Radical resection of head of pancreas for malignant lesions: some factors in operative technique and preoperative and postoperative care, with analysis of 85 cases. Surg. Clin. N. Amer. **37**, 965—979 (1957).
Wenzl, W.: Über den derzeitigen Stand der Chirurgie des Pankreascarcinoms. Krebsarzt **4**, 129—135 (1949).
Werner, W.: Eine Karzinomsektionsstatistik 1920—1951. Arch. Geschwulstforsch. **5**, 334—351 (1953).
Wheat, M. W.: The pancreas. Contributions of clinical interest, 1953. Gastroenterology **27**, 701—742 (1954).
Whipple, A. O.: The rationale of radial surgery for cancer of the pancreas and ampullary region. Ann. Surg. **144**, 612—615 (1941).
— Tumors of the pancreas. In: Cecil, R. L., Textbook of medicine. Philadelphia: Saunders 1947.
— A discussion of lesions of the pancreas amenable to surgery. J. Mt. Sinai Hosp. **15**, 123—131 (1948/49).
— Parsons, W. B., Mullens, C. R.: Treatment of carcinoma of ampulla of Vater. Ann. Surg. **102**, 763—779 (1935).
Wilder, R. M., Allan, F. N., Power, M. H., Robertson, H. E.: Carcinoma of the island of the Pancreas. J. Amer. med. Ass. **89**, 348—355 (1927).
Wise, R. E., Johnston, D. O.: The roentgenologic diagnosis of malignancy of the pancreas. Surg. Clin. N. Amer. **36**, 699—706 (1956).
Woolling, K. R., Schick, R. M.: Thrombophlebitis: a possible clue to cryptic malignant lesions. Proc. Mayo Clin. **31**, 227—233 (1956).
Wright, I. S.: The pathogenesis and treatment of thrombosis. Circulation **5**, 161—188 (1952).
Wuketich, S., Mark, Th.: Doppelcarcinom nach Thorotrast-Arteriographie. Z. Krebsforsch. **62**, 95—108 (1957).
Zak, F. G.: Aberant pancreatic carcinoma in jejunal diverticulum. Gastroenterology **30**, 529—534 (1956).
Zimmermann, B.: Total pancreatectomy: 5 cases illustrating indications and problems of management. Lancet **77**, 403—407 (1957).
Zintel, H. A.: Neoplasms of pancreas. N.Y. St. J. Med. **57**, 740—745 (1957).
Zollinger, R. M., Ellison, E. H.: Primary peptic ulcerations of jejunum associated with islet cell tumors of pancreas. Ann. Surg. **142**, 709—728 (1955).
Younghousband, J. D.: Carcinoma of the pancreas. Med. Press **1955**, 459—463.

N. Leber

Von

E. Scherer

Mit 5 Abbildungen

I. Einleitung

Im Gegensatz zu vielen anderen Geschwülsten bot das Lebercarcinom und -sarkom bisher keinerlei bedeutsame strahlentherapeutische Aspekte. Nur selten wird ein Strahlentherapeut in die Lage versetzt, einen bösartigen Lebertumor zu behandeln, und in der Regel wird er diese Behandlung mit dem stichhaltigen Argument ablehnen, daß mit Sicherheit für den Kranken kein Nutzen, sondern nur eine zusätzliche Belastung zu erwarten sei, zumal die Leber als Stoffwechselorgan durchaus strahlenempfindlich ist. Es bleibt aber die Frage, ob dieser völlig ablehnende Standpunkt angesichts der neuen strahlentherapeutischen Möglichkeiten, wie sie durch die Bewegungsbestrahlung, die Supervoltgeräte und die Anwendung künstlich radioaktiver Isotope gegeben sind, nicht einer Revision bedarf. Es scheint uns daher berechtigt, daß der Strahlentherapeut das Problem der Lebertumoren wieder aufgreift, um durch erneute Erarbeitung der klinischen und pathologisch-anatomischen Grundlagen sowie durch Einbeziehung der Fortschritte der Leberchirurgie möglicherweise zu gewissen, wenn auch sehr begrenzten Indikationsstellungen für eine radiologische Behandlung zu gelangen. Aus diesem Grunde haben wir die Klinik und Pathologie an dieser Stelle breiter als gewöhnlich behandelt, so daß der spezielle strahlentherapeutische Abschnitt dann räumlich kurz erscheinen wird, vielleicht aber doch einige neue Aspekte zu eröffnen vermag.

II. Verbreitung und Entstehungsbedingungen

1. Häufigkeit

Alle Untersuchungen über das Vorkommen und die Häufigkeit des primären Lebercarcinoms gehen vom Autopsiematerial aus. Die folgende Zusammenstellung umfaßt die wesentlichen Statistiken der Weltliteratur.

	Obduktionen	Leberkrebse	Autopsien %
Goldzieher u. v. Bokay (1911)	6000	18	0,30
Herxheimer (1930)	7370	6	0,08
Counsellor u. McIndoe (1927)	42276	62	0,14
Walther (1948)	20660	54	0,26
Zeitelhofer (1951)	34964	75	0,21
Gustafson (1937)	24400	62	0,25
Charache (1939)	159762	795	0,50
Hoyne u. Kernohan (1947)	16303	31	0,19
Allen u. Lisa (1949)	8175	35	0,46
Schupach u. Chappel (1952)	797	14	1,76
Blatchford (1952)	3509	16	0,45
Edmondson u. Steiner (1954)	48900	100	0,20
Cameron (1954)	1510	18	1,19

Mortalitätsstatistiken sind nur dann verwertbar, wenn exakte pathologisch-histologische Untersuchungen vorliegen, was häufig nicht der Fall ist. Lediglich klinisch diagnostizierte Fälle sind, trotz augenscheinlicher Beweiskraft aller Befunde, ohne histologische Sicherung der Diagnose auszuklammern, da — wie noch gezeigt werden wird — die klinische Diagnose eines primären Lebercarcinoms außerordentlich schwierig ist. RAUHS (1946) fand unter 38000 stationären Patienten in 3 Fällen einen primären Leberkrebs (= 0,01 %).

Die beste Möglichkeit einer Aussage über das Vorkommen und die Häufigkeit des primären Lebercarcinoms bleibt also die Untersuchung seiner prozentualen Beteiligung und Häufigkeit im Sektionsmaterial, wobei man nach PRINZING (1926) unter der „absoluten" Häufigkeit den prozentualen Anteil dieser Tumorform von allen Sektionen und unter „relativer" Häufigkeit den prozentualen Anteil von allen bei der Sektion nachweisbaren Carcinomen versteht.

In Europa und auch in Amerika ist das primäre Lebercarcinom so selten, daß ihm nach BERMAN (1951, 1958) nur „ein akademisches Interesse zukommt". Dies steht in schroffem Gegensatz zu den Befunden in Afrika und Asien. BERMAN (1940, 1941), der sich eingehend mit dem Problem des primären Leberkrebses in Afrika befaßt hat, fand, daß 30,7 % aller Carcinome bei den Bantunegern primäre epitheliale Lebergeschwülste sind; die Untersuchungen bei farbigen Goldminenarbeitern ergaben sogar eine relative Häufigkeit des primären Lebercarcinoms von 87 %. Nach BERGERET (1946, 1947) handelt es sich in Dakar bei 57 % aller Carcinome um ein primäres epitheliales Lebermalignom, das damit an der Spitze aller bösartigen epithelialen Tumoren steht.

In nur unwesentlich geringerem Ausmaß werden die asiatischen Völker vom primären Leberkrebs befallen, wie DE LEON (1933) von den Philippinen, BONNE (1937) aus Indonesien und KIKA (1929), NAGAYO (1933) und LIU (1953) aus China und Japan berichten. Die geographische Zone der Erde mit häufigem Vorkommen des Leberkrebses erstreckt sich von der Westküste Afrikas entlang dem Südrand der Sahara über Süd- und Ostafrika nach Ost- und Südostasien, hauptsächlich China, Japan, Indonesien und den Philippinen (BERMAN, 1951). In Mittel- und Südamerika scheint das primäre Lebercarcinom dagegen nicht häufig vorzukommen. HERMOSILLA DIAZ u. SOTOMAYOR (1944) fanden lediglich 16 Fälle unter 4337 Autopsien, was einer absoluten Häufigkeit von 0,36 % entspricht.

Interessant sind weiterhin Untersuchungen, die sich mit dem Vorkommen des primären Leberkrebses bei Afrikanern und Asiaten nach der Emigration aus dem Mutterland befassen. So ist bei amerikanischen Negern die absolute und relative Häufigkeit etwa gleich der Häufigkeit bei der weißen Bevölkerung (GUSTAFSON, 1937; KENNEWAY, 1944; ROSENBERG u. OCHSNER, 1948; EDMONDSON u. STEINER, 1954), was gegen die oft behauptete besondere Disposition der negroiden Rassen für das primäre Lebercarcinom spricht. Dagegen findet sich bei chinesischen Auswanderern nach Singapur (TULL, 1932), San Francisco (WILBUR, 1944), Vancouver (STRONG, PITTS u. MCPHEE, 1949) und Britisch Columbien (STRONG u. PITTS, 1930) eine nahezu gleichgroße Frequenz des Leberkrebses wie im Mutterland. EDMONDSON u. STEINER (1954) weisen jedoch darauf hin, daß die Mehrzahl dieser Patienten noch in China geboren wurde und erst später ihr Mutterland verlassen habe, im Gegensatz zu den amerikanischen Negern, die schon seit Generationen in den USA leben. Wie sich die Dinge bei chinesischen Emigranten in einigen Generationen entwickeln, bleibt abzuwarten.

In krassem Gegensatz hierzu steht die schon erwähnte Seltenheit dieses Tumors bei Amerikanern und Europäern, wobei es gleich ist, ob die Menschen in Europa, Amerika, Afrika oder Asien leben. HERXHEIMER gab 1930 aus der bis dahin erschienenen Literatur die absolute Häufigkeit des primären Leberkrebses in Amerika und auch in Europa mit 0,12 %, die relative Häufigkeit mit 1,2 % an. KÖHN (1955), der das nach 1930 erschienene Material statistisch auswertete, fand einen Mittelwert für die relative Häufigkeit in Europa von 1,2 %, also die gleiche Zahl wie HERXHEIMER vor 1930. In den angloamerikanischen Ländern liegen jedoch die Verhältnisse etwas anders. Hier ergibt sich heute eine relative Häufigkeit von 2,5 % (KÖHN, 1955), eine Zahl, die um 1,3 % höher liegt als vor 1930 und sich auch in der neuen Monographie von PACK u. JSLAMI (1970) findet (Abb. 1). Dies würde statistisch einer Zunahme des primären Leberkrebses in Amerika entsprechen.

Sekundäre, metastatische Lebercarcinome sind weitaus häufiger als primäre. SCHUPACH u. CHAPPEL (1952) fanden bei 86 % aller Autopsien, bei denen ein maligner Tumor

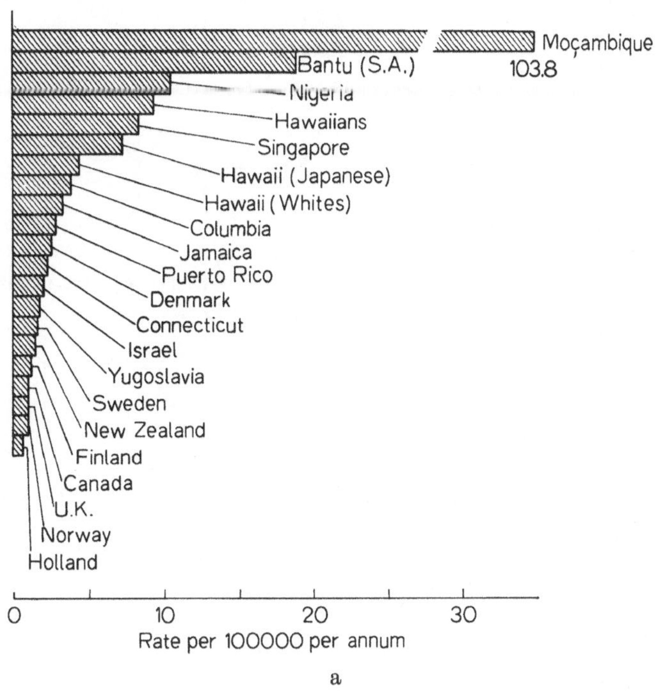

a

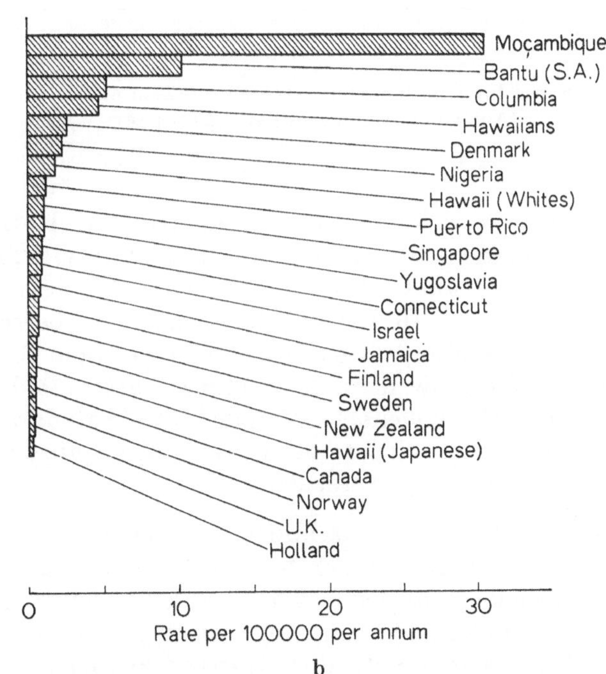

b

Abb. 1 a u. b. Vorkommen des primären Leberkrebses. a Männlich. b Weiblich. (Aus Doll, Payne und Waterhouse)

festgestellt wurde, Metastasen in der Leber. Nach Hansemann (1890) verhält sich die Häufigkeit des metastatischen Lebercarcinoms zum primären wie 40:1, nach Eggel (1901) wie 60:1 und nach Walther (1948) wie 18:1.

2. Altersverteilung

Das primäre Lebercarcinom befällt in Europa und Amerika, wie alle anderen Carcinome, in der Regel Menschen in höherem Lebensalter; jedoch sind Fälle bei Säuglingen, Klein-

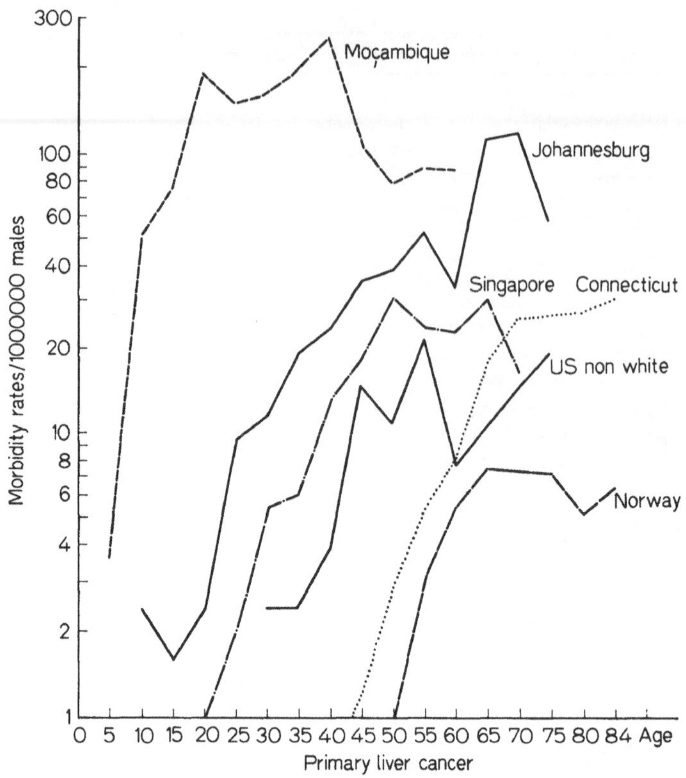

Abb. 2. Altersspezifische Raten für Leberkrebs in gewissen repräsentativen Bevölkerungsgruppen. (Aus DOLL, PAYNE und WATERHOUSE)

kindern und Jugendlichen wohl bekannt (MARGULIS, NICE u. RIGLER, 1956; PALAZZI, 1955; FLORENTIN, RAUBER u. MACINOT, 1956; SMULDERS, VAN GEFFEL u. DUSTIN, 1956; SALISACHS, DE VINYALS u. COROMINAS, 1954). BIGELOW u. WRIGHT (1953) fanden in der Literatur nahezu 110 Fälle, die das 16. Lebensjahr noch nicht überschritten hatten. Auffallend häufig werden dabei Säuglinge und Kleinkinder vor dem 3. Lebensjahr befallen. Von den 95 Patienten von BIGELOW u. WRIGHT (1953) hatten 55 das 2. Lebensjahr und 35 das 1. Lebensjahr noch nicht vollendet. WILLIS (1943) hat darauf hingewiesen, daß die überwiegende Mehrzahl aller Carcinome der ersten Lebensjahre in der Leber auftritt. Es wird hierauf später noch eingegangen werden.

Bei den Erwachsenen steht das Durchschnittsalter der erkrankten Patienten in Beziehung zur Häufigkeit des primären Leberkrebses in dem geographischen Bezirk, in dem die Patienten leben. In Gegenden, in denen der Leberkrebs häufig anzutreffen ist, liegt das Durchschnittsalter der Patienten auffallend niedrig. Unter den 147 Fällen von BERGERET u. ROULET (1947) waren 80% der Kranken zwischen 20 und 40 Jahre alt. BERMAN (1951) fand, daß 82,6% seiner Leberkrebspatienten das 40. Lebensjahr noch nicht überschritten hatten. Aus Manila berichtete DE LEON (1933), daß 73,2% aller primären Lebercarcinome vor dem 51. Lebensjahr auftraten, wobei die größte Zahl der Patienten ein Alter zwischen 31 und 40 Jahren hatte. EDMONDSON u. STEINER (1954) gaben das Durchschnittsalter der in ihrem Patientengut enthaltenen Philippinos mit 33,2 Jahren an.

In Europa und Amerika entspricht das Alter der Leberkrebskranken im allgemeinen den sonst von malignen Tumoren bevorzugten Altersgruppen. Die Mehrzahl der Patienten befindet sich im 6. und 7. Lebensjahrzehnt (EDMONDSON u. STEINER, 1954; COLEMAN, HAINES u. PHILLIPS, 1954; KÖHN, 1955; LEMMER, 1950; SPATT, 1948; HERXHEIMER, 1930). Von den 85 Patienten des Materials von KÖHN (1955) waren 33% über 50 Jahre alt und 67 % über 60 Jahre. HEUKELOM (1894) fand, daß nur 27 % der Fälle ein Alter von 60 Jahren hatten, EGGEL (1901) 43 % und HERXHEIMER (1930) 31 %. Diese auffallend niedrigen Zahlen führt KÖHN (1955) auf die Verschiebung im Altersaufbau der Bevölkerung zurück; das „Krebsalter" wurde von den meisten Menschen gar nicht erreicht. Von ZEITELHOFERS (1951) Patienten hatten 50 % das 60. Lebensjahr überschritten, nach HAUCH u. LICHSTEIN (1954) 56 %. WILLIS (1943) gab das Durchschnittsalter seiner Patienten mit 64,3 Jahren an, LEMMER (1950) mit 61 Jahren und WARREN u. DRAKE (1944) fanden es mit 65,3 Jahren. COLEMAN u. Mitarb. (1954) errechneten das Durchschnittsalter ihrer Patienten mit 54,9 Jahren, wobei jedoch zu betonen ist, daß 22 der 23 Patienten kaukasischer Abstammung waren. Das Durchschnittsalter beträgt beim Mann 65,4 Jahre und bei der Frau 73,3 Jahre (WAGNER u. v. KARGER, 1953). ROSENBERG u. OCHSNER (1948) errechneten das Durchschnittsalter der Patienten mit einer Aufgliederung nach pathologisch-histologischen Gesichtspunkten. Die von einem hepatocellulären Carcinom befallenen Kranken haben danach ein Durchschnittsalter von 44,8 Jahren, während das Durchschnittsalter der Patienten mit einem cholangiocellulären Carcinom bei 58,2 Jahren liegt.

Unterhalb eines Alters von 40 Jahren ist der Leberkrebs in Europa sehr selten und unterscheidet sich damit nicht von dem Verhalten anderer maligner epithelialer Tumoren. Lediglich bei den häufig befallenen Völkerstämmen Afrikas und Asiens liegt das Häufigkeitsmaximum vor dem 40. Lebensjahr (Abb. 2).

3. Geschlechtsverteilung

Das männliche Geschlecht wird vom primären Lebercarcinom häufiger befallen als das weibliche. BERMAN (1951) fand bei den Bantunegern ein Verhältnis von 7:1. 94 % der Patienten von BERGERET (1946) und 81 % der von HAUCH u. LICHSTEIN (1954) waren Männer, ebenso 186 von 215 Patienten anderer Autoren (CUNNINGHAM, 1943; WILBUR et al., 1944; MATHEWS, 1940; LOESCH, 1939; GUSTAFSON, 1937; EDMONDSON u. STEINER, 1954). Diese Bevorzugung des männlichen Geschlechts läßt sich auch bei jugendlichen Leberkrebskranken nachweisen. So waren 51 der 75 Patienten mit einem Alter unter 16 Jahren, die STEINER 1938 aus der Literatur zusammenstellte, Knaben. KÖHN (1955) berichtet, daß 57 % seiner Patienten Männer und 43 % Frauen waren, was nur ein leichtes Überwiegen des männlichen Geschlechts anzeigt.

Das primäre Lebercarcinom steht mit seinem häufigen Vorkommen beim Manne in auffälligem Gegensatz zum Carcinom der Gallenblase, von dem vorwiegend Frauen befallen werden.

Bei Männern überwiegt dabei das hepatocelluläre Carcinom, während Frauen häufiger von der cholangiocellulären Form des Lebercarcinoms befallen werden. EDMONDSON u. STEINER (1954) fanden zwar beim cholangiocelluären Carcinom ein Geschlechtsverhältnis von 1:1; da jedoch 62 % aller Sektionen bei Männern und nur 38 % bei Frauen vorgenommen wurden, ergibt sich nach Umrechnung auf vergleichbare absolute Zahlenwerte ein deutliches Übergewicht des von den intrahepatischen Gallenwegen ausgehenden Carcinoms zugunsten der Frau. Das häufige Vorkommen des cholangiocellulären Lebercarcinoms bei der Frau wird auf die bei der Frau häufigeren Gallenwegsinfektionen als ätiologischer Faktor zurückgeführt (FRIED, 1924). EDMONDSON u. STEINER (1954) vertreten dabei die Ansicht, daß die am galleführenden und gallespeichernden System angreifenden ätiologischen Faktoren von denen am galleproduzierenden System verschieden sein müssen. Das allgemein häufigere Vorkommen des hepatocellulären Carcinoms beim Mann wird auf das beim Mann häufigere Auftreten einer Cirrhosis hepatis zurückgeführt.

4. Ätiologie

Die eigentliche Ursache des primären Lebercarcinoms ist bis heute, wie bei vielen anderen Tumoren, völlig unklar. Es finden sich jedoch so häufig bestimmte pathologische Veränderungen des Leberparenchyms bei Fällen, die einen primären Leberkrebs beherbergen, daß man nicht umhin kann, deren etwaige pathogenetische Bedeutung zu untersuchen. Am bekanntesten ist die Kombination eines primären Lebercarcinoms mit einer Cirrhosis hepatis, eine Kombination, die so häufig ist, daß ZEITELHOFER (1951) zu der

Feststellung veranlaßt wurde, daß „ursächliche Zusammenhänge zwischen Cirrhose und Leberkrebs als feststehend betrachtet werden können". Die Lebercirrhose ist nach HAMPERL (1960) eine Erkrankung, bei der es zum Untergang von Leberparenchym kommt. Gleichzeitig setzt von nichtgeschädigten Parenchymbezirken eine Regeneration ein, d.h. neben degenerativen Veränderungen laufen regeneratorische Prozesse ab. ROULET (1955) betrachtet das auf dem Boden einer Lebercirrhose sich entwickelnde Carcinom „als das Ergebnis einer Hyperplasie mit Entgleisung als eine der extremsten Audrucksformen eines regeneratorischen, hyperplastischen Leberepithels im Verlauf einer Lebercirrhose". Hierbei können fließende Übergänge von der Cirrhose über das benigne Leberadenom bis zum malignen Lebercarcinom beobachtet werden (HERXHEIMER, 1930), und oft sind in einer Leber alle drei Krankheitsstadien nachzuweisen (YAMAGIWA, 1911; GOLDZIEHER u. v. BOKAY, 1911; HERXHEIMER, 1930; ZEITELHOFER, 1951).

Eine Lebercirrhose findet sich nach Angaben in der Literatur in 20—100% der Fälle mit einem primären Lebercarcinom vergesellschaftet. Im einzelnen werden folgende Angaben gemacht:

nach	EGGEL	in 86%	
	GOLDZIEHER u. v. BOKAY	80%	
	YAMAGIWA	87%	
	STRONG u. PITTS	87%	
	HERXHEIMER	82%	
	GUSTAFSON	53%	
	WILBUR, WOOD u. WILLETT	54%	
	HOYNE u. KERNOHAN	55%	
	ROULET	94%	
	BLATCHFORD	20%	
	SCHUPACH u. CHAPPEL	57%	
	KÖHN	55%	
	ROSENBERG u. OCHSNER	71%	
	WELB	100%	
	EDMONDSON u. STEINER	78%	der Fälle.

Das hepatocelluläre Lebercarcinom findet sich häufiger mit einer Cirrhose kombiniert als das cholangiocelluläre. EGGEL sah bei 86,4% aller hepatocellulären Carcinome und nur bei 62% aller cholangiocellulären Carcinome eine Lebercirrhose; bei YAMAGIWA (1911) lauten die entsprechenden Zahlen: 74,7% und 47,7%, bei EWING (1940) 85% und 50%, bei HERXHEIMER (1930) 90% und 57%, bei ROSENBERG u. OCHSNER (1948) 78% und 50% und bei KÖHN (1955) 80% und 20%; nach ZEITELHOFER (1951) hatten 90% aller hepatocellulären Carcinome eine Cirrhose.

Obgleich das primäre Lebercarcinom bei allen Cirrhoseformen auftreten kann, wird es jedoch am häufigsten in Kombination mit einer Laennecschen Cirrhose beobachtet (HERXHEIMER, 1930; GUSTAFSON, 1937; ROSENBERG u. OCHSNER, 1948; EDMONDSON u. STEINER, 1954; ACKERMAN u. DEL REGATO, 1954; v. ALBERTINI, 1955; HALPERT u. ERICKSON, 1955; KÖHN, 1955; BÜNGELER u. EDER, 1960). Die Cirrhose findet sich dabei fast ausschließlich in einem fortgeschrittenen Stadium, wie besonders EDMONDSON u. STEINER (1954) betonen. In einer posthepatitischen Cirrhose wurde ein primäres Lebercarcinom von SHELDON u. JAMES (1948) sowie WALSH u. WOLFF (1952), in einer posttoxischen Cirrhose von LYNCH (1937), in einer cholangitischen Cirrhose von DAHL (1927) und in einer postsyphilitischen Cirrhose von ROSARIO (1937) beschrieben. Dabei fällt auf, daß in toxischen Cirrhosen, die sich z.B. nach Einwirkung von Phosphor, Arsen oder Chloroform entwickeln, selten primäre Leberkrebse entstehen, obwohl gerade das Chloroform in der experimentellen Geschwulstforschung ein effektvolles Carcinogen darstellt (EDMONDSON u. STEINER, 1954).

Von den meisten Autoren wird somit die Lebercirrhose als echte Präcancerose des primären Lebercarcinoms angesehen. Dem gegenüber stehen jedoch die Angaben anderer Autoren, die einen Leberkrebs nur in wenigen Fällen ihrer Lebercirrhosepatienten nachweisen konnten. BLUMENAU (1921) fand bei 3,5% aller obduzierten Cirrhosen ein primäres Lebercarcinom, BERK u. LIEBER (1941) ebenfalls in 3,5%, ANDERSON (1948) in 3—7%

und WARREN u. DRAKE (1944) bei 4,4% aller autoptisch untersuchten Cirrhosen. Diese relativ niedrigen Zahlen sind jedoch noch nicht geeignet, die präcanceröse Natur der Lebercirrhose zu beweisen (KÖHN, 1955). Dieser Autor selbst beobachtete dagegen in 7%, WILBUR et al. (1944) in 14,2% aller Cirrhosen einen primären Leberkrebs, was die präcanceröse Natur der Cirrhose etwas mehr verdeutlicht.

ROULET (1955) konnte zwischen 1920 und 1955 ein deutliches Ansteigen der Cirrhosecarcinome von 3—4% auf 11—16% feststellen, ohne jedoch dafür eine exakte Erklärung geben zu können, ebensowenig wie ZEITELHOFER (1951), der ein Ansteigen von 3% auf 12% registrierte.

Wie schon betont, kann ein primäres Lebercarcinom bei jedem Typ der Lebercirrhose auftreten. Häufig findet sich jedoch die Kombination von Pigmentcirrhose und primärem Lebercarcinom. So fanden MILLS (1924) in 17,6% und WARREN u. DRAKE (1944) sogar in 19% aller Pigmentcirrhosen einen Leberkrebs. Diese Zahlen nähern sich denen, die in der Literatur für die Häufigkeit der maligne entarteten Cirrhosen bei den farbigen Völkern angegeben werden. Nach LIU (1953) werden in China 12,6% aller Cirrhosen durch das Auftreten eines primären Lebercarcinoms kompliziert, nach KOUWENAAR (1950) in Indonesien 20—25%. BERMAN (1951) und ROULET (1955) sahen in Afrika, daß 32% bzw. 43% aller Lebercirrhosen in ein primäres Lebercarcinom einmünden, was den präcancerösen Charakter der Cirrhose eindrucksvoll unterstreicht.

KÖHN (1955) glaubt, daß die in der Literatur angegebene Häufigkeit des Lebercarcinoms in cirrhotischen Lebern eher als zu niedrig anzusehen ist, da selten Lebern von Patienten mit einer Lebercirrhose einer eingehenden pathologisch-histologischen Untersuchung unterzogen werden, wobei kleine und kleinste Carcinome übersehen werden. Er fand unter 1165 Sektionen 54 Fälle mit einer Lebercirrhose, in der sich bei 5 Fällen (= 9%) ein vollentwickeltes primäres Lebercarcinom nachweisen ließ. In weiteren 7 Fällen ließen sich bei genauer Untersuchung der Lebern solitäre kleinste Knötchen finden, die oft nur einen Durchmesser von 5 mm hatten und histologisch das typische Bild eines primären Lebercarcinoms boten. Dabei wird betont, daß diese „Mikrocarcinome“ im klinischen Symptomenbild vollständig von der Cirrhose überlagert sind. Das biologische Verhalten dieser Kleinstkrebse ist nur sehr schwer zu beurteilen, da die Cirrhose selbst eine „maligne“ Erkrankung darstellt, die den Patienten oft in relativ kurzer Zeit zugrunde gehen läßt und somit eine Weiterentwicklung und Ausreifung des Mikrocarcinoms nicht gestattet. Bei den vor dem 16. Lebensjahr auftretenden Leberkrebsen läßt sich fast niemals eine Lebercirrhose nachweisen.

Im Hinblick auf die obengenannten Zahlen ist die Tabelle 1 aufschlußreich, die erhebliche Differenzen in dem Verhältnis der beiden Erkrankungen zueinander aufzeigt, wenn man die einzelnen Länder betrachtet. Natürlich müssen die Mortalitätsstatistiken über die Lebercirrhose mit einer gewissen Reserve betrachtet werden, die nach HIGGINSON (1970) auch für hochzivilisierte Länder gelten sollte.

Eine weitere Ursache für die Entstehung von primären Lebercarcinomen können *intrahepatische Konkrementbildungen* sein. Schon 1929 stellte KIKA fest, daß bei 12 von 100 primären Leberkrebsen gleichzeitig eine intrahepatische Cholelithiasis vorlag, was auch von SANES u. MCCALLUM (1942) in Amerika nachgewiesen wurde. Alle diese Carcinome sind histologisch nach Art der cholangiocellulären Lebercarcinome aufgebaut. Hierbei drängt sich ein Vergleich mit dem primären Gallenblasencarcinom auf, bei dem ebenfalls sehr häufig eine Cholelithiasis zu finden ist.

COOK et al. (1950) konnten durch Verfütterung von *Alkaloiden* der Senecio jacobaea bei Ratten Lebertumoren hervorrufen. Diese Pflanzen werden in Afrika von einigen Negerstämmen mit der Nahrung aufgenommen, so daß sie für einen Teil der afrikanischen Lebercarcinome von kausaler Bedeutung sein können.

HOCH-LIGETI (1951) verfütterte an Ratten Cayennepfeffer und konnte auch hier die Entwicklung von Lebertumoren beobachten. Auch er gibt an, daß diese Pfefferart zum Nahrungsschatz einiger afrikanischer Stämme gehört. EDMONDSON u. STEINER (1954) weisen jedoch darauf hin, daß in Mexiko trotz scharf gewürzter Speisen nur selten ein Lebercarcinom beobachtet werden kann.

Ausgehend von der Vermutung, daß auch eine chronische Irritation einen malignen Tumor hervorrufen kann, hat man auch die in Afrika und Asien häufigen parasitären Leberaffektionen und ihre pathogenetische Bedeutung für den Leberkrebs untersucht. So nehmen STRONG u. PITTS (1930, 1932) an, daß das Lebercarcinom in solchen Gegenden häufig ist, wo die Bevölkerung in hohem Prozentsatz von parasitären Lebererkrankungen befallen ist. Dem stehen jedoch die Untersuchungen von GILBERT et al. (1951) sowie von BERMAN (1951) gegenüber, die feststellten, daß in Ägypten im Nil-Tal 70—90% der dortigen Bevölkerung von Schistosoma befallen sind, während ein primäres Lebercarcinom in diesem Gebiet sehr selten vorkommt. Von den Parasiten, die z.T. über eine Cirrhose hin und wieder einmal ein Lebercarcinom hervorrufen können, seien erwähnt: Bilharziose (JAFFE, 1924), Echinococcus (LOEHLEIN, 1907; PLAZY u. DAMANY, 1933), Schistosoma mit seinen 3 Unterarten (BERMAN, 1951), Cloronchis sinensis und Opistorchis felineus, die, wenn sie in die intrahepatischen Gallenwege ascendieren, eine epitheliale Hyperplasie hervorrufen. Carcinome auf dem Boden dieser hyperplastischen Veränderungen sind bekannt (SWALM et al., 1938). Auffallend ist dabei jedoch, daß diese Carcinome

Tabelle 1. *Crude death rates from cirrhosis per 100000 population in 1960. Clinical, epidemiologic and vital statistics, World Health Organization, 1963*

			Males	Females	Primary cancer of the liver[b]
Africa:	South Africa:	Whites	8.4	3.9	low
		Asiatics	7.9	2.5	low
		Colored	5.7	2.0	low
	U.A.R.	Egypt	1.6	0.7	low
America:	Canada		7.9	4.4	low
	Chile (1959)		34.2	16.3	low
	Columbia		5.6	4.2	low
	El Salvador		8.8	3.5	low
	Mexico (1959)		30.6	14.9	probably low
	United States[a]:	Whites	14.9	7.3	low
		Non-whites	11.6	7.9	low
Asia:	Hongkong		9.8	4.5	moderately high
	Israel		5.4	3.1	low
	Japan		12.4	7.2	probably low
	Philippines		3.8	1.9	probably high
	Singapore		10.8	3.9	high
	Thailand		3.6	1.3	high
Europe:	Austria		35.9	12.1	low
	Denmark		7.3	9.5	low
	Finland		4.1	2.6	low
	France		40.7	18.8	low
	Germany	Federal Republic	24.7	12.5	low
		West Berlin	51.0	23.9	low
	Iceland		2.3	1.2	low
	Norway		4.8	3.6	low
	Sweden		5.8	4.3	low
	Switzerland		18.7	5.4	low
	United Kingdom: England and Wales		3.1	2.5	low
Australia			6.0	3.5	low
Puerto Rico (1959)			12.6 both sexes		low
Iraq			3.2	1.5	low

[a] 1959 figures, as statistics for 1960 are not broken down for race.
[b] These estimates are based on the available incidence and relative ratio data.

nicht, wie man erwarten sollte, cholangiocellulären, sondern hepatocellulären Ursprungs sind. Ob die parasitär bedingten Carcinome durch direkte Einwirkung des Parasiten entstehen oder ob ein vom Parasiten ausgeschiedenes Toxin ätiologisch verantwortlich gemacht werden muß, ist nicht bekannt.

Durch alle diese angeführten Noxen, die in der Ätiologie des primären Lebercarcinoms eine Rolle spielen können, wird jedoch die große Masse der Leberkrebse, insbesondere das häufige Vorkommen in Afrika und Asien, nicht erklärt. Wichtige Hinweise haben hier tierexperimentelle Untersuchungen geliefert. Dabei hat es sich gezeigt, daß es relativ leicht gelingt, bei Laboratoriumstieren ein Lebercarcinom zu erzeugen. Der Leberkrebs nimmt somit in der experimentellen Geschwulstforschung eine zentrale Stellung ein und gilt als Schulbeispiel eines experimentellen Carcinoms.

Die ersten Versuche einer experimentellen Lebertumorerzeugung nahm CRUVELLHIER (1829) vor. Er injizierte Tieren intravenös die verschiedensten Substanzen, jedoch ohne Erfolg. 1915 sahen SLYE et al. die ersten Leberkrebse bei Laboratoriumsmäusen. 1920 berichteten BULLOCK et al. über die nach einer Cysticercusinfektion entstehenden Lebersarkome. PETROV u. KROTKINA (1933) implantierten Radium in die Gallenblase und konnten so Lebercarcinome provozieren. 1934 öffnete YOSHIDA durch Verwendung von chemischen Substanzen der experimentellen Geschwulstforschung neue Wege. Seitdem ist eine große Zahl einfacher und komplizierter anorganischer und organischer chemischer Verbindungen bekannt, die imstande sind, Leberkrebse entstehen zu lassen, z.B. Chloroform, Urethan, α-Dimethylazobenzol, 2-Naphthylamin, 1,2-Benzanthracen, 20-Methylcholanthren, Acetylaminofluoren, Selen, Betonit, Nitrosamin, Thioacetamid, um nur einige zu nennen (BIELSCHOWSKI, 1947; BERMAN, 1951; ORR, 1947; YOSHIDA, 1934; HARTWELL, 1951; HUEPER, 1942; MAISIN u. DECKERS, 1959). Alle diese Substanzen haben chemisch wenig gemeinsam, bewirken jedoch im Experiment eine Schädigung des Leberparenchyms, die schließlich in eine Lebercirrhose übergeht und dann durch gutartige Lebertumoren (Adenome) oder auch maligne Tumoren (Carcinome) kompliziert werden kann. Das Ausmaß der pathologischen Veränderungen hängt von der verfütterten Dosis des Carcinogens und der Dauer der Zufütterung ab. WARREN u. DRAKE (1944) betonen, daß die Entwicklung eines experimentellen Leberkrebses nicht an die Schwere einer Cirrhose gebunden ist. Die neuere Literatur über chemische Carcinogene findet sich bei MILLER u. MILLER (1955, 1966). Insgesamt ist die Bedeutung der chemischen Carcinogene für die Entstehung des primären Leberkrebses fraglich, da dieser gerade in den hochindustrialisierten Gegenden selten ist.

Für die menschlichen Lebercarcinome haben die Versuche zur Krebserzeugung bei gleichzeitiger Verfütterung einer einseitigen Diät an Tiere besondere Bedeutung erlangt. Gibt man einem Tier eine eiweiß- und vitaminarme, aber fettreiche Kost und verfüttert gleichzeitig eines der oben angeführten Carcinogene, so lassen sich relativ leicht primäre Lebercarcinome erzeugen. Auch hier entwickelt sich zunächst ein Cirrhose (BIELSCHOWSKI, 1947; ORR, 1947; OPIE, 1944), die dann in Abhängigkeit von der Dauer der Zufütterung des Carcinogens und der Carcinogenmenge in ein Carcinom übergeht. Diese Carcinome treten jedoch in einem früheren Zeitpunkt des Experiments auf als bei Verfütterung einer normalen Kost. OPIE (1944) konnte auch zeigen, daß eine Cirrhose bei diesen Fällen nicht unbedingt dem Carcinom vorausgehen muß. SUGIURA u. RHOADS (1942) konnten eine Carcinomentstehung trotz Gabe von Dimethylaminoazobenzol verhindern, wenn die einseitige Diät zu 15% aus Hefe bestand. Auch andere Autoren heben die Bedeutung des Mangels von Cystin und Methionin in der Nahrung für die Leberkrebsentstehung hervor. MAISIN u. DECKERS (1959) gaben Ratten eine Reisdiät und gleichzeitig entfettete Leberpulpa und konnten so trotz Gabe von Dimethylaminoazobenzol ein Lebercarcinom verhindern. Sie glauben, daß dem Vitamin B_2 eine wichtige Schutzfunktion zukommt. Aber nicht alle experimentellen Carcinome der Leber lassen sich durch eine eiweißreiche, insbesondere Cystin, Cholin und Methionin enthaltende sowie vitaminreiche Kost verhindern.

Aus allen diesen Versuchen wird deutlich, welchen entscheidenden Faktor die Ernährung im Rahmen der Ätiologie des primären Lebercarcinoms darstellt. BERMAN (1951), ROULET (1955), BERGERET u. ROULET (1947) betonen, daß die Eingeborenen Afrikas eine vitamin- und eiweißarme Nahrung zu sich nehmen und erklären hiermit das häufige Vorkommen der Lebercirrhose und des Lebercarcinoms in diesen Gebieten.

Das neuere Schrifttum über die bisher noch nicht eindeutige Rolle natürlich vorkommender Carcinogene findet sich bei HIGGINSON (1970), der auch eine Zwei-Stadien-Hypothese beschrieb, bei der ein frühkindlicher Schädigungsmechanismus angenommen wird, der die Leber empfindlicher gegenüber späteren toxischen Einflüssen machen soll.

III. Pathologie und Histologie der Lebertumoren

1. Allgemeines

Die erste Einteilung des primären Lebercarcinoms nach makroskopisch-pathologischen Gesichtspunkten stammt von HANOT u. GILBERT: „cancer nodulaire", „cancer massif" und „cancer avec cirrhose". BERMAN (1951) unterscheidet heute nur noch zwischen zwei makroskopisch erkennbaren Gruppen, zwischen einem knotigen und einem massiven Carcinom, und weist darauf hin, daß beide Gruppen mit einer Cirrhose kombiniert vorkommen können, so daß die dritte Gruppe von HANOT u. GILBERT (1888) überflüssig ist. EGGEL (1901) differenzierte noch zwischen einem diffusen und einem massiven Carcinom, was von KÖHN (1955) als ein verschiedener Intensitätsgrad ein und derselben Leberkrebsform gesehen wird.

Die Schnittflächen der Lebern mit einem primären Lebercarcinom bieten oft ein buntes Bild in bezug auf Ausdehnung und Farbe der pathologischen Veränderungen.

Die farbliche Variationsbreite wird dabei vom Reifungsgrad der Carcinomzellen mitbestimmt. In ausgereiften Leberzellkrebsen kommt es oft zu funktionellen Vorgängen. Es wird Galle gebildet, so daß die Schnittflächen bei solchen Carcinomen grün bis gelb erscheinen können. Bei weniger ausdifferenzierten Carcinomen unterbleibt dagegen jede Funktion; es herrscht dann ein gräulich-weißes Bild vor. Nekrosen und Blutungen im Bereich des malignen Tumors lassen dunkelbraune bis rote Farbtöne entstehen. Gerade die primären Lebercarcinome haben eine auffallend große Tendenz zu nekrotischem Zerfall (HERXHEIMER, 1930; BERMAN, 1951; KÖHN, 1955; EDMONDSON u. STEINER, 1954). Vorwiegend sieht man solche Einschmelzungen in den größeren Krebsknoten, so daß das Bild einer Pseudocyste entsteht. HERXHEIMER (1930) hat darauf hingewiesen, daß die hepatocellulären Carcinome in weit stärkerem Ausmaße der Nekrose anheimfallen als die cholangiocellulären, was von WARREN u. DRAKE (1944) bestätigt wird. KÖHN (1955) dagegen fand in seinem Material, daß die Nekrosehäufigkeit bei beiden Leberkrebsformen gleich ist.

Aus dem makroskopischen Erscheinungsbild des Lebercarcinoms lassen sich auch Rückschlüsse auf das Wachstum des Carcinoms ziehen. Bei einem Typ, der sowohl als knotiges als auch als massives Carcinom erscheinen kann, wächst das Neoplasma vorwiegend expansiv, wobei es zu einer Verdrängung und Kompression des umliegenden Leberparenchyms kommt. Bei der zweiten Wachstumsform treten die malignen Zellen an die Stelle der normalen Leberzellen. Das fibröse Gerüst bleibt dabei intakt, und man hat den Eindruck eines großen, knotigen Carcinoms (EDMONDSON u. STEINER, 1954).

Das primäre Lebercarcinom neigt auffallend häufig zum *Einbruch in die Blutgefäße.* Davon ist vorwiegend die Vena portae und seltener die Arteria oder Vena hepatica betroffen. Nach HEUKELOM (1894) läßt sich dies in 66%, nach STEWART (1922) in 85% und nach KÖHN (1955) in 60% der Fälle nachweisen. Die oft schon makroskopisch sichtbaren Geschwulstthromben sitzen dabei in den Verzweigungen der Vena portae und können bis in die Vena lienalis vorwachsen und zu einer Splenomegalie führen. Bricht das Carcinom in die Arteria hepatica ein, so können die Geschwulstthromben über die ganze Leber verstreut werden und zu intrahepatischen Absiedlungen führen. Wächst der maligne Tumor dagegen in Äste der Vena hepatica ein, so können die Geschwulstthromben bis in das rechte Herz vorwachsen.

Ein primäres Lebercarcinom kann auch einmal außerhalb der Leber auftreten. Als Ursprungsort dienen dann Nebenlebern oder gestielte Leberadenome. Solche Nebenlebern haben histologisch ein typisches Leberparenchym, das sich nur durch seine ektopische Lage vom normalen Lebergewebe unterscheidet. In den gestielten Leberzelladenomen fehlt dieser normale histologische Aufbau.

Es handelt sich hier um exophytisch wachsende benigne Tumoren (KÖHN, 1955). Primäre Lebercarcinome einer Nebenleber sind von PAUL (1934) und von PRIESEL (1928) beschrieben worden. Die Beobachtung eines Leberkrebses in einem gestielten Leberzelladenom stammt von GOLDBERG u. WALLERSTEIN (1934). Sie glauben, daß solche gestielten Lebercarcinome auch aus den von CHRISTIANI (1891) nachgewiesenen kongenitalen verschleppten Leberläppchen innerhalb der Glissonschen Kapsel ausgehen können.

Die Leber wird *anatomisch* in einen rechten und einen linken Leberlappen eingeteilt. Die Grenze zwischen beiden bilden das Mesohepaticum ventrale und an der Leberunterseite die Fissura sagittalis mit der Chorda venae umbilicalis. Der kleinere Lobus caudatus und Lobus quadratus ist nach BENNINGHOFF (1952) dem linken, nach ACKERMAN u. DEL REGATO (1954) dem rechten Leberlappen zuzurechnen.

Die Leber wird über die Arteria coeliaca mit *Blut versorgt.* Dieses Gefäß teilt sich am oberen Rand des Pankreas in drei Äste (Tripus Halleri) auf. Einer dieser Äste, die Arteria hepatica communis, wendet sich vom Tripus Halleri aus nach rechts und teilt sich dann in die Arteria hepatica propria und die Arteria gastroduodenalis auf. Die Arteria hepatica propria verläuft dann im Omentum minus auf die Leberpforte zu; sie liegt in ihrem Verlauf links vom Ductus choledochus und vor der Vena portae. An der Porta hepatis erfolgt dann die Aufzweigung in einen Ramus dexter für den rechten und einen Ramus sinister für den linken Leberlappen. Vorher zweigen noch die Arteria gastrica dextra und die Arteria vesicae felleae ab.

In mehreren Venenästen (meist drei) sammelt sich das Blut dann nach Durchlaufen des portalen Capillarsystems, um wieder über die Vena hepatica der Vena cava caudalis zuzufließen. Die größeren Venenstämme können auch direkt in die Vena cava caudalis münden.

Das dritte Gefäßsystem der Leber stammt aus der Vena portae, die nahezu das gesamte Blut des Magen-Darm-Traktes und der übrigen intraperitoneal gelegenenen Abdominalorgane über die Leber und durch die Vena hepatica in den großen Kreislauf zurückführt.

Im *Lymphsystem* der Leber läßt sich ein oberflächliches und ein tiefes System unterscheiden (ACKERMAN u. DEL REGATO, 1954). Die oberflächlichen Lymphbahnen kommen von den oberflächennahen Leberläppchen. Sie ziehen zur Leberoberfläche und laufen dann unter dem Peritoneum entlang. Ein Teil dieser Lymphbahnen zieht durch das Zwerchfell hindurch in den Thorax zu den Lymphonodi mediastinales ventrales oder auch direkt in den Ductus thoracicus. Andere Bahnen passieren mit dem Oesophagus das Zwerchfell zu den juxtaphrenischen Lymphknoten des hinteren Mediastinums. Von der visceralen Leberoberfläche wird die Lymphe in den Lymphonodi hepatici der Pars hepato-duodenalis des Omentum minus gesammelt, die dann in die Lymphonodi coeliaci münden. Das tiefe Lymphsystem wird von den zentralen Leberabschnitten gespeist. Diese Lymphbahnen folgen dabei entweder den Ästen der Vena hepatica und treten durch das Zwerchfell zu den supradiaphragmatischen Lymphknoten oder dem System der Vena portae. Hier liegen dann die regionären Lymphknoten im Bereich der Porta hepatis. Beide Lymphsysteme können also thorakal oder abdominal abfließen.

Betrachtet man die einzelnen anatomischen Leberabschnitte bezüglich des Befalls mit einem primären Lebercarcinom, so fällt eine Bevorzugung des rechten Leberlappens auf (BERMAN, 1951). KÖHN (1955) glaubt, daß es zur Klärung dieser Tatsache keiner Theorie bedarf, sondern daß das erheblich größere Volumen des rechten Leberlappens gegenüber dem linken einer Carcinomentstehung größere Chancen biete.

2. Histologie

Für die histologische Klassifizierung der primären Lebertumoren hat v. ALBERTINI (1955) folgende Einteilung vorgeschlagen, die sich in ähnlicher Form auch bei HAMPERL (1970) und HIGGINS (1970) findet.

A. Nichtepitheliale Geschwülste:
   1. gutartige Formen: Haemangioma simplex cavernosum;
   2. bösartige Formen: Haemangioendotheliom der Leber, vereinzelt andere Sarkomformen der Leber, wie spindel- bis polymorphzelliges Sarkom, Lymphosarkom, Myxosarkom usw.

B. Epitheliale Geschwülste:
   1. gutartige Formen: Leberzelladenome, trabeculäres Adenom, vesiculäres (oder alveoläres) Adenom, Gallengangadenome;
   2. bösartige Formen: Leberzellcarcinom, trabeculäres Carcinom, vesiculäres (oder alveoläres) Carcinom, Gallengangcarcinom.

C. Mischtumoren (embryonale Mischgeschwülste).

D. Primäre Chorionepitheliome der Leber.

EDMONDSON u. STEINER (1954) haben im amerikanischen Schrifttum für die malignen epithelialen Lebertumoren folgende Einteilung propagiert:

1. Leberzellcarcinom
   a) mit trabeculärer Struktur:
      reifer Zelltyp,
      embryonaler Zelltyp,
   b) Riesenzell-Leberzellcarcinom ohne trabeculäre Struktur;
2. Gallengangcarcinom;
3. Multiple oder kombinierte primäre Carcinome:
   a) Carcinosarkome,
   b) separates Leberzell- und Gallengangcarcinom,
   c) hepatobiliäres Carcinom.

Diejenigen Carcinome, die in ihrem histologischen Aufbau die normale Struktur des Leberparenchyms nachahmen, werden als hepatocelluläre Carcinome bezeichnet. Wird die normale Gallengangstruktur nachgebildet, so spricht man von einem cholangiocellulären Carcinom. Diese Bezeichnungen sind präziser als die von YAMAGIWA (1911) vorgeschlagene Nomenklatur: Hepatoma und Cholangioma.

Der Grad der Differenzierung der Zellen eines primären Lebercarcinoms variiert oft sehr stark. Es kommen Zellen vor, die die normalen Ausgangszellen sehr stark nachahmen; aber auch solche, die derart undifferenziert (embryonal) sind, daß eine exakte histologische Diagnose nur sehr schwer zu stellen ist. EDMONDSON u. STEINER (1954) teilen die Leberzellcarcinome in vier verschiedene Grade ein. Dabei werden die Menge, die Granulierung und acidophile Qualität des Cytoplasmas, die Ausdehnung und der Grad der Hyperchromasie der Zellkerne, das Kern-Plasma-Verhältnis, die „cohäsive" Qualität der Tumorzellen, die Zellfunktionszeichen und der architektonische Aufbau der Geschwulst berücksichtigt.

Nicht jedes Leberzellcarcinom läßt sich genau in eine dieser Gruppen einteilen, da die „strukturelle und celluläre Polymorphie" von v. ALBERTINI (1955) sehr ausgeprägt sein kann. KÖHN (1955) schlägt deshalb die folgende Einteilung vor:

1. Ausgereifte, leberzellähnliche (hepatocelluläre oder hepatomartige) Leberkrebse.
2. Unreife, undifferenzierte (anaplastische) Leberkrebse, die im feineren Aufbau kleinzellig, hypernephroid oder großzellig-grotesk aussehen können, und
3. Leberkrebse (meist tubuläre Cylinderepithelcarcinome) mit fibrösem Stroma.

Beide Leberkrebsformen können auch *kombiniert* in einer einzigen Geschwulst vorkommen. ALLEN u. LISA (1949) haben darüber eingehend berichtet.

Neben der Kombination zweier verschiedener epithelialer Tumoren kann auch die Kombination eines Carcinoms mit einem Sarkom beobachtet werden: das Carcinosarkom der Leber (EDMONDSON u. STEINER, 1954; JAFFE, 1924). Bei diesem Tumor handelt es sich vielleicht um zwei ursprünglich unabhängige, später kollidierende Tumoren. Möglich ist aber auch, daß die Sarkomzellen (Spindelzellen) nur eine eigentümliche Metaplasie des Leberzellkrebses darstellen. Carcinosarkome kommen nur bei hepatocellulären Krebsen vor.

Neben diesen Kombinationstumoren steht die Gruppe der *Mischgeschwülste*. Nach HERXHEIMER (1930) kommen sie vorwiegend bei Kindern und nur selten bei Erwachsenen vor. Der histologische Aufbau dieser Tumoren ist recht einheitlich und entspricht dem eines hepatocellulären Carcinoms mit Inseln aus mesenchymalem (Knorpel, Knochen) und epidermalem (Horn) Gewebe. Diese Mischgeschwülste werden als Tumoren auf dem Boden einer embryonalen Keimversprengung angesehen, wobei eine sehr frühe teratogenetische Terminationsperiode angenommen wird. Primäre *Chorionepitheliome* der Leber sind außerordentlich selten. HERXHEIMER (1930) fand lediglich vier Fälle in der Literatur. Sie stellen eine maligne, chorionepitheliomatöse Entartung von bei einer vorausgegangenen Gravidität in die Leber verschleppten Chorionzotten dar.

Über die große Gruppe der epithelialen Tumoren hinaus gibt es die Gruppe der vom *bindegewebigen Gerüst der Leber* ausgehenden Geschwülste. Die Lebersarkome sind außerordentlich selten auftretende Tumoren, die sich nach HERXHEIMER (1930) vorzugsweise bei Kindern finden und auf entwicklungsgeschichtliche Anomalien zurückgeführt werden. Bei den Erwachsenen ist in etwa 30% eine begleitende Cirrhosis hepatis nachweisbar. Lebersarkome entstehen auch nach langdauernder Einwirkung von ionisierenden Strahlen (Thorotrast). Sie werden intra vitam fast nie diagnostiziert und unterscheiden sich im klinischen Bild vom Lebercarcinom nur durch den noch schnelleren Verlauf und ihr Auftreten bei jüngeren Menschen.

Einen dritten Ausgangspunkt für maligne Neubildungen in der Leber stellt das *reticuloendotheliale System* dar. Diese Tumoren werden als Reticuloendotheliome bzw. Hämangioendotheliome der Leber bezeichnet. Nach v. ALBERTINI (1955) handelt es sich dabei um eine zumeist multizentrisch entstehende Geschwulst. In den mehr zentralen Leberabschnitten sieht man ein zellreiches Gewebe, dessen Zellen spindelförmig bis polymorphzellig sein können. Insgesamt herrscht eine relativ lockere Struktur vor. Die die Spalträume auskleidenden Zellen sind abgeplattet, der Kern buckelt sich in das Lumen vor. Man spricht auch von einem spindel- bis polymorphzelligen angioplastischen Sarkom (Reticulo-sarcoma angioplasticum). Das invasive maligne Wachstum des Tumors kommt am besten in den mehr unter der Leberoberfläche gelegenen Geschwulstknoten zum Ausdruck. HERXHEIMER (1930) leitet diese Tumoren von den Kupfferschen Sternzellen der Leber ab, während v. ALBERTINI (1955) das Blutgefäßsystem (Capillarsystem) der Leber als Ursprungsort ansieht. Die Spaltbildung in solchen Reticuloendotheliomen kann so weit gehen, daß echte Kavernome vorgetäuscht werden. Die Literatur über 24 im Schrifttum veröffentlichte Fälle und über einen eigenen intra vitam diagnostizierten und erfolgreich bestrahlten Fall eines Hämangioendothelioms findet sich bei SCHERER u. MONTAG (1948).

3. Metastasierung

Das primäre Lebercarcinom neigt — wie erwähnt — zum Einbruch in die Blutgefäße. Hierin ist es, ebenso wie auch manchmal im histologischen Aufbau, dem Hypernephrom ähnlich (ROSENBERG u. OCHSNER, 1948). Makroskopisch weniger eindrucksvoll ist die ebenfalls häufige Neigung zum Einbruch in die Lymphgefäße. Diese beiden Tatsachen bilden die Grundlage für das Vorkommen von intra- und extrahepatischen Metastasen. Nach HEUKELOM (1894), HERXHEIMER (1930) und CHARACHE (1939) sollen extrahepatische Absiedlungen eines primären Lebercarcinoms selten sein, seltener als bei anderen epithelialen Malignomen des Körpers. Von der überwiegenden Mehrzahl der Autoren wird jedoch angegeben, daß das primäre Lebercarcinom häufig zu einer Fernmetastasierung neigt. Extrahepatische Metastasen fanden sich nach

EGGEL	in	62%
HOYNE u. KERNOHAN	in	68%
ROSENBERG u. OCHSNER	in	73%
WARREN u. DRAKE	in	84%
KÖHN	in	75%
SCHUPACH u. CHAPPEL	in	86%
FISCHER	in	100%
HAUCH u. LICHSTEIN	in	50%
EDMONDSON u. STEINER	in	47%
BERMAN	in	60% und nach
WILBUR et al.	in	53% der Fälle.

Im Kindesalter sind extrahepatische Absiedlungen in 27% der Fälle nachweisbar (STEINER, 1938).

Das primäre Lebercarcinom metastasiert am häufigsten in die regionären *Lymphknoten* und in die *Lungen*. Es entspricht damit dem von WALTHER (1948) angegebenen Metastasenschema. Leberkrebse führen nach dem „Lebertyp" zu extrahepatischen Absiedlungen. Der primäre Tumor ist in der Leber lokalisiert; die Geschwulstzellen werden mit dem venösen Blutstrom verschleppt und können sich in der Lunge ausbreiten. Von hier erfolgt dann eine Streuung über das arterielle Blutgefäßsystem in praktisch alle übrigen Organe des Körpers. Lungenmetastasen fanden sich nach BERMAN (1951) in 87% und nach KÖHN (1955) in 20% der Fälle; sie werden von WARREN u. DRAKE (1944), SANDFORD (1952), HAUCH u. LICHSTEIN (1954), WALTHER (1948), ROSENBERG u. OCHSNER (1948) und auch von EDMONDSON u. STEINER (1954) als häufigste Metastasen eines primären Lebercarcinoms bezeichnet. Ein Befall der Lungen und der Pleura kann aber auch durch kontinuierliches Wachstum eines Leberkrebses durch das Zwerchfell hindurch entstehen. In diesen Fällen handelt es sich nicht um echte extrahepatische Metastasen. Die pulmonalen Absiedlungen können ganz im Vordergrund des klinischen Bildes stehen.

Sehr häufig ist auch eine Absiedlung der Leberkrebse in das *Skeletsystem* zu beobachten. EGGEL (1901) und auch ANGLESIO (1954) empfahlen, bei Knochenmetastasen nicht nur an ein Mamma-, Prostata- oder Schilddrüsencarcinom zu denken, sondern auch ein primäres Lebercarcinom zu berücksichtigen. MENSH u. HANNO (1944) fanden, daß es für ein primäres Lebercarcinom typisch ist, Knochenmetastasen zu setzen, ohne daß intrapulmonale Absiedlungen vorliegen. Der Mechanismus dieser „paradoxen" Metastasierung scheint ein anderer zu sein als gewöhnlich, da der Lungenfilter vollkommen frei von pathologischen Veränderungen ist. Hauptsächlich handelt es sich bei diesen Fällen um vertebrale Absiedlungen. BATSON (1940) konnte zeigen, daß das vertebrale und epidurale Venensystem ein reichlich anastomosierendes Netzwerk in jedem Segment darstellt, das mit den Venen des Thorax und des Abdomens in Verbindung steht. Dieses vertebrale Venensystem besteht nach Herlihy (1947) neben dem cavalen, pulmonalen und portalen System und ist frei von Klappen. Eine Änderung sowohl des intrathorakalen als auch des intraabdominalen Druckes führt zu einer Beschleunigung des Blutstroms, wobei Geschwulstthromben über das vertebrale Venensystem in die Wirbelsäule verschleppt werden können, was die sonst paradoxe Metastasierung eines primären Lebercarcinoms erklären kann. Normalerweise dient das vertebrale Venensystem zum Ausgleich von Drucken (Herlihy, 1947).

Von pulmonalen Metastasen kann es selbstverständlich zu einer Streuung der Tumorzellen in alle übrigen Organe des Körpers kommen. Oft sieht man Absiedlungen im Bereich der serösen Häute, vorwiegend im Peritoneum. Der metastatische Befall von Nieren, Nebennieren, Pankreas, Schilddrüse, Gallenblase, Perikard und Myokard ist häufiger zu beobachten (Köhn, 1955; Herxheimer, 1930; Edmondson u. Steiner, 1954). Metastasen eines primären Lebercarcinoms in der Milz sind sehr selten, was der Annahme einer lymphatischen Verbindung zwischen Leber und Milz durch Liber u. Brown (1939) widerspricht. Metastatische Knoten können nach Neumann (1944) sowie Pack u. Jslami (1970) sowohl in der Lunge als auch im Knochen häufig Gallebildung aufweisen. Rosenberg u. Ochsner (1948) konnten dagegen eine funktionelle Tätigkeit niemals in ossären und nur selten in Lungenmetastasen finden.

Die metastatische Eigenschaft der intrahepatischen Absiedlungen ist umstritten, da oft nicht zu unterscheiden ist, ob die zahlreichen Carcinomknoten als Metastasen eines primären Knotens bei unizentrischer Tumorentstehung anzusehen sind, oder ob es sich primär um einen multizentrischen Tumor handelt. Eine Metastasierung eines im linken Leberlappen lokalisierten Carcinoms in den rechten Lappen ist nur über die Lunge als Fernmetastasierung möglich, da beide Leberlappen von vollständig getrennten Ästen der Arteria und Vena hepatica und auch der Vena portae durchströmt werden.

Die unizentrische Entstehung der primären Lebercarcinome wird von Berman (1951), Herxheimer (1930) und auch von Hoyne u. Kernohan (1947) für die häufigere gehalten. Für die multizentrische Theorie plädieren Heukelom (1894), Goldzieher u. v. Bokay (1911) und Roulet (1955). Dabei ist es wohl sicher, daß beide Entstehungsmöglichkeiten vorkommen können, ohne daß ein Weg Ausschließlichkeitsanspruch erheben kann (Köhn, 1955). Wie schon erwähnt, nehmen die meisten Autoren jedoch unizentrische Entstehung der primären Lebercarcinome an.

Die kontinuierlich weiterwachsenden intravasalen Geschwulstthromben stellen keine Metastasen im engeren Sinne dar. Sie können über die Vena cava caudalis bis in das rechte Herz vordringen und selbst dort noch invasives Wachstum zeigen. Solche Vorkommnisse sind jedoch selten (Simpson, 1924; Rowen u. Mallory, 1925; Gregory, 1939). Gregory (1939) nimmt dann eine Thrombose der Vena cava caudalis durch Tumormassen an, wenn im anterolateralen Thoraxbereich Venektasien zu beobachten sind, was von Rosenberg u. Ochsner (1948) bestätigt wird. Gelfland (1947) hat darauf hingewiesen, daß eine Tumorthrombose der Vena cava caudalis für einen sanguinolenten Ascites verantwortlich sei. Man hat auf Rückenschmerzen als Symptom einer Cavathrombose hingewiesen. Auch eine plötzliche Zunahme eines Ascites gilt als Zeichen einer Geschwulstthrombose in der Cava (Rosenberg u. Ochsner (1948).

IV. Klinik der Lebertumoren

1. Klinisches Bild

Nach seinen Untersuchungen in Afrika und einem ausgedehnten Literaturstudium hat Berman (1951) eine klinische Klassifizierung des primären Lebercarcinoms angegeben. Er teilt den Leberkrebs in 5 verschiedene Gruppen ein, von denen jedoch nur eine typische Kennzeichen bietet, während die anderen vier als atypisch zu bezeichnen sind.

Gruppe I: „Das typische Carcinom“ (63% der Fälle), bei dem die Symptome von Beginn an ein primäres Lebercarcinom anzeigen.

Gruppe II: „Akutes abdominales Carcinom" (8% der Fälle). Die Erkrankung bei dieser Gruppe manifestiert sich unter dem Bilde eines akuten Abdomens. Ursache ist die Ruptur eines unter der Leberoberfläche gelegenen nekrotischen Carcinomknotens oder eines arrodierten Blutgefäßes in die freie Bauchhöhle.

Gruppe III: „Febriles Carcinom" (8% der Fälle): Relativ schnell sich vergrößernde weiche Leber mit febrilen Temperaturen.

Gruppe IV: „Okkultes Carcinom" (16% der Fälle): Latentes Wachstum des Tumors, der nur zufällig intra vitam oder erst bei der Sektion nachgewiesen wird.

Gruppe V: „Metastatisches Carcinom" (5% der Fälle): Hier weist eine Fernmetastasierung auf einen latenten, symptomlosen primären Leberkrebs hin.

Die klinische Diagnose eines primären Lebercarcinoms ist außerordentlich schwierig und stimmt im allgemeinen mit dem klinischen Bild einer progredienten Cirrhosis hepatis überein (Edmondson u. Steiner, 1954; Beckmann, 1953, 1957). Es gibt kein für ein primäres Lebercarcinom pathognomonisches Zeichen, doch sollte beim kombinierten Auftreten von einigen Symptomen an das Vorliegen eines primären Leberkrebses gedacht werden (Tabelle 2).

Selten manifestiert sich ein primäres Lebercarcinom auch einmal unter dem Bilde einer völlig anderen Erkrankung, wie einem Diabetes mellitus (Reinberg u. Lipson, 1950) oder einer Hypoglykämie (Thompson u. Hilferty, 1952).

Die Blutsenkungsgeschwindigkeit ist wie bei fast allen Tumorpatienten immer relativ stark beschleunigt. Im Beginn der Erkrankung findet sich nur selten ein Ikterus. Eine Bestimmung des Serumbilirubinwertes bringt im Beginn der Erkrankung nur wenig Aufschluß.

Auch die große Zahl der in der Klinik verwendeten Leberfunktionsproben bringt in diagnostischer Hinsicht selten eine Klärung (Berman, 1951; Galuzzi et al., 1953; Edmondson u. Steiner, 1954). Es muß schon eine ausgedehnte Schädigung des Leberparenchyms vorliegen, bis irgendeine signifikante Veränderung bei den Leberfunktionsproben meßbar wird. Dennoch wird man zum Ausschluß anderer Erkrankungen des hepatobiliären Systems nie ohne diese Proben auskommen. Brauchbare Rückschlüsse können nach früheren

Tabelle 2. *Häufigkeit einiger Symptome beim primären Lebercarcinom (in % der Fälle)*

	Rosenberg u. Ochsner 672 Fälle d. Lit.	Hauch u. Lichstein 19 Fälle	Coleman 500 Fälle	Tull 134 Fälle	Warvi 37 Fälle	Warvi 500 Fälle	Hoyne u. Kernohan 31 Fälle	Berman 75 Fälle
Zunahme des Leibesumfanges	72,5	—	—	—	—	—	—	—
Bauchschmerzen	69,8	44,0	52,0	9,0	71,0	52,0	87,0	90,0
Gewichtsverlust	70,4	37,5	88,0	—	94,0	88,0	71,0	83,0
Ikterus	—	31,3	30,0	34,0	80,0	34,0	58,0	45,0
Schwäche	—	50,0	—	89,0	94,0	88,0	87,0	86,0
Schwellung der unteren Extremitäten	52,0	50,0	60,0	83,0	40,0	60,0	74,0	30,0
Fieber	43,3	6,3	34,0	23,0	52,0	34,0	39,0	38,0
Hepatomegalie	74,8	87,5	—	68,0	91,0	68,0	58,0	100,0
Ascites	55,2	50,0	46,0	47,0	37,0	46,0	77,0	55,0
Abdominale Venektasien	25,0	—	—	52,0	—	—	26,0	19,0
Anämie	43,6	37,5	41,0	38,0	97,0	68,0	42,0	100,0
Splenomegalie	12,0	6,3	—	—	—	—	—	—

Arbeiten aus folgenden Leberfunktionsproben gezogen werden: Bromthaleintest, Prothrombinspiegel, Cephalin-Flockungsreaktion und aus dem Tyrosintest; dies entspricht auch den Befunden von Galuzzi et al. (1953). Somogyi (1934) hat darauf hingewiesen, daß bei primären Lebercarcinomen die Blutamylasewerte erniedrigt sein sollen. Eine Erhöhung der alkalischen Phosphatase im Serum ohne nachweisbare pathologische Veränderungen am Skeletsystem sollte auch an einen Leberkrebs denken lassen (Berman, 1951). Es ist zu empfehlen, bei allen Kranken einen sog. „großen Leberstatus" durchzuführen, doch wird man in seiner kritischen Beurteilung sehr vorsichtig sein müssen (Heepe, 1959). Nach Molander u. Pack (1970) ist die Kombination der Bestimmung der SGOT, der alkalischen Phosphatase und der Bromsulphaleinretention von Bedeutung, während Smith et al. (1966) den Wert einer Erhöhung der S-Nucleotidase herausstellten.

In jüngster Zeit wird die Untersuchung fetaler Globuline im Serum propagiert, wobei es sich erstmals um einen immunchemischen Test handelt (Alpert, Uriel u. de Nechaud, 1968). Ein Überblick über die moderne Fermentdiagnostik findet sich bei Kärcher (1968).

2. Radiologische Diagnostik

Eine eingehende röntgenologische Untersuchung des Patienten kann weiterhin zur Diagnose des Tumors beitragen (Payet, Pellegrino u. Pène, 1956). Fast immer findet man einen Hochstand und Atemstarre des rechten Zwerchfelles, das zwar glatt begrenzt ist, jedoch infolge der Unregelmäßigkeiten der Leberoberfläche fein- oder grobhöckerig deformiert erscheinen kann. Zum genaueren Studium der Leber eignet sich das Pneumoperitoneum, bei dem sich fast immer, im Gegensatz zu den Entzündungen, das Zwerchfell gut abhebt, so daß die Leberoberfläche durch die trennende Luftsichel isoliert beurteilt werden kann. Hierbei werden drei verschiedene Deformierungsformen der Leberoberfläche unterschieden:

1. es findet sich ein solitärer großer Leberbuckel,
2. man sieht mehrere (2—4) kleinere Buckel,
3. kleine Unregelmäßigkeiten können das Bild von Zähnelungen hervorrufen. Bei manchen Fällen steht auch das linke Zwerchfell höher als normal, als Ausdruck der durch die Vergrößerung der Leber bedingten Verlagerung des Darmes in den linken Oberbauch.

Auch Hermosilla Diaz u. Sotomayor (1944) sahen den Hochstand der rechten Zwerchfellkuppe, oft mit Buckelbildung, ohne begleitende pleurale Reaktion, wie bei den subphrenischen Abscessen, als bedeutendes diagnostisches Zeichen an. Lebertumoren, die von der Vorderkante des linken Leberlappens ausgehen, führen zu einer Verlagerung des Magens. Ein Befall anderer Leberbezirke führt dagegen zu einer Einengung des Oesophagus mit Passageschwierigkeiten. Pomeranz et al. (1944) vermuten dann ein primäres Lebercarcinom, wenn sich bei der durchgeführten Magen-Darm-Passage ein „selektiver" Kontrastmittelrest im Bereich der kleinen Kurvatur in der Nähe des linken Leberlappens findet.

Selbstverständlich wird man eine röntgenologische Untersuchung der extrahepatischen Gallenwege vornehmen, ebenso eine Darstellung des ableitenden Harnsystems zum Ausschluß eines Hypernephroms. Weiterhin können eine Splenoportographie (Lit. s. Bruwer et al., 1957; Anacker et al., 1957, 1959; Rösch, 1959) sowie eine abdominale Aortographie (Rigler et al., 1954) Hinweise auf das Vorliegen eines Lebertumors geben. Eine besondere Bedeutung hat heute das Leberszintigramm mit ^{198}Au oder radioaktivem Bengalrosa erlangt (Schrifttum s. bei Stirret, Yühl u. Libby, 1953; Winkler, 1958; Schumacher, 1958; Kuhl, 1958; Ziliotto, 1959). Nachdem die erstgenannten Autoren Jodalbumin mit wenig befriedigendem Ergebnis verwendet hatten, gelang Renfer, Poretti, Massini u. Zuppinger (1957) erstmals die Hepatographie mit radioaktivem Gold. Ob es sich im Einzelfall um ein primäres oder ein sekundäres Lebercarcinom handelt, können alle diese Methoden jedoch nicht sicher anzeigen. Dennoch hat die radiologische Diagnostik der Leber erhebliche Fortschritte gemacht, wie die Monographie von Anacker,

MORINO, RÖSCH, SCHUMACHER u. ZUPPINGER (1959) zeigt. Das neueste Schrifttum über die angiographischen Methoden in der Diagnostik der Lebercarcinome findet sich bei BOIJSEN u. ABRAMS (1965) und BARTLEY et al. (1967).

Der derzeitige Stand der szintigraphischen Methodik ist den Arbeiten von EPHRAIM (1962), JOHNSON u. GROSSMAN (1965), HAUBOLD (1968) sowie dem Atlas von OESER, SCHUMACHER, ERNST u. FROST (1968) zu entnehmen, da die Fülle des Einzelschrifttums hier nicht wiedergegeben werden kann.

Eine gesicherte Diagnose kann nur aufgrund einer pathologisch-histologischen Untersuchung gestellt werden. Bei begründetem Verdacht auf einen primären Leberkrebs sollte man deshalb bald die Indikation zu operativ-diagnostischen Maßnahmen stellen, die eine Entnahme von Gewebe aus der erkrankten Leber gestatten. An erster Stelle ist hier die blinde Leberpunktion zu nennen, die man besser durch die gezielte Punktion unter Sicht mit Hilfe der Laparoskopie ersetzen sollte. Es kann ein etwa vorliegender Ascites abgelassen und auf Tumorzellen untersucht werden. Der Nachweis von Tumorzellen im Ascites gibt jedoch keinen Anhalt über die Lokalisation des Tumors, schließt aber andere Ascitesformen aus. Unter Sicht läßt sich dann gezielt aus pathologisch veränderten Stellen der Leber Gewebe entnehmen (BENEDICT, 1952; PEARCE, 1954; KALK, 1957; BECKER, 1960). Diese Methode ist nicht ganz ungefährlich; die Mortalität beträgt 0,0% bis 0,5%. Die bei der noch gefährlicheren Blindpunktion zu beobachtenden Komplikationen, wie Blutung, gallige Peritonitis, pleuro-pulmonale Infektionen (bei transpleuralem Vorgehen), Pneumothorax, Verschleppung von Tumorzellen und Luftembolie lassen sich auch bei der gezielten Leberpunktion nicht völlig verhindern. Neben der diagnostischen Bedeutung der Laparoskopie steht die prognostische. Die Ausdehnung des pathologischen Prozesses kann erkannt und die eventuelle Operabilität des Tumors abgeschätzt werden. Sollten Leberpunktionen keine exakte Diagnose erlauben, so sollte man sich zu einer Laparotomie entschließen, die dann erlaubt, gezielt ausreichendes Material zur histologischen Untersuchung zu entnehmen. Man kann so Sitz und Ausdehnung des Tumors beurteilen, makroskopische Charakteristika feststellen und etwa schon vorhandene Lymphknoten- oder Fernmetastasen erkennen. Die Laparotomie sollte deshalb bei allen nicht innerhalb von wenigen Tagen zu klärenden Fällen durchgeführt werden, da sie allein die beste diagnostische und prognostische Untersuchungsmethode im Rahmen der Lebercarcinomdiagnostik darstellt (ROSENBERG u. OCHSNER, 1948; ACKERMAN u. DEL REGATO, 1954). Man sollte nicht lange zögern, da hierdurch das weitere Schicksal des Patienten entscheidend beeinflußt werden kann.

3. Differentialdiagnose und Prognose

In differentialdiagnostischer Hinsicht steht an erster Stelle das weit häufigere sekundäre, metastatische Lebercarcinom. Eine eingehende klinische und röntgenologische Untersuchung des Intestinaltraktes kann hier zur Klärung der Diagnose führen, da es sich oft um ein Magencarcinom oder ein Colon- bzw. Rectumcarcinom handelt. Auch Melanosarkome der Haut und des Auges können ebenso zu Absiedlungen in die Leber führen wie alle Tumoren im Thoraxbereich.

Neben den sekundären Lebercarcinomen ist an eine nicht durch die Entwicklung eines Cirrhosecarcinoms komplizierte Cirrhosis hepatis mit raschem, progredientem Verlauf zu denken. Bei einer Lebercirrhose ist die Leber im allgemeinen jedoch nicht so stark vergrößert wie bei einem primären Carcinom. Ob sich in einer Cirrhose ein Carcinom entwickelt hat, vermag in den allermeisten Fällen allein die histologische Untersuchung zu entscheiden. Bei einer relativ plötzlich eintretenden Verschlechterung der Cirrhosis hepatis sollte das Vorliegen eines primären Lebercarcinoms erwogen werden.

Bei Dyspnoe, Knöchelödemen, Hepatomegalie und abdominalen Schmerzen sind kardiale Affektionen auszuschließen. Temperatursteigerungen bei einer vergrößerten Leber lassen an einen Leberabsceß denken. Das bei Kindern häufiger vorkommende Banti-Syndrom kann auch einmal ursächlich durch ein primäres Lebercarcinom hervorgerufen werden (WENTZ u. KATO, 1940). Bei der Ruptur eines unter der Glissonschen Kapsel gelegenen Carcinomknotens in die freie Bauchhöhle steht die gesamte Differentialdiagnose des akuten Abdomens zur Diskussion, die jedoch nur durch eine Laparotomie geklärt werden kann. Symptome, wie unbestimmte Schmerzen im rechten Oberbauch oder im Bereich des Epigastriums, Zunahme des Leibesumfanges, Gewichtsverlust, Knöchelödeme ohne nachweisbare kardiale Dekompensation, Vergrößerung der Leber und Zeichen einer portalen Hypertension sollten bei Patienten über 40 Jahre stets den Verdacht auf ein primäres Lebercarcinom lenken. Aber auch bei jüngeren Menschen ist ein palpabler Tumor im Bereich der Leber bis zum exakten (d.h. histologischen) Beweis des Gegenteils als neoplastisch anzusehen (ROSENBERG u. OCHSNER, 1948).

Die *Prognose* eines primären Lebercarcinoms ist außerordentlich schlecht, da leider die meisten Fälle erst in weit fortgeschrittenem Stadium erkannt werden. Weder Operation noch Strahlentherapie haben dann noch eine Aussicht auf endgültige Heilung. Oftmals werden Patienten mit einem primären Lebercarcinom lange Zeit unter der Diagnose einer Herzaffektion (Ödeme, Ascites, Dyspnoe), einer Cirrhosis hepatis (Ascites, Oesophagusvaricen) oder eines Tumors im Bereich des Magen-Darm-Traktes mit Metastasierung in die Leber behandelt. ROSENBERG u. OCHSNER (1948) konnten nur bei 13 von 55 Fällen intra vitam die richtige Diagnose stellen, HAUCH u. LICHSTEIN (1954) bei 14 von 19 Fällen, CAMERON (1954) bei 12 von 19 Fällen und auch nur im Terminalstadium. Der Verlauf ist in der Regel sehr stürmisch, und kaum ein Patient lebt noch 6 Monate nach Beginn der Symptome (KARDZHIEV u. SVITCHEW, 1956; EDMONDSON u. STEINER, 1954; ROSENBERG u. OCHSNER, 1948).

Die häufigsten akuten Komplikationen eines primären Lebercarcinoms sind die relativ oft auftretenden und zumeist letal endenden Oesophagusvaricenblutungen, die noch durch eine allgemeine hämorrhagische Diathese, bedingt durch die Leberparenchymschädigung, gefördert werden. Eine weitere akute Gefahr für einen Patienten mit einem Leberkrebs stellt das sog. akute abdominale Carcinom dar.

V. Therapie

1. Chirurgische Behandlungsmethoden

Die Mehrzahl aller primären Lebercarcinome kommt leider erst in einem weit fortgeschrittenen Stadium in die Hand des Arztes, so daß in den meisten Fällen wegen eines bereits schlechten Allgemeinzustandes des Patienten und der Ausdehnung des Tumors eine aussichtsreiche Therapie nicht mehr durchführbar ist. In vielen Fällen wird die Diagnose eines primären Lebertumors nicht klinisch gestellt, sondern erst durch den Pathologen bei der Sektion erkannt.

Wenn man bisher bei einem primären Lebercarcinom überhaupt eine Therapie versuchte, war es fast immer ein chirurgischer Eingriff, wenn auch die Leber lange Zeit als ein der operativen Therapie unzugängliches Organ galt. Erst in neuerer Zeit ist „das chirurgische Tabu“ der Leber gebrochen worden (STUCKE, 1959), und mehr Chirurgen als früher wenden sich diesem interessanten Gebiet der modernen Chirurgie zu. Die erste chirurgische Entfernung eines Lebertumors versuchte LANGENBÜCH (1888). Über die erste erfolgreiche operative Behandlung eines Patienten mit einem primären Lebercarcinom berichteten LÜCKE (1891) in Europa und KEEN (1899) in Amerika. Die technisch außerordentlich schwierige rechtsseitige Hepatektomie wurde 1911 erstmals von WENDEL vorgenommen. Die modernen Narkoseverfahren und die Verfeinerung der chirurgischen Technik haben entscheidende Verbesserungen gebracht. Massive Blutungen, die früher sehr häufig das operative Vorgehen an der Leber begleiteten, sind heute nicht mehr so gefürchtet wie zu Beginn des Jahrhunderts. Die früher geübte mechanische Blutstillung bei Operationen im Bereich der Leber ist heute zugunsten einer „kontrollierten“ Resektion aufgegeben worden (BRUNSCHWIG, 1955, 1959; STUCKE, 1959). Der zu resezierende Leberlappen wird mobilisiert, und die ihn versorgenden Blutgefäße werden außerhalb des Parenchyms („kontrolliert“) unterbunden und durchtrennt. Hiernach kann dann der gesamte Leberlappen entfernt werden. Kleinere Gefäße und Gallengänge im Bereich der Schnittfläche können noch beim Durchtrennen des Gewebes abgebunden werden.

Nach tierexperimentellen Untersuchungen von MANN (1940) können bis zu 80% der normalen Leber entfernt werden, bis es zu einer pathologischen Veränderung bei den üblichen Leberfunktionsproben kommt. Nach einer partiellen Hepatektomie tritt bei ausreichender Blutversorgung eine relativ rasche Regeneration des belassenen Lebergewebes ein. Diese starke Regenerationsfähigkeit des Lebergewebes ist auch beim Menschen nachzuweisen (Lit. s. BENGMARK, 1970). Die Entfernung des rechten Leberlappens, der am häufigsten von einem primären Lebercarcinom befallen wird, ist technisch schwierig (HAUCH u. LICHSTEIN, 1954), und selbst bei erfahrenen Leberoperateuren (BRUNSCHWIG,

1955, 1959) mit einer primären Operationsmortalität von 50% belastet, der eine Mortalität von nur 25% bei einer linksseitigen Hepatektomie gegenübersteht. Nur wenige Chirurgen haben während ihres gesamten Lebens mehr als 5 Patienten mit einem primären Lebertumor einer radikalen operativen Behandlung unterziehen können (KEEN, 1899; YOEMAN, 1909, 1915; G. G. TURNER, 1923; WRIGHT, 1923; P. TURNER, 1923; KIDD, 1923; ABEL, 1933; CATTELL, 1940; WALLACE, 1941; BENSON u. PENBERTHY, 1942; PACKHARD u. STEVENSON, 1944; PICKRELL u. CLAY, 1944; DUCKETT u. MONTGOMERY, 1947; FREEMAN u. MORELAND, 1948; ROSENBERG u. OCHSNER, 1948; SANDFORD, 1952; NYSTROM, 1952; STONE u. SAYPOL, 1952; BRUNSCHWIG, 1955). BRUNSCHWIG (1955, 1959) verfügt wohl über die größte Erfahrung, da er bisher über 125 Leberresektionen wegen eines primären oder auch wegen eines sekundären Lebercarcinoms vornahm.

Für die Durchführung einer Operation muß nach WARVI (1944, 1945) eine Anzahl von Voraussetzungen erfüllt sein:

1. Das Carcinom sollte noch auf den Ursprungsort begrenzt und solitär sein. 2. Es darf kein Anhalt für einen Befall der regionären Lymphknoten bestehen; ebenso darf das Carcinom noch nicht in größere Blutgefäße oder das Gallenwegssystem eingebrochen sein. Andere Autoren sind weit radikaler und führen ausgedehnte Resektionen auch dann noch durch, wenn benachbarte Organe schon mitbefallen sind. Die Kombination von Lebercirrhose und primärem Leberkrebs stellt nach ACKERMAN u. DEL REGATO (1954) eine Gegenindikation zur Operation dar.

Verständlicherweise finden sich im Schrifttum nur selten statistische Zahlenangaben.

WALLACE (1941) berichtete über 29 Patienten mit noch resezierbaren Hepatomen, von denen 23 die Operation überlebten. 8 von den 20 weiter beobachteten Fällen bekamen allerdings Rezidive, während 12 Patienten zwischen 2 und 5 Jahren nach der Operation klinisch gesund waren. Von den 16 Patienten von YOEMAN (1909, 1915) starben 4 nach der Operation, bei 6 Fällen traten Rezidive auf. Die übrigen 6 Patienten waren zwischen 3 und 7 Jahren nach der Operation klinisch geheilt. Auch SANDFORD (1952) beschrieb einen Fall, der noch 4 Jahre nach einer partiellen Hepatektomie lebte. BERMAN (1951, 1958) berichtete über 31 Patienten, die chirurgisch behandelt wurden. Innerhalb von 16 Tagen nach der Operation starben davon 8, während 5 nicht weiter beobachtet wurden. Bei 10 Patienten traten zwischen 2 Monaten und 8 Jahren Rezidive auf, während bei weiteren 8 in einem Zeitraum von 1—7 Jahren nach der Operation kein Anhalt mehr für ein Tumorwachstum bestand.

Als postoperative Komplikationen werden Blutungen, Leberabscesse, Ileus, Peritonitis, Komplikationen von seiten des Respirationstraktes und eine hepatisch bedingte Hypoglykämie angegeben (WARVI, 1944, 1945). Nach ROSENBERG u. OCHSNER (1948) ist jedoch noch kein Fall bekannt geworden, bei dem der postoperative Verlauf durch ein hepatorenales Syndrom kompliziert worden wäre. Eine aufschlußreiche Arbeit mit Erfahrungen an 40 operierten Patienten und Analysen der Stoffwechselfunktionen vor und nach der Operation von MOLANDER u. PACK (1970) enthält Richtlinien für die prä- und postoperative Therapie.

Insgesamt stellen die Ergebnisse der chirurgischen Behandlung einen bedeutenden Fortschritt in der Behandlung des primären Leberkrebses dar (PACK u. JSLAMI, 1970). Alle anderen Formen von primären Lebermalignomen werden kaum einer Behandlung unterzogen, da sie noch viel seltener diagnostiziert werden als primäre Lebercarcinome. Lebersarkome z.B. sind, wenn sie intra vitam überhaupt festgestellt werden, derart weit fortgeschritten, daß sich jegliche Therapie von vornherein verbietet.

Abschließend ist die in jüngster Zeit aufgekommene Lebertransplantation zu erwähnen (Lit. s. ORLOFF, CHANDLER u. BERNSTEIN, 1970). Sie wird in Zukunft in Einzelfällen eine wirksame Behandlungsmethode darstellen, falls es gelingt, Fortschritte bei der notwendigen Immunsuppression zu erzielen.

2. Chemotherapie

Die *Chemotherapie* bösartiger Geschwülste steht noch in ihren Anfängen, so daß auch beim primären Leberkrebs bisher noch nicht über Heilungen berichtet worden ist. Dennoch liegt eine Reihe interessanter experimenteller Bemühungen auf diesem Gebiet vor.

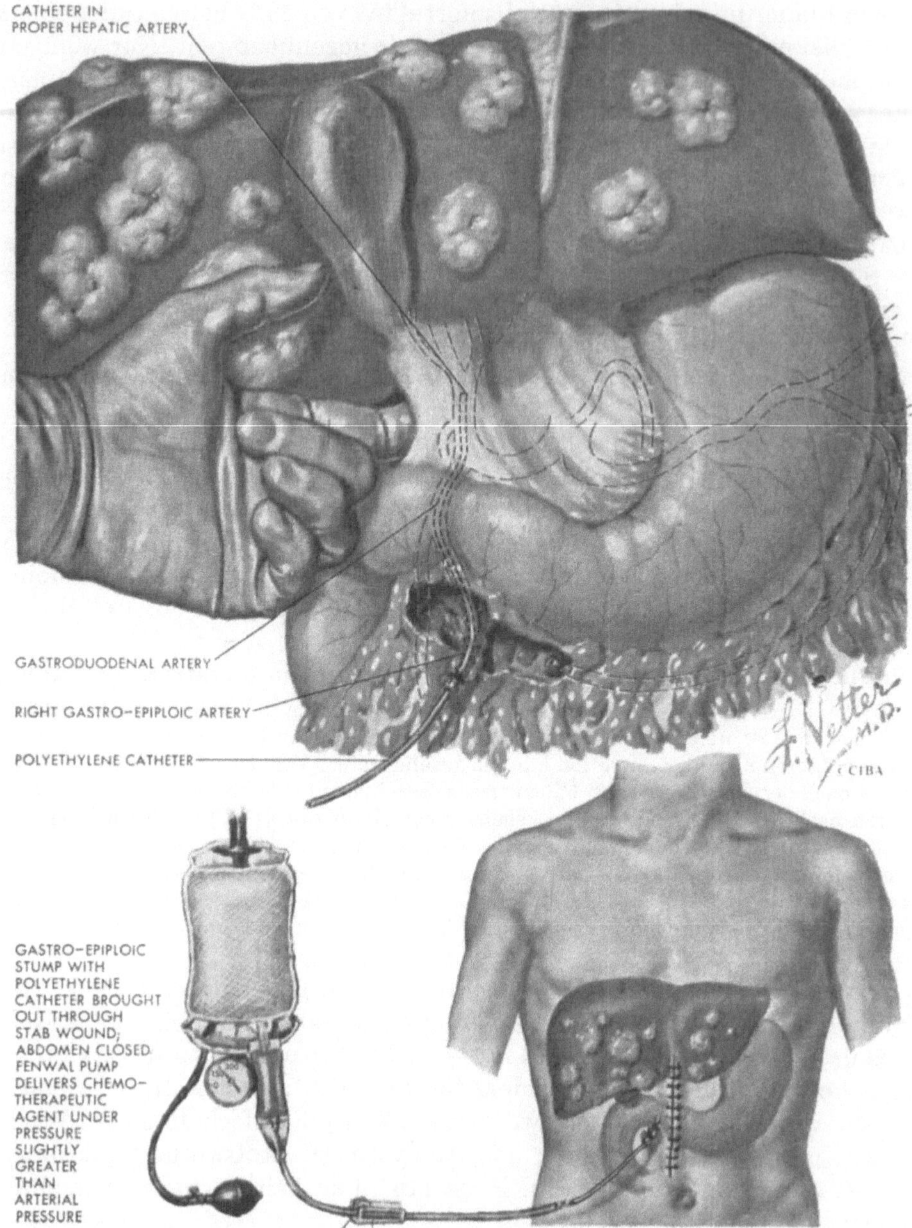

Abb. 3. *Oben:* Technik der Leberarterienkatheterisierung durch Einführung des Katheters in die rechte gastro-epiploische Arterie und rückwärtiges Einfädeln in die Leberarterie. *Unten:* Fenwal-Infusionsgerät, angeschlossen an den Stumpf der gastro-epiploischen Arterie für eine intrahepatische Arteriendauerinfusion von Krebsgegenmitteln und radioaktiven Isotopen. (Aus CIBA, Clinical Symposia, veröffentlicht von CIBA, Pharmaceutical Company, vol. 16, April—Juni 1964)

So konnten MANN, WAKIM u. BAGGENSTOSS (1953) zeigen, daß die meisten Tumoren der Leber ihre Blutversorgung hauptsächlich aus der Arteria hepatica erhalten. Sie folgern daraus, daß Chemotherapeutica zur Behandlung von Lebertumoren deshalb lediglich intraarteriell gegeben werden sollten und nicht intravenös oder per os, um eine therapeutisch wirksame hohe Konzentration des Cytostaticums unmittelbar am Tumor zu erzielen. KREMEN (1955) konnte an Hundelebern die gute Toleranz einer intraarteriellen Gabe von N-Lost nachweisen. Auch ARIEL (1956) schlug vor, bei der cytostatischen Behandlung von Lebertumoren den intraarteriellen Weg mit Hilfe eines Polyäthylenkatheters entweder direkt in die Arteria hepatica oder von der Arteria femoralis (Katheter bis zum Abgang des Tripus Halleri) aus zu benutzen. Durch dieses Vorgehen, das bisher allerdings nur bei einigen sekundären Lebercarcinomen angewendet wurde, ließen sich jedoch Verbesserungen der therapeutischen Ergebnisse nicht erzielen. Auch die Kombination von intraarteriellen N-Lost-

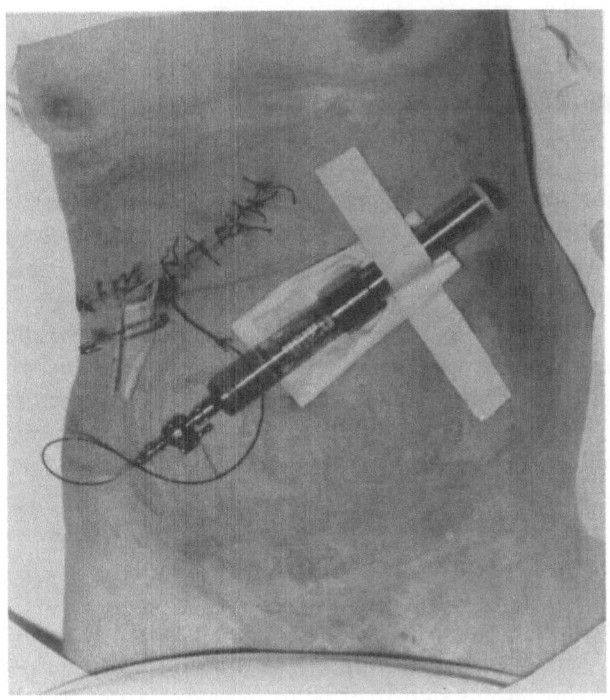

Abb. 4. Sage-Mikroströmungspumpe an den Katheter innerhalb der Leberarterie (über die rechte gastroepiploische Arterie) angeschlossen zur fortlaufenden intra-arteriellen Infusion von Krebschemotherapeutica und radioaktiven Isotopen beim ambulanten Patienten. Die im Aufziehmechanismus sichtbare Blase stellt Gas dar, welches aus der Hydrolyse der Lösung entsteht. [Aus ARIEL, I.M.: Cancer **18**, 1489 (1965)]

Gaben mit einer ^{32}P-Therapie (10 mCi in einer Dosis oder fraktioniert) erbrachte zunächst keinen Vorteil, ebensowenig wie eine zusätzliche percutane Röntgenbestrahlung.

Eine weitere Vervollkommnung dieser Therapie, deren Technik, entnommen aus ARIEL u. PACK (1970), in Abb. 3 und 4 wiedergegeben ist, bestand in der Kombination von Cytostatica mit *radioaktiven Isotopen*. Bei den erstgenannten Mitteln gelangten Methotrexat, 5-Fluoro-uracil, Thiotepa und Melphalan zur Anwendung, als Isotop dienten ^{90}Y-microspheres, Kügelchen aus plastischer Masse oder Keramik mit einem Durchmesser von 10—20 μ. ^{90}Y ist ein reiner β-Strahler (2,18 MeV), HWZ $=$ 2,5 Tage. Die intraarterielle Chemotherapie ist bei einer Verlegung der abführenden Gallenwege kontraindiziert. Sie wurde von den genannten Autoren im übrigen weitaus häufiger bei Lebermetastasen als bei primären Lebercarcinomen durchgeführt. Eine signifikante Lebensverlängerung konnte bisher trotz einzelner günstiger Fälle nicht gesehen werden, doch ein objektives Ansprechen der Metastasen und eine subjektive Besserung im Befinden der Patienten wurde häufiger erreicht.

Eine weitere Methode, bestehend in der kontinuierlichen Durchflutung der Leber über die Umbilicalvene und die Pfortader, wurde von STORER u. AKIN (1966) angegeben. Sie verwendeten gleichfalls 5-FU und sahen in Einzelfällen gute Besserungen. Eine interessante Beobachtung bei der Behandlung primärer Lebercarcinome machten GILLMAN, HATHORN u. LAMONT (1957). Ausgehend von der Tatsache, daß bei Ratten die Entstehung von Lebertumoren durch Verfütterung von Azofarbstoffen bei gleichzeitig bestehendem Alloxan-Diabetes verhindert wird, wurde eine Alloxanbehandlung bei 4 Fällen von primärem Leberkrebs beim Menschen versucht. Die Diagnose wurde vor Beginn der Behandlung histologisch in allen 4 Fällen gesichert. Die Patienten erhielten 70—150 mg Alloxan/kg Körpergewicht intravenös injiziert. Verwendet wurde eine 20%ige Lösung von Alloxanmonohydrat in Aqua dest. Bei 3 Patienten wurde eine zweimalige Injektion vorgenommen. Ein bereits zu Beginn der Behandlung moribunder Patient starb innerhalb weniger Tage. Ein Patient lebte noch 18 Tage, ein anderer 108 Tage nach der Behandlung, während der vierte Patient bei der Berichterstattung noch am Leben war. Bei allen Patienten sei der Lebertumor meßbar kleiner geworden. Eine Änderung der Traubenzuckerbelastungskurve sei unter der Behandlung nicht eingetreten. Bei der Sektion (2 Fälle) fiel eine ausgedehnte Nekrose des Tumors mit erheblicher Sklerose der Umgebung auf.

3. Strahlentherapie der Lebertumoren

Eine wesentliche Vorbedingung für die Durchführung einer Strahlenbehandlung eines Tumors ist die Frage nach der Strahlensensibilität des umgebenden Gewebes. In der älteren strahlenbiologisch-histologischen Literatur galt die Leber als ein recht strahlenresistentes Organ. Inzwischen ist jedoch durch eine größere Anzahl morphologischer und insbesondere elektronenoptischer Arbeiten bewiesen worden, daß die normale Leberzelle durchaus strahlenempfindlich ist. Im einzelnen sei auf die Arbeiten von Wilson u. Stowell (1953), Ariel (1951, 1956), Livingstone u. McCallion (1952), Scherer (1956), Glauser (1956), Matsuda (1956), Sussmann (1956), Scherer u. Vogell (1958) und auf die Zusammenfassung von Braun (1963) hingewiesen. Die Leber besitzt aber als zellkonstantes Organ mit rhythmischem Kernwachstum eine erhebliche Regenerationsfähigkeit, die auch nach einer Bestrahlung bereits von Doub, Bolliger u. Hartmann (1927) nachgewiesen werden konnte.

So kann man wohl zu dem Schluß kommen, daß man mit der Bestrahlung normalen Lebergewebes zurückhalten muß, daß sie aber bei günstiger räumlicher und zeitlicher Dosisverteilung möglich ist. Weiterhin gelten nun auch die primären Lebercarcinome als strahlenresistent. Auf der anderen Seite steht die Beobachtung von Cohen u. Mitarb. (1952, 1953, 1954), daß experimentell-diätetisch erzeugte Lebercarcinome von Ratten bereits auf mittlere Strahlendosen (2400 R) gut ansprechen. So sind durchaus die Grundlagen gegeben, einer Strahlenbehandlung der malignen Lebertumoren näherzutreten.

In den letzten Jahren haben sich Cohen u. Mitarb. (1952, 1953, 1954) ausführlich mit der Frage einer experimentellen und praktischen Strahlentherapie von abdominalen Carcinomen und hierbei insbesondere auch mit der Strahlenbehandlung von Lebertumoren befaßt. Es konnte gezeigt werden, daß der Effekt einer Bestrahlung sowohl von der gegebenen Dosis als auch von der bestrahlten Körperregion abhängt. Das Abdomen besitzt nach diesen Autoren eine spezifische Sensibilität gegenüber der Einwirkung von ionisierenden Strahlen, die 1,47mal größer ist als die durchschnittliche Sensibilität für den ganzen Körper. Nach Tierversuchen kamen sie zu der Vermutung, daß das Rutin bei der praktischen Anwendung der Röntgenstrahlen eine nützliche Rolle spielen könne.

Fünf Patienten mit Lebertumoren erhielten an 2 Tagen vor Beginn der Behandlung und später jeweils kurz vor der Behandlung 1 g amorphes Rutin, gelöst in 5 ml physiologischer Kochsalzlösung, intramuskulär injiziert. Der Injektionsbezirk wurde zuvor mit Procain anaesthesiert, da die Rutininjektion sehr schmerzhaft ist. Dann wurden Dosen von 2000—3500 R auf mehrere Felder gegeben. Irgendwelche objektiv oder subjektiv nachweisbaren Symptome einer Strahlenkrankheit wurden danach nicht beobachtet. Die Hautreaktionen bestanden lediglich aus einem leichten Erythem. Die Rutingabe vermag jedoch nicht das Auftreten von Leukopenien unter der Bestrahlung zu verhindern. Sie stellt auch keinen Schutz vor schwereren Strahlenfolgen — wie z. B. einem Ulcus ventriculi — dar, vermindert andererseits auch nicht die Strahlensensibilität der Lebertumoren. Bei Versuchen mit Ratten konnte gezeigt werden, daß die Strahlentoleranz des Abdomens unter Rutingaben um 50% gesteigert wird. Hämorrhagische Diathesen, ein häufiges und typisches Zeichen des Strahlensyndroms, sind durch Rutin weitgehend zu verhindern.

Auch die alleinige Bestrahlung durch ein Bleigummi-Sieb erhöhte die Systemtoleranz bei abdominaler Bestrahlung der Ratte um 50%, was ausreicht, um die erhöhte spezifische Strahlensensibilität in diesem Gebiet zu kompensieren. Eine zusätzliche Prämedikation von Rutin erbrachte keine Verbesserung der Verträglichkeit, so daß sie zugunsten einer alleinigen Siebbestrahlung verlassen werden konnte.

Nachdem Cohen u. Mitarb. (1953, 1954) zunächst die primären Carcinome der Leber unter Stehfeldbedingungen von großen Feldern (20 × 15) aus angegangen hatten, kam es bei den ersten 9 Fällen zu einer starken Strahlenreaktion mit erheblicher Beeinträchtigung des Allgemeinbefindens. Diese unangenehmen Nebenwirkungen wurden nach Einführung der Siebbestrahlung nicht mehr beobachtet. Die Sieblöcher hatten einen Durchmesser von 2 cm bei einem Loch-Steg-Verhältnis von 50:50. In fast allen Fällen wurde von 3 Feldern aus unter Stehfeldbedingungen bestrahlt. Man verabfolgte auf die Leberregion ein vorderes und ein hinteres Feld (Feldgröße 20 × 15 cm) und zusätzlich ein seitliches Feld von einer Größe von 7 × 15 cm.

Die täglich applizierte Dosis betrug 500 R/Oberfläche. Die großen Felder wurden dabei bis zu einer Gesamtoberflächendosis von je 3000 R, das seitliche Feld bis zu einer Gesamtoberfächendosis von 1500 R belastet. Durchschnittlich wurde durch dieses Vorgehen eine Herddosis von 3000 R (zwischen 2500 und 4000 R) an 5—19 Bestrahlungstagen erzielt. Von den 9 auf diese Weise behandelten Patienten starb einer kurz nach Ende der Behandlung. Die 8 übrigen Fälle lebten noch zwischen 3 und 24 Wochen nach Abschluß der Behandlung Ohne Ausnahme hatten sich die vor der Behandlung nachweisbaren Tumoren im Bereich der Leber schnell (d. h.

ca. 30 Tage nach der ersten Bestrahlung) zurückgebildet, und in den meisten Fällen war eine zu Beginn der Bestrahlung tastbare Leververgrößerung nicht mehr nachweisbar.

Auch bei Patienten mit einem sekundären, metastatischen Lebercarcinom wurde die gleiche Behandlung durchgeführt, jedoch ohne Erfolg.

Cohen u. Mitarb. (1954) weisen aufgrund der Beobachtung der Krankheitsverläufe und der histologischen Kontrollen darauf hin, daß eine Strahlenbehandlung primärer Lebercarcinome wegen der guten Strahlensensibilität dieser Tumoren gewisse Aussicht auf Erfolg haben müßte, wenn sie bei weniger fortgeschrittenen Fällen angewendet werden könnte. Die Siebbestrahlung hat sich den Autoren als sehr vorteilhaft erwiesen, da die sonst unangenehmen Nebenwirkungen einer Strahlentherapie auf ein Minimum reduziert werden können.

Auch Ariel (1951) hat sich mit der Strahlenbehandlung von primären Lebercarcinomen befaßt und berichtete über 10 Patienten. Über einen Zeitraum von 3—5 Wochen wurde dabei unter Stehfeldbedingungen von 4 Feldern aus bestrahlt. Die tägliche Oberflächendosis lag zwischen 250 und 300 R pro Feld. Durch dieses Vorgehen wurde eine Herddosis von insgesamt 2000—4000 R erreicht (200 kV, HWD 2 mm Cu, 70 cm FHA). Die Behandlung wurde von den Patienten gut vertragen. Wegen der Gefahr einer Schädigung der normalen Leberzellen schlägt Ariel (1951) eine qualitativ hochwertige Ernährung des Patienten (zwischen 2500 und 3000 Cal/Tag) vor. Die Nahrung soll dabei mindestens 100 g Eiweiß, 400 g Kohlenhydrate und 100—150 g Fett enthalten. Daneben wurde noch eine lipotrope Substanz, die Methionin, Cholin, Inositol und einen Leberextrakt mit Vitamin B_{12} enthält, verabfolgt. Durch diese kombinierte Allgemeinbehandlung sei die Toleranz gegenüber dem Strahleninsult erheblich gesteigert worden. Ebenso wird auf eine ausreichende Vitaminzufuhr während der Behandlung hingewiesen. Bei den geringsten Anzeichen einer gesteigerten Blutungsbereitschaft wird Vitamin K zugeführt. Das Serum-Eiweiß-Bild wurde ständig kontrolliert und im Bedarfsfalle durch Eiweißzufuhr wieder normalisiert. Ebenso ist eine laufende Kontrolle der wichtigsten Leberfunktionsproben unter der Behandlung unerläßlich, da jede Verschlechterung dieser Teste zu einer Unterbrechung oder gar zu einem völligen Abbruch der Therapie zwingt. Günstigen Einfluß auf die Verträglichkeit der Strahlenbehandlung haben nach Ariel (1951) die Gaben von Nebennierenrindenhormonen.

Zehn histologisch gesicherte Fälle wurden in der oben angeführten Weise behandelt. Hierbei kristallisierten sich zwei verschiedene Patientengruppen heraus. Bei einer Gruppe (5 Patienten) konnte ein länger dauernder palliativer Erfolg mit einer Überlebenszeit von durchschnittlich 3,5 Jahren nach der Behandlung (zwischen 1 und 4,8 Jahren) verzeichnet werden. Im Gegensatz hierzu steht die andere Gruppe (ebenfalls 5 Patienten), bei der ein rascher letaler Verlauf trotz gleicher Behandlung nicht aufzuhalten war. Bei diesen Fällen betrug die durchschnittliche Überlebenszeit 5 Monate. Ariel (1951) weist darauf hin, daß der Malignitätsgrad des primären Tumors für den Erfolg einer Strahlentherapie von ausschlaggebender Bedeutung ist. Die sehr schnell wachsenden Tumoren trotzen der Therapie, und die Patienten sterben relativ kurze Zeit nach der Behandlung.

Zusammenfassend stellt Ariel (1951) jedoch fest, daß die Leber eine Strahlenbehandlung durchaus gut vertragen kann. Die Voraussetzung ist jedoch, daß noch ausreichend gesundes Leberparenchym vorhanden ist. Der Tumor sollte innerhalb der Leber noch auf einen kleinen Raum beschränkt sein. Die Feldgröße braucht dann nicht sehr groß gewählt zu werden, wodurch die Strahlenreaktion des Patienten vermindert wird. Die ausgezeichnete Blutversorgung der Leber scheint für die Verträglichkeit der Bestrahlung von entscheidender Bedeutung zu sein. Bei ausreichenden Reserven des hämatopoetischen Systems kommt es nur zu einem geringen Abfall der Erythrocytenwerte. Ein niedriger Hb-Wert zu Beginn der Bestrahlung mahnt zur Vorsicht, da die Therapie sonst zu einer raschen Verschlechterung des Bildes führen kann. Auch dieser Autor tritt für eine calorienreiche, insbesondere glykogen- und eiweißreiche Kost ein. In dem schon erwähnten eigenen Fall eines Hämangioendothelioms wurde die Leber unter Tiefentherapiebedingungen mit einer Oberflächendosis von 4050 R in 21 Tagen bestrahlt, Tubus 20×24 cm. Diese Therapie führte zu einem erheblichen Rückgang des Tumors und einer Besserung des Allgemeinzustandes.

Die Reaktion des intrahepatischen Bindegewebes auf die Einwirkung von ionisierenden Strahlen ist nur sehr gering. Sie ist hauptsächlich im Bereich der periportalen Felder zu beobachten. Im allgemeinen werden geschädigte Leberzellen von der Umgebung resorbiert und durch regenerierende Leberzellen ersetzt.

Phillips et al. (1954) versuchten gleichfalls eine Strahlenbehandlung der Leber, allerdings bei sekundären Lebercarcinomen. Unter Stehfeldbedingungen wurde von einem vorderen und einem hinteren Leberfeld aus bis zu einer Herddosis von 2000—3750 R

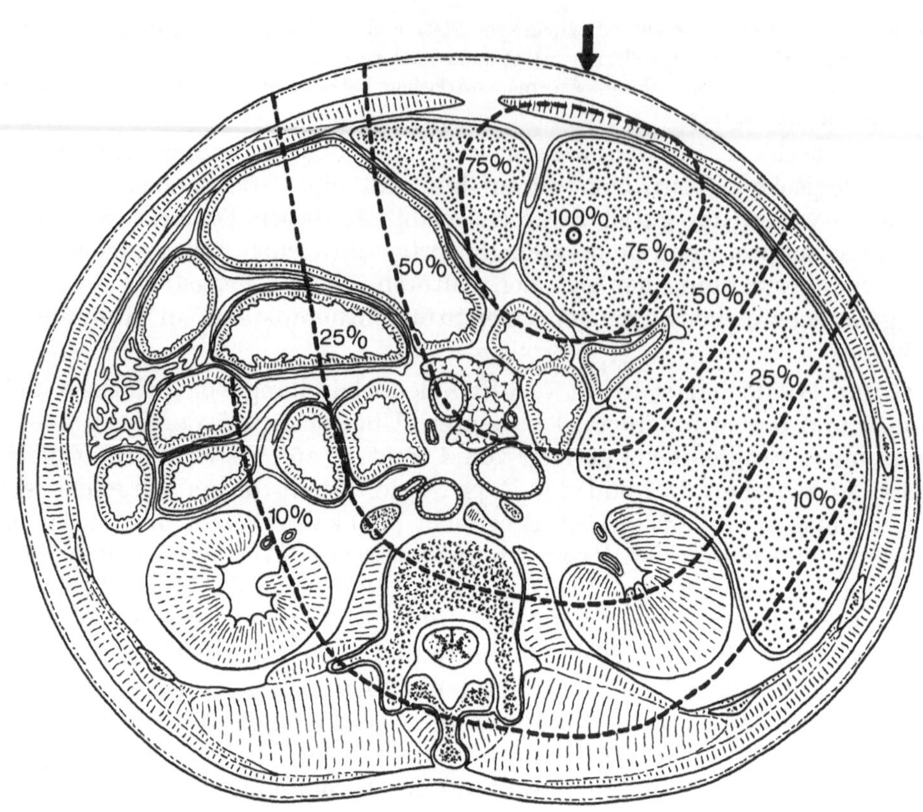

Abb. 5. Isodosenverläufe bei Anwendung eines Spiralkonvergenzgerätes (Siemens) zur Behandlung eines Lebercarcinoms (Kasuistik s. im Text). Der Körperquerschnitt ist dem Atlas von Eycleshеimer und Shoemaker entnommen

bestrahlt. Auch sie konnten keinen Anhalt für eine Schädigung der Leber durch die Bestrahlung gewinnen. Die Autoren weisen darauf hin, daß bei Herddosen von 3500 R mit einer zunehmenden Gefahr einer Schädigung des Magen-Darm-Traktes, insbesondere des Colon transversum, gerechnet werden muß, dessen Epithel recht strahlenempfindlich ist. Phillips u. Murikami (1960) berichteten über 22 Patienten mit primären Lebercarcinomen, die sie mit mindestens 2000 R Tumordosis behandelten. Neun Patienten ließen eine deutliche Tumorregression und subjektive Besserung erkennen, 7 weitere wurden mäßig gebessert. Phillips (1970) regt weiterhin einen größeren klinischen Versuch mit prä- und postoperativer sowie alleiniger postoperativer Hochvolttherapie an und schlägt eine Gesamtdosis von 4000—5000 R vor.

Eine weitere Publikation stammt von R. Guttman (1955), die versuchte, maligne Erkrankungen des Oberbauches, darunter zwei primäre Lebercarcinome, strahlentherapeutisch zu beeinflussen. Da es sich auch bei diesen Fällen um Patienten mit einem weit fortgeschrittenen Leberkrebs handelte, war an eine endgültige Heilung nicht mehr zu denken. Guttman kam es bei ihren Versuchen jedoch mehr darauf an festzustellen, ob die Patienten eine intensive Bestrahlung des Oberbauches überhaupt vertragen und ob man bei fortgeschrittenen Tumoren in diesem Bereich noch irgend etwas therapeutisch erreichen kann. Alle Kranken, darunter auch 19 Fälle mit einem sekundären Lebercarcinom, wurden in gleicher Weise behandelt: zunächst wurde der Patient abgeformt und eine Querschnittszeichnung des zu bestrahlenden Körperabschnittes angefertigt. Bestrahlt wurde dann unter Stehfeldbedingungen (durchschnittliche Feldgröße 15 × 15 cm) bei einem FHA von 100 cm. Es wurde eine Strahlenenergie von 2 MeV bei einem 4 mm starken Bleifilter verwandt. Die tägliche Herddosis lag bei 200 R. Über einen Zeitraum von $4—4^1/_2$ Wochen wurde dabei eine Gesamtherddosis von 4000—4500 R erreicht. Die meisten Patienten vertrugen die Bestrahlung recht gut und bemerkten eine deutliche Abnahme oder auch völliges Verschwinden der Symptome. GUTTMAN (1955) schließt aus diesen Befunden, daß auch bei desolaten Fällen eine Strahlentherapie oft noch gute, wenn auch nur vorübergehende Erfolge erzielen kann.

Diese Erörterung zeigt, daß vielfach mit unzureichenden Methoden und zu niedrigen Dosen behandelt worden ist, so daß die meist schlechten Erfolge erklärbar sind. Herddosen von 4000 R dürften unbedingt erforderlich sein, um eine cancericide Wirkung zu erzielen. Die übliche Stehfeldtherapie von 3—4 Feldern aus mit konventionellen Geräten bis 250 kV belastet auch bei guter Fraktionierung den Patienten zu stark, so daß die Siebbestrahlung zweifellos günstiger ist. Eine Bewegungsbestrahlung läßt sich wegen der sehr exzentrischen Lage des Herdes in der Leber als Rotations-, Pendel- oder Pendelkonvergenzbestrahlung nur mit Schwierigkeiten durchführen, allenfalls als Pendelkonvergenz mit einem Pendelwinkel von 180°. Eine wesentlich günstigere Dosisverteilung ließ sich seinerzeit mit dem Konvergenzgerät (Siemens) erzielen, also mit Hilfe der Spiralkonvergenz, wie Abb. 5 erkennen läßt.

Wir haben im Jahre 1958 (Strahlenklinik der Universität Marburg a. d. Lahn) einen 55jährigen Mann mit einem laparoskopisch und histologisch gesicherten Lebercarcinom in der Weise bestrahlt, daß die tägliche Dosis im Bereich der 75%-Linie 111 R betrug, an der Oberfläche 94 R, im Maximum (100%-Linie) 151 R. Innerhalb von 23 Tagen wurde der gesamte Tumorbereich mit 2550 R belastet. Die Bestrahlung wurde gut vertragen, das Allgemeinbefinden besserte sich, das Gewicht stieg bei gutem Appetit um 3 kg! Leider mußte die weitere Behandlung wegen starker Blutungen durch eine komplizierte Gerinnungsstörung abgebrochen werden. Anhand dieser Erfahrung sei auf die Wichtigkeit entsprechender Blutgerinnungsanalysen hingewiesen.

Eine Reihe ähnlicher Fälle haben wir inzwischen in den letzten Jahren mit dem 43 MeV-Betatron (Siemens) bestrahlt. Bei ausgedehnter Durchsetzung der Leber muß man große Felder mit ultraharten Röntgenstrahlen (Photonen) belegen, umschriebene Prozesse eignen sich mehr für die Applikation schneller Elektronen, deren Verträglichkeit bei ausreichender Fraktionierung recht gut ist. Mit Dosen zwischen 3000 und 4500 R lassen sich bei ausreichendem Allgemeinzustand fast regelmäßig Tumorrückbildungen erzielen. Es sollte erwogen werden, mehr als bisher die percutane Megavolttherapie präoperativ einzusetzen und postoperativ zusätzlich noch die intraarterielle Isotopentherapie zu vervollkommnen.

Zusammenfassend läßt sich somit sagen, daß die Strahlenbehandlung der Lebercarcinome trotz vielseitiger Erfahrungen noch in den Anfängen steckt und einer intensiven Bearbeitung durch alle daran interessierten radiologischen Geschwulsttherapeuten bedarf. Es sind im Hinblick auf die ultraharten Strahlen, die schnellen Elektronen und die gezielte Isotopenanwendung ohne Zweifel Ansatzpunkte vorhanden, um über den derzeit noch bedrückenden Zustand hinauszukommen und in Zusammenarbeit mit der Chirurgie gewisse Erfolge in Frühfällen zu erzielen.

Literatur

ABEL, A. C.: Primary carcinoma of the liver with report of case successfully treated by partial hepatectomy. Brit. J. Surg. 21, 684—700 (1933).

ACKERMAN, L. V., DEL REGATO, J. A.: Cancer (diagnosis, treatment and prognosis). St. Louis: C. V. Mosby Co. 1954.

ALBERTINI, A. v.: Histologische Geschwulstdiagnostik. Systematische Morphologie der menschlichen Geschwülste als Grundlage für die klinische Beurteilung. Stuttgart: Thieme 1955.

ALLEN, R. A., LISA, I. R.: Combined liver-cell and bile-duct carcinoma. Amer. J. Path. 25, 647—655 (1949).

ALPERT, M. E., URIEL, J., NECHAUD, B. DE: Alpha$_1$ fetoglobulin in the diagnosis of human hepatoma. New Engl. Med. 278, 984 (1968).

ANACKER, H., DERENS, K., LINDEN, G.: Leistungsfähigkeit und Grenzen der perkutanen Splenoportographie. Fortschr. Röntgenstr. 86, 411—419 (1957).

— MORINO, F., RÖSCH, J., SCHUMACHER, W., ZUPPINGER, A.: Röntgendiagnostik der Leber. Berlin-Göttingen-Heidelberg: Springer 1959.

ANDERSON, W. A. D.: Pathology. St. Louis: C. V. Mosby Co. 1948.

ANGLESIO, E.: Isolated bone metastases as a manifestation of primary tumors of the liver. Report of a case and review of the literature. Gastroenterology 27, 307—317 (1954).

ARIEL, I. M.: The effect of single massive doses of roentgen radiation upon the liver. Radiology 57, 561—575 (1951).

Ariel, I. M.: Treatment of primary and metastatic cancer of the liver. Surgery **39**, 70—91 (1956).
— An aid for determining treatment of liver cancer by combined hepatic gammascanning. Surg. Gynec. Obstet. **121**, 267—274 (1965).
— Pack, G. T.: Treatment of inoperable cancer of the liver by intra-arterial radioactive isotopes and chemotherapy. In: Tumors of the liver, ed. G.T. Pack and A. H. Jslami. Berlin-Heidelberg- New York: 1970.
Bartley, O., Edlund, Y., Helander, C. G.: Angiography in primary hepatic carcinoma. Acta radiol. (Stockh.) **6**, 81—90 (1967).
Batson, O. V.: The function of vertebral veins and their role in the spread of metastases. Ann. Surg. **112**, 138 (1940); (zit. nach Anglesio).
Becker, V.: Die histologische Diagnostik an Leberpunktaten. Ihre Indikation, ihre Grenzen und ihre Ergebnisse. Neue Z. ärztl. Forsch. **49**, 101—111 (1960).
Beckmann, K.: Die Krankheiten der Leber und der Gallenwege. In: Handbuch der inneren Medizin. Begründet von L. Mohr und R. Staehelin, Herausgeg. von G. v. Bergmann, W. Frey und H. Schwiegk, IV. Aufl., Bd. III, Teil 2, Verdauungsorgane. Berlin-Göttingen-Heidelberg: Springer 1953.
— Die Leberkrankheiten. Stuttgart: Thieme 1957.
Benedict, E. B.: Endoscopy. Baltimore: Williams & Wilkins Co. 1952.
Bengmark, S.: Liver regeneration. In: Tumors of the liver, ed. G. T. Pack and A. H. Jslami. Berlin-Heidelberg-New York: Springer 1970.
Benninghoff, A.: Lehrbuch der Anatomie des Menschen, IV. Aufl. München-Berlin: Urban & Schwarzenberg 1952.
Benson, C. L., Penberthy, C. C.: Surgical excision of a primary tumor of the liver (hematoma) in an infant 7 months old with recovery. Surgery **12**, 881 (1942).
Bergeret, C.: Le cancer primitif du foie à l'Hospital Central Indigène de Dakar. Bull. méd. A.O.F. **3**, 9—11 (1946).
— Roulet, F. C.: Un sujet des icterus graves de la cirrhose et du cancer primitif du foie chez le noir d'Afrique. Acta trop. (Basel) **4**, 210—237 (1947).
Berk, J. E., Lieber, M. M.: Primary carcinoma of the liver in haemochromatosis. Amer. J. med. Sci. **202**, 708—714 (1941).
Berman, C.: Primary carcinoma of the liver in the Bantu races of South Africa. An analysis of the incidence of primary carcinoma of the liver amongst the Bantu on the Witwatersrand gold mines and in Johannesburg with special reference to the incidence of this disease amongst other races. S. Afr. J. med. Sci. **5**, 54—72 (1940).
— The etiology of primary carcinoma of the liver. With special references to the Bantu races. S. Afr. J. Med. Sci. **6**, 145—156 (1941).
— Primary carcinoma of the liver; a study in incidense, clinical manifestations, pathology and etiology. London: H. K. Lewis & Co. Ltd. 1951.
— Primary carcinoma of the liver. Advanc. Cancer Res. **5**, 55—96 (1958).
Bersch, E.: Über primäre epitheliale Lebergeschwülste mit besonderer Berücksichtigung der Leberkarzinome und ihrer Metastasenbildung im Knochensystem. Virchows Arch. path. Anat. **251**, 297—360 (1924).
Bielschowski, F.: The carcinogenic action of 2-acetylaminofluorence and related compounds. Brit. med. Bull. **4**, 382—385 (1947).
Bigelow, N. H., Wright, A. W.: Primary carcinoma of the liver in infancy and childhood. Cancer (Philad. **6**, 170—178 (1953).
Blatchford, F. W.: Primary carcinoma of the liver; a critical analysis of 16 cases. Gastroenterology **21**, 238—244 (1952).
Blumenau, E.: Über die Todesursache bei Lebercirrhose. Arch. Verdau.-Kr. **27**, 1—17 (1921).
Boijsen, E., Abrams, H. L.: Roentgenologic diagnosis of primary carcinoma of the liver. Acta radiol. (Stockh.), N.S. **3**, 257—277 (1965).
Bonne, C.: Cancer and human races. Amer. J. Cancer **30**, 435—454 (1937).
Braun, H.: Über die Strukturveränderungen der Lebermitochondrien nach Röntgenbestrahlung. In: Strahlenpathologie der Zelle, S. 233. Hrsg. Scherer, E., u. H.-St. Stender. Stuttgart: Thieme 1963.
Brunschwig, A.: Radical surgery in advanced abdominal cancer. Chicago: Chicago Univ. Press 1947.
— The surgical treatment of primary and secondary hepatic malignant tumors. Amer. Surg. **20**, 1077—1085 (1954).
— The surgery of hepatic neoplasms, with special reference to right and left hepatic lobectomies. Cancer (Philad.) 8, 1226—1233 (1955).
— Observations on the surgical physiology of the human liver pertinent to radical partial hepatectomy for neoplasm. Cancer (Philad.) **8**, 459—467 (1955).
— The surgery of hepatic tumors with special reference to hepatic lobectomies. Klin. Med. **10**, 439—443 (1959).
Bruwer, A. J., Hallenbeck, G. A.: Roentgenologic findings in splenic portography. Amer. J. Roentgenol. **77**, 324—331 (1957).
Büngeler, W., Eder, M.: Das primäre Lebercarcinom. Dtseh. med. Wschr. **85**, 959—965 (1960).
Bullock, F. D., Curtis, M. R., Rodenburg, G. C.: A preliminary report on the experimental production of sarcoma in the liver of rats. Proc. Soc. exp. Biol. (N.Y.) 18, 29—30 (1920).
Cameron, G. F.: Primary carcinoma of the liver, A review of 18 autopsied cases. Gastroenterology **27**, 161—165 (1954).
Cattell, R. B.: Successfull removal of liver metastasis from a carcinoma of the rectum. Lahey Clin. Bull. **2**, 7 (1940).
Charache, H.: Primary carcinoma of the liver. Report of a case and review of the literature. Amer. J. Surg. **43**, 96—105 (1939).
Christiani, H.: Des néoplasmes congéniteaux. J. Anat. (Paris) **27**, 249—272 (1891).
Cohen, A., Cohen, L.: Experimental radiotherapy of abdominal cancer. II. Effect of flavone (rutin)

on radiation reactions. Brit. J. Radiol. **25**, 601—605 (1952).
Cohen, L., Cohen, A.: Experimental radiotherapy of abdominal cancer. I. Factors affecting radiation tolerance of the abdomen of the rat. Brit. J. Radiol. **25**, 485—490 (1952).
— — Experimental radiotherapy of abdominal cancer. III. Increased systemic tolerance with field fractionation (sieves). Brit. J. Radiol. **26**, 551—552 (1953).
— Shapiro, M. P., Keen, P., Cohen, A., de Moor, N. G.: Experimental radiotherapy of abdominal cancer. IV. Radiosensitivity of liver tumors. Brit. J. Radiol. **27**, 166—177 (1954).
Coleman, J. A., Haines, R. D., Phillips, Ch.: Primary carcinoma of the liver. Gastroenterology **27**, 166—177 (1954).
Cook, J. W., Duffy, E., Schoental, R.: Primary liver tumors in rats following feeding with alkaloids of senesio jacobaea. Brit. J. Cancer **4**, 405—410 (1950).
Copher, G. H., Wallingford, V. H., Scott, W. G., Zedler, G. G., Hayward, B., Moore, Sh.: Direct irradiation of carcinoma of the liver and the biliary tract by the use of radioactive iodine (I 131) in tetraiodophenolphthalein. Amer. J. Roentgenol. **67**, 964—973 (1952).
Counsellor, V. S., McIndoe, A. H.: Primary carcinoma of the liver. Arch. intern. Med. **37**, 363—387 (1927).
Cunningham, R. M.: Primary carcinoma of the liver: a clinical-pathological report of 14 cases at University Hospital from 1927—1943. Bull. Sch. Med. Maryland **28**, 61—79 (1943).
Dahl, R. H.: Case of cirrhosis and carcinoma of liver on basis of paratyphoid cholangitis. Norsk. Mag. Laegevidensk 88, 1086—1100 (1927).
— Et tilfaelde av paratyfs cholecystit og cholangit med lever-cirrhose og primaer levercancer. Norsk Mag. Laegevidensk. **88**, 1086—1100 (1927).
Doll, R., Payne, P., Waterhouse, J.: Cancer incidence in five continents. Berlin: Springer 1966.
Doub, H. P., Bolliger, H., Hartmann, F. W.: Relative sensitivity of the kidney to irradiation. Radiology **8**, 142—148 (1927).
Duckett, J. W., Montgomery, H. G.: Resection of primary liver tumors. Surgery **21**, 455 (1947).
Edlund, D., Leandoer, L.: Diagnosis of primary cancer in the liver. Acta hepato-splenol. (Stuttg.) **13**, 22—28 (1966).
Edmondson, H. A., Steiner, P. E.: Primary carcinoma of the liver. A study of 100 cases among 48900 necropsies. Cancer (Philad.) **7**, 462—508 (1954).
Eggel, H.: Über das primäre Carcinom der Leber. Beitr. path. Anat. **30**, 506—604 (1901).
Ephraim, K. H.: Detection of liver tumors with colloidal radiogold. Amer. J. Roentgenol. **87**, 141—147 (1962).
Eppstein, St.: Primary carcinoma of the liver. Amer. J. med. Sci. **247**, 137—144 (1964).
Ewing, J.: Neoplastic diseases, 4th ed. Philadelphia: W. B. Saunders Co. 1940.
Fischer, B.: Über Gallengangscarcinome sowie über Adenome und primäre Krebse der Leberzellen. Virchows Arch. path. Anat. **174**, 544—563 (1903).
Florentin, P., Rauber, G., Macinot, C.: Hépatoblastome chez un nouveauné. Ann. Anat. path. **1956**, 507—513.
Freeman, B. S., Moreland, R. B.: Primary carcinoma of the liver; report of a case treated by lobectomy. Ann. Surg. **127**, 1240—1246 (1948).
Fried, M. B.: Primary carcinoma of the liver. Amer. J. med. Sci. **168**, 241—267 (1924).
Galuzzi, N. J., Weingarten, W., Regan, F. D., Doerner, A. A.: Evaluation of hepatic tests and clinical findings in primary hepatic cancer. J. Amer. med. Ass. **152**, 15—16 (1953).
Gelfland, M.: Primary carcinoma of the liver. Clinico-pathological Conference. N.Y. med. J. **47**, 1136—1139 (1947).
Gilbert, C., Gillman, J., Gillman, T.: Observations on the etiology of cancer of the liver. Acta Un. int. Cancr. **7**, 98—110 (1951).
Gillman, Th., Hathorn, M., McE. Lamont, N.: Alloxan as a possible therapeutic agent for primary carcinoma of the liver. Lancet **1957 I**, 80—81.
Glauser, O.: Elektronenmikroskopische Untersuchungen an Rattenlebern nach Röntgenbestrahlung. Schweiz. Z. allg. Path. **19**, 150—161 (1956).
Goldberg, I. J., Wallerstein, H.: Primary massive liver-cell carcinoma. Rev. Gastroent. **1**, 305—313 (1934).
Goldzieher, M., Bokay, Z. von: Der primäre Leberkrebs. Virchows Arch. path. Anat. **203**, 75—131 (1911).
Gregory, R.: Primary carcinoma of the liver. Tumor thrombosis of the inferior vena cava and right auricle. Arch. intern. Med. **64**, 566—578 (139).
Gustafson, E. G.: An analysis of 62 cases of primary carcinoma of the liver based on 24400 necropsies at Bellevue Hospital. Ann. intern. Med. **11**, 889—900 (1937).
Guttman, R. J.: Effect of 2 million volt roentgen therapy on various malignant lesions of the upper abdomen. Amer. J. Roentgenol. **74**, 202—212 (1955).
Halpert, B., Erickson, E. E.: Carcinoma of the liver. A study of 28 cases. Cancer (Philad.) 8, 992—1002 (1955).
Hamperl, H.: Lehrbuch der allgemeinen Pathologie und der pathologischen Anatomie, 24./25. Aufl. Berlin-Göttingen-Heidelberg: Springer 1960.
— The classification of liver tumors. In: Tumors of the liver, ed. G. T. Pack and A. H. Jslami. Berlin-Heidelberg-New York: Springer 1970.
Hanot, V. G., Gilbert, G.: Etudes sur les maladies du foie; cancer (epitheliome); sarcomes; melanomes; cystes non parasitaires; angiomes. Paris: Asselin & Houzeau 1888.
Hansemann, D. von: Über den primären Leberkrebs. Berl. klin. Wschr. **27**, 353—356 (1890).
Hartwell, J. C.: Survey of compounds which have been tested for carcinogenic activity. Washington: United States Government Printing Office 1951.
Haubold, U.: Methoden und Ergebnisse der Leberszintigraphie. Dtsch. med. Wschr. **94**, 386—388 (1969).

Hauch, E. W., Lichstein, J.: The clinical problem of primary carcinoma of the liver. Gastroenterology **27**, 292—299 (1954).

Heepe, F.: Die Leberfunktionsprüfungen in der Sprechstundenpraxis. Dtsch. med. J. **20**, 596—598 (1959).

Herlihy, W. F.: Revision of the venous system: the role of the vertebral veins. Med. J. Aust. **34**, 661 (1947). Zit. nach Anglesio.

Hermosilla, Diaz, F., Sotomayor, M. O.: Cáncer primitivo del hígado. Rev. Med. Chile **72**, 685—688 (1944).

Herxheimer, G.: Lebergewächse. In: Handbuch der speziellen pathologischen Anatomie und Histologie, von H. Henke und O. Lubarsch, Bd. V, Teil 1. Berlin-Göttingen-Heidelberg: Springer 1930.

Heukelom, S.: Das Adenocarcinom der Leber mit Cirrhose. Beitr. path. Anat. **16**, 341—387 (1894).

Higgins, G. H.: The pathologic anatomy of primary carcinoma of the liver. In: Tumors of the liver, ed. G. T. Pack and A. H. Jslami. Berlin-Heidelberg-New York: Springer 1970.

Higginson, J.: The epidemiology of primary carcinoma of the liver. In: Tumors of the liver, ed. G. T. Pack and A. H. Jslami. Berlin-Heidelberg-New York: Springer 1970.

Hoch-Ligeti, C.: Production of liver tumours by dietary meals; effect of feeding chillies [Capsicum fructescens and annum (inn.)]. Acta Un. int. Cancer **7**, 606—611 (1951).

Hoyne, R. M., Kernohan, J. W.: Primary carcinoma of the liver: a study of 31 cases. Arch. intern. Med. **79**, 552—554 (1947).

Hueper, W. C.: Occupational tumors and allied diseases. Springfield, Ill.: Ch. C. Thomas 1942.

Jaffe, R.: Carcinoma and sarcoma of the liver following cirrhosis. Arch. intern. Med. **33**, 330—342 (1924).

Johnson, Ph. M., Grossman, F. M.: Radioisotope scanning in primary carcinoma of the liver. Radiology **84**, 868—872 (1965).

Kärcher, K. H.: Fermentdiagnostik von Lebertumoren und -metastasen während einer Strahlenbehandlung. Münch. med. Wschr. **110**, 2617 (1968).

Kalk, H.: Bioptische Diagnostik mit besonderer Berücksichtigung der Beziehung zwischen Struktur und Funktion. In: Pathologie, Diagnostik und Therapie der Leberkrankheiten. IV. Freiburger Symposium 1956. Berlin-Göttingen-Heidelberg: Springer 1957.

Kardzhiev, B., Svitchew, S.: Primäres Carcinom der Leber (Russ. Text). Arch. Path. **18**, 69—73 (1956).

Keen, W. W.: Report of a case of resection of the liver for removal of a neoplasm with a table of 67 resections of the liver for hepatic tumors. Ann. Surg. **30**, 267—283 (1899).

Kenneway, E. L.: Cancer of the liver in the negro in Africa and in America. Cancer Res. **4**, 571—577 (1944).

Kidd, F.: Case of primary tumour of the liver removed by operation. Proc. roy. Soc. Med. (Dept. Surg.) **16**, 61 (1923).

Kika, G.: Statistische Studien über 110 Fälle von primärem Lebercarcinom, welche im Pathologischen Institut der Kaiserlichen Universität zu Tokio seziert wurden. Zugleich ein Beitrag zur Entwicklung einer Kollateralbahn. Gann (jap.) **23**, 107—113 (1929).

Köhn, K.: Der primäre Leberkrebs. Berlin-Göttingen-Heidelberg: Springer 1955.

— Über das Vorkommen von Mikrocarcinomen in cirrhotischen Lebern. Z. Krebsforsch. **61**, 350—363 (1956).

Kouwenaar, W.: On cancer incidence in Indonesia; Symposium on geographical pathology and demography of cancer. Published under the auspices of the World Health Organization, 1950.

Kremen, A.: A note on the spectrophotometric assay of glutamin oxalocetic transaminase in human. J. clin. Invest. **34**, 131—133 (1955). Zit. nach Ariel.

Kuhl, D. E.: Rational scanning of the liver. Radiology **71**, 875—876 (1958).

Langenbüch, C.: Ein Fall von Resektion eines linksseitigen Schnürlappens der Leber. Heilung. Berl. klin. Wschr. **25**, 37—38 (1888).

Leichtenstern, O.: Klinik des Leberkrebses. In: Ziemssens, V., Handbuch der speziellen pathologischen Anatomie und Therapie, Bd. III, Abt. 1. Leipzig: F. C. W. Vogel 1878.

Lemmer, K. E.: Primary carcinoma of the liver. Arch. Surg. **61**, 599—609 (1950).

Leon, W. de: Malignancy among Filipinos. II. Incidence based on autopsy materials collected in 20 years (1907—1927). J. Philipp. med. Ass. **13**, 375—380 (1933).

Liber, A. F., Brown, C. R.: Primary liver-cell carcinoma with splenic metastasis. Amer. J. Cancer **35**, 521—527 (1939).

Liu, Y.: Primary carcinoma of the liver. A study of 19 autopsied cases. J. Amer. med. Ass. **153**, 886 (1953).

Livingstone, K. E., McCallion, D. J.: The immediate effects of severe local x-irradiation on the liver of the hamster. Canad. J. med. Sci. **30**, 571—577 (1952).

Loehlein, W.: Drei Fälle von primärem Lebercarcinom. Beitr. path. Anat. **42**, 531—558 (1907).

Loesch, J.: Primary carcinoma of the liver. Arch. Path. **28**, 223—235 (1939).

Lücke: Zit. nach Keen.

Lynch, K. M.: Primary liver carcinoma; relation to yellow atrophy-cirrhosis. Sth. med. J. (Bgham, Ala.) **30**, 1043—1049 (1937).

Maisin, J., u. C. Deckers: Ernährung, Cirrhose und Leberkrebs. Dtsch. med. J. **12**, 387—392 (1959).

Mann, F. C.: The portal circulation and restoration of the liver after partial removel. Surgery 8, 225 (1940).

Mann, J. D., Wakim, K. G., Baggenstoss, A. H.: The vasculation of the human liver. A study by injection-cast method. Proc. Mayo Clin. **28**, 227 (1953).

Margulis, A. R., Nice, Ch. M., Rigler, L. G.: Roentgen findings in primary hepatoma in infants and children. Analysis of 11 cases. Radiology **66**, 809—817 (1956).

MATHEWS, W. R.: Primary carcinoma of the liver. Tri. St. Med. J., Shreveport 10, 2511—2514 (1940).

MATSUDA, H.: Histochemical studies of irradiated liver. Med. J. Osaka Univ. 6, 853—866 (1956).

MENSH, A., HANNO, H. A.: Hepatoma of liver with metastasis to bone occuring in a patient known to have cirrhosis 8 years previously. Gastroenterology 3, 206—213 (1944).

MILLER, E. C., MILLER, J. A.: Biochemical investigations on hepatic carcinogenesis. J. nat. Cancer Inst. 15, 1571 (1955).

— — Mechanisms of chemical carcinogenesis. Pharmacol. Rev. 18, 805 (1966).

MILLS, E. S.: Hemochromatosis with special reference to its frequency and its occurence in women. Arch. int. Med. 34, 292 (1924).

MOLANDER, D. W., PACK, G. T.: Metabolism before and after hepatic lobectomy. In: Tumors of the liver, ed. G. T. PACK and A. H. JSLAMI. Berlin-Heidelberg-New York: Springer 1970.

MUIR, R. J.: On proliferations of the cells of the liver. J. Path. Bact. 12, 287—305 (1908).

NAGAYO, M.: Statistical studies on cancer in Japan. Gann (Extr. No.) 27, 1—176 (1933).

NEUMANN, M. A.: Primary carcinoma of the liver with metastasis to bone. Report of a case. Amer. J. Path. 20, 895—909 (1944).

NYSTROM, T. G.: Liver resection in primary malignant hepatoma. Acta chir. scand. 103, 241—248 (1952).

OESER, H., SCHUMACHER, W., ERNST, H., FROST, D.: Atlas der Szintigraphie. Einführung, Technik und Praxis. Berlin: Walter de Gruyter 1968 (mit Ergänzungen).

OPIE, F. L.: The influence of diet on the production of tumors of the liver by butter-yellow. J. exp. Med. 80, 219—230 (1944).

ORLOFF, M. J., CHANDLER, J. G., BERNSTEIN, J. E.: Transplantation of the liver. In: Tumors of the liver, ed. G. T. PACK and A. H. JSLAMI. Berlin-Heidelberg-New York: Springer 1970.

ORR, J. W.: The production of liver tumors by azo compounds. Brit. med. Bull. 4, 385—388 (1947).

PACK, G. T., JSLAMI, A. H.: Tumors of the liver. Nr. 26 of recent results in cancer research. Berlin-Heidelberg-New York: Springer 1970.

PACKHARD, G. B., STEVENSON, A. W.: Hepatoma in infancy and childhood; discussion and report of a case treated by operation. Surgery 15, 292—306 (1944).

PALAZZI, D.: A case of carcinoma of the liver in an adolescent. Biol. lat. (Milano) 8, 1218—1230 (1955).

PAUL, F.: Krebs einer „Nebenleber". Virchows Arch. path. Anat. 293, 551—561 (1934).

PAYET, M., PELLEGRINO, A., PÈNE, P.: Étude clinique et radiologique des rapports hépatodiaphragmatique et des poumons dans le cancer primitif du foie. J. Radiol. Electrol. 37, 877—882 (1956).

PEARCE, A. E.: Needle biopsy of the liver under peritoneoscopic visualization. Gastroenterology 27, 46—49 (1954).

PEPERE, A.: Tumeur primitive du foie. Originaire des germes aberrants de la capsule surrénale. Arch. Méd. exp. 14, 765—808 (1902).

PETROV, N. N., KROTKINA, N. A.: Experimentelles Gallenblasen- und Lebercarcinom. Z. Krebsforsch. 38, 249—263 (1933).

PHILLIPS, R. F.: Radiation therapy of tumors of the liver. In: Tumors of the liver, ed. G. T. PACK and A. H. JSLAMI. Berlin-Heidelberg-New York: Springer 1970.

— KARNOFSKY, D. A., HAMILTON, L. D., NICKSON, J. J.: Roentgen therapy of hepatic metastases. Amer. J. Roentgenol. 71, 826—834 (1954).

— MURIKAMI, K.: Primary neoplasm of the liver. Results of radiation therapy. Cancer (Philad.) 13, 714—720 (1960).

PICKRELL, K. L., CLAY, R. C.: Lobectomy of the liver. Report of 3 cases. Arch. Surg. 48, 267—277 (1944).

PLAZY, L., DAMANY, P.: Cancer primitif du foie chez un noir porteur des kystes hydatides. Bull. Soc. Path. exot. 26, 1015—1018 (1933).

POMERANZ, R., GRADY, H. G., PELLEN, M., MAGNES, M.: Spontaneous cholecysto-duodenal fistula in a patient with primary carcinoma of the liver. Radiology 43, 582—587 (1944).

PRIESEL, A.: Über ein ungewöhnliches Gewächs der Bauchspeicheldrüse. Virchows Arch. path. Anat. 267, 354—362 (1928).

PRINZING, F.: Eine Krebsstatistik der Metropolitan Life Insurance Company. Dtsch. med. Wschr. 52, 671 (1926).

RAUHS, R.: Über das primäre Lebercarcinom. Krebsarzt 1, 297—303 (1946).

REIKOWSKI, H., MÜTING, D.: Zur Klinik und Biochemie des primären Leberkarzinoms. Med. Welt, N.F. 17, 1739—1742 (1966).

REINBERG, M. H., LIPSON, M.: The association of Laennec's cirrhosis with diabetes mellitus. Ann. intern. Med. 33, 1195—1202 (1950).

RENFER, H. R., PORETTI, C. G., MASSINI, C., ZUPPINGER, A.: Hepatographie mit radioaktivem Gold. Schweiz. med. Wschr. 87, 255—268 (1957).

RIGLER, L. G., OLFELT, P. C.: Abdominal aortography for the roentgen demonstration of the liver and spleen. Amer. J. Roentgenol. 72, 586—596 (1954).

RIBBERT, H.: Das maligne Adenom der Leber. Dtsch. med. Wschr. 35, 1607—1609 (1909).

RÖSCH, J.: Die Rolle der Splenoportographie in der Diagnostik der Epigastriumgeschwülste. Fortschr. Röntgenstr. 90, 415—434 (1959).

ROSARIO, G. M.: Ulteriore contributo allo studio clinico ed anatomo-patologico delle cancerocirrosi del fegato. Clin. med. ital. 68, 807—817 (1937).

ROSENBERG, D. L., OCHSNER, A.: Primary carcinoma of the liver: an analysis of 55 autopsied cases, the record of a case with resection and a review of the recent literature. Surgery 24, 1036—1068 (1948).

ROULET, F. C.: Anatomie pathologique du cancer primitif du foie. Schweiz. Z. Path. Bact. 18, 583—598 (1955).

ROWEN, H. S., MALLORY, F. B.: A multinucleated liver-cell carcinoma. Amer. J. Path. 1, 677—680 (1925).

SALISACHS, G. L., DE VINYALS, R. R., COROMINAS, C. L.: Tumores primitivos del hegado en la infancia. Arch. Pediat. (Barcelona) **22**, 389—437 (1954).

SANDFORD, C. H.: Primary malignant disease of the liver. Ann. intern. Med. **37**, 304—312 (1952).

SANES, S., MCCALLUM, J. D.: Primary carcinoma of the liver: cholangioma in hepatolithiasis. Amer. J. Path. **18**, 675—687 (1942).

SCHERER, E., MONTAG, C.: Über das Hämangioendotheliom der Leber. Strahlentherapie **76**, 326—332 (1948).

SCHERER, E.: Cytologische und karyometrische Untersuchungen zur Strahlenwirkung auf Leber und Milz bei Anwendung von Total- und Teilbestrahlung. I. Mitt.: Untersuchung an der Leber der weißen Maus. Strahlentherapie **100**, 86—103 (1956).

— VOGELL, W.: Elektronenoptische Untersuchungen zur Strahlenwirkung auf Leber, Milz und Niere. Strahlentherapie **106**, 202—211 (1958).

SCHUMACHER, W.: Ergebnisse von Verteilungsuntersuchungen radioaktiver Isotope mit Hilfe von photographischen Gammagrammen. Strahlentherapie **106**, 418—427 (1958).

SCHUPACH, H. J., CHAPPEL, R. B.: Primary carcinoma of the liver. Arch. Med. intern. **89**, 436—444 (1952).

SHELDON, W. H., JAMES, D. F.: Cirrhosis following infectionshepatitis; a report of 5 cases in two of which was superimposed primary liver-cell carcinoma. Arch. intern. Med. **81**, 666—689 (1948).

SIMPSON, W. M.: Tumor thrombosis of inferior vena cava with four additional cases of neoplastic invasion. Ann. clin. Med. **3**, 29—68 (1924).

SLYE, M., HOMES, H. F., WELLS, H. G.: Spontaneous primary tumors of the liver in mice; studies on the incidence and inheritability of spontaneous tumors in mice. J. Med. Res. **33**, 171—182 (1915).

SMITH, K., VARON, H. H., RACE, G. J., PAULSON, D. L., URSCHEL, H. C., JR., MALLANS, J. T.: Serum 5-nucleotidase in patients with tumor in the liver. Cancer (Philad.) **19**, 1281—1285 (1966).

SMULDERS, J., VAN GEFFEL, R., DUSTIN, R., JR.: Deux cas de cancer primitif de la travée hépatique chez le nourrisson avec hématopoïèse intratumorale. Ann. Anat. path. **1**, 493—506 (1956).

SOMOGYI, M.: Blood diastase as an indicator of liver function. Proc. Soc. exp. Biol. (N.Y.) **32**, 538—540 (1934).

SPATT, S. D., GRAYZELL, D. M.: Primary carcinoma of the liver. Amer. J. Med. **5**, 570—573 (1948).

STEINER, M. M.: Primary carcinoma of the liver in childhood: report of 2 cases with critical review of literature. Amer. J. Dis. Child. **55**, 807—824 (1938).

STEWART, I. M.: Carcinoma of the liver in cirrhosis and hemochromatosis. Brit. med. J. **1922 II**, 1066.

— Precancerous lesions of the alimentary tract. Lancet **1931** II, 565—572, 617—622, 669—675.

STIRRET, L. A., YÜHL, E. T., LIBBY, R. L.: A new technique for the diagnosis of carcinoma metastatic to the liver; a preliminary report. Surg. Gynec. Obstet. **96**, 210—214 (1953).

STONE, P. W., SAYPOL, G. M.: Partial hepatectomy, presentation of four cases and discussion of technique. Surg. Gynec. Obstet. **95**, 191—200 (1952).

STORER, E. H., AKIN, T. J.: Chemotherapy of hepatic neoplasm via the umbilical-portal vein. Amer. J. Surg. **111**, 56—58 (1966).

STRONG, G. F., PITTS, H. H.: Primary carcinoma of the liver. Arch. intern. Med. **46**, 105—120 (1930).

— — Further observations on primary carcinoma of the liver in Chinese. Ann. intern. Med. **6**, 485—496 (1932).

— — MCPHEE, J. G.: Primary carcinoma of the liver. 25-year study. Ann. intern. Med. **30**, 791—798 (1949).

STUCKE, K.: Leberchirurgie. Grundlagen, Grenzen, Möglichkeiten. Berlin-Göttingen-Heidelberg: Springer 1959.

SUSSMANN, H.: Kerngröße von Leberzellen der Maus nach Röntgenbestrahlung. Inaug.-Diss. Zürich 1956.

SUGIURA, K., RHOADS, C. P.: Effect of years feeding upon experimentally produced liver cancer and cirrhosis. Cancer Res. **2**, 453 (1942).

SWALM, W. A., GAULT, E. S., MORRISON, L.: A rare case of primary liver carcinoma in liver flake disease (Cloronchis sinensis). Amer. J. dig. Dis. **4**, 789—792 (1938).

THOMPSON, C. M., HILFERTY, D. J.: Primary carcinoma of the liver (cholangioma) with hypoglycemic convulsions. Gastroenterology **20**, 158—165 (1952).

TULL, J. C.: Primary carcinoma of the liver: a study of 134 cases. J. Path. Bact. **35**, 557—562 (1932).

TURNER, G. G.: A case in which an adenoma weighing 2 lb. 3 oz. was successfully removed from the liver: with remarks on the subject of partial hepatectomy. Proc. roy. Soc. Med. (Sept. Surg.) **16**, 43—55 (1923).

TURNER, P.: Case of excision of adenoma of the liver which had ruptured spontaneously causing internal hemorrhage. Proc. roy. Soc. Med. **16**, 60—61 (1923).

WAGNER, L., KARGER, J. VON: Die Häufigkeit bösartiger Tumoren nach dem Sektionsmaterial des Landes Schleswig-Holstein in den Jahren 1950 und 1951. Z. Krebsforsch. **59**, 340—346 (1953).

WALLACE, R. H.: Resection of liver for hepatoma. Arch. Surg. **43**, 14—20 (1941).

WALSH, I. M., WOLFF, H. H.: Primary carcinoma of the liver following viral hepatitis: report of two cases. Lancet **1952 II**, 1007—1010.

WALTHER, H. E.: Krebsmetastasen. Basel: Benno Schwabe & Co. 1948.

WARREN, S., DRAKE, W. L.: Primary carcinoma of the liver in hemochromatosis. Amer. J. Path. **27**, 573 (1951). Zit. nach EDMONDSON u. STEINER.

WARVI, W. N.: Primary neoplasms of the liver. Arch. Path. **37**, 367—382 (1944).

— Primary tumors of the liver. Surg. Gynec. Obstet. **80**, 643—650 (1945).

WELB, A. C.: Primary carcinoma of the liver. Arch. Path. **40**, 382—386 (1945).

WENTZ, K. B., KATO, K.: Primary carcinoma of the liver with Banti's syndrome. J. Pediat. **17**, 115—165 (1940).

WILBUR, D. L., WOOD, D. A., WILLETT, F. M.: Primary carcinoma of the liver. Ann. intern. Med. **20**, 453—485 (1944).

WILLIS, R. A.: Carcinoma arizing in congenital cysts of the liver. J. Path. Bact. **55**, 492—495 (1943).

WILSON, M. E., STOWELL, R. E.: Cytological changes following roentgen irradiation of the liver in mice. J. nat. Cancer Inst. **13**, 1123—1137 (1953).

WINKLER, C.: Tumorlokalisation durch Photoszintigraphie mit Hilfe von Radio-Isotopen. Strahlentherapie **106**, 428—434 (1958).

WRIGHT, G.: Primary carcinoma of the liver. Excised by operation. Proc. roy. Soc. Med. (Dept. Surg.) **16**, 56—60 (1923).

YAMAGIWA, K.: Zur Kenntnis des primären parenchymatösen Leberkrebses (Hepatoma). Virchows Arch. path. Anat. **206**, 437—467 (1911).

YOEMAN, F. C.: Primary carcinoma of the liver with a report of a patient who remained well over two years after operation. J. Amer. med. Ass. **52**, 1741 (1909).

— Primary carcinoma of the liver: operation for recurrence over seven years after primary operation. J. Amer. med. Ass. **64**, 1301—1303 (1915).

YOSHIDA, T.: O-Amidoazotoluol; Studien über die Entwicklung des experimentellen Hepatoms durch O-Amidoazotoluol, besonders die stufenweise Verfolgung der Leberveränderungen bis zur Carcinomentstehung. Trans. Soc. Path. Jap. **24**, 523—530 (1934).

ZEITELHOFER, J.: Zur Frage der Häufigkeit und Form der primären Leberkrebse. Krebsarzt **6**, 154—160 (1951).

ZILIOTTO, D.: Epatografia e studio della funzionalita epatica per mezzo del rosa bengala con I^{131}. Minerva nucl. **3**, 144—148 (1959).

O. Gallenblase und Gallenwege

Von

E. Scherer

Mit einer Abbildung

In gleicher Weise, wie wir es in der Einleitung zum vorhergehenden Abschnitt über die Lebergeschwülste zum Ausdruck gebracht haben, soll an dieser Stelle im wesentlichen die Klinik und Pathologie der Geschwülste der extrahepatischen Gallenwege besprochen werden, da eingehende strahlentherapeutische Ausführungen sich erübrigen; nur selten kommt bei diesen Tumoren eine auch nur palliative Strahlenbehandlung in Betracht. Dennoch sind die anatomischen und geschwulstklinischen Besonderheiten dieser Körperregion immer wieder wichtig als Basis therapeutischer Überlegungen. Dies gilt nicht nur für das engere Bemühen des Strahlentherapeuten, sondern auch für dessen Verständnis gegenüber chirugischen Eingriffen.

I. Allgemeines

Nach Courvoisier (1890) sind Tumoren der extrahepatischen Gallenwege schon seit Anfang des 16. Jahrhunderts bekannt. Er beschreibt 1890 erstmalig 13 Fälle aus der bis dahin vorliegenden Literatur. Die erste Beschreibung eines Gallenblasencarcinoms stammt von de Stoll aus dem Jahre 1771 (zit. nach Thorbjarnarson u. Glenn, 1959). Seit den ersten Berichten sind nach Arminski (1949) bisher über 3000 Fälle bekannt geworden.

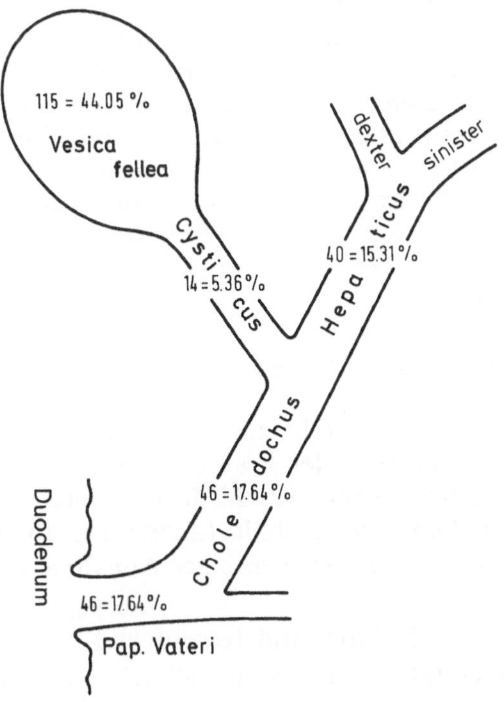

Abb. 1. Verteilung von 261 primären Carcinomen der extrahepatischen Gallenwege. (Nach Thorbjarnarson und Glenn; Britton; Kuwayti et al.)

Auch im Bereich der extrahepatischen Gallenwege überwiegen wie bei vielen Organen des Körpers die malignen epithelialen Tumoren.

Primäre Sarkome der Gallenwege sind große Raritäten (LERICHE, 1934; WILLIS, 1948; VANGELISTA, 1954; HORN et al., 1955). LOEBER stellte 1933 insgesamt 23 Fälle aus der bis dahin erschienenen Weltliteratur zusammen.

Der Lieblingssitz der epithelialen Neubildungen im Bereich der Gallenwege ist die Gallenblase. Nach HENNING (1954) entwickeln sich hier etwa 75% aller Carcinome der extrahepatischen Gallenwege. Die Carcinome der Papilla Vateri werden pathologisch-anatomisch schon zum Duodenum gerechnet (DIETRICH, 1948); klinisch fallen sie jedoch noch unter die Gruppe der extrahepatischen Gallenwegcarcinome, da sie ebenfalls zu einem Choledochusverschluß mit nachfolgendem mechanischem Ikterus führen (BECKMANN, 1953). Auch sind die Carcinome der Pars pancreatica des Ductus choledochus oft nur schwer in ihrem Ursprung zu unterscheiden, da sie auf den Pankreaskopf übergreifen und als primäre Pankreaskopfcarcinome angesehen werden können (DIETRICH, 1948). Über die Lokalisation von 261 Fällen von primären Carcinomen der extrahepatischen Gallenwege gibt die schematische Zeichnung Auskunft (s. Abb. 1). Die Carcinome im Bereich der Papilla Vateri sind dabei zu den übrigen Carcinomen der extrahepatischen Gallenwege hinzugezählt. Auch hier ergibt sich ein deutliches Übergewicht der Gallenblasencarcinome vor den Carcinomen der anderen Gallenwegsabschnitte.

II. Das primäre Carcinom der Gallenblase

1. Häufigkeit

Exakte Angaben über das Vorkommen und die wirkliche Häufigkeit des Gallenblasenkrebses sind nur sehr schwer zu erhalten (BOYCE u. MCFETRIDGE, 1936; MOHARDT, 1939; ARMINSKI, 1949). Im allgemeinen beschränkt man sich darauf, die Häufigkeit im Sektionsmaterial oder das Vorkommen bei Operationen im Bereich der Gallenblase anzugeben. So fand ARMINSKI (1949) unter 206098 Autopsien (nach Angaben in der Literatur) insgesamt 13914 Fälle mit malignen epithelialen Geschwülsten. Dabei handelte es sich in 908 Fällen um ein primäres Gallenblasencarcinom. Die Häufigkeit im Sektionsmaterial betrug danach 0,43%. Von allen bei der Sektion gefundenen Carcinomen waren 4,53% primäre Gallenblasencarcinome. KOLLWITZ (1959) gibt die Häufigkeit im Sektionsmaterial mit 0,3% an. Bei Operationen im Bereich der Gallenblase finden sich primäre Gallenblasenkrebse in 1,22% der Fälle (ARMINSKI, 1949), nach GERST (1961) 1,8%. FITCHETT et al. (1955) sahen bei 1020 Cholecystektomien nur in 29 Fällen diese Geschwulst. Nach STROHL et al. (1955) finden sich bei 0,71% bis 8,5% aller chirurgischen Gallenblasenpatienten primäre Gallenblasencarcinome. Bei gleichzeitig bestehender Cholelithiasis erhöht sich die Frequenz des Gallenblasenkrebses im Operationsmaterial von 1,22% (ARMINSKI, 1949) auf 4—5% (JANKELSON, 1937).

Das Gallenblasencarcinom steht bezüglich seiner Häufigkeit an 5. Stelle der Carcinome der Verdauungsorgane (ACKERMAN u. DEL REGATO, 1954; ROBERTSON u. CARLISLE, 1967). Im Krankengut von KUTSCHERA u. BACHL (1958) nimmt es sogar die 3. Stelle von allen Carcinomen ein. Nach HYDÉN (1950) steht das Gallenblasencarcinom in der Häufigkeitsfolge beim Manne an 8. Stelle und bei der Frau an 5. Stelle.

Gerade in den letzten Jahren haben verschiedene Autoren eine Zunahme des Gallenblasencarcinoms gegenüber früher festgestellt (ARMINSKI, 1949; WEYER, 1954; PORTWICH u. STÖSSEL, 1955), andere sprechen von einer Abnahme (BARBOSA u. RATE, 1963).

2. Alter und Geschlecht

In bezug auf die Altersverteilung unterscheidet sich das Gallenblasencarcinom nicht von anderen epithelialen Malignomen. Von den 594 von ARMINSKI (1949) zusammengestellten Fällen hatten fast 35% ein Alter zwischen 50 und 59 Jahren; insgesamt waren

95,9% der Patienten über 40 Jahre alt. Nach WERNER (1953), GRAMPA (1954), STROHL et al. (1955) und THORBJARNARSON u. GLENN (1959) treten 85% aller Gallenblasencarcinome nach Vollendung des 50. Lebensjahres auf. Doch sind auch Fälle bei jungen Patienten bekannt geworden. PROESCHER (1907) fand ein primäres Gallenblasencarcinom bei einem 22jährigen Patienten, RHODES u. GREENBLATT (1937) bei einer 24jährigen Negerin und MILLER (1924) bei einem 25jährigen Mann. Auf der anderen Seite kommen primäre Gallenblasencarcinome auch noch in sehr hohem Alter vor, wie die Arbeiten von ILLINGWORTH (1935/36) und ARMINSKI (1949) zeigen. Nach GERST (1961) liegt das Durchschnittsalter bei 61 Jahren, nach GRAMPA (1954) bei 65 Jahren, nach KOLLWITZ (1959) bei 61,5 Jahren.

Wie bei den gutartigen Erkrankungen der Gallenblase werden auch von einem Gallenblasencarcinom vorwiegend Frauen befallen. Ihr Anteil an 1388 Fällen von Gallenblasenkrebs beträgt nach ARMINSKI (1949) 73,1% (1051 Fälle). Diese Angaben werden in der Literatur immer wieder bestätigt, obwohl vereinzelt auch gegenteilige Befunde mitgeteilt worden sind.

	Fälle	Männer	Frauen	Männer	Frauen
STROHL u. DIFFENBAUGH (1955)	50	16	34	32,0%	78,0%
D'AUNOY (1938)	11	8	3	72,2%	27,3%
SMITHIES (1919)	23	16	7	69,6%	30,4%
KUTSCHERA u. BACHL (1958)	35	7	28	25,0%	75,0%
WEYER (1954)	158	19	129	12,0%	88,0%
WARREN u. BALCH (1940)	84	21	63	25,0%	75,0%
JANKELSON (1937)	48	20	28	41,7%	58,3%
GRAY u. SHARPE (1941)	291	81	210	28,0%	72,0%
COOPER (1937)	63	15	48	23,0%	77,0%
GERST (1961)	132	28	104	21,2%	78,8%

Das Durchschnittsalter der von einem Gallenblasencarcinom befallenen Frauen liegt unter dem Durchschnittsalter der männlichen Kranken. LIEBOWITZ (1939/40) gibt das Durchschnittsalter der Frauen mit 62,4 Jahren an, das der Männer mit 68 Jahren.

3. Ätiologie

Obwohl die Ursache der Gallenblasencarcinome noch völlig im Dunkeln liegt, sind verschiedene gutartige Erkrankungen der Gallenblase als disponierende Faktoren in Betracht gezogen worden. Es sind dies Gallenblasenadenome und -papillome, die Cholecystitis und insbesondere die Cholelithiasis.

Eine ätiologische Beziehung zwischen den erwähnten gutartigen Neubildungen der Gallenblase zu den Carcinomen ist noch unklar. Vereinzelt sind jedoch Gallenblasencarcinome auf dem Boden derartiger Gallenblasenveränderungen beschrieben worden (MAYO, 1915; IRWIN u. MACCARTY, 1915; PHILLIPS, 1933; WELLBROCK, 1934; BROWN u. CAPPEL, 1936/37; EISERTH, 1938; HUBLET, 1947; GREENWALD, 1944; MILLER, 1946; STRAUSS, 1953).

Wird ein Gallenblasencarcinom sehr frühzeitig entdeckt, zu einem Zeitpunkt, an dem nur ein sehr kleiner Schleimhautbezirk ein malignes Wachstum zeigt, findet man fast immer eine gleichzeitig bestehende chronische Entzündung der Gallenblase (ARMINSKI, 1949; KOLLWITZ, 1959). Auf dem Boden des chronisch-entzündlich veränderten und regenerierten Epithels ist eine Carcinomentwicklung durchaus denkbar.

Ob eine Infektion der extrahepatischen Gallenwege mit Lamblien (GROTT, 1939) eine ätiologische Bedeutung für das Gallenblasencarcinom hat, muß dahingestellt bleiben.

Als häufigste gleichzeitige Erkrankung bei einem Gallenblasencarcinom gilt die Cholelithiasis.

	Gesamtzahl der Fälle	Fälle mit Cholelithiasis
COOPER (1937)	63	46 (71,4%)
D'AUNOY (1938)	11	7 (63,6%)
GRAMPA (1954)	17	11 (65,0%)
GRAY u. SHARPE (1941)	291	146 (50,0%)
ILLINGWORTH (1935/36)	50	31 (62,0%)
WARREN u. BALCH (1940)	84	50 (59,5%)
ARMINSKI (1949)	2067	1514 (73,7%)
KOLLWITZ (1959)	18	15 (83,3%)
CONCILIO u. ANARDI (1968)	10	7 (70,0%)

Die Bedeutung des Steinleidens für die Entstehung eines primären Gallenblasencarcinoms erscheint nach diesen Zahlen so einleuchtend, daß die überwiegende Mehrzahl aller Autoren den Gallenblasenstein in den Mittelpunkt der Ätiologie des Gallenblasenkrebses stellt. Sie gehen dabei von folgenden Tatsachen aus:

1. Die Mehrzahl aller primären Gallenblasencarcinome kommt in Kombination mit einer Cholelithiasis vor.
2. Sekundäre metastatische Gallenblasenkrebse sind weit weniger häufig mit einer Steingallenblase kombiniert.
3. Durch Implantation von Fremdkörpern in tierische Gallenblasen lassen sich experimentell Gallenblasencarcinome provozieren.
4. Sowohl vom Carcinom der Gallenblase als auch von einer Cholelithiasis werden vorwiegend Frauen befallen.

Dies sind alles Beobachtungen, die statistisch eine Gallenblasenkrebsentwicklung auf dem Boden einer Cholelithiasis oder durch eine steinbedingte chronische Cholelithiasis anzeigen.

Auf der anderen Seite finden wir die Mitteilungen von ARMINSKI (1949) und von COOKE et al. (1953), nach denen umgekehrt nur bei 3% aller Patienten mit einer Cholelithiasis ein Gallenblasencarcinom auftritt. Nach REIFFERSCHEID (1959) beträgt der Anteil des Gallenblasencarcinoms bei latenten oder manifesten Erkrankungen der Gallenwege nur 1,8—2%. „Es hieße den Stein in seiner möglichen carcinogenetischen Wirkung überschätzen, würden wir ihn allein für die Entstehung des Gallenblasencarcinoms anschuldigen" (REIFFERSCHEID, 1959), denn rund 98% aller Gallensteinträger bleiben ohne ein Carcinom. Die häufigen Konkrementbildungen im Bereich des Harntraktes — dieser Vergleich drängt sich auf — werden nicht in gleicher Weise als carcinomauslösender Faktor angesehen, obwohl sie ebenfalls oft zu einer chronischen Irritation der Schleimhaut führen. RISSEL u. STREUBEL (1968) haben in einer sorgfältigen klinisch-pathologischen Studie bei 150 Patienten mit Gallenblasencarcinomen unter 1782 Gallenblasenkranken das Problem, unter Bearbeitung der einschlägigen Literatur, erneut aufgegriffen und kommen zu dem Schluß, daß eine eindeutige Beurteilung nicht möglich ist. Sie lehnen aber einen ursächlichen Zusammenhang zwischen Konkrementbefall und Carcinomentstehung ab. Interessant ist die Mitteilung von POLK jr. (1966) über ein Zusammentreffen von einer Porzellangallenblase (P.G.) und einem Carcinom. Unter 100 Fällen von P.G. sollen nach ROBB (zit. nach POLK) 22 Fälle mit einem Gallenblasencarcinom gefunden worden sein.

Zahlreiche Autoren haben auch versucht, Gallenblasencarcinome durch Implantation von nichtkörpereigenen Fremdkörpern oder Gallensteinen in tierische Gallenblasen experimentell zu erzeugen (BURROWS, 1933, 1939/40; PETROV u. KROTKINA, 1947; DESFORGES et al., 1950; FORTNER, 1955, 1958). BURROWS (1933), der die früheren Versuche zusammenfaßte, fand nach Einbringung von Gallensteinen in tierische Gallenblasen keinen Hinweis auf eine carcinogene Wirkung. Die pathologischen Veränderungen beim Tier entsprachen einer Cholecystitis glandularis proliferans beim Menschen, ohne irgendeinen Anhalt für Malignität. Werden dat gegen nichtkörpereigene Fremdkörper in die Gallenblase implantiert (PETROV u. KROTKINA, 1947), so reagierdie Gallenblasenschleimhaut mit einer malignen Degeneration. LAZARUS-BARLOW (1912) gab an, daß Gallensteine bei einem primären Gallenblasencarcinom radiumhaltig seien, eine Tatsache, die von FORTNER u. NORRIS (1955) nachgeprüft wurde und nicht bestätigt werden konnte. ASCHOFF u. BACKMEISTER (1909) schrieben, daß das Carcinom der Gallenblase und das Gallensteinleiden als paralleles Geschehen aufzufassen seien. Für das häufige kombinierte Auftreten dieser beiden Erkrankungen nahmen sie eine möglicherweise metabolische oder infektiöse Ursache an. Nach neueren Untersuchungen (FORTNER, 1955, 1958) läßt sich in der Galle von Gallenblasencarcinomkranken ein carcinomauslösender Faktor nachweisen, was auch den früheren Befunden von STEINER (1942/1943) entspricht. Wenn man sich vorstellt, daß die Galle selbst ein Carcinogen enthält, so könnte die Gallenblasenschleimhaut bei Dyskinesien infolge der verlängerten Verweildauer und einer auch normalerweise schon vorhandenen Eindickung dem Carcinogen sehr lange Zeit ausgesetzt sein. Dieser mögliche Kausalzusammenhang wurde besonders von REIFFERSCHEID (1959) betont. Eine wesentliche Vorbedingung für die Entstehung eines Gallenblasencarcinoms wäre somit im Bereich des Leberstoffwechsels zu suchen.

4. Pathologie

Etwa 80% aller Gallenblasencarcinome nehmen ihren Ausgang vom Gallenblasenfundus (53%) (COOPER, 1937; LIEBOWITZ, 1939/40, und VADHEIM et al. 1944) oder vom Gallenblasenhals (29%); nur 20% der Krebse wachsen primär im Bereich des Gallenblasenkörpers. Bei der überwiegenden Mehrzahl der Fälle ist der Krankheitsprozeß jedoch bei der Operation oder Autopsie schon so weit fortgeschritten, daß eine genaue Aussage über den Ursprungsort nicht mehr gemacht werden kann. Die Gallenblase selbst kann vergrößert, normal oder auch verkleinert sein. ARMINSKI (1949) fand unter 163 Fällen in 44% eine vergrößerte und in 21% eine verkleinerte,, kontrahierte" Gallenblase. Bei Lokalisation des Carcinoms im Bereich des Gallenblasenhalses ist meist eine Vergrößerung der Gallenblase zu beobachten. In sehr weit fortgeschrittenen Stadien kann die gesamte Gallenblase durch neoplastisches Gewebe ersetzt sein.

Die Ausbreitung eines Gallenblasencarcinoms geschieht entweder durch direktes Einwachsen in Nachbarorgane oder durch Metastasierung. Ein Wachstum per continuitatem, insbesondere in die Leber, ist die häufigste Ausbreitungsart, die nach ARMINSKI (1949) in 60—90% der Fälle, nach KOLLWITZ (1959) in 66% zu finden ist. Nach VADHEIM et al. (1944) bleibt selbst bei sehr frühen Fällen das Carcinom nur in 17% der Fälle noch streng auf die Mucosa und Submucosa der Gallenblase beschränkt. Bei 64% der Fälle bestehen schon makroskopisch Anzeichen für eine Invasion oder Metastasierung. Neben der Leber werden vorwiegend Gallengänge, Duodenum, Magen, Colon, Netz, Bauchwand, Pankreas und die Vena portae durch das Tumorwachstum per continuitatem befallen (ARMINSKI, 1949; HAMPERL, 1960). Metastasen treten am häufigsten in der Leber und im Bereich der regionären Lymphknoten auf, doch können sie auch in allen übrigen Organen des Körpers vorkommen.

Hämatogene, meist multiple Lebermetastasen findet man nach KOLLWITZ (1959) in 83,3%, nach COOPER (1937) in 36%, nach LIEBOWITZ (1939/40) in 82,5% und nach VADHEIM et al. (1944) in 73% der Fälle. Ein Befall der regionären Lymphknoten ist nach ARMINSKI (1949) in 60% der Fälle nachweisbar. Bei etwa 52% aller Patienten fanden sich Lymphknotenmetastasen im Bereich des Ductus cysticus, bei 48% waren die periportalen und bei 19% die retroperitonealen Lymphknoten befallen.

Nebennierenmetastasen wurden von KOLLWITZ (1959) und von THORBJARNARSON u. GLENN (1959) beschrieben. FOGGIE u. TUDHOPE (1936) sahen einen Fall mit einer cerebralen Symptomatologie als Folge eines Gallenblasencarcinoms. Oft stehen die durch die Absiedlungen in Lungen, Knochen, Milz, Ovarien, Uterus, Herz, Schilddrüse und Magen-Darm-Trakt hervorgerufenen Veränderungen im Vordergrund des klinischen Bildes (BEADLES, 1897; SYMMERS, 1917 (zit. nach WAKASUGI); OSLER, 1906; WAKASUGI, 1909, 1910; ROLLESTON u. MCNEE, 1929; LIEBOWITZ, 1939/40; MATTSON, 1942; GLENN u. HILL, 1955; BURDETTE, 1957; KUTSCHERA u. BACHL, 1958; THORBJARNARSON u. GLENN, 1959).

Histologisch bieten die malignen epithelialen Neubildungen im Bereich der Gallenblase ein relativ eintöniges Bild. In 91,2% der Fälle (ARMINSKI, 1949) bzw. 94% der Fälle (ROBERTSON u. CARLISLE, 1967) handelt es sich um ein typisches, von den Drüsen oder Deckepithelien ausgehendes Adenocarcinom. Das histologische Bild reicht dabei vom adenomatösen Carcinom bis zum Adenoscirrhus (v. ALBERTINI, 1955), der in etwa 70% aller Gallenblasencarcinome anzutreffen ist. Papilläre Geschwülste lassen sich in 20% der Fälle nachweisen. Eine Schleimbildung der Adenocarcinome der Gallenblase im Sinne eines Gallertkrebses ist selten (v. ALBERTINI, 1955); sie kommt in 8% aller Adenocarcinome vor.

In etwa 4% aller Gallenblasencarcinome (ARMINSKI, 1949) handelt es sich um ein epidermoides Pflasterzellcarcinom mit Ausbildung von Hornperlen, über dessen Genese man sich nicht völlig einig ist (KROMPECHER, 1924; ROESSIGER, 1930; RABINOVITCH u. KIEFFER, 1931). v. ALBERTINI (1955) faßt diese Tumorform der Gallenblase als „Pflasterzellmetaplasie in Adenocarcinomen" auf, wofür sich auch ACKERMAN u. DEL REGATO (1954) aussprechen. Nach WALTHER (1948) sind primäre Gallenblasencarcinome außerordentlich bösartig; sie haben einen sehr hohen „Malignitätsindex", was v. ALBERTINI (1955) mit der starken Entdifferenzierung der Adenocarcinome der Gallenwege allgemein in Zusammenhang bringt.

5. Klinisches Bild

Ein typisches klinisches Bild gibt es beim primären Gallenblasencarcinom ebensowenig wie bei vielen anderen Carcinomen des Körpers. Die Symptomatologie ist weitgehend abhängig vom Sitz der Erkrankung, der Ausdehnung und der damit verbundenen Veränderungen. Klinische Klassifizierungen stammen von MAGOUN u. RENSHAW (1921), ROLLESTON u. MCNEE (1929), BOYCE u. MCFETRIDGE (1936) und LIEBOWITZ (1939, 1940).

BOYCE u. MCFETRIDGE (1936) unterscheiden vier verschiedene Gruppen:

1. Typische Gallenkoliken mit aufgepfropften Zeichen und Symptomen eines Carcinoms.
2. Typische Gallenkoliken ohne Anhalt für ein Carcinom.
3. Typische Gallendyspepsien ohne Anhalt für ein Carcinom.
4. Latentes Gallenblasencarcinom ohne Anhalt für eine Erkrankung der Gallenblase.

LIEBOWITZ (1939/40) hat seine Patienten in fünf verschiedene Gruppen eingeteilt:

1. Patienten, die im klinischen Bild ein Carcinom mit Sicherheit erkennen lassen.
2. Patienten mit einer chronischen Cholecystitis mit oder ohne Cholelithiasis.
3. Patienten mit einer akuten Cholecystopathie.
4. Patienten, bei denen eine portale Cirrhose vorzuliegen scheint.
5. Patienten mit einem völlig symptomlosen Tumor im rechten Oberbauch.

Unter den häufigen, bei einem Gallenblasencarcinom vorkommenden Symptomen werden zumeist Koliken und dyspeptische Beschwerden genannt. Die Verdauungsstörungen werden vom Patienten als unbestimmtes Völle- und Druckgefühl im Bereich des Oberbauches angegeben. Die Schmerzen werden vorwiegend unterhalb des rechten Rippenbogens mit oder ohne Ausstrahlung in Rücken und Schulter lokalisiert. Sie haben meist einen ziehenden, drückenden oder kolikartigen Charakter; in vielen Fällen können sie auch als Epigastralgie imponieren (KUTSCHERA u. BACHL, 1958). Bei anderen Patienten stehen diffuse Bauchschmerzen im Vordergrund des klinischen Bildes. Bei fast allen Patienten besteht ein Dauerschmerz von geringer Intensität, der von akuten Schmerzattacken (Koliken) unterbrochen sein kann. Die angegebenen Schmerzen sind im allgemeinen unabhängig von der eingenommenen Nahrung, der Körperlage und dem Füllungszustand des Abdomens. 37% der Patienten klagen nach LITWIN (1967) seit längerer Zeit über Schmerzen, ehe die klinische Diagnose beginnt.

Von großer Bedeutung ist auch beim primären Gallenblasencarcinom eine exakte Erhebung der Vorgeschichte. Angaben über Gallenbeschwerden in Form von Entzündungen oder Koliken werden nach ARMINSKI (1949) in 52%, nach GLENN u. HILL (1955) in 75% und nach JUDD u. BAUMGARTNER (1929) sogar in 92,6% der Fälle angegeben. Die Anamnese zeigt bei etwa 70% der Patienten eine deutliche Zweiteilung (REIFFERSCHEID, 1959). Man findet eine sich oft über viele Jahre hinziehende Gallen- oder Gallensteinanamnese. Daneben ist dann noch eine sich nur über wenige Monate erstreckende Vorgeschichte mit unklaren Oberbauchbeschwerden und Appetitlosigkeit festzustellen, die den eigentlichen Schmerzen stets vorausgeht. Bei 30% der Patienten, auffallenderweise fast ausschließlich bei Männern, fehlt diese Zweiteilung. Sie haben nur eine relativ kurze Anamnese von wenigen Monaten.

Als weiteres wichtiges Zeichen eines primären Gallenblasencarcinoms ist eine nachweisbare Gelbsucht von unterschiedlicher Dauer zu nennen. Der mechanische Ikterus kann intermittierend sein (25%) oder auch kontinuierlich an Intensität zunehmen (75%) (REIFFERSCHEID, 1959). Ein streng auf die Gallenblase lokalisiertes Carcinom, das zumeist im Gallenblasenfundus sitzt, kann noch keinen Ikterus hervorrufen. Als Ursache hierfür kommt nur eine Ummauerung der Leberpforte, des Choledochus oder der Papilla Vateri, hier durch retropankreatisch gelegene Metastasen, in Frage. Ein Ikterus ist somit ein ausgesprochenes Spätsymptom und gilt als sicheres Zeichen der Inoperabilität. Ein erhöhter und kontinuierlich zunehmender Serumbilirubinwert zeigt die infauste Prognose an.

Ein ebenso ominöses Zeichen stellt die Gewichtsabnahme dar. Auch sie gilt als Zeichen eines ausgedehnten, aggressiven Wachstums und gestaltet die Prognose des Leidens ebenfalls infaust. Ein Gewichtsverlust tritt zumeist noch vor einem Ikterus auf. Zwischen dem subjektiven Frühsymptom des Schmerzes und dem objektiven Letalitätszeichen des Ikterus, das im Durchschnitt etwa 2 Monate ante exitum auftritt, liegt oft nur ein Zeitraum von einem Monat (KUTSCHERA u. BACHL, 1958). Andere Symptome, wie Abgeschlagenheit, Leistungsminderung, Müdigkeit, Übelkeit und Erbrechen, Durchfälle, Obstipation, Blutstühle, Ascites und Hepatomegalie, stehen an Bedeutung und Häufigkeit hinter den drei Kardinalsymptomen Schmerz, Gewichtsabnahme und Ikterus zurück.

Oftmals läßt sich im Bereich des rechten Oberbauches ein Tumor palpieren, der nach Größe, Form und Konsistenz einer vergrößerten Gallenblase zugeordnet werden kann. In den meisten Fällen tastet man jedoch nur einen mangelhaft abgrenzbaren, höckerigen, derben Tumor, dessen Organzugehörigkeit nicht genau zu bestimmen ist. Aber auch ohne nachweisbaren Oberbauchtumor wird von manchen Patienten eine leichte Druckempfindlichkeit unterhalb des rechten Rippenbogens angegeben.

Laboratoriumsuntersuchungen können im allgemeinen nur wenig zur Diagnosestellung beitragen, abgesehen von den bekannten Fermentuntersuchungen zur Differentialdiagnose eines Ikterus, falls ein Verschlußikterus besteht. Die alkalische Phosphatase steigt mit dem Serumbilirubin an. In vielen Fällen findet sich eine starke Erhöhung der Blutkörperchensenkungsgeschwindigkeit; die Temperaturen sind meist normal. Hohe Temperaturen treten lediglich im Finalstadium auf oder zeigen das Auftreten besonderer Komplikationen an. Fast immer läßt sich eine Anämie nachweisen, die jedoch selten einen Hb-Wert unter 60% aufweist. Eine Leukocytose in Verbindung mit hohen Temperaturen läßt an eine Perforation der tumorös veränderten Gallenblase denken.

Ein wichtiges Hilfsmittel zur Diagnosestellung kann in Einzelfällen die cytologische Untersuchung der Reflexgalle oder des Duodenalinhaltes darstellen (SEYBOLT et al., 1951; LEMON, 1951; GLENN u. HAYS, 1954; HEGEMANN, 1958; WITTE u. SCHRICKER, 1959; RASKIN et al., 1959). Diese Methode bringt in einigen Fällen den Nachweis eindeutiger Tumorzellen, über deren Ursprungsort oft nur wenig ausgesagt werden kann. Blasengalle ist nicht immer zu erhalten, da der Abfluß aus der Gallenblase durch den Tumor oder durch Steine behindert sein kann.

Auch eine röntgenologische Untersuchung der Gallenwege bringt dem Untersucher nicht in allen Fällen eindeutige Befunde. Fast stets ergibt die röntgenologische Exploration der extrahepatischen Gallenwege ein negatives Cholecystogramm (KIRKLIN, 1933; LAM, 1940; CAMPBELL, 1941; MATTSON, 1942; SAINBURG u. GARLOCK, 1948; ARMINSKI, 1949; HORNYKIEWYTSCH, 1956; BURDETTE, 1957; MARSHALL u. O'DONNELL, 1957; THORBJARNARSON u. GLENN, 1959). Wichtiger noch erscheint eine röntgenologische Untersuchung des Magen-Darm-Traktes, wo es zu Verdrängungen und Pelotteneffekten am Antrum des Magens, am Duodenum (DOMBROWSKI, 1961; KHILNANI et al., 1962) oder an der rechten Colonflexur kommen kann. Kommt bei dieser Untersuchung eine Kommunikation zwischen Magen oder Dickdarm und Gallenblase zur Darstellung, kann der dringende Verdacht auf ein schweres, sehr weit fortgeschrittenes Gallenblasencarcinom geäußert werden. In solchen Fällen sieht man hin und wieder auf einer Abdomenleeraufnahme Luftansammlungen in der Umgebung des Tumors. Nach den Erfahrungen von EVANS u. MUJAHED (1959) und von SCHULZ (1966) steht die Bariumuntersuchung des Magen-Darm-Kanals an der Spitze, während die perorale Cholecystographie nur einen geringen Wert besitzt. Die percutane transabdominelle Cholangiographie und Splenoportographie werden dagegen als wertvolle Methoden bezeichnet. Ohne daß an dieser Stelle eine Vollständigkeit anzustreben ist, seien als wichtigste Arbeiten über die transhepatische Cholangiographie die von FIGIEL u. FIGIEL (1963), SELDINGER (1966) (in dieser Monographie weiteres Schrifttum), WENZ (1967), PEIPER (1967), MCNULTY (1967), INFRANZI (1967), RÜTTIMANN (1968), BAYINDIR (1968) sowie RITCHIE et al. (1969) erwähnt. Auch die Arteriographie hat sich einen Platz in der Diagnostik der Tumoren im Gallenblasenbereich erobert (Lit. s. WENZ, 1967, 1967; BAYINDIR, 1968). Als weitere radiologische Untersuchungsmethode ist das Hepatogramm mit ^{198}Au zu erwähnen, das nach HOPPE (1967) eine Bedeutung im Sinne einer Vorfelduntersuchung besitzt. Sind hilusnahe Speicherdefekte vorhanden, muß man in jedem Fall zu den angiologischen Untersuchungsmethoden greifen. Der Autor hat diese Methode zwar vorwiegend für die

Gallenwegcarcinome angegeben, doch ist sie mit Vorteil auch bei Gallenblasencarcinomen anzuwenden.

Auf den Wert der Laparoskopie oder einer Probelaparotomie muß, ebenso wie im Abschnitt über das primäre Lebercarcinom, auch an dieser Stelle hingewiesen werden. Die Laparoskopie wird in der Übersichtsarbeit von MÜLLER (1967) besonders herausgestellt, die operative Choledochographie von MEYEROWITZ u. AIRD (1962).

6. Therapie

Die Behandlungsmöglichkeiten eines Gallenblasencarcinoms sind bisher noch völlig unzureichend, wenn man von den seltenen Fällen absieht, die zufällig bei einer Cholecystektomie gefunden werden. Im allgemeinen wird dem Carcinom der Gallenblase eine außerordentlich pessimistische Einstellung entgegengebracht, da es sowohl im klinischen als auch im pathologisch-anatomischen Sinne äußerst maligne verläuft. Als chirurgischer Eingriff kommt lediglich eine Radikaloperation in Frage. Doch leider sind fast alle Gallenblasenkrebse bei der Diagnosestellung schon sehr weit fortgeschritten und inoperabel. Nach REIFFERSCHEID (1959) kommen nur noch 13% aller Fälle für ein radikal-chirurgisches Vorgehen in Frage; die durchschnittliche Überlebenszeit beträgt nur 11,3 Monate. Angaben über chirurgische Entfernungen eines Gallenblasencarcinoms entweder durch einfache Cholecystektomie, durch Cholecystektomie mit Excision des Leberbettes der Gallenblase oder durch Cholecystektomie mit rechtsseitiger Hepatektomie stammen von QUÉNU (1909), FINSTERER (1932), GRAY (1934), HOCHBERG u. KOGUT (1939), THOREK (1947), SHEINFELD (1947), SAINBURG u. GARLOCK (1948), GLENN u. HAYS (1954), GOLDENBERG (1953), PACK et al. (1955), BRUNSCHWIG (1957), MARSHALL u. O'DONNELL (1957), BURDETTE (1957), BRITTON (1959), THORBJARNARSON u. GLENN (1959).

Auch die Literatur der letzten 10 Jahre besitzt kaum hoffnungsvollere Aspekte. Die 5-Jahres-Überlebenszeiten sind nach GERST (1961) 5%, nach LITWIN (1967) 2,6%. Von 51 operierten Patienten hatten bei ROBERTSON u. CARLISLE (1967) bereits 32 makroskopisch nachweisbare Metastasen. Wenn man von den rein zufälligen Einzelerfolgen absieht, sind sich alle oben angeführten Autoren darüber einig, daß das Gallenblasencarcinom auch heute noch von allen malignen Tumoren mit die schlechteste Prognose hat. Bei den zumeist alten Patienten mit schlechtem Allgemeinzustand verbietet sich ein radikal-chirurgisches Vorgehen meist von selbst.

Ebenso wie die chirurgische Behandlung des Gallenblasencarcinoms bietet das *strahlentherapeutische Vorgehen* keine hoffnungsvolleren Aspekte. Die Pathologie dieser Geschwülste und auch ihr klinisches Bild lassen deutlich erkennen, daß gegenwärtig eine Röntgentherapie mit dem gleichen negativen und unbefriedigenden Ergebnis enden muß wie eine chirurgische Behandlung, eine Tatsache, auf die schon MÜHLMANN 1928 hingewiesen hat. Es hat sich bis heute hierin noch nichts geändert.

Über eine gezielte percutane Strahlenbehandlung eines pathologisch-histologisch gesicherten Gallenblasencarcinoms liegen in der Literatur nur wenige Angaben vor. Grundsätzlich sollte es aber möglich sein, mit einer Telekobalttherapie oder mit ultraharten Strahlen bzw. Elektronen in günstig gelagerten Fällen Erfolge zu erzielen, weniger im Sinne einer kurativen Bestrahlung als einer Ergänzung einer vorausgegangenen oder nachfolgenden Operation. Auch die günstige palliative Wirkung der Strahlen auf Schmerzen oder Spasmen sollte Anlaß dazu geben, öfter als es bisher üblich war, eine Palliativbestrahlung durchzuführen. Die Arbeit von FREID et al. (1956) mit Bericht über zwei mit 5000 R Telekobalt bestrahlte Patienten, die ungebessert blieben, ist nicht ermutigend. Gerade die schnellen Elektronen bieten aber nach eigenen Erfahrungen mit dem 43 MeV-Betatron (Siemens) bei Abdominaltumoren mit begrenzter Ausbreitung in nicht zu großer Tiefe eine gute Chance, bei entsprechender Fraktionierung mit höheren Einzeldosen (3×300 R pro Woche, in Einzelfällen auch 2×400 R) den Tumor zu verkleinern und einer späteren Operation oder nochmaligen Operation bei vorher palliativ operierten Patienten zugänglich zu machen. Es scheint dringend geboten, hier weitere Erfahrungen zu sammeln.

Copher et al. (1952) haben 3 Fälle mit radioaktivem Jod in Tetrajodphenolphthalein behandelt. Die Patienten erhielten zwischen 34 und 144 mCi des markierten Kontrastmittels i.v. injiziert. Diese Autoren konnten hierbei feststellen, daß radioaktives Tetrajodphenolphthalein in der gleichen Weise in der Leber umgesetzt und ausgeschieden wird wie die nichtaktive Substanz. Die höchste Strahlenintensität lag im Bereich der Gallenwege und der angrenzenden Leber. Die Strahlendosis war jedoch insgesamt nicht ausreichend für eine Tumorvernichtung. Die gleichen Autoren wiesen jedoch darauf hin, daß es mit bestimmten Substanzen möglich sein sollte, eine selektive Strahlentherapie zu geben, indem man eine Kombination von radioaktiven Stoffen mit Elementen oder Substanzen, die eine spezifische Affinität zu bestimmten Organen oder Organsystemen besitzen, versuchen sollte.

Auch Ariel u. Pack (1960) haben versucht, inoperable Carcinome des Gallensystems mit radioaktivem Bengalrosa zu behandeln. Sie erprobten diese Therapie bei 14 Patienten mit primären Gallenblasen- und Gallengangcarcinomen. Die verabfolgte Anfangsdosis lag gewöhnlich zwischen 10 und 20 mCi; bei einigen Patienten wurde diese Dosis mehrmals gegeben, bis zu einer Gesamtmenge von 65 mCi. Von 14 Patienten starben jedoch 12 an den unmittelbaren Folgen ihres Carcinoms. Die durchschnittliche Überlebenszeit betrug 8 Monate (6 Wochen bis 24 Monate). Bei einer Patientin mit einem primären Carcinom des Gallenganges war klinisch ein ausgezeichneter Palliativerfolg zu verzeichnen. Nach 6 beschwerdefreien Monaten trat jedoch ein weiteres Tumorwachstum mit laufender Zunahme der Hepatomegalie ein. Bei einem anderen Fall mit einem primären Adenocarcinom des Gallenganges verschwanden alle Beschwerden nach einer einmaligen Gabe von 10 mCi radioaktivem Bengalrosa. Zwei Monate danach traten, trotz eingelegtem T-Drain, erneut Zeichen einer Obstruktion der Gallenwege auf, so daß man 11 mCi Bengalrosa applizierte. Erst nahezu 2 Jahre nach dieser zweiten Behandlung mußten dann wiederum 26 mCi gegeben werden. Hier war jedoch der therapeutische Palliativeffekt nicht mehr so ausgeprägt wie nach den beiden ersten Behandlungen. Rund 4 Wochen nach der dritten Medikation erhielt der Patient 18 mCi Bengalrosa. Der Tod erfolgte dann jedoch an den Folgen einer gastro-intestinalen Blutung; das Carcinom war bereits bis in das Duodenum vorgewachsen. In ganz fortgeschrittenen Stadien bleibt jegliche Besserung nach dieser Behandlungsmethode aus, und die Patienten versterben innerhalb kurzer Zeit.

Nach Ariel u. Pack (1960) stellt ein nachweisbarer Leberparenchymschaden eine strikte Kontraindikation für diese Behandlungsform dar, da die radioaktive Substanz durch die verminderte und verlangsamte Elimination durch die Leber zu einer zusätzlichen radiogenen Schädigung des Leberparenchyms führen kann.

III. Das primäre Carcinom der extrahepatischen Gallengänge

Die primären Carcinome der extrahepatischen Gallengänge müssen, ebenso wie die vorher besprochenen Gallenblasengeschwülste, bei den differentialdiagnostischen Überlegungen im Hinblick auf einen Verschlußikterus berücksichtigt werden. Der erste Bericht über ein primäres Carcinom des Ductus choledochus stammt von Durand-Fardel (1840). Schueppel (1878) beschrieb als erster ein Carcinom des Ductus hepaticus. Bis heute sind etwa 800 primäre Carcinome der extrahepatischen Gallengänge bekannt geworden (Stewart et al., 1940; Sako et al., 1957).

1. Häufigkeit

Die wirkliche Häufigkeit der primären Gallengangkrebse ist wie bei den primären Gallenblasencarcinomen nicht exakt anzugeben. Man beschränkt sich auch hier auf die Angabe der prozentualen Beteiligung am Sektionsmaterial oder auf die Befunde bei operativen Eingriffen im Bereich der extrahepatischen Gallenwege, oder man gibt die Häufigkeit unter allen malignen Tumoren an.

Nach SAKO et al. (1957) finden sich primäre Carcinome der extrahepatischen Gallengänge zwischen 0,012% und 0,458% aller Autopsien. Bei Operationen an den Gallengängen werden nach NEIBLING et al. (1949) in 0,3%, nach GOLDENBERG (1953) in 1,8% der Fälle Gallengangcarcinome beobachtet. Sie machen nach KIRSCHBAUM u. KOZOLL (1941) 2,88%, nach MASUDA (1935) sogar 4,65% aller malignen Geschwülste aus.

2. Alter und Geschlecht

Die primären Gallengangcarcinome befallen — wie nahezu alle epithelialen Malignome — vorwiegend Menschen in höherem Alter. Ihr Häufigkeitsmaximum liegt zwischen dem 60. und 70. Lebensjahr; das Durchschnittsalter bei 59,2 Jahren (SAKO et al., 1957). Im Gegensatz zum primären Gallenblasencarcinom werden jedoch vorwiegend Männer befallen (LADANYI, 1946; GLENN u. HAYS, 1954; GLENN u. HILL, 1955; SAKO et al., 1957; KUWAYTI et al., 1957; KUTSCHERA, u. BACHL, 1958; THORBJARNARSON, 1959; BRITTON, 1959). SAKO et al. (1957) sahen unter 433 Fällen von primären Gallengangcarcinomen 264 männliche und nur 169 weibliche Patienten, was einem Geschlechtsverhältnis von 3:2 entspricht. Die Frauen sind im Durchschnitt etwas jünger (56,7 Jahre) als die erkrankten Männer (59,3 Jahre).

3. Ätiologie

Das häufige Vorkommen einer Cholelithiasis bei einem primären Gallenblasencarcinom und ihre ätiologische Bedeutung für die Entstehung von primären Gallenblasencarcinomen ist schon weiter oben angeführt worden. Für die primären Gallengangcarcinome gilt das gleiche.

Nach REIFFERSCHEID (1959) kommen Steine nur bei 26,8% aller primären Gallengangscarcinome vor, nach STEWART et al. (1940) bei 20,2%, nach THORBJARNARSON (1959) bei 26,0% und nach VAN HEERDEN et al. (1967) bei 18%; lediglich NEIBLING et al. (1949) fanden mit 57% einen höheren Anteil. Eine enge ätiologische Beziehung zwischen dem Gallensteinleiden und der Carcinomentstehung scheint bei den primären Gallengangcarcinomen noch zweifelhafter zu sein als bei den Gallenblasencarcinomen, zumal sich die Steine im wesentlichen in der Gallenblase befinden, also weit ab vom Ort der Carcinomentwicklung im Bereich der Gallengänge.

Andere ursächliche Faktoren in der Genese der primären Gallengangcarcinome können Gallengangpapillome (DICK, 1938/39) oder auch selten einmal Gallengangulcera sein (ROLLESTON u. MCNEE, 1929). Chemische Veränderungen der Galle selbst (Auftreten von Methylcholanthren) werden hier, ebenso wie beim primären Gallenblasencarcinom, als mögliche Ursache in Betracht gezogen (WILLIS, 1942), so daß auch hier eine übergeordnete Funktionsstörung im Bereich der Leber ätiologisch verantwortlich gemacht werden muß.

4. Pathologie

Die verschiedenen anatomischen Abschnitte der extrahepatischen Gallengänge werden wie folgt von primären Gallengangcarcinomen befallen: 8,2% sitzen primär im rechten oder linken Ductus hepaticus, während 13,2% im gemeinsamen Ductus hepaticus lokalisiert sind. 24,2% aller Gallengangcarcinome nehmen ihren Ausgang von der Vereinigungsstelle des Ductus cysticus mit dem Ductus hepaticus. Nur 5,9% entstehen primär im Ductus cysticus. Am häufigsten wird der Ductus choledochus befallen, in dem sich 35,6% aller Carcinome primär entwickeln. Nicht sicher in ihrem Ursprung zu bestimmende Carcinome kommen in 12,3% der Fälle vor (SAKO et al., 1957).

Pathologisch-anatomisch handelt es sich um knotige, papilläre, zirkulär-strikturierende oder um diffus-infiltrativ wachsende Tumoren, meist von derber Konsistenz und gräulichweißer Farbe. Je nach Ausdehnung des Malignoms kommt es zu einem kompletten oder inkompletten Verschluß mit einer mäßigen oder starken prästenotischen Dilatation der Gallengänge.

Pathologisch-histologisch sind die primären Gallengangcarcinome, ebenso wie die primären Gallenblasencarcinome, vorwiegend Adenocarcinome, die durch die Adjektive „differenziert“ oder „undifferenziert“ und durch das makroskopische Erscheinungsbild (polypoid oder ulcerierend) charakterisiert werden. Neben den Adenocarcinomen lassen sich auch im Bereich der Gallengänge Pflasterzellcarcinome mit und ohne Ausbildung von Hornperlen finden (SAKO et al., 1957). Die Metastasen eines primären Gallengangcarcinoms sitzen vorwiegend (46%) im Bereich der Leber und der regionären Lymphknoten, daneben aber auch in den Lungen und den verschiedensten abdominalen Organen.

Eine auffallende Eigenschaft der primären Gallengangcarcinome ist die direkte Ausbreitung in der Gallengangwand, entlang den dort verlaufenden Lymphbahnen. Die Gallengänge werden dadurch in ein hartes, wenig dehnbares und starres Rohr umgewandelt. Die überdeckende Schleimhaut bleibt zumeist intakt, da sich die Carcinome hauptsächlich submukös ausbreiten (SAKO et al., 1957; THORBJARNARSON, 1959).

Gelegentlich ist auch eine direkte Invasion der Nerven im Bereich des Omentum minus (MASUDA, 1935; NEIBLING et al., 1949; THORBJARNARSON, 1959) und eine Invasion des Plexus coeliacus (BULLRICH u. LASCANO, 1938) zu beobachten.

5. Klinisches Bild

Die beiden Kardinalsymptome eines primären Gallengangcarcinoms sind, ebenso wie beim primären Gallenblasencarcinom, der Schmerz und der Ikterus.

	Fälle	Ikterus (%)	Schmerz (%)
STEWART et al. (1940)	104	100,0	69,5
NEIBLING et al. (1949)	90	86,7	61,1
GOLDENBERG (1953)	33	73,0	39,0
GLENN u. HAYS (1954)	15	93,0	33,0
GLENN u. HILL (1955)	7	100,0	39,0
SAKO et al. (1957)	6	83,0	50,0
KUTSCHERA u. BACHL (1958)	13	92,5	29,0
THORBJARNARSON (1959)	31	93,0	39,0
VAN HEERDEN et al. (1967)	78	62,0	58,0

Zum Unterschied vom primären Gallenblasencarcinom steht der Ikterus in der Häufigkeit weit vor dem Schmerz. Er tritt häufig auch zeitlich früher auf, weil schon relativ kleine Tumoren zu einem Verschluß des Choledochus und des Hepaticus führen können. Lediglich bei gallenblasennahen Cysticuscarcinomen kann ein Ikterus längere Zeit ausbleiben. Insgesamt gilt er aber beim primären Gallengangcarcinom als Frühsymptom und nicht als absolutes Letalitätszeichen wie beim primären Gallenblasencarcinom.

An anderen, relativ uncharakteristischen Symptomen sind, etwa in der Reihenfolge ihrer Häufigkeit, zu nennen: Gewichtsverlust, Erbrechen und Übelkeit, Anorexie, Fieber, Durchfall, Obstipation und selten ein Schüttelfrost. Der eintretende Gewichtsverlust geht bei einem Gallengangcarcinom mehr zu Lasten der Anorexie und des Erbrechens als zu Lasten des Malignoms. Fieber tritt lediglich bei gleichzeitig bestehender Infektion der Gallengänge auf. Da durch den kompletten Verschluß der Gallengänge die Galle nicht mehr in das Darmlumen abfließen kann, kommt es in einigen Fällen zu den Symptomen einer Hypoprothrombinämie als Folge einer mangelhaften Vitamin K-Resorption. Die Häufigkeit einer nachweisbaren Gallenblasenvergrößerung (Courvoisiersches Zeichen) hängt davon ab, ob früher entzündliche oder narbige Veränderungen die Dehnbarkeit der Gallenblasenwand beeinträchtigt haben oder nicht. Im allgemeinen ist bei einer malignen Gallengangstenose häufiger eine Hepatomegalie nachweisbar als ein Hydrops der Gallenblase. Interessant ist, daß in dem Krankengut der Mayo-Clinic (VAN HEERDENet al., 1967) 10 % der Patienten Diabetiker waren.

Die Laboratoriumsuntersuchungen zeigen ebenso wie beim primären Gallenblasencarcinom nur den mehr oder weniger ausgeprägten mechanischen Ikterus an, ohne irgendeinen Anhalt für dessen Ursache geben zu können. KÜHN (1955) hat darauf hingewiesen, daß bei einem malignen Gallenwegverschluß das Elektropherogramm, insbesondere bei Anwendung der Mikroelektrophorese, eine Vermehrung der α_2- und β-Globuline anzeigt. Eine Erhöhung der γ-Globulinfraktion tritt nur bei einer begleitenden Entzündung auf. Diese Serumeiweißkonstellation (Erhöhung der α_2- und β-Globuline) ist nach KÜHN (1955) und THORBJARNARSON (1959) häufig mit einer Cholesterinvermehrung verbunden, was als charakteristisch für einen malignen Gallenwegverschluß gilt. Auf den Wert der Fermentuntersuchungen wurde bereits hingewiesen.

Die cytologische Untersuchung des Duodenalsaftes kann insbesondere bei papillennahen Tumoren häufiger zu positiven Ergebnissen führen als beim Gallenblasencarcinom (Lit. s. dort).

Eine röntgenologische Untersuchung der extrahepatischen Gallenwege bringt bei einem primären Gallengangcarcinom ebenso wie beim Gallenblasencarcinom diagnostisch wenig Aufschluß über das vorliegende pathologische Geschehen (HODES et al., 1954). Nur in sehr frühen Stadien, bei noch erhaltener Durchgängigkeit der Gallengänge, kann es nach einer intravenösen Cholangiographie zur Darstellung von Konturunregelmäßigkeiten im Bereich des Gangsystems kommen. Bessere Ergebnisse vermag die operative Cholangiographie zu bringen (HESS, 1955, 1961). Bei einer Magen-Darm-Passage finden sich die durch ein Gallengangcarcinom bedingten tumorverdächtigen Deformierungen zumeist im Bereich der Pars descendens duodeni (SCHULZ, 1966; FROMMHOLD, 1965). FROMMHOLD macht auch auf die Rolle der laparoskopischen Cholangiographie (WANNAGAT, 1963) aufmerksam. Seine Arbeit enthält im übrigen die einschlägige röntgendiagnostische Literatur.

Über die Bedeutung der transhepatischen Cholangiographie wurde bereits im vorhergehenden Abschnitt bei der Diagnostik der primären Gallenblasencarcinome gesprochen (s. S. 721). Auch die Erwähnung der Szintigraphie mit ^{198}Au (HOPPE, 1967) als Suchmethode vor den eingreifenderen angiographischen Methoden sei hier wiederholt.

Die richtige Diagnose wird jedoch präoperativ nur relativ selten gestellt. Man glaubt eher an das Vorliegen eines Pankreaskopfcarcinoms, einer chronischen Cholecystitis oder einer Cholelithiasis. KIRSCHBAUM u. KOZOLL (1941) vermochten allerdings in 20,9 % der Fälle die richtige Diagnose eines primären Gallengangcarcinoms klinisch zu stellen, NEIBLING et al. (1949) nur in 8 % der Fälle. Als gute allgemeine Übersicht über Diagnostik und Therapie sei auf die Arbeit von SALMON (1966) verwiesen.

6. Therapie

Die Behandlung der primären Carcinome der extrahepatischen Gallengänge ist insgesamt ebenso unbefriedigend wie die der primären Gallenblasencarcinome. Die Gallengangkrebse genießen den Ruf der „extremen Therapieresistenz“ (GLENN u. HAYS, 1954). In den allermeisten Fällen kommt nur noch ein chirurgischer Palliativeingriff in Frage, da wegen der Ausdehnung des Tumors eine radikale Operation technisch nicht mehr durchzuführen ist. Durch Shunt-Operationen (Cholecystoduodenostomie, Cholecystogastrostomie, Cholecystoenterostomie) oder andere operative Maßnahmen (Cholecystostomie, Choledochostomie, Hepaticostomie mit Ableitung der Galle über ein eingelegtes Drain) wird der gestauten Galle eine Abflußmöglichkeit geschaffen, und der Ikterus mit dem oft unerträglichen Juckreiz kann abklingen (GLENN u. HAYS, 1954; SAKO et al., 1957; THORBJARNARSON, 1959). Hierdurch wird dem Patienten meist eine große Erleichterung geboten. In den seltenen Fällen, bei denen man eine Radikaloperation versucht, exstirpiert man den vom Carcinom befallenen Gallengangabschnitt weit im Gesunden als „en bloc“-Operation unter Mitnahme eines Teils des Magens, des Duodenums, der Gallenblase und des Choledochus, des Kopfes oder des gesamten Pankreas und der Drüsen im Bereich des Hepaticus und der gastroduodenalen Gefäßbahnen. Nach BROWN et al. (1961) war von 62 Fällen die Hälfte inoperabel, nur 20 % konnten reseziert werden. Aber auch von den radikal operierten Patienten überlebte nur einer. VAN HEERDEN et al. (1967) konnten an der Mayo-Clinic von 73 Fällen nur 5 radikal operieren, von denen 2 eine längere Überlebenszeit hatten. Die 67 nur palliativ operierten Kranken hatten eine mittlere Überlebenszeit von 11,4 Monaten. Die Gesamtheilungsziffern beliefen sich auf 8% über 1 Jahr und 1,6% über 5 Jahre.

Anschließend erfolgt eine Rekonstruktion der Intestinalpassage mit Einpflanzung der Hepaticusstümpfe.

Bei diesem operativen Vorgehen zeigt sich, daß die an der Verengungsstelle von Hepaticus, Cysticus und Choledochus sitzenden Tumoren als prognostisch am günstigsten zu beurteilen sind. Sie haben die längste postoperative Lebenserwartung, die nach SAKO et al. (1957) etwa 5 Monate beträgt, gegenüber oft nur wenigen Tagen bei anderen Tumorlokalisationen. Eine Überlebenszeit von 2,2 Jahren nach „en bloc"-Resektion wegen eines primären Gallengangcarcinoms ist von NEIBLING et al. (1949) berichtet worden. THORBJARNARSON (1959) beschrieb den Fall einer 3,3jährigen Heilung, SILER et al. (1948) konnten eine 16monatige Heilung eines Gallengangcarcinoms durch Pankreatoduodenektomie mit Resektion der Gallengänge publizieren.

Nach SAKO et al. (1957) beträgt die durchschnittliche Überlebenszeit aller Patienten, bei denen irgendein operativer Eingriff — sei er diagnostischer, palliativer oder radikaler Art — unternommen worden ist, nur 4,2 Monate post operationem. Die häufigsten Todesursachen sind eine ascendierende Cholangitis, eine Cholämie und intraoperativ auftretende Komplikationen.

Chirurgische Behandlungsversuche bei primären Gallengangcarcinomen hatten weiterhin WHIPPLE et al. (1935), BAGGENSTOSS (1938), CATTELL u. PYRTEK (1949), CHILD et al. (1952), BRUNSCHWIG (1957), KUWAYTI et al. (1957), SAKO et al. (1957), SCHAIRER (1957), BRITTON (1959) und andere neben den schon oben erwähnten Autoren durchgeführt und darüber berichtet.

Bezüglich einer *Strahlentherapie* der primären Gallengangcarcinome sei auf den Abschnitt der Strahlenbehandlung der primären Gallenblasencarcinome verwiesen. Der im Vordergrund stehende Verschlußikterus wird die Patienten fast immer zunächst in die Hand eines Chirurgen bringen, der durch wenig eingreifende Palliativmaßnahmen oft eine gute Linderung der Beschwerden erzielen kann (COCCHI, 1961). Eine anschließende percutane Bestrahlung des Tumors sollte jedoch unter dem Aspekt einer Verhinderung einer weiteren lokalen Ausbreitung versucht werden, um den chirurgischen Palliativeffekt zu verstärken und durch Linderung der oft vorhandenen Schmerzen zu ergänzen. Spezielle strahlentherapeutische Erfahrungen größeren Umfanges liegen bisher nicht vor. Als Einzelveröffentlichung sei erwähnt, daß BALOFSKY (1959) 4 Fälle mit dem Telekobaltgerät (5000 R in 6 Wochen) bestrahlte, von denen 3 mäßig gebessert werden konnten. Für die Elektronentherapie gelten die gleichen Ausführungen, die wir im vorigen Abschnitt für das primäre Gallenblasencarcinom gemacht haben.

Abschließend kann zu dem Abschnitt über die malignen Tumoren der extrahepatischen Gallenwege gesagt werden, daß bisher alle therapeutischen Bemühungen um diese Kranken — von Ausnahmen abgesehen — vergebens gewesen sind. Dennoch sollte sich auch der Strahlentherapeut in enger Anlehnung an den Chirurgen um eine Verbesserung der Situation bemühen. Früherkennung und rechtzeitige Operation sind als erstes Ziel anzusehen. Vielleicht kommt man mit intraoperativer lokaler Isotopeninfiltration weiter, vielleicht werden konsequente postoperative Bestrahlungen mit schnellen Elektronen oder energiereichen γ-Strahlen zu den ersten greifbaren Heilergebnissen mit beitragen. Der klinische Radiologe darf als Geschwulsttherapeut die Problematik dieser Tumoren nicht aus dem Auge lassen.

Literatur

ACKERMAN, L. V., DEL REGATO, J. A.: Cancer (diagnosis, treatment and prognosis). St. Louis: C.V. Mosby Co. 1954.

ALBERTINI, A. v.: Histologische Geschwulstdiagnostik. Systematische Morphologie der menschlichen Geschwülste als Grundlage für die klinische Beurteilung. Stuttgart: Georg Thieme 1955.

ARIEL, I. M., PACK, G. T.: The treatment of inoperable cancer of the biliary system with radioactive I^{131} Rose Bengal. Amer. J. Roentgenol. **83**, 474—491 (1960).

ARMINSKI, TH. C.: Primary carcinoma of the gallbladder. A collective review with the addition of 25 cases from Grace Hospital, Detroit, Michigan. Cancer (Philad.) **2**, 379—398 (1949).

ASCHOFF, L., BACKMEISTER, A.: Die Cholelithiasis. Jena: Fischer 1909.

D'AUNOY, R., OGDEN, M. A., HALPERT, B.: Primary carcinoma of the biliary system: a clinico-pathological analysis of forty cases. Surgery 3, 670—678 (1938).

BAGGENSTOSS, A. H.: The major duodenal papilla. Arch. Path. 26, 853—868 (1938).

BALOFSKY, S. L.: Advanced gastrointestinal carcinoma. A Symposium on Supervoltage Radiation Therapy, p. 415—417. US Atomic Energy Commission 1959.

BARBOSA, E., RATE, R. G.: Primary cholecystic carcinoma: A vanishing entity. J. int. Coll. Surg. 40, 429—432 (1963).

BAYINDIR, S.: Der Wert der kombinierten perkutanen transhepatischen Cholangiographie und Zöliakographie bei der Diagnostik des tumorbedingten Verschlußikterus. Fortschr. Röntgenstr. 109, 16—23 (1968).

BEADLES, C. F.: Primary carcinoma of the liver (gallbladder) associated with a large tumour on the thoracic wall. Trans. path. Soc. Lond. 48, 119—121 (1897).

BECKMANN, K.: Die Krankheiten der Gallenblase und der Gallenwege. In: Handbuch der Inneren Medizin. Begründet von L. MOHR und R. STAEHELIN. Hrsg. von G. v. BERGMANN, W. FREY und H. SCHWIEGK. IV. Aufl., Bd. III, Teil 2. Verdauungsorgane, S. 940—1009. Berlin-Göttingen-Heidelberg: Springer 1953.

BOYCE, F. F., McFETRIDGE, E. M.: Carcinoma of the gallbladder; a critique based on an analysis of 25 cases from Charity Hospital in New Orleans. Int. med. Dig. 21, 67—79 (1936).

BRITTON, R. C.: Tumors of the extrahepatic biliary system. Amer. J. Surg. 97, 141—147 (1959).

BROWN, D. B., STRANG, R., GORDON, J., HENDRY, E. B.: Primary carcinoma of the extrahepatic bile-ducts. Brit. J. Surg. 49, 22—28 (1961).

BROWN, R. F., CAPPEL, D. F.: Multiple villous papillomata of the gall-bladder. Brit. J. Surg. 24, 703—707 (1936/37).

BRUNSCHWIG, A.: Pancreato-duodenectomy: a "curative" operation for malignant neoplasms in the pancreato-duodenal region. Ann. Surg. 136, 610—624 (1957).

BULLRICH, R. A., LASCANO, E. F.: Melanosis consecutiva a una infiltracion del plexo solar por un epitelioma primitivo de las vias biliares. Pren. méd. argent. 25, 57—66 (1938).

BURDETTE, W. J.: Carcinoma of the gallbladder. Ann. Surg. 145, 832—847 (1957).

BURROWS, H.: An experimental inquiry into the association, to be seen gallstones and primary cancer of the gallbladder. Brit. J. Surg. 20, 607—629 (1933).

— Gall-stones and cancer: A problem of aetiology with special reference to the role of irritation. Brit. J. Surg. 27, 166—168 (1939/40).

CAMPBELL, D. A.: A clinical study of the carcinoma of the gallbladder. Ann. Surg. 113, 1068—1069 (1941).

CATTELL, R. B., PYRTEK, C.: An appraisal of pancreatico-duodenal resection; a follow up study of 61 cases. Ann. Surg. 129, 840—849 (1949).

CHILD, C. G., HOLSWADE, G. R., McCLURE, R. J., JR., GORE, A. L., O'NEIL, E. A.: Pancreatoduodenectomy with resection of the portal vein in the Macaca mulatta monkey and men. Surg. Gynec. Obstet. 94, 31—45 (1952).

COCCHI, U.: Zit. nach G. WEITZEL u. H. KUTTIG. In: Die Supervolttherapie. Hrsg. von J. BECKER und G. SCHUBERT, S. 419. Stuttgart: Georg Thieme 1961.

CONCILIO, A., ANARDI, V.: Sui carcinomi primitivi della colecisti e delle vie biliari extraepatiche. Considerazioni a proposito di 13 casi. Rif. med. 82, 681—687 (1968).

COOKE, L., AVERY, J., KEECH, M. K.: Carcinoma of the gallbladder. A statistical study. Lancet 1953 I, 585—587.

COOPER, W. A.: Carcinoma of the gallbladder. Arch. Surg. 35, 431—448 (1937).

COPHER, G. H., WALLINGFORD, V. H., SCOTT, W. G., ZEDLER, G. G., HAYWARD, B., MOORE, SH.: Direct irradiation of carcinoma of the liver and biliary tract by the use of radioactive iodine (I 131) in tetraiodophenolphthalein. Amer. J. Roentgenol. 67, 964—973 (1952).

COURVOISIER, L. O.: Casuistisch-statistische Beiträge zur Pathologie und Chirurgie der Gallenwege. Leipzig: F. C. W. Vogel 1890.

DESFORGES, G., DESFORGES, J., ROBBINS, S. L.: Carcinoma of the gallbladder; an attempt at experimental production. Cancer (Philad.) 3, 1088—1096 (1950).

DICK, J. C.: Carcinoma of the lower and of the common bile duct. Brit. J. Surg. 26, 757—763 (1938/39).

DIETRICH, A.: Allgemeine Pathologie und pathologische Anatomie. Stuttgart: S. Hirzel 1948.

DOMBROWSKI, H.: Zur Röntgendiagnostik des Gallenblasencarcinoms. Gastroenterologia (Basel) 96, 246—259 (1961).

EISERTH, P.: Adenomyome der Gallenblase. Virchows Arch. path. Anat. 302, 717—723 (1938).

EVANS, J. A., MUJAHED, Z.: Roentgenographic aid in diagnosis of neoplasms of liver and extrahepatic ducts. J. Amer. med. Ass. 171, 7—11 (1959).

FIGIEL, L. S., FIGIEL, ST. J.: Carcinoma of the bile ducts. A case report. Radiology 80, 222—223 (1963).

FINSTERER, G. J.: Das Carcinom der Gallenblase. Med. Klin. 28, 432—436 (1932).

FITCHETT, C. H., SAVITT, A. J., ALOICH, E. M.: Carcinoma of the gallbladder. A study of 29 cases. Surgery 37, 726—731 (1955).

FOGGIE, W. E., TUDHOPE, G. R.: Secondary carcinoma of the lung with an inconspicuous primary in the gallbladder. Edinb. med. J. 37, 632—637 (1936).

FORTNER, G. J.: Experimental bile-duct cancer possibly induced by bile of humans with bile-duct cancer. Cancer (Philad.) 8, 683—686 (1955).

— The experimental induction of primary carcinoma of the gallbladder. Cancer (Philad.) 8, 689—700 (1955).

— An appraisal of the pathogenesis of primary carcinoma of the extrahepatic biliary tract. Surgery 43, 563—572 (1958).

FORTNER, G. J., NORRIS, W. P.: Determination of the radioactivity of gall stones obtained from cases of gallbladder cancer. Cancer (Philad.) 8, 687—689 (1955).

FREID, J. R., GOLDBERG, H., TENZEL, W., OKRAINETZ, C. L., ARAL, M. I.: Cobalt-60 beam therapy: Three years experience at Montefiore Hospital (New York). Radiology 67, 200—209 (1956).

FROMMHOLD, W.: Radiologische Diagnostik der malignen Tumoren der Gallenwege. Deutscher Röntgenkongreß 1964, Teil A, Stuttgart: Georg Thieme 1965.

GERST, P. H.: Primary carcinoma of the gallbladder. A thirty-years summary. Ann. Surg. 153, 369—372 (1961).

GLENN, F., HAYS, D. M.: The scope of radical surgery in the treatment of malignant tumors of the extrahepatic biliary tract. Surg. Gynec. Obstet. 99, 529—541 (1954).

— HILL, M. R.: Extrahepatic biliary-tract cancer. Cancer (Philad.) 8, 1218—1225 (1955).

GOLDENBERG, I. S.: Carcinoma of biliary tract. Amer. J. Surg. 86, 292—300 (1953).

GRAMPA, G.: Il carcinoma primitivo della cistifellea. Oncologia (Basel) 7, 27—46 (1954).

GRAY, H. D.: Squamous cell epithelioma of gallbladder and liver, cholecystectomy and partial hepatectomy. Report of a case. Surg. Clin. N. Amer. 14, 717—720 (1934).

— SHARPE, W. S.: Carcinoma of the gallbladder, extrahepatic bile ducts and the major duodenal papilla. Surg. Clin. N. Amer. 21, 1117—1127 (1941).

GREENWALD, W.: Papilloma of the gallbladder. Surgery 16, 370—376 (1944).

GROTT, J. W.: Die Lambliase als Krebserzeuger der Gallenwege. Schweiz. med. Wschr. 69, 683—686 (1939).

HAMPERL, H.: Lehrbuch der allgemeinen Pathologie und der pathologischen Anatomie, 24./25. Aufl. Berlin-Göttingen-Heidelberg: Springer 1960.

HEGEMANN, F.: Über den praktischen Wert der zytologischen Gallensaftuntersuchung. Dtsch. med. Wschr. 83, 1987—1988 (1958).

HENNING, N.: Lehrbuch der Verdauungskrankheiten. Stuttgart: Georg Thieme 1954.

HESS, W.: Operative Cholangiographie. Technik, Diagnostik, Praxis. Stuttgart: Georg Thieme 1955.

— Die Erkrankungen der Gallenwege und des Pankreas. Stuttgart: Georg Thieme 1961.

HOCHBERG, L. A., KOGUT, B.: Primary carcinoma of the gallbladder. Amer. J. Surg. 43, 746—753 (1939).

HODES, P. J., PENDERGRASS, E. P., WINSTON, N. J.: Pancreatic, ductal and Vaterian neoplasms; their roentgen manifestation. Radiology 62, 1—15 (1954).

HOPPE, G.: Das Hepatogramm bei der Diagnose der Gallenwegskarzinome. Radiol. diagn. (Berl.) 8, 531—537 (1967).

HORN, R. C., YAKOVAC, W. C., KAYE, R., KOOP, C. E.: Rhabdomyosarcoma of the common bile duct. Cancer (Philad.) 8, 468—477 (1955).

HORNYKIEWYTSCH, TH.: Intravenöse Cholangiographie. Grundlagen, Technik, Ergebnisse. Stuttgart: Georg Thieme 1956.

HUBLET, B.: Papillomes de la vésicule biliaire. J. Chir. (Paris) 63, 133—142 (1947).

HYDÉN, H.: (1950). Zit. nach REIFFERSCHEID (1959).

ILLINGWORTH, C. F. W.: Carcinoma of the gallbladder. Brit. J. Surg. 23, 4—18 (1935/36).

INFRANZI, A.: Angiographies et cholangiographies intrahépatiques dans les tumeurs du foie et des voies biliaires. Rev. int. Hépat. 17, 87—97 (1967).

IRWIN, H. C., MCCARTY, W. C.: Papilloma of the gallbladder. Report of 85 cases. Ann. Surg. 61, 725—729 (1915).

JANKELSON, I. R.: Clinical aspects of primary carcinoma of the gallbladder. New Engl. J. Med. 217, 85—88 (1937).

JUDD, E. S., BAUMGARTNER, C. J.: Malignant lesions of the gallbladder. Arch. intern. Med. 44, 735—745 (1929).

KHILNANI, M. T., WOLF, B. S., FINKEL, M.: Roentgen features of carcinoma of the gallbladder on barium-meal examination. Radiology 79, 264—273 (1962).

KIRKLIN, B. R.: Cholecystographic diagnosis of neoplasms of the gallbladder. Amer. J. Roentgenol. 29, 8—16 (1933).

KIRSCHBAUM, J. D., KOZOLL, D. D.: Carcinoma of the gallbladder and extrahepatic bile ducts; a clinical and pathological study of 117 cases in 12330 necropsies. Surg. Gynec. Obstet. 73, 740—754 (1941).

KOLLWITZ, A. A.: Zur Klinik des Gallenblasencarcinoms. Med. Welt 1959, 2339—2343.

KROMPECHER, E.: Basalzellen, Metaplasie und Regeneration. Beitr. path. Anat. 72, 163—183 (1924).

KÜHN, H. A.: Serumeiweißuntersuchungen bei malignem Gallenwegsverschluß. Z. ges. inn. Med. 10, 341—344 (1955).

KUTSCHERA, W., BACHL, I.: Die klinische Diagnose des Gallenblasen- und Gallenwegscarcinoms. Wien. klin. Wschr. 70, 863—867 (1958).

KUWAYTI, K., BAGGENSTOSS, A. H., STAUFFER, M. H., PRIESTLEY, J. T.: Carcinoma of the major intrahepatic and the extrahepatic bile ducts exclusive of the papilla of Vater. Surg. Gynec. Obstet. 104, 357—366 (1957).

LADANYI, J.: Ein um einen eingekeilten Stein entstandenes Carcinom des Ductus cysticus. Krebsarzt 1, 519—522 (1946).

LAM, C. R.: The present status of carcinoma of the gallbladder. Ann. Surg. 111, 403—410 (1940).

LAZARUS-BARLOW, W. S.: On the presence of radium in some gallstones and on a correlation of this with the frequency of gallstones occurence in carcinoma. Arch. Middx. Hosp. 27, 108—1267 (1912).

LEMON, H. M.: The clinical value of duodenal drainage in the diagnosis of carcinoma of the biliary tract and pancreas. N. Y. St. J. Med. 51, 2155—2158 (1951).

LERICHE, R.: Volumineuse tumeur papillomateuse du cholédoque chez un enfant. Lyon chir. 31, 598—602 (1934).

LIEBOWITZ, H. R.: Primary carcinoma of the gallbladder. Amer. J. dig. Dis. 6, 381—387 (1939/40).

Litwin, M. S.: Primary carcinoma of the gallbladder. Arch. Surg. **95**, 236—240 (1967).

Loeber, K.: Über Sarkome der Gallenblase. Inaug.-Diss. Hamburg 1933.

Magoun, J. A. H., Jr., Renshaw, K.: Malignant neoplasia in the gallbladder. Ann. Surg. **74**, 700—720 (1921).

Marshall, J. F., O'Donnell, B.: Primary carcinoma of the gallbladder. Amer. Surg. **23**, 1040—1046 (1957).

Masuda, K. I.: Über extrahepatale primäre Krebse der Gallengänge mit besonderer Berücksichtigung ihrer Infiltration in die Nervenzweige. Trans. Soc. Path. Jap. **25**, 753—756 (1935).

Mattson, H.: Carcinoma of the gallbladder; a study of sixty cases. Minn. Med. **25**, 985—988 (1942).

Mayo, C. H.: Papillomas of the gallbladder. Ann. Surg. **62**, 193—196 (1915).

McNulty, J. G.: Preoperative diagnosis of carcinoma of the gallbladder by percutaneous transhepatic cholangiography. Amer. J. Roentgenol. **101**, 605—607 (1967).

Meyerowitz, B. R., Aird, I.: Carcinoma of the hepatic ducts within the liver. Brit. J. Surg. **50**, 178—184 (1962).

Miller, D.: Papilloma of the gallbladder. New Engl. J. Med. **234**, 473—476 (1946).

Miller, R. H.: Primary carcinoma of the gallbladder and the bile ducts. Boston med. surg. J. **191**, 1075—1077 (1924).

Mohardt, J. H.: Carcinoma of the gallbladder; a collective review. Int. Abstr. Surg. **69**, 440—451 (1939).

Mühlmann, E.: In: Heilmann, F., Die Strahlenbehandlung gut- und bösartiger Geschwülste. Berlin: Sticke 1928.

Müller, V.: Das Gallenblasenkarzinom. Med. Klin. **62**, 1681—1684 (1967).

Neibling, H. A., Dockerty, M. B., Waugh, S. M.: Carcinoma of the extrahepatic bile ducts. Surg. Gynec. Obstet. **89**, 429—438 (1949).

Osler, W.: On the medical aspects of carcinoma of the breast. Brit. med. J. **1906 I**, 1—4.

Pack, G. T., Miller, T. R., Brasfield, R. D.: Total right hepatic lobectomy for cancer of gallbladder; report of 3 cases. Ann. Surg. **142**, 6—16 (1955).

Peiper, H.-J.: Technik und Indikationen der perkutanen transhepatischen Cholangiographie. Chirurg **38**, 210—213 (1967).

Petrov, N. N., Krotkina, N. A.: Experimental carcinoma of the gallbladder; supplementary data. Ann. Surg. **125**, 241—248 (1947).

Phillips, J. R.: Papilloma of the gallbladder. Ann. Surg. **21**, 38—42 (1933).

Polk, H. C., Jr.: Carcinoma and the calcified gallbladder. Gastroenterology **50**, 582—585 (1966).

Portwich, F., Stössel, H. G.: Zur Klinik der Gallenblasen- und Gallengangscarcinome. Ärztl. Wschr. **10**, 1165—1168 (1955).

Proescher, F. A.: A remarkable case of carcinoma of the gallbladder in a man 22 years old. J. Amer. med. Ass. **48**, 481—483 (1907).

Quénu, E.: Cancer des conduits biliaires; valeur thérapeutique des opérations palliatives; pathogenie des accidents postoperatives. Rev. Chir. (Paris) **29**, 462—481 (1909).

Rabinovitch, J., Kieffer, R. S.: Squamous cell carcinoma of gallbladder. Surg. Gynec. Obstet. **52**, 831—835 (1931).

Raskin, H. F., Kirsner, J. B., Palmer, W. L.: Role of exfoliative cytology in the diagnosis of cancer of the digestive tract. J. Amer. med. Ass. **169**, 789—791 (1959).

Reifferscheid, M.: Das Carcinom der extrahepatischen Gallenwege, seine Ätiologie, Therapie und Prognose unter neueren Gesichtspunkten. Münch. med. Wschr. **101**, 272—275 (1959).

Rhodes, R. L., Greenblatt, R. B.: Carcinoma of the gallbladder; studies of 24 cases in Georgia. Sth. med. J. (Bgham, Ala.) **30**, 315—318 (1937).

Rissel, E., Streubel, A.: Über die Beziehungen zwischen Gallenblasenkarzinomen, Gallensteinen und Cholezystitis. Z. Gastroent. **6**, 375—381 (1968).

Ritchie, G. W., Jackson, D. C., Eaglesham, H.: Percutaneous transhepatic cholangiographie: Experience with 54 cases. Canad. med. Ass. J. **100**, 110—116 (1969).

Robertson, W. A., Carlisle, B. B.: Primary carcinoma of the gallbladder. Amer. J. Surg. **113**, 738—742 (1967).

Roessiger, W.: Über Mischkrebse der Gallenblase. Zugleich ein Beitrag zur Metaplasiefrage. Beitr. path. Anat. **85**, 181—204 (1930).

Rolleston, H. D., McNee, J. W.: Diseases of the liver, gallbladder and bile ducts, 3rd ed. London: Macmillan & Co. 1929.

Rüttimann, A.: Zur perkutanen transhepatischen Cholangiographie (PTC). Mitt. mit Film über Technik und Resultate. Radiol. austrica **18**, 121—123 (1968).

Sainburg, F. P., Garlock, H. J.: Carcinoma of the gallbladder. Report of 75 cases. Surgery **23**, 201—205 (1948).

Sako, K., Sutzinger, G. L., Carside, E.: Carcinoma of extrahepatic bile ducts; review of literature and report of 6 cases. Surgery **41**, 416—437 (1957).

Salmon, P. A.: Carcinoma of the pancreas and extrahepatic biliary system. Surgery **60**, 554—565 (1966).

Schairer, A. E.: Intrahepatic cholangiojejunostomy in carcinoma of the intrahepatic bile ducts. Arch. Surg. **75**, 21—27 (1957).

Schulz, H. G.: Radiologische Möglichkeiten bei der Diagnostik von Gallenblasen- und Gallenwegskarzinomen. Radiol. diagn. (Berl.) **7**, 73—80 (1966).

Seldinger, S. I.: Percutaneous transhepatic cholangiography. Acta radiol. (Stockh.), Suppl. 253 (1966).

Seybolt, J. F., Papanicolaou, G. N., Cooper, W. A.: Cytology in the diagnosis of gastric cancer. Cancer (Philad.) **4**, 286—295 (1951).

Sheinfeld, W.: Cholecystectomy und partial hepatectomy for carcinoma of gallbladder with local liver extension. Surgery **22**, 48—58 (1947).

Siler, V. E., Zinninger, M. M.: Surgical treatment of carcinoma of the ampulla of Vater and the extrahepatic bile ducts. Arch. Surg. **56**, 367—380 (1948).

SMITHIES, F.: Primary carcinoma of the gallbladder, an analysis of 23 proved instances of the disease. Amer. J. med. Sci. **157**, 67—74 (1919).

STEINER, P. E.: A cancerogenic extract from human bile and gallbladder. Proc. Soc. exp. Biol. (N.Y.) **51**, 352—353 (1942).

— Cancer producing agents from human sources; collective review. Int. Abstr. Surg. **76**, 105—112 (1943).

STEWART, H. L., LIEBER, M. M., MORGAN, D. R.: Carcinoma of the extrahepatic bile ducts. Arch. Surg. **41**, 662—713 (1940).

STRAUSS, G.: Über das flächenhafte papilläre Schleimhautcarzinom der Gallenblase und das Krebswachstum in situ. Z. Krebsforsch. **49**, 468—478 (1953).

STROHL, E. L., DIFFENBAUGH, W. G.: Carcinoma of the gallbladder. Arch. Surg. **70**, 772—781 (1955).

— — Carcinoma of the gallbladder. Geriatrics **12**, 460—464 (1957).

SYMMERS, D.: The metastasis of tumors. A study of 298 cases of malignant growth exhibited among 5155 autopsies at Bellevue Hospital. Amer. J. med. Sci. **154**, 225—240 (1917).

THORBJARNARSON, B.: Carcinoma of the bile ducts. Cancer (Philad.) **12**, 708—713 (1959).

— GLENN, F.: Carcinoma of the gallbladder. Cancer (Philad.) **12**, 1009—1015 (1959).

THOREK, M.: Partial hepatectomy in carcinoma of the gallbladder with case report. Int. Coll. Surg. **10**, 369—377 (1947).

VADHEIM, F. L., GRAY, H. D., DOCKERTY, M. B.: Carcinoma of the gallbladder; a clinical and pathological study. Amer. J. Surg. **63**, 173—180 (1944).

VANGELISTA, G.: Contributo casistico ai tumori connectiavali della cistifellea: su un raro caso di angioreticulo-sarcoma colecistico. Arch. ital. Mal. Appar. dig. **20**, 464—477 (1954).

VAN HEERDEN, J. A., JUDD, E. S., DOCKERTY, M. B.: Carcinoma of the extrahepatic bile ducts. Amer. J. Surg. **113**, 49—56 (1967).

WAKASUGI, K.: Zur Kenntnis der sekundären Neubildungen der Tuben. Beitr. path. Anat. **47**, 483—498 (1909/10).

WALTHER, H. E.: Krebsmetastasen. Basel: Bruno Schwabe u. Co. 1948.

WANNAGAT, L.: Die direkte Gallenblasenpunktion mit laparoskopischer Technik. Z. ärztl. Fortbild. **52**, 703 (1963).

WARREN, R., BALCH, F. G., JR.: Carcinoma of the gallbladder; the etiological role of gallstones. Surgery **7**, 657—666 (1940).

WELLBROCK, W. L. A.: The occurence and possible significance of adenoma of the gallbladder. Amer. J. Surg. **23**, 358—560 (1934).

WENZ, W.: Die perkutane transhepatische Cholangiographie. Röntgenpraxis **20**, 66—75 (1967).

— Angiographische Darstellung der Gallenblasenarterien. Fortschr. Röntgenstr. **106**, 387—392 (1967).

WERNER, W.: Eine Karzinomsektionsstatistik 1920 bis 1951. Arch. Geschwulstforsch. **5**, 334—351 (1953).

WEYER, A. G.: Das Gallenblasencarcinom und seine Früherkennung. Münch. med. Wschr. **96**, 370—373 (1954).

WHIPPLE, A. O., PARSONS, W. B., MILLER, C. R.: Treatment of the carcinoma of the ampulla of Vater. Ann. Surg. **102**, 763—779 (1935).

WILLIS, R. A.: Some aspects of the carcinomata of the biliary tract. Med. J. Aust. **2**, 340—344 (1942).

— Pathology of tumors. London: Butterworth Co., Ltd. 1948; St. Louis: C. V. Mosby 1948.

WITTE, S., SCHRICKER, K. TH: Zytologie. In: HENNING, N., Klinische Laboratoriumsdiagnostik. München-Berlin: Urban & Schwarzenberg 1959.

Namenverzeichnis — Author Index

Die *kursiv* gesetzten Zahlen beziehen sich auf die Literatur. Page numbers in *italics* refer to the references

Abbatucci, J. S., s. Jacob, P. 520, 523, *539*
Abel, A. C. 701, *707*
Abel, W. 635, 636, *654*
Abele, D. C., Dobson, R. L. 53, 131, *141*, *155*
Abeshouse, B. S., s. Ullman, A. 599, 602, 606, 610, 611, *633*, *634*
Abraham, E. P., Berry, R. J. 17, 44, *137*, *138*
Abrams, H. L., s. Boijsen, E. 699, *708*
Abulafia, J., s. Bianchi, O. 104, *153*
Abulafia, J., s. Grinspan, D. 176, 177, 178, *240*
Abulafia, J., s. Kaminsky, A. 113, *157*
Achar, M. V. R. *347*
Acheson, E. D., Cowdell, R. H., Hadfield, E., Macbeth, R. G. 304, *347*
Acheson, E. D., Cowdell, R. H., Jolles, B. 304, *347*
Achten, G., Oost, A. van, Ledoux-Corbusier, M. 52, *142*
Achten, G., Simonart, J. 178, 202, *232*
Ackermann, L. V. 200, 202, *232*, 272
Ackermann, L. V., Del Regato, J. A. 94, 96, *145*, *291*, 305, 306, 308, 309, 312, 319, 325, 342, *347*, 484, 485, 495, 499, *536*, 554, 590, 598, 599, 617, *627*, *629*, *631*, *633*, 637, *654*, 661, 662, 663, *676*, 688, 692, 693, 699, 701, *707*, 716, 720, *727*
Ackerman, L. V., s. Seaman, W. B. 533, *541*
Actis-Dato, A., s. Dogliotti, A. M. 507, *538*
Adair, F. E. 196, 217, 220, 228, *232*
Adams 514, 526
Adams, H. D., Hare, H. F., Trump, J. G., Wirt, L. D., Granke, R. C. 593, *629*
Adams, H. D., Smedal, M. *536*
Adams, W. E. *536*
Adams, W. E., s. Chi, P. S. H. 488, *537*
Adamson jr., N. E.,, s. Marshall, S. F. 563, 589, *629*, *630*
Adler, D. C., Deeb, P. H. 536, *536*
Afchari, R., s. Maleki, A. 520, *540*
Affleck, D. H. 264, 265, *291*
Afkham, I. K., s. Strickstock, K. H. 118, *159*
Agarwal, S. 304
Agarwal, S., Shrivastav, J. B. *347*
Agazzi, C. 312, 313, 340, *347*
Agostino, V. M. D., Nickson, J. J. 621, *633*
Ahlbom, H. E. 15, 305, *347*, 359, *403*, 408, *433*, 479, *482*
Ahlborn, H. E. *536*
Aichinger, F. 66, 79, 86, *145*
Aird, I., s. Meyerowitz, B. R. 722, *730*
Akakura, J., Nakamura, Y., Kagekawa, T. 528, *536*
Åkerlund, A., Welin, S. 496, *536*
Akin, T. J., Storer, E. H. 703, *712*
Akins, J. P., s. Hodes, J. *539*
Aksenova, N. N., Vakhtin, J. B., Vorobyew, V. I., Olenov, J. M. 42, *138*
Alamowitch, Ch., s. Pilleron, J. P. 216, *250*
Albert, R. E., Newman, W., Altshuter, B. 38, *138*
Alberti, W. *291*
Albertini, A. v. 19, 21, 22, 25, 26, *137*, 161, 184, 185, 188, *232*, 261, 263, 264, *291*, 305, 306, *347*, 441, 444, 445, 446, *462*, 488, *536*, 549, *627*, 636, *654*, 662, 663, *676*, 688, 693, 694, *707*, 719, 720, *727*
Albertini, A. v., s. Miescher, G. 184, *247*
Albrecht, R. 339, *347*
Alden, H. S., Weens, H. S., Joumans, H. D. 59, *145*
Alé, G. *536*
Alé, G., Bonelli, M. 191, 193, *234*
Alesch, H., s. Wellauer, J. 85, *153*
Alessi, E., s. Bonelli, M. 183, 193, *234*
Alexander, F. W. 302, *347*
Alexander, P. 41, *138*
Alexander, P., Fairley, G. H. *232*
Alexander, P., s. Lewis, M. G. 205, *245*
Alford, D. C., Winship, T. 305, *347*
Alftine, D., s. Hickey, R. C. *242*
Alibert 119, 161, *232*
D'Allaines, F. 635, 643, *654*
Allan, A. C. 268, 272, *291*
Allan, A. C., Spitz, S. 267, 268, *291*
Allan, F. N., s. Wilder, R. M. 663, *681*
Allcroft, R., s. Sargeant, K. 36, *141*
Allen, A. C. 188, 189, 201, *232*
Allen, A. C., Spitz, S. 161, 178, 180, 184, 188, 201, *232*, *233*
Allen, A. C., s. Fortner, J. G. 171. 217, 229, *239*
Allen, A. W. 611
Allen, A. W., Donaldson, G., Sniffen, R. C., Goodale jr., F. 600, 601, 602, 607, 611, 614, *631*, *633*
Allen, C. V., Fletcher, W. S. 652, *654*
Allen, C. V., s. Fletcher, W. S. 621, *633*, *655*
Allen, F. P., s. McCord, C. P. 169, *246*
Allen, R. A., Lisa, I. R. 683, 694, *707*
Allen, W., Donaldson, G., Sniffen, R. C., Goodale jr., F. 561, 567, 574, *627*
Allen-Williams, D. J., s. Mitchell, J. S. 478, *482*
Allison, P., Berrie, J. 580, *629*
Almasy, s. Miescher 30
Almeida, J. D., Ham, A. W. 39, *138*
Aloich, E. M., s. Fitchett, C. H. 716, *728*
Alpert, M. E., Uriel, J., Nechaud, B. de 698, *707*
Alt, J., s. Gros, Ch. 193, *240*
Altenmeier, Jones 621
Althoff, J., s. Mohr, U. *140*
Altrock, H., s. Jänisch, W. 228, *243*
Altshuter, B., s. Albert, R. E. 38, *138*
Alvarez-Vidal, F., Corripio, F., Capra, J. 105, *153*
Amadon, P. D. 162, 199, *233*
Amalric, R., s. Castelain, P.-Y. 106, *153*
Amberg, J. R., s. Mainzer, F. 590, *628*, *630*

Ambrose, E. I., Andrews, R. D., Easty, D. M., Field, E. O., Wylie, J. A. H. 221, *233*
Ambrus, J., s. Klein, E. 52, *143*
Ambrus, J. L., s. Back, N. *233*
Amdrup, E., Overgård, J. 211, *233*
Amesti, F. de, Otaiza, E. 488, *536*
Amitin, V. I., Moskowskaya, N. V. 304, *347*
Ammann, R., Filippini, L. 669, *676*
Amreich, A. I. *628*
Anacker, H. 452, 457, *463*, 667, *676*
Anacker, H., Derens, K., Linden, G. 698, *707*
Anacker, H., Morino, F., Rösch, J., Schumacher, W., Zuppinger, A. 698, 699, *707*
Anardi, V., s. Concilio, A. 718, *728*
Anaveri, G., Siciliano, A. 113, *155*
Andersen, P. E. 304, *347*
Andersen, P. E., s. Krebs, C. 512, 517, 519, *539*
Andersen, R. N., s. Schally, A. V. 169, *252*
Anderson, B., s. Petersen, R. F. 217, *250*
Anderson, D. E., Smith jr., L., McBride, C. M. 174, *233*
Anderson, D. E., s. Lynch, H. T. 174, *246*
Anderson, H. W., s. Scoolman, J. G. 306, *355*
Anderson, R., s. Hartwell, S. W. *241*
Anderson, W. A. D. 688, *707*
Andrade, R. 20, 21, 67, *137*, 188, 189, *233*
Andrade, R., s. Kopf, A. W. 184, 189, 205, *244*
Andreev, V. C. 203, 218, *233*
Andreev, V. C., s. Popchristov, P. M. 188, 191, *250*
Andreev, V. C., s. Tentschow, G. 69, *152*
Andrén, S., Frieberg, S., Welin, S. 641, *654*
Andres, G., s. Weiss, P. 163, *256*
Andrews, G. C. *16*
Andrews, G. C., Domonkos, A. N. 59, *145*, 180, *233*
Andrews, J. C. 174, *233*
Andrews, J. R., s. Edgcomb, J. H. 128, *156*
Andrews, J. R., s. Scott, E. J. van *159*
Andrews, R. D., s. Ambrose, E. I. 221, *233*
Anger, R. 64, 67, 70, *145*
Anger, R., s. Sevin, W. 64, *151*
Anglesio, E. 695, *707*
Angrist, A., s. Kaplan, N. 665, *679*
Ansari, A., Burch, G. E. 660, *676*
Anson, J. H., s. Trump, J. G. 63, *152*
Antoine 95
Anton, I., Lamprecht, Tilgen, W. *233*
Aoki, T., s. Oettgen, H. F. 205, *249*
Appelmans, M. 279, 280
Appelmans, M., Michiels, J., Mousset, Cl. *291*
Appelmans, M., Wouters, K. *291*
Applewithe, M. L., McLaren, J. R., Taylor, W. M. 130, *155*
Aptekar, S. G., s. Tscherkes, L. A. 36, *141*
Aral, M. I., s. Freid, J. R. 675, *678*, 722, *729*
Archambeau, J., Griemand, M., Harper, P. 672, *676*
Archer, V. W., Cooper, G. 576, *628*
Arendt, J., Gloor, W. 135, *155*
Ariel, I. M. 174, 230, *233*, 465, 478, *482*, *676*, 702, 703, 704, 705, *707*, *708*
Ariel, I. M., Pack, G. T. 222, 224, 225, *233*, *708*, 723, *727*
Ariel, I. M., Resnick, M. I. 224, 225, *233*
Ariel, I. M., Ressnick, M. I., Oropeza, R. 224, 225, *233*
Ariel, I. M., s. Herrmann, J. B. 106, *154*
Ariel, I. M., s. Pack, G. T. 465, 482
Arkin, A., Weisberg, S. W. 661, *676*
Arma, M., Storck, H. 180, 212, *233*
Arminski, Th. C. 715, 716, 717, 718, 719, 720, 721, *727*
Armknecht 435
Armuzzi, G., s. Bonelli, M. 193, *234*
Arnavielhe, J., s. Legler, L. 667, 669, *679*
Arndt, J. *347*
Arnold, J., s. Rivière, M. R. 172, *251*
Arundell, F. D., Karasek, A., Gates, A. H. 30, *138*
Aschoff, L. 486, *536*
Aschoff, L., Backmeister, A. 719, *727*
Ash, C. 403, *403*
Ash, C. L., Millar, O. B. 91, *145*
Ash, J. E. 275, *291*
Ash, J. E., Old, J. W. 304, *347*
Ash, J. E., s. Callender, G. R. 220, *235*, *292*
Ashburn, F. S., s. Dockerty, M. B. 599, 603, *632*
Askovitz, I., s. Lehr, H. B. 217, *245*
Assimacoupoulos, C., s. Rosenberg, J. C. 171, 200, *251*
Atherton, D. R., s. Mays, C. W. 226, *246*
Atherton, D. R., s. Rehfeld, C. E. 191, *251*
Atherton, D. R., s. Stover, B. J. 191, *254*
Au, F. T. G., s. Cattell, R. B. 670, 671, *677*
Aub, J. C., Tieslau, C., Lankester, A. 171, *233*
Auerbach, R. 163, *233*
Auerbach, R., s. Scott, E. J. van 53, *144*
Aufdermaur, M. *16*
Auger, C. 663, *676*
Aulamo, R. 260, *291*
D'Aunoy, R., Ogden, M. A., Halpert, B. 717, 718, *728*
D'Aunoy, R., Zoeller, A. 553, 557, 567, *628*
Aurig, G. *233*, 267, *291*
Ausman, R. K., s. Back, N. *233*
Austin, I. G., s. Wyard, S. J. 63, *153*
Austin, W. G., s. Monaco, A. P. 52, *144*
Austoni, M., Cévese, P. G., Trisotto, A., Fedespiel, G., Macri, C. 669, *676*
Avery, J., s. Cooke, L. *728*
Axelrod, J., s. Wurtman, R. J. 169, *257*
Azzolini, A., Santini, R., Veneziani, A. 50, *142*

Babini, L., s. Giorgi, C. 520, *538*
Babcock, W. W. 643, *654*
Bach, E. *347*
Bachem, A. 193, *233*
Bachem, B., s. Fisher, N. F. 672, *678*
Bachl, I., s. Kutschera, W. 716, 717, 719, 720, 721, 724, 725, *729*
Back, N., Ambrus, J. L., Klein, E., Milgrom, H., Velasco, H., Ausman, R. K., Sutzman, L., Sokal, J. E. *233*
Backhouse, T. W. 332
Backhouse, T. W., Windeyer, G. W. *347*
Backmeister, A., s. Aschoff, L. 719, *727*
Baclesse, F. 92, *145*, 270, 312, 313, *347*, 479, *482*
Baclesse, F., Dollfuss, M. A. 85, *145*
Baclesse, F., Dollfuss, M. A., Ennuyer, A., Reverdy, R. 84, *145*, 265, 269, 270, *291*
Baclesse, F., Ennuyer, A. 265, 269, 270, *291*

Baclesse, F., Ennuyer, A., Calle, R. 319, 339, 340, 342, *347*
Baclesse, F., Reverdy, J. *348*
Bacon, H. E. *633*, 635, 643, *654*
Bacon, H. E., Jackson, C. C. 638, *654*
Bacon, H. E., Sauer, J. 638, *654*
Bacon, H. E., Taverner, T. 642, *654*
Bacon, H. E., Trimpi, H. D. 635, *654*
Badger 32
Badib, A. O., Kurohara, S. S., Webster, J. H., Shedd, D. P. 325, 341, *348*
Badoux, M. R. M., s. Ott, F. 230, *249*
Badtke, G. 277, *291*
Badtke, G., Tost, M. W., Lohse, K. *291*
Bäfverstedt 441
Baer, R. L., Kopf, A. W. 79, *145*
Baer, R. L., Witten, V. H. 60, 67, 68, *145*
Bagdoyan, H., s. Demopoulos, H. B. *237*
Baggenstoss, A. H. 727, *728*
Baggenstoss, A. H., s. Comfort, M. W. 663, *677*
Baggenstoss, A. H., s. Kuwayti, K. 715, 724, 727, *729*
Baggenstoss, A. H., s. Mann, J. D. 702, *710*
Baggenstoss, A. H., s. Miller, J. R. 661, 662, 663, 665, 666, *679*
Bagshaw, M. A. 207
Bagshaw, M. A., Scheidman, H. M., Farber, E. M., Kaplan, H. S. 63, 124, 128, *145*, *155*
Bailey, B. J., s. Nahum, A. M. *353*
Baker jr., A. L., s. Warren, K. W. 660, *681*
Baker, B., s. Haas, L. L. 505, *538*
Baker, H. W. 204, *233*
Baker, R. R., Lott, St. 520, *536*
Baker, W. H., Nathanson, J. T., Selverstone, B. 278, *291*
Bakos, L., s. Venkei, T. 203, 218, *255*
Balaban, I. J. 559, *628*
Balch jr., F. G., s. Warren, R. 717, 718, *731*
Balfour, D. C., McCane, J. C. 558, *628*
Balkin, R. B., s. Teloh, H. A. 79, *152*
Balo, J., s. Juhasz, J. 37, *140*
Balofsky, S. L. *633*, 675, *676*, 727, *728*
Balofsky, S. L., s. Coyle, J. E. *349*
Balogh, K. *145*
Balogh, K., Schwarz, K. 79, 82, 98, *145*
Balzarini, E. 342, *348*
Bandellino, F., s. Orechia, C. 507, *540*
Bangerter, A., Hohl, K. *291*
Banks, R. W., s. Hanno, H. A. 663, *678*
Bany, s. Ellerman 38
Banzet, P., De La Caffinière, J. Y., Dufourmentel, C. 52, *142*
Banzet, P., s. Pettavel, J. 224, *250*
Barber, K. W., s. Beahrs, O. H. *433*
Barberal 118
Barbieri, L. L., Storgolini, G. S., Graziano, F. M., Manaresi, A. 279, *291*
Barbosa, E., Rate, R. G. 716, *728*
Barden, R. P., Ritter, V. W. 635, *654*
Baren, M., s. Brodsky, I. 174, *235*
Bargen, J. A., Sauer, W. G., Sloan, W. P., Cage, R. P. 636, *654*
Barilla, M., Guarino, M. 218, *233*
Barina, G. 521, 526
Barina, G., Occhiodoro, A. 520, *536*
Barker, J. F., s. Ghadially, F. N. 171, 199, *240*
Barlocci, L., s. Leborgue, R. 518, *539*
Barnes, J. M. 193
Barnes, J. M., Schoental, R. 36, *138*
Barnes, J. M., s. Magee, P. N. 35, *140*
Barnett, R. N., s. Truax, H. 228, *255*
Barnicot, N. A., s. Birbeck, M. S. C. 165, *234*
Baron, A., s. Masse, M. L. 667, 668, *679*
Barone, L. 122, *155*
Baroni, C., s. Garcia, H. 172, *239*
Barraud, Decker, Rosselet 509, *536*
Barry 32
Bart, R., s. Wolf-Jürgensen, P. 205, *257*
Bartel, M., s. Becker, Th. *16*
Bartelheimer, H. 660, 664, 667, *676*
Bartels, P. 659, *676*
Barth, E., s. Kisseler, B. 669, *679*
Barth, G. 54, 61, 62, *145*, 208, 210, *233*, 327, 340, 342, *348*, 450, 452, 457, *463*, 510, 514, 518, *629*, *654*
Barth, G., Blümlein, H., Brichzy, W. 327, 342, *348*
Barth, G., Brichzy, W., Jaxtheimer, H. 500, 501, 502, 504, 513, 516, 518, *536*
Barth, G., Kern, W. 87, 88, 90, *145*, 435, 447, 448, 456, 458, 459, *462*
Barth, G., Wachsmann, F. 592, *629*, *655*
Barth, G., s. Beck, J. 327, 328, *348*
Barth, G., s. Wachsmann, F. 510, *542*
Bartholomew, L. G., s. Billingsley, J. S. *631*, 673, 674, 675, *676*
Bartholomew, R. J., s. Hinterberger, H. 183, *242*
Bartley, O., Edlund, Y., Helander, C. G. 699, *708*
Bassede, J., s. Paleiras, R. 288, *296*
Basset, A., s. Gros, Ch. 193, *240*
Basset, J. W. 94, *145*
Basso-Ricci, S., Guarino, M. 217, *233*
Bataille, Beal, Bureau, Cernea, Descrozailles, Lambert, Parent 342, *348*
Bataini, P., s. Ennuyer, A. 88, *147*, 556, 573, 574, 607, 608, 614, *628*, *633*
Bateman, J. C., Carlton, H. N., Whitley, R. D. 222, *233*
Batemann *348*
Batson, O. V. 695, *708*
Battersby, J. S., s. Riberti, A. 496, *541*
Baudisch, E. 93, 94, *145*
Bauer, F. K., Steffen, C. G. 191, *233*
Bauer, H., Kärcher, K. H. *243*
Bauer, J., Fuchs, G. 198, *233*
Bauer, K. H. 38, *138*, 591, *629*, 643, *655*
Bauer, R. 526
Bauer, R., Gerhardt, P. 516, 520, *536*
Bauer, R., Schoen, D. 63, *145*
Baum, F. K., s. Becker, J. 262, 291, *291*
Baum, K. G. *348*
Baum, M., Howe, C. T. 668, *676*
Baum, S. M. 536, *536*
Baumann-Schenker, R. 104, *153*
Baumeister, L., s. Kalkoff, P. *243*
Baumgartner, C. J., s. Judd, E. S. 720, *729*
Baxter, J. S., Boyd, J. D. 163, *233*
Bayet 161
Bayindir, S. 721, *728*
Beadles, C. F. 719, *728*
Beadmore, G. L., Quinn, R. L., Little, J. H. *233*
Beahrs, G. H., Wollner, L. B., Carveth, S. W., Devine, K. O. 481, *482*
Beahrs, O. H., Barber, K. W. *433*
Beahrs, O. H., Gossel, J. D., Hollinshead, W. H. 97, *145*

Beahrs, O. H., s. Wychulis, A. R. 611, 614, *634*
Beal s. Bataille 342, *348*
Beal, J. M., s. McSwain, B. *632*
Beal, J. M., s. Thorbjarnarson, B. 554, 567, 574, *629*
Beattie, J. W., s. Haas, L. L. *482*
Beattie, J. W., s. Laughlin, J. S. 393, *404*
Beattle, W. G., s. Jackson, R. 189, *243*
Bec, F., s. Calmettes, L. 85, *146*
Beck 357, 507, *537*
Beck, A., s. Becker, J. *537*
Beck, C., Pigneux, J., Blanquet, P. 669, *676*
Beck, J. 303, 327, *348*
Beck, J. 303, 327, *348*, 452, 457, 458, *463*, 510, 521, 527
Beck, J., Barth, G. 327, 328, *348*
Beck, K. 592, *629*
Beck, S. 407, *433*
Becker, H. W. 208, *233*
Bcker, J. 97, *145*, *291*, 452, 457, 458, *463*, 478, *482*, 510, 521, 527
Becker, J., Baum, F. K. 262, 291, *291*
Becker, J., Beck, A., Becker, J., Scheer, K. E. *537*
Becker, J., Kärcher, K. H. *145*
Becker, J., Kärcher, K. H., Weitzel, G. *145*
Becker, J., Scheer, K. E. 64, 65, *145*, 191, 225, *233*, *291*, 649, *655*
Becker, J., Scheer, K. E., Bekerus, M. 65, *145*
Becker, J., Scheer, K. E., Schick, E. 65, *145*
Becker, J., Schubert, E. *462*
Becker, J., s. Weitzel, G. 63, *153*, 213, *256*
Becker, S. W. 161, 180, 181, *233*
Becker, S. W., Zimmermann, A. A. 163, *233*
Becker, S. W., s. Fitzpatrick, T. B. 165, 173, *238*
Becker jr., S. W., Fitzpatrick, T. B., Montgomery, H. 162, 164, *233*
Becker jr., S. W., s. Reed, W. B. 184, *251*
Becker sr., S. W., s. Reed, W. B. 184, *251*
Becker, Th., Bartel, M. *16*
Becker, V. 669, 671, *676*, 699, *708*
Becker, W. *145*, 329, 330, 342, *348*
Becker, W., Haas, E. 328, *348*
Becker, W., Matzker, J. 302, 328, *348*
Becker, W. F. 669, 671, *676*
Beckmann, K. 697, *708*, 716, *728*
Bedacht, R., Zimmermann, H. 669, *676*
Bedacht, R., s. Rueff, F. L. *252*
Beecher, J. L., s. Clifford, P. 397, *403*
Beeler 561
Beeler, J. W., Beeler, R. C. 667, *676*
Beeler, J. W., Kirklin, B. R. 667, *676*
Beeler, R. C., s. Beeler, J. W. 667, *676*
Beer, P. de, s. Cordonnier, V. 174, *236*
Beer, P. de, s. Eichenberger, H. 131, *156*
Beerman, H., Lane, R. A. G., Shaffer, B. 177, 178, 180, *233*
Beerman, H., s. Klauder, J. V. *244*
Begemann, H. 109, *155*
Behringer, G., s. Welch, C. E. 636, *658*
Behrman, H. T., s. Levin, O. L. *157*
Beibutov, Sh. M. 513, 520, 525, *537*
Beierwaltes, W. H., Liebermann, L. M., Verna, V. M., Counsell, R. E. 191, *234*
Beierwaltes, W. H., Varna, V. H., Counsell, R. E., Liebermann, M. L. 191, *234*
Beierswaltes, W. H., s. Boyd, C. M. 191, *235*
Beirne, Cl., s. Tromovitch, T. A. 51, *144*
Beisenherz, D. *234*
Bekerus, M., s. Becker, J. 65, *145*
Belaich, S., s. Degos, R. 52, *142*
Belisario, J. C. 51, 52, 69, 101, *142*, 412, *433*
Belisario, J. C., Milton, G. W. 226, *234*
Bell, E. T. 660, 661, 664, 665, 666, 667, 670, *676*
Bell, H. G., s. McCorkle, H. J. *295*
Bell, R. F., Brown, G. R., Gordy, Ph. D. 113, *155*
Bellion, B., Lovera, G. 521, *537*
Bellmann, O., s. Holland, G. 84, 85, *148*
Benassi, E., Sinistrero, C. 675, *676*
Bender, M., Kohler, A. 510, *537*
Benedict, E. B. 699, *708*
Benedict, W. L. 269, 286, *291*
Benedict, W. L., Knight, M. S. *291*
Benedict, W. L., s. Love, J. G. 286, *295*
Benfield, J. R., s. Brunette, K. W. 505, *537*
Bengmark, S. *708*
Benjamin, B., Cumings, J. N., Goldsmith, A. J. B., Sorsby, A. 273, *291*
Bennhold, I. O., s. Host, H. *242*
Benninghoff, A. 692, *708*
Benson, C. L., Penberthy, C. C. 701, *708*
Benthaus, R. 517, *537*
Bérard, L., Sargnon, A. 496, *537*
Berenbaum, M. C. *138*
Berenblum, J. 19, 29, 30, 40, 41, *137*, *138*
Beresford, H. R. 218, *234*
Berg 15, 592
Berg, J. W., s. Gupta, T. Das *241*
Berg, J. W., s. McNeer, G. 588, *630*
Berge, Th. 206, *234*
Berger, F. 334, 335, *348*
Berger, I. R., Gay jr., B. B., Whorton, C. M. 576, *628*
Berger, L. 598
Berger, L., Koppelmann, H. 600, 609, *631*
Berger, L., s. Berson, E. J. 617, *633*
Berger, M. J., Reid, J. C. *234*
Bergeret, C. 684, 687, *708*
Bergeret, C., Roulet, F. C. 686, 691, *708*
Bergonié 213
Bergonié, Tribondau 43
Bergsteinova, V., Lintner, L., Topol, O., Zabojova, E. *155*
Berk, J. E. 664, 665, 666, 669, *676*
Berk, J. E., Lieber, M. M. 688, *708*
Berkson, J. 428, *433*
Berkson, J., s. Walter, W. W. 589, *631*
Berlin, L. 560, *628*
Berman, C. 684, 686, 687, 689, 691, 692, 693, 695, 696, 697, 698, 701, *708*
Berman, M., s. Brauer, E. W. 191, *235*
Bernais, W., Kofler, M., Bollag, W., Kaiser, A., Langemann, A. 207, *234*
Bernard, Ph., Gellé, X., Lalanne, C., Loisillier, F., Markovits, P., Picard, I. D., Pierquin, B. 498, *537*
Bernardino, E. A., s. Clark jr., W. H. 188, 222, *236*
Berndt, H., s. Gummel, H. 569, 589, *628*, *630*
Bernhard, W. 27, 39, *138*
Bernstein, J. E., s. Orloff, M. J. 701, *711*
Berrie, J., s. Allison, P. 580, *629*
Berry, R. J., s. Abraham, E. P. 17, 44, *137*, *138*
Bersack, S. R. 496, *537*
Bersch, A., s. Jung, E.-G. *243*
Bersch, E. *708*
Berson, E. J., Berger, L. 617, *633*

Bertalanffy, F. D., McAskill, C. 171, *234*
Bertocchi, L., Borio, P. *348*
Bertolotto, R., Grapulini, G. *234*
Berven, E. 322, 328, 329, 333, *348*, 621, *633*, 644, 651, *655*
Berven, F. G. E. 95, *145*
Berven, R. 162, 217, *234*
Berwald, L., Sachs, L. 31, *138*
Betetto, M. 103, 153
Bethmann, W. *348*
Bettmann, J. W. 278, *292*
Bettmann, J. W., Fellows, V. 278, 279, *292*
Beutel, Schmidt 85
Beutel, A. 287, *292*
Beutel, A., Taenzer, A. 287, *292*
Beuve-Méry, M., s. Degos, R. 52, 105, *142*, *154*
Bewley, D. K. 66, *145*
Bewley, D. K., s. Szur, L. *159*
Beyer, H., s. Pierquin, B. 66, 81, *150*
Beyer, H. P., s. Lacour, J. 203, *244*
Bezzabotnov, A. S., s. Kalamkaryan, A. A. 124, *157*
Bhansali, J. K. 403, *403*
Bhatia, S. S., s. Fortner, J. G. 217, 229, *239*
Bhattarcharji, S. K., s. Pappenheim, E. 198, *250*
Biagni, C., s. Turano, L. 63, *152*
Bianchi, O., Abulafia, J., Mirande, L. 104, *153*
Bichel 133
Bickenbach, W. *145*
Biebl, M. 608, *631*
Bielka, H., s. Graffi, A. 27, *139*
Bielschowski, F. 33, 691, *708*
Bierman, St. M., s. Grollman, J. H. 116, 129, *156*
Bierring, F., Jensen, A. O. 220, *234*
Bigelow, N. H., Wright, A. W. 686, *708*
Bihari, Ö., s. Kárpáty, Gy. *243*
Bihari, Ö., s. Venkei, T. 218, *255*
Bilbao, M. K., Rösch, J., Frische, L. H., Dotter, Ch. T. 668, *676*
Billet, E., s. Grino, A. 287, 288, *293*
Billiard, J., s. Laborde, S. *294*
Billingham, R. E., Medawar, P. B. 164, 170, *234*
Billingham, R. E., Silvers, W. K. 164, *234*
Billingsley, J. S., Bartholomew, L. G., Child, D. S. *631*, 673, 674, 675, *676*
Bindbeutel, D., s. Starkloff, G. B. 637, *658*
Bingham, E. L., Horton, A. W. 30, 40, *138*, *140*
Bini, G., Parves, A. *631*
Binkley, G. E. 637, 651, *655*
Birbeck, M. S. C., Mercer, E. H., Barnicot, N. A. 165, *234*
Birbeck, M. S. C., s. Breathnach, A. S. 164, *235*
Birbeck, M. S. C., s. Seiji, M. 165, 166, *253*
Birch-Hirschfeld, A. 258, 260 261, *292*
Birke 435
Birkner, R. 452, 457, *463*
Birkner, R., Trautmann, J. 85, *146*
Bischoff, F. 31, 33, *138*
Bismuth, H., s. Hepp, J. 669, *678*
Bittner 38, 39
Black, B. K., Smith, D. E. 304, *348*
Blackhouse, Windeyer 332
Blackhurn, J. P., s. Warren, K. W. *633*
Blady, J. V., s. Martin, H. 405, 406, 407, 408, 412, 429, *434*
Blakemore, W. S., s. Wolferth jr., Ch. C. 554, 569, *629*
Blanck, C., Eneroth, C.-M., Jacobsson, F., Jakobsson, P. Å. 465, 479, *482*
Blanck, C., s. Eneroth, C.-M. 479 *482*
Blanck, C., s. Jakobsson, P. Å. 479, *482*
Blaney, D. J., s. Goldman, L. 227, 228, *240*
Blank, H., s. Pillsbury, D. M. 61, *150*
Blanquet, P., Le Coulant, P., Texier, L., Moretti, J.-L., Safi, N., Tumisier, J.-M., Géniaux, M. 191, *234*
Blanquet, P., s. Beck, C. 669, *676*
Blatchford, F. W. 683, 688, *708*
Blau, M., Manske, R. F. 669, *676*
Bleehen, S. S., s. Pathak, M. A. 168, *250*
Bliss, W. R., Burch, B., Martin, M. M., Zollinger, R. M. 664, *676*
Bloch, B. 20, 29, 30, 38, *137*, *138*, 164, *234*
Bloch, B., Rhyner, P. 162, *234*
Bloch, B., s. Dreifuss, W. *139*
Block, G. E., Hartwell jr., S. W. 203, 217, 229, *234*
Blodi, F. C., Widner, R. R. 189, *234*
Bloedorn, F. G., Cuccia, C. A., Mercado jr., R. 81, *146*
Blohmke, A. 309, *348*
Blois, M. S. 191, *234*
Blois jr., M. S., Kallman, R. F. 167, *234*
Blomfield, G. W. 519, 526, *537*
Blond, R. le, s. Giraud, J. Chr. 304, *350*
Blondal, H., s. Sinclair, W. K. 63, *151*
Bloodgood 322
Bloom, D. L. *348*
Blümlein, H., s. Barth, G. 327, 342, *348*
Blum, H. F., s. Kirby-Smith, J. S. 37, *140*
Blumenau, E. 688, *708*
Blumenthal, F., Böhmer, L. 120, *155*
Blumenthal, H. T., Rogers, J. B. 28, *138*
Bluth, J., s. Gechmann, E. 642, *655*
Boag 100
Boag-Lees 338
Boccaccio, R., s. Macarini, N. 513, 520, 526, *540*
Bock, F. G. 30, *138*
Bock, F. G., s. Quevedo, W. C. 171, *250*
Bockmühl, F. *348*
Bode, H. C. 213, *234*
Bode, H. G. 45, 47, 62, 67, 69, 71, 72, 73, 74, 75, 76, 77, 79, 80, 81, 94, 96, 99, 124, 132, 134, 135, 136, *146*, *155*, 272, *292*, *462*
Bode, H. G., Hampel, D., Markus, B. 88, *146*, 454, *462*
Bode, H. G., Kliegel, H. *292*
Bode, H. G., Markus, B. 62, 74, *146*
Bode, H. G., Paul, W., Schubert, G. 87, 88, *146*, 454, *462*
Bode, H. G., Paul, W., Theismann, H. 86, *146*, 454, *462*
Boden, G. 391, *403*
Bodenham, D. C. *234*
Bodenham, D. C., Lloyd, O. C. 188, *234*
Bodenham, D. C., s. Lewis, M. G. 205, *245*
Bodenham, D. C., s. Petersen, N. C. 204, 217, *250*
Bodenstein, D., s. Gillette, R. 283, *293*
Boeckl, O., s. Hell, E. 52, *143*
Boehme, E. J., s. Cattell, R. B. 636, *655*
Böhmer, E., Heite, H. J. 119, 120, *155*
Böhmer, L., s. Blumenthal, F. 120, *155*
Boer, W. G. R. M. de, Borhouts, J. M. H. M., Huffstadt, A. J. C., Oldhoff, J. 50, *142*
Boerema s. Meur 639
Böttger, H. 66, *146*
Bogdasarian, R. M., Stout, A. P. 304, *348*
Bohm, J., Emmrich, P. H. 217, *234*

Bohndorf, W., s. Dickhaeuser, K. 312, 315, *349*
Bohnstedt, R. M. 180, *234*
Bohnstedt, R. M., Füller, H., Kafka, J., Schmidt, E., 61, 86, 87, *146*
Boijsen, E., Abrams, H. L. 699, *708*
Bojtor, J., s. Kárpáti, G. 88, 90, *148*
Bokay, Z. v., s. Goldzieher, M. 683, 688, 696, *709*
Boles, R., s. McCabe, B. F. 479, *482*
Bollag, W., s. Bernais, W. 207, *234*
Bolliger, H., s. Doub, H. P. 704, *709*
Bolton, B. F., s. Jordan jr., G.-L. *628*
Bompiani, C., s. Turano, L. 63, *152*
Bond, W. H., Mansfield, O. T. 427, *433*
Bonelli, M., Alé, G., Bonelli, M. G. 191, 193, *234*
Bonelli, M., Alessi, E. 183, 193, *234*
Bonelli, M., Armuzzi, G., Alessi, E. 193, *234*
Bonelli, M., Tomasini, C. 190, 193, *234*
Bonelli, M. G., s. Bonelli, M. 191, 193, *234*
Bonne, C. 684, *708*
Bonneau, H., s. Paoli, J. 105, *154*
Bonomini, B. 513, 536, *537*
Bonse, G. 56, *146*, *537*
Bonse, G., s. Reich, H. 71, *151*
Bonu, G., s. Zina, G. 191, *257*
Booher, R. J. 182, *234*
Booher, R. J., Pack, G. T. 178, 202, 217, *234*
Booher, R. J., s. Fortner, J. G. 195, 202, 203, 217, 229, *239*
Boone, M. L. M., Harle, Th. S., Higholt, H. W., Fletcher, G. H. 313, 324, *348*
Borak, J. 509, 512, *537*
Borak, J., Driak, F. 183, *234*
Borcea, I. 163, *234*
Borhouts, J. M. H. M., s. Boer, M. G. R. M. de 50, *142*
Borio, P., s. Bertocchi, L. *348*
Born, W. 64, 65, 66, 113, *138*, 146, *155*
Born, W., Philipp, K., Gärtner, H. *146*
Borrmann, L. 552, 578, 580, 597, *627*, *628*, *630*
Borrova, V. N., s. Vdovenko, V. M. 226, *255*
Bossi, G., s. Zina, G. 191, *257*
Botsztejn, Ch. 478, *482*
Bottero, G., Malara, D. 105, *153*
Boudet, Ch., s. Dejean, Ch. 288, *293*
Boudet, Ch., s. Paleiras, R. 288, *296*
Boulé, G., Gérard-Marchant, R., Schlumberger, J. R. *537*
Boulle, St., s. Graciansky, P. de 50, 135, *142*, *156*
Bourdon, R., s. Cherigie, E. 603, *631*
Bourdon, R., s. Dana, M. 210, *237*
Boutis, L., s. Musshoff, K. 133, *158*
Boutwell, R. K. *138*
Bovington, M., s. Thomas, C. I. 278, 279, *297*
Bowden, L. *235*, 580, 597, *630*
Bowden, L., s. Gupta, T. Das *241*
Bowen, G. T. 11, *16*
Bowen, St. F., Brody, H., Jones, V. L. 174, *235*
Bowers, R. F. 217, *235*
Boyce, F. F., McFetridge, E. M. 716, 720, *728*
Boyd, C. M., Lieberman, L. M., Beierswaltes, W. H., Varma, V. M. 191, *235*
Boyd, J. D. 163, *235*
Boyd, J. D., s. Baxter, J. S. 163, *233*
Boyd, W. *235*
Boyland, E. 29, 31, 32, 35, *138*
Boylen, J. B., Quastel, J. H. 168, *235*
Boyse, E. A., s. Oettgen, H. F. 205, *249*
Boysen, Th. H., McCloskey, J. F., Scheffey, L. C. 663, *676*
Braams, R., s. Mitchell, J. S. 478, *482*
Braasch, J. W., s. Warren, K. W. *681*
Bradford, A. C., s. Dillaha, C. J. 52, *142*
Bradley, R., s. O'Rourke, J. F. 191, *249*, 278, *296*
Bradley, R. L., Klein, H. M., Levy, F. *676*
Bradshaw, A. L., s. Innes, G. S. 393, *404*
Brady, L. W., s. Enterline, H. T. *154*
Brady, L. W., s. Wolferth jr., Ch. C. 554, 569, *629*
Bragg, K., s. Epstein, E. 199, 231, *238*
Brandl, K., Schneider, W. 51, *142*
Brandl, W. 592, *630*
Brandt, G. 185, 201, 203, 217, *235*
Brasfield, R., s. Gupta, T. Das 174, *241*
Brasfield, R. D., s. Pack, G. T. 722, *730*
Bratherton, D. C. 130, *155*
Brauer, E. W. *138*
Brauer, E. W., Kopf, A. W., Witten, V. H., Berman, M., Cave, V. G. 191, *235*
Brauer, E. W., s. Witten, V. H. *173*
Braun, H. *348*, 704, *708*
Braun, R. *292*
Braunbehrens, H. v. 72, 517, 530, *537*, 645, 648
Braun-Falco, O., Petzold, D. 168, 188, *235*
Braun-Falco, O., Petzold, D., Ranner, G., Vogell, W. 110, *155*
Braun-Falco, O., s. Burg, G. *235*
Braun-Falco, O., s. Christophers, E. *236*
Braun-Falco s. Keining 69, 71, 74, 79
Braun-Falco, O., s. Nasemann, Th. 189, *248*
Braus, H. 436, 437, *462*, 483, 484, 486, *537*
Bravi, G. 196, *235*
Breathnach, A. S. 165, *235*
Breathnach, A. S., Birbeck, S. C., Everall, J. D. 164, *235*
Breathnach, A. S., Wyllie, L. 164, *235*
Breathnach, A. S., s. Fitzpatrick, T. B. 166, 169, 173, *238*
Breed, J. E., Carroll, W. W. 459, *462*
Bregeat, P., David, M., Fischgold, H. 288, *292*
Bregeat, P., Fischgold, H., David, M. *292*
Brehm, G., s. Korting, G. W. 174, *244*
Breit, A. 439, *462*
Breitling, G., s. Peters, K. 213, *250*
Brennhovd, I. O., Poppe, E. 50, *142*
Breschet, G. 161, *235*
Breslow, A. 189, *235*
Breslow, L., s. White, L. P. 200, *256*
Bret, P., s. Levrat, M. 667, 668, *679*
Brichzy, W., s. Barth, G. 327, 342, *348*, 500, 501, 502, 504, 513, 516, 518, *536*
Bricout 86
Bricout, P., s. Shigematsu, Y. 460, *463*
Bridge 602
Brill 598
Brill-Symmers 108, 109, 549, 551, 556

Brindley, C. O., Salvin, L. G., Potee, K. G., Lipowska, B., Shnider, B. I., Regelson, W., Colsky, J. 222, *235*
Brinkley, F. C., s. Sharp, G. S. 269, *297*
Britton, R. C. 671, *676*, 715, 722, 724, *728*
Broadbent, Th. R., Kerman, H. D. 660, 661, 662, 669, 671, *676*
Broders, A. C. 25, *137*, 188, *235*, 548, 563, *627*, *628*
Broders, A. C., Buie, L. A., Laird, D. R. *633*
Broders, A. C., s. Rankin, F. W. 639, *657*
Brodsky, I., Baren, M., Kahn, S. B., Lewis jr., G., Tellem, M. 174, *235*
Brody, H., s. Bowen, St. F. 174, *235*
Bronstein, E., s. Cliffton, E. E. 528, *537*
Brooke, W. S., Maxwell, J. G. 672, *677*
Brookes, P., Lawley, P. D. 31, *138*
Brosch, E., Sprindrich, J. 307, 308, 317, *348*
Bross, I. J., s. Wynder, E. L. 408, *434*
Broussais 303
Brown, C. R., s. Liber, A. F. 696, *710*
Brown, D. B., Strang, R., Gordon, J., Hendry, E. B. 726, *728*
Brown, E. M., s. Watson, F. A. *542*
Brown, F. P., s. Clifford, P. 397, *403*
Brown, G. R. 32
Brown, G. R., s. Bell, R. F. 113, *155*
Brown, R. F., Cappel, D. F. 717, *728*
Brown, R. K., Moosley, V., Pratt, T. D., Pratt, J. H. 664, 669, *677*
Bru, A., s. Marques, P. 332, *352*
Bruce, P. T., s. Cox, K. R. 204, *236*
Bruch 553
Brule u. Mitarb. 517, 530
Brun, H. 313, 343, *348*
Brun, R., s. Djalali, A. 200, *237*
Brunette, K. W., Schwindt, W. D., Crummy, A. B., Benfield, J. R. 505, *537*
Brunetti, F. 226, *235*
Brunschwig, A. 670, 671, *677*, 700, 701, *708*, 722, 727, *728*
Brunsting, L. A., s. Gibson, S. H. 178, 179, *240*
Bruwer, A. J., Hallenbeck, G. A. 698, *708*
Bryce, D. P., s. Ireland, P. E. 312, 343, *351*
Buchheim, C. E. 330, *348*
Buchner, A., s. Ratzkowski, E. 88, 90, *150*
Buckley 357
Bucky, G. 60, 120, 126, *146*, 592
Bucky, G., s. Hollander 120
Bücker 585
Büngeler, W. 179, *235*
Büngeler, W., Eder, M. 688, *708*
Buerger, L. F., Monteleone, P. N. *138*
Bürkle, G., Frommhold, W. *628*
Bütikofer, R. 513, 517, *537*
Buettner-Janusch, V., s. Lee, T. H. 169, *245*
Bugmann, J. 217, *235*
Bugnetti, G., Leonardelli, G.-B., Pignataro, O. 342, *348*
Buhac, I., s. Körbler, J. 88, 89, *148*
Buhac, I., s. Körbler, J. 88, 89, *148*, 459, *462*
Buie, L. A., s. Broders, A. C. *633*
Bullo, E. 272, *292*
Bullock, F. D., Curtis, M. R., Rodenburg, G. C. 690, *708*
Bullough, W. S., Laurence, E. B. 18, 42, *137*, *138*
Bullrich, R. A., Lascano, E. F. 725, *728*
Bunding, I., s. Lerner, A. B. 162, 168, 170, *245*
Bunting, J. S. 342, *348*
Buono, M. S. del, s. Wellauer, J. 84, *153*
Buraggi, G. L., Carnevali, G., Felci, U., Roncoroni, L. 521, *537*
Burch, B., s. Bliss, W. R. 664, *676*
Burch, G. E., s. Ansari, A. 660, *676*
Burch, P. R. J. 42, *138*
Burdette, W. J. 719, 721, 722, *728*
Burdick, K. H. 226, *235*
Burdick, K. H., Hawk, W. A. 226, *235*
Bureau s. Bataille 342, *348*
Burg, C., Weiss, A. G. 649, *658*
Burg, G., Braun-Falco, O. *235*
Burgendal, A. 407, 430, *433*
Burger, M. M., Goldberg, A. R. 171, *235*
Burgess, G., s. Klein, E. 52, *143*
Burke, J. F., s. Welch, C. E. 582, *631*
Burke, P. J., MacCarthy, W. H. Milton, G. W. 223, *235*
Burke, P. M., Hopkins, F. S. 89, *146*
Burkell 447, 456, 458, 459
Burkell s. Watson 88, 89, 90
Burkell, C. C. 405, 406, 407, 426, 429, *433*
Burne, J. C., s. Rainer, E. H. 332, *354*
Burnet, M. 29, 40, *138*, 205, *235*
Burnett, H. W., Herbert, E. A. 557, 569, 574, *628*
Burnett jr., H. W. 513
Burnett jr., H. W., Moore, S. W. 516, *537*
Burnett, J. B., Seiler, H. 167, *235*
Burns, G. M., Shields, A. B. 609, *631*
Burns, R. J., s. Quevedo, W. C. 171, *250*
Burrows, H. 718, *728*
Busacca, A., Sighinolfi, P. 260, *292*
Busby, E. R., s. Lederman, M. 306, 323, 326, 332, 334, 341, *352*
Busby, W. E., s. Stephenson, H. E. *254*
Busch, G., Ulbricht, W. 215, *235*
Buschke, F. 514, 530, *537*, 645, *655*
Buschke, F., Cantril, S. F. *537*, 556, *628*
Buschmann, O., Kerk, L. 488, *537*
Bushnell, D., s. McGuff, P. E. 227, *246*
Busscher, de 667
Bussey, H. J. R., s. Dukes, C. E. 638, *655*
Bussey, H. J. R., s. Goligher, J. 639, *655*
Bussey, H. J. R., s. Morson, B. C. *657*
Busteed, F. F., Speir, E. P. 663, *677*
Butler, P. F., Rivo, M. 667, *677*
Butlin 322
Butt, H. R., s. Comfort, M. W. 663, *677*
Buttross jr., D., Salatich, J. 666, *677*

Caan, A., s. Werner, R. 592, *631*, *633*
Cabot, C. M., s. New, G. B. 328, 340, *353*
Caby, F., Duperrat, B., Ecochard, J. C. 107, *153*
Cacheux, S., s. Cordonnier, V. 174, *236*
Cade, St. 174, 180, 199, 201, 202, 217, *235*, 309, 364, 365, 366, *403*, 536, *537*
Cade, St., Lee, E. S. 365, 398, *403*
Cadigani, J. B., s. Dunphy, E. B. 278, 279, *293*
Cage, R. P., s. Bargen, J. A. 636, *654*

Cahan, W. G., s. Martin, H. 427, *434*
Cairns, J. M., s. Quevedo, W. C. 171, *250*
Calabrese, A. S., s. Hilaris, B. S. 215, *242*
Caldwell-Lue 321
Calearo, C., s. Sirtori, C. 304, *355*
Calle, R., Chavanne, G. *348*
Calle, R., s. Baclesse, F. 319, 339, 340, 342, *347*
Callender, G. R. 268, 273
Callender, G. R., Wilder, H. C., Ash, J. E. 220, *235*, *292*
Callow, A. D., s. Nothman, M. M. 669, *679*
Calmettes, L., Marques, P., Deodati, P., Bec, F., Fournier, P., Le Digabel, A. 85, *146*
Calvery, H. O., s. Nelson, A. A. 36, *140*
Calvet, J., Ribet, A. 302, 334, *348*
Calvet, J., Ribet, A., Lacomme, Y. *348*
Camaro, R., s. Campana, F. P. 204, *235*
Cameron, G., s. Grand, G. *240*
Cameron, G. F. 683, 700, *708*
Campana, F. P., Zambianchi, C., Testini, A., Cappelleti, F., Camaro, R. 204, *235*
Campbell, A. J. A., s. Mikal, S. 669, 671, *679*
Campbell, D. A. 721, *728*
Campbell, P. C., s. Truax, H. 228, *255*
Campos-Martine, R., Corominas, F. O., Marine, I. M. 202, 208, *235*
Camps, F., s. Terracol, J. 302, *356*
Can, A., s. Schirren, C. G. 57, *151*
Canby, J. P., s. Fish, J. *238*
Canciulla, D. 306, *348*
Caneghem, P. van, s. Schirren, C. G. 124, *158*
Cantin, J., s. McNeer, G. 194, 203, *246*
Cantril, S. T., Parker, R. G., Lund, P. K. 332, *348*
Cantril, S. T., s. Buschke, F. *537*, 556, *628*
Capilla, A. J., s. Dulanto, F. de 50, *142*
Cappell, D. F., s. Brown, R. F. 717, *728*
Cappelleti, F., s. Campana, F. P. 204, *235*
Capps, F. C. W. 340, *349*
Capps, F. C. W., Williams, I. G. *349*
Capra, J., s. Alvarez-Vidal, F. 105, *153*
Caprotti, M., s. Giorgi, C. 520, *538*
Cardon, L., Greenbaum, R. S. 557, 566, *628*
Caresano, A., Rosette, S., Failoni, S. 520, *537*
Carlisle, B. B., s. Robertson, W. A. 716, 719, 722, *730*
Carlson, R. I. 670, *677*
Carlton, H. N., s. Bateman, J. C. 222, *233*
Carnaghan, R. B. A., s. Sargeant, K. 36, *141*
Carnevali, G., s. Buraggi, G. L. 521, *537*
Carrol 135
Carroll, W. W., s. Breed, J. E. 459, *462*
Carside, E., s. Sako, K. 723, 724, 725, 726, 727, *730*
Carswell 161, *235*
Carter, A. P., s. Lee, J. A. G. *245*
Carter, M. G. 535, *537*
Carvalho, M. 130
Carveth, S. W., s. Beahrs, G. H. 481, *482*
Casarett, G. W. 38, *138*
Cascinelli, N., s. Veronesi, U. *255*
Case, J. D., s. Lerner, A. B. 169, 170, *245*
Case, J. T. 667, *677*
Case, M. T. 170, *235*
Case, R. W., s. Klein, E. 51, *143*
Case, R. W., s. Stoll, H. L. 52, *144*
Caso, L. V. 41, *138*
Casolino, L. 261, *292*
Cassano, N. A. 304, 305, *349*
Cassileth, P. A., Hyman, G. A. 227, *235*
Castanera, T. J., s. Jones, D. C. 38, *140*
Castelain, P.-Y., Amalric, R., Spitalier, J.-M., Roux, G. 106, *153*
Castigliano, S. G., Rominger, C. J. 342, *349*
Castiglioni, G. C., Pizzecco, E. 670, 671, *677*
Castro, L., s. Murphy, W. T. 648, *657*
Castro, M. de 263, *292*
Castro Barbosa, J. J. de, Dockerty, M. B., Waugh, J. M. 660, *677*
Cater, D. B. 36, *138*
Cathie, I. A. B. 536, *537*
Catlin, D. 200, 203, 217, 220, *236*
Cattell, R. B. 701, *708*
Cattell, R. B., Boehme, E. J. 636, *655*
Cattell, R. B., Pyrtek, C. 727, *728*
Cattell, R. B., Pytrek, L. J. 670, 671, *677*
Cattell, R. B., Warren, K. W. 660, 670, 671, *677*
Cattell, R. B., Warren, K. W., Au, F. T. G. 670, 671, *677*
Cattell, R. B., s. Warren, K. W. *633*, 662, 671, *681*
Cavazzuti, F., s. Mallet-Guy, P. 667, 668, *679*
Cave, V. G., s. Brauer, E. W. 191, *235*
Cévese, P. G., s. Austoni, M. 669, *676*
Cawley, E. P. 174, *236*
Cernea s. Bataille 342, *348*
Cesarini, F., Juckers, C. 129, 131, *155*
Cesarini, J. P. 189, *236*
Chakravorty, R. 93, 94, *146*
Chalupecky, H. 258, *292*
Chamberlin, G. W., Imber, I. 667, 668, *677*
Chandler, J. G. s. Orloff, M. J. 701, *711*
Chang, J. P., Russell, W. O., Stehlin jr., J. S., Smith jr., J. L. 185, 188, 190, *236*
Chanoine, F. 599, 600, 601, 603, 604, 606, 609, 610, *631*
Chaoul, H. 54, 61, 75, 99, 101, 113, 123, 135, 213, 258, 265, 267, 270, 272, 327, 392, *403*, 450, 649, 650
Chaoul, H., Greineder, K. 162, 207, *236*, *292*
Chaoul, H., Neumann, W. 592, *630*, 637, *655*
Chaoul, H., Schatter, T. *655*
Chaoul, H., Wachsmann, F. 75, 91, 93, 95, 101, *146*, *292*, 450, 459, *462*, 650, *655*
Chappel, R. B., s. Schupach, H. J. 683, 684, 688, 695, *712*
Charache, H. 607, *637*, 683, 695, *708*
Charalambidis, P. H., Patterson, W. B. 202, *236*
Charpy 77
Charteris, A. A. 392, *403*, 411, 427, 430, 433, *433*, 478, *482*
Chassagne, D., s. Pierquin, B. 66, 81, *150*
Chassard, J. L., s. Papillon, J. 92, *150*, 650, *657*
Chauffard, M. A. 664, *677*
Chavanne, G., s. Calle, R. *348*
Chen, S. S., Lofstrom, J. E., Chepey, J. J. 328, *349*
Chepey, J. J., s. Chen, S. S. 328, *349*
Cherigié, E., Hillemand, P., Proux, C., Bourdon, R. 603, 631
Cherigié, E., Pradel, J. *631*
Chevallier, A., Weiss, A. G. 649, *658*
Chew, M. K., s. Stewart, J. G. 401, *404*
Chi, P. S. H., Adams, W. E. 488, *537*

Chiarotti, F. 519, *537*
Child, C. G., Donovan, A. J. 671, *677*
Child, C. G., Holswade, G. R., McClure jr., R. J., Gore, A. L., O'Neil, E. A. *728*
Childs, D. S., Moertel, Ch. G., Holbrook, M. A., Reitemeier, R. J., Colby jr., M. Y. 598, *630*
Childs, D. S., s. Billingsley, J. S. *631*, 673, 674, 675, *676*
Chinaglia, V., Santelli, F. 287, *292*
Chirurco, G. A. *16*
Cholnoky, T. de 176, 179, 217, *236*, 272, *292*
Choné, B., s. Kärcher, K. H. *243*
Chont, L. K. 557, 558, 599, 601, 605, 606, 607, *628*, *632*
Chouroulinkow, I., s. Rivière, M. R. 171, 172, *251*
Christensen, R. W. 305, *349*
Christiani, H. 692, *708*
Christiansen, W. B., s. Mays, C. W. 191, *246*
Christophers, E., Braun-Falco, O. *236*
Chu, E. W., s. Wurtman, R. J. *257*
Chu, F. C. H., s. Perry, H. 107, *154*
Churchill 495
Churchill-Davidson 97, 98, 335, *349*
Cilingiroglu, H. K. 50, *142*
Cimaszewski, M., s. Stoba, C. 179, *254*
Cipollaro, A. C., Crossland, P. M. 43, 49, 57, 58, 60, 61, 64, 65, 66, 67, 68, 69, 70, 71, 73, 74, 75, 79, 81, 82, 87, 88, 91, 98, 101, 112, 123, *138*, *146*, *155*
Cipollaro, A. C., Kallos, A., Ruppe jr., J. P. 59, *146*
Cipollaro, A. C., s. MacKee, G. M. 120, 131, *158*
Civatte, J., s. Degos, R. 52, 109, 110, 113, 137, *142*, *156*
Claget, O. T., s. Miller, E. M. 660, 671, *679*
Clairmont 652
Clambellotti, E. 648, *655*
Clark, D. H., s. Wright, R. B. 176, 177, 178, 200, 217, *257*, 267, *297*
Clark, R. L., Stehlin jr., J. L. 222, 224, *236*
Clark, R. L., s. Smith jr., J. L. 224, *253*
Clark jr., R. L., s. Stehlin jr., J. S. 178, 217, 222, 223, 224, *254*
Clark jr., W. H. *236*
Clark jr., W. H., From, L., Bernardino, E. A., Mihm, M. C. 188, 222, *236*
Clark jr., W. H., Mihm, M. C. 222, *236*
Clark jr., W. H., s. Mihm, M. C. *247*
Clarke, C. A., s. Howel-Evans, W. 496, *539*
Clarke J. M. 179, 196, 200, 203, 217, *236*
Clarke, T. H., s. Preston, F. W. 201, 202, 229, *250*, 267, *296*
Clarkson, B., Lawrence jr., W. 224, *236*
Clarkson, J. R., s. Smithers, D. W. *541*
Claus, H. G., Diethelm, L., Cullmann, B. 86, *146*
Clay, R. C., s. Pickrell, K. L. 701, *711*
Clementi, T., Pisapia, M. 648, *655*
Clemmesen, J. 635, *655*
Clendenning, W. E., s. Scott, E. J. van 53, *144*
Cleve 559
Clifford, P., Beecher, J. L., Harries, J. R., Oettgen, H. G., Brown, F. P., Lewes, W. E. 397, *403*
Clifford, P., Clift, R. A., Gillmore, J. H. 222, *236*
Cliffton, E. E. 660, 662, 669, 670, 671, *677*
Cliffton, E. E., Goodner, J. T., Bronstein, E. 528, *537*
Clift, R. A., s. Clifford, P. 222, *236*
Clunet 38
Cobb, J. P., Walker, D. G. 221, 222, *236*
Cober, P., s. Feinberg, S. B. 662, *677*
Cocchi, U. 312, 314, *349*, 516, 517, 519, 521, *537*, 645, *655*, 727, *728*
Cocchi, U., Haab, O. P., 87, 89, 90, *146*
Cochran, A. J. 188, 196, 217, 231, *236*
Coen, R. 306, *349*
Cogan, D. G. 260, 261, *292*
Cogan, D. G., Donaldson, D. D. 259, 260, 261, *292*
Cohen, A., Cohen, L. 704, *708*
Cohen, A., s. Cohen, L. 704, 705, *709*
Cohen, B. I. s. Morfit, H. M. *248*
Cohen, G., s. Hochstein, P. 167, *242*
Cohen, L., Cohen, A. 704, *709*
Cohen, L., Palmer, P. E. S., Nickson, J. J. 106, *153*
Cohen, L., Shapiro, M. P., Keen, P., Cohen, A., de Moor, N. G. 704, 705, 709
Cohen, L., s. Cohen, A. 704, *708*
Cohrs 27
Colby jr., M. Y., s. Childs, D. S. 598, *630*
Cole, H. N., s. Driver, J. R. 269, *293*
Cole, L. G., s. Morse, R. W. *632*
Cole, W., s. Economou, S. G. 619, *633*
Cole, W. H., s. Everson, T. 204, *238*
Coleman, J. A. 697
Coleman, J. A., Haines, R. D., Phillips, Ch. 686, 687, *709*
Coller, F. A., Kay, E. B., McIntyre, R. S. 579, 580, 589, 597, 619, 620, *630*, *633*
Collins, V. P., Pool, J. L. 342, *349*
Colon, J., s. Dargent, M. 174, *237*
Colsky, J., s. Brindley, C. O. 222, *235*
Coltman, C. A., s. Costanzi, J.-J. 223, *236*
Combes s. Hollander 120
Comfort, W. M., Butt, H. R., Baggenstoss, A. H., Osterberg, A. E., Priestley, J. T. 663, *677*
Comfort, M. W., s. Miller, J. R. 661, 662, 663, 665, 666, *679*
Comfort, M. W., s. Schell, R. F. 581, *631*
Comstock, E. G., Wynne, E. St., Russell, W. O. 189, *236*
Concilio, A., Anardi, V. 718, *728*
Condit, P. T., s. Scott, E. J. van 52, *144*
Conley, J. 178, 202, 217, *236*
Conley, J. J., Stout, A. P., Healey, W. V. 103, *153*
Conley, J. J., Novack, A. J. 50, *142*
Conley, J. J., Pack, G. T. 196, *236*
Connan, A., s. Giraud, J. Chr. 302, *350*
Connor, D. H., Taylor, H. B., Helwig, E. B. 101, *146*
Conradi, G., s. Schwartze, G. 183, *253*
Constantinides, S. G., s. McPeak, Chs. J. 204, *246*
Conway, H. *146*
Conway, H., Hugo, N. E., McKinney, P. *236*
Conway, H., Jerome, A. P. 202, 217, *236*
Cook, J. W. 32, 52, *142*
Cook, J. W., Duffy, E., Schoental, R. 689, *709*
Cook, J. W., Hewett, C. L., Hieger, I. 30, 32, *138*
Cooke, H. H. 599, *632*
Cooke, L., Avery, J., Reech, M. K. *728*
Coombs s. Gell 205
Cooper, G., s. Archer, V. W. 576, *628*
Cooper, H. L. *236*

Cooper, N. S., s. Kopf, A. W. 205, *244*
Cooper, W. A. 717, 718, 719, *728*
Cooper, W. A., s. Seybolt, J. F. 721, *730*
Copher, G. H., Wallingford, V. H., Scott, W. G., Zedler, G. G., Hayward, B., Moore, Sh. *709*, 723, *728*
Cordes, E. 639, *655*
Cordonnier, V., Beer, P. de, Lundy-Mahieu, M., Cacheux, S. 174, *236*
Cornbleet, Th., s. Zimmermann, A. A. 163, *257*
Corner, Fairbanks 600, *632*
Corner, B. D. 660, *677*
Cornet, A., s. Legler, L. 667, 669, *679*
Corning, H. K. 435, 437, 439, *462*, 483, 484, *537*
Corominas, C. L., s. Salisachs, G. L. 686, *711*
Corominas, F. O., s. Campos-Martine, R. 202, 208, *235*
Coronel, S. *349*
Correns, A. J., Juette, A., Dressler, E. 279, *292*
Correns, H. J., s. Juette, A. 279, *294*
Corripio, F., s. Alvarez-Vidal, F. 105, *153*
Coryn, G., s. Neumann, W. 648, 649, *657*
Costanzi, J.-J., Coltman, C. A. 223, *236*
Costaz, G., s. Levrat, M. 667, 668, *679*
Coste, I. 210, *236*
Costello, M. J., Fisher, S. B., Feo, Ch. P. de 217, *236*
Cottier, H. 548, 553, 555, 613, *627*, *633*
Cottini, G. B. 162, *236*
Coudert, J., s. Rousset, J. 115, *158*
Counsell, R. E., s. Beierwaltes, W. H. 191, *234*
Counsellor, V. S., McIndoe, A. H. 683, *709*
Country, J. C., Foulk, R. 664, *677*
Counts, R. L., s. Swinton, N. W. *658*
Couperus, M., Rucker, R. C. 180, 185, *236*
Courvoisier, L. O. 715, *728*
Coutard, H. 182, 215, 217
Coutard, H., s. Regaud, C. L. 261, *296*
Coventry, M. B., s. Reszel, P. A. 107, *154*
Coventry, M. B., s. Taswell, H. F. *155*
Coward, R. F., Smith, P., Middleton, J. E. 184, *236*
Cowdell, R. H., s. Acheson, E. D. 304, *347*
Cowdry, E. V. 28, *138*
Cox, A. J., s. Farber, E. M. *156*
Cox, R. 94, *146*, 517, *537*
Cox, K. R., Hare, W. S. C., Bruce, P. T. 204, *236*
Coyle, J. E., Balofsky, S. L. *349*
Craig, G. E., s. Watson, J. J. 52, *144*
Craig, W. Mck., Gogela, L. J. 287, *292*
Cranmer, L. R. *349*
Craver, L. F., s. Sugarbaker, E. D. *633*
Cravor s. Diamond 577
Creech jr., O., Krementz, E. T. 223, 224, *236*
Creech jr., O., Krementz, E. T., Ryan, R. R., Reemtsma, K., Winblad, J. N. 223, *237*
Creech jr., O., Krementz, E. T., Ryan, R. F., Winblad, J. N. 397, *403*
Creech jr., O., Ryan, R. R., Krementz, E. T. 223, *237*
Creech jr., O., s. Krementz, E. T. 224, *244*
Creech jr., O., s. Reemtsma, K. *251*
Creech jr., O., s. Ryan, R. R. 224, *252*
Cretin, J., s. Michel, P.-J. 52, *143*
Creutzfeldt, W., Kümmerle, F., Kern, E. 660, 671, *677*
Creutzfeldt, W., s. Kern, E. 671, *679*
Crifo, St., s. Ferreri, G. 311, *349*
Crile 395
Crocker, E. F., s. McSwain, B. 217, 229, *246*
Cronyn, J., s. Garrington, G. E. 220, *239*
Cross, F. G., s. Lehman jr., J. A. 200, 202, *245*
Cross, J. E., Guralnick, E., Daland, E. M. 430, 432, *433*
Crossland, P. M., s. Cipollaro, A. C. 43, 49, 57, 58, 60, 61, 64, 65, 66, 67, 68, 69, 70, 71, 73, 74, 75, 79, 81, 82, 87, 88, 91, 98, 101, 112, 123, *138*, *146*, *155*
Crounse, R. G., s. Scott, E. J. van 52, *144*
Cruchaud, S., s. Jaccottet, H. 505, *539*
Crudeli, R., s. Tartarini, E. *356*
Crummy, A. B., s. Brunette, K. W. 505, *537*
Crump, A., Kasebach, H. 536, *537*
Cruvellhier 690
Cruz, T., s. McPeak, Ch. J. 103, *154*
Csillag, A. 306, *349*
Cuccia, C. A., s. Bloedorn, F. G. 81, *146*
Cude 551, *627*
Culberson, J. D., s. Enterline, H. T. *154*
Cullmann, B., s. Claus, H. G. 86, *146*
Cumings, J. N., s. Benjamin, B. 273, *291*
Cunningham, J. A. 178
Cunningham, R. M. 687, *709*
Cunningham, R. M., s. Norvell jr., S. T. 225, *249*
Currie, A. N. 35, *138*
Currie, G. A., Lejeune, F., Fairley, G. H. *237*
Curtis, M. R., s. Bullock, F. D. 690, *708*
Curwen, W. L., s. Pathak, M. A. 168, *250*
Cutler, G. D., Stark, R. B., Scott jr., H. W. 600, *632*
Cutler, M., s. Quick, D. 103, *154*
Cynowski, L., s. Stoba, C. 179, *254*
Cyr, D. P. 128, *155*
Czajkowski, N. P., Rosenblatt, M., Wolff, P. L., Vasquez, J. 205, *237*
Czechau, B., s. Teske, H. J. 92, *152*, 648, *658*
Czechowicz, W., s. Szczgiel, K. *254*

Dahl, R. H. 688, *709*
Dahlin, D. C., s. Steg, R. F. *355*
Daland, E. M. 176, 177, 178, 195, 217, *237*
Daland, E. M., Holmes, J. A. 178, 179, 199, 202, 217, 229, *237*
Daland, E. M., s. Cross, J. E. 430, 432, *433*
Daland, E. M., s. Wang, C. C. 622, *634*
Dalby, J. E., Pointon, R. S. 92, *146*
Dallenbach, F., s. Grözinger, K.-H. 661, 670, *678*
Dalley, V. M. 302, 306, 312, 314, 321, 322, 332, 333, 337, 342, *349*
Damany, P., s. Plazy, L. 689, *711*
Dana, M., Bourdon, R. 210, *237*
Danese, C. A., Grishman, E., Oh, C., Dreiling, D. A. 106, 107, *153*
Daniels jr., F. 41, *139*
Danishefsky, J., s. Oppenheimer, B. S. 32, 33, 34, 36, *140*
Dann, D., s. Rubin, S. 104, *155*
Dannegger, M., Pöschl, M. 672, *677*
Darabos, G. 220, *237*

Darcis, L. 459, *462*
Dargent, J., s. Papillon, J. 92, *150*
Dargent, M., Colon, J., Mourgues, H. de, Montova, M. 174, *237*
Dargent, M., s. Faucon, M. 188, *238*
Dargent, M., s. Papillon, J. 650, *657*
Darier, A. 269, *292*
Darier, J. 161, *237*, 263, *292*
Daron, N., Richardson, P. B., Raidler, L. K., Ziskid, L. *628*
Das Gupta, T., s. Fortner, J. G. 198, 201, 203, 217, 229, *239*
Daudel, P., s. Finzi, C. 31, *139*
David, M., s. Bregeat, P. 288, *292*
David, V. C., Gilchrist, R. K. 638, *655*
Davids, B. 188, 219, *237*, 273, *292*
Davidson, J. W., s. Fuchs, W. A. 587, 612
Davies, K., s. Jones, W. M. 196, 200, *243*
Davies, R. E., s. Urbach, F. 37, *141*
Davis, E. D. D. *349*
Davis, J. *153*
Davis, J., Pack, G. T., Higgins, G. K. 212, *237*
Davis, J., s. Pack, G. T. 174, 179, 199, 216, 217, 229, *249*
Davis, K. J., Fitzhugh, O. G. 37, *139*
Davis, N. C., Herron, J. J., McLeod, G. R. C. *237*
Davis, N. C., s. McLeod, G. R. C. 195, 200, 203, *246*
Dawson, W., s. Gage, M. 178, 188, 200, 202, 217, *239*
Dearman, J. R., s. Minton, J. P. *247*
Debain, J. J., Roger, P. 304, *349*
De Bakey, M., s. Ochsner, A. 493, 497, *540*
Debrunner, F. 103, *153*
Decker, s. Barraud 509, *536*
Decker, K. 287, *292*
Decker, P, Hahn, C., Saegesser, F. *537*
Decker, R., s. Devois, A. 513, 518, *537*
Deckers, C., s. Maisin, J. 691, *710*
Deckner, K. 161, *237*
Deddish, M. R. 638, *655*
Deddish, M. R., s. Leaming, R. H. *656*
Deddish, M. R., s. Quan, St. H. Q. *657*
Deddish, M. R., s. Stearns jr., M. W. 621, *634*, 638, 651, *656*
Deeb, P. H., Stilson, W. L. 573, 607, *628*, *632*
Deeb, P. H., s. Adler, D. C. 536, *536*
Deelman 14, 15
Deely, T. J., François, P. F. 521, *537*
Degos, R. 50, 53, 71, 113, 124, 135, *142*, *155*, 218, *237*
Degos, R., Civatte, J., Touraine, R., Ossipowski, B., Gonzales-Mendoza, A. *156*
Degos, R., Lépine, J., Lortat-Jacob, E., Civatte, J. 137, *156*
Degos, R., Lortat-Jacob, E., Beuve-Méry, M., Lefebvre, M. R. 52, 105, *142*, *154*
Degos, R., Lortat-Jacob, E., Ossipowski, B., Civatte, J., Touraine, R. 110, 113, *157*
Degos, R., Ossipowski, B., Civatte, J., Touraine, R. 109, *156*
Degos, R., Touraine, R., Belaich, S., Vachon, N. 52, *142*
Degos, R., Touraine, R., Civatte, J., Belaich, S., Franck, D. 52, *142*
Dehne, E., s. Stell, J. S. 78, *152*
Deimel, M., s. Hempel, Kl. 226, *242*
Dejean, Ch., Boudet, Ch. 288, *293*
De La Caffinière, J. Y., s. Banzet, P. 52, *142*
Delacrétaz, J. 170, *237*
Delacrétaz, J., Jaeger, H. 179, 189, *237*
Delacrétaz, J., s. Jaeger, H. 190, *243*
Delacrétaz, J., s. Lorétan, R. M. 201, *245*
Delahay, R. O. 610, 611
Delahay, R. O., Isnard, J., Pyard, M. 614, *633*
Delario, A. J. 509, 513, *537*
Della Porta, G., Rappaport, H., Saffiotti, U., Shubik, Ph. 171, *237*
Delpla, M., s. Marques, P. 332, *352*
Del Regato, J. A. 107, *154*
Del Regato, J. A., s. Ackermann, L. V. 94, 96, *145*, *291*
Del Valle, D., s. Martin, H. 427, *434*
Delzant, G., s. Perrault, M. 170, *250*
Demling, L., Ottenjann, R. 663, *677*
Demopoules, H. B. 227, *237*
Demopoulos, H. B., Gerving, M. A., Bagdoyan, H. *237*
Denecke, H. J. 50, *142*
Denker 322
Dennis, C., Varco, R. L. 671, *677*
Dennis, W., s. Prey, D. 599, 601, *632*
Denoix, P. F. 358, *403*
Deodati, P., s. Calmettes, L. 85, *146*
Depisch, F. 671, *677*
Derens, K., s. Anacker, H. 698, *707*
Desanti, A., s. Devois, A. 513, 518, *537*
Descrozailles s. Bataille 342, *348*
Desforges, G., Desforges, J., Robbins, S. L. 718, *728*
Desforges, J., Deforges, G. 718, *728*
Deshayes, P., Laumonier, R., Tayot, J., Geffroy, Y. 174, *237*
Desjardin, A. U. *630*
Desmons, F., s. Huriez, Cl. 50, 81, *143*, *148*
Despeignes, V. 590, *630*
Desurmont, M., s. Huriez, Cl. 50, *143*
De Tar jr., s. Judd jr., E. S. 92, *148*
Deterling jr., R. A., s. McGuff, P. E. 227, *246*
Dette, W. 442, *462*
Deucher, F. 72
Deutsch, H. J. *349*
Devine, K. D. 321, 322
Devine, K. D., Scanlon, P. W., Figi, F. A. 328, 342, 347, *349*
Devine, K. O., s. Beahrs, G. H. 481, *482*
Devois, A. 519
Devois, A., Decker, R., Desanti, A. 513, 518, *537*
Diamond, Cravor 577
Dick 88
Dick, D. 459, *462*
Dick, J. C. 724, *728*
Dickens, F. 33, 34, *139*
Dickhaeuser, K., Bohndorf, W. 312, 315, *349*
Dickson, R. J. *237*
Dickson, R. J., Morgan, R. H. 513, 517, 519, 533, 536, *537*
Dickson, W. H. 667, *677*
Diethelm, L. 497, 498, 500, 506, 509, 510, 518, *538*
Diethelm, L., s. Claus, H. G. 86, *146*
Dietrich, A. 716, *728*
Dietz, H., s. Sevin, W. 64, 67, 70, *151*
Dietz, W., s. Jänisch, W. 228, *243*
Diffenbaugh, W. G., s. Strohl, E. L. 717, *731*
Dihlmann, W. 75, *146*
Dillaha, C. J., Jansen, G. T., Honeycutt, W. M., Bradford, A. C. 52, *142*
Dillaha, C. J., Jansen, G. T., Honeycutt, W. M., Hot, G. A. 52, *142*

Di-Mazio 261
Dimotsis, A., s. Wachsmann, F. 56, 57, 60, *152*
Dittmar, R., s. Schirren, C. G. 59, *151*
Dixon, C. F. 643, *655*
Dixon, C. F., Lichtmann, A. L., McDonald, J. R. 609, *632*
Dixon, C. F., s. Usher, F. C. 602, *633*
Djalali, A., Brun, R. 200, *237*
Dobberstein, J. 27, *139*
Dobberstein, J., Tamaschke, Ch. 27, *139*
Dobbie, J. L. 366, 375, 381, 391, *403*, 432, 433, *434*
Dobinovicnik, W., s. Forell, M. M. 669, *678*
Dobson, R. L. 217, *237*
Dobson, R. L., Pinto 35
Dobson, R. L., Walsh, R. A. 217, *237*
Dobson, R. L., s. Abele, D. C. 53, 131, *141*, *155*
Dockerty, M. B., Ashburn, F. S. 599, 603, *632*
Dockerty, M. B., s. Castro Barbosa, J. J. de 660, *677*
Dockerty, M. B., s. Faulkner, J. W. 600, 601, 602, 603, 607, *632*
Dockerty, M. B., s. Giberson, R. G. 557, 563, *628*
Dockerty, M. B., s. Kirklin, M. B. 638, *656*
Dockerty, M. B., s. Neibling, H. A. 724, 725, 726, 727, *730*
Dockerty, M. B., s. Pridgen, J. E. 599, 600, 601, 602, 603, 608, *632*
Dockerty, M. B., s. Reese, D. F. *629*
Dockerty, M. B., s. Ruff, C. C. 621, *634*, *657*
Dockerty, M. B., s. Schell, R. F. 581, *631*
Dockerty, M. B., s. Sherrick, D. W. 554, 561, 569, *629*
Dockerty, M. B., s. Starr, G. F. 598, 602, 606, *633*
Dockerty, M. B., s. Thomas, J. F. 639, 644, *658*
Dockerty, M. B., s. Vadheim, F. L. 719, *731*
Dockerty, M. B., s. Van Heerden, J. A. 724, 725, 726, *731*
Doctor, V. M., Sirsat, M. V. 528, *538*
Dodds, W. J., Zboralski, F. F. 667, *677*
Dodge, H. W., s. Love, J. G. 287, *295*
Döderlein, G. 96, *146*
Doering, J., Wenker, H. 191, *237*
Doerner, A. A., s. Galuzzi, N. J. 697, 698, *709*
Doerr, F., Hahn, B. 668, *677*
Doerr, W. *628*
Does, M. 113
Dogliotti, A. M., Actis-Dato, A. 507, *538*
Dogramadjiew, I., s. Kutintschew, M. 103, *154*
Doll, R. 304, *349*, 544, 545, *627*, *628*
Doll, R., Payne, P., Waterhouse, J. 685, 686, *709*
Dollfus, M. A., 265, 269, 270, 278, *292*
Dollfus, M. A., Guerin, R. A., Guerin, M. T. 278, 279, 280, *293*
Dollfuss, M. A., s. Baclesse, F. 84, 85, *145*, 265, 269, 270, *291*
Dombrowski, H. 721, *728*
Dominici 450
Domonkos, A. N. 124, *156*
Domonkos, A. N., s. Andrews, G. C. 59, *145*, 180, *233*
Don, C., Murphy, D. J. L. *538*
Donald Forest, P., s. Urbach, F. 37, *141*
Donaldson, D. D., s. Cogan, D. G. 259, 260, 261, *292*
Donaldson, G., s. Allen, W. 561, 567, 574, 600, 601, 602, 607, 611, 614, *627*, *631*, *633*
Dong-H. Kim, s. Goldsmith, H. S. 202, *240*
Doniach, I. *139*
Donn, A., Mac Tigue, W. 191, *237*, 278, *293*
Donn, F., McNeer, G. *630*
Donnelly, A. J., s. Sunderman, F. W. 36, *141*
Donovan, A. J., s. Child, C. G. 671, *677*
Doornink, F. J., Scholte, P. J. L. 103, *154*
Dormanns, E. 488, 491, 493, 495, 497, 500, 501, 507, 514, *538*
Dotter, Ch. T., s. Bilbao, M. K. 668, *676*
Doub, H. P., Bolliger, H., Hartmann, F. W. 704, *709*
Doub, H. P., Pratt, J. P., Jones, H. C. 621, *633*
Doubilet, H., Sage, H. H., Mullholland, J. H. 660, *677*
Douglas, W. R. 394, 395, *403*, 427, *434*
Dowd, J. E., Paolo, J. A. di, Wayne, A. L. 222, 223, *237*
Dowling, F. L., s. Dunphy, E. B. 278, 279, *293*
Drake, W. L., s. Warren, S. 687, 689, 691, 692, 695, *712*
Drapiewski, J. F. 665, *677*
Dreifuss, W., Bloch, B. *139*
Dreiling, D. A., s. Danese, C. A. 106, 107, *153*
Dreisler, K. K., s. Dunphy, E. B. 278, 279, *293*
Drepper, H., Ehring, F., Vojtech, D. 100, *146*
Drepper, H., s. Ehring, F. *146*
Dresser, R., s. Shedden, W. M. 622, *634*
Dressler, E., s. Correns, A. J. 279, *292*
Dressler, E., s. Juette, A. 279, *294*
Drexler, L., s. Zdansky, E. 641, *658*
Dreyer, B., Louw, J. H. 578, *628*, *630*
Dreyfuss, M. L., s. Emmet, J. M. *632*
Driak, F., s. Borak, J. 183, *234*
Driver, J. R. 269
Driver, J. R., Cole, H. N. 269, *293*
Driver, J. R., Mac Vicar, D. N. 179, 217, *237*
Drope, H. 601, 602, *632*
Druckrey, H. 29, 32, 34, 35, *139*
Dubreuilh, W. 20, 161, 182, 185, 189, 201, *237*
Duchon, J., Péchan, Z. 183, *237*
Duchon, L., Matous, B., Prochaskova, B. 183, 184, *237*
Duckett, J. W., Montgomery, H. G. 701, *709*
Düben, W. 50, *142*
Duesberg, J. P., Lavigne, J. 174, *237*
Duff, G. L. 663, 664, *677*
Duffy, E., s. Cook, J. W. 689, *709*
Duffy, J. J. 412, *434*
Dufourmentel, Cl., Mouly, R., Glicenstein, J. 177, 203, *237*
Dufourmentel, Cl., s. Banzet, P. 52, *142*
Dufourmentel, Cl., s. Duperrat, B. 201, *238*
Dufourmentel, Cl., s. Mouly, R. 200, *248*
Duguid, J. M., s. Perkins, E. S. 279, *296*
Dukes, C. E., 619, *633*, 635, 636, 638, 639, *655*
Dukes, C. E., Bussey, H. J. R. 638, *655*
Dukes, C. E., s. Goligher, J. 639, *655*
Dulanto, F. de, Sanchez-Muros, J., Capilla, A. J., Henares, J. M., Seco, A. G. 50, *142*
Duncan, A. J. 601, *632*
Dundon, C. C. 598, 599, 601, 602, 603, 609, *632*
Dunne, E. F., s. Portmann, V. V. 573, 600, 604, 608, 614, *629*, *632*, *634*

Dunphy, E. B. 278, 279, *293*
Dunphy, E. B., Dowling, F. L., Scott, A. 278, 279, *293*
Dunphy, E. B., Dreisler, K. K., Cadigani, J. B., Sweet, W. H. 278, 279, *293*
Dunphy, E. B., s. Leopold, I. A. *295*
Dunphy, J. E., s. Fletcher, W. S. *655*
Duntley, S. Q., s. Edwards, E. A. 175, 178, *238*
Duntze, J., Wollensak, J. 220, *237*
Duperrat, B. 176, 185, 189, 200, 202, 216, 217, *237*, *238*
Duperrat, B., Dufourmentel, Cl. 201, *238*
Duperrat, B., Mascaro, J. M. 212, *238*
Duperrat, B., s. Caby, F. 107, *153*
Duran-Reynals, M. L. 39, *139*
Durand-Fardel 723
Durante 184
Dushane, G. P. 163, *238*
Dustin jr., R., s. Smulders, J. 686, *712*
Dutrieux, J., s. Pierquin, B. 520, 521, 523, 528, 533, *541*
Dutrieux, J., s. Schlienger, M. *158*
Dutrieux, J., s. Tubiana, M. 526, *542*
Duval, G. 113, *156*
Du Val jr., M. K., s. Price, W. E. 202, *250*
Dwight, R. W., s. Higgins, G. A. 621, *633*, 652, *656*
Dykes, E. R., s. Petersen, R. F. 217, *250*

Eaglesham, H., s. Ritchie, G. W. 721, *730*
Easty, D. M., s. Ambrose, E. I. 221, *233*
Ebbehøj, E. 55, 60, 74, *146*, 211, *238*
Ebel 435
Ebel, J., s. Trapl, J. 178, *255*
Ebenius, B. 405, 406, 407, 408, 411, 412, 430, *434*, 456, 459, *462*
Eberhardt, H. J., Striezel, M. 513, *538*
Eberhartingen, C., Santler, R. 88, *146*
Ebner, H. 52, *142*
Eck, R. V., s. Olch, P. D. 218, 230, *249*
Ecochard, J. C., s. Caby, F. 107, *153*
Economou, S. G., Mrazek, R., Southwick, H., McDonald, G. O., Slaughter, D., Cole, W. 619, *633*
Eddy 39
Eder, M., s. Büngeler, W. 688, *708*
Edgcomb, J. H., Michelitch, H. 171, *238*
Edgcomb, J. H., Scott, E. J. van, Andrews, J. R. 128, *156*
Edgcomb, J. H., s. Scott, E. J. van *159*
Edgcomb, J. H., s. Steiner, P. E. 30, 32, *141*
Edland, R. W. 107, *154*
Edling, L. 113, *156*
Edlund, D., Leandoer, L. *709*
Edlund, Y., s. Bartley, O. 699, *708*
Edmondson, H. A., Steiner, P. E. 683, 684, 686, 687, 688, 689, 692, 693, 694, 695, 696, 697, 700, *709*
Edsmyr, F. 97
Edwards, E. A., Duntley, S. Q. 175, 178, *238*
Edwards, J. M., Kinmonth, J. B. 175, 225, *238*
Edwards, J. M., Lloyd-Davies, R. W., Kinmonth, J. B. 175, *238*
Edwards, J. M., s. Jantet, G. H. 225, *243*
Edwards, R. W., s. McDonald, J. B. 311, *352*
Egan, J. W., s. Friedman, M. 104, 107, *154*
Eggel, H. 685, 687, 688, 691, 695, *709*
Eggimann, P. 342, *349*
Ehinger et al. 188
Ehlers, G., s. Knoth, W. 211, *244*
Ehlers, P. N., Grözinger, K.-H., Grimsehl, H. 671, *677*
Ehling, V., Krokowski, E. *293*
Ehling, V., s. Krokowski, E. 261, *294*
Ehring, F. 75, 79, 131, *146*
Ehring, F., Drepper, H. *146*
Ehring, F., s. Drepper, H. 100, *146*
Ehring, F., s. Jordan, P. 75, 80, *148*
Ehrlich, H., s. Martin, H. 427, *434*
Eichenberger-de Beer, H. *156*, 188, 205
Eichenberger-de Beer, H., Storck, H. 119, 120, 123, 124, 131
Eichenberger-De-Beer, H., s. Ott, F. 52, *144*
Eichhorn, H. I. 208, 217, *238*, 452, 457, *463*
Eichhorn, H. I., Lessel, A., Richter, E., Rotte, K. H., Schubert, G., Zühlke, R. 89, 94, 95, *147*, *462*
Eichhorn, H. I., Rotte, K. H. 520, *538*
Eidherr, H. *238*
Eigler, G., Hannemann, G. 311, *349*
Einhorn, J., Wersäll, J. 90, *147*
Eisenberg, H., s. Truax, H. 228, *255*
Eisenberg, J. J., Leopold, I. A., Sklaroff, D. 278, 279, *293*
Eisenberg, J. J., Terner, J. S., Leopold, I. A. 278, *293*
Eisenberg, J. J., s. Terner, J. S. 278, *297*
Eiserth, P. 717, *728*
El-Kakeem, Ahmad 311, *349*
Eller, J. J., Eller, W. D. 87, 90, *147*
Eller, W. D., s. Eller, J. J. 87, 90, *147*
Ellerman, Bany 38
Ellett, W., s. Friedman, M. 478, *482*
Ellinger, F. 261, *293*
Ellis, F. 162, *238*, 282, *293*
Ellis, F., Hall, E. J., Oliver, R. 387, *403*
Ellis, M. 311, *349*
Ellison, E. H., s. Zollinger, R. M. 663, *681*
Elter, H. 519, *538*
Emam, A. M. 303, *349*
Emmet, J. M., Dreyfuss, M. L. *632*
Emmrich, P. H., s. Bohm, J. 217, *234*
Endres, H. J. 66, *147*
Endres, H. J., s. Scheer, K. E. 64, 66, *151*
Endres, H. J., s. Tritsch, H. 126, 130, *159*
Eneroth, C.-M. 467, 468, 469, 472, 474, 476, 481, *482*
Eneroth, C.-M., Franzén, S., Zajicek, J. 468, *482*
Eneroth, C.-M., Jakobsson, P. Å., Blanck, C. 479, *482*
Eneroth, C.-M., Jakobsson, P. Å., Zajicek, J. *482*
Eneroth, C.-M., Zajicek, J. 468, *482*
Eneroth, C.-M., s. Blanck, C. 465, 479, *482*
Eneroth, C.-M., s. Jakobsson, P. Å. 479, *482*
Eneroth, C.-M., s. Mavec, P. 468, *482*
Engdahl, J., s. Jørgsholm, B. 176, 177, 195, 196, 197, 200, 202, 204, 207, *243*
Engeer, H. S. 50
Engeer, H. S., s. McInne, G. F. *143*
Engel, A., Lysholm, E. 667, *677*
Engelstad, R. B. 516, 517, 536, *538*
Englebert Dunphy, J., s. Fletcher, W. S. 621, *633*

Ennuyer, A., Bataini, P. 88, *147*, 556, 573, 574, 607, 608, 614, *628*, *633*
Ennuyer, A., s. Baclesse, F. 84, *145*, 265, 269, 270, *291*, 319, 339, 340, 342, *347*
Ennuyer, A., s. Lavedan, J. 74, 82, 84, *149*
Ennuyer, A., s. Leroux-Robert, J. 306, 312, 314, 332, 343, *352*
Enomoto, M., s. Uragashi, K. 36, *141*
Enterline, H. T. 107
Enterline, H. T., Culberson, J. D., Rochlin, R. B., Brady, L. W. *154*
Enterline, H. T., s. Lehr, H. B. 217, *245*
Enterline, H. T., s. Wolferth jr., Ch. C. 554, 569, *629*
Enzinger, F. M. 107, *154*
Ephraim, K. H. 699, *709*
Epperson, K. D., s. Jenkinson, E. L. 573, *628*
Eppstein, St. *709*
Epstein, E., Bragg, K., Linden, G. 199, 231, *238*
Epstein, J. H. 38, *139*
Epstein, J. H., Epstein, W. L., Nakai, T. 171, 172, *238*
Epstein, J. H., s. Sullivan, F. J. *159*
Epstein, W. L., s. Epstein, J. H. 171, 172, *238*
Erdmann, J. F., Morris, J. H. 617, *633*
Erickson, E. E., s. Ford, T. J. 663, *678*
Erickson, E. E., s. Halpert, B. 688, *709*
Eriksen, L. G., s. Rigler, L. 641, *657*
Ernst, H., s. Oeser, H. 669, *680*, 699, *711*
Esch, G. J. v., Genderen, V., Vink, H. H. 35, *139*
Eschwege, E., s. Lacour, J. 203, *244*
Essen, C. F. v. *434*, *462*
Essen, C. F. v., s. Zatz, L. M. 62, *153*
Esterly, J. A., s. Stephenson, H. E. *254*
Euler, H. v. 41, *139*, 223, *238*
Eustermann, G. B. *628*
Evans, D. W., Halley, J. B. W. *349*
Evans, J. A., Mujahed, Z. 721, *728*
Evans, J. P. 75, *147*
Evans, J. P., Fence, W., Kelly, W. A., Harper, P. V. 226, *238*
Evans, J. P., s. Wildermuth, O. 259, *297*
Evans, R. W. 412, *434*
Evans, T. C., s. Hickey, R. C. *242*
Evans, W., Leucutia, T. *238*
Evans, W. W., s. Trump, J. G. 63, *152*
Eve, F. A. 162, *238*
Everall, J. D., s. Breathnach, A. S. 164, *235*
Everson, T. *238*
Everson, T., s. Cole, W. H. 204, *238*
Ewe, K., s. Otto, H. 669, *680*
Ewing 598
Ewing, J. 107, *154*, 178, *238*, *462*, 688, *709*
Ewing, M. R. 272, *293*
Ey, W., s. Scheer, K. E. 323, 330, 335, 343, *355*
Ey, W., s. Schwab, W. 332, *355*
Eyclesheimer, Shoemaker 706
Eyler, P. W., s. Rawson, A. J. 304, *354*
Eymer 343

Faberow 287
Fafner, J. G., Rocke, R.-J., Pack, G. T. *238*
Fahimi, H. D., s. McGuff, P. E. 227, *246*
Fahrländer, H. J., s. Ludin, H. 669, *679*
Failoni, S., s. Caresano, A. 520, *537*
Fairbanks s. Corner 600, *632*
Fairchild, G. C., s. Shorter, A. 592, *630*
Fairley, G. H. *238*
Fairley, G. H., s. Alexander, P. *232*
Fairley, G. H., s. Currie, G. A. *237*
Fairman, H. D., s. Kapur, P. 302, *351*
Fajbisowicz, S., Lalanne, C. M., Sarrazin, D., Juillard, G. 654, *655*
Falk, B., Jacobsson, S., Olivecrona, H., Olsen, G., Rorsman, H., Rosengren, H. 190, *238*
Falk, B., Jacobsson, S., Olivecrona, H., Rorsman, H. 190, *238*
Falke, D. 39, *139*
Falkson, G., Sandison, A. G., Jacobs, E. L., Fichardt, T. 589, *630*
Falkson, G., Villiers, P. C. de, Falkson, H. C., Fichardt, T. 207, 222, *238*
Falkson, G., s. Schulz, E. J. 52, *144*
Falkson, H. C., s. Falkson, G. 207, 222, *238*
Farb, S., s. Reddy, J. B. *354*
Farber, E. M. 131
Farber, E. M., Cox, A. J., Steinberg, J. *156*
Farber, E. M., s. Bagshaw, M. A. 63, 124, 128, *145*, *155*
Farber, E. M., s. Walton, R. G. 179, *256*
Farber, J. E. 583, *630*
Farber, S., s. Nathanson, L. 174, 200, 204, *248*
Farmer, F. T. 392, *404*
Farnell, D. R., s. Schabel jr., F. M. 222, *252*
Farrow, G. M., s. Todd, D. W. 204, *255*
Farthing, G. J., s. Wells, G. C. 189, *256*
Fath s. Rousset, J. 115, *158*
Faucon, M., Guillaud-Bourgeois, M., Dargent, M. 188, *238*
Fauer, J., Scherrer, E. 113
Faulkner, J. W., Dockerty, M. B. 600, 601, 602, 603, 607, *632*
Fautrel, M., s. Lavedan, J. 74, 82, 84, *149*
Fauvet, J., Roujeau, J. 179, *238*
Favre, M., Zuppinger, A. 84, *147*, 261, *293*
Fedespiel, G., s. Austoni, M. 669, *676*
Feduska, N., s. Fisher, B. 40, *139*
Fegen, P., Persky, L. 50, *142*
Feilchenfeld 636
Feinberg, S. B., Margulis, A. R., Cober, P. 662, *677*
Feine 46
Feine, U., zum Winkel, K. 669, *677*
Felci, U., s. Buraggi, G. 521, *537*
Felde u.a. 189
Feldman 599
Feldman, F., Seaman, W. B., Wells, J. S. 303, *349*
Feldnan, R. M., s. Wynder, E. L. 408, *434*
Fellows, V., s. Bettmann, J. W. 278, 279, *292*
Femenic, B. *349*
Fence, W., s. Evans, J. P. 226, *238*
Fendel, K. 306, 346, *349*
Feo, Ch. P. de, s. Costello, M. J. 217, *236*
Ferrand, M., s. Ravaut, P. 162, 217, *251*
Ferreri, G., Crifo, St. 311, *349*
Fest, P., s. Grüneberg, T. 76, *147*
Fetterly, I. C. M., s. Smith, I. H. *658*
Feyrters 185
Ficari, A., Jacobelli, G. 496, *538*
Fichardt, T., s. Falkson, G. 207, 222, *238*, 598, *630*
Fiebelkorn, H. J. 97, 133, *147*, *156*, 458
Fiebelkorn, H. J., Grafe, E. 82, *147*

Fiebelkorn, H. J., Scherer, E. 509, 517, *538*
Field, E. O., s. Ambrose, E. I. 221, *233*
Fields, J. P., s. Miller, J. L. 130, *158*
Fierz, U. 35, 76, 77, *139*, *147*
Figi, F. A. 328, 340, 342, *349*, 411, 430, 432, *434*
Figi, F. A., s. Devine, K. D. 328, 342, 347, *349*
Figiel, L. S., Figiel, St. J. 721, *728*
Figiel, St. J., s. Figiel, L. S. 721, *728*
Filippini, L., s. Ammann, R. 669, *676*
Finck, W. 342, *349*
Findley 37
Fink, D. L., s. Rigler, L. G. 581, *631*
Fink, H. E., Oberman, H. A. 104, *154*
Finkel, M., s. Khilnani, M. T. 721, *729*
Finsterer, G. J. 722, *728*
Finsterer, H. 592, *630*, 643, *655*
Finzi, C., Daudel, P., Prodi, G. 31, *139*
Fischer 29, 32
Fischer, A. W. 527, *538*, 641, *655*
Fischer, B. *709*
Fischer, E. 51, *142*
Fischer, H. W., s. Fuchs, W. A. 587, 612
Fischer, W. 635, 637, *655*
Fischer, W., Kühl, I. 38, *139*
Fischgold, H., s. Bregeat, P. 288, *292*
Fischer-Wasels 592
Fish, J., Smith, E. B., Canby, J. P. *238*
Fisher, B., Fisher, E. R., Feduska, N. 40, *139*
Fisher, E. R., s. Fisher, B. 40, *139*
Fisher, J. H. 104, *154*
Fisher, N. F., Groot, J. T., Bachem, B. 672, *678*
Fisher, S. B., s. Costello, M. J. 217, *236*
Fissenewert, H. 133, *156*
Fister, H. W., s. Helsper, J. T. 227, *241*
Fitchett, C. H., Savitt, A. J., Aloich, E. M. 716, *728*
Fitton, R. H., s. Waltner, J. G. *356*
Fitzhugh, O. G., s. Davis, K. J. 37, *139*
Fitzhugh, O. G., s. Nelson, A. A. 36, *140*
Fitzpatrick, T. B. 164, 189, 225, *238*, 273, *293*
Fitzpatrick, T. B., Becker, S. W., Lerner, A. B., Montgomery, H. 165, 173, *238*
Fitzpatrick, T. B., Breathnach, A. S. 166, 169, 173, *238*
Fitzpatrick, T. B., Kukita, A. 173, 190, *238*, *239*
Fitzpatrick, T. B., Kukita, A., Miyamoto, M. 173, *239*
Fitzpatrick, T. B., Lerner, A. B. 161, 168, 173, *239*
Fitzpatrick, T. B., Lerner, A. B., Grupper, Ch. 173, 188, *239*
Fitzpatrick, T. B., Montgomery, H., Lerner, A. B. 168, 173, 188, *239*
Fitzpatrick, T. B., Szabó, G. 165, 167, 168, 170, 173, *239*
Fitzpatrick, T. B., s. Becker jr., S. W. 162, 164, *233*
Fitzpatrick, T. B., s. Grupper, Ch. 190, *240*
Fitzpatrick, T. B., s. Lerner, A. B. 162, 167, *245*
Fitzpatrick, T. B., s. Pathak, M. A. 168, *250*
Fitzpatrick, T. B., s. Seiji, M. 165, 166, *253*
Fitzpatrick, T. B., s. Shizume, K. *253*
Fitzpatrick, T. B., s. Takahashi, H. 184, *254*
Flamant, R., s. Lacour, J. 203, *244*
Fleck, F. 124, *156*
Fleischer, K. 303, 323, *349*
Fleischmann, E., Fries, R. 335, *349*
Fleming, J. A. C. 423, *434*, 490, 510, 515, *538*
Flesch-Thebesius, M. 620, *633*
Fletcher, G. H. 62, 313, 332, *349*, *462*, 521, 522, *538*
Fletcher, G. H., s. Boone, M. L. M. 313, 324, *348*
Fletcher, G. H., s. Maccomb, W. S. 98, *149*
Fletcher, W. S., Allen, C. V., Dunphy, J. E. *655*
Fletcher, W. S., Allen, C. V., Englebert Dunphy, J. 621, *633*
Fletcher, W. S., s. Allen, C. V. 652, *654*
Florentin, P., Rauber, G., Macinot, C. 686, *709*
Flückiger, E. 169, *239*
Focht, E. F., s. Merriam, G. R. 260, 261, *295*
Foggie, W. E., Tudhope, G. R. 719, *728*
Follmann, E. 185, *239*
Fonkalsrud, E. W., Wilkerson, J. A., Longmire, W. P. 672, *678*
Font, R. L., Naumann, G., Zimmermann, L. E. 174, *239*
Fontaine, M., s. Hartmann, E. 259, *294*
Foote jr., F. W., Frazell, E. L. 468, *482*
Foote jr., F. W., s. Ross, R. C. 107, *154*
Foraker, A. G., s. Sumner, W. C. 204, 205, *254*
Forbes, P. D. 171, *239*
Forck, G., s. Jordan, P. 218, *243*
Ford, T. J., Jordan, G. L., Erickson, E. E., Freeman, R. G. 663, *678*
Forell, M. M., Dobinovicnik, W. 669, *678*
Fornatto, E. J., s. Skolnik, E. M. *355*
Forni 553
Fornusek, A. H., Kuttig, H., Zunter, F. 648, *655*
Forrest, A. W. 84, *147*
Forrest, A. W., s. Reese, A. B. 283, *296*
Forssell, G. 322, 450, *462*
Forssmann, G. 551, 554, 557, 573, *627*, *628*
Fortner, G. J. 718, 719, *728*
Fortner, G. J., Norris, W. P. 718, 719, *729*
Fortner, J. G. 170, 171, 200, 202, 207, *239*
Fortner, J. G., Allen, A. C. 171, 217, 229, *239*
Fortner, J. G., Bhatia, S. S., George, P. A. 217, 229, *239*
Fortner, J. G., Booher, R. J., Pack, G. T. 195, 202, 203, 217, 229, *239*
Fortner, J. G., Das Gupta, T., McNeer, G. 198, 201, 203, 217, 229, *239*
Fortner, J. G., Mahy, A. G., Schrodt, G. R. 171, 217, 229, *239*
Fortner, J. G., s. George, P. A. 200, *239*
Fortner, J. G., s. Schabel jr., F. M. 222, *252*
Fosnaugh, R. P., s. Hu, F. 184, *242*
Fossati, F. *239*
Foster, J. H. *632*
Foster jr., J. M., s. Prey, D. 599, 601, *632*
Foulk, R., s. Country, J. C. 664, *677*
Fournier, P., s. Calmettes, L. 85, *146*
Frädrich, G., Poppe, H. *239*
Frädrich, G., s. Poppe, H. 177, 179, 191, 208, *250*, 267, *296*
Franck, D., s. Degos, R. 52, *142*
François, J. 228, *239*

François, P. E., s. Deely, T. J. 521, *537*
Franicevic, N., s. Spoljar, M. *254*
Frank, A., Naumann, W. 556, *628*
Frank, L., s. Zuppinger, A. *542*
Frank, P., s. Körbler, J. 88, 89, *148*, 459, *462*
Frank jr., J. L., s. Rawson, A. J. 106, *154*
Franke, H. 15, *16*, 452, 457, *463*
Frantz, V. K. 663, *678*
Frantz, V. K., s. Porter, M. R. 663, *680*
Franzén, S., s. Eneroth, C.-M. 468, *482*
Franzén, S., s. Mavec, P. 468, *482*
Frasch, M., s. Scheurlen, H. 118, *158*
Fraser, J., s. Gill, W. 50, *142*
Frazell, E. L. *349*, 465, 481, *482*
Frazell, E. L., Lewis, J. S. 302, 341, 342, *349*
Frazell, E. L., s. Foote jr., F. W. 468, *482*
Freedman, A., s. Hinterberger, H. 183, *242*
Freeman, B. S., Moreland, R. B. 701, *709*
Freeman, J. M., s. McInne, G. F. *143*
Freeman, R. G. 50
Freeman, R. G., Knox, J. M. 51, *142*, 180, *239*
Freeman, R. G., s. Ford, T. J. 663, *678*
Freemond, A., s. Goldman, L. 227, 228, *240*
Fregni, R., Poli, A. de *350*
Freid, J. R. 517, *538*
Freid, J. R., Goldberg, H., Tenzel, W., Okrainetz, C. L., Aral, M. I. 675, *678*, 722, *729*
Frenk, E., s. Pathak, M. A. 168, *250*
Frenzel, H. 306, *350*
Freund, S. J. 642, *655*
Frick, R. E., s. Ruff, C. C. 621, *634*, *657*
Frieberg, S., s. Andrén, S. 641, *654*
Fried, C. *630*
Fried, M. B. 687, *709*
Friedell, H. L., s. Krohmer, J. S. *294*
Friedmann, G. 452, 457, *463*
Friederich, H. C. 50, *142*
Friederich, H. C., Limberger, S., Nikolowski, W. 189, 212, *239*
Friederich, H. C., Schneider jr., H. J. *239*
Friederich, H. C., Schnellen, B. 50, 86, *142*, *147*
Friedler, G., s. Homburger, F. 33, 36, *139*
Friedman, M., Egan, J. W. 104, 107, *154*
Friedman, M., Pearlman, A. W. 48, 121, *139*, *156*
Friedman, M., Southard, M. E., Ellett, W. 478, *482*
Friedmann, G., s. Tönnis, W. *297*
Friedmann, I. 311, *350*
Friedrich, W. 37, *139*
Fries, R., s. Fleischmann, E. 335, *349*
Frischbier, H. J., Kuttig, H. 84, 86
Frischbier, H. J., Kuttig, H., Kraus, R. 508, 513, 516, 518, 520, 530, *538*
Frische, L. H., s. Bilbao, M. K. 668, *676*
Fritz-Niggli, H. 48, 59, *139*, *147*
From, L., s. Clark jr., W. H. 188, 222, *236*
From, L., s. Mihm, M. C. *247*
Fromer, J. L. 129, 131
Fromer, J. L., Smedal, M. I., Salzman, F. A., Trump, J. G., Wright, K. A. 63, 128, *147*, *156*
Fromer, J. L., s. Trump, J. G. 63, *152*
Frommhold, W. 726, *729*
Frommhold, W., s. Bürkle, G. *628*
Frost, D., s. Oeser, H. 669, *680*, 699, *711*
Frostberg, N. 668, *678*
Fuchs, G., s. Bauer, J. 198, *233*
Fuchs, W. A., Davidson, J. W., Fischer, H. W. 587, 612
Füller, H., s. Bohnstedt, R. M. 61, 86, 87, *146*
Fürst, A., Haro, R. T. 36, *139*
Fuhs, H. 135, *156*
Fuhs, H., Konrad, J. 120, 126, 128, *156*
Fuller, L. M., s. Miller, Th. R. 673, 674, *679*
Fung, G., s. Norvell jr., S. T. 225, *249*
Furch, W., s. Leonhardi, G. 192, *245*

Gabriel, W. B. 648, *655*
Gärtner, H. 45, 46, 48, *139*
Gärtner, H., s. Born, W. *146*
Gage, M., Dawson, W. 178, 188, 200, 202, 217, *239*
Gahlen, W. 54, 55, 56, 61, *147*, 450
Gahlen, W., s. Schreus, H. T. *151*
Gaillard, J., s. Mounier-Kuhn, P. 305, *355*
Gall, E. A., Mallory, T. B. 108, 133, *156*, 549, *627*, *628*
Gallagher, J. C., s. Holdcraft, J. 220, *242*, 306, *351*
Galuzzi, N. J., Weingarten, W., Regan, F. D., Doerner, A. A. 697, 698, *709*
Gamboa, L. G. 107, *154*
Gandarjis, G., s. Veraguth, P. 113, *159*
Gans, O. 184
Gans, O., Steigleder, G. K. 26, *137*, *239*
Ganse, R. 13, *16*
Garcia, H., Baroni, C., Rappaport, H. 172, *239*
Garcia-Calderon, J., s. Ledoux-Lebard, R. 641, *656*
Gardham *350*
Garlock, H. J. 514, 528, *538*
Garlock, H. J., s. Sainburg, F. P. 721, 722, *730*
Garnier 135
Garrett, M. J. *350*
Garrington, G. E., Scofied, H. H., Cronyn, J., Lacy jr., G. H. 220, *239*
Gartmann, H. 99, *147*, 162, 178, 179, 180, 181, 185, 190, *239*
Gartmann, H., s. Gertler, W. 208, 210, 211, *240*
Gary-Bobo, J. 520, *538*
Gasteiger, H. *293*
Gasteiger, H., Grauer, S. 261, 287, *293*
Gastpar, H., s. Loebell, E. 222, *245*
Gates, A. H., s. Arundell, F. D. 30, *138*
Gaul, M., Parchwitz, H. K. 525, 535, 536, *538*
Gault, E. S., s. Swalm, W. A. *712*
Gauwerky, F. 97, 452, 457, *463*, 649, *655*
Gavrilenko, I. S., s. Vdovenko, V. M. 226, *255*
Gay jr., B. B., s. Berger, I. R. 576, *628*
Gay-Prieto, J., Jaquetti, G. 73, *147*
Gebhart, J., Schlegel, D. *350*
Gebray 133
Gechmann, E., Bluth, J., Gross, J. M. 642, *655*
Geffel, R. van, s. Smulders, J. 686, *712*
Geffroy, Y., s. Deshayes, P. 174, *237*
Gehring, D., s. Kalkoff, P. *243*
Geiss, Stewart 582
Gelfland, M. 696, *709*
Gell, Coombs 205
Gellé, X., s. Bernard, Ph. 498, *537*

Genderen, V., s. Esch, G. J. v. 35, *139*
Géniaux, M., s. Blanquet, P. 191, *234*
Gensoul 321
Gentele, H. 103, *154*
Gentil, F. 224, *239*
George, P. A., Fortner, J. G., Pack, G. T. 200, *239*
George, P. A., s. Fortner, J. G. 217, 229, *239*
Georgiade, N., s. Masters, F. 267, 268, *295*
Georgiadou, D., s. Joannides, Th. 219, *243*
Gephart, Th., s. Wang, C. C. 622, *634*
Gérard,-Marchant, R., s. Boulé, G. *537*
Gerbaulet, K., s. Nover, A. 278, 279, *295*
Gerber, D. M., s. Pack, G. T. 174, 175, 177, 178, 195, 199, 200, 201, 203, 216, 217, 226, 229, *249*, 267, 272, *296*
Gerhardt, P., s. Bauer, R. 516, 520, *536*
Gerlach 288
Gerner, R. E., s. Moore, G. E. *248*
Gershon-Cohen, J. 193, *240*
Gerst, P. H. 716, 717, 722, *729*
Gerstenberg, E., Krokowski, E., Kleberger, K. E. 86, *147*
Gerstenberg, E., s. Kleberger, K. E. 59, *148*
Gertler, W. 110, 113, 128, 130, 134, 135, 137, *156*, 443
Gertler, W., Gartmann, H. 208, 210, 211, *240*
Gertler, W., Thormann, Th. 188, *240*
Gerving, M. A., s. Demopoulos, H. B. *237*
Geschickter, C. F. 304, 305, *350*
Gest, I., s. Surmont, I. *297*
Ghadially, F. N. 180, *240*
Ghadially, F. N., Barker, J. F. *240*
Ghadially, F. N., Illman, O. 172, *240*
Ghadially, F. N., Illman, O., Barker, J. F. 171, 199, *240*
Ghadially, F. N., s. Illman, O. *243*
Ghislandi, E. 183, *240*
Ghislanzoni, R. 650, *655*
Giaux, G. 332, *350*
Gibb 220
Gibb, R. 327, 332, 333, 340, *350*
Gibel, W., s. Wildner, G. P. *542*
Giberson, R. G., Dockerty, M. B., Gray, H. K. 557, 563, *628*
Giberson, R. G., s. Waugh, J. M. 671, *681*
Gibson, S. H., Montgomery, H., Woolner, L. B., Brunsting, L. A. 178, 179, *240*
Giertsen, J. C. 189, *240*
Giger, K. 222, *240*
Gignoux, M., Haguenauer, J. P., Guiral *350*
Gilbert, C., Gillman, J., Gillman, T. 689, *709*
Gilbert, G., s. Hanot, V. G. 691, *709*
Gilchrist, R. K., s. David, V. C. 638, *655*
Gil Dareno, H. N., s. Moreno, G. J. *540*
Gill, W., Long, W., Fraser, J., Lee, P. 50, *142*
Gillette, R., Bodenstein, D. 283, *293*
Gillman, J., Gilbert, C. 689, *709*
Gillman, T., s. Gilbert, C. 689, *709*
Gillman, Th., Hathorn, M., McE. Lamont, N. 703, *709*
Gillmore, J. H., s. Clifford, P. 222, *236*
Gilston, R. J. 267, *293*
Gimbert 667
Gimenez-Camarasa, J. M. de, s. Moragas, J. M. 52, *144*
Giorgi, C. 526
Giorgi, C., Caprotti, M., Babini, L. 520, *538*
Giovanella, B. C., s. Heidelberger, Ch. 30, *139*
Giraud, J. Chr., Blond, R. le 304, *350*
Giraud, J. Chr., Sudaka, J. *350*
Giraud, J. Chr., Sudaka, J., Pheline, C., Connan, A. 302, *350*
Glaninger, J., Mayer, J 489, 490, 503, 509, 530, *538*
Glanville, J. N. 487, *538*
Glatthaar, E. *16*
Glauner, R. 76, *147*
Glauner, R., s. Rohrschneider, W. 258, 261, *296*
Glauser, O. 704, *709*
Glees, M. 286, *293*
Glendenning, O. M., s. Roe, F. J. C. 33, 35, *140*
Glenk, M. 556, *628*
Glenn, F., Hays, D. M. 721, 722, 724, 725, 726, *729*
Glenn, F., Hill, M. R. 719, 720, 724, 725, *729*
Glenn, F., s. Thorbjarnarson, B. 715, 717, 719, 721, 722, *731*
Glenn Bell, H., s. Low-Beer, A. D. 278, *295*
Glicenstein, J., s. Dufourmentel, Cl. 177, 203, *237*
Glicenstein, J., s. Mouly, R. 200, *248*
Glick, Soule 614
Glinska, H., Skolyszewski, J. 113, *156*
Glinski, L. K. 613, *633*
Gloning, K., Hayden, K. 288, *293*
Gloning, K., Klausberger, E. 288, *293*
Gloning, K., s. Hayden, K. *294*
Gloor, W., s. Arendt, J. 135, *155*
Glueckert, H. 135
Glücksmann, A. 38, *139*
Goalwin, H. *293*
Godan, F. 93, 94, *147*
Godfredsen, E. 286, *293*
Godfredsen, E., Lindgren, S. *293*
Goecke, H., Würtz, H. 320, *350*
Gölder 124, *156*
Goes, M. 103, 135, *154*, *156*
Goetze, O. 643, *655*
Gogela, L. J., s. Craig, W. Mck. 287, *292*
Gogh, J. J. van, s. Oldhoff, J. 201, 216, *249*
Goldberg, A. R., s. Burger, M. M. 171, *235*
Goldberg, H., s. Freid, J. R. 675, *678*, 722, *729*
Goldberg, I. J., Wallerstein, H. 692, *709*
Goldberg, J. A., s. Rutenberg, A. M. 669, *680*
Golden, R. *632*
Golden, R., s. Weltz 603
Goldenberg, I. S. 722, 724, 725, *729*
Goldman 220
Goldman, I. I. 304, *350*
Goldman, L., Blaney, D. J., Freemond, A., Hornby, P. 227, 228, *240*
Goldman, L., Igelman, J. M., Richfield, D. F. 227, 228, *240*
Goldman, L., Siler, V. E., Blaney, D. J. 228, *240*
Goldman, L. B. 490, 497, *538*
Goldman, L. I., Tyson, R. R., Rosemond, G. P. 224, *240*
Goldmann, H., Liechti, A. 260, *293*
Goldschmidt, H. 124, *156*
Goldsmith, A. J. B., s. Benjamin, B. 273, *291*
Goldsmith, H. S., Shah, J. P., Dong-H. Kim 202, *240*
Goldzieher, M., Bokay, Z. v. 683, 688, 696, *709*
Goligher, J., Dukes, C. E., Bussey, H. J. 639, *655*
Gollmitz, H. 323, 340, *350*
Golomb, F. M. 222, 223, *240*
Golomb, F. M., Solowey, A. C., Postel, A., Gumport, St. L., Wright, J. C. 223, *240*
Golomb, F. M., s. Gumport, St. L. 222, *241*

Golomb, F. M., s. Wright, J. C. 53, *145*
Golusinski, J., s. Okulicz-Koaryn, P. 306, *353*
Gombkötö, R. 662, *678*
Gombosi, J., s. Karpati, G. 88, 90, *148*
Gondard, L. *633*
Gonnard, P., s. Gruppers, Ch. 191, *240*
Gonnard, P., s. Legrand, J. Cl. *245*
Gonzales, R. C., s. Mays, E. T. 505, *540*
Gonzales-Mendoza, A., s. Degos, R. *156*
Goodale jr., F., s. Allen, W. 561, 567, 574, 600, 601, 602, 607, 611, 614, *627*, *631*, *633*
Goodner, J. T., Miller, T. R., Watson, W. L. 488, *538*
Goodner, J. T., Watson, W. L. 496, *538*
Goodner, J. T., s. Cliffton, E. E. 528, *537*
Goodof, I. I., s. Hill, F. T. 303, *351*
Goplerud, D. R., Keettel, W. C. 50, *142*
Gordon, I. R. S. *350*
Gordon, J., s. Brown, D. B. 726, *728*
Gordon-Watson, Ch. 649, *655*
Gordy, Ph. D., s. Bell, R. F. 113, *155*
Gore, A. L., s. Child, C. G. *728*
Gore, I. 666, *678*
Gores, R. J., s. Steg, R. F. *355*
Gorsky, L. A. 278, *293*
Gossel, J. D., s. Beahrs, O. H. 97, *145*
Gottlieb, L. S., s. McGuff, P. E. 227, *246*
Gottron, H. A. 108, 109, 113, *156*, 440, 441
Gottron, H. A., Nikolowski, W. 79, 101, *147*
Gottron, H. A., Schönfeld, W. 26, *139*, *156*
Gough, M. H., s. Jantet, G. H. 225, *243*
Gourevitch, A., Whitefield, A. G. W. 671, *678*
Goyon, M., s. Papillon, J. 516, 517, 525, 526, *541*
Graaf, van de 380
Grable, E., s. Zamcheck, N. 581, *631*
Grace, C. C. 306, *350*
Graciansky, P. de, Boulle, St. 50, *142*
Graciansky, P. de, Boulle, St., Hardouin, J.-P. 135, *156*
Grady, H. G., s. Kirby-Smith, J. S. 37, *140*
Grady, H. G., s. Pomeranz, R. 698, *711*
Graetz, H., Kleemann, W. 220, *240*
Graf Burton, M. J., s. Horton, A. W. 40, *140*
Grafe, E., s. Fiebelkorn, H. J. 82, *147*
Graffi, A. 28
Graffi, A., Bielka, H. 27, *139*
Graffi, A., Hoffmann 35
Graham, J. H., Helwig, E. B. 69, 74, *147*
Graham, S., s. Klein, E. 51, 52, *143*
Grampa, G. 717, 718, *729*
Grand, G., Cameron, G. *240*
Graner, H. P., s. Kern, E. 671, *679*
Granke, R. C., s. Adams, H. D. 593, *629*
Granke, R. C., s. Lathrop, F. D. 478, *482*
Granke, S. M. R. C., s. Wright, K. A. 129, *160*
Grant, D. J., s. Haserick, J. R. 131, *157*
Grant, G. H., Perceval, P. E. 660, *678*
Grapulini, G., s. Bertolotto, R. *234*
Grasser, C. H. 496, 517, *538*, *628*
Grasso, S., s. Leonardi, R. 165, *245*
Grauer, S., s. Gasteiger, H. 261, 287, *293*
Graul, E. H. 99, *147*
Graul, E. H., Rausch, L. 441, 443, *462*
Gray, H. D. 722, *729*
Gray, H. D., Sharpe, W. S. 717, 718, *729*
Gray, H. D., s. Vadheim, F. L. 719, *731*
Gray, H. K., Lofgren, K. A. 582, *628*, *630*
Gray, H. K., s. Giberson, R. G. 557, 563, *628*
Gray, J. M., Pierce, G. B. 171, *240*
Graybrill, L. D., s. Sifre, R. A. 667, *680*
Grayzell, D. M., s. Spatt, S. D. 686, *712*
Graziano, F. M., s. Barbieri, L. L. 279, *291*
Greenbaum, R. S., s. Cardon, L. 557, 566, *628*
Greenblatt, R. B., s. Rhodes, R. L. 717, *730*
Greene, D. 393, *404*
Greene, H. S. N. 171
Greene, H. S. N., Harvey, E. K. 171, *240*
Greenwald, W. 717, *729*
Greenwood, M. 501, *538*, 583, *630*
Gregl, A. 88, 91, 92, *147*
Gregorie, H. B., s. Parker, E. F. 528, *541*
Gregory, R. 696, *709*
Greifelt, A. 200, *240*
Greineder, K., Neumann, W. 208, 210, *240*, 267, 268, 272, *293*
Greineder, K., Schatter, T. 87, *147*, 456, *462*
Greineder, K., s. Chaoul, H. 162, 207, *236*, *292*
Greither, A. 69, *147*, 180, *240*, 440, 447
Greither, A., Tritsch, H. 449, *462*
Greither, A., s. Schuermann, H. 443, 446, 447, 448, *463*
Gremmel, H., Schulte, W., Vieten, H. 583, *630*
Gremmel, H., Schulte-Brinkmann, W. 646, *656*
Greve, W. 85, *147*, 270, *293*
Griemand, M., s. Archambeau, J. 672, *676*
Grier, J. P., s. Teloh, H. A. 79, *152*
Griffen, W. O., s. Humphrey, L. J. *242*
Griffin, A. C., s. Young, S. E. 184, *257*
Griffin, A. G., s. Stehlin jr., J. S. 178, 223, *254*
Grimm, G. 336, *350*
Grimmer, H. 190, *240*
Grimsehl, H., s. Ehlers, P. N. 671, *677*
Grinell, R. S. 639, *656*
Grino, A., Billet, E. 287, 288, *293*
Grinspan, D., Abulafia, J., Grinspan-Bozza, N. O. 176, 177, 178, *240*
Grinspan, D., s. Pierini, L. 52, *144*
Grinspan-Bozza, N. O., s. Grinspan, D. 176, 177, 178, *240*
Grishman, E., s. Danese, C. A. 106, 107, *153*
Grisworld 610
Grösch, R. 636, *656*
Grözinger, K.-H., Dallenbach, F., Heisler, H. 661, 670, *678*
Grözinger, K.-H., s. Ehlers, P. N. 671, *677*
Grogan, J. M., s. McGlone, F. B. 662, 667, *679*
Grollman, J. H., Bierman, St. M., Morgan, J. E., Ottoman, R. E. 116, 129, *156*
Grollman, J. H., Stanley, J. R., Biermann, St. M., Ottoman, R. E., Morgan, J. E., Horns, J. 129, *156*
Groot, J. T., s. Fisher, N. F. 672, *678*

Gros, Ch., Basset, A., Alt, J., Vrousos, C. 193, *240*
Gros, Ch., s. Lamarque, P. 650, *656*
Gros, M., Keiling, R., Le Gal, Y. 52, *142*
Gross, J. M., s. Gechmann, E. 642, *655*
Gross, L. 38, 39, *139*
Gross, R. 119, *142*, *156*
Grossman, F. M., s. Johnson, Ph. M. 699, *710*
Grott, J. W. 667, *678*, 717, *729*
Gruber, L., s. Schirren, C. G. 51, 53, *144*
Grüneberg, Th. 227, *240*, 267, *293*
Grüneberg, Th., Fest, P. 76, *147*
Grüneberg, Th., s. Schwartze, G. 183, *253*
Grütz, O., Woeber, K. H. 168, 171, *240*
Grumpertz 435
Grupper, Ch., Fitzpatrick, T. B., Lerner, A. B., Kukita, A. 190, *240*
Grupper, Ch., Legrand, J. C., Gonnard, P. 191, *240*
Grupper, Ch., Sirkis, L. 52, *142*
Grupper, Ch., s. Fitzpatrick, T. B. 173, 188, *239*
Gsell, O., Löffler, A. 496, *538*
Guadagno, N., Menna, F., Sasso, M., Pesche, L. 287, *293*
Guarino, M., s. Barilla, M. 218, *233*
Guarino, M., s. Basso-Ricci, S. 217, *233*
Guelstein, V. I., s. Vasiliev, J. M. 42, *141*
Gülzow, M. 669, *678*
Gülzow, M., s. Katsch, G. 661, 662, 665, 667, 668, 669, *679*
Günnel, F. 343, *350*
Günther, H. 97
Günther, H., Schuchhardt, K., Metz, H. J. 91, *147*
Guérin, M., s. Rivière, M. R. 171, 172, *251*
Guerin, M. T., s. Dollfus, M. A. 278, 279, 280, *293*
Guerin, R. A., s. Dollfus, M. A. 278, 279, 280, *293*
Gütgemann, A. 527, *538*
Guillaud-Bourgeois, M., s. Faucon, M. 188, *238*
Guillemin, R., s. Schally, A. V. 169, *252*
Guiral s. Gignoux, M. *350*
Guiss, L. W. 590, 609, *627*, *630*
Guiss, L. W., s. McNeer, G. 548
Guisez, J. 529, *538*
Gulbert, A. 191, *240*
Gulbert, A., s. Kárpáty, Gy. *243*
Gulbert, A., s. Venkei, T. 203, 218, *255*
Guleke, N. 635, 636, 637, 639, 641, 642, 643, 644, 652, *656*
Gullick, H. D. 661, 665, 666, 667, *678*
Gummel, H., Wittig, Berndt, H. 569, 589, *628*, *630*
Gumport, St. L. 50, *142*
Gumport, St. L., Meyer, H. W. 195, 203, 217, 222, 229, *240*
Gumport, St. L., Wright, J. L., Golomb, F. M. 222, *241*
Gumport, St. L., s. Golomb, F. M. 223, *240*
Gumport, St. L., s. Meyer, H. W. 202, 217, *247*
Gupta, T. Das, Bowden, L., Berg, J. W. *241*
Gupta, T. Das, Brasfield, R. 174, *241*
Gupta, T. Das, McNeer, G. 203, *241*
Gupta, T. Das, s. McNeer, G. 194, 195, 203, 217, *246*
Guralnick, E. A., s. Cross, J. E. 430, 432, *433*
Guralnick, E. A., s. Mundt, E. D. 203, *248*
Gusic, B. 323, 342, *350*
Gustafson, E. G. 683, 687, 688, *709*
Guthmann, K. E., s. Waubke, Th. 286, *297*
Guthrie, J. 36, *139*
Guttman, R. J. 673, *678*, 706, 707, *709*
Guyer, M. F., s. Mohs, F. E. 51, *144*
Gylling, U., s. Sundell, B. 50, *144*
Gynning, J. 513, 514, 518, *538*
Gynning, J., Lindgren, M. 518, 530, *538*
Gyr, K. *632*

Haab, O. P., s. Cocchi, U. 87, 89, 90, *146*
Haag, W. 107, *154*
Haag, W., Wichels, R. 107, *154*
Haagensen 32
Haas, E. 50, *143*, 335, *350*
Haas, E., s. Becker, W. 328, *348*
Haas, L. L. 332, *350*
Haas, L. L., Baker, B. 505, *538*
Haas, L. L., Harvey, R. A. 519, *538*
Haas, L. L., Harvey, R. A., Langer, S. S. *538*
Haas, L. L., Harvey, R. A., Laughlin, J. S., Beattie, J. W., Henderson, W. J. *482*
Haas, L. L., s. Laughlin, J. S. 393, *404*
Haase, S., s. Thomson, T. J. 577, *629*
Haasters, J., s. Petres, J. 50, *144*
Hackenthal, P. 508, 519, *538*
Hackman 33
Haddow, A. 28, 29, 31, 32, 35, 36, *139*
Hadfield, E., s. Acheson, E. D. 304, *347*
Hämäläinen, M. J., s. Mustakallio, S. *353*
Haenisch, G. H, Holthusen, H., Liechti, A. 267, *293*
Haensch, R. *241*
Hage, J. 304, *350*
Hagen 267
Haguenauer, J. P., s. Gignoux, M. *350*
Hahn 63, 527
Hahn, B., s. Doerr, F. 668, *677*
Hahn, C., s. Decker, P. *537*
Haines, R. D., s. Coleman, J. A. 686, 687, *709*
Hairston, M. A., s. Reed, R. J. 106, *154*
Halama, J., Sziegoleit, M. 113, *156*
Hale, B. C. 669, *678*
Hall, E. J., s. Ellis, F. 387, *403*
Hall, J. R., Phillips, C., White, R. R. 176, 177, 188, 195, 217, 229, *241*
Hall, T. C., s. Nathanson, L. 174, 200, 204, *248*
Hallberg, O. E., s. Sciarra, P. A. 302, 334, *355*
Hallenbeck, G. A., s. Bruwer, A. J. 698, *708*
Halley, J. B. W., s. Evans, D. W. *349*
Halme, E. 36, *139*
Halpert, B., Erickson, E. E. 688, *709*
Halpert, B., Murdoch, R. L., Young, M. O. *656*
Halpert, B., Patzer, R. 304, *350*
Halpert, B., s. D'Aunoy, R. 717, 718, *728*
Halter, K. 95, 135, 202, 208. *241*, 267, *293*
Ham, A. W., s. Almeida, J. D. 39, *138*
Hamburger 272
Hamilton, J. B. 170, *241*, 286, *293*, 641, *656*
Hamilton, L. D., s. Phillips, R. F. 705, *711*
Hamilton Fairley, G., s. Lewis, M. G. 205, *245*
Hammer 262
Hammer, G., Radberg, C. 301, 347, *350*
Hampel, D., s. Bode, H. G. 88, *146*, 454, *462*
Hampel, K., s. Zdansky, E. 641, *658*
Hamperl, H. 688, 693, *709*, 719, *729*
Handley, W. S. 162, *241*, 673, *678*

Hanley, P. H., s. Hines, M. O. 617, *633*
Hannemann, G., s. Eigler, G. 311, *349*
Hanno, H. A., Banks, R. W. 663, *678*
Hanno, H. A., s. Mensh, A. 695, *711*
Hanot, V. G., Gilbert, G. 691, *709*
Hansemann, D. v. 685, *709*
Hansson, C. J. 93, 105, *147*, *154*
Hara, H. J. *350*
Harbers, E. 35, 39, 42, *139*
Hardie, M., s. Mitchell, J. C. 51, *144*
Harding, H. E., Passey, R. D. 170, *241*
Hardmeier, Th. 231, *241*
Hardmeier, Th., Hedinger, Ch., Thalmann, H. 109, *157*
Hardmeier, Th., Nussbaumer, U., Kotnik, G. 188, *241*
Hardouin, J.-P., s. Graciansky, P. de 135, *156*
Hare, H. F., s. Adams, H. D. 593, *629*
Hare, H. F., s. Trump, J. G. 63, *152*
Hare, W. S. C., s. Cox, K. R. 204, *236*
Harington, J. S. 42, *139*
Harkins, W. B. 304, *350*
Harle, Th. S., s. Boone, M. L. M. 313, 324, *348*
Harless 161, *241*
Harmer, W. D. *350*
Harnach, K., s. Linser, K. 131, *157*
Harnett, W. L. 407, 408, 430, *434*
Haro, R. T., s. Fürst, A. 36, *139*
Harper, P., s. Archambeau, J. 672, *676*
Harper, P. V., Lathrop, K. 673, 675, *678*
Harper, P. V., s. Evans, J. P. 226, *238*
Harper, R. K., s. Kinmonth, J. B. *244*
Harries, J. R., s. Clifford, P. 397, *403*
Harrington, St. W., s. Kirklin, J. W. 478, *482*
Harris, H. 17, 18, *137*
Harris, H. E., s. McCormack, L. J. 304, *352*
Harris, I. J. *241*
Harris, I. J., Lerner, A. B. 169, *241*
Harris, I. J., Roos, P. 169, *241*
Harrison, B. J. M. 162, *241*
Harrison, D. F. N. 220, *241*
Harrison, K. 401, *404*
Harrison, R. G. 163, *241*
Hartl, H. 220, *241*, *656*
Hartmann, E., Fontaine, M. 259, *294*
Hartmann, F. W., s. Doub, H. P. 704, *709*
Hartmann, J. F., s. Zelickson, A. S. 164, 165, *257*
Hartwell, J. C. 691, *709*
Hartwell, S. W., Anderson, R., Hazard, J. B. *241*
Hartwell jr., S. W., s. Block, G. E. 203, 217, 229, *234*
Hartz, P. H. 495, *539*
Harven, E. de, s. Oettgen, H. F. 205, *249*
Harvey, E. K., s. Greene, H. S. N. 171, *240*
Harvey, R. A., s. Haas, L. L. *482*, 519, *538*
Harvey, R. A., s. Laughlin, J. S. 393, *404*
Harzfeld, L., s. White, L. P. 200, *256*
Haserick, J. R., Richardson, H. J., Grant, D. J. 131, *157*
Hashemian, H., s. Maleki, A. 520, *540*
Hastrup, J., s. Skov-Jensen, T. *253*
Hathorn, M., s. Gillman, Th. 703, *709*
Hattowska, H. 321, *350*
Haubold, U. *709*
Haubrich, R. 452, 457, *463*, 513, 517, *539*
Hauch, E. W., Lichstein, J. 687, 695, 697, 700, *710*
Haudeck 561
Haumayr, N., s. Schirren, C. G. 59, *151*
Hauss, H., Proppe, A. *241*
Hausser, K. W., Yahle, W. 168, *241*
Hautant, A., Monod, O., Klotz, A. 322, 342, *350*
Haverback 669
Havrankova, H., s. Vich, Z. 213, 217, *255*
Hawk, W. A., s. Burdick, K. H. 226, *235*
Haxthausen, H. 170, *241*
Haybittle, J. L., s. Horwitz, H. 118, 130, *157*
Hayden, K., Gloning, K. *294*
Hayden, K., s. Gloning, K. 288, *293*
Hayer, D. 673, *678*
Hayes, M. A. 668, *678*
Hayes, M. A., s. Tepper, M. 651, *865*
Hays, D. M., s. Glenn, F. 721, 722, 724, 725, 726, *729*
Hayward, B., s. Copher, G. H. *709*, 723, *728*
Hazard, J. B., s. Hartwell, S. W. *241*
Hazard, J. B., s. Petersen, R. F. 217, *250*
Hazard, J. B., s. Portmann, V. V. 573, 600, 604, 608, 614, *629*, *632*, *634*
Hazel, J. J. 66, *147*
Hazen, H. H. 161, *241*
Healey jr., J. E., s. Stehlin jr., J. S. 178, 223, *254*
Healey, W. V., s. Conley, J. J. 103, *153*
Heard, J. G., s. Jordan jr., G.-L. *628*
Heard, J. L., s. Mehnert, J. H. 188, *246*
Hearin, J. T., s. Miller, J. L. 130, *158*
Heath, I. C. 33, 36, *139*
Heatly, C. A. 304, *350*
Heckel, K., s. Wachsmann, F 57, *152*
Heckel, M., s. Ottenjahn, R. *631*
Hedinger, Ch., s. Hardmeier, Th. 109, *157*
Heepe, F. 698, *710*
Hegemann, F. 721, *729*
Hegler, C., Wohlwill, F. 663, *678*
Heidelberger, Ch. 31, *139*
Heidelberger, Ch., Giovanella, B. C. 30, *139*
Heinkel, K. 669, *678*
Heinzel, F., s. Wichmann, H. 510, *542*
Heinzelman, R. V., s. Lerner, A. B. 169, *245*
Heisler, H., s. Grözinger, K.-H. 661, 670, *678*
Heite, H.-J. 231, *241*
Heite, H. J., s. Böhmer, E. 119, 120, *155*
Hekele, K., Seyss, R. 76, *147*
Helander, C. G., s. Bartley, O. 699, *708*
Hell, E., Boeckl, O. 52, *143*
Hellner, H. 267, *294*, 635, 644, *656*
Hellriegel, W. 45, 90, *139*, 177, 178, 180, 195, 199, 202, 208, 213, 215, 217, 218, 229, 230, *241*, 267, 268, 272, *294*, 452, 454, 457, *462*, 490, 510, 512, 516, 517, 518, 519, *539*
Hellström, I., Hellström, K. E., Sjoegren, H. O., Warner, G. A. *241*
Hellström, I., s. Hellström, K. E. 41, *139*
Hellström, K. E., Hellström, I. 41, *139*
Hellström, K. E., s. Hellström, I. *241*
Hellwig, C. A. 304, *350*, 465, *482*
Hellwig jr., J., s. Rhoads, J. E. 671, *680*
Helm, F., Klein, E., Traenkle, H. L., Rivera, E. P. 51, *143*

Helm, F., s. Klein, E. 51, 52, *143*
Helmke, R. 119, 128, *157*
Helsingen, N., Hillestad, L. 583, *630*
Helsper, J. T., Sharp, G. S., Rounds, D. F. 227, *242*
Helsper, J. T., Sharp, G. S., Williams, H. F., Fister, H. W. 227, *241*
Helwig, E. B. 196, *242*
Helwig, E. B., s. Connor, D. H. 101, *146*
Helwig, E. B., s. Graham, J. H. 69, 74, *147*
Helwig, E. B., s. Smith, jr., J. L. 553, *627*, *629*, *634*
Helwig, E. B., s. Taylor, H. B. 103, *155*
Hemenway, W. G., Lindsay, J. R. *350*
Hempel, Kl., Deimel, M. 226, *242*
Henares, J. M., s. Dulanto, F. de 50, *142*
Henderson, W. J., s. Haas, L. L. *482*
Henderson, W. S., s. Laughlin, J. S. 393, *404*
Hendrick, J. W. 346, *350*
Hendrick, J. W., s. Ward, G. E. 430, *434*
Hendry, E. B., s. Brown, D. B. 726, *728*
Hendry, J. A. 32
Hendry, J. A., s. Walpole, A. L. 32, 33, 35, *141*
Henke, V. 76, *147*
Henley, K. S., s. Pollard, H. M. 583, *631*
Henly, W. S., s. Smith, F. E. 174, 189, *253*
Hennig, K., s. Kleine-Natrop, H. E. 191, *244*
Henning, N. 660, 662, *678*, 716, *729*
Henschel, Ch. *350*
Henschke, U. K. 63, 66, *147*, 324, *633*, 646, 649, 651, *656*
Henschke, U. K., s. Hilaris, B. S. 215, *242*
Hepp, J., Hernandez, C., Moreaux, J., Bismuth, H. 669, *678*
Hepp, J., s. Mercadier, M. 667, *679*
Herberhold, C. 335, *350*
Herbert, E. A., s. Burnett, H. W. 557, 569, 574, *628*
Herbert, R. J. F., Marshall, T. S. 56, *147*
Herberts, G., Hillderdal, O., Raström, S. 311, *350*
Herfort, K., s. Rösch, J. 669, *680*
Hergarten 272
Hergarten, H., Hergarten, L. 177, 179, 195, 208, 229, *242*, 267, *294*
Hergarten, L., s. Hergarten, H. 177, 179, 195, 208, 229, *242*, 267, *294*
Herlihy, W. F. 696, *710*
Hermosilla, Diaz, F., Sotomayor, M. O. 684, 698, *710*
Hernandez, C., s. Hepp, J. 669, *678*
Herold, H. J. *242*
Herold, W. C., Nelson, L. M. 99, *148*
Herrington, H., s. Thomas, C. I. 279, *297*
Herrmann, D. *16*
Herrmann, F., s. Weidenreich-Sherwin, R. 31, 43, *141*
Herrmann, J. B. 106, *154*
Herrmann, J. B., Ariel, J. M. 106, *154*
Herrmann, W. F., s. Sulzberger, M. B. 43, *141*
Herrold, K. M. 305, *350*
Herron, J. J., s. Davis, N. C. *237*
Herron, J. J., s. McLeod, G. R. C. 195, 200, 203, *246*
Herve, A. 518, *539*
Herverbei 513
Herxheimer, G. 683, 684, 686, 687, 688, 692, 694, 695, 696, *710*
Herxheimer, K., Martin, H. 120, *157*
Herzberg, J. J. 164, 180, 183, 185, 188, *242*
Herzberg, J. J., s. Kimmig, J. 191, *244*
Herzberg, J. J., s. Wiskemann, A. *256*
Herzfeld, U., s. Scheurlen, H. 118, *158*
Herzog, K. 267, *294*
Hess, D., s. Hess, P. 208, 218, *242*
Hess, F. 91, *148*, 193, *242*, 452, 457, *463*
Hess, P. *157*, 208, *242*, 267, *294*
Hess, P., Hess, D. 208, 218, *242*
Hess, W. 663, 668, 670, 671, *678*, 726, *729*
Hessberg, K. 305, 306, 335, 343, 346, *351*
Hessberg, R. J. 261, *294*
Hesse, O. 553, *627*, *628*
Hessler, Ch., Maillard, G. F. 192, 193, *242*
Hessler, Ch., s. Maillard, G. F. 193, *246*
Hetch 50
Hettler, M. 641, *656*
Heuck, F. 668, *678*
Heuck, F., Piepgras, U. 668, *678*
Heukelom, S. 687, 692, 695, 696, *710*
Hewett, C. L., s. Cook, J. W. 30, 32, *138*
Hewitt, J. 44, 180, *242*
Hibler, N., Krüger, D. W. *351*
Hickey, R. C., Johnson, C. A., Evans, T. C., Alftine, D. *242*
Hieger, I. 32, 33
Hieger, I., s. Cook, J. W. 30, 32, *138*
Higgins jr., G. A., Dwight, R. W., Walsh, W. S., Humphrey, E. W. 621, *633*, 652, *656*
Higgins, G. H. 693, *710*
Higgins, G. K., s. Davis, J. 212, *237*
Higginson, J. 689, 691, *710*
Higholt, H. W., s. Boone, M. L. M. 313, 324, *348*
Higuchi, K. 52, *143*
Higuchi, K., Milgrom, H., Phelan, J. T., Klein, E. *143*
Hilaris, B. S., Raben, M., Calabrese, A. S., Phillips, R. F., Henschke, U. K. 215, *242*
Hilferty, D. J., s. Thompson, C. M. *712*
Hill, F. T., Goodof, I. I. 303, *351*
Hill, G. B., s. Lee, J. A. H. *245*
Hill, M. R., s. Glenn, F. 719, 720, 724, 725, *729*
Hill, W. B., s. Low-Beer, A. D. 278, *295*
Hill, W. T., s. Stout, A. P. 107, *155*
Hillderdal, O., s. Herberts, G. 311, *350*
Hillemand, P., s. Cherigié, E. 603, *631*
Hiller, J., s. Jakob, A. 64, 66, *148*
Hillestad, L., s. Helsingen, N. 583, *630*
Hill-Metz, M., s. Wigby, P. E. 226, *256*
Hills, W. J., s. Stehlin jr., J. S. 223, *254*
Hillyer, R., s. Pack, G. T. 175, 177, 178, 195, 199, 200, 203, 216, 217, 226, 229, *250*
Hines, M. O., Hanley, P. H., Ray, J. E., Rush, B. M. 617, *633*
Hinkamp, J. F., s. Southwick, H. W. 196, 202, *253*
Hinselmann 13
Hinterberger, H., Freedman, A., Bartholomew, R. J. 183, *242*
Hintze, A. 162, 269, 272, 274, *294*, 644, 652, *656*
Hirokawa, I., s. Ichikawa, T. 52, *143*
Hirsch, H. M., s. Zelickson, A. S. 164, 165, 170, *257*
Hirsch, P., s. Marmelzat, W. L. 179, *246*
Hitchcook, C. R., McLean, L. D., Sullivan, W. A. 581, *630*
Hliniak, A. 122, *157*
Hoch, H., s. Hultberg, S. 323, *351*

Hochberg, L. A., Kogut, B. 722, *729*
Hochenegg, J. 643, *656*
Hoch-Ligeti, C. 689, *710*
Hochman, A., s. Ratzkowski, E. 88, 90, *150*
Hochstein, P., Cohen, G. 167, *242*
Hockwin, O., s. Kleifeld, O. 279, *294*
Hodes, B. L., s. Hodes, J. *539*
Hodes, J., Akins, J. P., Hodes, B. L. *539*
Hodes, Ph. J., Pendergrass, E. P., Winston, N. J. 667, *678*, 726, *729*
Hodgkin, M. 505
Hodgson, J. R., s. Reese, D. F. *629*
Hodgson, J. R., s. Sherrick, D. W. 554, 561, 569, *629*
Hodt, H. J., Sinclair, W. K., Smithers, D. W. 423, *434*
Hoed, D. den, Stoel, G., Vries, S. de *294*
Hoede, N., s. Korting, G. W. *244*
Höfer, W. *462*
Hoeffken, W. 452, *463*
Hoepping, W. 284, *294*
Hofer, O. 303, *351*
Hoffmann, Keidel 193, *242*
Hoffmann s. Graffi 35
Hoffmann, F. L. 660, *678*
Hoffmann, G., s. Strickstock, K. H. 118, *159*
Hoffmann, W. 260, *294*
Hofmann, A., s. Rotermundt, F. *354*
Hofmann, D. 95, 96, *148*
Hogg, L., Pack, G. T. *630*
Hohl, K. 84, 85, *148*, 220, 271, *294*
Hohl, K., Thiel, R. *294*
Hohl, K., s. Bangerter, A. *291*
Hohlbrugger, H. 303, *351*
Holbrook, M. A., s. Childs, D. S. 598, *630*
Holčik, L. 180, *242*
Holdcraft, J., Gallagher, J. C. 220, *242*, 306, *351*
Holfelder, H. 162, *242*, 267, 268, *294*, 509, 510, 536, *539*, 576, 591, 592, 620, *628*, *630*, *633*, 644, 651, *656*
Holland, G., Bellmann, O. 84, 85, *148*
Holland, J. F., Regelson, W. 222, *242*
Holland, J. F., s. Nagel, G. A. *248*
Hollander, Bucky, Combes 120
Hollander, M. B. 60, 69, 70, *148*
Hollenbach, F. 636, *656*
Hollinshead, W. H., s. Beahrs, O. H. 97, *145*
Holm, O. F. 667, *678*
Holmes, E. C., s. Morton, D. L. 205, *248*
Holmes, G. W., Schulz, M. D. 673, *678*
Holmes, J. A., s. Daland, E. M. 178, 179, 199, 202, 229, *237*
Holmgren, B. 496, *539*
Holmgren, G. 322, *351*
Holmstrom, V., s. Witten, V. H. *153*
Holstein 517
Holsten, D. R., Stender, H. S. 518, 519, 520, *539*
Holsti, L. R. 513, *539*
Holsti, L. R., Rinne, R. 302, 323, 330, 332, 341, 343, *351*
Holsti, L. R., Voutilainen, A. 129, *157*
Holswade, G. R., s. Child, C. G. *728*
Holthusen, H., s. Haenisch, G. H. 267, *293*
Holzmann, H., s. Korting, G. W. *244*
Homburger, F. 28, *139*
Homburger, F., Kelley jr., T., Friedler, G. 33, 36, *139*
Homer, R. F., s. Walpole, A. L. 33, 35, *141*
Homes, H. F., s. Slye, M. 690, *712*
Hommerich, K. W. 302, 306, 307, 308, 317, 323, 339, 343, *351*
Hommerich, K. W., s. Link, R. 333, 337, 343, *352*
Honeycutt, W. M., s. Dillaha, C. J. 52, *142*
Honjo, I. 671, *678*
Hooton, Ch., s. Masters, F. 267, 268, *295*
Hopkins, F. S., s. Burke, P. M. 89, *146*
Hoppe, G. 726, *729*
Hori, Y., s. Kawamura, T. *243*
Hori, Y., s. Pathak, M. A. 168, *250*
Hormia, M., Vuori, E. E. J. 220, *242*
Hormia, M., s. Vuori, E. E. J. 220, *256*
Horn, R. C., Yakovac, W. C., Kaye, R., Koop, C. E. 716, *729*
Horn, R. C., s. Rawson, A. J. 304, *354*
Hornberger, W. 72, 82, *148*, 267, *294*
Hornby, P., s. Goldman, L. 227, 228, *240*
Horne, K. W., s. Trump, J. G. 63, *152*
Horns, J., s. Grollman, J. H. 129, *156*
Hornstein, O. 52, 124, 131, *143*, *157*
Hornstein, O., Weidner, F. *242*
Hornstein, O., s. Schuermann, H. 443, 446, 447, 448, *463*
Hornykiewytsch, Th. 721, *729*
Horst, W., Sautter, H., Ullerich, K. 279, *294*
Horst, W., Ullerich, K. 286, *294*
Horton, A. W., Bingham, E. L., Graf Burton, M. J., Tye, R. 40, *140*
Horton, A. W., s. Bingham, E. L. 30, *138*
Horwitz, H., Haybittle, J. L. 118, 130, *157*
Horwitz, H., s. Williams, J. G. 644, 646, *658*
Host, H., Bennhold, I. O., Nissen-Meyer, R. *242*
Hot, G. A., s. Dillaha, C. J. 52, *142*
Howard, J. M., Moss, N. H., Rhoads, J. E. 663, *678*
Howe, C. T., s. Baum, M. 668, *676*
Howel-Evans, W., McCornell, R. B., Clarke, C. A., Sheppard, P. M. 496, *539*
Howell, J. B., Riddell, J. M. 80, *148*
Howell, J. B., s. Lynch, H. T. 174, *246*
Howells, G. H. *351*
Hoyne, R. M., Kernohan, J. W. 683, 688, 695, 696, 697, *710*
Hu, F., Lesney, P. F. 171, *242*
Hu, F., Staricco, R. J., Pinkus, H., Fosnaugh, R. P. 184, *242*
Hu, F., s. Montagna, W. 164, 170, *248*
Huault, M. C., s. Piguet, B. 204, *250*
Hubacher, O. 520, *539*
Hubener, L. F., s. McMullan, F. H. 180, *246*
Huber, H. 95, *148*
Hublet, B. 717, *729*
Hünig 586
Hueper, W. C. 33, 36, *140*, 691, *710*
Huerer, N. C. 407, *434*
Huet, P. C., Labayle, J., Natali, R. 304, *351*
Huffstadt, A. J. C., s. Boer, W. G. R. M. de 50, *142*
Hug 46
Hughes, L. E., Kearney, R., Tully, M. *242*
Hugo, N. E. *242*
Hugo, N. E., s. Conway, H. *236*
Huizinga, Eelco 343, *351*
Hukill, P. B., s. Truax, H. 228, *255*
Hultberg, S. 267, *294*
Hultberg, S., Hoch, H., Martensson, G. 323, *351*

Hultborn, K. A. 617, *633*, 635, 636, 638, 639, 644, 651, 652, *656*
Hummon, J. F. 526, *539*
Humphrey, E. W., s. Higgins jr., G. A. 621, *633*, 652, *656*
Humphrey, L. J., Jewell, W. R., Murray, D. R., Griffen, W. O. *242*
Hunter-Craig, I., Newton, K. A., Westbura, G., Lacey, B. W. 227, *242*
Hunziker, A., s. Miescher, G. 208, *247*
Huriez, Cl. *242*
Huriez, Cl., Desmons, F., Desurmont, M. 50, *143*
Huriez, Cl., Desmons, F., Lebeurre, R., Leperre, B., Lekieffre, M. 50, 81, *143*, *148*
Huriez, Cl., Desmons, F., Leperre, B., Lebeurre, M. 50, *143*
Huriez, Cl., Lebeurre, R., Leperre, B. 82, *143*, *148*
Hussl 323
Hutchinson, J. 161, *242*
Hydén, H. 716, *729*
Hyman, G. A., s. Cassileth, P. A. 227, *235*
Hyman, G. A., s. Reese, A. B. 283, *296*

Ibberson, O., s. Mustard, R. A. 528, *540*
Ichikawa, T., Nakano, I., Hirokawa, I. 52, *143*
Iemmi, C. *351*
Igelman, J. M., Rotte, Th. 228, *243*
Igelman, J. M., s. Goldman, L. 227, 228, *240*
Iglesias, F. 170
Iglesias, F., s. Krementz, E. T. 224, *244*
Ihnen, M., s. Lund, R. H. 195, 196, 197, 203, 217, 220, 229, *246*
Ikonopisov, R. L., s. Lewis, M. G. 205, *245*
Iliff, C. H., Ossofsky, H. J. 286, *294*
Illingworth, C. F. W. 717, 718, *729*
Illman, O., Ghadially, F. N. *243*
Illman, O., s. Ghadially, F. N. 171, 172, 199, *240*
Imanaga, H. *678*
Imber, I., s. Chamberlin, G. W. 667, 668, *677*
Immich, H., s. Scheurlen, H. 118, *158*
Infranzi, A. 721, *729*
Ingalls, R. G. 286, *294*
Ingram 220
Innes, G. S., Rotblat, J., Bradshaw, A. L. 393, *404*
Innes, J. *632*
Iodice, S. 304, *351*
Ireland, P. E., Bryce, D. P. 312, 343, *351*
Ireton, R. I., Watman, R. N. 672, *678*
Ireton, R. J., s. Selverstone, B. 278, *296*
Irvine, W. T., Johnstone, J. M. *632*
Irvine, W. T., Luck, R. J. 224, *243*
Irwin, H. C., MacCarty, W. C. 717, *729*
Ishigami, S., s. Yamaguchi, H. *542*
Ishikawa, H., Klingmüller, G. 188, *243*
Ishikawa, K., s. Yamagiwa, K. 29, *141*
Islami, A. H., s. Pack, G. T. 684, 696, 701, *711*
Isnard, J., s. Delahay, R. O. 614, *633*
Iturriza, P. C., Koch, O. R. 169, *243*
Ivanov, A. I., s. Vdovenko, V. M. 226, *255*
Ivanov, I. I., s. Vdovenko, V. M. 226, *255*
Iversen, O. H. 30, *140*

Jaccottett, H., Cruchaud, S. 505, *539*
Jackman, R. J. 649, *656*
Jackman, R. J., Mayo, Ch. W. 635, *656*
Jackman, R. J., s. Mayo, Ch. W. 617, *633*
Jackson, A. W., s. Stewart, J. G. 401, *404*
Jackson, Ch. 503, *539*
Jackson, C, C., s. Bacon, H. E. 638, *654*
Jackson, D. C., s. Ritchie, G. W. 721, *730*
Jackson, H., Parker, F. 109, *157*
Jackson, R. 178, 180, *243*
Jackson, R., Williamson, G. S., Beattle, W. G. 189, *243*
Jackson, R., s. Williamson, G. S. 51, *144*
Jackson, S. M. 393, *404*
Jacob, F., Monod, J. 18, 34, *137*
Jacob, P., Abbatucci, J. S., Robillard, J. 520, 523, *539*
Jacobelli, G., s. Ficari, A. 496, *538*
Jacobs, E. L., s. Falkson, G. 598, *630*
Jacobsson, F., s. Blanck, C. 465, 479, *482*
Jacobsson, S., s. Falk, B. 190, *238*
Jacoby, G. 61, *148*
Jacod, M. 313, 343, *351*
Jacque, G., s. Trump, J. G. 63, *152*
Jadassohn, J. 26, 53, 109, *140*, *157*
Jadassohn, W. *148*
Jaeger, H. 188, *243*
Jaeger, H., Lerch, P., Delacrétaz, J. 190, *243*
Jaeger, H., s. Delacrétaz, J. 179, 189, *237*
Jaeggi-Landolf, F. 174, 176, *243*
Jaeggi-Landolf, L., s. Klunker, W. 174, *244*
Jänisch, W., Dietz, W., Altrock, H., Osske, G. 228, *243*
Jänisch, W., Schulze, B. 219, 220, *243*
Jänisch, W., s. Schulze, B. 220, *252*
Jänner, M. 124, 131, *157*
Jänner, M., s. Kimmig, J. 27, 38, 108, 109, 110, 112, 113, *140*, *157*
Jaffe, R. 689, 694, *710*
Jakob, A. 440, 452, 457, *463*
Jakob, A., Hiller, J. 64, 66, *148*
Jakobsson, P. Å., Blanck, C., Eneroth, C.-M. 479, *482*
Jakobsson, P. Å., s. Blanck, C. 465, 479, *482*
Jakobsson, P. Å., s. Eneroth, C.-M. 479, *482*
Jaeger, E. 551, *627*
Jakoby, Dr. J. 258, 259, *294*
James, A. G. 343, *351*, 402, 403, *404*
James, A. G., s. Raines, D. 343, *354*
James, D. F., s. Sheldon, W. H. 688, *712*
Jancović, I., Milencović, M., Konjović, M. 343, *351*
Jankelson, I. R. 716, 717, *729*
Janker, R., Rossmann, K. 510, *539*
Jansen, G. T., s. Dillaha, C. J. 52, *142*
Jansen, H. *148*
Janssen, U., s. Wiskemann, A. 63, *153*
Jantet, G. H. *243*
Jantet, G. H., Edwards, J. M., Gough, M. H., Kinmonth, J. B. 225, *243*
Japha, E. M., s. Le Claire, H. 525, *540*
Jaquemet, P. 668, *679*
Jaquement, P., s. Mallet-Guy, P. 667, 668, *679*
Jaquetti, G., s. Gay-Prieto, J. 73, *147*
Jaxtheimer, H., s. Barth, G. 500, 501, 502, 504, 513, 516, 518, *536*

Jee, W. S. S., s. Mays, C. W. 226, *246*
Jee, W. S. S., s. Taylor, G. N. 191, 226, *255*
Jehn, U. W., Nathanson, L., Schwartz, R. S., Skinner, M. *243*
Jelihovsky, T., s. Milton, G. W. 188, *247*
Jenkin, R. D., Sonley, M. J., Stephens, C. A. 607, *632*
Jenkinson, E. L., Epperson, K. D., Pfisterer, W. H. 573, *628*
Jennings, W. K., s. Rydell, J. R. 106, *155*
Jensen, A. O., s. Bierring, F. 220, *234*
Jerome, A. P., s. Conway, H. 202, 217, *236*
Jesse, R. H. *143*
Jesse, R. H., s. Stehlin jr., J. S. 178, 223, *254*
Jewell, W. R., s. Humphrey, L. J. *242*
Jing, B. S., s. Stehlin jr., J. S. 204, 223, 224, *254*
Joannides, Th., Protonotarios, P. N., Georgiadou, D. 219, *243*
John, F. 76, *148*
Johnite 601
Johns, H. E. 381, *404*
Johnson, C. A., s. Hickey, R. C. *242*
Johnson, F. E., s. Southwick, H. W. 202, *253*
Johnson, N. E., s. Sisson, G. A. 307, 314, *355*
Johnson, Ph. M., Grossman, F. M. 699, *710*
Johnson, R. E. 195, 196, 197, 198, 205, 217, *243*
Johnson, T., s. McCoy, G. 343, *352*
Johnston, D. O., s. Smedal, M. J. 128, *159*
Johnston, D. O., s. Wise, R. E. 667, *681*
Johnstone, J. M., s. Irvine, W. T. *632*
Jolles, B. 396, *404*
Jolles, B., s. Acheson, E. D. 304, *347*
Joly, D. J., s. McNeer, G. 588, *630*
Jonasch, A. 303, *351*
Jones, C. H., Mould, R. F. 508, *539*
Jones, D. C., Castanera, T. J., Kimeldorf, D. J., Rosen, V. J. 38, *140*
Jones, H. C., s. Altenmeier *621*
Jones, V. L., s. Bowen, St. F. 174, *235*
Jones, H. C., s. Doub, H. P. 621, *633*
Jones, W. M., Jones, W. W., Roberts, M. M., Davies, K. 196, 200, *243*
Jones, W. W., s. Jones, W. M. 196, 200, *243*
Jonkhoff, A. R. 38, *140*
Jordan jr., G.-L., Bolton, B. F., Heard, J. G., Waldron, G. *628*
Jordan, G. L., s. Ford, T. J. 663, *678*
Jordan, P., Ehring, F. 75, 80, *148*
Jordan, P., Forck, G., Kästner, H. 218, *243*
Jørgsholm, B. 177, 199, 516, *539*
Jørgsholm, B., Engdahl, J. 176, 177, 195, 196, 197, 200, 202, 204, 207, *243*
Jørgsholm, B., s. Nielsen, J. 517, *540*
Joyce, A. *294*
Joyce, A., Scott, R. K. 283, *294*
Jucker, C. 525, *539*
Jucker, C., s. Cesarini, F. 129, 131, *155*
Judd, E. S., Baumgartner, C. J. 720, *729*
Judd jr., E. S., De Tar jr., B. E. 92, *148*
Judd, E. S., s. Van Heerden, J. A. 724, 725, 726, *731*
Judkins, M. P., s. Rösch, J. 669, *680*
Jünemann, W. 304, *351*
Jüngling, O. 162, 207, *243*, 508, *539*, 617, *633*, 651, *656*
Juette, A., Dressler, E., Correns, H. J. 279, *294*
Juette, A., Rossochowitz, W., Mehlhorn, R. *294*
Juette, A., s. Correns, A. J. 279, *292*
Juhasz, J., Balo, J., Kendrey, G. 37, *140*
Juillard, G., s. Fajbisowicz, S. 654, *655*
Jung, E.-G., Bersch, A., Köhler, C. *243*
Jung, H. D., Kölzsch *16*
Jurcsák, L. 309, *351*
Jure 601
Jurine 161, *243*
Justiz, H. 189, *243*
Justus, G. 191, *243*

Kadrnka, S., Sierro, A. 559, *628*
Kärcher, K. H. 46, 64, 66, 75, 79, 80, 81, 88, 92, 94, 96, 99, *140*, *148*, 189, 207, 213, *243*, 452, 457, 458, 459, *462*, *463*, 477, 478, *482*, 698, *710*
Kärcher, K. H., Choné, B., Bauer, H., Kleibel, Fr. *243*
Kärcher, K. H., Müller, H., Keiser, D. v. 204, *243*
Kärcher, K. H., s. Becker, J. *145*
Kärcher, K. H., s. Schnyder, U. W. 204, *252*
Kärcher, K. H., s. Weitzel, G. 54, *153*
Kaerger, H. K. 117
Käser, H., Türler, K. 183, *243*
Kaess, H., s. Schwab, W. 306, 324, 332, 340, 343, *355*
Kästner, H., s. Jordan, P. 218, *243*
Kafka, J., s. Bohnstedt, R. M. 61, 86, 87, *146*
Kagekawa, T., s. Akakura, J. 528, *536*
Kahn, S. B., s. Brodsky, I. 174, *235*
Kahr, E. 514, 536, *539*
Kaiser, A., s. Bernais, W. 207, *234*
Kalamkaryan, A. A. 128, 131, *157*
Kalamkaryan, A. A., Bezzabotnov, A. S. 124, *157*
Kalbitzer, H. W. 133, *157*
Kalk, H. 699, *710*
Kalkoff, K. W. 179, 208, 215, 231, *243*, 268, *294*, 443, *462*
Kalkoff, P., Baumeister, L., Gering, D. *243*
Kallert, S., s. Wachsmann, F. 54, 58, *152*
Kallman, R. F., s. Blois jr., M. S. 167, *234*
Kallos, A., s. Cipollaro, A. C. 59, *146*
Kaminsky, A., Segers, A. M., Abulafia, J. 113, *157*
Kaplan, H. S. 133
Kaplan, H. S., s. Bagshaw, M. A. 63, 124, 128, *145*, *155*
Kaplan, H. S., s. Rigler, L. G. 581, *631*
Kaplan, H. S., s. Zatz, L. M. 62, *153*
Kaplan, N., Angrist, A. 665, *679*
Kaposi, M. 161, *243*
Kapp, H. 660, 661, 662, 664, *679*
Kapur, P., Fairman, H. D. 302, *351*
Karasek, A., s. Arundell, F. D. 30, *138*
Kardzhiev, B., Svitchew, S. 700, *710*
Karger, J. v., s. Wagner, L. 687, *712*
Karnofsky, D. A., s. Phillips, R. F. 705, *711*
Kárpáti, G., Bojtor, J., Gombosi, J. 88, 90, *148*
Kárpáti, G., s. Ravasz, L. 50, 88, *144*, *150*
Kárpáti, G., s. Spoljar, M. 217
Kárpáty, G., Venkei, T., Bihari, Ö., Németh, Gy., Gulbert, A. *243*

Karpawich, A. J. *351*
Kasebach, H., s. Crump, A. 536, *537*
Kasemeyer, E. 601, *632*
Katayama, L. S., s. McGuff, P. E. 228, *246*
Kato, K., s. Wentz, K. B. 699, *712*
Katsch, G., Gülzow, M. 661, 662, 665, 667, 668, 669, *679*
Katz, J. H. 124, *157*
Katzenellenbogen, I., Sandbank, M. 174, *243*
Katzenstein, R., s. Kerin, R. 174, *244*
Kaufmann, E. 547, 548, 598, 602, *627*, *628*, *632*
Kaufmann, H. 100, *148*
Kaufmann, S. L., Stout, A. P. 104, *154*
Kawamura, T., Mori, S., Hori, Y. *243*
Kay, E. B., s. Coller, F. A. 579, 580, 589, 597, 619, 620, *630*, *633*
Kay, S., Lees, J. K., Stout, A. P. 304, *351*
Kaye, R., s. Horn, R. C. 716, *729*
Kearney, R., s. Hughes, L. E. *242*
Kearny, R. A. 343, 347, *351*
Keddie, Fr., Sakai, D. 169, *243*
Keech, M. K., s. Cooke, L. *728*
Keen, P., s. Cohen, L. 704, 705, *709*
Keen, W. W. 700, 701, *710*
Keettel, W. C., s. Goplerud, D. R. 50, *142*
Keidel s. Hoffmann 193, *242*
Keil, H., s. Traub, E. F. 161, 179, *255*
Keiling, R., s. Gross, M. 52, *142*
Keinert, K., Schumann, E., Rostock, P. 461, *462*
Keining, Braun-Falco 69, 71, 74, 79
Keiser, D. v., s. Kärcher, K. H. 204, *243*
Kelemen, J., s. Tóth, F. 87, 88, 90, *152*, 447, 457, 459, *463*
Kelley, C. A., s. Schabel jr., F. M. 222, *252*
Kelley jr., T., s. Homburger, F. 33, 36, *139*
Kellog, Kellog 600
Kellog s. Kellog 600
Kelley, W. A., s. Evans, J. P. 226, *238*
Kempter, H. 94, *148*
Kendrey, G., s. Juhasz, J. 37, *140*
Kennaway, E. L. 30, 32, *140*, 684, *710*
Kennaway, E. L., s. Leitch, J. W. 33, 35, *140*
Kennedy, B. J., Zelickson, A. S. 165, *244*
Kenney, W. E. 666, *679*
Kenny, F. R., s. Stout, A. P. 304, *355*
Kerin, R., Katzenstein, R. 174, *244*
Kerk, L., s. Buschmann, O. 488, *537*
Kerman, H. D., s. Broadbent, Th. R. 660, 661, 662, 669, 671, *676*
Kern, E., Creutzfeldt, W., Kümmerle, F., Graner, H. P. 671, *679*
Kern, E., s. Creutzfeldt, W. 660, 671, *677*
Kern, W., s. Barth, G. 87, 88, 90, *145*, 435, 447, 448, 456, 458, 459, *462*
Kernohan, J. W., s. Hoyne, R. M. 683, 688, 695, 696, 697, *710*
Kessler, E. 556, 557, 559, *628*
Kessler, F., s. Stordeur, K. 124, 126, *159*
Ketcham, A. S., s. Minton, J. P. 227, *247*
Ketcham, A. S., s. Morton, D. L. 205, *248*
Key, J. A. 224, *244*
Khilmani, M. T., Wolf, B. S., Finkel, M. 721, *729*
Kidd, F. *710*
Kidd, J. G., s. Rous, P. 39, *140*
Kieffer, R. S., s. Rabinovitch, J. 720, *730*
Kierland, R. R., s. Montgomery, H. 101, *149*
Kigerman, M. M., s. Tepper, M. 651, *658*
Kiistala, U., s. Mustakallio, K. K. 164, *248*
Kika, G. 684, 689, *710*
Kikuchi, Y., s. Moore, G. E. 171, *248*
Killian, G. 483, *539*
Kilmer, J. B. 220, *244*
Kimeldorf, D. J., s. Jones, D. C. 38, *140*
Kimmig, J. *157*
Kimmig, J., Jänner, M. 27, 38, 108, 109, 110, 112, 113, *140*, *157*
Kimmig, J., Rohde, B. 207, *244*
Kimmig, J., Wiskemann, A. 131, *157*
Kimmig, J., Wiskemann, A., Herzberg, J. J. 191, *244*
Kincaid, J. F., s. Sunderman, F. W. 36, *141*
Kini, M. G. 359, *404*
Kink, F. 651, *656*
Kinmonth, J. B., Taylor, G. W., Harper, R. K. *244*
Kinmonth, J. B., s. Edwards, J. M. 175, 225, *238*
Kinmonth, J. B., s. Jantet, G. H. 225, *243*
Kinzel, V., s. Mohr, U. *140*
Kirby-Smith, J. S., Blum, H. F., Grady, H. G. 37, *140*
Kirklin, B. R. 721, *729*
Kirklin, B. R., s. Beeler, J. W. 667, *676*
Kirklin, B. R., s. Weber, H. M. 603, *633*
Kirklin, J. W., Dockerty, M. B., Waugh, J. M. 638, *656*
Kirklin, J. W., McDonald, J. R., Harrington, St. W., New, G. B. 478, *482*
Kirkpatrik, D., s. Nagel, G. A. *248*
Kirkpatrik, R., s. Nagel, G. A. *248*
Kirschbaum, J. D., Kozoll, D. D. 724, 726, *729*
Kirschner 643
Kirsner, J. B., s. Raskin, H. F. 670, *680*, 721, *730*
Kiss, J., s. Melczer, N. 191, 192, *247*
Kisseler, B., Leistner, G. H., Barth, E. 669, *679*
Kitagawa, T. 123, 129, *157*
Kittel, G. *351*
Kiviniemi, K., s. Rytömaa, T. 18, 42, *138*, *141*
Kiviranta, U. K. 496, *539*
Kjellberg, S. R., s. Waldenström, J. 496, *542*
Klar, E. 226, *244*
Klauder, J. V., Beerman, H. *244*
Klausberger, E., s. Gloning, K. 288, *293*
Kleberger, K. E., Gerstenberg, E., Krokowski, E. 59, *148*
Kleberger, K. E., s. Gerstenberg, E. 86, *147*
Kleemann, W. *244*
Kleemann, W., s. Graetz, H. 220, *240*
Kleibel, Fr., s. Kärcher, K. H. *243*
Kleiber 260
Kleifeld, O., Hockwin, O. 279, *294*
Klein, E. 53, *143*
Klein, E., Milgrom, H., Helm, F., Ambrus, J., Traenkel, H. L., Stoll, H. S. 51, 52, *143*
Klein, E., Stoll, H. L., Milgrom, H., Case, R. W., Traenkle, H. L., Graham, S., Laor, Y., Helm, F. 51, *143*
Klein, E., Stoll, H. L., Milgrom, H., Traenkle, H. L., Case, R. W., Laor, Y., Helm, F., Nadel, R. S. 51, *143*

Klein, E., Stoll, H., Milgrom, H., Traenkle, H. L., Graham, S., Helm, F. 52, *143*
Klein, E., Stoll, H. L., Miller, E., Milgrom, H., Helm, F., Burgess, G. 52, *143*
Klein, E., s. Back, N. *233*
Klein, E., s. Helm, F. 51, *143*
Klein, E., s. Higuchi, K. *143*
Klein, E., s. Stoll, H. L. 52, *144*
Klein, H. M., s. Bradley, R. L. *676*
Klein, P. A., s. Lindenmann, J. 227, *245*
Kleine-Natrop, H.-E. 50, 51, *143*
Kleine-Natrop, H. E., Hennig, K. 191, *244*
Kleine-Natrop, H.-E., Richter, G., Ziegenbalg, H. 51, *143*
Kleine-Natrop, H. E., Sieber, F. *244*
Kleinerman, J., Yardumian, K., Tamaki, H. T. *632*
Kliegel, H., s. Bode, H. G. *292*
Klimbo, M. S., s. Vdovenko, V. M. 226, *255*
Klingmüller, G. *244*
Klingmüller, G., s. Ishikawa, H. 188, *243*
Klopp, C. T., s. Smith, R. R. *355*
Klostermann, G. F. 172, 213, *244*
Klotz, A., s. Hautant, A. 322, 342, *350*
Klunker, W., Jaeggi-Landolf, L. 174, *244*
Kmita, S. 305, *351*
Knapp, P. 261, *294*
Knierer, W. 55, 82, 85, 93, 95, 99, *148*
Knierer, W., Schirren, C. G. 59, 91, *148*
Knight, C. D., s. Price, V. H. *250*
Knight, M. S., s. Benedict, W. L. *291*
Knoll, V. 267, 268, *294*
Knoth, W., Ehlers, G. 211, *244*
Knowles, D. L., Lenson, N. 113, *157*
Knox, J. M., s. Freeman, R. G. 51, *142*, 180, *239*
Knox, J. M., s. Smith, F. E. 174, 189, *253*
Knox, W. E. 27, 28, 42, *140*
Kobayash, S., s. Nakayama, K. *540*
Kobayashi, Y., s. Uragashi, K. 36, *141*
Koch, J. 306, *351*
Koch, O. R., s. Iturriza, P. C. 169, *243*
Koch, R. 208, 217, *244*
Köhler, C., s. Jung, E.-G. *243*
Köhler, R. 493, 497, 516, 517, 528, *539*
Köhn, K. 684, 686, 687, 688, 689, 691, 692, 693, 694, 695, 696, *710*
Kölling, H. L., Reuter, E. 59, 84, *148*
Kölzsch s. Jung, H. D. *16*
Körbler, J. 64, *148*
Körbler, J., Frank, P., Skarica, P., Buhac, I. 88, 89, *148*, 459, *462*
Kofler, M., s. Bernais, W. 207, *234*
Koga, S. 520, *539*, 590, *628*, *630*
Kogut, B., s. Hochberg, L. A. 722, *729*
Kohler, A. 592, 651, *656*
Kohler, A., s. Bender, M. 510, *537*
Kokame, G. M., Krementz, E. T., Wilson, J. K. 171, *244*
Kokame, G. M., s. Krementz, E. T. 224, *244*
Kollwitz, A. A. 716, 717, 718, 719, *729*
Konetzny 15
Konjetzny, G. E. 553, 559, 561, 578, 582, *628*, *630*, *632*
Konjović, M., s. Jancović, I. 343, *351*
Konrad, J., s. Fuhs, H. 120, 126, 128, *156*
Konrad, J., s. Zdansky, E. *297*
Konzelmann, M. 224, *244*
Koop, C. E., s. Horn, R. C. 716, *729*
Kootz, F. 635, 636, 643, 644, *656*
Kopac, M. J., s. Sloboda, A. E. 222, *253*
Kopf, A. W., Andrade, R. 184, 189, 205, *244*
Kopf, A. W., Silberberg, I., Cooper, N. S. 205, *244*
Kopf, A. W., s. Baer, R. L. 79, *145*
Kopf, A. W., s. Brauer, E. W. 191, *235*
Kopf, A. W., s. Wolf-Jürgensen, P. 205, *257*
Kopovoj, A. N. 305, *352*
Koppelmann, H., s. Berger, L. 600, 609, *631*
Korhonen, P., s. Mustakallio, K. K. 164, *248*
Kornienko, T. A., s. Pototskii, I. I. 124, *158*
Kornmesser, H.-J. *351*
Korossy, A., s. Szodoray, L. 131, *159*
Korpássy, B. 37, *140*
Korting, G. W. 67, 79, *149*, *244*
Korting, G. W., Brehm, G. 174, *244*
Korting, G. W., Holzmann, H., Hoede, N. *244*
Kory, R. C., Tucker, R. G., Meneely, G. R. 191, *244*
Kotnik, G., s. Hardmeier, Th. 188, *241*
Kottmann 590
Kottmeier, H. L. 97
Koudstaal, J., s. Oldhoff, J. 201, 216, *249*
Koutitnchev, M., s. Popchristov, P. M. 188, 191, *250*
Kouwenaar, W. 689, *710*
Kowalczuk, H. 304, *351*
Kozlova, A. V. 98, *149*
Kozlova, A. V., Lihovetskaya, L. L. 225, *244*
Kozlova, A. V., Lopatnikova, F. 530, *539*
Kozoll, D. D., s. Kirschbaum, J. D. 724, 726, *729*
Krahl, P. 178, *244*, 318, *352*
Krainz 509
Kramer, H. E., s. Scholtz, H. J. 308, *355*
Kramer, R., Som, M. L. 305, *352*
Kramer, S., s. Murdock, M. G. 622, *633*, 646, 648, *657*
Kraske 643
Kratzer, G. L., Salvati, E. P. 642, *656*
Kraus, J. M., s. Lund, H. Z. 188, 220, *246*
Kraus, R., s. Frischbier, H. J. 508, 513, 516, 518, 520, 530, *538*
Krause, P. 591, *630*
Krautzun, K. 645, *656*
Krayenbühl, H. 287, *294*
Krayenbühl, H., Richter, A. R. *294*
Krayenbühl, H., Yasargil, G. *294*
Krebs, C. 536
Krebs, C., Nielsen, H., Andersen, P. E. 512, 517, 519, *539*
Krebs, J., Landes, E. 53, 131, *143*, 157
Kreibig, W. 50, 85, *143*, *149*
Kremen, A. 702, *710*
Krementz, E. T., Creech jr., O., Ryan, R. R. *244*
Krementz, E. T., Creech jr., O., Ryan, R. R., Wickstrom, J. 224, *244*
Krementz, E. T., Kokame, G. M. 224, *244*
Krementz, E. T., Kokame, G. M., Iglesias, F. 224, *244*
Krementz, E. T., s. Creech jr., O. 223, 224, *236*, *237*, 397, *403*
Krementz, E. T., s. Kokame, G. M. 171, *244*
Krementz, E. T., s. Reemtsma, K. *251*
Krementz, E. T., s. Ryan, R. R. 224, *252*
Kresbach, H. 218, *244*
Kressin, J., s. Schröder, H. J. 303, *355*
Kressner, A. 81, *149*
Kretschmer, W. 491, *539*

Kretzschmar, E., Schwarzer, R. 208, *244*
Kreuter, E. 642, *656*
Kriessmann, A. 668, *679*
Kröger, W., Moldenhauer, W., Schultz, J. 668, *679*
Krohmer, J. S., Thomas, C. I., Storaasli, J. P., Friedell, H. L. *294*
Krohmer, J. S., s. Thomas, C. I. 278, 279, *297*
Krokowski, E. 330, 452, 457, *463*
Krokowski, E., Ehling, V. 261, *294*
Krokowski, E., s. Ehling, V. *293*
Krokowski, E., s. Gerstenberg, E. 86, *147*
Krokowski, E., s. Kleberger, K. E. 59, *148*
Krompecher, E. 720, *729*
Kropp, U. 229, *244*
Krotkina, N. A., s. Petrov, N. N. 690, *711*, 718, *730*
Krückemeyer, K. *352*
Krüger, D. W., s. Hibler, N. *351*
Krüger, E. 53, *143*
Kruschov, M. M., Raifel, B. A. 654, *656*
Krush, A. J., s. Lynch, H. T. 174, *246*
Kruspl, W., Söltz, J. 190, *244*
Kubik, St. 111, 112, *157*
Kubovic, M., s. Spoljar, M. *254*
Kuchera, M., s. Trapl, J. 178, *255*
Kühl, I. 28, 38, *140*
Kühl, I., s. Fischer, W. 38, *139*
Kühlmeyer, R., Rokitansky, O. 582, *630*
Kühn, H. A. 726, *729*
Kümmerle, F. 671, *679*
Kümmerle, F., s. Kreutzfeldt, W. 660, 671, *677*
Kümmerle, F., s. Kern, E. 671, *679*
Künkel, H. A., s. Schubert, G. A. 661, *680*
Küstner, W. *352*
Kuhl, D. E. 698, *710*
Kuhlencordt, F. 586, *628*, *630*
Kukita, A., s. Fitzpatrick, T. B. 173, 190, *238*, *239*
Kukita, A., s. Grupper, Ch. 190, *240*
Kumer, L. 509
Kumer, L., Lang, F. J. 161, *244*
Kummer, L., Salmann, L. 261, *294*
Kuntzmann, J., Weiss, A. G. 649, *658*
Kunz, W., Sinner, W. 100, *149*
Kup, W. 339, *352*
Kup, W., Lange, D. 302, *352*
Kurihara, M., s. Segi, M. 578, *631*, *634*
Kurohara, S. S., s. Badib, A. O. 325, 341, *348*
Kurtzahn, H. 507, 508, *539*
Kuta, A. *16*
Kutintschew, M., Drogramadjiew, I. 103, *154*
Kutschera, W., Bachl, I. 716, 717, 719, 720, 721, 724, 725, *729*
Kuttig, H. 97, *352*
Kuttig, H., Oberheuser, F., Weitzel, G. 97, *149*
Kuttig, H., Sunaric, D. 518, 520, *539*
Kuttig, H., Weitzel, G. 510, 521, *539*, 646, *656*
Kuttig, H., s. Fornusek, A. H. 648, *655*
Kuttig, H., s. Frischbier, H. J. 84, 86, 508, 513, 516, 518, 520, 530, *538*
Kuttig, H., s. Schmermund, H. J. 96, *151*
Kuwayti, K., Baggenstoss, A. H., Stauffer, M. H., Priestley, J. T. 715, 724, 727, *729*
Kvapil, F., s. Vich, Z. 213, 217, *255*
Kwan, K. W. 495, *539*

Laage-Hellman, J. 480, *482*
Laagel, J., s. Mayoux, R. 332, *352*
Labayle, J., s. Huet, P. C. 304, *351*
Laborde, S. 269, *294*
Laborde, S., Billiard, J. *294*
Labry, A., s. Marques, P. 88, 90, *149*
Lacassagne, A. 14, 32, 450, *462*, 512, *539*
Lacey, B. W., s. Hunter-Craig, I. 227, *242*
Lachapèle, A. P., Touchard, J. 515, *539*
Lacomme, Y., s. Calvet, J. *348*
Lacour, J., Eschwege, E., Sancho, H., Santi, G. de, Prade, M., Weill, S., Flamant, R., Beyer, H. P. 203, *244*
Lacy jr., G. H., s. Garrington, G. E. 220, *239*
Ladanyi, J. 724, *729*
Laënnec, R. T. H. 161, *244*
Läser, S., s. Zuppinger, A. 585, *629*, *631*
Lafon, H., s. Mounier-Kuhn, P. 305, *355*
Laird, D. R., s. Broders, A. C. *633*
Lajonanine, P., s. Legler, L. 667, 669, *679*
Lalanne, C., s. Bernard, Ph. 498, *537*
Lalanne, C., s. Pierquin, B. 520, 521, 523, 533, *541*
Lalanne, C. M., s. Fajbisowicz, S. 654, *655*
Lam, C. R. 721, *729*
Lamarque, P. 650, *656*
Lamarque, P., Gros, Ch. 650, *656*
Lamarque, P., Pouliquen 650, *656*
Lambert s. Bataille 342, *348*
Lambrethen, E., s. Skov-Jensen, T. *253*
Lampertico, P., Russell, W. O., McComb, W. S. 305, *352*
Lamprecht s. Anton, I. *233*
Lancaster, M. C., s. Roe, F. J. C. 33, 35, *140*
Landes, E. 52, *143*
Landes, E., s. Krebs, J. 53, 131, *143*, *157*
Lane, L. A. 260, *295*
Lane, M., s. Smith, F. E. 174, 189, *253*
Lane, N., Lattes, R., Malm, J. 176, 195, 196, 197, 199, 200, 201, 206, 217, 229, *245*
Lane, N., s. Smith, L. C. 401, *404*
Lane, R. A. G., s. Beerman, H. 177, 178, 180, *233*
Lane Brown, M., Milton, G. W. 215, *244*
Lane Brown, M., s. Milton, G. W. 202, 226, *247*
Lane-Claypon, J. 407, *434*
Lang, F. J., s. Kumer, L. 161, *244*
Lang, K. C. *539*
Lange, D., s. Kup, W. 302, *352*
Langemann, A., s. Bernais, W. 207, *234*
Langenbüch, C. 700, *710*
Langer, S. S., s. Haas, L. L. *538*
Langerock, G., s. Maisin, J. 648, 649, 650, 653, *656*
Lankester, A., s. Aub, J. C. 171, *233*
Laor, Y., s. Klein, E. 51, *143*
Lapière, S. 53, *143*
Lapp, H., s. Schmidt, W. 661, *680*
Laqueur, G. L. 36, *140*
Larger, J. *352*
Laroquette, M. de 673, *679*
Larsen, K. A., Pedersen, A. 667, *679*
Larson, D. L., Lewis, S. R. 50, *143*
Larsson, H. 275, *295*
Larsson, L. G., Mårtensson, G. 302, 303, 306, 309, 310, 323, 329, 331, 333, 336, 337, 338, 339, 342, 343, 346, 347, *352*
Lascano, E. F., s. Bullrich, R. A. 725, *728*
Lashey, F. H. 637, 641, *656*
Laskin 32
Laster jr., W. R., s. Schabel jr., F. M. 222, *252*

Lasthaus, M. 179, 196, 220, *245*, *295*
Lathrop, F. D., Smedal, M. I., Trump, J. G., Wright, K. A., Granke, R. C. 478, *482*
Lathrop, K., s. Harper, P. V. 673, 675, *678*
Latour, J. P. A., s. Willoughby, H. *256*
Lattes, R., s. Lane, N. 176, 195, 196, 197, 199, 200, 201, 206, 217, 229, *245*
Laughlin, J. S. 117, *157*
Laughlin, J. S., Ovadia, J., Beattie, J. W., Henderson, W. S., Harvey, R. A., Haas, L. L. 393, *404*
Laughlin, J. S., s. Haas, L. L. *482*
Laughton, Laws 665
Laugier, A., s. Schlienger *158*
Laumonier, R., s. Deshayes, P. 174, *237*
Laurence, E. B., s. Bullough, W. S. 18, 42, *137*, *138*
Lavedan, J. 85
Lavedan, J., Ennuyer, A., Soenem, A., Fautrel, M. 74, 82, 84, *149*
Lavigne, J., s. Duesberg, J. P. 174, *237*
Lawley, P. D., s. Brookes, P. 31, *138*
Lawrence jr., W., s. Clarkson, B. 224, *236*
Laws s. Laughton 665
Lazarus-Barlow, W. S. 719, *729*
Leaming, R. H., Stearns, M. W., Deddish, M. R. *656*
Leandoer, L., s. Edlund, D. *709*
Leb, A. 513, 528, 536, *539*
Lebeurre, M., s. Huriez, Cl. 50, *143*
Lebeurre, R., s. Huriez, Cl. 50, 81, 82, *143*, *148*
Leborgue jr., F., s. Leborgue, R. 518, *539*
Leborgue, R., Leborgue jr., F., Barlocci, L. 518, *539*
Lebrun, J., Smets, W. 224, *245*
Le Claire, H., Japha, E. M. 525, *540*
Le Coulant, P., Texier, L., Malevielle, P. 105, *154*
Le Coulant, P., s. Blanquet, P. 191, *234*
Lederer, F. L., Snitman, M. F., Skolnik, E. E., Soboroff, B. J. 343, *352*
Lederman, M. 94, *149*, 264, 275, 282, 289, *295*, 302, 312, 331, 332, 334, 343, *352*, 478, *482*, 498, *540*, 639, *656*
Lederman, M., Busby, E. R., Mould, R. F. 306, 323, 326, 332, 334, 341, *352*
Le Digabel, A., s. Calmettes, L. 85, *146*
Ledoux-Corbusier, M., s. Achten, G. 52, *142*
Ledoux-Lebard, R., Garcia-Calderon, J. 641, *656*
Lee, E. S. 503, *540*, 649, *656*
Lee, E. S., s. Cade, S. 365, 398, *403*
Lee, J. A. G., Carter, A. P. *245*
Lee, J. A. H. 178, *245*
Lee, J. A. H., Hill, G. B. *245*
Lee, P., s. Gill, W. 50, *142*
Lee, T. H., Lerner, A. B., Buettner-Janusch, V. 169, *245*
Leenhardt, P., s. Paleiras, R. 288, *296*
Leenhardt, P., s. Pourquier, H. 528, 536, *541*
Lees, J. K., s. Kay, S. 304, *351*
Lefebvre, M. R., s. Degos, R. 52, 105, *142*, *154*
Le Gal, Y., s. Gros, M. 52, *142*
Legler, L., Lajonanine, P., Cornet, A., Arnavielhe, J. 667, 669, *679*
Legler, U. 306, *352*
Legran, J. Cl., Gonnard, P. *245*
Legrand, J. Cl., s. Grupper, Ch. 191, *240*
Lehman jr., J. A., Cross, F. G., Wayne, G. Richey de 200, 202, *245*
Lehmann, A., s. Sevin, W. 86, 87, *151*
Lehner, D. F., s. Moore, G. E. 171, *248*
Lehr, H. B., Royster, H. P., Enterline, H. T., Askovitz, I. 217, *245*
Lehrner, H., Psenner, L. 66, *149*
Leichtenstern, O. *710*
Leimsner, K. *352*
Leistner, G. H., s. Kisseler, B. 669, *679*
Leitch, J. W., Kennaway, E. L. 33, 35, *140*
Lejeune, F., s. Currie, G. A. *237*
Lekieffre, M., s. Huriez, Cl. 50, 81, *143*, *148*
Lemmer, K. E. 686, 687, *710*
Lemon, H. M. 721, *729*
Lénczyk, M., s. Szczgiel, K. *254*
Lenihan, J. M. A., s. Snodgrass, M. B. 278, *297*
Lennert, K. 108, 109, 111, 119, *157*
Lenson, N., s. Knowles, D. L. 113, *157*
Lenson, N., s. Pack, G. T. 174, 175, 177, 178, 195, 199, 200, 203, 216, 217, 226, 229, *249*
Leon, W. de 684, 686, *710*
Leonardelli, G.-B., s. Bugnetti, G. 342, *348*
Leonardi, R., Grasso, S. 165, *245*
Leonhardi, G. 183, *245*
Leonhardi, G., Furch, W. 192, *245*
Leonhardi, G., Löhner, L. 165, 192, *245*
Leopold, I. A., Dunphy, E. B. *295*
Leopold, I. A., s. Eisenberg, J. J. 278, 279, *293*
Leopold, I. A., s. Terner, J. S. 278, *297*
Lepennetier, F., Rabeau, H. 60, *149*
Leperre, B., s. Huriez, Cl. 50, 81, 82, *143*, *148*
Lépine, J., s. Degos, R. 137, *156*
Lépine, J., s. Michel, P.-J. 52, *143*
Lerch, P., s. Jaeger, H. 190, *243*
Leriche, R., 716, *729*
Lerner, A. B. *245*
Lerner, A. B., Case, J. D. 169, 170, *245*
Lerner, A. B., Case, J. D., Heinzelman, R. V. 169, *245*
Lerner, A. B., Case, J. D., Mori, W., Wright, M. R. 169, *245*
Lerner, A. B., Fitzpatrick, T. B. 162, 167, *245*
Lerner, A. B., McGuire, J. S. 169, *245*
Lerner, A. B., Shizume, K., Bunding, I. 162, 168, 170, *245*
Lerner, A. B., s. Fitzpatrick, T. B. 161, 165, 168, 173, 188, *238*, *239*
Lerner, A. B., s. Grupper, Ch. 190, *240*
Lerner, A. B., s. Harris, I. J. 169, *241*
Lerner, A. B., s. Lee, T. H. 169, *245*
Lerner, A. B., s. Shizume, K. *253*
Leroux-Robert, J. 302, 341, 343, *352*
Leroux-Robert, J., Ennuyer, A. 306, 312, 314, 332, 343, *352*
Lesney, P. F., s. Hu, F. 171, *242*
Less, L. A., s. Moore, G. E. 171, *248*
Lessel, A., s. Eichhorn, H. I. 89, 94, 95, *147*, *462*
Letterman, G. S., s. McCune, W. S. 195, 217, *246*
Leucutia, T., s. Evans, W. *238*
Levan, N. E. 64, 67, *149*
Levene, G., Schiff, S. 667, 668, *679*
Lever, W. F. 23, 26, 54, 101, 108, 134, 135, *137*, *149*, *157*, 185, 189, *245*
Levin, O. L., Behrman, H. T. 133, *157*
Levinson, O. 201, *245*

Levrat, M., Bret, P., Costaz, G. 667, 668, *679*
Levy, F., s. Bradley, R. L. *676*
Levy, J., s. McGuff, P. E. 228, *246*
Levy, J. J. 496, *540*
Lévy, R., s. Thoyer-Rozat, P. 133, *159*
Lewes, W. E., s. Clifford, P. 397, *403*
Lewis, C. W. D. 179, *245*
Lewis jr., G., s. Brodsky, I. 174, *235*
Lewis, J. S. 306, 341, *352*
Lewis, J. S., s. Frazell, E. L. 302, 341, 342, *349*
Lewis, M. 206, *245*
Lewis, M. G. 174, 205, *245*
Lewis, M. G., Ikonopisov, R. L., Nairn, R. C., Phillips, T. M., Hamilton Fairley, G., Bodenham, D. C., Alexander, P. 205, *245*
Lewis, S. R., s. Larson, D. L. 50, *143*
Lewis, S. R., s. Lynch, J. B. 50, *143*
Lexer *632*, 652
Ley, A., s. Zamcheck, N. 581, *631*
Libby, R. L., s. Stirret, L. A. 698, *712*
Liber, A. F., Brown, C. R. 696, *710*
Lichstein, J., s. Hauch, E. W. 687, 695, 697, 700, *710*
Lichtmann, A. L., s. Dixon, C. F. 609, *632*
Licsko, A. 261, *295*
Lieber, M. M., s. Berk, J. E. 688, *708*
Lieber, M. M., s. Stewart, H. L. 723, 724, 725, *731*
Lieberman, L. M., s. Boyd, C. M. 191, *235*
Liebermann, L. M., s. Beierwaltes, W. H. 191, *234*
Liebmann, G. 76, *149*
Liebowitz, H. R. 717, 719, 720, *729*
Liechti, A., s. Goldmann, H. 260, *293*
Liechti, A., s. Haenisch, G. H. 267, *293*
Liegner, L. M. 649, *656*
Lieutaud, R., s. Paoli, J. 105, *154*
Lihovetskaya, L. L., s. Kozlova, A. V. 225, *244*
Limberger, S., s. Friederich, H. C. 189, 212, *239*
Lincoln, C. S., s. Post, C. F. 124, *158*
Lindblom 612
Linden, G., s. Anacker, H. 698, *707*
Linden, G., s. Epstein, E. 199, 231, *238*
Linden, G., s. White, L. P. 200, *256*
Lindenmann, J., Klein, P. A. 227, *245*
Lindenmuth, W. W., s. Tepper, M. 651, *658*
Lindgren, M., s. Gynning, J. 518, 530, *538*
Lindgren, S., s. Godfredsen, E. *293*
Lindsay, J. R., s. Hemenway, W. G. *350*
Lindvall, N. 496, *540*
Link, R., Hommerich, K. W. 333, 337, 343, *352*
Linser, K. *157*
Linser, K., Harnach, K. 131, *157*
Lintner, L., s. Bergsteinova, V. *155*
Lipkin, G. 42, *140*
Lipkin, G., s. Wolf-Jürgensen, P. 205, *257*
Lipowska, B., s. Brindley, C. O. 222, *235*
Lipson, M., s. Reinberg, M. H. 697, *711*
Lisa, I. R., s. Allen, R. A. 683, 694, *707*
Liska, J. *245*
Lissner, J. 452, 457, *463*
Lister, A. 267, *295*
Little, J. H., s. Beadmore, G. L. *233*
Little, J. H., s. McLeod, G. R. C. 195, 200, 203, *246*
Litwin, M. S. 720, 722, *730*
Lin, Y. 684, 689, *710*
Livingstone, K. E., McCallion, D. J. 704, *710*
Lloyd, O. C. 205, *245*
Lloyd, O. C., s. Bodenham, D. C. 188, *234*
Lloyd, O. C., s. Petersen, N. C. 204, 217, *250*
Lloyd, R. D., s. Mays, C. W. 226, *246*
Lloyd, S. R., s. Schick, A. 107, *155*
Lloyd-Davies, O. V. 639, *656*
Lloyd-Davies, R. W., s. Edwards, J. M. 175, *238*
Lober, P., s. Rosenberg, J. C. 171, *251*
Lochmann, D. J. 478, *482*
Loebell, E., Gastpar, H. 222, *245*
Loebell, G. *352*
Loeber, K. 716, *730*
Löffler, A., s. Goell, O. 496, *538*
Loehlein, W. 287, *295*, 689, *710*
Loehlein, W., Tönnis, W. *295*
Löhner, L., s. Leonhardi, G. 165, 192, *245*
Loesch, J. 687, *710*
Loevinger, R., s. Witten, V. H. *153*
Loewenthal, L. J. A. 185, *245*
Loewy, A. 321, *352*
Lofaro 553
Lofgren, K. A., s. Gray, H. K. 582, *628*, *630*
Lofstrom, J. E., s. Chen, S. S. 328, *349*
Lohse, K., s. Badtke, G. *291*
Loisillier, F., s. Bernard, Ph. 498, *537*
Lommatzsch, K., s. Lommatzsch, P. 84, 85, *149*
Lommatzsch, P., Vollmar, R., Lommatzsch, K. 84, 85, *149*
Long, J. M., s. Schally, A. V. 169, *252*
Long, W., s. Gill, W. 50, *142*
Longenecker, C. G., Ryan, R. F. 89, 90, *149*
Longhin, S. *154*
Lonkar, A., s. Traenkle, H. L. 89, 90, 100, *152*
Longmire, W. P., Wallner, M. H. 660, *679*
Longmire, W. P., s. Fonkalsrud, E. W. 672, *678*
Lopatnikova, Z. F., s. Kozlova, A. V. 530, *539*
Lopatnikova, Z. F., s. Pereslegin, J. A. 535, *541*
Lopatnikova, Z. F., s. Ruderman, A. J. 509, *541*
Lorenc, E., s. Wooldridge, W. E. 459, *463*
Lorenz, W. 45, 452, 457, *463*
Lorétan, R. M., Delacrétaz, J. 201, *245*
Lorincz, A. L. 174, *245*
Lortat-Jacob, E., s. Degos, R. 52, 105, 110, 113, 137, *142*, *154*, *156*
Lott, J. S. 477, 478, *482*
Lott, J. S., Smith, J. H. 520, *540*
Lott, J. S., s. Smith, J. H. 520, 521, *541*, *658*
Lott, St., s. Baker, R. R. 520, *536*
Loustalot, P., s. Stäubli, W. 171, *254*
Louw, J. H., s. Dreyer, B. 578, *628*, *630*
Love, J. G. *295*
Love, J. G., Benedict, W. L. 286, *295*
Love, J. G., Dodge, H. W. 287, *295*
Lovera, G., s. Bellion, B. 521, *537*
Low-Beer, A. D., Glenn Bell, H., McCorkle, R. G., Stone, R. S., Steinbach, H. L., Hill, W. B. 278, *295*
Low-Beer, B. V. A. 63, *149*

Low-Beer, B. V. A., s. McCorkle, H. J. *295*
Lubarsch 161, *245*
Lubinus, H. H. 179, 185, 208, 217, 228, *245*
Lubliner, R. K., s. Silver, G. B. 667, *680*
Lucas, R. B. 304, *352*, 474, *482*
Luce, J. K., Torin, L. B., Price, H. 223, *245*
Lucius, K., s. Spier, H. W. *253*
Luck, J. M. 222, *245*
Luck, R. J., s. Irvine, W. T. 224, *243*
Ludin, H. 668, 669, *679*
Ludin, H., Fahrländer, H. J., Maurer, W. 669, *679*
Lücke 700, *710*
Lüdeke, H. *246*
Lüders, G. 72, 73, *149*
Lüdin, M. 501, *540*
Lünning, M., Weese, K., Winter, H., Schönheit, U. *246*
Lukens, J. N., s. Stephenson, H. E. *254*
Lulenski, C. R., s. Warren, S. 548, 553, 556, 569, *627*, *629*
Lund, H. Z. 26, *137*
Lund, H. Z., Kraus, J. M. 188, 220, *246*
Lund, H. Z., Stobbe, G. D. 185, 220, *246*
Lund, O. E. 161, 184, *246*
Lund, P. K., s. Cantril, S. T. 332, *348*
Lund, R. H., Ihnen, M. 195, 196, 197, 203, 217, 220, 229, *246*
Lunderquist, A. 666, 669, *679*
Lundy-Mahieu, M., s. Cordonnier, V. 174, *236*
Lunn, G. M. *632*
Luria, S. E. 39, *140*
Lynch, H. T., Anderson, D. E., Krush, A. J. 174, *246*
Lynch, H. T., Krush, A. J. 174, *246*
Lynch, H. T., Krush, A. J., Smith jr., J. L., Howell, J. B. 174, *246*
Lynch, J. B., Rapperport, A., Lewis, S. R. 50, *143*
Lynch, K. M. 688, *710*
Lynn, H. B., s. Soule, E. H. *155*
Lyons, M. L., s. Wright, J. C. 53, *145*
Lysholm, E., s. Engel, A. 667, *677*

Macarini, N., Boccaccio, R. 513, 520, 526, *540*
Macarini, N., Oliva, L. 668, *679*
Macbeth, R. G., s. Acheson, E. D. 304, *347*
MacCarthy, W. C., s. Irwin, H. C. 717, *729*
Mac Carthy, W. H., s. Burke, P. J. 223, *235*
Mac Comb, W. S., Fletcher, G. H. 98, *149*
MacComb, W. S., s. Martin, H. 405, 406, 407, 408, 412, 429, *434*
MacDonald, E. J. 216, 228, *246*, 270
Macinot, C., s. Florentin, P. 686, *709*
Mac Intyre, W. J., s. Thomas, C. I. 278, 279, *297*
Mac Kay, E. N., Sellers, A. H. *434*, *462*
Mac Kee, G. M., Cipollaro, A. C. 120, 131, *158*
Macomber, W. B., Wang, M. K. H., Sullivan, J. G. *143*
Macri, C., s. Austoni, M. 669, *676*
Mac Tigue, W., s. Donn, A. 191, *237*
Mac Vicar, D. N., s. Driver, J. R. 179, 217, *237*
Madden, D. J., s. Pillsbury, D. M. 61, *150*
Madding, G. F. *628*
Madding, G. F., Walters, W. 554, *628*
Madsen, A. 23, *137*
Madsen, E. 505, *540*
Maeda, M., s. Takaoka, A. 520, *542*
Maeder, E. *246*
Magee, P. N., Barnes, J. M. 35, *140*
Magee, P. N., Schoental, R. 35, *140*
Magnes, M., s. Pomeranz, R. 698, *711*
Magnin, P. H., Rothman, S. 167, *246*
Magnossum, A. H. W. 263, *295*
Magoun jr., J. A. H., Renshaw, K. 720, *730*
Maher, V. M., Summers, W. C. 35, *140*
Mahy, A. G., s. Fortner, J. G. 171, 217, 229, *239*
Maier, E. 93, 95, *149*
Maillard, G. F. 204, *246*
Maillard, G. F., Hessler, Ch. 193, *246*
Maillard, G. F., s. Hessler, Ch. 192, 193, *242*
Mainzer, F., Amberg, J. R., Margulis, A. R. 590, *628*, *630*
Maio, G. de, s. Pierquin, B. 66, 81, *150*
Maisin, J., Deckers, C. 691, *710*
Maisin, J., Langerock, G. 648, 649, 650, 653, *656*
Majewski, C., s. Okulicz-Koaryn, P. 306, *353*
Makino, K., s. Nakayama, K. *540*
Malara, D., s. Bottero, G. 105, *153*
Malaspina, A., s. Pisani, G. 521, 533, *541*
Malchart 133
Maleki, A. 500
Maleki, A., Hashemian, H., Afchari, R. 520, *540*
Malhour, G. H., s. Soule, E. H. *155*
Mallans s. Smith, K. 698, *712*
Mallet, L. 129, *157*
Mallet-Guy, P., Jaquement, P., Cavazzuti, F. 667, 668, *679*
Mallett, J. M., s. Roe, F. J. C. 220, *251*
Mallory, F. B., s. Rowen, H. S. 696, *711*
Mallory, T. B., s. Gall, E. A. 108, 133, *156*, 549, *627*, *628*
Malm, J., s. Lane, N. 176, 195, 196, 197, 199, 200, 201, 206, 217, 229, *245*
Malmgren, R. A., s. Morton, D. L. 205, *248*
Malomuz, F. F. 303, *352*
Malvielle, P., s. de Coulant, P. 105, *154*
Managa 670
Manaresi, A., s. Barbieri, L. L. 279, *291*
Mandelbaum, R. A., s. Matzner, M. J. 497, *540*
Mani, J. R., Zboralske, F. F., Margulis, A. R. 667, *679*
Mann, F. C. 700, *710*
Mann, J. D., Wakim, K. G., Baggenstoss, A. H. 702, *710*
Mansfield, O. T., s. Bond, W. H. 427, *433*
Manske, R. F., s. Blau, M. 669, *676*
Maraschi, M. 311, *352*
Marchionini, A. 53
Marciani, A. 496, *540*
Marcio, Q. di *295*
Marcus, R., Rotblat, J. 225, *246*
Marcus, St., s. Muna, M. N. 206, *248*
Marcuse, P. M., Stout, A. P. 600, 602, 606, 607, *632*
Margolin, H. N., s. Pomerantz, H. 174, *250*
Margulis, A. R., Nice, Ch. M., Rigler, L. G. 686, *710*
Margulis, A. R., s. Feinberg, S. B. 662, *677*
Margulis, A. R., s. Mainzer, F. 590, *628*, *630*
Margulis, A. R., s. Mani, J. R. 667, *679*
Marill, F.-G., Timsit, Ed. 113, *157*
Marine, I. M., s. Campos-Martine, R. 202, 208, *235*

Marinelli 65
Marino 528
Mark, Th., s. Wuketich, S. 661, *681*
Mark, V. H., s. Meredino, K. A. 527, 528, *540*
Markovits, P., s. Bernard, Ph. 489, *537*
Markus, B. 62, *149*
Markus, B., Paul, W. 393, *404*
Markus, B., s. Bode, H. G. 62, 74, 88, *146*, 454, *462*
Marmelzat, W. L. 52, 131, *143*, *157*
Marmelzat, W. L., Hirsch, P., Martel, S. 179, *246*
Marquant, J. P. 204, *246*
Marquardt, R. 50, *143*
Marques u. Mitarb. 513
Marques, P., Bru, A., Delpla, M. 332, *352*
Marques, P., Labry, A. 88, 90, *149*
Marques, P., s. Calmettes, L. 85, *146*
Marquit, B., s. Pimpinella, R. J. 306, *354*
Marshak, R. H., s. Wolf, B. S. 612, 613, 614, *634*
Marshall, J. F., O'Donnell, B. 721, 722, *730*
Marshall, S. F. 660, *679*
Marshall, S. F., Adamson jr., N. E. 563, 589, *629*, *630*
Marshall, S. F., Meissner, W. A. 557, 560, 563, 569, 574, *629*
Marshall, T. S., s. Herbert, R. J. F. 56, *147*
Martel, S., s. Marmelzat, W. L. 179, *246*
Mårtensson, G. 340, *352*
Mårtensson, G., s. Hultberg, S. 323, *351*
Mårtensson, G., s. Larsson, L. G. 302, 303, 306, 309, 310, 323, 329, 331, 333, 336, 337, 338, 339, 342, 343, 346, 347, *352*
Martin 282
Martin, C. L., Martin, J. A. 84, 97, *149*
Martin, Ch. M. 39, *140*
Martin, H., Del Valle, D., Ehrlich, H., Cahan, W. G. 427, *434*
Martin, H., Mac Comb, W. S., Blady, J. V. 405, 406, 407, 408, 412, 429, *434*
Martin, H., s. Herxheimer, K. 120, *157*
Martin, H. E. 357, *404*
Martin, H. E., s. McComb, W. S. 347, *352*
Martin, J. A., s. Martin, C. L. 84, 97, *149*
Martin, L. C., s. William, J. G. 178, *256*
Martin, M. M., s. Bliss, W. R. 664, *676*
Martin, Ph., s. Melot, G. J. *353*
Martin, W. C. 561, *629*
Martini, G., s. Zina, G. 191, *257*
Martins, F. G., s. Pack, G. T. 196, 199, 216, 217, *249*
Martz, G. 222, *246*
Marx, H. 343, *352*
Mascaro, J. M., s. Duperrat, B. 212, *238*
Mashall, J. O., s. Peskin, G. W. *633*
Mason 202
Masse, M. L., Baron, A. 667, 668, *679*
Massenti, S., Violanti, R. 648, *656*
Massini, C., s. Renfer, H. R. 698, *711*
Masson, P. 162, 164, 170, 173, 184, *246*, 305
Masters, F. *295*
Masters, F., Georgiade, N., Hooton, Ch., Pickrell, K. 267, 268, *295*
Masuda, K. I. 724, 725, *730*
Matanic, V. 51, *143*
Mathé, G. 52, *143*
Mathews, W. H., s. Nicolle, F. V. 188, *248*
Mathews, W. R. 687, *711*
Mathey, E. 343, *352*
Mathey-Cornat, R. 651, *656*
Matous, B., s. Duchon, L. 183, 184, *237*
Matras, A. 79, 80, 135, *149*, *158*
Matsuda, H. 704, *711*
Matsuoka, T., s. Takeda, C. *356*
Matsuyama, T., s. Segi, M. 578 *631*, *634*
Matteis, F. de, Rimington, C. 36, *140*
Matter, P., s. Wieser, C. 218, *256*
Matthews, W. R., s. Price, V. H. *250*
Mattick, W. L., Streuter, M. A. 343, *352*
Mattson, H. 719, 721, *730*
Matzker, J., s. Becker, W. 302, 328, *348*
Matzner, M. J., Trachtman, B., Mandelbaum, R. A. 497, *540*
Maurer, H. J., Rieden, H. G. 95, *149*
Maurer, H. J., s. Zuppinger, A. *153*, 478, *482*, *542*
Maurer, W., s. Ludin, H. 669, *679*
Mavec, P., Eneroth, C.-M., Franzén, S., Moberger, G., Zajizek, J. 468, *482*
Maxwell, J. G., s. Brooke, W. S. 672, *677*
Mayer, J., s. Glaninger, J. 489, 490, 503, 509, 530, *538*
Mayo, C. H. 635, *657*, 717, *730*
Mayo, C. H., s. Jackman, R. J. 635, *656*
Mayo, Ch. W., de Weerd, J. H., Jackman, R. J. 617, *633*
Mayo, Ch. W., s. Pridgen, J. E. 599, 600, 601, 602, 603, 608, *632*
Mayoux, R., Rebattu, J. P., Montbarton, J. F., Papillon, J., Laagel, J. 332, *352*
Mays, C. W., Taylor, G. N., Atherton, D. R., Lloyd, R. D., Oniki, O., Jee, W. S. S. 226, *246*
Mays, C. W., Taylor, G. N., Christiansen, W. B. 191, *246*
Mays, C. W., s. Stover, B. J. 191, *254*
Mays, C. W., s. Taylor, G. N. 191, 226, *255*
Mays, E. T., Gonzales, R. C. 505, *540*
McAskill, C., s. Bertalanffy, F. D. 171, *234*
McBride, C. M. 224, *246*
McBride, C. M., s. Anderson, D. E. 174, *233*
McCabe, B. F., Boles, R. 479, *482*
McCall, C. B., s. Scott, E. J. van 177, 185, *253*
McCallion, D. J., s. Livingstone, K. E. 704, *710*
McCallum, J. D., s. Sanes, S. 689, *712*
McCane, J. C., s. Balfour, D. C. 558, *628*
McCarthy, W. D., Pack, G. T. 104, 105, *154*
McCloskey, J. F., s. Boysen, Th. H. 663, *676*
McClure 204, 272
McClure jr., R. J., s. Child, C. G. *728*
McComb, W. S., Martin, H. E. 347, *352*
McComb, W. S., s. Lampertico, P. 305, *352*
McCord, C. P., Allen, F. P. 169, *246*
McCorkle, H. J., Low-Beer, B. V. A., Bell, H. G., Stone, R. S. *295*
McCorkle, R. G., s. Low-Beer, A. D. 278, *295*
McCormack, L. J., Harris, H. E. 304, *352*
McCornell, R. B., s. Howel-Evans, W. 496, *539*
McCoy, G., Johnson, T. 343, *352*
McCuaig, D. R. 306, *352*
McCune, W. S. 179, 201, 217, *246*
McCune, W. S., Letterman, G. S. 195, 217, *246*

McDonald, G. O., s. Economou, S. G. 619, *633*
McDonald, J. B., Edwards, R. W. 311, *352*
McDonald, J. R., s. Dixon, C. F. 609, *632*
McDonald, J. R., s. Kirklin, J. W. 478, *482*
McDougal, W. J. *632*
McDougall, J. P. M. 636, *657*
McE. Lamont, N., s. Gillman, Th. 703, *709*
McFetridge, E. M., s. Boyce, F. F. 716, 720, *728*
McGlone, F. B., Robertson, D. S., Grogan, J. M. 662, 667, *679*
McGovern, V. 179, 185, 200, *246*
McGuff, P. E., Deterling jr., R. A., Gottlieb, L. S., Fahimi, H. D., Bushnell, D., Roeber, F. 227, *246*
McGuff, P. E., Katayama, L. S., Levy, J. 228, *246*
McGuinness, B. W. 169, *246*
McGuire, J. S., s. Lerner, A. B. 169, *245*
McIndoe, A. H., s. Counsellor, V. S. 683, *709*
McInne, G. F., Freeman, J. M., Engeer, H. S. *143*
McIntyre, R. S., s. Coller, F. A. 579, 580, 589, 597, 619, 620, *630*, *633*
McKee, D. M. 50, *143*
McKenzie, I., Rous, P. 41, *140*
McKinney, P., s. Conway, H. *236*
McKittrick, I. B., s. Welch, C. E. 636, *658*
McKnight, W. B., s. Minton, J. B. *247*
McLaren, J. R., s. Applewithe, M. L. 130, *155*
McLean, L. D., s. Hitchcook, C. R. 581, *630*
McLeod, G. R. C. 217
McLeod, G. R. C., Davis, N. C., Herron, J. J., Little, J. H., Quinn, R. L. 195, 200, 203, *246*
McLeod, G. R. C., s. Davis, N. C. *237*
McMakon, B. J. 303, *352*
McMullan, F. H., Hubener, L. F. 180, *246*
McNee, J. W., s. Rolleston, H. D. 719, 720, 724, *730*
McNeer, G. 547, 597
McNeer, G., Cantin, J. 194, 203, *246*
McNeer, G., Das Gupta, T. 194, 195, 203, 217, *246*
McNeer, G., Guiss, L. W. 548
McNeer, G., Joly, D. J., Berg, J. W. 588, *630*
McNeer, G., Pack, G. T. 556, 557, 561, 568, 576, 577, 578, *629*, *630*
McNeer, G., s. Donn, F. *630*
McNeer, G., s. Fortner, J. G. 198, 201, 203, 217, 229, *239*
McNeer, G., s. Gupta, T. Das 203, *241*
McNeer, G., s. Pack, G. T. 552, *627*, *629*, 673, *680*
McNulty, J. G. 721, *730*
McPeak, Ch. J., Constantinides, S. G. 204, *246*
McPeak, Ch. J., Cruz, T., Nicastri, A. D. 103, *154*
McPeak, E., Warren, S. 578, *629*, *630*
McPhee, J. G., s. Strong, G. F. 684, *712*
McSwain, B., Beal, J. M. *632*
McSwain, B., Ridell, D. H., Richie, R. E., Crocker, E. F. 217, 229, *246*
McSwain, B., s. Ridell, D. H. 176, 177, 179, 217, *251*
McTigne, W., s. Donn, A. 278, *293*
McWhirter, R. 343, *353*
McWorther, H. E., Woolner, L. B. *246*
Meda, P. *353*
Medawar, P. B., s. Billingham, R. E. 164, 170, *234*
Medinger, F. G. 598, 599, 601, *632*
Medrek, Th. J., s. Wright, J. C. 53, *145*
Mehe, H. G., s. Meyerratken, E. 278, *295*
Mehlhorn, R., s. Juette, A. *294*
Mehnert, H. 308, *353*
Mehnert, J. H., Heard, J. L. 188, *246*
Mehnert, L. 483, *540*
Mehregan, A. M., s. Pinkus, H. 21, 22, *137*, *138*
Meissner, W. A., s. Marshall, S. F. 557, 560, 563, 569, 574, *629*
Meister, Th. 521, *540*
Mela, M. V. 229, *247*
Melczer, N. 193, *247*
Melczer, N., Kiss, J. 191, 192, *247*
Melot, G. J., Potvliege, B. J., Martin, Ph. *353*
Meneely, G. R., s. Kory, R. C. 191, *244*
Ménetrier, P. 561, 588, *629*
Menke, E. *353*
Menkin, V. 303, *353*
Menna, F., s. Guadagno, N. 287, *293*
Mennig, H. *353*
Mennig, H., s. Zange, J. 306, 336, 342, *356*
Mensh, A., Hanno, H. A. 695, *711*
Mercadier, M., Hepp, J. 667, *679*
Mercado jr., R., s. Bloedorn, F. G. 81, *146*
Mercer, E. H., s. Birbeck, M. S. C. 165, *234*
Meredino, K. A., Mark, V. H. 527, 528, *540*
Meredith, W. J. 371, 380, *404*, 418, *434*
Merriam, G. R. 260, *295*
Merriam, G. R., Focht, E. F. 260, 261, *295*
Mesa, P., s. Phelan, J. T. 107, *154*
Mesnil de Rochemont, R. du 332, 343, 345, *353*, 457, 458, 510, *540*, 644, 648, 653, *657*
Mestwerdt, G. *16*
Mészaros, Cs., Nagy, E., Szodoray, L. 51, *143*
Metz, H. J., s. Günther, H. 91, *147*
Meur, Boerema 639
Meyer, H. *657*
Meyer, H. W., Gumport, St. L. 202, 217, *247*
Meyer, H. W., s. Gumport, St. L. 195, 203, 217, 222, 229, *240*
Meyer, J. 67, 70, 86, *149*
Meyerowitz, B. R., Aird, I. 722, *730*
Meyerratken, E. 279
Meyerratken, E., Mehl, H. G. 278, *295*
Meynard, G. *247*
Michel, P.-J., Cretin, J., Lépine, J. 52, *143*
Micheli, G. de 124, *158*
Michelitch, H., s. Edgcomb, J. H. 171, *238*
Michiels, J. 280
Michiels, J., s. Appelmans, M. *291*
Michman, J., s. Ratzkowski, E. 88, 90, *150*
Midana, A., Zina, G. 190, 191, *247*
Middleton, J. E., s. Coward, R. F. 184, *236*
Miehlke, A. *353*
Miescher, G. 20, 30, 37, 54, 55, 56, 57, 58, 59, 61, 67, 68, 69, 70, 71, 72, 73, 74, 75, 78, 79, 81, 82, 84, 85, 88, 99, 100, 120, *137*, *140*, *149*, *158*, 161, 173, 176, 178, 179, 182, 184, 185, 188, 189, 195, 198, 201, 202, 203, 207, 208, 210, 211, 212, 213, 214, 217, 229, *247*, 262, 264, 265, 267, 268, 270, 272, *295*
Miescher, G., Albertini, A. v. 184, *247*
Miescher, G., Almasy, Zhender 30

Miescher, G., Hunziker, A. 208, *247*
Miescher, G., Minder, H. 168, *247*
Miescher, G., Plüss, J., Weder, B. 54, 79, 86, *149*
Miescher, G., Schürch, O. 162, 207, *247*
Miescher, G., Storck, H. 208, 210
Miescher, G., Weder, B. 59, *149*
Miescher, G., s. Schuerch, O. *252*, *296*
Miescher, G., s. Storck, H. 136, *159*
Mihm, M. C., Clark, W. H., From, L. *247*
Mihm, M. C., s. Clark jr. W. H. 188, 222, *236*
Mikal, S., Campbell, A. J. A. 669, 671, *679*
Milencović, M., s. Jancović, I. 343, *351*
Milgrom, H., s. Back, N. *233*
Milgrom, H., s. Higuchi, K. *143*
Milgrom, H., s. Klein, E. 51, 52, *143*
Milgrom, H., s. Phelan, J. T. 51, *144*
Millar, O. B., s. Ash, C. L. 91, *145*
Miller 273
Miller, C. R., s. Whipple, A. O. 727, *731*
Miller, D. *730*
Miller, E., s. Klein, E. 52, *143*
Miller, E., s. Sullivan, R. D. 224, *254*
Miller, E. C., Miller, J. A. 691, *711*
Miller, E. M., Claget, O. T. 660, 671, *679*
Miller, J. A., s. Miller, E. C. 691, *711*
Miller, J. L. 124
Miller, J. L., Hearin, J. T., Fields, J. P. 130, *158*
Miller, J. R., Baggenstoss, A. H., Comfort, M. W. 661, 662, 663, 665, 666, *679*
Miller, R. H. 717, *730*
Miller, Th. R. 217, *247*
Miller, Th. R., Fuller, L. M. 673, 674, *679*
Miller, Th. R., Pack, G. T. 174, *247*
Miller, Th. R., s. Goodner, J. T. 488, *538*
Miller, Th. R., s. Pack, G. T. 175, 177, 178, 195, 199, 200, 203, 216, 217, 222, 226, 229, *249*, *250*, 722, *730*
Miller, Th. R., s. Ross, R. C. 107, *154*
Millican, D., s. Roe, F. J. C. 220, *251*
Milliken, J. A., s. Robertson, D. M. 311, *354*
Mills, E. S. 689, *711*
Mills, G. M., s. Oettgen, H. F. 205, *249*
Mills, S. D., s. Soule, E. H. *155*
Milne, J. A., s. Wright, R. B. 176, 177, 178, 200, 217, *257*, 267, *297*
Milner, A. N., s. Young, S. E. 184, *257*
Milner, J. G., s. Moore, R. F. 283, *295*
Milton, G. W. 202, 217, *247*
Milton, G. W., Jelihovsky, T. 188, *247*
Milton, G. W., Lane Brown, M. 202, 226, *247*
Milton, G. W., s. Belisario, J. C. 226, *234*
Milton, G. W., s. Burke, P. J. 223, *235*
Milton, G. W., s. Lane Brown, M. 215, *244*
Mincin, R. A. 305, *353*
Minder, H., s. Miescher, G. 168, *247*
Minder, W., s. Zuppinger, A. 323, 332, 335, 343, *356*
Minton, J. P., Ketcham, A. S. 227, *247*
Minton, J. P., Ketcham, A. S., Dearman, J. R., McKnight, W. B. *247*
Mirand 33
Mirande, L., s. Bianchi, O. 104, *153*
Mishima, Y. 163, 164, 185, 189, 190, *247*
Mishima, Y., Pinkus, H. 180, 185, 212, *247*
Mishima, Y., Schaub jr., F. F. 163, 165, 185, *247*
Mishima, Y., s. Pinkus, H. 189, 190, *250*
Mitaisuhi 304
Mitaisvili, S. L. *353*
Mitchell, D. E., s. Vineyard, W. R. 131, *159*
Mitchell, E. E. 164, 165, *247*
Mitchell, J. C., Hardie, M. 51, *144*
Mitchell, J. S., Mitchell, L. M. *434*
Mitchell, J. S., Smith, C. L., Allen-Williams, D. J., Braams, R. 478, *482*
Mitchell, L. M., s. Mitchell, J. S. *434*
Miyaji, T. 196, *248*
Miyakawa, T., s. Nakaidzumi, M. 513, *540*
Miyake, M., s. Uragashi, K. 36, *141*
Miyamoto, M., s. Fitzpatrick, T. B. 173, *239*
Moberger, G., s. Mavec, P. 468, *482*
Möbius 95
Moertel, Ch. G., s. Childs, D. S. 598, *630*
Moffet, A. J. *353*
Mohardt, J. H. 716, *730*
Mohr, U., Althoff, J., Kinzel, V., Süss, R., Volm, M. *140*
Mohs, F. E. 51, *144*, 203, 217, *248*
Mohs, F. E., Guyer, M. F. 51, *144*
Molander, D. W. 53, *154*
Molander, D. W., Oropeza, R. 223, *248*
Molander, D. W., Pack, G. T. 689, 701, *711*
Moldenhauer, W. 76, 85, *149*
Moldenhauer, W., s. Kröger, W. 668, *679*
Monaco, A. P., Austin, W. G. 52, *144*
Monges, A., s. Stehlin jr., J. S. 222, 223, 224, *254*
Moniz, E. *295*
Monod, J., s. Jacob, F. 18, 34, *137*
Monod, O., s. Hautant, A. 322, 342, *350*
Monod, O., s. Regaud, C. L. 261, *296*
Montag, C. *657*
Montag, C., s. Scherer, E. 104, *155*, 695, *712*
Montagna, W., Hu, F. 164, 176, *248*
Montbarton, J. F., s. Papillon, J. 92, *150*, 332, *352*
Monteleone, P. N., s. Buerger, L. F. *138*
Montgomery, H. 20, 21, 26, *137*, 188, 189, 201, *248*
Montgomery, H., Kierland, R. R. 101, *149*
Montgomery, H., s. Becker jr., S. W. 162, 164, *233*
Montgomery, H., s. Fitzpatrick, T. B. 165, 168, 173, 188, *238*, *239*
Montgomery, H., s. Gibson, S. H. 178, 179, *240*
Montgomery, H. G., s. Duckett, J. W. 701, *709*
Montova, M., s. Dargent, M. 174, *237*
Moon, J. H. 33, 223, *248*
Moor, N. G. de, s. Cohen, L. 704, 705, *709*
Moore, G. E. 223
Moore, G. E., Gerner, R. E. *248*
Moore, G. E., Lehner, D. F., Kikuchi, Y., Less, L. A. 171, *248*
Moore, G. E., Mount, D., Tara, G., Schwartz, N. 171, *248*
Moore, G. E., s. Nadler, S. H. 206, *248*

Moore, G. E., s. Toshima, S. 189, *255*
Moore, J. H., s. Schabel jr., F. M. 222, *252*
Moore, R. F., Stallard, H. B., Milner, J. G. 283, *295*
Moore, R. G., Jounghousband, J. D. 660, *679*
Moore, S. W., s. Burnett jr., H. W. 516, *537*
Moore, Sh., s. Copher, G. H. *709*, 723, *728*
Moosley, V., s. Brown, R. K. 664, 669, *677*
Moragas, J. M., Gimenez-Camarasa, J. M. de 52, *144*
Morbeck, F. E., s. Saunders, J. W. 168, *252*
Moreaux, J., s. Hepp, J. 669, *678*
Moreland, R. B., s. Freeman, B. S. 701, *709*
Moreno, G. J. 528
Moreno, G. J., Gil Dareno, H. N. *540*
Moretti, J.-L., s. Blanquet, P. 191, *234*
Morfit, H. M., Cohen, B. I., Ratzner, E. R. *248*
Morgan, C. N. 653, *657*
Morgan, D. R., s. Stewart, H. L. 723, 724, 725, *731*
Morgan, J. E., s. Grollman, J. H. 116, 129, *156*
Morgan, R. H., s. Dickson, R. J. 513, 517, 519, 533, 536, 537
Morgenstern, P., Olivetti, R. Q., Westing, S. W. 104, *154*
Mori, S., s. Kawamura, T. *243*
Mori, W., s. Lerner, A. B. 169, 245
Morino, F., s. Anacker, H. 698, 699, *707*
Morison, J. M. W. 267, *295*
Moritsch, E. *353*
Moroni, P. 208, *248*
Moroz, Z. N. 305, *353*
Morris, J. H., s. Erdmann, J. F. 617, *633*
Morris, P. J., Nordi, G. L. *632*
Morrison, L., s. Swalm, W. A. *712*
Morse, R. W., Cole, L. G. *632*
Morson, B. C., Bussey, H. J. R. *657*
Morton, D. L., Malmgren, R. A., Holmes, E. C., Ketcham, A. S. 205, *248*
Morton, P. C. 636, *657*
Mosebech, J., Videbaek, A. 495, *540*, 581, *630*
Moser, F. 318, 323, 343, *353*
Moskowitz, E. 642, *657*
Moskowskaya, N. V., s. Amitin, V. I. 304, *347*
Moss, N. H., s. Howard, J. M. 663, *678*
Moss, W. T. 259, *295*
Mottaz, J. H., s. Zelickson, A. S. 164, *257*
Mould, R. F., s. Jones, C. H. 508, *539*
Mould, R. F., s. Lederman, M. 306, 323, 326, 332, 334, 341, *352*
Mouly, R., Dufourmentel, C., Glicenstein, J. 200, *248*
Mouly, R., s. Dufourmentel, Cl. 177, 203, *237*
Mounier-Kuhn, P., Gaillard, J., Lafon, H. 305, *355*
Mount, D., s. Moore, G. E. 171, *248*
Moure 327
Mourgues, H. de, s. Dargent, M. 174, *237*
Mousset, Cl. *280*
Mousset, Cl., s. Appelmans, M. 291
Moyer, M. D. G., s. Stell, J. S. 78, *152*
Mrazek, R., s. Economou, S. G. 619, *633*
Mühlmann, E. 672, *679*, 722, *730*
Müller, A., Rick, K. *353*
Müller, H., s. Kärcher, K. H. 204, *243*
Müller, J. 124, *158*, 161
Müller, J. H. *16*, 95, *150*
Müller, R. 76, *150*
Müller, V. 722, *730*
Mueller, W. 270, 282, *295*
Müller-Miny, H. 161, 208, *248*
Mündrich 97
Müting, D. 183, *248*
Müting, D., s. Reikowski, H. *711*
Muir 615
Muir, E. G. *657*
Muir, J. 640, *657*
Muir, R. J. *711*
Mujahed, Z., s. Evans, J. A. 721, *728*
Mullens, C. R., s. Whipple, A. O. 670, *681*
Mullholland, J. H., s. Doubilet, H. 660, *677*
Muna, M. N., Marcus, St., Smart, Chs. 206, *248*
Mundt, E. D., Guralnick, E. A., Raker, J. W. 203, *248*
Muntean, E. 528, *540*
Murakami, K. 585, 588, *630*
Murakumi, F., s. Sawashima, M. *354*
Muratorio, A., s. Tartarini, E. *356*
Murdoch, R. L., s. Halpert, B. *656*
Murdock, M. G., Kramer, S. 622, *633*, 646, 648, *657*
Murikami, K., s. Phillips, R. F. 706, *711*
Murphy, D. J. L., s. Don, C. *538*
Murphy, S. A., s. Sommers, S. C. 661, *680*
Murphy, W. T. 324, 343, *355*, 365, 398, *404*, 591, *630*
Murphy, W. T., Castro, L. 648, *657*
Murphy, W. Z. 495, 499, 505, 510, *540*
Murray, D. R., s. Humphrey, L. J. *242*
Murray, J. P. 586, *630*, *632*
Murray, M. R., s. Stout, A. P. 440, *463*
Musshoff, K. 112, *158*
Musshoff, K., Boutis, L. 133, *158*
Musshoff, K., s. Strickstock, K. H. 118, *159*
Mustafa, E. 82, *150*
Mustakallio, K. K., Kiistala, U., Korhonen, P. 164
Mustakallio, S. 489, 513, 520, *540*
Mustakallio, S., Hämäläinen, M. J. *353*
Mustard, R. A., Ibberson, O. 528, *540*
Mustard, R. A., Rosen, I. B. 97, 98, *150*
Muto, J., s. Sawashima, M. *354*
Myers, W. G. 65, *150*
Mylius, K. 261, 287, *295*

Nabeya, K., s. Nakayama, K. *540*
Nadal, R., Nel, M. 120, *158*
Nadel, R. S., s. Klein, E. 51, *143*
Nadler, S. H., Moore, G. E. 206, *248*
Nagayo, M. 684, *711*
Nagel, G. A. 206, *248*
Nagel, G. A., Holland, J. F. *248*
Nagel, G. A., Saint-Arneault, G., Holland, J. F., Kirkpatrik, D., Kirkpatrik, R. *248*
Nagy, E., s. Mészaros, Cs. 51, *143*
Nagy-Vezekényi, C., s. Szodoray, L. 188, *254*
Nahagame, R., s. Nishigama, R. 36, *140*
Nahum, A. M., Bailey, B. J. *353*
Nairn, R. C., s. Lewis, M. G. 205, *245*
Nakai, T., Rappaport, H. 172, *248*
Nakai, T., Shubik, Ph. 165, *248*
Nakai, T., s. Epstein, J. H. 171, 172, *238*
Nakai, T., s. Rappaport, H. 172, *251*
Nakaidzumi, M., Miyakawa, T. 513, *540*
Nakamura, N. 661, *679*
Nakamura, Y., s. Akakura, J. 528, *536*
Nakano, I., s. Ichikawa, T. 52, *143*

Nakayama, K. 278, *295*, 506, 527, 528, 529, *540*, 593, 594, 595, 597, *630*
Nakayama, K., Orihata, H., Yamaguchi, K. *540*
Nakayama, K., Yanagisawa, F., Nabeya, K., Tamiya, T., Kobayash, S., Makino, K. *540*
Nakayama, K., Yanagisawa, F., Wagner, B. *540*
Nannelli, M., s. Scolari, E. G. 180, 182, 207, *253*
Nardi, S., Senin, U. 454, *462*
Nasemann, Th. 39, *140*, 180, *248*
Nasemann, Th., Braun-Falco, O. 189, *248*
Nasemann, Th., s. Schirren, C. G. 124, *158*
Natali, R., s. Huet, P. C. 304, *351*
Nathanson, J. T., Welch, C. E. 583, *631*
Nathanson, J. T., s. Baker, W. H. 278, *291*
Nathanson, J. T., s. Taylor, G. W. 432, *434*
Nathanson, L., Hall, T. C., Farber, S. 174, 200, 204, *248*
Nathanson, L., Hall, T. C., Vawter, G. F., Farber, S. 174, 200, 204, *248*
Nathanson, L., s. Jehn, U. W. *243*
Naumann, G., s. Font, R. L. 174, *239*
Naumann, H. H. 301, 306, 308, 323, *353*
Naumann, W. *629*
Naumann, W., s. Frank, A. 556, *628*
Neal, F. E. 129, *158*
Nealon, F. F. *633*
Nealon, F. F., s. Segi 616
Nechaud, B. de, s. Alpert, M. E. 698, *707*
Neely, J. M., s. Rowe, E. W. 607, *632*
Neffson, A. H. *353*
Negroni, G. 39, *140*
Nehls, G. 321, *353*
Nehls, K. 82, *150*
Neibling, H. A., Dockerty, M. B., Waugh, S. M. 724, 725, 726, 727, *730*
Nel, M., s. Nadal, R. 120, *158*
Nelson, A. A., Fitzhugh, O. G., Calvery, H. O. 36, *140*
Nelson, L. M. 51, *144*
Nelson, L. M., s. Herold, W. C. 99, *148*
Németh, Gy., s. Kárpáty, Gy. *243*
Neubauer, O. 35, *140*
Neuberger, F. 490, 491, 492, 495, *540*
Neumann, M. A. 696, *711*
Neumann, W., Coryn, G. 648, 649, *657*
Neumann, W., Wachsmann, F. 512, *540*
Neumann, W., s. Chaoul, H. 592, *630*, 637, *655*
Neumann, W., s. Greineder, K. 208, 210, *240*, 267, 268, 272, *293*
Neumann, W. A. R. 95, *150*
Neuner, O. *353*
Neuss, O. 311, *353*
Neuweiler 96
New, G. B. 322, 343, *353*
New, G. B., Cabot, C. M. 328, 340, *353*
New, G. B., s. Kirklin, J. W. 478, *482*
Newell, C. E., s. Rankin, F. W. 602, *632*
Newman, W., s. Albert, R. E. 38, *138*
Newton, K. A., s. Hunter-Craig, I. 227, *242*
Nicastri, A. D., s. McPeak, Ch. J. 103, *154*
Nice, Ch. M., s. Margulis, A. R. 686, *710*
Nickel, W. R., s. Reed, W. B. 184, *251*
Nickson, J. J., s. Agostino, V. M. D. 621, *633*
Nickson, J. J., s. Cohen, L. 106, *153*
Nickson, J. J., s. Phillips, R. F. 705, *711*
Nicolas-Favre 642
Nicolle, F. V., Mathews, W. H., Palmer, J. D. 188, *248*
Nicolov, N. 88, 89, 93, 94, *150*, 447, 456, 459, *462*
Niebauer, G. 164, *248*
Nielsen, H., s. Krebs, C. 512, 517, 519, *539*
Nielsen, J. 513, 514, 516, 518, 536, *540*
Nielsen, J., Jørgsholm, B. 517, *540*
Nightingale, A., s. Wyard, S. J. 63, *153*
Nikolowski, W. 208, *248*
Nikolowski, W., s. Friederich, H. C. 189, 212, *239*
Nikolowski, W., s. Gottron, H. A. 79, 101, *147*
Nilov, I. I. *353*
Nische 446
Nishida, K., Nahagama, R., Numata, T. 36, *140*
Nissen, R. 590, *631*
Nissen-Meyer, R., s. Host, H. *242*
Nitter, L. 176, 177, 195, 197, 199, 200, 201, 202, 204, 229, *248*
Nitze 336
Nivinskaya, M. M., Paches, L. R. *248*
Noble, D., s. Savage, C. 667, *680*
Nödl, F. 79, 81, 99, *150*, 188, *248*, *249*
Nötzli, M., s. Zuppinger, A. *153*, 478, *482*, *542*
Noguchi, T., s. Yamaguchi, H. *542*
Nora, P. F., s. Warren, K. W. *633*
Nordi, G. L., s. Morris, P. J. *632*
Norman, L., s. Zamcheck, N. 581, *631*
Norris, W. P., s. Fortner, G. J. 718, 719, *729*
Norvell jr., S. T., Cunningham, R. M., Fung, G. 225, *249*
Nosko, L. 200, *249*
Nosko, L., Tappeiner, S. 177, 199, 200, *249*
Nothdurft 33
Nothman, M. M., Callow, A. D. 669, *679*
Notter, G. 199, 219, 220, *249*, 260, 275, 276, 280, 282, *295*
Notter, G., Schrader, K. E. 183, *249*
Novack, A. J., s. Conley, J. J. 50, *142*
Nover, A. 279, 280, *295*
Nover, A., Gerbaulet, K. 278, 279, *295*
Nover, A., Zielinski, H. W. 286, 287, *296*
Nuboer, J. F. 671, *680*
Numata, T., s. Nishida, K. 36, *140*
Nussbaumer, U., s. Hardmeier, Th. 188, *241*
Nuvolone, U., s. Pisani, G. 591, *631*
Nystrom, T. G. 701, *711*

Oberfield, R. A., Sullivan, R. D. 224, *249*
Oberheuser, F. 95, 96, *150*
Oberheuser, F., s. Kuttig, H. 97, *149*
Oberheuser, F., s. Schmermund, H. J. 96, *151*
Oberling, Ch. 16, *629*
Oberman, B., s. Rivière, M. R. 171, 172, *251*
Oberman, H. A., s. Fink, H. E. *154*
Oberndorfer, S. 599, *627*, *632*
Occhiodoro, A., s. Barina, G. 520, *536*
Ochsner, A., De Bakey, M. 493, 497, *540*
Ochsner, A., s. Ochsner, S. 553, 563, 573, *629*
Ochsner, A., s. Rosenberg, D. L. 684, 687, 688, 695, 696, 697, 699, 700, 701, *711*

Ochsner, S., Ochsner, A. 553, 563, 573, *629*
O'Connel, D. *353*
O'Connell, J. E. A. 398, *404*
O'Donnell, B., s. Marshall, J. F. 721, 722, *730*
Öhngren, L. G. 311, 313, 322, 340, 343, *353*
Oeken, F. W. 317, 339, 341, 342, 343, *353*
Oelbaum, M. H., Strich, S. J. 666, *680*
Oelssner, W. 451, 452, 457, *463*
Oeser, H. 15, 69, 70, 71, 72, 74, 75, 82, 89, 93, 94, 95, 97, 113, 135, *150*, *158*, *249*, 495, 499, 510, *540*, 644, *657*
Oeser, H., Schumacher, W., Ernst, H., Frost, D. 669, *680*, 699, *711*
Oettgen, H. F., Aoki, T., Old, Ll. J., Boyse, E. A., Harven, E. de, Mills, G. M. 205, *249*
Oettgen, H. G., s. Clifford, P. 397, *403*
Offret, G. 286, *296*
Ogden, M. A., s. D'Aunoy, R. 717, 718, *728*
Oh, C., s. Danese, C. A. 106, 107, *153*
O'Kelly, J., s. Sargeant, K. 36, *141*
Okrainetz, C. L., s. Freid, J. R. 675, *678*
Okulicz-Koaryn, P., Golusinski, J., Majewski, C. 306, *353*
Okun, M. R., Zook, B. C. 164, *249*
Olch, P. D. *249*
Olch, P. D., Eck, R. V., Smith, R. R. 218, 230, *249*
Old, J. W., s. Ash, J. E. 304, *347*
Old, Ll. J., s. Oettgen, H. F. 205, *249*
Oldhoff, J., Koudstaal, J. 201, 216, *249*
Oldhoff, J., Koudstaal, J., Gogh, J. J. van 201, 216, *249*
Oldhoff, J., s. Boer, W. G. R. M. de 50, *142*
Olenov, J. M., s. Aksenova, N. N. 42, *138*
Olfelt, P. C., s. Rigler, L. G. 698, *711*
Oliva, L., s. Macarini, N. 668, *679*
Olivecrona, H., s. Falk, B. 190, *238*
Oliver, R., s. Ellis, F. 387, *403*
Olivetti, R. Q., s. Morgenstern, P. 104, *154*
Olivier, M. J. 130, 131, *158*
Olsen, G. 216, 217, 229, *249*
Olsen, G., s. Falk, B. 190, *238*
Olson, H. H. 195, 202, 217, *249*
Olsson, O. 641, *657*, 666, 669, *680*
O'Neil, E. A., s. Child, C. G. *728*
Oniki, O., s. Mays, C. W. 226, *246*
Oost, A. van, s. Achten, G. 52, *142*
Opie, F. L. 691, *711*
Oppenheimer, A., s. Pack, G. T. 174, 199, 216, 217, 229, *249*
Oppenheimer, B. S., Oppenheimer, E. T., Danishefsky, J. 32, 34, 36, *140*
Oppenheimer, E. T., s. Oppenheimer, B. S. 32, 33, 34, 36, *140*
Oppolzer, R. V. 589, *631*
Orechia, C., Bandellino, F., Sinestrero, C. 507, *540*
Orfuss, A. J., Weinberg, M. B. 126, *158*
Orihata, H., s. Nakayama, K. *540*
Orkainetz, C. L., s. Freid, J. R. 722, *729*
Orkin, M., Schwartzman, M. R. 170, *249*
Orloff, M., s. Peskin, G. W. 618, *634*
Orloff, M. J., Chandler, J. G., Bernstein, J. E. 701, *711*
Oropeza, R., s. Ariel, I. M. 224, 225, *233*
Oropeza, R., s. Molander, D. W. 223, *248*
Oropeza, R., s. Pack, G. T. 199, 216, 217, 225, *250*
O'Rourke, J. F., Bradley, R., Patton, H. 191, *249*
O'Rourke, J. F., Patton, H., Bradley, R. 278, *296*
Orr, I. M. 359, *404*, 408, *434*
Orr, J. W. 691, *711*
Osborn, D. A. 305, *353*
Osborne, E. D. 267, *296*
Osler, W. 719, *730*
Osnes, S. 638, *657*
Ossipowski, B. 109, 135, *158*
Ossipowski, B., s. Degos, R. 109, 110, *156*
Osske, G., s. Jänisch, W. 228, *243*
Ossofsky, H. J., s. Iliff, C. H. *294*
Osterberg, A. E., s. Comford, M. W. 663, *677*
Oswald, F. H., Stam, H. C. 105, *154*
Oswald, U. 79, 88, 89, 98, 100, *150*
Otaiza, E., s. Amesti, F. de 488, *536*
Ott, F. 119, 171, 207, 218, 222, *249*
Ott, F., Badoux, M. R. M., Storck, H. 230, *249*
Ott, F., Eichenberger-De Beer, H. Storck, H. 52, *144*
Ott, F., Storck, H. 171, 207, 222, *249*
Ottenjahn, R. *633*
Ottenjahn, R., Heckel, M. *631*
Ottenjahn, R., s. Demling, L. 663, *677*
Otto, H., Reschke, H., Ewe, K. 669, *680*
Ottoman, R. E., s. Grollman, J. H. 116, 129, *156*
Ouchterlony 206
Ovadia, J., Uhlmann, E. M. 393, *404*
Ovadia, J., s. Laughlin, J. S. 393, *404*
Ovadia, J., s. Uhlmann, E. M. *542*
Overbeck, L., s. Schubert, G. A. 661, *680*
Overgård, J., s. Amdrup, E. 211, *233*
Owada, I., s. Takeda, C. *356*

Pabst, H. W., s. Steinhoff, H. 669, *681*
Paches, L. R., s. Nivinskaya, M. M. *248*
Pack, G. T. 197, 202, 228, *249*, 272, 273, 400, *404*
Pack, G. T., Ariel, J. M. 465, *482*
Pack, G. T., Davis, J. 174, 179, 199, 216, 217, *249*
Pack, G. T., Davis, J., Oppenheim, A. 174, 199, 216, 217, 229, *249*
Pack, G. T., Gerber, D. M., Scharnagel, I. M. 175, 177, 178, 195, 199, 200, 201, 203, 216, 217, 226, 229, *249*, 267, 272, *296*
Pack, G. T., Islami, A. H. 684, 696, 701, *711*
Pack, G. T., Lenson, N., Gerber, D. M. 174, 175, 177, 178, 195, 199, 200, 203, 216, 217, 226, 229, *249*
Pack, G. T., Martins, F. G. 196, 199, 216, 217, *249*
Pack, G. T., McNeer, G. 552, 554, *627*, *629*, 673, *680*
Pack, G. T., Miller, T. R. 174, 175, 177, 178, 195, 199, 200, 203, 216, 217, 222, 226, 229, *247*, *249*, *250*
Pack, G. T., Miller, T. R., Brasfield, R. D. 722, *730*
Pack, G. T., Oropeza, R. 199, 216, 217, 225, *250*
Pack, G. T., Persik, S. L., Scharnagel, I. M. 162, 178, 179, 199, 216, 220, *249*, 400, *404*
Pack, G. T., Pierson, J. C. 107, *154*
Pack, G. T., Scharnagel, I. M. 199, 216, 217, 226, *250*
Pack, G. T., Scharnagel, I. M., Hillyer, R. 175, 177, 178, 195, 199, 200, 203, 216, 217, 226, 229, *250*

Pack, G. T., s. Ariel, I. M. 222, 224, 225, *233*, *708*, 723, *727*
Pack, G. T., s. Booher, R. J. 178, 202, 217, *231*
Pack, G. T., s. Conley, J. J. 196, *236*
Pack, G. T., s. Davis, J. 212, *237*
Pack, G. T., s. Fafner, J. G. *238*
Pack, G. T., s. Fortner, J. G. 195, 202, 203, 217, 229, *239*
Pack, G. T., s. George, P. A. 200, *239*
Pack, G. T., s. Hogg, L. *630*
Pack, G. T., s. McCarthy, W. D. 104, 105, *154*
Pack, G. T., s. McNeer, G. 556, 557, 561, 568, 576, 577, 578, *629*, *630*
Pack, G. T., s. Molander, D. W. 698, 701, *711*
Pack, G. T., s. Sugiura, K. 663, *681*
Packhard, G. B., Stevenson, A. W. 701, *711*
Padovan, I., s. Sercer, A. 343, *355*
Pagès, A., s. Rimbaud, P. 104, *154*
Paget, J. 161, 162, *250*
Palazzi, D. 686, *711*
Paleani-Vettori, P. G., s. Turano, L. 63, *152*
Palecek, L., s. Trapl, J. 178, *255*
Paleiras, R., Boudet, Ch., Bassede, J., Leenhardt, P. 288, *296*
Palin, A., Tudway, R. C. 278, 279, *296*
Palmer, E. 554, 573, *627*, *629*
Palmer, E. D. 530, *540*
Palmer, J. D., s. Nicolle, F. V. 188, *248*
Palmer, P. E. S., s. Cohen, L. 106, *153*
Palmer, W. L., s. Raskin, H. F. 670, *680*, 721, *730*
Palomeque, F. E., s. Reed, R. J. 106, *154*
Palugyay, J. 536, *541*
Panajucenko, M. G. 304, 306, *353*
Pandolfo, G. *354*
Pansdorf 603
Pantazopoulos, P. E. 304, 305, *354*
Paola, J. A. di, s. Dowd, J. E. 222, 223, *237*
Paoli, J., Payan, H., Bonneau, H., Lieutaud, R. 105, *154*
Papanicolaou 188
Papanicolaou, G. N., s. Seybolt, J. F. 721, *730*
Pape, H. D., s. Rehrmann, A. 69, *151*
Papillon, J., Dargent, J., Pinet, A., Chassard, J. L. 92, *150*, 650, *657*
Papillon, J., Dargent, M., Pinet, A., Montbarbon, J. F. 92, *150*
Papillon, J., Goyon, M. 516, 517, 525, 526, *541*
Papillon, J., s. Mayoux, R. 332, *352*
Papolczy, Fr. v. 219, *250*, 267, 275, 277, *296*
Pappenheim, E., Bhattarcharji, S. K. 198, *250*
Parchwitz, H. K., s. Gaul, M. 525, 535, 536, *538*
Parent s. Bataille 342, *348*
Parker 283
Parker, E. F., Gregorie, H. B. 528, *541*
Parker, F., s. Jackson, H. 109, *157*
Parker, H. M. 370, 371, *404*
Parker, R. G. *354*
Parker, R. G., s. Cantril, S. T. 332, *348*
Parsons, W. B. 670, 671, *680*
Parsons, W. B., s. Whipple, A. O. 670, *681*, 727, *731*
Partsch 435
Parturier-Albot, M. 650, *657*
Parves, A., s. Bini, G. *631*
Parzer, J. 208, *250*
Paschoud, J. M. 113, *158*
Passey, R. D., s. Harding, H. E. 170, *241*
Paterson, R. 55, 60, 64, 65, 67, 74, 75, 91, *150*, 267, 283, *296*, 322, 325, 327, 331, 333, 337, *354*, 365, 366, 367, 370, 371, 374, *404*, 415, *434*, 478, *482*, 510, 513, 530, *541*, 649, *657*
Paterson, R., Tod, M., Russell, M. *434*
Pathak, M. A., Riley, F. J., Fitzpatrick, T. B., Curwen, W. L. 168, *250*
Pathak, M. A., Szabo, G., Frenk, E., Bleehen, S. S., Hori, Y., Fitzpatrick, T. B. 168, *250*
Patterson, W. B., s. Charalambidis, P. H. 202, *236*
Patton, H., s. O'Rourke, J. F. 191, *249*, 278, *296*
Patzer, R., s. Halpert, B. 304, *350*
Paul, F. 692, *711*
Paul, L. W. 667, *680*
Paul, W., s. Bode, H. G. 86, 87, 88, *146*, 454, *462*
Paul, W., s. Markus, B. 393, *404*
Paulson, D. L., s. Smith, K. 698, *712*
Pavlov, A. S., s. Ruderman, A. J. 509, *541*
Payan, H., s. Paoli, J. 105, *154*
Payet, M., Pellegrino, A., Pène, P. 698, *711*
Payne, P., s. Doll, R. 685, 686, *709*
Payne, W. S. 36
Payne, W. S., s. Todd, D. W. 204, *255*
Pearce, A. E. 699, *711*
Pearce, J. M., s. Thorbjarnarson, B. 554, 567, 574, *629*
Pearlman, A. W., s. Friedman, M. 48, 121, *139*, *156*
Pearse, H. E., Rochester, N. Y. 671, *680*
Pearson, J. G. 520, *541*
Péchan, Z., s. Duchon, J. 183, *237*
Pedersen, A., s. Larsen, K. A. 667, *679*
Peiper, H.-J. 721, *730*
Pellant, A. 305, *354*
Pellegrini, A. *354*
Pellegrino, A., s. Payet, M. 698, *711*
Pellen, M., s. Pomeranz, R. 698, *711*
Penberthy, C. C., s. Benson, C. L. 701, *708*
Pendergrass, E. P., s. Hodes, Ph. J. 667, *678*, 726, *729*
Pène, P., s. Payet, M. 698, *711*
Pepere, A. *711*
Perceval, P. E., s. Grant, G. H. 660, *678*
Perdue, G. D., s. Vogler, W. R. 176, 177, 196, 202, 217, *256*
Pereslegin, J. A., Lopatnikova, Z. F. 535, *541*
Peretti, G., s. Zuppinger, A. 129
Perkins, E. S., Duguid, J. M. 279, *296*
Pernkopf, E. 438, 439, *462*
Perra, Shaw 553
Perrault, M., Delzant, G., Philbert, M. 170, *250*
Perret, Ch. A. *16*
Perrino, A. 306, *354*
Perry, H., Chu, F. C. H. 107, *154*
Perschmann, G. 64, *150*
Persik, S. L., s. Pack, G. T. 162, 178, 179, 199, 216, 220, *249*, 400, *404*
Persky, L., s. Fegen, P. 50, *142*
Perthes, G. 435, 450, *462*
Perttala, A. 94, *150*
Perussia, F. *250*, 267, 268, 272, *296*
Perussia, Y. *150*
Pesche, L., s. Guadagno, N. 287, *293*
Peskin, G. W., Mashall, J. O. *633*
Peskin, G. W., Orloff, M. 618, *634*
Peter, G. 261, *296*
Peters, K., Breitling, G. 213, *250*
Petersen 203

Petersen, N. C., Bodenham, D. C., Lloyd, O. C. 204, 217, *250*
Petersen, R. F., Hazard, J. B., Dykes, E. R., Anderson, B. 217, *250*
Peters, J., Haasters, J. 50, *144*
Petrov, N. N., Krotkina, N. A. 690, *711*, 718, *730*
Pettavel, J. 50, 92, *144*, *150*
Pettavel, J., Banzet, P. 224, *250*
Pettit, H. S. 517, *541*
Petzold, D., s. Braun-Falco, O. 110, *155*, 168, 188, *235*
Pfander, F. 323, 336, *354*
Pfannenstiel, P., s. Strickstock, K. H. 118, *159*
Pfannenstiel, P., s. Weissleder, H. *256*
Pfau, W. 336, *354*
Pfeiffer, J., Röder, K. 211, 218, *250*
Pfeiffer, R. L. 287, *296*
Pfisterer, W. H., s. Jenkinson, E. L. 573, *628*
Pfosi, H., s. Storck, H. 126, *159*
Phelan, J. T., Milgrom, H. 51, *144*
Phelan, J. T., Scherer, W., Mesa, P. 107, *154*
Phelan, J. T., s. Higuchi, K. *143*
Pheline, C., s. Giraud, J. Chr. 302, *350*
Philbert, M., s. Perrault, M. 170, *250*
Philipp, K., s. Born, W. *146*
Phillips, Ch., s. Coleman, J. A. 686, 687, *709*
Phillips, C., s. Hall, J. R. 176, 177, 188, 195, 217, 229, *241*
Phillips, J. R. 717, *730*
Phillips, R. F. 706, *711*
Phillips, R. F., Karnofsky, D. A., Hamilton, L. D., Nickson, J. J. 705, *711*
Phillips, R. F., Murikami, K. 706, *711*
Phillips, R. F., s. Hilaris, B. S. 215, *242*
Phillips, T. M., s. Lewis, M. G. 205, *245*
Piatti, A. *354*
Picard, I. D., s. Bernard, Ph. 498, *537*
Pichler, H. 322, *354*
Pickrell, K., s. Masters, F. 267, *295*
Pickrell, K. L., Clay, R. C. 701, *711*
Piepgras, U., s. Heuck, F. 668, *678*
Pierce, G. B., s. Gray, J. M. 171, *240*
Pierini, L., Grinspan, D. 52, *144*
Pierquin, B. 64, 66, 67, *150*, 526, *541*
Pierquin, B., Chassagne, D., Beyer, H. *150*
Pierquin, B., Chassagne, D., Maio, G. de, Beyer, H. 66, 81, *150*
Pierquin, B., Lalanne, C., Dutrieux, J., Tubiana, M., Surmont, J. 520, 521, 523, 533, *541*
Pierquin, B., Tubiana, M., Dutrieux, J. 520, 521, 528, 533, *541*
Pierquin, B., Wambersie, A., Tubiana, M. 520, 521, 533, *541*
Pierquin, B., s. Bernard, Ph. 498, *537*
Pierquin, B., s. Tubiana, M. 526, *542*
Pierro, L., s. Saunders, J. W. 168, *252*
Pierson, J. C., s. Pack, G. T. 107, *154*
Piessens, W. F. *250*
Pietra, G., Shubik, Ph. 172, *250*
Pietra, G., s. Rappaport, H. *251*
Pietra, G., s. Shubik, Ph. *253*
Pietrantoni, L. 312, 313, 318, 323, 340, *354*
Pignataro, O., s. Bugnetti, G. 342, *348*
Pigneux, J., s. Beck, C. 669, *676*
Piguet, B., Sakka, M., Huault, M. C. 204, *250*
Pillat, A. 51, *144*
Pilleron, J. P., Alamowitch, Ch. 216, *250*
Pillsbury, D. M., Blank, H., Madden, D. J. 61, *150*
Pimpinella, R. J., Marquit, B. 306, *354*
Pineda, E. P., s. Rutenberg, A. M. 669, *680*
Pinet, A., s. Papillon, J. 92, *150*, 650, *657*
Pinkus, H. 19, 20, 21, 23, 24, 25, 67, *137*, *150*, 190, *250*
Pinkus, H., Mehregan, A. M. 21, 22, *137*, 138
Pinkus, H., Mishima, Y. 189, 190, *250*
Pinkus, H., s. Hu, F. 184, *242*
Pinkus, H., s. Mishima, Y. 180, 185, 212, *247*
Pinkus, H., s. Schönfeld, R. J. 179, *252*
Pinkus, H., s. Staricco, R. J. 178
Pinol-Aguada, J., s. Vilanova, X. 189, *255*
Pinto, Dobson 35
Pinto Vieira, A. *354*
Piquet, J., Piquet, J. J. *354*
Piquet, J., Tison, J. 496, *541*
Piquet, J. J., s. Piquet, J. *354*
Pisani, G., Malaspina, A. 521, 533, *541*
Pisani, G., Nuvolone, U. 591, *631*
Pisapia, M., s. Clementi, T. 648, *655*
Pistolesi, G. F. 202, *250*
Pittins 435
Pitts, H. H., s. Strong, G. F. 684, 688, 689, *712*
Pizzecco, E., s. Castiglioni, G. C. 670, 671, *677*
Plaats, G. J. van der 54, 61, 80, *150*, 267, *296*, 450
Platti 306
Plazy, L., Damany, P. 689, *711*
Plenck 161, 162
Plüss, J., s. Miescher, G. 54, 79, 86, *149*
Plummer, H. S., Vinson, P. P. 496, *541*
Pöschl, M. 505, 510, 512, 518, 525, 529, *541*
Pöschl, M., s. Dannegger, M. 672, *677*
Pointon, R. S. 90
Pointon, R. S., s. Dalby, J. E. 92, *146*
Polano, M. K. 61, 74, *150*
Poli, A. de, s. Fregni, R. *350*
Polk jr., H. C. 718, *730*
Pollack, R. S. 50, *144*, 302, 343, *354*
Pollard, H. M., Henley, K. S. 583, *631*
Pomerantz, H., Margolin, H. N. 174, *250*
Pomeranz, R., Grady, H. G., Pellen, M., Magnes, M. 698, *711*
Poncel, P. *354*
Poncet, P. 220, *250*
Pool, J. L. 503, *541*
Pool, J. L., s. Collins, V. P. 342, *349*
Pool, J. L., s. Watson, F. A. *542*
Poope, H., Fraedrich, G. 267, *296*
Popchristov, P. M., Andréev, V. C., Koutitnchev, M. 188, 191, *250*
Poppe, E., s. Brennhovd, I. O. 50, *142*
Poppe, H. 213, 218, 229, *250*, 451, *463*
Poppe, H., Frädrich, G. 177, 179, 191, 208, *250*
Poppe, H., s. Frädrich, G. *239*
Poppert, S. 637, *657*
Poretti, C. G., s. Renfer, H. R. 698, *711*
Poretti, G., s. Zuppinger, A. *153*, 323, 332, 335, 343, *356*, 478, *482*, *542*
Porta, G. della, s. Shubik, Ph. *253*
Porter, M. R. 671, *680*

Porter, M. R., Frantz, V. K. 663, *680*
Portmann, J. 641, *657*
Portmann, U. V. 611
Portmann, V. V., Dunne, E. F., Hazard, J. B. 573, 600, 604, 608, 614, *629*, *632*, *634*
Portwich, F., Stössel, H. G. 716, *730*
Post, C. F., Lincoln, C. S. 124, *158*
Postel, A., s. Golomb, F. M. 223, *240*
Potee, K. G., s. Brindley, C. O. 222, *235*
Poth 75, 76, 78
Pototskii, I. I., Kornienko, T. A. 124, 131, *158*
Potvliege, B. J., s. Melot, G. J. *353*
Pouliquen, N. 75, 88, *150*
Pouliquen, N., s. Lamarque, P. 650, *656*
Pourquier, H., Leenhardt, P. 528, 536, *541*
Power, M. H., s. Wilder, R. M. 663, *681*
Powers, R. C., s. Preston, F. W. 201, 202, 229, *250*, 267, *296*
Prade, M., s. Lacour, J. 203, *244*
Pradel, J., s. Cherigié, E. *631*
Pratt, J. H., s. Brown, R. K. 664, 669, *677*
Pratt, J. P., s. Doub, H. P. 621, *633*
Pratt, T. D., s. Brown, R. K. 664, 669, *677*
Préaux, J., Texier, M. 103, *154*
Prescott, D. M. 42, *140*
Present, A. J. 607, *632*
Preston, F. W., Powers, R. C., Clarke, T. H., Walsh, W. 201, 202, 229, *250*, 267, *296*
Preussmann, R. 35, *140*
Prévôt, R. 603, *632*
Prey, D., Foster jr., J. M., Dennis, W. 599, 601, *632*
Price, H., s. Luce, J. K. 223, *245*
Price, V. H., Knight, C. D., Matthews, W. R. *250*
Price, W. E., Du Val jr., M. K. 202, *250*
Pridgen, J. E., Mayo, Ch. W., Dockerty, M. B. 599, 600, 601, 602, 603, 608, *632*
Priesel, A. 692, *711*
Priest, R. E. 343, *354*
Priestley, J. T., s. Comfort, M. W. 663, *677*
Priestley, J. T., s. Kuwayti, K. 715, 724, 727, *729*
Primrose, D. A., s. Snodgrass, M. B. 278, *297*
Pringle, J. H. 162, *250*
Prinzing, F. 684, *711*
Prior, J. T., s. Riemenschneider, P. A. *354*
Probstein, J. G., Sachar, L. A., Rindskopf, W. 670, *680*
Prochaskova, B., s. Duchon, L. 183, 184, *237*
Prodi, G., s. Finzi, C. 31, *139*
Proescher, F. A. 717, *730*
Profirov, D. 100, *150*
Proppe, A. 54, 55, 57, 58, 60, 61, 70, 71, 72, 74, 76, 78, 79, 80, 82, 86, 90, 91, 92, 93, 94, 99, 100, 120, *150*, *158*, 208, 217, *250*
Proppe, A., Wagner, G. 55, *150*
Proppe, A., s. Hauss, H. *241*
Propst, A. 513, 536, *541*
Protonotarios, P. N., s. Joannides, Th. 219, *243*
Proux, C., s. Cherigié, E. 603, *631*
Prudente, A. 267, *296*
Psenner, L. 320, *354*
Psenner, L., s. Lehrner, H. 66, *149*
Puech, A., s. Rimbaud, P. 104, *154*
Pujol s. Rimbaud, P. 104, *154*
Pulliam, R. L. *354*
Pund, E. R., Stelling, F. H. 566, *629*
Purcell, Th. R., s. Vaeth, J. M. 642, *658*
Puzin, I., Susnow, D. A. *634*
Pyard, M., s. Delahay, R. O. 614, *633*
Pyrtek, C., s. Cattell, R. B. 727, *728*
Pytrek, L. J., s. Cattell, R. B. 670, 671, *677*

Quan, St. H. Q. 621, *634*
Quan, St. H. Q., Deddish, M. R., Stearns, M. W. *657*
Quan, St. H. Q., s. Stearns jr., M. W. 621, *634*, 638, 651, *658*
Quastel, J. H., s. Boylen, J. B. 168, *235*
Quénu, E. 643, 722, *730*
Quevedo, W. C. 178, *250*
Quevedo, W. C., Cairns, J. M., Smith, J. A., Bock, F. G., Burns, R. J. 171, *250*
Quevedo, W. C., s. Saunders, J. W. 168, *252*
Queyrat 10
Quick, D. 322, *354*
Quick, D., Cutler, M. 103, *154*
Quinn, R. L., s. Beadmore, G. L. *233*
Quinn, R. L., s. McLeod, G. R. C. 195, 200, 203, *246*

Rabeau, H., s. Lepennetier, F. 60, *149*
Rabello, F. E. 161, *251*
Raben, M., s. Hilaris, B. S. 215, *242*
Rabinovitch, J., Kieffer, R. S. 720, *730*
Race, G. J., s. Smith, K. 698, *712*
Rachmilewith, M., s. Rosin, A. 37, *140*
Radberg, C., s. Hammer, G. 301, 347, *350*
Rados, A., Schinz, H. R. *296*
Raidler, L. K., s. Daron, N. *628*
Raifel, B. A., s. Kruschov, M. M. 654, *656*
Raiford, T. S. 598, *632*
Rainer, E. H., Burne, J. C. 332, *354*
Raines, D., James, A. G. 343, *354*
Rajewski 38
Rajewsky, B. 261, *296*
Rake, G. 496, *541*
Raker, J. W., s. Mundt, E. D. 203, *248*
Rankin, F. W., Broders, A. C. 639, *657*
Rankin, F. W., Newell, C. E. 602, *632*
Rankow, R. M., s. Smith, L. C. 401, *404*
Ranner, G., s. Braun-Falco, O. 110, *155*
Rapant, V. 589, *631*
Rappaport, H., Nakai, T., Shubik, Ph. 172, *251*
Rappaport, H., Pietra, G., Shubik, Ph. *251*
Rappaport, H., s. Della Porta, G. 171, *237*
Rappaport, H., s. Garcia, H. 172, *239*
Rappaport, H., s. Nakai, T. 172, *248*
Rapperport, A., s. Lynch, J. B. 50, *143*
Raskin, H. F., Kirsner, J. B., Palmer, W. L. 670, *680*, 721, *730*
Raström, S., s. Herberts, G. 311, *350*
Rate, R. G., s. Barbosa, E. 716, *728*
Ratkoczy, N. 133, *158*
Ratzkowski, E., Hochman, A., Buchner, A., Michman, J. 88, 90, *150*
Ratzner, E. R., s. Morfit, H. M. *248*
Rauber, G., s. Florentin, P. 686, *709*
Rauch, R. F. 637, *657*
Rauch, R. F., Stenstrom, K. W. 672, *680*
Rauch, S. 465, 474, *482*
Rausch, L. 439, *462*
Rausch, L., s. Graul, E. H. 441, 443, *462*
Rauhs, R. 684, *711*

Ravasz, L., Karpati, G. 50, 88, *144*, *150*
Ravasz, L., s. Vandor, F. *356*
Ravaut, P., Ferrand, M. 162, 217, *251*
Raven, R. W. 28, *140*, 170, 177, 178, 179, 194, 202, 216, 217, *251*
Rawles, M. E. 163, *251*
Rawson, A. J., Eyler, P. W., Horn, R. C. 304, *354*
Rawson, A. J., Frank jr., J. L. 106, *154*
Ray, B. S. 226, *251*
Ray, J. E., s. Hines, M. O. 617, *633*
Raymond, E. A., s. Schwartz, N. H. 601, 602, *632*
Read, A. 357
Rebattu, J. P., s. Mayoux, R. 332, *352*
Redd, B. L. 567, *629*
Reddy, J. B., Farb, S. *354*
Reddy, K. D. 459, *462*
Redlich 636
Reed, R. J., Palomeque, F. E., Hairston, M. A. 106, *154*
Reed, W. B., Becker sr., S. W., Becker jr., S. W., Nickel, W. R. 184, *251*
Reemtsma, K., Ryan, R. R., Krementz, E. T., Creech jr., O. *251*
Reemtsma, K., s. Creech jr., O. 223, *237*
Reese, A. B. *251*, 267, 273, 277, 282, 283, 284, 285, 289, *296*
Reese, A. B., Hyman, G. A., Tupley, N. Du V., Forrest, A. W. 283, *296*
Reese, D. F., Hodgson, J. R., Dockerty, M. B. *629*
Reesovsky 41
Regan, F. D., s. Galuzzi, N. J. 697, 698, *709*
Regato, J. A. del 269, 270, *296*
Regato, J. A. del, Sala, J. M. *434*
Regato, J. A. del, s. Ackerman, L. V. 305, 306, 308, 309, 312, 319, 325, 342, *347*, 484, 485, 495, 499, *536*, 554, 590, 598, 599, 617, *627*, *629*, *631*, *633*, 637, *654*, 661, 662, 663, *676*, 688, 692, 693, 699, 701, *707*, 716, 720, *727*
Regaud, C. L. 450, *462*
Regaud, C. L., Coutard, H., Monod, O., Richard, G. 261, *296*
Regelsberger, H. *631*
Regelson, W., s. Brindley, C. O. 222, *235*
Regelson, W., s. Holland, J. F. 222, *242*
Rehfeld, C. E., Stover, S. J., Taylor, G. N., Atherton, D. R., Schneebeli, G. 191, *251*
Rehn, L. 34
Rehrmann, A., Pape, H. D. 69, *151*
Rehrmann, A., Scheunemann, H. 91, 97, 98, *151*
Reich, H., Bonse, G. 71, *151*
Reichel, P., Staemmler, M. 635, 636, *657*
Reid, J. C., s. Berger, M. J. *234*
Reifferscheid, M. 616, 617, *634*, 635, *657*, 718, 719, 720, 722, 724, *730*
Reikowski, H., Müting, D. *711*
Reinberg, M. H., Lipson, M. 697, *711*
Reinertson, R. P., s. Scott, E. J. van 177, 185, *253*
Reinhold, H., s. Sauerbrey, R. 591, 593, *631*
Reisner, A. 57, *151*, 509, 516, 517, 529, 530, *541*
Reitemeier, R. J., s. Childs, D. S. 598, *630*
Reitmann, P. H. 179, 200, 202, *251*, *296*
Renfer, H. 85, 86, *151*, 259, 263, 271, *296*
Renfer, H. R., Poretti, C. G., Massini, C., Zuppinger, A. 698, *711*
Renfer, H. R., s. Zuppinger, A. 323, 332, 335, 343, *356*
Renker, Z., s. Zuppinger, A. *542*
Renshaw, K., s. Magoun jr., J. A. H. 720, *730*
Reschke, H., s. Otto, H. 669, *680*
Resnick, M. I., s. Ariel, I. M. 224, 225, *233*
Reszel, P. A., Soule, E. H., Coventry, M. B. 107, *154*
Reuter, E., s. Kölling, H. L. 59, 84, *148*
Reverdy, J., s. Baclesse, F. 265, 269, 270, *291*, *348*
Reverdy, R., s. Baclesse, F. 84, *145*
Reynolds, W. A., Winkelmann, R. K., Soule, E. H. 105, *154*
Rhese 319
Rhese-Goalwin 286
Rhoads, C. P., s. Sugiura, K. 691, *712*
Rhoads, J. E., Zintel, H. A., Hellwig jr., J. 671, *680*
Rhoads, J. E., s. Howard, J. M. 663, *678*
Rhode 222
Rhodes, R. L., Greenblatt, R. B. 717, *730*
Rhyner, P., s. Bloch, B. 162, *234*
Ribbert, H. *711*
Riberti, A., Battersby, J. S., Vellios, F. 496, *541*
Ribet, A., s. Calvet, J. 302, 334. *348*
Riccobono, X. J. 669, *680*
Richard, G., s. Regaud, C. L. 261, *296*
Richard, V. *140*
Richards 40
Richards, G. E. 269, *296*, *680*
Richardson, H. J., s. Haserick, J. R. 131, *157*
Richardson, P. B., s. Daron, N. *628*
Richfield, D. F., s. Goldman, L. 169, 227, 228, *240*
Richie, R. E., s. McSwain, B. 217, 229, *246*
Richmond, H. G. 36, *140*
Richter, A. R., s. Krayenbühl, H. *294*
Richter, E., s. Eichhorn, H. I. 89, 94, 95, *147*, *462*
Richter, G., s. Kleine-Natrop, H.-E. 51, *143*
Rick, K., s. Müller, A. *353*
Rickards, D. A. *251*
Rickenbach 96
Riddell, J. M., s. Howell, J. B. 80, *148*
Riddell, R. J. 106, *154*
Ridell, D. H., McSwain, B. 176, 177, 179, 217, *251*
Ridell, D. H., s. McSwain, B. 217, 229, *246*
Rieden, H. G., s. Maurer, H. J. 95, *149*
Riegel 15
Riegg, H., s. Witte, S. 222, *256*
Riehl, G. 135, *158*
Riemenschneider, P. A. 304
Riemenschneider, P. A., Prior, J. T. *354*
Ries, J. *151*, *657*
Riessbeck, K. H. 343, *354*
Rietmann 268
Rigler, L., Eriksen, L. G. 641, *657*
Rigler, L. G., Kaplan, H. S., Fink, D. L. 581, *631*
Rigler, L. G., Olfelt, P. C. 698, *711*
Rigler, L. G., s. Margulis, A. R. 686, *710*
Riley, F. J., s. Pathak, M. A. 168, *250*
Riley, V. 168, 171, *251*
Rimbaud, P., Puech, A., Pagès, A., Pujol 104, *154*
Rimington, C., s. Matteis, F. de 36, *140*
Rindskopf, W., s. Probstein, J. G. 670, *680*
Ringertz, N. 303, 304, 305, 306, *354*
Rinne, R., s. Holsti, L. R. 302, 323, 330, 332, 341, 343, *351*

Rintala, A., s. Saksela, E. 189, 201, *252*
Rissel, E., Streubel, A. 718, *730*
Ritschie, A. C. 25, *138*
Ritchie, G. W., Jackson, D. C., Eaglesham, H. 721, *730*
Ritgen, F. A. v. 161, *251*
Ritter, U. 669, *680*
Ritter, V. W., s. Barden, R. P. 635, *654*
Rivera, E. P., s. Helm, F. 51, *143*
Rivière, M. R., Obermann, B., Arnold, J. Guérin, M. 172, *251*
Rivière, M. R., Obermann, B., Chouroulinkow, I., Guérin, M. 171, 172, *251*
Rivo, M., s. Butler, P. F. 667, *677*
Robbins, S. L., s. Desforges, G. 718, *728*
Robb 718
Robb-Smith, A. H. T. 108
Robb-Smith, A. H. T., s. Scott, B. R. 109, *159*
Roberts, D. C., s. Walpole, A. L. 33, 35, *141*
Roberts, F. 530, *541*
Roberts, M. M., s. Jones, W. M. 196, 200, *243*
Robertson, D. M., Milliken, J. A. 311, *354*
Robertson, D. S., s. McGlone, F. B. 662, 667, *679*
Robertson, H. E., s. Wilder, R. M. 663, *681*
Robertson, W. A., Carlisle, B. B. 716, 719, 722, *730*
Robillard, J., s. Jacob, P. 520, 523, *539*
Robinson, J. M. *657*
Rocha, G., s. Winkelmann, R. K. *256*
Rochester, N. Y., s. Pearse, H. E. 671, *680*
Rochlin, D. B., Smart, C. R. 224, *251*
Rochlin, R. B., s. Enterline, H. T. *154*
Rocke, R.-J., s. Fafner, J. G. *238*
Rodé, I. 216, *251*
Rodenburg, G. C., s. Bullock, F. D. 690, *708*
Rodgers, L. C., s. Thompson, C. M. 665, *681*
Rodier, D. *251*
Rodriguez-Antúnez, A. 669, *680*
Roe, F. J. C., Glendenning, O. M. 33, 35, *140*
Roe, F. J. C., Lancaster, M. C. 33, 35, *140*
Roe, F. J. C., Millican, D., Mallett, J. M. 220, *251*
Roe, F. J. C., s. Salaman, M. H. 40, *141*
Roeber, F., s. McGuff, P. E. 227, *246*
Röder, K., s. Pfeiffer, J. 211, 218, *250*
Röntgen, W. C. 53
Rösch, J. 667, 669, *680*, 698, *711*
Rösch, J., Herfort, K. 669, *680*
Rösch, J., Judkins, M. P. 669, *680*
Rösch, J., s. Anacker, H. 698, 699, *707*
Rösch, J., s. Bilbao, M. K. 668, *676*
Röschl, K., s. Wernsdorfer, R. *153*
Roessiger, W. 720, *730*
Rogers, J. B., s. Blumenthal, H. T. 28, *138*
Rohde, B. 124, *158*
Rohde, B., Wiskemann, A. 207, *251*
Rohde, B., s. Kimmig, J. 207, *244*
Rohde, B., s. Wiskemann, A. *256*
Rohen, J. W. 439, *462*
Rohrschneider, W. 194, 215, 217, 219, 220, *251*, 259, 260, 261, 262, 263, *296*
Rohrschneider, W., Glauner, R. 258, 261, *296*
Rokitansky, O., s. Kühlmeyer, R. 582, *630*
Rolleston, H. D., McNee, J. W. 719, 720, 724, *730*
Rominger, C. J., s. Castigliano, S. G. 342, *349*
Romsdahl, M. M., Sebastien, I. *251*
Roncoroni, L., s. Buraggi, G. L. 521, *537*
Roo, T. de *251*
Roos, P., s. Harris, I. J. 169, *241*
Rorsman, H. 167, *251*
Rorsman, H., s. Falk, B. 190, *238*
Rosario, G. M. 688. *711*
Rose, F. L., s. Walpole, A. L. 33, 35, *141*
Rose, G. G. 165, *251*
Rose, G. G., Stehlin, J. S. 165, *251*
Roseberg, B. 267, 269, 270, *296*
Rosemond, G. P., s. Goldman, L. I. 224, *240*
Rosen, I. B., s. Mustard, R. A. 97, 98, *150*
Rosen, V. J., s. Jones, D. C. 38, *140*
Rosenberg, D. L., Ochsner, A. 684, 687, 688, 695, 696, 697, 699, 700, 701, *711*
Rosenberg, J. C., Assimacoupoulos, C., Lober, P., Rosenberg, S. A. 171, *251*
Rosenberg, J. C., Assimacoupoulos, C., Rosenberg, S. A. 200, *251*
Rosenberg, S. A., s. Rosenberg, J. C. 171, 200, *251*
Rosenblatt, M., s. Czajkowski, N. P. 205, *237*
Rosengren, H., s. Falk, B. 190, *238*
Rosette, S., s. Caresano, A. 520, *537*
Rosin, A., Rachmilewith, M. 37, *140*
Ross, D. E. 660, *680*
Ross, D. R. *354*
Ross, R. C., Miller, T. R., Foote jr., F. W. 107, *154*
Rossberg, G., Zimmer, M. 50, *144*
Rosselet s. Barraud 509, *536*
Rosselli, D. 50, *144*
Rossmann, K., s. Janker, R. 510, *539*
Rossochowitz, W., s. Juette, A. *294*
Roswit, B., Sorrentino, J., Yalow, R. 278, *296*
Rostock, P., s. Keinert, K. 461, *462*
Rotblat, J., s. Innes, G. S. 393, *404*
Rotblat, J., s. Marcus, R. 225, *246*
Rotermundt, F., Hofmann, A. *354*
Roth, D., Sage, H. H. 37, *140*
Roth, M. *354*, 642, *657*
Rothman, S., s. Magnin, P. H. 167, *246*
Rotte, K. H., s. Eichhorn, H. I. 89, 94, 95, *147*, *462*, 520, *538*
Rotte, K. H., s. Schröder, H. 495, *541*
Rotte, Th., s. Igelman, J. M. 228, *243*
Roujeau, J., s. Fauvet, J. 179, *238*
Roulet, F. C. 688, 689, 691, 696, *711*
Roulet, F. C., s. Bergeret, C. 686, 691, *708*
Rounds, D. F., s. Helsper, J. T. 227, *242*
Rous, P. 38
Rous, P., Kidd, J. G. 39, *140*
Rous, P., s. McKenzie, I. 41, *140*
Rousseau, R. E., s. Vaeth, J. M. 642, *658*
Rousset, J., Coudert, J., Fath 115, *158*
Rouvière, H. 579, 619, *627*, *631*
Roux, G., s. Castelain, P.-Y. 106, *153*
Rowe, E. W., Neely, J. M. 607, *632*
Rowen, H. S., Mallory, F. B. 696, *711*
Royer, P., s. Debain, J. J. 304, *349*
Royster, H. P., s. Lehr, H. B. 217, *245*

Rozanov, B. S., Ruderman, A. J. 516, *541*
Roze, R., s. Trial, R. 520, *542*
Rubin, B. A. 41, *141*
Rubin, S., Dann, D. 104, *155*
Ruckensteiner, E. *657*
Rucker, R. C., s. Couperus, M. 180, 185, *236*
Ruderman, A. J., Pavlov, A. S., Lopatnikova, Z. F. 509, *541*
Ruderman, A. J., s. Rozanov, B. S. 516, *541*
Rudert, H. 304, *354*
Rüedi, J. 551, *627*
Rueff, F. L., Bedacht, R. *252*
Rüttimann, A. 721, *730*
Ruff, C. C., Dockerty, M. B., Frick, R. E., Wangh, J. M. 621, *634*, *657*
Ruffino, C., s. Stehlin jr., J. S. 223, *254*
Rumjanceva, L. N., s. Vdovenko, V. M. 226, *255*
Rummel 96
Ruppe jr., J. P., s. Cipollaro, A. C. 59, *146*
Rush, B. M., s. Hines, M. O. 617, *633*
Russell, Helen 412, *434*
Russell, M., s. Paterson, R. *434*
Russell, M. H. 358, 359, *404*
Russell, W. O., s. Chang, J. P. 185, 188, 190, *236*
Russell, W. O., s. Comstock, E. G. 189, *236*
Russell, W. O., s. Lampertico, P. 305, *352*
Rutenberg, A. M., Goldberg, J. A., Pineda, E. P. 669, *680*
Ryan, R. R., Creech jr., O., Krementz, T. 224, *252*
Ryan, R. R., Krementz, E. T., Creech jr., O. *252*
Ryan, R. R., s. Creech jr., O. 223, *237*, 397, *403*
Ryan, R. R., s. Krementz, E. T. 224, *244*
Ryan, R. R., s. Longenecker, C. G. 89, 90, *149*
Ryan, R. R., s. Reemtsma, K. *251*
Rydell, J. R., Jennings, W. K., Scott, E. T. 106, *155*
Rytömaa, T., Kiviniemi, K. 18, 42, *138*, *141*
Ryzlewicz, A. 71, *151*

Sachar, L. A., s. Probstein, J. G. 670, *680*
Sachs 161
Sachs, L., s. Berwald, L. 31, *138*
Saegesser 527
Saegesser, F., s. Decker, P. *537*
Saegusa, T., s. Yamaguchi, H. *542*
Saffiotti, U., s. Della Porta, G. 171, *237*
Safi, N., s. Blanquet, P. 191, *234*
Sage, H. H., s. Doubilet, H. 660, *677*
Sage, H. H., s. Roth, D. 37, *140*
Sage, R. D., s. Walton, R. G. 179, *256*
Saggioro, C. 89, *151*
Sainburg, F. P., Garlock, H. J. 721, 722, *730*
Saint-Arneault, G., s. Nagel, G. A. *248*
Saito, M., s. Uragashi, K. 36, *141*
Sakai, D., s. Keddie, Fr. 169, *243*
Sakai, F., s. Uragashi, K. 36, *141*
Sakai, Y., s. Uragashi, K. 36, *141*
Sakata 485
Sakka, M., s. Piguet, B. 204, *250*
Sako, K., Sutzinger, G. L., Carside, E. 723, 724, 725, 726, 727, *730*
Saksela, E., Rintala, A. 189, 201, *252*
Sala, J. M., s. Regato, J. A. del *434*
Salaman, M. H., Roe, F. J. C. 40, *141*
Salamon, T., Schnyder, U. W., Storck, H. 174, *252*
Salamon, T., Storck, H. 171, 174, 191, 207, 222, *252*
Salatich, J., s. Buttross jr., D. 666, *677*
Salis, R. v. 69, *151*
Salisachs, G. L., de Vinyals, R. R., Corominas, C. L. 686, *711*
Salmann, L., s. Kummer, L. 261, *294*
Salmon, P. A. 661, 665, 669, *680*, 726, *730*
Salvati, E. P., s. Kratzer, G. L. 642, *656*
Salvin, L. G., s. Brindley, C. O. 222, *235*
Salvini, E. 526, *541*
Salzman, F. A., s. Fromer, J. L. 63, 128, *147*, *156*
Salzman, F. A., s. Smedal, M. J. 128, *159*
Sambrook, D. K. *151*
Sambrook, D. K., Thackray, A. C., Woodyatt, P. B. 58, *151*
Samuel, E. *631*, *632*
Samuelsson, A. 278, *296*
Sanchez-Muros, J., s. Dulanto, F. de 50, *142*
Sancho, H., s. Lacour, J. 203, *244*
Sandbank, M., s. Katzenellenbogen, I. 174, *243*
Sandberg, A. A., s. Toshima, S. 189, *255*
Sandeman, T. F. 203, *252*
Sander, J. 35, *141*
Sandford, C. H. 695, 701, *712*
Sandison, A. G., s. Falkson, G. 598, *630*
Sandler, D. A. 304, *354*
Sanes, S., McCallum, J. D. 689, *712*
Santelli, F., s. Chinaglia, V. 287, *292*
Santi, G. de, s. Lacour, J. 203, *244*
Santini, R., s. Azzolini, A. 50, *142*
Santler, R. 218, *252*
Santler, R., s. Eberhartingen, C. 88, *146*
Santril, S. T. *354*
Saperov, V. N., Surkova, F.-M. 135, *158*
Sargeant, K., O'Kelly, J., Carnaghan, R. B. A., Allcroft, R. 36, *141*
Sargnon, A., s. Bérard, L. 496, *537*
Sarrazin, D., s. Fajbisowicz, S. 654, *655*
Sasso, M., s. Guadagno, N. 287, *293*
Sato, M., s. Sawashima, M. *354*
Sauer, J., Scherer, E. *158*
Sauer, J., s. Bacon. H. E. 638, *654*
Sauer, W. G., s. Bargen, J. A. 636, *654*
Sauerbrey, R., Reinhold, H. 591, 593, *631*
Sauerwein, K., s. Schreus, H. T. *151*
Saunders, J. W., Quevedo, W. C., Pierro, L., Morbeck, F. E. 168, *252*
Sautter, H., s. Horst, W. 279, *294*
Savage, C., Noble, D. 667, *680*
Savitt, A. J., s. Fitchett, C. H. 716, *728*
Sawashima, M., Muto, J., Sato, M., Murakumi, F. *354*
Saypol, G. M., s. Stone, P. W. 701, *712*
Scanlon, P. W., s. Devine, K. D. 328, 342, 347, *349*
Schabel jr., F. M., Skipper, J. E., Fortner, J. G., Thomson, J. R., Laster jr., W. R., Moore, J. H., Kelley, C. A., Farnell, D. R. 222, *252*
Schäfer, H. 661, *680*
Schärer, K. 499, 501, 509, 515, 519, 526, *541*
Schairer, A. E. 727, *730*
Schall, L. A. 340, 347, *355*
Schally, A. V., Andersen, R. N., Long, J. M., Guillemin, R. 169, *252*
Scharnagel, I. M. 162, *252*

Scharnagel, I. M., s. Pack, G. T. 162, 175, 177, 178, 179, 195, 199, 200, 201, 203, 216, 217, 220, 226, 229, *249*, *250*, 267, 272, *296*, 400, *404*
Schatter, T. 85, *151*, 267, 270, *296*, 650, *657*
Schatter, T., s. Chaoul, H. *655*
Schatter, T., s. Greineder, K. 87, *147*, 456, *462*
Schaub jr., F. F., s. Mishima, Y. 163, 165, 185, *247*
Schauer, A., Vogel, A. 200, 218, *252*
Scheer, K. E. 54, 63, 64, 65, 118, *151*, 329, 330
Scheer, K. E., Endres, H. J. 64, 66, *151*
Scheer, K. E., Schwab, W., Ey, W. 323, 330, 335, 343, *355*
Scheer, K. E., s. Becker, J. 64, 65, *145*, 191, 225, *233*, *291*, *537*, 649, *655*
Scheer, K. E., s. Yiannakopoulos, A. 64, *153*
Scheffey, L. C., s. Boysen, Th. H. 663, *676*
Scheidman, H. M., s. Bagshaw, M. A. 63, 124, 128, *145*, *155*
Schell, R. F., Dockerty, M. B., Comfort, M. W. 581, *631*
Schelstraete, K., s. Vaerenbergh, P. M. van 63, 75, 88, 91, 92, *152*, 213, *255*, *463*
Schepers, G. W. H. 36, *141*
Scherer, E. 92, *158*, 188, *252*, 452, 457, *463*, 489, 638, 645, 647, 649, *657*, 704, *712*
Scherer, E., Montag, C. 104, *155*, 695, *712*
Scherer, E., Vogell, W. 704, *712*
Scherer, E., s. Fiebelkorn, H. J. 509, 517, *538*
Scherer, E., s. Sauer, J. 113, *158*
Scherer, W. 133
Scherer, W., s. Phelan, J. T. 107, *154*
Scheunemann, H. 97
Scheunemann, H., s. Rehrmann, A. 91, 97, 98, *151*
Scheurlen, H., Herzfeld, U., Immich, H., Frasch, M., Tewes, H. 118, *158*
Schick, A., Lloyd, S. R. 107, *155*
Schick, E., s. Becker, J. 65, *145*
Schick, R. M., s. Woolling, K. R. 666, *681*
Schiefer, W., s. Tönnis, W. 287, *297*
Schiff, L. 666, *680*
Schiff, S., s. Levene, G. 667, 668, *679*
Schimpf, A. 124, *158*
Schindler, R. 561, 588, *629*, *632*
Schinz, H. R. 592, *631*
Schinz, H. R., Senti, A. 499, *541*
Schinz, H. R., Zuppinger, A. 347, *355*, 489, 509, 516, 517, 530, *541*
Schinz, H. R., Wellauer, J. 639, *657*
Schinz, H. R., s. Rados, A. *296*
Schinz, H. R., s. Vogt, A. 260, *297*
Schirren, C. G. 45, 46, 51, 53, 54, 55, 56, 57, 58, 59, 60, 61, 62, 63, 64, 67, 68, 69, 70, 71, 72, 73, 74, 75, 76, 79, 80, 81, 82, 84, 85, 86, 87, 88, 91, 92, 93, 94, 95, 97, 98, 99, 100, 101, 102, 103, 112, 113, 118, 120, 124, 132, 133, 135, 137, *141*, *144*, *151*, *155*, *158*, 178, 194, 208, 210, 211, 217, 219, *252*, 439, 440, 445, 446, 447, 457, *463*
Schirren, C. G., Can, A. 57, *151*
Schirren, C. G., Caneghem, P. van 124, *158*
Schirren, C. G., Gruber, L. 51, 53, *144*
Schirren, C. G., Haumayr, N., Dittmar, R. 59, *151*
Schirren, C. G., Nasenmann, Th. 124, *158*
Schirren, C. G., s. Knierer, W. 59, 91, *148*
Schirren, C. G., s. Wachsmann, F. 57, *152*
Schlaeger, R. *632*
Schläppi, P. 302, *355*
Schlagenhaufer, F. 551, *627*, *632*, *634*
Schlegel, D., s. Gebhart, J. *350*
Schlesinger, F. G., Schwarz, F., Wagenvoort, C. A. *680*
Schlesinger, H, 561, *629*
Schlienger, M., Dutreux, J., Tubania, M., Laugier, A. *158*
Schlumberger, J. R., s. Boulé, G. *537*
Schlungbaum 82
Schmähl, D. 31, 36, *141*
Schmermund, H. J., Oberheuser, F., Kuttig, H. 96, *151*
Schmerz, K. *631*
Schmidt, s. Beutel 85
Schmidt, E., s. Bohnstedt, R. M. 61, 86, 87, *146*
Schmidt, W., Schulte, A., Lapp, H. 661, *680*
Schmieden, V. 635, 643, 652, *657*
Schmincke, S. 636, *657*
Schmincke-Regaud 305
Schneebeli, G., s. Rehfeld, C. E. 191, *251*
Schneider, C. 669, *680*
Schneider, G. 305, 308, *355*
Schneider jr., H. J., s. Friederich, H. C. *239*
Schneider, W., s. Brandl, K. 51 *142*
Schnellen, B., s. Friedrich, H. C. 50, 86, *142*, *147*
Schnepper, E., Schulze, E. 501, *541*
Schnyder, U. W. 178, 231, *252*
Schnyder, U. W., Kärcher, K. H. 204, *252*
Schnyder, U. W., s. Salamon, T. 174, *252*
Schnyder, U. W., s. Storck, H. 115, *159*
Schoch jr., E. P. 174, *252*
Schoen D., s. Bauer, R. 63, *145*
Schönfeld, R. J., Pinkus, H. 179, *252*
Schönfeld, W., s. Gottron, H. A. 26, *139*, *156*
Schönheit, U., s. Lünning, M. *246*
Schönlein, J. L. 161, *252*
Schoental, R., s. Barnes, J. M. 36, *138*
Schoental, R., s. Cook, J. W. 689, *709*
Schoental, R., s. Magee, P. N. 35, *140*
Scholte, P. J. L., s. Doornink, F. J. 103, *154*
Scholtz, H. J. *355*
Scholtz, H. J., Kramer, H. E. 308, *355*
Scholtz, H. J., s. Zange, J. 302, 322, 323, 336, 341, 342, *356*
Scholtz, W. 120, *158*
Scholz, W. 258, *296*
Schrader, K. E., s. Notter, G. 183, *249*
Schramm 28
Schreiber, A., s. Zuppinger, A. 323, 332, 335, 343, *356*, *542*
Schreus, H. T. 51, 54, 60, 61, 120, 128, *144*, *151*, *158*, 179, 184, 199, 203, 204, 208, 215, *252*, 268, *296*
Schreus, H. T., Gahlen, W., Sauerwein, K. *151*
Schricker, K. Th., s. Witte, S. 721, *731*
Schrire, T. 50, *144*
Schrodt, G. R., s. Fortner, J. G. 171, 217, 229, *239*
Schröder, H., Rotte, K. H. 495, *541*
Schröder, H. J., Kressin, J., Ziehe, K. R. 303, *355*
Schröder, W. 133, *158*
Schubert, G. 96, 510, 521
Schubert, G., s. Becker, J. *462*
Schubert, G., s. Bode, H. G. 87, 88, *146*, 454, *462*
Schubert, G., s. Eichhorn, H. I. 89, 94, 95, *147*, *462*
Schubert, G. A., Künkel, H. A., Overbeck, L., Uhlmann, G. 661, *680*
Schuchardt 97

Schuchhardt, K., s. Günther, H. 91, *147*
Schueppel 723
Schürch, O. 29, 38, *141*
Schürch, O., Miescher, G. *252*, 267, *296*
Schürch, O., s. Miescher, G. 162, 207, *247*
Schuermann, H. 10, 69, 179, 182, 189, 212, *252*
Schuermann, H., Greither, A., Hornstein, O. 443, 446, 447, 448, *463*
Schuhmachers-Brendler, R. 184, 189, *252*
Schuknecht, H. F. *355*
Schulte, A., s. Schmidt, W. 661, *680*
Schulte, W., s. Gremmel, H. 583, *630*
Schulte-Brinkmann, W., s. Gremmel, H. 646, *656*
Schultz, J., s. Kröger, W. 668, *679*
Schulz 323, *355*
Schulz, E. J., Falkson, G. 52, *144*
Schulz, H. G. 721, 726, *730*
Schulz, M. D., s. Holmes, G. W. 673, *678*
Schulz, M. D., Wang, C. C. 622, *634*, 645, *658*
Schulze, B., Jänisch, W. 220, *252*
Schulze, B., s. Jänisch, W. 219, 220, *243*
Schulze, E., s. Schnepper, E. 501, *541*
Schumacher, W. 698, *712*
Schumacher, W., Schwarz, E., Weise, H. J. 191, *252*
Schumacher, W., s. Anacker, H. 698, 699, *707*
Schumacher, W., s. Oeser, H. 669, *680*, 699, *711*
Schumann, E., s. Keinert, K. 461, *462*
Schunk, R., s. Wagner, D. *542*
Schupach, H. J., Chappel, R. B. 683, 684, 688, 695, *712*
Schurr, P. H. 287, *296*
Schwab, W., Ey, W. 332, *355*
Schwab, M., Werner, K., Kaess, H. 306, 324, 332, 340, 343, *355*
Schwab, W., s. Scheer, K. E. 323, 330, 335, 343, *355*
Schwaiger, M. 643, *657*
Schwander, R. *151*
Schwartz, N., s. Moore, G. E. 171, *248*
Schwartz, N. H., Swingle, R. C., Raymond, E. A. 601, 602, *632*
Schwartz, R. S., s. Jehn, U. W. *243*
Schwartze, G. 183, *253*
Schwartze, G., Conradi, G. 183, *253*
Schwartze, G., Grüneberg, Th. 183, *253*
Schwartzman, M. R., s. Orkin, M. 170, *249*
Schwarz 88, 89, 98, 582, *631*
Schwarz s. Weber 84, 85, 98
Schwarz, E., s. Schumacher, W. 191, *252*
Schwarz, F., s. Schlesinger, F. G. *680*
Schwarz, G. 133, *158*
Schwarz, K., s. Balogh, K. 79, 82, 98, *145*
Schwarz, K., s. Storck, H. 115, 124, *159*
Schwarzer, R., s. Kretzschmar, E. 208, *244*
Schwegler 548
Schwindt, W. D., s. Brunette, K. W. 505, *537*
Sciarra, P. A., Hallberg, O. E. 302, 334, *355*
Scofied, H. H., s. Garrington, G. E. 220, *239*
Scolari, E. G., Vallecchi, C., Nannelli, M. 180, 182, 207, *253*
Scoolman, J. G., Anderson, H. W. 306, *355*
Scott, A., s. Dunphy, E. B. 278, 279, *293*
Scott, B. R., Robb-Smith, A. H. T. 109, *159*
Scott, E. J. van 42, 128, 131, *141*
Scott, E. J. van, Andrews, J. R., Edgcomb, J. H. *159*
Scott, E. J. van, Auerbach, R., Clendenning, W. E. 53, *144*
Scott, E. J. van, Reinertson, R. P., McCall, C. B. 177, 185, *253*
Scott, E. J. van, Shaw, R. K., Crounse, R. G., Condit, P. T. 52, *144*
Scott, E. J. van, s. Edgcomb, J. H. 128, *156*
Scott, E. T., s. Rydell, J. R. 106, *155*
Scott jr., H. W., s. Cutler, G. D. 600, *632*
Scott, J. A. 184, *253*
Scott, R. K., s. Joyce, A. 283, *294*
Scott, W. G., s. Copher, G. H. *709*, 723, *728*
Scur, Z. 117
Seaman, W. B., Ackerman, L. V. 533, *541*
Seaman, W. B., s. Feldman, F. 303, *349*
Sebastien, I., s. Romsdahl, M. M. *251*
Sebileau, P. 311, 322, *355*
Seco, A. G., s. Dulanto, F. de 50, *142*
Seemen, H. v. 162, *253*
Segers, A. M., s. Kaminsky, A. 113, *157*
Segi, M., Kurihara, M., Matsuyama, T. 578, *631*, *634*
Segi, M., Nealon 616
Seifert, G. 465, *482*
Seiji, M., Fitzpatrick, T. B., Birbeck, M. S. C. 165, *253*
Seiji, M., Shimao, K., Birbeck, M. S. C., Fitzpatrick, T. B. 166, *253*
Seiler, H., s. Burnett, J. B. 167, *235*
Seino, J. 672, *680*
Sejanowich, C., s. Shafer, W. *355*
Seldinger, S. I. 721, *730*
Seliger, H. 669, *680*
Sellers, A. H., s. MacKay, E. N. *434*, *462*
Sellström, L. G. *355*
Selot 319
Selverstone, B., Sweet, W. H., Ireton, R. J. 278, *296*
Selverstone, B., s. Baker, W. H. 278, *291*
Sempert, M. 393, *404*
Senin, U., s. Nardi, S. 454, *462*
Senti, A., s. Schinz, H. R. 499, *541*
Sercer, A., Padovan, I. 343, *355*
Setälä, H., s. Vaheri, E. 341, 343, *356*
Sevin, W., Anger, R. 64, *151*
Sevin, W., Dietz, H. 64, 67, 70, *151*
Sevin, W., Lehmann, A. 86, 87, *151*
Setaelae 40
Seybolt, J. F., Papanicolaou, G. N., Cooper, W. A. 721, *730*
Seyss, R. 645, *657*
Seyss, R., s. Hekele, K. 76, *147*
Shafer, W., Sejanowich, C. *355*
Shaffer, B. 174, 176, 178, 179, 181, 185, 217, *253*
Shaffer, B., s. Beerman, H. 177, 178, 180, *233*
Shah, J. P., s. Goldsmith, H. S. 202, *240*
Shallow 602
Shambaugh, P. 407, *434*
Shanin, A. P. 202, 208, *253*
Shapiro, J. 279, *296*
Shapiro, M. P., s. Cohen, L. 704, 705, *709*
Sharp, G. S., Brinkley, F. C. 269, *297*
Sharp, G. S., s. Helsper, J. T. 227, *241*, *242*
Sharpe, W. S., s. Gray, H. D. 717, 718, *729*
Shaw, s. Perra 553
Shaw, R. K., s. Scott, E. J. van 52, *144*

Shedd, D. P., s. Badib, A. O. 325, 341, *348*
Shedden, W. M., Dresser, R. 622, *634*
Sheinfeld, W. 722, *730*
Sheldon, W. H., James, D. F. 688, *712*
Sheppard, P. M., s. Howel-Evans, W. 496, *539*
Sherin, R. W., s. Sulzberger, M. B. 43, *141*
Sherrick, D. W., Hodgson, J. R., Dockerty, M. B. 554, 561, 569, *629*
Sherrin, D., s. Stehlin jr., J. S. 204, 223, 224, *254*
Shibata, H. R., s. Willoughby, H. *256*
Shields, A. B., s. Burns, G. M. 609, *631*
Shigematsu 86
Shigematsu, Y., Webster, J. H., Bricout, P. 460, *463*
Shimao, K., s. Seiji, M. 166, *253*
Shimkin, M. B. 583, *631*
Shimkin, M. B., Triolo, V. A. 38, *141*
Shingleton, W. W. 224, *253*
Shively, J. A., s. Stephenson, H. E. *254*
Shizume, K., Lerner, A. B. *253*
Shizume, K., Lerner, A. B., Fitzpatrick, T. B. *253*
Shizume, K., s. Lerner, A. B. 162, 168, 170, *245*
Shnider, B. I., s. Brindley, C. O. 222, *235*
Shoemaker s. Eyclesheimer 706
Shope 38, 39
Shorter, A., s. Fairchild, G. C. 592, *630*
Shrivastav, J. B., s. Agarwal, S. *347*
Shubik, Ph. *141*
Shubik, Ph., Pietra, G., Della Porta, G. *253*
Shubik, Ph., s. Della Porta, G. 171, *237*
Shubik, Ph., s. Nakai, T. 165, *248*
Shubik, Ph., s. Pietra, G. 172, *250*
Shubik, Ph., s. Rappaport, H. 172, *251*
Shubik, Ph., s. Toth, B. 172, *255*
Shulman, I. M., Williams, J. G., Todd, J. T. *657*
Shulman, I. M., s. Williams, J. G. 646, *658*
Siciliano, A., s. Anaveri, G. 113, *155*
Sieber, F., s. Kleine-Natrop, H. E. *244*
Siegel, B. V., s. Wellings, S. R. *256*
Sierro, A., s. Kadrnka, S. 559, *628*
Sievert, R. M. 392, *404*
Sifre, R. A., Stenberg, E. S., Graybrill, L. D. 667, *680*
Sighinolfi, P., s. Busacca, A. 260, *292*
Sikes, M. P., s. Sullivan, R. D. 224, *254*
Silberberg, I., s. Kopf, A. W. 205, *244*
Siler, V. E., Zinninger, M. M. 727, *730*
Siler, V. E., s. Goldman, L. 228, *240*
Silver, G. B., Lubliner, R. K. 667, *680*
Silvers, W. K. 163, *253*
Silvers, W. K., s. Billingham, R. E. 164, *234*
Silvester, J. A., s. Szur, L. *159*
Simmons, H. T. 363, *404*
Simon 288
Simon, H. M., Tingwald, F. R. 320, *355*
Simon, L. 637, *657*
Simonart, J. 203, *253*
Simonart, J., s. Achten, G. 178, 202, *232*
Simons, M., s. Vaerenbergh, P. M. van *463*
Simpson, J. R. 51, *144*
Simpson, W. M. 696, *712*
Sinclair, W. K. 422, *434*
Sinclair, W. K., Blondal, H. 63, *151*
Sinclair, W. K., s. Hodt, H. J. 423, *434*
Sinestrero, C., s. Orechia, C. 507, *540*
Sinistrero, C., s. Benassi, E. 675, *676*
Sinner, W. 194, *253*
Sinner, W., s. Kunz, W. 100, *149*
Sipos, K. 52, 131, *144*, *159*
Sirkis, L., s. Grupper, Ch. 52, *142*
Sirsat, M. V. 179, *253*
Sirsat, M. V., s. Doctor, V. M. 528, *538*
Sirtori, C., Calearo, C., Teatini, G. P. 304, *355*
Sischka, O. 304, *355*
Sisson, G. A., Johnson, N. E. 307, 314, *355*
Sjoegren, H. O., s. Hellström, I. *241*
Skahen, J. R., s. Sullivan, F. J. *159*
Skarica, P., s. Körbler, J. 88, 89, *148*, 459, *462*
Skinner, M., s. Jehn, U. W. *243*
Skipper, J. E., s. Schabel jr., F. M. 222, *252*
Skjoldborg, H. *155*
Sklaroff, D., s. Eisenberg, J. J. 278, 279, *293*
Skolnik, E. E., s. Lederer, F. L. 343, *352*
Skolnik, E. M., Fornatto, E. J. *355*
Skolyszewski, J., s. Glinska, H. 113, *156*
Skov-Jensen, T., Hastrup, J., Lambrethen, E. *253*
Sladkowitsch, S. E. 50, *144*, 195, 227, *253*
Slaughter, D., s. Economou, S. G. 619, *633*
Slaughter, D. P., s. Southwick, H. W. *155*, 196, 202, *253*
Sloan, W. P., s. Bargen, J. A. 636, *654*
Sloboda, A. E., Kopac, M. J. 222, *253*
Slye, M., Homes, H. F., Wells, H. G. 690, *712*
Smart, C. R., s. Rochlin, D. B. 224, *251*
Smart, Chs., s. Muna, M. N. 206, *248*
Smedal, M., s. Adams, H. D. *536*
Smedal, M. I., s. Fromer, J. L. 63, 128, *147*, *156*
Smedal, M. I., s. Lathrop, F. D. 478, *482*
Smedal, M. I., s. Wise, R. E. 646, *658*
Smedal, M. J., Johnston, D. O., Salzman, F. A., Trump, J. G., Wright, K. A. 128, *159*
Smets, W., s. Lebrun, J. 224, *245*
Smith, C. 288, *297*
Smith, Ch. 311, *355*
Smith, C. L., s. Mitchell, J. S. 478, *482*
Smith, D. E., s. Black, B. K. 304, *348*
Smith, E. B., s. Fish, J. *238*
Smith, F. E., Henly, W. S., Knox, J. M., Lane, M. 174, 189, *253*
Smith, G. L., s. Williams, R. I. *356*
Smith, I. H. 648, *657*
Smith, I. H., Fetterly, I. C. M., Lott, J. S. *658*
Smith, J. A., s. Quevedo, W. C. 171, *250*
Smith, J. H., Lott, J. S. 520, 521, *541*
Smith, J. H., s. Lott, J. S. 520, *540*
Smith jr., J. L., Helwig, E. B. 553, *627*, *629*, *634*
Smith jr., J. L., Stehlin jr., J. S. *253*
Smith jr., J. L., Stehlin jr., J. S., Clark, R. L. 224, *253*
Smith jr., J. L., s. Chang, J. P. 185, 188 190, *236*

Smith jr., J. L., s. Lynch, H. T. 174, *246*
Smith jr., J. L., s. Stehlin jr., J. S. 178, 204, 223, *254*
Smith, J. P., Yates, P. O. 666, *680*
Smith, K., Varon, H. H., Race, G. J., Paulson, D. L., Urschel jr., H. C., Mallans 689, *712*
Smith jr., L., s. Anderson, D. E. 174, *233*
Smith, L. C., Lane, N., Rankow, R. M. 401, *404*
Smith, P., s. Coward, R. F. 184, *236*
Smith, R. R., Klopp, C. T., Williams, J. M. *355*
Smith, R. R., s. Olch, P. D. 218, 230, *249*
Smithers 42
Smithers, D. W. 424, 430, *434*, 514, 516, 536, *541*
Smithers, D. W., Clarkson, J. R., Strong, J. A. *541*
Smithers, D. W., s. Hodt, H. J. 423, *434*
Smithies, F. 717, *731*
Smulders, J., van Geffel, R., Dustin jr., R. 686, *712*
Snell, R. S. 165, 170, *253*
Snelling, M. D. 340, *355*, 401, *404*
Sniffen, R. C., s. Allen, W. 561, 567, 574, 600, 601, 602, 607, 611, 614, *627*, *631*, *633*
Snitman, M. F., s. Lederer, F. L. 343, *352*
Snoddy, W. T. 557, 567, *629*
Snodgrass, M. B., Lenihan, J. M. A., Primrose, D. A. 278, *297*
Sobieniecki, W. 304, *355*
Soboroff, B. J., s. Lederer, F. L. 343, *352*
Sodee, D. B. 669, *680*
Soellner, F. 284, *297*
Söltz, J., s. Kruspl, W. 190, *244*
Söltz-Szöts, J. 221, *253*
Soemmering 435
Soenem, A., s. Lavedan, J. 74, 82, 84, *149*
Soivio, A. I., s. Sundell, B. 50, *144*
Sokal, J. E., s. Back, N. *233*
Solowey, A. C., s. Golomb, F. M. 223, *240*
Som, M. L., s. Kramer, R. 305, *352*
Sommer, F. 103, *155*, 208, *253*, 452, 457, *463*
Sommers, S. C., Murphy, S. A., Warren, S. 661, *680*
Somogyi, M. 698, *712*
Sonley, M. J. 607
Sonley, M. J., s. Jenkin, R. D. 607, *632*
Sørensen, B. L., Stancke, B. 615, *634*
Sorrentino, J., s. Roswit, B. 278, *296*
Sorsby, A., s. Benjamin, B. 273, *291*
Sotomayor, M. O., s. Hermosilla, Diaz, F. 684, 698, *710*
Soule s. Glick 614
Soule, E. H. 103, 107, *155*
Soule, E. H., Malhour, G. H., Mills, S. D., Lynn, H. B. *155*
Soule, E. H., s. Reszel, E. H. 107, *154*
Soule, E. H., s. Reynolds, W. A. 105, *154*
Soule, E. H., s. Taswell, H. F. *155*
Southam, Ch. M. 40, *141*
Southard, M. E., s. Friedman, M. 478, *482*
Southwick, H., s. Economou, S. G. 619, *633*
Southwick, H. W. 106
Southwick, H. W., Slaughter, D. P. *155*
Southwick, H. W., Slaughter, D. P., Hinkamp, J. F. 196, *253*
Southwick, H. W., Slaughter, D. P., Hinkamp, J. F., Johnson, F. E. 202, *253*
Spatt, S. D., Grayzell, D. M. 686, *712*
Spechter, H. J. 96, *152*
Speeze 600, *632*
Speir, E. P., s. Busteed, F. F. 663, *677*
Spellberg, M. A., Zivin, S. 567, 599, 611, 614, *629*, *632*
Spencer, M. C. 52, *144*
Spier, H. W. 162, *253*
Spier, H. W., Lucius, K. *253*
Spiessl, B. 90, 97, *152*
Spindrich, J., s. Brosch, E. 307, 308, 317, *348*
Spitalier, J.-M., s. Castelain, P.-Y. 106, *153*
Spitz, S. 189, *254*, 272
Spitz, S., s. Allen, A. C. 161, 178, 180, 184, 188, 201, *232*, *233*, 267, 268, *291*
Spoljar, M., Francicevic, N., Kubovic, M. *254*
Spoljar, M., Karpati 217
Sprague, W. G., s. Trodahl, J. N. *255*
Sproul, E. E. 666, *680*
Staemmler, M., s. Reichel, P. 635, 636, *657*
Stäps, R. 115, *159*
Stäubli, W., Loustalot, P. 171, *254*
Stallard, H. B. 283
Stallard, H. B., s. Moore, R. F. 283, *295*
Stam, H. C., s. Oswald, F. H. 105, *154*
Stancke, B., s. Sørensen, B. L. 615, *634*
Stanley, J. R., s. Grollman, J. H. 129, *156*
Staricco, R. J., Pinkus, H. 178
Staricco, R. J., s. Hu, F. 184, *242*
Stark, R. B., s. Cutler, G. D. 600, *632*
Starkloff, G. B., Bindbeutel, D. 637, *658*
Starr, G. F., Dockerty, M. B. 598, 602, 606, *633*
Stauffer, M. H., s. Kuwayti, K. 715, 724, 727, *729*
Stearns jr., M. W., Deddish, M. R. 651, *658*
Stearns jr., M. W., Deddish, M. R., Quan, St. H. Q. 621, *634*, 638, 651, *658*
Stearns jr., M. W., s. Leaming, R. H. *656*
Stearns jr., M. W., s. Quan, St. H. Q. *657*
Stech, H. 216, *254*, 267, 268, *297*
Steckl 171
Steffen, C. G., s. Bauer, F. K. 191, *233*
Steg, R. F., Dahlin, D. C., Gores, R. J. *355*
Stegmeier, O. C. 185, *254*
Stehlin jr., J. S., Clark jr., R. L. 223, 224, *254*
Stehlin jr., J. S., Clark jr., R. L., Smith jr., J. L., White, E. C. 178, 223, *254*
Stehlin jr., J. S., Clark jr., R. L., Vickers, W. E., Monges, A. 222, 223, 224, *254*
Stehlin jr., J. S., Clark jr., J. L., White, E. C. 217, 223, *254*
Stehlin jr., J. S., Clark jr., J. L., White, E. C., Smith, J. L., Griffin, A. G., Jesse, R. H., Healey jr., J. E. 178, 223, *254*
Stehlin jr., J. S., Hills, W. J., Ruffino, C. 223, *254*
Stehlin jr., J. S., Smith jr., J. L., Jing, B. S., Sherrin, D. 204, 223, 224, *254*
Stehlin jr., J. S., s. Clark, R. L. 222, 224, *236*
Stehlin jr., J. S., s. Chang, J. P. 185, 188, 190, *236*
Stehlin jr., J. S., s. Rose, G. G. 165, *251*
Stehlin jr., J. S., s. Smith jr., J. L. 224, *253*
Stehlin jr., J. S., s. Young, S. E. 184, *257*
Steigleder, G. K. *16*, 164, 226, *254*
Steigleder, G. K., s. Gans, O. 26, *137*, *239*

Stein 601, *633*
Stein, G. 200, *254*
Steinbach, H. L., s. Low-Beer, A. D. 278, *295*
Steinberg, J., s. Farber, E. M. *156*
Steiner, M. M. 687, 695, *712*
Steiner, P. E. 719, *731*
Steiner, P. E., Edgcomb, J. H. 30, 32, *141*
Steiner, P. E., s. Edmondson, H. A. 683, 684, 686, 687, 688, 689, 692, 693, 694, 695, 696, 697, 700, *709*
Steinhoff s. Schmaehl 36
Steinhoff, H., Pabst, H. W. 669, *681*
Stell, J. S., Moyer, M. D. G., Dehne, E. 78, *152*
Stelling, F. H., s. Pund, E. R. 566, *629*
Stenberg, E. S., s. Sifre, R. A. 667, *680*
Stender, H. S., s. Holsten, D. R. 518, 520, *539*
Stenger, A. 206, 207, 208, 215, *254*, 267, *297*
Stenstrom, K. W., s. Rauch, R. F. 672, *680*
Stephens, C. A., s. Jenkin, R. D. 607, *632*
Stephenson, H. E., Terry, C. M., Lukens, J. N., Shively, J. A., Busby, W. E., Stoeckle, H. E., Esterly, J. A. *254*
Stephenson, S. K. 375
Stevenson, A. W., s. Packhard, G. B. 701, *711*
Stewart s. Geiss 582
Stewart, E. W., s. Sugiura, K. 663, *681*
Stewart, F. W. 162, *254*
Stewart, F. W., Treves, N. *155*
Stewart, H. 169, *254*
Stewart, H. L. 28, 39, *141*
Stewart, H. L., Lieber, M. M., Morgan, D. R. 723, 724, 725, *731*
Stewart, I. M. 692, *712*
Stewart, J. G. *355*, 385, *404*
Stewart, J. G., Jackson, A. W., Chew, M. K. 401, *404*
Stewart, M. W. M. 224, *254*
Stewart, T. S. 306, *355*
Sticher, A. 27, *141*
Stidolph, M. E. 204, *254*
Stilson, W. L., s. Deeb, P. H. 573, 607, *628*, *632*
Stirret, L. A., Yühl, E. T., Libby, R. L. 698, *712*
Stoba, C., Cynowski, L., Cimaszewski, M. 179, *254*
Stobbe, G. D., s. Lund, H. Z. 185, 220, *246*
Stock, E., s. Weber, G. 113, *159*
Stock, W. 260, 261, *297*
Stocks, P. 177, *254*
Stoddert, T. G. *434*, *463*
Stöckel 13
Stoeckle, H. E., s. Stephenson, H. E. *254*
Stoel, G., s. Hoed, D. den *294*
Stössel, H. G. 88, 90, *152*, 448, 456, 459
Stössel, H. G., s. Portwich, F. 716, *730*
Stoker, M. 39, *141*
Stoll, de 715
Stoll, H. L., Klein, E. 52, *144*
Stoll, H. L., Klein, E., Case, R. W. 52, *144*
Stoll, H. L., s. Klein, E. 52, *143*
Stoll jr., H. L., s. Traenkle, H. L. 89, 90, 100, *152*
Stone, P. W., Saypol, G. M. 701, *712*
Stone, R. S. 66, *152*
Stone, R. S., s. Low-Beer, A. D. 278, *295*
Stone, R. S., s. McCorkle, H. J. *295*
Storaasli, J. P. 278, *297*
Storaasli, J. P., s. Krohmer, J. S. *294*
Storraasli, J. P., s. Thomas, C. I. 279, *297*
Storck, H. 54, 66, 114, 134, 135, 136, *152*, *159*, 182, 183, 194, 195, 196, 198, 199, 200, 201, 204, 211, 214, 215, 217, 218, 222, 226, 228, 230, 231, *254*
Storck, H., Miescher, G. 136, *159*
Storck, H., Pfosi, H. 126, *159*
Storck, H., Schnyder, U. W., Schwarz, K. 115, *159*
Storck, H., Schwarz, K. 124, *159*
Storck, H., s. Arma, M. 180, 212, *233*
Storck, H., s. Eichenberger-de Beer, H. 119, 120, 123, 124, 131
Storck, H., s. Miescher, G. 208, 210
Storck, H., s. Ott, F. 52, *144*, 171, 207, 222, 230, *249*
Storck, H., s. Salamon, T. 171, 174, 191, 207, 222, *252*
Stordeur, K., Kessler, F. 124, 126, *159*
Storer, E. H., Akin, T. J. 703, *712*
Storgolini, G. S., s. Barbieri, L. L. 279, *291*
Stout, A. P. 103, 107, *155*, 553, 566, *627*, *629*
Stout, A. P., Hill, W. T. 107, *155*
Stout, A. P., Kenny, F. R. 304, *355*
Stout, A. P., Murray, M. R. 440, *463*
Stout, A. P., s. Bogdasarian, R. M. 304, *348*
Stout, A. P., s. Conley, J. J. 103, *153*
Stout, A. P., s. Kaufmann, S. L. 104, *154*
Stout, A. P., s. Kay, S. 304, *351*
Stout, A. P., s. Marcuse, P. M. 600, 602, 606, 607, *632*
Stover, B. J., Atherton, D. R., Mays, C. W. 191, *254*
Stover, B. J., s. Taylor, G. N. 191, 226, *255*
Stover, S. J., s. Rehfeld, C. E. 191, *251*
Stowell, R. E., s. Wilson, M. E. 704, *713*
Strandqvist, M. 48, 57, *141*, *152*, 458, *463*, 509, 536, *541*
Strang, R., s. Brown, D. B. 726, *728*
Strassburg, M. *355*
Strauss, G. 717, *731*
Strauss, J. S. 129, *159*
Streffer, C. 43, 44, *141*
Streubel, A., s. Rissel, E. 718, *730*
Streuter, M. A., s. Mattick, W. L. 343, *352*
Strich, S. J., s. Oelbaum, M. H. 666, *680*
Strickstock, K. H., Weissleder, H., Pfannenstiel, P., Afkham, I. K., Hoffmann, G., Musshoff, K. 118, *159*
Striezel, M., s. Eberhardt, H. J. 513, *538*
Stritzko, O. 671, *681*
Ström, B. G., Winberg, Th. 641, *658*
Strohl, E. L., Diffenbaugh, W. G. 717, *731*
Strong, G. F., Pitts, H. H. 684, 688, 689, *712*
Strong, G. F., Pitts, H. H., McPhee, J. G. 684, *712*
Strong, J. A., s. Smithers, D. W. *541*
Struben, W. H. 343, *355*
Stucke, K. 700, *712*
Stuhl, L., Tournier, J. 521, 523, 526, *541*
Sudaka, J., s. Giraud, J. Chr. 302, *350*
Süss, R., s. Mohr, U. *140*
Sugarbaker, E. D., Craver, L. F. *633*
Sugiura, K. 222, *254*
Sugiura, K., Pack, G. T., Stewart, E. W. 663, *681*
Sugiura, K., Rhoads, C. P. 691, *712*
Suliman 131
Sullivan, A. *159*
Sullivan, F. J. 136
Sullivan, F. J., Epstein, J. H., Skahen, J. R. *159*

Sullivan, J. G., s. Macomber, W. B. *143*
Sullivan, R. D., Miller, E., Sikes, M. P. 224, *254*
Sullivan, R. D., Watkins, E. 397, *404*
Sullivan, R. D., s. Oberfield, R. A. 224, *249*
Sullivan, W. A., s. Hitchook, C. R. 581, *630*
Sulzberger, M. B., Sherin, R. W., Herrmann, W. F. 43, *141*
Summers, W. C., s. Maher, V. M. 35, *140*
Summer, W. C., Foraker, A. G. 204, 205, *254*
Sunaric, D., s. Kuttig, H. 518, 520, *539*
Sunaric, D., s. Wieser, C. 218, *256*
Sundelin, C. H. G. 161, *254*
Sundell, B., Gylling, U., Soivio, A. I. 50, *144*
Sunderland, D. A. 579, 580, *631*, 638, *658*
Sunderman, F. W., Donnelly, A. J., West, A. J., Kincaid, J. F. 36, *141*
Surkova, F.-M., s. Saperov, V. N. 135, *158*
Surmont, I., Gest, I. *297*
Surmont, J., s. Pierquin, B. 520, 521, 523, 533, *541*
Susnow, D. A., s. Puzin, I. *634*
Sussmann, H. 704, *712*
Sutzinger, G. L., s. Sako, K. 723, 724, 725, 726, 727, *730*
Sutzman, L., s. Back, N. *233*
Suurmond, D. 104, *155*
Suzki, R. 671, *681*
Svitchew, S., s. Kardzhiev, B. 700, *710*
Swain 607
Swalm, W. A., Gault, E. S., Morrison, L. *712*
Sweet, R. D. 51, *144*
Sweet, R. H. 514, 527, *542*
Sweet, W. H., s. Dunphy, E. B. 278, 279, *293*
Sweet, W. H., s. Selverstone, B. 278, *296*
Swingle, R. C., s. Schwartz, N. H. 601, 602, *632*
Swinton, N. W., Counts, R. L. *658*
Sylvén, B. 177, 178, 179, 194, 196, 198, 229, *254*, 267, 272, 275, *297*
Symmers, D. *629*, 719, *731*
Szabó, G., s. Fitzpatrick, T. B. 165, 167, 168, 170, 173, *239*
Szabo, G., s. Pathak, M. A. 168, *250*
Szatai, I., s. Tóth, F. 87, 88, 90, *152*, 447, 457, 459, *463*
Szczgiel, K., Lénczyk, M., Czechowicz, W. *254*
Szent-Györgyi, A. 42, *141*
Sziegoleit, M., s. Halama, J. 113, *156*
Szodoray, L. 169, 183, 188, 208, *254*
Szodoray, L., Korossy, A. 131, *159*
Szodoray, L., Nagy-Vezekényi, C. 188, *254*
Szodoray, L., Vezekenyi, Cl. *254*
Szodoray, L., s. Mészaros, Cs. 51, *143*
Szpunar, J., Wlodyka, J. *355*
Szur, L., Bewley, D. K., Silvester, J. A. *159*

Tabah, E. J. *355*
Tabah, E. J., s. Willoughby, H. *256*
Tabb, H. G. 343, *355*
Taenzer, A., s. Beutel, A. 287, *292*
Tailhefer, A. 427, *434*
Tairbanks, s. Comer 600, *632*
Takahashi, H., Fitzpatrick, T. B. 184, *254*
Takaoka, A., Maeda, M., Urano, M. 520, 542
Takeda, C., Matsuoka, T., Owada, I. *356*
Talley, R. W., s. Tucker, J. L. 224, *255*
Talmazzi, F. 188, *255*
Tamaki, H. T., s. Kleinerman, J. *632*
Tamaschke, Ch., s. Dobberstein, J. 27, *139*
Tamiya, T., s. Nakayama, K. *540*
Tannenbaum, A. 40, *141*
Tappeiner, J. 69, *152*
Tappeiner, J., Wodniansky, P. 64, 65, 132, 133, *152*, *159*
Tappeiner, S. 180, 203, 207, 217, *255*, 269, *297*
Tappeiner, S., s. Nosko, L. 177, 199, 200, *249*
Tara, G., s. Moore, G. E. 171, *248*
Tartarini, E., Muratorio, A., Crudeli, R. *356*
Taswell, H. F. 106
Taswell, H. F., Soule, E. H., Corentry, M. B. *155*
Tatsuno, T., s. Uragashi, K. 36, *141*
Taverner, T., s. Bacon, H. E. 642, *654*
Taylor, E. S. 558, 566, 567, *629*
Taylor, F. W. 619, *634*
Taylor, G. N., Stover, B. J., Jee, W. S. S., Mays, C. W. 191, 226, *255*
Taylor, G. N., s. Kinmonth, J. B. *244*
Taylor, G. N., s. Mays, C. W. 191, 226, *246*
Taylor, G. N., s. Rehfeld, C. E. 191, *251*
Taylor, G. W., Nathanson, I. T. 432, *434*
Taylor, H. B., Helwig, E. B. 103, *155*
Taylor, H. B., s. Connor, D. H. 101, *146*
Taylor, W. M., s. Applewithe, M. L. 130, *155*
Tayot, J., s. Deshayes, P. 174, *237*
Teatini, G. P., s. Sirtori, C. 304, *355*
Teichmann, W., s. Walter, L. W. 668, *681*
Tellem, M., s. Brodsky, I. 174, *235*
Teloh, H. A., Balkin, R. B., Grier, J. P. 79, *152*
Tentschow, G., Andreev, V. C. 69, *152*
Tenzel, W., s. Freid, J. R. 675, *678*, 722, *729*
Teperson, H. I. 649, *657*
Tepper, M., Vidone, R. A., Hayes, M. A., Lindenmuth, W. W., Kigerman, M. M. 651, *658*
Terasima, T., Tolmach, L. J. 43, *141*
Terner, J. S., Leopold, J. A., Eisenberg, J. J. 278, *297*
Terner, J. S., s. Eisenberg, J. J. 278, *293*
Terracol, J. 302, *356*
Terracol, J., Camps, F. 302, *356*
Terry, C. M., s. Stephenson, H. E. *254*
Tesarik, J. *356*
Teschendorf 61, 135
Teske, H. J. 105, *155*
Teske, H. J., Czechau, B. 92, *152*, 648, *658*
Testini, A., s. Campana, F. P. 204, *235*
Tewes, H., s. Scheurlen, H. *118*, *158*
Texier, L., s. Blanquet, P. 191, *234*
Texier, L., s. Le Coulant, P. 105, *154*
Texier, M., s. Préaux, J. 103, *154*
Thackray, A. C., s. Sambrook, D. K. 58, *151*
Thalmann, H., s. Hardmeier, Th. 109, *157*
Theismann, H., s. Bode, H. G. 86, *146*, 454, *462*
Thiel, R. 265, 287, *297*
Thiel, R., s. Hohl, K. *294*
Thiel van der Auwera, A. 50, *144*

Thiermann, E. 638, *658*
Thiersch, C. W. 435, *463*
Thies, W. 185, 231, *255*
Thomas 220
Thomas, C. I. 279
Thomas, C. I., Bovington, M., MacIntyre, W. J., Herrington, H., Stroraasli, J. P. 279, *297*
Thomas, C. I., Krohmer, J. S. 278, 279, *297*
Thomas, C. I., MacIntyre, W. J., Bovington, M. 278, 279, *297*
Thomas, C. I., s. Krohmer, J. S. *294*
Thomas, J. F., Dockerty, M. B., Waugh, J. M. 639, 644, *658*
Thomas, P. 452, *463*
Thompson, C. M., Hilferty, D. J. *712*
Thompson, C. M., Rodgers, L. C. 665, *681*
Thompson, G. A. 279, *297*
Thomson, J. R., s. Schabel jr., F. M. 222, *252*
Thomson, T. J., Haase, S. 577, *629*
Thorbjarnarson, B. 724, 725, 726, 727, *731*
Thorbjarnarson, B., Beal, J. M., Pearce, J. M. 554, 567, 574, *629*
Thorbjarnarson, B., Glenn, F. 715, 717, 719, 721, 722, *731*
Thorek, M. 722, *731*
Thorlaksen, R. *658*
Thormann, Th. 46, 124, *141*, *159*
Thormann, Th., s. Gertler, W. 188, *240*
Thoyer-Rozat, P., Lévy, R. 133, *159*
Thum, Ch. W., s. Warren, K. W. *681*
Thurn 92
Tieslau, C., s. Aub, J. C. 171, *233*
Tilgen, W., s. Anton, I. *233*
Tillinger, K. 479, *482*
Timm, G. 220, *255*
Timoffeef 41
Timsit, Ed., s. Marill, F.-G. 113, *157*
Tingwald, F. R., s. Simon, H. M. 320, *355*
Tison, J., s. Piquet, J. 496, *541*
Titone, M. 663, *681*
Tjang Eng Jong 261, *297*
Toba, M. G. 105, *155*
Tobia 50
Tod, M., s. Paterson, R. *434*
Tod, M. C. 327, *356*
Todd 220
Todd, D. W., Farrow, G. M., Winkelmann, R. K., Payne, W. S. 204, *255*
Todd, I. P., s. Williams, J. G. 646, *658*
Todd, J. D. H. 207, 222, *255*, 401, *404*
Todd, J. T., s. Shulmann, J. M. *657*
Tönnis, W., Friedmann, G. 287, *297*
Tönnis, W., Schiefer, W. 287, *297*
Tönnis, W., s. Loehlein, W. *295*
Tönz, O. 36, *141*
Tolmach, L. J., s. Terasima, T. 43, *141*
Tomasini, C., s. Bonelli, M. 190, 193, *234*
Tomatis, L., s. Toth, B. 172, *255*
Topol, O., s. Bergsteinova, V. *155*
Torin, L. B., s. Luce, J. K. 223, *245*
Toshima, S., Moore, G. E., Sandberg, A. A. 189, *255*
Tost, M. W., s. Badtke, G. *291*
Toth, B., Tomatis, L., Shubik, Ph. 172, *255*
Tóth, F., Kelemen, J., Szatai, I. 87, 88, 90, *152*, 447, 457, 459, *463*
Touchard, J., s. Lachapèle, A. P. 515, *539*
Touraine, R., s. Degos, R. 52, 109, 110, 113, *142*, *156*
Tourenc, R. 50, *144*
Tournier, J., s. Stuhl, L. 521, 523, 526, *541*
Trachtman, B., s. Matzner, M. J. 497, *540*
Traenkle, H. L., Stoll jr., H. L., Lonkar, A. 89, 90, 100, *152*
Traenkle, H. L., s. Klein, E. 51, 52, *143*
Trainin, N. 43, *141*
Tramier, G. 202, *255*
Tramuset, M. 303, *356*
Trapezuikov, N. N. *631*
Trapl, J., Palecek, L., Ebel, J., Kucherea, M. 178, *255*
Traub, E. F., Keil, H. 161, 179, *255*
Trauner, R. *356*
Trautmann, J., s. Birkner, R. 85, *146*
Treidman, L. 203, *255*
Treves, N., s. Stewart, F. W. *155*
Trial, R., Roze, R. 520, *542*
Tribondau, s. Bergonié 43
Tribondeau 213
Trimpi, H. D., s. Bacon, H. E. 635, *654*
Triolo, V. A., s. Shimkin, M. B. 38, *141*
Trisotto, A., s. Austoni, M. 669, *676*
Tritsch, H. *255*
Tritsch, H., Endres, H. J. 126, 130, *159*
Tritsch, H., s. Greither, A. 449, *462*
Trodahl, J. N., Sprague, W. G. *255*
Tromovitch, T. A. 51, *144*
Tromovitch, T. A., Beirne, Cl. 51, *144*
Trotter, W. 496, *542*
Truax, H., Barnett, R. N., Hukill, P. B., Campbell, P. C., Eisenberg, H. 228, *255*
Trucchi, O. 97, *152*, 335, *356*
Trübestein, H. 60, *152*
Trump, J. G. 120, 128, 129, *159*
Trump, J. G., Wright, K. A., Evans, W. W., Anson, J. H., Hare, H. F., Fromer, J. L., Jacque, G., Horne, K. W. 63, *152*
Trump, J. G., s. Adams, H. D. 593, *629*
Trump, J. G., s. Fromer, J. L. 63, 128, *147*, *156*
Trump, J. G., s. Lathrop, F. D. 478, *482*
Trump, J. G., s. Smedal, M. J. 128, *159*
Trump, J. G., s. Wright, K. A. 129, *160*
Tscherkes, L. A., Volgarev, M. N., Aptekar, S. G. 36, *141*
Tsukioka, M., s. Uragashi, K. 36, *141*
Tubiana, M. 526
Tubiana, M., Pierquin, B., Dutrieux, J. 526, *542*
Tubiana, M., s. Pierquin, B. 520, 521, 523, 528, 533, *541*
Tubiana, M., s. Schlienger, M. *158*
Tucker, J. L., Talley, R. W. 224, *255*
Tucker, R. G., s. Kory, R. C. 191, *244*
Tudhope, G. R., s. Foggie, W. E. 719, *728*
Tudway, R. C., s. Palin, A. 278, 279, *296*
Türler, K., s. Käser, H. 183, *243*
Tütsch, C., s. Zuppinger, A. 323, 332, 335, 343, *356*, *542*
Tull, J. C. 684, 697, *712*
Tullis, J. L. 222, *255*
Tully, M., s. Hughes, L. E. *242*
Tumisier, J.-M., s. Blanquet, P. 191, *234*
Tupley, N. Du V., s. Reese, A. B. 283, *296*
Turano, L. 63, *152*
Turano, L., Biagini, C., Bompiani, C., Paleani-Vettori, P. G. 63, *152*
Turkington, R. W. 174, *255*
Turnbull, R. *658*
Turner, A. L. 32, 34, 496, *542*
Turner, G. G. 701, *712*

Turner, P. 701, *712*
Turri, M., s. Veronesi, U. *255*
Tye, R., s. Horton, A. W. 40, *140*
Tyson, R. R., s. Goldman, L. I. 224, *240*
Tzanck 188, 268

Uhlmann, E. M. 520, 521, 522, 524, *542*, 675
Uhlmann, E. M., Ovadia, J. *542*
Uhlmann, E. M., s. Ovadia, J. 393, *404*
Uhlmann, G., s. Schubert, G. A. 661, *680*
Ulbricht, W., s. Busch, G. 215, *235*
Ullerich, K., s. Horst, W. 279, *294*
Ullman, A., Abeshouse, B. S. 599, 602, 606, 610, 611, *633*, *634*
Undeutsch, W. 56, *152*
Ungár, E. 510, *542*
Ungerecht, K. 302, 304, 306, *356*
Unna, G. 161, 162, 184, *255*
Uragashi, K., Tatsuno, T., Tsukioka, M., Sakai, Y., Sakai, F., Kobayashi, Y., Saito, M., Enomoto, M., Miyake, M. 36, *141*
Urano, M., s. Takaoka, A. 520, *542*
Urbach, F., Davies, R. E., Donald Forest, P. 37, *141*
Uriel, J., s. Alpert, M. E. 698, *707*
Urschel jr., H. C., s. Smith, K. 698, *712*
Usher, F. C., Dixon, C. F. 602, *633*

Vachon, N., s. Degos, R. 52, *142*
Vadheim, F. L., Gray, H. D., Dockerty, M. B. 719, *731*
Vaerenbergh, P. M. van 452, 457, 458, *463*
Vaerenbergh, P. M. van, Schelstraete, K. 63, 75, 88, 91, 92, 94, 96, *152*, 213, *255*, *463*
Vaerenbergh, P. M. van, Schelstraete, K., Simons, M. *463*
Vaeth, J. M., Rousseau, R. E., Purcell, Th. R. 642, *658*
Vaheri, E., Setälä, H. 341, 343, *356*
Vahle, W., s. Hausser, K. W. 168, *241*
Vakhtin, J. B., s. Aksenova, N. N. 42, *138*
Valdagni, C. 647, *658*
Vallecchi, C., s. Scolari, E. G. 180, 182, 207, *253*
Vandor, F., Ravasz, L. *356*
Vangelista, G. 716, *731*
Van Heerden, J. A., Judd, E. S., Dockerty, M. B. 724, 725, 726, *731*
Varco, R. L. 671, *681*
Varco, R. L., s. Dennis, C. 671, *677*
Varma, V. M., s. Boyd, C. M. 191, *235*
Varna, V. H., s. Beierwaltes, W. H. 191, *234*
Varon, H. H., s. Smith, K. 698, *712*
Vasiliev, J. M., Guelstein, V. I. 42, *141*
Vasquez, J., s. Czajkowski, N. P. 205, *237*
Vawter, G. F., s. Nathanson, L. 174, 200, 204, *248*
Vdorenko, V. M., Ivanov, I. I., Borrova, V. N., Gavrilenko, I. S., Ivanov, A. I., Rumjanceva, L. N., Zarkov, A. V., Volina, V. V., Klimbo, M. S. 226, *255*
Vedrich 222
Velasco, H., s. Back, N. *233*
Vellios, F., s. Riberti, A. 496, *541*
Veneziani, A., s. Azzolini, A. 50, *142*
Venkei, T., Bihari, Ö. 218, *255*
Venkei, T., Gulbert, A., Bakos, L. 203, 218, *255*
Venkei, T., s. Kárpáty, Gy. *243*
Veraguth, D. 393, *404*
Veraguth, P. 80, 92, 94, 96, *152*
Veraguth, P., Gandarjis, G. 113, *159*
Veraguth, P., s. Zuppinger 94, *153*, 478, *482*, *542*
Verges Llardent, R. 304, *356*
Verhagen, A. 113, *159*
Verhagen, H. *255*
Verhagen, S. 267, *297*
Vernole, B. *16*
Veronesi, U. 194, 196, 200, 217, 231, *255*
Veronesi, U., Turri, M., Cascinelli, N. *255*
Vetrano, G. 303, *356*
Vezekenyi, Cl., s. Szodoray, L. *254*
Vich, Z., Havrankova, H., Kvapil, F. 213, 217, *255*
Vickers, W. E., s. Stehlin jr., J. S. 222, 223, 224, *254*
Videbaek, A., s. Mosebech, J. 495, *540*, 581, *630*
Vidone, R. A., s. Tepper, M. 651, *658*
Vieten, H. 450, 452, *463*
Vieten, H., s. Gremmel, H. 583, *630*
Vieten, H., s. Wachsmann, F. 54, 55, 56, 57, 58, 60, 62, *152*
Vilanova, X. 137, *159*
Vilanova, X., Pinol-Aguada, J. 189, *255*
Villiers, P. C. de, s. Falkson, G. 207, 222, *238*
Vineyard, W. R., Mitchell, D. E. 131, *159*
Vingals, R. R. de, s. Salisachs, G. L. 686, *711*
Vink, H. H., s. Esch, G. J. v. 35, *139*
Vinson, P. P., s. Plummer, H. S. 496, *541*
Violanti, R., s. Massenti, S. 648, *656*
Virchow, R. 161, 162, *255*, 303, 357
Voegtlin, C. 567, *629*, *631*
Vogel 161
Vogel, A., s. Schauer, A. 200, 218, *252*
Vogel, G. 645, *658*
Vogel, K. *356*
Vogell, W., s. Scherer, W. 704, *712*
Vogell, W., s. Braun-Falco, O. 110, *155*
Vogler, W. R., Perdue, G. D., Wilkins jr., S. A. 176, 177, 196, 202, 217, *256*
Vogt, A. *658*
Vogt, A., Schinz, H. R. 260, *297*
Vogt, M. 135, *159*
Vojtech, D., s. Drepper, H. 100, *146*
Volgarev, M. N., s. Tscherkes, L. A. 36, *141*
Volina, V. V., s. Vdovenko, V. M. 226, *255*
Volkmann 643
Vollmar, R., s. Lommatzsch, P. 84, 85, *149*
Volm, M., s. Mohr, U. *140*
Vonessen, A. 208, *256*
Vorobyew, V. I., s. Aksenova, N. N. 42, *138*
Vosteen 97
Voutilainen, A. 92, *152*
Voutilainen, A., s. Holsti, L. R. 129, *157*
Vries, N. C. T. de *152*
Vries, S. de, s. Hoed, D. den *294*
Vrousos, C., s. Gros, Ch. 193, *240*
Vuori, E. E. J., Hormia, M. 220, *256*
Vuori, E. E. J., s. Hormia, M. 220, *242*
Vuori, V. A. 599, 608, *633*

Wachsmann, F. 55, 57, 61, 62, 63, 64, 75, 88, 120, *152*, *159*, 450
Wachsmann, F., Barth, G. 510, *542*
Wachsmann, F., Dimotsis, A. 56, 57, 60, *152*

Wachsmann, F., Heckel, K., Schirren, C. G. 57, *152*
Wachsmann, F., Kallert, S. 54, 58, *152*
Wachsmann, F., Vieten, H. 54, 55, 56, 57, 58, 60, 62, *152*
Wachsmann, F., s. Barth, G. 592, *629*, *655*
Wachsmann, F., s. Chaoul, H. 75, 91, 93, 101, *146*, *292*, 450, 459, *462*, 650, *655*
Wachsmann, F., s. Neumann, W. 512, *540*
Wachtler, F. 343, *356*
Wagenvoort, C. A., s. Schlesinger, F. G. *680*
Wagner, B., s. Nakayama, K. *540*
Wagner, D., Schunk, R. *542*
Wagner, G. 56, 59, 61, 115, 120, 124, *152*, *159*
Wagner, G., s. Proppe, A. 55, *150*
Wagner, L., Karger, J. v. 687, *712*
Wahlbom, H. E. 496, *542*
Wakasugi, K. 719, *731*
Wakim, K. G., s. Mann, J. D. 702, *710*
Waldenström, J., Kjellberg, S. R. 496, *542*
Waldeyer, A. 439, *463*
Waldron, G., s. Jordan jr., G.-L. *628*
Walker, D. G., s. Cobb, J. P. 221, 222, *236*
Walker, D. G., s. Wright, J. C. 53, *145*
Wallace, R. H. 701, *712*
Wallerstein, H., s. Goldberg, I. J. 692, *709*
Wallingford, V. H., s. Copher, G. H. *709*, 723, *728*
Wallner, M. H., s. Longmire, W. P. 660, *679*
Walpole, A. L., Roberts, D. C., Rose, F. L., Hendry, J. A., Homer, R. F. 33, 35, *141*
Walpole, A. L., s. Hendry 32
Walsh, I. M., Wolff, H. H. 688, *712*
Walsh, R. A., s. Dobson, R. L. 217, *237*
Walsh, W., s. Preston, F. W. 201, 202, 229, *250*, 267, *296*
Walsh, W. S. 286
Walsh, W. S., s. Higgins, G. A. 621, *633*, 652, *656*
Walstam, R. 478, *482*
Walter 161
Walter, L. W., Teichmann, W. 668, *681*
Walter, W. W., Berkson, J. 589, *631*
Walters, W., s. Madding, G. F. 554, *628*
Walther, H. E. 25, 135, *138*, 174, 194, *256*, 492, *542*, 552, 556, 580, 581, 589, 597, 598, 611, 619, *629*, *631*, *633*, 683, 685, 695, *712*, 720, *731*
Walther, O. 307, 347, *356*
Waltner, J. G. 318
Waltner, J. G., Filton, R. H. *356*
Walton, R. G., Sage, R. D., Farber, E. M. 179, *256*
Wambersie, A., s. Pierquin, B. 520, 521, 533, *541*
Wang, C. C., Daland, E. M., Gephart, Th. 622, *634*
Wang, C. C., Schulz, M. D. 622, *634*, 645, *658*
Wang, M. K. H., s. Macomber, W. B. *143*
Wangh, J. M., s. Ruff, C. C. 621, *634*
Wangensteen, O. H. 643, *658*
Wannagat, L. 726, *731*
Ward, G. E., Hendrick, J. W. 430, *434*
Warner, G. A., s. Hellström, I. *241*
Warren 32
Warren, K. W. 670, 671, *681*
Warren, K. W., Baker jr., A. L. 660, *681*
Warren, K. W., Braasch, J. W., Thum, Ch. W. *681*
Warren, K. W., Cattell, R. B. 662, 671, *681*
Warren, K. W., Cattell, R. B., Blackhurn, J. P., Nora, P. F. *633*
Warren, K. W., s. Cattell, R. B. 660, 670, 671, *677*
Warren, R., Balch jr., F. G. 717, 718, *731*
Warren, S., Drake, W. L. 687, 689, 691, 692, 695, *712*
Warren, S., Lulenski, C. R. 548, 553, 556, 569, *627*, *629*
Warren, S., s. McPeak, E. 578, *629*, *630*
Warren, S., s. Sommers, S. C. 661, *680*
Warvi, W. N. 697, 701, *712*
Waser, P. G. *141*
Waterhouse, J., s. Doll, R. 685, 686, *709*
Watkins, E., s. Sullivan, R. D. 397, *404*
Watman, R. N., s. Ireton, R. I. 672, *678*
Watson 447, 456, 458, 459, 489, 495, 514
Watson, Burkell 88, 89, 90
Watson, F. A., Brown, E. M. *542*
Watson, F. A., Pool, J. L. *542*
Watson, J. J., Wolkinson, R. D., Craig, G. E. 52, *144*
Watson, T. A. 92, *153*
Watson, T. A., s. Weder, C. H. 195, 202, 217, *256*
Watson, W. L. *356*, *542*
Watson, W. L., Wuester, W. 262, *297*
Watson, W. L., s. Goodner, J. T. 488, *538*
Waubke, Th., Guthmann, K. E. 286, *297*
Waugh, J. M., Giberson, R. G. 671, *681*
Waugh, J. M., s. Castro Barbosa, J. J. de 660, *677*
Waugh, J. M., s. Kirklin, J. W. 638, *656*
Waugh, J. M., s. Ruff, C. C. *657*
Waugh, J. M., s. Thomas, J. F. 639, 644, *658*
Waugh, S. M., s. Neibling, H. A. 724, 725, 726, 727, *730*
Wayne, A. L., s. Dowd, J. E. 222, 223, *237*
Wayne, G. Richey de, s. Lehman jr., J. A. 200, 202, *245*
Weber, Schwarz 84, 85, 98
Weber, G., Stock, E. 113, *159*
Weber, H. M., Kirklin, B. R. 603, *633*
Webster, J. H., s. Badib, A. O. 325, 341, *348*
Webster, J. H., s. Shigematsu, Y. 460, *463*
Webster, J. H. D. 86, 214, 215, *256*
Wechsler, H. L. 105, *155*
Weder, B. 59, *153*, 262, *297*
Weder, B., s. Miescher, G. 54, 59, 79, 86, *149*
Weder, C. H., Watson, T. A. 195, 202, 217, *256*
Weerd, J. H. de, s. Mayo, Ch. W. 617, *633*
Weens, H. S., s. Alden, H. S. 59, *145*
Weese, K. 217, *256*
Weese, K., s. Lünning, M. *246*
Weese, M. S. de 203, 208, 217, 220, *256*
Wegener, F. *356*
Weghaupt, K. 95, 96, *144*, *153*
Wegmüller, W. 578
Wegmüller, W., s. Zuppinger, A. *629*, *631*
Weidenreich, F. 163, *256*
Weidenreich-Sherwin, R., Herrmann, F. 31, 43, *141*
Weidner, F., s. Hornstein, O. *242*
Weigert 488
Weill, S., s. Lacour, J. 203, *244*
Weinberg, M. B., s. Orfuss, A. J. 126, *158*
Weingarten, W., s. Galuzzi, N. J. 697, 698, *709*
Weisberg, S. W., s. Arkin, A. 661, *676*

Weise, H. J., s. Schumacher, W. 191, *252*
Weiskopf, J. 336, *356*
Weiss, A. G., Chevallier, A., Kuntzmann, J., Burg, C. 649, *658*
Weiss, H. 305, *356*
Weiss, P., Andres, G. 163, *256*
Weissleder, H., Pfannenstiel, P. *256*
Weissleder, H., s. Strickstock, K. H. 118, *159*
Weitzel, G. 62, 217, *256*
Weitzel, G., Becker, J. 63, 99, *153*, 213, 256
Weitzel, G., Kärcher, K. H. 54, *153*
Weitzel, G., s. Becker, J. *145*
Weitzel, G., s. Kuttig, H. 97, *149*, 510, 521, *539*, 646, *656*
Welb, A. C. 688, *712*
Welch, C. E. *631*
Welch, C. E., Burke, J. F. 582, *631*
Welch, C. E., McKittrick, I. B., Behringer, G. 636, *658*
Welch, C. E., s. Nathanson, I. T. 583, *631*
Welch, G. P. 66, *153*
Welin 319
Welin, S. 641, *658*
Welin, S., s. Åkerlund, A. 496, *536*
Welin, S., s. Andrén, S. 641, *654*
Wellauer, J. 92
Wellauer, J., Alesch, H. 85, *153*
Wellauer, J., del Buono, M. S. 84, *153*
Wellauer, J., s. Schinz, H. R. 639, *657*
Wellbrock, W. L. A. 717, *731*
Wellings, S. R., Siegel, B. V. *256*
Wells, A. H. 178, *256*
Wells, G. C., Farthing, G. J. 189, *256*
Wells, H. G., s. Slye, M. 690, *712*
Wells, J. S., s. Feldman, F. 303, *349*
Weltz, Golden 603
Wendel 700
Wenker, H., s. Doering, J. 191, *237*
Wentz, K. B., Kato, K. 699, *712*
Wenz, W. 721, *731*
Wenzl, W. 671, *681*
Werkmeister, H. 113, *159*
Werksteinnova, V. 113
Werner, K., s. Schwab, W. 306, 324, 332, 340, 343, *355*
Werner, R., Caan, A. 592, *631*, *633*
Werner, S. C. 286, *297*
Werner, W. 660, 661, *681*, *731*
Wernsdörfer, R. 208, *256*
Wernsdörfer, R., Röschl, K. *153*
Wersäll, J., s. Einhorn, J. 90, *147*
Wertheim-Salomonson 269
Wespie *16*
West, A. J., s. Sunderman, F. W. 36, *141*
Westbura, G., s. Hunter-Craig, I. 227, *242*
Westernhagen, B. v. 50, *144*
Westhues, H. 638
Westing, S. W., s. Morgenstern, P. 104, *154*
Wetterer, J. 162, 207, *256*
Weyer, A. G. 716, 717, *731*
Wheat, M. W. 660, *681*
Whipple, A. O. 665, 671, *681*
Whipple, A. O., Parsons, W. B., Mullens, C. R. 670, *681*, 727, *731*
Whitcomb, W. P. 325, *356*
White, E. C., s. Stehlin jr., J. S. 178, 217, 223, *254*
White, L. P. 176, 177, 200, 201, 220, *256*
White, L. P., Linden, G., Breslow, L., Harzfeld, L. 200, *256*
White, R. R., s. Hall, J. R. 176, 177, 188, 195, 217, 229, *241*
Whitefield, A. G. W., s. Gourevitch, A. 671, *678*
Whitehead, L. H. 635, *658*
Whitley, R. D., s. Bateman, J. C. 222, *233*
Whitlock, F. A. 170, *256*
Whorton, C. M., s. Berger, I. R. 576, *628*
Wichels, R., s. Haag, W. 107, *154*
Wichmann, H. 56, *153*
Wichmann, H., Heinzel, F. 510, *542*
Wickstrom, J., s. Krementz, E. T. 224, *244*
Widner, R. R., s. Blodi, F. C. 189, *234*
Wideröe, R. 393, *404*
Wieser, C., Matter, P., Sunaric, D. 218, *256*
Wiesner, R. 644, *658*
Wigby, P. E., Hill-Metz, M. 226, *256*
Wilbur, D. L., Wood, D. A., Willett, F. M. 687, 688, 689, 695, *713*
Wild, H. 179, 202, 217, *256*
Wilder, H. C., s. Callender, G. R. 220, *235*, *292*
Wilder, R. M., Allan, F. N., Power, M. H., Robertson, H. E. 663, *681*
Wildermuth, O., Evans, J. P. 259, *297*
Wildner, G. P., Gibel, W. *542*
Wilfingseder, P. 50, *144*
Wilkerson, J. A., s. Fonkalsrud, E. W. 672, *678*
Wilkins, S. A. 201, 203, 217, *256*
Wilkins jr., S. A., s. Vogler, W. R. 176, 177, 196, 202, 217, *256*
Wilkinson 581
Willett, F. M., s. Wilbur, D. L. 687, 688, 689, 695, *713*
Williams, J. G., Horwitz, H. 644, 646, *658*
William, J. G., Martin, L. C. 178, *256*
Williams, H. F. 188
Williams, H. F., s. Helsper, J. T. 227, *241*
Williams, J. G. 283, *297*
Williams, J. G., s. Capps, F. C. W. *349*
Williams, J. G., Shulman, I. M., Todd, I. P. 646, *658*
Williams, J. G., s. Shulman, I. M. *657*
Williams, J. M., s. Smith, R. R. *355*
Williams, R. I., Smith, G. L. *356*
Williamson, G. S., Jackson, R. 51, *144*
Williamson, G. S., s. Jackson, R. 189, *243*
Willis, R. A. 178, *256*, 412, *434*, 578, 581, 598, 599, 616, 619, *627*, *633*, *634*, 686, 687, *713*, 716, 724, *731*
Willoughby, H., Latour, J. P. A., Tabah, E. J., Shibata, H. R. *256*
Wilson 44
Wilson, C. P. *356*
Wilson, C. P., s. Windeyer, B. W. 328, 338, 342, *356*
Wilson, J. K., s. Kokame, G. M. 171, *244*
Wilson, M. E., Stowell, R. E. 704, *713*
Wimblad, J. N., s. Creech, O. 397, *403*
Wimhöfer 528
Wimhöfer, H., Zeitz, H. *153*
Winberg, Th., s. Ström, B. G. 641, *658*
Winblad, J. N., s. Creech jr., O. 223, *237*
Windeyer, B. W. 133, *159*, 309, 311, 312, 322, *356*, 366, *404*
Windeyer, B. W., Wilson, C. P. 328, 338, 342, *356*
Windeyer, B. W., s. Backhouse, T. W. 332, *347*
Winkel, K. zum, s. Feine, U. 669, *677*
Winkelmann, R. K. 185, 189, *256*
Winkelmann, R. K., Rocha, G. *256*
Winkelmann, R. K., s. Reynolds, W. A. 105, *154*
Winkelmann, R. K., s. Todd, D. W. 204, *255*
Winkler, A. 124, *159*

Winkler, C. 698, *713*
Winkler, K. 188, *256*
Winship, T., s. Alford, D. C. 305, *347*
Winston, N. J., s. Hodes, Ph. J. 667, *678*, 726, *729*
Winter, H., s. Lünning, M. *246*
Wintrobe, M. M. 610, *629*
Wirt, L. D., s. Adams, H. D. 593, *629*
Wise, R. E., Johnston, D. O. 667, *681*
Wise, R. E., Smedal, M. I. 646, *658*
Wiskemann, A. 61, 66, 99, 113, 115, 118, 120, 137, *153*, *159*, *160*
Wiskemann, A., Janssen, U. 63, *153*
Wiskemann, A., Rohde, B., Herzberg, J. J. *256*
Wiskemann, A., s. Kimmig, J. 131, *157*, 191, *244*
Wiskemann, A., s. Rohde, B. 207, *251*
Witte, S., Riegg, H. 222, *256*
Witte, S., Schricker, K. Th. 721, *731*
Witten, V. H., Brauer, E. W., Holmstrom, V., Loevinger, R. *153*
Witten, V. H., s. Baer, R. L. 60, 67, 68, *145*
Witten, V. H., s. Brauer, E. W. 191, *235*
Wittig, G., s. Gummel, H. 569, 589, *628*, *630*
Wlodyka, J., s. Szpunar, J. *355*
Wodniansky, P., s. Tappeiner, J. 64, 65, 132, 133, *152*, *159*
Woeber, K. H., s. Grütz, O. 168, 171, *240*
Wölfflin 261
Wohlwill, F. 642, *658*
Wohlwill, F., s. Hegler, C. 663, *678*
Wolf, B. S., Marshak, R. H. 612, 613, 614, *634*
Wolf, B. S., s. Khilnani, M. T. 721, *729*
Wolf, M. 113, *160*
Wolferth jr., Ch. C., Brady, L. W., Enterline, H. T., Blakemore, W. S. 554, 569, *629*
Wolf-Jürgensen, P., Kopf, A. W., Lipkin, G., Bart, R. 205, *257*
Wolff, H. H., s. Walsh, I. M. 688, *712*
Wolff, P. L., s. Czajkowski, N. P. 205, *237*
Wolfram, St. 71, 73, 80, 93, 94, 135, *153*, 217, *257*, 268, *297*, 443, *463*
Wolkinson, R. D., s. Watson, J. J. 52, *144*
Wollensak, J., s. Duntze, J. 220, *237*
Wollner, L. B., s. Beahrs, G. H. 481, *482*
Wood, C. A. P. 366, 392, *404*, 521, *542*
Wood, D. A., s. Wilbur, D. L. 687, 688, 689, 695, *713*
Woodyatt, P. B., s. Sambrook, D. K. 58, *151*
Wooldridge, W. E., Lorenc, E. 459, *463*
Woolling, K. R., Schick, R. M. 666, *681*
Woolner, L. B., s. Gibson, S. H. 178, 179, *240*
Woolner, L. B., s. McWorther, H. E. *246*
Woolner, L. B., s. Wychulis, A. R. 611, 614, *634*
Woringer, Fr. 181, 185, *257*
Wouters, K., s. Appelmans, M. *291*
Wright 302
Wright, A. W., s. Bigelow, N. H. 686, *708*
Wright, C. J. E. 267, 272, *297*
Wright, G. 701, *713*
Wright, I. S. 666, *681*
Wright, J. C., Lyons, M. L., Walker, D. G., Golomb, F. M., Medrek, Th. J. 53, *145*
Wright, J. C., s. Golomb, F. M. 223, *240*
Wright, J. L., s. Gumport, St. L. 222, *241*
Wright, K. A., Granke, S. M. R. C., Trump, J. G. 129, *160*
Wright, K. A., s. Fromer, J. L. 63, 128, *147*, *156*
Wright, K. A., s. Lathrop, F. D. 478, *482*
Wright, K. A., s. Smedal, M. J. 128, *159*
Wright, K. A., s. Trump, J. G. 63, *152*
Wright, M. R., s. Lerner, A. B. 169, *245*
Wright, R. B. 177, 267, 273, *297*
Wright, R. B., Clark, D. H., Milne, J. A. 176, 177, 178, 200, 217, *257*, 267, *297*
Wronkowski, Z. 50, *145*
Würtz, H., s. Goecke, H. 320, *350*
Wuester, W., s. Watson, W. L. 262, *297*
Wüthrich, B. 108, 111, 113, *160*
Wuhrmann, Ad. *257*
Wuketich, S., Mark, Th. 661, *681*
Wullstein 97, 98, *306*
Wunderer, S. 303, *356*
Wurtman, R. J., Axelrod, J. 169, *257*
Wurtman, R. J., Axelrod, J., Chu, E. W. *257*
Wustrow 97
Wustrow, F. 302, *356*
Wyard, S. J., Nightingale, A., Austin, I. G. 63, *153*
Wychulis, A. R. 610, 611
Wychulis, A. R., Beahrs, O. H., Woolner, L. B. 611, 614, *634*
Wylie, J. A. H., s. Ambrose, E. I. 221, *233*
Wyllie, L., s. Breathnach, A. S. 164, *235*
Wynder, E. L., Bross, I. J. 408, *434*
Wynder, E. L., Bross, I. J., Feldnan, R. M. 408, *434*
Wynne, E. St., s. Comstock, E. G. 189, *236*

Yakovae, W. C., s. Horn, R. C. 716, *729*
Yalow, R., s. Roswit, B. 278, *296*
Yamagiwa, K. 688, 693, *713*
Yamagiwa, K., Ishikawa, K. 29, *141*
Yamaguchi, H. 526
Yamaguchi, H., Ishigami, S., Noguchi, T., Saegusa, T. *542*
Yamaguchi, K., s. Nakayama, K. *540*
Yanagisawa, F., s. Nakayama, K. *540*
Yanoff, M., Zimmerman, L. E. 220, *257*
Yardumian, K., s. Kleinerman, J. *632*
Yasargil, G. 287, 288, *297*
Yasargil, G., s. Krayenbühl, H. *294*
Yates, P. O., s. Smith, J. P. 666, *680*
Yiannakopoulos, A., Scheer, K. E. 64, *153*
Yoeman, F. C. 701, *713*
Yoshida, T. 691, *713*
Yoshida, Y. 176, *257*
Youmans, H. D., s. Alden, H. S. 59, *145*
Young, M. O., s. Halpert, B. *656*
Young, S. E., Griffin, A. C., Milner, A. N., Stehlin jr., J. S. 184, *257*
Younghousband, J. D. 671
Younghousband, J. D., s. Moore, R. G. 660, *679*
Yühl, E. T., s. Stirret, L. A. 698, *712*

Zabojova, E., s. Bergsteinova, V. *155*
Zacarian, S. A. 50, *145*
Zackheim, H. S. 23, 31, 38, *138*, *141*
Zajicek, J., s. Eneroth, C.-M. 468, *482*
Zajicek, J., s. Mavec, P. 468, *482*

Zak, F. G. 660, *681*
Zambianchi, C., s. Campana, F. P. 204, *235*
Zamcheck, N., Grable, E., Ley, A., Norman, L. 581, *631*
Zange, J. 305
Zange, J., Mennig, H. 306, 336, 342, *356*
Zange, J., Scholtz, H. J. 302, 322, 323, 323, 336, 341, 342, *356*
Zar, E. *145*
Zarkov, A. V., s. Vdovenko, V. M. 226, *255*
Zatz, L. M., v. Essen, C. F., Kaplan, H. S. 62, *153*
Zboralski, F. F., s. Dodds, W. J. 667, *677*
Zboralski, F. F., s. Mani, J. R. 667, *679*
Zdansky, E. 268
Zdansky, E., Drexler, L., Hampel, K. 641, *658*
Zdansky, E., Konrad, J. *297*
Zedler, G. G., s. Copher, G. H. *709*, 723, *728*
Zeiss, P. 202, 208, *257*
Zeitelhofer, J. 683, 687, 688, 689, *713*
Zeitz, H. 96
Zeitz, H., s. Wimhöfer, H. *153*
Zelickson, A. S. 163, *257*
Zelickson, A. S., Hirsch, H. M. 164, 165, 170, *257*
Zelickson, A. S., Hirsch, H. M., Hartmann, J. F. 164, 165, *257*
Zelickson, A. S., Mottaz, J. H. 164, *257*
Zelickson, A. S., s. Kennedy, B. J. 165, *244*
Zenker, R. 640, 643, 653, *658*
Zhender s. Almasy 30
Ziegenbalg, H., s. Kleine-Natrop, H.-E. 51, *143*
Ziehe, K. R., s. Schröder, H. J. 303, *355*
Zielinski, H. W., s. Nover, A. 286, 287, *296*
Ziliotto, D. 698, *713*
Zimmer, M., s. Rossberg, G. 50, *144*
Zimmer, Th. 450, *463*
Zimmerli, B. 477, 478, *482*
Zimmermann, A. A., Cornbleet, Th. 163, *257*
Zimmermann, A. A., s. Becker, S. W. 163, *233*
Zimmermann, B. 671, *681*
Zimmermann, H., s. Bedacht, R. 669, *676*
Zimmermann, L. E., s. Font, R. L. 174, *239*
Zimmerman, L. E., s. Yanoff, M. 220, *257*
Zina, G., Bossi, G., Martini, G., Bonu, G. 191, *257*
Zina, G., s. Midana, A. 190, 191, *247*
Zinninger, M. M., s. Siler, V. E. 727, *730*
Zintel, H. A. 667, *681*
Zintel, H. A., s. Rhoads, J. E. 671, *680*
Zippel, R. *356*
Ziskid, L., s. Daron, N. *628*
Zivin, S., s. Spellberg, M. A. 567, 599, 611, 614, *629*, *632*
Zoeller, A., s. D'Aunoy, R. 553, 557, 567, *628*
Zollinger, H. 264, *297*
Zollinger, H. U. 36, *141*
Zollinger, R. M., Ellison, E. H. 663, *681*
Zollinger, R. M., s. Bliss, W. R. 664, *676*
Zook, B. C., s. Okum, M. R. 164, *249*
Zühlke, R., s. Eichhorn, H. I. 89, 94, 95, *147*, *462*
Zülch, K. J. 277, *297*
zum Winkel, K. *356*
Zunter, F., s. Fornusek, A. H. 648, *655*
Zuppinger, A. 15, 45, 46, 62, 63, 75, 79, 91, 92, 96, 97, 98, 99, 117, *153*, *160*, 213, 217, 226, *257*, 261, *297*, 335, *356*, 490, 498, 499, 500, 501, 509, 510, 516, 520, 521, 524, 526, 528, 530, *542*, 565, 571, 576, *627*, 647, *658*
Zuppinger, A., Frank, L., Renker, Z., Schreiber, A., Tütsch, C. *542*
Zuppinger, A., Läser, S. 585, *629*, *631*
Zuppinger, A., Minder, W., Poretti, G., Renfer, H. R., Tütsch, C., Schreiber, A. 323, 332, 335, 343, *356*
Zuppinger, A., Peretti, G. 129
Zuppinger, A., Veraguth, P. 94, *153*
Zuppinger, A., Veraguth, P., Poretti, G., Nötzli, M., Maurer, H. J. *153*, 478, *482*, *542*
Zuppinger, A., Wegmüller, W. *629*, *631*
Zuppinger, A., s. Anacker, H. 698, 699, *707*
Zuppinger, A., s. Favre, M. 84, *147*, 261, *293*
Zuppinger, A., s. Renfer, H. R. 698, *711*
Zuppinger, A., s. Schinz, H. R. 347, *355*, 489, 509, 516, 517, 530, *541*
Zurkirchen, A. 218, *257*

Sachverzeichnis

Bei gleicher Schreibweise in beiden Sprachen sind die Stichwörter nur einmal aufgeführt.

α-Strahlen, Strahlenempfindlichkeit, Haut, *α-rays, radiosensibility, skin* 43
α-Strahler, Dermatologie, *α-ray emitters, dermatology* 63
—, Gewebshalbwerttiefe, *α-ray emitters, tissue half value depth* 46
Abrikosoff-Tumor, maligner, *Abrikosoff's tumour, malignant* 107
Abt-Letterer-Siwe-Krankheit, *Abt-Letterer-Siwe's disease* 109, 136
Acinuszellcarcinom, Speicheldrüsen, *acinuscell carcinoma, salivary glands* 476
Adenoidcystisches Carcinom, Speicheldrüsen, *adenoidcystic carcinoma, salivary glands* 474
Adenome, Mundhöhle, *adenomas, oral cavity* 401
—, Speicheldrüsen, *adenomas, salivary glands* 469
Ätiologie, Carcinom der extrahepatischen Gallengänge, *etiology, carcinoma of extrahepatic biliary ducts* 724
—, Gallenblasencarcinom, *etiology, carcinoma of gall bladder* 717
—, Lebercarcinom, *etiology, liver carcinoma* 687
—, Mundhöhlen-Carcinom, *etiology, oral cavity cancer* 357
—, Pankreascarcinom, *etiology, pancreatic carcinoma* 661
—, Rektumcarcinom, *etiology, rectum carcinoma* 636
Äußere Applikatoren, Mundhöhlen-Carcinom, *external applicators, oral cavity carcinoma* 367
Akanthom, Haut, Klassifizierung, *acanthoma, skin, classification* 24
Aktinische Keratose, Entwicklung, *actinic keratosis, development* 21
Aktinomykose, Zunge, *actinomycosis, tongue* 363
Akute Radiodermitis, Symptomatologie, *acute radiodermitis, symptomatology* 6
Aleukämische Lymphadenose, Lippe, Strahlenbehandlung, *aleukaemic lymphadenosis, lip, radiotherapy* 441
Allgemeinbehandlung, perkutane Strahlentherapie, *management of patient, external radiation therapy* 394
Alter, Lippen-Carcinom, *age, lip carcinoma* 405
Altersverteilung, Carcinom der extrahepatischen Gallengänge, *age distribution, carcinoma of extrahepatic biliary ducts* 724
—, Colonsarkom, *age distribution, sarcoma of colon* 611
—, Dickdarmcarcinom, *age distribution, carcinoma of colon* 616
—, Dünndarmtumoren, *age distribution, tumours of small intestine* 601
—, Gallenblasencarcinom, *age distribution, carcinoma of gall bladder* 716
Altersverteilung, Lebercarcinom, *age distribution, liver carcinoma* 685
—, Magencarcinom, *age distribution, gastric carcinoma* 578
—, Melanom, *age distribution, melanoma* 176
—, Pankreascarcinom, *age distribution, pancreatic carcinoma* 660
—, Oesophaguscarcinom, *age distribution, esophageal carcinoma* 499
Aluminium als Carcinogen, *aluminium as carcinogenetic material* 35
Alveole, Carcinom, Behandlung, *alveolus, carcinoma, treatment* 383, 388
Amelanotische Melanome, Stoffwechsel, *amelanotic melanomas, metabolism* 170, 188
Analcarcinom, Strahlentherapie, *anal carcinoma, radiotherapy* 92
Anatomie, Bauchspeicheldrüse, *anatomy, pancreas* 659
—, Leber, *anatomy, liver* 692
—, Lippe, *anatomy, lip* 435—439
—, Nasenhöhle, Nasennebenhöhlen, *anatomy, nasal cavity, paranasal sinuses* 298
—, Oesophagus, *anatomy, esophagus* 483—486
Anaplasie, Hauttumoren, *anaplasia, skin tumours* 19
Angiographie, Pankreas, *angiography, pancreas* 666
Anilin, Carcinogen, *aniline, carcinogenetic drug* 11, 14
Anogenitale Carcinome, Strahlentherapie, *ano-genital carcinomas, radiotherapy* 92
Antikörper, Melanom, *antibodies, melanoma* 205
Applikatoren, radioaktive, Mundhöhlen-Carcinom, *applicators, radioactive, oral cavity carcinoma* 366
—, Radium, Lippencarcinom, *applicators, radium, carcinoma of the lip* 415
Arningsches Carcinoid, Strahlentherapie, *Arning's carcinoid, radiotherapy* 78
Aromatische Amine, Cancerogene, *aromatic amines, carcinogenetic drugs* 32, 33
Arsen, bedingte Carcinome, *arsenic, induced carcinomas* 77
—, Carcinogen, *arsenic, carcinogenetic drug* 8, 11, 35
Arterielle Versorgung, Pankreas, *arterial supply, pancreas* 666
Arteriographie, Magencarcinom, *arteriography, gastric carcinoma* 586
—, Orbitageschwülste, *arteriography, tumours of the orbit* 287
^{76}As, Mycosis fungoides, ^{76}*As, mycosis fungoides* 120, 124, 129
Atrophie, Lippe, Pathologie, *atrophy, lip, pathology* 441
—, Radiodermitis chronica, *atrophy, chronic radiodermitis* 7
^{198}Au, Dermatologie, ^{198}*Au, dermatology* 64, 66

^{198}Au, intralymphatische Injektion, Melanom, ^{198}*Au, intralymphatic injection, melanoma* 204, 225
^{198}Au-Seeds, Tumoren, Nasenhöhle, ^{198}*Au seeds, tumours of nasal cavity* 325
Auge, Hautcarcinom, Strahlentherapie, *eye, skin carcinoma, radiotherapy* 84
—, Kaposi-Sarkom, *eye, Kaposi's sarcoma* 105
—, Malignome, *eye, malignomas* 258—291
—, Melanom, *eye, melanoma* 219
Augenlid, Lymphosarkom, *eye lid, lymphsarcoma* 116
Augenlinse, Strahlenschutz, *lens, radiation protection* 59
Auriculo-temporales Syndrom, *auriculo-temporal syndrome* 480
Azofarbstoffe, cancerogene, *azo-dyes, carcinogenetic drugs* 32, 33

β-Strahlen, Strahlenempfindlichkeit, Haut, *β-rays, radiosensitivity, skin* 43
β-Strahler, Dermatologie, *β-ray emitters, dermatology* 63
—, Gewebshalbwerttiefe, *β-ray emitters, tissue half value depth* 46
„Backpointer", Behandlung, Mundhöhlen-Carcinom, *back pointer, therapy, oral cavity cancer* 391
Bäfverstedt, Lymphadenosis cutis benigna 110
Basaliom, Auge, Ergebnisse, *basalioma, eye, results* 269
—, Lippe, *basalioma, lip* 446
—, semimaligne, Haut, *basalioma, semimalignant, skin* 20
—, Strahlenempfindlichkeit, *basalioma, radiosensitivity* 49
—, Strahlentherapie, *basalioma, radiotherapy* 78, 84, 86, 263
Basalzellen, Strahlenempfindlichkeit, *basal cells, radiosensitivity* 49
Basalzellenkrebs, Behandlungsergebnisse, *basal cell carcinoma, results of radiotherapy* 78
—, Ulcus rodens, *basal cell carcinoma, rodent ulcer* 10, 263
Basalzellen-Naevus-Syndrom, Strahlentherapie, *basal cell naevus syndrome, radiotherapy* 78
Behandlung, Lippencarcinom, *treatment, carcinoma of the lip* 414
—, Melanom, *treatment, melanoma* 162, 193
—, Mundhöhlen-Carcinom, *treatment, oral cavity carcinoma* 365
—, Wahl der, Nasenhöhlentumoren, *therapy, choise of, tumours of nasal cavity* 342
Behandlungsergebnisse, Basaliom, Auge, *results, basalioma of the eye* 269, 271
—, Basalzellenkrebs, *results, carcinoma basocellulare* 78
—, Carcinom der extrahepatischen Gallengänge, *results, carcinoma of extrahepatic bile ducts* 726
—, Coloncarcinom, *results, colon carcinoma* 624
—, Dünndarmtumoren, *results, small intestine tumours* 605, 610
—, epibulbäre Tumoren, *results, epibulbar tumours* 273
—, Gallenblasencarcinom, *results, carcinoma of gall bladder* 722
—, Hautcarcinom, *results, carcinoma of skin* 99, 100
—, Kiefertumoren, *results, maxillary tumours* 338
Behandlungsergebnisse, Lebercarcinom, *results, liver carcinoma* 705
—, Lippenkrebs, *results, cancer of the lips* 428
—, Lippentumoren, *results, tumours of the lip* 458—463
—, Magencarcinom, *results, gastric carcinoma* 589, 593
—, Magensarkom, *results, gastric sarcoma* 562, 567, 573
—, Melanom, *results, melanoma* 228—232
—, Mundhöhlen-Carcinom, *results, oral cavity carcinoma* 402
—, Oesophaguscarcinom, *results, esophageal carcinoma* 509, 513, 514, 526
—, Pankreascarcinom, *results, pancreatic carcinoma* 674
—, Rektumcarcinom, *results, rectum carcinoma* 647
—, Speicheldrüsentumoren, *results, salivary gland tumours* 481
—, Spinaliom, *results, spinalioma* 74
—, Vulva-Carcinom, *results, vulva carcinoma* 96
Berufliche Exposition, Lippencarcinom, *occupational exposition, carcinoma of the lips* 407
Berufskrankheiten, Hautcarcinome, *professional diseases, skin carcinomas* 7, 8
Bestrahlungsmethoden, Mundhöhlen-Carcinom, *radiological treatment methods, summary, oral cavity cancer* 393
Bestrahlungsplanung, Haut, *radiological planning, skin* 54, 57
Betatron, Bestrahlung, Rektumcarcinom, *betatron, therapy, rectum carcinoma* 648
—, Therapie, Augentumoren, *betatron therapy, tumours of the eye* 289
—, —, Mundhöhlen-Carcinom, *betatron, therapy, oral cavity cancer* 393
Betatronbestrahlung, Oesophaguscarcinom, *betatron therapy, esophageal carcinoma* 519
Bewegungsbestrahlung, Rektumcarcinom, *moving field therapy, rectum carcinoma* 645
Bildverstärker, interstitielle Strahlenbehandlung, Mundhöhlen-Carcinom, *image intensifier, interstitial radiation therapy, oral cavity cancer* 371, 373
Bindehaut, Melanom, *conjunctiva bulbi, melanoma* 219
Biologie, Melanom, *biology, melanoma* 163—172
Biopsie, Melanom, *biopsy, melanoma* 182, 199
—, Mundcarcinom, *biopsy, carcinoma of the mouth* 362, 382
—, Oesophaguscarcinom, *biopsy, esophageal carcinoma* 529
—, Speicheldrüsentumoren, *biopsy, tumours of salivary glands* 468
—, Strahlentherapie, Haut, *biopsy, radiotherapy, skin* 54
Block-Präparation, Lymphknoten, Mundhöhlen-Carcinom, *block dissection, lymph nodes, oral cavity cancer* 394, 403
—, —, Lippencarcinom, *block dissection, lymph nodes, carcinoma of the lips* 427
Brill-Symmers, follikuläres Lymphom, *Brill-Symmers, follicular lymphoma* 108, 109, 575
Burkitt-Lymphom, Carcinogenese, *Burkitt's lymphoma, carcinogenesis* 38, 109

^{14}C, markiertes Tyrosin, Melanomdiagnostik, *^{14}C, tagged tyrosine, diagnosis of melanoma* 190
Caesium, Behandlung, Mundhöhlen-Carcinom, *caesium, therapy, oral cavity carcinoma* 366
„Cancer en cuirasse", Strahlenbehandlung, *cancer en cuirasse, radiotherapy* 101
Cancroid, Lippe, *cancroid of the lip* 447
Carcinogene, Haut, *carcinogenetic drugs, skin* 7, 27, 29, 36, 43
Carcinogenese, Haut, *carcinogenesis, skin* 28—43
—, Lebercarcinom, *carcinogenesis, liver carcinoma* 691
Carcinoid, Dünndarm, *carcinoid tumour, small intestine* 599, 609
Carcinom, Dickdarm, *carcinoma, colon* 615—627
—, Gallenblase, Gallenwege, *carcinoma, gall bladder, biliary ducts* 716—731
—, Haut, Einteilung, *carcinoma, skin, classification* 73
—, —, Lupus vulgaris, *carcinoma, skin lupus vulgaris* 76, 77
—, —, spezielle Lokalisationen, *carcinoma, skin, special sites* 80
—, —, Strahlentherapie, *carcinoma, skin, radiotherapy* 66—160
—, Leber, *carcinoma, liver* 683—713
—, Lippe, carcinoma, lip 447
—, Magen, *carcinoma, stomach* 548, 578—598
—, Mundhöhle, *carcinoma, oral cavity* 357—404
—, Oesophagus, *carcinoma, esophagus* 487—542
—, Pankreas, *carcinoma, pancreas* 660—676
—, Plattenepithel-, Zunge, *carcinoma, squamous cell, tongue* 360
Carcinoma basocellulare, Behandlungsergebnisse, *carcinoma basocellulare, results* 78
— cutis, Keratoma senile, *carcinoma cutis, senil keratoma* 8
— spinocellulare, *carcinoma spinocellulare* 10
Carcinomzellen, Letalschädigung, Dosis, *carcinoma cells, letal injury, dose* 45
Catechol-Abkömmlinge, Melaninstoffwechsel, *catechol derivates, melanin metabolism* 168
Cellulose-Acetat-Maske, Wangen-Carcinom, Behandlung, *cellulose acetate shell, carcinoma of the cheek, treatment* 383
Ceratoma senile, Lippe, *ceratoma senile, of the lip* 444
Chaoul, Nahstrahlgerät, Mundhöhlen-Carcinom, *Chaoul, low voltage apparatus, oral cavity cancer* 392
Chemische Cancerogene, Haut, *chemical carcinogenetic drugs, skin* 27, 29
Chemotherapie, Hauttumoren, *chemotherapy, skin tumours* 51, 118
—, Lebercarcinom, *chemotherapy, liver carcinoma* 701
—, Magencarcinom, *chemotherapy, gastric carcinoma* 598
—, Magensarkom, *chemotherapy, gastric sarcoma* 577
—, Mundhöhlen-Carcinom, *chemotherapy, oral cavity cancer* 397
—, Nasenhöhlentumoren, *chemotherapy, tumours of nasal cavity* 335
chirurgische Behandlung, Hauttumoren, *surgical treatment, skin tumours* 49
— —, Lebercarcinom, *surgery, liver carcinoma* 700
chirurgische Behandlung, Lippencarcinom, *surgical treatment, cancer of the lips* 430
— —, Magensarkom, *surgery, gastric sarcoma* 567
— —, Melanom, *surgery, melanoma* 216
— —, Pankreascarcinom, *surgery, pancreatic carcinoma* 670
— —, Oesophaguscarcinom, *surgery, esophageal carcinoma* 507
— —, Rectumtumoren, *surgery, rectum tumouren* 643
— —, Speicheldrüsentumoren, *surgery, tumours of salivary glands* 476
— —, Tumoren, Nasenhöhlen, *surgery, tumours of nasal cavities* 322
— Behandlungsergebnisse, Mundhöhlen-Carcinom, *surgical results, oral cavity cancer* 365
Cholangiographie, Pankreascarcinom, *cholangiography, pancreatic carcinoma* 668
Cholesterin, carcinogen, *cholesterin, carcinogenetic drug* 32
Chronische Radiodermitis, Symptomatologie, *chronic radiodermitis, symptomatology* 6
^{60}Co, Dermatologie, *^{60}Co, dermatology* 64, 65, 66
—, Gewebshalbwerttiefe, *^{60}Co, tissue half value depth* 46
—, Kontaktbestrahlung, Tumoren, Kieferhöhle, *^{60}Co, contact radiotherapy, tumours of maxillary sinus* 328, 329
—, Teletherapie, Rektumcarcinom, *^{60}Co, teletherapy, rectum carcinoma* 647
Cocarcinogenese, Hauttumoren, *cocarcinogenesis, skin tumours* 39
Colon, Carcinom, *colon, carcinoma* 615—627
—, Carcinom, Häufigkeit, *colon, carcinoma, incidence* 546
—, Tumoren, *colon, tumours* 610—634
Comedonen, Präcancerose der Haut, *comedos, precancerosis of skin* 7
Cornea, Früh- und Spätveränderungen, *cornea, early and late reactions* 259
Cornu cutaneum, Keratoma senile, *cornu cutaneum, senil keratoma* 8, 67
— —, Lippe, *cornu cutaneum, of the lip* 444
Corticoide, Mycosis fungoides, *corticoids, mycosis fungoides* 131
Coutard, fraktionierte Strahlenbehandlung, Melanom, *Coutard, fractionated radiotherapy, melanoma* 214
Cylindrom, Kieferhöhle, Behandlung, *cylindroma, maxillary sinus, therapy* 345
—, Mundhöhle, *cylindroma, oral cavity* 401
—, Oberlippe, *cylindroma, upper lip* 413
Cystadenolymphom, Speicheldrüsen, *cystadenolymphoma, salivary glands* 472
Cytostatica, Hautretikulosen, *cytostatic drugs, reticuloses of skin* 118
Cytostatica, Lebercarcinom, *cytostatic drugs, liver carcinoma* 701
—, Magensarkom, *cytostatic drugs, gastric sarcoma* 577
—, Magencarcinom, *cytostatic drugs, gastric carcinoma* 598
—, Melanom, *cytostatic drugs, melanoma* 221—224

Cytostatica, Mundhöhlencarcinom, *cytostatic drugs, oral cavity cancer* 397
—, Mycosis fungoides, *cytostatic drugs, mycosis fungoides* 131

Dermatitis, Arsen, *dermatitis, arsenic* 8
— chronica, Ultraviolettstrahlung, *dermatitis chronica, ultraviolet rays* 2
Dermatofibrosarcoma protuberans 103
Dermatologische Röntgentherapie, *dermatological roentgentherapy* 60—160
Diagnose, Carcinom, Mund, *diagnosis, carcinoma, mouth* 361
—, Colontumoren, *diagnosis, tumours of colon* 611
—, Dünndarmtumoren, *diagnosis, small intestine tumours* 603
—, Lebercarcinom, *diagnosis, liver carcinoma* 698
—, Magencarcinom, *diagnosis, gastric carcinoma* 585
—, Melanocytoblastom, *diagnosis, melanocytoblastoma* 190
—, Oesophaguscarcinom, *diagnosis, esophageal carcinoma* 505
—, Pankreascarcinom, *diagnosis, pancreatic carcinoma* 666
—, Rektumcarcinom, *diagnosis, rectal carcinoma* 641
—, Tumoren, Nasenhöhle, *diagnosis, tumours, nasal cavity* 308
—, —, Speicheldrüsen, *diagnosis, tumours, salivary glands* 467
Dickdarm siehe Colon
Differentialdiagnose, Colontumoren, *differential diagnosis, tumours of colon* 613
—, Dünndarmtumoren, *differential diagnosis, small intestine tumours* 603, 604
—, Lebercarcinom, *differential diagnosis, liver carcinoma* 699
—, Leukoplakie, Morbus Bowen, *differential diagnosis, leukoplakia, Bowen's disease* 11
—, maligne Hautlymphome, *differential diagnosis, malignant lymphomas of skin* 111
—, Melanom, *differential diagnosis, melanoma* 180
—, Mundcarcinom, *differential diagnosis, carcinoma of the mouth* 362
—, Oesophaguscarcinom, *differential diagnosis, esophageal carcinoma* 505
—, Rektumtumoren, *differential diagnosis, rectum tumours* 642
—, Tumoren, Nasenhöhlen, *differential diagnosis, tumours of nasal cavities* 319, 320
—, —, Speicheldrüsen, *differential diagnosis, tumours, salivary glands* 467
Disposition, Carcinogenese, *disposition, carcinogenesis* 11
Dopa-Reaktion, Melanom, *dopa-reaction, melanoma* 162, 164, 165
Dosierung, System, Paterson-Parker *dosage, system of Paterson-Parker* 367
Dosimetrie, Haut, Probleme *dosimetry skin, problems* 58, 59
Dosis, dermatologische Strahlentherapie *dose, dermatological radiotherapy* 57
—, Kaposi-Sarkom, *dose Kaposi's sarcoma* 106
—, letale, kumulative, minimale, *dose, letal cumulative, minimal* 48
Dosis, Letalschädigung, Gewebekultur, *dose, letal injury, tissue culture* 45
—, Lippentumoren, *dose, tumours of the lip* 456
—, Magencarcinom, *dose, gastric carcinoma* 591, 592
—, Magensarkom, *dose, gastric sarcoma* 569
—, Melanom, *dose, melanoma* 208
—, Oesophaguscarcinom, *dose, esophageal carcinoma* 512, 525
—, optimale, Mundhöhlen-Carcinom, *dose, optimal, oral cavity cancer* 374
—, Spinaliom, *dose, spinalioma* 74
Dosisberechnung, Strahlentherapie, Lippencarcinom, *dose calculation, radiation therapy, carcinoma of the lip* 418
Dosiseffektkurven, Mycosis fungoides, *dose effect curves, mycosis fungoides* 48
Dosisleistung, interstitielle Therapie, Mundhöhlen-Carcinom, *dose rate, interstitial therapy, oral cavity cancer* 373
Dünndarm, Tumoren, *small intestine, tumours* 598—610
Duodenum, Carcinom, *duodenum, carcinoma* 600, 609
Dysphagie, Oesophaguscarcinom, *dysphagia, esophageal carcinoma* 503
—, Plummer-Vinsonsches Syndrom, *dysphagia, Plummer-Vinson's syndrome* 15

Einteilung, cutane Retikulosen, *classification, cutaneous reticuloses* 110
Ekzem, Präcancerose, *eczema, precancerosis* 9
Elektrokoagulation, Melanom, *electrocoagulation, melanoma* 199
Elektronen, Dosis, Letalschädigung, Gewebekultur, *electrons, dose, letal injury, tissue culture* 45
—, schnelle, Dermatologie, *electrons, fast, dermatology* 62, 66
Elektronentherapie, Hautretikulosen, *electron beam therapy, reticuloses of skin* 115
—, Lippentumoren, *therapy with high energy electrons, tumours of the lip* 453
—, Mundhöhlen-Carcinom, *electron beam therapy, oral cavity carcinoma* 366, 392
—, Mycosis fungoides, *electron beam therapy, mycosis fungoides* 120, 124, 128
—, Oesophaguscarcinom, *therapy with high energy electrons, esophageal carcinoma* 521
—, Speicheldrüsentumoren, *therapy with high energy electrons, tumours of salivary glands* 477
—, Vorbestrahlung, Coloncarcinom, *therapy with high energy electrons, praeoperative radiotherapy, colon carcinoma* 622
Endolymphatische Isotopenbehandlung, Hautretikulosen, *endolymphatic isotope therapy, reticuloses of skin* 118
Endotheliome, Strahlenempfindlichkeit, *endotheliomas, radiosensitivity* 49
Endoxan, Behandlung, Mycosis fungoides, *Endoxan, therapy, mycosis fungoides* 131
Eosinophiles Granulom, Haut, Strahlenbehandlung, *eosinophil granuloma, skin, radiotherapy* 136
Epibulbäre Tumoren, Klinik, Ergebnisse, *epibulbar tumours, clinical picture, results* 272
Epidermale Geschwülste, Haut, Einteilung, *epidermal tumours, skin, classification* 23

Epidermis, normale Symbiose, *epidermis, normal symbiosis* 22
Epilation, Strahlenschädigung, *epilation, irradiation damage* 5
Epitheliale Malignome, Haut, Therapie, *epithelial malignomas, skin, radiotherapy* 22, 66—160
— Naevi, Klassifizierung, *epithelial naevi, classification* 24
— Tumoren, Strahlenempfindlichkeit, *epithelial tumours, radiosensitivity* 49
Epulis 363
Erysipelas carcinomatosum, Therapie, *erysipelas carcinomatosum, therapy* 101
Erythematodes, Carcinomentwicklung, *erythematodes, cancer development* 76, 77
Erythemdosis, Epilationsdosis, *erythema dose, epilation dose* 5
Erythroplasie, Präcancerose, *erythroplasia, precancerosis* 10
— Quegrat, Strahlentherapie, *Erythroplasia of Quegrat, radiotherapy* 70, 71
Experimentelle Malignome, Haut, *experimental malignomas, skin* 26, 32
Extrahepatische Gallenwege, Carcinom, *extrahepatic biliary ducts* 716
Extrakorporale Zirkulation, Behandlung, Mundhöhlen-Carcinom, *extracorporal circulation, therapy, oral cavity cancer* 397

Facialisparese, Speicheldrüsentumoren, *facial paresis, salivary gland tumours* 480
Feldgröße, dermatologische Strahlentherapie, *field size, dermatologic radiotherapy* 55
Fernmetastasen, Lippencarcinom, *distant metastases, carcinoma of the lip* 412
—, Magencarcinom, *distant metastases, gastric carcinoma* 580
—, Mundhöhlen-Carcinom, *distant metastases, oral cavity carcinoma* 364
—, Tumoren, Nasenhöhle, *distant metastases, tumours, nasal cavity* 307
Fettgewebe, Sarkome, Strahlenbehandlung, *fat tissue, sarcomas, radiotherapy* 107
Fibroblasten, Gewebekultur, Letalschädigung, Dosis, *fibroblasts, tissue culture, letal injury, dose* 45
Fibrosarkom, Haut, *fibrosarcoma, skin* 103
—, Magen, *fibrosarcoma, stomach* 557
Filter, dermatologische Strahlentherapie, *filters, dermatological radiotherapy* 56
Fisteln, Behandlung, Mundhöhlen-Carcinom, *fistulae, treatment, oral cavity cancer* 399
Follikuläres Lymphom, Brill-Symmers, *follicular lymphoma, Brill-Symmers* 108, 109
Folliculitis, Keratose, Präcancerose, *folliculitis, ceratosis, precancerosis* 7
Fraktionierte Strahlenbehandlung, Coutard, Melanom, *fractionated radiotherapy, Coutard, melanoma* 214
Fraktionierung, dermatologische Strahlentherapie, *fractionation, dermatological radiotherapy* 57, 58
Freysches Syndrom, Speicheldrüsentumoren, *Frey's syndrome, salivary gland tumours* 480
Frühdiagnose, Colontumoren, *early diagnosis, tumours of colon* 612
Frühdiagnose, Magencarcinom, *early diagnosis gastric carcinoma* 588, 589
—, Melanom, *early diagnosis, melanoma* 231
—, Spinaliom der Haut, *early diagnosis, spinalioma of skin* 74
Fuß, Kaposi-Sarkom, *foot, Kaposi's sarcoma* 105
—, Melanom, *foot, melanoma* 173

γ-Strahlen, Strahlenempfindlichkeit, Haut, *γ-rays, radiosensitivity, skin* 43
γ-Strahler, Dermatologie, *γ-ray emitters, dermatology* 64
—, Gewebshalbwerttiefe, *γ-ray emitters, tissue half value depth* 46
Gallenblase, Carcinom, *gall bladder, carcinoma* 716—731
Ganzkörperbestrahlung, Mycosis fungoides, *whole body irradiation, mycosis fungoides* 128
Gastritis, chronische, Präcancerose, *gastritis, chronic, precancerosis* 15
— lymphomatosa 553
—, Magencarcinom, *gastritis, gastric carcinoma* 582
Gastroskopie, Magencarcinom, *gastroscopy, gastric carcinoma* 586
—, Magensarkom, *gastroscopy, gastric sarcoma* 561
Gastrostomie, Oesophaguscarcinom, *gastrostomy, esophageal carcinoma* 530
Gaumen, Carcinom, Behandlung, *palate, carcinoma, treatment* 368, 375, 381
Gefäße, Sarkome, *blood vessels, sarcomas* 104
Gehirnstamm, Toleranzdosis, *brain stem, tolerance dose* 391
Gehörgang, Carcinom, Strahlentherapie, *auditory meatus, carcinoma, radiotherapy* 82
Generalisierte Retikulose, Strahlentherapie, *generalized reticulosis, radiotherapy* 119, 130
Geometrische Dosisverteilung, Lippencarcinom, *geometrical dose distribution, carcinoma of the lips* 419
Geschlecht, Dünndarmtumoren, *sex, small intestine tumours* 600
—, Gallenblasencarcinom, *sex, carcinoma of gall bladder* 716
—, Lebercarcinom, *sex, liver carcinoma* 687
—, Oesophaguscarcinom, *sex, esophageal carcinoma* 499
—, Überlebensquote, Melanom, *sex, survival rate, melanoma* 200
Geschwürsbildung, Radiodermitis, *ulceration, radiodermitis* 6
Geschwulstwachstum, Kieferhöhlenwand, *tumour growth, wall of maxillary sinus* 344
Gesicht, Lymphosarkom, Strahlenbehandlung, *face, lymphosarcoma, radiotherapy* 114
—, Melanom, *face, melanoma* 210
Gewebekultur, Letalschädigung, Dosis, *tissue culture, letal injury, dose* 45
Gewebsdystrophie, Strahlenbehandlung, Hautcarcinom, *tissue dystrophia, radiotherapy, carcinoma of skin* 100
Gewebshalbwerttiefe, α-, β-, γ-Strahler, *tissue half value depth, α-, β-, γ-ray emitters* 46
—, dermatologische Strahlentherapie, *tissue half value depth, dermatological radiotherapy* 55

Glaukom, Strahlenschädigung, *glaucoma, radiation injury* 84
Gold, radioaktives, Dermatologie, *gold, radioactive, dermatology* 64, 66
—, radioaktives, Mundhöhlen-Carcinom, *gold, radioactive, oral cavity cancer* 371
Goldkörner, radioaktive, Implantationspistole, *gold grains, radioactive, implant gun* 373
Goldseed, Implantation, Mundhöhlencarcinom, gold seed, implant, oral cavity cancer 378
—, Pistole, *gold seed, gun* 372
Gonaden, Strahlenschutz, *gonads, radiation protection* 59
Granularzellmyoblastom, malignes, *granular cell myoblastoma, malignant* 107
Granuloma faciale eosinophilicum, Lippe, Behandlung, *granuloma faciale eosinophilicum, lip, therapy* 443
Granulomatosen, maligne, Lippe, *granulomatoses, malignant* 448
—, —, Strahlenbehandlung, *granulomatoses, malignant, radiotherapy* 108, 119
Gravidität, Prognose, Melanom, *pregnancy, prognosis, melanoma* 199
Grenzstrahlen, dermatologische Strahlentherapie, *"Grenzstrahlen", dermatological radiotherapy* 60
Grenzstrahlenbehandlung, Hautretikulosen, *Grenzstrahlen therapy, reticuloses of skin* 115, 120, 126
—, Lupus, *Grenzstrahlen therapy, lupus* 9
—, Melanom, *Grenzstrahlen therapy, melanoma* 211
Gumma, Zunge, *gumma, tongue* 362
Gutartige Tumoren, Lippe, Strahlenbehandlung, *benign tumours, lip, radiotherapy* 440
— —, Nasenhöhle, *benign tumours, nasal cavity* 304
— —, Oesophagus, *benign tumours, esophagus* 487

Haarpapille, Strahlenempfindlichkeit, *hair papilla, radiosensitivity* 44
Hämangioendotheliom, malignes, Haut, *haemangioendothelioma, malignant, skin* 104
Hämangiom, Lippe, Strahlenbehandlung, *haemangioma, lip, radiotherapy* 439, 440
—, Zunge, *haemangioma, tongue* 363
Hämatodermie, Strahlenbehandlung, *haematodermia, radiotherapy* 108, 133
Hämoblastosen, Haut, *haemoblastoses, skin* 133, 134
Hämatopoetisches, lymphoretikuläres Gewebe, Haut, Tumoren, *haematopoetic lymphoreticular tissue, skin, tumours* 25
— System, Strahlenempfindlichkeit, *haematopoetic system, radiosensitivity* 44
Häufigkeit, Carcinom der extrahepatischen Gallengänge, *incidence, carcinoma of extrahepatic bile ducts* 723
—, Colontumoren, *incidence, tumours of colon* 616
—, Gallenblasencarcinom, *incidence, carcinoma of gall bladder* 716
—, Lebertumoren, *incidence, liver tumours* 683
—, Lippen-Carcinom, *incidence, cancer of the lips* 405
—, Magencarcinom, *incidence, gastric carcinoma* 545
—, Melanom, *incidence, melanoma* 174
—, Mundhöhlen-Carcinom, *incidence, oral cavity carcinoma* 357
—, Oesophaguscarcinom, *incidence, esophageal carcinoma* 495
Häufigkeit, Pankreascarcinom, *incidence, pancreatic carcinoma* 660
—, Sarkom der Haut, *incidence, sarcoma of skin* 102
—, Tumoren der Nasenhöhle, *incidence, tumours of nasal cavity* 302, 305
—, Tumoren, Speicheldrüsen, *incidence, tumours, salivary glands* 465
Halbschatten, Keilfilterbestrahlung, *penumbra, wedge filter treatment* 384
Halogen-Zählrohr, Tumordiagnostik, ^{32}P, *halogen counter, tumour diagnosis,* ^{32}P 279
Halslymphknoten, Behandlung, *cervical lymph nodes, therapy* 403
—, obere Luftwege, *cervical lymphnodes, upper air ways* 301
Harding-Passey, Melanom, *Harding-Passey's melanoma* 165, 207, 222
Haut, Berufskrankheiten, *skin, professional diseases* 7
—, Bestrahlungsplanung, *skin, radiological planning* 57
—, Carcinome, Dosiseffektkurven, *skin, carcinomas, dose effect curves* 48
—, —, spezielle Lokalisationen, *skin, carcinomas, special sites* 80
—, chemische Cancerogene, *skin, chemical carcinogenetic drugs* 7, 29, 32
—, Chemotherapie, *skin, chemotherapy* 51
—, chirurgische Behandlungsmethoden, *skin, surgical methods* 49
—, epitheliale Geschwülste, *skin, epithelial growthes* 22
—, experimentelle Malignome, *skin, experimental malignomas* 26
—, experimenteller Tierkrebs, *skin, experimental animal cancer* 28, 32
—, Grundlagen der Röntgentherapie, *skin, principles of Roentgen therapy* 53
—, Hämoblastosen, *skin, haemoblastoses* 133
—, Histiocytosis X, *skin, histiocytosis X* 135
—, Hypertrophie, Hyperplasie, *skin, hypertrophia, hyperplasia* 18
—, intraepitheliale Carcinome, *skin, intraepithelial carcinomas* 69
—, lymphogene Metastasierung, *skin, lymphogenous metastases* 97
—, maligne Granulomatosen, *skin, malignant granulomatoses* 119
—, — Lymphome, *skin, malignant lymphomas* 111
—, mesenchymale Geschwülste, *skin, mesenchymal tumours* 25
—, metastatische Carcinome, *skin, metastatic carcinomas* 101
—, Naevoide, *skin, naevoid tumours* 24
—, Neoplasien, *skin, neoplasias* 8, 19
—, —, lympho-retikuläres System, *skin, neoplasias, lympho-reticular system* 108
—, Präcancerosen, *skin, praecanceroses* 20
—, Pigmentierung, Bestrahlung, *skin, pigmentation, irradiation* 5
—, Präcancerosen, *skin, precanceroses* 1—9
—, primäre Retikulosen, *skin, primary reticuloses* 109
—, Radiodermitis, *skin, radiodermitis* 6
—, Sarkome, *skin, sarcomas* 102

Haut, spezielle Therapie, Tumoren, *skin, special therapy, tumours* 66
—, Spontantumoren, *skin, spontaneous tumours* 27
—, Strahlenempfindlichkeit, *skin, radiosensitivity* 43
—, Strahlenschutz, *skin, radiation protection* 59
—, Tumoren, *skin, tumours* 17—160
—, —, Klassifikation, *skin, tumours, classification* 22
—, Wachstum, *skin, growing* 2
Hautmetastasen, Melanom, *cutaneous metastases, melanoma* 209
Hauttumoren, Strahlenempfindlichkeit, *skin tumours, radiosensitivity* 49
Heliotherapie, Mycosis fungoides, *heliotherapy, mycosis fungoides* 131
Hemicolektomie, Strahlentherapie nach, *hemicolectomy, radiotherapy after* 626
Heterocyclische aromatische Verbindungen, Carcinogene, *heterocyclic aromatic compounds, carcinogenetic drugs* 32, 34
Hinselmann, Kolposkopie, *Hinselmann, colposcopy* 13
Histiocytosis H, Haut, *histiocytosis H, skin* 109, 135
Histologie, Colonsarkom, *histology, sarcoma of colon* 611
—, Colontumoren, *histology, colon tumours* 617, 618
—, cutane Retikulosen, *histology, cutaneous reticuloses* 110
—, Dünndarmtumoren, *histology, tumours of small intestine* 599
—, Gallenblasencarcinom, *histology, carcinoma of gall bladder* 719
—, Lebercarcinom, *histology, liver carcinoma* 691, 693
—, Magensarkome, *histology, gastric sarcomas* 553
—, Magen-Tumoren, *histology, gastric tumours* 547
—, Melanom, *histology, melanoma* 184, 186
—, melanotische Präcancerosen, *histology, melanotic praecanceroses* 189
—, Oesophagus, *histology, esophagus* 486, 492
—, Rektumcarcinom, *histology, rectal carcinoma* 637
—, Speicheldrüsentumoren, *histology, tumours of salivary glands* 468
Histologische Gradation, Melanom, *histologic gradation, melanoma* 188
Hochvoltbestrahlung, Lippencarcinom, *megavoltage roentgen ray therapy, carcinoma of the lip* 425
—, Mundhöhlen-Carcinom, *megavoltage roentgen ray therapy, oral cavity carcinoma* 365, 380, 387, 393
—, Oesophaguscarcinom, *megavoltage roentgen ray therapy, esophageal carcinoma* 519
—, Rektumcarcinom, *megavoltage roentgen ray therapy, rectum carcinoma* 645
—, Toleranzdosen, Mund, *megavoltage roentgen ray therapy, tolerance doses, mouth* 392
Hoden, Strahlenschutz, *testes, radiation protection* 59
Homogenität, Bestrahlung, Mundhöhlen-Carcinom, *homogenity, radiotherapy, oral cavity cancer* 370
Hormone als Carcinogene, *hormones as carcinogenetic drugs* 35
—, Melanocyten, Abhängigkeit, *hormones, melanocytes, influence* 168
Hyperkeratose, Präcancerose, *hyperkeratosis, precancerosis* 2
Hyperpigmentierung, Haut, Bestrahlung, *hyperpigmentation, skin, irradiation* 5
Hypertrophie, Haut, *hypertrophia, skin* 18
Hypertrophische Gastritis, Magencarcinom, *hypertrophic gastritis, gastric carcinoma* 588
Hypophysenbestrahlung, Melanom, *pituitary gland, radiotherapy, melanoma* 200

Ileocoecaltumor, Strahlenbehandlung, *ileocoecal tumour, radiotherapy* 626
Ileus, Dünndarmtumoren, *ileus, small intestine tumours* 601
Immunologie, Melanom, *immunology, melanoma* 204
Immunologische Faktoren, Carcinogenese, *immunological factors, carcinogenesis* 40
Implantate, Mundhöhlen-Carcinom, *implants, oral cavity cancer* 371
Implantation, Radium, Mundhöhlen-Carcinom, *implantation, radium, oral cavity carcinoma* 368
Implantationsmethoden, Auswahl, Mundhöhlen-Carcinom, *implant methods, selection, oral cavity cancer* 376
Implantationspistole, radioaktive Goldkörner, *implant gun, radioactive gold grains* 373
Indikation, Behandlung, Nasenhöhlentumoren, indication, therapy, tumours of nasal cavity 342, 346
—, Strahlentherapie, Magen-Carcinom, *indication, radiotherapy, gastric carcinoma* 544
Induratives Ödem, Radiodermitis, *indurative edema, radiodermitis* 6
Infiltrativer Typ, Carcinom, Mund, *infiltrative type, carcinoma, mouth* 361
Infrarotphotographie, Melanomdiagnostik, *infrared photography, diagnosis of melanoma* 193
Initiatoren, Carcinogenese, *initiator drugs, carcinogenesis* 39, 41
Inoperable Metastasen, Mundhöhlen-Carcinom, *inoperable metastases, oral cavity carcinoma* 366, 396
Inoperables Coloncarcinom, Strahlentherapie, *inoperable colon carcinoma, radiotherapy* 622
— Magencarcinom, Strahlenbehandlung, *inoperable gastric carcinoma, radiotherapy* 594
Inselzellcarcinom, Pankreas, *isle cell carcinoma, pancreas* 663
Integraldosis, Weichstrahlen, *integral dose, soft x-rays* 61
Interstitielle Behandlung, Lippencarcinom, *interstitial treatment, carcinoma of the lip* 420
— Bestrahlung, Mundhöhlen-Carcinom, *interstitial radiation, oral cavity cancer* 370
— —, Oesophaguscarcinom, *interstitial therapy, esophageal carcinoma* 509
— Strahlentherapie, Tumoren, Nasenhöhle, *interstitial radiotherapy, tumours of nasal cavity* 325
Intraepitheliale Carcinome, Behandlung, *intraepithelial carcinomas, treatment* 69
Intraoculäre Tumoren, Strahlenbehandlung, *intraocular tumours, radiotherapy* 276
Intraorale Therapie, Wangenschleimhautcarcinom, *intraoral radiotherapy, carcinoma of cheek mucosa* 91
Intraorbitale Tumoren, Strahlenbehandlung, *intraorbital tumours, radiotherapy* 285

Ionisierende Strahlen als Carcinogen, *ionizing radiation as carcinogenetic agent* 38
^{192}Iridium, Behandlung, Rektumcarcinom, *^{192}Iridium, therapy, rectum carcinoma* 649
—, Dermatologie, *^{192}iridium, dermatology* 64, 66
—, Tumoren, Nasenhöhle, *^{192}Iridium, tumours, nasal cavity* 325
Iris, Melanom, Strahlentherapie, *iris, melanoma, radiotherapy* 282
Isodosen, Behandlung, Mundhöhlen-Carcinom, *isodoses, treatment, carcinoma of floor of mouth* 387, 396
—, Bestrahlung, Oberkiefergeschwülste, *isodoses, radiotherapy, maxillary tumours* 329
—, Nahbestrahlung, Tumoren, Kieferhöhle, *isodoses, short distance therapy, maxillary sinus* 328
—, Retroorbitalraum, *isodoses, retroorbital space* 281
—, schnelle Elektronen, *isodoses, high energy electrons* 452
—, Strahlenbehandlung, Oesophaguscarcinom, *isodoses, radiotherapy, esophageal carcinoma* 522, 523
—, —, Rektumcarcinom, *isodoses, radiotherapy, rectum carcinoma* 646, 647
Isotope, radioaktive, Behandlung des Lebercarcinoms, *isotopes, radioactive, therapy of liver carcinoma* 703
—, —, als Carcinogene, *isotopes, radioactive, as carcinogenetic agents* 38
—, —, Dermatologie, *isotopes, radioactive, dermatology* 63
—, —, Hautretikulosen, *isotopes, radioactive, reticuloses of skin* 118
—, —, Melanom, *isotopes, radioactive, melanoma* 225
—, —, Mycosis fungoides, *isotopes, radioactive, mycosis fungoides* 120, 129
—, —, Rektumcarcinom, *isotopes, radioactive, rectum carcinoma* 649

^{131}J, intralymphatische Injektion, Melanom, *^{131}J, intralymphatic injection, melanoma* 204, 225
—, Jodoquin, Melanomdiagnostik, *^{131}J, iodoquine, diagnosis of melanoma* 191
Jodprobe, Schillersche, *iodine test of Schiller* 14
Juveniles Melanom, Prognose, *juvenil melanoma, prognosis* 200, 201

Kaposi-Sarkom, Strahlenbehandlung, *Kaposi's sarcoma, radiotherapy* 105
Katarakt, Strahlentherapie, Kiefertumoren, *cataract, radiotherapy, maxillary tumours* 337
Keilbeinhöhle, Tumoren, Bestrahlung, *sphenoid sinus, tumours, radiotherapy* 333
Keilfilterbestrahlung, Mundhöhlen-Carcinom, *wedge filter treatment, oral cavity cancer* 381, 386, 396
Keloide, Strahlenempfindlichkeit, *keloids, radiosensitivity* 49
Keratoakanthom, Lippe, Strahlenbehandlung, *keratoacanthoma, lip, radiotherapy* 412, 440
Keratose, aktinische, Entwicklung, *keratosis, actinic, development* 21
—, Grenzstrahlenbehandlung, *keratosis, ultrasoft x-ray therapy* 60
Keratosis senilis, Therapie, *Keratosis senilis, radiotherapy* 67
Kieferhöhlen, Tumoren, Stadieneinteilung, *maxillar sinuses, tumours, staging* 314
—, Tumoren, Strahlentherapie, *maxillar sinuses, tumours of, radiotherapy* 327
Kieferhöhlenwand, Geschwulstwachstum, *wall of maxillary sinus, tumour growth* 344
Klassifikation siehe Stadieneinteilung
—, Hauttumoren, *staging, skin tumours* 22
Klassifizierung, Magensarkome, *classification, gastric sarcomas* 553
—, Magencarcinom, *classification, gastric carcinoma* 578
—, Magentumoren, *classification, gastric tumours* 547, 548
—, Mundhöhlen-Carcinom, *staging, oral cavity cancer* 365
—, Oesophagusgeschwulste, *classification, tumours of the esophagus* 487
—, Pankreastumoren, *classification, pancreatic tumours* 662
—, Speicheldrüsentumoren, *staging, tumours of salivary glands* 468
Kleinfeldertherapie, Mundhöhlen-Carcinom, *small field therapy, oral cavity carcinoma* 366
Klinik, Augentumoren, *clinical picture, tumours of the eye* 263
—, Carcinom der extrahepatischen Gallengänge, *clinical picture, carcinoma of extrahepatic bile ducts* 725
—, Colonsarkom, *clinical picture, sarcoma of colon* 611
—, Dünndarmtumoren, *clinical picture, small intestine tumours* 601
—, Gallenblasencarcinom, *clinical picture, carcinoma of gall bladder* 720
—, Melanom, *clinical picture, melanoma* 172
—, Lebertumoren, *clinical picture, liver tumours* 696
—, Lippentumoren, *clinical picture, tumours of the lip* 439
—, Oesophaguscarcinom, *clinical picture, esophageal carcinoma* 504
—, Pankreascarcinom, *clinical picture, pancreatic carcinoma* 664
—, Rektumcarcinom, *clinical picture, rectum carcinoma* 635
—, Tumoren, Speicheldrüsen, *clinical picture, tumours, salivary glands* 465
Knochen, Absorption, schnelle Elektronen, *bone, absorption, fast electrons* 62
—, eosinophiles Granulom, *bone, eosinophil granuloma* 109
—, Metastasen, Lebercarcinom, *bone, metastases, liver carcinoma* 695
—, Tumoren, Mund, *bone, tumours, mouth* 363
Knochenmark, Depression, Radioisotope, *bone marrow, depression, radioisotopes* 129
Knochennekrose, Strahlentherapie, Mundhöhlen-Carcinom, *bone necrosis, radiation therapy, oral cavity cancer* 370, 398
Knorpelschädigung, Hautcarcinom, Strahlentherapie, *radiochondritis, skin carcinoma, radiotherapy* 81, 82, 84

Kobalt, Bestrahlung, Oesophaguscarcinom, *cobalt, therapy, esophageal carcinoma* 508
— als Carcinogen, *cobalt as carcinogenetic material* 36
—, radioaktives, Mundhöhlen-Carcinom, *cobalt, radioactive, oral cavity carcinoma* 367, 371
Kolposkopie, Hinselmann, *colposcopy of Hinselmann* 13
Kompensator, Keilfilter, Mundhöhlen-Carcinom, *compensator, wedge filter, oral cavity cancer* 388
Komplikationen, Behandlung, Lippencarcinom, *complications, treatment, carcinoma of the lips* 425
—, Behandlung, Mundhöhlencarcinom, *complications, treatment, oral cavity cancer* 399
—, Hautcarcinom, *complications, carcinoma of skin* 100
—, Oesophaguscarcinom, *complications, esophageal carcinoma* 531
—, Speicheldrüsentumoren, *complications, salivary gland tumours* 480
—, Strahlenbehandlung, Kieferhöhlentumoren, *complications, radiotherapy, maxillary tumours* 336, 337
Kopf, Hautcarcinom, Strahlentherapie, *head, skin carcinoma, radiotherapy* 80
Kraurosis, penis, Präcancerose, *kraurosis, of penis, precancerosis* 8
— vulvae, Strahlentherapie, *kraurosis vulvae, radiotherapy* 69
— —, Präcancerose, *kraurosis vulvae, precancerosis* 13
Krebs, Lunge, Schneeberg, *carcinoma, lung, Schneeberg* 7
Krebsentstehung, Ursachen, *carcinogenesis, causes* 1—16
Kumulative letale Dosis, minimale, *cumulative letal dose, minimal* 48
Kunststoffe, Carcinogene, *synthetic material, carcinogenetic drugs* 32, 34
Kurzdistanzbestrahlung, Speicheldrüsentumoren, *short distance therapy, tumours of salivary glands* 478
Kurzdistanzgeräte, Strahlentherapie, Mundhöhlencarcinom, *short distance units, radiotherapy, oral cavity carcinoma* 367

Laboratoriumstiere, Spontantumoren, *laboratory animals, spontaneous tumours* 27
Laktone, Carcinogene, *lactones, carcinogenetic drugs* 33, 34
„Landmannshaut“, Ultraviolettstrahlung, *"farmer skin", ultraviolet rays* 2, 442
„Laser“, Melanombehandlung, *"laser", therapy of melanoma* 227
Latenz, Strahlenkrebs der Haut, *latency, radiogenic carcinoma of skin* 9
Leber, Strahlenempfindlichkeit, *liver, radiosensitivity* 44
—, Tumoren, *liver, tumours* 683—713
Leberarterien, Katheterisierung, *liver arteries, catheterization* 703
Lebermetastasen, Colontumoren, *liver metastases, tumours of colon* 613
—, Magencarcinom, *liver metastases, gastric carcinoma* 587
Lebercirrhose, Carcinom, *liver cirrhosis, carcinoma* 688
Leiomyom, Oesophagus, *leiomyoma, esophagus* 487
Leiomyosarkom, Dünndarm, *leiomyosarcoma, small intestine* 599, 606
—, Haut, Strahlenbehandlung, *leiomyosarcoma, skin, radiotherapy* 107
—, Magen, Ergebnisse, *leiomyosarcoma, stomach, results* 563
Letale Dosis, kumulative, minimale, *letal dosis, cumulative, minimal* 48
— —, Mycosis fungoides, *letal dosis, mycosis fungoides* 121
Letalschädigung, Gewebekultur, Dosis, *letal injury, tissue culture, dose* 45
Letterer-Siwe-Krankheit, Strahlenbehandlung, *Letterer-Siwe's disease, radiotherapy* 109, 136
Leukämische Hautinfiltrate, Strahlenbehandlung, *leukaemic infiltrations of skin, radiotherapy* 108
Leukoplakie, Lippe, *leukoplakia, lip* 445
—, Lippencarcinom, *leukoplakia, carcinoma of the lips* 425
—, Mikro-Carcinom, *leukoplakia, microcarcinoma* 14
—, Präcancerose, *leukoplakia, precancerosis* 10
—, Strahlentherapie, *leukoplakia, radiotherapy* 69
—, Weichstrahltherapie, *leukoplakia, ultrasoft x-ray therapy* 60
—, Zunge, Syphilis, *leukoplakia, tongue, lues* 360, 382
Leukosen, maligne, Lippe, *leukoses, malignant, lip* 449
Lid, Carcinom, Strahlentherapie, *lid, carcinoma, radiotherapy* 84
—, Früh- und Spätveränderungen, *lid, early and late reactions* 259
—, Lymphosarkom, Strahlentherapie, *lid, lymphosarcoma, radiotherapy* 116
Linearbeschleuniger, Mundhöhlen-Carcinom, *linear accelerator, oral cavity cancer* 380, 393
Linearer Energietransfer, Hauttherapie, *linear energy transfer, dermatological radiotherapy* 43
Linitis plastica, Magencarcinom, *linitis plastica, gastric carcinoma* 588
Linse, Auge, Strahlensensibilität, *lens of the eye, radiosensibility* 260
Lippe, Carcinom, Diagnose, Behandlung, *lip, carcinoma, diagnosis, treatment* 405—434
—, —, Dosiseffektkurve, *lip, carcinoma, dose effect curve* 48
—, —, Strahlentherapie, *lip, carcinoma, radiotherapy* 87, 414
—, Geschwülste, perkutane Strahlenbehandlung, *lip, tumours, external radiotherapy* 345—463
Lippencarcinom, Behandlungsergebnisse, *lip, carcinoma, results* 89, 90
Lippenmelanom, Rückbildung nach Strahlentherapie, *lip melanoma, regression after radiotherapy* 221
Lokale Excision, Melanom, *local excision, melanoma* 203
Lokalisation, Carcinom der Gallengänge, *localization, cancer of biliary ducts* 716
—, Colonsarkom, *localization, sarcoma of colon* 611
—, Magencarcinom, *localization, gastric carcinoma* 579
—, Magensarkom, *localization, gastric sarcoma* 561

Lokalisation, Melanom, *localization, melanoma* 177, 196
—, Oesophaguscarcinom, *localization, esophageal carcinoma* 497
—, Tumoren, Nasenhöhle, *localization, tumours, nasal cavity* 302
Lokalrezidiv, Mundhöhlen-Carcinom, *local recurrence, oral cavity cancer* 366
Lues siehe Syphilis
—, Leukoplakie, *lues, leukoplakia* 10
Lungenkrebs, Schneeberger, *lung carcinoma, Schneeberg* 7, 14
Lupus erythematodes, Differentialdiagnose, *lupus erythematodes, differential diagnosis* 441
—, Präcancerose der Haut, *lupus, precancerosis of skin* 8
— vulgaris, Spinaliom, *lupus vulgaris, spinalioma* 75, 77
Lymphabflußwege, Lippe, *lymphatic drainage, lip* 410
—, maligne Lymphome, Haut, *lymphatic drainage, malignant lymphomas, skin* 111, 112
Lymphadenosis cutis benigna Bäfverstedt 110
Lymphangiom, Lippe, Strahlenbehandlung, *lymphangioma, lip, radiotherapy* 440
Lymphangiosarkom, Strahlenbehandlung, *lymphangiosarcoma, radiotherapy* 106
Lymphangiosis carcinomatosa, Strahlenbehandlung, *lymphangiosis carcinomatosa, radiotherapy* 101
Lymphatisches Gewebe, Strahlenempfindlichkeit, *lymphatic tissue, radiosensitivity* 44
Lymphbahnen, Kopf, Hals, *lymph vessels, head, neck* 438
—, Nasenhöhle, *lymph vessels, nasal cavity* 299
Lymphgefäße, Magen, *lymph vessels, stomach* 579
—, Oesophagus, *lymph vessels, esophagus* 485
Lymphknoten, Bestrahlung, Mundhöhlencarcinom, *lymphatic nodes, radical treatment, oral cavity cancer* 394
Lymphknotenmetastasen, Lebercarcinom, *lymph node metastases, liver carcinoma* 695
—, Lippencarcinom, *lymph node metastases, carcinoma of the lip* 426, 431
—, Lippentumoren, *lymph node metastases, tumours of the lip* 454
—, Melanom, *lymph node metastases, melanoma* 198
—, Mundhöhlen-Carcinom, *lymph node metastases, oral cavity cancer* 365
—, Nasenhöhlentumoren, *lymph node metastases, tumours of nasal cavity* 334, 335, 346
—, Tumoren, Nasenhöhle, *lymph node metastases, tumours of nasal cavity* 323
Lymphogene Metastasierung, Hals-Lymphknoten, Bestrahlung, *lymphogenous metastases, cervical nodes, radiotherapy* 97
— —, Lippencarcinom, *lymphogenous metastases, lip carcinoma* 88
— —, Spinaliom, *lymphogenous metastases, spinalioma* 74
Lymphographie, Melanom, *lymphography, melanoma* 204
Lymphoide Gewebe, Strahlenempfindlichkeit, *lymphoid tissues, radiosensitivity* 49
Lymphogranulom, Magen, *lymphogranuloma, stomach* 537
Lymphogranulomatose siehe Morbus Hodgkin, *lymphogranulomatosis see Hodgkin's disease*
—, Haut, Strahlenbehandlung, *lymphogranulomatosis, skin, radiotherapy* 108, 132
Lymphom, follikuläres, Brill-Symmers, *lymphoma, follicular, Brill-Symmers* 108, 109
Lymphome, Haut, *lymphomas, skin* 108, 111
—, maligne, Dünndarm, *lymphoma, malignant, small intestine* 600, 606
—, —, Magen, *lymphomas, malignant, stomach* 565, 575
—, Speicheldrüsen, Therapie, *lymphomas, salivary glands, radiotherapy* 477
Lympho-retikuläres System, Haut, *lympho-reticular system, skin* 25, 108
Lymphosarkom, Colon, *lymphosarcoma, colon* 612
—, Dünndarm, *lymphosarcoma, small intestine* 606
—, Haut, Strahlenbehandlung, *lymphosarcoma, skin, radiotherapy* 109
—, intraorbitales, *lymphosarcoma, intraorbital* 289
—, Magen, *lymphosarcoma, stomach* 549, 553, 566
—, Strahlenempfindlichkeit, *lymphosarcoma, radiosensitivity* 49
—, Unterlid, *lymphosarcoma, lower lid* 275

Magen, Carcinom, *gastric carcinoma* 578—598
—, —, ohne Behandlung, *stomach, carcinoma without therapy* 583
—, Metastasen, *stomach, metastases* 581
—, Polypen, *stomach, polypoid tumours* 582, 588
—, Sarkom, *stomach, sarcoma* 550, 553—578
—, Stumpfcarcinom, *stomach, stump carcinoma* 582
—, Tumoren, *stomach, tumours* 542—598
Magengeschwür, Präcancerose, *gastric ulcer, precancerosis* 15
Maligne Lymphome, Magen, Behandlung, *malignant lymphomas, stomach, results* 565, 575
— Veränderungen, Mundhöhle, *malignant lesions, oral cavity* 363
Malignome, Haut, Therapie, *malignomas, skin, therapy* 66—160
Mamma, Pagetsche Erkrankung, *mamma, Paget's disease* 11
Maske, Cellulose-Acetat, Wangen-Carcinom, Behandlung, *shell, cellulose acetate, carcinoma of the cheek, treatment* 382, 383
Mediastinum, Topographie, *mediastinum, topography* 484
Megavoltbestrahlung, Oesophaguscarcinom, *megavoltage therapy, esophageal carcinoma* 519, 533
Megavolt-Strahlung, relative biologische Wirksamkeit, *megavoltage radiation, relative biological effectivenes* 391
Melaninbildung, Melanom, *melanin formation, melanoma* 164
Melanocyten, Melaninbiosynthese, *melanocytes, melanin biosynthesis* 166
Melanom, Auge, *melanoma, eye* 268
—, Biologie, *melanoma, biology* 162
—, Ciliarkörper, *melanoma, ciliar body, iris* 277
—, Diagnostik, *melanoma, diagnosis* 190—193
—, intraokulares, Ergebnisse, *melanoma, intraocular, results* 280

Melanom, Klinik, Differentialdiagnose, Histologie, *melanoma, clinical picture, differential diagnosis, histology* 172
—, Lippe, *melanoma, of the lip* 448
—, malignes, *melanoma, malignant* 161—257
—, Mundhöhle, *melanoma, oral cavity* 399
—, Präcancerose, *melanoma, precancerosis* 12
—, Speicherung radioaktiver Isotope, *melanoma, storage of radioactive isotopes* 191
—, Strahlentherapie, *melanoma, radiotherapy* 193
—, Synonyma, *melanoma, synonyma* 161
—, Unterlippe, *melanoma, lower lip* 413
—, Tierversuche, *melanoma, experimental work* 170
Melanosis circumscripta praeblastomatosa, Lippe, *melanosis circumscripta praeblastomatosa, of the lip* 445
Melanotische Präcancerose, Strahlenbehandlung, *melanotic praecancerosis, radiotherapy* 201, 211
Mesenchymale Geschwülste, Haut, *mesenchymal tumours, skin* 25
Metastase, retroorbitale, Strahlenbehandlung, *metastasis, retroorbital, radiotherapy* 290
Metastasen, Augentumoren, *metastases, tumours of the eye* 278
—, Behandlung, Lippencarcinom, *metastases, treatment, carcinoma of the lips* 426
—, Hals, Mundhöhlen-Carcinom, *metastases, neck, oral cavity cancer* 366, 402
—, intraokulare, *metastases, intraocular* 284
—, Lippencarcinom, *metastases, lip carcinoma* 88
—, Lippentumoren, *metastases, tumours of the lip* 455
—, Lymphknoten, Lippencarcinom, *metastases, lymph nodes, carcinoma of the lips* 411
—, Magensarkom, *metastases, gastric sarcoma* 556
—, Mundhöhlen-Carcinom, *metastases, oral cavity carcinoma* 364
—, Oesophaguscarcinom, *metastases, esophageal carcinoma* 493
—, Pankreascarcinom, *metastases, pancreatic carcinoma* 663
—, Peniscarcinom, Behandlung, *metastases, penis carcinoma, therapy* 94
—, Spinaliome, *metastases, spinaliomas* 73, 74
Metastasierung, Colontumoren, *metastases, tumours of colon* 619
—, Dünndarmtumoren, *metastases, small intestine tumours* 602
—, Lebercarcinom, *metastases, liver carcinome* 695
—, Magencarcinom, *metastases, gastric carcinoma* 549, 579
—, Melanom, *metastases, melanoma* 172, 174, 194, 195
—, Rektumcarcinom, *metastases, rectal carcinoma* 637
—, Tumoren, Nasenhöhle, *metastases, tumours, nasal cavity* 306
Metastatische Carcinome, Strahlenbehandlung, *metastatic carcinomas, radiotherapy* 101
— Dünndarmtumoren, *metastatic tumours of small intestine* 598
Metatypische Carcinome, Strahlentherapie, *metatypical carcinomas, radiotherapy* 79
Methoden, dermatologische Strahlentherapie, *methods, dermatological radiotherapy* 60—66
Methoden, therapeutische, Melanom, *methods, therapeutic, melanoma* 206
Methotrexatbehandlung, Mundhohlen-Carcinom, *methotrexat therapy, oral cavity cancer* 397
Mikro-Carcinom, Leukoplakie, *microcarcinoma, leukoplakia* 14
Mikrosphären, ^{90}Y, Behandlung des Lebercarcinoms, *microspheres, ^{90}Y, therapy of liver carcinoma* 703
Mischtumoren, Speicheldrüsen, *mixed tumours, salivary glands* 469
Mitotischer Zellkern, Strahlenwirkung, *mitotic nucleus, radiation effect* 47
Monoblock-Entfernung, Melanom, *monobloc excision, melanoma* 202, 216
Monoenergetische Elektronen, Dermatologie, *monoenergetic electrons, dermatology* 62
Morbidität, Magencarcinom, *morbidity, gastric carcinoma* 544, 546
Morbus Besnier-Boeck-Schaumann, Pathologie, Therapie, *Morbus Besnier-Boeck-Schaumann, pathology, therapy* 442
— Bowen, Lippe, *Bowen's disease, of the lip* 445
— —, Präcancerose, *Bowen's disease, praecancerosis* 11, 20, 21, 25, 60
— —, Strahlentherapie, *Bowen's disease, radiotherapy* 69, 70
— Crohn, Colon sigmoideum, *Crohen's disease, colon sigmoideum* 613
— Hodgkin, siehe Lymphogranulomatose, *Hodgkin's disease, see lymphogranulomatosis*
— —, Dosiseffektkurven, *Hodgkin's disease, dose effect curves* 48
— —, Dünndarm, *Hodgkin's disease, small intestine* 600
— —, Magen, *Hodgkin's disease, stomach* 588
— Kaposi, Symptomatologie, *Kaposi's disease, symptomatology* 4, 5
— —, Strahlenbehandlung, *Kaposi's disease, radiotherapy* 105
— Paget, mamillärer, Strahlentherapie, *Paget's disease of nipple, radiotherapy* 71, 72
— —, Präcancerose, *Paget's disease, praecancerosis* 20, 21
Mortalität, Colontumoren, *mortality, colon tumours* 616
—, Lebertumoren, *mortality, liver tumours* 684
—, Leberzirrhose, *mortality, liver cirrhosis* 690
—, Mundhöhlen-Carcinom, *mortality rate, oral cavity carcinoma* 358
—, Oesophaguscarcinom, *mortality, esophageal carcinoma* 495
Moulagen, „Plastobalt", *moulds, "plastobalt"* 65
Moulagenbehandlung, Lippencarcinom, *double mould treatment, carcinoma of the lips* 417
—, Mundhöhlen-Carcinom, *double mould, treatment, oral cavity carcinoma* 366
Mucoepidermoide Carcinome, Speicheldrüsen, *mucoepidermoid carcinoma, salivary glands* 473
Multiplizität, Colontumoren, *multiplicity, colon tumours* 617
—, Rektumcarcinom, *multiplicity, rectal carcinoma* 639
Mundboden, Krebs, Behandlung, *floor of the mouth, carcinoma, treatment* 368

Mundhöhle, gutartige Veränderungen, *oral cavity, benign lesions* 362
—, maligne Veränderungen, *oral cavity, malignant lesions* 363
—, seltene Tumoren, *oral cavity, rare malignant tumours* 399
Mundhöhlen-Carcinom, *oral cavity carcinoma* 357—404
— —, Ätiologie, *oral cavity carcinoma, etiology* 359
— —, Behandlung, *oral cavity carcinoma, treatment* 365
— —, Behandlungsergebnisse, *oral cavity cancer, results* 402
— —, Differentialdiagnose, *oral cavity carcinoma, differential diagnosis* 362
— —, Häufigkeit, *oral cavity carcinoma, incidence* 357
— —, Lymphknotenbeteiligung, *oral cavity carcinoma, lymph node involvement* 364
— —, Pathologie, *oral cavity carcinoma, pathology* 357
— —, Röntgentherapie, *oral cavity cancer, roentgen therapy* 380
Mundpflege, Mundhöhlen-Carcinom, *oral toilet, oral cavity cancer* 394, 398
Muttermund, Präcancerose, *portio uteri, precancerosis* 13
Mycosis fungoides, Dosiseffektkurven, *mycosis fungoides, dose effect curves* 48, 121
— —, Klinik, Therapie, *mycosis fungoides, clinical picture, radiotherapy* 119—132
— —, Lippe, *mycosis fungoides, of the lip* 449
— —, Präcancerose, *mycosis fungoides, praecancerosis* 22
Myelomatose, Mundhöhle, *myelomatosis, oral cavity* 401
Myxosarkom, Haut, *myxosarcoma, skin* 103

Nachbestrahlung, Magencarcinom, *postoperative radiotherapy, gastric carcinoma* 593
—, Magensarkom, *postoperative radiotherapy, gastric sarcoma* 569
Nacken, Lymphknoten, Mundhöhlen-Carcinom, *neck, lymphatic nodes, oral cavity cancer* 394
Naevi, Lippe, Strahlenbehandlung, *naevi, lip, radiotherapy* 441
Naevocarcinom, Präcancerose, *naevocarcinoma, precancerosis* 11
Naevoide, Haut, *naevoid tumours, skin* 24
Naevuszelle, Ontogenie, *naevus cell, ontogenesis* 163
Nahbestrahlung, Chaoul, Dermatologie, *short distance radiotherapy of Chaoul, dermatology* 61
—, Lippentumoren, *short distance radiotherapy, tumours of the lip* 450
—, Melanom, *short distance therapy, melanoma* 207, 208
—, Mundhöhlencarcinom, *short distance radiotherapy, oral cavity cancer* 392
—, Peniscarcinom, *short distance radiotherapy, penis carcinoma* 93
—, Rektumcarcinom, *short distance radiotherapy, rectum carcinoma* 649, 650
—, Retikulosen der Haut, *short distance radiotherapy, reticuloses of skin* 113, 126
Nahbestrahlung, Tumoren der Kieferhöhle, *short distance therapy, tumours of maxillary sinus* 327
—, Wangenschleimhautcarcinom, *short distance radiotherapy, cancer of cheek mucosa* 91
Narben, Carcinomentwicklung, *scars, cancer development* 76
Nase, Cornu cutaneum, *nose, cornu cutaneum* 8
—, Hautcarcinom, Strahlentherapie, *nose, skin carcinoma, radiotherapy* 80, 81, 363
—, Myxochondrosarkom, *nose, myxochondrosarcoma* 104
Nasenhöhle, Tumoren, Spätergebnisse, *nasal cavity, tumours, late results* 340
—, —, Strahlenbehandlung, *nasal cavity, tumours, radiotherapy* 298—356
Nasennebenhöhlen, Tumoren, Strahlenbehandlung, *paranasal sinuses, tumours, radiotherapy* 298—356
Neck dissection, Speicheldrüsentumoren, *neck dissection, tumours of salivary glands* 477
Nekrose, Behandlung, Mundhöhlen-Carcinom, *necrosis, treatment, oral cavity carcinoma* 365
—, Radiodermitis, *necrosis, radiodermitis* 6
—, Weichteile, Mundhöhlen-Carcinom, *necrosis, soft tissue, oral cavity cancer* 399
Netzhaut, Strahlensensibilität, *retina, radiosensitivity* 261
Neuroepitheliom, Nasenhöhle, *neuroepithelioma, nasal cavity* 304
Neutronen, Strahlenempfindlichkeit, Haut, *neutrons, radiosensitivity, skin* 43

Oberlippe, Carcinom, *upper lip, carcinoma* 411
—, Radiumimplantation, *upper lip, radium implant* 421
Ödem, induratives, Radiodermitis, *edema, indurative, radiodermitis* 6
Ölindustriearbeiter, Präcancerosen der Haut, *petroleum workers, precanceroses of skin* 7
Oesophagus, Anatomie, Pathologie, *esophagus, anatomy, pathology* 483, 486
—, Carcinom, *esophagus, carcinoma* 487—542
Ohr, Cornu cutaneum, *ear, cornu cutaneum* 8
—, Hautcarcinom, Strahlentherapie, *ear, skin carcinoma, radiotherapy* 82, 83
Onkocytom, Speicheldrüsen, *oncocytoma, salivary glands* 473
Ontogenie, Melanome, *ontogenesis, melanomas* 163
Operation und Nachbestrahlung, Magencarcinom, *surgery and postoperative radiotherapy, gastric carcinoma* 593
Orbitageschwülste, Strahlenbehandlung, *orbit, tumours, radiotherapy* 287
Orthovolt-Therapie, Mundhöhlen-Carcinom, *orthovoltage therapy, oral cavity cancer* 366
Osteonekrose, Mundhöhlen-Carcinom, *osteonecrosis, oral cavity necrosis* 370, 398, 399
Ovarien, Strahlenschutz, *ovarium, radiation protection* 59

π-Mesonen, Strahlenempfindlichkeit, Haut, *π-mesons, radiosensitivity, skin* 43
^{32}P, Dermatologie, *^{32}P, dermatology* 63
—, Gewebshalbwerttiefe, *^{32}P, tissue half value depth* 46

^{32}P, Hautretikulosen, ^{32}*P, reticuloses of skin* 118, 120, 129, 130
—, Melanombehandlung, ^{32}*P, therapy of melanoma* 225
—, Test, Melanom, Ciliarkörper, ^{32}*P, test, melanoma of ciliar body* 280
Pagetsche Erkrankung, Mamille, Präcancerose, *Paget's disease, of the nipple, precancerosis* 11
Palliativbestrahlung, Melanom, *palliative radiotherapy, melanoma* 215
—, Mundhöhlen-Carcinom, *palliative radiotherapy, oral cavity cancer* 395
—, Mycosis fungoides, *palliative radiotherapy, mycosis fungoides* 123
Palliative Strahlenbehandlung, Kiefertumoren, *palliative radiotherapy, maxillary tumours* 347
— —, Magencarcinom, *palliative radiotherapy, gastric carcinoma* 591
— —, Oesophaguscarcinom, *palliative radiotherapy, esophageal carcinoma* 525
Pankreas, Tumoren, *pancreas, tumours* 659—681
Papilläres Lippencarcinom, *papillary carcinoma of the lips* 409, 430
Papillom, Harnblase, Präcancerose, *papilloma, urinary bladder, precancerosis* 15
—, Zunge, *papilloma, tongue* 362
Paradoxe Metastasierung, Lebercarcinom, *paradoxical metastases, liver carcinoma* 695
Paragangliom, Nasenhöhle, *paraganglioma, nasal cavity* 304
Parotidektomie, Tumoren, *parotidectomy, tumours* 477
Paterson-Parker, Dosierungssystem, *Paterson-Parker, dosage system* 367, 370
Pathologie, extrahepatisches Gallengang-Carcinom, *pathology, carcinoma of extrahepatic bile ducts* 724
—, Gallenblasencarcinom, *pathology, carcinoma of gall bladder* 719
—, Lebercarcinom, *pathology, liver carcinoma* 691
—, Lippengeschwülste, *pathology, tumours of the lip* 439
—, Mundhöhlen-Carcinom, *pathology, oral cavity carcinoma* 357
—, Oesophagus, *pathology, esophagus* 486
—, Pankreascarcinom, *pathology, pancreatic carcinoma* 661
Pathologische Anatomie, Lippencarcinom, *pathological anatomy, carcinoma of the lips* 408
Peniscarcinom, Strahlentherapie, *penis carcinoma, radiotherapy* 92, 93
Perfusionstherapie, Mundhöhlen-Carcinom, *perfusion therapy, oral cavity cancer* 397
Percutane Bestrahlung, Allgemeinbehandlung, *external radiotherapy, management of patient* 394
— —, Kieferhöhlengeschwülste, *external radiotherapy, maxillary tumours* 330, 332
— —, Oesophaguscarcinom, *external radiotherapy, esophageal carcinoma* 510
— —, Tumoren, Nasenhöhle, *external radiotherapy, tumours of nasal cavity* 326
— Halbtiefentherapie, Wangenschleimhautcarcinom, *external half value depth therapy, carcinoma of cheek mucosa* 91
Percutane Röntgentherapie, Toleranzdosen, Hochvoltstrahlung, *external Roentgen therapy, tolerance doses, megavoltage radiation* 392
— Strahlenbehandlung, Rektumtumoren, *external radiotherapy, rectum tumours* 644
Perforation, Dünndarmtumoren, *perforation, small intestine tumours* 601, 602
—, Oesophaguscarcinom, *perforation, esophageal carcinoma* 531, 533
Perniziöse Anämie, Magencarcinom, *pernicious anaemia, gastric carcinoma* 581
Physiologie, Nasenhöhle, *physiology, nasal cavity* 298
Pigmentbildung, Melanom, *pigmentogenesis, melanoma* 164
Pigmentierung, Haut, Bestrahlung, *pigmentation, skin, irradiation* 5
Pigmentnaevus, Histologie, *pigmented naevus, histology* 186
—, Melanom, *pigmented naevus, melanoma* 172, 178
—, Präcancerose, *pigmented naevus, precancerosis* 11
Plasmocytom, Magen, *plasmocytoma, stomach* 575
—, Mundhöhle, *plasmocytoma, oral cavity* 400
—, Nasenhöhle, *plasmocytoma, nasal cavity* 304, 345
„Plastobalt", Dermatologie, *"plastobalt", dermatology* 65
Plattenepithelcarcinom, Lippe, *squamous cell carcinoma, lip* 447
—, Zahnalveole, Behandlung, *squameous cell carcinoma, alveolus, treatment* 388
—, Zunge, *squamous cell carcinoma, tongue* 360
Plummer-Vinson, Syndrom, *Plummer-Vinson, syndrome* 15
Polypen, Präcancerose, *polypoid tumours, precancerosis* 15
—, Magencarcinom, *polypoid tumours, gastric carcinoma* 582, 588
Polyposis intestini, Coloncarcinom, *polyposis intestini, carcinoma of colon* 617
Postoperative Bestrahlung, Kieferhöhlengeschwülste, *postoperative radiotherapy, maxillary tumours* 333
— —, Neck dissection, *postoperative radiotherapy, neck dissection* 98
— —, Rektumcarcinom, *postoperative radiotherapy, rectum carcinoma* 653
— —, Speicheldrüsentumoren, *postoperative radiotherapy, salivary tumours* 401
Präcancerosen, Dickdarm, *praecanceroses, colon* 616
—, Gynäkologie, *precanceroses, gynaecology* 13—14
—, Haut, *praecanceroses, skin* 1—9, 20, 66
—, innere Organe, *precanceroses, internal organs* 14—16
—, Leberzirrhose, *praecanceroses, liver cirrhosis* 688
—, Leukoplakie, *praecanceroses, leukoplakia* 10
—, Lippe, *praecanceroses, lip* 443—446
—, Melanom, *praecanceroses, melanoma* 161, 182, 189
—, morphologische Kriterien, *praecanceroses, morphological criteria* 21
—, Pagetsche Erkrankung, *precancerosis, Paget's disease of the nipple* 11
—, Plummer-Vinsonsches Syndrom, *precanceroses, Plummer-Vinson's syndrome* 15
—, der Schleimhaut, *precanceroses of mucosa* 9—13

Präcancerosen, Strahlentherapie, Schläfengegend, *precanceroses, x-ray therapy, temporal region* 2
—, —, Wange, *precanceroses, x-ray therapy, cheek* 4
Prädisposition, „Röntgenhaut", Carcinom, *predisposition, radiodermatitis, carcinoma* 9
Prämykose, Mycosis fungoides, Therapie, *praemycosis, mycosis fungoides, radiotherapy* 128
Präoperative Bestrahlung, Kieferhöhlengeschwülste, *praeoperative radiotherapy, maxillary tumours* 333
— —, Neck dissection, *praeoperative radiotherapy, neck dissection* 98
— —, Oesophaguscarcinom, *praeoperative radiotherapy, esophageal carcinoma* 526
— Strahlenbehandlung, Rektumcarcinom, *praeoperative radiotherapy, rectum carcinoma* 652
Primäres Carcinom, Gallenblase, *primary carcinoma, gall bladder* 716
— Lebercarcinom, *primary liver carcinoma* 684, 689
Probeexcision, siehe Biopsie
Probelaparotomie, Magencarcinom, *exploratory laparotomy, gastric carcinoma* 586
Prognose, Hautcarcinom, *prognosis, carcinoma of skin* 74
—, Lebercarcinom, *prognosis, liver carcinoma* 699
—, Melanom, *prognosis, melanoma* 188, 193, 195
—, Rektumcarcinom, *prognosis, rectal carcinoma* 639
—, Speicheldrüsentumoren, *prognosis, tumours of the salivary glands* 480
—, Strahlenbehandlung, Kiefertumoren, *prognosis, radiotherapy, maxillary tumours* 338
Proliferativer Typ, Carcinom, Mund, *proliferative type, carcinoma, mouth* 361
Promotoren, Carcinogenese, *promotor substances, carcinogenesis* 39, 41
Prophylaktische Bestrahlung, Melanom, *prophylactic radiotherapy, melanoma* 201
— —, Vulva-Carcinom, *prophylactic radiotherapy, vulva carcinoma* 96
Protonen, Strahlenempfindlichkeit, Haut, *protons, radiosensitivity, skin* 43
Pruritus vulvae, Präcancerose, *pruritus vulvae, precancerosis* 13
Pseudolymphom, Magen, Histologie, *pseudolymphoma, stomach, histology* 554, 555
Pseudorezidive, Hautcarcinom, *pseudorecurrences, carcinoma of skin* 99
Psoriasis, Präcancerose der Haut, *psoriasis, precancerosis of skin* 9

Radikalbehandlung, Mundhöhlen-Carcinom, Ergebnisse, *radical treatment, oral cavity cancer, results* 402
Radikale Blockpräparation, Mundhöhlen-Carcinom, *radical block dissection, oral cavity cancer* 366
— Strahlentherapie, Lymphknoten, Mundhöhlen-Carcinom, *radical radiation therapy, lymphatic nodes, oral cavity cancer* 395
Radikaloperation, Magensarkom, *radical surgery, gastric sarcoma* 570
—, Melanom, *radical surgery, melanoma* 162, 199, 201, 216
—, Pankreascarcinom, *radical surgery, pancreatic carcinoma* 671
Radikaloperation, Strahlenbehandlung, Rektumcarcinom, *radical surgery, radiotherapy, rectum carcinoma* 651
—, Tumoren, Nasenhöhlen, *radical surgery, tumours of nasal cavities* 323
Radioaktive Applikatoren, Mundhöhlen-Carcinom, *radioactive applicators, oral cavity cancer* 366, 467
Radioaktives Kobalt, Mundhöhlen-Carcinom, *radioactive cobalt, oral cavity carcinoma* 367
Radiochondritis, dermatologische Strahlentherapie, *radiochondritis, dermatological radiotherapy* 60
Radiodermatitis, Gesicht, Therapie, *radiodermatitis, face, therapy* 441, 442
Radiodermitis acuta, Symptomatologie, *acute radiodermitis, symptomatology* 6
Radioisotope, siehe Isotope, *radioisotopes, see isotopes*
Radiokobalt, Behandlung, Oberkiefergeschwülste, *radiocobalt, therapy of maxillary tumours* 329
Radiokobaltbestrahlung, Oesophaguscarcinom, *radiocobalt therapy, esophageal carcinoma* 519
Radiotherapie, Mundhöhlen-Carcinom, *radiotherapy, oral cavity cancer* 365
Radium, Behandlung, Lippencarcinom, *radium, therapy, carcinoma of the lip* 420
—, —, Mundhöhlen-Carcinom, *radium, therapy, oral cavity carcinoma* 366, 370
—, —, Mycosis fungoides, *radium, therapy, mycosis fungoides* 120
—, —, Oesophaguscarcinom, *radium, therapy, esophageal carcinoma* 508
—, —, Peniscarcinom, *radium, therapy, penis carcinoma* 39, 94
—, —, Rektumcarcinom, *radium, therapy, rectum carcinoma* 648
—, Gewebshalbwerttiefe, *radium, tissue half value depth* 46
—, Implantation, Speicheldrüsentumoren, *radium, implantation, tumours of salivary glands* 477
—, Therapie, Dermatologie, *radium, therapy, dermatology* 64, 65
Radium-Bestrahlungsgerät, Mundhöhlen-Carcinom, *radium beam unit, oral cavity cancer* 392
Radium-Bestrahlungsmethoden, Lippencarcinom, *radium methods, carcinoma of the lip* 415
Radiumdermatitis, Carcinom, *radium dermatitis, carcinoma* 5
Radiumhemmet, Methode, Bestrahlung, Kieferhöhlentumoren, *Radiumhemmet, method, radiotherapy of maxillary tumours* 328
Radiumträger, Mundhöhlen-Carcinom, *radium plates, oral cavity carcinoma* 368
Radon, Mundhöhlen-Carcinom, *radon, oral cavity cancer* 371
— -Seeds, Dermatologie, *radon seeds, dermatology* 65
— —, Lippencarcinom, *radon seeds, carcinoma of the lip* 422
Rectum, Tumoren, *rectum, tumours* 635—658
Regionäre Lymphknoten, Melanom, Behandlung, *regional lymph nodes, melanoma, radiotherapy* 201
— Metastasen, Magencarcinom, *regional metastases, gastric carcinoma* 579

Relative biologische Wirksamkeit, Hochvoltstrahlung, *relative biological effectiveness, megavolt radiation* 391, 393
— — —, Neutronen, Elektronen, *relative biological effectiveness, neutrons, electrons* 45
— — —, schnelle Elektronen, *relative biological effectiveness, fast electrons* 62
— — —, Totalbestrahlung, Mäuse, *relative biological effectiveness, whole body irradiation, mice* 46
— Strahlensensibilität, Mund-Carcinom, *relative sensibility, carcinoma of the month* 366
— Tiefendosis, Behandlung, Mundhöhlen-Carcinom, *percentage depth dose, therapy, oral cavity cancer* 388
— —, Haut, *percentage depth dose, skin* 55, 56
— —, schnelle Elektronen, Röntgenstrahlen, *percentage depth dose, high energy electrons, Roentgen rays* 452
Rete Malpighi, Morbus Bowen, *rete Malpighi, Bowen's disease* 11
Reticuloendotheliales System, Leber, *reticuloendothelial system, liver* 694
Reticulosarkom, Dünndarm, *reticulosarcoma, small intestine* 606
—, Magen, *reticulosarcoma, stomach* 549
Retikulosen, Haut, *reticuloses, skin* 109, 117
—, maligne, Lippe, *reticuloses, malignant, lip* 449
—, Strahlenwirkung: Röntgenstrahlen-Elektronen, *reticuloses, radiation effect: Roentgen rays, electrons* 47
Reticulumzellsarkom, Magen, *reticulum cell sarcoma, stomach* 568, 572
Retinoblastom, Strahlenbehandlung, *retinoblastoma, radiotherapy* 277, 282
Retothelsarkom, Lippe, Therapie, *retothelsarcoma, lip, therapy* 441
Retrobulbäre Tumoren, Strahlenbehandlung, *retrobulbar tumours, radiotherapy* 285
Retroorbitalraum, Isodosen, *retroorbital space, isodoses* 281
Rezidiv, Coloncarcinom, Strahlentherapie, *recurrence, colon carcinoma, radiotherapy* 622
—, Dünndarmtumoren, *recurrence, small intestine tumours* 607
—, Hautcarcinom, Ursachen, *recurrence, carcinoma of skin, causes* 98
—, Magencarcinom, *recurrence, gastric carcinoma* 587
—, Magensarkom, *recurrence, gastric sarcoma* 570
—, Oesophaguscarcinom, *recurrence, esophageal carcinoma* 531
—, Peniscarcinom, Behandlung, *recurrence, penis carcinoma, therapy* 94, 95
Rezidiv-Behandlung, Mund-Carcinom, *treatment of recurrent carcinoma, mouth* 397
Rezidivquote, Lippenkrebs, *recurrence rate, cancer of the lips* 429
Rhabdomyosarkom, Auge, Strahlenbehandlung, *rhabdomyosarcoma of the eye, radiotherapy* 289
Richtlinien, Therapie, Kieferhöhlentumoren, *principles, therapy, maxillary tumours* 345
Riesenzelltumor, Nasenhöhlen, *giant cell tumour, nasal cavity* 321
Röntgenbestrahlung, Lippencarcinom, *x-ray therapy, carcinoma of the lip* 423
Röntgenbild, Implantationstherapie, Mundhöhlen-Carcinom, *radiograph, implantation therapy, oral cavity cancer* 376, 378
Röntgenfernbestrahlung, siehe Teleröntgentherapie
Röntgenhaut, *radiodermatitis* 5, 6
—, Prädisposition, Krebs, *radiodermatitis, predisposition, carcinoma* 9
—, Spinaliom, *radiodermatitis, spinalioma* 75, 76
Röntgenstrahlen als Carcinogen, *Roentgen rays as carcinogenetic agent* 38
—, Strahlenempfindlichkeit, Haut, *Roentgen rays, radiosensitivity, skin* 43
Röntgentherapie, bösartige Hautgeschwülste, *Roentgen therapy, malignant skin tumours* 66
—, dermatologische, *Roentgen therapy, dermatological* 60
—, Haut, *Roentgen therapy, skin* 53
—, Mundhöhlen-Carcinom, *Roentgen therapy, oral cavity cancer* 366, 380
Röntgenulcus, Hautcarcinom, *radioulcer, carcinoma of skin* 100
Rücken, Melanom, *back, melanoma* 173
Rückenmark, Toleranzdosis, *spinal cord, tolerance dose* 391

Sarcoma idiopathicum Kaposi, Strahlenempfindlichkeit, *sarcoma idiopathicum Kaposi, radiosensitivity* 49
Sarkoidose, Lippe, Therapie, *sarcoidosis, lip, therapy* 442
Sarkom, Colon, *sarcoma, colon* 610
—, Dünndarm, *sarcoma, small intestine* 599, 600, 605
—, Haut, *sarcoma, skin* 102—108
—, Magen, *sarcoma, stomach* 550, 553—578
—, Mundhöhle, *sarcoma, oral cavity* 400
Schillersche Jodprobe, *Schiller's iodine test* 14
Schläfengegend, Präcancerose, *temporal region, precancerosis* 3
Schneeberger Lungenkrebs, *Schneeberg, lung carcinoma* 7, 14
Schnelle Elektronen, Dermatologie, *high energy electrons, dermatology* 62, 66
— —, Therapie, Mundhöhlen-Carcinom, *high energy electrons, therapy, oral cavity cancer* 393
— —, Vulva-Carcinom, *high energy electrons, vulva carcinoma* 96
„Schornsteinfegerkrebs", *carcinoma of the scrotum* 7, 11
Seeds, Gold-, Implantation, Mundhöhlen-Carcinom, *seeds, gold, implant, oral cavity carcinoma* 366, 370
„Seemannshaut", Ultraviolettstrahlung, *"sailer's skin", ultraviolet rays* 2
Sehnerv, Strahlensensibilität, *optic nerve, radiosensibility* 261
Seniles Keratom, Cornu cutaneum, *senil keratoma, cornu cutaneum* 8
Sequesterbildung, Mundhöhlen-Carcinom, *sequestration, oral cavity cancer* 399
Serotonin, Dünndarm-, Dickdarmtumoren, *serotonine, tumours of small intestine, colon* 599, 618
Sialographie, Speicheldrüsentumoren, *sialography, tumours of salivary glands* 467

Siebbein, Tumoren, Bestrahlung, *ethmoid bone, tumours, radiotherapy* 333, 334
Skeletsystem, Metastasen, Lebercarcinom, *skeleton, metastases, liver carcinoma* 695
Sklerosierung, Radiodermitis, *sclerosis, radiodermitis* 6
Sonnenbrand, *sunburn dermatitis* 2
Spätergebnisse, Nasenhöhlentumoren, *late results, tumours of nasal cavity* 340
Spätkomplikationen, Hautcarcinom, *late complications, carcinoma of skin* 100
Spätmetastasen, Melanom, *late metastases, melanoma* 195, 220
Spätresultate, Hautcarcinom, *late results, carcinoma of skin* 99, 100
Speicheldrüsen, Tumoren, *salivary glands, malignant tumours* 401, 465—482
Speichelfistel, Komplikation, Strahlenbehandlung, *salivary fistula, complication, radiotherapy* 480
Spinaliome, Haut, Strahlentherapie, *spinaliomas, skin, radiotherapy* 73
—, Lippe, *spinaliomas of the lip* 447
Spinalzellen, Strahlenempfindlichkeit, *spinal cells, radiosensitivity* 49
Spontanregression, Melanom, *spontaneous regression, melanoma* 204, 214
Spontantumoren, Haut, *spontaneous tumours, skin* 27
^{90}Sr, Dermatologie, ^{90}*Sr, dermatology* 63
—, Gewebshalbwerttiefe, ^{90}*Sr, tissue half value depth* 46
—, Mycosis fungoides, ^{90}*Sr, mycosis fungoides* 120, 129, 130
Stachelzellkrebs, *carcinoma spinocellulare* 10, 11
Stadieneinteilung, Dickdarmcarcinom, *staging, carcinoma of colon* 619, 620
—, Lippencarcinom, *staging, carcinoma of the lip* 412
—, Magencarcinom, *staging, gastric carcinoma* 589
—, Melanom, *staging, melanoma* 193
—, Mycosis fungoides, *staging, mycosis fungoides* 119, 123
—, Oesophaguscarcinom, *staging, esophageal carcinoma* 505, 506
—, Peniscarcinom, *staging, penis carcinoma* 93
—, Rectumcarcinom, *staging, rectal carcinoma* 639, 640
—, Tumoren, Nasenhöhle, *staging, tumours, nasal cavity* 308, 312
—, Vulva-Carcinom, *staging, vulva carcinoma* 95
Stadium, Lippenkrebs, Behandlungsergebnisse, *stage, cancer of the lips, results* 428
— I—IV, Mundhöhlen-Carcinom, *stage I—IV, oral cavity carcinoma* 364, 365
Stenose, Oesophaguscarcinom, *stenosis, oesophageal carcinoma* 535
Stickstoff-Lost, Therapie, Mycosis fungoides, *nitrogen-mustard, therapy, mycosis fungoides* 131
— —, Therapie, Melanom, *nitrogen-mustard, therapy, melanoma* 222
Stirn, Hautcarcinom, Strahlentherapie, *forehead, skin carcinoma, radiotherapy* 80
Stirnhöhle, Tumoren, Bestrahlung, *frontal sinus, tumours, radiotherapy* 334
Strahlenbehandlung, Augentumoren, *radiotherapy, tumours of the eye* 258—297
Strahlenbehandlung, Carcinom der extrahepatischen Gallengänge, *radiotherapy, carcinoma of extrahepatic bile ducts* 726
—, Coloncarcinom, *radiotherapy, colon carcinoma* 620—627
—, Colonsarkom, *radiotherapy, sarcoma of colon* 614
—, Dünndarmtumoren, *radiotherapy, small intestine tumours* 608
—, fraktionierte, Coutard, *radiotherapy, fractionated, Coutard* 214
—, Halslymphknotenmetastasierung, *radiotherapy, cervical node metastases* 97
—, Hautsarkom, *radiotherapy, sarcoma of skin* 102
—, Hauttumoren, *radiotherapy, skin tumours* 53—160
—, Lippencarcinom, *radiotherapy, carcinoma of the lip* 414, 428
—, Magencarcinom, *radiotherapy, gastric carcinoma* 590
—, Magensarkom, *radiotherapy, gastric sarcoma* 562
—, maligne Lymphome, *radiotherapy, malignant lymphomas* 111
—, Melanom, *radiotherapy, melanoma* 193, 206
—, Mundhöhlen-Carcinom, *radiotherapy, oral cavity cancer* 357, 366
—, Mycosis fungoides, *radiotherapy, mycosis fungoides* 119, 120
—, Oesophaguscarcinom, *radiotherapy, esophageal carcinoma* 507
—, Pankreascarcinom, *radiotherapy, pancreatic carcinoma* 672—676
—, perkutane, Allgemeinbehandlung, *radiotherapy, external, general treatment* 394
—, perkutane, Lippengeschwülste, *radiotherapy, external, tumours of the lips* 435—463
—, Präcancerosen, Haut, *radiotherapy, praecanceroses, skin* 2, 4
—, prä-, postoperative, Neck dissection, *radiotherapy, prae-, postoperative, neck dissection* 98
—, Rectumtumoren, *radiotherapy, rectum tumours* 643
—, Speicheldrüsentumoren, *radiotherapy, tumours of salivary glands* 477
—, Tumoren des lymphoretikulären Systems, *radiotherapy, tumours of lymphoreticular system* 108
—, Tumoren, Nasen-, Nasennebenhöhlen, *radiotherapy, tumours, nasal cavity, paranasal sinuses* 298—356
—, Vulva-Carcinom, *radiotherapy, vulva carcinoma* 95
Strahlenempfindlichkeit, Haut, *radiosensitivity, skin* 43
—, Hauttumoren, *radiosensitivity, skin tumours* 49
—, Mycosis fungoides, *radiosensitivity, mycosis fungoides* 121
—, Speicheldrüsentumoren, *radiosensibility, tumours of salivary glands* 479
—, Viren, *radiosensitivity, viruses* 44
Strahlengefährdung, verschiedene Gewebe, *radiation risk, different tissues* 45
Strahlenkrebs, Haut, *radiogenic carcinoma, skin* 8, 9
Strahlennekrose, Mundhöhlen-Carcinom, *radiation necrosis, oral cavity cancer* 396
Strahlenresistenz, Melanocytoblastome, *radioresistance, melanocytoblastoma* 213

Strahlenschädigung, Melanom, *radiation injury, melanoma* 215
Strahlenschutz, Auge, *radiation protection, eye* 262
—, dermatologische Strahlentherapie, *radiation protection, dermatological radiotherapy* 59, 64
—, Haut, *radiation protection, skin* 59
—, Herzkatheterisierung, *radiation protection, heart catheterization* 7
Strahlensensibilität, Auge, *radiosensibility, eye* 259
—, Coloncarcinom, *radiosensibility, colon carcinoma* 620, 621
—, Hauttumoren, *radiosensitivity, skin tumours* 23, 43, 49
—, Lebertumoren, *radiosensibility, liver tumours*
—, Magencarcinom, *radiosensibility, gastric carcinoma* 591
—, Magentumoren, *radiosensibility, gastric tumours* 543, 544, 552
—, Melanom, *radiosensibility, melanoma* 207
—, Mund-Carcinom, *radiosensitivity, carcinoma of the mouth* 366
Strahlentherapie, Komplikationen nach, *radiotherapy, complications after* 337
—, Lebertumoren, *radiotherapy, liver tumours* 704
—, Lippentumoren, *radiotherapy, tumours of the lip* 450—463
Strahlenulcera, Peniscarcinom, *radio-ulcus, penis carcinoma* 94
Strahlenwirkung, Retikulose: Röntgenstrahlen, Elektronen, *radiation effect, reticulosis: Roentgen rays, electrons* 47
Symbiose, normale, Epidermis, *symbiosis, normal, epidermis* 22
Symptomatologie, Dünndarmtumoren, *symptomatology, small intestine tumours* 601
—, Hautretikulosen, *symptomatology, reticuloses of skin* 110
—, Lebercarcinom, *symptomatology, liver carcinoma* 697
—, Magensarkome, *symptomatology, gastric sarcomas* 558
—, maligne Hautlymphome, *symptomatology, malignant lymphomas of skin* 111
—, Morbus Kaposi, *symptomatology, Kaposi's disease* 4, 5
—, Oesophaguscarcinom, *symptomatology, esophageal carcinoma* 503
—, Radiodermitis, *symptomatology, radiodermitis* 6
—, Rectumcarcinom, *symptomatology, rectal carcinoma* 640
—, Tumoren, Nasenhöhle, *symptomatology, tumours, nasal cavity* 308
—, Tumoren, Speicheldrüsen, *symptomatology, tumours, salivary glands* 466
Syncarcinogenese, Wangenschleimhautcarcinom, *syncarcinogenesis, carcinoma of cheek mucosa* 91
Syndrom, Frey, Speicheldrüsentumoren, *syndrome of Frey, salivary gland tumours* 480
Synovialom, malignes, *synovialoma, malignant* 108
Syphilis, siehe Lues
—, Lippencarcinom, *syphilis, carcinoma of the lips* 408, 426
—, Mundhöhlen-Carcinom, *syphilis, oral cavity cancer* 402
—, Präcancerose, *lues, precancerosis* 11
Syphilis, Zunge, Krebsentwicklung, *syphilitic tongue, cancer development* 365
—, —, Leukoplakie, *syphilitic tongue, leukoplakia* 360, 362
Szintigraphie, Magencarcinom, *scan, gastric carcinoma* 586

^{182}Tantal, Dermatologie, ^{182}*tantalum, dermatology* 64, 66
—, radioaktives, Mundhöhlen-Carcinom, *tantalum, radioactive, oral cavity cancer* 371
Teleangiektasien, Melanom, Bestrahlung, *teleangiectasias, melanoma, radiation therapy* 12
Telegammatherapie, Speicheldrüsentumoren, *telegamma therapy, tumours of salivary glands* 478
Telekobalt, Isodosen, Mund-Carcinom, *telecobalt, isodoses, mouth cancer* 396
Telekobaltbestrahlung, Oesophaguscarcinom, *telecobalt therapy, esophageal carcinoma* 519
Telekobaltbestrahlungsanlage, Mundhöhlen-Carcinom, *telecobalt machine, oral cavity cancer* 381
Teleradium, Behandlung, Lippencarcinom, *teleradium, therapy, carcinoma of the lip* 423
—, Behandlung, Mundhöhlen-Carcinom, *teleradium, therapy, oral cavity cancer* 395
Teleröntgentherapie, Hautretikulose, *teleroentgen therapy, reticulosis of skin* 115, 120, 124
Therapie, Hauttumoren, *therapy, skin tumours* 66
Therapeutische Neck dissection, Halslymphknotenmetastasierung, *therapeutic neck dissection, cervical node metastases* 97
Thermographie, Melanomdiagnostik, *thermography, diagnosis of melanoma* 192
Thio-Tepa, Melanombehandlung, *thio-tepa, melanoma, therapy* 223
Thorium-X, Behandlung, Mycosis fungoides, *Thorium-X, therapy, mycosis fungoides* 120
Thormälensche Reaktion, Melanin, *Thormälen's reaction, melanin* 183
Thorotrast, Carcinogen, *thoratrast, radioactive, as carcinogenetic drug* 38
Thrombophlebitis, Pankreascarcinom, *thrombophlebitis, pancreatic carcinoma* 666
Tiefendosis, Behandlung, Mundhöhlen-Carcinom, *depth dose, treatment, oral cavity carcinoma* 388
—, relative, Haut, *depth dose, procentual, skin* 55, 56
Tiermelanome, Biologie, *animal melanomas, biology* 170
TNM-Klassifikation, Mundhöhlen-Carcinom, *TNM classification, oral cavity carcinoma* 365
— -System, Dickdarmtumoren, *TNM-system, colon tumours* 619, 620
— —, Magencarcinom, *TNM-system, gastric carcinoma* 589
— —, Melanom, *TNM-system, melanoma* 194
— —, Nasenhöhlen-Tumoren, *TNM-system, tumours of nasal cavity* 314, 316
— —, Oesophaguscarcinom, *TNM-system, esophageal carcinoma* 505, 506
— —, Rectumcarcinom, *TNM-system, rectal carcinoma* 639, 640
Toleranzdosen, Gehirnstamm, *tolerance doses, brain stem* 391

Toleranzdosen, perkutane Röntgentherapie, Mund, Hochvoltstrahlung, *tolerance doses, external Roentgen therapy, mouth, megavoltage radiation* 392
Topographie, Nasenhöhle, *topography, nasal cavity* 300
—, Oesophagus, *topography, esophagus* 483
Totalbestrahlung, relative biologische Wirkung, *whole body irradiation, relative biological effectiveness* 46
Tränen-Nasengang, Früh- und Spätveränderungen, *ductus nasolacrimalis, early and late reactions* 259
Transformation, Tumorzelle, *transformation, tumour cell* 39
Trauma, Carcinogenese, *trauma, carcinogenesis* 40
—, Melanomentstehung, *trauma, melanogenesis* 179, 198
Tuberkulose, Zunge, *tuberculosis, tongue* 362
Tumordosis, Mundhöhlen-Carcinom, *tumour dose, oral cavity cancer* 388
Tumoren, Auge, *tumours, eye* 263—297
—, Colon, *tumours, colon* 610—634
—, Dünndarm, *tumours, small intestine* 598—610
—, Gallenblase, *tumours, gall bladder* 716
—, Haut, *tumours, skin* 17—160
—, Knochen, Mund, *tumours, bone, mouth* 363
—, Leber, *tumours, liver* 683—713
—, Lippen, perkutane Strahlenbehandlung, *tumours, lip, external radiotherapy* 435—463
—, Magen, *tumours, stomach* 542—598
—, Nasenhöhle, Nasennebenhöhlen, *tumours, nasal cavity, paranasal sinuses* 298—356
—, Oesophagus, *tumours, esophagus* 488
—, Pankreas, *tumours, pancreas* 659—681
—, Rectum, *tumours, rectum* 635—658
—, Speicheldrüsen, *tumours, salivary glands* 465—482
Tyrosin, Melanin, Stoffwechsel, *tyrosine, melanin, metabolism* 167
—, radioaktives, Diagnose: Melanom, *tyrosine, radioactive, diagnosis of melanoma* 190

Überlebensraten, Mundhöhlen-Carcinom, *survival rates, oral cavity cancer* 403
Überlebensquoten, Dünndarmtumoren, *survival rates, small intestine tumours* 610
—, Hautcarcinom, *survival rates, carcinoma of skin* 100
—, Lippenkrebs, *survival rates, cancer of the lips* 428
—, Kiefertumoren, *survival rates, maxillary tumours* 338
—, Magencarcinom, *survival rates, gastric carcinoma* 589, 593
—, Melanom, *survival rates, melanoma* 195, 199, 202, 218, 229
—, Oesophaguscarcinom, *survival rates, esophageal carcinoma* 517
—, Pankreascarcinom, *survival rates, pancreatic carcinoma* 671
—, Speicheldrüsentumoren, *survival rates, salivary gland tumours* 481
Ulcerativer Typ, Carcinom, Mund, *ulcerative type, carcinoma, mouth* 361
Ulcerierendes Lippencarcinom, *ulcerative carcinoma of the lips* 409, 432
Ulcus, Magencarcinom, *ulcer, gastric carcinoma* 582
—, malignes, Magen, *ulcer, malignant, stomach* 561
—, Zunge, Carcinom, *ulcer, tongue, carcinoma* 360
— rodens, Basalzellenkrebs, *rodent ulcer, basal cell carcinoma* 10
— terebrans, Lippe, *ulcus terebrans of the lip* 446
Ultraharte Röntgenstrahlen, Dermatologie, *ultrahard roentgen rays, dermatology* 62
Ultraschallszintigramm, Magencarcinom, *ultrasound scan, gastric carcinoma* 587
Ultraviolettlicht als Carcinogen, *ultraviolet light as carcinogenetic agent* 37
—, Melanomgenese, *ultraviolet light, melanogenesis* 172
Ultraviolettstrahlung, Dermatitis chronica, *ultraviolet rays, chronic dermatitis* 2
—, Mycosis fungoides, *ultraviolet rays, mycosis fungoides* 130, 131
Unterlippe, Krebs, *lower lip, carcinoma* 11
Ursachen, Lippencarcinom, *causative factors, carcinoma of the lips* 407

Venenthrombose, Pankreascarcinom, *phlebothrombosis, pancreatic carcinoma* 666
Verruköse Leukoplakie, Strahlentherapie, *verrucous leukoplakia, radiotherapy* 69
— Naevi, epidermale, *verrucous naevi, epidermal* 24
Viren, Strahlenempfindlichkeit, *viruses, radiosensitivity* 44
Volumen-Implantate, Mundhöhlen-Carcinom, *volume implants, oral cavity cancer* 371, 379, 380
Vorbestrahlung, siehe präoperative Bestrahlung
—, Coloncarcinom, *praeoperative radiotherapy, colon carcinoma* 621, 622, 625
—, Magencarcinom, *praeoperative radiotherapy, gastric carcinoma* 593, 595
Vulva, Carcinom, Strahlentherapie, *vulva, carcinoma, radiotherapy* 95

Wange, Carcinom, Behandlung, *cheek, carcinoma, treatment* 385
—, Präcancerose, *cheek, precancerosis* 4
—, Schleimhautcarcinom, *cheek, carcinoma of mucosa* 90
Wangenschleimhaut, Carcinom, Implantationsbehandlung, *buccal mucosa, cancer, implant therapy* 376, 386
Warzen, Strahlentherapie, *warts, radiotherapy* 68
Weicher Gaumen, Plattenepithel-Carcinom, Behandlung, *soft palate, squamous carcinoma, therapy* 375
Weichstrahltherapie, Haut, *low voltage therapy, skin* 61, 113, 118
—, Melanom, *low voltage therapy, melanoma* 207
—, Mycosis fungoides, *low voltage therapy, mycosis fungoides* 123
Weichteilnekrose, Behandlung, Mundhöhlen-Carcinom, *soft tissue necrosis, oral cavity cancer* 399

Xeroderma pigmentosum, Lippe, Strahlenbehandlung, *xeroderma pigmentosum, lip, radiotherapy* 441
— —, Symptomatologie, *xeroderma pigmentosum, symptomatology* 4, 5, 174

^{90}**Y**, Behandlung des Lebercarcinoms, ^{90}Y, *treatment of liver carcinoma* 703
—, Dermatologie, ^{90}Y, *dermatology* 03, 04
—, Gewebshalbwerttiefe, ^{90}Y, *tissue half value depth* 46
—, intralymphatische Injektion, Melanom, ^{90}Y, *intralymphatic injection, melanoma* 204, 225
—, Mycosis fungoides, ^{90}Y, *mycosis fungoides* 130

Zahn, Extraktion, Mundhöhlen-Carcinom, *tooth, extraction, oral cavity cancer* 398
— -Pflege, Lippencarcinom, *dental sepsis, carcinoma of the lips* 425
— -Sepsis, Behandlung, Mundhöhlen-Carcinom, *dental sepsis, therapy, oral cavity cancer* 398
Zange, Radium-Nadeln, *forceps, radium needles* 372
Zeit-Dosis-Beziehung, Radium-Nadeln-Implantation, *time-dose-relationship, radium needle implant* 375
Zeitfaktor, Strahlenwirkung, *time factor, radiation effect* 47
Zellmultiplikation, Regulation, *cell multiplication, regulation* 18
Zunge, Carcinom, Behandlung, *tongue, carcinoma, treatment* 386
—, —, Implantationsmethoden, *tongue, carcinoma, implant methods* 376
—, Differentialdiagnose beniger Veränderungen, *tongue, differential diagnosis of benign lesions* 362
—, Gumma, *tongue, gumma* 362
—, Plattenepithel-Carcinom, *tongue, squamous cell carcinoma* 360

Subject Index

Where English and German spelling of a word is identical, the German version is omitted.

α-ray emitters, dermatology, *α-Strahlen, Dermatologie* 63

— emitters, tissue half value depth, *α-Strahlen, Gewebshalbwerttiefe* 46

α-rays, radiosensibility, skin, *α-Strahlen, Strahlenempfindlichkeit, Haut* 43

Abrikosoff's tumour, malignant, *Abrikosoff-Tumor, maligner* 107

Abt-Letterer-Siwe's disease, *Abt-Letterer-Siwe-Krankheit* 109, 136

acanthoma, skin, classification, *Akanthom, Haut, Klassifizierung* 24

acinus cell carcinoma, salivary glands, *Acinuszellcarcinom, Speicheldrüsen* 476

actinic keratosis, development, *aktinische Keratose, Entwicklung* 21

actinomycosis, tongue, *Aktinomykose, Zunge* 363

acute radiodermitis, symptomatology, *akute Radiodermitis, Symptomatologie* 6

adenocystic carcinoma, salivary glands, *adenocystisches Carcinom, Speicheldrüsen* 474

adenomas, oral cavity, *Adenome, Mundhöhle* 401

—, salivary glands, *Adenom, Speicheldrüsen* 469

aetiology, oral cavity cancer, *Ätiologie, Mundhöhlen-Carcinom* 357

age distribution, carcinoma of colon, *Altersverteilung, Dickdarmcarcinom* 616

— —, carcinoma of extrahepatic biliary ducts, *Altersverteilung, Carcinom der extrahepatischen Gallengänge* 724

— —, — of gall bladder, *Altersverteilung, Gallenblasencarcinom* 716

— —, esophageal carcinoma, *Altersverteilung, Oesophaguscarcinom* 499

— —, gastric carcinoma, *Altersverteilung, Magencarcinom* 578

— —, liver carcinoma, *Altersverteilung, Lebercarcinom* 685

— —, melanoma, *Altersverteilung, Melanom* 176

— —, pancreatic carcinoma, *Altersverteilung, Pankreascarcinom* 660

— —, sarcoma of colon, *Altersverteilung, Colonsarkom* 611

— —, tumours of small intestine, *Altersverteilung, Dünndarmtumoren* 601

—, lip carcinoma, *Alter, Lippen-Carcinom* 405

aleukaemic lymphadenosis, lip, radiotherapy, *aleukämische Lymphadenose, Lippe, Strahlenbehandlung* 441

aluminium as carcinogenetic material, *Aluminium als Carcinogen* 35

alveolus, carcinoma, treatment, *Alveole, Carcinom, Behandlung* 383, 388

amelanotic melanomas, metabolism, *amelanotische Melanome, Stoffwechsel* 170, 188

anal carcinoma, radiotherapy, *Analcarcinom, Strahlentherapie* 92

anaplasia, skin tumours, *Anaplasie, Hauttumoren* 19

anatomy, esophagus, *Anatomie, Oesophagus* 483—486

—, lip, *Anatomie, Lippe* 435—439

—, liver, *Anatomie, Leber* 692

—, nasal cavity, paranasal sinuses, *Anatomie, Nasenhöhle, Nasennebenhöhlen* 298

—, pancreas, *Anatomie, Bauchspeicheldrüse* 659

angiography, pancreas, *Angiographie, Pankreas* 666

aniline, carcinogenetic drug, *Anilin, Carcinogen* 11, 14

animal melanomas, biology, *Tiermelanome, Biologie* 170

ano-genital carcinomas, radiotherapy, *anogenitale Carcinome, Strahlentherapie* 92

antibodies, melanoma, *Antikörper, Melanom* 205

applicators, radioactive, oral cavity carcinoma, *Applikatoren, radioaktive, Mundhöhlen-Carcinom* 366

—, radium, carcinoma of the lip, *Applikatoren, Radium, Lippencarcinom* 415

Arning's carcinoid, radiotherapy, *Arningsches Carcinoid, Strahlentherapie* 78

aromatic amines, carcinogenetic drugs, *aromatische Amine, Cancerogene* 32, 33

arsenic, carcinogenetic drug, *Arsen, Carcinogen* 8, 11, 35

—, induced carcinomas, *Arsen bedingte Carcinome* 77

arterial supply, pancreas, *arterielle Versorgung, Pankreas* 666

arteriography, gastric carcinoma, *Arteriographie, Magencarcinom* 586

—, tumours of the orbit, *Arteriographie, Orbitageschwülste* 287

^{76}As, mycosis fungoides, *^{76}As, Mycosis fungoides* 120, 124, 129

atrophy, chronic radiodermitis, *Atrophie, Radiodermitis chronica* 7

—, lip, pathology, *Atrophie, Lippe, Pathologie* 441

^{198}Au, dermatology, *^{198}Au, Dermatologie* 64, 66

—, intralymphatic injection, melanoma, *^{198}Au, intralymphatische Injektion, Melanom* 204, 225

— seeds, tumours of nasal cavity, *^{198}Au-Seeds, Tumoren, Nasenhöhle* 325

auditory meatus, carcinoma, radiotherapy, *Gehörgang, Carcinom, Strahlentherapie* 82

auriculo-temporal syndrome, *auriculo-temporales Syndrom* 480

azo-dyes, carcinogenetic drugs, *Azofarbstoffe, Cancerogene* 32, 33

β-ray emitters, dermatology, *β-Strahler, Dermatologie* 63
— —, tissue half value depth, *β-Strahler, Gewebs halbwerttiefe* 46
β-rays, radiosensitivity, skin, *β-Strahlen, Strahlenempfindlichkeit, Haut* 43
back, melanoma, *Rücken, Melanom* 173
— pointer, therapy, oral cavity cancer, *„Backpointer", Behandlung, Mundhöhlen-Carcinom* 391
Bäfverstedt, lymphadenosis cutis benigna 110
basal cell carcinoma, results of radiotherapy, *Basalzellenkrebs, Behandlungsergebnisse* 78
— — —, rodent ulcer, *Basalzellenkrebs, Ulcus rodens* 10, 263
— — naevus syndrome, radiotherapy, *Basalzellen-Naevus-Syndrom, Strahlentherapie* 78
— cells, radiosensitivity, *Basalzellen, Strahlenempfindlichkeit* 49
basalioma, eye, results, *Basaliom, Auge, Ergebnisse* 269
—, lip, *Basaliom, Lippe* 446
—, radiosensitivity, *Basaliom, Strahlenempfindlichkeit* 49
—, radiotherapy, *Basaliom, Strahlentherapie* 78, 84, 86, 263
—, semimalignant, skin, *Basaliom, semimaligne, Haut* 20
betatron therapy, esophageal carcinoma, *Betatronbestrahlung, Oesophaguscarcinom* 519
—, —, oral cavity cancer, *Betatron, Therapie, Mundhöhlencarcinom* 393
—, —, rectum carcinoma, *Betatron, Bestrahlung, Rectumcarcinom* 648
— —, tumours of the eye, *Betatron, Therapie, Augentumoren* 289
benign tumours, esophagus, *gutartige Tumoren, Oesophagus* 487
— —, lip, radiotherapy, *gutartige Tumoren, Lippe, Strahlenbehandlung* 440
— —, nasal cavity, *gutartige Tumoren, Nasenhöhle* 304
biology, melanoma, *Biologie, Melanom* 163—172
biopsy, carcinoma of the mouth, *Biopsie, Mundcarcinom* 362, 382
—, esophageal carcinoma, *Biopsie, Oesophaguscarcinom* 529
—, melanoma, *Biopsie, Melanom* 182, 199
—, radiotherapy, skin, *Biopsie, Strahlentherapie, Haut* 54
—, tumours of salivary glands, *Biopsie, Speicheldrüsentumoren* 468
block dissection, lymph nodes, carcinoma of the lips, *Block-Präparation, Lymphknoten, Lippencarcinom* 427
— —, — —, oral cavity cancer, *Block-Präparation, Lymphknoten, Mundhöhlencarcinom* 394, 403
blood vessels, sarcomas, *Gefäße, Sarkome* 104
bone, absorption, fast electrons, *Knochen, Absorption, schnelle Elektronen* 62
—, eosinophil granuloma, *Knochen, eosinophiles Granulom* 109
— marrow, depression, radioisotopes, *Knochenmark, Depression, Radioisotope* 129
—, metastases, liver carcinoma, *Knochen, Metastasen, Lebercarcinom* 695
bone, necrosis, radiation therapy, oral cavity cancer, *Knochennekrose, Strahlentherapie, Mundhöhlen-Carcinom* 370, 398
—, tumours, mouth, *Knochen, Tumoren, Mund* 363
Bowen's disease, of the lip, *Morbus Bowen, Lippe* 445
— —, praecancerosis, *Morbus Bowen, Präcancerose* 11, 20, 21, 25, 60
— —, radiotherapy, *Morbus Bowen, Strahlentherapie* 69, 70
brain stem, tolerance dose, *Gehirnstamm, Toleranzdosis* 391
buccal mucosa, cancer, implant therapy, *Wangenschleimhaut, Carcinom, Implantationsbehandlung* 376, 386
Brill-Symmers, follicular lymphoma, *Brill-Symmers, follikuläres Lymphom* 108, 109, 575
Burkitt's lymphoma, carcinogenesis, *Burkitt-Lymphom, Carcinogenese* 38, 109

^{14}C, tagged tyrosine, diagnosis of melanoma, *^{14}C, markiertes Tyrosin, Melanomdiagnostik* 190
caesium, therapy, oral cavity carcinoma, *Caesium, Behandlung, Mundhöhlen-Carcinom* 366
Cancer en cuirasse, radiotherapy, *„Cancer en cuirasse", Strahlenbehandlung* 101
cancroid of the lip, *Cancroid, Lippe* 447
carcinogenetic drugs, skin, *Carcinogene, Haut* 7, 27, 29, 36, 43
carcinogenesis, causes, *Krebsentstehung, Ursachen* 1—16
—, liver carcinoma, *Carcinogenese, Lebercarcinom* 691
—, skin, *Carcinogense, Haut* 28—43
carcinoid tumour, small intestine, *Carcinoid, Dünndarm* 599, 609
carcinoma basocellulare, results, *Carcinoma basocellulare, Behandlungsergebnisse* 78
— cells, letal injury, dose, *Carcinomzellen, Letalschädigung, Dosis* 45
—, colon, *Carcinom, Dickdarm* 615—627
— cutis, senil keratoma, *Carcinoma cutis, Keratoma senile* 8
—, esophagus, *Carcinom, Oesophagus* 487—542
—, gall bladder, biliary ducts, *Carcinom, Gallenblase, Gallenwege* 716—731
—, lip, *Carcinom, Lippe* 447
—, liver, *Carcinom, Leber* 683—713
—, lung, Schneeberg, *Krebs, Lunge, Schneeberg* 7
—, oral cavity, *Carcinom, Mundhöhle* 357—404
—, pancreas, *Carcinom, Pankreas* 660—676
— of the scrotum, *„Schornsteinfegerkrebs„* 7, 11
—, skin, classification, *Carcinom, Haut, Einteilung* 73
—, —, lupus vulgaris, *Carcinom, Haut, Lupus vulgaris* 76, 77
—, —, radiotherapy, *Carcinom, Haut, Strahlentherapie* 66—160
—, —, special sites, *Carcinom, Haut, spezielle Lokalisationen* 80
— spinocellulare, *Carcinoma spinocellulare* 10
— —, *Stachelzellkrebs* 10, 11
—, squamous cell, tongue, *Carcinom, Plattenepithel-, Zunge* 360
—, stomach, *Carcinom, Magen* 548, 578—598

cataract, radiotherapy, maxillary tumours, *Katarakt, Strahlentherapie, Kiefertumoren* 337
catechol derivates, melanin metabolism, *Catechol-Abkömmlinge, Melaninstoffwechsel* 168
causative factors, carcinoma of the lips, *Ursachen, Lippencarcinom* 407
cell multiplication, regulation, *Zellmultiplikation, Regulation* 18
cellulose acetate shell, carcinoma of the cheek, treatment, *Cellulose-Acetat-Maske, Wangen-Carcinom, Behandlung* 383
ceratoma senile of the lip, *Ceratoma senile, Lippe* 444
cervical lymph nodes, therapy, *Halslymphknoten, Behandlung* 403
— —, upper airways, *Halslymphknoten, obere Luftwege* 307
Chaoul, low voltage apparatus, oral cavity cancer, *Chaoul, Nahstrahlgerät, Mundhöhlen-Carcinom* 392
cheek, carcinoma of mucosa, *Wange, Schleimhautcarcinom* 90
—, —, treatment, *Wange, Carcinom, Behandlung* 385
—, precancerosis, *Wange, Präcancerose* 4
chemical carcinogenetic drugs, *chemische Cancerogene, Haut* 27, 29
chemotherapy, gastric carcinoma, *Chemotherapie, Magencarcinom* 598
—, — sarcoma, *Chemotherapie, Magensarkom* 577
—, liver carcinoma, *Chemotherapie, Lebercarcinom* 701
—, oral cavity cancer, *Chemotherapie, Mundhöhlen-Carcinom* 397
—, skin tumours, *Chemotherapie, Hauttumoren* 51, 118
—, tumours of nasal cavity, *Chemotherapie, Nasenhöhlentumoren* 335
cholangiography, pancreatic carcinoma, *Cholangiographie, Pankreascarcinom* 668
cholesterin, carcinogenetic drug, *Cholesterin, Carcinogen* 33
chronic radiodermitis, symptomatology, *chronische Radiodermitis, Symptomatologie* 6
classification, cutaneous reticuloses, *Einteilung, cutane Retikulosen* 110
—, gastric carcinoma, *Klassifikation, Magencarcinom* 578
— — sarcomas, *Klassifizierung, Magensarkome* 553
— — tumours, *Klassifizierung, Magentumoren* 547, 548
—, pancreatic tumours, *Klassifizierung Pankreastumoren* 662
—, tumours of the exophagus, *Klassifizierung, Oesophagusgeschwülste* 487
clinical picture, carcinoma of extrahepatic bile ducts, *Klinik, Carcinom der extrahepatischen Gallengänge* 725
— —, — of gall bladder, *Klinik, Gallenblasencarcinom* 720
— —, esophageal carcinoma, *Klinik, Oesophaguscarcinom* 504
— —, liver tumours, *Klinik, Lebertumoren* 696
— —, melanoma, *Klinik, Melanom* 172
— —, pancreatic carcinoma, *Klinik, Pankreascarcinom* 664
clinical picture, rectum carcinoma, *Klinik, Rectumcarcinom* 635
— —, sarcoma of colon, *Klinik, Colonsarkom* 611
— —, small intestine tumours, *Klinik, Dünndarmtumoren* 601
— —, tumours of the eye, *Klinik, Augentumoren* 263
— —, — of the lip, *Klinik, Lippentumoren* 439
— —, —, salivary glands, *Klinik, Tumoren, Speicheldrüsen* 465
^{60}Co, contact radiotherapy, tumours of maxillary sinus, *^{60}Co, Kontaktbestrahlung, Tumoren, Kieferhöhle* 328, 329
—, dermatology, *^{60}Co, Dermatologie* 64, 65, 66
—, teletherapy, rectum carcinoma, *^{60}Co, Teletherapie, Rectumcarcinom* 647
—, tissue half value depth, *^{60}Co, Gewebshalbwerttiefe* 46
cobalt as carcinogenetic material, *Kobalt als Carcinogen* 36
—, radioactive, oral cavity carcinoma, *Kobalt, radioaktives, Mundhöhlen-Carcinom* 367, 371
—, therapy, esophageal carcinoma, *Kobalt, Bestrahlung, Oesophaguscarcinom* 508
cocarcinogenesis, skin tumours, *Cocarcinogenese, Hauttumoren* 39
colon, carcinoma, *Colon, Carcinom* 615—627
—, carcinoma, incidence, *Colon, Carcinom, Häufigkeit* 546
—, tumours, *Colon, Tumoren* 610—634
colposcopy of Hinselmann, *Kolposkopie, Hinselmann* 13
comedos, precancerosis of skin, *Comedonen, Präcancerose der Haut* 7
compensator, wedge filter, oral cavity cancer, *Kompensator, Keilfilter, Mundhöhlen-Carcinom* 388
complications, carcinoma of skin, *Komplikationen, Hautcarcinom* 100
—, esophageal carcinoma, *Komplikationen, Oesophaguscarcinom* 531
—, radiotherapy, maxillary tumours, *Komplikationen, Strahlenbehandlung, Kieferhöhlentumoren* 336, 337
—, salivary gland tumours, *Komplikationen, Speicheldrüsentumoren* 480
—, treatment, carcinoma of the lips, *Komplikationen, Behandlung, Lippencarcinom* 425
—, —, oral cavity cancer, *Komplikationen, Behandlung, Mundhöhlen-Carcinom* 399
conjunctiva bulbi, melanoma, *Bindehaut, Melanom* 219
cornea, early and late reactions, *Cornea, Früh- und Spätveränderungen* 259
cornu cutaneum of the lip, *Cornu cutaneum, Lippe* 444
— —, senil keratoma, *Cornu cutaneum, Keratoma senile* 8, 67
corticoids, mycosis fungoides, *Corticoide, Mycosis fungoides* 131
Coutard, fractionated radiotherapy, melanoma, *Coutard, fraktionierte Strahlenbehandlung, Melanom* 214
Crohn's disease, colon sigmoideum, *Morbus Crohn, Colon sigmoideum* 613

cumulative letal dose, minimal, *kumulative letale Dosis, minimale* 48
cutaneous metastases, melanoma, *Hautmetastasen, Melanom* 209
cylindroma, maxillary sinus, therapy, *Cylindrom, Kieferhöhle, Behandlung* 345
—, oral cavity, *Cylindrom, Mundhöhle* 401
—, upper lip, *Cylindrom, Oberlippe* 413
cystadenolymphoma, salivary glands, *Cystadenolymphom, Speicheldrüsen* 472
cytostatic drugs, gastric carcinoma, *Cytostatica, Magencarcinom* 598
— —, — sarcoma, *Cytostatica, Magensarkom* 577
— —, liver carcinoma, *Cytostatica, Lebercarcinom* 701
— —, melanoma, *Cytostatica, Melanom* 221—224
— —, mycosis fungoides, *Cytostatica, Mycosis fungoides* 131
— —, oral cavity cancer, *Cytostatica, Mundhöhlencarcinom* 397
— —, reticuloses of skin, *Cytostatica, Hautretikulosen* 118

dental sepsis, carcinoma of the lips, *Zahn-Pflege, Lippencarcinom* 425
— —, therapy, oral cavity cancer, *Zahn-Sepsis, Behandlung, Mundhöhlen-Carcinom* 398
depth dose, procentual, skin, *Tiefendosis, relative, Haut* 55, 56
— —, treatment, oral cavity carcinoma, *Tiefendosis, Behandlung, Mundhöhlen-Carcinom* 388
dermatitis, arsenic, *Dermatitis, Arsen* 8
— chronica, ultraviolet rays, *Dermatitis chronica, Ultraviolettbestrahlung* 2
dermatofibrosarcoma protuberans 103
dermatological Roentgen therapy, *dermatologische Röntgentherapie* 60—160
diagnosis, carcinoma, mouth, *Diagnose, Carcinom, Mund* 361
—, esophageal carcinoma, *Diagnose, Oesophaguscarcinom* 505
—, gastric carcinoma, *Diagnose, Magencarcinom* 585
—, liver carcinoma, *Diagnose, Lebercarcinom* 698
—, melanocytoblastoma, *Diagnose, Melanocytoblastom* 190
—, pancreatic carcinoma, *Diagnose, Pankreascarcinom* 666
—, rectal carcinoma, *Diagnose, Rektumcarcinom* 641
—, small intestine tumours, *Diagnose, Dünndarmtumoren* 603
—, tumours of colon, *Diagnose, Colontumoren* 611
—, —, nasal cavity, *Diagnose, Tumoren, Nasenhöhlen* 308
—, —, salivary glands, *Diagnose, Tumoren, Speicheldrüsen* 467
differential diagnosis, carcinoma of the mouth, *Differentialdiagnose, Mundcarcinom* 362
— —, esophageal carcinoma, *Differentialdiagnose, Oesophaguscarcinom* 505
— —, leukoplakia, Bowen's disease, *Differentialdiagnose, Morbus Bowen* 11
— —, liver carcinoma, *Differentialdiagnose, Lebercarcinom* 699
— —, malignant lymphomas of skin, *Differentialdiagnose, maligne Hautlymphome* 111
differential diagnosis, melanoma, *Differentialdiagnose, Melanom* 180
— —, rectum tumours, *Differentialdiagnose, Rektumtumoren* 642
— —, small intestine tumours, *Differentialdiagnose, Dünndarmtumoren* 603, 604
— —, tumours of colon, *Differentialdiagnose, Colontumoren* 613
— —, — of nasal cavities, *Differentialdiagnose, Tumoren, Nasenhöhlen* 319, 320
— —, —, salivary glands, *Differentialdiagnose, Tumoren, Speicheldrüsen* 467
disposition, carcinogenesis, *Disposition, Carcinogenese* 11
distant metastases, carcinoma of the lip, *Fernmetastasen, Lippencarcinom* 412
— —, gastric carcinoma, *Fernmetastasen, Magencarcinom* 580
— —, oral cavity carcinoma, *Fernmetastasen, Mundhöhlen-Carcinom* 364
— —, tumours, nasal cavity, *Fernmetastasen, Tumoren, Nasenhöhle* 307
dopa-reaction, melanoma, *Dopa-Reaktion, Melanom* 162, 164, 165
dosage, system of Paterson-Parker, *Dosierung, System Paterson-Parker* 367
dose calculation, radiation therapy, carcinoma of the lip, *Dosisberechnung, Strahlentherapie, Lippencarcinom* 418
—, dermatological radiotherapy, *Dosis, dermatologische Strahlentherapie* 57
— effect curves, mycosis fungoides, *Dosiseffektkurven. Mycosis fungoides* 48
—, esophageal carcinoma, *Dosis, Oesophaguscarcinom* 512, 525
—, gastric carcinoma, *Dosis, Magencarcinom* 591, 592
—, — gastric sarcoma, *Dosis, Magensarkom* 569
—, Kaposi's sarcoma, *Dosis, Kaposi-Sarkom* 106
—, letal, cumulative, minimal, *Dosis, letale, kumulative, minimale* 48
—, letal injury, tissue culture, *Dosis, Letalschädigung, Gewebekultur* 45
—, melanoma, *Dosis, Melanom* 208
—, optimal, oral cavity cancer, *Dosis, optimale, Mundhöhlen-Carcinom* 374
— rate, interstitial therapy, oral cavity cancer, *Dosisleistung, interstitielle Therapie, Mundhöhlen-Carcinom* 373
—, spinalioma, *Dosis, Spinaliom* 74
—, tumours of the lip, *Dosis, Lippentumoren* 456
dosimetry, skin, problems, *Dosimetrie, Haut, Probleme* 58, 59
double mould treatment, carcinoma of the lips, *Moulagenbehandlung, Lippencarcinom* 417
— — —, oral cavity carcinom., *Moulagenbehandlung, Mundhöhlen-Carcinom* 366
ductus nasolacrimalis, early and late reactions, *Tränen-Nasengang, Früh- und Spätveränderungen* 259
duodenum, carcinoma, *Duodenum, Carcinom* 600, 609
dysphagia, esophageal carcinoma, *Dysphagie, Oesophaguscarcinom* 503
—, Plummer-Vinson's syndrome, *Dysphagie, Plummer-Vinsonsches Syndrom* 15

ear, cornu cutaneum, *Ohr, Cornu cutaneum* 8
—, skin carcinoma, radiotherapy, *Ohr, Hautcarcinom, Strahlentherapie* 82, 83
early diagnosis, gastric carcinoma, *Frühdiagnose, Magencarcinom* 588, 589
— —, melanoma, *Frühdiagnose, Melanom* 231
— —, spinalioma of skin, *Frühdiagnose, Spinaliom der Haut* 74
— —, tumours of colon, *Frühdiagnose, Colontumoren* 612
eczema, precancerosis, *Ekzem, Präcancerose* 9
edema, indurative, radiodermitis, *Ödem, induratives, Radiodermitis* 6
electrocoagulation, melanoma, *Elektrokoagulation, Melanom* 199
electron beam therapy, mycosis fungoides, *Elektronentherapie, Mycosis fungoides* 120, 124, 128
— — —, oral cavity carcinoma, *Elektronentherapie, Mundhöhlen-Carcinom* 366, 392
— — —, reticuloses of skin, *Elektronentherapie, Hautretikulosen* 115
electrons, dose, letal injury, tissue culture, *Elektronen, Dosis, Letalschädigung, Gewebekultur* 45
—, fast, dermatology, *Elektronen, schnelle, Dermatologie* 62, 66
endolymphatic isotope therapy, reticuloses of skin, *endolymphatische Isotopenbehandlung, Hautretikulosen* 118
endotheliomas, radiosensitivity, *Endotheliom, Strahlenempfindlichkeit* 49
Endoxan, therapy, mycosis fungoides, *Endoxan, Behandlung, Mycosis fungoides* 131
eosinophil granuloma, skin, radiotherapy, *eosinophiles Granulom, Haut, Strahlenbehandlung* 136
epibulbar tumours, clinical picture, results, *epibulbäre Tumoren, Klinik, Ergebnisse* 272
epidermal tumours, skin, classification, *epidermale Geschwülste, Haut, Einteilung* 23
epidermis, normal symbiosis, *Epidermis, normale Symbiose* 22
epilation, irradiation damage, *Epilation, Strahlenschädigung* 5
epithelial malignomas, skin, radiotherapy, *epitheliale Malignome, Haut, Therapie* 22, 66—160
— naevi, classification, *epitheliale Naevi, Klassifizierung* 24
— tumours, radiosensitivity, *epitheliale Tumoren, Strahlenempfindlichkeit* 49
Epulis 363
erysipelas carcinomatosum, therapy, *Erysipelas carcinomatosum, Therapie* 101
erythema dose, epilation dose, *Erythemdosis, Epilationsdosis* 5
erythematodes, cancer development, *Erythematodes, Carcinomentwicklung* 76, 77
erythroplasia, precancerosis, *Erythroplasie, Präcancerose* 10
— of Quegrat, radiotherapy, *Erythroplasie Quegrat, Strahlentherapie* 70, 71
esophagus, anatomy, pathology, *Oesophagus, Anatomie, Pathologie* 483, 486
—, carcinoma, *Oesophagus, Carcinom* 487—542
ethmoid bone, tumours, radiotherapy, *Siebbein, Tumoren, Bestrahlung* 333, 334
etiology, carcinoma of extrahepatic biliary ducts, *Ätiologie, Carcinom der extrahepatischen Gallengänge* 724
—, carcinoma of gall bladder, *Ätiologie, Gallenblasencarcinom* 717
—, liver carcinoma, *Ätiologie, Lebercarcinom* 687
—, pancreatic carcinoma, *Ätiologie, Pankreascarcinom* 661
—, rectum carcinoma, *Ätiologie, Rektumcarcinom*
experimental malignomas, skin, *experimentelle Malignome, Haut* 26, 32
exploratory laparotomy, gastric carcinoma, *Probelaparotomie, Magencarcinom* 586
external applicators, oral cavity carcinoma, *äußere Applikatoren, Mundhöhlen-Carcinom* 367
— half value depth therapy, carcinoma of cheek mucosa, *percutane Halbtiefentherapie, Wangenschleimhautcarcinom* 91
— radiotherapy, esophageal carcinoma, *percutane Bestrahlung, Oesophaguscarcinom* 510
— —, management of patient, *percutane Bestrahlung, Allgemeinbehandlung* 394
— —, maxillary tumours, *percutane Bestrahlung, Kieferhöhlengeschwülste* 330, 332
— —, rectum tumours, *percutane Strahlenbehandlung, Rektumtumoren* 644
— —, tumours of nasal cavity, *percutane Bestrahlung, Tumoren, Nasenhöhle* 326
— roentgen therapy, tolerance doses, megavoltage radiation, *percutane Röntgentherapie, Toleranzdosen, Hochvoltstrahlung* 392
extracorporal circulation, therapy, oral cavity cancer, *extrakorporale Zirkulation, Behandlung, Mundhöhlen-Carcinom* 397
extrahepatic biliary ducts, *extrahepatische Gallenwege, Carcinom* 716
eye, Kaposi's sarcoma, *Auge, Kaposi-Sarkom* 105
— lid, lymphosarcoma, *Augenlid, Lymphosarkom* 116
—, melanoma, *Auge, Melanom* 219
—, malignomas, *Auge, Malignome* 258—291
—, skin carcinoma, radiotherapy, *Auge, Hautcarcinom, Strahlentherapie* 84

face, lymphosarcoma, radiotherapy, *Gesicht, Lymphosarkom, Strahlenbehandlung* 114
—, melanoma, *Gesicht, Melanom* 210
facial paresis, salivary gland tumours, *Facialisparese, Speicheldrüsentumoren* 480
"farmer skin", ultraviolet rays, *„Landmannshaut“, Ultraviolettstrahlung* 2, 442
fat tissue, sarcomas, radiotherapy, *Fettgewebe, Sarkome, Strahlenbehandlung* 107
fibroblasts, tissue culture, letal injury, dose, *Fibroblasten, Gewebekultur, Letalschädigung, Dosis* 45
fibrosarcoma, skin, *Fibrosarkom, Haut* 103
—, stomach, *Fibrosarkom, Magen* 557
field size, dermatologic radiotherapy, *Feldgröße, dermatologische Strahlentherapie* 55
filters, dermatological radiotherapy, *Filter, dermatologische Strahlentherapie* 56
fistulae, treatment, oral cavity cancer, *Fisteln, Behandlung, Mundhöhlen-Carcinom* 399
floor of the mouth, carcinoma, treatment, *Mundboden, Krebs, Behandlung* 368

follicular lymphoma, Bull-Symmers, *follikuläres Lymphom, Brill-Symmers* 108, 109
folliculitis, ceratosis, precancerosis, *Folliculitis, Keratose, Prācancerose* 7
foot, Kaposi's sarcoma, *Fuß, Kaposi-Sarkom* 105
—, melanoma, *Fuß, Melanom* 173
forceps, radium needles, *Zange, Radium-Nadeln* 372
forehead, skin carcinoma, radiotherapy, *Stirn, Hautcarcinom, Strahlentherapie* 80
fractionated radiotherapy, Coutard, melanoma, *fraktionierte Strahlenbehandlung, Coutard, Melanom* 214
fractionation, dermatological radiotherapy, *Fraktionierung, dermatologische Strahlentherapie* 57, 58
Frey's syndrome, salivary gland tumours, *Freysches Syndrom, Speicheldrüsentumoren* 480
frontal sinus, tumours, radiotherapy, *Stirnhöhle, Tumoren, Bestrahlung* 334

γ-ray emitters, dermatology, *γ-Strahlen, Dermatologie* 64
— —, tissue half value depth, *γ-Strahlen, Gewebshalbwerttiefe* 46
γ-rays, radiosensitivity, skin, *γ-Strahlen, Strahlenempfindlichkeit, Haut* 43
gall bladder, carcinoma, *Gallenblase, Carcinom* 716—731
gastric carcinoma, *Magen, Carcinom* 578—598
— ulcer, precancerosis, *Magengeschwür, Präcancerose* 15
gastritis, chronic, precancerosis, *Gastritis, chronische, Präcancerose* 15
—, gastric carcinoma, *Gastritis, Magencarcinom* 582
— lymphomatosa 553
gastroscopy, gastric carcinoma, *Gastroskopie, Magencarcinom* 586
—, gastric sarcoma, *Gastroskopie, Magensarkom* 561
gastrostomy, esophageal carcinoma, *Gastrostomie, Oesophaguscarcinom* 530
generalized reticulosis, radiotherapy, *generalisierte Retikulose, Strahlentherapie* 119, 130
geometrical dose distribution, carcinoma of the lips, *geometrische Dosisverteilung, Lippencarcinom* 419
giant cell tumour, nasal cavity, *Riesenzelltumor, Nasenhöhlen* 321
glaucoma, radiation injury, *Glaukom, Strahlenschädigung* 84
gold, radioactive, dermatology, *Gold, radioaktives, Dermatologie* 64, 66
—, —, oral cavity cancer, *Gold, radioaktives, Mundhöhlen-Carcinom* 371
— grains, radioactive, implant gun, *Goldkörner, radioaktive, Implantationspistole* 373
— seed, gun, *Goldseed, Pistole* 372
— —, implant, oral cavity cancer, *Goldseed, Implantation, Mundhöhlencarcinom* 378
gonads, radiation protection, *Gonaden, Strahlenschutz* 59
granular cell myoblastoma, malignant, *Granularzellmyoblastom, malignes* 107
granuloma faciale eosinophilicum, lip, therapy, *Granuloma faciale eosinophilicum, Lippe, Behandlung* 443
granulomatoses, malignant, *Granulomatosen, maligne, Lippe* 448
—, —, radiotherapy, *Granulomatosen, maligne, Strahlenbehandlung* 108, 119
„Grenzstrahlen", dermatological radiotherapy, *Grenzstrahlen, dermatologische Strahlentherapie* 60
— therapy, lupus, *Grenzstrahlenbehandlung, Lupus* 9
— —, melanoma, *Grenzstrahlenbehandlung, Melanom* 211
— —, reticuloses of skin, *Grenzstrahlenbehandlung, Hautretikulosen* 115, 120, 126
gumma, tongue, *Gumma, Zunge* 362

haemangioendothelioma, malignant, skin, *Hämangioendotheliom, malignes, Haut* 104
haemangioma, lip, radiotherapy, *Hämangiom, Lippe, Strahlenbehandlung* 439, 440
—, tongue, *Hämangiom, Zunge* 363
haematodermia, radiotherapy, *Hämatodermie, Strahlenbehandlung* 108, 133
haematopoetic lymphoreticular tissue, skin, tumours, *Hämatopoetisches, lymphoretikuläres Gewebe, Haut, Tumoren* 25
— system, radiosensitivity, *Hämatopoetisches System, Strahlenempfindlichkeit* 44
haemoblastoses, skin, *Hämoblastosen, Haut* 133, 134
hair papilla, radiosensitivity, *Haarpapille, Strahlenempfindlichkeit* 44
halogen counter, tumour diagnosis, ^{32}P, *Halogen-Zählrohr, Tumordiagnostik, ^{32}P* 279
Harding-Passey's, melanoma, *Harding-Passey, Melanom* 165, 207, 222
head, skin carcinoma, radiotherapy, *Kopf, Hautcarcinom, Strahlentherapie* 80
heliotherapy, mycosis fungoides, *Heliotherapie, Mycosis fungoides* 131
hemicolectomy, radiotherapy after, *Hemicolektomie, Strahlentherapie nach* 626
heterocyclic aromatic compounds, carcinogenetic drugs, *heterocyclische aromatische Verbindungen, Carcinogene* 32, 34
high energy electrons, dermatology, *schnelle Elektronen, Dermatologie* 62, 66
— — —, therapy, oral cavity cancer, *schnelle Elektronen, Therapie, Mundhöhlen-Carcinom* 393
— — —, vulva carcinoma, *schnelle Elektronen, Vulva-Carcinom* 96
Hinselmann, colposcopy, *Hinselmann, Kolposkopie* 13
histiocytosis H, skin, *Histiocytosis H, Haut* 109, 135
histologic gradation, melanoma, *histologische Gradation, Melanom* 188
histology, carcinoma of gall bladder, *Histologie, Gallenblasencarcinom* 719
—, colon tumours, *Histologie, Colontumoren* 617, 618
—, cutaneous reticuloses, *Histologie, cutane Retikulosen* 110
—, esophagus, *Histologie, Oesophagus* 486, 492
—, gastric sarcomas, *Histologie, Magensarkome* 553
—, — tumours, *Histologie, Magen-Tumoren* 547
—, liver carcinoma, *Histologie, Lebercarcinom* 691, 693
—, melanoma, *Histologie, Melanom* 184, 186
—, melanotic praecanceroses, *Histologie, melanotische Präcancerosen* 189

histology, rectal carcinoma, *Histologie, Rectumcarcinom* 637
—, sarcoma of colon, *Histologie, Colonsarkom* 611
—, tumours of salivary glands, *Histologie, Speicheldrüsentumoren* 468
—, tumours of small intestine, *Histologie, Dünndarmtumoren* 599
Hodgkin's disease, dose effect curves, *Morbus Hodgkin, Dosiseffektkurven* 48
— —, small intestine, *Morbus Hodgkin, Dünndarm* 600
— —, stomach, *Morbus Hodgkin, Magen* 588
— —, see lymphogranulomatosis, *Morbus Hodgkin siehe Lymphogranulomatose*
homogenity, radiotherapy, oral cavity cancer, *Homogenität, Bestrahlung, Mundhöhlen-Carcinom* 370
hormones as carcinogenetic drugs, *Hormone als Carcinogene* 35
—, melanocytes, influence, *Hormone, Melanocyten, Abhängigkeit* 168
hyperkeratosis, precancerosis, *Hyperkeratose, Präcancerose* 2
hyperpigmentation, skin, irradiation, *Hyperpigmentierung, Haut, Bestrahlung* 5
hypertrophia, skin, *Hypertrophie, Haut* 18
hypertrophic gastritis, gastric carcinoma, *hypertrophische Gastritis, Magencarcinom* 588

ileocoecal tumour, radiotherapy, *Ileocöcaltumor, Strahlenbehandlung* 626
ileus, small intestine tumours, *Ileus, Dünndarmtumoren* 601
image intensifier, interstitial radiation therapy, oral cavity cancer, *Bildverstärker, interstitielle Strahlenbehandlung, Mundhöhlen-Carcinom* 371, 373
immunological factors, carcinogenesis, *immunologische Faktoren, Carcinogenese* 40
immunology, melanoma, *Immunologie, Melanom* 204
implant gun, radioactive gold grains, *Implantationspistole, radioaktive Goldkörner* 373
— methods, selection, oral cavity cancer, *Implantationsmethoden, Auswahl, Mundhöhlen-Carcinom* 376
implantation, radium, oral cavity carcinoma, *Implantation, Radium, Mundhöhlen-Carcinom* 368
implants, oral cavity cancer, *Implantate, Mundhöhlen-Carcinom* 371
incidence, cancer of the lips, *Häufigkeit, Lippen-Carcinom* 405
—, carcinoma of extrahepatic bile ducts, *Häufigkeit, Carcinom der extrahepatischen Gallengänge* 723
—, — of gall bladder, *Häufigkeit, Gallenblasencarcinom* 716
—, esophageal carcinoma, *Häufigkeit, Oesophaguscarcinom* 495
—, gastric carcinoma, *Häufigkeit, Magencarcinom* 545
—, liver tumours, *Häufigkeit, Lebertumoren* 683
—, melanoma, *Häufigkeit, Melanom* 174
—, oral cavity carcinoma, *Häufigkeit, Mundhöhlen-Carcinom* 357
—, pancreatic carcinoma, *Häufigkeit, Pankreascarcinom* 660
—, sarcoma of skin, *Häufigkeit, Sarkom der Haut* 102
incidence, tumours of colon, *Häufigkeit, Colontumoren* 616
—, — of nasal cavity, *Häufigkeit, Tumoren der Nasenhöhle* 302, 305
—, —, salivary glands, *Häufigkeit, Tumoren, Speicheldrüsen* 465
indication, radiotherapy, gastric carcinoma, *Indikation, Strahlentherapie, Magencarcinom* 544
—, therapy, tumours of nasal cavity, *Indikation, Behandlung, Nasenhöhlentumoren* 342, 346
indurative edema, radiodermitis, *induratives Ödem, Radiodermitis* 6
infiltrative type, carcinoma, mouth, *infiltrativer Typ, Carcinom, Mund* 361
infrared photography, diagnosis of melanoma, *Infrarotphotographie, Melanomdiagnostik* 193
initiator drugs, carcinogenesis, *Initiatoren, Carcinogenese* 39, 41
inoperable colon carcinoma, radiotherapy, *inoperables Coloncarcinom, Strahlentherapie* 622
— gastric carcinoma, radiotherapy, *inoperables Magencarcinom, Strahlenbehandlung* 594
— metastases, oral cavity carcinoma, *inoperable Metastasen, Mundhöhlen-Carcinom* 366, 396
integral dose, soft x-rays, *Integraldosis, Weichstrahlen* 61
interstitial radiation, oral cavity cancer, *interstitielle Bestrahlung, Mundhöhlen-Carcinom* 370
— radiotherapy, tumours of nasal cavity, *interstitielle Strahlentherapie, Tumoren, Nasenhöhle* 325
— therapy, esophageal carcinoma, *interstitielle Bestrahlung, Oesophaguscarcinom* 509
— treatment, carcinoma of the lip, *interstitielle Behandlung, Lippencarcinom* 420
intraepithelial carcinomas, treatment, *intraepitheliale Carcinome, Behandlung* 69
intraocular tumours, radiotherapy, *intraoculäre Tumoren, Strahlenbehandlung* 276
intraoral radiotherapy, carcinoma of cheek mucosa, *intraorale Therapie, Wangenschleimhautcarcinom* 91
intraorbital tumours, radiotherapy, *intraorbitale Tumoren, Strahlenbehandlung* 285
iodine test of Schiller, *Jodprobe, Schillersche* 14
ionizing radiation as carcinogenetic agent, *ionisierende Strahlen als Carcinogen* 38
^{192}iridium, dermatology, *^{192}Iridium, Dermatologie* 64, 66
—, therapy, rectum carcinoma, *^{192}Iridium, Behandlung, Rectumcarcinom* 649
—, tumours, nasal cavity, *^{192}Iridium, Tumoren, Nasenhöhle* 325
iris, melanoma, radiotherapy, *Iris, Melanom, Strahlentherapie* 282
isle cell carcinomas, pancreas, *Inselzellcarcinome, Pankreas* 663
isodoses, high energy electrons, *Isodosen, schnelle Elektronen* 452
—, radiotherapy, esophageal carcinoma, *Isodosen, Strahlenbehandlung, Oesophaguscarcinom* 522, 523
—, —, maxillary tumours, *Isodosen, Bestrahlung, Oberkiefergeschwülste* 329
—, —, rectum carcinoma, *Isodosen, Strahlenbehandlung, Rectumcarcinom* 646, 647

isodoses, retroorbital space, *Isodosen, Retroorbitalraum* 284
—, short distance therapy, maxillary sinus, *Isodosen, Nahbestrahlung, Tumoren, Kieferhöhle* 328
—, treatment, carcinoma of floor of mouth, *Isodosen, Behandlung, Mundhöhlen-Carcinom* 387, 396
isotopes, radioactive, as carcinogenetic agents, *Isotope, radioaktive, als Carcinogene* 38
—, —, dermatology, *Isotope, radioaktive, Dermatologie* 63
—, —, melanoma, *Isotope, radioaktive, Melanom* 225
—. —, mycosis fungoides, *Isotope, radioaktive, Mycosis fungoides* 120, 129
—, —, rectum carcinoma, *Isotope, radioaktive, Rektumcarcinom* 649
—, —, reticuloses of skin, *Isotope, radioaktive, Hautretikulosen* 118
—, —, therapy of liver carcinoma, *Isotope, radioaktive, Behandlung des Lebercarcinoms* 703

^{131}J, intralymphatic injection, melanoma, *^{131}J, intralymphatische Injektion, Melanom* 204, 225
—, iodoquine, diagnosis of melanoma, *^{131}J, Jodoquin, Melanomdiagnostik* 191
juvenil melanoma, prognosis, *juveniles Melanom, Prognose* 200, 201

Kaposi's disease, radiotherapy, *Morbus Kaposi, Strahlenbehandlung* 105
— —, symptomatology, *Morbus Kaposi, Symptomatologie* 4, 5
— sarcoma, radiotherapy, *Kaposi-Sarkom, Strahlenbehandlung* 105
keloids, radiosensitivity, *Keloide, Strahlenempfindlichkeit* 49
keratoacanthoma, lip, radiotherapy, *Keratoakanthom, Lippe, Strahlenbehandlung* 412, 440
keratosis, actinic, development, *Keratose, aktinische, Entwicklung* 21
— senilis, radiotherapy, *Keratosis senilis, Therapie* 67
—, ultrasoft x-ray therapy, *Keratose, Grenzstrahlenbehandlung* 60
kraurosis, of penis, precancerosis, *Kraurosis, Penis, Präcancerose* 8
— vulvae, precancerosis, *Kraurosis vulvae, Präcancerose* 13
— —, radiotherapy, *Kraurosis vulvae, Strahlentherapie* 69

laboratory animals, spontaneous tumours, *Laboratoriumstiere, Spontantumoren* 27
lactones, carcinogenetic drugs, *Laktone, Carcinogene* 33, 34
„laser", therapy of melanoma, *„Laser", Melanombehandlung* 227
late complicationes, carcinoma of skin, *Spätkomplikationen, Hautcarcinom* 100
— metastases, melanoma, *Spätmetastasen, Melanom* 195, 220
— results, carcinoma of skin, *Spätresultate, Hautcarcinom* 99, 100
— —, tumours of nasal cavity, *Spätergebnisse, Nasenhöhlentumoren* 340
latency, radiogenic carcinoma of skin, *Latenz, Strahlenkrebs der Haut* 9
leiomyoma, esophagus, *Leiomyom, Oesophagus* 487
leiomyosarcoma, skin, radiotherapy, *Leiomyosarkom, Haut, Strahlenbehandlung* 107
—, small intestine, *Leiomyosarkom, Dünndarm* 599, 606
—, stomach, results, *Leiomyosarkom, Magen, Ergebnisse* 563
lens of the eye, radiosensibility, *Linse, Auge, Strahlensensibilität* 260
—, radiation protection, *Augenlinse, Strahlenschutz* 59
letal dosis, cumulative, minimal, *letale Dosis, kumulative, minimale* 48
— —, mycosis fungoides, *letale Dosis, Mycosis fungoides* 121
— injury, tissue culture, dose, *Letalschädigung, Gewebekultur, Dosis* 45
Letterer-Siwe's disease, radiotherapy, *Letterer-Siwe-Krankheit, Strahlenbehandlung* 109, 136
leukaemic infiltrations of skin, radiotherapy, *leukämische Hautinfiltrate, Strahlenbehandlung* 108
leukoplakia, carcinoma of the lips, *Leukoplakie, Lippencarcinom* 425
—, lip, *Leukoplakie, Lippe* 445
—, microcarcinoma, *Leukoplakie, Mikro-Carcinom* 14
—, precancerosis, *Leukoplakie, Präcancerose* 10
—, radiotherapy, *Leukoplakie, Strahlentherapie* 69
—, tongue, lues, *Leukoplakie, Zunge, Syphilis* 360, 382
—, ultrasoft x-ray therapy, *Leukoplakie, Weichstrahltherapie* 60
leukoses, malignant, lip, *Leukosen, maligne, Lippe* 449
lid, carcinoma, radiotherapy, *Lid, Carcinom, Strahlentherapie* 84
—, early and late reactions, *Lid, Früh- und Spätveränderungen* 259
—, lymphosarcoma, radiotherapy, *Lid, Lymphosarkom, Strahlentherapie* 116
linear accelerator, oral cavity cancer, *Linearbeschleuniger, Mundhöhlen-Carcinom* 380, 393
— energy transfer, dermatological radiotherapy, *linearer Energietransfer, Hauttherapie* 43
linitis plastica, gastric carcinoma, *Linitis plastica, Magencarcinom* 588
lip, carcinoma, diagnosis, treatment, *Lippe, Carcinom, Diagnose, Behandlung* 405—434
—, —, dose effect curve, *Lippe, Carcinom, Dosiseffektkurve* 48
—, —, radiotherapy, *Lippe, Carcinom, Strahlentherapie* 87, 414
—, —, results, *Lippencarcinom, Behandlungsergebnisse* 89, 90
— melanoma, regression after radiotherapy, *Lippenmelanom, Rückbildung nach Strahlentherapie* 221
—, tumours, external radiotherapy, *Lippe, Geschwülste, perkutane Strahlenbehandlung* 435—463
liver arteries, catheterization, *Leberarterien, Katheterisierung* 703
— cirrhosis, carcinoma, *Lebercirrhose, Carcinom* 688

liver metastases, gastric carcinoma, *Lebermetastasen, Magencarcinom* 587
— —, tumours of colon, *Lebermetastasen, Colontumoren* 613
—, radiosensitivity, *Leber, Strahlenempfindlichkeit* 44
—, tumours, *Leber, Tumoren* 683—713
local excision, melanoma, *lokale Excision, Melanom* 203
localization, cancer of biliary ducts, *Lokalisation, Carcinom der Gallengänge* 716
—, esophageal carcinoma, *Lokalisation, Oesophaguscarcinom* 497
—, gastric carcinoma, *Lokalisation, Magencarcinom* 579
—, — sarcoma, *Lokalisation, Magensarkom* 561
—, melanoma, *Lokalisation, Melanom* 177, 196
—, sarcoma of colon, *Lokalisation, Colonsarkom* 611
—, tumours, nasal cavity, *Lokalisation, Tumoren, Nasenhöhle* 302
local recurrence, oral cavity cancer, *Lokalrezidiv, Mundhöhlen-Carcinom* 366
low voltage therapy, melanoma, *Weichstrahltherapie, Melanom* 207
— — —, mycosis fungoides, *Weichstrahltherapie, Mycosis fungoides* 123
— — —, skin, *Weichstrahltherapie, Haut* 61, 113, 118
lower lip, carcinoma, *Unterlippe, Krebs* 11
lues, leukoplakia, *Lues, Leukoplakie* 10
—, precancerosis, *Syphilis, Präcancerose* 11
lung carcinoma, Schneeberg, *Lungenkrebs, Schneeberger* 7, 14
lupus erythematodes, differential diagnosis, *Lupus erythematodes, Differentialdiagnose* 441
—, precancerosis of skin, *Lupus, Präcancerose der Haut* 8
lupus vulgaris, spinalioma, *Lupus vulgaris, Spinaliom* 75, 77
lymphadenosis cutis benigna Bäfverstedt 110
lymphangioma, lip, radiotherapy, *Lymphangiom, Lippe, Strahlenbehandlung* 440
lymphangiosarcoma, radiotherapy, *Lymphangiosarkom, Strahlenbehandlung* 106
lymphangiosis carcinomatosa, radiotherapy, *Lymphangiosis carcinomatosa, Strahlenbehandlung* 101
lymphatic drainage, lip, *Lymphabflußwege, Lippe* 410
— —, malignant lymphomas, skin, *Lymphabflußwege, maligne Lymphome, Haut* 111, 112
— nodes, radical treatment, oral cavity cancer, *Lymphknoten, Bestrahlung, Mundhöhlen-Carcinom* 394
— tissue, radiosensitivity, *lymphatisches Gewebe, Strahlenempfindlichkeit* 44
lymph node metastases, carcinoma of the lip, *Lymphknotenmetastasen, Lippencarcinom* 426, 431
— — —, liver carcinoma, *Lymphknotenmetastasen, Lebercarcinom* 695
— — —, melanoma, *Lymphknotenmetastasen, Melanom* 198
— — —, oral cavity cancer, *Lymphknotenmetastasen, Mundhöhlen-Carcinom* 365
lymph node metastases, tumours of the lip, *Lymphknotenmetastasen, Lippentumoren* 454
— — —, — of nasal cavity, *Lymphknotenmetastasen, Tumoren, Nasenhöhle* 323
— — —, — of nasal cavity, *Lymphknotenmetastasen, Nasenhöhlentumoren* 334, 335, 346
lymphogenous metastases, cervical nodes, radiotherapy, *lymphogene Metastasierung, Hals-Lymphknoten, Bestrahlung* 97
— —, lip carcinoma, *lymphogene Metastasierung, Lippencarcinom* 88
— —, spinalioma, *lymphogene Metastasierung, Spinaliom* 74
lymphogranuloma, stomach, *Lymphogranulom, Magen* 537
lymphogranulomatosis, skin, radiotherapy, *Lymphogranulomatose, Haut, Strahlenbehandlung* 108, 132
— see Hodgkin's disease, *Lymphogranulomatose siehe Morbus Hodgkin*
lymphography, melanoma, *Lymphographie, Melanom* 204
lymphoid tissues, radiosensitivity, *lymphoide Gewebe, Strahlenempfindlichkeit* 49
lymphoma, follicular, Brill-Symmers, *Lymphom, follikuläres, Brill-Symmers* 108, 109
—, malignant, small intestine, *Lymphome, maligne, Dünndarm* 600, 606
lymphomas, malignant, stomach, *Lymphome, maligne, Magen* 565, 575
—, salivary glands, radiotherapy, *Lymphome, Speicheldrüsen, Therapie* 477
—, skin, *Lymphome, Haut* 108, 111
lympho-reticular system, skin, *lympho-retikuläres System, Haut* 25, 108
lymphosarcoma, colon, *Lymphosarkom, Colon* 612
—, intraorbital, *Lymphosarkom, intraorbitales* 289
—, lower lid, *Lymphosarkom, Unterlid* 275
—, radiosensitivity, *Lymphosarkom, Strahlenempfindlichkeit* 49
—, skin, radiotherapy, *Lymphosarkom, Haut, Strahlenbehandlung* 109
—, small intestine, *Lymphosarkom, Dünndarm* 606
—, stomach, *Lymphosarkom, Magen* 549, 553, 566
lymphatic vessels, esophagus, *Lymphgefäße, Oesophagus* 485
— —, head, neck, *Lymphbahnen, Kopf, Hals* 438
— —, nasal cavity, *Lymphbahnen, Nasenhöhle* 299
— —, stomach, *Lymphgefäße, Magen* 579

malignant lesions, oral cavity, *maligne Veränderungen, Mundhöhle* 363
— lymphomas, stomach, results, *maligne Lymphome, Magen, Behandlung* 565, 575
malignomas, skin, therapy, *Malignome, Haut, Therapie* 66—160
mamma, Paget's disease, *Mamma, Pagetsche Erkrankung* 11
management of patient, external radiation therapy, *Allgemeinbehandlung, perkutane Strahlentherapie* 394
maxillar sinuses, tumours of, radiotherapy, *Kieferhöhlen, Tumoren, Strahlentherapie* 327
— —, —, staging, *Kieferhöhlen, Tumoren, Stadieneinteilung* 314

mediastinum, topography, *Mediastinum, Topographie* 484
megavoltage radiation, relative biological effectiveness, *Megavolt-Strahlung, relative biologische Wirksamkeit* 391
— roentgen ray therapy, carcinoma of the lip, *Hochvoltbestrahlung, Lippencarcinom* 425
— — — —, esophageal carcinoma, *Hochvoltbestrahlung, Oesophaguscarcinom* 519
— — — —, oral cavity carcinoma, *Hochvoltbestrahlung, Mundhöhlen-Carcinom* 365, 380, 387, 393
— — — —, rectum carcinoma, *Hochvoltbestrahlung, Rectumcarcinom* 645
— — — —, tolerance doses, mouth, *Hochvoltbestrahlung, Toleranzdosen, Mund* 392
— therapy, esophageal carcinoma, *Megavoltbestrahlung, Oesophaguscarcinom* 519, 533
melanin formation, melanoma, *Melaninbildung, Melanom* 164
melanocytes, melanin biosynthesis, *Melanocyten, Melaninbiosynthese* 166
melanoma, biology, *Melanom, Biologie* 162
—, ciliar body, iris, *Melanom, Ciliarkörper, Iris* 277
—, clinical picture, differential diagnosis, histology, *Melanom, Klinik, Differentialdiagnose, Histologie* 172
—, diagnosis, *Melanom, Diagnostik* 190—193
—, experimental work, *Melanom, Tierversuche* 170
—, eye, *Melanom, Auge* 268
—, intraocular, results, *Melanom, intraokulares, Ergebnisse* 280
— of the lip, *Melanom, Lippe* 448
—, lower lip, *Melanom, Unterlippe* 413
—, malignant, *Melanom, malignes* 161—257
—, oral cavity, *Melanom, Mundhöhle* 399
—, precancerosis, *Melanom, Präcancerose* 12
—, radiotherapy, *Melanom, Strahlentherapie* 193
—, storage of radioactive isotopes, *Melanom, Speicherung radioaktiver Isotope* 191
—, synonyma, *Melanom, Synonyma* 161
melanosis circumscripta praeblastomatosa of the lip, *Melanosis circumscripta praeblastomatosa, Lippe* 445
melanotic praecancerosis, radiotherapy, *melanotische Präcancerose, Strahlenbehandlung* 201, 211
mesenchymal tumours, skin, *mesenchymale Geschwülste, Haut* 25
metastases, esophageal carcinoma, *Metastasen, Oesophaguscarcinom* 493
—, gastric carcinoma, *Metastasierung, Magencarcinom* 549, 579
—, gastric sarcoma, *Metastasen, Magensarkom* 556
—, intraocular, *Metastasen, intraoculare* 284
—, lip carcinoma, *Metastasen, Lippencarcinom* 88
—, liver carcinoma, *Metastasierung, Lebercarcinom* 695
—, lymph nodes, carcinoma of the lips, *Metastasen, Lymphknoten, Lippencarcinom* 411
—, melanoma, *Metastasierung, Melanom* 172, 174, 194, 195
—, neck, oral cavity cancer, *Metastasen, Hals, Mundhöhlen-Carcinom* 366, 402
—, oral cavity carcinoma, *Metastasen, Mundhöhlen-Carcinom* 364
metastases, pancreatic carcinoma, *Metastasen, Pankreascarcinom* 663
—, penis carcinoma, therapy, *Metastasen, Penis carcinom, Behandlung* 94
—, rectal carcinoma, *Metastasierung, Rectumcarcinom* 637
—, small intestine tumours, *Metastasierung, Dünndarmtumoren* 602
—, spinaliomas, *Metastasen, Spinaliome* 73, 74
—, treatment, carcinoma of the lips, *Metastasen, Behandlung, Lippencarcinom* 426
—, tumours of colon, *Metastasierung, Colontumoren* 619
—, — of the eye, *Metastasen, Augentumoren* 278
—, — of the lip, *Metastasen, Lippentumoren* 455
—, —, nasal cavity, *Metastasierung, Tumoren, Nasenhöhle* 306
metastasis, retroorbital, radiotherapy, *Metastase, retroorbitale, Strahlenbehandlung* 290
metastatic carcinomas, radiotherapy, *metastatische Carcinome, Strahlenbehandlung* 101
— tumours of small intestine, *metastatische Dünndarmtumoren* 598
metatypical carcinomas, radiotherapy, *metatypische Carcinome, Strahlentherapie* 79
methods, dermatological radiotherapy, *Methoden, dermatologische Strahlentherapie* 60—66
—, therapeutic, melanoma, *Methoden, therapeutische, Melanom* 206
methotrexat therapy, oral cavity cancer, *Methotrexatbehandlung, Mundhöhlen-Carcinom* 397
microcarcinoma, leukoplakia, *Mikro-Carcinom, Leukoplakie* 14
microspheres, ^{90}Y, therapy of liver carcinoma, *Mikrosphären,* ^{90}*Y, Behandlung des Lebercarcinoms* 703
mitotic nucleus, radiation effect, *mitotischer Zellkern, Strahlenwirkung* 47
mixed tumours, salivary glands, *Mischtumoren, Speicheldrüsen* 469
monobloc excision, melanoma, *Monoblock-Entfernung, Melanom* 202, 216
monoenergetic electrons, dermatology, *monoenergetische Elektronen, Dermatologie* 62
morbidity, gastric carcinoma, *Morbitität, Magencarcinom* 544, 546
Morbus Besnier-Boeck-Schaumann, pathology, therapy, *Morbus Besnier-Beeck-Schaumann, Pathologie, Therapie* 442
mortality, colon tumours, *Mortalität, Colontumoren* 616
—, esophageal carcinoma, *Mortalität, Oesophaguscarcinom* 495
—, liver cirrhosis, *Mortalität, Leberzirrhose* 690
—, liver tumours, *Mortalität, Lebertumoren* 684
— rate, oral cavity carcinoma, *Mortalität, Mundhöhlen-Carcinom* 358
moulds, "plastobalt", *Moulagen, „Plastobalt„* 65
moving field therapy, rectum carcinoma, *Bewegungsbestrahlung, Rektumcarcinom* 645
mucoepidermoid carcinoma, salivary glands, *mucoepidermoide Carcinome, Speicheldrüsen* 473
multiplicity, colon tumours, *Multiplizität, Colontumoren* 617
—, rectal carcinoma, *Multiplizität, Rektumcarcinom* 639

mycosis fungoides, clinical picture, radiotherapy, *Mycosis fungoides, Klinik, Therapie* 119—132
— —, dose effect curves, *Mycosis fungoides, Dosiseffektkurven* 48, 121
— — of the lip, *Mycosis fungoides, Lippe* 449
— , praecancerosis, *Mycosis fungoides, Präcancerose* 22
myelomatosis, oral cavity, *Myelomatose, Mundhöhle* 401
myxosarcoma, skin, *Myxosarkom, Haut* 103

naevi, lip, radiotherapy, *Naevi, Lippe, Strahlenbehandlung* 441
naevocarcinoma, precancerosis, *Naevocarcinom, Präcancerose* 11
naevoid tumours, skin, *Naevoide, Haut* 24
naevus cell, ontogenesis, *Naevuszelle, Ontogenie* 163
nasal cavity, tumours, late results, *Nasenhöhle, Tumoren, Spätergebnisse* 340
— —, —, radiotherapy, *Nasenhöhle, Tumoren, Strahlenbehandlung* 298—356
neck dissection, tumours of salivary glands, *Neck dissection, Speicheldrüsentumoren* 477
—, lymphatic nodes, oral cavity cancer, *Nacken, Lymphknoten, Mundhöhlen-Carcinom* 394
necrosis, radiodermitis, *Nekrose, Radiodermitis* 6
—, soft tissue, oral cavity cancer, *Nekrose, Weichteile, Mundhöhlen-Carcinom* 399
—, treatment, oral cavity carcinoma, *Nekrose, Behandlung, Mundhöhlen-Carcinom* 365
neuroepithelioma, nasal cavity, *Neuroepitheliom, Nasenhöhle* 304
neutrons, radiosensitivity, skin, *Neutronen, Strahlenempfindlichkeit, Haut* 43
nitrogen-mustard, therapy, melanoma, *Stickstoff-Lost, Therapie, Melanom* 222
—, —, mycosis fungoides, *Stickstoff-Lost, Therapie, Mycosis fungoides* 131
nose, cornu cutaneum, *Nase, Cornu cutaneum* 8
—, myxochondrosarcoma, *Nase, Myxochondrosarkom* 104
—, skin carcinoma, radiotherapy, *Nase, Hautcarcinom, Strahlentherapie* 80, 81, 363

occupational exposition, carcinoma of the lips, *berufliche Exposition, Lippencarcinom* 407
oncocytoma, salivary glands, *Onkocytom, Speicheldrüsen* 473
ontogenesis, melanomas, *Ontogenese, Melanome* 163
optic nerve, radiosensibility, *Sehnerv, Strahlensensibilität* 261
oral cavity, benign lesions, *Mundhöhle, gutartige Veränderungen* 362
— — cancer, results, *Mundhöhlen-Carcinom, Behandlungsergebnisse* 402
— — —, roentgen therapy, *Mundhöhlen-Carcinom, Röntgentherapie* 380
— — carcinoma, *Mundhöhlen-Carcinom* 357—404
— — —, differential diagnosis, *Mundhöhlen-Carcinom, Differentialdiagnose* 362
— — —, etiology, *Mundhöhlen-Carcinom, Ätiologie* 359
— — —, incidence, *Mundhöhlen-Carcinom, Häufigkeit* 357
oral cavitiy cancer, lymph node involvement, *Mundhöhlen-Carcinom, Lymphknotenbeteiligung* 364
— — —, pathology, *Mundhöhlen-Carcinom, Pathologie* 357
— — —, treatment, *Mundhöhlen-Carcinom, Behandlung* 365
— —, malignant lesions, *Mundhöhle, maligne Veränderungen* 363
— —, rare malignant tumours, *Mundhöhle, seltene Tumoren* 399
— toilet, oral cavity cancer, *Mundpflege, Mundhöhlen-Carcinom* 394, 398
orbit tumours, radiotherapy, *Orbitageschwülste, Strahlenbehandlung* 287
orthovoltage therapy, oral cavity cancer, *Orthovolt-Therapie, Mundhöhlen-Carcinom* 366
osteonecrosis, oral cavity cancer, *Osteonekrose, Mundhöhlen-Carcinom* 370, 398, 399
ovarium, radiation protection, *Ovarien, Strahlenschutz* 59

π-mesons, radiosensitivity, skin, *π-Mesonen, Strahlenempfindlichkeit, Haut* 43
^{32}P, dermatology, *^{32}P, Dermatologie* 63
—, reticuloses of skin, *^{32}P, Hautretikulosen* 118, 120, 129, 130
—, test, melanoma of ciliar body, *^{32}P, Test, Melanom, Ciliarkörper* 280
—, therapy of melanoma, *^{32}P, Melanombehandlung* 225
—, tissue half value depth, *^{32}P, Gewebshalbwerttiefe* 46
Paget's disease of mamilla, radiotherapy, *Morbus Paget, mammärer, Strahlentherapie* 71, 72
— — of the nipple, precancerosis, *Pagetsche Erkrankung, Mamille, Präcancerose* 11
— —, praecancerosis, *Morbus Paget, Präcancerose* 20, 21
palate, carcinoma, treatment, *Gaumen, Carcinom, Behandlung* 368, 375, 381
palliative radiotherapy, esophageal carcinoma, *palliative Strahlenbehandlung, Oesophaguscarcinom* 525
— —, gastric carcinoma, *palliative Strahlenbehandlung, Magencarcinom* 591
— —, maxillary tumours, *palliative Strahlenbehandlung, Kiefertumoren* 347
— —, melanoma, *Palliativbestrahlung, Melanom* 215
— —, mycosis fungoides, *Palliativbestrahlung, Mycosis fungoides* 123
— —, oral cavity cancer, *Palliativbestrahlung, Mundhöhlen-Carcinom* 395
pancreas, tumours, *Pankreas, Tumoren* 659—681
papillary carcinoma of the lips, *papilläres Lippencarcinom* 409, 430
papilloma, tongue, *Papillom, Zunge* 362
—, urinary bladder, precancerosis, *Papillom, Harnblase, Präcancerose* 15
paradoxical metastases, liver carcinoma, *paradoxe Metastasierung, Lebercarcinom* 695
paraganglioma, nasal cavity, *Paraganglion, Nasenhöhle* 304
paranasal sinuses, tumours, radiotherapy, *Nasennebenhöhlen, Tumoren, Strahlenbehandlung* 298—356

parotidectomy, tumours, *Parotidektomie, Tumoren* 477

Paterson-Parker, dosage system, *Paterson-Parker, Dosierungssystem* 367, 370

pathological anatomy, carcinoma of the lips, *pathologische Anatomie, Lippencarcinom* 408

pathology, carcinoma of extrahepatic bile ducts, *Pathologie, extrahepatisches Gallengang-Carcinom* 724

—, carcinoma of gall bladder, *Pathologie, Gallenblasencarcinom* 719

—, esophagus, *Pathologie, Oesophagus* 486

—, liver carcinoma, *Pathologie, Lebercarcinom* 691

—, oral cavity carcinoma, *Pathologie, Mundhöhlen-Carcinom* 357

—, pancreatic carcinoma, *Pathologie, Pankreascarcinom* 661

—, tumours of the lip, *Pathologie, Lippengeschwülste* 439

penis carcinoma, radiotherapy, *Peniscarcinom, Strahlentherapie* 92, 93

penumbra, wedge filter treatment, *Halbschatten, Keilfilterbestrahlung* 381

percentage depth dose, high energy electrons, Roentgen rays, *relative Tiefendosis, schnelle Elektronen, Röntgenstrahlen* 452

— — —, skin, *relative Tiefendosis, Haut* 55, 56

— — —, therapy, oral cavity cancer, *relative Tiefendosis, Behandlung, Mundhöhlen-Carcinom* 388

perforation, esophageal carcinoma, *Perforation, Oesophaguscarcinom* 531, 533

—, small intestine tumours, *Perforation, Dünndarmtumoren* 601, 602

perfusion therapy, oral cavity cancer, *Perfusionstherapie, Mundhöhlen-Carcinom* 397

pernicious anaemia, gastric carcinoma, *perniziöse Anämie, Magencarcinom* 581

phlebothrombosis, pancreatic carcinoma, *Venenthrombose, Pankreascarcinom* 666

physiology, nasal cavity, *Physiologie, Nasenhöhle* 298

pigmentation, skin, irradiation, *Pigmentierung, Haut, Bestrahlung* 5

pigmented naevus, histology, *Pigmentnaevus, Histologie* 186

— —, melanoma, *Pigmentnaevus, Melanom* 172, 178

— —, precancerosis, *Pigmentnaevus, Präcancerose* 11

pigmentogenesis, melanoma, *Pigmentbildung, Melanom* 164

pituitary gland, radiotherapy, melanoma, *Hypophysenbestrahlung, Melanom* 200

plasmocytoma, nasal cavity, *Plasmocytom, Nasenhöhle* 304, 345

—, oral cavity, *Plasmocytom, Mundhöhle* 400

—, stomach, *Plasmocytom, Magen* 575

"plastobalt", dermatology, *„Plastobalt„, Dermatologie* 65

Plummer-Vinson, syndrome, *Plummer-Vinson, Syndrom* 15

polypoid tumours, gastric carcinoma, *Polypen, Magencarcinom* 582, 588

— —, precancerosis, *Polypen, Präcancerose* 15

polyposis intestini, carcinoma of colon, *Polyposis intestini, Coloncarcinom* 617

portio uteri, precancerosis, *Muttermund, Präcancerose* 13

postoperative radiotherapy, gastric carcinoma, *Nachbestrahlung Magencarcinom* 593

— —, — sarcoma, *Nachbestrahlung, Magensarkom* 569

— —, maxillary tumours, *postoperative Bestrahlung, Kieferhöhlengeschwülste* 333

— —, neck dissection, *postoperative Bestrahlung, Neck dissection* 98

— —, rectum carcinoma, *postoperative Bestrahlung, Rektumcarcinom* 653

— —, salivary tumours, *postoperative Bestrahlung, Speicheldrüsentumoren* 401

praecanceroses, colon, *Präcancerosen, Dickdarm* 616

—, gynaecology, *Präcancerosen, Gynäkologie* 13—14

—, internal organs, *Präcancerosen, innere Organe* 14—16

—, leukoplakia, *Präcancerosen, Leukoplakie* 10

—, lip, *Präcancerosen, Lippe* 443—446

—, liver cirrhosis, *Präcancerosen, Lebercirrhose* 688

—, melanoma, *Präcancerosen, Melanom* 161, 182, 189

—, morphological criteria, *Präcancerosen, morphologische Kriterien* 21

— of mucosa, *Präcancerosen der Schleimhaut* 9—13

—, Paget's disease of the nipple, *Präcancerosen, Pagetsche Erkrankung* 11

—, Plummer-Vinson's syndrome, *Präcancerosen, Plummer-Vinsonsches Syndrom* 15

—, skin, *Präcancerosen, Haut* 1—9, 20, 66

—, x-ray therapy, cheek, *Präcancerosen, Strahlentherapie, Wange* 4

—, — —, temporal region, *Präcancerosen, Strahlentherapie, Schläfengegend* 2

praemycosis, mycosis fungoides, radiotherapy, *Prämykose, Mycosis fungoides, Therapie* 128

praeoperative radiotherapy, colon carcinoma, *Vorbestrahlung, Coloncarcinom* 621, 622, 625

— —, esophageal carcinoma, *präoperative Bestrahlung, Oesophaguscarcinom* 526

— —, gastric carcinoma, *Vorbestrahlung, Magencarcinom* 593, 595

— —, maxillary tumours, *präoperative Bestrahlung, Kieferhöhlengeschwülste* 333

— —, neck dissection, *präoperative Bestrahlung, Neck dissection* 98

— —, rectum carcinoma, *präoperative Strahlenbehandlung, Rektumcarcinom* 652

predisposition, radiodermatitis, carcinoma, *Prädisposition, „Röntgenhaut", Carcinom* 9

pregnancy, prognosis, melanoma, *Gravidität, Prognose, Melanom* 199

primary carcinoma, gall bladder, *primäres Carcinom, Gallenblase* 716

— liver carcinoma, *primäres Lebercarcinom* 684, 689

principles, therapy, maxillary tumours, *Richtlinien, Therapie, Kieferhöhlentumoren* 345

professional diseases, skin carcinomas, *Berufskrankheiten, Hautcarcinome* 7, 8

prognosis, carcinoma of skin, *Prognose, Hautcarcinom* 74

—, liver carcinoma, *Prognose, Lebercarcinom* 699

—, melanoma, *Prognose, Melanom* 188, 193, 195

prognosis, radiotherapy, maxillary tumours, *Prognose, Strahlenbehandlung, Kiefertumoren* 338
—, rectal carcinoma, *Prognose, Rectumcarcinom* 639
—, tumours of the salivary glands, *Prognose, Speicheldrüsentumoren* 480
proliferative type, carcinoma, mouth, *proliferativer Typ, Carcinom, Mund* 361
promoter substances, carcinogenesis, *Promotoren, Carcinogenese* 39, 41
prophylactic radiotherapy, melanoma, *prophylaktische Bestrahlung, Melanom* 201
— —, vulva carcinoma, *prophylaktische Bestrahlung, Vulva-Carcinom* 96
protons, radiosensitivity, skin, *Protonen, Strahlenempfindlichkeit, Haut* 43
pruritus vulvae, precancerosis, *Pruritus vulvae, Prächancerose* 13
pseudolymphoma, stomach, histology, *Pseudolymphom, Magen, Histologie* 554, 555
pseudorecurrences, carcinoma of skin, *Pseudorezidive, Hautcarcinom* 99
psoriasis, precancerosis of skin, *Psoriasis, Präcancerose der Haut* 9

radiation effect, reticulosis: Roentgen rays, electrons, *Strahlenwirkung, Retikulose: Röntgenstrahlen, Elektronen* 47
— injury, melanoma, *Strahlenschädigung, Melanom* 215
— necrosis, oral cavity cancer, *Strahlennekrose, Mundhöhlen-Carcinom* 396
— protection, dermatological radiotherapy, *Strahlenschutz, dermatologische Strahlentherapie* 59, 64
— —, eye, *Strahlenschutz, Auge* 262
— —, heart catheterization, *Strahlenschutz, Herzkatheterisierung* 7
— —, skin, *Strahlenschutz, Haut* 59
— risk, different tissues, *Strahlengefährdung, verschiedene Gewebe* 45
radical block dissection, oral cavity cancer, *radikale Blockpräparation, Mundhöhlen-Carcinom* 366
— radiation therapy, lymphatic nodes, oral cavity cancer, *radikale Strahlentherapie, Lymphknoten, Mundhöhlencarcinom* 395
— surgery, gastric sarcoma, *Radikaloperation, Magensarkom* 570
— —, melanoma, *Radikaloperation, Melanom* 162, 199, 201, 216
— —, pancreatic carcinoma, *Radikaloperation, Pankreascarcinom* 671
— —, radiotherapy, rectum carcinoma, *Radikaloperation, Strahlenbehandlung, Rectumcarcinom* 651
— —, tumours of nasal cavities, *Radikaloperation, Tumoren, Nasenhöhlen* 323
— treatment methods, summary, oral cavity cancer, *Bestrahlungsmethoden, Mundhöhlen-Carcinom* 393
— —, oral cavity cancer, results, *Radikalbehandlung, Mundhöhlen-Carcinom, Ergebnisse* 402
radioactive applicators, oral cavity cancer, *radioaktive Applikatoren, Mundhöhlen-Carcinom* 366, 467
— cobalt, oral cavity carcinoma, *radioaktives Kobalt, Mundhöhlen-Carcinom* 367
radiochondritis, dermatological radiotherapy, *Radiochondritis, dermatologische Strahlentherapie* 60
—, skin carcinoma, radiotherapy, *Knorpelschädigung, Hautcarcinom, Strahlentherapie* 81, 82, 84
radiocobalt therapy, esophageal carcinoma, *Radiokobaltbestrahlung, Oesophaguscarcinom* 519
—, — of maxillary tumours, *Radiokobalt, Behandlung, Oberkiefergeschwülste* 329
radiodermatitis, *Röntgenhaut* 5, 6
—, face, therapy, *Radiodermatitis, Gesicht, Therapie* 441, 442
—, predisposition, carcinoma, *Röntgenhaut, Prädisposition, Krebs* 9
—, spinalioma, *Röntgenhaut, Spinaliom* 75, 76
radiogenic carcinoma, skin, *Strahlenkrebs, Haut* 8, 9
radiograph, implantation therapy, oral cavity cancer, *Röntgenbild, Implantationstherapie, Mundhöhlen-Carcinom* 376, 378
radioisotopes see isotopes, *Radioisotope siehe Isotope*
radiological planning, skin, *Bestrahlungsplanung, Haut* 54, 57
radioresistance, melanocytoblastoma, *Strahlenresistenz, Melanocytoblastom* 213
radiosensibility, colon carcinoma, *Strahlensensibilität, Coloncarcinom* 620, 621
—, eye, *Strahlensensibilität, Auge* 259
—, gastric carcinoma, *Strahlensensibilität, Magencarcinom* 581
—, — tumours, *Strahlensensibilität, Magentumoren* 543, 544, 552
—, liver tumours, *Strahlensensibilität, Lebertumoren*
—, melanoma, *Strahlensensibilität, Melanom* 207
—, tumours of salivary glands, *Strahlenempfindlichkeit, Speicheldrüsentumoren* 479
radiosensitivity, carcinoma of the mouth, *Strahlensensibilität, Mund-Carcinom* 366
—, mycosis fungoides, *Strahlenempfindlichkeit, Mycosis fungoides* 121
—, skin, *Strahlenempfindlichkeit, Haut* 43
—, — tumours, *Strahlensensibilität, Hauttumoren* 23, 43, 49
—, — —, *Strahlenempfindlichkeit, Hauttumoren* 49
—, viruses, *Strahlenempfindlichkeit, Viren* 44
radiotherapy, carcinoma of extrahepatic bile ducts, *Strahlenbehandlung, Carcinom der extrahepatischen Gallengänge* 726
—, — of the lip, *Strahlenbehandlung, Lippencarcinom* 414, 428
—, complications after, *Strahlentherapie, Komplikationen nach* 337
—, cervical node metastases, *Strahlenbehandlung, Halslymphknotenmetastasierung* 97
—, colon carcinoma, *Strahlenbehandlung, Coloncarcinom* 620—627
—, esophageal carcinoma, *Strahlenbehandlung, Oesophaguscarcinom* 507
—, external, general treatment, *Strahlenbehandlung, perkutane, Allgemeinbehandlung* 394
—, —, tumours of the lips, *Strahlenbehandlung, perkutane, Lippengeschwülste* 435—463
—, fractionated, Coutard, *Strahlenbehandlung, fraktionierte, Coutard* 214
—, gastric carcinoma, *Strahlenbehandlung, Magencarcinom* 590

radiotherapy, gastric sarcomas, *Strahlenbehandlung, Magensarkom* 562
—, liver tumours, *Strahlentherapie, Lebertumoren* 704
—, malignant lymphomas, *Strahlenbehandlung, maligne Lymphome* 111
—, melanoma, *Strahlenbehandlung, Melanom* 193, 206
—, mycosis fungoides, *Strahlenbehandlung, Mycosis fungoides* 119, 120
—, oral cavity cancer, *Radiotherapie, Mundhöhlen-Carcinom* 365
—, — — —, *Strahlenbehandlung, Mundhöhlen-Carcinom* 357, 366
—, pancreatic carcinoma, *Strahlenbehandlung, Pankreascarcinom* 672—676
—, praecanceroses, skin, *Strahlenbehandlung, Präcancerosen, Haut* 2, 4
—, prae-, postoperative, neck dissection, *Strahlenbehandlung, prä-, postoperative, Neck dissection* 98
—, rectum tumours, *Strahlenbehandlung, Rectumtumoren* 643
—, sarcoma of colon, *Strahlenbehandlung, Colonsarkom* 614
—, sarcoma of skin, *Strahlenbehandlung, Hautsarkom* 102
—, skin tumours, *Strahlenbehandlung, Hauttumoren* 53—160
—, small intestine tumours, *Strahlenbehandlung, Dünndarmtumoren* 608
—, tumours of the eye, *Strahlenbehandlung, Augentumoren* 258—297
—, — of the lip, *Strahlentherapie, Lippentumoren* 450
—, — of lymphoreticular system, *Strahlenbehandlung, Tumoren des lymphoretikulären Systems* 108
—, —, nasal cavity, paranasal sinuses, *Strahlenbehandlung, Tumoren, Nasen-, Nasennebenhöhlen* 298—356
—, — of salivary glands, *Strahlenbehandlung, Speicheldrüsentumoren* 477
—, vulva carcinoma, *Strahlenbehandlung, Vulva-Carcinom* 95
radioulcer, carcinoma of skin, *Röntgenulcus, Hautcarcinom* 100
radio-ulcers, penis carcinoma, *Strahlenulcera, Peniscarcinom* 94
radium beam unit, oral cavity cancer, *Radium-Bestrahlungsgerät, Mundhöhlen-Carcinom* 392
— dermatitis, carcinoma, *Radiumdermatitis, Carcinom* 5
—, implantation, tumours of salivary glands, *Radium, Implantation, Speicheldrüsentumoren* 477
— methods, carcinoma of the lip, *Radium-Bestrahlungsmethoden, Lippencarcinom* 415
— planes, oral cavity carcinoma, *Radiumträger, Mundhöhlen-Carcinom* 368
—, therapy, carcinoma of the lip, *Radium, Behandlung, Lippencarcinom* 420
—, —, dermatology, *Radium, Therapie, Dermatologie* 64, 65
—, —, esophageal carcinoma, *Radium, Bestrahlung, Oesophaguscarcinom* 508
—, —, mycosis fungoides, *Radium, Behandlung, Mycosis fungoides* 120
radium, therapy, oral cavity carcinoma, *Radium, Behandlung, Mundhöhlen-Carcinom* 366, 370
—, —, penis carcinoma, *Radium, Behandlung, Peniscarcinom* 93, 94
—, —, rectum carcinoma, *Radium, Behandlung, Rectumcarcinom* 648
—, tissue half value depth, *Radium, Gewebshalbwerttiefe* 46
Radiumhemmet, method, radiotherapy of maxillary tumours, *Radiumhemmet, Methode, Bestrahlung, Kieferhöhlentumoren* 328
radon, oral cavity cancer, *Radon, Mundhöhlen-Carcinom* 371
— seeds, carcinoma of the lip, *Radon-Seeds, Lippencarcinom* 422
— —, dermatology, *Radon-Seeds, Dermatologie* 65
rectum, tumours, *Rectum, Tumoren* 635—658
recurrence, carcinoma of skin, causes, *Rezidiv, Hautcarcinom, Ursachen* 98
—, colon carcinoma, radiotherapy, *Rezidiv, Coloncarcinom, Strahlentherapie* 622
—, esophageal carcinoma, *Rezidiv, Oesophaguscarcinom* 531
—, gastric carcinoma, *Rezidiv, Magencarcinom* 587
—, — sarcoma, *Rezidiv, Magensarkom* 570
—, penis carcinoma, therapy, *Rezidiv, Peniscarcinom, Behandlung* 94, 95
— rate, cancer of the lips, *Rezidivquote, Lippenkrebs* 429
—, small intestine tumours, *Rezidiv, Dünndarmtumoren* 607
regional lymph nodes, melanoma, radiotherapy, *regionäre Lymphknoten, Melanom, Behandlung* 201
— metastases, gastric carcinoma, *regionäre Metastasen, Magencarcinom* 579
relative biological effectiveness, fast electrons, *relative biologische Wirksamkeit, schnelle Elektronen* 62
— — —, megavolt radiation, *relative biologische Wirksamkeit, Hochvoltstrahlung* 391, 393
— — —, neutrons, electrons, *relative biologische Wirksamkeit, Neutronen, Elektronen* 45
— — —, whole body irradiation, mice, *relative biologische Wirksamkeit, Totalbestrahlung, Mäuse* 46
— sensibility, carcinoma of the mouth, *relative Strahlensensibilität, Mund-Carcinom* 366
results, basalioma of the eye, *Behandlungsergebnisse, Basaliom, Auge* 269, 271
—, cancer of the lips, *Behandlungsergebnisse, Lippenkrebs* 428
—, carcinoma basocellulare, *Behandlungsergebnisse, Basalzellenkrebs* 78
—, — of extrahepatic bile ducts, *Behandlungsergebnisse, Carcinom der extrahepatischen Gallengänge* 726
—, — of gall bladder, *Behandlungsergebnisse, Gallenblasencarcinom* 722
—, — of skin, *Behandlungsergebnisse, Hautcarcinom* 99, 100
—, colon carcinoma, *Behandlungsergebnisse, Coloncarcinom* 624
—, epibulbar tumours, *Behandlungsergebnisse, epibulbäre Tumoren* 273

results, esophageal carcinoma, *Behandlungsergebnisse, Oesophaguscarcinom* 509, 513, 514, 526
—, gastric carcinoma, *Behandlungsergebnisse, Magencarcinom* 589, 593
—, — sarcoma, *Behandlungsergebnisse, Magensarkom* 562, 567, 573
—, liver carcinoma, *Behandlungsergebnisse, Lebercarcinom* 705
—, maxillary tumours, *Behandlungsergebnisse, Kiefertumoren* 338
—, melanoma, *Behandlungsergebnisse, Melanom* 228—232
—, oral cavity carcinoma, *Behandlungsergebnisse, Mundhöhlen-Carcinom* 402
—, pancreatic carcinoma, *Behandlungsergebnisse, Pankreascarcinom* 674
—, rectum carcinoma, *Behandlungsergebnisse, Rectumcarcinom* 647
—, salivary gland tumours, *Behandlungsergebnisse, Speicheldrüsentumoren* 481
—, small intestine tumours, *Behandlungsergebnisse, Dünndarmtumoren* 605, 610
—, spinalioma, *Behandlungsergebnisse, Spinaliom* 74
—, tumours of the lip, *Behandlungsergebnisse, Lippentumoren* 458—463
—, vulva carcinoma, *Behandlungsergebnisse, Vulva-Carcinom* 96
rete Malpighi, Bowen's disease, *Rete Malpighi, Morbus Bowen* 11
reticuloendothelial system, liver, *reticuloendotheliales System, Leber* 694
reticulosarcoma, small intestine, *Reticulosarkom, Dünndarm* 606
—, stomach, *Reticulosarkom, Magen* 549
reticuloses, malignant, lip, *Retikulosen, maligne, Lippe* 449
—, radiation effect: Roentgen rays, electrons, *Retikulosen, Strahlenwirkung: Röntgenstrahlen—Elektronen* 47
—, skin, *Retikulosen, Haut* 109, 117
reticulum cell sarcoma, stomach, *Reticulumzellsarkom, Magen* 568, 572
retina, radiosensitivity, *Netzhaut, Strahlensensibilität* 261
retinoblastom, radiotherapy, *Retinoblastom, Strahlenbehandlung* 277, 282
retothelsarcoma, lip, therapy, *Retothelsarkom, Lippe, Therapie* 441
retrobulbar tumours, radiotherapy, *retrobulbäre Tumoren, Strahlenbehandlung* 285
retroorbital space, isodoses, *Retroorbitalraum, Isodosen* 281
rhabdomyosarcoma of the eye, radiotherapy, *Rhabdomyosarkom, Auge, Strahlenbehandlung* 289
rodent ulcer, basal cell carcinoma, *Ulcus rodens, Basalzellenkrebs* 10
Roentgen rays as carcinogenetic agent, *Röntgenstrahlen als Carcinogen* 38
— —, radiosensitivity, skin, *Röntgenstrahlen, Strahlenempfindlichkeit, Haut* 43
— therapy, dermatological, *Röntgentherapie, dermatologische* 60
— —, malignant skin tumours, *Röntgentherapie, bösartige Hautgeschwülste* 66
Roentgen therapy, oral cavity cancer, *Röntgentherapie, Mundhöhlen-Carcinom* 366, 380
— —, skin, *Röntgentherapie, Haut* 53

"sailer's skin", ultraviolet rays, *„Seemannshaut", Ultraviolettbestrahlung* 2
salivary fistula, complication, radiotherapy, *Speichelfistel, Komplikation, Strahlenbehandlung* 480
— glands, malignant tumours, *Speicheldrüsen, Tumoren* 401, 465—482
sarcoidosis, lip, therapy, *Sarkoidose, Lippe, Therapie* 442
sarcoma, colon, *Sarkom, Colon* 610
— idiopathicum Kaposi, radiosensitivity, *Sarcoma idiopathicum Kaposi, Strahlenempfindlichkeit* 49
—, oral cavity, *Sarkom, Mundhöhle* 400
—, skin, *Sarkom, Haut* 102—108
—, small intestine, *Sarkom, Dünndarm* 599, 600, 605
—, stomach, *Sarkom, Magen* 550, 553—578
scan, gastric carcinoma, *Szintigraphie, Magencarcinom* 586
scars, cancer development, *Narben, Carcinomentwicklung* 76
Schiller's iodine test, *Schillersche Jodprobe* 14
Schneeberg, lung carcinoma, *Schneeberger Lungenkrebs* 7, 14
sclerosis, radiodermitis, *Sklerosierung, Radiodermitis* 6
seeds, gold, implant, oral cavity carcinoma, *Seeds, Gold-, Implantation, Mundhöhlen-Carcinom* 366, 370
senil keratoma, cornu cutaneum, *seniles Keratom, Cornu cutaneum* 8
sequestration, oral cavity cancer, *Sequesterbildung, Mundhöhlen-Carcinom* 399
serotonine, tumours of small intestine, colon, *Serotonin, Dünndarm-, Dickdarmtumoren* 599, 618
sex, carcinoma of gall bladder, *Geschlecht, Gallenblasencarcinom* 716
—, esophageal carcinoma, *Geschlecht, Oesophaguscarcinom* 499
—, liver carcinoma, *Geschlecht, Lebercarcinom* 687
—, small intestine tumours, *Geschlecht, Dünndarmtumoren* 600
—, survival rate, melanoma, *Geschlecht, Überlebensquote, Melanom* 200
shale oil workers, precanceroses of skin, *Ölindustriearbeiter, Präcancerosen der Haut* 7
shell, cellulose acetate, carcinoma of the cheek, treatment, *Maske, Cellulose-Acetat, Wangen-Carcinom, Behandlung* 382, 383
short distance radiotherapy, cancer of cheek mucosa, *Nahbestrahlung, Wangenschleimhautcarcinom* 91
— — — of Chaoul, dermatology, *Nahbestrahlung, Chaoul, Dermatologie* 61
— — —, oral cavity cancer, *Nahbestrahlung, Mundhöhlencarcinom* 392
— — —, penis carcinoma, *Nahbestrahlung, Peniscarcinom* 93
— — —, rectum carcinoma, *Nahbestrahlung, Rectumcarcinom* 649, 650
— — —, reticuloses of skin, *Nahbestrahlung, Retikulosen der Haut* 113, 126

short distance radiotherapy, tumours of the lip, *Nahbestrahlung, Lippentumoren* 450
— — —, melanoma, *Nahbestrahlung, Melanom* 207, 208
— — —, tumours of maxillary sinus, *Nahbestrahlung, Tumoren der Körperhöhle* 327
— — —. — of salivary glands, *Kurzdistanzbestrahlung, Speicheldrüsentumoren* 478
— — units, radiotherapy, oral cavity carcinoma, *Kurzdistanzgeräte, Strahlentherapie, Mundhöhlen-Carcinom* 367
sialography, tumours of salivary glands, *Sialographie, Speicheldrüsentumoren* 467
skeleton, metastases, liver carcinoma, *Skeletsystem, Metastasen, Lebercarcinom* 695
skin, carcinomas, dose effect curves, *Haut, Carcinome, Dosiseffektkurven* 48
—, carcinomas, special sites, *Haut, Carcinome, spezielle Lokalisationen* 80
—, chemical carcinogenetic drugs, *Haut, chemische Cancerogene* 7, 29, 32
—, chemotherapy, *Haut, Chemotherapie* 51
—, epithelial growthes, *Haut, epitheliale Geschwülste* 22
—, experimental animal cancer, *Haut, experimenteller Tierkrebs* 28, 32
—, — malignomas, *Haut, experimentelle Malignome* 26
—, growing, *Haut, Wachstum* 2
—, haemoblastoses, *Haut, Hämoblastosen* 133
—, histiocytosis X, *Haut, Histiocytosis X* 135
—, hypertrophia, hyperplasia, *Haut, Hypertrophie, Hyperplasie* 18
—, intraepithelial carcinomas, *Haut, intraepitheliale Carcinome* 69
—, lymphogenous metastases, *Haut, lymphogene Metastasierung* 97
—, malignant granulomatoses, *Haut, maligne Granulomatosen* 119
—, — lymphomas, *Haut, maligne Lymphome* 111
—, mesenchymal tumours, *Haut, mesenchymale Geschwülste* 25
—, metastatic carcinomas, *Haut, metastatische Carcinome* 101
—, naevoid tumours, *Haut, Naevoide* 24
—, neoplasias, *Haut, Neoplasien* 8, 19
—, —, lympho-reticular system, *Haut, Neoplasien, lympho-retikuläres System* 108
—, pigmentation, irradiation, *Haut, Pigmentierung, Bestrahlung* 5
—, praecanceroses, *Haut, Präcancerosen* 1—9, 20
—, primary reticuloses, *Haut, primäre Retikulosen* 109
—, principles of Roentgen therapy, *Haut, Grundlagen der Röntgentherapie* 53
—, professional diseases, *Haut, Berufskrankheiten* 7
—, radiation protection, *Haut, Strahlenschutz* 59
—, radiodermitis, *Haut, Radiodermitis* 6
—, radiological planning, *Haut, Bestrahlungsplanung* 57
—, radiosensitivity, *Haut, Strahlenempfindlichkeit* 43
—, sarcomas, *Haut, Sarkome* 102
—, special therapy, tumours, *Haut, spezielle Therapie, Tumoren* 66
skin, spontaneous tumours, *Haut, Spontantumoren* 27
—, surgical methods, *Haut, chirurgische Behandlungsmethoden* 49
—, tumours, *Haut, Tumoren* 17—160
—, —, classification, *Haut, Tumoren, Klassifikation* 22
— —, radiosensitivity, *Hauttumoren, Strahlenempfindlichkeit* 49
small field therapy, oral cavity carcinoma, *Kleinfeldertherapie, Mundhöhlen-Carcinom* 366
— intestine, tumours, *Dünndarm, Tumoren* 598—610
soft palate, squamous carcinoma, therapy, *weicher Gaumen, Plattenepithel-Carcinom, Behandlung* 375
— tissue necrosis, oral cavity cancer, *Weichteilnekrosen, Behandlung, Mundhöhlen-Carcinom* 399
sphenoid sinus, tumours radiotherapy, *Keilbeinhöhle, Tumoren, Bestrahlung* 333
spinal cells, radiosensitivity, *Spinalzellen, Strahlenempfindlichkeit* 49
— cord, tolerance dose, *Rückenmark, Toleranzdosis* 391
spinaliomas of the lip, *Spinaliome, Lippe* 447
—, skin, radiotherapy, *Spinaliome, Haut, Strahlentherapie* 73
spontaneous regression, melanoma, *Spontanregression, Melanom* 204, 214
— tumours, skin, *Spontantumoren, Haut* 27
squameous cell carcinoma, alveolus, treatment, *Plattenepithelcarcinom, Zahnalveole, Behandlung* 388
— — —, lip, *Plattenepithelcarcinom, Lippe* 447
— — —, tongue, *Plattenepithelcarcinom, Zunge* 360
^{90}Sr, dermatology, *^{90}Sr, Dermatologie* 63
—, mycosis fungoides 120, 129, 130
—, tissue half value depth, *^{90}Sr, Gewebshalbwerttiefe* 46
stage, cancer of the lips, results, *Stadium, Lippenkrebs, Behandlungsergebnisse* 428
— I–IV, oral cavity carcinoma, *Stadium I—IV, Mundhöhlen-Carcinom* 364, 365
staging, carcinoma of colon, *Stadieneinteilung, Dickdarmcarcinom* 619, 620
—, — of the lip, *Stadieneinteilung, Lippencarcinom* 412
—, esophageal carcinoma, *Stadieneinteilung, Oesophaguscarcinom* 505, 506
—, gastric carcinoma, *Stadieneinteilung, Magencarcinom* 589
—, melanoma, *Stadieneinteilung, Melanom* 193
—, mycosis fungoides, *Stadieneinteilung, Mycosis fungoides* 119, 123
—, oral cavity cancer, *Klassifikation, Mundhöhlen-Carcinom* 365
—, penis carcinoma, *Stadieneinteilung, Peniscarcinom* 93
—, rectal carcinoma, *Stadieneinteilung, Rectumcarcinom* 639, 640
—, skin tumours, *Klassifikation, Hauttumoren* 22
—, tumours, nasal cavity, *Stadieneinteilung, Tumoren, Nasenhöhle* 308, 312
—, — of salivary glands, *Klassifizierung, Speicheldrüsentumoren* 468

staging, vulva carcinoma, *Stadieneinteilung, Vulva-Carcinom* 95
stenosis, oesophageal carcinoma, *Stenose, Oesophaguscarcinom* 535
stomach, carcinoma without therapy, *Magen, Carcinom, ohne Behandlung* 583
—, metastases, *Magen, Metastasen* 581
—, polypoid tumours, *Magen, Polypen* 582, 588
—, sarcoma, *Magen, Sarkom* 550, 553—578
—, stump carcinoma, *Magen, Stumpfcarcinom* 582
—, tumours, *Magen, Tumoren* 542—598
sunburn dermatitis, *Sonnenbrand* 2
surgery and postoperativ radiotherapy, gastric carcinoma, *Operation und Nachbestrahlung, Magencarcinom* 593
—, esophageal carcinoma, *chirurgische Behandlung, Oesophaguscarcinom* 507
—, gastric sarcoma, *chirurgische Behandlung, Magensarkom* 567
—, liver carcinoma, *chirurgische Behandlung, Lebercarcinom* 700
—, melanoma, *chirurgische Behandlung, Melanom* 216
—, pancreatic carcinoma, *chirurgische Behandlung, Pankreascarcinom* 670
—, rectum tumouren, *chirurgische Behandlung, Rectumtumoren* 643
—, tumours of nasal cavities, *chirurgische Behandlung, Tumoren, Nasenhöhlen* 322
—, — of salivary glands, *chirurgische Behandlung, Speicheldrüsentumoren* 476
surgical results, oral cavity cancer, *chirurgische Behandlungsergebnisse, Mundhöhlen-Carcinom* 365
— treatment, cancer of the lips, *chirurgische Behandlung, Lippencarcinom* 430
— —, skin tumours, *chirurgische Behandlung, Hauttumoren* 49
survival rates, cancer of the lips, *Überlebensquoten, Lippenkrebs* 428
— —, carcinoma of skin, *Überlebensquoten, Hautcarcinom* 100
— —, esophageal carcinoma, *Überlebensquoten, Oesophaguscarcinom* 517
— —, gastric carcinoma, *Überlebensquoten, Magencarcinom* 589, 593
— —, maxillary tumours, *Überlebensquoten, Kiefertumoren* 338
— —, melanoma, *Überlebensquoten, Melanom* 195, 199, 202, 218, 229
— —, oral cavity cancer, *Überlebensraten, Mundhöhlen-Carcinom* 403
— —, pancreatic carcinoma, *Überlebensquoten, Pankreascarcinom* 671
— —, salivary gland tumours, *Überlebensquoten, Speicheldrüsentumoren* 481
— —, small intestine tumours, *Überlebensquoten, Dünndarmtumoren* 610
symbiosis, normal, epidermis, *Symbiose, normale, Epidermis* 22
symptomatology, esophageal carcinoma, *Symptomatologie, Oesophaguscarcinom* 503
—, gastric sarcomas, *Symptomatologie, Magensarkome* 558
—, Kaposi's disease, *Symptomatologie, Morbus Kaposi* 4, 5
symptomatology, liver carcinoma, *Symptomatologie, Lebercarcinom* 697
—, malignant lymphomas of skin, *Symptomatologie, maligne Hautlymphome* 111
—, radiodermitis, *Symptomatologie, Radiodermitis* 6
—, rectal carcinoma, *Symptomatologie, Rectumcarcinom* 640
—, reticuloses of skin, *Symptomatologie, Hautretikulosen* 110
—, small intestine tumours, *Symptomatologie, Dünndarmtumoren* 601
—, tumours, nasal cavity, *Symptomatologie, Tumoren, Nasenhöhle* 308
—, tumours, salivary, glands, *Symptomatologie, Tumoren, Speicheldrüsen* 466
syncarcinogenesis, carcinoma of cheek mucosa, *Syncarcinogenese, Wangenschleimhautcarcinom* 91
syndrome of Frey, salivary gland tumours, *Syndrom, Frey, Speicheldrüsentumoren* 480
synovialoma, malignant, *Synovialom, malignes* 108
synthetic material, carcinogenetic drugs, *Kunststoffe, Carcinogene* 32, 34
syphilis, carcinoma of the lips, *Syphilis, Lippencarcinom* 408, 426
—, oral cavity cancer, *Syphilis, Mundhöhlen-Carcinom* 402
syphilitic tongue, cancer development, *Syphilis, Zunge, Krebsentwicklung* 365
— —, leukoplakia, *Syphilis, Zunge, Leukoplakie* 360, 362

^{182}tantalum, dermatology, ^{182}*Tantal, Dermatologie* 64, 66
—, radioactive, oral cavity cancer, *Tantal, radioaktives, Mundhöhlen-Carcinom* 371
teleangiectasias, melanoma, radiation therapy, *Teleangiektasien, Melanom, Bestrahlung* 12
telecobalt, isodoses, mouth cancer, *Telekobalt, Isodosen, Mund-Carcinom* 396
— machine, oral cavity cancer, *Telekobaltbestrahlungsanlage, Mundhöhlen-Carcinom* 381
— therapy, esophageal carcinom, *Telekobaltbestrahlung, Oesophaguscarcinom* 519
telegamma therapy, tumours of salivary glands, *Telegammatherapie, Speicheldrüsentumoren* 478
teleradium, therapy, carcinoma of the lip, *Teleradium, Behandlung, Lippencarcinom* 423
—, —, oral cavity cancer, *Teleradium, Behandlung, Mundhöhlen-Carcinom* 395
teleroentgen therapy, reticulosis of skin, *Teleröntgentherapie, Hautretikulose* 115, 120, 124
temporal region, precancerosis, *Schläfengegend, Präcancerose* 3
testes, radiation protection, *Hoden, Strahlenschutz* 59
therapeutic neck dissection, cervical node metastases, *therapeutische Neckdissection, Halslymphknotenmetastasierung* 97
therapy, choise of, tumours of nasal cavity, *Behandlung, Wahl der, Nasenhöhlentumoren* 342
— with high energy electrons, esophageal carcinoma, *Elektronentherapie, Oesophaguscarcinom* 521

therapy with high energy, praeoperative radiotherapy, colon carcinoma, *Elektronentherapie, Vorbestrahlung, Coloncarcinom* 622
— — — —, tumours of the lip, *Elektronentherapie, Lippentumoren* 453
— — — —, tumours of salivary glands, *Elektronentherapie, Speicheldrüsentumoren* 477
—, skin tumours, *Therapie, Hauttumoren* 66
thermography, diagnosis of melanoma, *Thermographie, Melanomdiagnostik* 192
thio-tepa, melanoma, therapy, *Thio-Tepa, Melanombehandlung* 223
Thorium-X, therapy, mycosis fungoides, *Thorium-X, Behandlung, Mycosis fungoides* 120
Thormälen's reaction, melanin, *Thormälensche Reaktion, Melanin* 183
thorotrast, radioactive, as carcinogenetic drug, *Thorotrast, Carcinogen* 38
thrombophlebitis, pancreatic carcinoma, *Thrombophlebitis, Pankreascarcinom* 666
time-dose-relationship, radium needle implant, *Zeit-Dosis-Beziehung, Radium-Nadeln-Implantation* 375
time factor, radiation effect, *Zeitfaktor, Strahlenwirkung* 47
tissue culture, letal injury, dose, *Gewebekultur, Letalschädigung, Dosis* 45
— dystrophia, radiotherapy, carcinoma of skin, *Gewebsdystrophie, Strahlenbehandlung, Hautcarcinom* 100
— half value depth, α-, β-, γ-ray emitters, *Gewebshalbwerttiefe, α-, β-, γ-Strahler* 46
— — — —, dermatological radiotherapy, *Gewebshalbwerttiefe, dermatologische Strahlentherapie* 55
TNM classification, oral cavity carcinoma, *TNM-Klassifikation, Mundhöhlen-Carcinom* 365
— -system, colon tumours, *TNM-System, Dickdarmtumoren* 619, 620
— —, esophageal carcinoma, *TNM-System, Oesophaguscarcinom* 505, 506
— —, gastric carcinoma, *TNM-System, Magencarcinom* 589
— —, melanoma, *TNM-System, Melanom* 194
— —, rectal carcinoma, *TNM-System, Rectumcarcinom* 639, 640
— —, tumours of nasal cavity, *TNM-System, Nasenhöhlen-Tumoren* 314, 316
tolerance doses, brain stem, *Toleranzdosen, Gehirnstamm* 391
— —, external Roentgen therapy, mouth, megavoltage radiation, *Toleranzdosen, perkutane Röntgentherapie, Mund, Hochvoltstrahlung* 392
tongue, carcinoma, implant methods, *Zunge, Carcinom, Implantationsmethoden* 376
—, —, treatment, *Zunge, Carcinom, Behandlung* 386
—, differential diagnosis of benign lesions, *Zunge, Differentialdiagnose, benigne Veränderungen* 362
—, gumma, *Zunge, Gumma* 362
—, squamous cell carcinoma, *Zunge, Plattenepithel-Carcinom* 360
tooth, extraction, oral cavity cancer, *Zahn, Mundhöhlen-Carcinom* 398
topography, esophagus, *Topographie, Oesophagus* 483
—, nasal cavity, *Topographie, Nasenhöhle* 300
transformation, tumour cell, *Transformation, Tumorzelle* 39
trauma, carcinogenesis, *Trauma, Carcinogenese* 40
—, melanogenesis, *Trauma, Melanomentstehung* 179, 198
treatment, carcinoma of the lip, *Behandlung, Lippencarcinom* 414
—, melanoma, *Behandlung, Melanom* 162, 193
—, oral cavity carcinoma, *Behandlung, Mundhöhlen-Carcinom* 365
— of recurrent carcinoma, mouth, *Rezidiv-Behandlung, Mund-Carcinom* 397
tuberculosis, tongue, *Tuberkulose, Zunge* 362
tumour dose, oral cavity cancer, *Tumordosis, Mundhöhlen-Carcinom* 388
— growth, wall of maxillary sinus, *Geschwulstwachstum, Kieferhöhlenwand* 344
tumours, bone, mouth, *Tumoren, Knochen, Mund* 363
—, colon, *Tumoren, Colon* 610—634
—, esophagus, *Tumoren, Oesophagus* 488
—, eye, *Tumoren, Auge* 263—297
—, gall bladder, *Tumoren, Gallenblase* 716
—, lip, external radiotherapy, *Tumoren, Lippen, perkutane Strahlenbehandlung* 435—463
—, liver, *Tumoren, Leber* 683—713
—, nasal cavity, paranasal sinuses, *Tumoren, Nasenhöhle, Nasennebenhöhlen* 298—356
—, pancreas, *Tumoren, Pankreas* 659—684
—, rectum, *Tumoren, Rectum* 635—658
—, salivary glands, *Tumoren, Speicheldrüsen* 465—482
—, skin, *Tumoren, Haut* 17—160
—, small intestine, *Tumoren, Dünndarm* 598—610
—, stomach, *Tumoren, Magen* 542—598
tyrosine, melanin, metabolism, *Tyrosin, Melanin, Stoffwechsel* 167
—, radioactive, diagnosis of melanoma, *Tyrosin, radioaktives, Diagnose: Melanom* 190

ulcer, gastric carcinoma, *Ulcus, Magencarcinom* 582
—, malignant, stomach, *Ulcus, malignes, Magen* 561
—, tongue, carcinoma, *Ulcus, Zunge, Carcinom* 360
ulceration, radiodermitis, *Geschwürsbildung, Radiodermitis* 6
ulcerative carcinoma of the lips, *ulcerierendes Lippencarcinom* 409, 432
— type, carcinoma, mouth, *ulcerativer Typ, Carcinom, Mund* 361
ulcus terebrans of the lip, *Ulcus terebrans, Lippe* 446
ultrahard roentgen rays, dermatology, *ultraharte Röntgenstrahlen, Dermatologie* 62
ultrasound scan, gastric carcinoma, *Ultraschallszintigramm, Magencarcinom* 587
ultraviolet light, as carcinogenetic agent, *Ultraviolettlicht als Carcinogen* 37
— —, melanogenesis, *Ultraviolettlicht, Melanomgenese* 172
— rays, chronic dermatitis, *Ultraviolettstrahlung, Dermatitis chronica* 2
— —, mycosis fungoides, *Ultraviolettstrahlung, Mycosis fungoides* 130, 131

upper lip, carcinoma, *Oberlippe, Carcinom* 411
— —, radium implant, *Oberlippe, Radiumimplantation* 421
verrucous leukoplakia, radiotherapy, *verruköse Leukoplakie, Strahlentherapie* 69
— naevi, epidermal, *verruköse Naevi, epidermale* 24
viruses, radiosensitivity, *Viren, Strahlenempfindlichkeit* 44
volume implants, oral cavity cancer, *Volumen-Implantate, Mundhöhlen-Carcinom* 371, 379, 380
vulva, carcinoma, radiotherapy, *Vulva, Carcinom, Strahlentherapie* 95

wall of maxillary sinus, tumour growth, *Kieferhöhlenwand, Geschwulstwachstum* 344
warts, radiotherapy, *Warzen, Strahlentherapie* 68
wedge filter treatment, oral cavity cancer, *Keilfilterbestrahlung, Mundhöhlen-Carcinom* 381, 386, 396
whole body irradiation, mycosis fungoides, *Ganzkörperbestrahlung, Mycosis fungoides* 128
whole body irradiation, relative biological effectiveness, *Totalbestrahlung, relative biologische Wirkung* 46

xeroderma pigmentosum, lip, radiotherapy, *Xeroderma pigmentosum, Lippe, Strahlenbehandlung* 441
— —, symptomatology, *Xeroderma pigmentosum, Symptomatologie* 4, 5, 174
x-ray therapy, carcinoma of the lip, *Röntgenbestrahlung, Lippencarcinom* 423

^{90}y, dermatology, ^{90}*Y, Dermatologie* 63, 64
—, intralymphatic injection, melanoma, ^{90}*Y, intralymphatische Injektion, Melanom* 204, 225
—, mycosis fungoides, ^{90}*Y, Mycosis fungoides* 130
—, tissue half value depth, ^{90}*Y, Gewebshalbwerttiefe* 46
—, treatment of liver carcinoma, ^{90}*Y, Behandlung des Lebercarcinoms* 703